WIESEL 骨科手术学
小儿骨科

Operative Techniques in Pediatric Orthopaedic Surgery
2nd Edition

WIESEL 骨科手术学
Operative Techniques Surgery, 2nd Edition
总主编·Sam W. Wiesel ｜ 总主译·张长青 ｜ 总主审·曾炳芳

WIESEL 骨科手术学·足踝外科
主编·Mark E. Easley
主译·施忠民 ｜ 梅国华 ｜ 顾文奇

WIESEL 骨科手术学·小儿骨科
主编·John M. Flynn ｜ Wudbhav N. Sankar
主译·张长青 ｜ 陈博昌

WIESEL 骨科手术学·创伤外科
主编·Paul Tornetta III
主译·李晓林 ｜ 孙玉强 ｜ 罗从风

WIESEL 骨科手术学·肩肘外科
主编·Gerald R. Williams Jr. ｜ Matthew L. Ramsey ｜ Brent B. Wiesel
主译·张长青 ｜ 张伟 ｜ 陈云丰

WIESEL 骨科手术学·运动医学
主编·Mark D. Miller
主译·赵金忠

WIESEL 骨科手术学·关节重建外科
主编·Javad Parvizi ｜ Richard H. Rothman
主译·张先龙 ｜ 盛加根 ｜ 沈灏

WIESEL 骨科手术学·手腕肘外科
主编·Thomas R. Hunt III
副主编·Brian D. Adams
主译·柴益民

WIESEL 骨科手术学·脊柱外科
主编·John M. Rhee ｜ Scott D. Boden
主译·张长青 ｜ 徐建广

WIESEL 骨科手术学·骨肿瘤外科
主编·Martin M. Malawer ｜ James C. Wittig ｜ Jacob Bickels
主译·董扬

总主编
Sam W. Wiesel

总主译 张长青 | 总主审 曾炳芳

WIESEL 骨科手术学

小儿骨科

Operative Techniques in Pediatric Orthopaedic Surgery
2nd Edition

主　编
John M. Flynn | Wudbhav N. Sankar

主　译
张长青 | 陈博昌

上海科学技术出版社

Wolters Kluwer

图书在版编目（CIP）数据

WIESEL骨科手术学. 小儿骨科 /（美）山姆·威塞尔（Sam W. Wiesel）总主编；张长青总主译. -- 上海：上海科学技术出版社，2022.1
　书名原文：Operative Techniques in Pediatric Orthopaedic Surgery, 2nd edition
　ISBN 978-7-5478-5535-5

Ⅰ. ①W… Ⅱ. ①山… ②张… Ⅲ. ①儿科学－骨科学－外科手术 Ⅳ. ①R68

中国版本图书馆CIP数据核字(2021)第222335号

This is a translation of Operative Techniques in Pediatric Orthopaedic Surgery, 2nd edition by John M. Flynn, Wudbhav N. Sankar; Sam W. Wiesel, editor-in-chief.
Wolters Kluwer Health did not participate in the translation of this title and therefore it does not take any responsibility for the inaccuracy or errors of this translation.
Published by arrangement with Wolters Kluwer Health Inc., USA.

本书提供了药物的适应证、不良反应以及剂量用法的准确资料，但这些信息可能会发生变化，故强烈建议读者查阅书中所提药物的制造商提供的产品说明书。本书力求提供准确的信息以及已被广泛接受的技术和方法。但是，作者、编辑和出版者不保证书中的信息完全没有任何错误；对于因使用本书中的资料而造成的直接或间接的损害也不负有任何责任。

上海市版权局著作权合同登记号　图字：09-2017-459号

WIESEL骨科手术学·小儿骨科

总主编　Sam W. Wiesel
主　编　John M. Flynn　Wudbhav N. Sankar
总主译　张长青
总主审　曾炳芳
主　译　张长青　陈博昌

上海世纪出版（集团）有限公司　出版、发行
上海科学技术出版社
（上海市闵行区号景路159弄A座9F-10F）
邮政编码201101　www.sstp.cn
浙江新华印刷技术有限公司印刷
开本889×1194　1/16　印张74.25
字数2 200千字
2022年1月第1版　2022年1月第1次印刷
ISBN 978-7-5478-5535-5/R·2415
定价：798.00元

本书如有缺页、错装或坏损等严重质量问题，请向工厂联系调换

内容提要

美国著名出版公司 Lippincott Williams & Wilkins 2011年推出骨科手术学巨著 *Operative Techniques in Orthopaedic Surgery*，上海科学技术出版社于2013年引进并出版其中文版，此番再次引进第二版。第二版在保持原有学科框架的基础上，对临床骨科各亚学科的各项手术技术进行了更新和补充，正文内容扩充了3500多面、800多万字，细分为足踝外科、小儿骨科、创伤外科、肩肘外科、运动医学、关节重建外科、手腕肘外科、脊柱外科、骨肿瘤外科9个分册。同时，第二版传承了第一版诸多先进的编写理念，以大量的手术实例图片配合简明、精练的文字，一步步（step-by-step）向读者阐明怎样做手术（how-to-do），版式新颖，图文并茂；在手术原则和技术细节方面言简意赅，没有长篇赘述，而是使用项目符号引领，方便读者阅读和查找；每项手术操作结束后都有高度概括的"要点与失误防范"，系作者多年临床经验的高度浓缩，也是本书的精华所在。本套书内容全面、系统，实用性强，适合各级临床骨科医生及研究生阅读使用。

本套书包括9个分册：

足踝外科·手术技术涵盖足踝部创伤、骨病、矫形和运动损伤，从常见疾病手术到复杂重建手术的指征、手术相关解剖、手术切口选择、手术技巧及术后处理等，全方位阐释相关手术技术的要点和诀窍，并按手术步骤提供高清图示。

小儿骨科·论述儿童创伤、先天性和发育性肢体畸形疾患的诊断与治疗，详细阐述了临床适用的各种手术操作程序、手术技术要点、使用的材料、常见手术陷阱及相关并发症等。

创伤外科·详细阐述四肢与骨盆创伤及并发症与后遗症的手术方式，包括骨折的内固定与外固定术、关节融合术、关节置换术、跟腱修补技术、骨折畸形愈合的矫正、骨筋膜室综合征切开术等。

肩肘外科·论述肩肘关节创伤、运动损伤及关节相关疾患的诊断与治疗，详细阐述临床适用的各种手术操作程序、手术技术要点、使用的材料、常见手术陷阱及相关并发症等。

运动医学·全面介绍肩、肘、髋、膝等关节运动损伤的解剖基础、发病机制、诊断与治疗，重点论述关节镜在治疗肩、肘、髋、膝等关节运动损伤中的临床应用。

关节重建外科·论述常见髋关节和膝关节疾病的发病机制、诊断与鉴别诊断、相关应用解剖，常用保髋、保膝手术的适应证及手术技术，髋、膝关节置换术的手术原则与技术细节，术后常见并发症的处理，以及复杂髋、膝关节翻修手术中常用的重建技术。

手腕肘外科·论述手、腕、肘部疾病的手术方式，包括骨折脱位、关节不稳定、肌腱神经血管损伤病变、关节炎、感染、挛缩、热损伤、软组织缺损、肿瘤及先天性疾病等。

脊柱外科·以颈椎和胸腰椎各种术式为主线，论述脊柱退变、创伤、畸形、肿瘤及小儿脊柱相关疾患的诊断与治疗，详细阐述了临床适用的各种手术操作程序、手术技术要点、使用的材料、常见手术陷阱及相关并发症等。

骨肿瘤外科·论述了所有肢体、骨盆和肩胛带肿瘤，以及腹部和躯干部位骨与软组织肿瘤的流行病学、临床症状、影像学特征、病理学、治疗方案、手术方法和注意事项等。

献　词

谨将此书献给我的骨科导师们，尤其是 Ed Hanley、John Hall、Jim Kasser 和 Peter Waters，是他们激励我像他们一样著书和教学，为骨科的发展作贡献。

——JMF

首先要感谢我的妻子兼挚友 Ariana，以及我了不起的孩子 Isla 和 Kamran，感谢他们给予我的耐心、支持和理解。同时要感谢费城儿童医院、洛杉矶儿童医院和波士顿儿童医院的骨科导师们，你们是我心中的偶像。

——WS

译者名单

总主译
张长青

总主审
曾炳芳

执行秘书
陈　醇

小儿骨科·译者名单

主　译
张长青　陈博昌

副主译
鲍　琨　秦　晖　张　彦

参译人员
（以姓氏笔画为序）

于晓巍　马一阳　马焕芝　王启阳　朱　斌　向富州　刘　沛　阮洪江
芮碧宇　李　浩　吴天一　吴　狄　余洪平　邹　剑　张　弛　邵　雷
金乐旭　金汉橚　周祖彬　胡承方　贾伟涛　徐正良　徐佩君　徐　俊
徐铮宇　高悠水　唐　千　谢宗平　LIM THOU

审　校
陈博昌　鲍　琨　秦　晖　张　彦　孙玉强　安智全　何耀华　陈亦轩

学术秘书
鲍　琨

编者名单

主编

John M. Flynn, MD
Chief of Orthopedic Surgery
The Children's Hospital of Philadelphia
Professor of Orthopaedic Surgery
Perelman School of Medicine at the University of Pennsylvania
Philadelphia, Pennsylvania

Wudbhav N. Sankar, MD
Director, Young Adult Hip Preservation Program
The Children's Hospital of Philadelphia
Assistant Professor of Orthopedic Surgery
Perelman School of Medicine at the University of Pennsylvania
Philadelphia, Pennsylvania

With select chapters from:

Adult Reconstruction edited by
Javad Parvizi, MD
Richard H. Rothman, MD

Pelvis and Lower Extremity Trauma edited by
Paul Tornetta III, MD

Spine edited by
John M. Rhee, MD
Scott D. Boden, MD

Hand Wrist and Forearm edited by
Thomas R. Hunt III, MD, DSc

Shoulder and Elbow edited by
Gerald R. Williams, Jr., MD
Matthew L. Ramsey, MD
Brent B. Wiesel, MD

Sports Medicine edited by
Mark D. Miller, MD

总主编

Sam W. Wiesel, MD
Chairman and Professor
Department of Orthopaedic Surgery
Georgetown University Medical School
Washington, DC

编著者

Matthew D. Abbott, MD
Assistant Clinical Professor
Department of Orthopaedic Surgery
University of Michigan Health System
Ann Arbor, Michigan

Joshua M. Abzug, MD
Assistant Professor
Department of Orthopaedics
University of Maryland School of Medicine
Baltimore, Maryland

Farshad Adib, MD
Assistant Professor
Department of Orthopaedics
University of Maryland School of Medicine
Baltimore, Maryland

Animesh Agarwal, MD
Professor
Division of Orthopaedic Trauma
UT Health Science Center San Antonio
Department of Orthopaedics
Traumatologist Orthopaedic
University Hospital
San Antonio, Texas

Laith M. Al-Shihabi, MD
Resident
Department of Orthopedic Surgery
Rush University Medical Center
Chicago, Illinois

Jay C. Albright, MD
Assistant Professor
Surgical Director of Sports Medicine
Children's Hospital Colorado
Aurora, Colorado

Alexandre Arkader, MD
Assistant Professor of Orthopaedic Surgery
Keck School of Medicine of the University of Southern California
University of Southern California
Director, Musculoskeletal Tumor Program
Children's Orthopaedic Center
Children's Hospital Los Angeles
Los Angles, California

Donald S. Bae, MD
Associate Professor
Department of Orthopaedic Surgery
Harvard Medical School
Attending Physician
Department of Orthopedic Surgery
Boston Children's Hospital
Boston, Massachusetts

Carla Baldrighi, MD
Department of Reconstructive Microsurgery
Ospedale CTO
Azienda Ospedaliero-Universitaria
Careggi
Florence, Italy

Keith D. Baldwin, MD, MSPT, MPH
Assistant Professor
Neuromuscular Orthopedic and Orthopedic Trauma
Division of Orthopedics
The Children's Hospital of Philadelphia
Philadelphia, Pennsylvania

Asheesh Bedi, MD
Harold and Helen W. Gehring Early Career
Professor of Orthopaedic Surgery
Assistant Professor of Sports Medicine and Shoulder Surgery
Department of Orthopaedic Surgery
University of Michigan
Ann Arbor, Michigan

Robert M. Bernstein, MD
Medical Director
Cedars-Sinai Orthopaedic Center
Cedars-Sinai Medical Center
Los Angeles, California

Diana Bitar, MD
Orthopaedic Surgeon
Research Fellow
Rothman Institute
Thomas Jefferson University Hospital
Philadelphia, Pennsylvania

Arkady Blyakher, MD
Department of Orthopedic Surgery
Hospital for Special Surgery
New York, New York

J. Richard Bowen, MD
Nemours Professor of Orthopaedic Education and Research
Department of Orthopedics
Nemours/Alfred I. duPont Hospital for Children
Wilmington, Delaware

Richard E. Bowen, MD
Clinical Professor
Department of Orthopaedic Surgery
David Geffen School of Medicine at UCLA
Director of Medical Education
Department of Pediatric Orthopaedics
Orthopaedic Institute for Children
Los Angeles, California

Jaysson T. Brooks, MD
Resident Physician
Department of Orthopaedic Surgery
Johns Hopkins Medicine
Baltimore, Maryland

Michelle S. Caird, MD
Assistant Professor
Department of Orthopaedic Surgery
University of Michigan Health System
Ann Arbor, Michigan

Robert M. Campbell, Jr., MD
Director
Division of Orthopedics
Center for Thoracic Insufficiency Syndrome
The Children's Hospital of Philadelphia
Philadelphia, Pennsylvania

Robert Carrigan, MD
Assistant Professor of Clinical Orthopaedic Surgery
Perelman School of Medicine at the University of Pennsylvania
Attending Orthopaedic Surgeon
Division of Orthopedics
The Children's Hospital of Philadelphia
Philadelphia, Pennsylvania

Paul D. Choi, MD
Assistant Professor
Department of Orthopaedic Surgery
University of Southern California
Faculty
Children's Orthopaedic Center

Children's Hospital Los Angeles
Los Angeles, California

Michael P. Clare, MD
Director of Fellowship Education
Foot and Ankle Fellowship
Florida Orthopaedic Institute
Tampa, Florida

Dino Colo, MD
Research Fellow
Division of Orthopedics
The Children's Hospital of Philadelphia
Philadelphia, Pennsylvania

Roger Cornwall, MD
Associate Professor
Department of Orthopaedic Surgery
University of Cincinnati College of Medicine
Clinical Director of Pediatric Orthopaedics
Department of Orthopaedic Surgery
Cincinnati Children's Hospital Medical Center
Cincinnati, Ohio

Andrew J. Cosgarea, MD
Professor
Department of Orthopaedic Surgery
Director
Division of Sports Medicine
Head Team Physician
Johns Hopkins University
Baltimore, Maryland

Lindsay Crawford, MD
Assistant Professor
Department of Orthopaedic Surgery
The University of Texas Health Science Center at Houston
Pediatric Orthopedic Surgeon
Department of Pediatric Orthopedic Surgery
Children's Memorial Hermann Hospital
Houston, Texas

Brett Crist, MD
Associate Professor
Department of Orthopaedic Surgery
University of Missouri
Columbia, Missouri

Anna V. Cuomo, MD
Assistant Clinical Professor
Department of Orthopaedic Surgery
David Geffen School of Medicine at UCLA
University of California, Los Angeles
Staff Orthopedic Surgeon
Department of Orthopedic Surgery
Shriners Hospitals for Children—Los Angeles
Los Angeles, California

Kirk W. Dabney, MD
Pediatric Orthopedic Surgeon
Codirector, Cerebral Palsy Program
Division of Orthopedics
Nemours/Alfred I. duPont Hospital for Children
Wilmington, Delaware
Assistant Professor of Orthopaedic Surgery
Jefferson Medical College
Thomas Jefferson University
Philadelphia, Pennsylvania

Jon R. Davids, MD
Professor
Department of Orthopaedic Surgery
UC Davis Health System
Assistant Chief
Department of Orthopaedic Surgery
Shriners Hospitals for Children—Northern California
Sacramento, California

Richard S. Davidson, MD
Clinical Professor of Orthopaedic Surgery
Perelman School of Medicine at the University of Pennsylvania
Attending Surgeon
The Children's Hospital of Philadelphia
Philadelphia, Pennsylvania

John R. Dawson, MD
Assistant Professor
Chief of Orthopedics, Ben Taub General Hospital
Joseph Barnhart Department of Orthopedic Surgery
Baylor College of Medicine
Houston, Texas

Mark T. Dillon, MD
Department of Orthopaedic Surgery
Kaiser Permanente
Sacramento Medical Center
Sacramento, California

Matthew B. Dobbs, MD
Professor
Department of Orthopedic Surgery
Washington University School of Medicine
St. Louis Children's Hospital and Shriners
Hospitals for Children—St. Louis
St. Louis, Missouri

Emily R. Dodwell, MD
Assistant Attending Pediatric Orthopedic Surgeon
Hospital for Special Surgery
Assistant Attending Pediatric Orthopedic Surgeon
New York Presbyterian Hospital
Attending Pediatric Orthopedic Surgeon
New York Hospital Queens
Assistant Professor of Orthopaedic Surgery
Weill Cornell Medical College
New York, New York

John P. Dormans, MD
Professor
Department of Orthopaedic Surgery
Perelman School of Medicine at the University of Pennsylvania
Division Chief
Department of Surgery

Division of Orthopedics
The Children's Hospital of
Philadelphia
Philadelphia, Pennsylvania

Denis S. Drummond, MD
Emeritus Professor of Orthopaedic
Surgery
Perelman School of Medicine at the
University of Pennsylvania
Research Physician
Former Chief
Division of Orthopedics
The Children's Hospital of
Philadelphia
Philadelphia, Pennsylvania

Jonathan G. Eastman, MD
Assistant Professor
Department of Orthopaedic Surgery
University of California, Davis
Sacramento, California

Craig P. Eberson, MD
Associate Professor
Department of Orthopaedics
Warren Alpert Medical School of
Brown University
Chief, Division of Pediatric
Orthopedics
Department of Orthopedics
Hasbro Children's Hospital
Providence, Rhode Island

Eric W. Edmonds, MD
Director, Orthopaedic Research
Codirector, 360 Sports Medicine
Pediatric Orthopedic & Scoliosis
Center
Rady Children's Hospital—San
Diego
Assistant Clinical Professor
Department of Orthopaedic Surgery
UC San Diego School of Medicine
San Diego, California

Kenneth A. Egol, MD
Professor and Vice Chairman
Orthopaedic Surgery
Hospital for Joint Diseases
NYU Langone Medical Center
New York, New York

Howard R. Epps, MD
Medical Director
Pediatric Orthopedic Surgery
Texas Children's Hospital
Associate Professor
Pediatric Orthopedic Surgery
Baylor College of Medicine
Houston, Texas

Paul W. Esposito, MD
Professor
Department of Pediatric Surgery
University of Nebraska Medical
Center
Clinical Service Chief
Department of Orthopaedic Surgery
Children's Hospital & Medical Center
Omaha, Nebraska

Marybeth Ezaki, MD
Professor of Orthopaedic Surgery
Department of Orthopaedic Surgery
UT Southwestern Medical Center
Director of Hand Surgery
Texas Scottish Rite Hospital for
Children
Dallas, Texas

François Fassier, MD
Associate Professor
Department of Pediatric Surgery
McGill University
Chief of Staff Emeritus
Department of Surgery
Shriners Hospitals for
Children—Canada
Montreal, Quebec, Canada

John J. Fernandez, MD
Assistant Professor
Rush University Medical Center
Chicago, Illinois

John M. Flynn, MD
Chief of Orthopedic Surgery
The Children's Hospital of
Philadelphia
Professor of Orthopaedic Surgery
Perelman School of Medicine at the
University of Pennsylvania
Philadelphia, Pennsylvania

John P. Fulkerson, MD
Orthopedic Associates of Hartford,
PC
Clinical Professor of Orthopedic
Surgery
University of Connecticut
Farmington, Connecticut

Andrew Furey, MSc, MD, FRCSC
Assistant Professor
Department of Surgery
Memorial University of
Newfoundland
St. John's, Newfoundland, Canada

Theodore J. Ganley, MD
Associate Professor
Department of Orthopaedic Surgery
Perelman School of Medicine at the
University of Pennsylvania
Director—Sports Medicine
Orthopedic Surgery
The Children's Hospital of Philadelphia
Philadelphia, Pennsylvania

Itai Gans, MD
Benjamin Fox Orthopedic Research
Fellow
Division of Orthopedics
The Children's Hospital of
Philadelphia
Philadelphia, Pennsylvania

Matthew J. Garberina, MD
Department of Orthopaedics/Sports
Medicine
Summit Medical Group
Berkeley Heights, New Jersey

Matthew R. Garner, MD
Resident
Department of Orthopedic Surgery

Hospital for Special Surgery
New York, New York

Charles L. Getz, MD
Associate Professor
Thomas Jefferson University Hospital
Rothman Institute
Philadelphia, Pennsylvania

Purushottam A. Gholve, MD,
MBMS, MRCS
Assistant Professor
Department of Orthopaedic Surgery
Tufts University School of Medicine
Boston, Massachusetts

Mohit Gilotra, MD
Assistant Professor of Orthopaedics
Department of Orthopaedic Surgery
University of Maryland Medical Center
Baltimore, Maryland

David L. Glaser, MD
Chief, Shoulder and Elbow Service
Associate Professor of Orthopaedic Surgery
Hospital of the University of Pennsylvania
Philadelphia, Pennsylvania

Michael P. Glotzbecker, MD
Instructor
Department of Orthopaedic Surgery
Harvard Medical School
Boston Children's Hospital
Boston, Massachusetts

Jonathan A. Godin, MD, MBA
Resident Physician
Department of Orthopaedic Surgery
Duke University Medical Center
Durham, North Carolina

Jaime A. Gomez, MD
Pediatric Orthopedic Fellow
Department of Pediatric Orthopedic Surgery
Boston Children's Hospital/Harvard Medical School
Boston, Massachusetts

Christine M. Goodbody, MD
The Children's Hospital of Philadelphia
Perelman School of Medicine at the University of Pennsylvania
Philadelphia, Pennsylvania

J. Eric Gordon, MD
Professor
Department of Orthopedic Surgery
Washington University School of Medicine Cochief
Department of Orthopaedic Surgery
St. Louis Children's Hospital
St. Louis, Missouri

Daniel Grant, MD
Assistant Professor
Department of Orthopaedics
West Virginia University
Morgantown, West Virginia

Nathan L. Grimm, MD
Orthopaedic Surgeon
Department of Orthopaedic Surgery
Duke University Medical Center
Durham, North Carolina

Yung Han, MD
Orthopaedic Surgeon
Kerlan-Jobe Orthopaedic Clinic
Los Angeles, California

Christopher D. Harner, MD
Professor
Department of Orthopaedic Surgery
University of Pittsburgh
Pittsburgh, Pennsylvania

Nanjundappa S. Harshavardhana, MD
Clinical Fellow
Division of Orthopedics
The Children's Hospital of Philadelphia
Philadelphia, Pennsylvania

George Frederick Hatch III, MD
Assistant Professor of Orthopaedic Surgery
Department of Orthopaedic Surgery
Keck School of Medicine of the University of Southern California
Los Angeles, California

Daniel J. Hedequist, MD
Instructor
Department of Orthopedic Surgery
Boston Children's Hospital
Boston, Massachusetts

Martin J. Herman, MD
Professor of Orthopaedic Surgery and Pediatrics
Drexel University College of Medicine
St. Christopher's Hospital for Children
Philadelphia, Pennsylvania

Levi Hinkelman, MD
Orthopedic Surgery Resident
Grand Rapids Medical Education Partners
Michigan State University College of Human Medicine
Grand Rapids, Michigan

B. David Horn, MD
Assistant Professor Clinical Orthopaedic Surgery
Department of Orthopaedic Surgery
Perelman School of Medicine at the University of Pennsylvania
Philadelphia, Pennsylvania

Asif M. Ilyas, MD, FACS
Program Director of Hand and Upper Extremity Surgery Fellowship
Rothman Institute
Associate Professor of Orthopaedic Surgery
Thomas Jefferson University
Philadelphia, Pennsylvania

John M. Itamura, MD
Associate Professor
Clinical Professor of Orthopaedic Surgery
Keck School of Medicine of the University of Southern California
Orthopaedic Surgeon
Kerlan-Jobe Orthopaedic Clinic
Los Angeles California

Jesse B. Jupiter, MD
Hansjorg Wyss/AO Professor of Orthopaedic Surgery
Harvard Medical School
Massachusetts General Hospital
Boston, Massachusetts

Lori A. Karol, MD
Professor
Department of Orthopaedic Surgery
UT Southwestern Medical Center
Texas Scottish Rite Hospital for Children
Dallas, Texas

Robert M. Kay, MD
Professor
Department of Orthopaedic Surgery
Keck School of Medicine of the University of Southern California
Vice Chief
Children's Orthopaedic Center
Children's Hospital Los Angeles
Los Angeles, California

Simon P. Kelley, MBChB, FRCS
Assistant Professor
Department of Surgery
University of Toronto
Orthopaedic Surgeon
Division of Orthopaedics
The Hospital for Sick Children
Toronto, Ontario, Canada

Michael P. Kelly, MD
Assistant Professor of Orthopedic Surgery
Assistant Professor of Neurological Surgery
Washington University School of Medicine
St. Louis, Missouri

Young-Jo Kim, MD
Associate Professor of Orthopaedic Surgery
Department of Orthopaedic Surgery
Harvard Medical School
Boston Children's Hospital
Boston, Massachusetts

Mininder S. Kocher, MD, MPH
Professor of Orthopaedic Surgery
Department of Orthopaedic Surgery
Harvard Medical School
Associate Director
Division of Sports Medicine
Boston Children's Hospital
Boston, Massachusetts

Sanjit R. Konda, MD
Assistant Professor
Associate Director of Trauma
Jamaica Hospital Medical Center
Department of Orthopaedic Surgery
NYU Hospital for Joint Diseases
NYU Langone School of Medicine
New York, New York

Scott H. Kozin, MD
Chief of Staff
Shriners Hospitals for Children—Philadelphia
Clinical Professor
Department of Orthopaedic Surgery
Temple University School of Medicine
Philadelphia, Pennsylvania

Leok-Lim Lau, MD
Consultant
Divisions of Spine and Paediatric Orthopaedics Surgery
University Orthopaedics, Hand and Reconstructive Microsurgery Cluster
National University Health System
Singapore

J. Todd R. Lawrence, MD
Assistant Professor
Department of Orthopaedic Surgery
University of Pennsylvania
Attending Surgeon
Division of Orthopedics
The Children's Hospital of Philadelphia
Philadelphia, Pennsylvania

Peter J.L. Jebson, MD
Associate Professor
Michigan State College of Human Medicine
Clinical Instructor
Grand Rapids Medical Education Partners
Department of Orthopaedic Surgery
Spectrum Health Medical Group
Grand Rapids, Michigan

Mark A. Lee, MD
Associate Professor
Director, Orthopaedic Trauma Fellowship
Department of Orthopaedic Surgery
UC Davis Health System
Sacramento, California

R. Jay Lee, MD
Assistant Professor of Orthopaedic Surgery
The Johns Hopkins Hospital
Baltimore, Maryland

Lawrence G. Lenke, MD
The Jerome J. Gilden Distinguished Professor of Orthopaedic Surgery
Professor of Neurological Surgery
Chief
Spine Surgery
Codirector
Spinal Deformity Service
Director
Advanced Deformity Fellowship (ADF)
Washington University School of Medicine
St. Louis, Missouri

L. Scott Levin, MD FACS
Paul B. Magnuson Professor and
Chairman of the Department of
Orthopaedic Surgery
Professor of Surgery (Plastic Surgery)
Perelman School of Medicine at the
University of Pennsylvania
Philadelphia, Pennsylvania

David M. Lutton, MD
Orthopaedic Surgeon
Washington Circle Orthopaedic
Associates, P.C.
Washington, DC

Jeffrey E. Martus, MD
Assistant Professor of Orthopaedics
Surgery and Rehabilitation
Assistant Professor of Pediatrics
Vanderbilt University Medical Center
Nashville, Tennessee

Travis H. Matheney, MD
Assistant Professor
Department of Orthopaedic Surgery
Harvard Medical School
Staff Physician
Department of Orthopedic Surgery
Boston Children's Hospital
Boston, Massachusetts

Craig S. Mauro, MD
Clinical Assistant Professor
University of Pittsburgh Medical
Center
Burke and Bradley Orthopedics
Pittsburgh, Pennsylvania

James J. McCarthy, MD
Professor
Department of Orthopaedic Surgery
University of Cincinnati College of
Medicine
Director
Pediatric Orthopaedic Surgery
Cincinnati Children's Hospital
Medical Center
Cincinnati, Ohio

Richard E. McCarthy, MD
Professor
Department of Orthopedic &
Neurosurgery
University of Arkansas for Medical
Sciences
Chief of Spinal Deformities
Department of Orthopaedics
Arkansas Children's Hospital
Little Rock, Arkansas

Janay E. Mckie, MD
Staff
Shriners Hospitals for
Children—Shreveport
Shreveport, Louisiana

Charles T. Mehlman, DO, MPH
Professor, Pediatric Orthopaedics
University of Cincinnati College of
Medicine
Director
Pediatric Musculoskeletal Outcomes
Research
Pediatric Orthopaedic Resident
Education
Cincinnati Children's Hospital Medical
Center
Cincinnati, Ohio

Chris Mellano, MD
Clinical Fellow
Department of Sports Medicine
Rush University Medical Center
Chicago, Illinois

Gokce Mik, MD
Operator Doctor
Istanbul Surgery Hospital
Istanbul, Turkey

Freeman Miller, MD
Director of the Cerebral Palsy
Program
Department of Orthopedics
Nemours/Alfred I. duPont Hospital for
Children
Wilmington, Delaware

Michael B. Millis, MD
Professor of Orthopaedic Surgery
Harvard Medical School
Boston Children's Hospital
Boston, Massachusetts

R. Justin Mistovich, MD
Fellow
Division of Orthopedics
The Children's Hospital of
Philadelphia
Philadelphia, Pennsylvania

Ronald Mitchell, MD
Orthopaedic Resident
Houston Methodist Hospital
Houston, Texas

Claude T. Moorman III, MD
Professor and Vice Chairman,
Orthopaedic Surgery
Professor, Evolutionary Anthropology
Director, Duke Sports Medicine
Head Team Physician, Duke Athletics
Duke University Medical Center
Durham, North Carolina

Vincent S. Mosca, MD
Professor of Pediatrics
Department of Orthopedics
University of Washington School of
Medicine
Pediatric Orthopedic Surgeon
Department of Orthopedics
Seattle Children's Hospital
Seattle, Washington

Scott J. Mubarak, MD
Clinical Professor
Department of Orthopaedic Surgery
UC San Diego School of Medicine
Vice Chair of Division of Pediatric
Orthopedics
Department of Orthopedics
Rady Children's Hospital—San Diego
San Diego, California

Ryan D. Muchow, MD
Assistant Professor
Department of Orthopaedic Surgery
University of Kentucky
Staff Orthopedic Surgeon
Department of Orthopaedic Surgery
Shriners Hospital for Children—Lexington
Lexington, Kentucky

Afamefuna M. Nduaguba, BS
Division of Orthopedics
The Children's Hospital of Philadelphia
Philadelphia, Pennsylvania

Blaise Nemeth, MD
Associate Professor
Department of Orthopedics and Rehabilitation
University of Wisconsin School of Medicine and Public Health
Madison, Wisconsin

Peter O. Newton, MD
Chief
Division of Orthopedics & Scoliosis
Rady Children's Hospital—San Diego
Clinical Professor
UC San Diego School of Medicine
San Diego, California

Kenneth J. Noonan, MD
Associate Professor
Department of Orthopedics and Rehabilitation
University of Wisconsin School of Medicine and Public Health
Madison, Wisconsin

Tom F. Novacheck, MD
Adjunct Associate Professor
Department of Orthopaedic Surgery
University of Minnesota
Minneapolis, Minnesota
Director
James R. Gage Center for Gait and Motion Analysis
Gillette Children's Specialty Healthcare
St. Paul, Minnesota

Scott N. Oishi, MD
Associate Professor
Department of Plastic Surgery
Department of Orthopaedic Surgery
UT Southwestern Medical Center
Head Surgeon
Hand Surgery Department
Texas Scottish Rite Hospital for Children
Dallas, Texas

Brad Olney, MD
Professor
Department of Orthopaedic Surgery
University of Missouri—Kansas City
Chief
Department of Orthopaedic Surgery
Children's Mercy Hospital
Kansas City, Missouri

Robert Ostrum, MD
Professor
Department of Orthopaedic Surgery
University of North Carolina at Chapel Hill
Chapel Hill, North Carolina

Robert V. O'Toole, MD
Associate Professor
Department of Orthopaedic Surgery
University of Maryland School of Medicine
Baltimore, Maryland

Norman Y. Otsuka, MD
Joseph E. Milgram Professor of Orthopaedic Surgery
Department of Orthopaedic Surgery
New York University
Director
Center for Children
NYU Langone Medical Center
Hospital for Joint Diseases
New York, New York

Dror Paley, MD
Director
Paley Advanced Limb Lengthening Institute
St. Mary's Medical Center
West Palm Beach, Florida

Bradford O. Parsons, MD
Associate Professor
Department of Orthopaedics
Mount Sinai Hospital
New York, New York

George Partal, MD
Orthopaedic Trauma Surgery
Eastern Maine Medical Center
Bangor, Maine

Javad Parvizi, MD
James Edwards Professor of Orthopaedic Surgery
Sidney Kimmel School of Medicine
Rothman Institute at Thomas Jefferson University
Philadelphia, Pennsylvania

Andrew T. Pennock, MD
Assistant Clinical Professor
Department of Orthopaedic Surgery
UC San Diego School of Medicine
Department of Orthopedic Surgery
Rady Children's Hospital—San Diego
San Diego, California

Jonathan H. Phillips, MD
Assistant Professor of Orthopaedic Surgery College of Medicine
University of Central Florida
Attending
Arnold Palmer Hospital Center for Orthopedics
Orlando Health
Orlando, Florida

Kristan A. Pierz, MD
Assistant Professor
Department of Pediatric Orthopaedics
Medical Director, Center for Motion Analysis

Connecticut Children's Medical Center
Hartford, Connecticut

John Polousky, MD
Surgical Director, Sports Medicine
Department of Orthopedic Surgery
The Rocky Mountain Hospital for Children
Denver, Colorado

Anish G. R. Potty, MD
Clinical Fellow
Division of Orthopedics
The Children's Hospital of Philadelphia
Philadelphia, Pennsylvania

Maya E. Pring, MD
Associate Professor
Department of Orthopaedic Surgery
UC San Diego School of Medicine
Vice Chair of Department of Orthopedic Surgery
Department of Pediatric Orthopedic Surgery
Rady Children's Hospital—San Diego
San Diego, California

Michael Quackenbush, DO
Assistant Professor
Department of Orthopaedics
Division of Orthopaedic Trauma
Wexner Medical Center at The Ohio State University
Columbus, Ohio

Lee M. Reichel, MD
Assistant Professor
Joseph Barnhart Department of Orthopedic Surgery
Baylor College of Medicine
Houston, Texas

Benjamin F. Ricciardi, MD
Resident
Department of Orthopedic Surgery
Hospital for Special Surgery
New York, New York

Margaret M. Rich, MD
Assistant Chief of Staff
Shriners Hospitals for Children—St. Louis
St. Louis, Missouri

Michael Rivlin, MD
Orthopaedic Surgeon
Department of Orthopaedic Surgery
Thomas Jefferson University Hospital
Rothman Institute
Philadelphia, Pennsylvania

Anthony A. Romeo, MD
Professor
Department of Orthopedic Surgery
Program Director
Shoulder and Elbow Fellowship
Section Head, Shoulder and Elbow Surgery
Division of Sports Medicine
Rush University Medical Center
Team Physician, Chicago White Sox and Bulls
Chief Medical Editor, Orthopedics Today
Chicago, Illinois

John P. Salvo, MD
Clinical Associate Professor
Orthopaedic Surgery
Rothman Institute
Thomas Jefferson University Hospital
Philadelphia, Pennsylvania

James O. Sanders, MD
Professor of Orthopaedics
Pediatric Orthopaedics and Scoliosis
University of Rochester Medical Center
Chief of Pediatric Orthopaedic Division
URMC Orthopaedics and Rehabilitation
Strong Memorial Hospital
Rochester, New York

Roy W. Sanders, MD
Professor and Chairman
Department of Orthopaedic Surgery
University of South Florida
Director of Orthopaedic Trauma Services
President
Florida Orthopaedic Institute
Editor-in-Chief
Journal of Orthopaedic Trauma
Tampa, Florida

Wudbhav N. Sankar, MD
Assistant Professor of Orthopaedic Surgery
Director
Young Adult Hip Preservation Program
The Children's Hospital of Philadelphia
Assistant Professor of Orthopaedic Surgery
Perelman School of Medicine at the University of Pennsylvania
Philadelphia, Pennsylvania

Anthony Scaduto, MD
Executive Vice Chair
Department of Orthopaedic Surgery
University of California, Los Angeles
Charles LeRoy Lowman Professor
Department of Orthopaedic Surgery
Orthopaedic Institute for Children
Los Angeles, California

David Scher, MD
Associate Professor of Clinical Orthopaedic Surgery
Weill Cornell Medical College
Associate Attending Orthopedic Surgeon
Department of Orthopedic Surgery
Hospital for Special Surgery
New York, New York

Perry L. Schoenecker, MD
Chief of Staff
Shriners Hospitals for Children—St. Louis
Professor of Orthopedic Surgery
Department of Orthopedic Surgery

Washington University School of Medicine
St. Louis, Missouri

Tim Schrader, MD
Staff Surgeon
Children's Orthopaedics of Atlanta
Medical Director, Hip Program
Children's Healthcare of Atlanta
Atlanta, Georgia

Richard M. Schwend, MD
Professor of Orthopaedics and Pediatrics
Department of Orthopaedics
University of Missouri School of Medicine
Columbia, Missouri
Director of Orthopaedic Research
Division of Orthopaedics
Children's Mercy Hospital
Kansas City, Missouri

Noah Archibald-Seiffer, BS
Clinical Research Associate
Department of Orthopedic Surgery
St. Luke's Regional Medical Center
Boise, Idaho

Apurva S. Shah, MD
Assistant Professor
Department of Orthopaedics and Rehabilitation
University of Iowa
University of Iowa Hospitals & Clinics
Iowa City, Iowa

Suken A. Shah, MD
Associate Professor
Department of Orthopaedic Surgery and Pediatrics
Jefferson Medical College of Thomas Jefferson University
Philadelphia, Pennsylvania
Division Chief, Spine and Scoliosis Center
Department of Orthopaedics
Nemours/Alfred I. duPont Hospital for Children
Wilmington, Delaware

Kevin G. Shea, MD
University of Utah
Adjunct Associate Clinical Faculty
Department of Orthopaedics
Salt Lake City, Utah
Department of Orthopedics
St. Lukes Health System
Boise, Idaho

Ernest L. Sink, MD
Associate Professor
Department of Orthopedic Surgery
Hospital for Special Surgery
New York, New York

David L. Skaggs, MD
Professor
Department of Orthopaedic Surgery
Keck School of Medicine of the University of Southern California
Chief of Orthopaedic Surgery
Department of Orthopaedic Surgery
Children's Hospital Los Angeles
Los Angeles, California

Nathan W. Skelley, MD
Resident Physician
Department of Orthopaedic Surgery
Washington University School of Medicine
Barnes-Jewish Hospital
St. Louis, Missouri

Brian G. Smith, MD
Professor
Department of Orthopedics
Yale University
Director
Pediatric Orthopedics
Yale-New Haven Children's Hospital
New Haven, Connecticut

June C. Smith, MPH
Research Coordinator
Department of Orthopedics
Washington University Orthopedics
St. Louis, Missouri

Brian Snyder, MD
Associate Professor
Department of Orthopaedic Surgery
Harvard Medical School
Attending Orthopedic Surgery
Department of Orthopedic Surgery
Boston Children's Hospital
Boston, Massachusetts

David A. Spiegel, MD
Associate Professor of Orthopaedic Surgery
Department of Orthopaedic Surgery
Perelman School of Medicine at the University of Pennsylvania
Pediatric Orthopedic Surgeon
Division of Orthopedics
The Children's Hospital of Philadelphia
Philadelphia, Pennsylvania

Andrea M. Spiker, MD
Department of Orthopaedics
Johns Hopkins University
Baltimore, Maryland

Paul D. Sponseller, MD, MBA
Professor and Head, Pediatric Orthopaedics
Johns Hopkins Children's Center
Baltimore, Maryland

Anthony A. Stans, MD
Assistant Professor
Department of Orthopedic Surgery
Mayo Clinic
Rochester, Minnesota

Sarah R. Steward, MD
Fellow
Department of Orthopaedics
Cincinnati Children's Hospital Medical Center
Cincinnati, Ohio

Philipp N. Streubel, MD
Assistant Professor

Hand and Upper Extremity Surgery
Shoulder and Elbow Surgery
Department of Orthopaedic Surgery and Rehabilitation
University of Nebraska College of Medicine
Omaha, Nebraska

Daniel J. Sucato, MD, MS
Professor
Department of Orthopaedic Surgery
UT Southwestern Medical Center
Chief of Staff
Department of Orthopedic
Texas Scottish Rite Hospital for Children
Dallas, Texas

Stephen Torres, MD
Resident
Department of Orthopaedics
Perelman School of Medicine at the University of Pennsylvania
Philadelphia, Pennsylvania

Vidyadhar V. Upasani, MD
Assistant Clinical Professor
Department of Orthopedic Surgery
UC San Diego School of Medicine
Rady Children's Hospital—San Diego
San Diego, California

Ann E. Van Heest, MD
Professor
Department of Orthopaedic Surgery
University of Minnesota Medical Center
Active Staff
Department of Orthopaedic Surgery
Shriners Hospitals for Children—Twin Cities
University of Minnesota Fairview
Minneapolis, Minnesota
Active Staff
Department of Orthopaedic Surgery
Gillette Children's Specialty Hospital
St. Paul, Minnesota

Carley Vuillermin, MBSS, FRACS
Orthopedic Surgery Department
Boston Children's Hospital
Boston, Massachusetts

Thanapong Waitayawinyu, MD
Associate Professor
Nonthavej Hospital
Nonthaburi, Thailand

Eric J. Wall, MD
Professor
Department of Orthopaedic Surgery
University of Cincinnati College of Medicine
Director, Orthopaedic Sports Medicine
Pediatric Orthopaedic Surgery
Cincinnati Children's Hospital Medical Center
Cincinnati, Ohio

W. Timothy Ward, MD
Professor
Department of Orthopaedics
University of Pittsburgh
Chief
Department of Pediatric Orthopaedics
Children's Hospital of Pittsburgh of UPMC
Pittsburgh, Pennsylvania

Peter M. Waters, MD
John E. Hall Professor
Department of Orthopaedic Surgery
Harvard Medical School
Surgeon-in-Chief
Department of Orthopedic Surgery
Boston Children's Hospital
Boston, Massachusetts

J. Tracy Watson, MD
Professor and Chief
Orthopaedic Trauma Service
Department of Orthopaedic Surgery
St. Louis University School of Medicine
St. Louis, Missouri

John H. Wedge, OC, MD, FRCSC
Professor
Department of Surgery
University of Toronto
Orthopaedic Surgeon
Department of Surgery
The Hospital for Sick Children
Toronto, Ontario, Canada

Bradley K. Weiner, MD
Professor
Vice Chairman and Chief of Spinal Surgery
Department of Orthopaedic Surgery
Houston Methodist Hospital
Houston, Texas

Amanda L. Weller, MD
Sports Medicine Fellow
Department of Orthopaedic Surgery
University of Pittsburgh
Pittsburgh, Pennsylvania

Dennis R. Wenger, MD
Clinical Professor
Department of Orthopedic Surgery
UC San Diego School Of Medicine
Director, Orthopedic Training Program
Department of Orthopedics
Rady Children's Hospital—San Diego
San Diego, California

Roger F. Widmann, MD
Chief of Pediatric Orthopedic Surgery
Hospital for Special Surgery
Professor of Clinical Orthopaedic Surgery
Weill Cornell Medical College
New York, New York

Carl H. Wierks, MD
Private Practice
Holland, Michigan

Jocelyn R. Wittstein, MD
Director of Research
Bassett Shoulder & Sports Medicine Research Institute

Attending Surgeon
Bassett Healthcare Network
Oneonta, New York

Daniel P. Woods, MD
Orthopedic Sports Medicine Fellow
Rothman Institute
Thomas Jefferson University Hospital
Philadelphia, Pennsylvania

Robert W. Wysocki, MD
Assistant Professor
Department of Orthopedic Surgery
Rush University Medical Center
Chicago, Illinois

Yi-Meng Yen, MD, PhD
Assistant Professor
Department of Orthopaedic Surgery
Harvard Medical School
Boston Children's Hospital
Boston, Massachusetts

Lukas P. Zebala, MD
Assistant Professor of Medicine
Department of Orthopaedic Surgery
Washington University School of Medicine in St. Louis
St. Louis, Missouri

中文版前言

《WIESEL 骨科手术学》是一部比肩世界骨科学巨著《坎贝尔骨科学》的扛鼎之作，在国内外都有巨大的影响力。2010 年前后，上海科学技术出版社引进《WIESEL 骨科手术学》英文版第一版，我组织我科有经验的专家和骨干医生，开始了该书的翻译工作。2013 年该书中文版在大陆地区出版和发行，受到国内广大骨科医生的欢迎，已成为骨科医生最重要的手术学参考工具书之一。我自己也将该书作为案头书，遇到有困惑的手术，就翻开看一看，我感觉该书的实用性与其他骨科学术著作相比有明显优势。

近十年是中国骨科学发展最迅猛的时期，一大批年轻骨科医生在实践中成长，技术水平有非常大的提高，一些亚专业技术也逐渐发展至国际领先水平。然而也必须看到，我国骨科的临床水平还存在着巨大的不平衡，各级医院临床医生的技术能力还有较大差距，所以在学习国际先进技术的同时，加强临床规范，依然任重道远。

正如 Sam W. Wiesel 教授所言，每位手术者计划开展一项手术时，都需思考三个主要问题：为何要做该手术？何时是最佳手术时机？采用哪些手术技巧比较合适？作为一位从事骨科专业学术研究和临床工作三十多年的老医生，我依然在临床一线耕耘，能够充分理解学无止境的道理，每次手术对我来说都是一次学习之旅。面对患者，我们必须认真思考：需要手术治疗吗？采用哪些手术方法或技巧更合适呢？

在当前，如何把握手术指征、减少非必要手术，是我们需要直面和解决的问题。同时，不断提升手术的精确性，提高手术的技巧，让手术更加完美，这也是骨科医生追求的目标。

希望该套书中文版的出版，能助力提高中国骨科医生技术水平。也希望中国骨科医生研发新技术，为骨科事业的发展提供中国的解决方案。

张长青

2021 年 8 月

英文版前言（第二版）

修订 *Operative Techniques in Orthopaedic Surgery* 的宗旨一如既往：希望能够紧密结合临床，深度呈现"如何做好"骨科手术的步骤与各项细节。

尽管外科医生知道"为什么"和"何时"做手术，但本书中每个手术章节的前面，都对此有提纲挈领的阐述。

第二版九个分册的内容和图表都经仔细审阅并更新过。每个分册主编添加了一些手术章节，且内容更加侧重于手术操作，更便于获取和检索。

每位分册主编和章节编者都是其所在学术领域的知名专家，他们不惜耗费大量的时间和精力编写本书。我为能和这些了不起的专家共事而备受鼓舞，并为能参与这项有意义的工作而感到荣幸之至。

我还要感谢 Wolters Kluwer 出版公司的所有员工。Dave Murphy 对初版和新版都提出了很多中肯的建议，让我获益匪浅。我同时还要感谢 Bob Hurley，他是本书第一版的大力推动者，对本书再版依然给予了大力支持。

最后，特别感谢 Brian Brown，本套书新任的文字编辑，非常有幸能和他共事，本书的出版离不开他出色的工作。

Sam W. Wiesel，MD
2015年2月2日

英文版前言（第一版）

每位手术者在计划进行手术时，都必然要思考三个主要的问题：为何要做这个手术（目的），根据疾病的进程何时最适合手术（时机），以及要采用哪些手术技术（技巧）。本书以一种细致和分步讲述的风格，详细介绍了绝大多数骨科手术的具体技巧。至于手术的目的和时机，在每一种手术的开篇部分以提要的形式进行简述。当然，所有手术者都应充分理解有关手术目的和时机的基本原则，并针对具体的病例选择恰当的手术。本书的重点是回顾和阐明所要开展的手术的具体步骤。

《WIESEL骨科手术学》有别于其他学术专著的特点在于让人一目了然，每种手术既以系统的统一格式进行描述，又充分体现每位作者的原创性和特色。一旦开卷，读者可以尽览各种手术的各个重要步骤。

本书共分为九个部分：运动医学，骨盆与下肢创伤，成人重建外科，小儿骨科，骨肿瘤外科，手、腕和前臂，肩肘外科，足踝外科，以及脊柱外科。每个部分均由本专业学科领域享有盛誉且临床经验丰富的专家负责编纂。他们力邀学界精英参与每一章的编写并负责最终的审校，为此耗费了巨大心力。我一直为身处如此完美和才华横溢的团队中而备受鼓舞，并为能参与如此有益的工作而深感荣幸。

最后，我想感谢为本书的出版作出卓越贡献的每个人。特别感谢Dovetail Content Solutions公司的Grace Caputo以及Lippincott Williams & Wilkins公司的Dave Murphy和Eileen Wolfberg，感谢他们在本书成书过程中的无私参与和帮助指导。最后要感谢Lippincott Williams & Wilkins公司的Bob Hurley，他富有效率的工作使本书原稿定稿后得以在第一时间出版发行。

Sam W. Wiesel，MD
2010年1月1日

目 录

第 1 篇　创伤 TRAUMA

第 1 章　桡骨远端骨折的掌侧钢板内固定技术　*1*
Volar Plating of Distal Radius Fractures

第 2 章　舟骨骨折的开放复位和内固定术　*14*
Open Reduction and Internal Fixation of Scaphoid Fractures

第 3 章　前臂骨干骨折的髓内固定技术　*23*
Intramedullary Fixation of Forearm Shaft Fractures

第 4 章　前臂骨干骨折切开复位内固定术　*33*
Open Reduction and Internal Fixation of Diaphyseal Forearm Fractures

第 5 章　切开复位内固定治疗肱骨外髁移位骨折　*45*
Open Reduction and Internal Fixation of Displaced Lateral Condyle Fractures of the Humerus

第 6 章　切开复位内固定治疗肱骨内上髁骨折　*52*
Open Reduction and Internal Fixation of Fractures of the Medial Epicondyle

第 7 章　切开复位治疗肱骨髁上骨折　*57*
Open Reduction of Supracondylar Fractures of the Humerus

第 8 章　闭合复位经皮穿针治疗肱骨髁上骨折　*61*
Closed Reduction and Percutaneous Pinning of Supracondylar Fractures of the Humerus

第 9 章　漏诊孟氏骨折的手术重建　*69*
Reconstruction for Missed Monteggia Lesion

第 10 章　闭合、经皮、髓内和切开复位治疗桡骨头和桡骨颈骨折　*81*
Closed, Percutaneous, Intramedullary, and Open Reduction of Radial Head and Neck Fractures

第 11 章　桡骨头和桡骨颈骨折的切开复位内固定　*94*
Open Reduction and Internal Fixation of Radial Head and Neck Fractures

第 12 章　单纯肘关节脱位的处理　*105*
Management of Simple Elbow Dislocation

第13章　切开复位内固定治疗儿童肱骨髁T形骨折　*113*
Open Reduction and Internal Fixation of Pediatric T-Condylar Fractures

第14章　单纯肱骨小头及肱骨小头-滑车剪切型骨折切开复位内固定治疗　*123*
Open Reduction and Internal Fixation of Capitellum and Capitellar - Trochlear Shear Fractures

第15章　肱骨髁上截骨矫正肘内翻畸形　*131*
Supracondylar Humeral Osteotomy for Correction of Cubitus Varus

第16章　肱骨干骨折的弹性钉治疗　*136*
Humeral Shaft Fracture Stabilization with Elastic Nails

第17章　肱骨干骨折的钢板内固定治疗　*144*
Plate Fixation of Humeral Shaft Fractures

第18章　儿童肱骨近端骨折　*153*
Pediatric Proximal Humerus Fractures

第19章　肱骨近端骨折的切开复位内固定治疗　*160*
Open Reduction and Internal Fixation of Proximal Humerus Fractures

第20章　锁骨骨折切开复位内固定　*169*
Open Reduction and Internal Fixation of Clavicular Fractures

第21章　胸骨锁骨骨折损伤　*173*
Sternoclavicular Fracture Injury

第22章　儿童骨盆骨折　*179*
Pediatric Hip Fractures

第23章　闭合复位和髋人字形石膏治疗股骨骨折　*186*
Closed Reduction and Spica Casting of Femur Fractures

第24章　闭合复位和外固定支架治疗股骨干骨折　*191*
Closed Reduction and External Fixation of Femoral Shaft Fractures

第25章　弹性髓内钉治疗股骨干骨折　*197*
Flexible Intramedullary Nailing of Femoral Shaft Fractures

第26章　肌肉下桥接钢板治疗儿童股骨干骨折　*202*
Submuscular Plating of Pediatric Femur Fractures

第27章　经大转子入路的髓内钉治疗儿童股骨干骨折　*207*
Trochanteric Entry Nailing for Pediatric Femoral Shaft Fractures

第28章　股骨远端骨骺骨折　*217*
Distal Femoral Physeal Fractures

第29章　股骨远端切开复位内固定术　*227*
Open Reduction and Internal Fixation of the Distal Femur

第30章　儿童胫骨骨折　*254*
Pediatric Tibial Fractures

第31章　发育成熟胫骨的外固定支架技术　*262*
External Fixation of the Mature Tibia

第32章　发育成熟胫骨的髓内钉固定术　*279*
Intramedullary Nailing of the Mature Tibia

第33章　髓内钉治疗发育成熟胫骨近、远端干骺端骨折　*296*
Intramedullary Nailing of Metaphyseal Proximal and Distal Fractures of the Mature Tibia

第34章　胫骨结节骨折　*305*
Tibial Tuberosity Fractures

第35章　儿童踝部骨折　*310*
Pediatric Ankle Fractures

第36章　发育成熟踝关节切开复位内固定　*320*
Open Reduction and Internal Fixation of the Mature Ankle

第37章　切开复位内固定治疗Lisfranc损伤　*332*
Open Reduction and Internal Fixation of Lisfranc Injury

第38章　小腿筋膜切开术治疗急性骨筋膜室综合征　*342*
Fasciotomy of the Leg for Acute Compartment Syndrome

第2篇　关节镜与运动医学 ARTHROSCOPIC AND SPORTS MEDICINE

第39章　肘关节镜治疗Panner病和剥脱性骨软骨炎　*355*
Elbow Arthroscopy for Panner Disease and Osteochondritis Dissecans

第40章　肘关节活动度缺失的关节镜治疗　*361*
Arthroscopic Treatment of Elbow Loss of Motion

第41章　急性和慢性髌骨不稳定　*371*
Acute Patellar and Chronic Patellar Instability

第42章　胫骨结节移位术　*382*
Tibial Tubercle Transfer

第43章　膝外侧松解　*390*
Knee Lateral Release

第44章　关节镜辅助或切开内固定治疗胫骨棘骨折　*396*
Arthroscopy-Assisted Management or Open Reduction and Internal Fixation of Tibial Spine Fractures

第45章　骨骼未发育成熟的前交叉韧带重建　*405*
Anterior Cruciate Ligament Reconstruction in the Skeletally Immature Patient

第46章　后交叉韧带修复　*418*
Posterior Cruciate Ligament Surgery

- 第47章　关节镜钻孔治疗剥脱性骨软骨炎　*430*
  Arthroscopic Drilling and Fixation of Osteochondritis Dissecans

- 第48章　外侧盘状半月板成形术　*438*
  Meniscoplasty for Discoid Lateral Meniscus

- 第49章　膝关节剥脱性骨软骨炎和巨大骨软骨缺损　*442*
  Osteochondritis Dissecans and Large Osteochondral Defects of the Knee

- 第50章　慢性疲劳性骨筋膜室综合征　*450*
  Chronic Exertional Compartment Syndrome

第3篇　重建 RECONSTRUCTION

- 第51章　股骨近端及远端旋转截骨术　*461*
  Femoral Rotational Osteotomy (Proximal and Distal)

- 第52章　用90°角钢板做股骨近端内翻截骨术　*476*
  Proximal Femoral Varus Osteotomy Using a 90-Degree Blade Plate

- 第53章　先天性股骨缺损的治疗　*482*
  Treatment of Congenital Femoral Deficiency

- 第54章　难复性先天性膝关节脱位的手术修复　*502*
  Surgical Repair of Irreducible Congenital Dislocation of the Knee

- 第55章　Blount病的手术治疗　*508*
  Surgical Management of Blount Disease

- 第56章　经皮股骨远端或胫骨近端骺板阻滞治疗下肢不等长　*515*
  Percutaneous Distal Femoral or Proximal Tibial Epiphysiodesis for Leg Length Discrepancy

- 第57章　骺板骨桥切除　*523*
  Excision of Physeal Bar

- 第58章　Williams棒治疗先天性胫骨假关节　*531*
  Repair of Congenital Pseudarthrosis of the Tibia with the Williams Rod

- 第59章　运用Ilizarov方法或单平面外固定支架做肢体延长　*538*
  Limb Lengthening Using the Ilizarov Method or a Monoplanar Fixator

- 第60章　生长导向技术矫正肢体畸形　*550*
  Guided Growth to Correct Limb Deformity

- 第61章　胫骨远端截骨　*558*
  Distal Tibial Osteotomy

第62章 多处经皮截骨及Fassier-Duval 伸缩式髓内钉治疗成骨不全性长骨畸形 *567*
Multiple Percutaneous Osteotomies and Fassier-Duval Telescoping Nailing of Long Bones in Osteogenesis Imperfecta

第63章 Syme 和Boyd 截肢术治疗腓骨发育缺陷症 *580*
Syme and Boyd Amputations for Fibular Deficiency

第4篇 神经肌肉矫正 NEUROMUSCULAR CORRECTION

第64章 内收肌和髂腰肌松解术 *589*
Adductor and Iliopsoas Release

第65章 股直肌转位术 *595*
Rectus Femoris Transfer

第66章 腘绳肌近端和内收肌延长术 *601*
Proximal Hamstring and Adductor Lengthening

第67章 腘绳肌远端延长术 *605*
Distal Hamstring Lengthening

第68章 腓肠肌筋膜延长术 *613*
Lengthening of Gastrocnemius Fascia

第69章 股骨远端截骨术治疗蹲伏步态 *620*
Distal Femoral Osteotomy for Crouch Gait

第5篇 囊肿 CYSTS

第70章 单房性骨囊肿、动脉瘤性骨囊肿和非骨化性纤维瘤的手术治疗 *626*
Operative Management of Unicameral Bone Cyst, Aneurysmal Bone Cyst, and Nonossifying Fibroma

第6篇 上肢 UPPER EXTREMITY

第71章 简单并指畸形的松解 *634*
Release of Simple Syndactyly

第72章 前、后轴多指畸形 *642*
Preaxial and Postaxial Polydactyly

第73章　羊膜束带综合征　647
Amnioitc Band Syndrome

第74章　弯曲指　654
Clinodactyly

第75章　脑瘫拇指掌心畸形的矫正　657
Correction of Thumb-in-Palm Deformity in Cerebral Palsy

第76章　松解A1滑车矫正小儿扳机指　665
Release of the A1 Pulley to Correct Pediatric Trigger Thumb

第77章　尺侧腕屈肌转移治疗腕关节屈曲畸形　671
Transfer of Flexor Carpi Ulnaris for Wrist Flexion Deformity

第78章　桡骨发育不良的重建　676
Radial Dysplasia Reconstruction

第79章　前臂截骨术治疗多发性遗传性外生骨疣　682
Forearm Osteotomy for Multiple Hereditary Exostoses

第80章　改良Woodward术治疗高肩胛畸形　689
Modified Woodward Repair of Sprengel Deformity

第7篇　脊柱 SPINE

第81章　胸锁乳突肌松解术　694
Release of the Sternocleidomastoid Muscle

第82章　后路颈椎融合：枕-颈2和颈1-颈2　701
Posterior Cervical Arthrodeses: Occiput – C2 and C1 – C2

第83章　颈椎后路侧块螺钉融合术　715
Posterior Cervical Fusion with Lateral Mass Screws

第84章　经后路显露胸腰椎　721
Posterior Exposure of the Thoracic and Lumber Spine

第85章　脊柱后路融合术治疗特发性脊柱侧凸　728
Posterior Spinal Fusion for Idiopathic Scoliosis

第86章　后路脊柱截骨术　736
Posterior Osteotomies of the Spine

第87章　脊柱裂的后凸截骨　747
Kyphectomy in Spina Bifida

第88章　前路椎间融合加内固定治疗脊柱侧凸　754
Anterior Interbody Arthrodesis with Instrumentation for Scoliosis

- **第89章** 胸腔镜下脊柱前路松解融合术　*765*
  Thoracoscopic Release and Fusion for Scoliosis

- **第90章** 神经肌肉型侧凸的脊柱融合治疗　*772*
  Spinal Fusion for Neuromuscular Scoliosis

- **第91章** 神经肌肉型侧凸的骨盆固定治疗　*787*
  Pelvic Fixation for Neuromuscular Scoliosis

- **第92章** 早发性脊柱侧凸的石膏治疗　*795*
  Casting for Early-Onset Scoliosis

- **第93章** 早发性脊柱侧凸的生长棒治疗　*801*
  Growing Rod Instrumentation for Early-Onset Scoliosis

- **第94章** 半椎体切除术　*808*
  Hemivertebra Excision

- **第95章** 重度腰骶椎滑脱的减压、复位及椎间融合　*816*
  Decompression, Posterolateral, and Interbody Fusion for High-Grade Spondylolisthesis

- **第96章** 神经肌肉型脊柱侧凸的VEPTR治疗　*827*
  Rib to Pelvis Vertical Expandable Prosthetic Titanium Rib Insertion to Manage Neuromuscular Scoliosis

- **第97章** 开放楔形胸廓成形术和垂直可扩张假体钛肋植入术应用于先天性脊柱侧凸合并肋融合　*834*
  Opening Wedge Thoracoplasty and Vertical Expandable Prosthetic Titanium Rib Insertion for Congenital Scoliosis and Fused Ribs

- **第98章** 后路全椎体切除术　*842*
  Vertebral Column Resection for Severe Rigid Spinal Deformity through an All Posterior Approach

- **第99章** 腰椎间盘切除术　*854*
  Lumbar Discectomy

第8篇　髋关节 HIP

- **第100章** 发育性髋关节脱位前侧入路切开复位　*862*
  Anterior Approach for Open Reduction of the Developmentally Dislocated Hip

- **第101章** 发育性髋关节脱位内侧入路切开复位　*871*
  Medial Approach for Open Reduction of a Developmentally Dislocated Hip

- **第102章** 儿童化脓性髋关节炎的前路引流　*878*
  Anterior Drainage of the Septic Hip in Children

- **第103章** Salter骨盆截骨术　*888*
  Innominate Osteotomy of Salter

第104章　Pemberton 和 Dega 骨盆截骨术　894
Pericapsular Osteotomies of Pemberton and Dega

第105章　髋臼上唇支撑（加盖）术治疗 Perthes 病　904
Labral Support (Shelf) Procedure for Perthes Disease

第106章　骨盆三联截骨术　912
Triple Innominate Osteotomy

第107章　Chiari 骨盆内移截骨术　923
Chiari Medial Displacement Osteotomy of the Pelvis

第108章　Bernese 髋臼周围截骨术　930
Bernese Periacetabular Osteotomy

第109章　髋关节的外科脱位术　940
Surgical Dislocation of the Hip

第110章　股骨近端外翻截骨术　948
Valgus Osteotomy of the Proximal Femur

第111章　经皮空心钉原位固定治疗股骨头骨骺滑脱　955
Percutaneous In Situ Cannulated Screw Fixation of the Slipped Capital Femoral Epiphysis

第112章　转子间截骨治疗严重股骨头骨骺滑脱　962
Flexion Intertrochanteric Osteotomy for Severe Slipped Capital Femoral Epiphysis

第113章　改良 Dunn 截骨术治疗股骨头骨骺滑脱　967
Modified Dunn Procedure for Slipped Capital Femoral Epiphysis

第114章　微创前入路治疗髋臼前方撞击症　976
Treatment of Anterior Femoroacetabular Impingement through Mini-Open Anterior Approach

第115章　髋关节镜　995
Hip Arthroscopy

第9篇　足踝部 FOOT AND ANKLE

第116章　三关节融合　1005
Triple Arthrodesis

第117章　跟骨截骨延长治疗后足外翻畸形　1013
Calcaneal Lengthening Osteotomy for the Treatment of Hindfoot Valgus Deformity

第118章　跟腱切开延长术　1024
Open Lengthening of the Achilles Tendon

第119章　胫后肌腱劈分转位术　1031
Split Posterior Tibial Tendon Transfer

第120章　手术矫正青少年踇滑囊炎　*1038*
Surgical Correction of Juvenile Bunion

第121章　Butler法治疗第5趾重叠症　*1042*
Butler Procedure for Overlapping Fifth Toe

第122章　高弓足的手术治疗　*1044*
Surgical Treatment of Cavus Foot

第123章　跟舟联合切除术　*1056*
Resection of Calcaneonavicular Coalition

第124章　跟距联合畸形切除术　*1061*
Excision of Talocalcaneal Coalition

第125章　Ponseti石膏疗法　*1067*
Ponseti Casting

第126章　后内后外侧软组织松解治疗重度先天性马蹄内翻足　*1080*
Posteromedial and Posterolateral Release for the Treatment of Resistant Clubfoot

第127章　胫前肌腱转位治疗马蹄内翻足的残留畸形　*1088*
Anterior Tibialis Transfer for Residual Clubfoot Deformity

第128章　垂直距骨的治疗　*1097*
Treatment of Vertical Talus

小儿骨科体格检查表　*1103*
Exam Table for Pediatric Orthopaedic Surgery

索引　*1149*
Index

第1章 桡骨远端骨折的掌侧钢板内固定技术
Volar Plating of Distal Radius Fractures

John J. Fernandez and Philipp N. Streubel

定义

- 桡骨远端骨折主要指桡骨远端干骺端的骨折。
- 对于骨折的评估,主要依据骨折的类型、对线对位情况及稳定性,有以下分类方法:
  - 关节内骨折与关节外骨折。
  - 可复性骨折和不可复性骨折。
  - 稳定性骨折和不稳定性骨折。
- 不可复或不稳定性骨折需要手术复位以稳定的内固定。
- 掌侧钢板固定技术曾被用来治疗掌侧剪切型骨折。
  - 目前常用定角钢板作为大部分类型的桡骨远端骨折的内植物。

解剖

- 桡骨远端支撑着近侧列腕骨;75%～80%的腕骨的力由桡骨远端传递至前臂。
  - 20%～25%的腕骨的力经由尺骨远端及三角纤维软骨复合体(TFCC)传递至前臂。
- 桡骨远端关节软骨的厚度为1 mm或更薄[16]。
- 背侧结构。
  - 桡骨远端是桡腕背侧韧带的起点。
  - 桡骨远端背侧骨面是伸肌支持带深面的纤维骨性管的底;背侧还有一骨性突起,称为Lister结节,该结构可以辅助拇长展肌发挥功能(图1A)。
  - 腕部的诸多伸肌腱都紧贴桡骨远端的背侧骨面。
- 掌侧结构。
  - 腕关节掌侧外源性韧带(起点在尺、桡骨,附着在腕部者)起自桡骨远端掌侧骨面,包括桡舟头韧带、长/短桡月韧带。
  - 桡骨远端掌侧骨面亦是旋前方肌的起点。
  - 旋前方肌将屈肌腱和桡骨分隔开来。
- 尺侧结构。
  - 三角纤维软骨起自桡骨远端(图1A)。
  - 桡骨远端尺侧有尺切迹,与尺骨头相关节,称为桡尺远侧关节,与桡尺近侧关节组成联合关节,前臂可做旋转动作。
  - 远端关节面。
  - 远端关节面可分为一个三角形的舟骨关节窝和一个四边形的月骨关节窝,分别与对应腕骨相关节(图1B)。
- 桡骨远端关节面,在冠状面内,向尺侧倾斜约22°;在矢状面,向掌侧倾斜约11°(图1C、D)。
- 以腕关节的宽度为参考,距腕关节关节面该距离以内的桡骨远端被定义为桡骨干骺端。
- 桡骨远端背侧的骨皮质比掌侧薄弱,故桡骨远端骨折多向掌侧成角。

发病机制

- 桡骨远端骨折的受伤机制,主要是由于腕关节受到跨关节的轴向暴力,骨折的类型取决于患者的骨密度、受伤时腕关节的位置,以及暴力的大小和方向。
- 桡骨远端骨折常由于腕关节背伸、旋前摔倒,手掌着地造成,倒地瞬间,产生的力矩使桡骨远端骨折向掌侧成角。
  - 背侧骨皮质相对薄弱,在压应力下断裂;而强度较高的掌侧骨皮质在张应力下断裂,形成一顶点在掌侧、背侧有较大断裂的骨折类型。
- 其他类型的骨折,可能的受伤机制和上述机制不同。例如,由Jupiter和Fernandez[6]等提出的如下机制。
  - 弯曲。
  - 轴向压缩。
  - 剪力。
  - 撕脱骨折。
  - 以上机制的综合。
- 关节是否受累及其严重程度是该类骨折分型的依据,如AO骨科创伤协会(AO/OTA)[10]及Melone[12]提出的分型方法。
- 骨折若累及关节,桡骨远端常有骨块被劈裂下来(图2)。
  - 骨块可包含舟骨关节窝。
  - 骨块可包含月骨关节窝。若该骨块碎裂,可能会成为两个被压缩的骨块,分别是尺、背侧的关节面一角,以及掌侧的弧形关节面部分[11]。

自然病程

- 临床转归通常与畸形程度相关(并不绝对)。

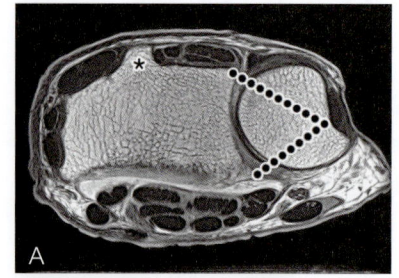
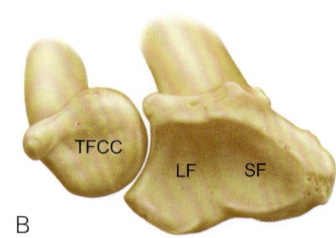
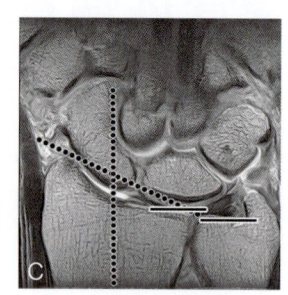
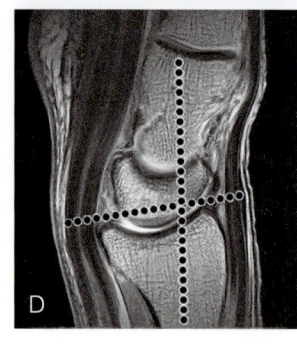

图1　A. 桡骨远端水平的腕关节轴向磁共振图像。星号标记处即为Lister结节。虚线即为三角纤维软骨的掌、背侧界限，该结构能稳定桡尺远侧关节。背侧伸肌腱的腱鞘附着在桡骨远端的背侧骨面。B. 桡骨远端关节面由两部分组成：三角形的舟骨关节窝（SF）和四边形的月骨关节窝（LF）。尺骨远端及三角纤维软骨复合体（TFCC）共同组成腕关节的尺侧支柱。C. 桡骨远端的磁共振冠状切面成像。桡骨远端关节面相对于前臂纵轴，倾斜大约22°（虚线所示角度）。桡骨远端的尺侧（即月骨关节窝）通常比桡骨远端的末端更靠近远端（即尺骨负向变异）。注意图中实线所示为尺骨变异。D. 桡骨远端的磁共振矢状切面成像。桡骨远端关节面相对于前臂轴线向掌侧倾斜大约11°（虚线所示角度）。在近端，背侧骨皮质相对掌侧骨皮质较薄。

- 肢体功能要求越低的患者，对程度不同的残余畸形忍受度更高。
- 随着腕关节畸形的加重，关节功能的丢失也相应增加。
  - 关节内骨折1~2 mm的移位，会导致骨关节炎的发生率增高[3,7]。
  - 桡骨短缩3~5 mm甚至更多，会导致尺骨复合体的载荷增加[1,15]。
  - 背侧成角大于10°，关节面之间的作用点会移至舟骨关节窝的背侧部分及尺骨复合体，这会增加关节功能的丧失[17,20]。
- 腕内损伤的发生率随桡骨远端骨折的严重程度增加而增加。此类损伤的预后较差，并且初诊时不易发现，有可能会延误治疗[4,18]。
  - 三角纤维软骨复合体（TFCC）撕裂。
  - 舟月韧带及月三角韧带撕裂。
  - 腕骨间关节面的软骨损伤。
  - 远侧桡尺关节损伤。
  - 尺骨远端骨折。
- 通过评估桡骨远端骨折的稳定性，可以减小畸形愈合及其并发症的发生。LaFontaine等[8]及其他研究者提出了若干危险因素。出现下列3项及以上的危险因素，表明骨折不稳定：
  - 背侧（或掌侧）成角移位超过20°。
  - 背侧骨皮质粉碎。
  - 骨折线延伸至关节内。
  - 并发尺骨骨折。
  - 患者年龄大于60岁。

病史和体格检查

- 询问受伤机制，以便于评估暴力的能量和受伤的严重程度。
- 并发伤并不罕见，应当仔细加以甄别排除。常见有以下情况：
  - 手、腕部、手臂近端的损伤，包括骨折和关节脱位。
  - 其他肢端、头部、颈部及躯干的创伤。
- 明确患者对功能的要求，以及职业需要。
- 记录可能影响骨折愈合的其他并存的临床情况，如是否吸烟、是否有糖尿病。
- 评估麻醉及手术的风险，如是否合并心脏疾病等。
- 体格检查应按如下步骤进行，并做好记录：
  - 周围软组织的情况（皮肤及皮下组织）。
  - 血流灌注情况，以及脉搏是否异常。

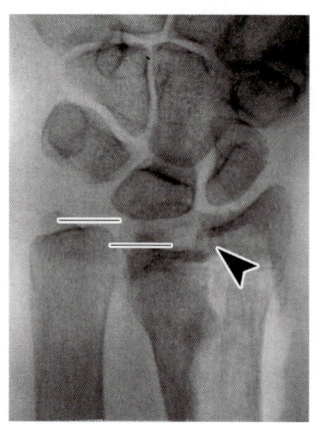

图2　箭头所示关节面有塌陷。关节内骨块移位明显，舟骨关节窝向桡侧移位，月骨关节窝向尺侧移位，并伴有明显的短缩（尺骨正向变异），如图中实线所示。

- 神经功能是否正常。
- 两点辨别觉及感觉阈值检测。
- 包括大、小鱼际肌的手内在肌的运动功能是否正常。
- 检查尺骨远端、TFCC及桡尺远侧关节，评估这些结构的完整性及稳定性。
- 腕骨的体格检查难度较大，影像学结果对于损伤的判断更为重要，密切随访也不可或缺。

影像学和其他诊断性检查

- 影像学检查可用于判断骨折的严重程度，有助于判断骨折的稳定性，为选择手术入路及内固定方式提供指导。
- 复位前后应获取腕关节平片：前后位（PA）（前臂处于旋转中立位）、侧位及两个独立的斜位。
  - 斜位片更有助于判断关节的受累情况，尤其对于月骨关节面的骨块，观察效果较好（图3A、B）。
  - 拍摄侧位片时，前臂应倾斜15°～20°，以便更好地观察到关节面（图3C，另见技术图5B、C）。
- 透视检查可用于完整地观察腕关节的骨骼全貌，另可在牵引下评估腕骨的损伤情况。
- CT检查的优势在于可以准确判断关节内骨折的情况，有助于发现小的骨块或压缩骨折。这样的损伤可能在平片上难于发现，尤其是累及关节中央部位的损伤（图3D、E）。

鉴别诊断

- X线摄片检查可以直接确定诊断。
- 应当对相关损伤和并发伤保持警惕。
  - 病理性骨折（如肿瘤和感染相关的病理性骨折）。
  - 腕骨的相关损伤（如舟骨骨折、舟月韧带损伤）。

非手术治疗

- 非手术治疗主要用于可复位且稳定的（见上文）桡骨远端骨折。
- 非手术治疗的目标主要是制动腕关节，同时在骨折愈合之前保持较好的对线和对位关系。

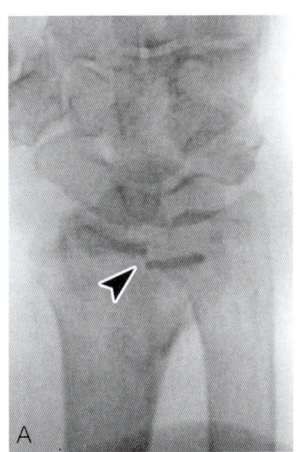
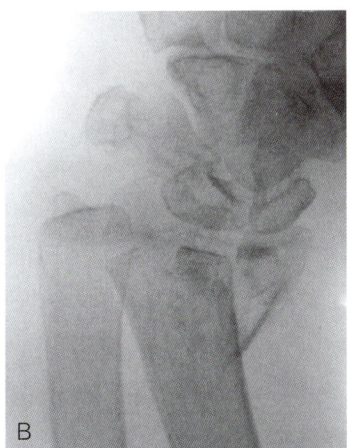
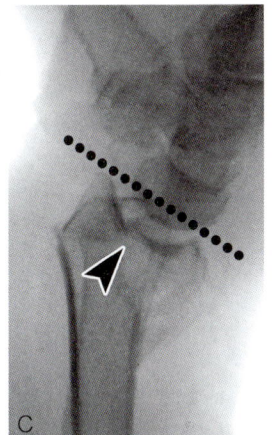
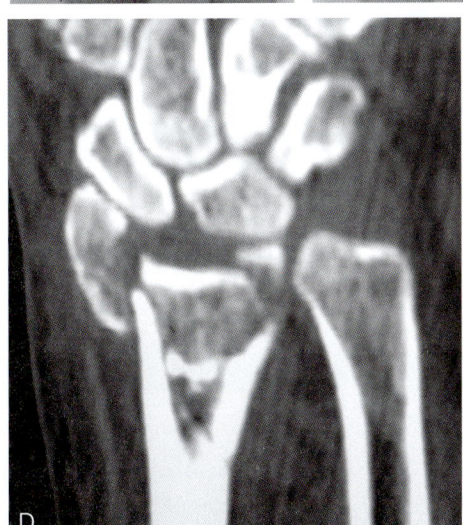
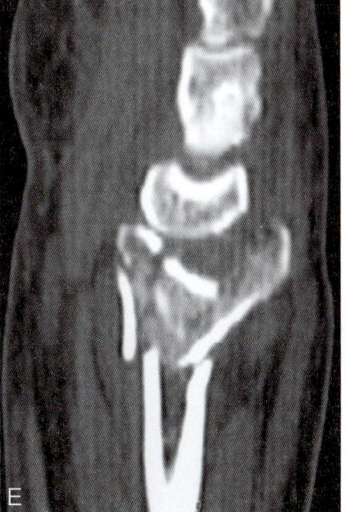

图3　A. 前臂旋前摄片，可看到背侧关节面的塌陷（箭头所示）及移位的骨块。B. 前臂旋后摄片，可见移位的桡骨茎突骨块。C. 在该侧位片上，箭头所指为关节面塌陷及移位的带有月骨关节面的骨块。注意骨折向掌侧成角，以及背侧骨皮质的断裂（虚线所示）。可以看到，掌侧骨皮质明显比背侧骨皮质厚。D、E. CT检查的正位及侧位切面可以确定桡骨远端骨折的碎裂程度，并显示出关节中央的塌陷，这在平片上是很难被发现的。

- 治疗的预期效果[9]。
  - 冠状面向尺侧倾斜大于10°。
  - 尺骨正向变异不超过3 mm。
  - 向掌侧倾斜不超过20°,向背侧倾斜不超过10°。
  - 关节匹配,累及关节面的骨折线宽度或台阶高度差不超过2 mm。
- 短臂石膏固定患肢6周。起初的2~3周,每周随访一次,随访时摄片确定骨折处是否有移位,是否需要进一步处理。

手术治疗

- 手术治疗的目的在于恢复骨折端的对线和对位关系,以及达到稳定的内固定。
- 有多种固定方式可供选择:穿针固定,外固定,髓内固定,以及钢板固定(钢板可置于掌侧、背侧,或者根据骨折断端的情况而定)。

术前准备

- 按要求完成患者术前的手术评估和麻醉风险评估。
- 患者应停用血液稀释药物,包括抗凝药、非甾体抗炎药,特别是阿司匹林。
- 准备必备的器械,包括术中透视机及其供电设备。
- 确定钢板固定系统的种类,手术开始前检查全套设备的完整性,包括各种型号的钻头、钢板和螺钉。
- 准备应急方案,或者备选固定方式(外固定、骨移植或骨移植物替代物)。

- 回顾之前的影像学检查结果,并且术中可随时调阅。
- 术后镇痛可以选择使用局部麻醉。

体位

- 患者取仰卧位,患肢侧加装手外科手术台。
- 止血带缠在上臂,最好是在消毒区域内。
- 采用重物悬吊或牵引系统,对骨折端持续牵引(图4)。
- 术者应坐于手术台旁,肘部对着患者的躯干,优势手在患者手指一侧。
- 助手坐在术者对面。
- 透视机从手外科手术台的末端或者一角进入手术区域。

入路

- 必要时,从背侧切口进入,直接暴露关节面,直视下可见。
- 背侧的骨折碎裂会更严重,这会造成对骨折对线和对位的判断十分困难。
- 掌侧的较厚的骨皮质往往碎裂较轻,使得复位更加准确,对骨折断端的支撑也更牢固。
- 在一些情况下,掌侧与背侧同时暴露也是必要的,既可以整复关节面,恢复关节面的结构,也可以在掌侧进行骨折的复位和固定。
- 切口向掌尺侧延伸,可对月骨关节窝掌侧的骨折进行复位固定,或者在有指征的情况下行腕管松解。
- 本章主要介绍的技术是Henry提出的桡骨远端掌侧入路(图5)。

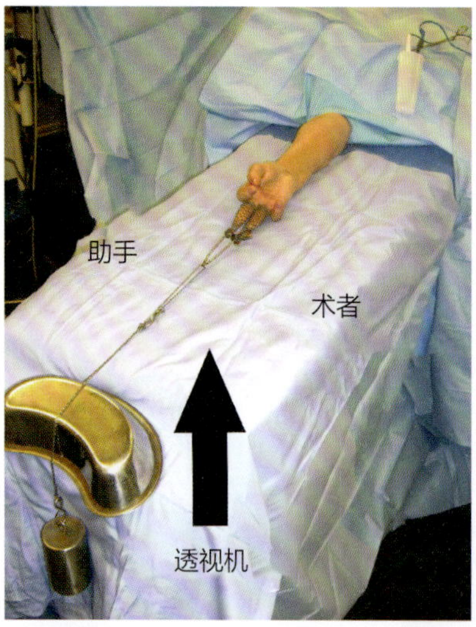

图4 用指套固定、悬吊重物的方式,在手外科手术台上进行牵引。术者坐于患者手的掌侧,助手坐在背侧。透视机可于任何方向进入,但最好是由手术台的相邻一侧或对侧进入。

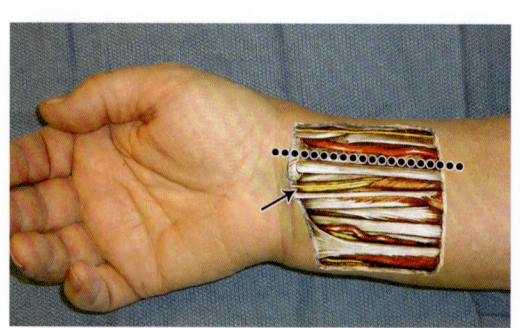

图5 图中虚线所示即为掌侧切口位置,远端延伸至腕横纹(不抵达),在桡侧腕屈肌的桡侧。在该肌腱的尺侧操作时要格外注意,正中神经的掌支(箭头所示)在此处,避免损伤该神经。

桡骨远端骨折的掌侧定角钢板固定

切口选择和骨折暴露

- 自近侧腕横纹,向远端做一4~8 cm的纵行切口,该切口应位于桡侧腕屈肌腱的桡侧。
  - 如果切口需要向远端经过腕横纹,切口应为"Z"字形。
- 操作时应仔细小心,避免损伤正中神经的掌支,在距掌横纹10 cm以内的近端正中神经发出该分支,走行于桡侧腕屈肌腱的尺侧。
  - 桡背侧感觉神经的分支及前臂外侧皮神经亦有可能出现在切口范围,操作时应注意辨别,加以保护。
- 在切口的远侧末端,桡动脉发出分支,组成掌深弓,故此处注意保护该分支。
  - 一般无需解剖分离桡动脉(技术图1A)。
- 切开桡侧腕屈肌腱的前方腱鞘,并向尺侧牵拉肌腱,以保护正中神经(技术图1B)。
- 切开桡侧腕屈肌腱的后方腱鞘。
  - 由于肿胀和骨折形成的血肿,深部组织可能会在压力的作用下凸出切口。
  - 正中神经潜行于切口尺侧的皮下组织,有被伤及的风险(技术图1C、D)。
  - 拇长屈肌腱位于切口的桡侧缘。
- 用手指衬以纱布钝性分离,将肌腱与神经都推向尺侧。
  - 在桡动脉桡侧的深面、肌腱正中神经尺侧的深面放置自动撑开器。
  - 至此,在切口底部可见旋前方肌。
- 在旋前方肌的桡骨附着点切断该肌肉,保持双侧附着点筋膜组织的完整,在闭合伤口的时候方便缝合。接着确定旋前方肌的远近侧边界,并分别在远近端做横行切口(技术图1E)。
  - 旋前方肌的远端边界沿着"泪滴"和分水岭线附着于桡骨的远侧边缘。
  - 旋前方肌的桡侧边界在背侧第一间室内和肱桡肌的肌腱近侧。
- 于骨膜下,用手术刀或者骨膜剥离器,将旋前方肌从桡骨远端的掌侧骨面上剥离下来,而尺骨附着点保持完整。

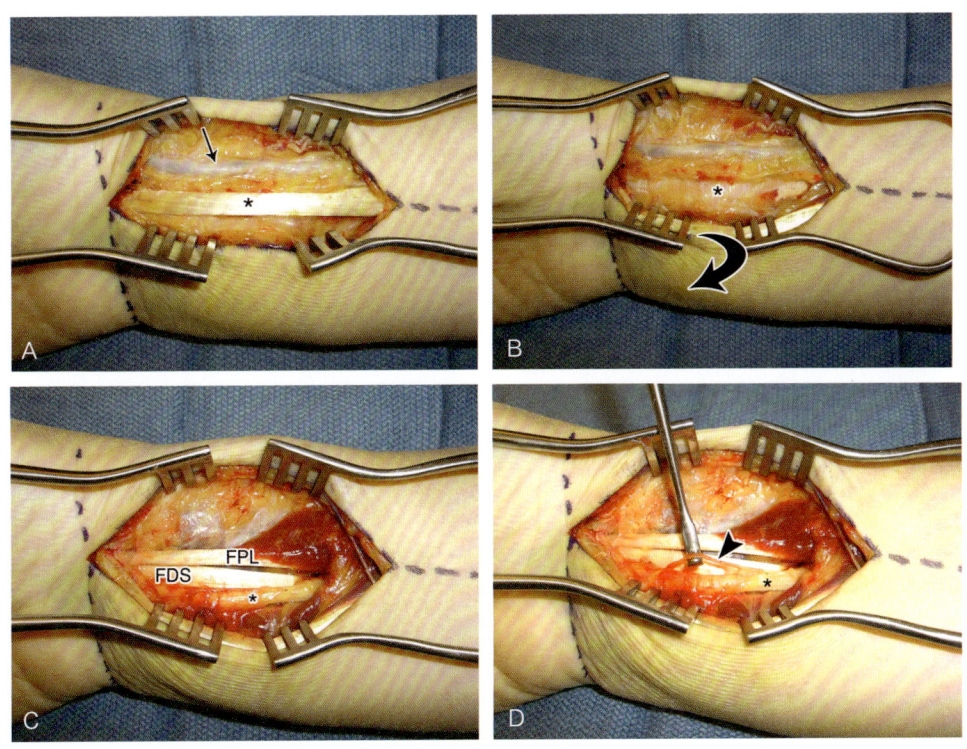

技术图1 A. 可见桡动脉(箭头)与桡侧腕屈肌的肌腱(星号)之间的间隙。B. 向尺侧牵拉桡侧腕屈肌的肌腱(箭头),可见该肌腱的后鞘(星号)。继续在深部组织分离时要当心,肿胀和血肿会改变后鞘下的正中神经的位置,操作不当容易损伤该神经。C. 切开桡侧腕屈肌肌腱的后侧腱鞘后,可见深部的肌腱,包括拇长屈肌腱(FPL)和示指的指浅屈肌腱(FDS),亦可见正中神经(星号)。D. 该入路易损伤正中神经(星号)及其掌支(箭头),在放置撑开器、分离组织及放置钢板时要格外注意,避免损伤这些神经。

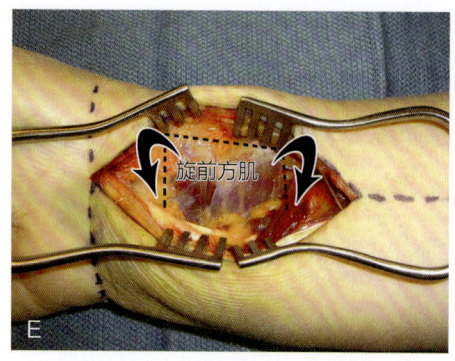 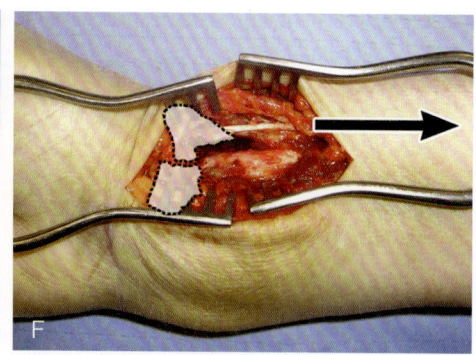

技术图1（续） E. 自远端、桡侧和近端切开旋前方肌，将该肌剥离桡骨远端，翻向尺侧。F. 肱桡肌（箭头）可以牵拉骨折断端，使复位困难，尤其是在粉碎骨折或延误治疗的病例中该肌作用明显。必要时，松解该肌腱。

- 将旋前方肌连同桡侧腕屈肌腱和正中神经，一起牵拉至尺侧。
- 特别应注意的是，如果桡侧的骨块短缩明显，就将骨块上肱桡肌的止点切断，以消除该肌肉对骨块的向近端的拉力（技术图1F）。
  - 松解第一背侧间室，在切断肱桡肌之前，让间室内肌腱缩回。
  - 亦可采用Z形延长肱桡肌肌腱的方式来消除肌肉拉力，在复位固定结束后，再修补肌腱即可。

骨折复位与临时固定

- 在切口的最近端，垂直于桡骨干的掌侧骨面，用持骨钳固定骨折近端（技术图2A）。
  - 该步操作是为了更好地控制近端桡骨干，以便于复位时旋转或平移；且当桡骨背侧骨皮质塌陷，骨折向掌侧成角时，如此操作，复位时能提供反向作用力。
  - 该操作还有助于软组织的位置恢复。
- 此时，骨折已经暴露，牵拉骨折远端，将骨块拉向远端，解除骨块之间嵌插。
- 仔细清理骨折端之间的肌肉、筋膜、血肿或骨痂，保持断端骨质能完全对接拼合。
- 如果掌侧的骨皮质碎裂，在复位后，用克氏针临时固定骨块。
  - 在使用克氏针临时固定时，要为放置钢板留出足够空间。
- 必要时，先复位关节面。
- 术中透视引导下，可用骨膜剥离子、骨刀或克氏针复位关节骨块（技术图2B、C）。
  - 在复位时，纵行牵引非常关键，可由助手实施牵拉，也可利用指套加重物悬吊在远端施加牵引力。
  - 如果存在明显的关节面塌陷，此时应该从背侧暴露关节，特别是对于关节面中央部位的骨折，这里介绍的关节外手术技术不能处理这种情况。
- 经桡骨茎突置入克氏针，至月骨关节面部分，以此来维持关节骨折的复位（技术图2D）。
  - 置入克氏针时，应尽量贴近软骨下骨（技术图2E、F）。
- 腕关节面的骨折复位完成后，即可将桡骨远端作为一个整体，与桡骨干进行复位。
- 置入克氏针，临时固定已经复位的桡骨远端骨折。
  - 如果桡侧部分的塌陷和移位很明显，可以向其中置入较粗的克氏针。通过向近侧和尺侧移动克氏针，将桡侧骨块推向尺侧，以此在桡侧提供可靠支撑。
  - 在背侧骨折的病例中，当维持掌倾角时也可使用相同的技术。

放置钢板

- 应选用放置在桡骨远端和桡骨干掌侧的定角掌侧钢板。放置位置的选定要考虑钢板的形状特点，也要考虑骨折的部位。
  - 钢板的最佳放置部位，取决于每一种钢板固定系统的形状特点。
  - 理想状态下，钢板应该尽可能靠近关节的边缘，但远端的锁定钉或螺钉不能穿透关节。
  - 在选择放置钢板位置时，还要考虑骨折是否完全复位。
  - 尽量避免在分水岭线的远端放置钢板，否则会增加屈肌腱断裂的风险。
- 将钢板近端夹持在之前固定桡骨近端的持骨钳之间，保证钢板位于桡骨干的中线位置。
- 将临时固定的克氏针穿过钢板，以固定钢板的位置（技术图3）。透视下确认钢板在远近端、桡侧尺侧两个方向上的位置。
  - 钢板的位置须在前后位透视上确认，并且保证能看到远侧尺桡关节。
  - 在置入螺钉固定钢板之前，可以用克氏针微调其位置。

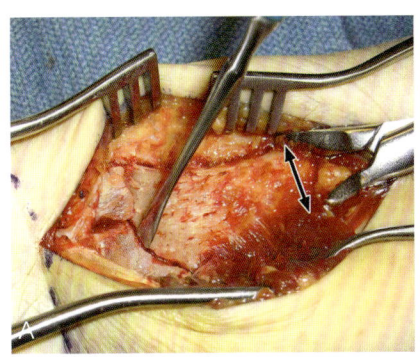
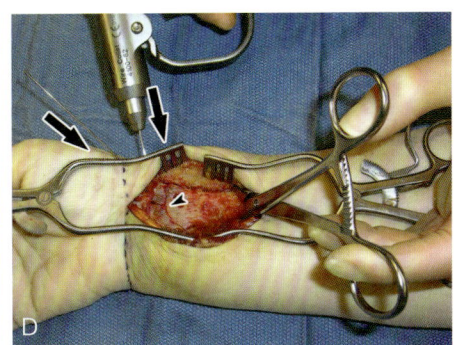
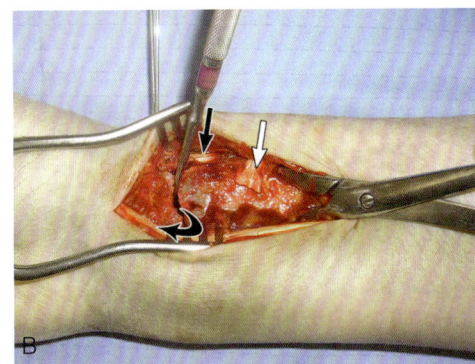
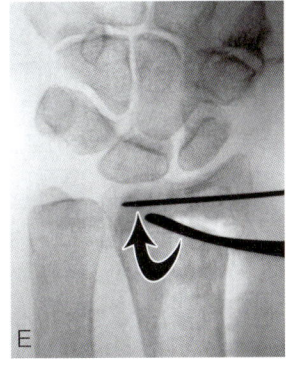
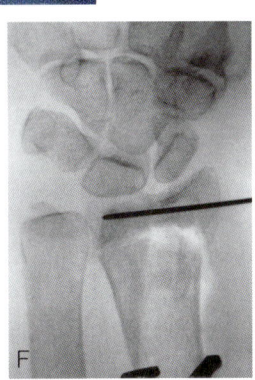
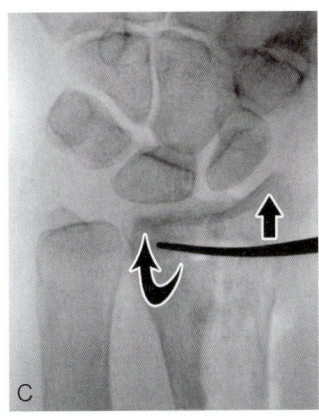

技术图2　A. 骨折近端以持骨钳（双箭头）固定，不仅可在复位时把持骨折近端，而且可以标记桡骨的外侧边缘。向骨折断端之间插入一柄较好操作的骨膜剥离子，以此用来解除骨块之间的嵌插，而且可以辅助复位。B. 松解肱桡肌（白色箭头）后，可在术野底部见到伸肌腱第一间室（黑色箭头）。骨膜剥离子可以插入骨折间隙以辅助骨折复位（箭头方向）。C. 利用骨膜剥离子复位骨块。此病例中，关节骨折后关节面出现的台阶，以及桡骨桡侧短缩和尺偏角都用该方法被纠正。D. 由桡骨茎突置入克氏针，以此来复位尺侧带有关节窝的骨块。助手纵行牵引骨折远端，持骨钳提供足够的撬动的力量。如果关节面没有发生骨折，则克氏针可以置入桡骨干骺端或近端的桡骨干。E. 克氏针进针应该尽量靠近软骨下骨，避免穿入骨折线或骨折碎裂的区域。F. 置入的克氏针应该能独立维持关节面的复位。

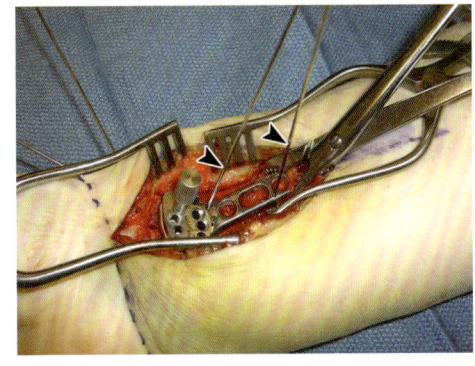

技术图3　将钢板尽量放置在靠近桡骨纵向中线的位置，并且尽量靠近远端。持骨钳的夹持保证钢板位于中线。在术中透视确认位置及螺钉置入前，用克氏针（箭头）临时固定钢板。

- 在钢板长方形钉孔处，钻孔置入临时固定螺钉。
  - 若患处骨质疏松，则应选择较起初测量结果更长的螺钉来临时固定钢板，保证穿透双侧皮质。否则，钢板的固定是不牢靠的，复位效果可能会受到影响。当其余的全部螺钉都置入完毕后，该螺钉可换为长度合适的螺钉。
- 置入至少1枚额外的近端螺钉，移除临时固定钢板的克氏针。

远端骨块复位

- 钢板的近端固定牢靠后，完成后续的复位步骤。
  - 设计合理的钢板应该能支撑骨块，帮助恢复桡骨远端的掌倾角（技术图4A）。

- 若骨折远端向掌侧移位,且向背侧成角,则通过持骨钳向背侧施加反作用力以复位骨折(技术图4B)。
  - 该操作使得骨折远端与钢板帖服,通过推压月骨来抵住桡骨远端的掌侧边缘,以此恢复掌倾角(技术图4C、D)。
- 桡骨远端的桡侧塌陷和尺偏角的丢失,可用牵拉和向尺侧推移的方法加以纠正。

固定钢板
- 临时固定复位后,先在钢板的远端钻孔(技术图5A)。
  - 一些内固定钢板可以用克氏针在远端临时固定。
  - 钻孔时不要钻透桡骨远端背侧的骨皮质,这是为了避免损伤背侧的伸肌腱。
- 从远端尺侧开始,依次向桡侧、近端置入螺钉。
- 以相同的角度置入螺钉,保证螺钉置入的稳定性,避免螺钉交叉,降低稳定性。
- 术中多角度透视确认螺钉和固定物的位置。
  - 为了确认远端螺钉未进入关节内,可以拍摄腕关节标准的侧位片。具体操作方法如下:X线投照方向与桡骨干呈20°角(技术图5B、C)。透视时,肘关节保持贴近手术台,将腕关节抬起,使其和手术台之间的夹角为20°(技术图5D、E)。
  - 螺钉过长,很容易损伤到拇长伸肌腱。
  - 由于Lister结节较为突出及桡骨远端呈三角形,腕关节侧位片并不能完全排除螺钉穿过背侧皮质。
  - 背侧水平位投照透视可以用来判断螺钉的长度。投照体位为腕关节过屈,桡骨长轴与X线方向保持一致,腕关节对准X线球管[5]。
- 依次打入其余的远端及近端螺钉(技术图5F)。
- 如果有必要,可以从背侧的小切口,向骨折处或钢板周围填入移植骨或移植骨替代物。
- 钢板固定好之后,确认其稳定性,随后可以移除临时固定的克氏针。
  - 如果克氏针对于钢板的稳定性很重要,则可以将其留在原位,4~8周后移除。
  - 如果钢板仍然不稳定,再增加克氏针的数量,或者利用外固定、背侧加装钢板,以及上述措施的联用来确保固定的稳定性。

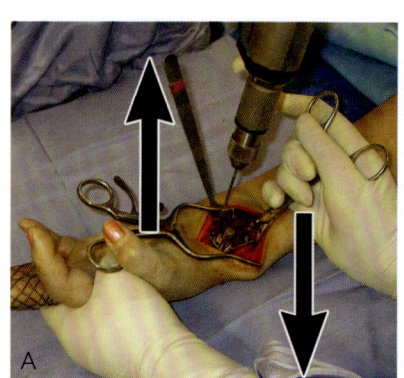
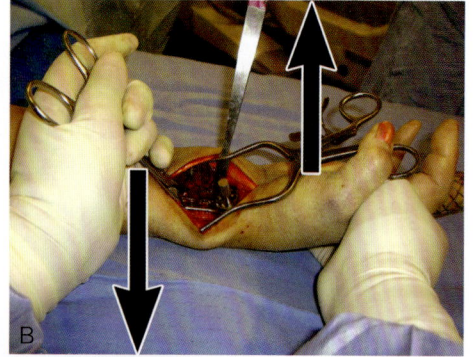
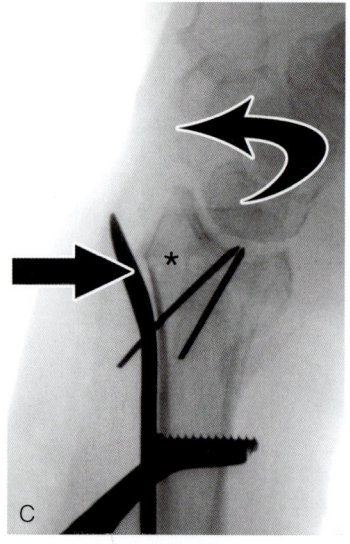
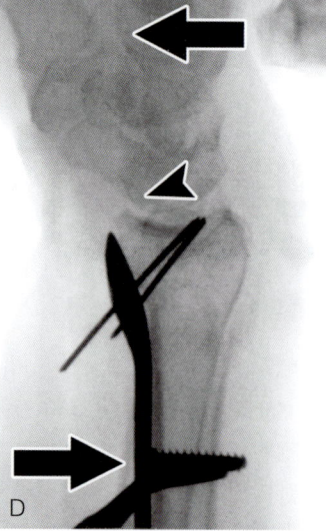

技术图4 A. 最终复位的完成,需要在远端施加牵引,并用持骨钳夹住桡骨近端。一旦术中透视确定复位完成,助手随即打入钢板远端的螺钉或克氏针。B. 持骨钳夹住桡骨干,骨折远端向掌侧平移(并不是单纯的屈曲)。复位前(C)及复位后(D)的平片展示了这种向掌侧平移骨折远端的复位技巧。掌侧的钢板作为该过程中的支撑与阻挡(箭头),保证推挤月骨来复位掌侧桡骨骨块(星号)的效果,以及帮助纠正骨折向掌侧成角。

第1章 桡骨远端骨折的掌侧钢板内固定技术

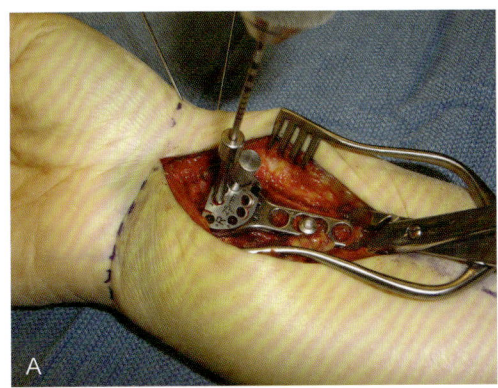
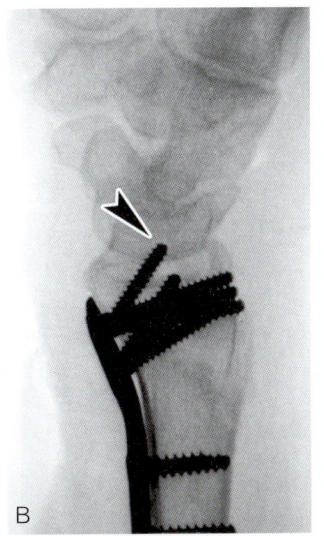
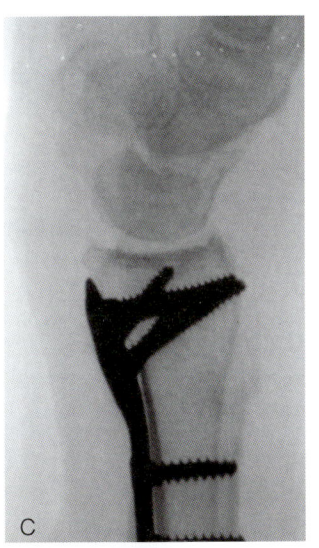
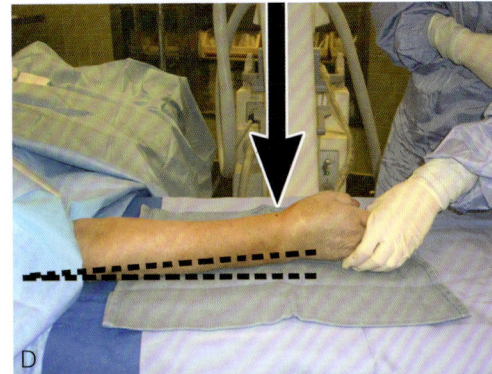
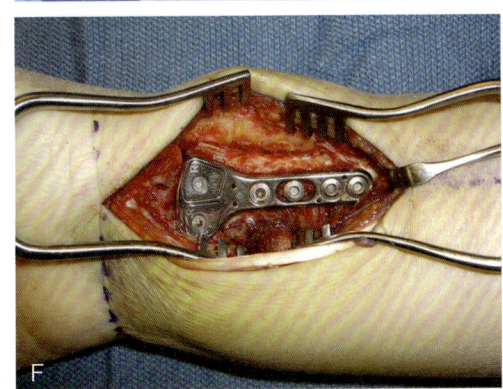
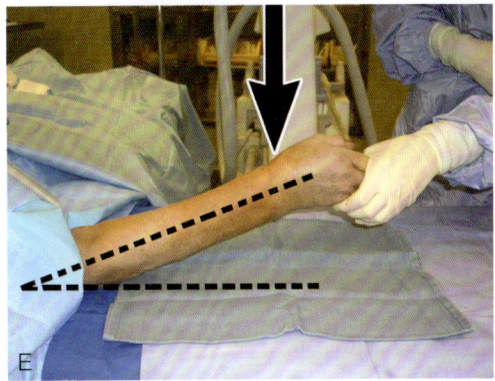

技术图5 A. 在剩余需要打入螺钉处钻孔。B. 箭头所示螺钉在透视下显示穿进关节腔，但实际上这只是由于投照角度的问题导致的。C. 桡骨远端标准侧位片对于观察桡侧螺钉的位置是必要的。D. 垂直于X线（箭头所示）进行透视。该体位并不是标准的侧位投照，因为桡骨远端关节面向桡侧倾斜了20°。E. 将手与腕部抬离手术台20°，即可拍摄标准的侧位片，此时X线（箭头所示）垂直于桡骨关节面。F. 置入剩余螺钉。

关闭切口

- 使用3-0可吸收缝线，水平褥式缝合旋前方肌与其止点（技术图6A）。
  - 大多数旋前方肌的修复难度较大，原因是该肌肉及其筋膜菲薄，或者肌肉已经受损无法缝合。在这种情况下，肌肉可被清除或单纯留在原位，不做处理。
- 缝合皮肤前做最后透视一次（技术图6B、C），并且评估远端尺桡关节的稳定性。
- 预期出血较多，则放置引流。
- 采取措施缓解术后疼痛。
  - 经皮放置镇痛泵。
  - 注射长效局部麻醉药。
- 用4-0编织可吸收缝线缝合皮下组织，用4-0或5-0尼龙线间断缝合皮肤，也可连续皮内缝合皮肤。
- 用2层敷料和1层防粘连敷料覆盖伤口。用厚棉垫包裹腕关节及前臂，短臂夹板固定腕关节于中立位，保证掌指关节活动自由（技术图6D）。
  - 如果腕关节尺侧部分有损伤（如尺骨茎突骨折或远端尺桡关节损伤），需将前臂固定于轻微旋后位，使用长臂石膏或Munster夹板固定。

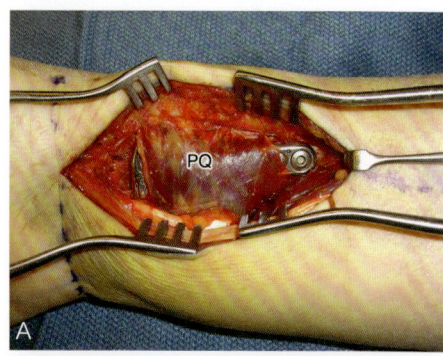
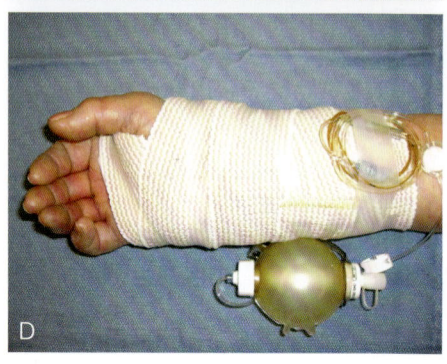
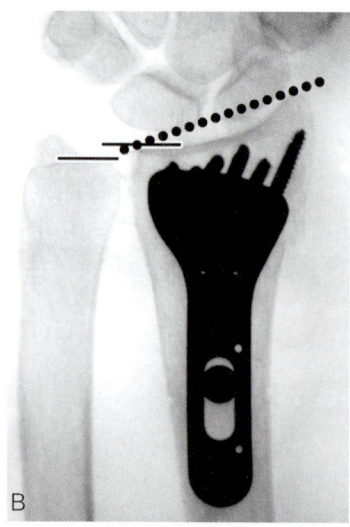
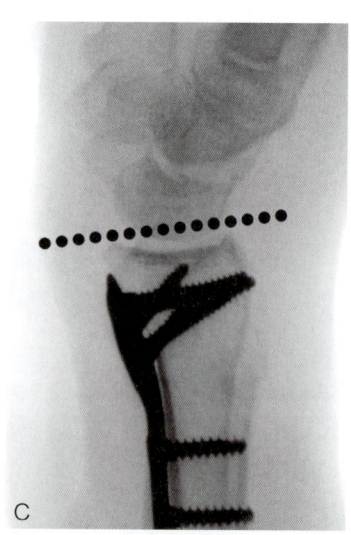

技术图6　A. 修复旋前方肌（PQ）。B. 前后位片显示关节面已复位，桡侧高度（实线）和尺偏角（虚线）都已恢复。C. 侧位片显示掌倾角（虚线）恢复。D. 大量敷料联合掌侧夹板，固定腕关节于中立位。应用镇痛泵控制术后疼痛。

以掌侧定角钢板作为复位工具的技术

- 笔者不会采用也并不推荐在处理新鲜骨折时将掌侧定角钢板作为复位工具。而这种技术最好应用在发生畸形愈合的骨折处理中，或者关节面有轻微塌陷的骨折。
  - 该技术操作难度大，这是由于在复位完成之前，对钢板的操作要考虑到骨块在冠状面、矢状面、水平面内的畸形。
- 手术入路同前所述。
- 首先应当复位并用克氏针固定远端关节面的骨折。
- 将钢板固定于骨折远端，并且需要考虑到一旦复位完成，钢板在骨折近端(桡骨干)的位置。
- 置入螺钉，使螺钉的方向在侧位片上与关节面平行(技术图7A、B)。
- 在正位片上调整钢板位置，使其方向与桡骨远端的尺偏角垂直(技术图7C、D)。
- 当远端固定完成后，确保钢板近端能固定在桡骨干上，从而完成复位。
- 关闭切口，外固定方法同前所述。

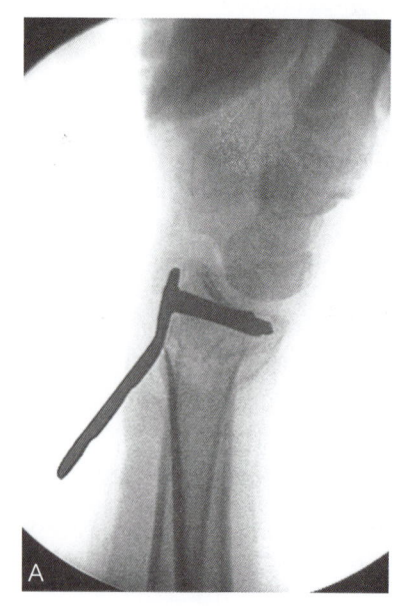

技术图7　A. 首先通过远端的螺钉固定掌侧钢板（螺钉平行于远端关节面）。

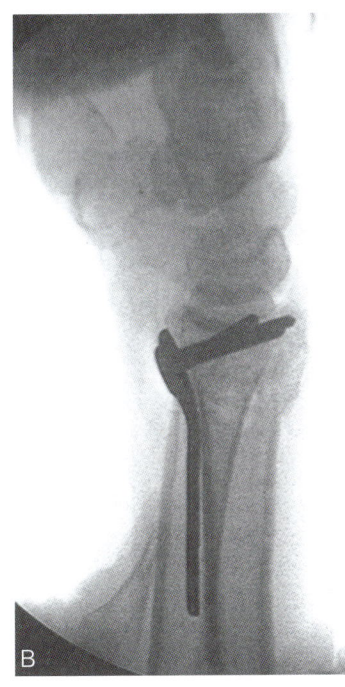
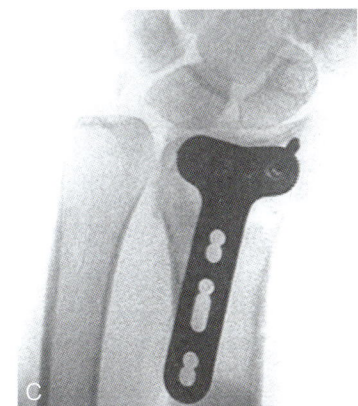
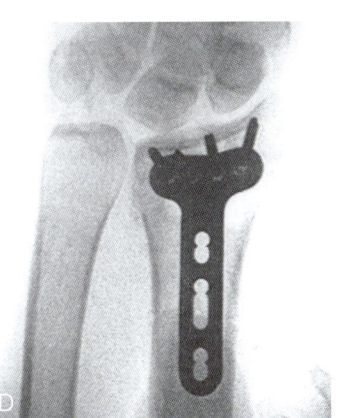

技术图7（续） B. 复位后将钢板的近端固定在桡骨干上。C. 钢板的方向与远端关节面约呈20°角，或者估计的尺偏角。D. 将钢板近端固定在桡骨干上，则将远端的成角畸形矫正。

要点与失误防范

术前计划	• 术前应获取多种投照角度的影像学检查（如多种斜位片），尤其是在粉碎性骨折和累及关节的骨折处理中 • 如果平片不能提供准确的骨折类型信息，应行CT检查
手术入路	• 切口应避免跨过掌侧的腕横纹 • 向尺侧暴露时，避免到达桡侧腕屈肌的中线 • 出现血肿或肿胀明显时，应格外注意深部解剖
骨折复位	• 跨腕关节施加牵引，可使用器械辅助，也可悬吊重物 • 持骨钳把持近端的桡骨干，可以更好地控制前臂，也可作为外侧缘的参考 • 用器械撬拨并复位关节面骨块，可从掌侧或背侧进入操作，也可从双侧同时进行 • 放置钢板前，用克氏针临时固定骨折
钢板位置调整	• 确认近端钢板在标准正位片上的位置（前臂旋后，远端尺桡关节全部可见） • 确认远端钢板在标准侧位片上的位置（前臂抬离手术台20°） • 尽可能向远端置入钢板，可能的情况下，可到达桡骨远端掌侧泪滴（分水岭线） • 360°透视下确认螺钉是否穿入关节内
钢板的固定	• 用克氏针将钢板临时固定于桡骨近端 • "长方形钉孔"处置入的第一枚螺钉，略长于测量长度，以保证更好的初始固定效果
术后处理	• 缝合旋前方肌并不是必需的，当肌肉的量足够且创伤较轻时，考虑进行该操作 • 术后在手指肿胀时，立即开始进行手指的屈伸活动

术后处理

- 腕关节固定于中立位，保证手指自由活动。
  - 如果骨折线较长，或者尺侧腕关节亦受到损伤，需要用长臂石膏或Munster夹板进行固定。
- 推荐术后连续用维生素C 6周，每天500～1 500 mg，以此来降低复杂的局部疼痛综合征的发生风险[22]。
- 患者在医生的指导下，每隔1小时进行手指的主动活动锻炼，至少3天要进行严格的评估。
  - 水肿的预防及术后立即进行手指活动是非常重要的。
- 术后1周去除外固定，检查伤口情况。
- 若肿胀情况尚可，理疗师可为患者制作一个可塑形的Orthoplast支具（Johnson & Johnson Orthopedics, New Brunswick, NJ），该支具可以长时间佩戴。
- 术后1周，开始腕关节的主动活动锻炼。
- 术后4～6周，增加抓握训练。
- 术后6～8周，不再使用外固定，开始进一步的力量训练。
- 如果有必要，开始进一步的被动活动训练，包括使用动态支具。
- 术后10～12周，允许患者进行所有可耐受的活动。
- 出现桡骨远端骨折的老年患者，罹患其他骨质疏松相关骨折的可能性也很大，建议转诊至骨质疏松门诊进一步检查和治疗。

结果

- 在80%的患者中，关节活动、力量评估及治疗效果评分都能获得总体良好及以上的结果[13,14,19,21]。
- 掌侧固定与其他固定方式（如外固定、克氏针、背侧固定）的治疗效果对比研究显示，在没有更优结局的情况下，这些固定方式的效果相似。
  - 对于所有的固定方式而言，恢复早期效果更佳的固定方式，最终结局和其他组接近。
  - 研究表明，相比于其他固定方式，掌侧固定的整体复位效果可靠。

并发症

- 据报道，并发症的发生率约为27%。
- 并发症分为和内固定相关、骨折相关、软组织相关、神经相关和肌腱相关[2]。
- 断板、断钉等内固定失效是可能发生的，但是比较罕见。如果发生，通常是骨不连等其他原因导致。
- 在少数患者中，内固定会异常突出，患者无法接受。
  - 该并发症一般要术后一段时间出现，当纤维组织的肿胀消退、骨骼开始重塑时才会比较明显。
  - 如果螺钉穿入背侧骨皮质，该并发症好发于此处；而使用钢板，则腕部桡侧受累明显。
  - 置入钢板或螺钉时需谨慎操作，影像学检查确认内固定正确位置，有助于减少该并发症的发生。
- 骨不连及骨折延迟愈合鲜有发生。若发生，考虑是否由于骨髓炎的原因，或其他危险因素如吸烟等的存在。
- 有可能发生复位和固定的丢失，且常见于骨量较少的患者，或粉碎性及累及关节骨折的病例中。
  - 早期密切随访可以避免该并发症的发生，随访内容以影像学检查为主。
  - 如果怀疑骨折不稳定，可用石膏外固定来增加稳定性。
  - 如果尚在手术室出现怀疑不稳定的情况，可以考虑增加其他固定方式（如外固定、穿针固定或填充移植骨等）。
- 软组织相关并发症的发生风险，与原发损伤所受的暴力能量大小成正比。
- 开放性伤口通常应该就近处理。
- 若患肢出现明显的肿胀，应该早期积极处理。肿胀会导致其他并发症，如关节僵硬和肌腱粘连。
- 原发创伤和手术创伤都可导致神经损伤。
  - 术前评估并记录神经损伤情况。
  - 术中使用拉钩时应谨慎，防止损伤神经。
  - 术中切开和暴露术野时，以免损伤正中神经的掌支。
  - 术后出现的神经瘤，可以导致切口瘢痕周围的疼痛和感觉过敏。
  - 手术切口应在桡侧腕屈肌的桡侧，且深部分离时谨慎操作，这些措施都可以降低神经损伤的风险。
- 术后肿胀也可导致正中神经病变。一旦怀疑有压迫性神经病变的存在，或者术后肿胀很可能导致神经病变，此时应该行腕管松解。
- 肌腱相关并发症包括肌腱粘连和断裂。
- 大部分背侧伸肌肌腱的粘连，会导致背侧手外在肌张力增大。
- 屈肌肌腱的粘连较少见，主要发生在拇长屈肌腱。
- 肌腱断裂的发生亦有报道，特别是发生在拇长屈肌腱、拇长伸肌腱，前者是钢板的突出造成的，后者则是螺钉的突出造成的。
  - 不要使远端螺钉突出，在钻钉孔时就要考虑到螺钉的长度。
  - 对置入钢板在冠状面和矢状面的位置都要仔细考虑，一些病例中，钢板过于突向掌侧和桡侧。

（李浩　译，陈亦轩　审校）

参考文献

[1] Aro HT, Koivunen T. Minor axial shortening of the radius affects outcome of Colles' fracture treatment. J Hand Surg Am 1991;16(3):392-398.

[2] Arora R, Lutz M, Hennerbichler A, et al. Complications following internal fixation of unstable distal radius fracture with a palmar lockingplate. J Orthop Trauma 2007;21(5):316-322.

[3] Fernandez JJ, Gruen GS, Herndon JH. Outcome of distal radius fractures using the short form 36 health survey. Clin Orthop Relat Res 1997;(341):36-41.

[4] Geissler WB, Freeland AE, Savoie FH, et al. Intracarpal soft-tissue lesions associated with an intra-articular fracture of the distal end of the radius. J Bone Joint Surg Am 1996;78(3):357-365.

[5] Joseph SJ, Harvey JN. The dorsal horizon view: detecting screw protrusion at the distal radius. J Hand Surg Am 2011;36(10):1691-1693.

[6] Jupiter JB, Fernandez DL. Comparative classification for fractures of the distal end of the radius. J Hand Surg Am 1997;22(4):563-571.

[7] Knirk JL, Jupiter JB. Intra-articular fractures of the distal end of the radius in young adults. J Bone Joint Surg Am 1986;68(5):647-659.

[8] Lafontaine M, Hardy D, Delince P. Stability assessment of distal radius fractures. Injury 1989;20(4):208-210.

[9] Lichtman DM, Bindra RR, Boyer MI, et al. American Academy of Orthopaedic Surgeons clinical practice guideline on: the treatment of distal radius fractures. J Bone Joint Surg Am 2011;93(8):775-778.

[10] Marsh JL, Slongo TF, Agel J, et al. Fracture and dislocation classification compendium-2007: Orthopaedic Trauma Association classification, database and outcomes committee. J Orthop Trauma 2007;21 (10 suppl):S1-S133.

[11] Medoff RJ. Essential radiographic evaluation for distal radius fractures. Hand Clin 2005;21(3):279-288.

[12] Melone CP Jr. Articular fractures of the distal radius. Orthop Clin North Am 1984;15(2):217-236.

[13] Musgrave DS, Idler RS. Volar fixation of dorsally displaced distal radius fractures using the 2.4-mm locking compression plates. J Hand Surg Am 2005;30(4):743-749.

[14] Orbay JL, Fernandez DL. Volar fixed-angle plate fixation for unstable distal radius fractures in the elderly patient. J Hand Surg Am 2004;29(1):96-102.

[15] Pogue DJ, Viegas SF, Patterson RM, et al. Effects of distal radius fracture malunion on wrist joint mechanics. J Hand Surg Am 1990;15(5):721-727.

[16] Pollock J, O'Toole RV, Nowicki SD, et al. Articular cartilage thickness at the distal radius: a cadaveric study. J Hand Surg Am 2013;38(8):1477-1481.

[17] Porter M, Stockley I. Fractures of the distal radius. Intermediate and end results in relation to radiologic parameters. Clin Orthop Relat Res 1987;(220):241-252.

[18] Richards RS, Bennett JD, Roth JH, et al. Arthroscopic diagnosis of intra-articular soft tissue injuries associated with distal radial fractures. J Hand Surg Am 1997;22(5):772-776.

[19] Rozental TD, Blazar PE, Franko OI, et al. Functional outcomes for unstable distal radial fractures treated with open reduction and internal fixation or closed reduction and percutaneous fixation. A prospective randomized trial. J Bone Joint Surg Am 2009;91(8):1837-1846.

[20] Short WH, Palmer AK, Werner FW, et al. A biomechanical study of distal radial fractures. J Hand Surg Am 1987;12(4):529-534.

[21] Wright TW, Horodyski M, Smith DW. Functional outcome of unstable distal radius fractures: ORIF with a volar fixed-angle tine plate versus external fixation. J Hand Surg Am 2005;30(2):289-299.

[22] Zollinger PE, Tuinebreijer WE, Breederveld RS, et al. Can vitamin C prevent complex regional pain syndrome in patients with wrist fractures? A randomized, controlled, multicenter dose-response study. J Bone Joint Surg Am 2007;89(7):1424-1431.

第2章 舟骨骨折的开放复位和内固定术
Open Reduction and Internal Fixation of Scaphoid Fractures

Asheesh Bedi, Peter J.L. Jebson, and Levi Hinkelman

定义

- 舟骨骨折是最常见的腕骨骨折,约占急诊患者的 1/100 000[15]。
- 舟骨骨折多由于跌倒时手伸开撑地造成,其次是由于腕关节的过度屈曲[20]或腕关节屈曲时遭受轴向暴力造成的,即握拳击打硬物时造成舟骨骨折[12]。
- 舟骨骨折后骨不连或近端缺血坏死与功能受损等不良预后相关,并且与腕关节炎的发生和发展相关[18,21,25]。
- 舟骨复杂的解剖和脆弱的血供,使得此类骨折的手术处理非常具有技术难度和挑战性[25]。

解剖

- 舟骨有着非常复杂的三维几何结构,通常被比作"扭曲的花生",主要分为三个部分:近端、腰部、远端。
- 舟骨的主要功能为桥接前臂和腕骨远侧列,因此在维持腕关节正常的运动方面起到重要作用。
- 舟骨与桡骨的舟骨关节窝、月骨、头状骨、大多角骨、小多角骨相关节,舟骨表面超过70%的部分有关节软骨覆盖。
- Gelberman和Menon[8]描述了舟骨的血供,主要的滋养动脉来自桡动脉,分两支进入舟骨:
  - 通过舟骨背侧的脊进入的背侧支是主要的滋养血管,提供70%~80%的血供,包括通过逆行的骨膜内分支进入的整个近端。
  - 通过舟骨结节处滋养孔进入舟骨的掌侧支供应剩下的20%~30%,主要包括舟骨远端和舟骨结节。
- 舟骨腰部或远端骨折后,由于其纤细的逆行的骨膜内分支血供中断,发生AVN的风险较高。
- 由于其脆弱的血供,舟骨骨折几乎完全依赖于直接骨折愈合,形成的骨痂很少。
- 舟骨的大小和形状,以及其脆弱的血液供应,需要在骨折固定过程中注意细节,置入固定装置的位置要准确。舟骨的大小和形状因性别而异,男性的舟骨通常比女性的更长和更宽。此外,大多数临床上可用的标准螺钉的直径都大于女性舟骨的近端直径[11]。

发病机制

- 舟骨骨折多见于运动较多的年轻男性[15]。
- 受伤机制多为腕关节背屈大于95°,同时伴有至少10°的桡偏,使桡骨远端与舟骨紧密接触,此时容易导致骨折[15]。
- 舟骨骨折也可见于腕关节的过度掌屈[20],或腕关节屈曲时受到轴向暴力过大[12]。
- 大多数舟骨骨折见于舟骨腰部,但有10%~20%可发生于近极。
- 舟骨近端骨折有较高风险发生骨不连、延迟愈合和缺血性坏死。
- 儿童舟骨骨折较少见,并且多见于远端。

自然病程

- 未经治疗或治疗不充分的舟骨骨折发生骨不连的可能性较高,总体发生率为5%~10%。另外,未经治疗、腰部或近端移位骨折的骨不连风险将会明显增高。
- 舟骨骨不连的自然病程尚有争议,但目前认为舟骨骨折骨不连会导致进展的桡腕关节炎或中腕关节炎[8,9,14,17,18,21,25]。
- 舟骨骨折发生骨不连后,舟骨远端将呈屈曲状,形似"驼背"的畸形。舟骨正常形态被破坏,将会导致腕关节的不稳定和异常的腕关节运动,通常表现为背侧插入节段不稳定(DISI)。
  - 腕关节不稳定和由不稳定的舟骨骨不连继发的腕关节病被定义为SNAC腕[14,21]。
  - SNAC腕的腕关节高度塌陷,伴随近端头状骨移位、舟骨屈曲和旋前,以及继发性中腕关节炎[21]。
- 与舟状骨折骨不连相关的因素包括[17]:
  - 延迟诊断或治疗。
  - 固定不充分。
  - 近端骨折。
  - 受伤时或逐渐出现骨折移位。
  - 粉碎性骨折。
  - 合并出现腕关节损伤(如月骨周围损伤)。

病史和体格检查

- 舟状骨的骨折好发于活动较多的年轻成年人。患者的主要症状是出现腕关节桡侧疼痛。
- 经典的体格检查包括：
  - 腕关节桡背侧出现肿胀。
  - "鼻烟窝"处有压痛。
  - 远端结节的掌侧有压痛。
  - 腕关节纵轴线挤压痛（舟骨挤压试验）。
- 舟状骨骨折是严重的弧形损伤的一部分。
  - 医生需认真检查整个腕关节的区域是否有肿胀及压痛。
  - 须仔细审查平片有无合并韧带损伤或中腕关节的中断，其在平片上显示为经舟骨、月骨周围骨折脱位。

影像学和其他诊断性检查

- 对于疑似舟状骨骨折的患者，应常规拍摄平片检查，包括正位、斜位、侧位，以及专用的拍摄舟状骨的角度。
  - 正位片可看到舟骨的近端。
  - 半旋前斜位片能够看到舟骨腰部及远端区域。
  - 半旋后斜位片能够看到舟骨背侧骨脊区域。
  - 侧位片可评估骨折成角情况，以及腕关节结构的完整性和稳定性。
  - 专用的舟骨视图是在正位片体位的基础上，腕关节向尺侧偏移，这样可使舟骨后伸，显示舟骨轮廓（图1A）。
- 通过平片诊断移位或不稳定舟骨骨折的标准[2,9,17]：
  - 至少1 mm的移位。
  - 大于10°的成角畸形。
  - 粉碎性骨折。
  - 桡骨月骨成角超过15°。
  - 舟骨月骨成角超过60°。
  - 舟骨骨块之间成角超过35°。
- 带有三维重建的CT检查可用于确认平片不能发现的新鲜骨折，且能评估移位及骨折粉碎的程度（图1B、C）。
  - CT是评估舟骨骨不连或畸形愈合最有效的检查手段[6]。
  - 由于拍摄平片评估愈合的结果往往不可靠，CT平扫更多地用于确认舟骨骨折愈合，并评估是否可重新回归正常运动。
- 疑似舟骨骨折，平片检查结果呈阴性，此时应行磁共振检查（图1D、E）。磁共振具有较高的敏感性，48小时内的急性损伤检查特异性可接近100%[16]。
  - 在2%的病例中，没有骨折的骨挫伤可被磁共振检查识别为隐匿性骨折[23]。
  - 静脉钆造影的磁共振有助于评估近端的血流灌注情况，特别是在确诊骨不连的患者当中。

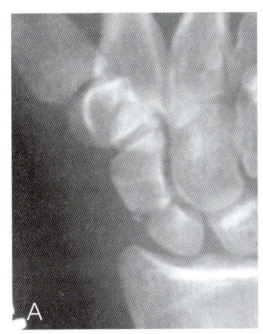
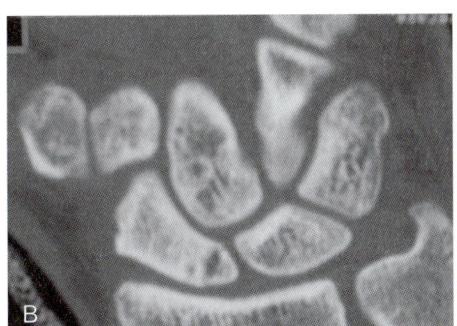
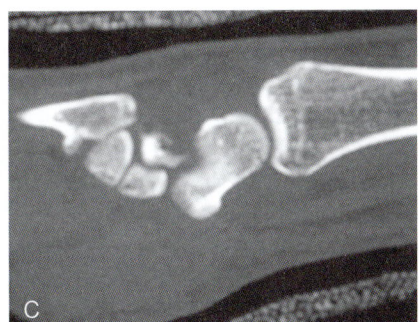
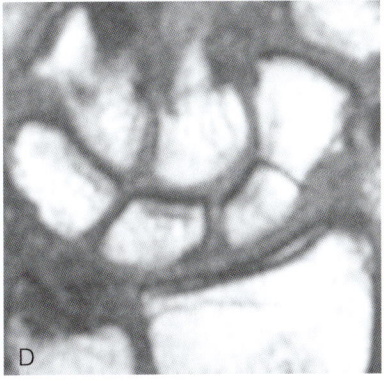
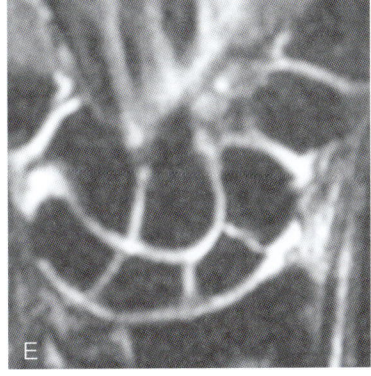

图1 A. 舟骨位平片检查显示舟骨腰部移位、粉碎的新鲜骨折。B、C. 冠状面、水平面CT扫描图像，舟骨近端骨折。D、E. 磁共振T1、T2像显示舟骨腰部无移位骨折（版权：Peter J.L. Jebson, MD）。

- 锝骨扫描已被证明在识别隐匿性骨折方面具有高达100%敏感性[27]。但是该检查手段的特异性较低,且在骨折后不会立即呈阳性。

鉴别诊断

- 舟月骨损伤。
- 腕关节扭伤。
- 腕关节挫伤。
- 其他腕骨骨折。
- 大弧损伤。
- 桡骨远端骨折。

非手术治疗

- 保守治疗指征:无移位的、稳定的舟骨腰部或远端骨折。
  - 研究表明,不稳定骨折及舟骨近极无移位骨折的保守治疗效果差,应行切开复位内固定治疗[2,4,17]。
- 石膏固定的合适类型及持续时间尚有争议,何种方法更优目前无定论。笔者建议使用短臂拇人字形石膏固定至临床检查及影像学证据(通常CT扫描)表明骨折已愈合。若患者依从性欠佳,建议先使用长臂拇人字形石膏固定4~6周。
  - 临床研究表明,石膏固定拇指或其他手指无任何优势[2,4]。
  - 同样,没有特定腕关节位置对于促进舟状骨骨折愈合有帮助。
  - 大量研究表明,长臂石膏与短臂石膏固定的骨折愈合率之间并无差异。但是,Gellman等[10]的随机前瞻性研究表明,最初使用长臂石膏固定,骨折愈合时间较短,且骨折不愈合或骨折延迟愈合发生率较低。
- 非手术治疗存在不足与问题,尤其是石膏固定的并发症越来越受关注,舟骨腰部骨折通常需要长时间的石膏固定,有可能导致肌肉萎缩、关节僵硬、握力下降及持续疼痛。另外,石膏固定会造成患者的不便,影响日常生活。长期的石膏固定对于年轻劳动者、运动员或军人的影响更大,这类人群对迅速的功能恢复有较高的要求[5,19,29]。
- 如果病史询问及体检提示舟骨骨折但初步影像学检查为阴性,则应固定腕关节2周。复查X线片,如果存在骨折,骨折处可见骨吸收。如果腕关节疼痛和"鼻烟窝"压痛持续存在但影像学检查为阴性,可使用MRI或CT做进一步检查[16,27]。
- 若初始影像学提示"正常"但仍高度怀疑骨折者,或者对于需要清楚地知道舟骨状态的人群,如优秀的运动员,笔者推荐做MRI检查。

手术治疗

- 舟状骨骨折切开复位内固定的手术指征[2,17]:
  - 舟状骨近端骨折。
  - 舟状骨腰部移位、不稳定骨折。
  - 伴有腕关节不稳定或月骨周围不稳定。
  - 伴有桡骨远端骨折。
  - 未治疗的骨折(超过3~4周)
  - 舟骨腰部无移位的稳定骨折、为避免石膏固定导致并发症的患者。对于这些情况的患者,术前应充分告知患者,手术与石膏固定相比,其基本原理、风险及优点。

术前计划

- 仔细审阅所有影像学检查并明确骨折类型。
- 所需器械:
  - 术中透视设备。
  - 克氏针。
  - 空心无头加压螺钉系统。笔者建议使用Acutrak 2或微型-Acutrak 2螺钉系统(Acumed, Beaverton, OR),但任何可做关节面下方固定的空心钉系统均可使用。

体位

- 可使用全身麻醉或局部麻醉。
- 患者取仰卧位,使用与肩等高的可透视的手外科手术台。
- 包裹透视设备并置于手外科手术台尾部。
- 上臂使用充气止血带。
- 止血带充气前,静脉注射预防性抗生素。
- 患肢准备并铺单,然后使用驱血绷带驱血并将止血带充气,通常至250 mmHg。

入路

- 舟状骨骨折的切开复位内固定可采用背侧或掌侧入路。
- 具体入路选择如下:
  - 背侧入路[19]。
  - 掌侧入路。

开放复位背侧入路（笔者优先考虑的入路）

暴露
- 前臂旋前，从前臂Lister结节的近端开始沿第三掌骨轴向远端延伸，纵行切开皮肤2~3 cm（技术图1A）。
  - 如果骨折没有移位，可以使用较小的皮肤切口和有限的关节囊切开术。
- 在伸肌支持带水平翻起皮肤。
- 紧靠结节的远端切开覆盖在第三室上方的伸肌支持带，小心分离覆盖在拇长伸肌腱(EPL)上的筋膜，允许向桡侧轻微牵拉EPL。同样，纵行切开手背筋膜。
  - 轻柔地向尺侧牵拉指总伸肌(EDC)肌腱，同时牵拉桡侧腕短伸肌(ECRB)和桡侧腕长伸肌(ECRL)肌腱，与EPL一起向桡侧牵拉，从而暴露下方的桡腕关节囊（技术图1B）。
- 对于非移位性骨折，紧靠桡骨背侧远端边缘有限横行切开关节囊。
  - 去除骨折血肿。
  - 检查舟月韧带复合体是否有损伤[13,22,24,28]。
- 如果骨折移位，在舟月韧带复合体上方做纵行倒T形囊切口通常是有帮助的（技术图1C）。延伸T形切口的纵行切口，暴露舟骨和桡骨及中腕关节的桡侧部分。
  - Lister结节有助于定位舟月关节。
- 小心地从舟骨和月骨的近端翻起关节囊，避免损伤舟月韧带重要的背侧部分。
  - 特别是在翻起桡侧关节囊时，注意避免剥离进入舟骨腰部区域的血管。

骨折复位和临时固定
- 通过示指和中指上的纵行牵引力手动牵引腕关节。
- 如果骨折移位，将0.045 in(1.143 mm)的克氏针垂直插入舟骨近端和远端骨块中，撬拨复位（技术图2A）。
  - 复位的准确性可以通过评估桡舟关节和舟月骨关节的关节面完整性来确定。
- 当达到满意复位时，用平行的去旋转的0.045 in(1.143 mm)克氏针获得临时固定。
  - 第1根克氏针从尺背侧插入舟骨中轴，进入大多角骨以增强稳定性。
  - 若有更多的固定需要，第2根去旋转克氏针可从掌桡侧置入预期的中轴位置。
  - 去旋转克氏针必须放置于不会干扰中轴导针的放置、钻孔和螺钉插入的位置（技术图2B）。

放置导针
- 导针插入的起始位置在舟月韧带起点的膜部（技术图3A、B）。
  - 在非常靠近近端的骨折中，放置导针的起始点尽可能位于舟骨的近端，在舟月韧带复合体的膜状部分中部。这对于避免骨折在螺钉插入时向舟骨近端扩展至关重要。
- 手搭在垫枕上，保持腕关节屈曲，将导针沿中轴向下插入舟骨，方向平行于第1掌骨纵轴。
  - 对这一重要步骤要非常耐心。只有在正位片、侧位片、30°旋前侧位片上确定导针在中心位置后，才可以进行钻孔和置入螺钉（技术图3C）。
  - 为了避免侵犯中腕关节或舟骨掌面，在这三个角度的透视中确保将克氏针置入最佳位置是至关重要的。
  - 小心操作，切勿弄弯导针。
- 将导针向上推进但不要进入舟骨大多角骨关节。

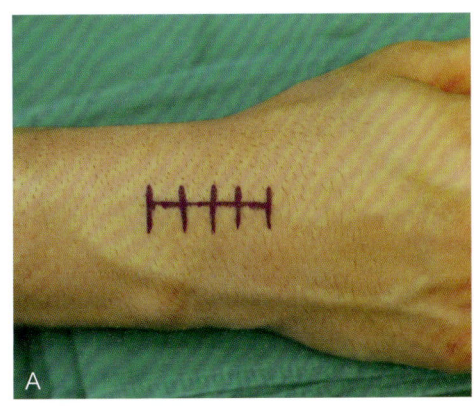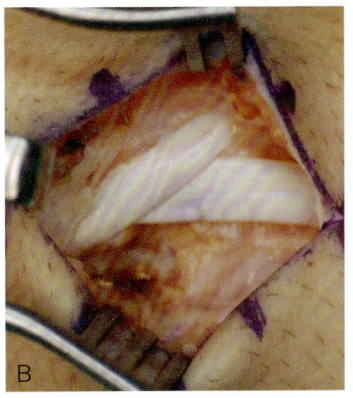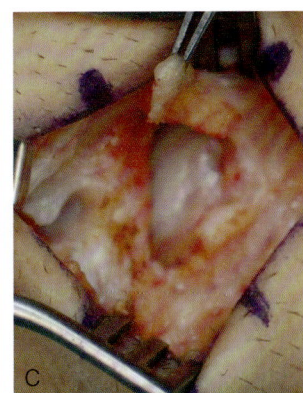

技术图1 A. 舟骨骨折切开复位背侧入路的皮肤切口。B. 拇指和腕伸肌腱向桡侧牵拉，手指伸肌腱向尺侧牵拉，以暴露下方的关节囊。C. 进行有限的关节囊切开术用以显露舟骨近端和舟月韧带（版权：Peter J.L. Jebson, MD）。

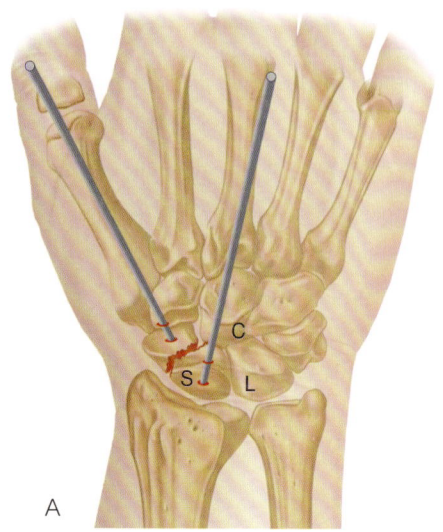 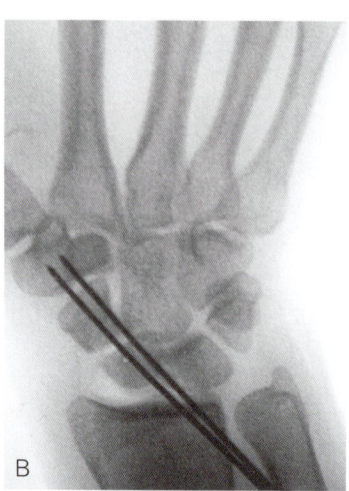

技术图2　A. 克氏针经皮插入舟骨（S）近端和远端骨块，撬拨复位有移位的骨折（C：头状骨；L：月骨）。B. 有移位的舟骨腰部骨折已用1根去旋转的克氏针从背侧和尺侧穿入固定。去旋转的克氏针不应干扰之后螺钉插入舟骨中轴（版权：Peter J.L. Jebson, MD）。

置入螺钉

- 测量导针长度，确定螺钉的长度（技术图4A）。
  - 如果有轻微的骨折分离，当测量导针长度时减去4 mm，这样可使螺钉能埋入关节面下。
  - 如果移位程度较大，可以选用加压螺钉或更短的螺钉。螺钉过长是操作中的常见错误。
- 钻入螺钉时，对准大多角骨，以免将导针置入错误位置。
- 用空心钻钻透近端皮质（技术图4B），手动拧入螺钉（技术图4C、D）。
  - 在可行的情况下，笔者通常使用较粗的Acutrak 2螺钉。如果患者的舟骨比较小，或骨折线很靠近近端，使用较粗螺钉会造成近端骨块的进一步碎裂，此时则使用mini-Acutrak 2螺钉。可使用任何空心无头加压螺钉，但是选择合适的大小是至关重要的。
  - 拔出导针，用前述角度，透视下评估螺钉的位置。
    - 如果骨折非常不稳定，或者固定效果不理想，可以置入2枚micro-Acutrak 2螺钉（或类似螺钉）来增加稳定性。
    - 如果关节囊切开有限，则不需要缝合。大的T形关节囊切开，则需要进行关节囊缝合。

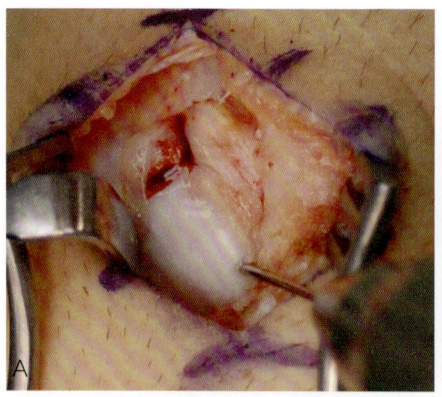 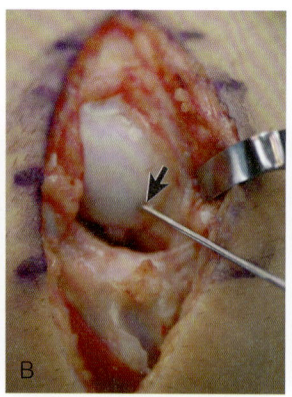 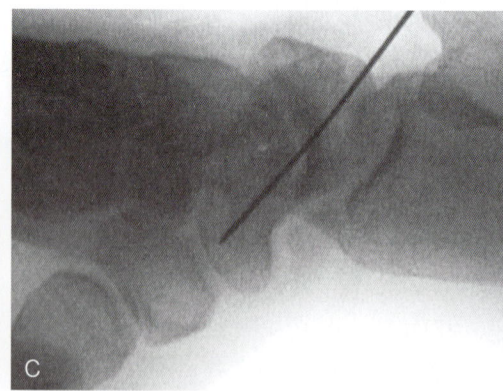

技术图3　A、B. 注意舟月韧带膜部的起始点（箭头）。C. 30°旋前斜位片显示导针沿舟骨中轴向下置入。图A中顶部为远端，底部为近端，左为桡侧，右为尺侧（版权：Peter J.L. Jebson, MD）。

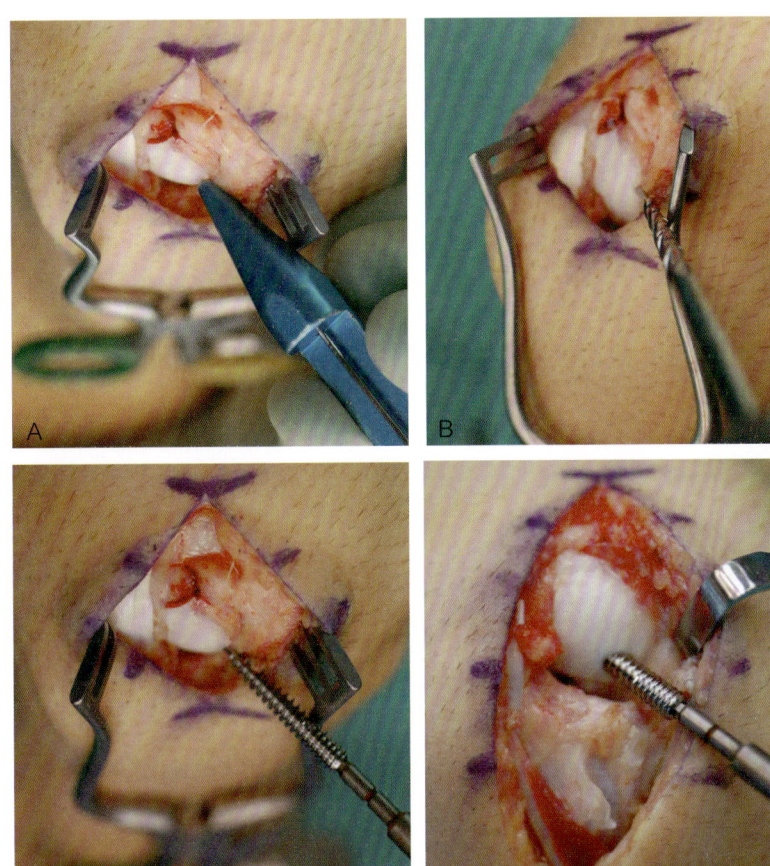

技术图4 A. 确定合适的螺钉长度。B. 空心钻钻透骨皮质。C、D. 置入螺钉。A~D：图片顶部为远端，底部为近端，左为桡侧，右为尺侧（版权：Peter J.L. Jebson，MD）。

开放复位掌侧入路

暴露

- 在桡侧活动腕关节，扪及舟骨结节。
- 以舟骨结节为中点做3~4 cm的纵行皮肤切口，远端朝向拇指基底，近端跨过桡侧腕屈肌（FCR）腱鞘。如遇到桡动脉的掌浅支，在腕横纹水平用电刀烧烫该血管。
- 打开桡侧腕屈肌腱鞘，将肌腱向尺侧牵拉。在远端打开腱鞘的底，暴露其下的掌侧腕关节囊。
- 在远端舟骨和大多角骨上方，顺着鱼际肌肌纤维的方向，分离该肌肉起始部，形成一空隙暴露其下的舟骨。
- 纵行切开关节囊，切开时避免损伤关节软骨。
  - 在近端分离增厚的桡月韧带和桡舟头韧带，暴露舟骨近极。
- 找到舟骨大多角骨关节，用骨膜剥离子钝性暴露。
  - 在舟骨桡侧切开关节囊时，切口要小，避免损伤舟骨背脊的血管。
- 明确骨折部位，冲洗、处理骨膜断缘，清理骨折碎片和血肿。
  - 活动腕关节，评估骨折的稳定性。
  - 明确是否有骨缺损。此项评估很重要，若有骨缺损，置入空心螺钉后，可能导致医源性骨折畸形愈合。

骨折复位与固定

- 施加纵行牵引，活动腕关节，使骨折恢复正常对线关系。
  - 利用牙刮匙、尖头复位钳及克氏针的撬拨，可以实现解剖复位。
- 置入 0.045 in（1.143 mm）的克氏针，临时固定骨折。从掌侧到背侧、从远端到近端逆向置入克氏针，以固定近极。
  - 临时固定克氏针应避免影响沿舟骨轴线的螺钉置入。
- 置入中轴导针，注意事项同前述背侧入路操作。
- 为了找到舟骨远极背侧的进针点，用骨膜剥离子将大多角骨向背侧脱位，或用咬骨钳去除一小部分大多角骨近端掌侧部分（技术图5）。

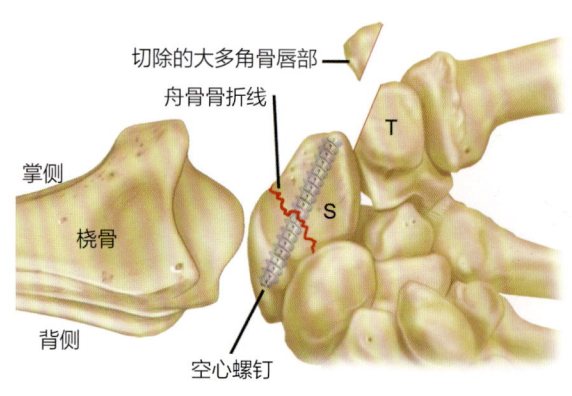

技术图5 经掌侧入路,准确置入螺钉,要求部分切除或背侧脱位大多角骨掌侧,以此来暴露舟骨远端。

- 徒手拧入空心加压螺钉,或用同时可以复位骨折和置入导针的设备。
  - 透视检查在导针和螺钉的置入中非常重要,可以确认内植物位置和复位效果。
- 用不可吸收缝线,精细缝合掌侧腕关节囊,以及桡月韧带和桡舟头韧带。

要点与失误防范

损伤舟骨血供	• 选择小切口切开关节囊,避免损伤舟骨背面的骨脊
导针置入错位	• 选择背侧入路时,保持腕关节旋前屈曲,以保证置入准确。多角度确认导针位置,以保证舟骨中轴螺钉置入准确
螺钉位置	• 螺钉的长度要在测量值的基础上减去4 mm,如果骨折块之间已经分离,则选用更短的螺钉
不稳定骨折的复位	• 向近端及远端舟骨骨块垂直置入克氏针,撬拨复位骨折 • 置入螺钉之前,去旋转克氏针临时固定骨折,有助于在置入螺钉时,增加骨折的稳定性 • 注意粉碎性骨折及骨折造成的骨缺损,螺钉置入时可能会出现由于加压造成的复位不良
舟骨近极骨折	• 选用较小的螺钉,避免压碎近端骨块 • 选择好舟骨中轴的螺钉位置,尤其是在近极骨块中的位置,确保固定效果

术后处理

- 术后短臂掌侧夹板或石膏固定患肢,指导患者严格抬高患肢及积极的手指活动后,患者方可出院。
- 术后2周,患者复查拆线,开始关节活动,并佩戴可拆卸的前臂拇指支具。该支具术后6周可停止佩戴。
  - 如果骨折累及舟骨近极,或者术中发现粉碎程度严重且固定稳定性不可靠,术后应使用短臂石膏制动6~10周。一般情况下,此类骨折愈合时间较长。
- 拆除石膏后,随机开始正式的随访治疗程序,目的是恢复关节的活动范围、力量及关节正常的功能。
- 术后2周、6周、12周拍摄平片评估骨折愈合情况。骨折愈合的标准:骨折线逐步消失,骨折部位有明显的骨小梁形成(图2)。
- 骨折是否愈合如果存疑,术后3个月或在被允许自由活动前行CT检查。

结果

- 有报道不稳定的、移位的舟骨骨折的保守治疗效果较差[2,4,17],所以目前此类骨折的手术固定治疗方法成为越来越多术者的选择。坚强的内固定允许患肢在愈合的过程中接受早期理疗,并且愈合时间更快、活动范围更大、功能恢复更加迅速[5,10,19,29]。一些研究的结果表明,结合有限开放和经皮置入技术,可以使骨折愈合率增加,临床效果好,后遗症少[1,3,5,10,26,29]。
- 临床研究和生物力学研究都报道了固定舟骨骨折后,螺钉位置的重要性[7,25]。螺钉置入舟骨中轴有积极的生物力学意义,使骨折有较大的刚度和极限载荷[7]。Trumble等[25]的研究显示,在舟骨骨折骨不连的病例中,螺钉置入中轴,会使愈合时间缩短。

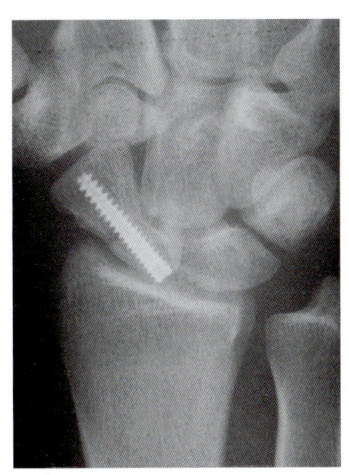

图2 舟骨腰部骨折，经背侧入路开放复位内固定治疗，骨折已经愈合。螺钉在平片上看起来要稍长一些，但是近端和远端都被透明软骨覆盖，这在诊断性平片上是没有看到的。

- 传统上选择掌侧入路置入螺钉。然而，近来研究提出，使用该入路偏心置入螺钉会损伤舟骨大多角骨关节[29]。
- 笔者推荐有限开放背侧入路联合加压螺钉固定来治疗舟骨近极骨折或腰部骨折[19]。该技术简单易行，可直视下确定螺钉进点，保证螺钉进入舟骨中轴，较掌侧入路更有优势。笔者最近报道了治疗一系列无移位舟骨腰部骨折病例的临床经验[3]。

并发症

- 术后伤口感染少见。为防止该并发症的发生，主要措施包括：术前常规预防性使用抗生素，彻底地冲洗伤口，以及合理地处理软组织。
- 手术操作造成的并发症。
  - 如果置入导针后或正在钻入导针时腕关节背屈，可发生意外，使导针弯曲、断裂。
  - 仔细确认，保证螺钉末端已经完全在关节软骨之下，避免突出的末端损伤桡骨远端关节面。同样地，术中没有正确判断螺钉的准确长度，可导致螺钉突入舟骨大多角骨关节面。
- 不论是否发生缺血或坏死，骨不连可发生于加压螺钉固定的病例，特别是舟骨近极骨折或移位的腰部骨折。应当避免损伤舟骨背侧的血管。桡骨远端丰富的骨松质可作为移植骨，用在移位或粉碎性骨折的固定过程中。
- 其他潜在的但比较少见的并发症：
  - 增生的瘢痕。
  - 损伤桡神经浅支的背侧分支。
  - 损伤舟骨大多角骨关节。
  - 近极骨块粉碎。

（李浩 译，陈亦轩 审校）

参考文献

[1] Adams BD, Blair WF, Reagan DS, et al. Technical factors related to Herbert screw fixation. J Hand Surg Am 1988;13(6):893-899.

[2] Amadio PC, Moran SL. Fractures of the carpal bones. In: Green D, Hotchkiss R, Pederson WC, eds. Green's Operative Hand Surgery, ed 5. Philadelphia: Churchill Livingstone, 2005:711-740.

[3] Bedi A, Jebson PJ, Hayden RJ, et al. Internal fixation of acute, nondisplaced scaphoid waist fractures via a limited dorsal approach: an assessment of radiographic and functional outcomes. J Hand Surg Am 2007;32(3):326-333.

[4] Burge P. Closed cast treatment of scaphoid fractures. Hand Clin 2001;17:541-552.

[5] Chen AC, Chao EK, Hung SS, et al. Percutaneous screw fixation for unstable scaphoid fractures. J Trauma 2005;59:184-187.

[6] Dias JJ, Taylor M, Thompson J, et al. Radiographic signs of union of scaphoid fractures. An analysis of inter-observer agreement and reproducibility. J Bone Joint Surg Br 1988;70(2):299-301.

[7] Dodds SD, Panjabi MM, Slade JF III. Screw fixation of scaphoid fractures: a biomechanical assessment of screw length and screw augmentation. J Hand Surg Am 2006;31(3):405-413.

[8] Gelberman RH, Menon J. The vascularity of the scaphoid bone. J Hand Surg Am 1980;5(5):508-513.

[9] Gelberman RH, Wolock BS, Siegel DB. Fractures and nonunions of the carpal scaphoid. J Bone Joint Surg Am 1989;71A:1560-1565.

[10] Gellman H, Caputo RJ, Carter V, et al. Comparison of short and long thumb-spica casts for non-displaced fractures of the carpal scaphoid. J Bone Joint Surg Am 1989;71(3):354-357.

[11] Heinzelmann AD, Archer G, Bindra RR. Anthropometry of the human scaphoid. J Hand Surg Am 2007;32(7):1005-1008.

[12] Horii E, Nakamura R, Watanabe K, et al. Scaphoid fracture as a "puncher's fracture." J Orthop Trauma 1994;8:107-110.

[13] Jørgsholm P, Thomsen NO, Björkman A, et al. The incidence of intrinsic and extrinsic ligament injuries in scaphoid waist fractures. J Hand Surg Am 2010;35(3):368-374.

[14] Kerluke L, McCabe SJ. Nonunion of the scaphoid: a critical analysis of recent natural history studies. J Hand Surg Am 1993;18(1):1-3.

[15] Kozin SH. Incidence, mechanism, and natural history of scaphoid fractures. Hand Clin 2001;17:515-524.

[16] Kukla C, Gaebler C, Breitenseher MJ, et al. Occult fractures of the scaphoid. The diagnostic usefulness and indirect economic repercussions of radiography versus magnetic resonance scanning. J Hand Surg Br 1997;22(6):810-813.

[17] Leslie IJ, Dickson RA. The fractured carpal scaphoid. Natural history and factors influencing outcome. J Bone Joint Surg Br 1981; 63-B(2):225-230.

[18] Mack GR, Bosse MJ, Gelberman RH, et al. The natural history of scaphoid nonunion. J Bone Joint Surg Am 1984;66(4):504-509.

[19] Martus J, Bedi A, Jebson PJL. Cannulated variable pitch compression screw fixation of scaphoid fractures using a limited dorsal approach. Tech Hand Up Extrem Surg 2005;9:202-206.

[20] Ritchie JV, Munter DW. Emergency department evaluation and treatment of wrist injuries. Emerg Med Clin North Am 1999;17: 823-842.

[21] Ruby LK, Stinson J, Belsky MR. The natural history of scaphoid non-union. A review of fifty-five cases. J Bone Joint Surg Am 1985;67(3):428-432.

[22] Schädel-Höpfner M, Junge A, Böhringer G. Scapholunate ligament injury occurring with scaphoid fracture—a rare coincidence? J Hand Surg Br 2005;30:137-142.

[23] Thavarajah D, Syed T, Shah Y, et al. Does scaphoid bone bruising lead to occult fractures? A prospective study of 50 patients. Injury 2011;42:1303-1306.

[24] Thomsen L, Falcone MO. Lesions of the scapholunate ligament associated with minimally displaced or non-displaced fractures of the scaphoid waist. Which incidence? Chir Main 2012;31:234-238.

[25] Trumble TE, Clarke T, Kreder HJ. Non-union of the scaphoid: treatment with cannulated screws compared with treatment with Herbert screws. J Bone Joint Surg Am 1996;78(12):1829-1837.

[26] Trumble TE, Gilbert M, Murray LW, et al. Displaced scaphoid fractures treated with open reduction and internal fixation with a cannulated screw. J Bone Joint Surg Am 2000;82(5):633-641.

[27] Waizenegger M, Wastie ML, Barton NJ, et al. Scintigraphy in the evaluation of the "clinical" scaphoid fracture. J Hand Surg Br 1994;19(6):750-753.

[28] Wong TC, Yip TH, Wu WC. Carpal ligament injuries with acute scaphoid fractures: a combined wrist injury. J Hand Surg Br 2005; 30:415-418.

[29] Yip HS, Wu WC, Chang RY, et al. Percutaneous cannulated screw fixation of acute scaphoid waist fracture. J Hand Surg Br 2002;27 (1):42-46.

第3章 前臂骨干骨折的髓内固定技术
Intramedullary Fixation of Forearm Shaft Fractures

Charles T. Mehlman

定义

- 前臂骨干骨折是儿童第三大常见骨折[5]。
- 大多数儿童前臂骨折（尤其是常见的青枝骨折），闭合复位治疗能获得成功[4]。
- 对于8~10岁及更大龄骨干完全骨折的患儿，由于可接受移位的限度（成角、旋转及侧移）越来越严格，故需要手术干预的可能性逐渐增加[1,13]。

解剖

- 前臂是由一个基本无滑膜内衬、高活动度（近180°）的双-骨关节构成。在前臂充分旋后位摄前后位（AP）X线片，桡骨呈弧形离开相对笔直的尺骨，而在侧位X线片上，两骨均笔直。
- 解剖学上，桡骨干起自Lister结节最近端（约在远侧干骺端-骨干交界处）到肱二头肌附着的结节的近侧基底部。尺骨干的界定也对应于桡骨上的这些标志点（图1）[11,13]。
- 通常，桡骨茎突与肱二头肌结节的方位差略小于180°，而尺骨茎突与冠突之间的方位差非常接近180°。
- 传统上把前臂骨干骨折分为远1/3（旋前方肌区）、中1/3（旋前圆肌区）、近1/3（肱二头肌和旋后肌区）。这些解剖关系揭示了骨折的前臂所受的致畸应力（图2）。

发病机制

- 前臂骨干骨折最常发生在摔倒时手臂外展撑地，通常累及双骨。向前摔倒时前臂倾向处于旋前位，向后摔倒前臂则处于旋后位。
- 当发现前臂单骨骨干骨折时，要高度怀疑存在盖氏骨折或孟氏骨折可能（见第9章）。
- 当损伤机制中几乎无旋转暴力时，造成的前臂骨折往往在同一水平；而当存在较大旋转暴力时，骨折处于不同水平。

自然病程

- 已有充分证据显示，年龄<8~10岁的儿童，其前臂骨干再塑形潜力显著。
- 小儿的前臂骨干成角骨折，可通过三种机制自发矫正和改善对线：
  - 当骨正常生长时，邻近骺板长出笔直的新骨。
  - 骺板的方向会遵循Hueter-Volkman定律做调整[12]。
  - 标准的骨干再塑形遵循Wolf定律[15]。

病史和体格检查

- 医生需尽可能详细询问与受伤相关的情况（例如，玩滑板时从游乐场的底部与顶部阶梯摔倒的受伤情况是截然不同的）。
- 医生必须确认除了前臂区域外，患者是否尚有其他部位的疼痛主诉（如腕部或肘部触痛）。对察觉的任何存在畸形或触痛的部位必须摄片。
- 医生必须追问患者及家属任何骨折或骨病既往史。
- 检查患儿前臂皮肤，必须排除开放性骨折可能。任何伤口，无论是多么微小或表浅，都必须仔细评估。若微小可疑伤口持续出血或冒血，应考虑开放性骨折。
- 受伤时所处的环境对开放性骨折的处理有着特殊的意义。例如，发生在农场里的损伤，其治疗方案可能会有所不同。
- 当存在多发伤或高能量损伤时，必须进行骨科专科筛查，以排除其他肢体和脊柱的创伤。
- 必须检查肱动脉、桡动脉、尺动脉搏动情况，并评估末梢毛细血管充盈状况。
- 感觉检查必须包括正中神经、尺神经、桡神经感觉分布区的轻触觉（如有必要可进行针刺检查）。较大年龄的儿童，可检查两点辨别觉。

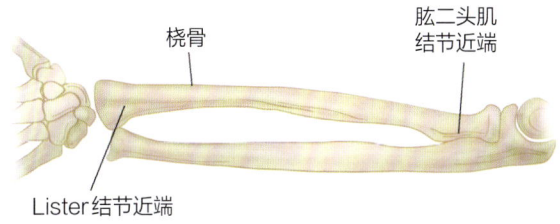

图1 桡骨干起自Lister结节最近端至肱二头肌结节近侧基底部。尺骨干的界定也对应于桡骨上的这些标志点。

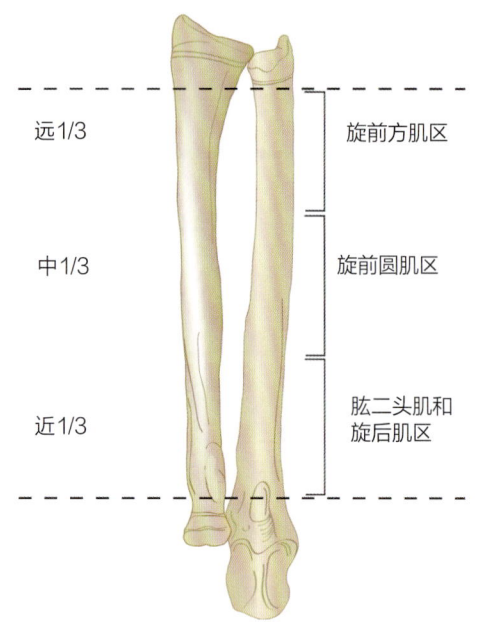

图2 前臂骨干骨折分为远1/3（旋前方肌区）、中1/3（旋前圆肌区）、近1/3（肱二头肌和旋后肌区）。

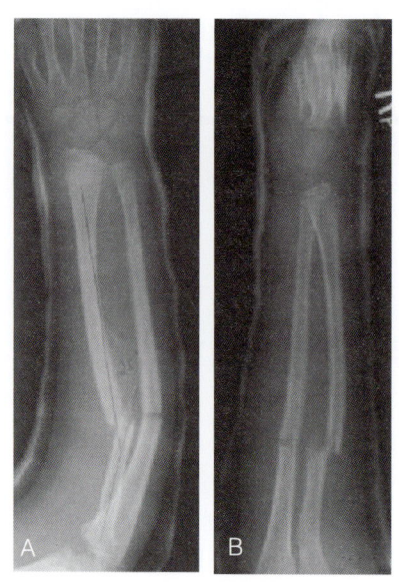

图3 前臂骨干骨折前后位和侧位片（9岁11个月患儿）。

- 只需要检查拇指活动即可了解所用三根主要神经的运动功能：通过拇长伸肌功能评价桡神经；通过拇收肌功能评价尺神经；通过拇对掌肌功能评价正中神经。
- 骨折肢体周围神经评估可使用"石头–剪刀–布法"。
  - 桡神经检查（实际是前臂骨间后神经）使用"布"法，即伸指与伸腕能超过腕关节中立位水平，其感觉神经绝对分布区为拇指与示指背侧指蹼。当手术暴露桡骨近端骨折时，容易发生医源性神经损伤。
  - 尺神经检查使用"剪刀"法，内收拇指和外展其余手指，显示环指、小指的指深屈肌功能，其感觉神经绝对分布区位于小指远节掌侧。尺神经损伤是前臂骨干内固定术后最常见的医源性神经损伤。
  - 正中神经检查使用"石头"法，其神经绝对分布区位于示指远节掌侧。无论是闭合或开放前臂骨折，正中神经是最易损伤的神经。
- 骨间前神经检查使用"okay"手势，屈曲示指远节和拇指指间关节能显示指深屈肌和拇长屈肌功能。它仅是一运动支，不支配皮肤感觉，只支配关节。有报道继发于敷料包扎过紧及尺骨近端骨折时，此神经单独麻痹。

影像学和其他诊断性检查

- 前后位及侧位平片（两标准位像）包括整个桡骨和尺骨，对正确诊断小儿前臂干骨折至关重要（图3）。若怀疑桡尺远、近侧关节损伤（孟氏或盖氏损伤），有必要加拍腕、肘部平片。
- 如果在两个前臂标准位像上均可见到骨折成角，那么骨折实际成角度数将超过单个图像所测得的值（图4）。
- 影像学可作为前臂骨折实用分类的依据，"2根骨，3个水平，4种骨折类型"（表1）。这与用骨间质、肿瘤边界等术语描述骨肿瘤相类似。

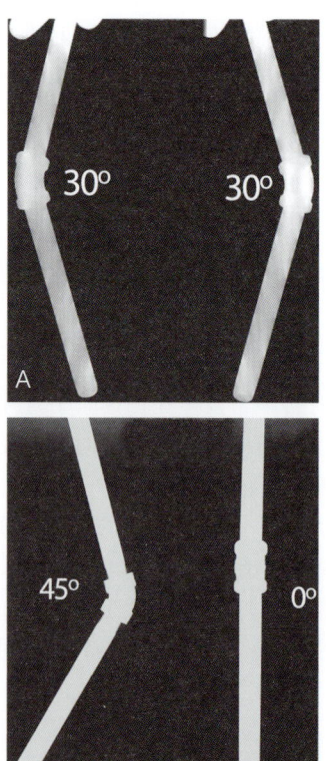

图4 A. 平面外的前后位和侧位片显示一根呈45°弯曲的铁管。B. 同一根铁管在标准的前后位和侧位摄片表现。

表 1　前臂骨干骨折的实用分类

骨:偶见单骨骨折,但双骨骨折常见
- 桡骨
- 尺骨

骨折线水平:保守治疗或手术考量
- 远 1/3
- 中 1/3
- 近 1/3

方式:保守治疗或手术考量
- 弯曲骨折(塑形变)
- 青枝骨折
- 完全骨折
- 粉碎骨折

鉴别诊断

- 盖氏损伤(合并桡尺远侧关节分离)。
- 孟氏损伤(合并桡尺近侧关节脱位)。
- 合并肱骨远端骨折,如肱骨髁上骨折(漂浮肘)。
- 开放性骨折(医生必须觉察到微小或看似无害的伤口)。
- 骨筋膜室综合征(在漂浮肘或在反复间接复位的难复性骨折情况下更为常见)。

非手术治疗

- 大多数儿童前臂骨折可使用非手术(闭合)方法来治疗[4]。
- 成功的非手术治疗需要医生熟知解剖学知识、掌握复位技巧、了解骨再塑形潜力和软组织特性。
- 青枝骨折具有一定内在稳定性,因此并不推荐将其完全折断。Davis 和 Green[7]报道青枝骨折有 10%的复位丢失率,而完全骨折为 25%。
- 青枝骨折可伴有不同程度的旋转畸形,因此做适当矫正前臂旋转时,成角畸形可获得纠正。
- 掌侧成角的青枝骨折是一种旋后损伤,复位时需要适度旋前以获得复位。
- 背侧成角的青枝骨折是一种旋前损伤,复位时需要适度旋后以获得复位。
- 传统的指套牵引复位技术或许是治疗完全性前臂双骨折的最好方法。同时必须根据骨折的不同平面,选择一个相对中立、旋前或旋后的位置做前臂复位固定。
- Price[14]建议旋转畸形估测值不宜>45°。虽然目前还没有精确的标准,必须牢记在前后位平片上恢复适量的桡骨弧度和骨间间隔。
- 所有前臂骨干骨折在早期均需要肘上石膏固定,因如此既能适当地控制前臂旋前-旋后活动,又能遵循跨骨折上下关节固定这一骨科定律。肘上固定的优势在于可限制活动,对于喜欢运动的患者,肘上固定可帮助维持满意的复位。

手术治疗

- 弹性髓内钉治疗儿童前臂骨干骨折侧重于移位的完全性骨折,其中很多此类骨折可能存在小的碎骨块(蝶形骨片通常小于骨干直径的 25%)。
- 当闭合复位治疗不能取得或者维持骨折复位在可接受的限度内,有手术治疗指征。
- 8～10 岁以下的儿童发生完全性骨折,并伴有远 1/3 至少 20°成角或中 1/3 至少 15°成角或近 1/3 成角 10°时,必须权衡进一步行骨折整复和手术内固定的风险与收益[8,17]。
- 与较小的成角相关联的明显前臂畸形(如同在骨科医生和家长讨论时所定义的那样),某些患儿也可积极采用手术干预。
- 8～10 岁以上的儿童发生完全性骨折时,必须确保在任意平面的成角畸形均小于 10°[8,17]。当就继续采用石膏固定还是弹性髓内钉固定进行决策时,应该考虑包括骨间距消失及旋转对线不良(很难精确评估)等方面。
- 有采用内固定手术治疗儿童前臂骨干单一骨骨折的报道,但鉴于有增加继发再移位的风险,在此并不推荐[6]。

术前计划

- 依据"解剖"部分提到的方法,评估尺、桡骨的旋转对线。若经过判断,旋转对线不良>45°,必须给予足够的重视。
- 测量桡骨(通常在中段)和尺骨(通常在远 1/3)髓腔最窄部位的直径,以选择合适直径的髓内钉。经常采用直径 2 mm 或更细的髓内钉,尺、桡骨采用直径相同的髓内钉。宁可选择细的髓内钉而不选太粗的,因为相比之下,太粗的髓内钉所造成的影响更坏。
- 仔细评估已有的或即将造成的碎骨块。如果骨折过于粉碎,医生或可选用钢板替代髓内钉固定 1 或 2 根骨干。
- 评估前臂的软组织条件是非常重要的。当前臂水肿皮肤张力高时,必须高度怀疑存在骨筋膜室综合征。外科医生应为测量骨筋膜室压力做好准备。

体位

- 患者仰卧于手术床，患侧前臂伸直放置于稳固的侧附台上，以便术中无障碍地透视整个前臂（图5）。
- 一般来说，便携式透视仪的监视器应放在靠近手术床的末端，与成像仪相对（C臂机）。
- 在消毒铺巾前，将未消毒的止血带绕置在上臂（靠近腋窝），通常先不充气。
- 仔细消毒患肢后铺巾，保证第一层是无菌的（如蓝色塑料U形铺巾）。C臂机也需要用C臂机消毒塑料铺巾和附加的无菌围帘保护（通常为半张消毒单）。若没有无菌围帘保护时，在一些特定的患肢体位和手术操作时会过于靠近有菌区。

入路

- 通常使用避开骺板的经第1伸肌腱鞘底部作为桡骨的进针点，也可经第2、3伸肌腱鞘间的Lister结节近侧基底进针。
- 尺骨近侧避开骨骺的进针部位是经肘肌的起点尺骨鹰嘴后外侧嵴旁。避免从鹰嘴尖端进针而损伤骨骺生长板，钉尾在此区常导致鹰嘴滑囊炎疼痛。
- 发生完全性双骨折时，考虑其复位更为困难，通常先处理桡骨。
- 在手术中不需要使用电动工器。主要器械包括尖头锥和可把持弹性髓内钉，以及可进行必要旋转的T形手柄（图6）。

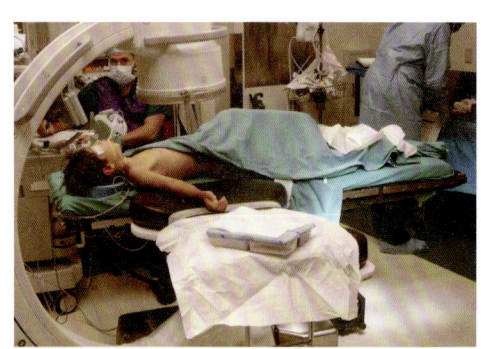

图5　笔者喜欢的手术室布置，患肢置于可透视手术台上，C臂机置于合适的位置。

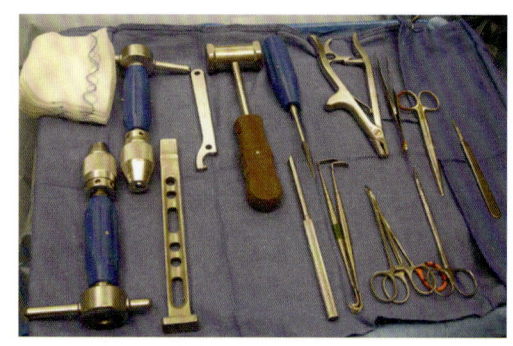

图6　采用髓内钉固定治疗儿童前臂骨折的主要工具。

桡骨远端进针点（避开骺板）

- 借助C臂机透视定位，避开骺板经第1伸肌腱鞘底部的桡骨远端作为进针点（技术图1A）。
- 做小切口打开第1伸肌腱鞘，仔细保护桡神经浅支。
- 在锥入桡骨远端之前，牵开并保护第1伸肌腱鞘内的肌腱（技术图1B）。
- 使用双柄锥技术透视确认近锥点后，左右部分旋转（不用完全旋转）锥尖以获得满意的桡骨远端进针点。

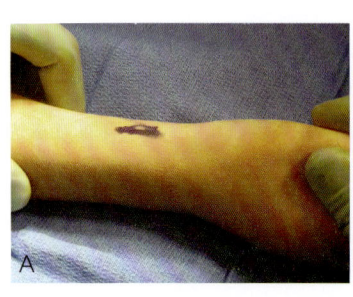
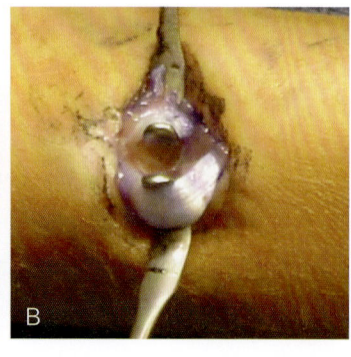

技术图1　治疗图3所示患儿的前臂骨干骨折。A. 透视辅助下，避开骺板做切口。B. 手术医生必须辨认并保护拇长展肌和拇短伸肌。

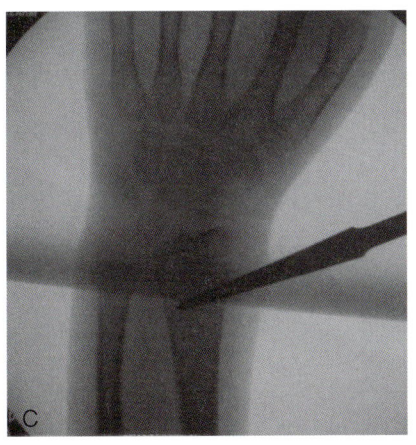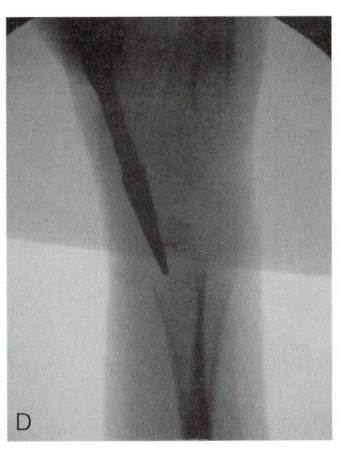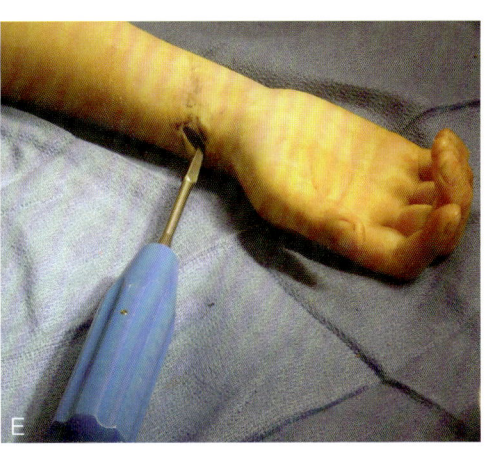

技术图1（续） C、D. 前后位和侧位透视确认进针点。E. 将稍弯的锥子放置好。

- 可轻轻弹击远端皮质以确认髓内锥是否获得满意位置。当然亦可通过前后位和外侧位透视来明确（技术图1C~E）。
- 在置入桡骨弹性髓内钉前，可将锥暂时留置于骨间。此举可帮助外科医生判断进针点和进针角度，以便迅速移除锥子并插入髓内针。

复位并桡骨穿钉

- 预弯桡骨弹性髓内钉以便其可重建良好的桡骨弓。预弯钉必须循序渐进，光滑且切实。不可有明显的折弯痕迹（技术图2A~C）。
- 直视下将钉插入桡骨远端进针点，感觉钉在骨髓腔内的刮擦感，然后透视确认（技术图2D）。
- 通过纵行牵引结合前后位上可透视的乙烯橡胶锤的挤压来复位骨折满意后，轻轻地将桡骨钉插至骨折的近端（技术图2E）。
- 将弹性髓内钉旋转通过骨折区域（技术图2F~H），并达到骨折近端合适的深度（技术图2I）。

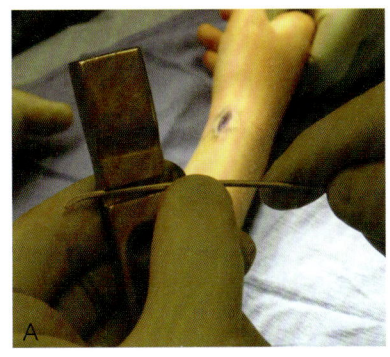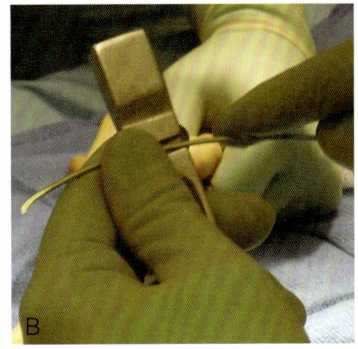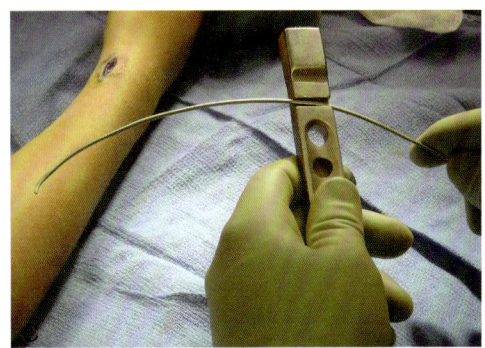

技术图2 桡骨钉的进针点和穿钉。A. 适度预弯桡骨钉远端很重要，但过度弯曲会增加钉的直径，导致钉嵌顿。B. 通道折弯器是非常有效的预弯工具，可将桡骨钉塑形出合适的弯曲弧度。C. 钉尖应重建合适的桡骨弓（桡骨干中段稍远）。

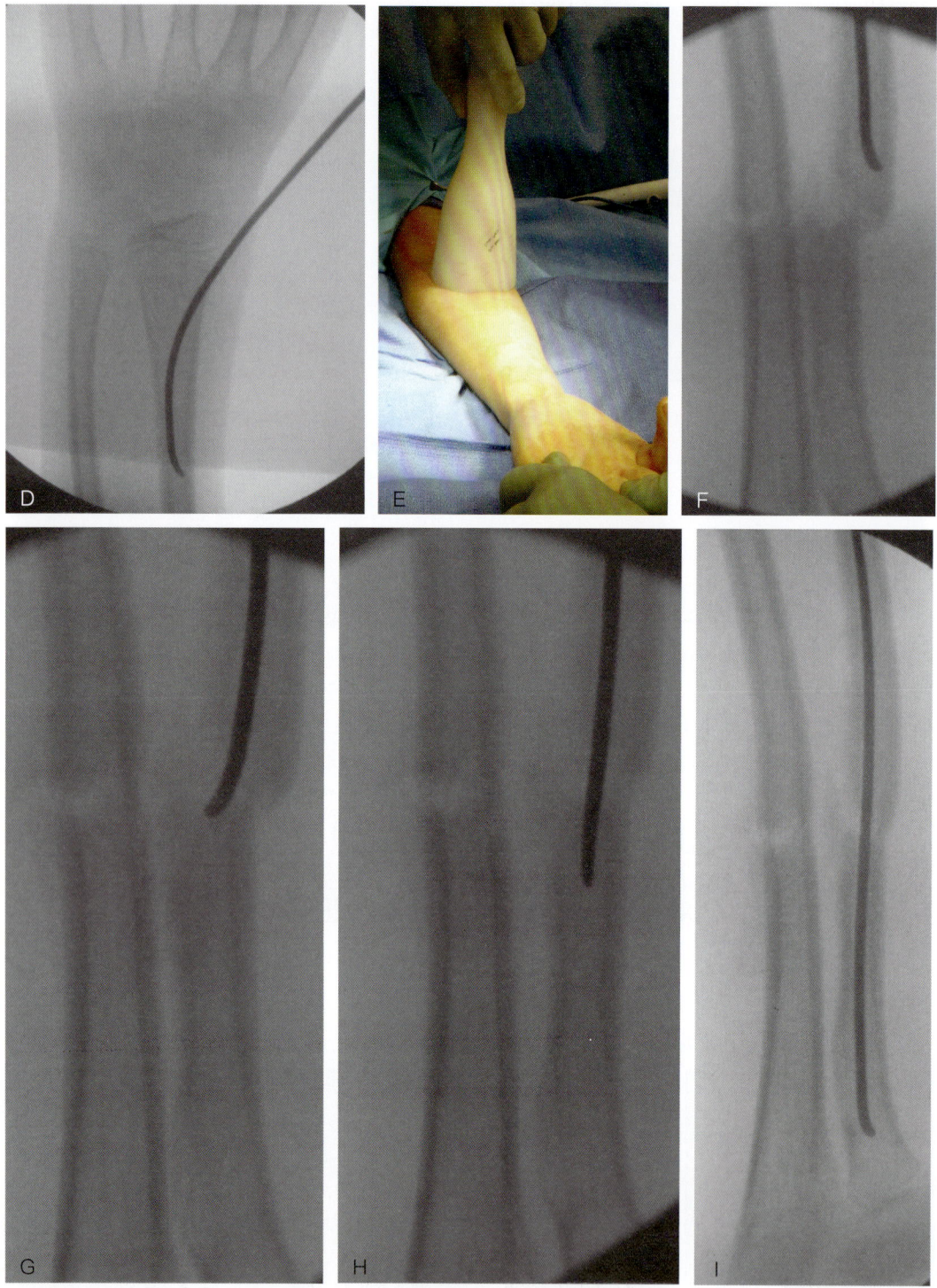

技术图2（续） D. 直视下手动将钉插入桡骨远端进针点，感觉钉在骨髓腔内的刮擦感，医生只能用手尽可能地进钉，注意钉的轨迹（钉尖轴的方向），在整个手术期间必须维持进针点不变。E. 助手纵行牵引，结合前后位可透视的乙烯橡胶锤的挤压来辅助复位骨折。F. 将弹性髓内钉弯曲的尖端尽可能地接近骨折端，可用T柄或类似的工具手动进钉，不能用锤子敲打进钉。G. 旋转钉尖通过骨折区域。此时，应用巧劲而不是用蛮力。H. 当钉达到骨折近端合适的深度，透视确认后，旋转钉至其"轨迹"。I. 钉应进至桡骨颈合适水平，并适度旋转以重建桡骨弓。需在C臂机监视下重建桡骨弓。当进针过程中桡骨钉外形不变，钉应该旋转180°以便钉尖朝向尺侧。如果该位置不能改善桡骨弓，医生需借助实时C臂机透视，将钉旋转至合适角度以恢复桡骨弓。

尺骨近端进针点（保护骺板）

- 选取尺骨近端外侧嵴的皮缘为进针点，用锥接触但不刺破皮肤（技术图3A）。
- 透视确认进针点位置后，将锥经皮插入尺骨近端骨髓腔（技术图3B）。
- 轻柔地折弯弹性髓内钉，并将其插入尺骨近端骨髓腔（技术图3C）。
- 透视证实髓内钉在尺骨近端骨髓腔内的位置是否恰当（技术图3D）。

复位及尺骨穿钉

- 尺骨复位及骨折端的穿钉技术与桡骨类似。必须切开复位时，可使用简单的Müller（AO分型）尺骨入路，经尺侧腕伸肌和尺侧腕屈肌间隙。
- 将弹性髓内钉残端剪短，便于皮下可扪及。

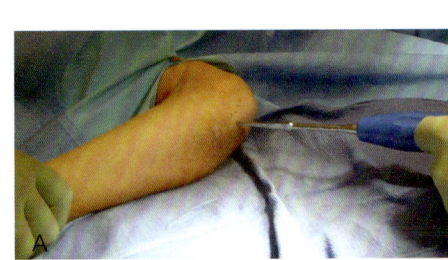
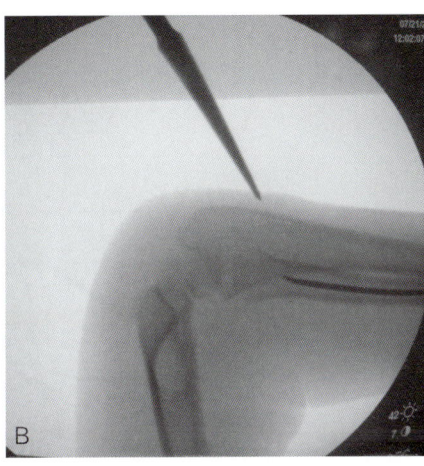
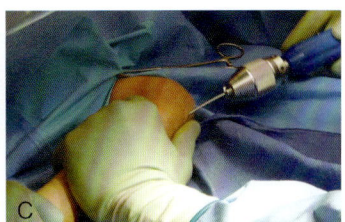
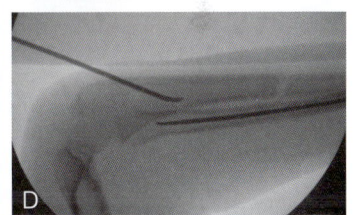

技术图3 尺骨钉进针点和穿针。A. 较桡骨进钉点需保护好神经和血管不同，选取肘肌止点做一标准的皮下入路（尺骨鹰嘴骺板远侧和尺骨外侧嵴）。B. 必须透视确保进针点和锥的轨迹位置正确。肘肌进钉较鹰嘴尖进钉可避免不必要的骺板损伤，还可减少鹰嘴滑囊增大疼痛的发生率。C. 尺骨较桡骨更直，故只需轻柔地折弯弹性髓内钉。手动进钉后，可用一夹具辅助进钉。注意此时肘关节应屈曲90°，肩关节外展90°。D. 可使用与桡骨钉类似的方法进尺骨钉，当进钉完成后不能旋转钉。

最后旋转并剪断桡骨钉

- 旋转预弯的桡骨钉，以便其与桡骨干的解剖弓弧度匹配。在几秒钟的实时透视影像监视下，动态进行复位。
- 为确保得到可接受的桡骨茎突，以及肱二头肌结节与尺骨茎突和冠突之间的旋转关系，必须在手术结束时拍摄前臂全长X线片。
- 必须小心剪断桡骨钉。如果钉太短不易取出，钉断端太锋利，容易损伤背侧肌腱。因此钉必须小心放置在皮下且避开肌腱。

创面闭合、敷料包扎、夹板固定和术后护理

- 使用可吸收的皮下和表皮下缝线关闭桡骨进针点。消毒敷料包扎。注意保护桡神经浅支（技术图4A、B）。
- 手术区用无纺纱布、消毒纱布、抗真菌膜覆盖（技术图4C～E）。
- 使用可拆卸的前臂骨折支具改善患者的舒适度（技术图4F）。

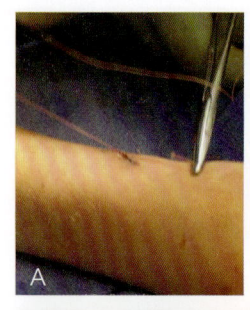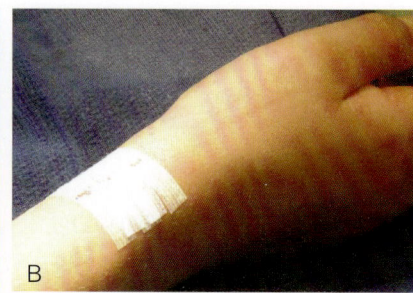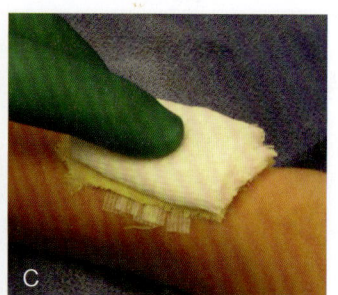
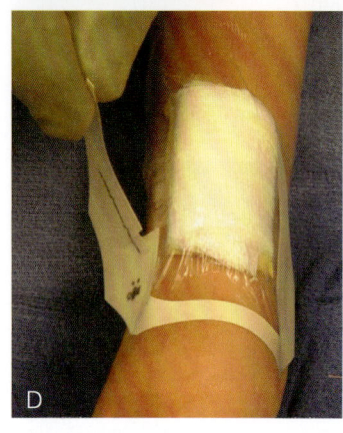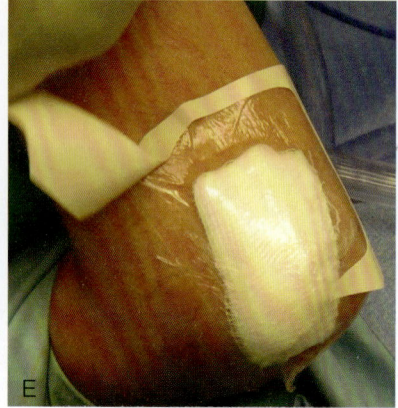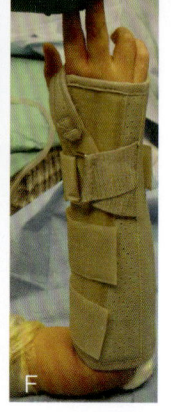

技术图 4 笔者偏好的创面缝合、敷料包扎和夹板固定方法。A. 使用可吸收线间断缝合（通常是 3-0 Vicryl）皮下和表皮下的桡骨进针点切口。B. 无纺纱布。C. 消毒纱布包扎。D. 抗真菌膜覆盖。E. 同样的方法处理尺骨近端伤口。F. 最后使用可脱卸的前臂骨折支具固定。

要点与失误防范

哪个骨首先复位与固定	• 一旦有一骨通过间接技术获得复位和固定成功后，第二根骨则难以获得相同效果的复位固定。因此，必须首先稳定位置相对更深的桡骨。然后如有必要，显露更接近皮下的尺骨就相对容易得多
弹性髓内钉残端应留在骨外多长	• 若留太长，锋利的钉残端可能损伤邻近软组织；若留太短，则不易取出
什么情况下应放弃闭合复位，转而使用有限切开复位	• 笔者遵循"三击出局"原则（在通过骨折端时做 3 次低幅度的冲击）或者"11 分钟原则"。当一次或两次冲击失败后，转而使用切开复位。切记：很多骨筋膜室综合征的发生与反复间接复位有关
当髓内钉通过骨折端后卡住了，该如何处理	• 医生应拔出钉，更换更小直径的螺钉，避免造成骨折粉碎或者骨折端分离。骨折端分离可导致骨不连
当术中摄片提示单根或两根前臂骨存在旋转畸形，该如何处理	• 医生应该将有问题的螺钉退出一点，观察骨折块的旋转力线是否能通过旋转前臂和 T 形柄改善，然后再继续进针固定位置。如果无效，可能是因为髓内干扰过强，应考虑更换直径更小的弹性髓内钉
何时该取出弹性髓内钉	• 本技术的首创者建议术后 6 个月取钉。儿童前臂骨干骨折再骨折的发生率是儿童骨折中最高的（约 12%）

术后处理

- 除了开放性骨折，只要绝对排除术后出现肿胀或骨筋膜室综合征可能，弹性髓内钉治疗前臂骨干骨折可作为一项门诊手术。
- 通常术前合理静脉使用抗生素（在手术切口前 2 小时内），一剂即可，术后可继续口服数个剂量的预防性抗生素。
- 允许患者即刻开始肘部和手部主动活动。不必过分担心弹性髓内钉固定后的旋转稳定性，术后无需做长臂石膏固定。
- 由于无需拆线，术后 4~6 周门诊随访（图 7A、B）。
- 本技术的首创者建议术后 6 个月取出弹性髓内钉（图 7C、D）。

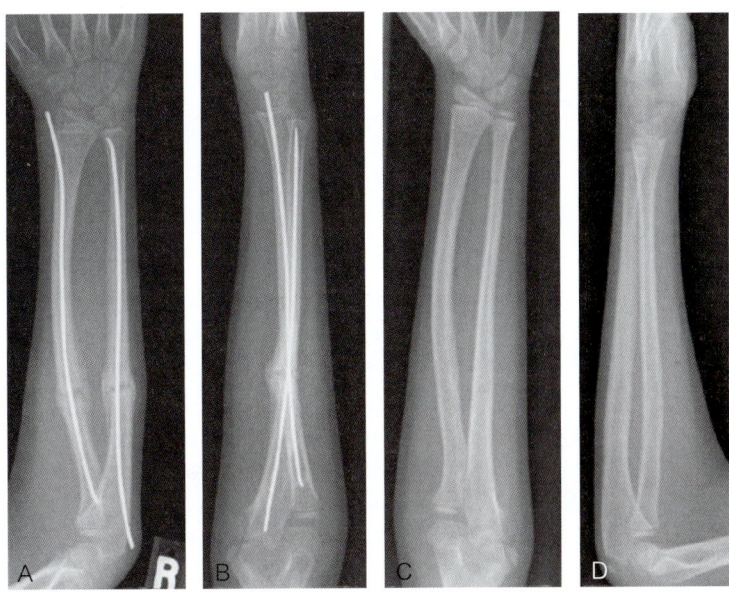

图7 图3所示患儿术后4周（A、B）和1年（C、D）的前后位和侧位X线片。

结果

- 目前尚无随机对照临床试验比较弹性髓内钉治疗前臂骨干骨折与持续石膏固定治疗的效果。
- 一篇系统性综述回顾了英文文献中比较弹性髓内钉和石膏固定治疗前臂骨干骨折的疗效，发现前者的前臂僵硬发生率明显降低（石膏固定治疗为25%，弹性髓内钉治疗仅为5%），但弹性髓内钉治疗出现轻度并发症的概率（21%）要高于石膏组（6%）[13]。
- 迄今为止发表的最大一组[4]使用弹性髓内钉治疗儿童前臂骨干骨折的文献显示，在平均3.5年的随访中，有92%的患者获得全幅度活动的优异结果[10]。

并发症

- 弹性髓内钉治疗后至少有2%的患者出现感觉麻痹（通常是桡神经浅支）。这类感觉缺失绝大多数是暂时性的，经过数周至数月可缓解。该神经分支主要分布在第1、2、3伸肌腱鞘（图8）[2]。
- 弹性髓内钉治疗儿童前臂骨干骨折发生深部感染的概率＜0.5%；而钢板治疗同类型骨折发生骨髓炎的概率达5%[13]。
- 许多学者报道伸肌腱损伤（尤其是拇长伸肌腱），损伤可发生在进钉、取钉或肌腱反复在锋利的钉尾缘滑动时（逐步把肌腱锯断）。桡骨进针点经过第1伸肌腱鞘底部，可最大限度减少该并发症的发生（相对于第2、3伸肌腱鞘间进针）[9,16]。
- 临床上合并同侧肱骨骨折的前臂干骨折（漂浮肘）时，发生骨筋膜室综合征的概率高达33%。当手术时间较长（约2小时），有报道7.5%的患者并发骨筋膜室综合征[18]。

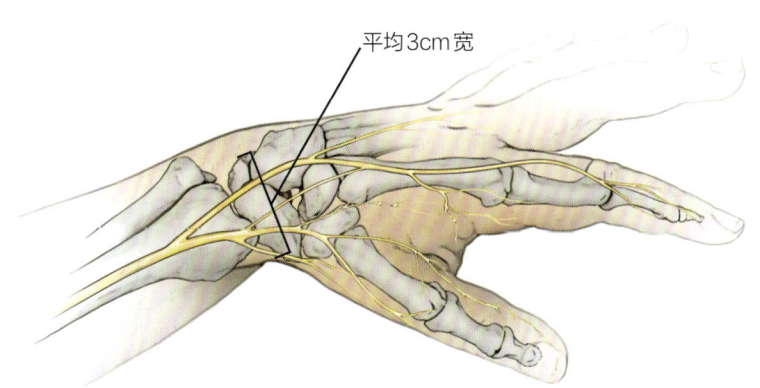

图8 桡神经浅支在第1、2、3伸肌间室的局部解剖图。

- 在儿科前臂骨折行活动性髓内钉固定之后，骨折延迟愈合和不愈合比较少见。如果出现骨折延迟愈合或不愈合，通常是由诸如技术失误（如髓内钉太大以至于尺侧骨折分离）、感染或神经纤维瘤的形成而造成。

- 在进行前臂骨干活动性髓内钉固定之后，长期前臂僵硬（旋前或旋后超过20°的角度丢失）的可能性不高于5％。

（徐俊 译，陈亦轩 审校）

参考文献

[1] Antabak A, Luetic T, Ivo S, et al. Treatment outcomes of both-bone diaphyseal paediatric forearm fractures. Injury 2013;44(suppl 3):S11-S15.

[2] Auerbach DM, Collins ED, Kunkle KL, et al. The radial sensory nerve. An anatomic study. Clin Orthop Rel Res 1994;(308):241-249.

[3] Blackman AJ, Wall LB, Keeler KA, et al. Acute compartment syndrome after intramedullary nailing of isolated radius and ulna fractures in children. J Pediatr Orthop 2014;34(1):50-54.

[4] Bowman EN, Mehlman CT, Lindsell CJ, et al. Nonoperative treatment of both-bone forearm shaft fractures in children: predictors of early radiographic failure. J Pediatr Orthop 2011;31:23-32.

[5] Cheng JC, Ng BK, Ying SY, et al. A 10-year study of the changes in the pattern and treatment of 6,493 fractures. J Pediatr Orthop 1999;19:344-350.

[6] Colaris J, Reijman M, Allerma JH, et al. Single-bone intramedullary fixation of unstable both-bone diaphyseal forearm fractures in children leads to increased re-displacement: a multicenter randomized controlled trial. Arch Orthop Trauma Surg 2013;133:1079-1087.

[7] Davis DR, Green DP. Forearm fractures in children: pitfalls and complications. Clin Orthop Relat Res 1976;(120):172-183.

[8] Johari AN, Sinha M. Remodeling of forearm fractures in children. J Pediatr Orthop B 1999;8:84-87.

[9] Kravel T, Sher-Lurie N, Ganel A. Extensor pollicis longus rupture after fixation of radius and ulna fracture with titanium elastic nail (TEN) in a child: a case report. J Trauma 2007;63:1169-1170.

[10] Lascombes P, Prevot J, Ligier JN, et al. Elastic stable intramedullary nailing in forearm shaft fractures in children: 85 cases. J Pediatr Orthop 1990;10:167-171.

[11] Mehlman CT. Fractures of the forearm, wrist, and hand. Orthopaedic Knowledge Update 9. Rosemont, IL: AAOS, 2008.

[12] Mehlman CT, Araghi A, Roy DR. Hyphenated history: the Hueter-Volkmann law. Am J Orthop 1997;26:798-800.

[13] Mehlman CT, Wall EJ. Injuries to the shafts of the radius and ulna. In: Beaty JH, Kasser JR, eds. Rockwood and Wilkins' Fractures in Children, ed 6. Philadelphia: Lippincott Williams & Wilkins, 2006:399-441.

[14] Price CT, Scott DS, Kurzner ME, et al. Malunited forearm fractures in children. J Pediatr Orthop 1990;10:705-712.

[15] Schock CC. The crooked straight: distal radial remodeling. J Ark Med Soc 1987;84:97-100.

[16] Sproule JA, Roche SJ, Murthy EG. Attritional rupture of extensor pollicis longus tendon: a rare complication following elastic stable intramedullary nailing of a paediatric radial fracture. Hand Surg 2011;16:69-72.

[17] Younger AS, Tredwell SJ, Mackenzie WG, et al. Accurate prediction of outcome after pediatric forearm fracture. J Pediatr Orthop 1994;14:200-206.

[18] Yuan PS, Pring ME, Gaynor TP, et al. Compartment syndrome following fixation of pediatric forearm fractures. J Pediatr Orthop 2004;24:370-375.

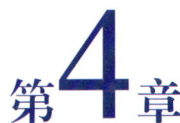

第4章 前臂骨干骨折切开复位内固定术
Open Reduction and Internal Fixation of Diaphyseal Forearm Fractures

Lee M. Reichel, John R. Dawson

定义

- 前臂骨干骨折包括单纯或复合的桡骨和尺骨骨折（"双骨骨折"）通常发生在肘关节远端，靠近腕关节。
- 在术前、术中和术后评估下尺桡关节（DRUJ）和肱桡关节，以避免漏诊 Galeazzi 骨折和 Monteggia 骨折。
- 固定方法应根据患者的年龄及骨折的位置和类型进行调整。
- 当通过稳定的内固定恢复骨骼长度和对位对线后，可以获得较好的功能恢复和骨折愈合率。

解剖

- 掌握完整的神经、血管和肌肉解剖学知识是必需的。神经解剖学尤其重要，因为前臂的神经损伤很少完全恢复。神经损伤导致手部失能，暂时或永久性运动和感觉功能障碍。
- 损伤。
  - 骨折时有可能损伤桡神经、骨间后神经（PIN）、正中神经、骨间前神经（AIN）和尺神经，但发生率不高。术前神经评估最好通过测量静态两点分辨觉来进行。骨折急性发生，由于患者疼痛，难以进行运动功能检查。如果术前怀疑神经损伤，在受伤区域内探查该神经是必要的。尽管大多数情况下神经不会受损，但术者应该准备好进行神经的一期修复，或者在骨折固定后行神经移植。
  - 除非术前受伤，否则通常不会在术中看到桡神经、中位神经和尺神经。如果它们在术野中出现，则提示术者可能处于错误的解剖间隔。
  - 骨折后肌肉损伤可能很严重，一般并无大碍，但损伤到拇长屈肌是个例外，严重时甚至可能会丧失功能。这在术前可能难以与 AIN 部分损伤相鉴别。
- 桡骨入路（图1）。
  - 5组肌肉覆盖桡骨（旋后肌、指浅屈肌、旋前圆肌、拇长屈肌、旋前方肌）。当软组织损伤显著时，肌肉体积、肌纤维走向和肌腱止点（特别是旋前肌）有助于术者定向。在桡骨的掌侧和后侧入路中，尤其重要的一点是识别旋后肌以避免对 PIN 造成伤害。其肌纤维走向倾斜于纵行走向的屈肌和伸肌。
  - 在掌侧或前侧入路期间，通常会遇到前臂外侧皮神经、浅表桡感觉神经、AIN 和 PIN。在皮肤切口后通过皮下脂肪进行钝性剪刀解剖时，有时会遇到前臂外侧皮神经。近端，桡浅神经位于肱桡肌深处。不要在其上放置自持式拉钩。
  - 在桡骨的每个前入路中都会遇到桡动脉。它位于前臂近端 1/3 处的肱桡肌深处，可见于前臂筋膜下方，在前臂中部的肱桡肌和桡侧腕屈肌肌腹部附近。在近端的掌侧入路中，在二头肌粗隆附近，可以看到交叉静脉和桡动脉返支。
  - 掌侧和背侧前臂的浅静脉可能很大并导致明显的出血。大静脉可能需要缝线结扎。
  - 在桡骨背后侧入路可能遇到 PIN，并且可能遇到浅表桡感觉神经。
- 尺骨入路（图1）。
  - 尺背皮神经常从掌侧到背侧方向通过皮下组织，远端延伸到尺骨茎突。然而，少数情况下其在更近端的地方穿过尺骨。因此，在前臂远端 1/3 处的皮下脂肪处，钝性分离对于防止意外损伤神经较为安全。
  - 尺骨整体均位于皮下，骨膜下剥离可扩大术野。尺侧腕屈肌和桡侧腕屈肌与尺骨的掌侧和背侧相邻。这些肌肉会聚在尺骨的中间 1/3 处。浅肌内解剖就可以暴露尺骨干。
- 固定术。
  - 在前路和后路手术中，AIN 和 PIN 均距离桡骨数毫米。当将钢板固定到骨头上或复位骨段时，AIN 和 PIN 可能会被复位钳损伤。另外，避免在桡骨的尺侧使用单极电刀。当骨间前血管出血时，必须在止血之前将它们从神经分离开以避免神经损伤。用双极电刀或小血管钳止血。

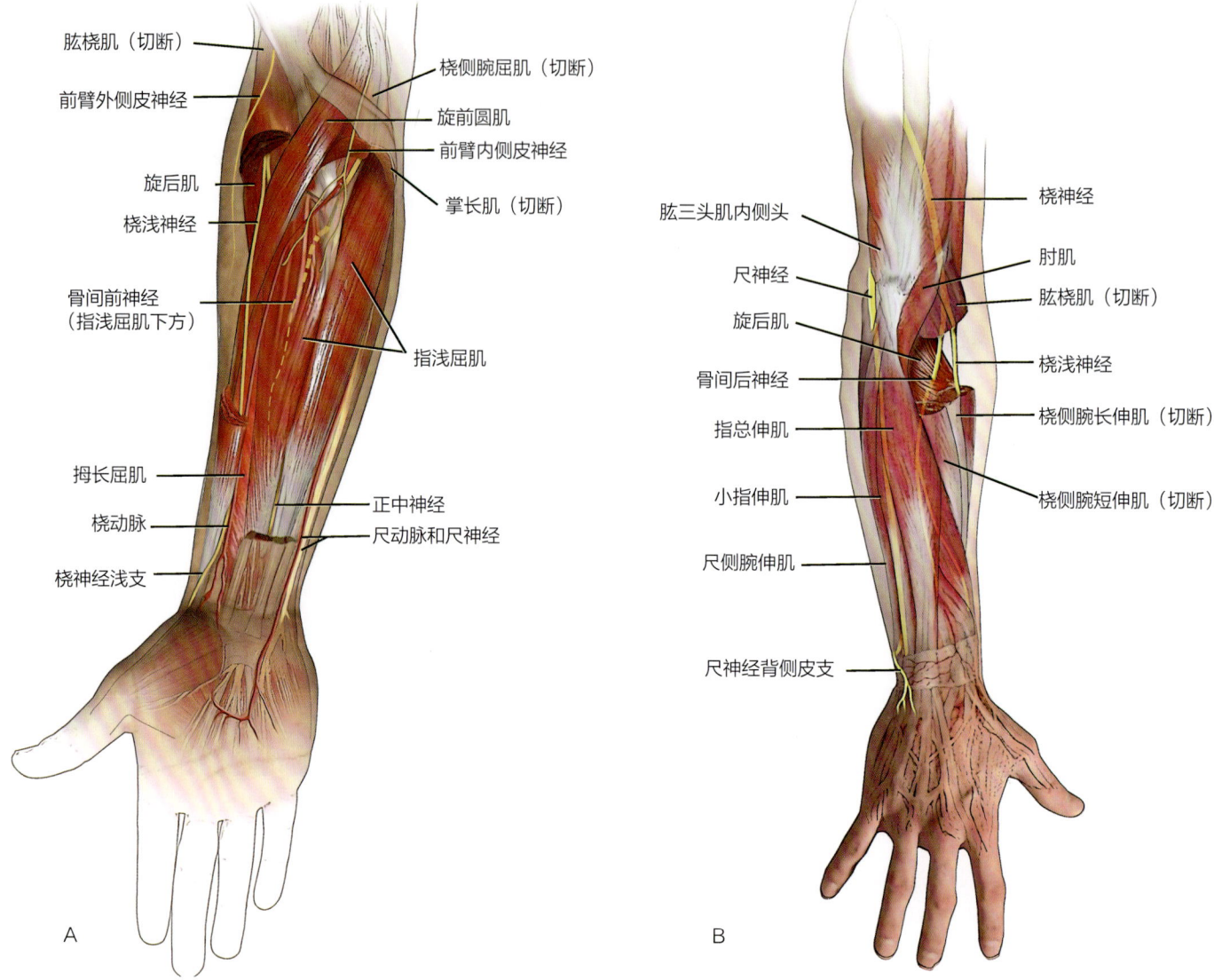

图1 前臂的肌肉和神经血管解剖。A. 在前臂的掌侧入路期间，可能都会遇到桡动脉、桡浅神经、骨间前神经血管结构和骨间后神经。详细了解它们的位置和识别这些结构的能力对于外伤改变解剖位置后避免损伤它们至关重要。B. 背侧入路必须要求识别近端的骨间后神经和远端的桡浅神经分支。在远端1/3尺骨入路中，当解剖学异常时，可能会遇到尺神经的背侧皮支。

- 骨形态。
  - 桡骨具有复杂的形态结构，具有桡骨弓和矢状弓。桡骨弓约10°，位于冠状面骨干中部；而矢状弓约5°，位于桡骨的近侧1/3处[9]。在近侧桡骨前置钢板的轮廓可与矢状弓匹配；解剖形钢板可与桡骨弓匹配。
  - 尺骨在矢状平面中较为笔直，在冠状平面中则为弯曲（尺骨近端例外，在一些患者中在鹰嘴具有轻微的顶部后曲率）[8]。在前臂中部和以远1/3，钢板可以放在前面或后面以避免患者异物感。在尺骨近端骨折中，沿着皮下边界放置钢板尽管可能会产生症状，但不需要为尺骨冠状弓进行钢板成形。这种放置还有助于抵抗肘部屈曲和伸直时前臂长杠杆臂产生的力。

发病机制

- 直接创伤（防止面部受击的动作、枪伤）。
- 间接创伤（机动车碰撞、坠落）。
- 前臂双骨骨折患者的相关损伤发生率很高。在某个创伤中心的87名患者中，40%有多处受伤（25%有闭合性颅脑损伤，26%有同一肢体严重受伤）[3]。

自然病程

- 桡骨或前臂双骨骨折的保守治疗通常预后很差[1]。
- 使用3.5 mm桡骨尺骨加压钢板固定为标准处理方案,预后良好或优异,愈合率大于95%[3]。
- 前臂旋转功能的恢复取决于复位的长度和对位对线关系[11]。

病史和体格检查

- 首先评估危及生命的损伤。
- 当前臂明显受伤时,应该将其放到最后再检查,以防漏诊其他损伤。
- 从远离受伤部位的颈部和肩胛带部开始检查。对于清醒、可配合的患者,触诊骨性结构通常可以判定损伤部位,并与影像学结果相符。对于无法配合或插管的患者,需要影像学检查来诊断。
- 特别重要的是,触诊肘关节、肘关节侧副韧带、桡骨和尺骨远端及三角纤维软骨复合体,以避免漏诊软组织损伤、Monteggia骨折或Galeazzi骨折。如果在关节稳定的情况下怀疑有韧带或肌腱损伤,则需要进行磁共振成像以明确诊断,并在需要时进行早期修复。
- 通常,当桡骨和尺骨同时骨折时,存在明显的严重畸形,但单纯桡骨或尺骨骨折容易漏诊,特别是在多发伤、插管或无法交流的患者中。
- 至关重要的是要整体看到前臂筋膜间室并触诊,以评估筋膜间室综合征。必须去除所有夹板和敷料,以便可以完整检查皮肤。筋膜间室综合征的体征和症状即使结果为阴性,也应该检查和记录下来。
- 神经和血管检查至少应包括对桡动脉和尺动脉脉搏的评估,以及对正中神经、桡神经和尺神经的感觉运动功能的详细记录。术前AIN功能也应记录下来。

影像学和其他诊断性检查

- 前臂、腕关节和肘关节的正位和侧位X线片通常可以得出诊断。
- 在腕部和肘部X线片上仔细检查DRUJ和肱桡关节的对位和对线情况。
- 在粉碎性骨折中,未受伤的前臂和腕部的对侧成像有助于确定患者先天的骨对齐和尺偏变异。

鉴别诊断

- 桡骨干骨折合并DRUJ损伤(Galeazzi骨折)。
- 尺骨骨折伴桡骨头脱位(Monteggia骨折)。
- 筋膜间室综合征。

非手术治疗

- 非手术治疗适用于中下1/3单纯尺骨骨折,在桡尺近侧关节(PRUJ)或DRUJ无合并损伤。近端骨折很少采用非手术治疗。
  - 通常大于50%的骨重叠和小于15°的成角可以采用非手术治疗。
  - 远端骨折可以使用骨折支具或短臂石膏固定。中部骨折可以使用如前所述的Munster石膏固定,也可使用骨折支具固定。
  - 固定持续到疼痛消退并可以忍受活动时。避免患肢承重,直到有骨折愈合的临床和影像学证据。早期活动可能会加速愈合[2]。
- 极少数情况下,稳定的单纯无移位桡骨干骨折可用石膏或功能性支具固定,屈曲和伸直肘关节,但不能旋转前臂。
- 影像学上观察到愈合一般需8~10周。

手术治疗

- 治疗的两个主要目标是愈合和功能恢复。主要手术目标是长度、角度和旋转对齐的稳定恢复。
- 入路。
  - 桡骨和尺骨需要独立的手术入路以减少尺桡骨融合的风险。
  - 桡骨固定通过前路或后路进行。前路固定可以降低患者异物感的可能性但不能完全消除。前路固定对于桡骨中下1/3骨折比较方便,但在上1/3骨折中较为困难。传统上推荐后方入路用于中1/3桡骨骨折,但应用较少。后方入路对于近端桡骨的暴露最有帮助,但需要注意保护PIN。
  - 尺骨可以通过皮下入路暴露。钢板可以放置在皮下表面、前侧或背侧。
- 内固定。
  - 前臂双骨骨折的手术顺序取决于骨的粉碎程度。通常,首先固定粉碎较少的骨,以便精确恢复其长度。
  - 桡骨的固定手臂需伸直,而尺骨的固定通常在肘关节屈曲90°时。因此,首先进行桡骨的固定可以在肘屈曲期间为尺骨的固定提供稳定性。
  - 一般用在骨折两侧各有6枚皮质钉的3.5 mm加压钢板。可选用解剖钢板或直钢板、带锁定或非锁定螺钉。粉碎性骨折可能需要桥接钢板。解剖钢板有助于恢复桡骨弓。
  - 骨质疏松性骨折使用锁定螺钉。
  - 桥接缺损时或骨折一端非常短而无法置入6枚皮质

钉时,也可使用锁定钢板。
- 必须注意确保放置在远端尺骨和近端桡骨上的钢板和螺钉不会撞击相应的桡尺关节。有时必须使用锁定的单皮质螺钉,以避免螺钉尖端在关节中突出。实时术中透视评估 DRUJ 或 PRUJ 附近的螺钉放置。此外至关重要的是,旋前、外旋前臂以确保这些关节不会发生钢板冲击。
- 骨移植。
  - 关于紧急自体骨移植的作用存在争议。在有缺乏血供的粉碎性骨段时可能存在适应证[6,7]。
- 关闭伤口。
  - 必须取下止血带,并仔细止血。
  - 筋膜保持张开,仅关闭皮肤和皮下组织。
  - 当有明显的肿胀导致伤口张力过大时,皮肤应保持开放,并且通常可在72小时后进行延迟的一期缝合。
  - 敷料张力不要过大,最大限度地减少术后筋膜间室综合征的风险。
- 特殊情况。
  - 如果患者出现筋膜间室综合征的症状和体征,应立即送入手术室进行至少前臂和腕管的筋膜切开减压术。通常行掌侧筋膜切开术,切开浅表和深筋膜即可减压前臂筋膜间室。在掌侧筋膜切开术后,需要对 mobile wad 和背侧伸肌间室及手部间室进行严格评估。如果存在筋膜间室综合征,应该立即切开。
  - 当存在大范围的骨质缺损时,桥接钢板可将前臂骨骼保持在适当的长度。使用不锈钢板而不是钛合金板,因为它们具有更高的强度。
    - 在预期进一步重建时应尽量减小切口,若准备进行带血管的骨移植,则不应进行不必要的血管解剖以保护最终重建所需的受体动脉和静脉。

术前计划
- 术前,术者需要确定所需的入路和固定类型。
- 入路。
  - 中、远1/3桡骨骨折通过掌侧入路固定。
  - 近端1/3骨折可以通过掌侧或后侧入路固定。需要暴露桡骨颈的近端1/3骨折选择背侧入路。
- 内固定。
  - 桡骨骨折钢板的选择取决于多种因素,包括骨折的位置、骨折类型、骨缺损、骨质量、患者的顺应性和体型。

- 在近端桡骨骨折中,近端节段的固定通常只用两个螺钉。在桡骨粗隆附近的近端桡骨的骨皮质疏松,限制螺钉握持。因此,由于不能使用更多的螺钉,在近端使用锁定板和螺钉可提供更可靠、稳定的内固定。另外,当放置在前桡骨表面时,必须将前臂旋前,评估该水平的尺骨和肱二头肌肌腱之间钢板撞击。在旋前期间可触及撞击感。如果是这样,可能需要修改钢板放置,但这可能会因为有限的骨量而十分困难。
- 对于单纯性骨干骨折,直型3.5 mm 的小加压钢板足以在骨折的每侧固定6枚皮质钉。通常选择七孔板,在骨折端留下一个开孔(也可以通过该孔置入螺钉)。
- 桡骨远端1/3骨折可通过长的关节周围掌侧锁定板来固定,其中一些包含桡骨弓。或者,远端预弯3.5 mm 加压钢板以匹配桡骨远端的前干骺端弯曲。另外,在骨松质桡骨远端中的螺钉握持可能较差,故需要放置锁定螺钉。

体位
- 患者取仰卧位,将受伤的手臂放在可透视手臂台上。上臂上放一个非无菌气动止血带,由弹力织物或衬垫保护。如果考虑进行紧急自体骨移植,同侧髂嵴前部应包括在手术区域内。

手术入路
- 对于桡骨骨折,可以使用 Henry[5] 描述的前入路或 Thompson 描述的后入路[10]。
- 除延伸到桡骨颈、头的桡骨骨折外,所有桡骨骨折均可通过掌侧入路固定。在选择近端桡骨的入路时应考虑以下因素:
  - 在近端骨折中,掌侧入路的深度大于后入路,有时限制术野。
  - 掌侧入路位于屈肌肌群之间,因为它在肱骨内侧汇合处,而肱二头肌肌腱止于桡骨粗隆,这显著地限制了软组织的移动性和术野。
  - 静脉网络粗而曲折,使得在掌侧入路中骨骼的广泛暴露较为困难。
  - 在识别和保护 PIN 之后,后入路提供了桡骨张力侧的广泛暴露。然而,近端骨折中 PIN 穿过桡骨,这使得内植物放置较为烦琐,同时内植物的移除也非常有挑战性。

桡骨前方（掌侧）入路

- 通过抬高肢体或使用无菌Ace胶带来进行轻度驱血，并给止血带充气。
- 以骨折点为中心从肱二头肌肌腱侧缘到桡骨茎突做切口。长度取决于粉碎程度，但通常包括前臂长度的1/3（技术图1A）。
- 仅切开皮肤层，然后钝性解剖至筋膜。注意前臂外侧皮神经的显露（技术图1B），笔者通常使用刀片划开皮肤，然后用电刀划开真皮层，以方便在皮肤水平止血。
  - 如果遇到前臂外侧皮神经的小分支，可将其切断以将主神经分离解剖区域。
- 如果需要，可以使用海绵清除筋膜上的深层脂肪。
- 用剪刀剪断筋膜。
- 必须识别和分离桡动脉和静脉。在前臂的近端1/3处，桡动脉位于肱桡肌腹部深处，在该水平处接近前臂前中线。
- 穿孔器对肱桡肌的双极烧灼可将桡动脉分离至内侧。
- 在前臂的中间1/3处，桡动脉的位置更浅，通常在筋膜下方的一层脂肪中走行于肱桡肌肌腹和桡侧腕屈肌肌腹之间的间隔（技术图1C）。同样，将其分离至内侧。
- 在前臂的远端1/3处，有时将桡动脉分离至外侧更安全。在前臂最远端，可以通过桡侧腕屈肌的底部入路，从而完全避开桡动脉。
- 前臂近端肌肉包膜很深，可沿肱桡肌的内侧边缘进行解剖。
- 注意辨别桡浅神经，不要将拉钩直接放在神经上。
- 通过倾斜的肌纤维走向识别可旋后肌，术者必须注意PIN在近端-内侧到远侧-外侧，与肌纤维和筋膜的方向呈90°。
  - 在桡骨损伤的情况下，难以有效地旋转近端前臂以保护PIN。
  - 如果骨头在旋后肌的远端暴露，则可将复位钳放置在骨骼上，助手旋转近端桡骨。这使得肌肉可以由内而外剥离，从而保持PIN在外侧。
  - 或者，可以识别PIN，但这通常不是必需的。
- 当在肱二头肌粗隆附近解剖时，通常在肱二头肌止点处插入，会从肱二头肌囊流出少量透明、黏稠的液体。这有助于术者的定位。该处通常有多个交叉的血管，注意不要损伤它们，如有必要，可用钝性撑开器将其全部收回。
- 桡骨中下1/3部分最好向下切开至其外侧边界。近端，

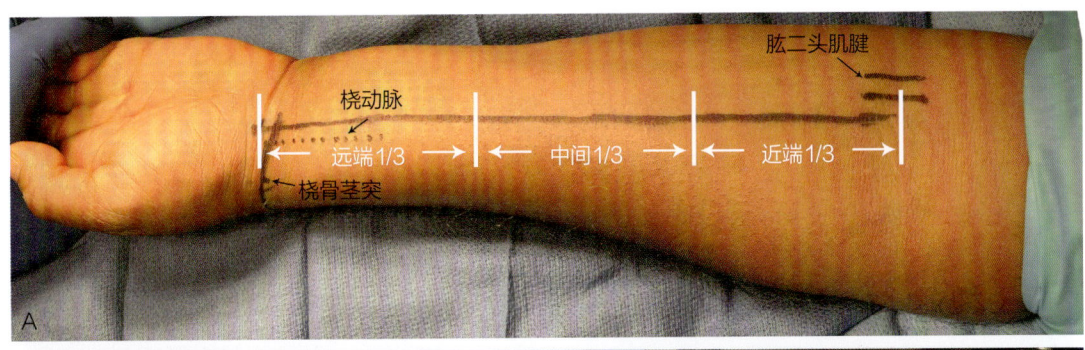
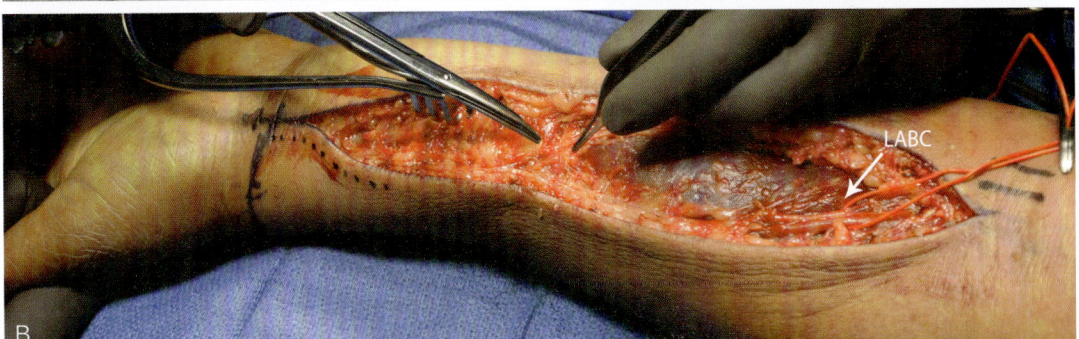

技术图1 桡骨前方入路。A. 前臂分为三个部分。每个部分都具有独特的解剖结构，在术中必须予以识别。扩大的术野从肱二头肌肌腱延伸到桡骨茎突。也可以通过桡侧腕屈肌（FCR）肌腱的底部进入远端1/3骨折。B. 表面进行钝性解剖，识别和保护前臂外侧皮神经（LABC）的主干。

- 旋后肌位于内侧桡骨上的解剖避开了 PIN。
- 在桡骨的中 1/3，屈指深肌和旋前圆肌可从外侧到内侧锐性切开。
- 旋前肌可以 Z 形延长或以骨膜下方式剥离骨骼。或者，如果仅需要有限量的暴露，则可将其肌纤维切开一小段距离，但要使肌腱保持完整。如果取下桡骨，可将其缝合到钢板上（技术图 1D）。在术野较大时，笔者倾向于后者。
- 在远端，拇长屈肌和旋前方肌由外而内切下。
- 然后如下（技术图 1G）所述进行内固定术。
- 拆除止血带。如果通过使用双极电刀进行了细致的解剖，一般不会出血。
- 筋膜无需闭合，但需要使用倒置中断的可吸收单丝缝合线以缝合皮下组织，然后用 3-0 尼龙缝合线缝合皮肤。

技术图 1（续） C. 在中间 1/3 处可找到桡动脉（Rad. Art）和伴行静脉，位于肱桡肌（Br）和桡侧腕屈肌（FCR）之间。轻度放血有助于识别血管结构，可以看到桡浅神经（SRN）在 Br 和 FCR 之间走行。D. 上图显示桡骨上的旋前肌（P.T.）止点。中间图像显示了通过板孔和桡骨的钻孔，用于重新附着 P.T.（下图）。E. 节段性桡骨骨折中 AIN 和血管贴近近端骨段。

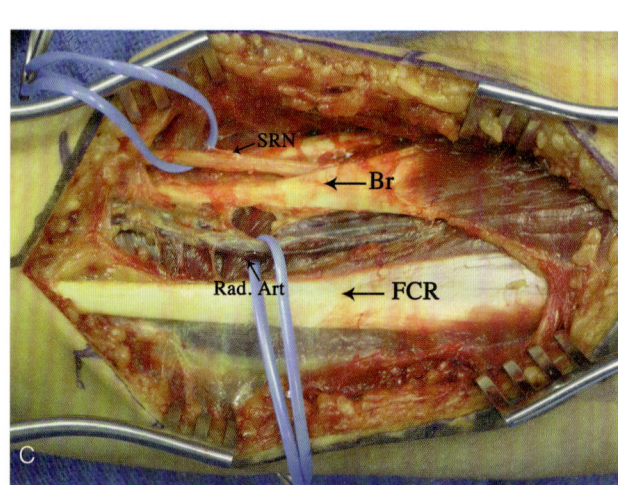
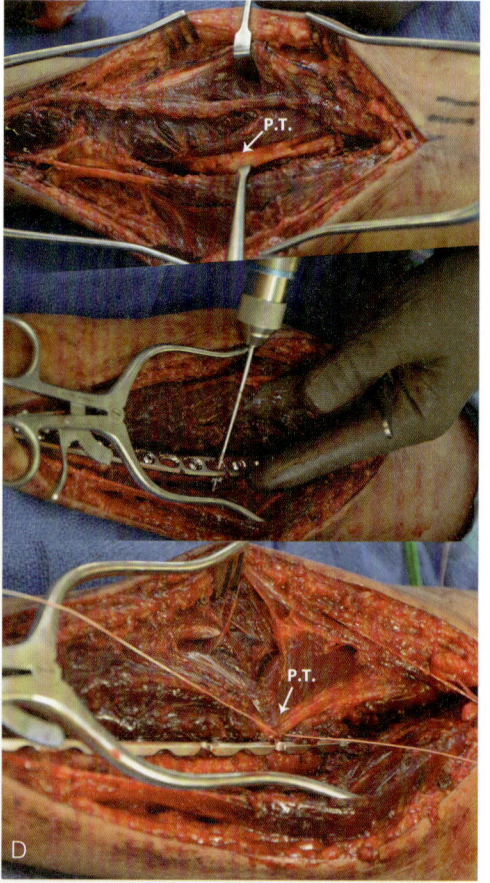
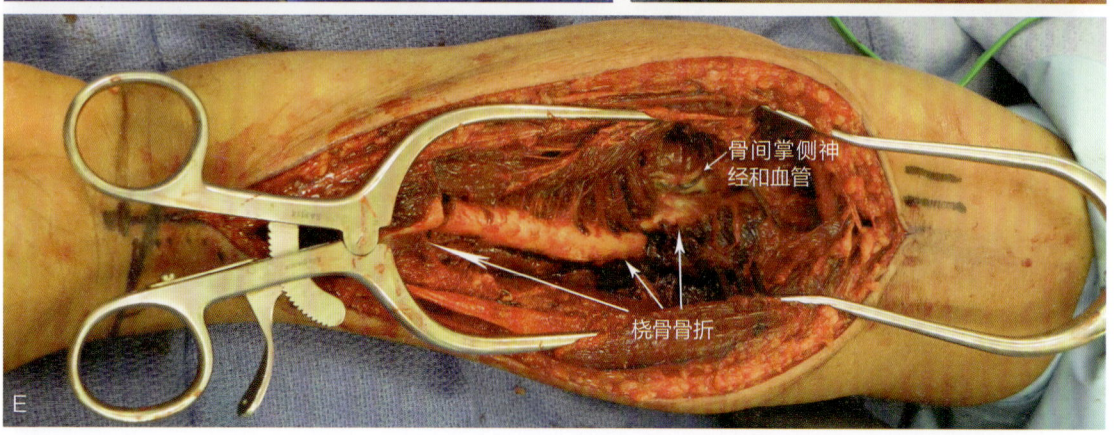

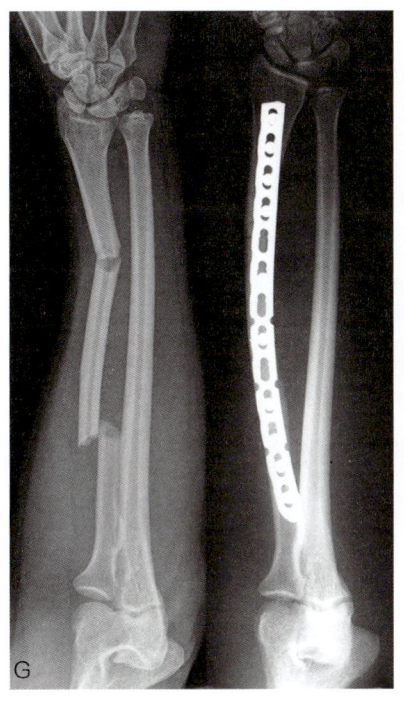
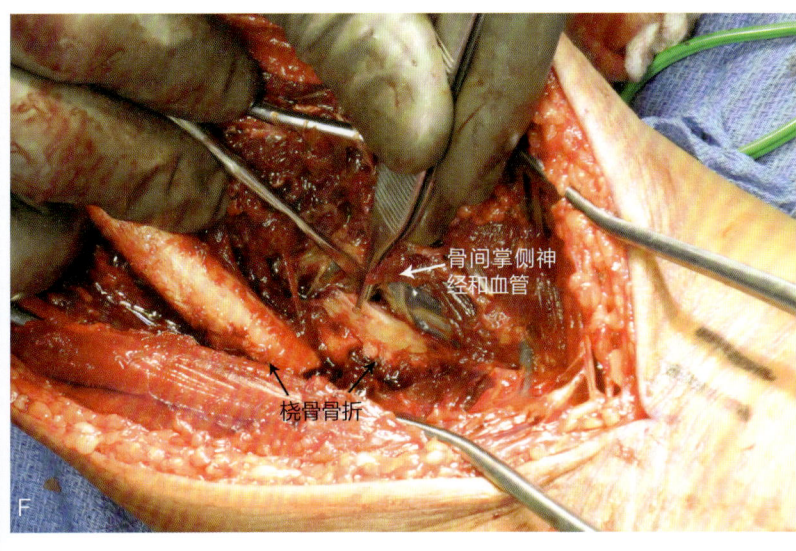

技术图1（续） F. 用Freer牵开血管，安全暴露桡骨。G. 桡骨骨折的解剖钢板固定与桡骨弓恢复。

桡骨后方入路

- 后方入路通常用于中近1/3的桡骨骨折。在下文中描述了桡骨的整个中近1/3的扩大暴露。
- 切口从肱骨外上髁到Lister结节，并以骨折为中心。
  - 切口长度通常以骨折为中心的桡骨长度的1/3（技术图2A）。
  - 钝性解剖至筋膜水平，抬高小筋膜皮瓣。穿行血管可用电刀烧灼。
  - 近端，间隔位于伸肌复合体汇合处的指总伸肌腱的白色厚肌腱带和其前侧的桡侧腕短伸肌的肌腹之间（技术图2B）。
  - 重要的是识别指总伸肌的肌腱起点，因为肘外侧韧带复合体的桡骨部分位于其深处。
  - 将白色厚肌腱带前面的筋膜切开，而Freer牵起器用于将肌纤维从间隔抬离。
  - 然后用剪刀在远端到近端方向小心剪开深筋膜，露出旋后肌，由肌纤维方向由近端-后侧到远端-前侧的变化识别（技术图2C）。
  - PIN进入旋后肌，与肌纤维的方向约呈90°。通过使用钝性拉钩将桡侧腕伸肌和肱桡肌提升离开旋后肌，可以找到进入旋后肌的PIN。
  - 或者，找到PIN的远端并向近侧穿过旋后肌探查（技术图2D、E）。
- 在桡骨的中间1/3处，找到拇长展肌和拇短伸肌，并从桡骨抬高以便暴露。

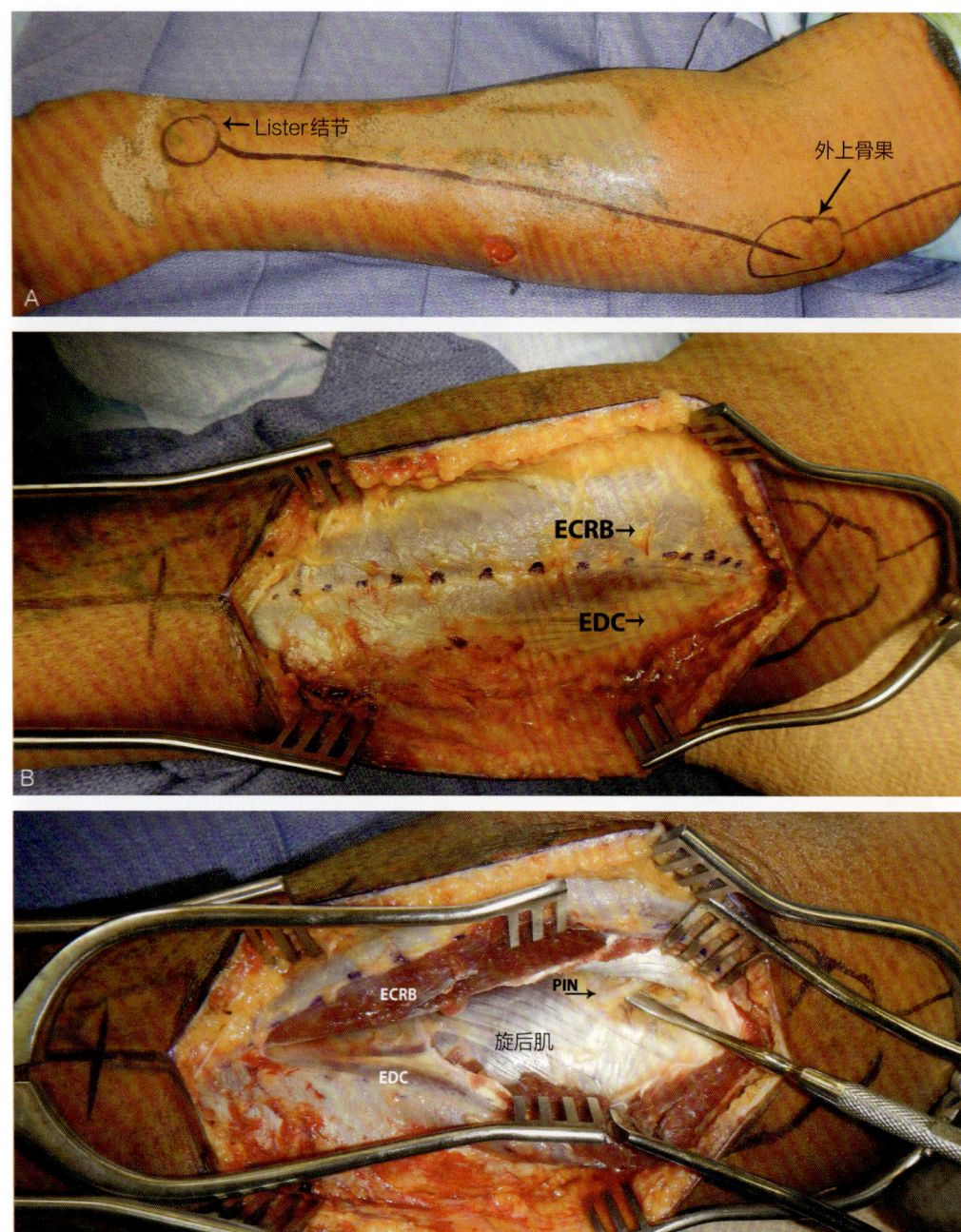

技术图2 桡骨后方入路。A. 扩大术野（肱骨外上髁到Lister结节）。B. 近端间隔位于指总伸肌（EDC）和桡侧腕短伸肌（ECRB）之间。C. ECRB和EDC的深筋膜已被分开，可以看到旋后肌的斜纤维，以及骨间后神经（PIN）进入垂直于其纤维的旋后肌。

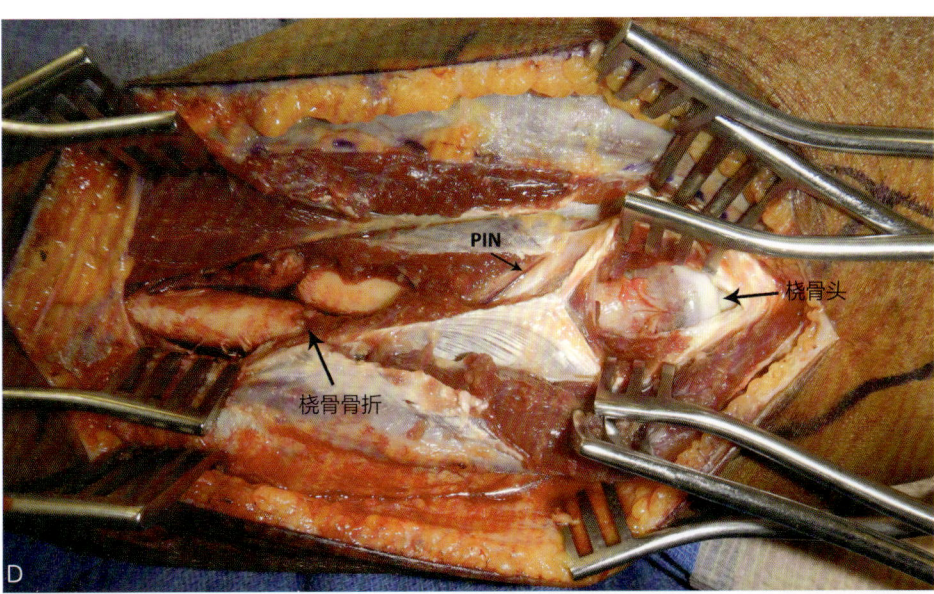

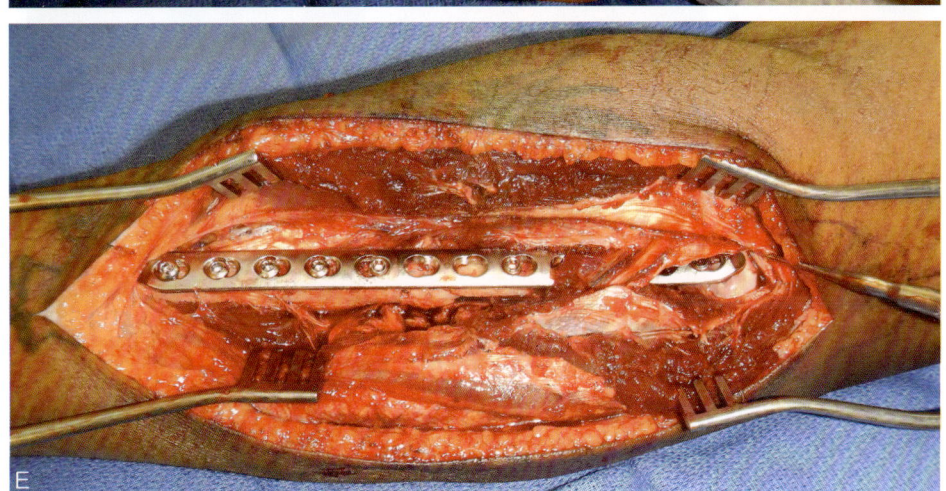

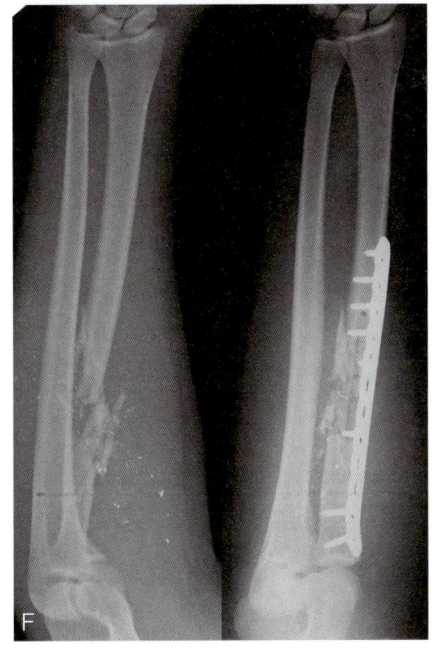

技术图2（续） D. 旋后肌已被部分分开以显示穿过其中的PIN。近端可以看到桡骨头，远端可以看到桡骨骨折处。E. 已将3.5 mm锁定加压板应用于近端桡骨。在这种情况下，只有两个近端固定螺钉可用，因此使用了锁定螺钉。F. 术前和术后X线片显示近端桡骨粉碎性骨折的桥接。使用3.5 mm锁定板。必须仔细检查钢板在近端的位置，以避免前臂撞击。根据笔者的经验，这类骨折有很大的感染和骨不连的可能。由于有继发感染的可能性，不要进行紧急骨移植。

尺骨入路

- 切口以骨折点为中心从鹰嘴到尺骨茎突。
- 切开后,进行向尺骨干的钝性剥离(技术图3A)。
- 在尺骨的远端1/3处,注意不要损伤尺神经背侧皮支,它在尺骨茎突远端的皮下组织中,倾斜于近端-掌侧至远侧-背侧方向,倾斜于手背。在较罕见情况下,它在更近端的位置越过尺骨。
- 一旦找到尺骨,如前所述(技术图3B、C),锐性切开暴露复位和固定所需术野。

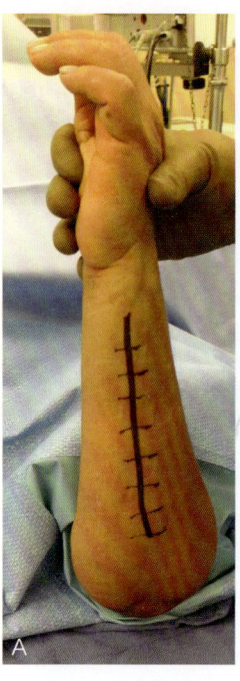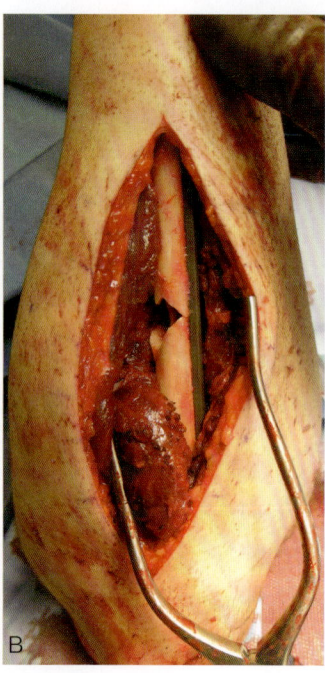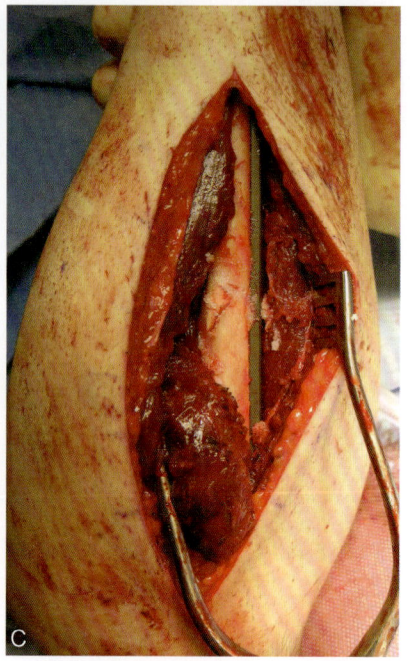

技术图3 尺骨入路。A. 沿着尺骨皮下边界绘制的切口。B. 使用背侧钢板对有蝴蝶形碎片的粉碎性尺骨骨折行切开复位和内固定(ORIF)。C. 粉碎的蝴蝶形碎片和同种异体骨移植填补缺陷(对于这类的缺损,自体骨移植可能是首选。如果需要,这可以在闭合性骨折中立即进行)。

骨折复位

- 为了固定横行骨折或较短的斜行骨折,将钢板放置在远端,首先固定远孔,然后固定近孔。
  - 用复位钳将近端骨段复位,置入标准加压螺钉。
  - 在骨折部位上具有开孔的七孔3.5 mm加压钢板通常与在骨折的两侧上放置的3个双皮质非锁定螺钉一起使用。
  - 考虑将钢板略微过度弯曲成凹形构造,以压缩与钢板相对的骨折端。
- 对于具有蝴蝶形碎片的横行骨折,笔者倾向于使用钢板外的自由螺钉来复位和固定蝴蝶形碎片。通常用2.4 mm骨皮质螺钉。
  - 通常,除非蝴蝶形碎片大到可以容纳2枚螺钉,否则不使用拉力螺钉。蝴蝶形碎片用尖头复位钳固定,并放置双皮质螺钉。使用双皮质而非拉力螺钉,使得在已经使用复位钳复位的小块骨中获得更稳定的固定。如果尝试拉力螺钉固定并且失败,则通常不可能固定蝴蝶形碎片。
  - 该操作可将三部分骨折转变为两部分骨折。避免剧烈压缩,防止早前固定的蝴蝶形碎片移位。
  - 根据笔者的经验,即使是缺乏血供的蝴蝶形碎片,通常在固定良好时也可以愈合。
- 对于粉碎性骨折,使用解剖钢板做桥接钢板。
- 同样,该钢板居中并固定在粉碎段一侧的桡骨上。助手手动牵引,并使用透视检查,直至达到所需的长度。然后将钢板固定到粉碎段的另一侧。
  - 如果手动牵引并固定钢板太麻烦,则在DRUJ附近将桡骨和尺骨用1.6 mm或2 mm光滑不锈钢针固定在一起,以保持所需的尺偏,同时钢板固定远端。

- 拍摄未受伤前臂的旋后全长前臂或腕部平片有助于确定骨长度(若没有术前平片,可以术中透视)。尺偏也可作为骨长度参考。
- 长的解剖型桡骨远端钢板有助于桡骨远端骨干骨折,特别是当骨质量差且需要更长的钢板时。
  - 如果在桡骨远端骨干掌侧使用3.5 mm加压钢板,则钢板的远端应具有弯曲以匹配桡骨远端的形状。
  - 远端为骨松质,骨松质螺钉可获得更好的握持。
- 尺骨近端骨折钢板放置在皮下,患者可有异物感。
  - 该表面具有最小的矢状弓,并且更好地抵抗肘关节屈曲和伸直的角应力。中、后第三尺骨骨折钢板放置在前后均可。
- 同样,钢板通常首先固定在较窄的一端。接下来,加压复位并固定另一端。
- 组合钢板[3.5 mm动力加压钢板(DCP)1/3管型]有助于平衡固定钢板强度和远端1/3尺骨骨折中突出的异物感问题。在最远端尺骨骨折中,使用锁定手模块钢板(2.5 mm或更大)进行90-90固定可能会有所帮助。
- 当在桡骨上使用较长钢板时(如桥接钢板或在蝴蝶形碎片存在的情况下),注意恢复桡骨弓以确保恢复正常的前臂旋转功能。
  - 可能需要预弯钢板或使用解剖钢板。

要点与失误防范

筋膜间室综合征	• 在受伤早期完成骨固定或有任何明显肿胀时,严格避免局部麻醉,以避免掩盖筋膜间室综合征 • 切勿关闭前臂筋膜。术前告知可能需要延迟2~3天后关闭皮肤 • 如果出现筋膜间室综合征,则立即进行筋膜切开减压术、钢板固定、尺骨伤口一期缝合及前臂掌侧伤口的延迟闭合
轻度放血	• 轻度放血便于识别血管,以便分离和烧灼,减少术后出血的风险(技术图1C、E)
横行骨折	• 这种断裂类型难以通过复位钳复位:首先,用离骨折端最远的孔将钢板固定到骨折一侧骨段,然后使用最靠近裂缝的孔固定钢板。最后,固定骨折另一侧骨段并继续加压固定
具有蝴蝶形碎片的斜行骨折	• 首先将蝴蝶形碎片固定到骨折的一侧,以使三部分骨折变为两部分骨折。如果需将碎片间螺钉打在钢板同侧,则将它们穿过钢板,以免干扰钢板放置
粉碎性骨折	• 获得对侧肢体X线以评估"正常"骨骼结构和尺偏。使用解剖钢板有助于骨折复位和桡骨弓的恢复
骨质疏松性骨折	• 考虑使用较长的钢板,并且在加压固定后再置入几枚锁定螺钉
在后路手术中恢复桡骨弓	• 如果在后方入路期间需要解剖学钢板,则可以将直型加压钢板手动预弯成解剖型前侧钢板,以在其放置之前获得适当的弓形

术后处理

- 蓬松柔软的扇形折叠敷料;较松的圆周石膏衬垫;并使用颈腕带。
- 鼓励肩部、肘部、前臂、手腕和手的有效运动。建议采用监督治疗,重点关注旋前、旋后动作,这是最难恢复的运动。
- 在疼痛耐受性较低的患者中,放置一个长的后方夹板,使前臂固定在中立位,并使手指可以自由运动。在术后第一次复诊时,将外固定物全部拆除。
- 对于主动运动练习后没有改善的患者,建议采用监督治疗。

预后

- 传统上,Anderson等[1]定义优秀的结果为:骨折愈合,手腕或肘部运动损失小于10°,前臂旋转损失小于25%,106例加压固定的双骨骨折治疗中结果优秀率为54%[1]。Chapman等[3]报道,在相同的标准下双骨骨折治疗结果优秀率为86%。
- 最近,Goldfarb等[4]使用手臂、肩部和手部残疾(DASH)

和肌肉骨骼功能附着(MFA)验证预后评估法,评估用3.5 mm加压钢板治疗的前臂双骨骨折的功能结果。
- 与未受伤的肢体相比,受伤肢体旋前幅度明显减少。
- 此外,当前臂和手腕的运动范围小于对侧肢体时,预后的调查问卷发现患者主观认为肢体功能降低。总体而言,基于DASH和MFA的结果被认为是好的[4]。

并发症

- 大型调查显示术后感染率约为2%[3]。
- 其他术后并发症包括筋膜间室综合征、神经损伤、桡尺骨骨质疏松症、固定失败和患者异物感。4.5 mm加压钢板的使用可能导致钢板材移除后再次骨折的发生率较高,这可能与较大的孔径有关[3]。
- 单纯桡骨和尺骨干骨折骨不连发生率很低。有节段性缺损的患者可能会出现骨不连,术后需要密切观察。戒烟和改善新陈代谢可以减少骨不连的发生。
- 桡骨骨折的旋转畸形会显著限制旋前、旋后范围,这很难纠正。
- 在桡骨干骨折固定后,桡浅神经麻痹和感觉障碍并不罕见。其大部分具有自限性,可能与前部暴露期间的过度牵拉有关。
- 沿着桡骨的尺侧缘使用单极电刀可发生医源性AIN损伤(应使用双极电刀)。
  - 另外,桡骨复位钳可能会损伤神经,故需注意将复位钳紧贴骨面。
- 近端放置的掌侧桡骨钢板可能撞击桡骨、尺骨和肱二头肌肌腱。这可以在术中的旋前、旋后测试中发现。
  - 然而,由于骨量有限,置入钢板后要重新放置可能不现实。在这种情况下可以考虑按期取除内固定装置。
- 当使用远端关节周围钢板时,特别是长钢板,必须使钢板完全接触骨面,否则可能刺激到屈肌腱。
- 需全部取下止血带并仔细止血。
  - 即使筋膜处于开放状态,也可能由皮下静脉出血导致筋膜间室综合征。

(徐俊 译,陈亦轩 审校)

参考文献

[1] Anderson LD, Sisk TD, Tooms RE, et al. Compression-plate fixation in acute diaphyseal fractures of the radius and ulna. J Bone Joint Surg Am 1975;57(3):287-297.

[2] Cai XZ, Yan SG, Giddins G. A systematic review of the non-operative treatment of nightstick fractures of the ulna. J Bone Joint Surg Br 2013;95-B(7):952-959.

[3] Chapman MW, Gordon JE, Zissimos AG. Compression-plate fixation of acute fractures of the diaphysis of the radius and ulna. J Bone Joint Surg Am 1989;71(2):159-169.

[4] Goldfarb CA, Ricci WM, Tull F, et al. Functional outcome after fracture of both bones of the forearm. J Bone Joint Surg Br 2005;87(3):374-379.

[5] Henry AK. Extensile Exposure, ed 2. Baltimore: Williams & Wilkins, 1970.

[6] Moed BR, Kellam JF, Foster RJ, et al. Immediate internal fixation of open fractures of the diaphysis of the forearm. J Bone Joint Surg Am 1986;68(7):1008-1017.

[7] Ring D, Rhim R, Carpenter C, et al. Comminuted diaphyseal fractures of the radius and ulna: does bone grafting affect nonunion rate? J Trauma 2005;59:438-441.

[8] Rouleau DM, Faber KJ, Athwal GS. The proximal ulna dorsal angulation: a radiographic study. J Shoulder Elbow Surg 2010;19(1):26-30.

[9] Rupasinghe SL, Poon PC. Radius morphology and its effects on rotation with contoured and noncontoured plating of the proximal radius. J Shoulder Elbow Surg 2012;21:568-573.

[10] Thompson JE. Anatomical methods of approach in operations on the long bones of the extremities. Ann Surg 1918;68:309-329.

[11] Trousdale RT, Linscheid RL. Operative treatment of malunited fractures of the forearm. J Bone Joint Surg Am 1995;77(6):894-902.

第5章 切开复位内固定治疗肱骨外髁移位骨折
Open Reduction and Internal Fixation of Displaced Lateral Condyle Fractures of the Humerus

Kristan A. Pierz and Brian G. Smith

定义

- 肱骨外髁骨折是指肱骨远端外侧部分骨折，可累及以下任一或所有部位：干骺端、骺板、骨骺和关节面。
- 肱骨外髁骨折占儿童肘部骨折的10%~15%，其发生率仅次于肱骨髁上骨折，居第2位[6]。
- 无移位的肱骨外髁骨折可能仅存关节软骨相连，相对不稳定的移位骨折来得稳定。

解剖

- 肱骨外髁骨折近侧总是从干骺端后外侧起始，而后顺着生长板的延伸，最后通过或绕过肱骨小头骨化中心进入肘关节。
- 关节软骨可以不受累及。
- 桡侧腕长伸肌、腕短伸肌和外侧副韧带往往仍然附着在远端骨块上。
- 若伴有显著移位，肘关节前后关节囊会撕裂。
- Milch分型[11]：依据远侧骨折线的位置将肱骨外髁骨折分类（图1）。
  - Milch I 型（较少见）：骨折线劈裂干骺端和骺板并通过肱骨小头骨化中心。
  - Milch Ⅱ型（较常见）：骨折线劈裂干骺端和骺板，在肱骨小头骨化中心内侧通过未骨化的滑车。骨折移位的滑车嵴连同前臂向外侧移位，增加了该类骨折的不稳定性。
- 因部分肱骨远端骨骺尚未骨化，很难采用Salter-Harris分类体系对外髁骨折进行分型。
  - 起自干骺端经过骺板和肱骨小头骨化中心的骨折（Milch I 型）等同于Salter-Harris Ⅳ型骨折。
  - 起自干骺端经过骺板，于肱骨小头骨化中心内侧通过非骨化的滑车的骨折（Milch Ⅱ型）可能在影像学上与Salter-Harris Ⅱ型骨折相似，但由于其累及关节软骨，应等同于Salter-Harris Ⅲ、Ⅳ型骨折。
- 根据移位程度的不同，另有度量等级分类法[8,13]。
  - Ⅰ度：骨折累及干骺端和骺板，但未损伤关节软骨，故能限制其移位（移位<2 mm）。
  - Ⅱ度：骨折通过关节面，但移位程度小（移位2~4 mm）。
  - Ⅲ度：骨折通过干骺端、骺板和关节面，通常伴有远端骨折块旋转（图2）。

发病机制

- 典型的外髁骨折发病机制是摔倒时手臂外展伸直位撑地致伤。
- 肘关节伸直时前臂旋后内收可导致外髁撕脱骨折。
- 轴向与外翻应力负荷可导致外髁骨折。
- 外髁骨折通常是单一损伤，但也可合并肘关节半脱位、桡骨头或尺骨鹰嘴骨折。

自然病程

- 肱骨外髁骨折的自然病程取决于骨折初始移位的情况及骺板的生长潜力[5]。
- 完全没有移位的骨折无论何种治疗均可自愈。
- 如果关节软骨断裂或存在严重的软组织损伤，无移位骨折经过一段时间可发生移位。
- 可能由于干骺端血液循环差，骨折端被滑液浸泡，髁部骨块附着肌肉牵拉，即使无移位骨折也可出现延迟愈合。
- 接近解剖对位的骨折愈合可获得优异的功能和外形

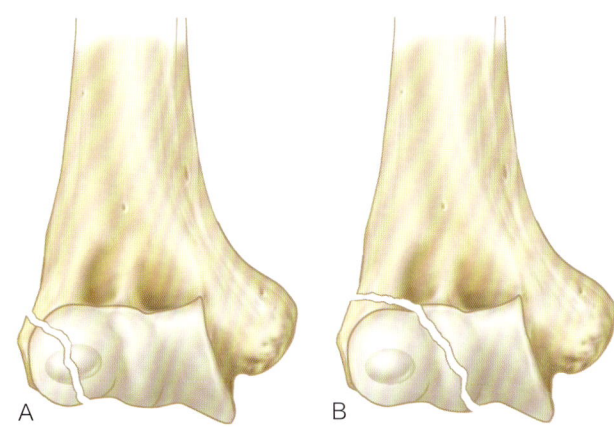

图1 Milch依据远侧骨折线的位置将肱骨外髁骨折分类。A. I 型骨折线劈裂干骺端和骺板并通过肱骨小头骨化中心。B. Ⅱ型骨折线劈裂干骺端和骺板，在肱骨小头骨化中心内侧进入滑车沟。

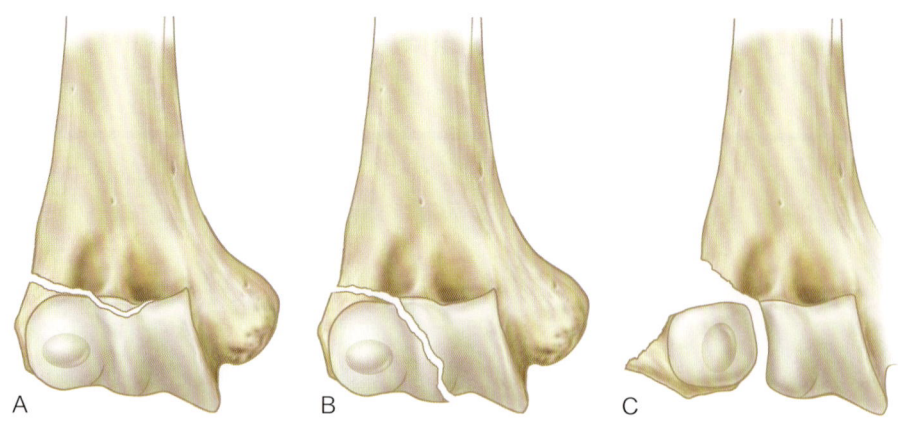

图2 许多肱骨外髁骨折的分型依据骨折的移位程度。A. Ⅰ型骨折没有移位，不累及关节面。B. Ⅱ型骨折累及关节面，但移位较小（0~2 mm）。C. Ⅲ型骨折块移位>2 mm且可伴有旋转。

结果。
- 外髁骨折合并骺板外侧早闭可导致肘外翻畸形和迟发型尺神经麻痹。
- 外髁骨折合并骺板中央早闭可导致"鱼尾状"畸形，这主要是内外侧骺板持续性生长而中间部分生长受限所致。

病史和体格检查

- 多数患者自诉摔倒致伤，或手臂外展伸直位撑地或从某高处坠落，导致肘关节疼痛和活动障碍。
- 很难从患儿处获得完整病史，故需询问家长或看护者。
- 体检时医生需耐心，患儿可能很害怕。医生需让患儿指出疼痛部位，该部位应最后检查，以此来建立患者的信任感，并排除其他合并损伤。
- 医生需仔细检查找肘关节周围明显畸形、肿胀、瘀斑和开放伤口的情况。
- 医生需仔细检查脉搏和毛细血管充盈情况。
- 需与健侧比较，评价感觉情况。不要用手指挠患儿并问"你感觉如何？"医生应该触摸双手的相同部位，并问"感觉一样还是不一样？"
- 在整个接诊的过程中，通过观察患儿的自主活动来评估运动功能。当医生要求时，胆小的孩子可能会拒绝活动，但如果家长或同胞要求的话，倒能使其展示自主活动。在体检过程中，保持轻松玩乐的氛围非常有帮助。例如，当要检查尺神经功能时，可要求5岁的孩子做手势表示他(她)有多大，比要求其伸直手指更有效。
- 在触诊肘关节前，先触诊腕关节和肩关节。
- 用一根手指触诊鹰嘴、内上髁、肱骨后侧、外侧髁和桡骨头来确定损伤部位，如有捻发音提示存在骨折移位和不稳定。
- 内翻应力试验时活动增加提示骨折不稳定。由于会引起疼痛，孩子清醒时很少能做此试验，该试验常在手术中使用而不用于术前诊断。

影像学和其他诊断性检查

- 对疑似肱骨外髁骨折，需摄前后位、侧位及内斜位X线片(图3A~C)。
- 内外翻应力摄片可提示骨折的稳定性。由于孩子清醒时通常无法忍受这类摄片，所以很少能在手术室外进行。
- 对没有移位或极小移位的骨折，可使用MRI来检查关节面是否断裂[7](图3D)。
  - 此检查费用昂贵，很少用于决定是否手术，且在检查过程中经常需对孩子施行镇静措施，因此并非常规检查项目。
- 关节造影可提供外髁骨折时关节面平整性的细节，不过它通常用于术中评估[10](图3E)。

鉴别诊断

- 挫伤。
- 外侧副韧带牵拉或扭伤。
- 桡骨头或颈部骨折。
- 肱骨髁上骨折。
- 经骺板骨折。
- 内髁骨折。
- 尺骨近端或孟氏骨折。
- 肘关节脱位。
- 虐童伤。

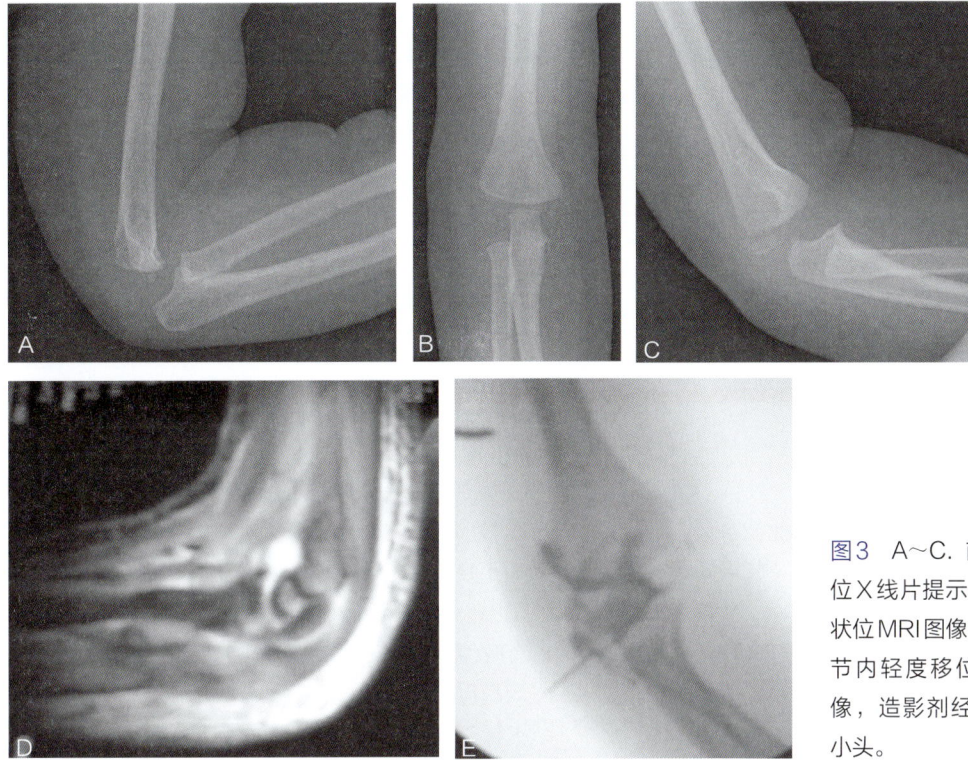

图3 A~C. 前后位、侧位和内斜位X线片提示外侧髁骨折。D. 矢状位MRI图像提示外髁骨折块向关节内轻度移位。E. 术中造影图像,造影剂经骨折内侧渗入肱骨小头。

非手术治疗

- 没有移位或移位<2 mm的肱骨外髁骨折可使用非手术治疗。
- 使用90°屈肘位长臂支具或石膏固定上肢,前臂处于中立位。
  - 石膏管型不宜过重或过短,否则易下滑,增加迟发移位的风险。
- 3~5天后应复查X线片,排除进一步移位可能。
- 如果发生移位,有手术指征。
- 如果骨折没有移位,则维持长臂石膏托1周,然后再复片。
  - 如果骨折仍没有移位,则继续石膏固定3~4周,或直到骨折有愈合的放射学表现。
- 骨折块血运差或被关节液浸泡时,可能发生骨折延迟愈合,需要固定长达12周。

手术治疗

- 外伤当时或在保守治疗的早期,外髁骨折移位>2 mm 或存在旋转移位者建议手术治疗[1]。
- 当极小移位的骨折经关节摄片证实关节面平整时,可采用闭合经皮克氏针固定技术治疗。
- 移位骨折需要进行开放手术。

术前计划

- 术前仔细检查并记录神经、血管状况。值得庆幸的是,单纯的外髁骨折不同于髁上骨折,极少合并神经或血管损伤。
- 肘关节前后位、侧位及内斜位摄片足以用来决定是否手术。
  - 移位>2 mm者需要手术干预。
- 在2个或2个以上位置摄片提示移位者,需要开放手术治疗。
- 在1个位置摄片上存在移位者,提示骨折块靠关节软骨相连,可通过经皮穿针技术治疗。
- 临界性骨折移位(2~3 mm)者,在麻醉下行应力位摄片或关节造影可指导治疗。

体位

- 患儿全麻后,仰卧于手术床上。
- 患儿应放置于手术床边,便于术中透视手术肢体(图4)。

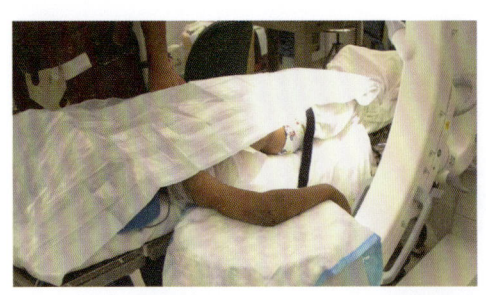

图4 将患儿放置于床边,便于透视,透视机的基座可用作扶手台。

- 当心操作以免患儿的头从手术台边坠落。在患儿头下放一个泡沫圈,有助于保持患儿头部稳定。此外,将一前臂床放置于手术床的近侧,有助于支撑患儿头部。
- 标准透视机的接收终端可作为搁置患肢的手术台。将透视机从床脚移向头侧,可腾出空间使术者和助手能触及周关节的外侧。
  - 或者,可使用手外科侧附台,铺巾后将透视机推近。
- 消毒铺巾后推荐使用消毒止血带,便于充分显露肘关节。

闭合复位经皮克氏针固定

- 对极小移位的骨折(2~4 mm)可采用此技术。
- 需要在麻醉下做内翻应力摄片和/或关节摄片,评估骨折稳定性。
- 推荐使用两根交叉的光滑钢针。虽然使用0.062 in(1.57 mm)的克氏针通常足够了,但对于稍大的患儿,还可使用5/64 in(1.98 mm)斯氏针。
- 第1根针经皮从外髁远端穿入,固定到干骺端。
  - 钢针必须从远端外侧向近端内侧置入,穿透内侧皮质。
- 第2根针的置入方法相同,在骨折部位将两针分开。
  - 增加两根针之间的距离有助于提高骨折端的稳定性[2](技术图1A)。
- 为了使钢针分开程度满意,钢针可交叉在肱骨小头骨化中心(技术图1B、C)。
- 有时,需要用第3根针固定。如果置入两根针后透视下做内翻应力试验,骨折端仍有活动,则需要增加1根钢针。
- 钢针于皮肤外剪断,弯曲90°。
- 在皮肤与钢针剪断缘之间可放置一个消毒圈,也可在其间放置无菌垫,这有助于防止在术后肿胀期钢针末端进入皮肤。

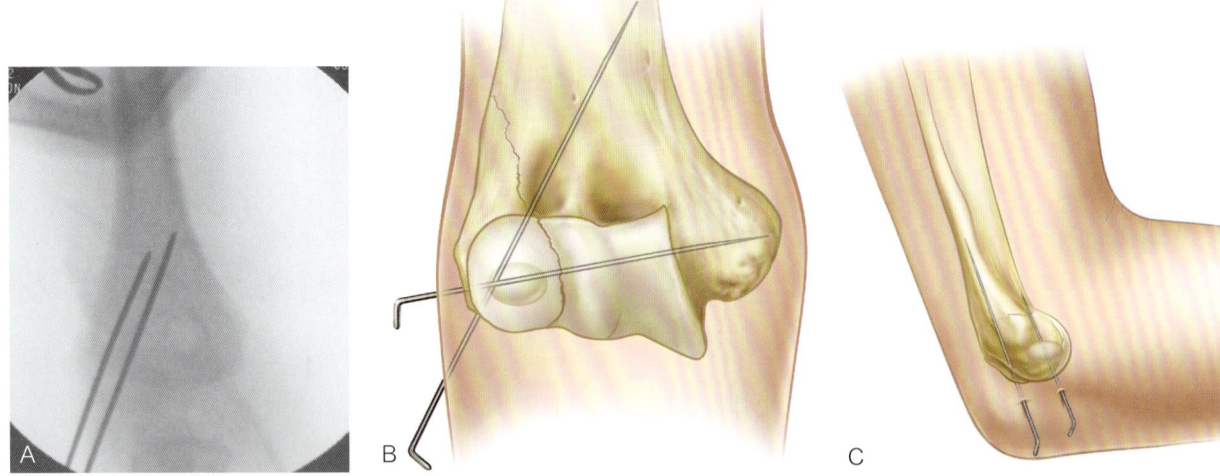

技术图1 A. 术中透视显示两枚经皮克氏针稳定外髁骨折块。B、C. 前后位和侧位像显示两枚分散固定骨折的克氏针的位置。

切开复位内固定

- 不稳定骨折需要开放手术治疗,这包括急性的移位骨折和原本没有移位而在随访早期发生移位的骨折[9,14]。

暴露

- 采用外侧Kocher入路,但沿肱桡肌的分叉点直接显露外髁的解剖方法更方便。
- 做一个5~6 cm长的弧形切口,其在肘关节近端占切口的2/3,远端占1/3(技术图2A)。
- 经肱桡肌和肱三头肌间隙进入,显露肱骨外髁。肘关节前关节面可由近至远切开并牵拉开肘窝前方软组织来显露[15]。
  - 虽然骨折部位血肿会增加区分肌肉层次的难度,通过肱桡肌腱膜破裂处可找到骨折端。
- 尽可能在前方进行解剖显露。当位于肱骨远端前方的软组织被游离后,应注意避免从骨折后方再剥离任何软组织,因为这里有滋养外髁的血供[18](技术图2B)。
- 当可从前方看到肱骨滑车或骨折内侧时,表示显露完毕。

复位骨折

- 骨折复位的目标是恢复关节面平整,没有台阶。
- 使用Zenker撑开器或类似器械提起前方软组织,直视下检查关节面。
  - Zenker撑开器狭窄且成角,有助于提起并牵开前方软组织,不会过度增加软组织的张力(技术图3A)。
  - 小手指或拉钩可伸进肘前关节内,触摸滑车-小头交界部。
  - 此时,普通的餐叉也是有用的器械。
    - 将外侧刺条向后掰弯,使叉子变窄,使中间的叉刺可伸进小伤口。
    - 可用中间的叉刺固定住骨折远端,然后将其旋转并推顶到位。
  - 叉刺间的间隙正好为置入克氏针留出了空间(技术图3B)。
  - 或者,可使用1枚克氏针插入远端骨折块作为杠杆帮助骨折复位。

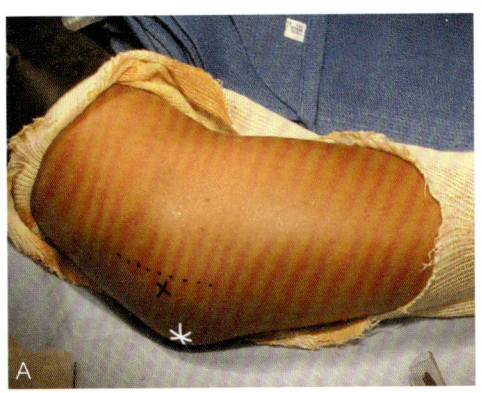

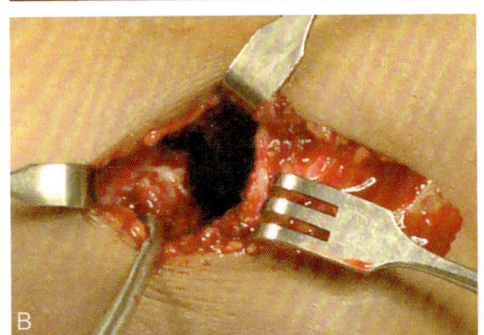

技术图2 A. 采用外侧Kocher入路(虚线标记,*号表示鹰嘴)。B. 经前侧显露关节面。

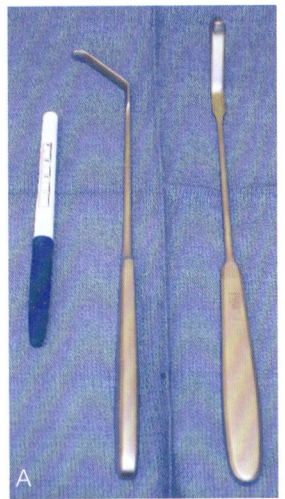

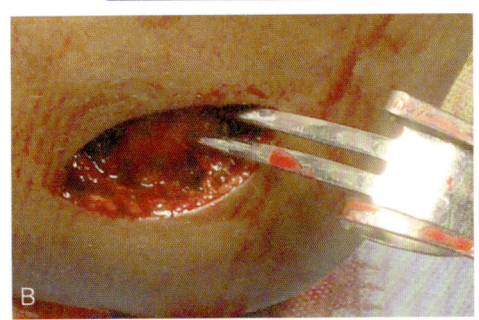

技术图3 A. Zenker拉钩很窄且有一定角度,非常适合牵开前方软组织(笔为尺寸对照)。B. 经消毒的餐叉可用来做复位工具。

固定

- 一旦骨折复位后,将1枚光滑的克氏针经骨折远端的干骺端部贯穿骨折,穿入骨折近端的内侧皮质。
- 第2枚克氏针(或原来做杠杆的克氏针)可继续进针,通过骨折穿入内侧皮质。
- 剪断钢针并弯曲90°于皮肤之外,术后4周(3~6周,取决于影像学出现愈合)可较为容易地取出[3,17]。
  - 或者,可将钢针剪得很短,折弯埋于皮下,可降低钉道感染的风险,但需要日后手术取出钢针[4](技术图4)。
- 如果钢针剪断折弯后放置在皮肤外侧,最好经切口后侧独立穿刺口置入钢针。
  - 如果钢针必须经切口放置,在缝合伤口前将它剪短,而后再将后侧皮肤往前提,覆盖尖锐的钢针末端。
- 增加钢针在骨折端的间距能提高抗旋转能力。
  - 可吸收生物内植物已开始运用,但是长期随访效果不明[16]。
- 在年龄较大且干骺端骨块较大的患儿中,还可使用加压螺钉替代钢针做固定。
  - 骨折愈合后,凸起的螺钉头会产生不适症状,需要二次手术取出。
  - 加压螺钉拧过未成熟的软骨,会阻碍幼儿的骨生长。
  - 故此技术常被用于骨折延迟愈合或骨不连的治疗。
- 在多数病例中可使用缝线缝合外侧骨膜,可减少骨刺形成的可能,同时增加稳定并加速愈合。

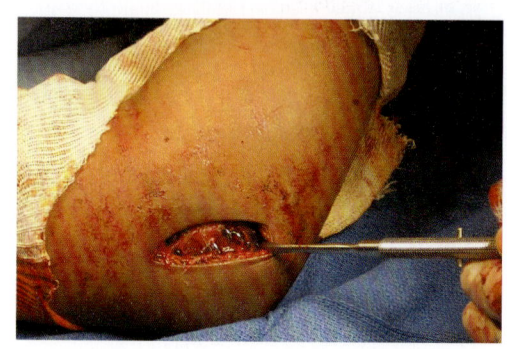

技术图4　复位和固定后,剪短克氏针并折弯,埋于皮下。

要点与失误防范

非手术治疗	• 必须在3~5天后摄片复查 • 任何程度的复位丢失均提示骨折不稳定,迫切需要手术干预
术后骨刺形成	• 术后常在干骺端的后侧或后外侧形成骨刺,这在肘关节侧位平片上容易观察到。骨性隆起在临床可表现为肘内翻的外观,所幸有自行缓解趋势,很少需要治疗。初期就告知患儿家长出现该并发症的可能,可减轻随后产生焦虑情绪
术后肿胀	• 在留置于皮肤外剪断折弯的钢针尾部下放置衬垫,可减小在石膏内皮肤肿胀埋没针尾或针尖陷入肿胀皮肤的危险 • 术后劈开石膏管型可减少并发骨筋膜室综合征的风险
骨延迟愈合或骨不连	• 常见于非手术治疗的患儿 • 可能需要延长石膏固定时间至12周 • 如果骨折不愈合,则需切开复位并植骨
肘外翻畸形和迟发性尺神经麻痹	• 外侧骺板早闭而内侧继续生长导致肘关节逐渐出现畸形 • 解剖复位可降低此风险 • 随访摄片可显示该畸形 • 神经症状可在数年后显现,因此须告知患者有关尺神经受牵拉的症状及体征
肘内翻	• 使用非手术方法治疗不稳定性骨折,可导致骨折远端向近侧外侧移位,使肘关节移至内翻位 • 早期仔细随访,及时固定不稳定性骨折即可预防此并发症

术后处理

- 将上肢用长臂石膏固定在肘关节屈曲90°,前臂处于中立位或轻度旋前位。
- 如果肿胀明显,应在手术室时即劈开石膏,1周后再在外面缠绕些石膏绷带。
- 术后1周时随访摄片,检查是否存在复位丢失。
- 通常在4周后拔除钢针。
  - 对于拔除钢针的确切时间存在争议。尽管有些报道显示骨折在3周时即可获得足够的愈合,但一般需要4~6周。何时取出钢针,需根据早期骨痂形成的影像学证据来决定。
- 取出钢针后,应鼓励患者早期进行主动轻柔的关节活动。
- 对于依从性较差、活动不能自控的患儿,可佩戴脱卸式支具后托限制活动。
- 患儿很少需要接受物理治疗或作业疗法,但对关节活动度没有进展的患儿,推荐做上述治疗。

结果

- 及时接受治疗，骨折愈合在解剖位置且术后没有并发生长停止的患儿，预期可获得优异(90%)的功能和关节活动度。10%的患儿在伤后1～2年会丢失轻微的关节伸展度(10°～15°)[17]。
  - 若关节软骨存在移位，患儿发生并发症的风险是关节软骨完整者的3倍[19]。
- 目前尚缺乏长期随访患儿至成人的疗效研究。
- 在骨折后3周或更晚接受切开复位的患儿，发生下列并发症的危险性较大：关节活动度丢失(约34%)、骺板早闭、外翻畸形、迟发性尺神经麻痹和缺血性坏死。因此，早期治疗非常重要[8]。

并发症

- 可并发针道感染，但往往在钢针拔除和口服抗生素后缓解。
- 术后经常于干骺端后侧或后外侧形成骨刺，通常在侧位像上显示得最清楚(图5)。骨刺的大小与最初骨折的移位程度相关[12]。所幸的是，骨刺随时间推移有自行消退的倾向，并且很少产生症状，通常不需要治疗。
- 非手术治疗的患者发生骨折延迟愈合和骨不连比手术治疗的患者更常见。
- 骨折畸形愈合可发生在非手术治疗的不稳定性骨折者或并发骨骺早闭者。
- 骨缺血性坏死更常见于接受手术治疗的患者，可能是由于过度的后方剥离破坏了骨骺的血液供应。
- 迟发性尺神经麻痹可随着外翻畸形进行性加重而缓慢发展，而外翻畸形是由于骨骺早闭或骨不连所导致。

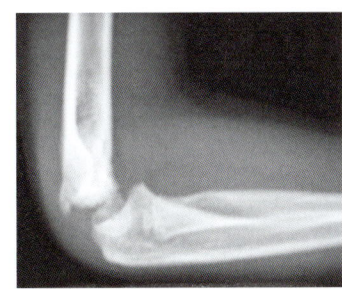

图5 侧位片显示术后起于干骺端后缘的骨刺。

(徐俊 译，鲍琨 审校)

参考文献

[1] Bhandari M, Tornetta P, Swiontkowski MF. Displaced lateral condyle fractures of the distal humerus. J Orthop Trauma 2003;17: 306-308.

[2] Bloom T, Chen LY, Sabharwal S. Biomechanical analysis of lateral humeral condyle fracture pinning. J Pediatr Orthop 2011;31: 130-137.

[3] Cardona JI, Riddle E, Kumar SJ. Displaced fractures of the lateral humeral condyle: criteria for implant removal. J Pediatr Orthop 2002;22:194-197.

[4] Das De S, Bae DS, Waters PM. Displaced humeral lateral condyle fractures in children: should we bury the pins? J Pediatr Orthop 2012;32:573-578.

[5] Flynn JC, Richards JF Jr, Saltzman RI. Prevention and treatment of nonunion of slightly displaced fractures of the lateral humeral condyle in children. An end-result study. J Bone Joint Surg Am 1975;57(8):1087-1092.

[6] Gorgola GR. Pediatric humeral condyle fractures. Hand Clin 2006;22:77-85.

[7] Horn BD, Herman MJ, Crisci K, et al. Fractures of the lateral humeral condyle: role of the articular hinge in fracture stability. J Pediatr Orthop 2002;22:8-11.

[8] Jakob R, Fowles JV, Rang M, et al. Observations concerning fractures of the lateral humeral condyle in children. J Bone Joint Surg Br 1975;57:430-436.

[9] Launay F, Leet AI, Jacopin S, et al. Lateral humeral condyle fractures in children: a comparison of two approaches to treatment. J Pediatr Orthop 2004;24:385-391.

[10] Marzo JM, D'Amato C, Strong M, et al. Usefulness and accuracy of arthrography in management of lateral humeral condyle fractures in children. J Pediatr Orthop 1990;10:317-321.

[11] Milch H. Fractures and fracture-dislocations of the humeral condyles. J Trauma 1964;4:592-607.

[12] Pribaz JR, Bernthal NM, Wong TC, et al. Lateral spurring (overgrowth) after pediatric lateral condyle fractres. J Pediatr Orthop 2012;32:456-460.

[13] Rutherford A. Fractures of the lateral humeral condyle in children. J Bone Joint Surg Am 1985;67:851-856.

[14] Song KS, Kang CH, Min BW, et al. Closed reduction and internal fixation of displaced unstable lateral condylar fractures of the humerus in children. J Bone Joint Surg Am 2008;90:2673-2681.

[15] Sullivan JA. Fractures of the lateral condyle of the humerus. J Am Acad Orthop Surg 2006;14:58-62.

[16] Takada N, Otsuka T, Suzuki H, et al. Pediatric displaced fractures of the lateral condyle of the humerus treated using high strength, bioactive, bioresorbable F-u-HA/PLLA pins: a case report of 8 patients with at least 3 years of follow-up. J Orthop Trauma 2013; 27(5):281-284.

[17] Thomas DP, Howard AW, Cole WG, et al. Three weeks of Kirschner wire fixation for displaced lateral condylar fractures of the humerus in children. J Pediatr Orthop 2001;21:565-569.

[18] Wattenbarger JM, Gerardi J, Johnston CE. Late open reduction internal fixation of lateral condyle fractures. J Pediatr Orthop 2002; 22:394-398.

[19] Weiss JM, Graves S, Yang S, et al. A new classification system predictive of complications in surgically treated pediatric humeral lateral condyle fractures. J Pediatr Orthop 2009;29:602-605.

第6章 切开复位内固定治疗肱骨内上髁骨折
Open Reduction and Internal Fixation of Fractures of the Medial Epicondyle

Brian G. Smith and Kristan A. Pierz

定义
- 累及肘关节内侧的外伤可导致内上髁骨折,系肱骨内上髁骨骺的损伤。

解剖
- 肱骨内上髁骨折累及位于肘关节后内侧的内上髁骨骺。
- 屈肌–旋前肌群起自该骨骺,包括掌长肌、桡侧和尺侧腕屈肌、指浅屈肌、部分旋前圆肌和尺侧副韧带(图1)[3]。

发病机制
- 肘关节内侧受到直接暴力可能导致内上髁骨折,但较少见。
- 更为常见的是摔倒时前臂过伸支撑,使得附着在内上髁的肌肉收缩产生张力,导致内上髁的撕脱骨折。肘关节常合并内上髁骨折,但可能在外伤当时即自动复位(图2)。
- 相当大的力量作用于手臂,才可导致肘关节脱位和尺侧副韧带的断裂。该韧带是稳定肘关节的主要结构,它能撕脱内上髁,此骨骺有时可嵌顿在肘关节内[3]。
- 过度使用肘关节可能导致慢性应力损伤或骨骺炎,如"小团体肘"。

自然病程
- 肱骨内上髁的治疗结果取决于骨折的移位大小和患者对肘关节功能的要求。
- 一般而言,微小的移位骨折经非手术治疗可得到良好的治疗效果,尤其是当患者并非运动员或骨折发生在非优势侧肢体时。
- 未经治疗的移位骨折可能会引发慢性肘内侧不稳定,甚至发生反复的肘关节脱位。
  - 投掷类运动员的运动能力将受到明显损害[9]。

病史和体格检查
- 对于任何肘关节损伤,必须探求其损伤机制,特别关注摔倒的细节。虽然患儿很难自述这些信息,但其周围常会有目击者。内上髁骨折通常由摔跤致伤。
- 体格检查时最重要的是检查神经和血管情况,并评估肘关节的稳定性。判断肘关节的稳定性包括根据临床评估和影像学证据以确定肘关节是否存在脱位。
- 评价肘内侧的稳定性对于选择治疗方案非常重要。
- 外翻应力试验阳性可确认肘关节内侧存在不稳定。持

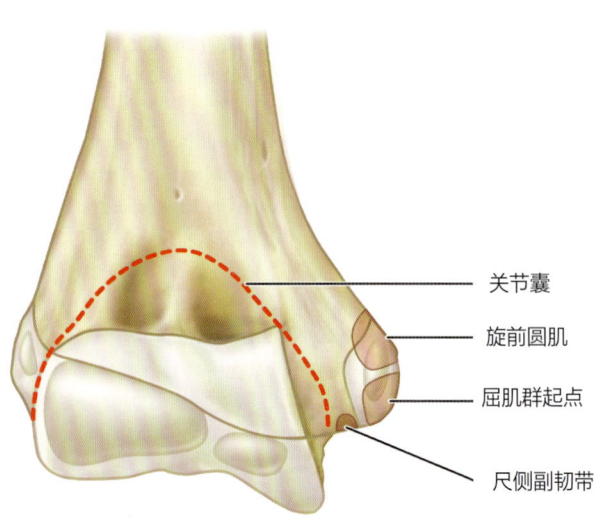

图1 附着于肱骨内上髁肌肉和韧带的解剖标志。
关节囊 / 旋前圆肌 / 屈肌群起点 / 尺侧副韧带

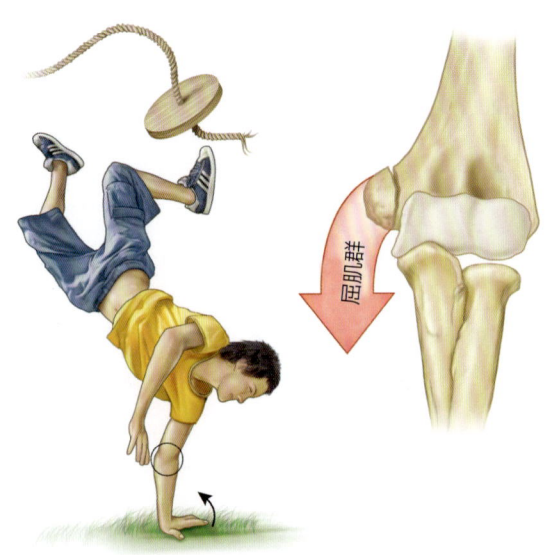

图2 常见的损伤机制:摔倒时前臂过伸支撑使得内上髁被拉断或者推断。

续的肘内侧不稳定导致运动员或重体力劳动者出现明显的肘关节功能障碍。

影像学和其他诊断性检查

- 诊断内上髁骨折需要摄标准的肘关节前后位（AP）和侧位片，而斜位片有助于更好地看到位于肱骨远端后内侧的内上髁。
- 生长板增宽可能是仅有的损伤征象，所以健侧对照片有助于评估骨折移位的程度。
- 如果肘关节摄片发现内上髁缺失而怀疑嵌顿于关节内时，个别病例可能需要行关节造影、CT或MRI检查。

鉴别诊断

- 内髁骨折。
- 髁上骨折。
- 肘关节脱位。

非手术治疗

- 自1950年起，Smith成为采用非手术治疗这种损伤的坚决拥护者。他指出该骨折主要累及骨骺而不是骺板，因此并不影响未来的骨生长。他还提出，复位不佳甚至骨折不愈合并不一定导致肘关节功能和力量差[3]。
- 在瑞典，所有此种损伤的患者均接受非手术治疗。最近的一研究显示，96%的患者预后优良，超过60%的患者获得纤维骨愈合或骨不连[3]。
- 有两项研究比较了手术与非手术治疗的效果。Bede等[1]发现非手术治疗效果优于手术治疗。
  - Farsetti等[5]报道了采用非手术治疗和切开复位克氏针固定（ORIF）治疗移位骨折，得到类似的结果。
- 内上髁骨折的非手术治疗指征包括：对肘关节无过高运动要求的患者，以及绝大部分非优势肘骨折的患者。
- 内上髁骨折的非手术治疗包括：夹板固定5~7天或待至软组织肿胀消退，然后尽早开始进行早期主动的关节活动度锻炼。
  - 肘关节活动度恢复较慢者可进行理疗，但应避免被动牵伸导致更大的损伤。

手术治疗

- 绝对手术指征。
  - 内上髁骨折块嵌顿在肘关节者。
  - 肘关节脱位合并尺神经损伤。
- 相对指征。
  - 对功能要求高的肘关节脱位患者。
  - 对功能要求高的肘内侧不稳定的移位骨折患者。

术前计划

- 术前仔细查看影像学资料，评估肘关节的复位情况和内上髁骨折的移位程度（图3）。研究表明，基于CT扫描的成像结果，X线平片可能低估了内上髁骨折的实际移位[4]。
- 全面评估上肢的神经和血管状况，特别注意对尺神经的检查。
- 通常在镇静或麻醉下行外翻应力试验，评估肘关节内侧的不稳定情况。

体位

- 患者仰卧于手术床上，肩外展90°，上肢置于可透视的手外科桌上。外旋上臂以便显示肘关节内侧（图4）。
- 对于较小的患儿，可根据医生的喜好将C臂机的接收器底座当作手术台。
- 主刀医生应位于患者的腋窝侧进行手术。
  - 亦可推荐另一种体位：将患儿肩内旋来放松屈肌-旋前肌群，以便骨折复位[6]。

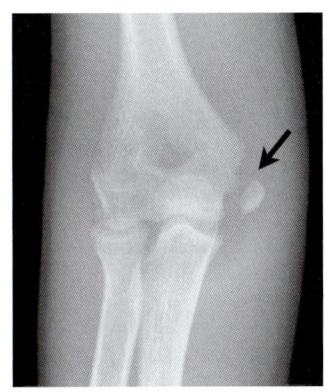

图3 损伤的X线片表现，内侧髁移位并进入关节。

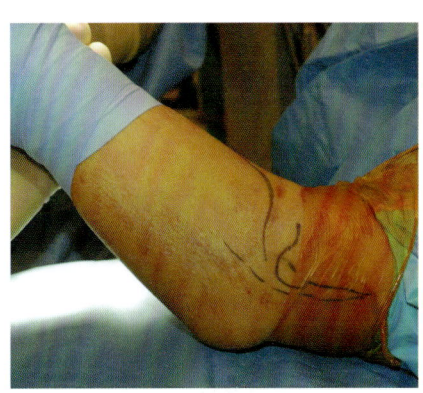

图4 显露内上髁的手术入路和前臂体位。标记尺神经。

切开复位中空加压螺钉内固定技术

- 上臂止血带祛血充气后,以内上髁为中心做一长约4 cm的皮肤切口(技术图1A)。在移位骨折中,不需要太多解剖,骨折块就在皮下。
- 应显露并保护好尺神经。大多数学者并不推荐常规做神经松解或转位。
- 显露骨折并清理机化的血肿(技术图1B)。
- 使用巾钳复位骨折,屈肘并将其旋前,结合屈曲腕关节有助于复位骨折。
- 有些医生建议刮除骨骺软骨以加速骨折愈合,若不刮除,骨折愈合后依然是骨骺。这个技巧对于渴望尽快恢复运动的投掷类运动员而言特别有利。
- 使用1~2枚4.0 mm中空加压螺钉的导针固定骨折,也可用18号针头做第2枚固定针[7]。
- 另一种进针方法:自内上髁骨折块的内侧钻孔,沿骨折缘剪断钢针,用钢针做操纵杆帮助骨折复位至肱骨髁,而后将导针转入髁内[7]。有些医生会预先在肱骨干骺端钻孔,使骨折复位更容易些。
- 透视检查骨折的复位和导针的位置。
- 用作进一步扩孔的导针不应进入鹰嘴窝。在钻孔和置入螺钉时,第2枚导针为骨折端提供旋转稳定性。
- 选用合适长度的螺钉经导针拧入,固定骨折。
  - 为了使固定的表面积增宽和避免钉头下沉,可使用1枚垫圈。
- 术中摄肘关节前后位和侧位片,以确认骨折复位和固定位置满意(技术图1C~G)。
- 在关闭伤口前,必须检查肘关节的稳定性并确保能全幅度活动。
- 标准缝合伤口,石膏或夹板固定于屈肘90°。

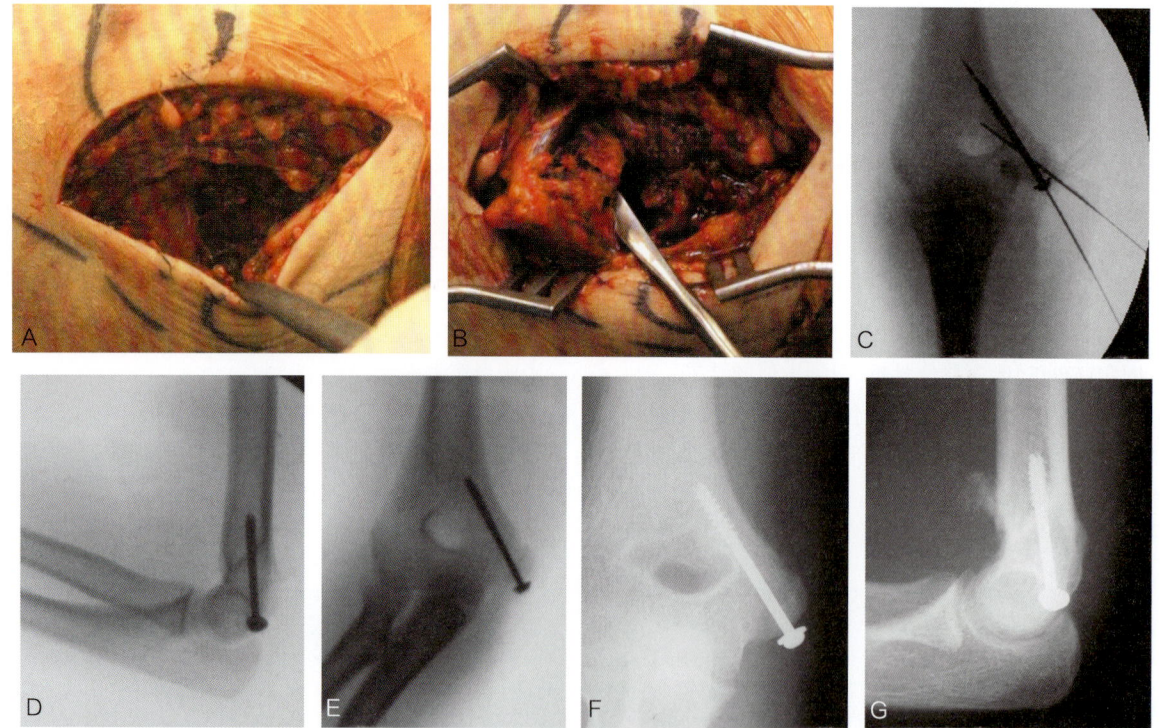

技术图1　A. 做切口并标记尺神经。B. 游离骨折块。C. 透视显示跨骨折块的2枚针固定的旋转稳定性。D、E. 透视显示空心钉固定情况。F、G. X线片显示骨折愈合,侧位片提示前方有异位骨化形成。

缝合或克氏针固定

- 如果内上髁骨折过于粉碎,对要求较高或伴肘内侧不稳定者,可用缝线缝合修复。
- 该方法是将腱性组织缝合,并缝合到内上髁撕脱骨折断面附近的骨膜上。
- 如果内上髁骨折很小无法用空心钉固定,也可用克氏针固定粉碎的骨折块。

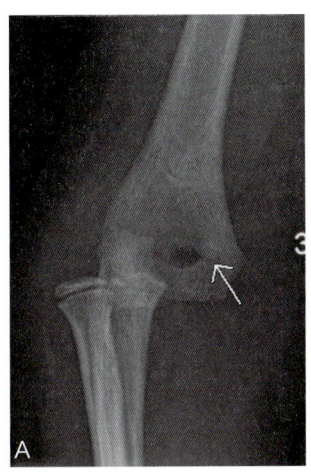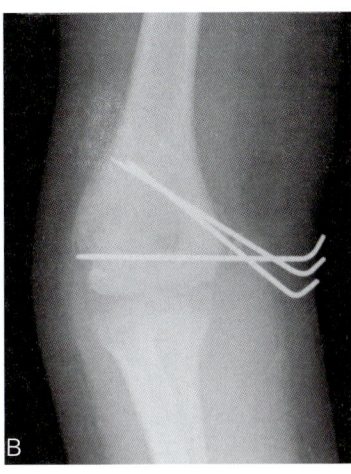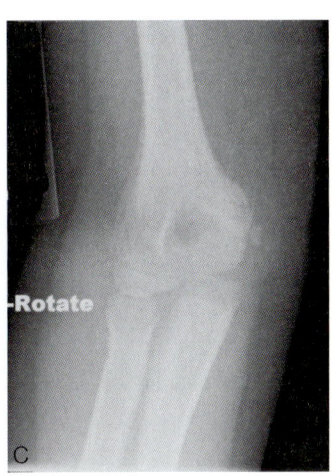

技术图2　A. 8岁患儿前后位X线片,提示肘关节脱位合并内上髁移位骨折;箭头所指为移位的骨折块。B. 由于骨折块较小,选用克氏针固定。C. 术后7周随访X线片。A～C版权:Felicity Fishman,MD。

自肘关节内抽出嵌顿的内上髁:Roberts技术

- 将前臂旋后的同时对肘关节施以外翻应力。
- 将腕和手指背屈。
- 当上述动作到位后,骨折块应能从关节内抽出。
- 该技术在受伤后24小时内,肌肉尚未发生痉挛时非常有效[3]。

要点与失误防范

术后僵硬	内上髁骨折块应使用中空加压螺钉而非钢针固定,这样才能足够坚强。鼓励尽早肘关节活动
识别	医生必须警惕X线片上内上髁消失的情况:它可能嵌顿在关节内
肘伸直幅度丢失	医生必须在影像学上确认内植物未进入鹰嘴窝,以免阻碍肘关节伸直

术后处理

- 切开复位术后,根据内上髁骨折的类型和固定稳定性决定术后治疗方案。
- 对于切开复位螺钉固定术后患者,建议屈曲50°～60°夹板固定3～5天,而后开始早期主动活动范围锻炼。
- 一些学者建议术后佩戴一种既能避免外翻应力又能允许全幅度屈伸的可卸式支具4周[2]。
- 在最近一组使用螺钉固定治疗此类损伤的年轻运动员资料中,术后5～8周开始脱离支具做活动范围锻炼。第8周开始允许参加非冲撞类的体育锻炼。术后12周可恢复所有活动[2]。

结果

- 8位接受切开复位螺钉固定治疗的青少年运动员患者获得了优异的疗效,没有残留外翻不稳定,能够恢复所有运动。1例患者丢失5°过伸,其他患者恢复至原有运动范围[2]。
- 另一组资料中,通过手术治疗,23例患者中有21例恢复至原有运动幅度,而非手术治疗20例患者中仅有14例恢复至原有运动幅度[10]。
- 最近的一组手术治疗早期活动的资料中,25例骨折移位的患者均得到优良的治疗效果[9]。
- 相似地,另外一项对竞技运动员的研究表明,在20例患者中,6例进行保守治疗,14例进行手术治疗,都取得了非常好的临床效果。所有上肢类运动员都可以回归正常的体育运动[7,8]。

并发症

- 漏诊嵌顿于关节内的内上髁骨折。
- 尺神经功能障碍。
- 关节活动范围丢失。
- 骨不连。
- 骨化性肌炎。

(徐俊 译,陈亦轩 审校)

参考文献

[1] Bede WB, Lefebvre AR, Rosman MA. Fractures of the medial humeral epicondyle in children. Can J Surg 1975;18:137-142.

[2] Case SL, Hennrikus WL. Surgical treatment of displaced medial epicondyle fractures in adolescent athletes. Am J Sports Med 1997;25:682-686.

[3] Chambers HG, Wilkins KE. Medial apophyseal fractures. In: Rockwood CA, Wilkins KE, Beaty JH, eds. Fractures in Children, ed 6. Philadelphia: Lippincott-Raven, 1996:800-819.

[4] Edmonds EW. How displaced are "nondisplaced" fractures of the medial humeral epicondyle in children? Results of a three-dimensional computed tomography analysis. J Bone Joint Surg Am 2010;92(17):2785-2791.

[5] Farsetti P, Potenza V, Caterini R, et al. Long-term results of treatment of fractures of the medial humeral epicondyle in children. J Bone Joint Surg Am 2001;83-A(9):1299-1305.

[6] Glotzbecker MP, Shore B, Matheney T, et al. Alternative technique for open reduction and fixation of displaced pediatric medial epicondyle fractures. J Child Orthop 2012;6:105-109.

[7] Gottschalk HP, Eisner E, Hosalkar, HS. Medial epicondyle fractures in the pediatric population. J Am Acad Orthop Surg 2012;20:223-232.

[8] Lawrence JT, Patel NM, Macknin MD, et al. Return to competitive sports after medial epicondyle fractures in adolescent athletes. Am J Sports Med 2013;41:1152-1157.

[9] Lee HH, Shen HC, Chang JH, et al. Operative treatment of displaced medial epicondyle fractures in children and adolescents. J Shoulder Elbow Surg 2005;14:178-185.

[10] Wilson NI, Ingram R, Rymaszewski L, et al. Treatment of fractures of the medial epicondyle of the humerus. Injury 1988;19:342-344.

第7章 切开复位治疗肱骨髁上骨折
Open Reduction of Supracondylar Fractures of the Humerus

Christine M. Goodbody and John M. Flynn

定义
- 需要切开复位的肱骨髁上骨折,通常不能通过闭合复位和经皮穿针固定来治疗。

解剖
- 在切开复位时需掌握以下局部神经和血管解剖:
  - 尺神经经过内上髁的后侧。
  - 桡神经在鹰嘴窝上缘由后向前走行。
  - 肱动脉和正中神经通过肘前窝。由于发生骨折移位后,上述两结构立即出现在肘前窝前侧,因此做切口时容易损伤之。

病史和体格检查
- 患者病史与闭合方法与治疗肱骨髁上骨折相同。
- 必须仔细做神经和血管方面的检查。

手术治疗
- 肱骨髁上骨折切开复位治疗手术指征包括:开放性骨折;难以闭合复位的骨折;骨折并发血供障碍,虽经闭合复位仍无法恢复手部血液循环的骨折。
- 关于手术干预的时机仍有争议,许多医生首选立即闭合复位穿针固定或切开复位固定治疗。但最近发表的文章报道,相比之下,延时治疗的并发症发生率没有显著增加[2-3]。

术前计划
- 对于合并严重的、难复位骨折的患儿,麻醉诱导成功后立即尝试临时复位对手术治疗非常有用。
- 将骨折块自嵌顿的肱肌挤出后,将远端骨折块复位获得大体的对位对线。
- 没必要为追求完美复位而耗费过多时间(复位在手术前准备和消毒铺巾过程中很可能丢失)。麻醉诱导成功后,严重移位骨折临时性复位能提醒手术团队及时准备器械(如消毒止血带),将患肢放置于可透视床以便切开复位。

体位
- 患者仰卧于手术床上。若需要切开复位,则需要一个手外科侧附台。
- 消毒铺巾后在儿童上臂上空气止血带。
- 医生必须确认在钢针固定骨折时,透视机可以方便地推入和移出手术区域。

入路
- 一般而言,经肘窝的前方横行切口是最实用且美观的。
- 如果需要显露更多,可以根据骨折移位方向向内或向外延长切口,但很少需要这样做。
- 向骨折远端移位的反方向延长切口,有助于去除阻碍复位的软组织。
- 如果怀疑神经或血管损伤,前侧入路显露最好。
- 如果复位困难,提示骨折近端刺破肱肌并发生扣锁。此时,还是前侧入路显露复位最佳。

经前侧入路的切开复位

切口与解剖
- 患者经消毒铺巾后,将上臂止血带充气。
- 经肘前窝做一横行切口(技术图1A)。必须非常小心地解剖,神经血管束可能会移位到非解剖位置。通常它们有可能就在皮下,在解剖之初即有损伤危险(技术图1B)。
- 一直解剖至显露干骺端尖端,它上面附着有少量组织和部分撕裂的肱肌(技术图1C)。
- 如果先前未发现的话,神经血管束就应该位于此处。通常在沿干骺端尖端前方解剖时发现神经血管束。即使没有发生血供障碍,这一步仍然不能省略。一旦找到血管,应将其牵离该区域。

骨折复位
- 勾勒出骨折远端的轮廓是该操作最难的部分。它位于后外侧,骨膜折叠在其表面(技术图2)。
- 用一止血钳触及骨折端,钳住骨膜的断端,用剪刀适当延长骨膜"钮孔状裂孔"的大小使骨折远端游离。将骨折远端移至前侧,使其从肱肌破孔退出,回到肱肌后侧与干部骨折复位。
- 或者,医生用拇指按住近端骨折端,向后推挤的同时助手保持肘关节屈曲90°持续牵引前臂[1]。可用一骨膜剥离器撬拨帮助复位。

钢针固定
- 一旦骨折复位,可使用光滑克氏针固定。这与闭合复位经皮穿针固定技术相同。

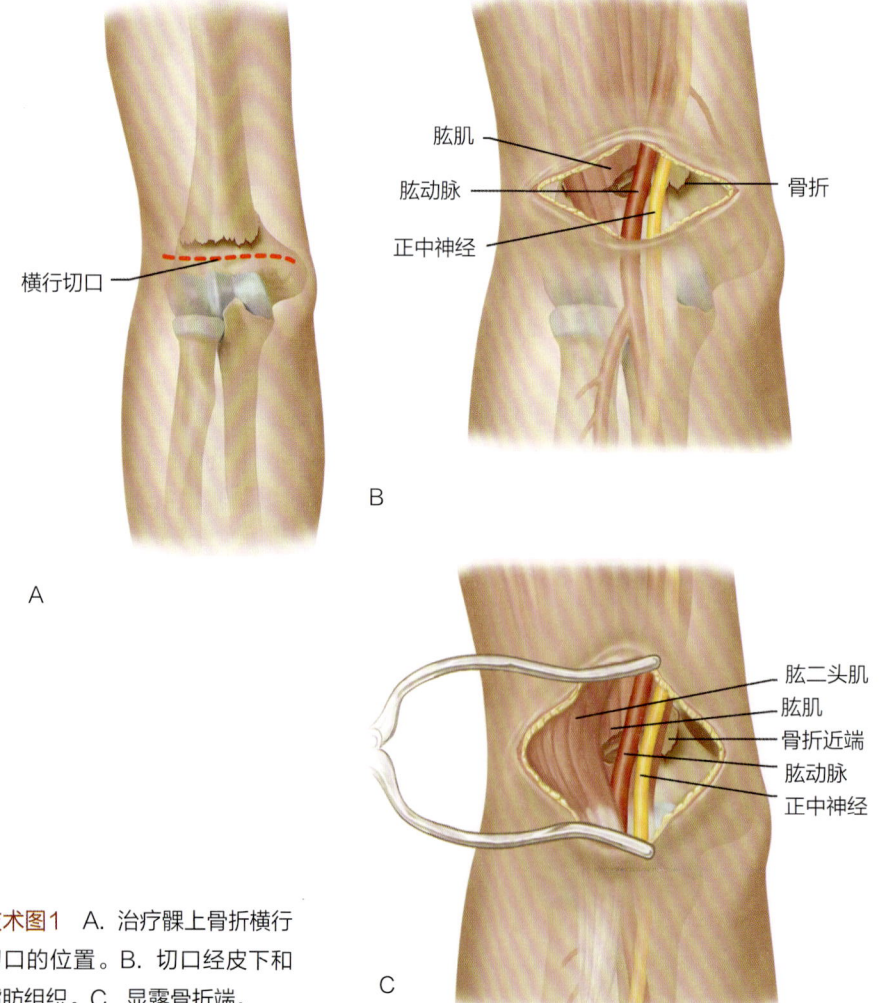

技术图1 A. 治疗髁上骨折横行切口的位置。B. 切口经皮下和脂肪组织。C. 显露骨折端。

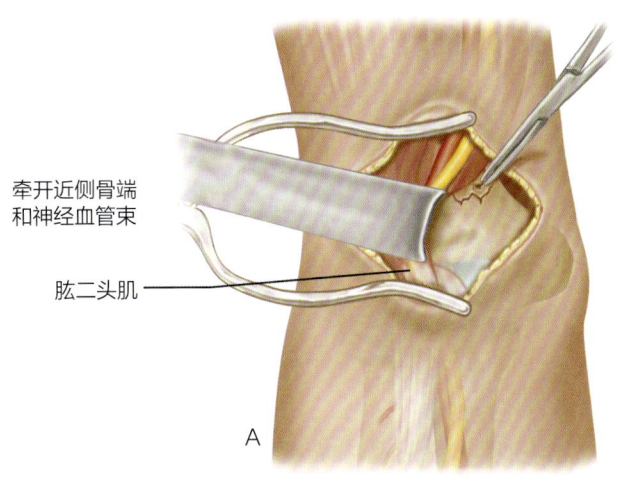
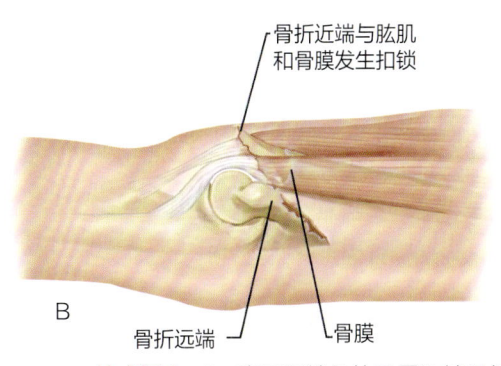

技术图2　A. 牵开近端骨块显露远端骨折块。B. 骨折部位的矢状位像显示近端骨折块将肌肉和骨膜锁扣。

- 如第8章所述,3枚钢针由外侧进针,呈放射状固定。
- 或者,可分别经内侧和外侧进针,采取交叉固定的方式。最理想的情况是,内外侧钢针在骨折近侧交叉。医生必须确定骨折远端的内外侧柱都被钢针穿住了。
- 医生通过透视确认钢针的位置和骨折复位的状况。如果位置都满意,折弯钢针尾端,剪断并留于皮外。一旦骨折愈合,可在门诊办公室非常容易地抽出钢针。
- 使用可吸收线缝合伤口。

要点与失误防范

手术指征	医生必须掌握切开手术的指征,主要包括:骨折断端有组织嵌顿,以及虽经闭合复位经皮穿针固定后缺血状况没有改善的骨折并发血液循环障碍者
神经血管结构	神经血管束可位于手术区域的任何地方,即使没有出现缺血,仍必须探查确认
骨折复位	骨折远端常可扪及但看不到,它常躲在骨膜下。医生需要扩大骨膜破孔,以便实现更好的显露
钢针固定骨折	用3根钢针从外侧进针固定时,在骨折处钢针彼此间应尽可能地分散开。会聚的钢针固定不稳定。如果采用从内外侧穿针固定,医生需将钢针穿住骨折远端内外侧柱

术后处理

- 消毒敷料敷贴切口。
- 用三溴酚铋纱片条包绕钢针尾端,随后用柔软的敷料包裹。
- 前臂中立位,屈肘60°～90°支具固定。
- 患者需收住入院观察一晚。通常次日起使用屈曲约80°的长臂石膏管型固定。术后3～4周取钢针时拆除石膏。
  - 儿童髁上骨折3周即可愈合,但对于切开复位者,骨愈合可能需要额外增加1周。因此比较明智的办法是在术后3周时拆除石膏,但保留钢针摄片。如果骨折没有完全愈合,需用石膏继续保护1周。
- 随后2周患肘用前臂吊带悬吊,可脱出吊带时,开始做轻柔的关节活动度锻炼。
- 患儿手臂可开始正常活动。
- 通常不需要正规的理疗。

结果

- 普遍认同即时复位和固定肱骨髁上骨折能获得更好的疗效,并减少并发症[4,5]。
- 术后复位丢失不常见[7]。但是,经切开复位的肱骨髁上骨折患儿通常比闭合穿针需要较长时间恢复肘关节活动度。在术后初期就要告知家长,患儿关节僵硬的时间可能较长。
- 一项2001年的研究显示,观察862例经切开复位治疗的肱骨髁上骨折至伤后5.8个月,疗效优异者占55%,良好者占24%,一般者占9%,差者占12%[6]。

并发症

- 创伤或手术均可导致并发症。
- 围手术期使用抗生素可降低感染风险。
- 医源性神经血管损伤。
  - 确认神经血管结构非常重要。
  - 采用从内侧穿针固定时,容易损伤尺神经。
- 骨筋膜室综合征。
  - 术后儿童需留院观察一晚,医生应确保反复多次检查神经血管情况。
  - 骨筋膜室综合征早期通常表现为进行性疼痛加重或需要加大镇痛药量。
  - 受伤后立即出现手部缺血症状的儿童是高危患者。
  - 合并正中神经损伤的儿童发生骨筋膜室综合征时,因感觉缺失通常不会主诉疼痛。
- 活动度丢失。
  - 虽然少见,但有报道存在一定程度不能完全伸直的情况。
  - 若骨愈合时存在过度向后成角,可导致一定程度的屈曲受限。
- 肘内、外翻。
  - 肘内翻很不美观。
  - 外翻畸形可造成部分肘伸展受限,并可导致迟发性尺神经麻痹。
- 骨化性肌炎少见,往往会在1~2年后缓解。

(徐俊 译,陈亦轩 审校)

参考文献

[1] Ay S, Akinci M, Kamiloglu S, et al. Open reduction of displaced supracondylar humeral fractures through the anterior cubital approach. J Pediatr Orthop 2005;25:149-153.

[2] Leet AI, Frisancho J, Ebramzadeh E. Delayed treatment of type 3 supracondylar humerus fractures in children. J Pediatr Orthop 2002;22:203-207.

[3] Mehlman CT, Strub WM, Roy DR, et al. The effect of surgical timing on the perioperative complications of treatment of supracondylar humeral fractures in children. J Bone Joint Surg Am 2001;83-A(3):323-327.

[4] Morrisy RT, Weinstein SL. Open reduction of supracondylar fractures of the humerus. In: Atlas of Pediatric Orthopaedic Surgery, ed 3. Philadelphia: Lippincott Williams & Wilkins, 2001: 63-67.

[5] Otsuka NY, Kasser JR. Supracondylar fractures of the humerus in children. J Am Acad Orthop Surg 1997;5:19-26.

[6] Reitman RD, Waters P, Millis M. Open reduction and internal fixation for supracondylar humerus fractures in children. J Pediatr Orthop 2001;21:157-161.

[7] Sankar WN, Hebela NM, Skaggs DL, et al. Loss of pin fixation in displaced supracondylar humeral fractures in children: causes and prevention. J Bone Joint Surg Am 2007;89(4):713-717.

第8章 闭合复位经皮穿针治疗肱骨髁上骨折
Closed Reduction and Percutaneous Pinning of Supracondylar Fractures of the Humerus

Paul D. Choi and David L. Skaggs

定义

- 肱骨髁上骨折是儿童常见的损伤。因肘部损伤住院的患儿中,67%是肱骨髁上骨折,占所有儿童骨折的3%~17%[7,10,11]。髁上骨折的发病率约177.3/100 000[9]。
- 好发年龄为5~7岁。
- 最常见的病因是从高处坠落(70%),或与体育活动相关。
- 绝大多数的肱骨髁上骨折是伸直型损伤(98%)[1],也可发生屈曲型损伤。
- 1%的病例是开放性损伤,1%的病例合并桡骨远端、腕舟骨和肱骨近端骨折,11%的病例可合并术前神经血管损伤,20%的病例合并血管损伤[1,2,10]。骨间前神经损伤是伸直型肱骨髁上骨折最常见的神经损伤类型。

解剖

- 大多数伸直型肱骨髁上骨折的前方骨膜受到破坏。
  - 当骨折伴后内侧移位时,外侧骨膜亦受损。
    - 因此当骨折伴后内侧移位时,前臂旋前有助于复位(图1)。
  - 当骨折伴后外侧移位时,内侧骨膜亦受损。
    - 因此当骨折伴后外侧移位时,前臂旋后通常有助于复位。
- 骨折移位方向可提示哪组神经血管会受到肱骨干骺断端刺伤的危险(图2)。
  - 骨折远端向内侧移位者,存在桡神经受损风险。
  - 骨折远端向外侧移位者,存在正中神经和肱动脉受损风险。
- 尺神经走行于内上髁后侧的肘管内,当发生屈曲型骨折或经内侧穿针固定骨折时特别容易损伤该神经。
- 当肘关节屈曲时,尺神经向前移位。因此,当经内侧穿针固定骨折时,肘关节应适当伸展。

发病机制

- 肱骨髁上骨折通常是由于摔倒时,肘关节充分伸直手臂外展撑地造成。
- 导致肱骨髁上好发骨折的主要因素是肱骨远端髁上区域非常薄弱。
  - 摔倒时若肘关节完全伸直,尺骨鹰嘴在其窝内起到杠杆支点的作用。
  - 关节囊附着于尺骨鹰嘴窝远侧、骺板的近侧,将过伸应力传导至此区域,导致骨折。
- 当肘关节充分伸直、肘内关节紧密扣锁时,弯曲应力集中至肱骨远端区域。
- 韧带过度松弛导致肘关节过伸,可能是该损伤类型的主要因素。

自然病程

- 肱骨远端骺板对肱骨整体生长影响甚微(占肱骨的20%),因此,肱骨髁上骨折的再塑形能力有限。接近解剖学的复位对治疗该部位骨折非常重要。

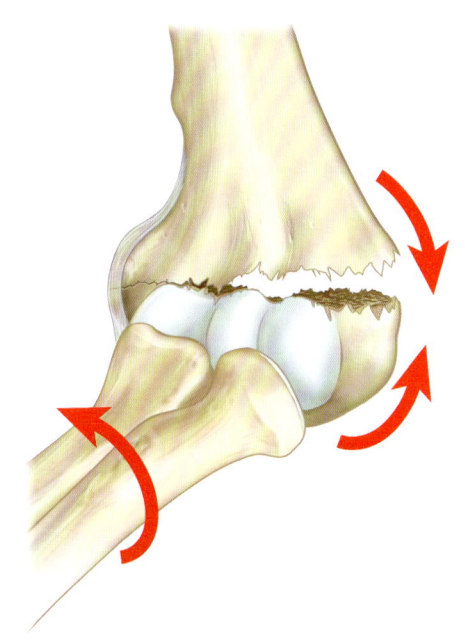

图1 复位向后内侧移位的肱骨髁上骨折。前臂旋前关闭铰链帮助复位。

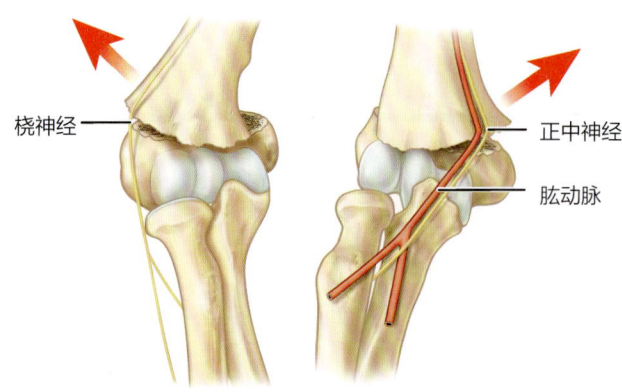

图2 神经与血管结构的比邻关系。肱骨近侧的干骺端断端刺向外侧,危及桡神经。骨折向后外侧移位时,肱骨近侧的干骺端断端刺向内侧,易损伤正中神经和肱动脉。

- 绝大多数肱骨髁上骨折是不稳定的(除了Ⅰ型伸直骨折),因此通常需要石膏固定,或最好采用手术固定。

病史和体格检查

- 评估肘部损伤儿童必须进行全面的检查,以便发现合并损伤(特别是肱骨近端和桡骨远端区域)和神经血管损伤。
- 体格检查时可能发现肿胀、触痛、瘀斑和畸形。当肱骨骨折近侧尖端刺过肱肌和前侧筋膜进入皮下组织时,可能会出现"皱褶"征。
- 全套患肢的血管神经检查非常重要。体检步骤包括:
  ○ 评估尺神经的潜在损伤。检查手指内收外展(骨间肌)力量、小指掌侧的感觉。
  ○ 评估桡神经的潜在损伤。检查手指、手腕和拇指(指总伸肌、示指固有伸肌、桡侧腕长短伸肌、尺侧腕伸肌和拇长伸肌)伸展力量。检查第1指蹼背侧的感觉。
  ○ 评估正中神经的潜在损伤。检查大鱼际的力量(拇短屈肌、拇短展肌、拇对掌肌),检查示指掌侧感觉。
  ○ 评估骨间前侧神经的潜在损伤。检查示指远侧指间关节屈曲(示指指屈深肌)和拇指指间关节屈曲(拇长屈肌)力量。
- 评估患肢急性血管是否存在损伤非常重要。检查项目包括:
  ○ 触摸远端桡动脉搏动。
  ○ 总体评价肢端血流灌注:毛细血管再充盈、皮温和皮肤颜色。
  ○ 多普勒超声和脉搏血氧仪的作用尚不清楚。
  ○ 术前血管造影并不是必需的。

影像学和其他诊断性检查

- 初步检查应包括肘部前后位片、侧位片,必要时摄斜位片。
- 有时摄健侧肘关节对照片有助于诊断。
  ○ 脂肪垫征:特别是在后侧,表示关节内积液,并提示肱骨髁上骨折(53%的概率)(图3A)[10]。
  ○ 前后位上Baumann角和携物角相关,范围为70°~78°,或与对侧角度相等(图3B)。
  ○ 外侧位上,肱骨前缘线(沿肱骨前侧画线)应分割肱骨小头(图3C)。
    - 在大多数>4岁的健康儿童,该线穿过中1/3肱骨小头。
    - <4岁的儿童,该线穿过前1/3肱骨小头[1]。
- 最常用的骨折分型是基于影像学表现的Gartland分型:
  ○ 伸直Ⅰ型:无移位。
  ○ 伸直Ⅱ型:肱骨小头移位至肱骨前缘线后侧,伴不同程度的后伸和成角;肱骨后侧皮质完整。
  ○ 伸直Ⅲ型:完全移位,没有完整的骨皮质。
  ○ 伸直Ⅳ型:多角度不稳定性骨折。该类型骨折由于丧失环形骨膜绞索,因而在屈曲和伸直位均不稳定[1,10]。
  ○ 屈曲型。

鉴别诊断

- 其他肘部骨折(除了肱骨髁上区域)。
  ○ 肘部Salter-Harris骨折。
- 牵拉肘。
- 感染。

非手术治疗

- 最近,美国骨科医师学会(AAOS)临床指南推荐非手术治疗仅限于没有移位的骨折(Ⅰ型),指征如下[4,9]:
  ○ 侧位片上肱骨前缘线切割肱骨小头。
  ○ Baumann角>10°,或与对侧相同。
  ○ 鹰嘴窝和内外侧皮质完整。
- 非手术治疗包括肘关节制动和屈曲不超过90°的石膏或夹板固定。
  ○ 随着肘关节逐渐屈曲,肱动脉逐渐受压,医生必须确认远端桡动脉搏动存在且远端灌注充足。

手术治疗

- 美国AAOS临床指南建议,大多数移位肱骨髁上骨折均需接受闭合复位经皮穿针固定[9]。

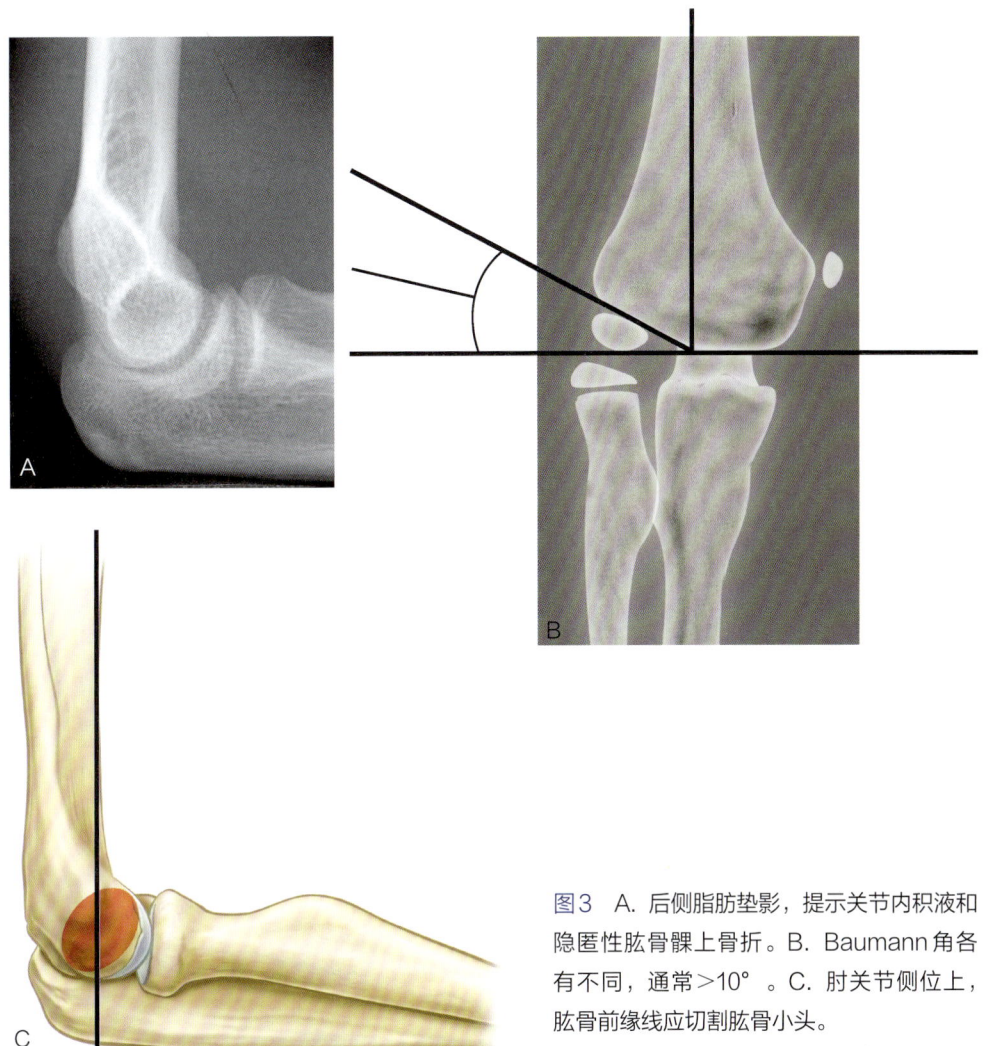

图3 A. 后侧脂肪垫影,提示关节内积液和隐匿性肱骨髁上骨折。B. Baumann角各有不同,通常>10°。C. 肘关节侧位上,肱骨前缘线应切割肱骨小头。

- 经皮穿针固定的两个主要方式是经外侧穿针固定和交叉穿针固定技术。
- 大多数骨折可通过经外侧穿针技术得到成功固定[5,9,12]。
  - Ⅱ型骨折通常两根钢针已足够,Ⅲ型骨折建议使用3根钢针。
- 生物力学研究已经证实经外侧穿针固定和交叉穿针固定的稳定性相当。
- 经外侧穿针固定技术的优势在于医源性神经损伤的风险很小。当经内侧穿针时,存在尺神经损伤风险(5%~6%)。
- 如果在术中经外侧入路置入3根钢针后骨折仍然不够稳定,可采用交叉钢针固定技术。

术前计划

- 移位的肱骨髁上骨折(包括Gartland Ⅱ、Ⅲ型)需要复位,通常可通过闭合方法进行复位。最好的固定方式是经皮穿针固定。
- 肱骨髁上骨折切开复位适应证较为有限,仅包括开放性损伤、无法闭合复位,以及经闭合复位满意后仍存在持续性血管危象者。
  - 当移位的肱骨髁上骨折合并血管危象和/或神经损伤时,可考虑切开复位和早期肘前窝探查。有报道显示,骨折区神经、血管嵌顿的风险很高[6]。
- 复读所有摄片。对合并其他骨折(特别是前臂骨折),需保持高度警惕,一旦存在其他骨折,会增加并发骨筋膜室综合征的风险。
- 术前进行完整的神经和血管检查,并做好记录。
- 检查对侧手臂,并记录对侧手臂的提携角。
- 手术时机尚存在争议。近期的回顾性研究提示,对于绝大多数肱骨髁上骨折可适当延迟进行手术[1,3,8]。

- 标识"红旗"的骨折。
  - 严重的肿胀。
  - 肘前皮肤隆起、褶皱或瘀斑。
  - 合并神经或血管损伤(除外单一骨间前神经损伤)。
  - 骨筋膜室综合征(间室高张力,持续要求增加镇痛,逐渐焦虑,合并前臂骨折"浮肘")。

体位
- 患者仰卧于手术床。

- 骨折的肘部放置于可透视搁手板上(图4A)。应将肘关节尽可能远地放置于搁手板上,便于透视整个肘部和肱骨远端。对年龄较小的患儿,需要将他们的头部和肩部也置于搁手板上。
  - 透视机宽大的终端有时可作为手术床。
  - 在严重不稳定性骨折的病例中,用透视机终端做手术床并不合适。因为透视肘关节前后位和侧位时需要旋转手臂,而这样会使骨折复位丢失。
  - 透视机放在医生的对侧,以方便观看(图4B)。

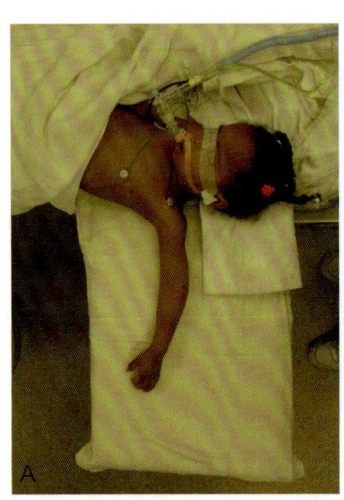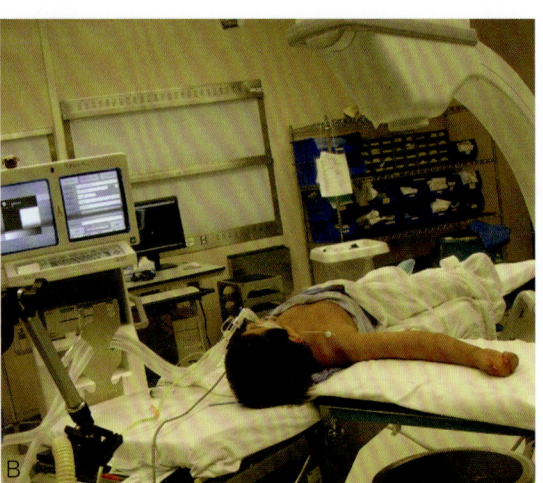

图4 A. 患者体位。患肘放置在可透视搁手板上。对年龄较小的患儿,为了能透视整个肘部和肱骨远端,患儿的头部和肩部可能都需要放置在搁手板上。B. 将透视机放置在手术床的对侧,有助于医生在手术操作过程中更容易观看透视影像。

闭合复位

- 将肘关节屈曲20°~30°牵引(技术图1A),防止近侧骨折断端顶起前方的神经和血管结构。
- 对于严重移位的骨折,近侧骨折断端陷入肱桡肌内,可使用"挤奶手法"(技术图1B)。
  - 将骨折表面软组织由近向远推挤。
- 一旦长度恢复,在前后位摄片上内外侧柱恢复对线。
  - 恢复内外翻角度和力线。
  - 同时纠正内外侧移位。
- 对于大多数骨折(如伸直型骨折),下一步做屈曲复位法(技术图1C)。
- 将肘关节逐渐屈曲,同时用双手拇指对鹰嘴(和肱骨远侧髁)施以向前的压力。
- 透视复位满意后,肘关节保持过度屈曲,透视下评估复位状况。
- 如果能达到以下标准,复位满意。
  - 肱骨前缘线切割肱骨小头。
  - Baumann角>10°,或与对侧相仿。
  - 斜位片提示内外侧柱完整。
- 有后内侧骨折移位时,将前臂旋前。
- 有后外侧骨折移位时,将前臂旋后。
- 对于不稳定性骨折,拍肘部侧位片时,应旋转透视机而不是手臂(技术图1D)。

第8章　闭合复位经皮穿针治疗肱骨髁上骨折

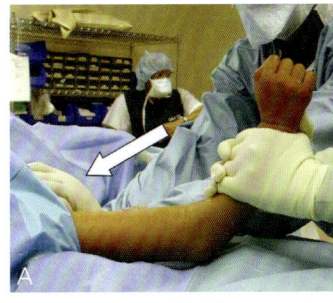
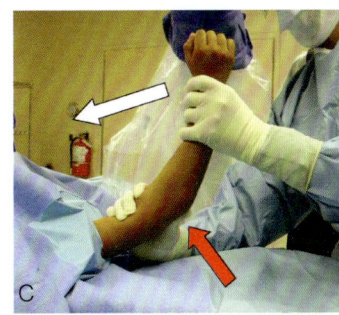
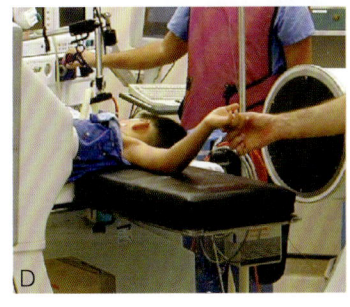
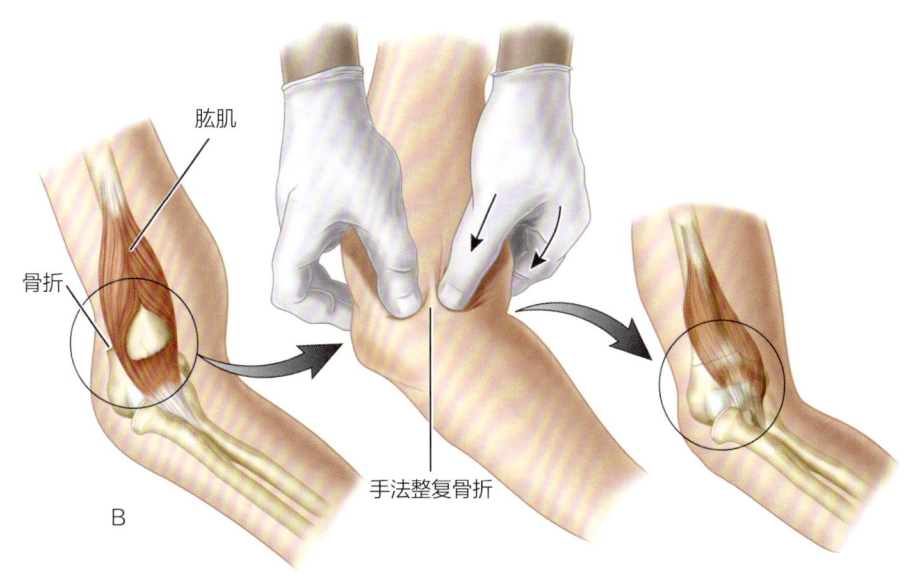

技术图1　A. 复位。屈肘20°～30°牵引，助手在腋窝处施力对抗牵引。B. 如果骨折复位困难，近端骨块可能嵌顿在肱肌。可使用"挤奶手法"将骨折断端同其前方的软组织分离。C. 在拇指向前推挤鹰嘴时，屈曲肘关节。D. 对于不稳定性骨折，应旋转透视机而非患肢来拍摄肘关节侧位片。

经外侧穿针固定技术

- 一旦复位满意后，可经皮置入克氏针固定骨折。
  - 通常使用0.062 in（1.57 mm）光滑的克氏针。
  - 根据儿童不同体型，选用更细或更粗的克氏针。
- 经外侧穿针固定技术的目标是尽可能分散地经骨折端置入钢针固定，并兼顾内外侧柱的稳定性（技术图2A～C）。
  - 钢针方向可呈放射状或平行。
  - 应跨越远近端足量的骨质。
  - 钢针可跨过鹰嘴窝。
- 一般来说，Ⅱ型骨折用2根钢针固定即可，Ⅲ型骨折建议使用3根钢针。
- 克氏针应顶在外侧髁上，但不用刺穿皮肤（技术图2D）。
  - 在前后位透视下选择进针点。
  - 用手握住克氏针，便于控制。
- 一旦对进针点和方向满意后，克氏针顶穿皮肤置入软骨。
  - 远端肱骨髁的软骨起到针垫的作用。
- 前后位和侧位透视可评估进针点和针道轨迹。
- 确保前后位和侧位透视进针点及针道轨迹满意后，继续进针直至贯穿两层皮质。
- 此时，再次评估复位情况。
  - 在前后位、侧位和两个斜位上复位必须满意。
  - 旋转肘部以透视内外侧柱的侧位像。
- 追加置入钢针（技术图2E～H）。
- 在前后位和侧位动态透视肘关节被施压后的情况。
- 一旦骨折复位满意，固定牢靠后，再次评估血管情况。
- 当上述步骤完成后，折弯钢针，距皮肤1～2 cm处剪断。

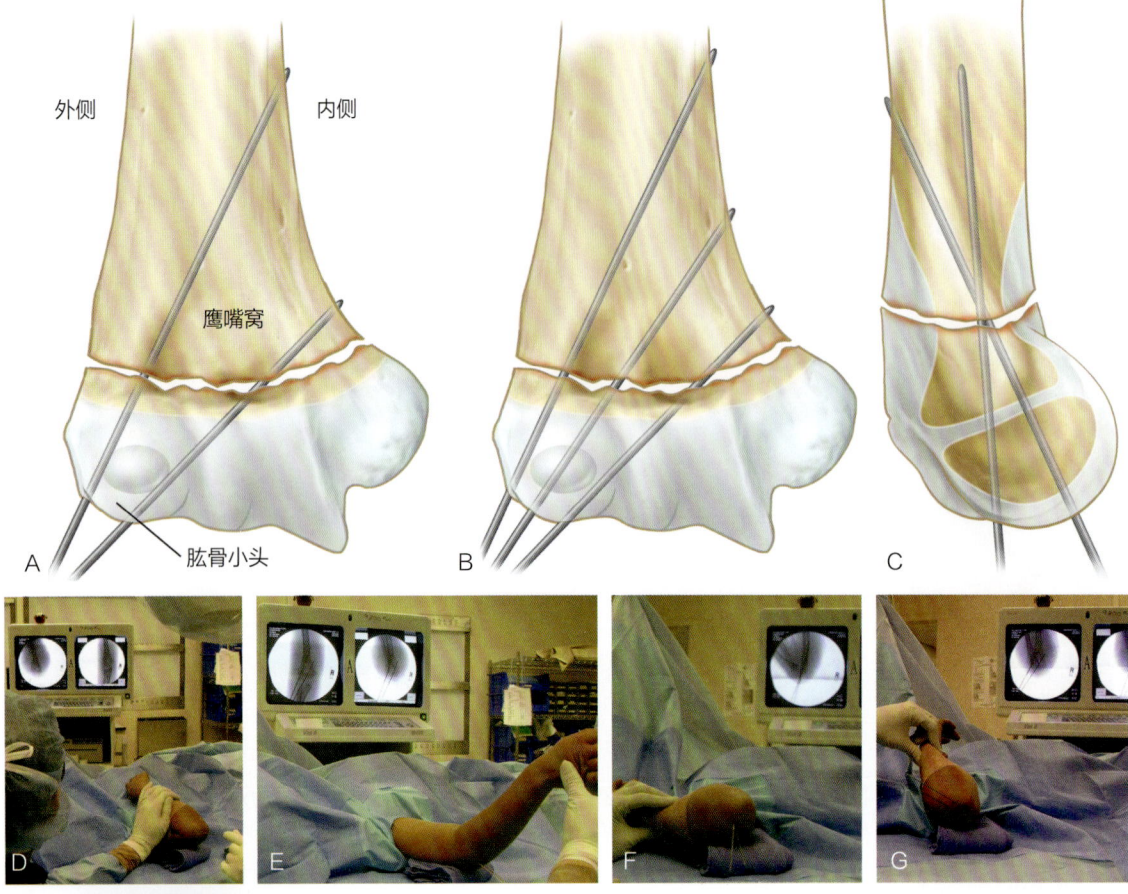

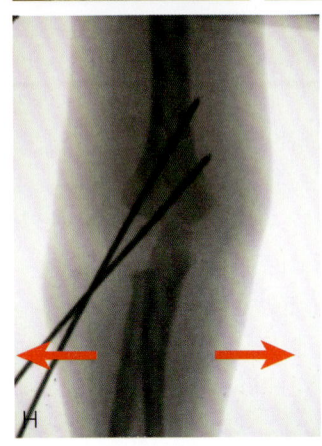

技术图2　A~C. 经外侧穿针固定技术：最佳的钢针布局。钢针应散布于骨折线上，以稳固内外侧柱。A. 两枚针的最佳布局（前后位像）。B. 3枚针的最佳布局（前后位像）。C. 钢针的合理布局（侧位像）。D. 徒手握针，一旦透视确认进针点和针道轨迹，钢针顶穿皮肤并穿入软骨。E、F. 前后位和侧位评价冠状面对线。G. 可使用内外侧旋转斜位评估内外侧柱。H. 施压骨折。在实时透视下向骨折端施加应力，以确认其足够稳定。

交叉钢针固定技术

- 如果经外侧入路钢针固定后骨折仍无法得到稳定固定，或医生更喜欢内外侧入路，可选用该技术。
- 首先置入外侧钢针，之后在置入内侧钢针时，允许肘关节伸展。
  - 肘关节逐渐屈曲时，尺神经向前移位。因此，当屈肘90°或更多时，经内侧入路置入钢针，尺神经有受损危险。
- 在置入外侧钢针后，将肘关节伸展至屈曲20°~30°（技术图3A）。
- 在内上髁表面做一小切口。
- 钝性分离至内上髁。
- 将钢针抵在内上髁上（技术图3B）。
- 通过透视确认钢针的进针点和针道轨迹。
- 当确认钢针的进针点和轨迹满意后，继续进针直至贯穿两层皮质（技术图3C、D）。必须固定内侧柱。
  - 理想状况下，钢针应在骨折处与其他钢针最大限度分开。
- 对复位和骨折固定的评估与经外侧穿针后评估相同，同样评估血管状况。

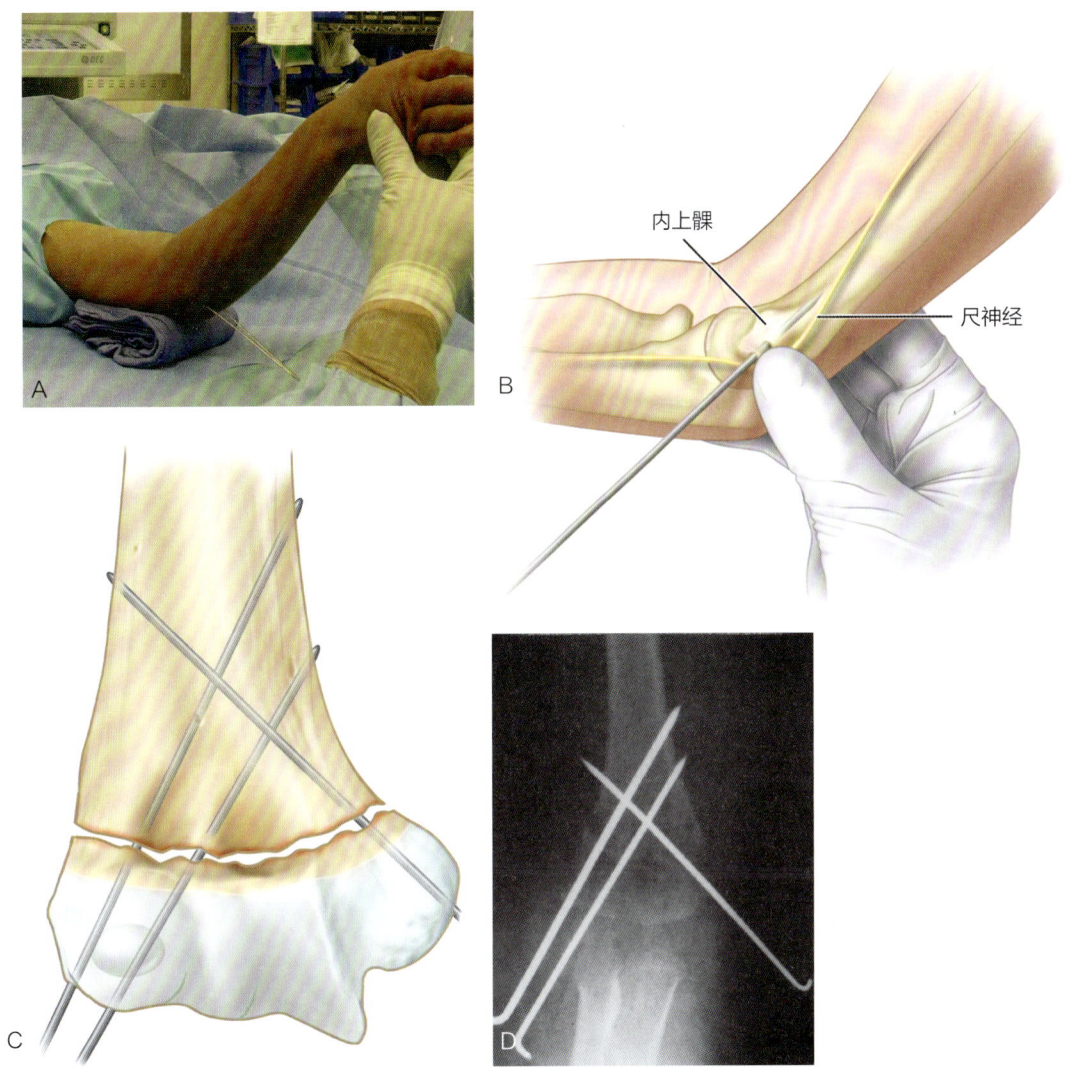

技术图3 交叉钢针固定技术。A. 为最大限度降低医源性尺神经损伤的风险,在经内侧插入钢针前伸肘至屈曲20°～30°。B. 进针点在内上髁。C、D. 内侧针应穿住内侧柱和至少两层皮质。

要点与失误防范

临床检查	• 术前必须充分检查神经血管情况并记录 • 医生应检查是否有"红旗征"症状,如瘀斑、严重肿胀、皮质褶皱和合并骨折等,需要紧急处理
指征	• 没有移位的骨折(Ⅰ型),使用石膏或夹板固定 • 内侧粉碎或压缩应手术治疗,以避免发生肘内翻 • 移位的骨折需要复位(通常闭合)和手术固定(通常是经皮穿针固定)
复位	• 屈肘20°～30°牵引
经外侧穿针固定	• 目的是尽可能地将钢针在骨折部位分开,贯穿内外侧柱 • Ⅱ型骨折两根钢针固定已足够,而Ⅲ型骨折需要增加第3根钢针
经内侧穿针固定	• 在首先置入外侧钢针后,将肘关节伸展至屈曲20°～30°,以确保内侧安全地进针

术后处理

- 手臂制动，最好固定在屈肘45°~60°管型石膏中（有时可用夹板）。
  - 由于骨折复位依赖钢针而不是石膏维持，常用作其他骨折固定的屈肘90°位，增加并发骨筋膜室综合征风险，不宜在此采用。
  - 在上石膏前，将无菌泡沫直接涂在皮肤上，以避免术后肢体肿胀。
- 手臂制动3~4周，术后1周和3周（或4周）时，复查前后位和侧位摄片做评估。
- 术后3~4周拔出钢针。
- 钢针拔出和解除制动后，很快开始做关节活动度的功能锻炼。
- 术后6~8周，恢复全部活动。

结果

- AAOS报道，闭合复位经皮钢针固定治疗大多数移位的肱骨髁上骨折（Ⅱ型、Ⅲ型和屈曲型）的治疗效果（影像学、临床与功能方面）获得了很大提高[4,9]。

- 许多研究报道了外侧进针技术具备有效性和高度安全性[4,5,9,12,13]。
  - 使用外侧进针与交叉进针技术导致的复位丢失没有显著差异。
  - 上述两者在影像学结果上没有显著差异（Baumann角，Baumann角改变）。
  - 外侧进针技术显著减少了医源性尺神经损伤的发生率。
- 有些研究提示，在一些适当筛选的患者中，肱骨髁上骨折延期治疗没有额外增加风险[1,3,8]。

并发症

- 肘关节僵硬。
  - 感染。
- 血管损伤和神经损伤。
- 畸形愈合。
  - 骨不连。
- 缺血坏死。
  - 骨化性肌炎。

（徐俊 译，陈亦轩 审校）

参考文献

[1] Abzug JM, Herman MJ. Management of supracondylar humerus fractures in children: current concepts. J Am Acad Orthop Surg 2012;20(2):69-77.

[2] Franklin CC, Skaggs DL. Approach to the pediatric supracondylar humeral fracture with neurovascular compromise. Instr Course Lect 2013;62:429-433.

[3] Gupta N, Kay RM, Leitch K, et al. Effect of surgical delay on perioperative complications and need for open reduction in supracondylar humerus fractures in children. J Pediatr Orthop 2004;24(3):245-248.

[4] Howard A, Mulpuri K, Abel MF, et al. The treatment of pediatric supracondylar humerus fractures. J Am Acad Orthop Surg 2012;20(5):320-327.

[5] Kocher MS, Kasser JR, Waters PM, et al. Lateral entry compared with medial and lateral entry pin fixation for completely displaced supracondylar humeral fractures in children. A randomized clinical trial. J Bone Joint Surg Am 2007;89(4):706-712.

[6] Mangat KS, Martin AG, Bache CE. The "pulseless pink" hand after supracondylar fracture of the humerus in children: the predictive value of nerve palsy. J Bone Joint Surg Br 2009;91(11):1521-1525.

[7] Mangwani J, Nadarajah R, Paterson JM. Supracondylar humeral fractures in children: ten years' experience in a teaching hospital. J Bone Joint Surg Br 2006;88(3):362-365.

[8] Mehlman CT, Strub WM, Roy DR, et al. The effect of surgical timing on the perioperative complications of treatment of supracondylar humeral fractures in children. J Bone Joint Surg Am 2001;83-A(3):323-327.

[9] Mulpuri K, Wilkins K. The treatment of displaced supracondylar humerus fractures: evidence-based guideline. J Pediatr Orthop 2012;32(suppl 2):S143-S152.

[10] Omid R, Choi PD, Skaggs DL. Supracondylar humeral fractures in children. J Bone Joint Surg Am 2008;90(5):1121-1132.

[11] Otsuka NY, Kasser JR. Supracondylar fractures of the humerus in children. J Am Acad Orthop Surg 1997;5(1):19-26.

[12] Skaggs DL, Cluck MW, Mostofi A, et al. Lateral-entry pin fixation in the management of supracondylar fractures in children. J Bone Joint Surg Am 2004;86-A(4):702-707.

[13] Woratanarat P, Angsanuntsukh C, Rattanasiri S, et al. Meta-analysis of pinning in supracondylar fracture of the humerus in children. J Orthop Trauma 2012;26(1):48-53.

第9章 漏诊孟氏骨折的手术重建
Reconstruction for Missed Monteggia Lesion

Apurva S. Shah and Peter M. Waters

定义

- Monteggia骨折脱位是罕见的复杂性上肢外伤,其定义为尺骨骨折并伴有近端桡尺关节分离和肱桡关节脱位。常见于4～10岁的患儿[19]。
- 即便有经验的放射科医生、急诊室医生、儿科医生和骨科医生也经常漏诊急性孟氏骨折[4,21]。
- 出现了以前未发现的桡骨头创伤性脱位的晚期表现。
  - 在看似孤立的桡骨头脱位的患儿中,如果仔细检查前臂X线片,通常可发现尺骨的塑性变形或畸形愈合(图1)。结合这些影像学检查可诊断为慢性孟氏骨折或慢性孟氏损伤,而不是先天性桡骨头脱位[4]。
- 患有慢性孟氏损伤的患者可以在各个时间点进行评估[21]。
  - 某些患儿因误诊为单纯的尺骨骨折,往往在开始治疗后数周才会发现桡骨头脱位。
  - 某些患儿由于疼痛、运动减退和(或)外翻畸形,可能在受伤后数月至数年内无法确诊。
- 即使在受伤几周后,治疗孟氏损伤也要比急性期的识别和治疗复杂得多[21]。
  - 尽管如此,由于疼痛、运动受限和功能障碍,大多数患有慢性孟氏损伤的患者仍需通过手术矫正。

解剖

- 了解肱桡关节和近端尺桡关节的解剖结构,对于安全、合适地治疗慢性孟氏骨折至关重要。
- 骨结构、关节轮廓和关节周韧带提供了桡骨头的稳定,以及肱桡关节和近端尺桡关节的匹配。
- 桡骨头呈不对称的圆柱形状,在中部具有凹面,匹配凸出的肱骨小头。
  - 桡骨头还与尺骨近端的C形小切迹或桡骨头切迹形成关节。除了肘部伸屈活动外,这种复杂的关节还允许前臂旋转。
- 环状韧带是前臂旋转过程中桡骨头的主要稳定结构。环状韧带起源于尺骨近端C形小切迹的前缘,环绕桡骨颈后止于C形小切迹的后缘(图2)[16]。
  - 环状韧带占纤维-骨环的80%[16]。
  - 环状韧带是Y形外侧韧带复合体的一个组成部分,它使桡骨头在尺骨近端尺桡关节处与尺骨接触(图3)。
  - 由于桡骨头并不是完美的圆柱形,因此发现环状韧带在前臂旋后方和前臂旋前后方收紧[16]。
- 方形韧带恰好位于环状韧带的远端,并连接尺骨近端和桡骨颈(图2)。
  - 方形韧带的前部比后部更坚固,而中央部分相对较薄。
  - 前部使近端尺桡关节稳定在最大旋后位,后部较弱部分使近端尺桡关节稳定在最大旋前位[24]。

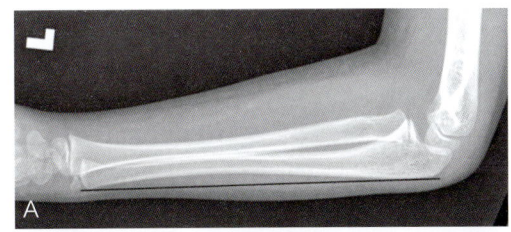

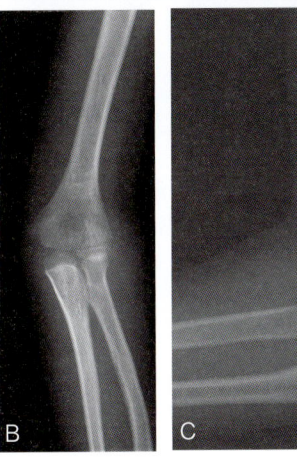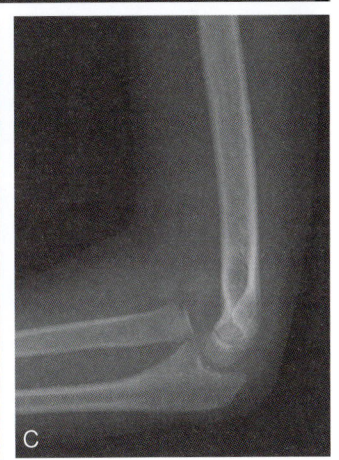

图1 患儿,女孩,7岁,慢性孟氏骨折,5周前外伤后出现肘部疼痛,活动受限。A. 最初的前臂侧位X线片显示尺骨弓形线异常,或尺骨偏离其背侧皮质正常的平直线,提示塑性变形。注意桡骨头的前脱位,这些在没有拍摄标准肘关节X线片的急诊室中未能发现。该患儿被诊断为肘部扭伤。B. 受伤后5周,肘关节正位片显示正常的肱桡关节线,在肱骨小头外侧,出现低钙化特性表现。从正位片的角度来看,在急性或慢性Bado I型孟氏骨折中,肱桡关节线通常正常。C. 受伤后5周,肘关节侧位片显示肱桡关节线中断,桡骨头前移。移位的环状韧带和前方的肘关节囊钙化,这可能被误认为是异位骨化。

- 斜索是一小束、方向不一致的纤维束,起于尺骨的外侧、C形切迹的远端,止于桡骨的肱二头肌结节远端[27]。斜索在旋后逐渐收紧并稳定了近端尺桡关节。目前认为该结构与临床无关[27]。
- 前臂处于旋后位时,桡骨头最稳定[24]。尽管骨性结构不能提供近端尺桡关节的稳定性,但桡骨头的椭圆结构有助于韧带发挥功能。在前臂旋后时,桡骨头的长轴垂直于C形小切迹,从而导致环状韧带和方形韧带的前段收紧(图4)。
- 骨间后神经穿过Frohse弓下方并穿过旋后肌(图5)。骨间后神经邻近桡骨头和桡骨颈,使得该神经在慢性孟氏骨折手术过程中易受损伤。骨间后神经通常随着桡骨头和桡骨颈的脱位而移位,极少会被夹在肱桡关节中[21]。重建过程中识别该神经,对于避免医源性损伤至关重要。

发病机制

- 儿童可发生多种类型的孟氏骨折。
- Bado对孟氏骨折的原始分类已得到公认,除了对各种孟氏骨折等效病变的描述以外,仅进行了最低程度的修改(图6)[1]。该方案基于桡骨头脱位和尺骨骨折成角的方向。

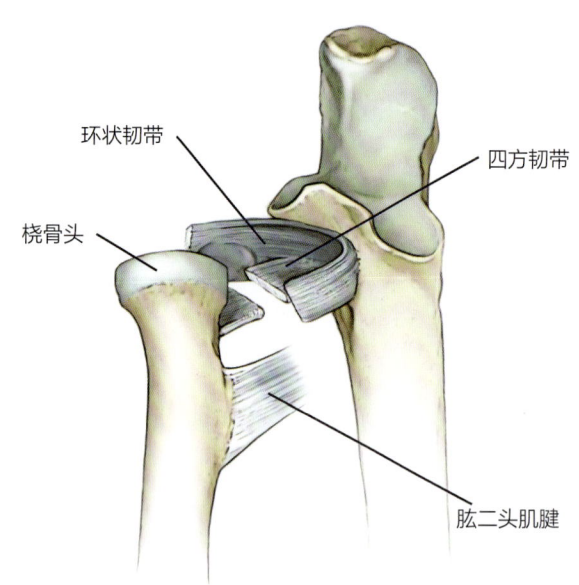

图2 近端尺桡关节的韧带解剖。环状韧带是前臂旋转过程中稳定桡骨头的主要韧带。在旋后位置,紧张环状韧带和方形韧带可增加近端尺桡关节的稳定性。

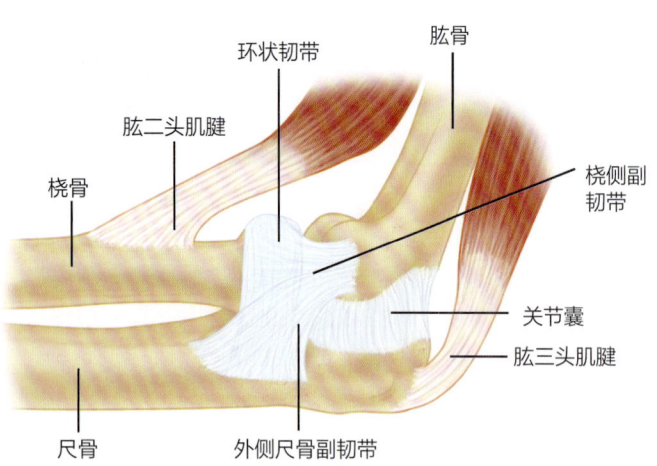

图3 肘部的Y形外侧韧带复合体由桡侧副韧带、外侧尺侧副韧带和环状韧带组成。

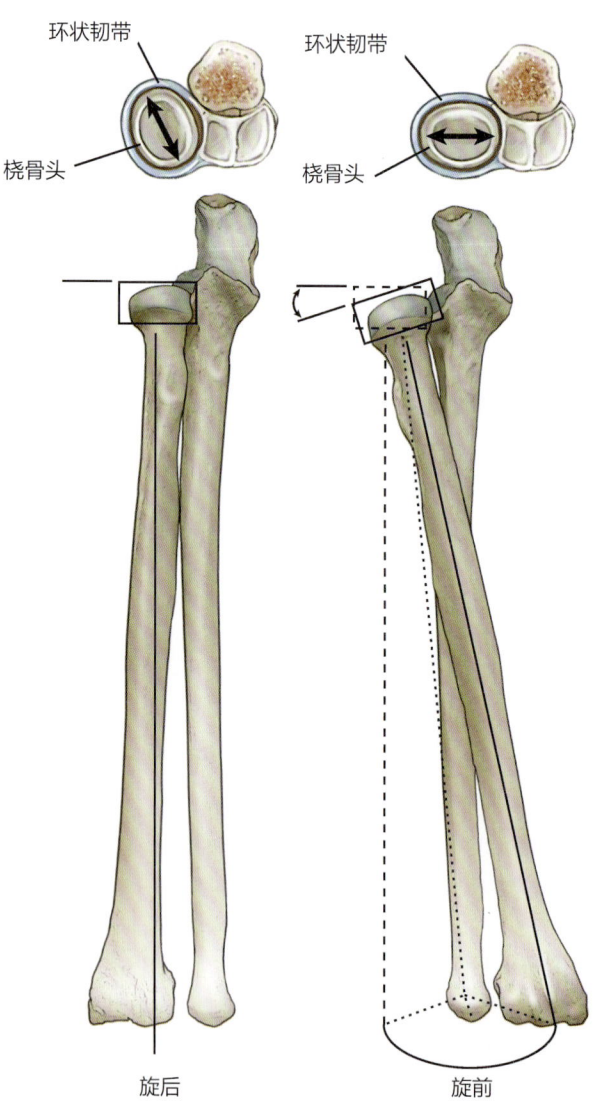

图4 前臂处于旋后位置时,桡骨头最稳定。桡骨头呈椭圆形的,通过环状韧带稳定在近端尺桡关节中。在前臂旋后时,桡骨头的长轴垂直于C形小切迹,从而导致环状韧带和方形韧带的前部收紧,达到最大化稳定性。

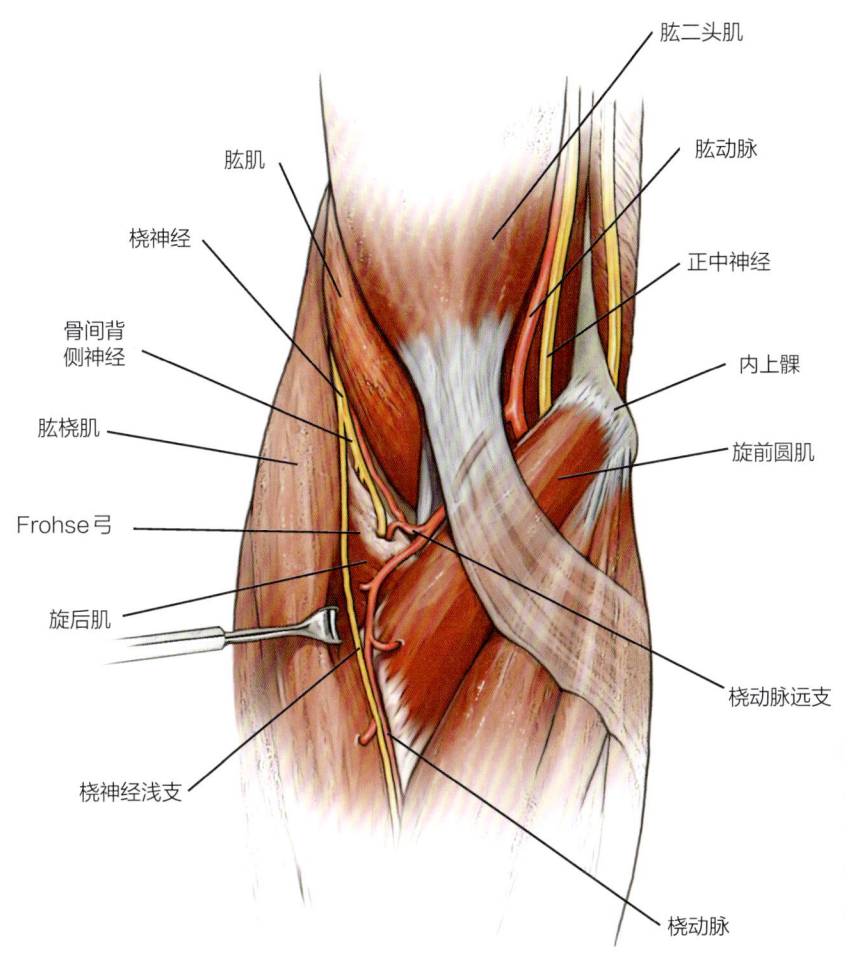

图5 肘正面图解。桡神经在肘关节上方，从肱桡肌和肱肌间的间隔中出现。神经分为浅表感觉分支和骨间后神经分支。骨间后神经穿过Frohse弓下方并穿过旋后肌。骨间后神经靠近桡骨头和桡骨颈部，在慢性孟氏骨折手术时易受损伤。

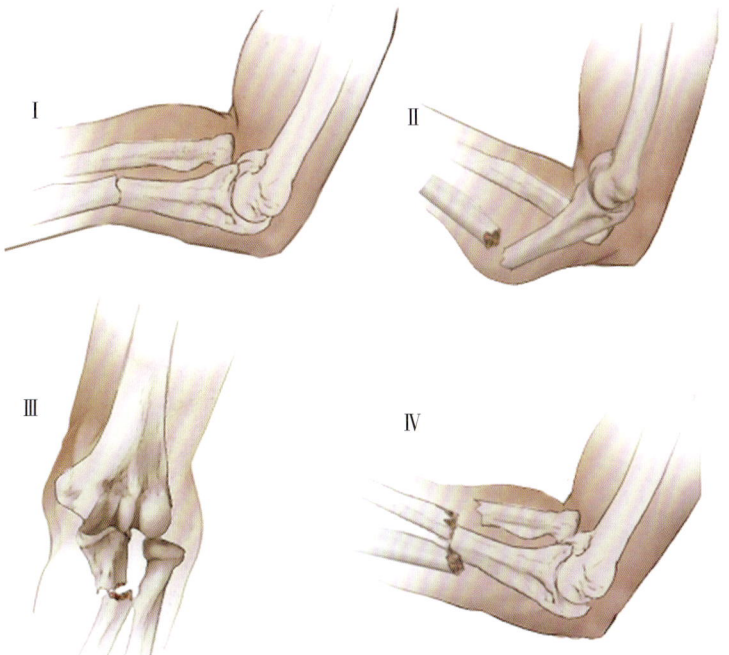

图6 基于桡骨头脱位和尺骨骨折方向的孟氏骨折的Bado分型示意图。Ⅰ型前脱位，是儿童中最常见的类型。Ⅱ型后脱位。Ⅲ型横行脱位，是儿童中第二大常见的孟氏骨折。Ⅳ型为前脱位，伴有尺骨骨折及在其远端的桡骨干骨折。

- Bado Ⅰ型，桡骨头前脱位，伴向前成角的尺骨干骨折或变形。最常见于儿童，占70%~75%[19]。
  - Ⅰ型病变可继发于直接打击、过度旋前或过度伸展。
  - 最常见的机制是摔倒时，患侧手部撑地伴肘关节过伸、前臂相对旋前[26]。由于旋前时，环状和方形韧带松弛，桡骨头的稳定性变弱，并且前屈力加上肱二头肌的反射性收缩会导致桡骨头的前脱位。由于持续的弯矩，尺骨发生塑性变形或前方皮质的破裂。
- Bado Ⅱ型，特征是向后成角的桡骨干或干骺端骨折伴有桡骨头向后或后外侧脱位。在成人中最常见，占儿童孟氏骨折的5%[19]。
- Bado Ⅲ型，桡骨头向侧方脱位，并伴有成角顶点向外(内翻)的尺骨近端骨折。这是儿童中第二大最常见的孟氏骨折，占30%[19]。
- Bado Ⅳ型，桡骨头的前脱位伴有桡骨和尺骨的骨折。Ⅳ型在儿童中少见。
- 即便经验丰富的医生也可能会在初诊时漏诊孟氏骨折[4,21]。由于尺骨骨折在儿童中可迅速愈合，因此只要3~4周就能发展成慢性孟氏骨折。由于Bado Ⅰ型最为常见，大多数儿童慢性孟氏骨折的特征是桡骨头前脱位，伴向前成角的尺骨骨折畸形愈合或变形[13,21]。
- 对急性孟氏骨折的尺骨骨折的治疗欠佳，可能导致桡骨头半脱位或迟发性半脱位或脱位，从而导致慢性孟氏骨折[19]。
  - 一般而言，闭合复位、石膏固定仅用于治疗弯曲和青枝骨折。所有的完全骨折都应进行手术治疗，以避免后期不稳定[20]。
  - 尺骨横行骨折或短斜骨折应采用髓内钉固定，长斜骨折或粉碎性骨折应采用切开复位钢板固定治疗[20]。
  - 始终拍摄肘部X线片，以评估尺骨骨折复位后肱桡关节的对合。
- 在手术的决策和管理方面，慢性孟氏骨折可能导致功能严重丧失，并且比急性损伤要复杂得多[21]。

自然病程

- 最初的研究表明，未经治疗的慢性孟氏骨折的自然病程并不造成问题。在这些报道中，晚期手术重建反而由于瘢痕、关节病变和运动丧失而变得复杂。由于这些原因，经典的治疗方法是忽略，或者如有必要，在骨骼成熟时行桡骨头切除。

- 最新数据表明，随着时间的延长，大多数慢性孟氏骨折耐受性不佳[6,21]。即使最初的症状较轻，患者仍会出现疼痛、关节炎和运动减退、功能障碍、肘外翻及晚期神经病变[2,6,21]。可能会导致肘关节屈曲和前臂旋前功能的丧失[21]。解决该问题的最佳方法是早期预防。
- 在慢性孟氏骨折的情况下，有研究报道了继发于肘外翻和桡骨头脱位的迟发性尺神经、中正和骨间后神经麻痹[3,11]。

病史和体格检查

- 大多数慢性孟氏骨折的患者都有明显的外伤史。创伤通常牵涉到很大的力，通常表现为跌倒时、手撑地、肘部伸展、前臂旋前。
  - 外伤史有助于区分外伤性桡骨头脱位与先天性桡骨头脱位。
  - 患有轻微创伤的4岁以下患儿有急性肘部疼痛和暂时性运动障碍的病史，应迅速考虑桡骨头半脱位或保姆肘。X线片显示桡骨头对齐，没有尺骨骨折或畸形。保姆肘的患儿通常会在闭合复位后迅速缓解不适并恢复运动。
- 应当明确受伤的时间和事先就医的性质。受伤2周内出现的患者仍可按照急性孟氏骨折来处理。
- 体格检查可能会发现肘外翻以及前臂旋转和肘部屈曲丧失。应进行神经功能测试。
  - 检查时，可发现肘窝前部充盈，对应于可触及的前脱位的桡骨头。前臂旋转过程中触及脱位的肱桡关节，检测有无摩擦感或肘关节炎的其他体征。
  - 评估肘提携角。正常儿童的提携角度随年龄增长而增加，男性平均为9.3°，女性平均为11.5°[7]。患有慢性孟氏骨折的患者经常表现出肘外翻，并且提携角度可超过30°[21]。对于某些患者和家庭，这是难以接受的外观问题。
  - 应精确评估肘部运动和前臂旋转。正常的肘部运动因儿童而异，平均过伸4°~145°屈曲[7]。肘部运动丧失是常见的，特别是在慢性Bado Ⅰ型孟氏骨折中，桡骨头的前脱位会导致与肱骨接触[21]。大多数慢性Bado Ⅰ型患者的肘关节屈曲平均110°[13]。终末肘关节屈曲可伴有明显不适。前臂旋转的丧失，特别是旋前的丧失，很常见[21]。许多慢性孟氏骨折的患儿表现出代偿性桡腕和中腕旋转，这会掩盖对真实前臂旋转的评估。为了评估前臂的真实旋转，检查者必须评估桡骨茎突相对于尺骨轴的旋转。
  - 进行详细的神经系统检查，以评估周围神经功能，包括尺神经、正中神经和骨间后神经(请参阅本书末尾的检查表）。对于5岁以上的合作患儿，可以通过轻触来主观地评估敏感性，也可以通过两点分辨觉来客观地评估敏感性。测试手和腕的力量。
- 迟发性尺神经麻痹，患者小指的指腹（自主区）处敏感性降低。患者还可出现肌肉萎缩、小指和无名指爪形指畸形、手指外展力量减弱、Froment征阳性或Wartenberg征阳性[3]。
- 迟发性骨间后神经麻痹的患者表现手指掌指关节、拇指背伸无力[11]。由于桡侧腕腕长肌由桡神经支配，患者可保留腕背伸功能，但倾向于向桡侧偏。在虎口区感觉正常。

影像学和其他诊断性检查

- 对可疑的慢性孟氏骨折的标准评估包括前臂和肘部的前后位（AP）和侧位X线片。
  - 尺骨的任何破坏，包括轻微的弯曲，都应提醒临床医生仔细检查肱桡关节（图1A）。如前所述，在急诊情况下，尤其是在尺骨弯曲变形或青枝骨折时，桡骨头半脱位或脱位常常被漏诊[4]。
  - 当试图精确检查肱桡关节对线时，前臂X线摄片不能替代肘部X线摄片。
- 在肘关节的正位和侧位上仔细评估肱桡关节的对合情况。
  - 在慢性BadoⅠ型中，尽管在侧位X线片上显示桡骨头有明显的前移（图1C），但在正位片上肱桡关节排列可正常（图1B）。
  - 在慢性BadoⅢ型中，尽管在侧位片上显示肱桡关节正常，但正位片上桡骨头向外或前外明显移位。
  - 可以通过在侧位（图7）和正位片上标记肱桡关节线来评估肱桡关节的对位情况。穿过桡骨颈和桡骨头部的中心线，95%穿过正常肘关节的肱骨小头[15]。然而，与早期报道相反，肱桡关节线并不总是通过肱骨小头的中1/3，测量受到临床医师、患者年龄和前臂旋转等影响[15]。由于这个原因，肱桡关节线中断，提示桡骨头半脱位或脱位，但并非病理诊断。对侧X线通常可用于比较。尽管存在局限性，但应使用肱桡关节线作为评估肱桡关节对准的工具。如果怀疑存在肱桡关节半脱位，应做MRI检查以评估关节软骨对合。
- 对于慢性孟氏骨折，应通过X平片及必要时进行MRI来评估肱桡关节的对合关系。如果桡骨头不在中心凹陷，或肱骨小头不规则地凸出，则通过手术可能无法实现关节的对合。
- 肘部X线片可能显示移位的环状韧带或前方肘关节囊钙化，并且可能被误解为异位骨化（图1）。这种钙化可在最初创伤的几周内出现，它的存在并非手术的适应证。
- 很难区分外伤性和先天性桡骨头脱位（图8）。当在X线片上明显发现桡骨头脱位时，检查桡骨头和肱骨小头的形状很重要。肱骨小头发育不良和桡骨头的凸出畸形通常提示先天性桡骨头脱位。先天性桡骨头脱位可能与尺骨发育不良、尺桡联合和多种综合征（包括指甲-髌骨综合征）有关。先天性桡骨头脱位常在后方，

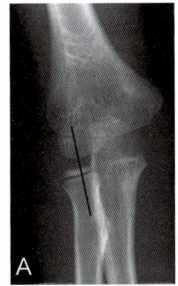
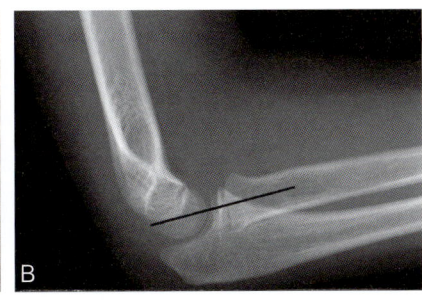

图7 在正常肘关节中，肱桡关节线通常将肱骨小头一分为二。肱桡关节线中断提示桡骨头半脱位或脱位，但可能是儿童的正常变异，这并不能确诊孟氏骨折。A. 7岁女孩的肘关节正位X线片，显示正常的肱桡关节线。B. 7岁女孩的肘关节侧位片，显示正常的肱桡关节线。

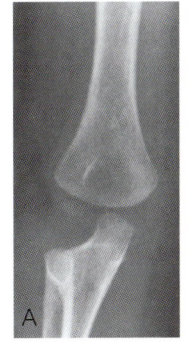
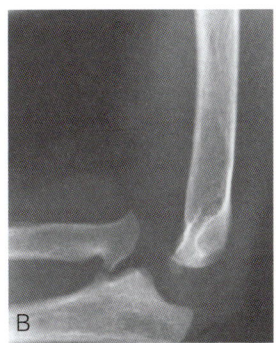

图8 前臂旋转受限的7岁男孩的桡骨头先天性脱位。A. 正位X线片显示异常的肱桡关节线。B. 肘关节侧位片显示肱桡关节线异常，桡骨头前脱位。桡骨头发育异常和肱骨小头发育不良的外观与先天性病因一致，尽管桡骨头前脱位在创伤后更为常见（经允许引自Shah AS, Waters PM. Monteggia fracture-dislocation in children. In: Rockwood and Wilkins' Fractures in Children, ed 8. Philadelphia: Lippincott Williams & Wilkins. In press）。

可以是双侧的。如果没有外伤史或所描述的外伤力似乎很小，则需考虑先天性桡骨头脱位。桡骨头的慢性前脱位最常与外伤性病因有关。

鉴别诊断

- 先天性桡骨头脱位(图8)。
- 保姆肘(牵拉肘关节、桡骨头半脱位)。
- 孤立的创伤性桡骨头脱位。
- 外伤性肘关节脱位。

非手术治疗

- 文献中对重建慢性孟氏骨折的适应证没有明确定义。
- 无症状儿童可以考虑非手术治疗，但建议每年进行临床和影像学随访。
- 慢性孟氏骨折手术有重要的适应证。部分外科医生主张患者年龄(12岁之前)或受伤时间(<3年)作为考虑手术的判别因素[10,17]，但桡骨头和肱骨小头的形态更为重要[18,22,25]。在年龄较大或有更多慢性损伤的患者中，可以进行MRI检查以进一步描述软骨质量和潜在的关节对合。桡骨头肿大或畸形，肱骨小头变平或关节炎，不适合手术[10,22,25]。在这些患者中，如果疼痛不能通过非手术手段解决，可以考虑桡骨头切除，但有进行性手腕疼痛或肘外翻的风险。

手术治疗

- 目前，关于治疗慢性孟氏骨折的证据有限，回顾性文献相互矛盾。有关治疗慢性孟氏骨折的证据仅限于小型、单中心、回顾性病例系列。
- 除非担心桡骨头或肱骨小头的形态，否则笔者建议有症状的慢性孟氏骨折可进行手术重建。
- 慢性孟氏骨折的手术重建包括单独环状韧带修复或重建[2,8,12,13,21,22]、单独尺骨截骨术[5,9,10,12,14,21,23]、联合尺骨截骨术、环状韧带修复/重建[8,12-14,17,21,22,25,28]和桡骨截骨术[12,13,25]。每种手术的相对优点未得到很好的阐明，并且可因患者和病变程度而异。然而，几乎每个系列都主张在重建慢性孟氏骨折时进行尺骨截骨术，争议主要围绕除尺骨截骨术外是否还需要进行环状韧带重建。
- Bell Tawse创建了对慢性孟氏骨折的桡骨头切开复位和环状韧带重建技术[2]，这项技术采用Boyd入路，并通过一条肱三头肌筋膜条重建环状韧带。
- 笔者建议的手术治疗总体方法包括：采用尺骨开放性截骨、钢板固定，肱桡关节的开放复位以及环状韧带的修复或重建。
  - 为避免骨间后神经损伤和骨筋膜室综合征等潜在并发症，可通过后侧可延伸的入路进行手术，该方法可识别和保护骨间后神经并进行预防性前臂筋膜切开术。
- 有些外科医生只主张尺骨的关节外截骨术，包括使用尺骨的外固定或髓内固定。

术前计划

- 桡骨头和肱骨小头的形态应在平片上评估，必要时通过MRI评估，明确桡骨头的凹陷和近端尺桡关节和肱桡关节的可复位性。桡骨头正常的凹陷关节面和肱骨小头正常凸出的关节面是重建的要求。受伤超过3年的患儿，脱位的桡骨头的三维影像可显示出桡骨头变平甚至出现圆顶状畸形[18]，也可观察到小C形切迹相应变平[18]。
- 测量并记录术前肘关节屈伸和前臂旋转功能。

体位

- 全麻比局部麻醉更可取，以便术后评估周围神经功能和筋膜间室综合征。
- 患者仰卧位，肘部、前臂和手伸到手术台上，包括腋窝在内的整个上肢都应包括在手术区域中。
- 采用无菌的气动止血带，以最大限度地接近上臂，这是延展手术切口所必需的。

入路

- 可以选择Boyd入路(可延伸后路)或Kocher入路(后外侧)之一切开肱桡关节并修复或重建环状韧带(图9)。
  - 两种方法都可以沿尺骨的皮下边界向远侧延伸，可以在尺侧腕伸肌和尺侧腕屈腕之间的肌间隔内暴露。
  - 如果需要重建环状韧带，则两种方法都可以向近端延伸，以识别桡神经并暴露肱三头肌筋膜。
- Boyd或可延伸后入路需要在肘肌和尺骨之间间隔进行，能很好地观察肱桡关节。
- Kocher或后入路由肘肌和尺侧腕伸肌之间进入。

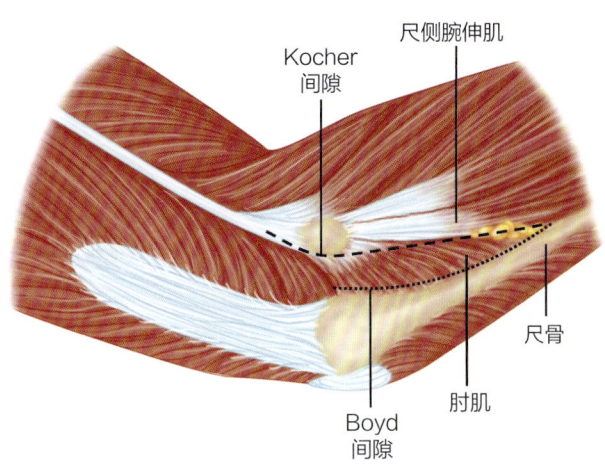

图9 Boyd入路和Kocher入路。

可延伸后、外侧入路

- 划一条弯曲的后外侧切口(技术图1A)。
- 切口的中部允许通过Kocher间隙进入肱桡关节,Kocher间隙为肘肌与尺侧腕伸肌之间的间隔。
- 切口可以向近端延伸,如果需要进行环状韧带重建,则可以识别桡神经并使其减压,并获取肱三头肌筋膜。
- 可以沿尺骨的皮下边缘向远端延伸切口,进行尺骨开口楔形截骨术。尺骨暴露在尺侧腕伸肌和尺侧腕屈肌之间。
- 最初,仅打开切口的近端和中部。
  - 桡神经在肱桡肌和肱肌之间识别,并在分为感觉和运动(骨间后神经)分支时向远侧追踪(技术图1B)。
  - 如前所述,骨间后神经可以附着在肘关节前方关节囊上,而关节囊会因脱位的桡骨头而变形。
  - 骨间后神经的识别可以在关节复位和环状韧带修复/重建过程中起到保护作用。
- 在切口的中部,肌间隔在肘肌与尺侧腕伸肌之间(技术图1C)。
  - 如果需要直视关节,可以将伸肌–旋后肌复合体以单个软组织袖套的方式从肱骨外髁前方、外侧髁上嵴分离。
  - 放置标记线有助于在闭合过程中对伸肌–旋后肌复合体起点进行解剖修复。
  - 肘关节囊切开在尺侧副韧带的前方,以保持外侧韧带复合体的完整性和肱尺关节的稳定性。

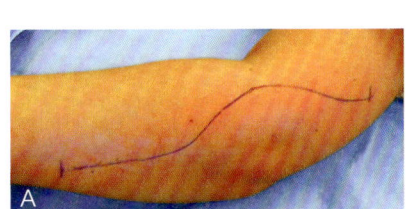 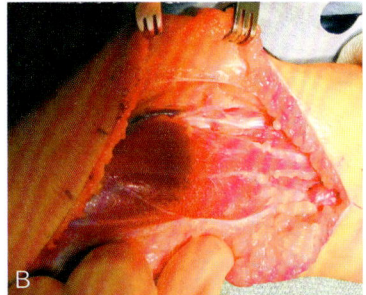 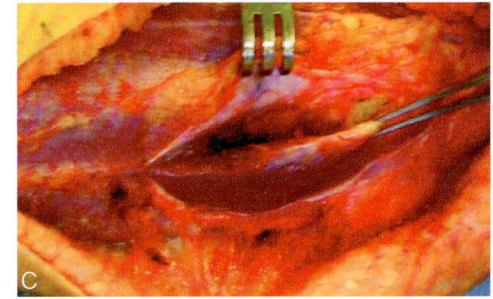

技术图1 手术暴露重建慢性孟氏骨折。A. 计划采用后外侧入路,切口的近端和远端根据需要做切开。B. 从桡神经分叉处辨认骨间后神经,并向远侧追溯;小心地从前方关节囊中解剖出骨间后神经,避免在复位肱桡关节过程中产生医源性损伤。C. 通过肘肌和尺侧腕伸肌之间的间隔进入肱桡关节(© COSF, Boston. 经允许引自Flynn J, ed. Pediatric Hand and Upper Limb Surgery. Philadelphia: Lippincott Williams & Wilkins, 2012)。

肱桡关节切开复位

- 纤维化和滑膜炎通常掩盖了肱桡关节的检查。桡骨头前脱位，通常因关节囊前壁和环状韧带阻挡其复位。
- 仔细清除肱桡关节表面的纤维结节和滑膜炎，直视桡骨头、环状韧带和肱骨小头。C形小切迹处也应彻底清理，以复位近尺桡端关节。该区域的彻底清理对关节的解剖复位和稳定至关重要。
- 在关节清理中，必须保护骨间后神经。
- 尽管烦琐，但通常可以识别出环状韧带。环状韧带的中心孔可能难以辨别，但是对其孔的仔细解剖和扩张可以重建其典型的环形结构。
  - 扩张通过从中心向周围延伸的小的放射状切口进行。
  - 在此阶段，必须确定是否可以挽救本来的环状韧带。本来的环状韧带通常可用。
- 如果环状韧带无法在桡骨头上复位，则可沿其后部止点（在C形小切迹后缘处或附近）切开韧带，并在桡骨头复位后进行修复。
  - 如有必要，可使用2-0编织涤纶缝合线通过尺骨骨膜隧道修复环状韧带（Ethibond, Ethicon, Inc., Somerville, NJ）。
- 如果可以挽救环状韧带，则可以通过透视检查评估桡骨头的复位。
- 如果在解剖上恢复肱桡关节对位，则仅环状韧带修复（或重建）就足够了。
  - 这种情况少见，通常需要进行尺骨截骨术。
- 如果无法挽救环状韧带，则将其残余部分切除，准备后续的环状韧带重建，通常使用一条肱三头肌或伸肌-旋后肌筋膜。

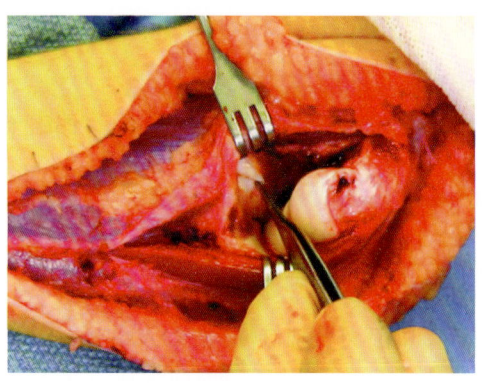

技术图2　确认脱位的桡骨头和塌陷的环状韧带（© COSF, Boston. 经允许引自Flynn J, ed. Pediatric Hand and Upper Limb Surgery. Philadelphia: Lippincott Williams & Wilkins, 2012）。

尺骨截骨

- 通常，由于伴随尺骨畸形产生的变形力，仅环状韧带修复或重建并不能使肱桡关节复位和稳定。
- 通常需要尺骨的开口楔形截骨术。一些外科医生仅用尺骨截骨术进行关节外重建，而不常规进行肱桡关节的开放复位术或环状韧带重建术。
- 尺骨通过尺侧腕伸肌和尺腕屈肌之间的间隙暴露。截骨平面计划在畸形的顶点（技术图3A）。
  - 当尺骨表现为弹性变形时，可在畸形顶点近端、靠近肘部截骨，以更有效地纠正肱桡关节的脱位。
  - 透视定位预定的截骨平面，骨膜下暴露。
- 摆动锯用于保留对侧皮质的截骨术。大量冲洗可最大限度地减少热坏死。板状撑开器用于楔形撑开。对尺骨进行部分过度矫正，以避免晚期桡骨头脱位[14]。
- 临时固定肱桡关节可以帮助确定楔形撑开的大小。在这项技术中，解剖复位肱桡关节和近端尺桡关节。用平滑的0.045～0.062 in（0.114～0.157 cm）的克氏针穿肱桡关节临时固定，以维持复位。
  - 桡骨头的解剖复位可明确尺骨截骨端撑开必要的间隙，以维持复位。
- 解剖复位桡骨头后，通过适当塑形的钢板和螺钉临时固定尺骨（技术图3B）。对于较年轻的患者，通常使用双层1/3管形板；而对于年龄较大的患者，使用3.5 mm动力加压板（Synthes, West Chester, PA）。
  - 其他选项包括外固定或髓内固定。
- 去除临时固定的克氏针。直视和透视以确认正确的截骨角度和程度，维持肱桡关节和近端尺桡关节复位。
  - 如果无问题，完成最终固定。在截骨部的近端和远端使用4～6个皮质螺钉固定（技术图3C）。
- 如果在畸形愈合处截骨，可将骨痂和骨膜形成骨用于局部移植。进行骨膜修复以加快骨愈合。
- 如前所述，钢板和螺钉固定的一种替代方法是外固定[5,9]。外固定可在急性张口楔形截骨术[9]中使用，也可在逐渐延长和加大成角中使用[5]。

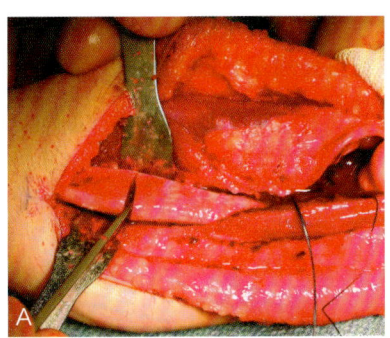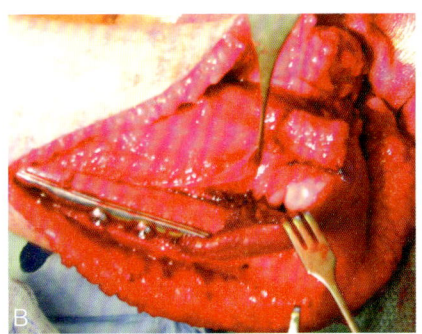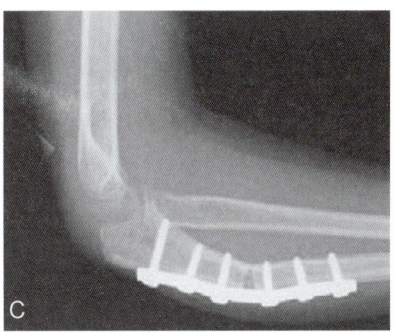

技术图3　尺骨截骨术。A. 用摆动锯在尺骨畸形的顶端进行尺骨截骨术。B. 适当塑形的钢板和螺钉固定，稳定尺骨截骨。在这种情况下，对于年龄较小的儿童，使用双层1/3管形板。C. 尺骨截骨的每一侧都应获得4~6个皮质固定层。如图所示，尺骨过度矫正有助于避免桡骨头的半脱位（© COSF, Boston. A、B:经允许引自Flynn J, ed. Pediatric Hand and Upper Limb Surgery. Philadelphia: Lippincott Williams & Wilkins, 2012; C: 经允许引自Shah AS, Waters PM. Monteggia fracture-dislocation in children. In: Rockwood and Wilkins' Fractures in Children, ed 8. Philadelphia: Lippincott Williams & Wilkins. In press）。

环状韧带重建

- 笔者认为需要进行环状韧带修复或重建。这涉及缝合复位的环状韧带至尺骨近端；如果环状韧带修复不可行，用局部筋膜进行重建。
  - 尽管许多外科医生都支持单纯尺骨截骨，也有手术成功的报道。但没有足够的证据证明这种方法有明显的优势。
- 肱三头肌筋膜带可用于进行环状韧带重建。保留其在鹰嘴的附着点，由近及远，分离一条8 cm长的肱三头肌中央筋膜束，一直至桡骨颈的水平。伸肌-旋后肌筋膜可以替代。
- 需要仔细分离，防止在鹰嘴隆起处意外切断肱三头肌筋膜。
- 然后将筋膜带绕过桡骨颈，以重建环状韧带。
- 重建的韧带可以穿过尺骨近端的钻孔，也可用编织的2-0聚酯缝合线重新缝合于尺骨骨膜。
  - 通常，幼儿缝合骨膜就足够了。
- Seel 和 Peterson[22]建议在尺骨近端、C形小切迹的前后缘，钻两个交叉的孔。尽管此过程增加了技术难度，但该重建的结果可以避免Bell Tawse技术（技术图4）产生的问题：产生的更向后指向的力[2,22]。
  - 为了用Seel和Peterson技术完成环状韧带重建，我们建议临时缝合肱三头肌筋膜，并使用线圈进行缝合。
- 为防止长时间对桡骨颈处的切割，重建韧带时应避免拉得过紧。

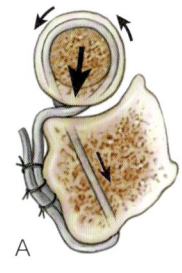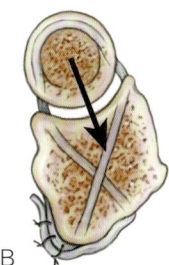

技术图4　环状韧带重建技术示意图。A. Bell Tawse重建产生后向力[2]。B. Seel和Peterson建议的技术。在这种技术中，在C形小切迹的前缘和后缘形成了交叉钻孔。由此产生的重建可能会提高桡骨头的稳定性[22]（经允许引自Seel MJ, Peterson HA. Management of chronic posttraumatic radial head dislocation in children. J Pediatr Orthop 1999;19:306–312）。

预防性切开前臂筋膜

- 直视下，对掌侧和背侧筋膜间室进行有限的预防性筋膜切开，最大限度地减少术后发生骨筋膜间室综合征的风险。
- 预防性筋膜切开的另一个优点是促进骨膜闭合。

最终关节复位的评价和伤口关闭

- 最终透视肘关节的正侧位,确定肱桡关节和近端尺桡关节的稳定复位。
- 如果正确地行尺骨截骨术和环状韧带修复/重建,则不需要继续克氏针固定肱桡关节。
- 根据笔者的经验,在重建方案有限的慢性孟氏骨折的翻修病例中,有时需要固定肱桡关节。
  - 在这种情况下,必须使用足够粗的克氏针,以避免疲劳断裂;使用光滑的克氏针,避免骺板损伤。克氏针通常在术后3～4周移除。
  - 复位肱桡关节,环状韧带修复或重建及尺骨截骨后,分层闭合伤口。缝合覆盖在尺骨上的骨膜,以加快骨愈合。
- 修复关节囊,将伸肌-旋后肌的起点重新固定至肱骨的外髁和外侧髁上嵴。关闭打开的肌间隔,放置Jackson-Pratt引流管后闭合伤口。

要点与失误防范

先天性和创伤性桡骨头脱位	• 肱骨小头发育不良和桡骨头凸出畸形提示先天性桡骨头脱位
避免骨筋膜室综合征	• 避免使用区域性阻滞麻醉,以免影响术后的监测 • 可以进行预防性前臂掌、背侧筋膜切开术,最大限度地减少骨筋膜室综合征的风险 • 如果担心出血,在伤口下方放置引流
保护骨间后神经	• 对病程时间长的患者行关节内重建或术前已经存在桡神经损伤时,应在肱桡肌-肱肌间隔中识别桡神经,直至远端分为桡神经浅支和骨间后神经 • 骨间后神经可附着于关节囊及移位桡骨头或嵌在肱桡关节。在手术暴露过程中仔细鉴别和保护骨间后神经,避免在重建过程中发生医源性伤害
迟发桡骨头半脱位	• 建议结合环状韧带重建和尺骨截骨术 • 尺骨截骨术完成后,首先设置复位肱桡关节,这将确定保持稳定复位所需的尺骨矫正程度 • 稳定尺骨通常需要对尺骨进行过度矫正 • 术中透视仔细检查复位,不接受轻微的错位 • 术后2～6周复查X线片,以便尽早发现复位丢失
尺骨骨不连	• 如果使用摆锯截骨,应大量冲洗以最大限度地减少热坏死 • 必须钢板固定,以免固定丢失 • 截骨完成后,畸形愈合部位的骨痂和骨松质可用作局部骨移植 • 如果需要,同种异体骨移植

术后护理

- 伤口闭合后,应用双瓣长臂石膏,固定肘部屈曲80°～90°,前臂旋后60°～90°,最大限度地提高肱桡关节和近端尺桡关节的稳定性。
- 所有儿童应接受夜间镇痛,以及神经血管监测。
- 术后4～6周去除石膏,用长臂托再固定3～4周。去除长臂托后,开始主动运动,尤其是前臂旋转非常重要。康复开始后,预计在6个月恢复到最大限度。肘关节屈伸功能比前臂旋转功能恢复快。

预后

- 重建慢性孟氏骨折的相关数据仅限于小型回顾性病例分析。大多数报道缺乏长期随访,也没有经过验证的功能结果指标。
- Nakamura等[17]报道了22名接受尺骨截骨和环状韧带重建治疗的儿童的长期临床和影像学结果,平均随访84个月。
  - 在大约80%的患者中桡骨头稳定,大约20%的患者出现半脱位(但未明显脱位),其他文献中报道相似

- 术后功能（Mayo肘关节功能指数）得到可靠改善，绝大多数患者获得优异(19/22)或良好(2/22)的结果。
- 平均肘关节屈曲从124°提高到138°。术后平均前臂旋前超过65°。肘关节运动的改善是可靠的，其他学者也描述了类似的结果。可能会丢失一些前臂旋转，尤其是旋前[8,12,13,21,23]。
- 慢性孟氏骨折重建的并发症发生率很高，其中包括桡骨头晚期半脱位、桡骨颈部切割、骨关节炎、尺骨延迟愈合、尺骨骨不连、筋膜间室综合征、周围神经损伤和僵硬等[17,21]。
- 对于12岁以下或受伤3年以内的儿童，可获得良好的结果[17]。

并发症

- 肘或前臂运动受限，尤其是旋前运动。
- 术后前臂骨筋膜室综合征。进行围手术期神经血管监测可早期诊断，出现与检查不成比例的疼痛或需要增加麻醉药是骨筋膜室综合征早期征兆，应立即进行评估。术中预防性前臂筋膜切开可减少这种风险。
- 重建后可发生骨间后神经麻痹。如果术中神经得到了识别和保护，建议进行观察。连续的临床检查将显示Tinel征象进展，运动功能逐渐恢复。6个月神经功能仍无恢复，是手术探查的相对指征。
- 尺骨广泛延长会发生尺神经麻痹，可能是减压的指征。
- 确实会出现桡骨头半脱位或脱位，与手术重建的初衷相悖。该手术不适合初学者开展。
- 如果环状韧带重建太紧，则在桡骨颈上切割[17]。
- 可能发生尺骨不愈合。不完全的铰接截骨术、植骨、稳定的固定和骨膜修复可降低风险。

（秦晖　译，陈亦轩　审校）

参考文献

[1] Bado JL. The Monteggia lesion. Clin Orthop Relat Res 1967;50: 71-86.

[2] Bell Tawse AJ. The treatment of malunited anterior Monteggia fractures in children. J Bone Joint Surg Br 1965;47:718-723.

[3] Chen WS. Late neuropathy in chronic dislocation of the radial head. Report of two cases. Acta Orthop Scand 1992;63:343-344.

[4] Dormans JP, Rang M. The problem of Monteggia fracture-dislocations in children. Orthop Clin North Am 1990;21:251-256.

[5] Exner GU. Missed chronic anterior Monteggia lesion. Closed reduction by gradual lengthening and angulation of the ulna. J Bone Joint Surg Br 2001;83:547-550.

[6] Fahey JJ. Fractures of the elbow in children. Instr Course Lect 1960;17:13-46.

[7] Golden DW, Jhee JT, Gilpin SP, et al. Elbow range of motion and clinical carrying angle in a healthy pediatric population. J Pediatr Orthop B 2007;16:144-149.

[8] Gyr BM, Stevens PM, Smith JT. Chronic Monteggia fractures in children: outcome after treatment with the Bell-Tawse procedure. J Pediatr Orthop B 2004;13:402-406.

[9] Hasler CC, Von Laer L, Hell AK. Open reduction, ulnar osteotomy and external fixation for chronic anterior dislocation of the head of the radius. J Bone Joint Surg Br 2005;87:88-94.

[10] Hirayama T, Takemitsu Y, Yagihara K, et al. Operation for chronic dislocation of the radial head in children. Reduction by osteotomy of the ulna. J Bone Joint Surg Br 1987;69:639-642.

[11] Holst-Nielsen F, Jensen V. Tardy posterior interosseous nerve palsy as a result of an unreduced radial head dislocation in Monteggia fractures: a report of two cases. J Hand Surg Am 1984;9:572-575.

[12] Horii E, Nakamura R, Koh S, et al. Surgical treatment for chronic radial head dislocation. J Bone Joint Surg Am 2002;84- A(7): 1183-1188.

[13] Hui JH, Sulaiman AR, Lee HC, et al. Open reduction and annular ligament reconstruction with fascia of the forearm in chronic monteggia lesions in children. J Pediatr Orthop 2005;25:501-506.

[14] Inoue G, Shionoya K. Corrective ulnar osteotomy for malunited anterior Monteggia lesions in children. 12 patients followed for 1-12 years. Acta Orthop Scand 1998;69:73-76.

[15] Kunkel S, Cornwall R, Little K, et al. Limitations of the radiocapitellar line for assessment of pediatric elbow radiographs. J Pediatr Orthop 2011;31:628-632.

[16] Martin BF. The annular ligament of the superior radio-ulnar joint. J Anat 1958;92:473-482.

[17] Nakamura K, Hirachi K, Uchiyama S, et al. Long-term clinical and radiographic outcomes after open reduction for missed Monteggia fracture- dislocations in children. J Bone Joint Surg Am 2009;91:1394-1404.

[18] Oka K, Murase T, Moritomo H, et al. Morphologic evaluation of chronic radial head dislocation: three- dimensional and quantitative analyses. Clin Orthop Relat Res 2010;468:2410-2418.

[19] Ramski DE, Hennrikus WP, Bae DS, et al. Pediatric Monteggia fractures: a multicenter examination of treatment strategy and early clinical and radiographic results. J Pediatr Orthop 2015;35(2): 115-120.

[20] Ring D, Waters PM. Operative fixation of Monteggia fractures in children. J Bone Joint Surg Br 1996;78:734-739.

[21] Rodgers WB, Waters PM, Hall JE. Chronic Monteggia lesions in children. Complications and results of reconstruction. J Bone Joint Surg Am 1996;78:1322-1329.

[22] Seel MJ, Peterson HA. Management of chronic posttraumatic ra-

dial head dislocation in children. J Pediatr Orthop 1999;19:306-312.
[23] Song KS, Ramnani K, Bae KC, et al. Indirect reduction of the radial head in children with chronic Monteggia lesions. J Orthop Trauma 2012;26:597-601.
[24] Spinner M, Kaplan EB. The quadrate ligament of the elbow—its relationship to the stability of the proximal radio-ulnar joint. Acta Orthop Scand 1970;41:632-647.
[25] Stoll TM, Willis RB, Paterson DC. Treatment of the missed Monteggia fracture in the child. J Bone Joint Surg Br 1992;74:436-440.
[26] Tompkins DG. The anterior Monteggia fracture: observations on etiology and treatment. J Bone Joint Surg Am 1971;53:1109-1114.
[27] Tubbs RS, O'Neil JT Jr, Key CD, et al. The oblique cord of the forearm in man. Clin Anat 2007;20:411-415.
[28] Wang MN, Chang WN. Chronic posttraumatic anterior dislocation of the radial head in children: thirteen cases treated by open reduction, ulnar osteotomy, and annular ligament reconstruction through a Boyd incision. J Orthop Trauma 2006;20:1-5.

第10章 闭合、经皮、髓内和切开复位治疗桡骨头和桡骨颈骨折

Closed, Percutaneous, Intramedullary, and Open Reduction of Radial Head and Neck Fractures

Roger Cornwall

定义

- 桡骨颈骨折是发生在桡骨粗隆近端的关节外骨折。
- 桡骨颈骨折在9～12岁儿童中最常见，占到儿童肘部骨折的14%[17]。发生骺板损伤类型通常是Salter-Harris Ⅰ或Ⅱ型（图1），也可出现Salter-Harris Ⅲ、Ⅳ型损伤。或者，骨折常常位于骺板外的干骺端[1,33]。
- 与骨骼发育成熟者相比，骺板尚未关闭的青少年较少发生桡骨头关节内骨折（7% vs.52%）[18]。
- 桡骨头、颈部骨折的Wilkins分型是根据损伤机制和骨折类型，明确地说骨折是否累及骺板或关节面[34]：
  - Ⅰ型：外翻损伤。
    - A：骺板损伤：Salter-Harris Ⅰ或Ⅱ型。
    - B：关节内：Salter-Harris Ⅲ或Ⅳ型。
    - C：干骺端骨折。
  - Ⅱ型：肘关节脱位。
    - D：骨折发生于脱位时。
    - E：骨折发生于复位时。
- 桡骨颈骨折的O'Brien和Judet分型依据成角的程度。
  - O'Brien分型[22]。
    - Ⅰ型：<30°。
    - Ⅱ型：30°～60°。
    - Ⅲ型：>60°。
  - Judet分型[14]（图2）。
    - Ⅰ型：没有移位。
    - Ⅱ型：<30°。
    - Ⅲ型：30°～60°。
    - Ⅳa型：60°～80°。
    - Ⅳb型：>80°。

解剖

- 桡骨头与肱骨小头和尺骨的桡切迹共同组成关节。桡骨颈位于关节外，前后位（AP）摄片成角15°，侧位摄片成角5°。桡骨头骨化中心约在4岁时出现。
- 桡骨近端骨骺的骨化中心（桡骨头）在4岁时出现。此时桡骨头颈已经发育为成人外形。女孩桡骨近端骺板14岁闭合，男孩17岁闭合。
- 桡尺近侧关节由环状韧带和侧副韧带共同维持稳定。
- 桡骨颈无肌肉附着，由邻近的骨膜提供血液供应。
- 桡神经在外髁水平分出桡神经浅支和骨间后神经。骨间后神经在桡骨头颈部的前方向远端走行，进入距桡骨头远侧2.6 cm的Frohse弓状缘（图3），潜行于距桡骨头以远6.7 cm的旋后肌的浅深层肌纤维间[5]。桡返动脉起自桡动脉，与桡神经行径相反，于旋后肌前内侧面走向外侧髁。

发病机制

- 最常见的桡骨颈骨折主要是由于摔倒时手臂过伸撑地，外翻和轴向应力作用于肘部造成。该机制导致外侧压缩和内侧牵拉损伤。桡骨头的成角大小取决于在发生撞击时前臂所在的旋前或旋后位置[12]。
- 另一个损伤机制是肘关节脱位。骨折可伴随发生脱位（桡骨头在前），也可在复位时发生（桡骨头在后）[12]。
- 桡骨颈骨折患者中，30%～50%合并其他损伤，如内侧副韧带撕裂或隐性肘关节脱位[28]。

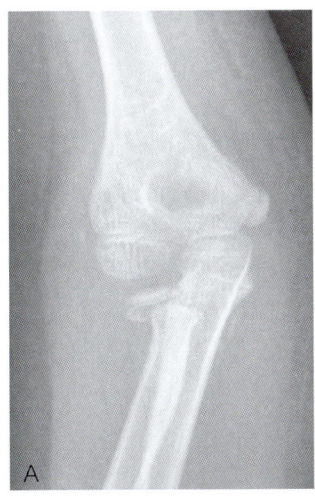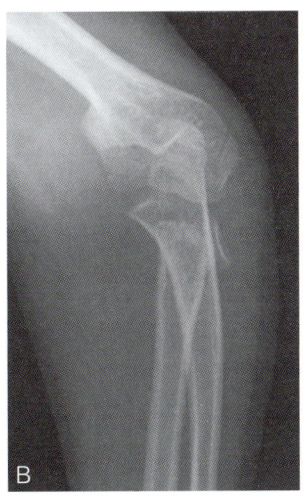

图1 移位的桡骨颈骨折。A. Salter-Harris Ⅱ型。B. Salter-Harris Ⅰ型。

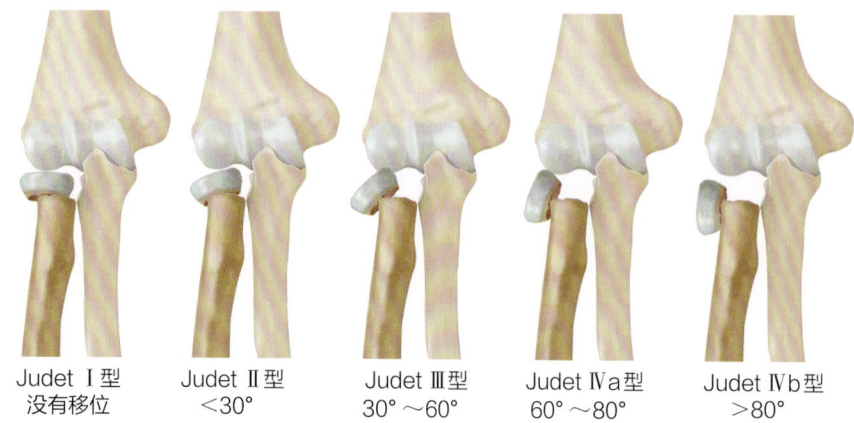

图2 儿童桡骨颈骨折的Judet分型。

- 肘关节后脱位自发复位过程中,可出现桡骨颈向后移位骨折[11]。
- 也有在肘关节后脱位手法复位过程中,隐匿性桡骨颈骨折(无移位)发生向后移位。手法复位过程中,如果肘关节屈曲,肱骨远端(外侧髁)撞击桡骨头,将其向后剥离干骺端(图4)。
- 反复的外翻应力负荷可导致桡骨头、颈部慢性应力骨折,如过头顶的投掷。

自然病程

- 桡骨颈骨折的预后取决于损伤的能量、移位的大小和是否合并其他损伤。
- 轻微的骨折移位或关节面适配好的患者,预后良好。
- 骨折成角或移位越大,意味着桡骨肱骨小头关节分离越大,可导致肘关节旋前或旋后幅度的降低[3]。
- 桡骨头颈骨折可接受的成角移位上限(0°~60°)尚不清楚,可能与年龄相关[24]。多数医生认为,骨折成角<30°不太可能导致临床上(功能上)显著的活动度丢失。
- 其他有报道的骨折后遗症包括:桡骨头坏死、异位骨化、桡尺骨桥形成、骺板提前闭合,从而导致肘关节的疼痛、捻发音、外翻畸形和僵硬[3,13,24,26,27]。
  - 上述这些情况可能与年龄、移位严重程度、合并其他损伤或延迟治疗相关。
- 其中一些情况未必是其自然病程,也可能是治疗的并发症(复位不佳、切开治疗或内固定)。
- 总的来说,相关报道表明儿童桡骨颈骨折中有15%~33%预后不佳[7,10,13,27,30]。

病史和体格检查

- 阐明损伤机制对于正确理解骨折的特点,指导治疗非常重要。高能量损伤通常会合并其他损伤。在就诊前原有肘关节脱位已经复位的情况并非少见,因此询问患者和家人在发生损伤时是否观察到明显的肢体畸形,有助于明确损伤程度。

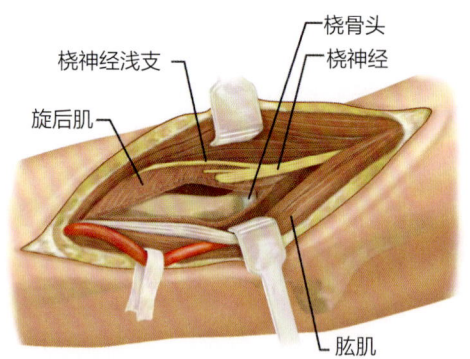

图3 骨间后神经走行于桡骨头颈的掌侧,距桡骨头关节面以远约2.6 cm进入Frohse弓状缘。

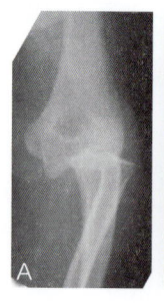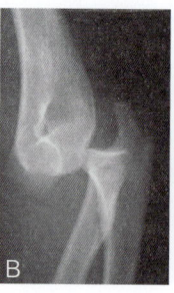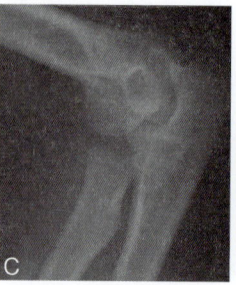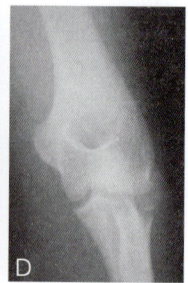

图4 肘关节后脱位复位过程中发生桡骨颈向后移位骨折。A、B. 肘关节脱位的前后位和侧位X线表现。C. 肘关节复位后侧位片无法看到桡骨头。D. 前后位摄片可见移位的桡骨头。

- 仔细触诊肘关节的每一个解剖区域，找到压痛最厉害的部位，有助于诊断骨折和其他合并损伤。合并损伤包括内侧副韧带撕裂、内上髁骨折、尺骨骨折和肱骨髁上骨折。神经检查评估桡神经、正中神经和尺神经的运动感觉功能。
- 评估肘关节的稳定性和活动范围，有助于决定是否需要治疗。
  - 外翻不稳定提示桡骨颈不稳定性骨折合并肘内侧损伤。
  - 前臂旋转受到阻碍，特别在旋前时，通常是因为桡尺关节的匹配度受到破坏，提示需要复位。
  - 肘关节稳定和活动范围评估，需要在关节内注射麻醉药物或在麻醉下进行。

影像学和其他诊断性检查

- 肘关节前后位、侧位和斜位片（图5A、B）可很好地显示桡骨颈骨折。然而由于标准位摄片往往拍不到真实的成角平面，故在平片上，骨折成角程度可能被低估。
- 临床医师应该仔细排除相关损伤，如尺骨鹰嘴骨折（关节内）（图5C、D），以及尺骨近端、肱骨内髁或外髁骨折或肘关节脱位。
- 对于肘关节脱位患者，临床医师应该仔细检查是否存在隐匿性骨折，防止在手法复位过程中骨折移位。
- 若桡骨颈骨折发生在桡骨头骨化前，平片上不能清楚显示骨折表现。
  - 超声、MRI（图5E）和关节造影摄片（图5F、G）对桡骨头尚未骨化的幼年患者进行诊断和评估有用。
  - 在手术室内，使用关节造影摄片有助于观察未骨化的桡骨头，证实它是否复位。

鉴别诊断

- 通过合适的摄片，很容易诊断桡骨颈骨折。但是必须确诊是否存在下列合并损伤：
  - 内侧副韧带撕裂。
  - 内上髁骨折。
  - 鹰嘴骨折。
  - Ⅳ型孟氏骨折。

非手术治疗

- 非手术治疗的目的是获得并维持适配性良好的关节，并恢复肘关节在各个平面的活动度。多数学者认为，30°以内的成角和3 mm的移位即为可接受。尽管对确切的数值仍有争议，有文献报道，可接受的成角范围为20°~60°[1,3,15,21,26,30-34]。
  - 有两件事可部分解释所存在的争议：
    - 影像学测量的精确性可变化，取决于放射线是否与标准骨折平面相垂直。
    - 同样存在25°成角的骨折，根据不同的成角方向，可对桡尺关节面的适配度存在不同影响。
  - 因此，决定是否治疗依据成角对功能的影响，而非特定的度数。不管X线片上存在多少成角，任何阻碍旋前或旋后的骨折必须复位。

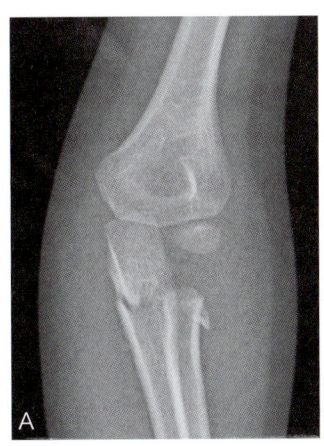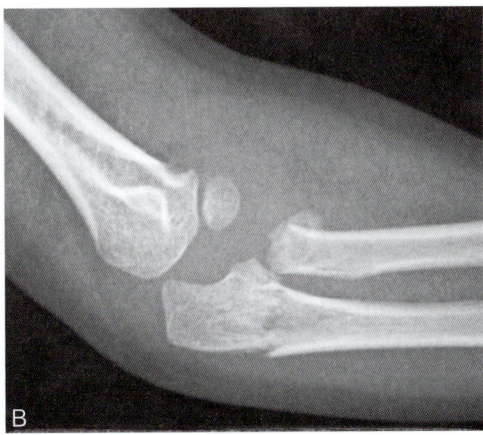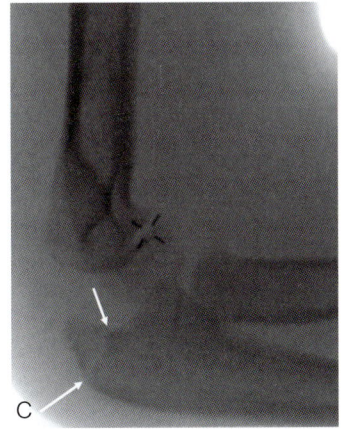

图5 A、B. 图示为桡骨头尚未骨化的3岁儿童的正位和侧位X线片，显示尺骨和桡骨颈骨折。然而在平片上很难辨别成角度数。MRI对评价桡骨头未骨化儿童桡骨颈骨折有帮助。C. 桡骨颈骨折合并尺骨鹰嘴关节内骨折。箭头所指为侧位片上尺骨鹰嘴微小移位。

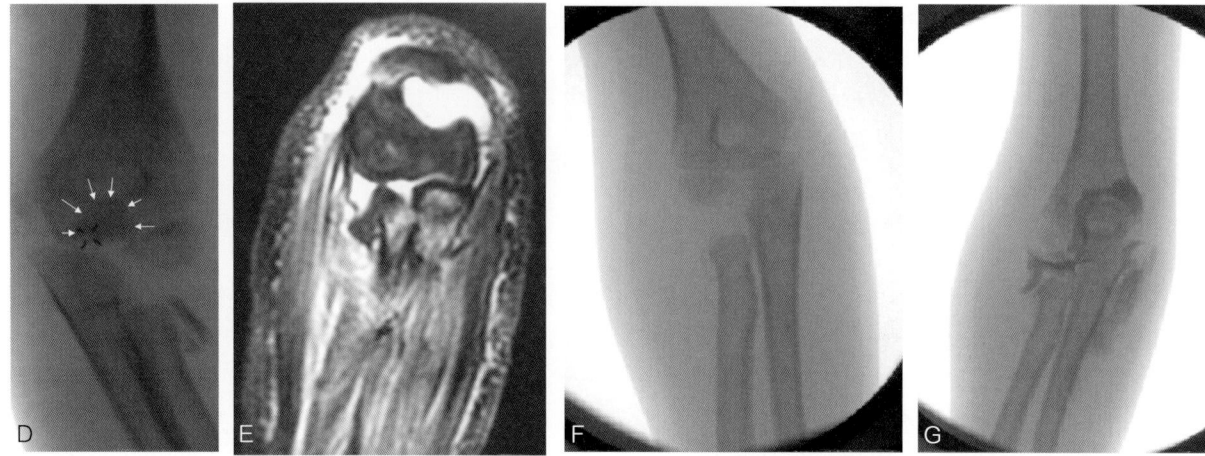

图5（续） D. 箭头所指前后位上近端鹰嘴骨块移位显著。E. 上述患儿的MRI影像清晰地显示桡骨颈60°成角，而平片却未能显示。F、G. 关节造影显示桡骨颈90°移位，平片未能显示。它有助于在术中监视和证实复位。

- 随着骨骼的成熟、再塑形潜力的下降，可接受的残余成角也逐渐变小（15°～20°）[9,32]。
- 如果成角>30°或者移位>3 mm或者存在关节活动障碍者，建议闭合复位。复位必须在急诊室或者手术室，镇静状态下进行。后者的优势在于，对于严重移位的患者，如果闭合复位失败，即可进行经皮复位。
- 制动的方法和持续时间取决于骨折的类型、稳定性和骨骼的成熟度。例如，17岁没有移位的桡骨颈骨折具自控力的患者，可使用吊带固定并早期开始活动。然而，骺板骨折者，需复位的骨折，年幼患儿需要石膏制动3周。
  - 当缺乏临床和影像学的愈合征象时，石膏固定可延长2周，然后再次随访评估骨愈合情况。

手术治疗

- 如果闭合复位失败，下一步进行经皮复位技术。使用斯氏针推顶或撬拨技术会在技术部分详细描述。
- 由于切开复位导致的并发症（如缺血坏死、异位骨化、骨不连等）的发生率明显增高[3,21,36]，应尽可能地尝试使用闭合或经皮复位技术进行复位。
- 与肘关节脱位相关有明显移位的浮动骨折块常需要切开复位，然而大多数成角的桡骨头骨折可通过闭合与经皮复位技术得到复位。

术前计划

- 在推入手术室之前，必须掌握肘和前臂的影像学资料，并对所有损伤都作出诊断。
- 由于每个骨折对不同的复位技术有着不同的效果，因此熟悉所有在技术章节描述的闭合和经皮复位技术是非常有用的。
- 告知家属和手术室的工作人员，为了使骨折复位，可能需要运用从闭合到切开的一系列技术是明智的。这样做可消除任何导致怀疑的因素。医生应该确保有钛制弹性钉、克氏针和斯氏针可供使用。
- 在麻醉下评估肘关节的活动度和稳定性。在复位前，透视下将前臂旋前或旋后，以了解最大成角平面（图6）。
- 不同的闭合或经皮复位技术组成了复位阶梯，将在技术章节详述。与整形外科医生所谓的修复阶梯相似。这些技术可分步骤使用或联合运用。

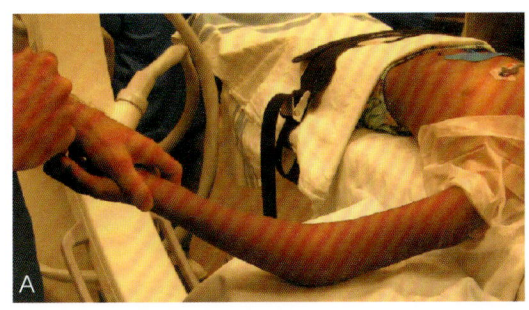
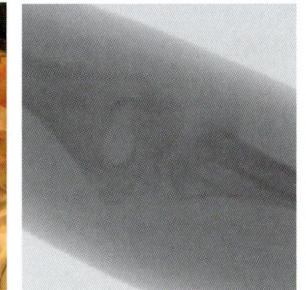
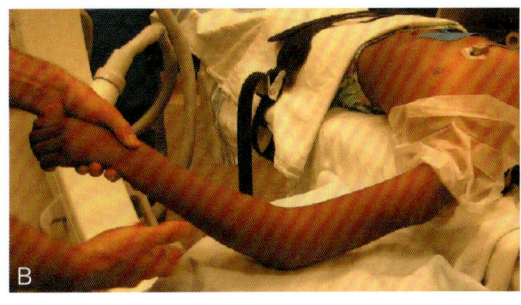
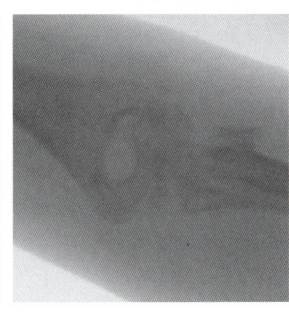

图6 在旋后（A）到旋前（B）过程中实时透视可发现最大成角移位。在该病例，旋前50°时可见最大成角。

体位

- 患者仰卧于手术床。肘关节放置于C臂机，手臂放置在C臂机的接收器上（图7）。
- 监视器放在手术床的对侧以方便观看。
- 或者，将患者仰卧，患臂放置在可透视的前臂床，透视机接收机与手术床平行，使得C臂机自由地从前后位向侧位切换。

入路

- 对于严重移位游走的骨折块，可使用后外侧Kocher入路行切开复位。该入路将在本章技术部分详述。

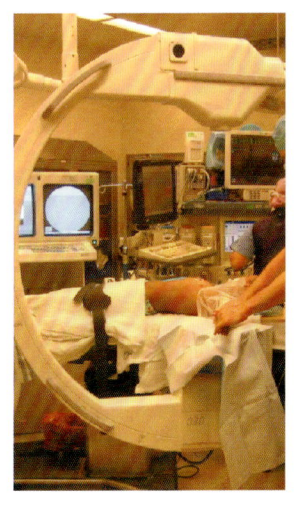

图7 消毒铺巾后，使用C臂机当手术台。监视器放置在手术床的对侧易于观察。

闭合复位

Israeli技术或Kaufman技术

- Kaufman等[15]描述了一种将肘关节屈曲90°进行闭合复位的技术。
- 透视确定最大成角时的前臂位置（图6）。
- 用一只手控制前臂旋转，另一只手的拇指向桡骨头施加外侧压力（技术图1A～C）。
- 复位后，评估骨折的稳定性和活动度（技术图1D～G）。

Patterson技术

- 将肘关节伸直前臂旋后，助手向肘关节施以内翻力，主治医师从外侧指压复位骨折（技术图2）。
- 这种方法的缺点在于需要一名熟悉此技术的助手对抗牵引并施以内翻应力，另外在此体位难以触及桡骨头。

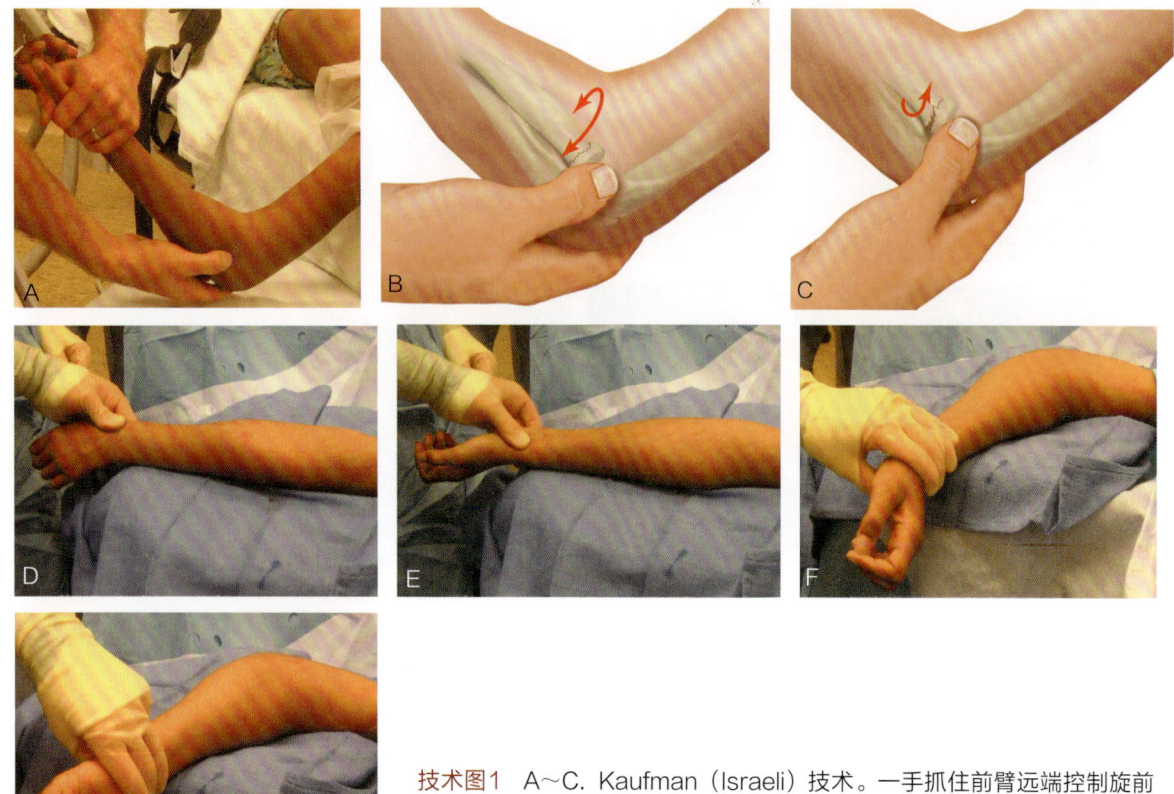

技术图1　A～C. Kaufman（Israeli）技术。一手抓住前臂远端控制旋前和旋后（A），同时在最大成角平面，用另一手的拇指复位骨折（B），由远至近推挤桡骨头（C）。D～G. 复位后，分别在伸肘位和屈肘位90°评估复位的稳定性和活动度（旋前－旋后）。

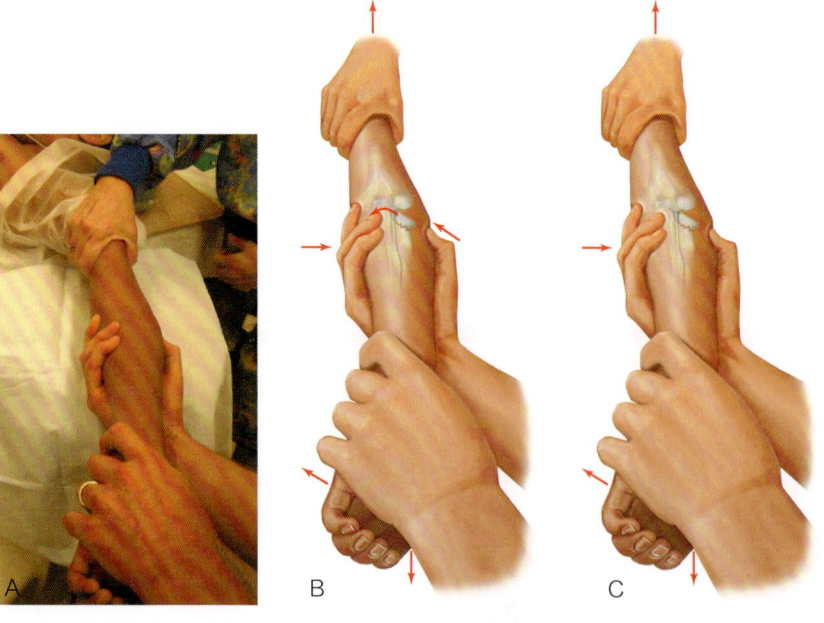

技术图2　Patterson技术。A. 助手协助将肘关节伸直，施加内翻应力，同时使得前臂旋后。B、C. 拇指按压桡骨头达到复位。

经皮克氏针或斯氏针复位技术

- 如果闭合复位失败，可使用克氏针或斯氏针直接推顶或撬拨桡骨头至解剖位置。
- 主治医生必须意识到骨间后神经走行于桡骨头掌侧朝向远端。前臂旋前或使用后外侧入路可保护此桡神经分支（技术图3）。
- 透视下旋转前臂以便确定最大成角畸形平面。

"推顶"技术

- 经2 mm的切口，将一根0.062in（1.57 mm）或更粗的克氏针的钝头，由骨折远侧、尺骨外侧缘旁插入（技术图4A、B）。
- 透视引导下，钢针顶着近端骨折块的后外侧面，将桡骨头推回原来位置（技术图4C、D）。
- 轴向牵引和旋转前臂能使嵌插的骨折端分离，有助于复位。

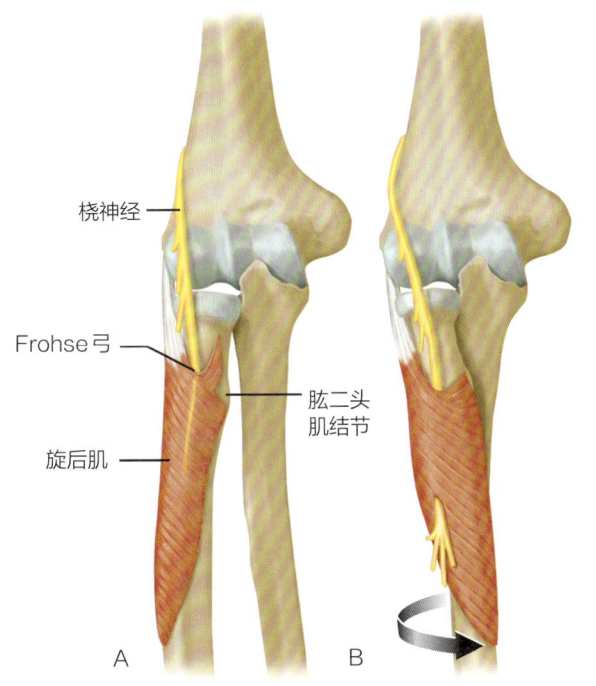

技术图3　A、B. 前臂旋前时骨间后神经移向掌侧和内侧，使其远离经皮或切开复位桡骨头、颈部骨折的手术区域。

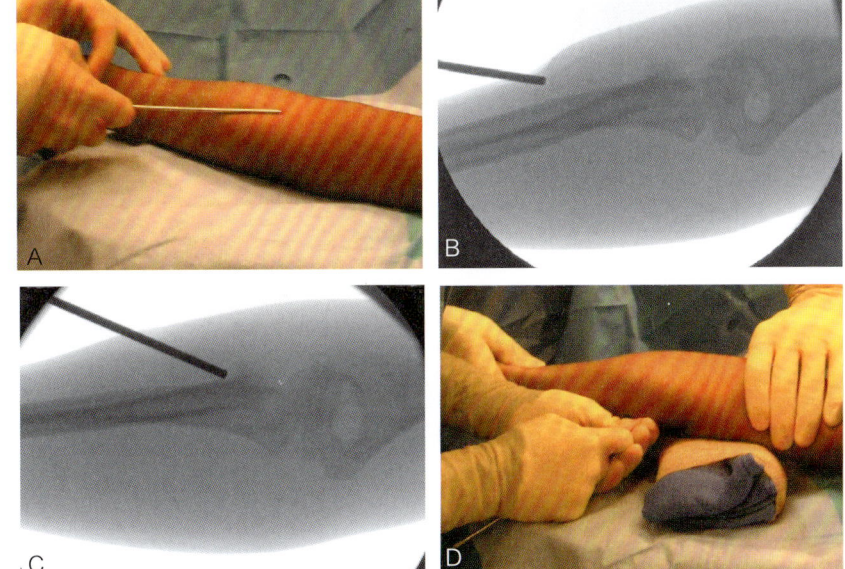

技术图4　桡骨颈部骨折经皮复位的推顶技术。A、B. 借助透视来设计推针路线。钢针经后外侧插入，避开位于前侧的骨间后神经。C、D. 透视引导下，将桡骨头骨块推顶复位。

"撬拨"技术

- 另一种方法是，钢针（或 Freer 骨膜剥离器）可用作一根杠杆，钢针的皮肤入口应更靠近骨折水平（技术图 5A）。
- 将钢针穿过皮肤后，即刻向远侧倾斜钢针（使皮肤获得张力），逆行插向骨折部位。
- 而后穿透深部软组织，进入骨折断端（技术图 5B），向近侧撬拨近端骨折块纠正成角畸形，同时通过外侧指压纠正骨折侧移。在使用撬拨技术中，应使紧张的皮肤松弛，这样会使复位更容易些（技术图 5C）。
  - 如果在撬拨技术中，改经远侧皮肤进针，复位操作时会使皮肤绷紧，最终增加复位难度。
- 经皮复位后，必须评估各个平面骨折的稳定性。如果不稳定，建议使用钢针固定骨折。

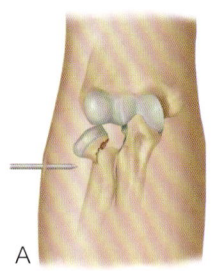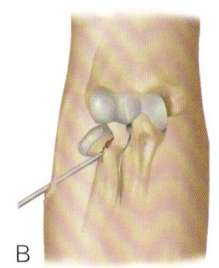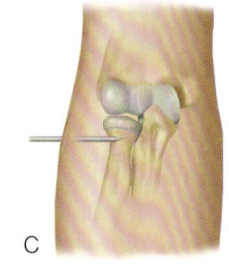

技术图 5 撬拨技术。A. 在骨折水平经皮插入钢针。B. 将钢针推向远侧，在靠近骺板侧的骨折前，绷紧皮肤。C. 撬拨骨块复位，使皮肤所积蓄的张力有助于复位。

闭合髓内复位固定技术（Metaizeau 技术）

描述

- Metaizeau 描述了一种髓内复位固定技术治疗移位的桡骨颈骨折[9]，现已被广泛采用[4,6,8,16,20,23,25,29]。
- 髓内复位操作借助一枚足够长度的弹性钉或克氏针来完成，它的尖端需弯成 30°。
- 通常，弹性钉或克氏针的直径为 2 mm。对于年龄>10 岁的儿童，2.5 mm 直径的钉较为合适，且预弯钉尾需要额外折弯。
- 不管是桡骨桡侧或背侧进钉点与桡骨干弹性钉进针点一致。背侧进针点在第 2、3 伸肌间室之间，紧靠 Lister 结节近侧。第 2、3 伸肌间室之间的骨皮质光滑，很好辨别，且不易受肌腱牵拉。另一种桡骨进针点在骺板近端 1.5~2 mm，小心避免损伤桡神经感觉支（技术图 6）。通过上述两种入路，用尖锥在骨皮质开口，小心避免刺穿对侧桡骨皮质。

钻入骨块

- T 形柄握持弹性钉，在透视下沿桡骨髓腔进钉（技术图 7A~C）。
  - 旋转前臂直至看见畸形最大平面。
- 钉尾或折弯的克氏针直接顶向近端移位的骨折块，而后轻轻通过骨折端直至钉尾可控制骨骺骨块，同时不

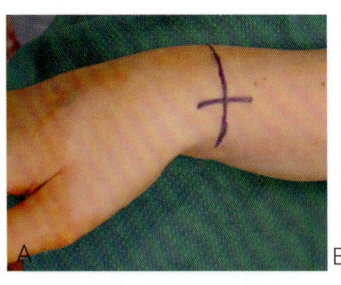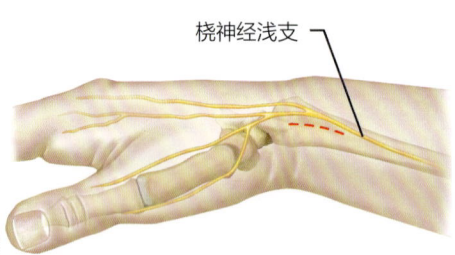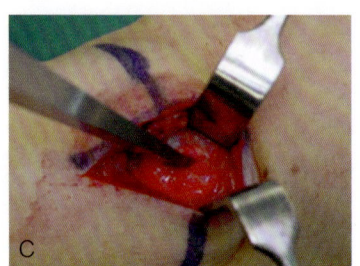

技术图 6 A~F. 桡侧弹性钉进针，中心髓内固定复位技术。A. 桡骨远端骺板上方中线做切口。B. 医生须避免损伤桡神经浅支。C. 进针点应位于桡骨远端骺板的近端 1.5 cm 处。

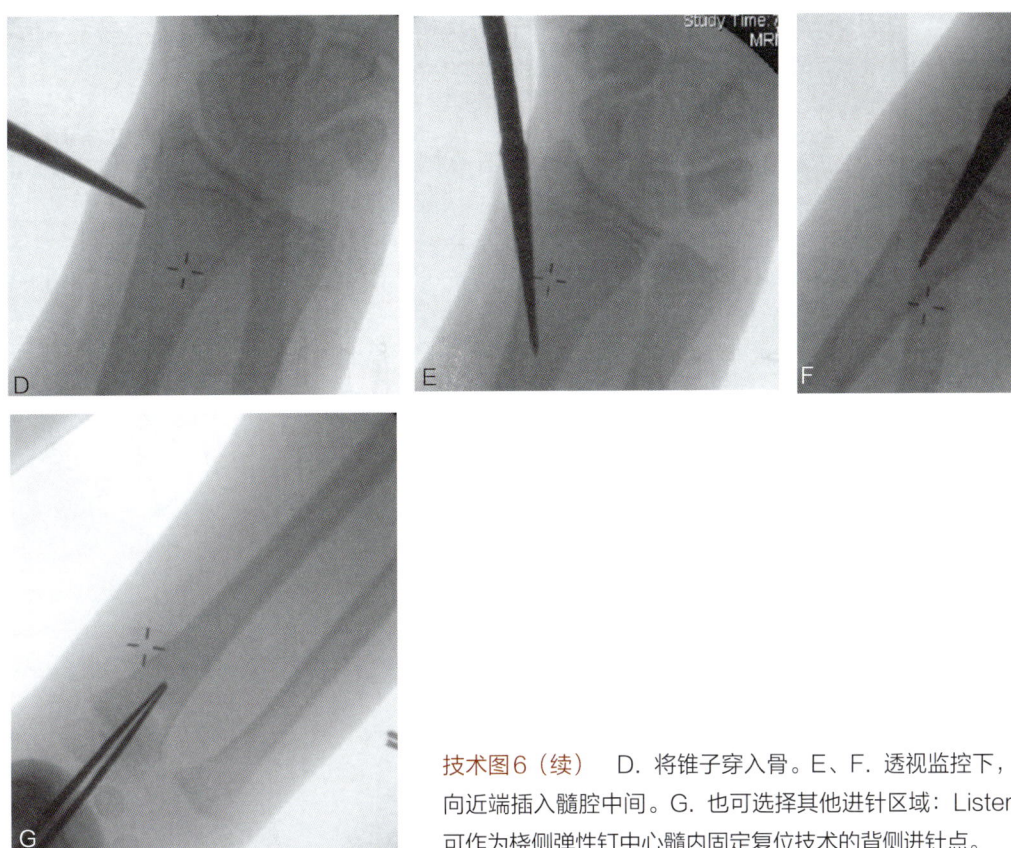

技术图6（续） D. 将锥子穿入骨。E、F. 透视监控下，将锥子直接斜向近端插入髓腔中间。G. 也可选择其他进针区域：Lister结节的近端也可作为桡侧弹性钉中心髓内固定复位技术的背侧进针点。

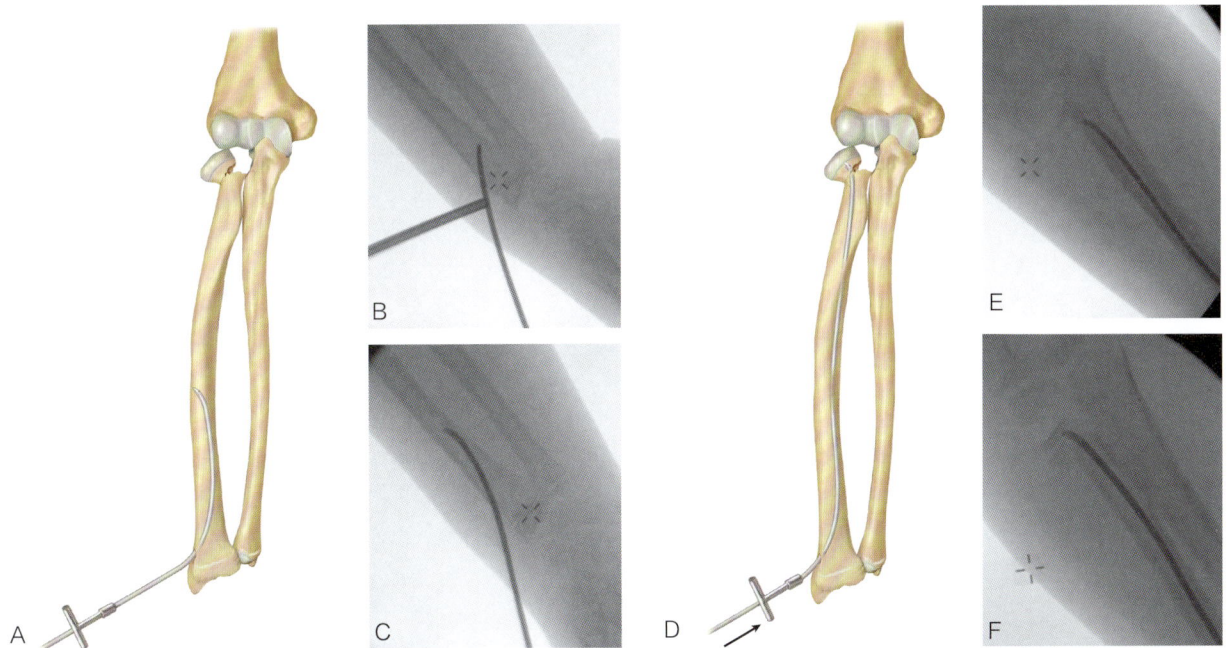

技术图7 Metaizeau的闭合弹性钉复位固定技术。A～C. 将弹性钉经髓腔向近端进钉。D～F. 弯曲的钉尾直接顶向入位的骨骺骨块。

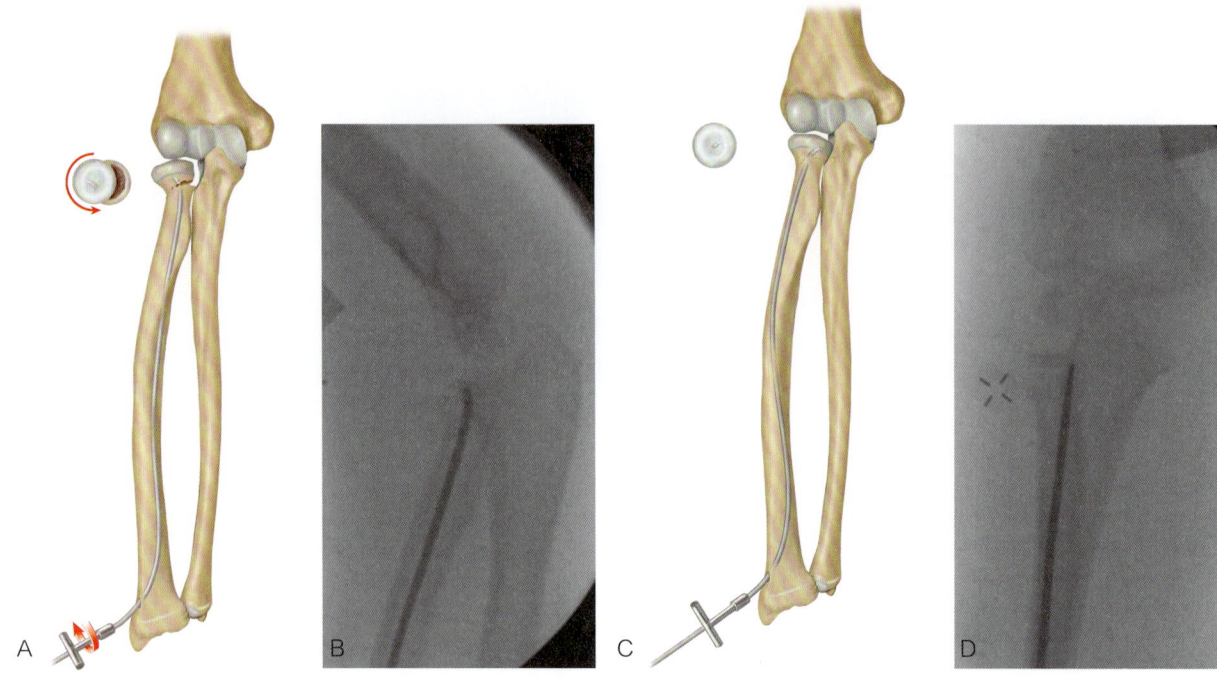

技术图8 A~D. 将弹性钉向前向内旋转复位桡骨头。

能穿透关节面（技术图7D~F）。
- 拍摄前后位和侧位片确认钉尾在骨骺骨块的位置。

旋转骨块复位
- 使用钉尾抬高骨折块减少倾斜，并将近端骨折块锚在外侧髁。
- 用T形柄向前或内旋转弹性钉或克氏针，使向外侧或后外侧移位的骨块复位至原来正常位置（技术图8）。
  - 如果骨骺向前外侧抑制，钉应向后向内侧旋转。
- 由于骨膜完整，可预防骨折过度复位后向内侧倾斜。

完成操作步骤
- 闭合复位可先于或与复位操作同时进行，使得复位更为容易。对于严重移位的桡骨颈骨折，经皮技术与髓内复位技术可同时进行以便复位（技术图9A）。
- 当钉尾钻入骨骺复位完成后，评估骨折块的稳定性，并将钉尾留置体外。
- 钉尾剪至突出进针点骨面1 mm短（技术图9B）。
- 若使用背侧入路，钉向背侧可折弯90°，在拇长伸肌腱表面折断，确保钉尾与肌腱不摩擦（技术图9C）。

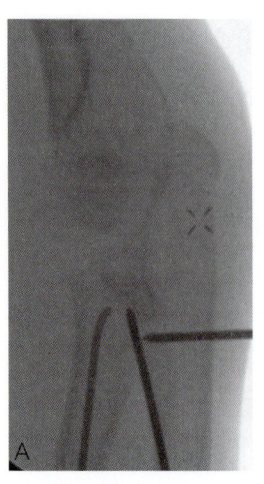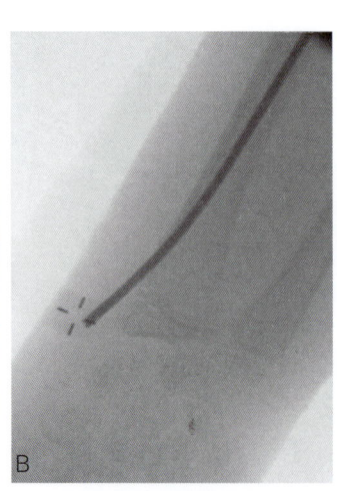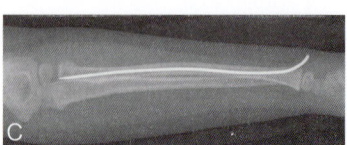

技术图9 A. 髓内复位的同时，结合经皮钢针撬拨复位技术，便于复位。B. 钉尾应突出留置在进针点，以便于取出。C. 若使用背侧进针，钉尾应修剪光滑并放置于肌腱上方，避免肌腱撕裂。

切开复位

- 使用Kocher后外侧入路显露桡骨头。将前臂旋前可使骨间后神经移向前内侧,远离手术区域。
- 以桡骨头后外侧面为中心,做一长约5 cm的皮肤切口(技术图10A)。经肘肌(桡神经支配)和尺侧腕伸肌(骨间后神经支配)间隙进入(技术图10B)。
- 纵行切开关节囊,除非关节囊因创伤而撕裂(技术图10C)。
- 直视或透视下,找到并复位近端骨折块。如果环状韧带损伤应做修补。
- 偶尔,骨折向前内侧显著移位,需要显露更大范围才能找到骨折块。这种情况下,建议使用延长入路,同时正式从近侧解剖确认桡神经和骨间后神经。
- 如果需要切开复位骨折,建议采用内固定。
  - 最近一篇有关桡骨颈骨不连的回顾性文献指出,骨不连通常与内植物移位或过早拔钉导致的早期固定失效有关[33]。
  - 内固定方式包括钢针斜穿桡骨头呈"冰激凌蛋筒"状穿过安全区,也可使用可吸收钉,或可吸收线沿桡骨干骺端行间断环行缝合固定桡骨头[2]。对于骨成熟的儿童,可使用无头螺钉或T形钢板固定于安全区。
  - 尽管很少有必要采用,Leung和Tse[19]介绍了适合骨骺开放的在骺板处使用外侧小钢板支撑的技术。它使用2 mm螺钉固定于桡骨颈远端,近端不使用螺钉,仅提供支撑,防止桡骨头外侧脱位。
  - 还有报道做贯穿肱骨小头钢针固定,但它对远端固定较弱,还可发生肱桡关节钢针断裂的并发症[3]。

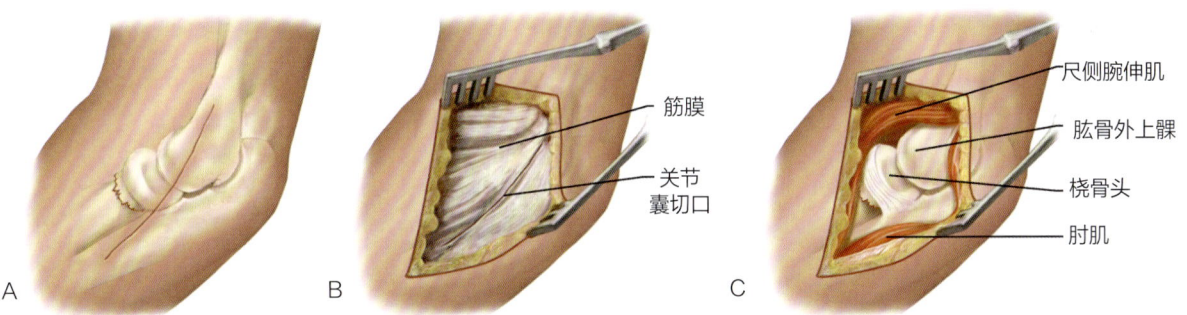

技术图10 A. 肘关节Kocher后外侧入路经肘肌和尺侧腕伸肌间隙进入。B. 纵行切开关节囊。C. 除非还存在向内或向后的移位,不然在显露后即可看到桡骨头骨块。

要点与失误防范

指征	• 医生必须与家属就复位阶梯和可能采取的不同技术进行一次商讨,并告知手术室工作人员
手术技术	• 虽然经皮复位技术可能非常艰苦且费时,但仍应尽可能避免切开复位 • 当经皮斯氏针复位不成功时,做一小切口,用Freer起子当作鞋拔来复位时有时会成功 • 如果需要切开复位,必须固定 • 应当避免跨关节钢针固定,因为它会断在关节里 • 禁忌儿童桡骨头切除,因为可能导致肘外翻畸形,前臂纵向不稳定和过度生长
影像学	• 获得复位后,主治医生应当确认活动度改善和力线得到准确矫正,避免因为没有在最大成角平面摄片造成的复位假象 • 主治医生在复位桡骨头时应警惕桡骨头翻转的情况,必须在平片上确认桡骨头正确复位而不是翻转180°[35]
随访	• 在拆除钢针固定前,必须具有骨折愈合的临床和放射学依据。对于不稳定的高能量损伤,钢针固定或外固定制动的时间宜相对延长

术后处理

- 复位后，屈肘90°，前臂于最稳定的旋转位置上固定3周。
- 术后由于肿胀暂用夹板固定，1周后改用石膏管型固定。
- 随访时应拆掉石膏进行临床和影像学检查。如果骨愈合尚不充分（在大龄高能量损伤的儿童多见），用石膏（或钢针）继续固定2周，而后再次评估骨愈合情况。
- 如果使用钢针固定，肘关节制动直至取出钢针。
- 当石膏拆除后，逐渐进行活动度锻炼。

结果

- 许多病例组研究显示，76%～94%桡骨颈骨折的儿童获得优良的治疗结果[1,3,26,28,30]。
  - 预后较好的相关因素包括：小年龄（<10岁），单纯的低能量损伤，闭合复位，早期治疗，最初成角<30°或者最初移位<3 mm，以及复位达到上述讨论的标准[3,21,28]。
- 6%～33%患者结果较差，如出现活动受限，通常出现在严重移位的桡骨颈骨折。
  - 预后差的风险因素包括：严重移位，合并损伤，延迟治疗，复位差，大龄，骨折需要切开复位内固定，或者骺板未闭的关节内骨折[18,21,26,28,33,36]。
  - 切开复位导致治疗结果差可能存在部分选择偏差，需要切开复位的患者，往往合并高能量损伤伴有血管和软组织损伤。

并发症

- 关节适配性丢失、纤维粘连、桡骨头过度生长导致肘关节活动受限。按发生率下降顺序排列分别是：旋前、旋后、伸直和屈曲[28]。
- 由于血管增生刺激骺板生长，20%～40%的患者出现桡骨头过度生长。可出现骺板早闭，但少有症状，但它使肘外翻加重。骨折在骨化中心出现前发生时，骨化中心可延迟出现。
- 10%～20%的患者可出现桡骨头缺血坏死[3,21]。其中70%的患者为切开复位者[3]。
- 桡骨颈骨不连罕见，但是也有报道，常与过早固定失效相关[33]。
- 0～10%的患者出现创伤后桡尺关节骨性连接[3,21,26]，通常与切开复位、广泛解剖、残余移位、合并尺骨骨折相关。骨桥切除术技术要求高，成功率变化大。
- 异位骨化（6%～25%病例）[3,21]可表现为旋后肌发生骨化性肌炎或关节囊内骨化，这些很少需要手术治疗。

（徐俊　译，陈亦轩　审校）

参考文献

[1] Bernstein SM, McKeever P, Bernstein L. Percutaneous reduction of displaced radial neck fractures in children. J Pediatr Orthop 1993;13:85-88.

[2] Chotel F, Vallese P, Parot R, et al. Complete dislocation of the radial head following fracture of the radial neck in children: the Jeffery type II lesion. J Pediatr Orthop B 2004;13:268-274.

[3] D'Souza S, Vaishya R, Klenerman L. Management of radial neck fractures in children: a retrospective analysis of one hundred patients. J Pediatr Orthop 1993;13:232-238.

[4] Eberl R, Singer G, Fruhmann J, et al. Intramedullary nailing for the treatment of dislocated pediatric radial neck fractures. Eur J Pediatr Surg 2010;20:250-252.

[5] Ebraheim NA, Jin F, Pulisetti D, et al. Quantitative anatomical study of the posterior interosseous nerve. Am J Orthop 2000;29:702-704.

[6] Endele SM, Wirth T, Eberhardt O, et al. The treatment of radial neck fractures in children according to Metaizeau. J Pediatr Orthop B 2010;19:246-255.

[7] Fowles JV, Kassab MT. Observations concerning radial neck fractures in children. J Pediatr Orthop 1986;6:51-57.

[8] González-Herranz P, Alvarez-Romera A, Burgos J, et al. Displaced radial neck fractures in children treated by closed intramedullary pinning (Metaizeau technique). J Pediatr Orthop 1997;17:325-331.

[9] Green NE. Fractures and dislocations of the elbow. In: Green NE, Swiontkowski MF, eds. Skeletal Trauma in Children. Philadelphia: Saunders, 2003.

[10] Henrikson B. Isolated fractures of the proximal end of the radius in children epidemiology, treatment and prognosis. Acta Orthop Scand 1969;40:246-260.

[11] Jeffery CC. Fractures of the head of the radius in children. J Bone Joint Surg Br 1950;32-B:314-324.

[12] Jeffery CC. Fractures of the neck of the radius in children. Mechanism of causation. J Bone Joint Surg Br 1972;54:717-719.

[13] Jones ER, Esah M. Displaced fractures of the neck of the radius in children. J Bone Joint Surg Br 1971;53:429-439.

[14] Judet H, Judet J. Fractures et Orthopedique de L'enfant. Paris: Maloine, 1974.

[15] Kaufman B, Rinott MG, Tanzman M. Closed reduction of fractures of the proximal radius in children. J Bone Joint Surg Br 1989;71:66-67.

[16] Klitscher D, Richter S, Bodenschatz K, et al. Evaluation of severely displaced radial neck fractures in children treated with elastic stable intramedullary nailing. J Pediatr Orthop 2009;29:

[17] Landin LA, Danielsson LG. Elbow fractures in children. An epidemiological analysis of 589 cases. Acta Orthop Scand 1986;57:309-312.

[18] Leung AG, Peterson HA. Fractures of the proximal radial head and neck in children with emphasis on those that involve the articular cartilage. J Pediatr Orthop 2000;20:7-14.

[19] Leung KS, Tse PY. A new method of fixing radial neck fractures: brief report. J Bone Joint Surg Br 1989;71:326-327.

[20] Metaizeau JP, Lascombes P, Lemelle JL, et al. Reduction and fixation of displaced radial neck fractures by closed intramedullary pinning. J Pediatr Orthop 1993;13:355-360.

[21] Newman JH. Displaced radial neck fractures in children. Injury 1977;9:114-121.

[22] O'Brien PI. Injuries involving the proximal radial epiphysis. Clin Orthop Relat Res 1965;41:51-58.

[23] Prathapkumar KR, Garg NK, Bruce CE. Elastic stable intramedullary nail fixation for severely displaced fractures of the neck of the radius in children. J Bone Joint Surg Br 2006;88:358-361.

[24] Radomisli TE, Rosen AL. Controversies regarding radial neck fractures in children. Clin Orthop Relat Res 1998;(353):30-39.

[25] Schmittenbecher PP, Haevernick B, Herold A, et al. Treatment decision, method of osteosynthesis, and outcome in radial neck fractures in children: a multicenter study. J Pediatr Orthop 2005;25:45-50.

[26] Steele JA, Graham HK. Angulated radial neck fractures in children. A prospective study of percutaneous reduction. J Bone Joint Surg Br 1992;74:760-764.

[27] Steinberg EL, Golomb D, Salama R, et al. Radial head and neck fractures in children. J Pediatr Orthop 1988;8:35-40.

[28] Tibone JE, Stoltz M. Fractures of the radial head and neck in children. J Bone Joint Surg Am 1981;63:100-106.

[29] Ugutmen E, Ozkan K, Ozkan FU, et al. Reduction and fixation of radius neck fractures in children with intramedullary pin. J Pediatr Orthop B 2010;19:289-293.

[30] Vahvanen V, Gripenberg L. Fracture of the radial neck in children. A long-term follow-up study of 43 cases. Acta Orthop Scand 1978;49:32-38.

[31] Vocke AK, Von Laer L. Displaced fractures of the radial neck in children: long-term results and prognosis of conservative treatment. J Pediatr Orthop B 1998;7:217-222.

[32] Waters PM. Injuries of the shoulder, elbow and forearm. In: Abel MF, ed. Orthopaedic Knowledge Update: Pediatrics 3. Rosemont, IL: American Academy of Orthopaedic Surgeons, 2006.

[33] Waters PM, Stewart SL. Radial neck fracture nonunion in children. J Pediatr Orthop 2001;21:570-576.

[34] Wilkins KE. Fractures of the neck and head of the radius. In: Rockwood CA, Wilkins KE, King RE, eds. Fractures in Children. Philadelphia: Lippincott, 1984.

[35] Wood SK. Reversal of the radial head during reduction of fracture of the neck of the radius in children. J Bone Joint Surg Br 1969;51:707-710.

[36] Zimmerman RM, Kalish LA, Hresko MT, et al. Surgical management of pediatric radial neck fractures. J Bone Joint Surg Am 2013;95:1825-1832.

第11章 桡骨头和桡骨颈骨折的切开复位内固定

Open Reduction and Internal Fixation of Radial Head and Neck Fractures

Yung Han, George Frederick Hatch III, and John M. Itamura

定义

- 桡骨头和桡骨颈骨折是成人最常见的肘部骨折,约占所有肘部骨折的33%。
- 该种骨折可单独发生,也可伴有骨、骨软骨和(或)韧带损伤。
- 根据骨折的类型,治疗方式包括非手术治疗、切开复位内固定(ORIF)、骨块切除、桡骨头切除和桡骨头置换术。治疗目的是恢复肘关节和前臂的活动及稳定性。本章主要介绍桡骨头和桡骨颈骨折的ORIF手术治疗原则和手术技巧。

解剖

- 桡骨头是完全的关节内结构,参与两个关节活动:①与肱骨远端形成肱桡关节;②与尺骨近端形成桡尺近侧关节(PRUJ)。
  - 肱桡关节是一种鞍状关节,可以完成屈伸动作以及前臂旋转动作。
  - 桡尺近侧关节包绕于环状韧带内,允许桡骨头在近端尺骨的桡切迹的旋转。
    - 此处的内植物必须安放在桡尺近端关节以外的一个90°的扇形区域内(即安全区),以防止对前臂的旋前旋后的过程中造成机械阻碍(图1)[7]。
- 桡骨头有许多不同的形状,从近似圆到椭圆,就连桡骨头和桡骨颈的偏心距都不尽相同[14]。
- 桡骨头的血供较差,主要来自"安全区"的桡返动脉的单个分支,少量来自于桡返动脉和骨间返动脉的分支,这些分支在关节囊附着桡骨颈的部位穿入以滋养供应桡骨头(图2)。
- 内侧副韧带(MCL)的前束是对抗外翻应力的主要结构。桡骨头是次要稳定结构,在生理状态下承担着30%拮抗外翻应力的作用。因此,在如下情况合并内侧副韧带撕裂时:
  - 桡骨头骨折无法整复时,由于其生物力学的重要性,不能做单纯切除而需做人工假体置换。
  - 谨慎进行早期活动,同时注意过高的外翻应力对整复后的桡骨头的损伤。
- 桡骨头同时起着传递轴向负荷的作用,承受着由腕关节传递至肘关节的60%的负荷[21]。这也是Essex-Lopresti损伤中前臂骨间膜撕裂的主要原因[9]。在这种情况下,切除桡骨头将导致尺桡骨之间的纵向不稳定,导致桡骨向近端移位并可能发生尺腕关节撞击征。

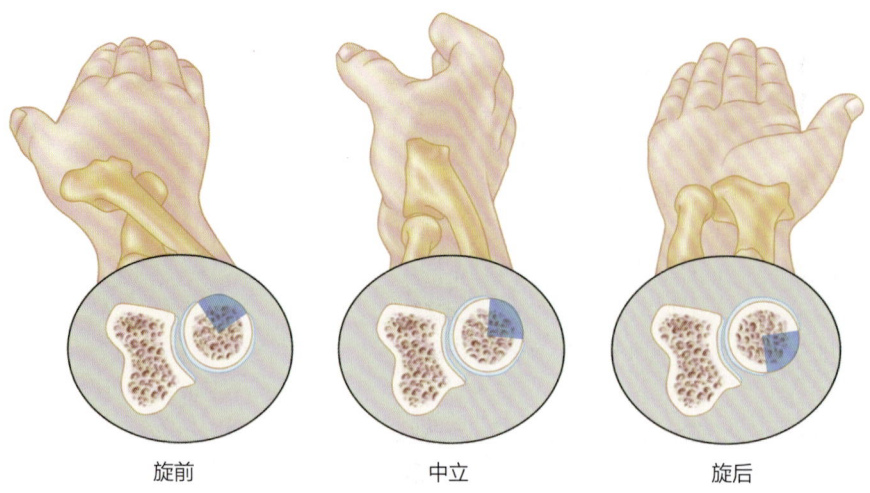

图1 "安全区"是指桡骨头在前臂完全旋前和旋后过程中不参与桡尺近侧关节的部分,约呈90°的弧形区域。前臂中立位时,安全区位于前外侧。

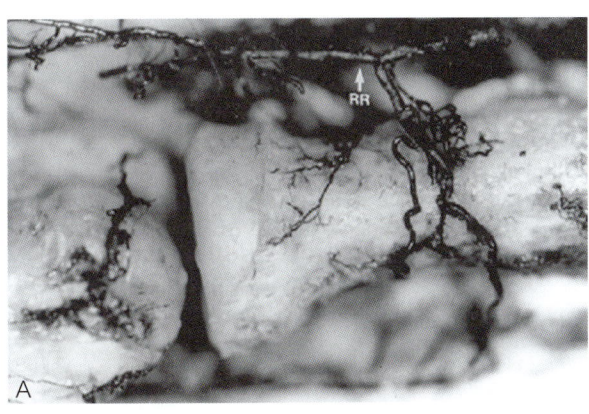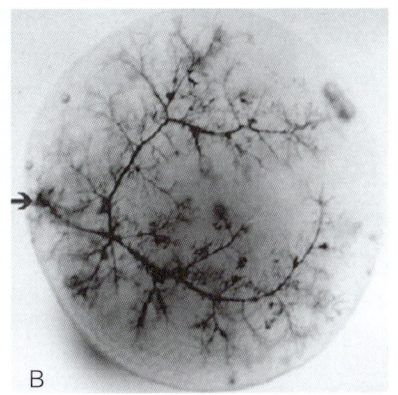

图2 A. 桡返动脉（桡动脉分支）是桡骨头的主要血供来源。B. 绝大多数尸体标本的解剖研究显示，桡返动脉的分支在桡骨头安全区内穿入供应骨髓腔（经允许引自 Yamaguchi K, Sweet FA, Bindra R, et al. The extraosseous and intraosseous arterial anatomy of the adult elbow. J Bone Joint Surg Am 1997;79 [11]:1653–1662）。

发病机制

- 桡骨头骨折由创伤导致。患者在跌倒时手撑地，前臂旋前位，肘关节伸直，产生外翻或轴向应力（或两者兼有），致使桡骨头和肱骨小头发生撞击，前者因骨质相对较疏松而发生骨折[2]。
- 没有移位或是轻度移位的桡骨头骨折常不伴有软组织损伤，但是，移位、粉碎性骨折及其他不稳定骨折经常伴有软组织损伤（图3），并导致许多并发症，包括疼痛、关节炎、关节僵硬甚至功能障碍。
  - 桡骨头骨折可合并肱骨小头软骨缺损、骨挫伤及向后脱位。
- 轴向暴力负荷也可引起前臂骨间膜撕裂，从而导致尺桡骨纵向不稳定、远端尺桡关节（DRUJ）脱位（Essex-Lopresti 骨折）。因此，桡骨颈损伤或桡骨头凹陷骨折应高度怀疑伴有骨间膜和 DRUJ 损伤（图4）。
- "恐怖三联征"是肘关节外翻位的暴力损伤负荷，包括内侧副韧带和外侧尺副韧带的撕裂，桡骨头和尺骨冠突的骨折。
- 桡骨头骨折也可伴有尺骨近端骨折（Monteggia 骨折）（图5）。

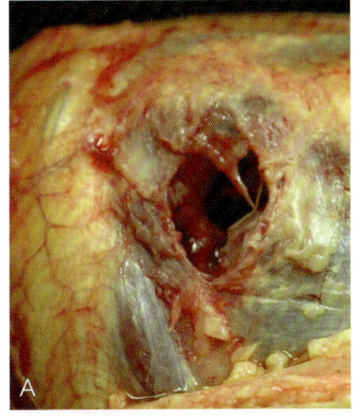

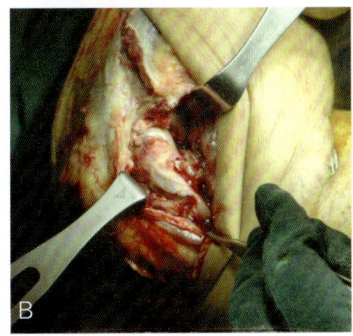

图3 不稳定桡骨头骨折伴有软组织损伤。如图所示，（A）关节囊破裂，（B）外侧副韧带（LCL）撕裂，伸肌总腱从肱骨外上髁上撕脱。

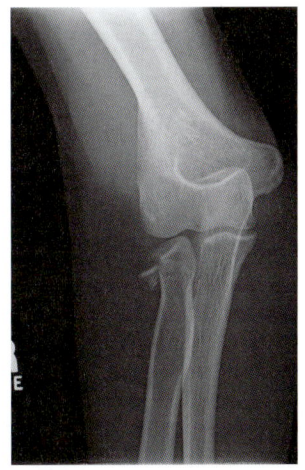

图4 正位 X 线片提示桡骨颈骨折，且高度怀疑为 Essex-Lopresti 骨折。推荐施行桡骨头置换，如果进行切开复位内固定，需要保证 DRUJ 稳定并防止其脱位。

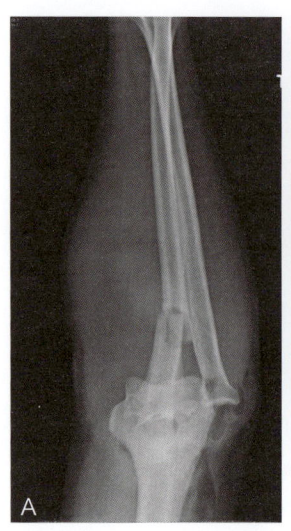
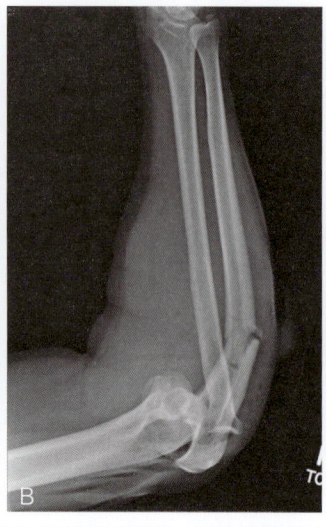
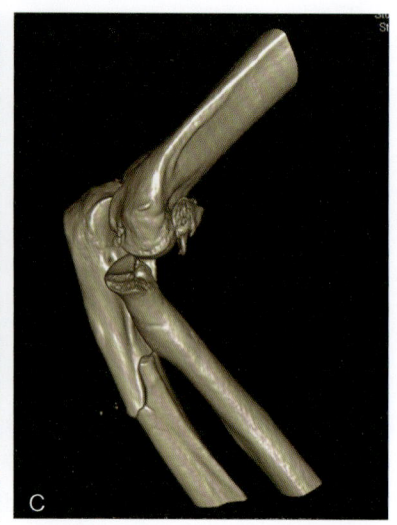

图5　A、B. 正侧位X线片提示Ⅱ型孟氏骨折，桡骨头后脱位（或骨折），近侧尺骨骨折向后方成角。C. CT图像清晰显示桡骨头骨折，这在X线片上可能并不明显。

自然病程

- 最初的 Mason 分型已先后经 Johnson 和 Morrey 改良，Hotchkiss 认为现有的骨折分型可以为治疗提供指导，但观察者信度较差（图6）[9]。

Ⅰ型骨折

- 没有移位，查体时旋前或旋后均无机械阻挡。
- 约占全部桡骨头骨折的82%[18]。
- 非手术治疗的效果优良，引起活动受限和关节病的可能极小[1,3,8,12]。
- 关节挛缩引起的关节僵硬是手术效果不佳的主要原因，然而，这往往可以通过合理的康复运动来避免。

Ⅱ型骨折

- 边缘骨块有移位，妨碍前臂正常旋转。Broberg 和 Morrey[6] 提出，骨块应不小于关节表面的30%，移位≥2 mm。当仅有3块或3块以下的关节面骨块，可以手术复位并在固定后能确定取得良好疗效。
- 约占全部桡骨头骨折的14%[18]。
- 早期研究认为标准治疗是非手术治疗或桡骨头切除[13,19,20,23]，但随着知识和技术的进步，最佳治疗方案的争议越来越大。
- 移位超过2 mm为ORIF的一项指征，但有案例显示，对于2~5 mm的移位，非手术治疗往往也有不错的结果[1,12]。
- 活动时的机械阻挡是唯一明确的手术指征。
- 最近的一项 meta 分析[16]发现，对于稳定的 Mason Ⅱ型骨折，有80%的患者非手术治疗成功，而ORIF治疗成功率为93%；然而，笔者认为没有足够的证据来证明哪种才是最佳的治疗方法。
- 非手术治疗的并发症，如疼痛、不愈合，可以通过桡骨头切除或关节成形术来治疗，但是疗效有限。15年的随访后，23%的病例疗效合格或较差[5]。

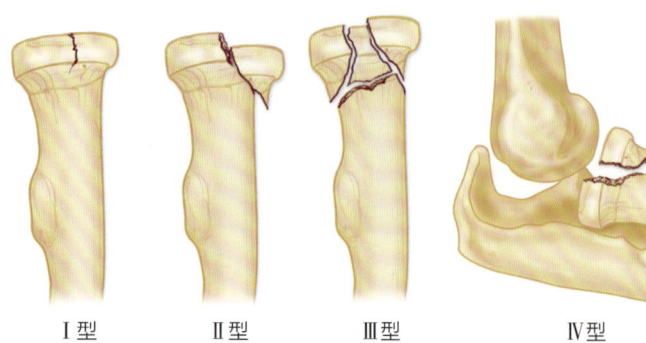

图6　桡骨头骨折的改良Mason分型。

- 桡骨头骨折保守治疗失败后可以考虑二期切除手术，但肘关节功能改善有限；有报道显示，15年的随访后23%的病例疗效合格或较差[5]。也有报道发现，早期切除和二期切除的疗效没有明显差异[11]。

Ⅲ型骨折
- 粉碎性骨折或关节面塌陷（图4），最佳治疗为假体置换。
- 约占全部桡骨头骨折的3%[18]。
- 当复位与固定效果不满意时，应考虑桡骨头关节置换术或切除术，这是因为桡骨头关节面碎裂成3块以上时，内固定效果较差[22]。
- 合并内侧副韧带损伤、尺骨冠突骨折或骨间膜损伤时，切除效果较差。
- 桡骨头切除适用于患者对功能要求不高，或预期生命有限的患者。术者需在术中透视下经检查排除肘关节不稳定。
- 桡骨头切除后，75%的病例肘关节在影像学上出现退行性改变，如囊性变、骨硬化或骨赘形成，但往往没有任何临床症状。
- 腕关节尺骨差异明显增加，肘关节提携角增大，并出现10%～20%的力量减弱。
- 桡骨头关节置换术可使桡骨头抵抗外翻应力及后方不稳，同时防止在轴向负荷作用下的近端偏移，并有助于内侧副韧带、骨间膜和桡尺远端关节的顺利愈合。

Ⅳ型骨折
- 合并肘关节不稳定，千万不能在早期切除桡骨头。
- 约占全部桡骨头骨折的1%[18]。
- 治疗包括立即复位肘关节、治疗桡骨头骨折和相关的骨损伤。无论复位固定或是置换，都必须能立即承受载荷。如果可以对桡骨头进行固定，可以考虑对撕裂的韧带进行修复，并使用铰链式支具保护修复后的桡骨头。另外，在不进行韧带修复的情况下进行桡骨头置换术也取得了满意的效果[10]。

病史和体格检查

病史
- 典型的病史包括跌倒时手撑地，肘关节外侧肿胀疼痛，伴有活动受限。
- 应确定损伤的原因和机制，以收集更多有关肘关节损伤、肩部或手部损伤的信息。
- 检查者要注意患者的活动能力和职业特点。

体格检查
- 体格检查要注意是否累及周围的神经血管、肩部及腕部，观察内侧的皮肤是否有瘀斑（图7），从而可以提示内侧副韧带损伤。
  - 仔细检查肘关节，触诊部位应包括肱骨内外上髁、尺骨鹰嘴、桡尺远侧关节和桡骨头，同时通过挤压试验检查前臂骨间膜和桡尺远侧关节以排除隐性尺桡骨纵向不稳定。
  - 进行内外翻应力试验，可同时摄片观察，可以分别提示外侧尺副韧带和内侧副韧带前束的损伤。
- 检查关节活动范围和做应力试验对于制订恰当的治疗方案是非常重要的，若能在良好的麻醉下正确地操作，可能就不需要进一步的摄片。如果不做这些检查，将导致对合并损伤的漏诊，其治疗方案也将不完善。
  - 急诊可以采用血肿内麻醉的方法。先吸血肿，然后用5 mL局麻药注入肘关节内，在透视下检查关节的活动范围。注射部位可以选择传统的后外侧"软点"或后方鹰嘴窝（图8）。机械阻挡是手术介入的指征。
  - 如果有明确手术指征的，这些检查可在术中全麻下进行。患者和手术者都要事先做好准备，手术方案可能会根据术中检查结果而改变。
  - 正常的活动范围是屈伸0°～145°，旋后85°，旋前80°。检查者要注意肘关节活动时是否有骨性阻挡。

诊断性检查

放射影像
- 常规摄肘关节正侧位和斜位片，但这往往不能准确估计关节面的粉碎与塌陷程度。
  - 前臂中立位，并屈曲45°，可以较好地观测关节面。
  - 出现"帆船征"时应怀疑隐匿性桡骨颈骨折。

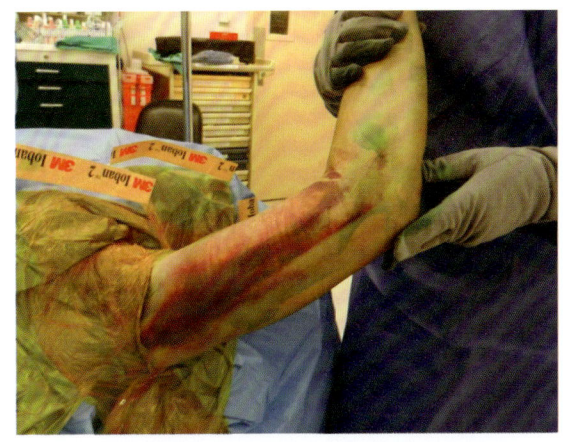

图7　内侧副韧带损伤并伴有大面积内侧皮肤瘀斑。

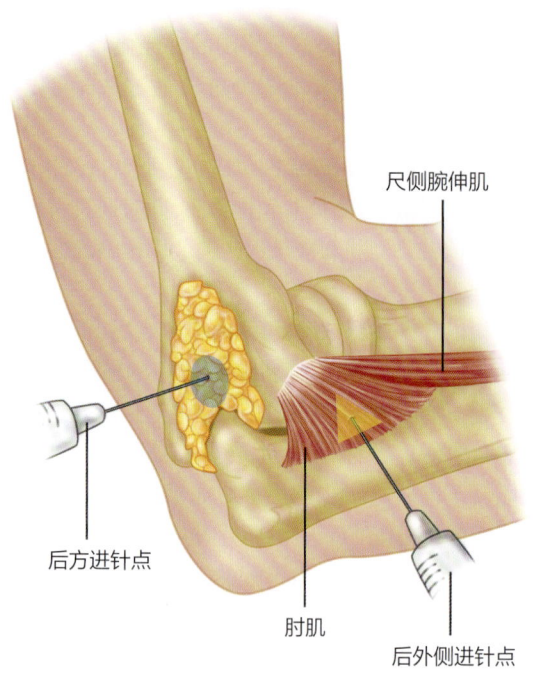

图8 肘关节穿刺可以经后方或后外侧操作,均十分有效,具体可视软组织损伤情况而定。

○ 若体检发现腕关节或前臂压痛,应注意加摄双侧腕关节正位片,以排除Essex-Lopresti损伤。同时,也可采用单盒摄影来减少辐射暴露(图9)。

磁共振检查(MRI)

- MRI也可用来评估相关的损伤,如副韧带撕裂、软骨缺损以及关节游离体等[15],但这不建议常规采用。MRI在损伤时发现的大部分相关损伤均无临床意义[15,17]。

计算机断层扫描(CT)

- 如果决定手术治疗,需要常规进行CT扫描,以便更好地了解骨折类型,进行术前规划,缩短手术时间,减少术中意外。三维重建提供了在常规CT扫描中不易发现的信息。

鉴别诊断

- 单纯肘关节脱位。
- 肱骨远端骨折。
- 尺骨鹰嘴骨折。
- 化脓性肘关节炎。

非手术治疗

- 图10为治疗肱骨小头骨折的标准方案。
- 保守治疗是治疗非移位性桡骨头骨折的首选方法,在急性疼痛缓解后进行一周的悬吊固定,再进行一定程度的活动,目前已取得了普遍优良的疗效。
- 骨折移位<2 mm,或很少累及桡骨头关节面,以及肘关节活动没有阻碍时,也可以选择非手术治疗。
  ○ 用石膏或支具固定7日,炎性期后逐渐开始活动。
- 目前笔者对于骨折移位>2 mm时的处理,是通过透视下检查肘关节活动是否有阻碍。
  ○ 若能同时保持至少50°的旋前和旋后,笔者建议采用保守治疗。

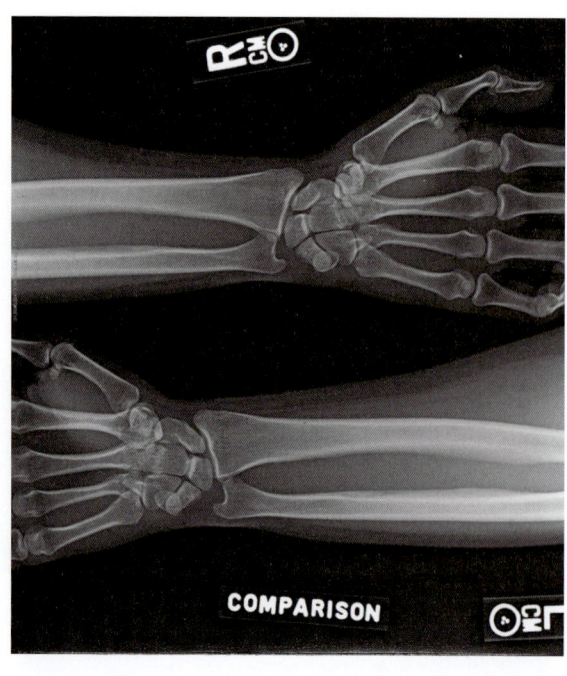

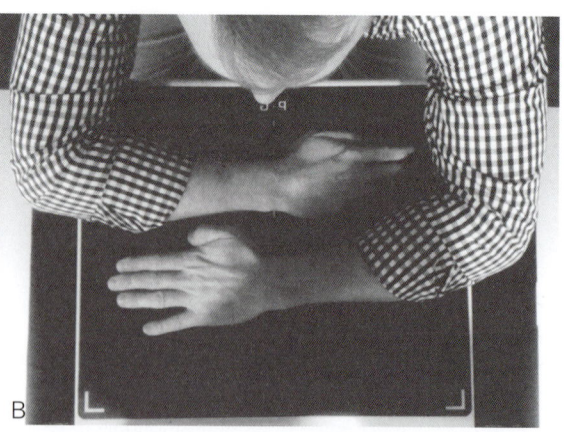

图9 A. 左侧正常,右侧桡尺远端关节损伤,骨间膜破坏。右桡骨头骨折,桡骨近段移位至尺骨(Essex-Lopresti骨折)。B. 摄片时,屈肩90°,屈肘90°,前臂内旋90°。

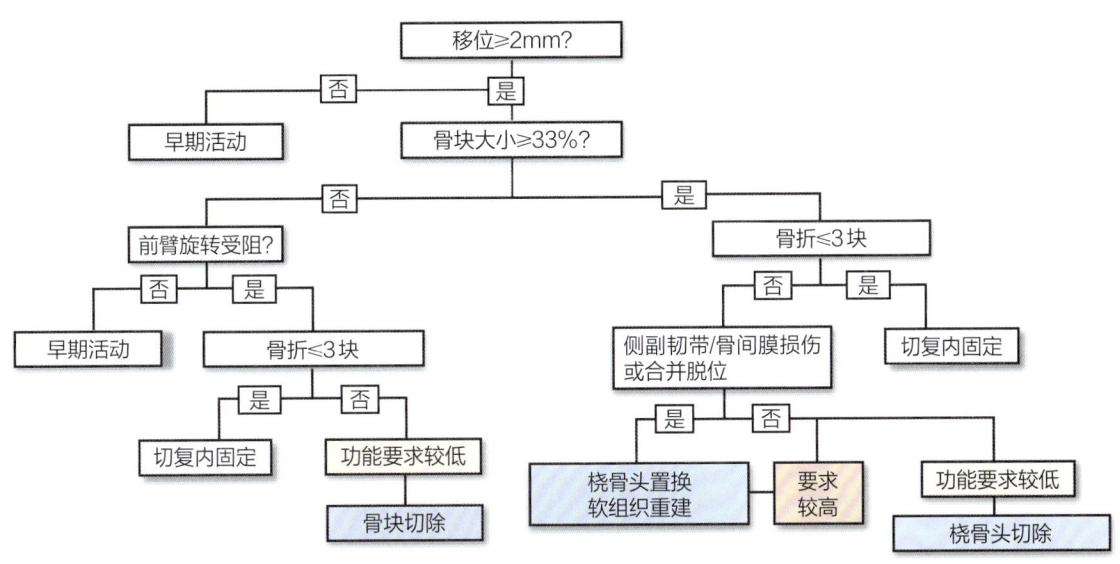

图10 桡骨头骨折的治疗方案。

- 若在活动中有阻碍或关节不稳定,可以在考虑患者因素和关节稳定程度的基础上,选用桡骨头切除、复位内固定或人工假体置换。
- 最近有文献报道,49位桡骨头骨折累及关节面超过30%或移位在2~5 mm的患者采用了类似上述的保守治疗,长期随访结果显示,81%的患者没有不适主诉,肘关节活动较健侧受限不明显,仅1位患者主诉有持续疼痛[1]。

手术治疗

术前规划

- 在手术之前,进行彻底的病史回顾、查体和影像学检查是非常有必要的。
  - 当关节不稳定或合并其他骨折时,需要扩大入路显露。

体位

- 患者的体位视其手术入路和术者的习惯而定。
  - 笔者习惯让患者仰卧位,患肢搁在胸前的软垫被牵向对侧,便于显露肘关节后外侧。
  - 上臂采用高位止血带。

入路

- 后外侧Kocher入路是一种传统的桡骨头骨折入路,然而,笔者更推荐改良Wrightington入路[24],即改良的后侧入路[4](Boyd入路),位于尺骨与肘肌间隙(图11)。
  - 该入路可很好的暴露桡骨头和颈部,这对切复内固定很重要。
  - 这也是唯一一个充分显露出上尺桡关节、肱桡关节及肱尺关节的入路,当行桡骨头置换时,这种显露对选择桡骨头假体适当大小的判断很有必要。
- 该入路具有延展性,可使术者在桡骨头骨折的基础上处理韧带损伤,减少神经瘤形成和神经损伤的风险。

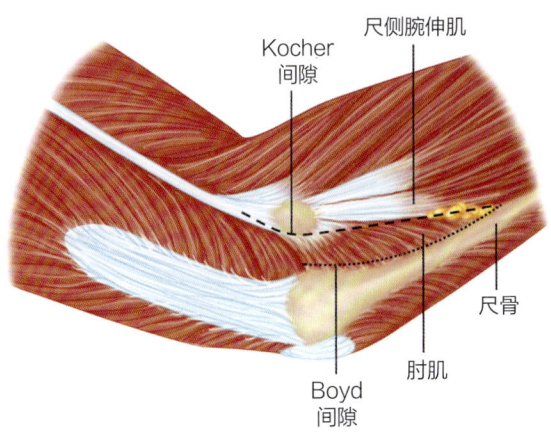

图11 Boyd入路和Kocher入路的解剖间隙。

Kocher入路

- 传统的后外侧（Kocher）入路经肘肌和尺侧伸腕肌间隙显露，切口隐蔽美观，且不损及外侧尺副韧带。
  - 笔者建议不要使用Esmarch止血带，从而显示静脉穿支，帮助识别间隙。
- 在肘关节后外侧做5 cm长的斜行切口，由外上髁斜行向下，远端止于鹰嘴下3横指沿桡骨颈处。（技术图1A）
- 桡骨头和肱骨外上髁可以在体表扪及，筋膜沿皮肤切口方向切开。
- Kocher间隙远端有一些小的静脉穿支做标识，钝性分离后间隙下可以直接显露关节囊和外侧韧带复合体（技术图2B）。
- 肘肌向后牵开，尺侧伸腕肌起始部分向前牵开，在外侧尺副韧带前方斜行切开关节囊（技术图1C、D）。
- 环状韧带的近侧缘也可以分离并做标记，注意不要过于向远端操作，以免损伤骨间后神经。

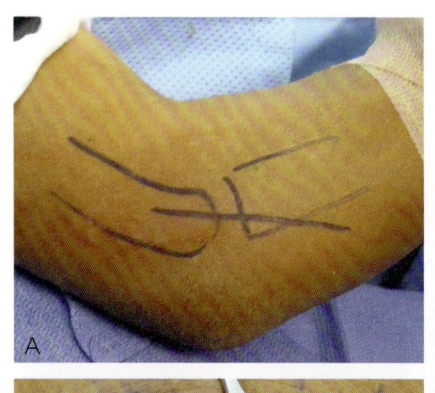
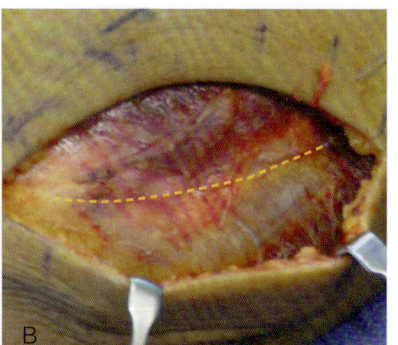
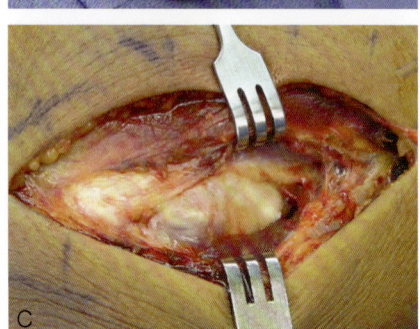
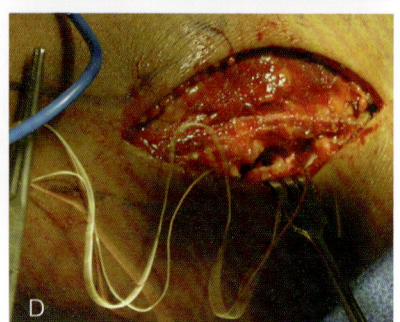

技术图1 Kocher入路。A. 皮肤切口从外上髁的后外侧向远端，止于桡骨近端的后方。B. 皮下全层游离，显示筋膜下肘肌和尺侧伸腕肌的间隙。C. 纵行切开筋膜，直接分离肌肉组织，显露肘关节外侧关节囊。D. 纵行切开关节囊，筋膜用8字缝合法标记便于后期原位缝合修补。

改良Wrightington入路

- 在尺骨鹰嘴外侧做一个8 cm长的纵行直切口（技术图2A）。
- 深筋膜上钝性分离全层皮瓣。
- 沿尺骨和肘肌间隙纵行切开深筋膜（技术图2B）。
- 将肘肌沿尺骨游离，从近端向远端提起以保护远端的血管分支，采用钝性分离，注意勿损及关节囊和外侧尺副韧带（技术图2C）。
- 锐性切断外侧尺副韧带和环状韧带复合体，附着于尺骨嵴（亦为旋后肌附着部位）的部分用缝线做标记。桡骨头及其朝向肱骨小头的关节面可以清晰显露（技术图2D）。
- 在桡骨头整复或置换术后，用锚钉带线缝合修复上述韧带。

第11章 桡骨头和桡骨颈骨折的切开复位内固定

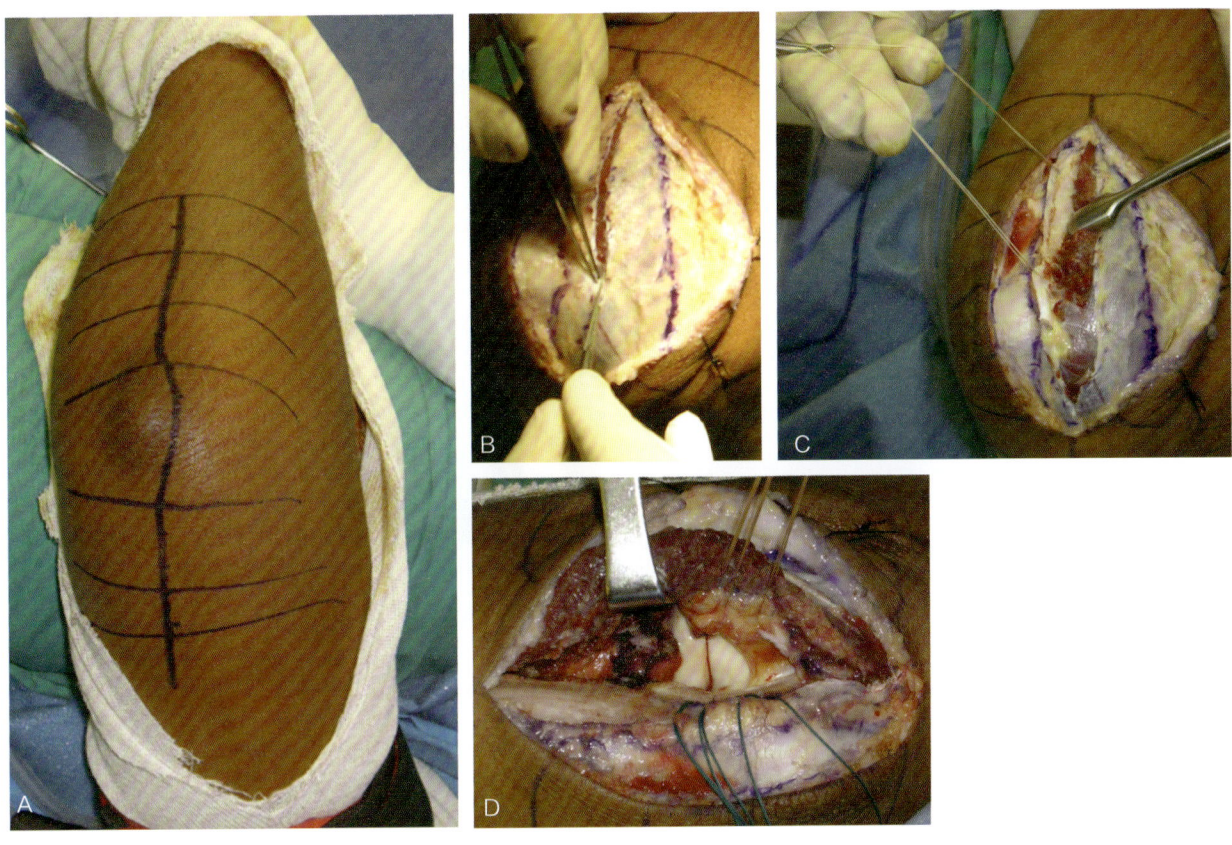

技术图2 改良Wrightington入路。A. 沿尺骨和肘肌间隙做一个8 cm长的纵行直切口，起自尺骨鹰嘴远端4指宽，止于鹰嘴近端2 cm。B. 锐性切开尺骨和肘肌间隙，避免损伤骨膜或肌肉组织，减少桡尺近侧关节骨性连接的可能。C. 肘肌下钝性分离并牵开非常重要，可以避免损伤关节囊和外侧韧带复合体。D. 手术显露时，标记关节囊和外侧韧带复合体，有利于手术结束时用锚钉带线缝合修复。

骨折的探查和复位前的准备

- 骨折部位，包括桡骨头和后方的关节半脱位现在完全可见（技术图3）。
- 伤口冲洗并去除游离体。
- 旋转前臂，可以看清整个桡骨头环状边缘的骨折情况，并确认内植物放置的安全区。
- 此时若发现骨折粉碎（至少3块骨折块），笔者选择人工桡骨头置换。

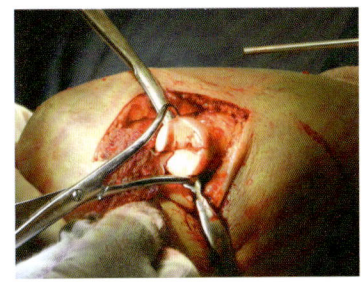

技术图3 改良的Wrightington入路可以通过使桡骨头半脱位，来充分显示桡骨头和骨折。

复位和临时固定

- 所有的关节面塌陷都要撬顶复位，空缺处用外上髁的骨松质填充植骨。
- 夹持骨折块临时复位，并用克氏针避开内植物放置部位做临时固定。
- 安全区内也适于放置临时的内固定。

固定

- 最终的内固定有多种选择：[7]
  - AO公司直径2.0 mm或2.7 mm的骨皮质螺钉1枚或2枚，垂直于骨折线做埋头固定。
  - 微型接骨板。
  - 小的埋头螺钉。
  - 聚乙交酯钢针。
  - 聚左旋乳酸螺钉。
  - 小螺纹克氏针。
- 笔者通常用2枚管状、无头、可吸收的Biotrak螺钉（Acumed公司，希尔斯佰勒，俄勒冈州）治疗单纯桡骨头骨折（技术图4），对于累及桡骨颈的骨折，通常采用AO公司直径2.0 mm或2.7 mm的微型接骨板沿安全区做固定。

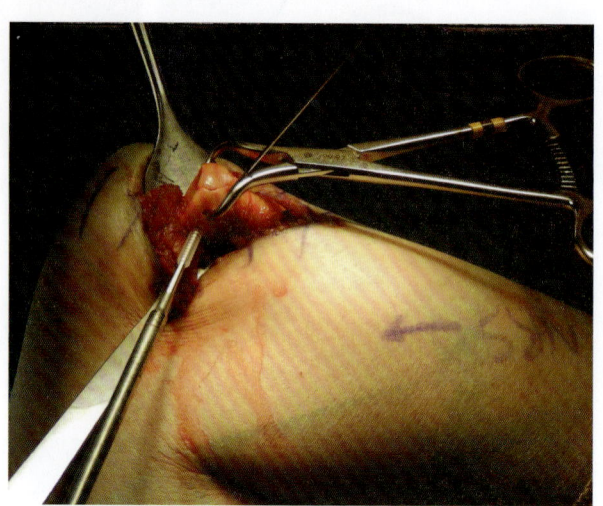

技术图4　应用持钩夹钳和0.062 in克氏针在内植物固定区域外维持复位，同时置入2枚Biotrak螺钉，防止骨折，并保持骨折复位。

切口关闭

- 环状韧带或外侧尺副韧带的游离或损伤都必须原位缝合，通过在骨嵴上钻孔缝合是大家公认的有效方法，但目前许多学者都采用锚钉带线缝合的方法并证明有效。
- 皮肤常规缝合，按照术中情况决定是否放置引流。术后第1天常规拔除引流。

要点与失误防范

骨间后神经的保护	• 在后侧入路时，前臂旋前可以使骨间后神经前移，从而避开手术区域 • 要在骨膜下游离显露桡骨近端
粉碎骨折	• 骨折粉碎时，笔者倾向采用桡骨头切除或假体置换
透视	• 消毒手术前，要准备好透视机，以便在麻醉后透视下检查肘关节
器具	• 人工桡骨头置换作为术前备选方案之一，要事先向患者阐明其利弊，并准备好相关器械，以备术中发现骨折粉碎时选用 • 担心肘关节可能不稳定时，要在术前准备铰链式外固定器
透视检查	• 透视下对肘关节全面的检查是制订适当治疗方案的最重要因素。透视肘关节的侧位时，笔者建议肩关节外旋，上臂外展，将肘关节置于影像增强仪上

术后处理

- 肘关节支具固定7～10天。
- 术后即刻、2周、6周和3个月均应拍摄X线片，检查有无移位，直至骨折愈合。
- 只要患者耐受疼痛，鼓励尽早地主动活动。早期若患者没有取得预期疗效，可以考虑在专业医生指导下康复锻炼。
- 若合并有其他损伤，可能需要在保护下进行康复锻炼。
- 术后2周开始肘关节负重较轻的日常活动，术后6周逐渐增加肘关节持重。

预后

- 影响ORIF疗效的因素包括患者的骨折分型、吸烟史、治疗依从性和心理预期，以及手术和康复过程。
  - 对于不复杂的骨折，可望达到90%以上的满意疗效。
  - 并发症及其相关的治疗，最常见于被漏诊的肘关节不稳定和其他合并损伤。

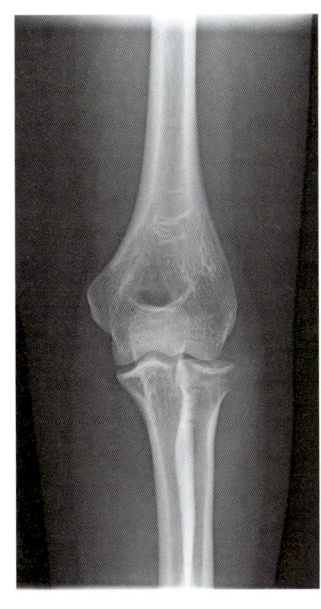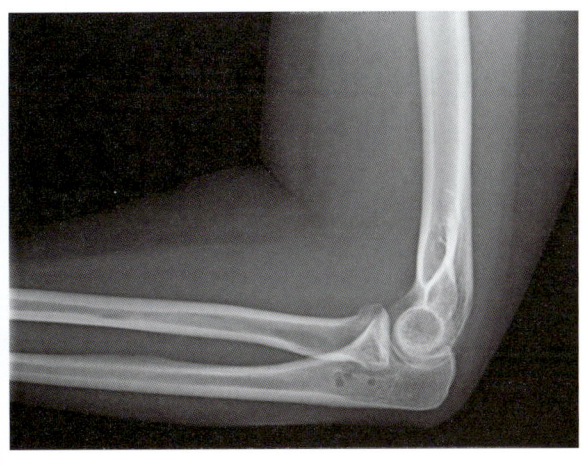

图12 术后X线显示桡骨头骨折解剖复位。Biotrak螺钉具有射线透过性。值得注意的是，在后骨嵴上可以看到锚点孔，这是修复外侧尺副韧带和环状韧带复合体的地方。

并发症

- 肘关节僵硬最常见，最明显的是肘关节伸直和前臂旋前旋后受限。
- 肱桡关节和桡尺近侧关节的关节炎。
- 异位骨化。
- 内固定不适，往往需要在后期取出（图13）。
- 感染。
- 初期和后期的肘关节不稳定，源于当时对合并损伤的忽视或治疗失败。
- 缺血性坏死的发生率大约为10%，在骨折有移位时发生率明显增加。在桡返动脉分支穿入的安全区放置内植物时，即有可能导致发生，通常没有明显的临床症状。
- 复位失败。
- 骨不连（图14）。

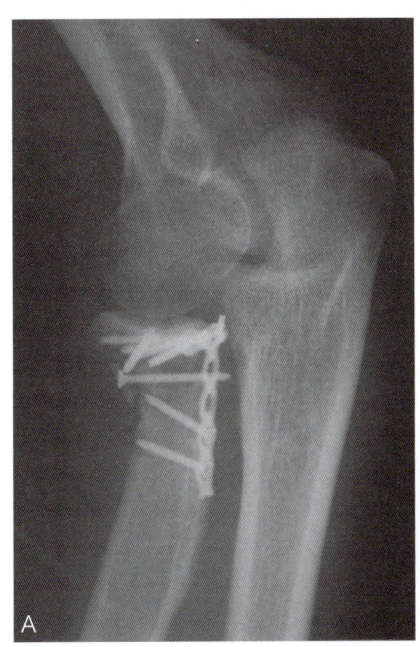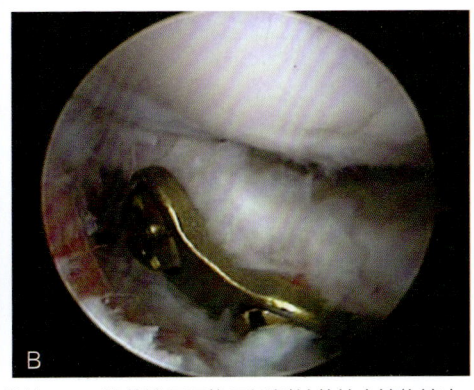

图13　A. 斜位X线片显示内植物限制前臂旋转。B. 关节镜显示桡尺近侧关节处内植物撞击。

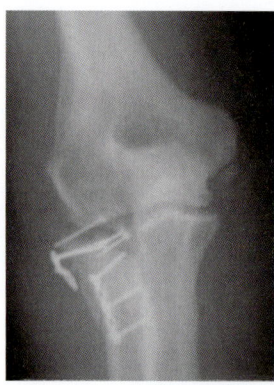
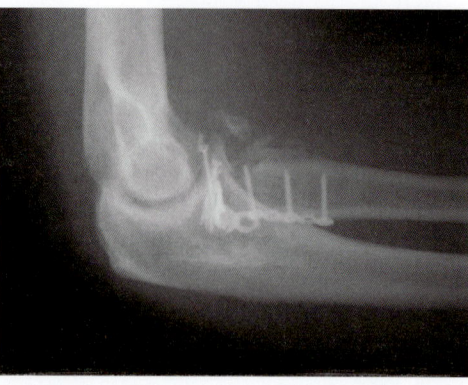

图14 桡骨颈骨折的ORIF,术后骨不连和缺血性坏死。

(徐俊 译,陈亦轩 审校)

参考文献

[1] Akesson T, Herbertsson P, Josefsson PO, et al. Primary nonoperative treatment of moderately displaced two-part fractures of the radial head. J Bone Joint Surg Am 2006;88(9):1909-1914.

[2] Amis AA, Miller JH. The mechanisms of elbow fractures: an investigation using impact tests in vitro. Injury 1995;26:163-168.

[3] Antuna SA, Sánchez-Márquez JM, Barco R. Long-term results of radial head resection following isolated radial head fractures in patients younger than forty years old. J Bone Joint Surg Am 2010; 92:558-566.

[4] Boyd HB. Surgical exposure of the ulna and proximal third of the radius through one incision. Surg Gynecol Obstet 1940;71:86-88.

[5] Broberg MA, Morrey BF. Results of delayed excision of the radial head after fracture. J Bone Joint Surg Am 1986;68(5):669-674.

[6] Broberg MA, Morrey BF. Results of treatment of fracture-elbow dislocations of the elbow and intraarticular fractures. Clin Orthop Relat Res 1989;246:126-130.

[7] Caputo AE, Mazzocca AD, Sontoro VM. The nonarticulating portion of the radial head: anatomic and clinical correlations for internal fixation. J Hand Surg Am 1998;23(6):1082-1090.

[8] Esser RD, Davis S, Taavao T. Fractures of the radial head treated by internal fixation: late results in 26 cases. J Orthop Trauma 1995;9:318-323.

[9] Essex-Lopresti P. Fractures of the radial head with distal radioulnar dislocation. J Bone Joint Surg Br 1951;33(2):244-250.

[10] Harrington IJ, Tountas AA. Replacement of the radial head in the treatment of unstable elbow fractures. Injury 1981;12(5):405-412.

[11] Herbertsson P, Josefsson PO, Hasserius R, et al. Fractures of the radial head and neck treated with radial head excision. J Bone Joint Surg Am 2004;86-A(9):1925-1930.

[12] Herbertsson P, Josefsson PO, Hasserius R, et al. Uncomplicated Mason type-II and III fractures of the radial head and neck in adults. A long-term follow-up study. J Bone Joint Surg Am 2004; 86-A(3):569-574.

[13] Hotchkiss RN. Fractures and dislocations of the elbow. In: Rockwood CA Jr, Green DP, eds. Fractures in Adults, ed 4. Philadelphia: Lippincott-Raven, 1996:929-1024.

[14] Itamura JM, Roidis NT, Chong AK, et al. Computed tomography study of radial head morphology. J Shoulder Elbow Surg 2008;17(2):347-354.

[15] Itamura J, Roidis N, Mirzayan R, et al. Radial head fractures: MRI evaluation of associated injuries. J Shoulder Elbow Surg 2005;14(4):421-424.

[16] Kaas L, Struijs PA, Ring D, et al. Treatment of Mason type II radial head fractures without associated fractures or elbow dislocation: a systematic review. J Hand Surg Am 2012;37(7):1416-1421.

[17] Kaas L, van Riet RP, Turkenburg JL, et al. Magnetic resonance imaging in radial head fractures: most associated injuries are not clinically relevant. J Shoulder Elbow Surg 2011;20(8):1282-1288.

[18] Kovar FM, Jaindl M, Thalhammer G, et al. Incidence and analysis of radial head and neck fractures. World J Orthop 2013;4(2):80-84.

[19] McKee MD, Jupiter JB. Trauma to the adult elbow and fractures of the distal humerus. In: Browner BD, Jupiter JR, Levine AM, et al, eds. Skeletal Trauma, ed 2. Philadelphia: WB Saunders, 1998: 1455-1522.

[20] Morrey BF. Radial head fracture. In: Morrey BF, ed. The Elbow and Its Disorders, ed 3. Philadelphia: WB Saunders, 2000:341-364.

[21] Morrey BF, An KN, Stormont TJ. Force transmission through the radial head. J Bone Joint Surg Am 1988;70(2):250-256.

[22] Ring D, Quintero J, Jupiter JB. Open reduction and internal fixation of fractures of the radial head. J Bone Joint Surg Am 2002;84-A(10):1811-1815.

[23] Roidis NT, Papadakis SA, Rigopoulos N, et al. Current concepts and controversies in the management of radial head fractures. Orthopedics 2006;29(10):904-916.

[24] Stanley JK, Penn DS, Wasseem M. Exposure of the head of the radius using the Wrightington approach. J Bone Joint Surg Br 2006; 88(9):1178-1182.

[25] Tang CW, Skaggs DL, Kay RM. Elbow aspiration and arthrogram: an alternative method. Am J Orthop 2001;30:256.

[26] Yamaguchi K, Sweet FA, Bindra R, et al. The extraosseous and intraosseous arterial anatomy of the adult elbow. J Bone Joint Surg Am 1997;79(11):1653-1662.

第12章 单纯肘关节脱位的处理
Management of Simple Elbow Dislocation

Bradford O. Parsons and David M. Lutton

定义

- 单纯肘关节脱位是肱尺骨关节脱位,无合并骨折。
- 复杂不稳定的骨折表示可能存在脱位。
- 肘部是第二个最常见脱位的大关节。

病理解剖学

- 肘关节的稳定性由高度受限的骨解剖和韧带解剖所决定。
- 肘部有三个主要的稳定结构[9,12]。
  - 尺骨肱骨关节的骨结构,包括尺骨的冠突和大乙状切迹,以及肱骨滑车。
  - 内侧副韧带(MCL)的前带抵抗外翻应力。MCL起源于内侧上髁的前下表面,插入尺骨的高耸结节。
  - 尺侧副韧带(LUCL)抵抗内翻压力。LUCL起源于外侧髁上柱上的等距点,横穿桡骨头的下侧面,插入尺骨的旋后肌嵴[8]。与MCL不同,LUCL起源于肘关节的旋转中心;这在重建韧带时很重要。
- 第二个稳定结构包括桡骨头部和动力约束,如前屈肌和伸肌。
  - 当肘关节伸展时,前关节囊对内翻-外翻稳定性的贡献约为15%[9]。
  - 在完整的MCL存在的情况下,桡骨头不能抵抗生理外翻应力;但是,它在MCL不足的情况下起主要作用。
- O'Driscoll用"残疾环"一词来描述导致尺肱骨脱位的一系列病理事件。
  - 一个简单的肘关节脱位开始于一个延长内翻应力,该应力会破坏LUCL,并随着前后囊撕裂而向内侧发展,这使得尺骨可以"栖息"在肱骨远端。进一步的软组织或骨损伤导致脱位[13](图1A)。
    - 大多数对LUCL的创伤性损伤导致肱骨外侧韧带撕裂(图1B)。
  - 当力继续从外侧到内侧穿过关节时,前、后囊组织和内侧副韧带(MCL)最终可能会被破坏;然而,理论上有可能在LUCL破坏和MCL保存的情况下使尺肱骨关节脱位[12]。
- O'driscoll等[12]提出了"后外侧旋转不稳定(PLRI)"这一术语,用来描述导致旋转复发性尺肱骨不稳定的慢性LUCL功能不全的情况。
- 肘关节脱位可导致骨折,复杂脱位可显著增加复发不稳定的风险。这些骨折通常包括桡骨头或颈部和冠突骨折,尽管肘关节周围的任何骨折可以观察到。
  - 桡骨头部骨折在平片上通常很明显。
  - 冠突骨折可能很轻微,甚至冠突的"小片"通常是更显著损伤的标志(如"恐怖三联征"损伤),其重要性不应低估。
- 最近,另一种肘关节不稳定的形式称之为后内侧旋转不稳定(PMRI)被报道。PMRI是LUCL损伤和内侧冠状面骨折的后遗症。这种损伤模式是最常见的没有桡骨头骨折,使它可能在平片上非常不易被察觉。计算机断层扫描(CT)可以详细描述这种损伤,如果存在任何怀疑,应扫描CT(图1C~E)[2,11]。

病因和分类

- 大多数肘关节脱臼都是由于手臂外伸而导致的。
- 关节外翻、伸展、旋后和轴向压缩力可导致尺骨从肱骨旋转,最初破坏外侧前软组织,并使肘关节脱位。
- 单纯肘关节脱位按尺骨相对于肱骨的移位方向分类,最常见的是后外侧脱位。
  - 不常见的脱位包括前部、内侧或外侧脱位。

病史和体格检查

- 病史旨在确定受伤的时间和机制、脱臼的频率以及以前的治疗。
- 与肩关节不同,肘关节反复不稳定在最初的单纯脱位后经过简单治疗后就很少见。
  - 复发性不稳定更常见于骨折(如严重的恐怖三联征)。
  - 慢性不稳定,虽然在美国很少见,但偶尔也会发生,而且治疗通常需要重建手术或肘关节置换。在这些患者中,封闭治疗很少成功。
- LUCL的医源性损伤(在开放式网球肘关节松解或桡骨头骨折治疗过程中)是复发性PLRI的已知原因。然而,

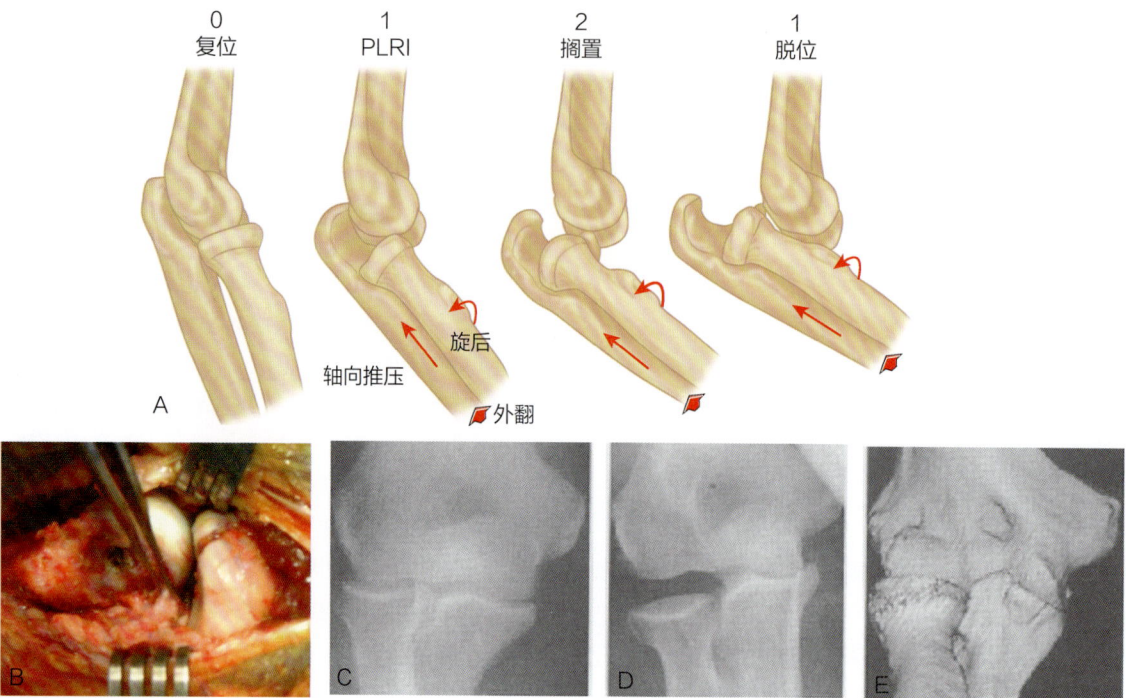

图1 A. 后外侧旋转不稳（PLRI）遵循一个典型的破坏过程，让关节变得固定，然后随着软组织损伤的进展而脱位。B. 术中透视照片显示创伤性肘关节脱位后LUCL的起源撕脱。LUCL的源头和伸肌被撕裂成一层，被镊子夹起。C～E. PMRI是肘关节不稳定的一种变体，其中包括肘关节脱臼、LUCL破裂和内侧冠突支撑的嵌插骨折。C、D. 在这种损伤模式中，桡骨头部保持完整，使得在标准X线片上很难正确诊断损伤的严重程度。CT扫描有助于更好地描绘损伤模式。E. 三维CT重建可见嵌插性骨折（A：经允许引自O'Driscoll SW, Morrey BF, Korinek S, et al. Elbow subluxation and dislocation: a spectrum of instability. Clin Orthop Relat Res 1982;280:194; C～E：经允许引自Mayo Foundation, Rochester, MN）。

这些患者经常抱怨由于关节半脱位而引起的轻微的肘关节外侧疼痛，如从椅子上站起来，但很少有复发性脱位。
- 损伤时的检查需要注意神经血管解剖。
  - 肘关节脱位后可发生神经损伤，在任何脱位治疗前必须对四肢进行彻底的神经检查。
    - 大多数神经损伤都是神经性失用症，通常可以缓解。
    - 尺神经最常受累，但也可能发生正中神经或桡神经损伤[14]。
- 肘关节脱位有明显畸形，在前臂仰卧位时，肘关节通常保持内翻位置。
- 在初始复位后，重新评估肢体的神经血管状态。闭合复位后神经功能的丧失是罕见的，但可以作为手术探查排除截留神经的指征。
- 根据可获得的伸展程度以及旋前或旋后与不稳定性的关系评估关节的稳定性。
  - 当患者仍处于麻醉状态时，评估整个肘关节活动范围的稳定性是有帮助的，对治疗有指导意义（麻醉下检查）。
  - 在侧翻移位时对外侧软组织施加应力，可在麻醉和透视成像下进行[12]（图2）。
    - 该试验可用于评估PLRI的程度，并有助于确定治疗方法。
- 内侧瘀斑可能是MCL损伤的一个标志，并且通常在MCL损伤后脱位3～5天出现。

影像学和其他诊断性检查

- 在复位前后需拍摄肘关节的X线片，以评估骨折并确认关节的复位。
  - 评估滑车-尺骨和桡骨头-肱骨小头的一致性。
  - 应注意尺肱关节轻微变宽（下垂征）或桡骨头相对于肱骨小头的后移位。
- 外翻压力视图，一旦关节减少，可能有助于证明MCL损伤。
  - 在肘部弯曲30°、前臂内旋的情况下，通过透视评估外翻应力，观察内侧尺肱骨关节是否比静息状态打开。
- 内翻压力视图通常没有帮助。
- 在任何可能怀疑骨折的情况下都可以进行三维（3D）重建的CT扫描，因为鉴别PMRI变异或不易察觉的冠突骨折至关重要，这可能是外科治疗的一个适应证。

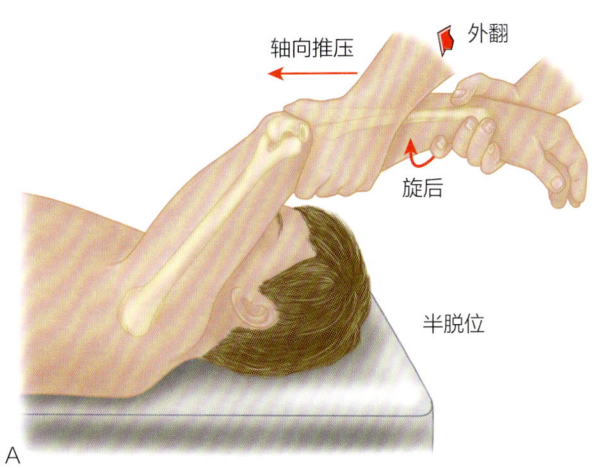
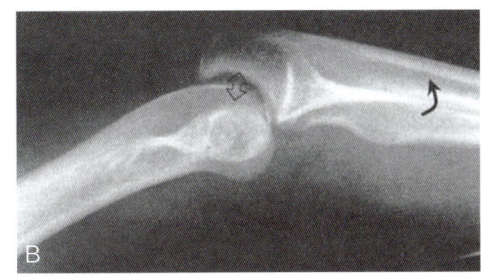

图2　A. 侧翻移位操作是在患者手臂位于头顶的情况下进行的,并施加仰卧外翻应力。当肘部弯曲时,关节会缩小,通常伴随着沉闷声。B. 在透视下进行时,可以观察到肱骨小头后桡骨头半脱位,与PLRI一致（B：经允许引自O'Driscoll SW, Bell DF, Morrey BF. Posterolateral rotatory instability of the elbow. J Bone Joint Surg Am 1991;73［3］:440‑446）。

- 在急性单纯性脱位的治疗中,MRI通常是不必要的；但是,对于复发性PLRI的诊断MRI是有用的。

非手术治疗

- 最简单的脱位可以通过夹板或支撑进行非手术治疗,这取决于麻醉下复位后检查时确定的不稳定性程度[12]。
- 一旦降低,在前臂中性旋转‑屈伸过程中评估肘关节的稳定性。
  - 如果肘部在整个运动弧度内都是稳定的,则将其固定在吊带或夹板中3～5天,以获得舒适感,然后开始运动范围练习。
  - 如果弯曲度小于30°时出现不稳定,则前臂内旋,重新评估稳定性。
    - 若内旋时稳定,则在夹板固定3～5天后,使用维持前臂内旋的铰链式矫形器,以限制运动的范围。
- 在前臂30°以下屈曲和内旋的情况下(经透视成像证实)进行弯曲的肘部,先用短时间夹板固定,然后用铰链矫形器控制前臂的旋转,并有一个延伸块。
- 肘部不稳定超过30°可作为手术稳定的一个适应证。
- 铰链支撑维持6周,随着关节的稳定性,延伸和旋转逐渐推进。
  - 在最早的4～6周内,需要每周拍摄一次X线片,以确保关节的完整性。
- 6周后,停止支撑,如果存在弯曲收缩,则使用末端拉伸来恢复运动。

手术治疗

适应证

- 手术治疗适用于以下情况:即使是在弯曲(超过30°)和内旋时依然不稳定的肘关节；在治疗中复发性半脱位或脱位的肘关节；或伴有相关骨折的肘关节("复杂"不稳定)。
- 简单脱位的处理需要修复或重建导致不稳定的韧带结构。根据定义,简单的脱位发生时没有骨折。
- 韧带修复的规则系统的方法被用来稳定肘关节。LUCL功能不全被认为是单纯脱位的主要病变,因此首先要解决这个问题。
- LUCL通常从肱骨撕脱,可以在急性情况下修复。
  - 根据外科医生的习惯,可以通过肱骨内的骨隧道或锚钉进行修复。
  - 急性治疗中很少需要重建LUCL,但慢性不稳定患者往往需要重建LUCL。重建用自体(掌肌或股薄肌)或同种异体移植。
    - 由于完整的桡骨头是防止外翻不稳定的第二稳定器,所以修复或重建LUCL通常可以提供稳定性,即使在面对MCL损伤时也是如此。
- LUCL修复后持续不稳定是罕见的,骨折脱位或慢性不稳定更常见。
  - 如果存在持续不稳定,则需修复或重建MCL。可放置铰链式外部固定器以保护修复。

术前计划

- 计划应包括准备重建需要自体肌腱或同种异体肌腱的LUCL。
  - 如果要得到自体肌腱,则需要剥离肌腱。
  - 对于同种异体移植,我们通常使用半腱肌腱。
- 在韧带修复或重建后肘部仍不稳定的罕见情况下,应使用铰链式外固定器。

- 2.0 mm 和 3.2 mm 的钻头或针头被用来制作骨隧道，用于 LUCL 修复或重建。
  - 一些外科医生更喜欢韧带撕脱的缝合锚钉修复；如果需要，这些应该是可用的。
- 透视检查有助于确认复位，需要放置铰链式外固定器。
- 无菌止血带用来提供一个无血的外科术野。

患者体位
- 患者取仰卧位，手臂放在搁手台上。
- 在肩胛下放置一个小凸块，以帮助手臂定位。
- 前 1/4 不覆盖，用以确保整个手臂是在术野里。
- 如果将自体肌腱移植用于 LUCL，腿应自然下垂，并在半骨盆下放置一个凸块以帮助暴露。

尺侧副韧带修复术

手术入路和关节成形术
- 此过程中使用止血带控制。
- 在麻醉状态下进行荧光镜检查，以准确评估不稳定模式。
- 可采用两种不同的手术方法来治疗肘关节不稳定。
- 后中线皮肤切口是多功能的，可用于进入关节的内侧和外侧。
  - 或者，也可以使用位于外侧上髁中央的"柱状"切口（技术图 1A）。如果需要暴露于内侧，可在内侧上髁上进行类似的柱状切口，以便进入。
  - 这两种方法都各有优势，目前还没有数据表明哪种方法更好。
    - 对于简单的脱位，我们通常采用侧柱入路。
- 皮肤切开后，皮瓣在深筋膜的水平上向上提起。
- 在急性情况下，外侧软组织通常从上髁剥离，露出关节。然而，下韧带损伤时伸肌的起源是完整的。
  - 如果伸肌完好，则使用直接覆盖 LUCL 的尺骨伸肌（ECU）和肘肌（Kocher 入路）之间的间隙。这一间隔通常很容易通过深筋膜中的"脂肪条"来识别（技术图 1B）。肘肌后向反射，ECU 前向反射，露出囊韧带复合体。
- 通过沿着肱骨外侧柱切开近端关节囊，沿着桡颈远端（通过仰卧肌和下面的关节囊），通过 ECU-肘肌间隙暴露肘关节。
  - 骨间后神经（PIN）暴露于此有风险，因此保持前臂内旋以保护骨间后神经。
- 检查桡骨头关节和冠突，确认无骨折，关节内无软组织插入，防止短缩。
- 一旦关节上没有碎屑，荧光镜检查可确认同心复位的能力。

韧带修复
- 确定 LUCL 的来源。
  - 通常情况下，LUCL 是从外侧小头的等距点撕脱的，其起源可以通过囊的深表面组织的"折叠"来确定（技术图 2A）。
- 从起点开始，沿着韧带的前后侧放置一条 2 号不可吸收 Krackow 锁定缝线。缝线一经放置，缝合的韧带结构被拉紧，以确认插入的尺骨的完整性。
  - 在浅表组织的近端起源层面开始修复为易发生的误操作，浅表组织的近端不是 LUCL 的起源，而是伸肌起源的一部分。

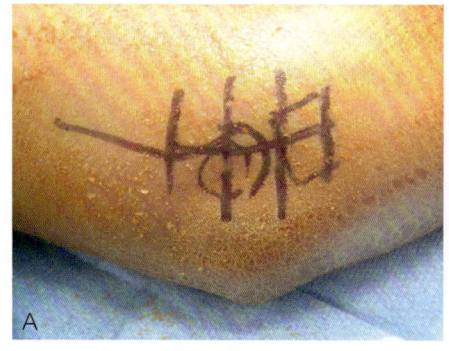 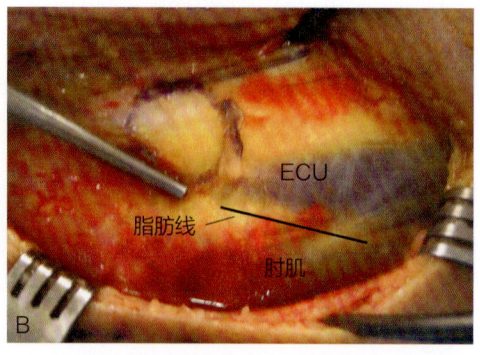

技术图 1 A. 侧柱皮肤切口。外侧切口位于上髁和桡骨小头关节的中心，通常是最常见的切口，因为 LUCL 的破裂被认为是简单脱位的主要损伤。B. 使用尺侧伸腕肌（ECU）和锚钉之间的深间隔来暴露关节。这通常是由一个脂肪条纹在筋膜识别。应注意不要侵犯 LUCL，LUCL 与筋膜和旋后肌之间的间隔成直线。

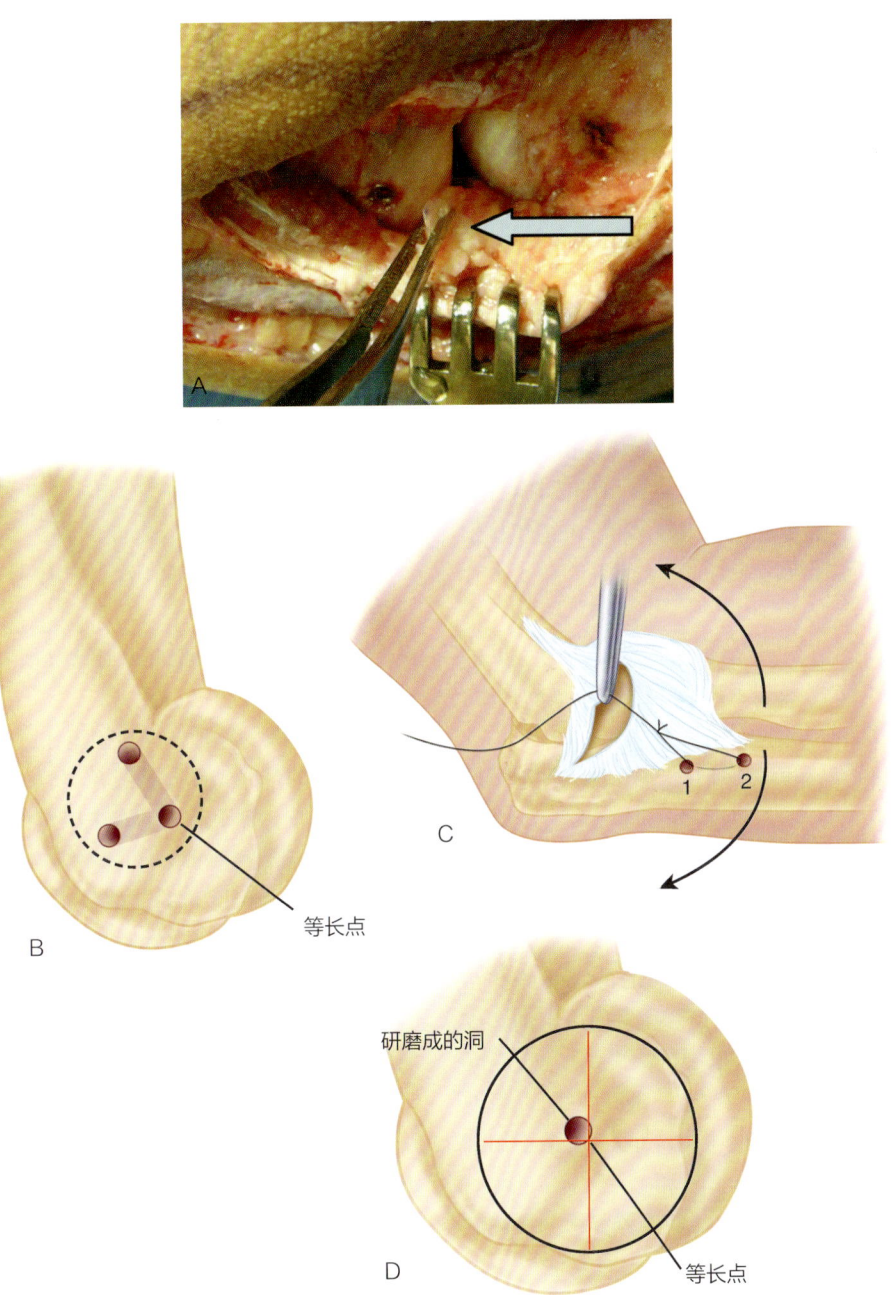

技术图2　A. LUCL 的起源，通常在肘关节脱位时撕裂，由囊深表面的组织折叠来确定。关节等距点位于肱骨小头旋转中心（B），利用韧带残余部分中先前放置的缝线进行确认，以确保获得等距修复（C）。D. 重要的是制作肱骨通道，使通道最前面的部分位于等距点。肱骨通道的出口孔在外侧髁上嵴（B）前后。

- 肱骨上的等距点在肱骨小头的中心，而不是外侧上髁（技术图2B、C）。
  - 通过在等距点固定肢体来缝线，然后弯曲和伸展肘部，确认等距点的正确位置。
- 用2.0 mm的针做肱骨隧道。
  - 在等距点（而不是通道中心）制作骨通道最前面的部分是至关重要的，因为这种小的平移可能导致LUCL修复不畅（技术图2D）。
- 制作两个"出口"隧道（Y形结构），一个位于外侧柱前，一个位于外侧柱后，然后用一个2.0 mm钻头或针在等距点连接到肱骨远端通道。
- 一旦肱骨通道完成，连续缝合肢体穿过肱骨隧道。

- 经透视确认关节同心度降低,然后将LUCL修复缝线与关节绑在一起,降低肘部使其呈30°弯曲和中性旋转。
- 肘关节的弧形活动以评估其稳定性,仔细观察桡骨头与肱骨小头的关节,寻找后下垂的延伸,表明LUCL松弛或非等距修复。
- 如果肘部通过一个弧形运动能保持稳定,则用中断的、重的(0号)不可吸收缝线修复伸肌原点,分层缝合皮肤。

尺侧副韧带重建

- 有时,原发性LUCL损伤无法修复(与原发性不稳定相比,更常见于医源性PLRI),或在复发或慢性肘关节不稳定后,重建是必要的。
- 可使用自体手掌、自体股薄肌或同种异体移植。
- 应与患者讨论自体移植和同种异体移植的选择,并在术前作出决定。除非患者需要自体移植,通常建议使用半腱肌同种异体移植。

骨通道准备

- 建议使用"对接"技术,类似于MCL重建中描述的技术,用于LUCL重建。
- LUCL的插入位于尺骨的上仰顶部,重建从上仰顶部的尺骨隧道开始。
- 从桡骨头后部的尺骨反射旋后肌的起源,露出旋后肌的顶部。
  - 前臂内旋,以保护PIN。
- 一旦暴露了顶部,使用两个相距1 cm的3.4 mm钻孔在桡骨头部的水平面上做尺骨通道。注意使用小刮匙或锥子连接孔,不要使隧道顶部破裂(技术图3)。
- 一旦尺骨隧道形成,在隧道内放置一条缝合线,以帮助移植物通过,并帮助识别肱骨上的等距点,类似于韧带修复所述的技术。
- 一旦确定了肱骨的等距起源,如LUCL修复部分所做的肱骨隧道。

- 通过LUCL重建,等长隧道加深至约1 cm,以允许移植对接。
- 此外,使用3.4 mm的针加宽对接通道,以便能够接受移植体的两边。
- 在等距点前面和附近加宽对接孔很重要,因为隧道的最后面部分需要位于等距点。

移植物准备

- 将移植物的一端冲洗干净,使用2号不可吸收缝合线连续缝合。
- 然后使用先前放置的通道缝合线将移植物穿过尺骨隧道。
- 带锁定缝线的移植体完全固定在肱骨起点,复位关节。
- 移植物的最终长度是通过拉紧移植物并确定移植物的自由上肢与等距起源的点来确定的。这一点在移植物上有标记。
  - 应注意确保适当的移植物张力和长度,方法是通过完全对接第一肢,然后在与肱骨的初始接触点标记自由肢,从而使移植肢在肱骨隧道中有部分重叠,但在最终结构中尽量减少松弛的可能性。
- 然后,标记的移植端以与另一只肢体相同的方式进行冲洗和微管化。

最终重建

- 一旦移植物放置好并准备好,即可进行最后的拉紧和固定,如有可能,将囊和剩余的LUCL修复回肱骨,以使韧带重建在关节外。
- 将移植体的每一块放入肱骨等长对接通道,从肱骨近端通道的每一条锁定缝线中取出相应的移植块。
  - 从移植物一端开始的锁定缝合线的两翼穿过肱骨的一个近端隧道,然后从移植物的另一端开始的两翼穿过第二个近端隧道。

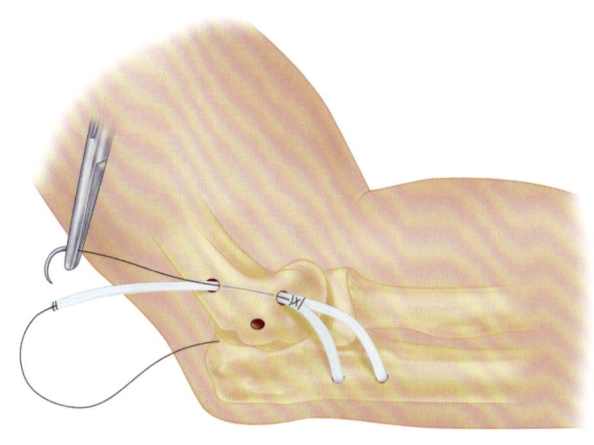

技术图3 LUCL是插入尺骨的旋后肌顶部嵴。在旋后肌顶部的桡骨头水平重建一个尺骨隧道,这些洞相距约1 cm,连接成隧道。

- 然后减少关节,最后拉紧移植物,以确保没有松弛,并且在肱骨对接通道中移植物末端都没有"底部漏出"。
- 然后在肱骨远端外侧柱上将锁定缝线绑在一起,关节在30°弯曲和中性旋转中同心度降低。
- 然后对关节进行排列和稳定性评估。如果关节稳定,无需进一步重建,用不可吸收的间断缝合法修复伸肌,最后缝合皮肤。

铰链式外固定

- 对于慢性脱位、某些骨折脱位或因单纯脱位而进行 LUCL 修复或重建后持续不稳定的患者,铰链式固定器可能是必要的[4,16]。
- 一旦任何阻塞复位的软组织被移除,则可获得同心复位,则放置固定器。
- 所有铰链式肘部固定器都围绕着肘部的轴或旋转构造,以允许在保持同心度减小的同时发生运动范围。
    - 大多内植物是围绕一个轴建造的,并放置在这个旋转中心。
    - 旋转中心是指肘部外侧的肱骨小头中心,内侧是指滑车弯曲中心的内侧上髁前外面(技术图4)。
    - 轴销穿过这两个点,平行于关节表面,并通过透视确定位置。
- 轴销放置后,确认肘部同心复位后,放置肱骨和尺侧销。
- 一旦外固定器完全建成,肘部通过一个运动弧,并确认维持减少。
- 固定器保持6~8周。
- 为了尽量减少销道感染或松动,必须仔细护理。

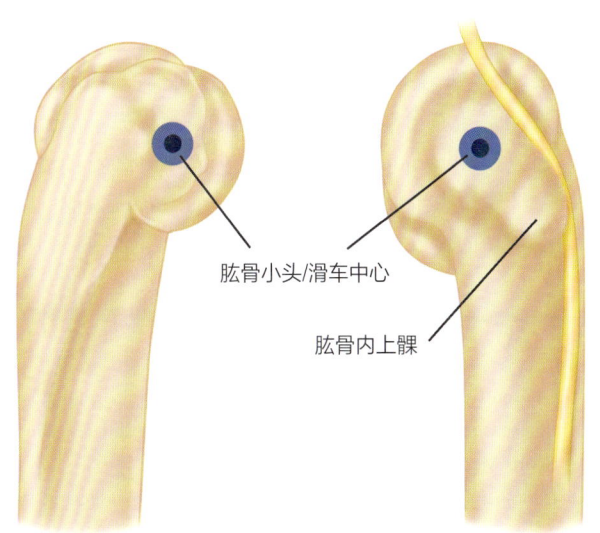

技术图4 肘关节的旋转中心,沿其放置铰链式固定器的轴销,由肱骨小头中心和内侧上髁的前下侧确定。

要点与失误防范

- LUCL 撕脱伤在最简单的肘关节脱位中是最主要的韧带损伤
- 如果桡骨头和冠突是完整的(如简单脱位),MCL很少需要修复或重建,因为桡骨头在肘部和修复的外侧韧带复合体起着辅助稳定器的作用
- LUCL 的来源可以通过组织的包膜折叠来确定这是修复缝线的位置,而不是更浅的伸肌腱的起点
- LUCL 的等距原点位于肱骨小头的中心,如投影到外侧柱上,需要修复或重建到这一点,以获得等距韧带
- 为了修复或重建肱骨内的骨通道,使得通道的前面处于等距原点
- 铰链式外固定器可能是治疗肘关节脱位,特别是慢性或复发性情况的必要工具
- 所有铰链式固定器均围绕肘部旋转轴构建,由外侧肱骨小头上的等距点与关节内侧滑车旋转中心之间的一条线标识
- 僵硬是肘关节脱位最常见的不良后遗症,因此,只要软组织和皮肤愈合允许,就应立即开始范围内活动,小心避免内翻或外翻压力

术后护理

- 在没有外固定的情况下进行手术稳定后,肘关节在90°弯曲状态下被夹板固定3～5天,以使伤口愈合。
- 先开展运动范围的练习,而后开始弯曲、伸展和旋转等训练,小心避免内翻或外翻压力。
  - 铰链矫形器有助于保护韧带修复或重建。
- 当力量增强时,开始主动和被动运动,持续6周。
- 残端挛缩往往易导致失去延伸,可以用静态夹板和残端拉伸。
- 大多数患者在4～6个月后恢复正常活动。

结果

- 大多数报道了简单脱位闭合治疗的结果。
  - Mehlhoff和他同事[7]报道了52例简单脱位的治疗结果,大多数患者肘部正常。固定时间较长,特别是超过3周,更有可能导致延长功能的持续损失。
  - 相似的,Eygendaal和他同事[3]报道了50例闭合治疗单纯脱位患者的远期疗效。62%的患者认为他们的肘部功能良好或优秀,50名患者中有24名(48%)失去了5°～10°的伸展。
- 一些研究回顾了PLRI的外科治疗,通常是创伤性脱位后复发性不稳定的结果。
  - Nestor和他同事[10]报道11例复发性PLRI患者修复或重建LUCL的结果。11例中有10例(91%)保持稳定,11例中有7例(64%)取得了良好的效果。
  - 最近,Sanchez-Sotelo和他同事[15]报道了44例复发性PLRI患者的治疗结果(9例发生于单纯脱位后)。32例患者(75%)的梅奥评分结果良好。
  - Lee和Teo[5]发现在慢性PLRI患者中,重建提供了比修复更可预测的结果。

并发症

- 僵硬[3,7]。
- 异位骨化[6]。
- 神经血管损伤[14]。
- 反复的不稳定[3,7]。
- 骨筋膜室综合征。
- 血肿或感染。

(金汉樯 译,陈亦轩 审校)

参考文献

[1] Dodson CC, Thomas A, Dines JS, et al. Medial ulnar collateral ligament reconstruction of the elbow in throwing athletes. Am J Sports Med 2006;34:1926-1932.

[2] Doornberg JN, Ring DC. Fracture of the anteromedial facet of the coronoid process. J Bone Joint Surg Am 2006;88(10):2216-2224.

[3] Eygendaal D, Verdegaal SH, Obermann WR, et al. Posterolateral dislocation of the elbow joint. Relationship to medial instability. J Bone Joint Surg Am 2000;82(4):555-560.

[4] Jupiter JB, Ring D. Treatment of unreduced elbow dislocations with hinged external fixation. J Bone Joint Surg Am 2002;84-A(9):1630-1635.

[5] Lee BP, Teo LH. Surgical reconstruction for posterolateral rotatory instability of the elbow. J Shoulder Elbow Surg 2003;12:476-479.

[6] Linscheid RL, Wheeler DK. Elbow dislocations. JAMA 1965;194:1171-1176.

[7] Mehlhoff TL, Noble PC, Bennett JB, et al. Simple dislocation of the elbow in the adult. Results after closed treatment. J Bone Joint Surg Am 1988;70(2):244-249.

[8] Morrey BF, An KN. Functional anatomy of the ligaments of the elbow. Clin Orthop Relat Res 1985;(201):84-90.

[9] Morrey BF, Tanaka S, An KN. Valgus stability of the elbow. A definition of primary and secondary constraints. Clin Orthop Relat Res 1991;(265):187-195.

[10] Nestor BJ, O'Driscoll SW, Morrey BF. Ligamentous reconstruction for posterolateral rotatory instability of the elbow. J Bone Joint Surg Am 1992;74(8):1235-1241.

[11] O'Driscoll SW. Acute, recurrent, and chronic elbow instabilities. In: Norris TR, ed. Orthopaedic Knowledge Update: Shoulder and Elbow 2. Rosemont: American Academy of Orthopaedic Surgeons, 2002:313-323.

[12] O'Driscoll SW, Bell DF, Morrey BF. Posterolateral rotatory instability of the elbow. J Bone Joint Surg Am 1991;73(3):440-446.

[13] O'Driscoll SW, Morrey BF, Korinek S, et al. Elbow subluxation and dislocation. A spectrum of instability. Clin Orthop Relat Res 1992;(280):186-197.

[14] Rana NA, Kenwright J, Taylor RG, et al. Complete lesion of the median nerve associated with dislocation of the elbow joint. Acta Orthop Scand 1974;45:365-369.

[15] Sanchez-Sotelo J, Morrey BF, O'Driscoll SW. Ligamentous repair and reconstruction for posterolateral rotatory instability of the elbow. J Bone Joint Surg Br 2005;87(1):54-61.

[16] Tan V, Daluiski A, Capo J, et al. Hinged elbow external fixators: indications and uses. J Am Acad Orthop Surg 2005;13:503-514.

第13章 切开复位内固定治疗儿童肱骨髁T形骨折

Open Reduction and Internal Fixation of Pediatric T-Condylar Fractures

Keith D. Baldwin and John M. Flynn

定义

- 儿童和青少年的肱骨远端T形骨折较少见,约占所有儿童肘关节骨折的2%[5]。
- 损伤机制类似于儿童的肱骨髁上骨折,但是损伤能量更高[6]。
- 在过伸状态,鹰嘴的作用类似于楔子,造成骨折呈Y形或T形,骨折中心位于鹰嘴窝。
- 较之于成人,这些骨折一般很少粉碎。
- 对于低龄儿童,闭合复位钢针固定虽然不像标准的肱骨髁上骨折那样简单直接,但也常常取得满意的效果(图1)。

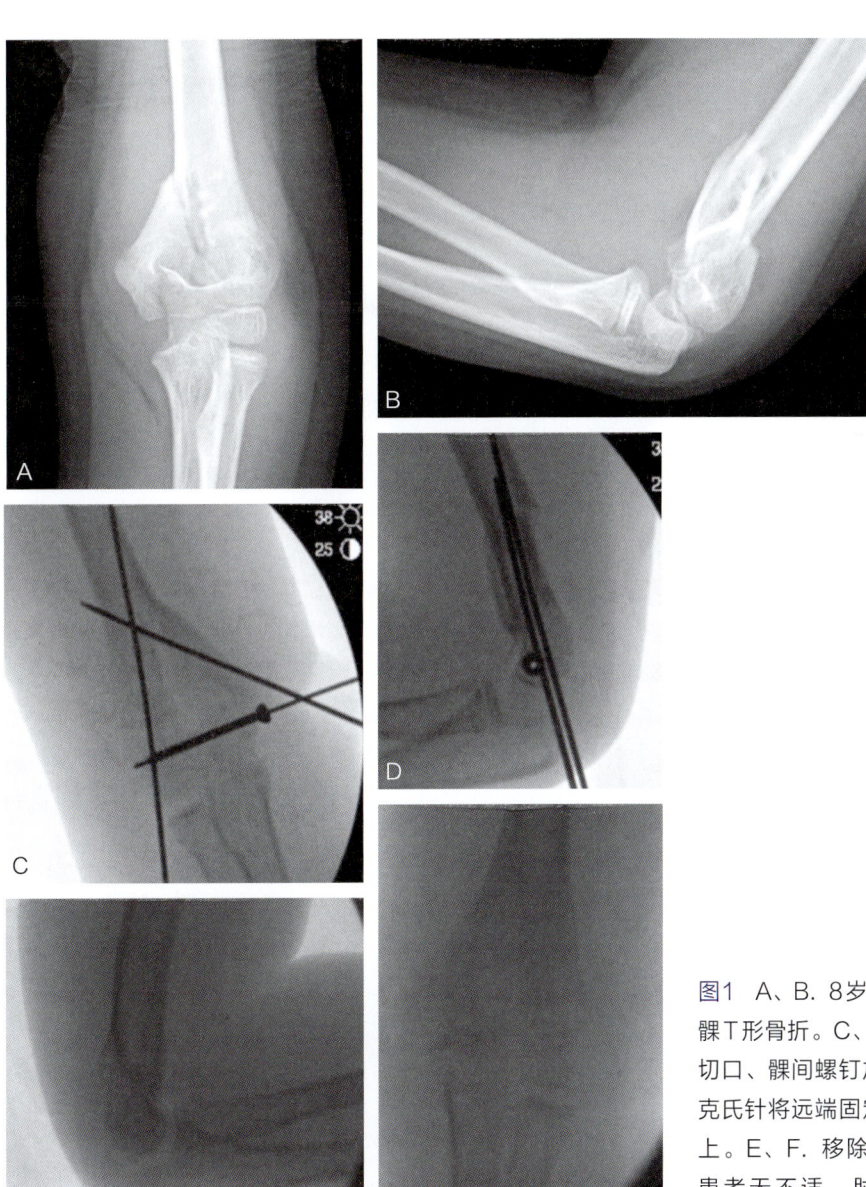

图1 A、B. 8岁男童,肱骨髁T形骨折。C、D. 采用小切口、髁间螺钉加压固定和克氏针将远端固定至肱骨干上。E、F. 移除内植物后,患者无不适,肘关节可做0°~140°范围活动。

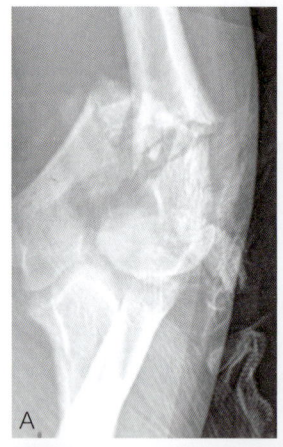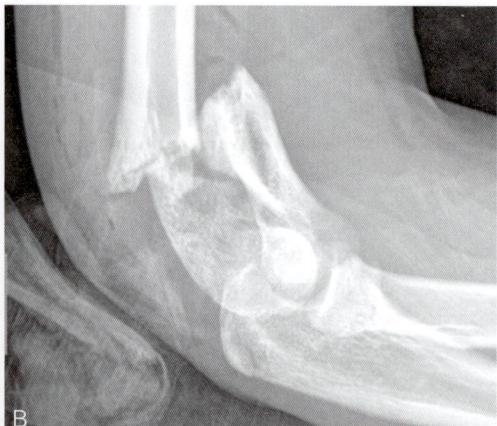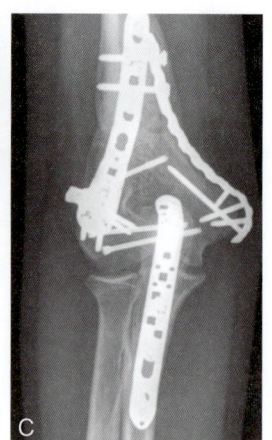
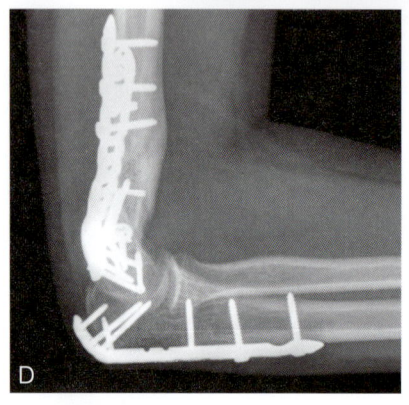

图2 A、B. 15岁男童，ⅢA型开放性T形肱骨髁间粉碎性骨折。C、D. 鹰嘴截骨+切开复位内固定，3个月后复查，无不适，肘关节伸屈0°～140°。

- 年长的儿童和青少年通常需要切开。
- 鹰嘴窝粉碎性骨折可能需要实施鹰嘴截骨(图2)。
- 总的来说，儿童较之于成人较少发生粉碎性骨折，通常不需要截骨。
  ○ 这类病例通常采用Morrey滑移入路，当肱三头肌和尺骨骨膜从尺骨内侧掀起时，暴露肱骨远端，不实施截骨[3]。
  ○ 当需要用全肘置换来挽救时，要避免鹰嘴截骨。
  ○ 尽管骨折非粉碎性，但截骨入路在青少年身上仍有用，因为充分地暴露关节有助于解剖复位和肘关节功能恢复。

解剖

- 肱骨远端是复杂关节面。
- 在这类骨折中，肱尺关节是需要被重建的关节。有时由于肱骨小头粉碎性骨折，肱桡关节也被破坏(图3A)。
- 肢体其他的部分也需仔细检查。同时存在的腕部骨折会增加发生骨筋膜室综合征和其他软组织并发症的风险(图3B)。
- 从概念上理解，肱骨远端是一个铰链结构，它通过中间的铰链将外侧柱和内侧柱连接。这样形成了稳定的三角形，这一结构在治疗肱骨髁间T形骨折中必须被重

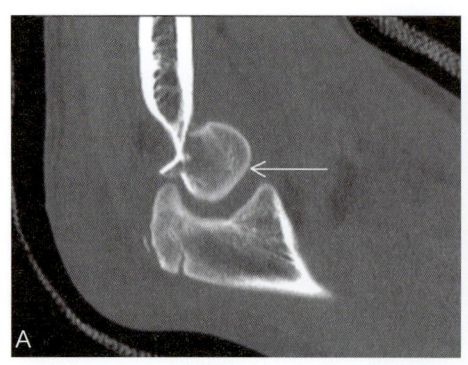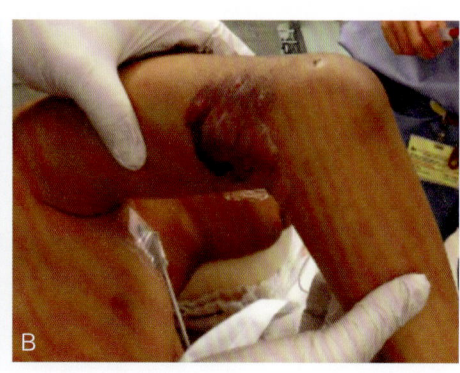

图3 A. 13岁男孩，肱骨髁T形骨折伴肱骨小头劈裂。B. 严重的软组织损伤造成的水疱。

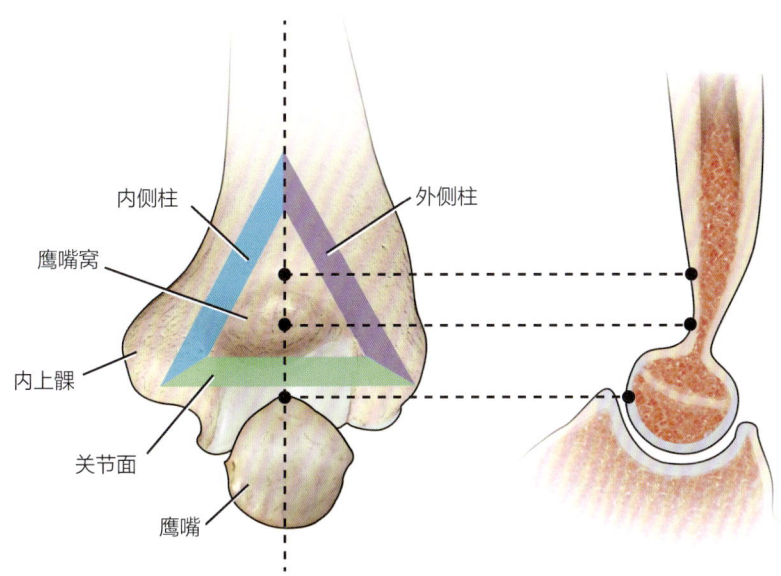

图4 三角形稳定理念。远端肱骨的结构特点基于三角形稳定性，由内侧柱、外侧柱和关节面组成（经允许引自Bonczar MR, Rikli D, Ring D. Distal humerus 13-C1 open reduction; perpendicular [biplanar] plating. AO Foundation Web site. Available at: http://bit.ly/1wEegQS. Published June 21, 2007. Accessed November 1, 2013）。

建[2]。无论采用何种固定方式，必须遵循这一理念（图4）。
- 后内侧尺神经穿行于肱骨远端被称为"肘管"的尺神经沟，手术时需沿着三头肌的内侧缘一直暴露至它的第一支运动分支，该分支穿入尺侧腕屈肌。
- 三头肌覆盖远端肱骨并附着在尺骨近端靠近鹰嘴的位置。
- 伸肘时鹰嘴遮挡了远端肱骨的关节面。
- 采用Morrey滑移入路暴露骨折线时需屈肘超过90°。
- 同样重要的，远端骨折端会随着尖端向前发生旋转，因此在复位关节面时需牢记这一点。

发病机制

- 损伤机制是鹰嘴的半月形切迹或冠突直接撞击导致。这些结构可以楔进滑车，造成肱骨髁的劈裂。
- 最常发生于摔倒时肘屈曲状损伤。

自然病程

- 该类骨折若不进行解剖复位，通常会导致肘关节僵硬、内翻畸形和慢性的肘关节功能障碍。

病史和体格检查

- 明确损伤机制十分重要，高能量损伤会增加骨筋膜室综合征发生的风险。
- 进行详细的神经血管检查，特别注意正中神经、尺神经和桡神经。
- 肢体需注意有无开放伤口。高能量的肱骨髁间T形骨折通常是开放性损伤。

影像学和其他诊断性检查

- 如果诊断有问题，前后位、内斜位和外斜位片会帮助诊断。
- 尽管儿童和青少年忍受能力较差，当骨折处有短缩时，牵引摄片会有助于诊断。
- CT检查会很有帮助，但冠状面和矢状面的重建应平行于关节面或垂直于关节面，否则的话获取的信息难以去解释。
- 若摄片的质量不佳，可能漏诊冠状面的骨折块（图3A）。

鉴别诊断

- 由于治疗方式的差异，肱骨髁间T形骨折需与儿童和青少年的肱骨远端其他骨折区别开。
- 依据高质量的摄片便可做出诊断。
- 当诊断遇到问题时，或平片上怀疑冠状面有骨折时，行CT或牵引摄片有助于做出诊断。

非手术治疗

- 最初的治疗包括详细体格检查后的有良好内衬的石膏固定。
- 若为开放性损伤，在确定损伤后应立即一代头孢静脉给药。如果存在明显的污染、粉碎性骨折或软组织损伤，推荐同时静脉使用庆大霉素。

- 除上肢丧失功能的患者外，非手术治疗价值有限。

手术治疗

- 开放性损伤应24小时内手术处理。闭合性损伤可以半择期处理。
- 需注意桡骨远端，"漂浮肘"，肱骨远端和桡骨远端或尺骨远端同时骨折，这并不少见。须尽早识别这些损伤，因为它们会增加骨筋膜室综合征发生的风险。
- 软组织覆盖情况也是考虑的重要因素。骨折部位可出现皮肤水疱（图3B），它会影响无菌效果和切口缝合。
- 绝大多数的肱骨髁间T形骨折需要手术治疗。
- 少儿可以考虑采用经皮的方式或小切口。
- 年长的儿童和青少年，采用后方入路可以在直视下解剖复位固定骨折端。

术前计划

- 术前高质量的正侧位片是必需的。
- 内、外斜位片在识别侧柱粉碎性骨折时可能有帮助。
- CT有助于识别冠状面的骨折。
- 固定方式的选择应基于患者的年纪、移位的程度和骨折的粉碎性情况。
  - 不同厂家有各自设计的肱骨远端钢板，可以实现双柱固定或直角固定。

体位

- 推荐患者取侧卧位。
- 患儿仰卧位插管后翻转至侧卧位，身体下垫以豆袋。
- 外踝和腓骨头的骨性突起需小心衬垫，两腿之间垫上枕头。
- 豆袋充气以维持患儿侧卧位的姿势，并安放腋窝卷。

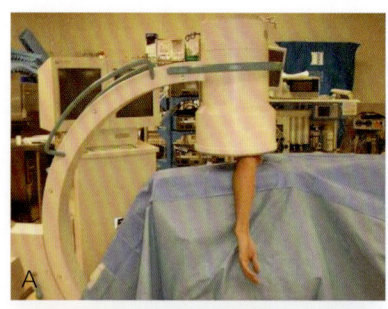
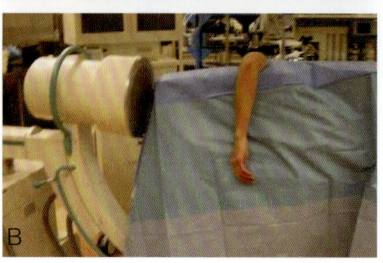

图5　A、B. 肱骨远端骨折的体位摆放（版权：Samir Mehta, MD）。

- 对侧上肢肩部和肘部弯曲90°，放在一个与手术床齐平的旋转搁手台上。然后将手臂固定于搁手台上。
- 患肢放置在可以透过X线的搁手板或滚轴上，这样手肘可以屈成90°（图5）。
- 安置C臂机确保术中透视正侧位片。
- 然后对患肢进行消毒。铺无菌巾。
- 如果有需要可以使用无菌止血带。
- 在手臂下方扎一个"口袋"收集来自于手术区的血液和冲洗液。
- 电刀和吸引器也放在这个袋子里以供使用。

手术入路

- 见下述，推荐采用后方入路。

TECHNIQUES

暴露

- 对严重粉碎性骨折，推荐鹰嘴截骨，可以暴露整个关节并复位粉碎的骨折块。

- 使用后方中线长切口，皮肤切口沿着鹰嘴内侧然后至尺骨后缘。如最初所述，切口远端距鹰嘴约7 cm，近端距鹰嘴约9 cm。
- 向深面暴露筋膜。

Morrey滑移技术

- 切开筋膜，在邻近三头肌的内侧头附近脂肪中暴露尺神经，将尺神经从肘管内游离并向远端追溯至第一支运动分支。
- 暴露尺神经后，切开前臂最表层的筋膜至切口的远端。

- 从鹰嘴向远端6 cm处，切开尺骨内侧骨膜（技术图1A）。
- 骨膜和筋膜一同保护，暴露骨膜下方骨面（技术图1B）。
- 在三头肌附着处，Sharpey纤维将三头肌腱连于鹰嘴（技术图1C）。Morrey技术的改良之处在于，凿下肌腱附着处的骨片，并保持远侧骨膜的连续性，以期获得骨与骨愈合，从而避免与肌腱完全分离（技术图1D）。

- 如果不实施骨片技术,前臂需伸展20°～30°以减轻张力,允许安全地分离连带骨膜套的整个三头肌。
- 随着三头肌分离,其余的骨膜/筋膜层向外侧牵移。
- 这样便可以直视肘关节,如果肱骨小头粉碎性骨折需要暴露桡骨头,可将肘肌从尺骨外侧游离。暴露不充分时还可考虑鹰嘴尖端切除(技术图1E)。

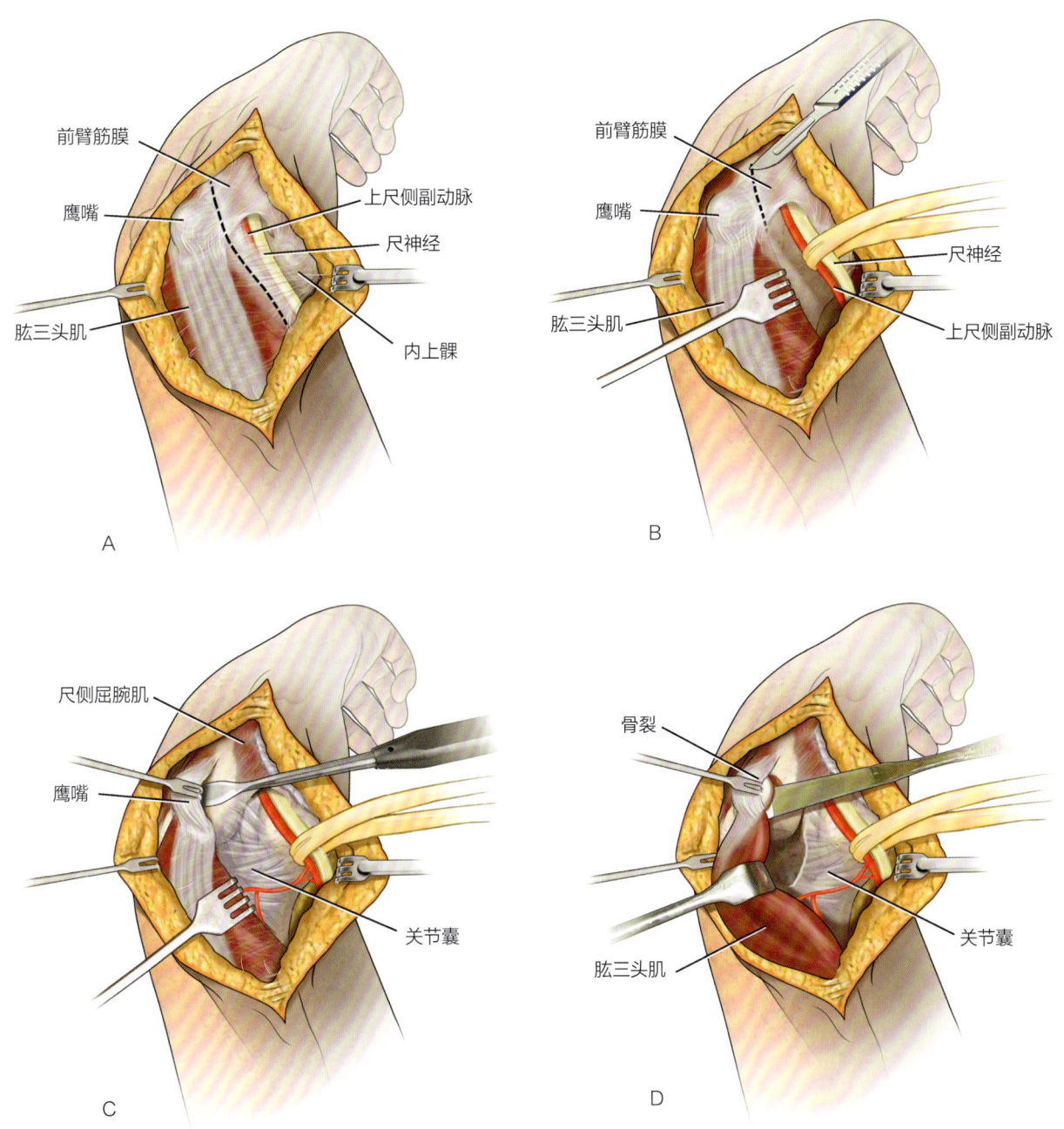

技术图1 A. 暴露表浅部分。B. 将三头肌抬离尺骨。C. 制作内侧骨膜瓣。D. 改良的Morrey骨片滑行技术。

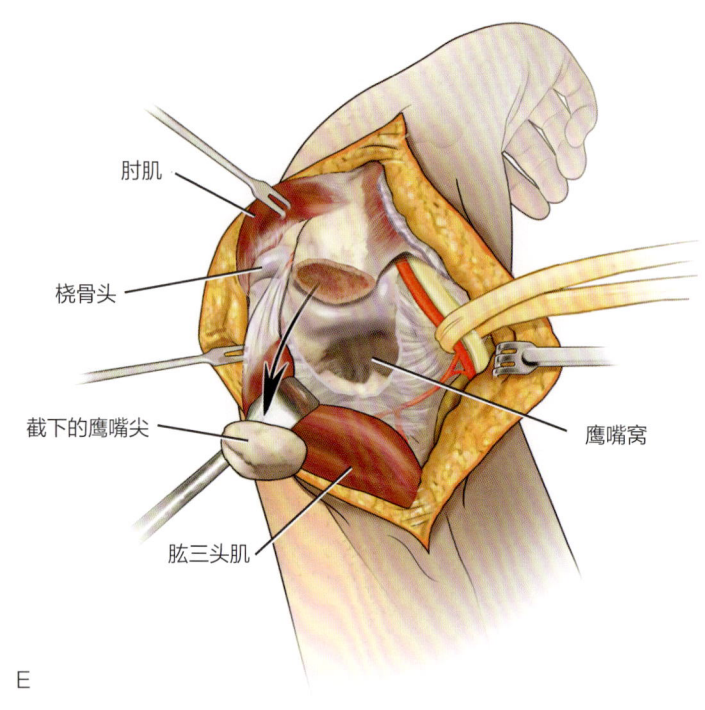

技术图1（续） E. 如果需要更多地暴露关节可以切除鹰嘴尖端。此外如果冠状面肱骨小头有劈裂，需要暴露桡骨头可以将肘肌做骨膜下掀起［经允许引自 Bryan RS, Morrey BF. Extensive posterior exposure of the elbow: a triceps-sparing approach. Clin Orthop Relat Res 1982;（166）:188-192］。

复位和固定

- 首先需完成关节的复位。在青少年肱骨髁间T形骨折中，通常有三块大的骨折块：内侧髁、外侧髁和骨干。偶尔冠状面会有劈裂或存在粉碎性骨折，这时可能需要鹰嘴截骨。
- 内外髁在轴向平面有沿着中心向着彼此旋转的倾向（技术图2A），可以在髁上使用大的复位钳用于复位和加压，然后使用克氏针暂时固定。
- 如果存在粉碎性骨折，通常需要由前向后重建关节并临时固定[4]。
- 然后将骨干复位到重建并暂时固定的关节上。关节髁相对于骨干呈屈曲和前移。将远端手臂向后平移，屈伸肘关节直到完成解剖复位。
- 在避开最终固定的位置处使用5/64或7/32的克氏针交叉固定（通常青少年患者需要双钢板）。维持暂时固定到位后，根据患儿骨头的尺寸挑选合适的内外侧钢板。
- 需要注意的是，现在可以从不同的厂家获得2.7 mm的预弯板用于更小尺寸的儿童肘关节。
- 在骨折远端用1枚螺钉暂时固定钢板（通常是由远及近的第二个螺钉孔），在钢板近端滑槽孔置入近端螺钉，但不要拧紧（技术图2B）。
- 摄片确认复位没有问题。
- 使用大的骨钳加压钢板之间（内外侧钢板之间）的骨块。
- 使用锁定孔置入2枚远端螺钉（1枚内侧，1枚外侧），这两枚螺钉需固定到对侧柱[4]。
- 复位钳加压两髁时依次置入近端螺钉（技术图2C、D）。
- 置入剩余的远端锁定螺钉。
- 去除临时固定后最终术中透视。

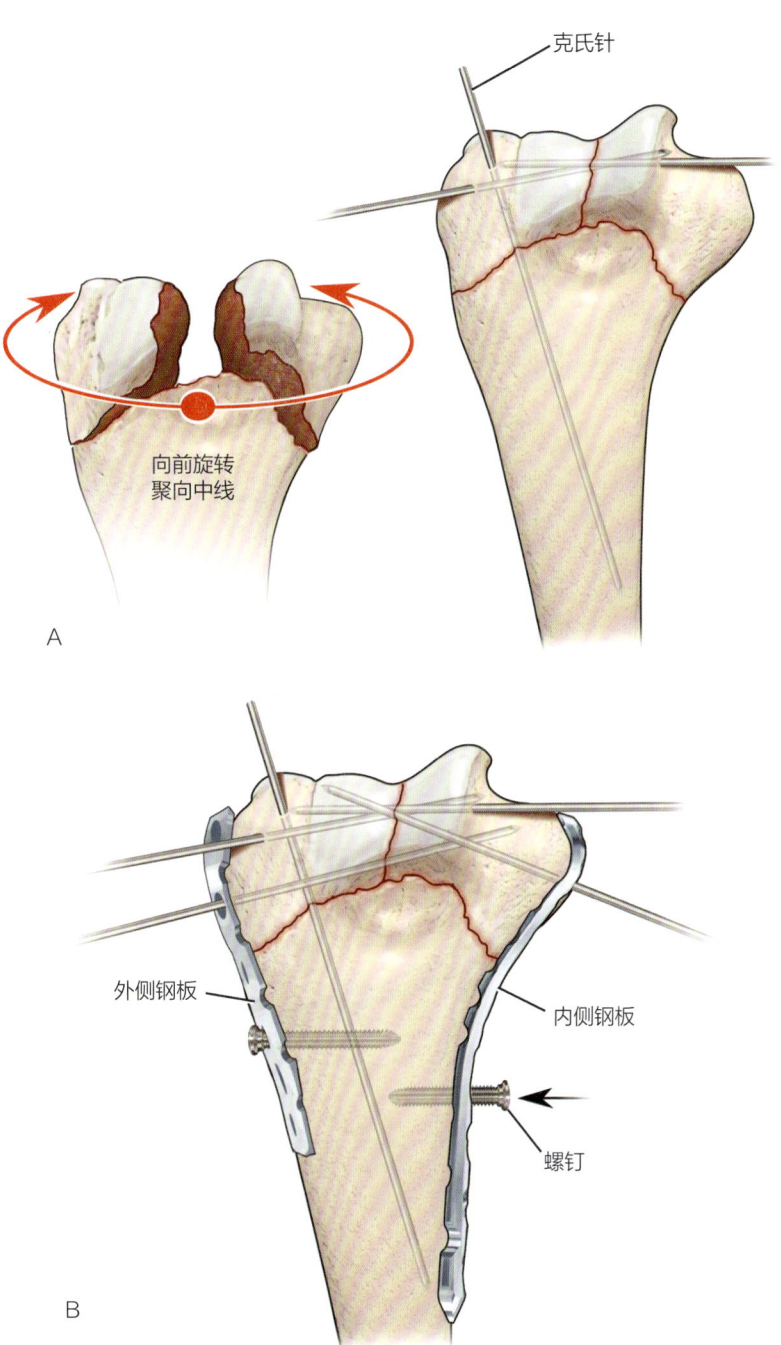

技术图2 A. 骨折块易朝着中线向前旋转。B. 使用克氏针和骨干螺钉暂时维持钢板在位。

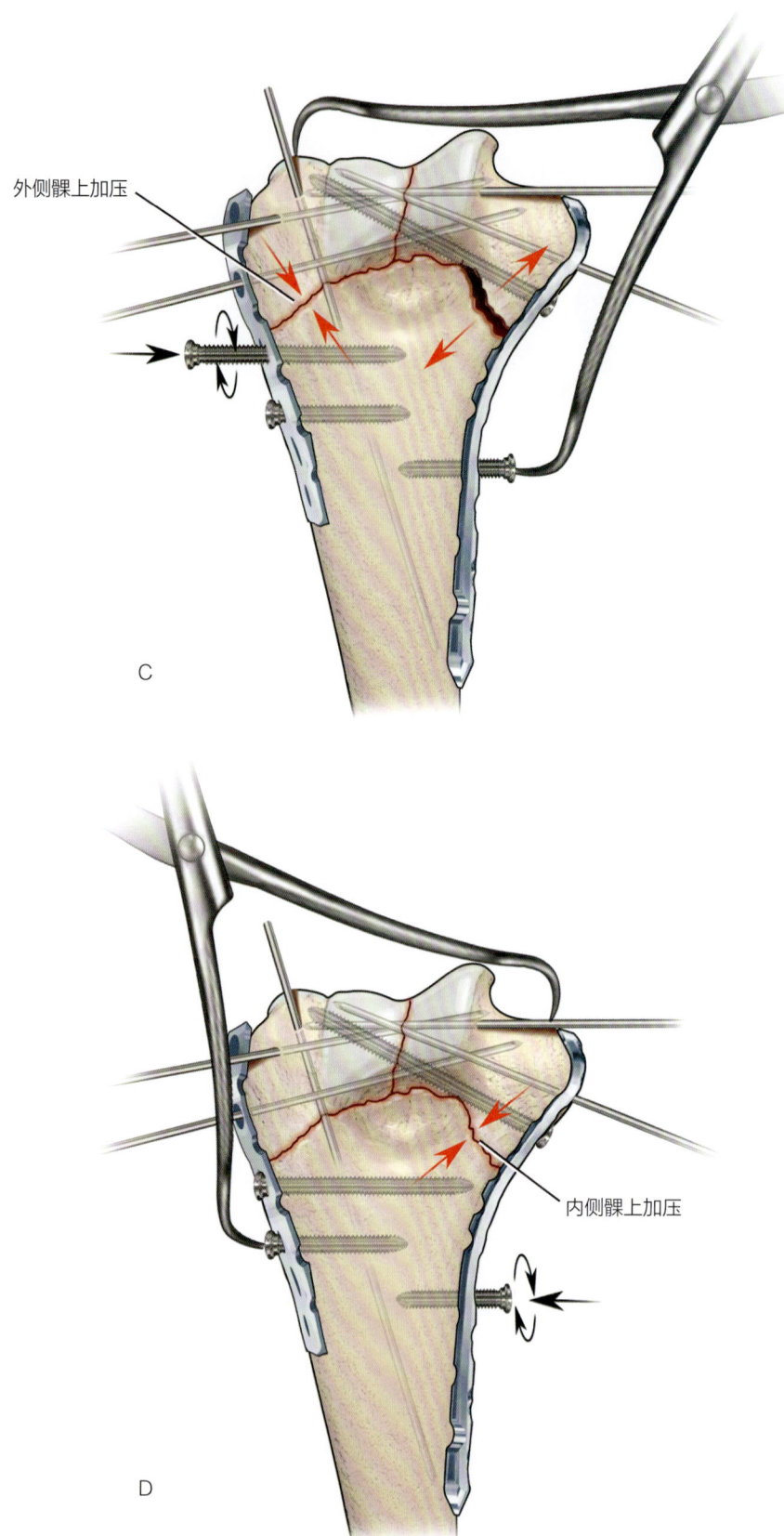

技术图 2（续） 先在外侧实施髁上加压（C），然后内侧（D）（经允许引自 O'Driscoll SW. Green's Operative Hand Surgery, ed 4. New York: Churchill Livingstone, 1999:339）。

闭合切口

- 使用3 L生理盐水冲洗手术区域。
- 如果使用了骨片技术,解剖复位骨片,用粗的不可吸收缝线穿骨固定;如果是分离软组织,将三头肌腱穿骨缝合(技术图3)。
- 除非钢板对神经有影响,一般不常规前置尺神经。
- 使用Vicryl缝线紧密修补筋膜/骨膜层。
- 常规放置10 F的Jackson-Pratt引流。
- 2-0 Vicryl缝线疏松缝合皮下。
- 如果闭合伤口有张力的话,可以使用尼龙线间断缝皮;如果简单无张力的话,可以使用可吸收线缝合,这时需告知患者缝线需要几个月才能吸收和脱落。

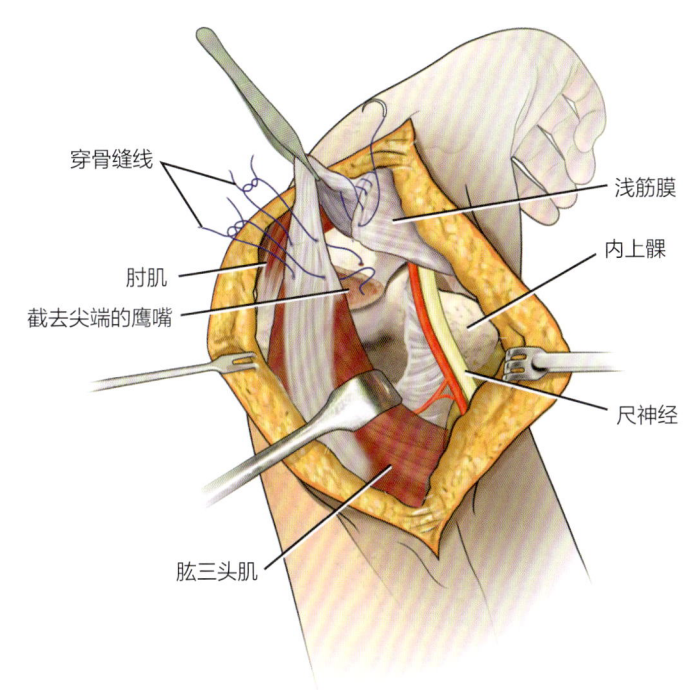

技术图3 穿骨缝合修补三头肌和鹰嘴的连接,然后修补筋膜/骨膜的缺损(经允许引自Bryan RS, Morrey BF. Extensive posterior exposure of the elbow: a triceps-sparing approach. Clin Orthop Relat Res 1982; [166]:188-192)。

要点与失误防范

透视骨折	在铺巾前应将C臂机放置到位,确保术中透视,透光的搁手台会很有帮助
术前计划	术前CT或牵引下X线摄片有助于评估骨折的粉碎情况,以及是否在冠状面有劈裂的骨折线,这些可能在术中会阻碍复位
取得复位	应首先复位关节面骨折块,青少年较之于成年人较少发生粉碎性骨折,因此通常可以重建为一个大的骨折块,复位这个骨折块后便可将关节髁复位至骨干端
预防僵硬	手术的目标是提供足够的稳定性,以使早期活动或者至少3周内开始活动。青少年的依从性通常比较差,因此经常的随访是必需的,以预防肘关节僵硬而需要行松解。可以考虑采取术后持续的被动活动(CPM)。需告知患者通常肘关节会有10°左右伸展功能的丢失
闭合切口	推荐使用皮钉或尼龙线缝合,术后10~14天隔日间隔拆线,这将便于切口护理及早期的活动
随访	术后4~6周内,每周一次随访,检查关节活动情况。无需每次都拍摄X线,但是监测肘关节活动是必需的

术后护理

- 衬垫良好的石膏后托将肘关节固定在屈曲70°，用吊带悬挂。
- 术后24～48小时内患者需留院观察，当引流量每班少于20 mL时可以拔掉引流管。
- 开放性骨折术后48小时需给予抗生素，闭合性骨折术后通常24小时后即停用抗生素。
- 患儿在家每天需要拆卸石膏5次，进行主动的关节活动或辅助主动的关节活动（每次重复30次），这时他们可以淋浴。
- 2周左右，患者应复诊检查伤口。
- 6周左右，拆掉所有制动装置，患者在家可以开始低负荷的拉伸训练和正式的理疗。
- 3个月不能从事运动或健身，直到关节可以全范围的活动以及理疗已经为患儿活动做好了充分准备。

结果

- Re等[6]报道了一系列儿童和青少年肱骨髁间T形骨折病例，指出Bernard Morrey方法较之于传统三头肌劈分方法可以获得更好的关节活动。该团队同时也报道，与延期活动相比，早期的活动会获得更好的屈曲范围和更早的功能性活动度恢复。
- Beck等[1]报道了26例患有肱骨髁间T形骨折的儿童和青少年，他们采用手术治疗。术后大约1/3的患者在最终随访时出现了肘关节僵硬。早期活动有助于早期恢复正常活动度。

并发症

- 僵硬是肱骨髁间T形骨折术后常见的并发症，可以通过稳定固定、早期活动预防僵硬的发生。
- 青少年内植物不良反应也很常见。除非患儿主诉，我们一般不移除内植物。
- 开放性损伤感染常见，但发生率低。
- 神经损伤通常是功能性麻痹引起，术后3～6个月即会逐渐自行缓解。

（秦晖 译，鲍琨 审校）

参考文献

[1] Beck NA, Ganley TJ, McKay S, et al. T-condylar fractures of the distal humerus in children: does early motion affect final range of motion? J Child Orthop 2014;8:161-165.

[2] Bonczar MR, Rikli D, Ring D. Distal humerus 13-C1 Open reduction; perpendicular (biplanar) plating. AO Foundation Web site. Available at: http://bit.ly/1wEegQS. Published June 21, 2007. Accessed November 11, 2013.

[3] Bryan RS, Morrey BF. Extensive posterior exposure of the elbow. A triceps-sparing approach. Clin Orthop Relat Res 1982;(166):188-192.

[4] Green DP, Hotchkiss RN, Pederson WC; Dr. D. Sergeant Pepper Memorial Fund. Green's Operative Hand Surgery, ed 4. New York: Churchill Livingstone, 1999.

[5] Maylahn DJ, Fahey JJ. Fractures of the elbow in children: review of three hundred consecutive cases. J Am Med Assoc 1958;166: 220-228.

[6] Re PR, Waters PM, Hresko T. T-condylar fractures of the distal humerus in children and adolescents. J Pediatr Orthop 1999;19: 313-318.

第14章 单纯肱骨小头及肱骨小头-滑车剪切型骨折切开复位内固定治疗

Open Reduction and Internal Fixation of Capitellum and Capitellar – Trochlear Shear Fractures

Asif M. Ilyas, Michael Rivlin, and Jesse B. Jupiter

定义

- 肱骨小头骨折并不常见,在所有肘关节骨折和肱骨远端骨折中所占的比例分别不到1%和6%[4]。
- 通常合并与桡骨头骨折和肘关节后脱位。
- Bryan和Morrey曾提出了一种用于肱骨小头骨折的分型方法,而后McKee对其进行了改良:
  - 1型:肱骨小头完全骨折[14]。
  - 2型:肱骨小头关节软骨下骨折[29]。
  - 3型:肱骨小头粉碎性骨折[2]。
  - 4型:肱骨远端冠状面剪切骨折,包括肱骨小头连同部分肱骨滑车形成一个完整的骨折块[21](图1)。
- 后来学者们进一步认识到单纯的肱骨小头骨折很少见,且常常是肱骨远端关节冠状面剪切骨折的一部分,因此Ring等提出了一种新的分型方法。分型包括5个解剖结构,1型关节损伤包括肱骨小头和肱骨小头-滑车剪切型骨折(图2)。
  - 1型:肱骨小头和肱骨滑车的外侧面。
  - 2型:肱骨外上髁。
  - 3型:肱骨外侧柱的后方。
  - 4型:肱骨滑车后方。
  - 5型:肱骨内上髁。
- 最近,Dubberley和他的同事[8]介绍了一种基于放射影像学对损伤形态进行分型,该分型包括了肱骨后方的粉碎骨折。
  - 1型:肱骨小头骨折(合并或不合并滑车嵴)。
  - 2型:肱骨小头合并肱骨滑车骨折,两者仍为一个骨折块。
  - 3型:肱骨小头合并肱骨滑车骨折,两者为独立的骨折块。
  - A型:无后髁粉碎骨折。
  - B型:后髁粉碎骨折。

解剖

- 肱骨干延伸至远端时,内外侧髁向两侧增宽形成内、外侧柱,支撑着两者之间的肱骨滑车。外侧柱前方有关节软骨覆盖,形成肱骨小头。在肱骨远端,连同肱骨内、外侧髁形成一个三角形结构。
- 肱骨小头是肘关节第一个骨化的骨骺中心。

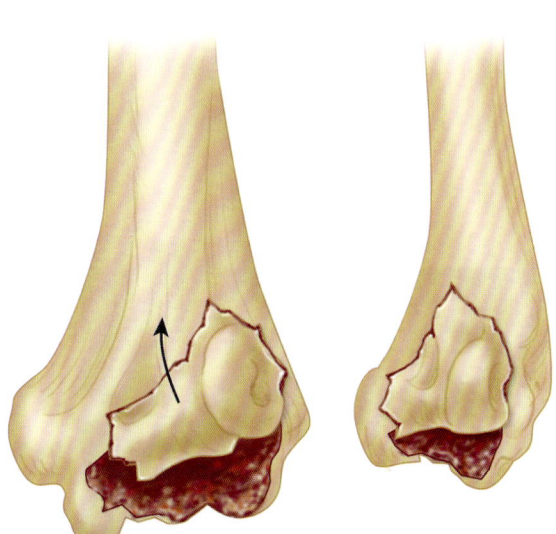

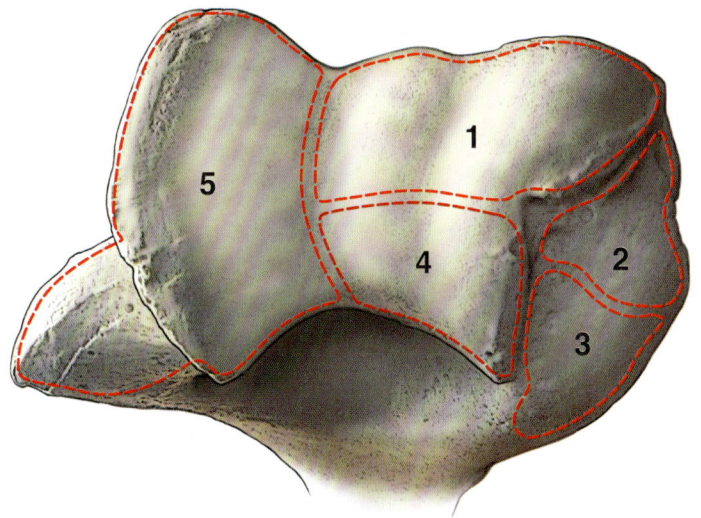

图1 4型:肱骨远端冠状面剪切骨折(经允许引自McKee MD, Jupiter JB, Bamberger HB, et al. Coronal shear fractures of the distal end of the humerus. J Bone Joint Surg Am 1996;78[1]:49-54)。

图2 肱骨远端关节骨折,1型关节损伤包括肱骨小头和肱骨小头-滑车剪切型骨折(经允许引自Ring D, Jupiter JB, Gulotta L. Articular fractures of the distal part of the humerus. J Bone Joint Surg Am 2003;85-A[2]:232-238)。

- 前方有关节面覆盖而后方没有。
- 肱骨小头突向肱骨远端前下方,与肱骨纵轴成30°前倾。
- 桡骨头在肘关节屈曲时与肱骨小头前方关节面相接触,而在肘关节伸直时与其下方关节面接触。
- 肘关节外侧副韧带止于肱骨小头外侧缘。
- 肱骨小头的血供来自于小头后方,其起源于肱深动脉的桡侧副动脉和桡返动脉所形成的外侧动脉弓[30]。

发病机制

- 单纯肱骨小头及肱骨小头-滑车剪切型骨折是肘关节在半伸直状态下,桡骨头撞击肱骨远端外侧柱所形成的剪切力所致。
- 骨折块大小不一,向上和前移位到桡骨窝内,当屈肘时发生撞击。
- 合并损伤包括桡骨近端和远端骨折以及腕骨骨折;韧带损伤包括侧副韧带(外侧比内侧更常见)和三头肌断裂[8]。

自然病程

- 绝大多数肱骨小头骨折发生在成年人,一般不发生于儿童中,因为这个年龄段肱骨小头主要由软骨构成,类似的损伤机制会导致肱骨髁上骨折或者肱骨外髁骨折。
- 肱骨小头骨折在女性中更为常见,这可归因于女性肘关节的提携角较大。
- 移位性骨折如果不进行治疗,由于机械性阻挡导致肘关节屈曲的运动功能逐渐丧失,前臂潜在的纵向不稳定,以及由于骨折后残留关节不适配从而发展为创伤性关节炎,其预后较差。
- 如果存在多个关节面骨折块或骨折累及肱骨后柱,肱骨小头和肱骨滑车骨折容易发生骨折不愈合[3]。

病史和体格检查

- 肱骨小头骨折的症状与桡骨头骨折相似,包括肘关节外侧疼痛、肿胀和肘关节活动时疼痛。
- 尽管前臂旋转可能会有不同程度的受限,但最为常见的是肘关节的屈伸功能受限,通常伴有骨擦音和疼痛。
- 肱骨小头骨折合并桡骨头骨折和肘关节韧带损伤发生率高[22]。
- 肩关节和手腕也应同时检查,排除其他部位的损伤。

影像学和其他诊断性检查

- 标准的肘关节X线片通常不足以准确评估肱骨小头骨折。
- 肘关节侧位片是初步评估肱骨小头骨折的最佳方法。
- 由于肱骨远端的轮廓并不总是受到肱骨小头骨折的影响,因此肘关节正位片并不能可靠地显示肱骨小头骨折。
- 桡骨头-肱骨小头位片有助于识别肱骨小头骨折。该图像是将X线球管由后向前以45°角的横斜向投射,从而消除了肱尺、肱桡关节的重叠显影[13]。
  - 1型骨折在大多数情况下显示为半月牙形的骨折块,其关节面向上,脱离桡骨头关节面。
  - 2型骨折较难诊断,这取决于随关节的骨折块脱落的软骨下骨的大小。有时可能表现为位于肘关节上方的游离体。
  - 3型骨折表现为不同程度的粉碎性骨折。
  - 冠状面剪切骨折在侧位X线片上显示出特征性的"双弧征"(图3A)。
- CT可以清晰地显示骨折的特征,建议CT检查常规用于

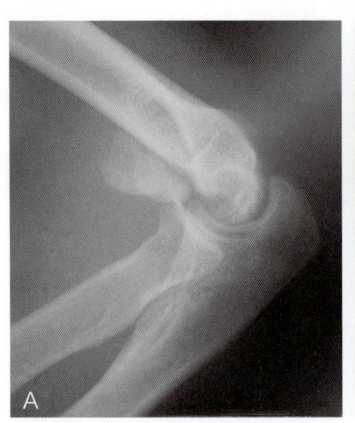
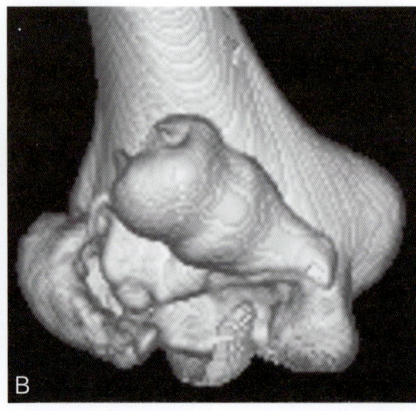
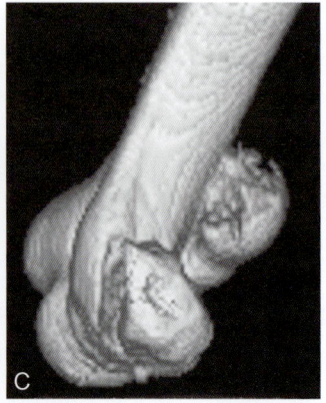

图3 A. 冠状面剪切骨折侧位片显示特征性的"双弧征"。B、C. 肱骨远端冠状面剪切骨折的三维CT重建。

术前计划。
- 肘关节 CT 扫描应做轴向或横向切面,层厚 1～2 mm。
- 3D CT 重建为骨折提供了最好的细节,能够评估骨折分型的解剖方位。如果三维成像可用,则应该考虑应用(图 3B、C)。

鉴别诊断

- 桡骨头骨折。
- 肱骨远端外侧髁骨折。
- 肘关节脱位。

非手术治疗

- 笔者建议对肱骨小头和肱骨小头-滑车剪切型骨折进行手术治疗。
- 确定的非移位和单纯的肱骨小头骨折可以用支具固定 3 周,然后在保护下进行运动。然而,由于该骨折本质上是不稳定的,容易发生骨折位移,因此需要密切随访监测。
- 文献中描述的闭合复位技术应谨慎使用,且只有达到完全解剖复位的骨折才能选择非手术治疗[5,23]。
- 肱骨小头-滑车剪切型骨折因其固有的不稳定性、预期的活动功能丧失,以及残留关节不适配引起的创伤性关节炎,而不应选择非手术治疗。

手术治疗

- 手术的短期目标是解剖复位和骨折的稳定固定,以便在没有机械阻挡的情况下进行早期运动。
- 手术的长期目标是最大限度恢复肘关节活动度,尽量降低肘关节的僵硬和避免创伤后肘关节炎。
- 肱骨小头骨折是一种少见的骨折,既往文献中提出的多种治疗方案都是基于相对较小的病例数。
  - 治疗方案包括闭合复位[5,23]、手术切除[1,10,20]、切开复位内固定(ORIF)和人工关节置换[6,11]。
- 随着对小骨块固定和关节面整复技术的提高,切开复位内固定已成为治疗的主要手段。
  - 切开复位内固定的优点包括恢复解剖关系和肘关节活动功能。
  - 缺点包括肘关节僵硬和内固定失效可能。
- 对于老年患者,笔者确实考虑对复杂的肱骨远端关节内骨折行人工全肘关节置换术[15,17]。
  - 优点包括肘关节早期功能锻炼和活动度的恢复。
  - 缺点包括肘关节功能部分受限。

术前计划

- 在进行手术之前,应该通过 CT 扫描,并在可能的情况下,通过三维重建来全面了解骨折形态及其移位方向。
- 手术时机很重要。在骨折愈合开始前,但局部肿胀消退之后,最好在 2 周内进行手术。
- 确保必要的内植物和完备的手术器械。
- 骨折复位和固定最少需要克氏针、关节面螺钉或埋头螺钉及固定骨块 AO 小螺钉。
- 其他需要考虑的内植物包括关节周围侧柱锁定钢板。
- 手术过程中应使用 C 臂机,以确定骨折复位情况和内植物的位置是否正确。

体位

- 建议全身麻醉,可最大限度地放松软组织。
- 患者通常仰卧在手术台上,手臂伸直放在可透光的搁手台上,便于外侧入路。
- 或者,如果计划采用后正中入路,可以考虑侧卧位或俯卧位,肘关节前可由软垫支撑。

入路

- 应采用外侧切口或后正中切口。
- 外侧切口可以直接看到肘关节的外侧。
- 后正中切口可达到肘关节的外侧,如有必要还可以到达肘关节的后内侧。
- 肘关节外侧入路可利用多个不同的间隙显露,包括 Kocher、Hotchkiss 和 Wagner 入路。
  - 笔者提倡 Wagner 入路,该入路通过桡侧腕长伸肌(ECRL)和伸指总肌(EDC)之间的间隙,因为它在进入肱桡关节的前外侧,同时保护外侧副韧带复合体。
  - 为了充分暴露,可以用手术刀将外侧副韧带复合体后方锐性切开,或在肱骨外上髁做片状截骨,随后分别用锚钉缝合修复或内固定修复。
- 另一种选择是 Kocher 入路,它利用尺侧腕伸肌(ECU)和肘肌之间的间隙进入肱骨小头,同时对骨间后神经提供更大的保护。
- 在许多病例中,可出现关节囊撕裂。术中可以经此暴露骨折,从而避免造成额外的软组织损伤。

肱骨小头骨折

暴露

- 切口近端自外上髁近端2 cm开始，远端向桡骨颈方向延伸3～4 cm。
- 如果没有大的软组织或关节囊损伤，建议直接采用外侧Wagner入路，经ECRL和EDC之间暴露。
- 从外上髁锐性切断伸肌的起点并向前牵开，可以暴露肘关节前外侧。
  - 肱骨小头骨折块最可能发生向前、近端移位。
  - 必须注意避免过度向近端切开，从而损伤肱肌和肱桡肌之间的桡神经。
  - 还必须注意将切开限制在桡骨颈，避免过度向远端切开损伤前臂骨间背神经。此外，前臂应保持旋前，且不应将撑开器放置在桡骨颈前方。
- 通常，外侧韧带复合体会从肱骨远端撕脱，可能伴有或不伴有外上髁骨皮质。
  - 利用这种韧带撕裂扩大术中显露。通过内侧副韧带以内翻应力张开关节来增加暴露。
- 通常，肱骨小头骨折块会向前、近端移位（技术图1）。
- 骨折块通常也没有任何软组织附着，因此很容易因过度操作而移位至关节外。因此，必须注意避免使骨折块从手术区域掉落。

复位和固定

- 骨折块在直视下复位，用复位钳维持复位，并且用0.045 in（0.114 cm）克氏针临时固定。或者，将用于空心螺钉固定的导针也可用于临时固定。
- 内固定的方法包括：①前后方向以无头加压螺钉固定。②后方以骨松质螺钉固定。③以后外侧柱锁定钢板固定。④使用上述任何一种或所有方法的混合固定。
- 无头压缩螺钉允许导针定位，直接对骨折进行复位，最大限度地向骨折块加压固定。同样，无头加压螺钉可能特别适用于对于软骨下骨量较少的骨折碎片，如2型和1型小骨折碎片（技术图2A）。然而，因为前侧的关节囊和软组织与完整的外侧副韧带复合体阻挡，前路置入螺钉可能是较为困难的。或者，无头压缩螺钉可以从后方逆向放置，比较方便（技术图2B）。然而，这一方向并不能达到骨折端最大的加压固定，且有可能导致骨折端分离。
- 骨松质螺钉最适用于软骨下骨量较多的骨折碎片，如1型骨折碎片。然而，在外侧柱的后方扩大剥离范围，理论上会增加骨坏死的风险（技术图2C）。笔者建议使用半螺纹空心螺钉来获得更好的骨折复位、螺钉放置和骨折端的加压。
- 单独使用关节周围锁定板固定或采用无头加压螺钉的混合固定方式可以提高骨折固定的稳定性（技术图2D）。但这样操作需要加大后侧的剥离范围，因此理论上增加了骨坏死的风险。然而，应用后外侧钢板可在后侧骨皮质向前成角或粉碎的情况下提高后侧的稳定性。
- 对于骨折块很小、仅有一层小而薄的关节面的2型骨折，以及不适合内固定的3型粉碎性骨折，可以考虑切

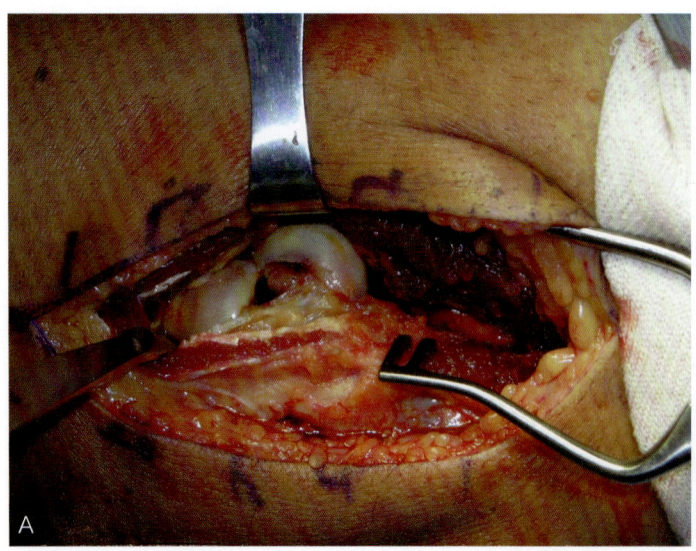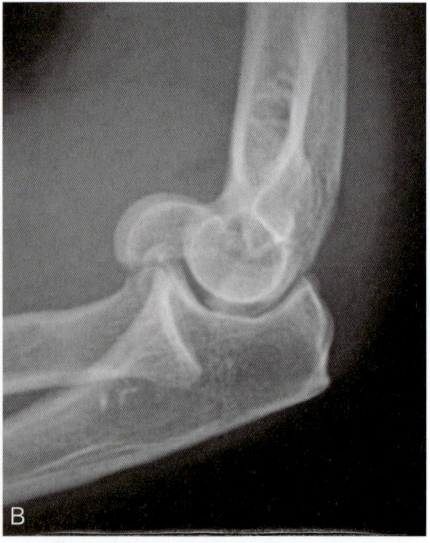

技术图1 A、B. 移位的肱骨小头骨折块通常向前和近端移位，骨块没有任何软组织附着。

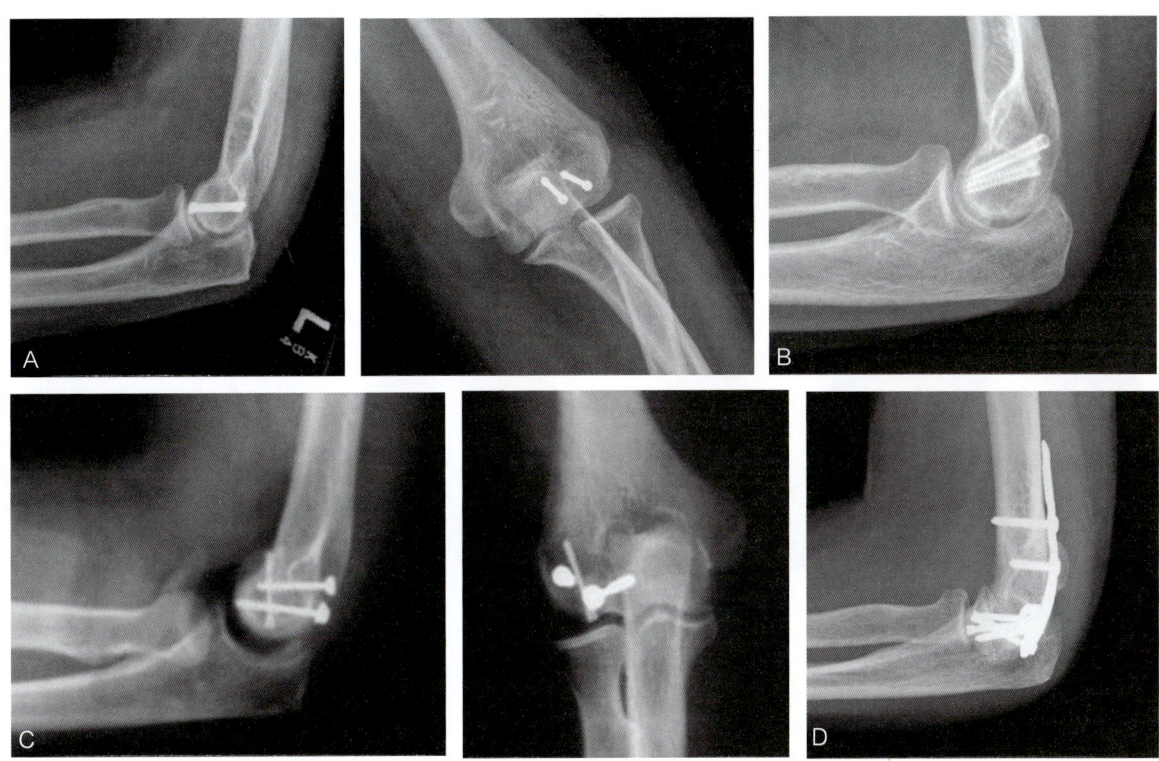

技术图2 A. 前路无头加压螺钉固定。B. 后路无头加压螺钉固定。C. 无头螺钉与后路骨松质螺钉组合。D. 前路无头加压螺钉固定，然后用锁定钢板固定关节周围骨折。

- 除此类骨折块。
- 骨折的复位和内固定的放置需通过C臂机确认。
- 术中应确认前臂旋转和肘关节屈伸时均不受机械性阻碍或限制。

- 若发现外侧副韧带复合体断裂，则应在骨嵴上钻孔，并用粗的不可吸收缝线或直接用锚钉在肱骨外上髁做修补。
- 关闭关节囊。
- 放松对伸肌群的牵引，缝合关闭周围软组织。

肱骨小头－滑车剪切骨折

暴露

- 应使用后正中切口，但首先行肘关节外侧入路。
  - 后正中切口的暴露是可延展的，直至肘关节的两侧，并在必要时方便行尺骨鹰嘴截骨（技术图3A）。
- 建议直接采用Wagner外侧入路，在ECRL和EDC之间的深入。
- 锐性切断肱骨外上髁伸肌群起点，并向前方翻开，以暴露肘关节前外侧。另外，若有关节囊撕裂，可以经此暴露关节（技术图3B）。
- 肱骨小头-滑车剪切骨折块多向近端、前侧移位。
  - 必须注意避免过度向近端切开，从而损伤肱肌和肱桡肌之间的桡神经。
  - 还必须注意将切开限制在桡骨颈，避免过度向远端切开，损伤前臂骨间背神经。此外，前臂应保持旋前，且不应将撑开器放置在桡骨颈前方。
- 通常，外侧韧带复合体会从肱骨远端撕脱，可能伴有或不伴有外上髁骨皮质。
  - 利用这种韧带撕裂扩大术中显露。通过内侧副韧带以内翻应力张开关节来增加术野暴露。
  - 另一种方法是，可以行肱骨外上髁截骨，在保持外侧韧带复合体完整性的同时，以增加术野暴露。
  - 此外，可行尺骨鹰嘴截骨，有利于内侧和后方骨折的内固定，同时增加术野暴露。
- 现在应该可以看到这些骨折碎片并对骨折的全面了解。骨折块最常见的是向近端移位和内旋（技术图3C）。

复位和固定

- 直视下复位骨折块，用复位钳固定，用0.045 in (0.114 cm)的克氏针临时固定（技术图3D）。
- 无法达到解剖复位者提示有骨折塌陷可能，可以单独

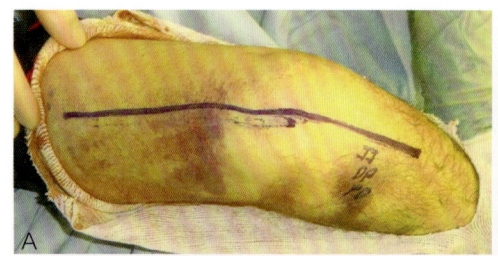
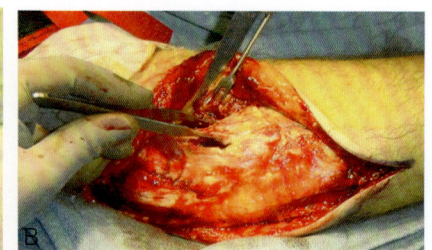
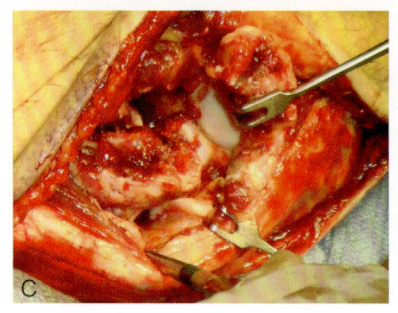
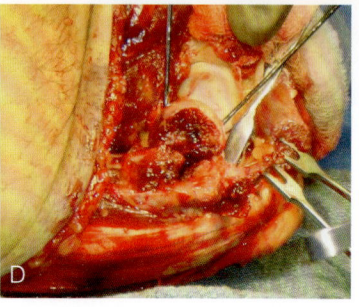

技术图 3 A. 手术治疗肱骨小头-滑车骨折的后正中切口。B. 利用关节囊撕裂进入肱桡关节的肘关节外侧入路。C. 骨折块向近端移位和内旋。注意，外上髁撕脱并向后牵开，可获得良好的显露效果。D. 骨折复位，暂时用 0.045 in（0.114 cm）克氏针固定。

或者联合应用撬拨技术和植骨。

- 内固定的方法包括：①前后方向以无头加压螺钉固定。②后方以骨松质螺钉固定。③后外侧柱以锁定钢板固定。④使用上述任何一种或所有方法的混合固定。
- 无头压缩螺钉允许导针定位，直接对骨折进行复位，最大限度地向骨折块加压固定（技术图 4A）。无头加压螺钉可能特别适用于对于软骨下骨量较少的骨折碎片，如 2 型和 1 型小骨折碎片。
- 骨松质螺钉最适用于软骨下骨量较多的骨折碎片，如 1 型骨折碎片。然而，在外侧柱的后方扩大剥离范围，理论上会增加骨坏死的风险。笔者建议使用半螺纹空心螺钉来获得更好的骨折复位、螺钉位置和骨折端的加压。
- 单独使用关节周围锁定板固定或与无头压缩螺钉的混合固定方式可以提高骨折固定的稳定性（技术图 4B）。但这样操作需要加大后侧的剥离范围，因此理论上增加了骨坏死的风险。然而，应用后外侧钢板可以在后侧骨皮质骨折或粉碎的情况下提高后侧的稳定性。
- 骨折的复位和内固定的放置需通过 C 臂机确认。
- 术中应确认前臂旋转和肘关节屈伸时均不受机械性阻碍或限制。
- 肱骨外侧上髁如有撕脱或行截骨，应采用张力带技术或钢板螺钉技术修复。
- 关闭关节囊。
- 放松对伸肌群的牵引，缝合关闭周围软组织。

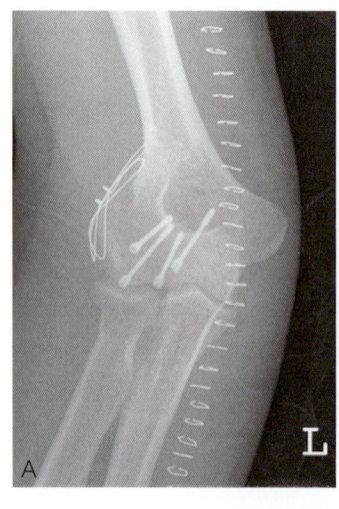
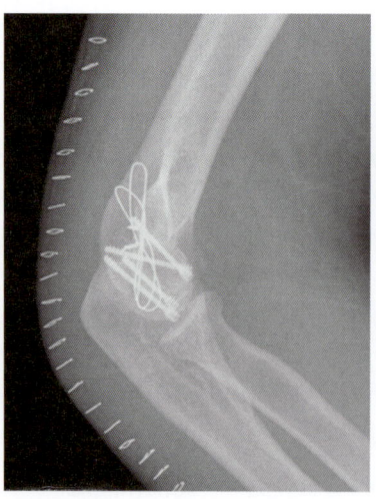
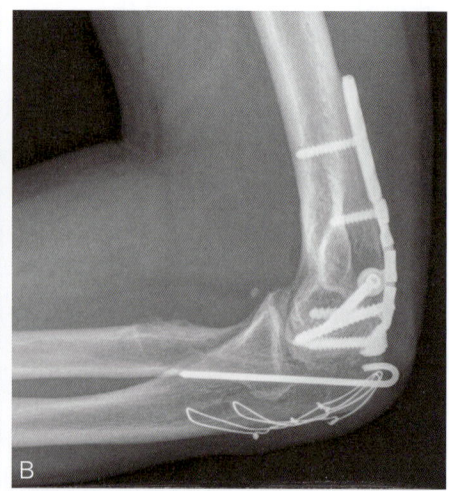

技术图 4 A. 术后 X 线片显示从前方用多个无头加压螺钉修复肱骨小头-滑车剪切骨折并修复肱骨外上髁骨折。B. 注意使用固定于肱骨远端后外侧关节周围锁定钢板修复不同的肱骨小头-滑车剪切骨折，并辅以尺骨鹰嘴截骨术。

要点与失误防范

诊断	• 应注意识别合并损伤,如肘关节脱位、桡骨头骨折和韧带损伤不稳定
影像学	• 普通X线片所提供的信息不足,应常规行CT扫描 • 尽可能进行三维重建
非手术治疗	• 应慎重选择非手术治疗。骨折的解剖复位和稳定复位是必要的。否则,可能会导致肘关节疼痛或活动受限 • 笔者不建议非手术治疗任何肱骨小头-滑车剪切骨折
手术治疗	• 肱骨外上髁截骨术可增加显露 • 后正中切口可暴露肘关节两侧,必要时可进行尺骨鹰嘴截骨术 • 无法达到解剖复位的提示有外侧柱骨折塌陷可能,需要撬拨复位技术或植骨 • 切除无法内固定的粉碎骨折碎片,优于非解剖复位和畸形愈合 • 合并骨折和韧带损伤应同时治疗,以求最佳疗效
术后治疗	• 追求坚强内固定,以利于肘关节早期活动 • 肘关节骨折后常发生异位骨化,应考虑使用非甾体抗炎药进行预防

术后处理

- 如果内固定足够牢靠,可在术后立即开始活动肘关节。
- 如果内固定不稳定,可先用支具或石膏固定肘关节3～4周,然后进行主动和辅助下的功能锻炼。有些学者提倡治疗复杂的肘关节骨折或严重的肘关节周围韧带损伤时,使用铰链式外固定支架[12]。

结果

- 首先来看1型和2型肱骨小头骨折行切开复位内固定后的结果。多项小样本研究表明,采用Herbert钉从前向后固定可以获得良好的疗效[7,16,18,24]。
- 最近,Mahirogullari等[19]报道了用Herbert钉治疗11例1型肱骨小头骨折的结果,其中8例评价为优,3例效果良好。学者建议至少用两枚Herbert钉从后向前固定骨折。
- 关于4型肱骨小头-滑车剪切骨折的临床随访报道较少。McKee等[21]最早描述了这种骨折类型,并报道了6例患者。
  - 每个病例均采用扩大外侧Kocher入路,并由前向后用Herbert螺钉固定骨折。所有病例均取得良好或优的结果,平均肘关节运动范围15°～141°,前臂旋前83°,旋后84°。
- Ring和Jupiter对21例使用Herbert钉内固定治疗肱骨远端关节内骨折的患者进行随访,发现4例疗效优秀,12例疗效良好,5例疗效一般。
  - 所有骨折均愈合,平均肘关节活动范围96°。无肱尺关节不稳定、关节炎或骨坏死的报道。
- 笔者强调了正确评估这些骨折的重要性,并认识到貌似简单的肱骨小头骨折通常是复杂的肱骨远端关节内骨折[25]。
- Dubberley等[8]在他们的28例病例中进一步对4型骨折进行了分型。随访结果表明,与对侧肘关节相比,肘关节屈伸平均运动范围较健侧减少25°,前臂旋转的平均运动范围较健侧减少4°。
  - 两例粉碎性骨折病例,后期改行全肘关节置换术。
  - 内固定采用不同的方法,包括Herbert钉、骨松质螺钉、可吸收棒和克氏针辅助固定。
- Ruchelsman和他的同事[26,27]报告了16例接受切开复位内固定治疗的患者。
- 所有患者均完全恢复前臂旋转功能,除2例外,其余患者均恢复肘关节功能性屈伸活动范围。
- 他们报道了15例获得良好到优异疗效的病例和1个一般的效果的病例。
- 笔者未发现合并的桡骨头骨折与较差的结果之间存在关联。
- Sen和同事[28]报道了在一组少量病例中,采用内固定治疗单纯肱骨滑车骨折取得了满意的效果。
- 粉碎性骨折(Dubberley B型)容易出现较差的预后,并发骨缺血性坏死、骨性关节炎和异位骨化[9]。

并发症

- 肱骨小头骨折最常见的并发症是肘关节运动丧失和疼痛。最常见的活动障碍表现为屈曲和伸展的丧失。
- 骨折切开复位内固定后已发现尺神经病变,有些学者建议常规进行尺神经减压[25]。这在肱骨小头-滑车剪切骨折中尤为重要,因为以内侧为铰链的肘关节会增加尺神经受压的风险。

- 最初的骨折移位或手术暴露可能会导致骨坏死。血液供应是从后到前的方向，可能会因手术解剖而受损。
  - 对于固定后没有发生血运重建的有症状病例，建议延迟切除。
- 当患者延迟就诊时，复位不良或复位丢失，或在ORIF之后出现，可能会发生畸形愈合。导致运动功能丧失，可能需要切除骨块并松解软组织。
- 骨折不愈合不常见。它们很可能是由于骨折复位不良或缺乏血运重建所致。

（徐佩君 译，鲍琨 审校）

参考文献

[1] Alvarez E, Patel M, Nimberg P, et al. Fractures of the capitulum humeri. J Bone Joint Surg Am 1975;57(8):1093-1096.

[2] Broberg MA, Morrey BF. Results of delayed excision of the radial head after fracture. J Bone Joint Surg Am 1986;68(5):669-674.

[3] Brouwer KM, Jupiter JB, Ring D. Nonunion of operatively treated capitellum and trochlear fractures. J Hand Surg Am 2011;36(5):804-807.

[4] Bryan RS, Morrey BF. Fractures of the distal humerus. In: Morrey BF, ed. The Elbow and Its Disorders. Philadelphia: WB Saunders, 1985:302-399.

[5] Christopher F, Bushnell L. Conservative treatment of fractures of the capitellum. J Bone Joint Surg 1935;17:489-492.

[6] Cobb TK, Morrey BF. Total elbow arthroplasty as primary treatment for distal humerus fractures in elderly patients. J Bone Joint Surg Am 1997;79(6):826-832.

[7] Collert S. Surgical management of fracture of the capitulum humeri. Acta Orthop Scand 1977;48:603-606.

[8] Dubberley JH, Faber KJ, Macdermid JC, et al. Outcome after open reduction and internal fixation of capitellar and trochlear fractures. J Bone Joint Surg Am 2006;88(1):46-54.

[9] Durakbasa MO, Gumussuyu G, Gungor M, et al. Distal humeral coronal plane fractures: management, complications and outcome. J Shoulder Elbow Surg 2013;22(4):560-566.

[10] Fowles JV, Kassab MT. Fracture of the capitulum humeri. Treatment by excision. J Bone Joint Surg Am 1975;56(4):794-798.

[11] Garcia JA, Mykula R, Stanley D. Complex fractures of the distal humerus in the elderly. The role of total elbow replacement as primary treatment. J Bone Joint Surg Br 2002;84(6):812-816.

[12] Giannicola G, Sacchetti FM, Greco A, et al. Open reduction and internal fixation combined with hinged elbow fixator in capitellum and trochlea fractures. Acta Orthop 2010;81(2):228-233.

[13] Greenspan A, Norman A. The radial head, capitellum view: useful technique in elbow trauma. AJR Am J Roentgenol 1982;138:1186-1188.

[14] Hahn NF. Fall von einer besonderes Varietat der Frakturen des Ellenbogens. Z Wund Geburt 1853;6:185.

[15] Kamineni S, Morrey BF. Distal humeral fractures treated with noncustom total elbow replacement. Surgical technique. J Bone Joint Surg Am 2005;87(suppl 1)(pt 1):41-50.

[16] Lansinger O, Mare K. Fracture of the capitulum humeri. Acta Orthop Scand 1981;52:39-44.

[17] Lee JJ, Lawton JN. Coronal shear fractures of the distal humerus. J Hand Surg Am 2012;37(11):2412-2417.

[18] Liberman N, Katz T, Howard CV, et al. Fixation of capitellar fractures with Herbert screws. Arch Orthop Trauma Surg 1991;110:155-157.

[19] Mahirogullari M, Kiral A, Solakoglu C, et al. Treatment of fractures of the humeral capitellum using Herbert screws. J Hand Surg Br 2006;31:320-325.

[20] Mazel MS. Fracture of the capitellum. J Bone Joint Surg 1935;17:483-488.

[21] McKee MD, Jupiter JB, Bamberger HB. Coronal shear fractures of the distal end of the humerus. J Bone Joint Surg Am 1996;78(1):49-54.

[22] Milch H. Fractures and fracture-dislocations of the humeral condyles. J Trauma 1964;13:882-886.

[23] Ochner RS, Bloom H, Palumbo RC, et al. Closed reduction of coronal fractures of the capitellum. J Trauma 1996;40:199-203.

[24] Richards RR, Khoury GW, Burke FD, et al. Internal fixation of capitellar fractures using Herbert screw: a report of four cases. Can J Surg 1987;30:188-191.

[25] Ring D, Jupiter JB, Gulotta L. Articular fractures of the distal part of the humerus. J Bone Joint Surg Am 2003;85-A(2):232-238.

[26] Ruchelsman DE, Tejwani NC, Kwon YW, et al. Open reduction and internal fixation of capitellar fractures with headless screws. J Bone Joint Surg Am 2008;90(6):1321-1329.

[27] Ruchelsman DE, Tejwani NC, Kwon YW, et al. Open reduction and internal fixation of capitellar fractures with headless screws. Surgical technique. J Bone Joint Surg Am 2009;91(suppl 2, pt 1):38-49.

[28] Sen RK, Tripahty SK, Goyal T, et al. Coronal shear fracture of the humeral trochlea. J Orthop Surg 2013;21(1):82-86.

[29] Steinthal D. Die isolirte Fraktur der eminentia Capetala in Ellengogelenk. Zentralk Chir 1898;15:17.

[30] Yamaguchi K, Sweet FA, Bindra R, et al. The extraosseous and intraosseous arterial anatomy of the adult elbow. J Bone Joint Surg Am 1997;79(11):1653-1662.

第15章 肱骨髁上截骨矫正肘内翻畸形
Supracondylar Humeral Osteotomy for Correction of Cubitus Varus

Yi-Meng Yen, Richard E. Bowen, and Norman Y. Otsuka

定义

- 肘内翻是肱骨远端的一种畸形，它导致上臂与前臂间所成的生理性外翻提携角发生改变。
- 在现代穿针技术推广前，肘内翻畸形是肱骨髁上骨折最常见的并发症，据报道平均发生率高达30%，最高达60%。
- 由于几乎没有功能障碍，家长和患儿最关心的是畸形的外观[4]。

解剖

- 骨：
  - 肱骨远端由内外侧柱组成。
  - 鹰嘴窝和冠状窝将内外侧柱隔开。
  - 儿童的肱骨远端皮质较成人薄，儿童肱骨远端前后径较小。
- 神经血管：
  - 在上臂，正中神经和尺神经走行于肱二头肌的内侧缘，而后位于肘窝的前内侧。
  - 桡神经在上臂远1/3进入前间室，在其进入前臂近端的旋后肌之前，走行于肱骨远端前外侧的肱肌和肱桡肌之间。有许多关于桡神经被髁上骨折骨痂包裹的报道。

发病机制

- 肘内翻的发病主要由于肱骨髁上骨折的畸形愈合，而不是肱骨远端骨骺的生长紊乱所致。
- 主要病因是肱骨远端干骺端在冠状面上内翻成角。
- 内翻成角主要是因为内侧柱粉碎导致骨折塌向内侧。极少数是因为外侧骨折断端间存在裂隙所致。
- 内翻畸形可合并其他畸形，包括远端骨折块向前成角和内旋[7]。

自然病程

- 畸形是静止的，不随时间而改变，除非受到内侧骺板干扰。
- 该畸形通常在骨折愈合数月后，随着石膏固定所致的肘关节屈曲挛缩缓解后才被发现。
- 由于尺骨鹰嘴在鹰嘴窝内的移位，使得肱三头肌逐渐错位而压迫尺神经，导致迟发性尺神经麻痹。
- 显著的肘内翻可导致肘关节不适配和后外侧旋转不稳定。
- 肘内翻患儿的继发外侧髁骨折的风险略有增加[1]。

病史和体格检查

- 详细询问病史对了解家长和患儿对治疗肘内翻的期望很重要。
- 体检需与健侧比较，发现内翻和提携角变化。
- 必须记录肘和前臂的活动范围。
- 全面检查前臂和手的神经功能。
- 肘关节过伸提示在骨折畸形愈合中存在过伸成分。
- 肩外旋角度丧失可能是因为肩关节病变或肱骨远端存在内旋畸形愈合。
- 患侧与健侧提携角之差即为肘内翻程度。

影像学和其他诊断性检查

- 需拍摄肘关节前后位、侧位片(图1)。
- 此外，还需要拍摄患侧及健侧肘充分伸展时的前后位片，该片包括肱骨远端、前臂和腕，用来评估需要手术矫正的角度。
- 当怀疑有肱骨远端生长异常时，可做肘部MRI检查[3]。

鉴别诊断

- 肱骨内髁或滑车生长紊乱。
- 肱骨外髁骨折畸形愈合。
- 先天性桡骨头脱位。
- 肱骨远侧骺板骨折(分离)畸形愈合。

非手术治疗

- 非手术治疗不能改善肘内翻的外观。
- 如果考虑矫正，手术应在受伤至少1年后进行，以确保没有肱骨远端缺血坏死。

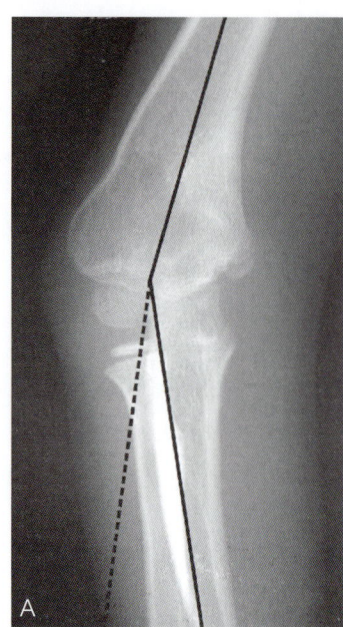
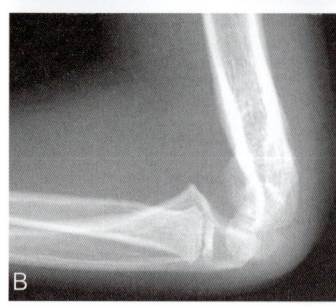

图1　A、B. 肘内翻患者术前的前后位和侧位片。

手术治疗

- 手术指征：
  - 儿童创伤后肘内翻畸形。
  - 肘关节伸屈度至少130°。
  - 患儿和家长不接受肘关节的外观。
  - 外伤后至少1年。
- 手术目标：
  - 纠正提携角，至与健侧相同[7]。
  - 笔者的经验是，旋转畸形<45°，能被肩和前臂的旋转充分代偿，不需要手术矫正。

术前计划

- 术前需拍摄肘关节完全伸直位和旋后位的前后位片。
  - 测量双侧Bauman角和肱骨-肘-腕角。
  - 将描记正常手臂的X线片骨关节轮廓的纸翻转，并与手术侧手臂的X线片重叠（图2A～C）。
  - 把两侧的肱骨-肘-腕角的度数相加，可计算出需矫正的角度（图2D）[5]。也可通过将患侧Bauman角恢复至与健侧的相等来估计需要纠正的角度。
- 远端截骨应在鹰嘴窝近侧。
- 计划好的截骨术应使得远近侧截骨线等长，这样可避免外侧髁过分突起[5]。
- 楔形截除的角度与所需纠正的角度相同。

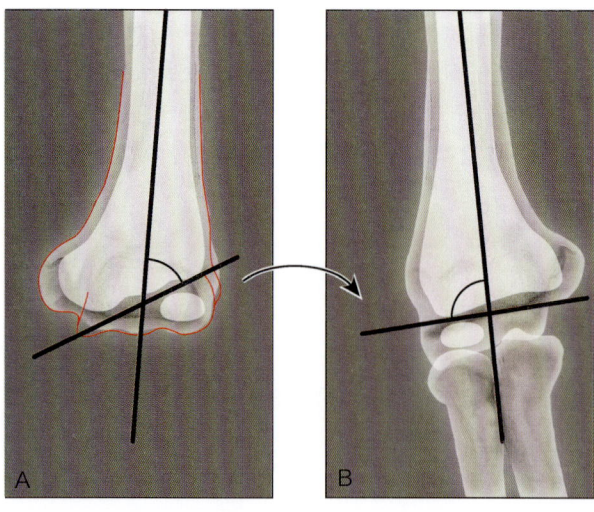
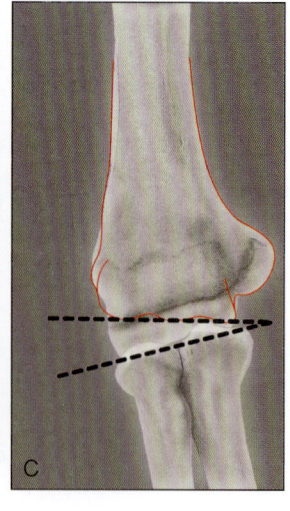
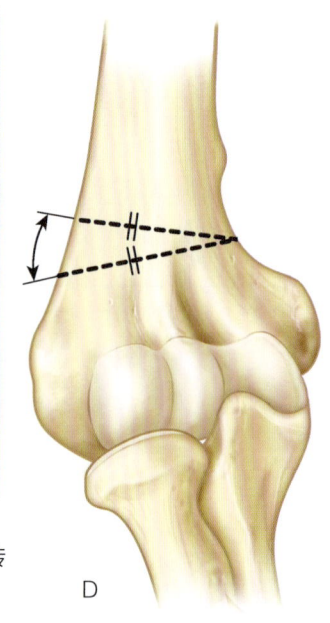

图2　术前预先做好截骨模板。A～C. 术前评估双侧X线片。描记健侧摄片骨关节结构翻转并移到患侧上，估计需要纠正的度数。D. 设计截骨，使得两条截骨线等长。

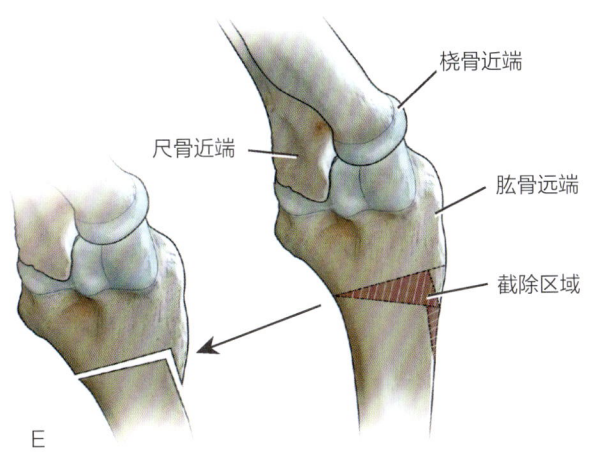

图2（续） E. 一步截骨举例。阴影区的骨将被切除。

- 因为截骨在畸形的顶点近侧，并以内侧皮质为轴行闭口矫形，可导致前臂轴向外侧移位，即便是截骨线等长，仍会使得外髁较健侧更为凸显。
  - 健侧肱骨-肘-腕角为0°的患者更重视外观。
  - 在这些病例中，需准备对远端骨折块做完全截骨并向内移位（图2E）。

体位

- 患者仰卧于手术床，患臂放置在可透视手桌上，使用上肢消毒止血带，这样可在手术中充分显露上臂。

显露

- 使用肱骨远端外侧入路经肱三头肌外侧头和桡侧腕伸肌间隙（技术图1A）。如果患者对美观要求非常高，也可使用后路，但外侧入路的操作技术相对更为简单。

- 将肱骨前方和后方骨膜下剥离显露肱骨远端，用小Hohmann拉钩牵开（技术图1B）。
- 用摆锯按照术前设计模板做肱骨近远端截断。透视下置入克氏针，标记截骨平面。
- 远端截骨面位于鹰嘴窝的近侧。近端截骨面与远端截骨面在内侧皮质交汇，保留内侧皮质完整。

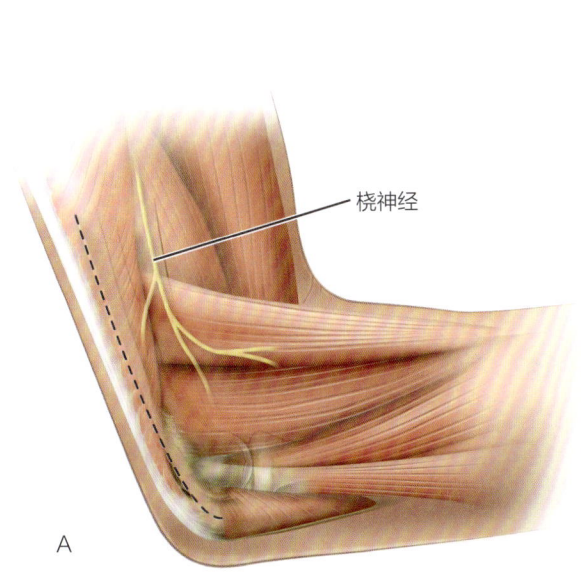
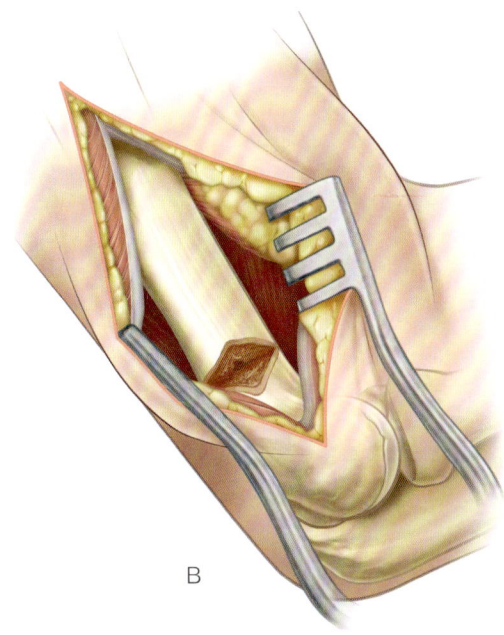

技术图1 A. 经肱三头肌外侧头与桡侧腕长伸肌之间的肘关节外侧入路进入，切口应做于髁上嵴的后侧。B. 切口深入达髁上嵴，将肱三头肌翻向后侧，分离前侧和后侧的骨膜至内侧，然后使用摆锯。

关闭截骨与固定

- 伸直肘关节,并将其外翻,使内侧皮质发生青枝骨折,从而闭合截骨面。
- 经皮自远端外侧向近端内侧置入克氏针固定截骨面。
- 实时透视确认截骨面是否稳定。如果不稳定,可自远端内侧向近端外侧置入第二枚克氏针做辅助固定(技术图2)。
- 如果对内侧皮质做青枝骨折后外侧髁突起明显,去除克氏针,切断内侧皮质,并将远端骨块向内侧移位以去除凸起。这种情况下,常规使用内外侧克氏针固定。
- 置入内侧克氏针时,需将肘关节相对伸直。
  - 用拇指将肘管内的尺神经推向内侧髁后方。
  - 在内髁上做一小切口,用血管钳分离皮下组织直到骨。
- 小心避免钢针在截骨面交错。
- 在伤口关闭前,确认双平面透视钢针是否位于良好位置。

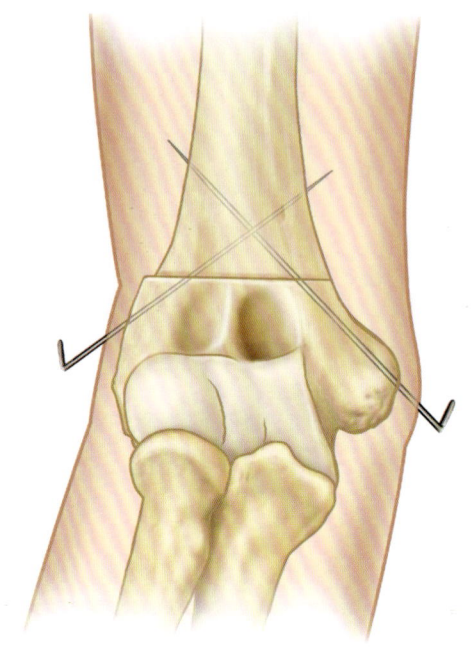

技术图2　在骺板上方使用内外侧克氏针固定。

关闭伤口

- 按标准方式放置引流,关闭创面。
- 克氏针留置于皮肤表面并折弯,防止克氏针在皮下移位。
- 屈肘90°,前臂旋前,长臂石膏或夹板固定。术后早期密切观察患肢肿胀。
- 如果使用夹板,当肿胀消退后更换成长臂托。

要点与失误防范

患者的选择	• 患者与其父母应该理解手术目标是为了改善肘关节外观
诊断	• 患者若合并其他情况如肱骨远端生长异常,术前应诊断明确 • 患者常出现畸形进展,最好在骨骼发育成熟后使用其他固定方法治疗
术前计划	• 术前,医生必须了解每个患者的正常肱-肘-腕角度和畸形角度
施行截骨术	• 必须在骨膜下剥离显露肱骨远端 • 完整的内侧皮质很大程度上增加了截骨的稳定性
外髁突起	• 在关闭截骨面后,应该在肘关节伸直位评估 • 健侧提携角0°的患者,应做完全截骨并将远端骨块滑移
固定问题	• 术中透视评估固定的稳定程度,如有需要可加强固定

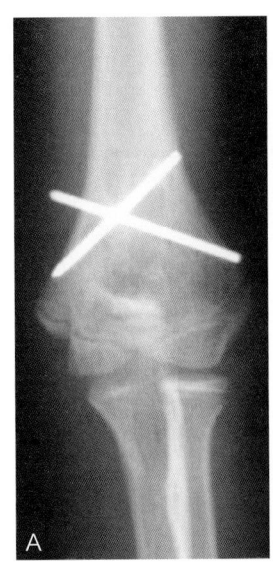
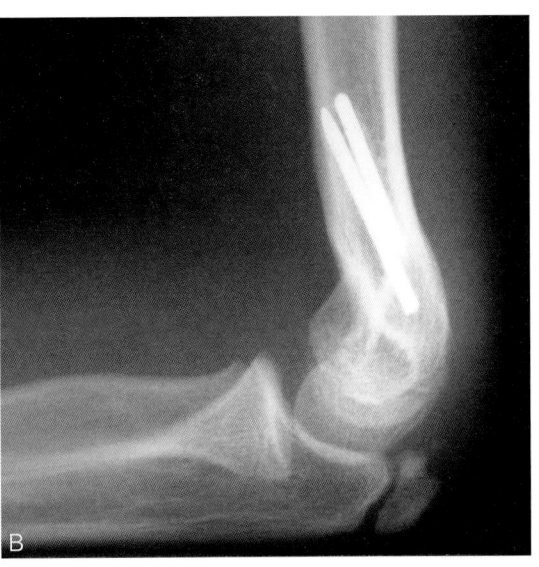

图3　A、B. 术后前后位和侧位X线片。

术后护理

- 正如本技术所描述的,患者术后用长臂石膏固定4~6周。当影像学检查提示截骨区出现骨痂,可经皮将克氏针拔除(图3)。
- 然后给予患者夹板固定,并开始主动活动度锻炼。
- 一旦影像学提示骨折愈合,无需继续使用夹板,患者可开始全幅度活动。

结果

- 大部分接受肱骨髁上截骨的患者治疗效果很好,在保留活动度的情况下改善了肘关节的外观。
- 治疗效果不佳的原因包括:固定丢失,持续外髁突起或矫正不良,瘢痕增生[6]。

并发症

- 持续肱骨外髁突起[6]。
- 骨不连。
- 再骨折[6]。
- 外侧瘢痕增生[6]。
- 固定丢失[2]。
- 畸形复发。
- 桡神经或尺神经麻痹。
- 感染。

(徐俊　译,鲍琨　审校)

参考文献

[1] Davids JR, Maguire MF, Mubarak SJ, et al. Lateral condylar fracture of the humerus following posttraumatic cubitus varus. J Pediatr Orthop 1994;14:466-470.

[2] Hernandez MA III, Roach JW. Corrective osteotomy for cubitus varus deformity. J Pediatr Orthop 1994;14:487-491.

[3] Ippolito E, Moneta MR, D'Arrigo C. Post-traumatic cubitus varus. Long-term follow-up of corrective supracondylar humeral osteotomy in children. J Bone Joint Surg Am 1990;72(5):757-765.

[4] Labelle H, Bunnell WP, Duhaime M, et al. Cubitus varus deformity following supracondylar fractures of the humerus in children. J Pediatr Orthop 1982;2:539-546.

[5] Oppenheim WL, Clader TJ, Smith C, et al. Supracondylar humeral osteotomy for traumatic childhood cubitus varus deformity. Clin Orthop Relat Res 1984;(188):34-39.

[6] Voss FR, Kasser JR, Trepman E, et al. Uniplanar supracondylar humeral osteotomy with preset Kirschner wires for posttraumatic cubitus varus. J Pediatr Orthop 1994;14:471-478.

[7] Wong HK, Balasubramanian P. Humeral torsional deformity after supracondylar osteotomy for cubitus varus: its influence on the postosteotomy carrying angle. J Pediatr Orthop 1992;12:490-493.

第 16 章　肱骨干骨折的弹性钉治疗
Humeral Shaft Fracture Stabilization with Elastic Nails

Nathan W. Skelley and J. Eric Gordon

定义

- 肱骨干骨折约占儿童创伤性骨折的 2.5%[11]。
- 几乎所有儿童肱骨骨干骨折都可以通过支撑和吊带支撑非手术治疗[9,10]。
- 钛弹性钉可用于固定儿童和青少年肱骨干骨折,固定从远端干骺端到肱骨近端骺板。

解剖

- 近端神经血管束位于腋窝附近,而远端尺神经和桡神经分别靠近内上髁和外髁(图1)。
- 如果要顺行置钉,腋神经的走行是很重要的,因为成人腋神经从肱骨近端从后向前穿过大结节远端约 3.5 cm[5]。

发病机制

- 肱骨最初是由编织骨制成的,在儿童时期逐渐被更坚固的板层骨所取代。
- 这种发育转变使骨骼容易骨折,尤其是直接撞击和摔倒手撑地时容易发生。
- 儿童日益增加的活动和运动,导致了肱骨干骨折的发病率增加[1,3,6,11]。
- 临床检查和X线片有助于确定损伤机制。

自然病程

- 大多数肱骨干骨折可以非手术的方法进行治疗。
- 在幼儿中,适度缩短(<3 cm),可耐受性较好;如近端1/3的骨折,成角30°,中1/3的骨折可成角25°,远端1/3的骨折成角至20°[3,6]。
- 肱骨远端干骺端1/4处的骨折对成角敏感,应恢复10°以内的解剖对位。

病史和体格检查

- 大多数肱骨干骨折存在疼痛、不适或失用等主诉。小儿患者可能无法清楚地说出疼痛。因此,肢体的不适或失用应考虑进一步评估。
- 高能创伤通常与上肢的缩短和成角有关,伴有软组织损伤(图2)。
- 如果存在病理病变如骨囊肿,轻微外伤也可造成肱骨干骨折[8]。
- 应进行完整的远端神经和血管检查,并做好记录,以确认患者的神经和血管是否完好。对于年龄较小的患儿,仔细的运动检查是必不可少的,因为感官检查可能并不可靠。
- 检查时,应仔细扪诊肢体其他部位,因为同侧前臂、手腕或肩部的损伤并不少见(图2)。
- 虽然MRI可以用于鉴别良性和恶性的病理性骨折,但普通的X线摄片通常已经足以做出诊断。

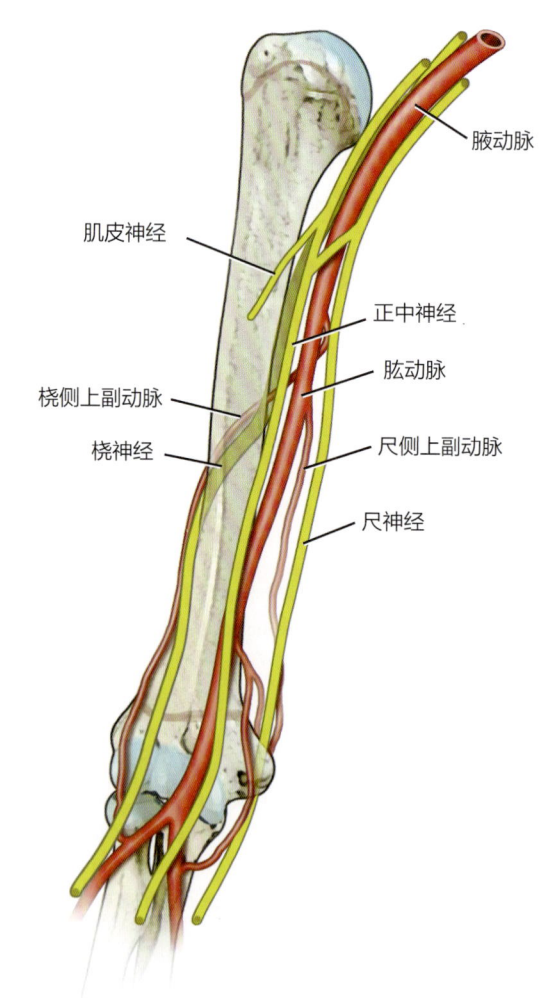

图1　肱骨的重要神经和血管解剖。

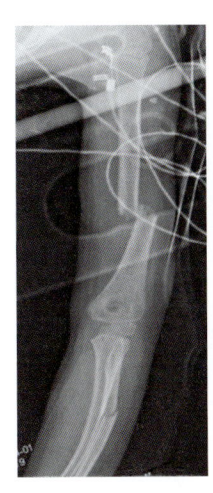
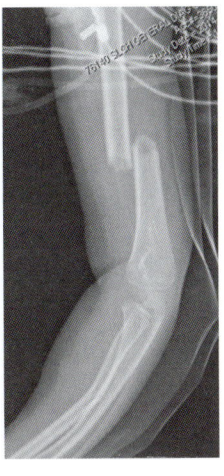

图2 一名6岁女孩的肱骨正位和侧位X线片,显示移位的肱骨干骨折。由机动车侧倾事故引起,患儿还合并同侧桡骨骨折、多处头部损伤和同侧胫骨骨折。

影像学和其他诊断性检查

- 肱骨的两个位置(内旋和外旋)通常足以诊断肱骨干骨折。
- 上下关节应清晰可见。
- 体格检查时,关注肩部、前臂或腕部的损伤,应通过适当的X线摄片进行评估。

鉴别诊断

- 病理性骨折。
- 良性或恶性肿瘤。

非手术治疗

- 肱骨干骨折通常在非手术治疗后功能和外观上都有良好的效果。
- 功能支具、接合夹板、悬臂石膏或吊带固定是常用的治疗方法。
- 年龄较小的孩子有很深的重塑潜力,可以成功地重塑骨折角度达45°的骨折。
- 笔者建议,非手术治疗适用于以下情况:年龄较大的儿童近端1/3成角30°以下,中间1/3成角20°以下,远端1/3成角15°以下[3,6]。

手术治疗

- 以下情况的肱骨干骨折,可选择手术治疗:
  - 开放骨折。
  - 不能以闭合的方式保持适当的对线。
  - 同侧前臂骨折(漂浮肘)。
  - 合并闭合性头部损伤,便于护理。
  - 多发性创伤患者,特别是下肢骨折的患者,需要上肢负重来促进下床活动[6]。
- 弹性钉固定肱骨干骨折具有轴向、成角、平移和旋转稳定性的生物力学特点。
- 通常需要两枚弹性钉经干骺端插入,在骨折部位形成三点固定。
- 用手或用钢板折弯器将弹性钉折弯,顶点在骨折部位。
- 弹性髓内钉是横行骨折和轻微粉碎骨折的最佳选择。斜行骨干骨折和不稳定粉碎性骨折也可以用可弹性钉固定,轻到中度的缩短很少引起临床问题。
- 钢板固定术需要大切口、广泛的剥离,并且经常需要暴露神经和血管结构。

术前计划

- 选择顺行或逆行置钉技术。
- 逆行置钉技术适用于大多数骨折,可以提供远端、干部和近端骨折的良好稳定性。
- 顺行置钉技术主要适应证是肘部的软组织损伤严重,需要二次手术才能覆盖。
- 肱骨远端和中段1/3的骨折,最好从肘内、外侧逆行弹性钉来固定。肱骨近端1/3的骨折可以从肘部外侧插入的两枚弹性钉固定,避免尺神经损伤。图3显示了切口部位和弹性钉的入口点。
- 对顺行或逆行置钉技术,X线透视仪和可透X线的手术台是必需的,用于术中透视监测弹性钉的位置。
- 弹性钉直径通常为肱骨最窄直径(峡部)的40%左右。大多数骨折可以用3.0 mm或3.5 mm螺钉来固定。如果需要增加强性,可以使用不锈钢钉。
- 与弹性钉的其他应用一样,如果要放置两根钉,则两根钉应相同大小,以防止不对称受力。

体位

- 患者仰卧于放射可透的手术台上,患侧放置臂台(图4)。
- 受伤的上肢外展约90°。
- 上肢是悬空的。肩部区域应尽可能用毛巾将肩部平放,留出尽可能多的肩关节,以便于在术中出现问题时将手术入路从逆行改为顺行。
- 弹力钉一般不需要止血带。
- 如果骨折需要切开复位,可以使用无菌止血带。

入路

- 逆行钉的放置几乎可以是经皮的。

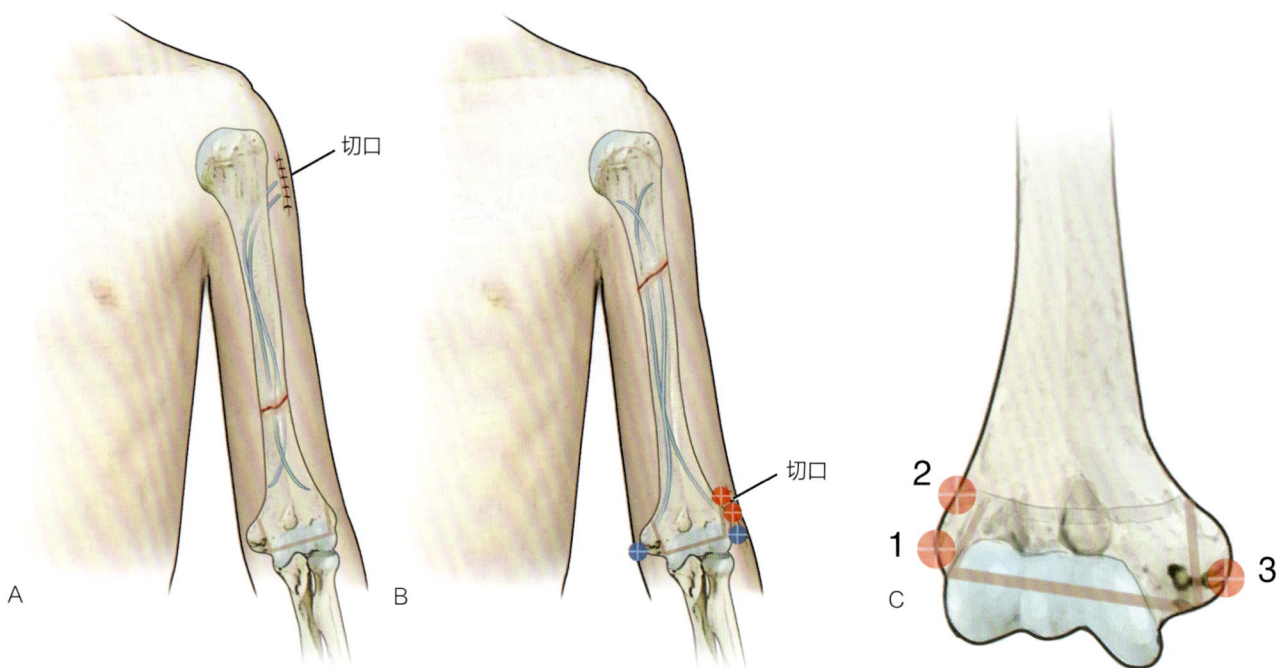

图3 A、B. 所示为肱骨髓内钉顺行（A）和逆行（B）入路的切口位置。C. 十字准线标记顺行（1）或逆行（2）肱骨钉的一般起点。

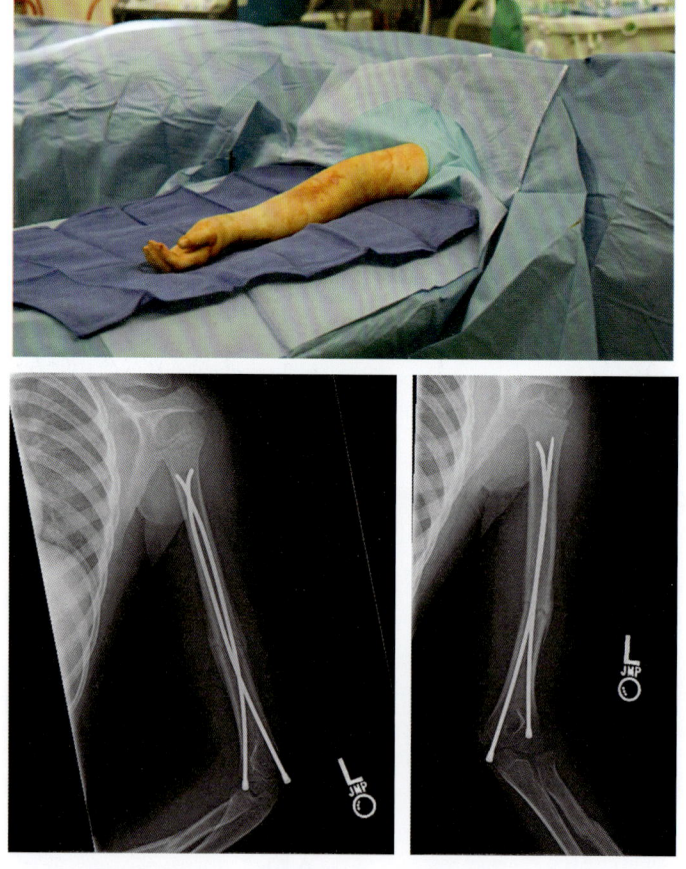

图4 患者做好手术准备，采用仰卧位，手臂放在射线可透的手术台上。

顺行弹性髓内钉

暴露和钻孔

- 通过透视来确定手术的进钉点和切口的位置。
- 在肩部外侧做1~2 cm的纵行切口，正好在肩峰外侧缘的远侧。
- 采用组织剪或电刀分离至肱骨干骺端水平，沿纤维纵行切开三角肌和肩袖。
- 用一个3.2 mm或4.5 mm的钻头，在距盂肱骨关节关节面约2 cm处的侧面钻入骨骺端。另外，也可以用尖锥创建一个皮层开口。
- 突破皮层后，钻头或锥子应斜向骨折部位，以利于弹性钉进入髓腔。

弹性钉的放置

- 选择内植物，预弯第一枚钉，并沿着髓腔向下至骨折部位。
- 间歇透视检查弹性钉在髓腔内的位置是否正确。
- 置入弹性钉时，控制弹性钉插入器离皮肤5~10 cm，以便锤击时更好地控制。当插入器接近皮肤时，应松开装置，后撤再次收紧，然后锤击。这个过程要重复进行，直到弹性钉进入合适的位置。
  - 锤击时，弹性钉应容易通过髓腔。如果弹性钉不容易通过，请考虑以下常见问题：钉在髓腔内的方向，钉尖端轮廓，钉直径选择不当，骨松质或骨皮质封堵。
- 骨折通常是复位闭合的，钉穿过骨折部位进入肱骨远端。钉抵触到髁上区域的内侧或外侧。
- 然后选择第二枚同样大小的钉进行预弯。
  - 为了避免在骨折部位成角，可选择相同直径的钉。
  - 同样的，使用钻头进入入口点附近的干骺端。髓内钉顺着髓腔向下穿过骨折部位，至与第一枚钉相对的肱骨远端。
- 部分外科医生首选的另一种技术是将两枚钉插入骨折部位，然后复位骨折，将两枚钉穿过骨折部位，并将它们一起向远端推进到最终位置。

逆行弹性髓内钉

暴露

- 在肱骨远端外上髁做一个1~2cm的纵行切口，直接向下切至外上髁（技术图1）。

钻孔

- 用3.2 mm或4.5 mm的钻头在外上髁部水平钻孔。
- 在透视下，钻头通过肱骨外侧柱向上进入髓腔。
  - 重要的是要将钻头完全穿过侧柱进入髓腔，因为外侧柱骨量致密，如果钻头没有完全进入髓腔，穿钉可能非常困难（技术图2）。
- 在进行钻孔时，频繁获取肘关节前后位和侧位影像非常重要，原因是很容易发生在钻孔穿通骨皮质时导致钢钉穿过不稳定。

置入第一枚钉

- 选择、预弯弹性钉，并将其沿肱骨远端外侧向上直至骨折部位（技术图3）。骨折端手法复位，牵引维持。
- 锤击弹性钉插入装置，钉子穿过骨折处。钉可能需要前进和后退数次，才能成功经髓腔通过骨折部位。透视确认位置。
- 钉抵触到肱骨近端干骺端的内侧或外侧。

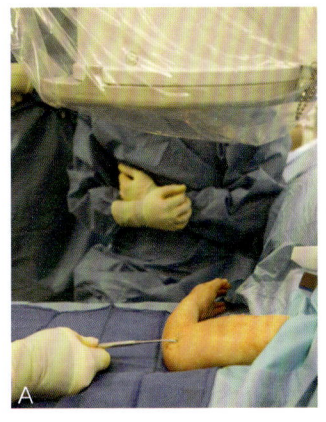 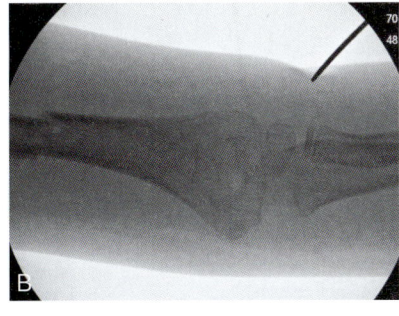 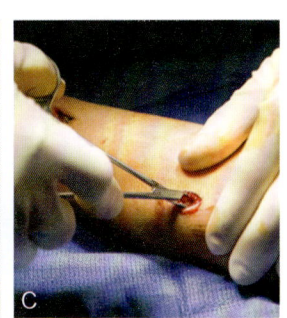

技术图1 A、B. 透视检查，定位入口点和切口。C. 轻轻皮下组织分离，直至与肱骨接触。

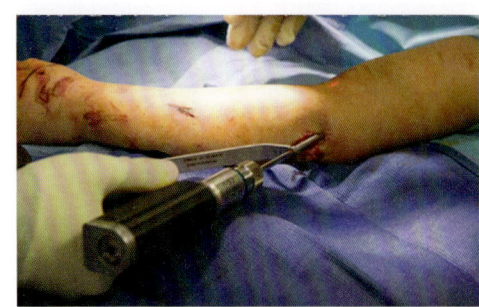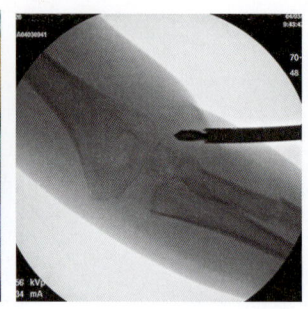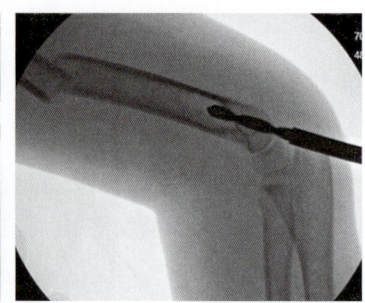

技术图2 透视确定髓腔的起始点并确认钻头进入髓腔。

置入第二枚钉

- 第二枚钉子可以根据骨折的位置选择经外侧或内侧放置。通常情况下，如果骨折位于肱骨近端1/3处，则选择外侧放置。
- 如果要放置第二枚外侧钉，则在初始起点近端3~5 mm处做第二个入口，钻头通过肱骨外侧柱进入髓腔。
- 如果骨折位于肱骨中部或远端1/3，则选择内侧放置，以增强结构稳定性。
- 如果需要内侧钉，则通过内侧上髁放置。
- 由于儿童和青少年尺神经半脱位的发生率较高，因此应假设肘部屈曲时尺神经半脱位[2]。因此，肘部在进入内侧上髁的整个过程中应保持伸展状态。
- 肘部伸展后，在内侧上髁表面做1~2 cm的切口，显示尺神经。没有必要游离尺神经，只要在钻孔和置钉过程中可以看到和保护它就行了（技术图4）。
- 用3.2 mm或4.5 mm的钻头沿肱骨内侧柱向上进入髓腔。同样，经常对肘部进行透视是必要的，以确保对内侧柱进行适当的钻孔。
- 然后选择与初始钉大小相同的钉，并从外侧或内侧穿过入口处。钉穿过骨折部位，进入到与初始钉相对的肱骨近端干骺端。
- 与顺行技术一样，一些外科医生首选的另一种技术是将两枚钉子插入骨折部位，然后复位骨折，并将两枚钉子穿过骨折部位，将它们一起向近端推进到近端位置。

完成

- 钉子剪掉，装上尾帽，然后嵌进骨皮质。尾帽在该处特别有用，可以最大限度地减少肘部运动带来的不适，可在钉嵌进骨皮质之前放置（技术图5）。
- 一旦钉子就位，就应该透视拍摄最终的图像。检查骨折端有无分离。

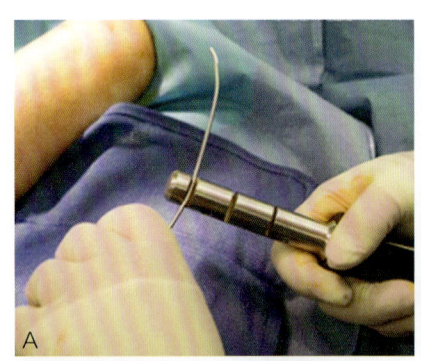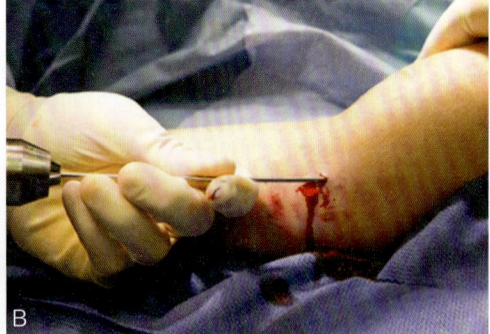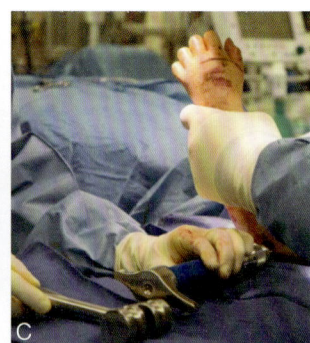
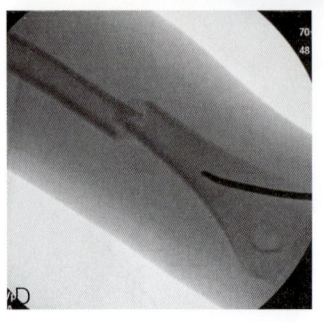

技术图3 A. 预弯弹性钉。B、C. 用插钉器装置固定钉，并将钉插入钻孔部位。锤击钉子插入器，同时牵引复位骨折端。D. 弹性钉的通过情况应在透视下观察并纠正。如不能获得适当的复位，应将钉子部分退出，并重新定向。

第16章　肱骨干骨折的弹性钉治疗

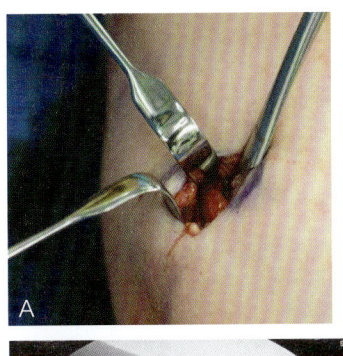
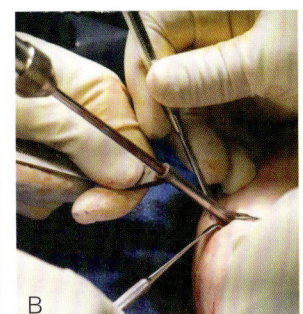
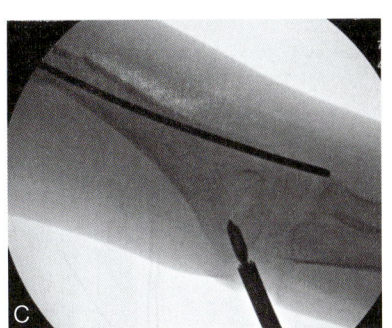
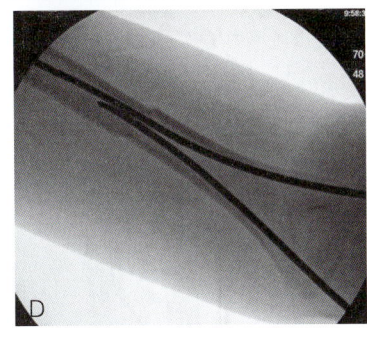

技术图4　A. 通过内侧切口辨认尺神经。B. 在钻孔和置钉过程中，牵引器用来保护尺神经。C、D. 使用透视检查以确定正确的钉位和骨折复位。

- 如果有分离，可以用手掌轻轻敲击肘部，骨折端加压，同时在闭合前一定要检查钉子是否凸出。
- 切口用生理盐水冲洗，并进行标准分层缝合切口。
- 笔者推荐用2-0可吸收缝线缝合真皮深层、3-0可吸收缝合皮下缝合。
- 可以使用真皮黏合剂或无菌贴条来闭合皮肤。

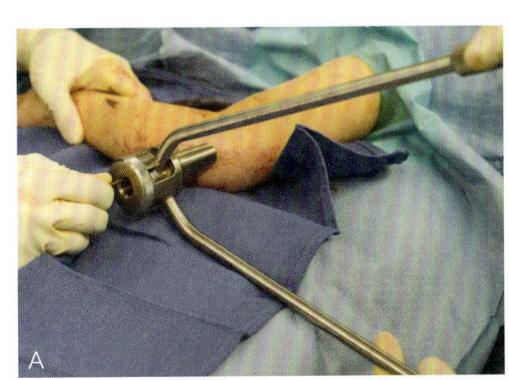
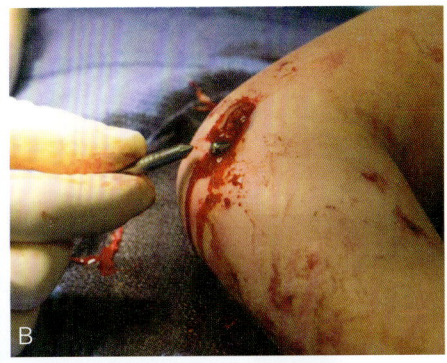
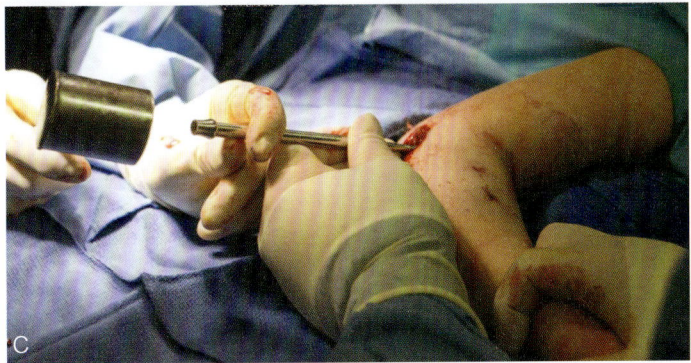

技术图5　A. 多余的钉子剪到皮肤附近。B. 放置尾帽，尾帽的放置是为了防止被剪断的钉子造成软组织损伤。C. 尾帽和钉子在软组织下面敲击。

要点与失误防范

指征	• 大多数肱骨干骨折可采用非手术治疗 • 开放性骨折、不可接受的对线异常和多发创伤的患者是使用弹性钉固定肱骨干骨折的指征
方法	• 内侧逆行置钉需要外科医生注意尺神经。围绕这个入口部位的所有解剖和操作都需要意识到神经,并在手术过程中防止损伤 • 在逆行置钉时,必须将肱骨两柱完全向上钻入髓腔内,并使用足够大的钻头尺寸。即使在放置3.0 mm的钉子时,笔者也使用了4.5 mm钻头,以留出足够的空间置入预弯钉。由于肱骨远端部分的骨质致密和髓腔发育不完全,试图在不完全钻孔的情况下将钉穿过是很困难的
骨折固定	• 记住,如果钉子停止前进,旋转钉子通常会便于钉通过,并防止撞击过程中的皮质破裂
复位的难点	• 肱骨通常在人工牵引的情况下容易复位 • 如果骨折不能闭合复位,可在骨折部位采用小切口的方法去除阻挡组织
对皮肤的刺激	• 当钉尾与干骺端平齐时,对皮肤刺激减轻。可通过使用比其他情况下预期的更大的钻头钻孔来实现。除年龄较小的患儿外,在顺行和逆行应用时都要使用4.5 mm钻头来打开髓腔 • 当钉子被切断时,应注意将它们很好地嵌入骨头中而不会引起骨折断端分离

术后护理

- 在术后立即使用长臂后托或石膏管型,以保证术后的舒适性。术后1~2周内拆除。
- 对于长度稳定型骨折,必要时可立即开始负重。平台式助行器或拐杖往往对患者有帮助。
- 如果同侧损伤合适,可以在术后10天开始活动。在最初的10~14天内,可以使用吊索以获得舒适性。
- 如果需要额外的保护,可以使用骨折支具来增加稳定性。
- 患者术后应至少随访6个月,直到骨性结合牢固为止,然后根据需要进行随访。

预后

- 在笔者机构需要手术的肱骨骨折患者,手术时的年龄范围为4~16岁。所有这些患者的骨折愈合的力线均可接受(图5)[6]。
- 大多数患者(84%)选择逆行置钉术,而在肘部有明显软组织创伤的患者中选择了顺行置钉术,这些患者中的一部分有严重外伤,23%有开放性Gustilo Ⅲ级

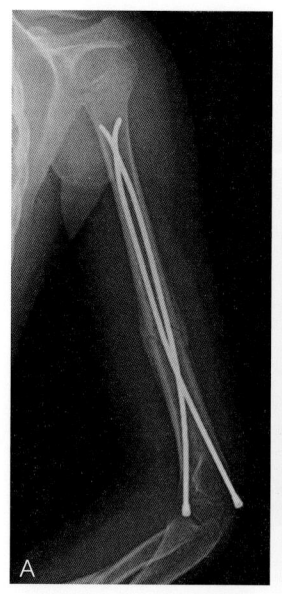 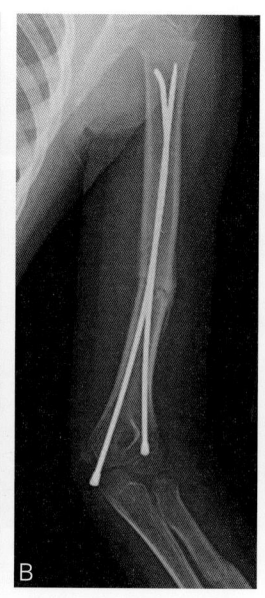 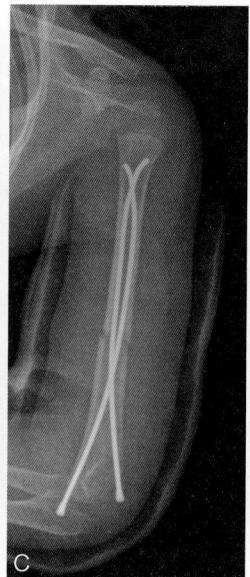 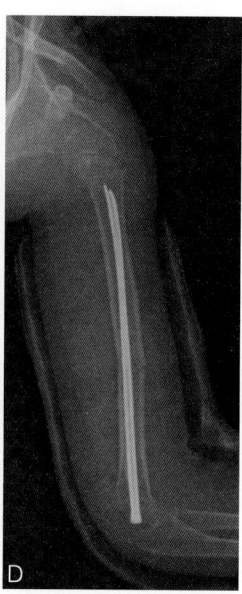

图5　A、B. 术后6周的X线片显示骨折弹性钉固定、力线改善和骨折愈合。C、D. 图2中患者的术后X线片显示使用弹性髓内钉固定肱骨[4]。

- 骨折[6,7]。
- 几乎所有患者的肩部和肘部都恢复了正常活动。
- 对于大多数经常治疗小儿骨折的外科医生来说，钉子置入技术并不陌生，几乎不需要什么特殊的设备，但有一些治疗细节是肱骨特有的。
- 骨折部位的塌陷可引起皮下的钉子移位和钉子凸出。
- 不锈钢钉在肱骨内固定方面已经证明了令人满意的效果，并提供了更高的刚性，且退出可能低。

并发症

- 钉子退出是术后前6周骨折缩短引起的最常见并发症[6]。
- 据笔者所知，还没有关于术后伤口感染、延迟愈合、再骨折或畸形愈合的报道。
- 术后运动障碍少见，未见有患者出现功能障碍。

（秦晖 译，鲍琨 审核）

参考文献

[1] Beaty JH. Fractures of the proximal humerus and shaft in children. Instr Course Lect 1992;41:369-372.

[2] Calfee RP, Manske PR, Gelberman RH, et al. Clinical Assessment of the ulnar nerve at the elbow: reliability of instability testing and the association of hypermobility with clinical symptoms. J Bone Joint Surg Am 2010;92(17):2801-2808. doi:10.2106/JBJS.J.00097.

[3] Caviglia H, Garrido CP, Palazzi FF, et al. Pediatric fractures of the humerus. Clin Orthop Relat Res 2005;(432):49-56.

[4] Chitgopkar SD. Flexible nailing of fractures in children using stainless steel Kirschner wires. J Pediatr Orthop B 2008;17(5):251-255. doi:10.1097/BPB.0b013e328306898d.

[5] Gardner MJ, Griffith MH, Dines JS, et al. The extended anterolateral acromial approach allows minimally invasive access to the proximal humerus. Clin Orthop Relat Res 2005;(434):123-129.

[6] Gordon JE, Garg S. Pediatric humerus fractures: indications and technique for flexible titanium intramedullary nailing. J Pediatr Orthop 2010;30:S73-S76. doi:10.1097/BPO.0b013e3181bbf19a.

[7] Gustilo RB. Interobserver agreement in the classification of open fractures of the tibia. The results of a survey of two hundred and forty-five orthopaedic surgeons. J Bone Joint Surg Am 1995;77(8):1291-1292.

[8] Knorr P, Schmittenbecher PP, Dietz HG. Elastic stable intramedullary nailing for the treatment of complicated juvenile bone cysts of the humerus. Eur J Pediatr Surg 2003;13(1):44-49. doi:10.1055/s-2003-38288.

[9] Sarmiento A, Kinman PB, Galvin EG, et al. Functional bracing of fractures of the shaft of the humerus. J Bone Joint Surg Am 1977;59(5):596-601.

[10] Sarmiento A, Latta L. The evolution of functional bracing of fractures. J Bone Joint Surg Br 2006;88(2):141-148. doi:10.1302/0301-620X.88B2.16381.

[11] Shrader MW. Proximal humerus and humeral shaft fractures in children. Hand Clin 2007;23(4):431-435, vi. doi:10.1016/j.hcl.2007.09.002.

第17章 肱骨干骨折的钢板内固定治疗
Plate Fixation of Humeral Shaft Fractures

Matthew J. Garberina and Charles L. Getz

定义

- 肱骨干骨折约占成人骨折的3%,通常是由直接打击或间接扭伤肱骨造成的。
- 这些损伤最常见的非手术治疗方法是骨折支具固定。肱骨是自由活动度最大的长骨,不需要解剖复位。
- 通常患肢最多能接受20°前倾、30°内翻和3 cm缩短,无明显的功能丧失。
- 然而,对于肱骨干骨折的外科治疗有以下几个适应证:
  - 开放性骨折。
  - 双侧肱骨干骨折或多发创伤;漂浮肘。
  - 多段骨折。
  - 无法通过闭合复位治疗保持可接受的位置(即成角>20°完全或接近完全的骨折移位,骨断端无接触)——常见于横行骨折(图1)。
  - 肱骨干骨不连。
  - 病理性骨折。
  - 动脉或臂丛损伤。
- 切开复位钢板内固定需要熟悉解剖知识和手术技巧。然而,它比髓内钉固定更具优势,因为该术式不会侵犯肩袖,从而改善术后肩功能。

解剖

- 体表标志定义肱骨干区域:胸大肌肌腱止点上缘至肱骨髁上嵴之间[5]。
- 肱骨干的血液供应来自旋肱后动脉、肱动脉和肱深动脉的分支。
- 桡神经和肱深动脉穿过三边孔(上缘由大圆肌、内侧缘由三头肌长头、外侧缘由肱骨干组成)。神经从肱骨干后方由内侧到外侧横穿,并向远端走行至肱肌和肱桡肌之间(图2)。
- 肌皮神经走行于二头肌深面,其远端终末支移行为前臂外侧皮神经。
- 肱骨干分为前内侧面、前外侧面和后面。肱骨近段和中段骨折更适合在其前外侧面钢板固定,而远段骨折通常需要在肱骨后面行钢板固定。

发病机制

- 直接和间接损伤均可导致肱骨干骨折。对肱骨的直接打击可使肱骨干横行断裂,常伴有蝶形碎片。高能量创伤常导致更严重的粉碎性骨折。
- 如掰手腕等活动可能发生的间接损伤,通常涉及扭转机制,并导致螺旋形骨折。高能量创伤可导致骨折块间的肌肉嵌插,从而妨碍骨折的复位和愈合。
- 一项240例肱骨干骨折的研究报道:42例患者(18%)出现桡神经麻痹,其中闭合性损伤占17%。肱骨中段骨折更可能并发桡神经麻痹。其中25例桡神经麻痹患者在1天到10个月的时间内完全康复。10例患者没有完全恢复。开放性骨折患者很少出现正中神经和尺神经麻痹[7]。
- 大约3%肱骨干骨折患者合并血管损伤。

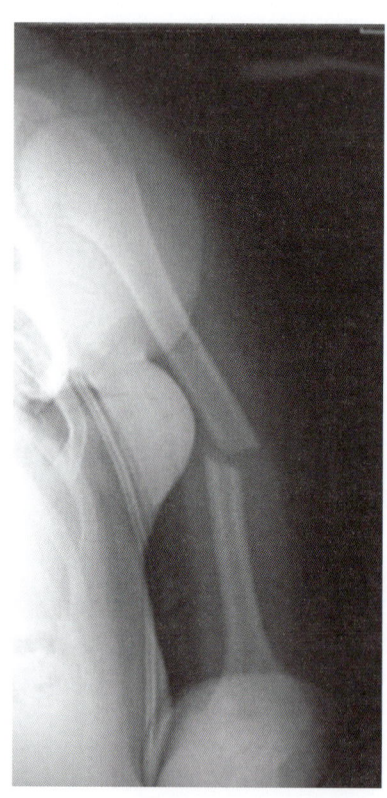

图1 不稳定的肱骨干骨折X线片。

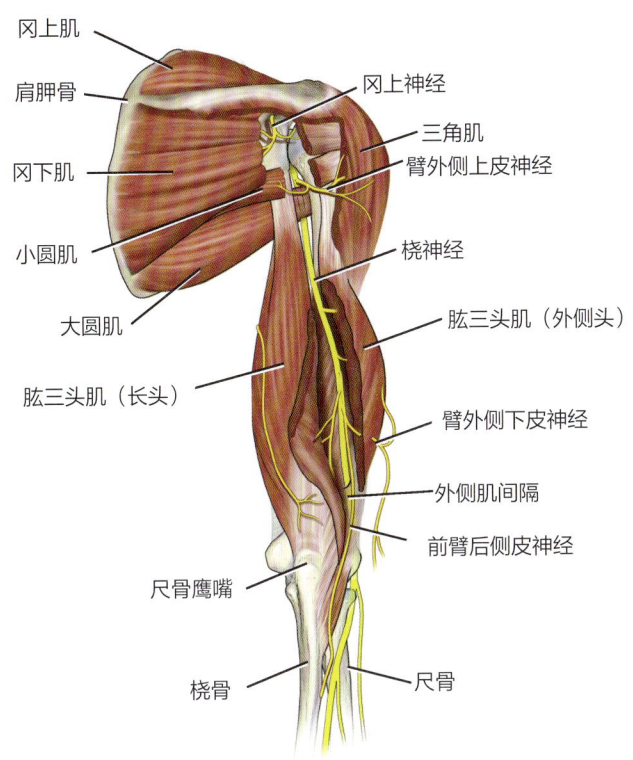

图2 桡神经沿肱骨走行的位置。

自然病程

- 大多数肱骨骨干骨折采用非手术治疗可以愈合，是最常见的治疗方法：先从肩部到腕部行夹板固定，2周后患者感到疼痛减轻时使用预制的骨折支具外固定。
- Sarmiento和其同事[10,11]的研究表明，功能支具能有效治疗肱骨干骨折。这种治疗方法的不愈合率在4%以内，低于外固定支架、钢板内固定或髓内钉治疗。
- 闭合性骨折合并原发桡神经麻痹预期3~6个月内恢复。继发的桡神经麻痹则需要手术探查。
- 肱骨干骨折愈合后可能遗留成角畸形，一般成角<20°可以接受，以内翻畸形最为常见[10]。
- 邻近的肩和肘部的关节僵硬也较为常见。如果出现此情况，可通过物理治疗恢复患者的关节活动。
- 保守治疗的相对适应证包括：双侧肱骨干骨折或多发伤的患者；对患肢预后功能恢复要求比较高；横行骨折和肌肉明显嵌入骨折端的患者。这些患者更适合采用手术治疗[11]。

病史和体格检查

- 必须对患肢进行全面的检查以排除合并伤。
- 应彻底评估皮肤损伤情况，确认是否存在开放性骨折，包括检查腋下区。对于枪弹伤的患者，需要寻找弹道出入口。肱骨干骨折常见局部肿胀，可能伴有明显畸形。
- 患者就诊时通常会托住患肢，难以评估患者肩、肘关节活动范围。应轻柔对肱骨骨性突出部位进行触诊以评估有无其他损伤，如鹰嘴骨折。
- 评估前臂的外观和骨骼的稳定性，以排除可能存在的前臂双骨折（"漂浮肘"）。存在这种损伤时，需对肱骨、桡骨和尺骨进行手术固定治疗。
- 触诊腕部桡动脉、尺动脉的搏动以判断上肢血运情况，并与健侧进行对比。有些患者可能需行多普勒血管超声检查[2]。
- 对上肢神经系统进行全面评估是十分必要的，尤其应重点关注桡神经。桡神经在近端穿过"三边孔"后走行于肱骨干后方，在远端邻近于肱骨髁上嵴（靠近肱骨干远端1/3螺旋形的Holstein-Lewis骨折的位置），桡神经在这两部位都有损伤风险。
- 检查虎口区背侧的感觉功能、伸腕功能、拇指指间关节背伸功能以判断桡神经功能状态。

影像学和其他诊断性检查

- 至少需要正侧位X线平片，以评估肱骨干骨折的移位、短缩和粉碎程度。
- 影像学检查必须包含肩部和肘部以排除肱骨干部骨折延伸至近端或合并肘关节损伤（如鹰嘴骨折），在高能量损伤中尤其重要。

- 如果存在前臂肿胀或骨折不稳定，加拍前臂X线片明确是否存在漂浮肘（同侧肱骨干骨折合并前臂双骨折）。

鉴别诊断

- 肱骨远端骨折。
- 肱骨近端骨折。
- 肘关节脱位。
- 肩关节脱位。

非手术治疗

- 大部分单发的肱骨干骨折可采用非手术治疗。最初的治疗可根据骨折部位和夹板类型不同而改变，可使用肘后夹板固定，也可使用接骨夹板固定，肘关节固定于屈曲90°。单一的肱骨干骨折很少需要留院过夜观察。
- 以前传统的非手术治疗包括：接骨夹板和石膏悬吊。目前功能性骨折支具可提供充分的骨折对位，局部肌肉间加压并允许患肢微动，从而促进成骨。这种支具可以对软组织间加压并允许肢体功能性活动[11]。
- 支具使用时间取决于患肢的肿胀和不适程度。一般来说，支具适用于伤后两周后。最初使用颈腕带悬吊有助于提高患者舒适感，躺卧位时也应带上，直至骨折愈合。
- 伤后两周患肢肿胀逐渐消退，支具需要反复调整松紧度。应鼓励患者去除手腕吊带进行肘部和腕部活动性锻炼。
- 功能性支具要求患者能够坐直，禁止肱骨负重。即使骨折线超过支具固定的上下范围，也可以使用功能支具。
- 肱骨干骨折的解剖对位难以实现，以内翻畸形最为常见。然而，骨折后一定程度的成角畸形往往能够接受。可进行日常生活活动，外观畸形较为少见。
- 应鼓励患者伤后尽快进行钟摆锻炼。为了防止骨折成角畸形，骨折愈合前应避免主动抬高和外展。支具固定后拍X线片，1周后再次拍片。如果骨折对位可以接受，每隔3～4周拍X线片，直至骨折愈合[10,11]。

手术治疗

- 一些肱骨干骨折不能采用保守治疗。开放性骨折或高能量创伤导致具有明显轴向移位的骨折，需要切开复位内固定。多发伤、双侧肱骨干骨折、合并血管损伤或无法坐直的患者，最好采用手术固定治疗。骨折对位不满意的患者需要放弃非手术治疗。肱骨干骨不连是切开复位内固定并植骨的明显手术指征[4,9]。

术前准备

- 手术医生必须审查所有影像学资料，排除同侧肘或肩部损伤[1]。
- 术前X线片可以帮助手术医生评估所需钢板的长度。高能量创伤导致的粉碎性骨折，适合行钢板内固定并植骨。手术医生必须根据不同情况制订治疗方案。中段粉碎性骨折或骨缺损可用异体或自体骨松质植骨，而更广泛的骨缺损则需要结构性植骨。
- 肱骨干近端和中段的骨折采用前外侧入路。远端1/3的肱骨干骨折常采用后侧入路，因为肱骨干远端后方骨面平坦是放置钢板的理想位置。
- 延伸至肱骨近端的肱骨干骨折可行三角肌胸大肌入路，切口延伸至肱骨前外侧（图3）。
- 手术医生要注意任何先前手术后留下的瘢痕，它们可

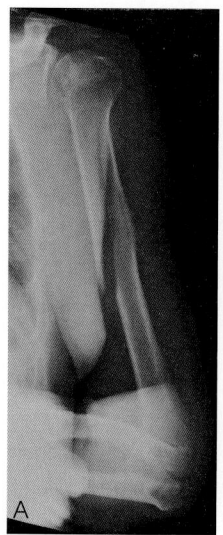
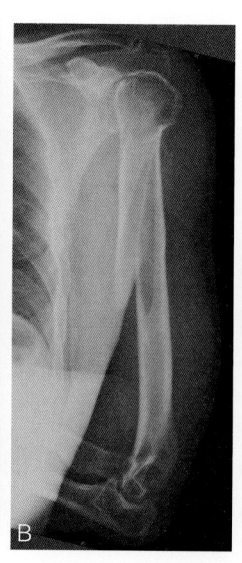
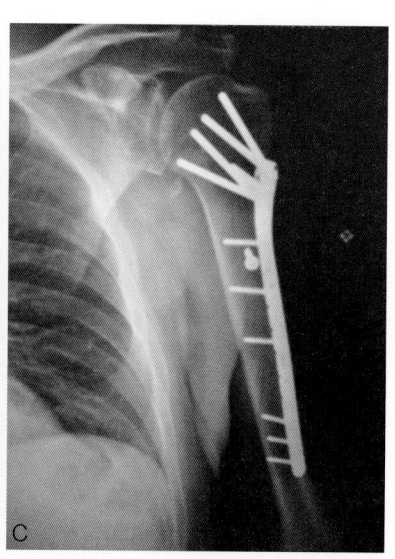

图3　A. 向近端延伸的肱骨干骨折正位（AP）和（B）侧位片。C. 从远端延伸至前外侧入路的三角肌外侧入路，可适当暴露和放置肱骨近端长锁定钢板。

能会影响手术入路。记录下神经和血管状态,尤其注意桡神经的功能。

体位

- 体位取决于既定的手术入路。行前外侧或内侧入路时患者取仰卧位,并靠近手术床的边缘。将患肢置于与手术床相连的手术台上,并将其稍微外展(图4A)。
- 选择后侧入路时,患者取俯卧位或侧卧位,术中用枕头支撑上臂(图4B)。

入路

- 手术入路取决于骨折的部位及之前的手术瘢痕。前外侧和后侧入路最常见,分别适用于肱骨干近端2/3和远端1/3的骨折。
- Jupiter建议对于患肢已行多次手术的患者,考虑行内侧入路,这可以利用正常的组织界面。

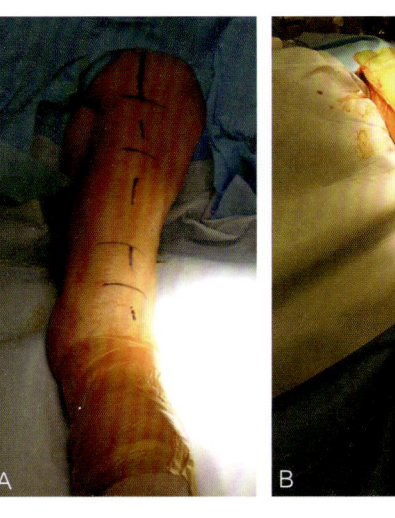
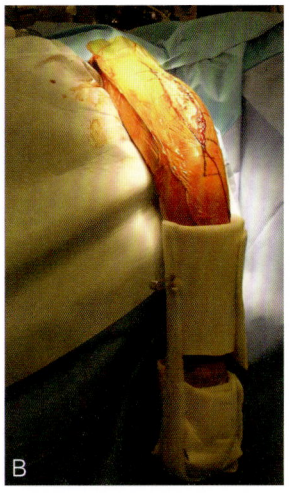

图4　A. 肱骨干骨折前外侧入路切口:患者取仰卧位,肩部外展,手臂放在搁手台上。B. 肱骨干骨折后侧入路切口,患者取侧卧位。

肱骨前外侧入路

- 切口沿着二头肌的外侧,始于三角肌粗隆并且止于肘前皱褶(技术图1A)。对于更为近端的骨折,切口可延伸至近端喙突方向以暴露三角肌。
- 沿肱二头肌外侧做切口,切口近端起于三角肌粗隆,止于肘部褶皱近端。
- 上臂止血带会阻碍近端组织的暴露,故术中一般不使用止血带(技术图1B)。
- 前臂外侧皮神经位于切口的远端,术中必须给予保护。
- 用手指从近端向远端钝性分离肱二头肌和肱肌之间的肌间隔。
- 在肱骨干中段,辨别肱二头肌深面的肌皮神经(技术图1C)。向远端探查肌皮神经并保护其终末支,终末支成为前臂外侧皮神经。
- 在远端,分离肱肌和肱桡肌肌间隔显露桡神经(技术图1D)。用血管环套住桡神经加以保护,便于随时可以识别桡神经。
- 在肱肌内侧2/3和外侧1/3交界处沿肌纤维劈开。内侧为桡神经支配、外侧为肌皮神经支配的神经平面(技术图1E)。
- 显露骨折部位并进行复位和固定(技术图1F)。

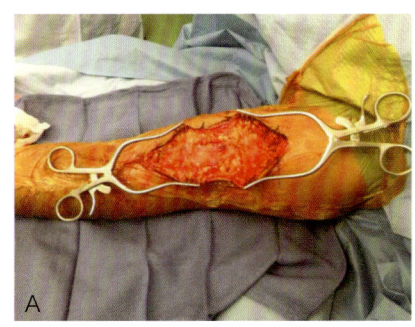
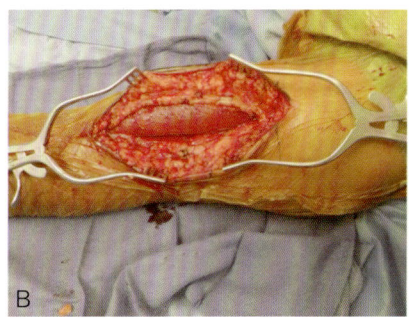

技术图1　A. 沿着肱骨前外侧做切口,暴露肱二头肌筋膜。B. 二头肌筋膜与皮肤切口成一条直线切开,露出下面的二头肌。

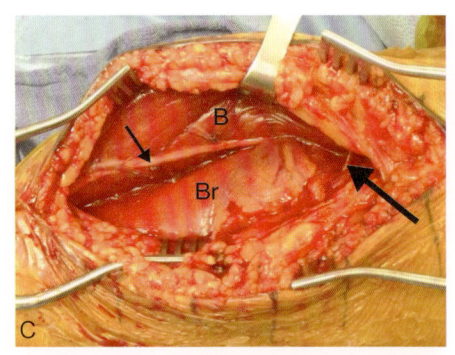
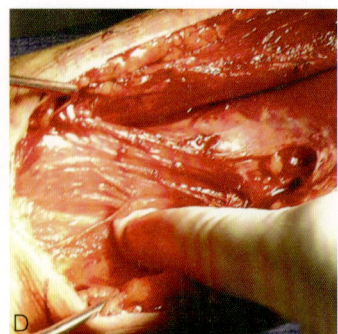
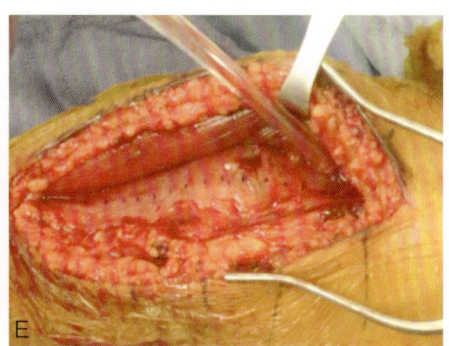
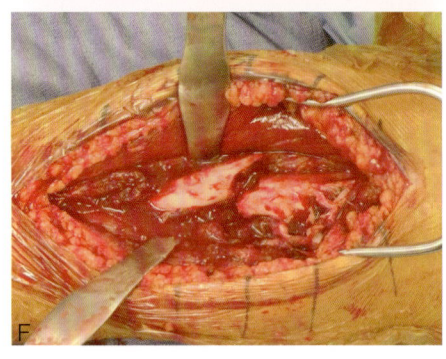

技术图1（续） C. 将肱二头肌（B）直接提起，暴露下面的肌皮神经（小箭头）、肱肌（Br）和近端血管束（大箭头）。D. 肱肌与肱桡肌之间的桡神经。E. 将肱肌的中外1/3处切开。F. 通过肱肌裂口可以清楚地观察骨折。

骨折不连接的暴露

- 暴露桡神经更具挑战性，但又是必要的。在许多情况下，最好是在远侧肱肌和肱桡肌之间，以及在近侧螺旋槽的内侧，解剖出桡神经，然后小心地将神经从骨不连部位游离。
- 用15号手术刀精确定位不愈合部位。
- 清理骨不连断端，并取出所有纤维组织。
- 断端完全清创后，确认骨质缺损范围。术中可以确认是需要标准的骨松质植骨或支撑性植骨。

肱骨后侧入路

- 在上臂后方正中做一足够大直切口，延伸至鹰嘴窝（技术图2）。
- 在肱三头肌近端辨认其长头和外侧头之间的肌间隔，并将之钝性分离，将长头拉向内侧，外侧头拉向外侧。
- 在该平面远端，需要将些小血管电凝后切断。
- 在肱三头肌内侧头近端桡神经沟处辨认桡神经，术中保护桡神经。
- 沿肱三头肌内侧头中线从近端向远端将其劈开以显露骨折端。

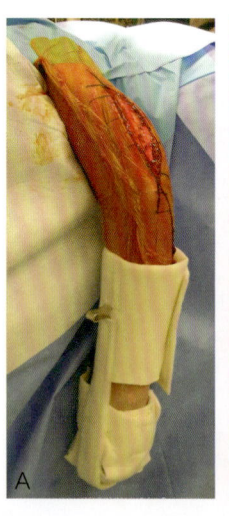
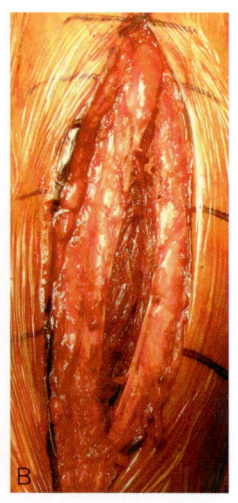

技术图2 A. 后侧入路切口。B. 劈开肱三头肌浅层。

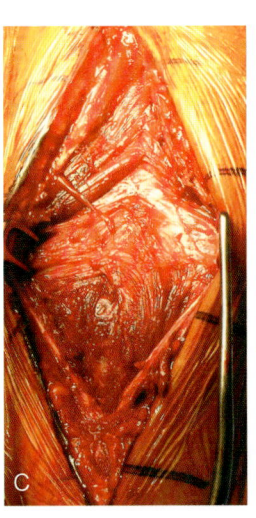
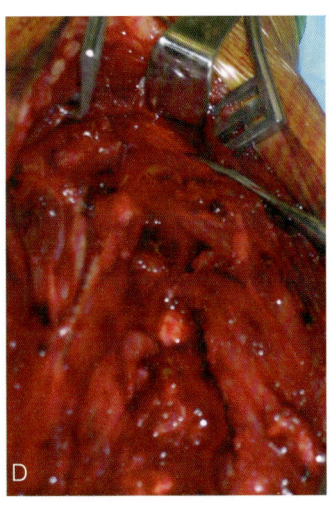

技术图2（续）　C. 劈开肱三头肌深层。D. 探头指向桡神经，其从内侧到外侧螺旋走行，可见骨折部位在远端。

肱骨内侧入路

- 体位与前外侧入路相似。
- 腋窝至内上髁约5 cm处，在内侧肌间隔切开（技术图3）。
- 分离尺神经。
- 切除内侧膜间隔，用双极电刀辨认并电凝相邻静脉丛。
- 向后牵拉三头肌，向前牵拉肱二头肌/肱肌。
- 暴露骨折部位。
- 除腋窝处切口可增加感染的风险外，还可能使尺神经受钢板刺激。

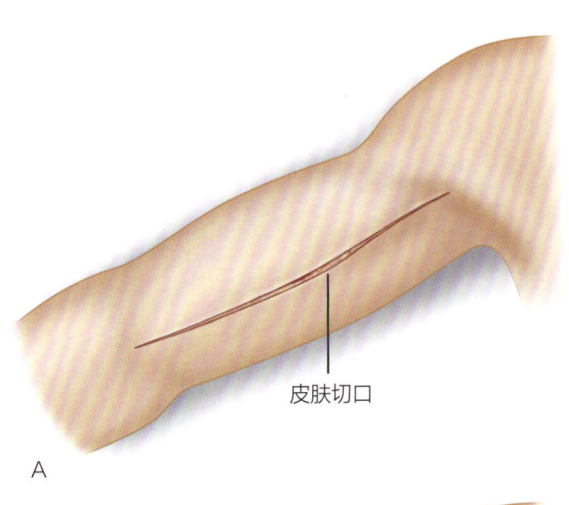

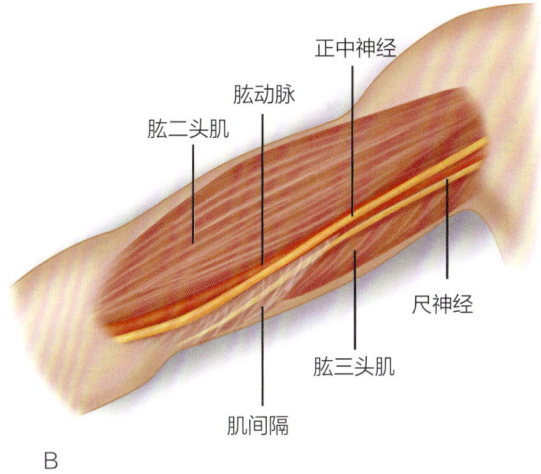

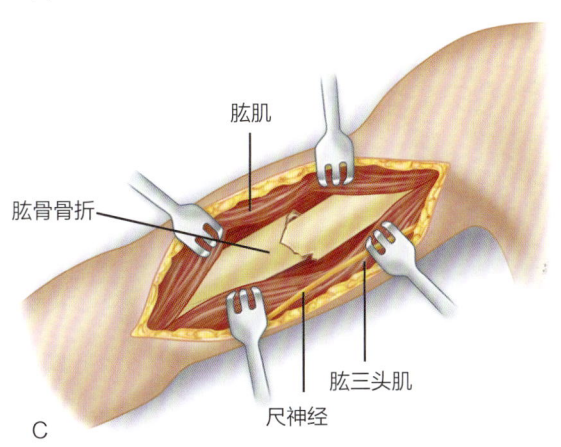

技术图3　A. 内侧入路切口。B、C. 前臂和二头肌向前牵拉，向后牵拉三头肌暴露骨折断端。

骨折复位

- 锐性切开骨膜显露骨折端，粉碎性骨折需评估其粉碎程度。
- 有限剥离骨膜后充分显露骨折端。手术中每一步操作都应尽量保留附着于骨折块上的软组织。避免骨折块失去血供。
- 牵引和旋转时要轻柔，这样有助于骨折对位。
- 用一把或多把复位钳使骨折端获得解剖复位。笔者建议在最终固定前应将骨折完全复位，通常需使用多把复位钳（技术图4A）。
- 骨折复位后，小的骨折片可暂时用克氏针固定。克氏针的位置不能影响钢板的固定。另外，在钢板固定前，用3.5 mm或4.5 mm螺钉固定骨折块维持骨折对位。
- 粉碎程度低的骨折通常可以直接用钢板和Faberge钳复位（技术图4B、C）。

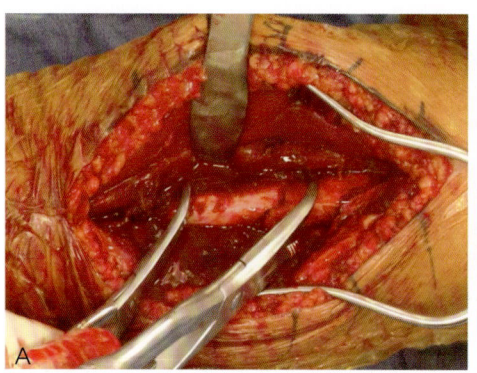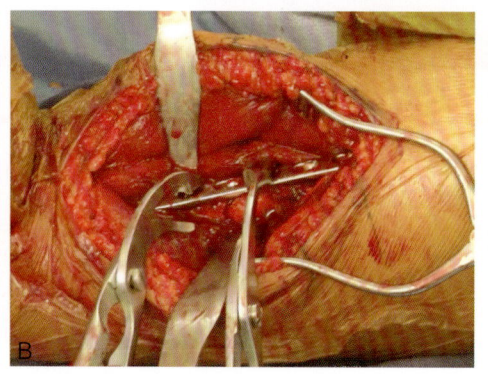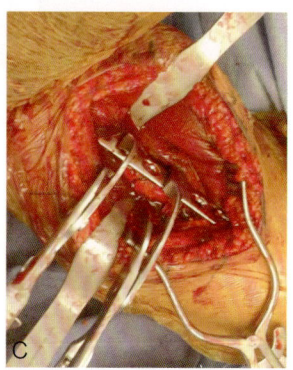

技术图4 A. 骨复位钳有助于重新对齐骨折端。B、C. 在钻孔和放置骨皮质螺钉之前，Verbrugge钳可以保持钢板和骨折对齐完好。

钢板内固定

- 骨折复位后，选择长度合适的钢板。
- 肱骨干骨折，骨折端上方和下方至少分别需要6层骨皮质固定（技术图5A）。
- 骨骼较大的患者可用宽的4.5 mm动力加压钢板以提供最佳的内固定。骨骼较小的患者，用4.5 mm有限接触动力加压钢板可获得更稳定的固定。
- 将钢板临时放置于较平坦的骨表面，并用钢板固定钳临时固定。
- 骨折端的近端和远端通过钢板上的孔用4.5 mm骨皮质螺钉固定，在合适的位置行骨折端加压（技术图5B）。
- 确认无软组织，尤其是神经，被卡压在钢板和骨之间。
- 确认骨折端的上方和下方至少有6层骨皮质固定（技术图5C）。
- 钢丝跨钢板环扎能增加稳定性，尤其是在骨质薄弱的情况下（技术图5D）。
- 旋转上臂，屈伸肘关节以评估骨折固定的稳定性。
- 如需要的话，骨缺损的部位行骨松质植骨（技术图6）。

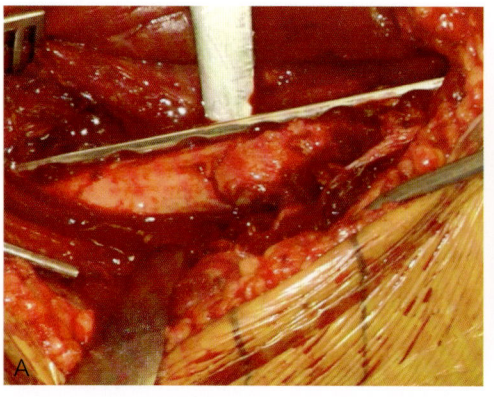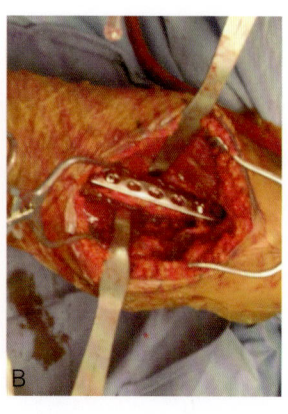

技术图5 A. 稳定的固定需要骨折断端上、下各固定6层骨皮质。B. 将4.5 mm骨皮质螺钉置于骨折近端和远端的加压模式。

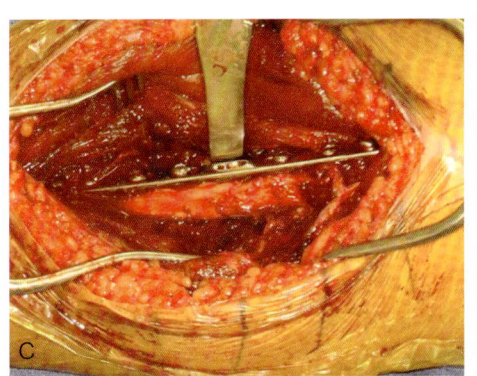
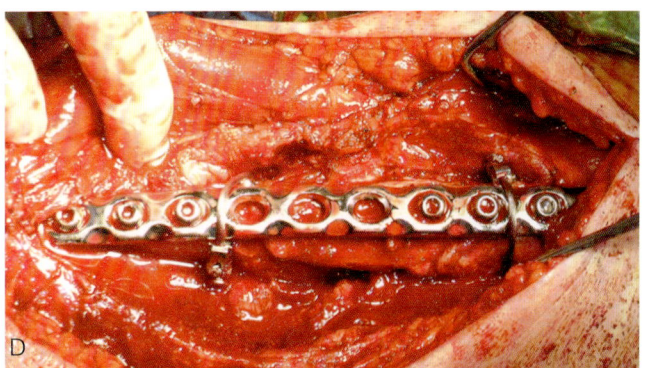

技术图5（续）　C. 骨折部位近端和远端用6枚骨皮质螺钉固定。D. 补充钢丝环扎固定可增强骨薄弱处的稳定性。

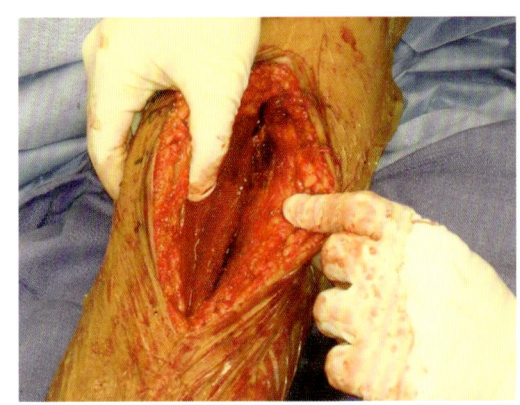

技术图6　骨折固定后闭合肱肌裂口。

要点与失误防范

手术指征	• 手术治疗适合于开放性骨折、多发骨折及对骨折复位欠佳的患者
术前计划	• 阅读所有的X线片，并确定最佳的手术入路 • 评估术中钢板的长度，并做植骨的相关准备
手术显露	• 显露桡神经并加以保护 • 显露并复位骨折，可用克氏针和复位钳做临时固定 • 大的骨块用螺钉固定
钢板固定	• 确保钢板长度，确保骨折两端共有6枚骨皮质螺钉固定 • 使用4.5 mm的动力加压钢板或有限接触的动力加压钢板 • 若有指征，可用加压技术
桡神经功能	• 术前，详细记录患者的神经和血管检查结果 • 切口关闭前，确保桡神经没有被钢板卡压

术后处理

- 术后拍摄X线平片，确认骨折对线是否良好，以及钢板位置是否正确（图5）。
- 初期，患肢可用颈腕吊带悬吊或使用肘后夹板固定。当患者疼痛缓解后，需去除外固定物进行功能锻炼（通常为术后1~2天）。
- 患者若无明显不适，则可允许患肢承重[12]。
- 初期康复治疗包括肘关节的活动度训练、肩关节的钟摆运动以及健侧肢体帮助下的被动锻炼。
- 术后2周，患者可拆除悬吊物，并开始在腰部平面进行患肢的活动锻炼。
- 术后6周，肘关节活动度应接近正常范围，可增加肩关节的力量锻炼。

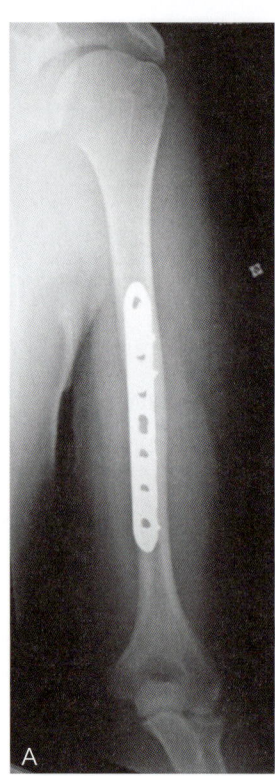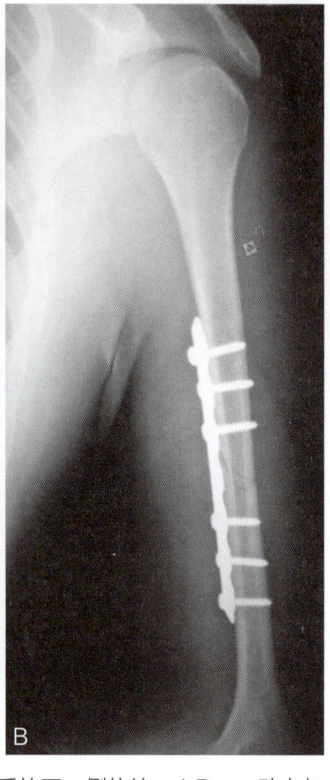

图5 A、B. 肱骨干骨折术后的正、侧位片。4.5 mm动力加压（DC）板和螺钉。

- 术后3个月，X线平片应该能看到骨痂的形成。若无骨痂形成，则每隔6周需拍X线平片，直至出现骨愈合。

结果

- 钢板固定的骨折愈合率可达90%～98%。
- 相比髓内钉，钢板固定后发生并发症的概率更低，尤其是肩关节功能障碍。
- 医源性桡神经麻痹发生率为2%～5%，通常在3～6个月内恢复。肌电图有助于健侧继发神经麻痹的功能恢复。术后6个月桡神经功能仍未恢复则需行手术探查。
- 术后肘关节和肩关节通常能够恢复到正常活动范围。

并发症

- 感染。
- 骨不连。
- 畸形愈合。
- 内固定失败。
- 桡神经麻痹。
- 肩部撞击症。
- 肘关节僵硬。

（向富州 译，鲍琨 审校）

参考文献

[1] Garberina MJ, Getz CL, Beredjiklian P, et al. Open reduction and internal fixation of humeral shaft nonunions. Tech Shoulder Elbow Surg 2006;7:131-138.

[2] Gregory PR. Fractures of the shaft of the humerus. In: Bucholz RW, Heckman JD, eds. Rockwood and Green's Fractures in Adults, ed 5, vol 1. Philadelphia: Lippincott Williams & Wilkins, 2001: 973-996.

[3] Gregory PR, Sanders RW. Compression plating versus intramedullary fixation of humeral shaft fractures. J Am Acad Orthop Surg 1997;5:215-223.

[4] Healy WL, White GM, Mick CA, et al. Nonunion of the humeral shaft. Clin Orthop Relat Res 1987;(219):206-213.

[5] Hoppenfeld S, deBoer P. Surgical Exposures in Orthopaedics: The Anatomic Approach. Philadelphia: Lippincott Williams & Wilkins, 1994:51-82.

[6] Jupiter JB. Complex non-union of the humeral diaphysis. Treatment with a medial approach, an anterior plate, and a vascularized fibular graft. J Bone Joint Surg Am 1990;72(5):701-707.

[7] Mast JW, Spiegel PG, Harvey JP Jr, et al. Fractures of the humeral shaft: a retrospective study of 240 adult fractures. Clin Orthop Relat Res 1975;(112):254-262.

[8] McCormack RG, Brien D, Buckley RE, et al. Fixation of fractures of the shaft of the humerus by dynamic compression plate or intramedullary nail. A prospective, randomised trial. J Bone Joint Surg Br 2000;82(3):336-339.

[9] Ring D, Perey BH, Jupiter JB. The functional outcome of operative treatment of ununited fractures of the humeral diaphysis in older patients. J Bone Joint Surg Am 1999;81(2):177-190.

[10] Sarmiento A, Latta LL. Functional fracture bracing. J Am Acad Orthop Surg 1999;7:66-75.

[11] Sarmiento A, Waddell JP, Latta LL. Diaphyseal humeral fractures: treatment options. J Bone Joint Surg Am 2001;83A:1566-1579.

[12] Tingstad EM, Wolinsky PR, Shyr Y, et al. Effect of immediate weightbearing on plated fractures of the humeral shaft. J Trauma 2000;49:278-280.

第18章 儿童肱骨近端骨折
Pediatric Proximal Humerus Fractures

Craig P. Eberson

定义

- 肱骨近端骨折(干骺端和骨骺)在儿童群体中很常见。
- 大多数的骨折损伤都可以通过非手术方式保守治疗,因为有很强的愈合重塑倾向。
- 然而,由于大龄儿童的修复能力下降,或因为开放性骨折或骨折处皮肤破损,一些骨折需要手术治疗。
- 因为非手术保守治疗效果良好,所以对手术治疗的必要性一直都有争议[2,5]。
- 很少有儿童需要接受积极的外科手术治疗。

解剖

- 肱骨近端的骨骺会生长出80%的长度,它将持续生长直到闭合,女孩一般长到14～17岁,男孩一般18岁。
  - 骨骺的很大一部分在关节囊外,很容易受到损害。
  - 后面的骨膜比前面的骨膜要厚,经常会导致骨折断端向前成角插入前面的骨膜中。
- 肱骨近端靠近臂丛和腋窝血管。在开始治疗前,应注意记录神经支配肌肉的功能(图1)。

发病机制

- 通常因为在肱骨近端受到直接暴力或间接损伤,如以手臂外展的姿势摔倒。
  - 在骨囊肿情况下,扔球或手臂举过头顶都可以引起病理性骨折。

自然病程

- 因为儿童强大的愈合能力,大多数患者都可以在肱骨近端骨折或锁骨骨折后不留后遗症。
- 然而,相关损伤导致的发病率很高,因此,全面的检查是至关重要的。
- 通用指南里对肱骨近端成角畸形的可接受度有相应标准(表1)。
  - 然而,对于15岁以下的青少年,即使是完全移位的骨折,文献中也很容易找到完全或接近完全重塑的病例。因此,充分理解手术目标及其相关风险至关重要。

病史和体格检查

- 病史应包括手部和手臂的损伤原因、放射痛和神经症状。
- 高能量损伤应该按照标准高级创伤生命支持指南做完整的创伤检查。
- 体格检查首先要彻底评估受损部位的皮肤,尤其是伴有锁骨骨折的皮肤。
- 神经系统检查包括臂丛的检查,手臂血管的检查也是必需的。
  - 骨折合并神经损伤可能意味着存在持续压迫(即胸骨锁骨脱位),并可能影响预后。
  - 高度警惕血管损伤对预防晚期后遗症很重要。

表1 肱骨近端骨折可接受的成角

年龄(岁)	最大可接受成角度数
<7	70°
8～12	60°
>12	45°

经允许引自 Dobbs MB, Luhmann SL, Gordon JE, et al. Severely displaced proximal humeral epiphyseal fractures. J Pediatr Orthop 2003;23:208-215.

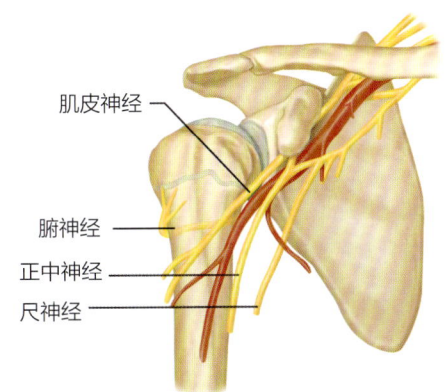

图1 臂丛和腋动脉与肱骨近端的毗邻关系。腋神经环绕肱骨,距肩峰约5 cm以远的穿入三角肌。

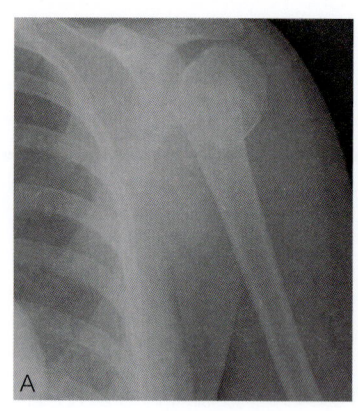 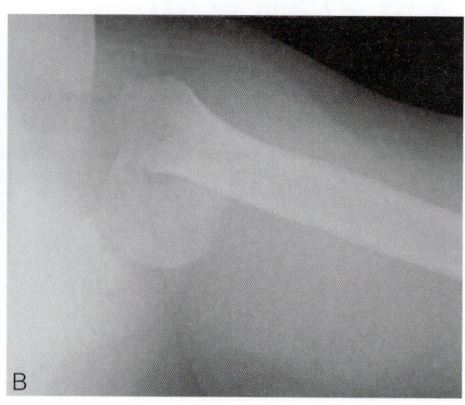

图2　A、B. 15岁女孩肱骨近端Salter-Harris Ⅱ型骨折，术前正位片显示轻度外翻，侧位片上显示肱骨头与骨干完全移位成90°畸形。

影像学和其他诊断性检查

- 肩关节的标准摄片应该包括一个正位片、一个穿胸侧位片和一个腋窝侧位片(图2)。

鉴别诊断

- 肱骨近端干骺端骨折。
- 肱骨近端骺板损伤。
- 肩关节脱位。
- 肩锁关节骨折-脱位。
- 胸锁关节骨折-脱位。
- 虐童伤。

非手术治疗

- 大多数的小儿肱骨近端骨折都可采用非手术治疗。
- 只要肱骨近端骨折对位良好，就可用臂带悬吊固定数周，随后在家做功能锻炼，6~8周后就可恢复正常活动。

手术治疗

- 对于肱骨近端骨骺或干骺端骨折，如果有不能接受的对位不齐，可以考虑开放性手术。
- 闭合复位通常不稳定，需要固定。
- 由于生长板仍在发育，几乎没有指征使用钢板固定。
- 带螺纹克氏针固定可提供满意的暂时固定以便愈合。
  - 弹性髓内钉是治疗这些骨折的另一种选择。
- 如果不能获得满意的闭合复位，可能需要切开复位，外科医生也应该熟悉这项技术。
- 肱二头肌肌腱嵌入骨折端是闭合性复位失败的最常见原因[3]，但也有学者不认同这一观点[4]。

术前规划

- 应该在术前拍摄高质量的肩部X线片。
- 在术前查明有无关节盂骨折或脱位很重要。

体位

肱骨近端骨折

- 对于肱骨近端骨折，患者采用改良的沙滩椅位，背部抬高约30°。
- 然后成像仪从床头伸入，它可以倾斜"超过顶部"以获得正位视图和旋转以获得腋窝侧视图(图3)。
  - 如果体位太竖直，由于C臂机越过中立点的偏移有限，正位视图可能难以获得。
- 请将真空定位垫(beanbag)位于患者头部、颈部和躯干上部下方。这使得患者可以稍微探出手术床的边缘，充分显露肩带。
- 当对手臂进行牵引力时，附在床上的胸垫可以防止患者被无意中从床上拉下来。
  - 另一种办法是，将床单裹在患者上身，由床对面的助手对抗牵引确保患者不会被拉下来。

入路

肱骨近端骨折

- 肱骨近端骨折的复位通常都是闭合的。
- 插入的组织可能需行开放手术，这需要通过三角肌间隔(图4)。

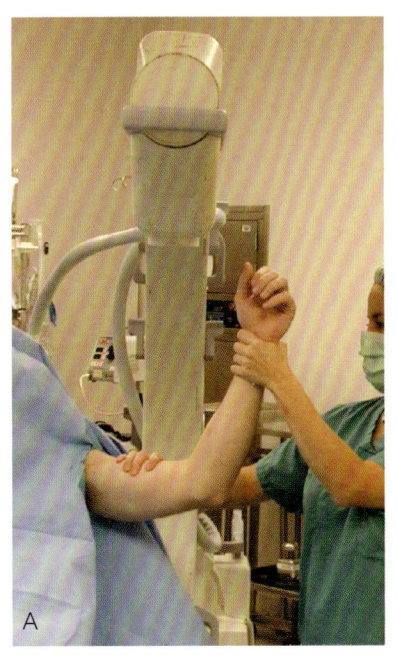
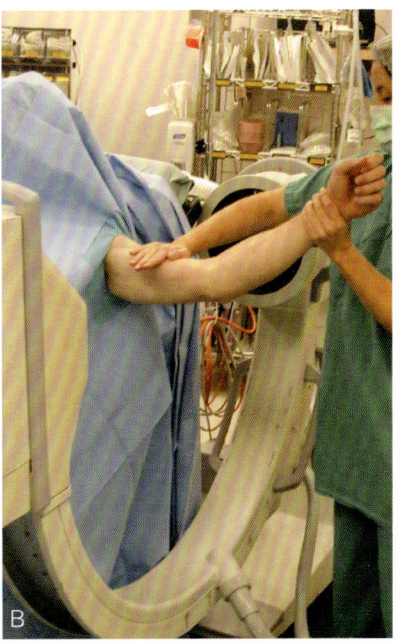

图3 术中复位的体位。A. 患者的整个手臂都露在手术台外面，C臂机从头侧引入，倾斜到超越顶部的位置来获得肩部的标准正位片。注意术者的手，左手牵引远端，右手矫正内收的骨折远端。B. 不用移动手臂，旋转机器获得腋窝的侧面图。在这张模拟图中，C臂单元没有为了显示清楚铺巾。在实际操作中，C臂单元在无菌巾下面升起以保持无菌环境。外科医生用左手牵引远端，同时右手施压减少骨折断端的成角。在无菌单下，患者被胸垫固定以避免被拉下台子，床单裹在患者上身，由台子对面的助手作对抗牵引保护患者不会被拉下来。

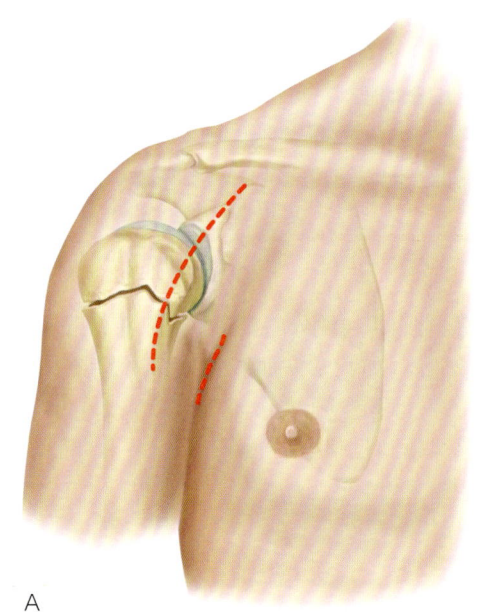
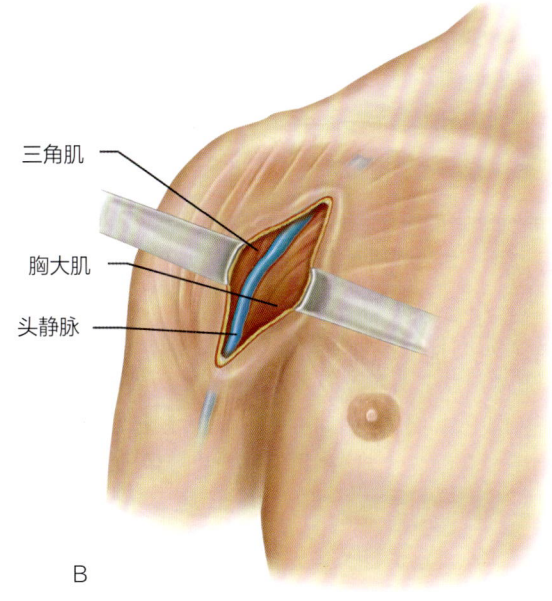

图4 切开复位的入路。A. 两种可能的切口之一：标准切口在胸大肌三角肌间隙，这有助于复位移位大的骨折，或在腋窝做更隐蔽的切口。B. 解剖出作为此间隙标志的头静脉，并深入。

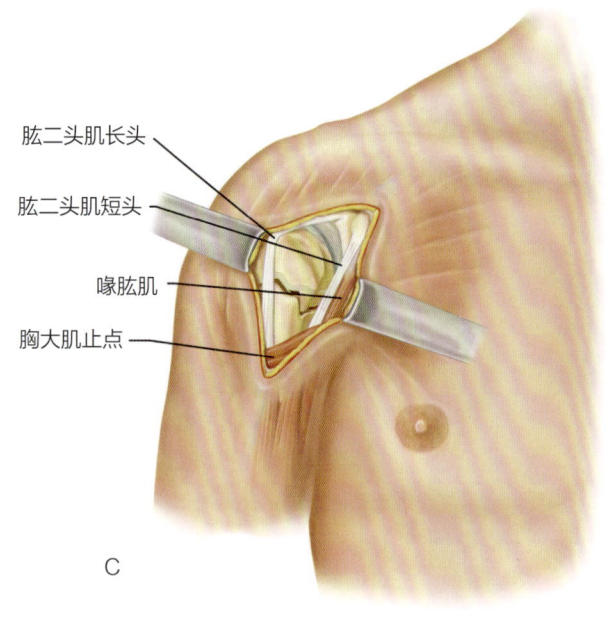

图4（续） C. 去除复位的障碍物，包括嵌入的肱二头肌肌腱、骨膜，以及嵌插入三角肌难以退出的骨折断端都是可能导致复位失败的原因。

闭合复位

- 为了复位骨折，需要了解作用在肱骨上的力；由于肩袖肌肉组织的拉力，骨折近端倾向于外展和外旋，骨干端则由于胸大肌的牵拉，会倾向于内收；为了复位，第一步就是要外展和外旋手臂。
- 下一步是牵引，使骨折断端分离，需一名助手帮助稳定患者的躯体。
- 通常，肱骨干可以通过以下办法来与肱骨头达到对位。
  - 典型的成角畸形是内翻和向前成角。
  - 向下按压骨干的近端来纠正成角畸形，同时保持外展以纠正内翻。
- 在瘦小的患者身上，可以通过腋窝去抓住肱骨头来帮助复位。
- 一旦复位立即固定。

切开复位

- 在少数病例中，闭合复位法不能成功复位，常见的原因是骨膜嵌入或肱二头肌腱嵌入骨折断端。
- 在这些病例中，需要做一个小的三角肌胸大肌切口。
  - 这是一个有限的入路，并非用于开放复位和内固定的广泛显露。在这种方法中，可以在腋下开口，牵开皮缘，软组织钝性分离直到此间隙暴露出骨折端，清理软组织，如肱二头肌肌腱、骨膜；然后按标准方法复位穿针固定。
  - 通常可以通过一个小的开口插入一根手指，以便清除阻挡复位的软组织。
- 然后固定（见下文）。

经皮穿针内固定

- 一旦复位，即为稳定性骨折。
- 头端带螺纹的克氏针，如髋空心钉系统中的2.5 mm导针很适用于小儿，是笔者的第一选择。但不适用于骨质疏松的成人患者。也可以使用全螺纹针。
- 认识肱骨近端与重要神经结构的关系非常重要。
  - 腋神经位于距肩峰顶端5 cm的三角肌内（儿童比成人短）。
  - 更靠前的手术入路，可能伤及肌皮神经。
- 钝性分离软组织至骨后，用组织保护套将针通过小切口插入。
- 通常情况下，复位足够稳定，可以将手臂放在患者体侧并内旋，这也是术后固定的位置。
  - 如果不够稳定，可以在外展位经皮穿针，但是在向下放手臂的时候，固定针会牵拉皮肤。
- 可以做一个切口减张，或是暂时先插入一根针稳定骨折端。当手臂放置在患者身侧时，再使用额外的克氏针固定，去除先前的固定针。
- 第一根针的进针位置是远端侧面，插入肱骨近端中间（技术图1A）。
  - 针开始垂直于骨干轴，然后外科医生用手调整到正确的角度。
  - 重要的是，让针沿着最后的角度进针，以避免皮肤张力问题。
  - 内固定针沿着头的方向进针，到软骨下几毫米的地方停止。
- 第二根针如技术图1B。
  - 第二根针的插入点，笔者更倾向于更靠前和更靠外侧。
  - 若第一根针朝向是肱骨头的下部分，则第二根针朝向上方，使得针在跨越骨折线有更广的分布（技术图1C）。
- 如果需要，第三根针可以从肱骨结节下插入肱骨干中。
  - 这根针有助于在更小的儿童身上获得更好的肱骨头固定，但笔者尽量避免这根固定针，因为其软组织并发症发生率较高。
- 在固定完成后，进行"挺进-撤退"测试（技术图1D），类似于对固定股骨头滑脱螺钉深度的测试。
  - 旋转肩部，固定针的头部应该接近关节面，然后在持续旋转中退缩。
  - 如果固定针过长，应该回抽一点。
- 在稍大龄的患者或是骨量足够的患者身上，可以沿克氏针拧入空心螺钉。
  - 笔者认为这项技术很少有实施的必要，但确实避免了内固定针的护理问题。

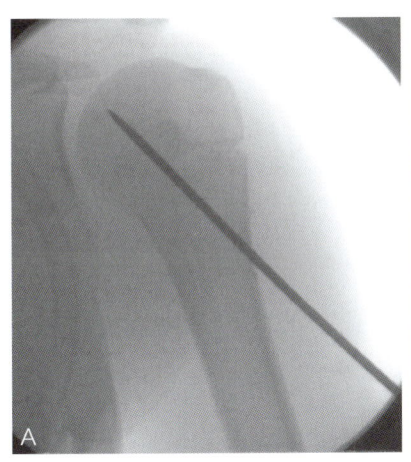
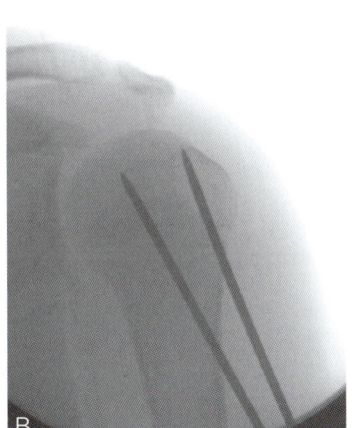
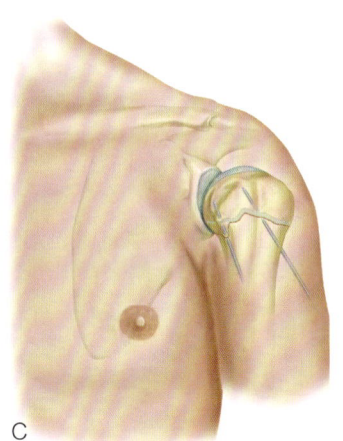
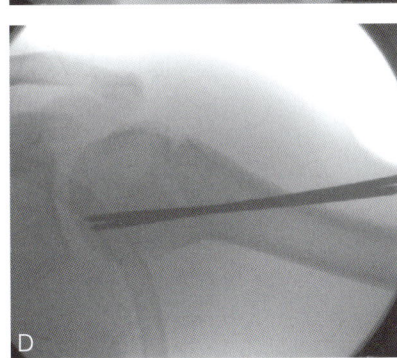

技术图1 图2A、B所示Salter-Harris II型肱骨骨折的穿针固定。A. 复位后放置第一根针。B. 第二根针的固定位置，更靠前和更靠近侧。C. 针的分布呈发散状，戳刺切口应该远离针进入骨头的界面，以避免软组织张力。D. 在X线透视下进行"挺进—撤退"测试，确认固定的稳定性和固定针在关节外。

弹性髓内钉固定

- 患者与经皮穿刺的患者体位一样。
- 复位的方式与经皮穿刺的手法一致。
- 切口做在肱骨末端的外侧边缘上。
- 注意避免前臂外侧皮神经的分支。
- 使用钻孔器突破骨皮质，起初是垂直于骨，随后成角，与骨外侧皮质成平行角度。
- 髓内钉经预弯并推进入骨折区域，旋转髓内钉上端的弯头以达到复位的效果，接下来转向外侧以抵消骨折部位内翻的趋向（技术图2）。
- 离骨约1 cm，将远端截断，置于皮肤下。
- 使用敷料覆盖伤口和吊带外固定。

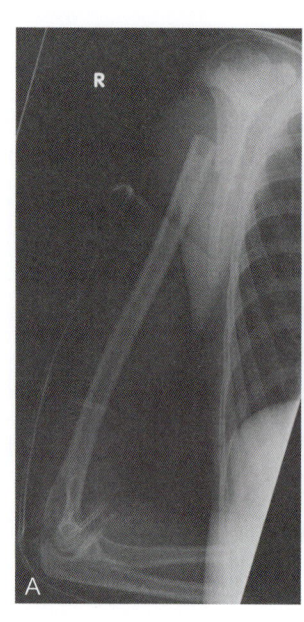
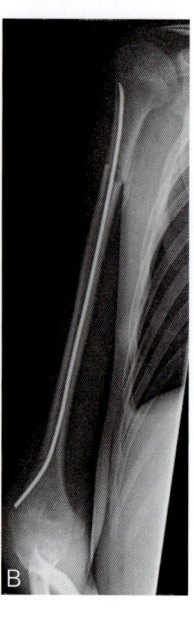

技术图2　A. 男孩，15岁，在摩托车事故中受伤，患者的对侧手臂在出生时就受过臂丛损伤，没有正常功能，因此选择手术固定。B. 侧面插入髓内钉后的X线片。

要点与失误防范

复位	• 手臂应该充分外展，使肱骨干与肱骨头充分接触复位。骨折处有间隙说明可能有嵌入组织，如果有必要应该准备切开复位
内固定钉	• 外科医生在放置内固定钉时应该避免损伤腋神经和肌皮神经，皮肤应小心处理，避免多次穿刺，尽量减少软组织并发症
适应证	• 存在较大的重塑潜力。手术前应仔细考虑患者的年龄和重塑能力。如果可能的话，外科医生应该接受非解剖功能复位而避免切开复位，及其相关的并发症

术后处理

- 内固定针的术后护理是有争议的，笔者更倾向于将钉子留在皮肤外，日后在病房取出。
  - 这通常在术后3～4周完成，这时骨折已经愈合到有足够的稳定性（图5）。
  - 电动手钻对于安全取出内固定钉是十分有帮助的，因为针头是带有螺纹的。
  - 这些针用碘浸湿的纱布包裹并覆盖。
  - 如果存在问题，可以拆开检查和重新外敷，用半浓度过氧化氢处理针是有帮助的。
- 在肥胖患者或年轻患者中，手臂活动受吊带制约，针周围的软组织可能会移动而引发感染。
  - 在这些患者中，针尾应该被埋在皮下。
  - 取出针需要在手术室，在术后4～6周。
- 取出针后，患者应该在康复指导下进行被动的肩部活动。
  - 一旦X线片显示骨折已经完全愈合，就应该开始正式的理疗以恢复活动度和力量。
- 大多数患儿都按着自己的活动节奏恢复得很好。
- 应用弹性髓内钉的患者，术后应用软性敷料和吊带。
- 在切口皮肤结痂后，大约术后2周，就应该开始轻缓的活动，骨折愈合在术后6～8周。
- 对于还有超过两年生长期的儿童，笔者倾向于在术后1年拔除髓内钉。

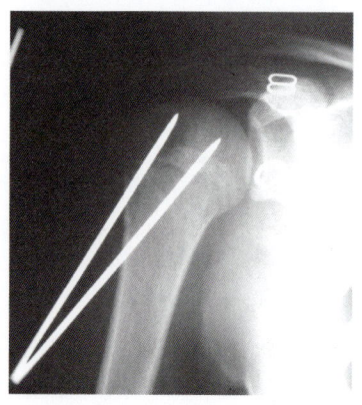

图5　技术图1所示患者在内固定钉取出之前，术后4周的X线片，内侧硬化提示骨折愈合。

结果

- 无论选择哪种复位方法，大多数肱骨近端骨折患者的预后都很好。
- 在没有神经损伤和开放性骨折的情况下，年轻的患者，尤其是15岁以下的儿童，闭合复位的预后都非常好。
- 切开复位骨折愈合效果较好，虽然有报道指出切开复位可能会带来并发症，如钉道引起的骨折和晚期骨髓炎[1]。

并发症

- 神经损伤。
- 钉道感染和骨髓炎。
- 关节僵硬。
- 生长障碍。
- 经骨皮质钉道的骨折。

（周祖彬　译，鲍琨　审校）

参考文献

[1] Beringer D, Weiner DS, Noble JS, et al. Severely displaced proximal humerus epiphyseal fractures: a follow-up study. J Pediatr Orthop 1998;18:31-37.

[2] Bishop JY, Flatow EL. Pediatric shoulder trauma. Clin Orthop 2005;(432):41-48.

[3] Dobbs MB, Luhmann SL, Gordon JE, et al. Severely displaced proximal humeral epiphyseal fractures. J Pediatr Orthop 2003;23: 208-215.

[4] Kwon Y, Sarwark JF. Proximal humerus, clavicle, and scapula. In: Beatty JH, Kasser JR, eds. Rockwood and Wilkins' Fractures in Children, ed 5. Philadelphia: Lippincott Williams & Wilkins, 2001:741-806.

[5] Wilkins KE. Principles of fracture remodelling in children. Injury 2005;36(suppl 1):A3-A11.

第19章 肱骨近端骨折的切开复位内固定治疗
Open Reduction and Internal Fixation of Proximal Humerus Fractures

Mark T. Dillon, Stephen Torres, Mohit Gilotra, and David L. Glaser

定义

- 肱骨近端骨折包括涉及肱骨解剖颈、肱骨大结节或肱骨小结节的骨折。
- 临床较为常用的肱骨近端骨折分型为Neer分型(图1)。该分型方法依据骨折的骨折块数量以及移位,即根据肱骨4个解剖部位(关节面、大结节、小结节和肱骨干)及相互之间的移位(以移位1 cm或成角畸形大于45°为移位标准)来进行分型[22,23]。
- AO/ASIF将骨折分为三型:1型,关节外单处损伤;2型,关节外双处损伤;3型,关节内损伤。
  - 每一种分型再被进一步分组[21]。
  - 该分型方法更侧重于肱骨的血运,因为关节内的骨折更容易导致缺血性骨坏死[31]。
- 但是有研究表明,两种分型的观察者间置信度均不高[1,28,29]。
- 外翻损伤性骨折虽然并没有列入经典的Neer分型,但其也值得关注。
  - 四部分损伤中,若肱骨关节面在肱骨干处损伤,肱骨干外翻会使得肱骨干和关节面的成角畸形增大。
  - 常常因为肩袖的完整而被忽视[5]。
  - 而此类损伤因血运较少受损,缺血性骨坏死的发生率较低。

解剖

- 近端肱骨的解剖包括大结节、小结节及关节面。
  - 肩胛下肌止于小结节,而冈上肌、冈下肌、小圆肌则止于大结节。

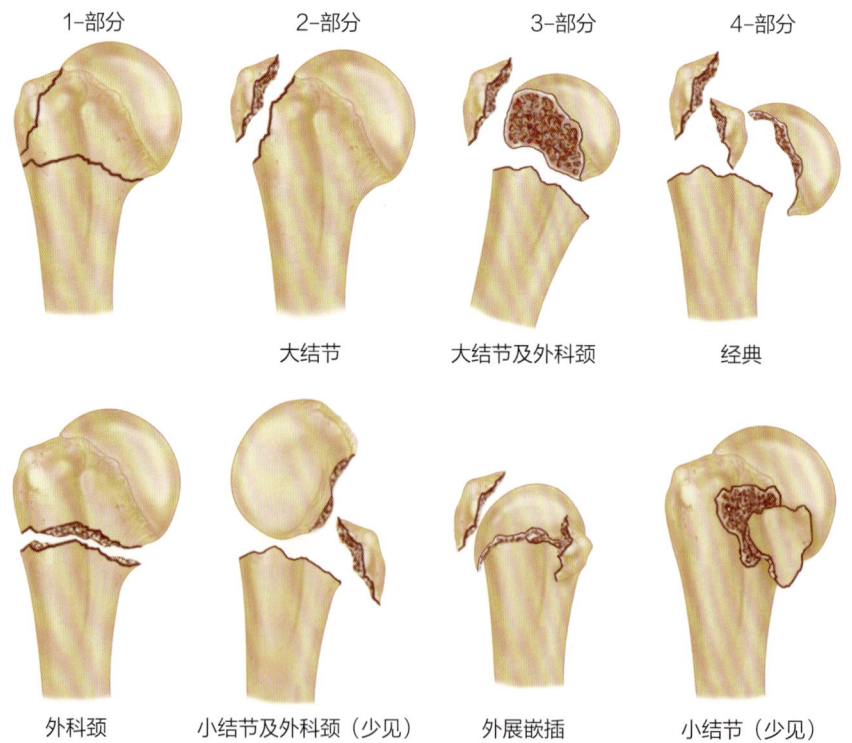

图1 肱骨近端骨折的Neer分型

- 对于肱骨骨折中导致畸形的作用力的了解可以使外科医生更好的通过手术或非手术的方法治疗肱骨近端骨折。
  - 在两部分解剖颈骨折中,胸大肌的拉力将肱骨干拉向前内侧。
  - 在两部分大结节骨折中,冈上肌、冈下肌、小圆肌肌腱将肱骨大结节拉向上方或后方。
  - 在涉及小结节的三部分骨折中,上述肌腱在大结节处的止点是完整的,肱骨关节面外旋且面向前方。
  - 在涉及大结节的三部分骨折中,肩胛下肌因无对抗力,导致肱骨关节面旋后。
  - 四部分骨折导致肱骨干以及大小结节的移位,使得肱骨头游离于关节内。
- 熟悉血管解剖对于有效治疗肱骨近端骨折以及预测可能存在的骨坏死的风险是极为重要的。
- 肱骨近端血供来源于旋肱前动脉及旋肱后动脉。
- 过去认为肱骨头的血供主要来源于旋肱前动脉的前外侧升支(弓状分支)[10]。然而最新的研究提示,肱骨头主要的血供来源于旋肱后动脉[12]。
- 弓状分支在肱二头肌长头的外侧走行于肱二头肌沟中,随后在肱二头肌沟和大结节交汇处穿入肱骨头,供应肱骨头中间部分的血供[12]。
- 旋肱后动脉随腋神经穿过四边孔,环绕于肱骨后方的上外侧,供应肱骨头上、外、内侧的血供[12]。
  - 某些骨折有较高的概率损伤血管,所以对肱骨血供的了解在评估骨坏死的风险上非常重要。波及背内侧干骺端的骨折其发生缺血的概率远高于该区域完整的骨折[11]。

发病机制

- 老年患者的肱骨近端骨折常由跌倒等轻度暴力引起。
- 而年轻患者的肱骨近端骨折常由于车祸或运动损伤等较强暴力引起。
- 盂肱关节脱位常同时存在,必须在首次检查时同时明确是否存在。

病史和体格检查

- 病史需要包括受伤机制、社会情况、受伤前肩关节症状(提示可能存在肩袖损伤或风湿性疾病)。
- 临床表现包括肩关节的疼痛,活动时加重。
- 视诊可以发现瘀斑及肿胀,触诊通常会导致弥散性疼痛。
- 肩关节活动范围(ROM)检查可能因为疼痛而难以进行,但其对于骨折稳定性的判断尤为重要。如果肱骨干和肱骨近端在内、外旋时同时活动,骨折通常稳定。如果肱骨干和肱骨近端在内、外旋时不同时活动或有捻发感,说明骨折不稳定。
- 如果存在脱位,有时可扪及肱骨头,表现为前侧饱满。
- 可合并神经血管损伤,应彻底检查患侧血管神经。
- 小于50岁的患者更容易发生神经损伤。一项研究发现肱骨外科颈骨折或肩关节脱位的患者中,小于50岁的患者发生腋神经损伤的概率接近40%[2]。
  - 大血管损伤较少见,然而严重的内侧移位可能导致腋动脉的损伤,当尺动脉及桡动脉的搏动减弱时应警惕腋动脉损伤[13]。

影像学和其他诊断性检查

- 首要的影像学检查包括正位、肩胛Y及腋位X线摄片。
  - 当骨折稳定时可以包括内、外旋位。内旋位可以更好地观察小结节,而外旋位可以更好地观察大结节。West Point腋位对于诊断关节窝前缘骨折较为有效,而Stryker notch位可以更好地观察Hill-Sachs损伤。
  - 在患者可以忍受的情况下,牵引位能提供很多有效信息。
- CT在X线无法完全展示骨折形态时具有意义。研究表明,额外的CT扫描对观察者间重复性仅有轻微提高,且并不影响观察者间置信度。
- 然而CT对于复位方法的决定以及诊断,诸如Hill-Sachs骨折及骨性Bankart损伤等相关的损伤具有价值。
- MRI扫描虽然对怀疑有盂唇、肩袖等软组织损伤具有一定价值,但其对肱骨近端骨折诊断中应用较少。

鉴别诊断

- 肱盂关节脱位。
- 肩胛骨骨折。
- 锁骨骨折。
- 肱骨干骨折。
- 血管和神经损伤。
- 神经源性关节病。

非手术治疗

- 早前研究认为,对于移位小于1 cm和成角畸形小于45°的患者可以选择保守治疗[22]。大约有85%的肱骨近端骨折患者可以采用非手术治疗的方法[20]。然而随着固定方法的更新,手术治疗的指征逐渐扩大。
- 对于有大结节移位的骨折,现在更倾向于手术治疗。有研究表明大于5 mm的移位就会导致关节功能的下降[19]。
  - Neer最初建议对于移位大于1 cm的大结节骨折应采取手术治疗[22]。
  - 然而有些学者认为当移位大于5 mm时即应手术治疗。
    - McLaughlin[19]愈合后大结节移位大于5 mm的患者存在长期的关节疼痛和功能障碍,移位小于5 mm的患者没有证据证明必须手术治疗。
    - Platzer[26]等发现,在肱骨大结节移位小于5 mm的患者,预后无统计学差异。
- 对于不涉及肱骨干的肱骨近端骨折,患者最初采用简单的吊带固定。
- 当疼痛缓解,骨折处愈合为一体后,即应进行被动ROM。患者首先进行摇摆锻炼,一般在受伤2~3周后即可进行ROM。
- 在骨折后6~10周时,骨折往往愈合到一定程度,此时应开始强化训练[18]。
- 当对肱骨近端骨折选择保守治疗时,尽早开始物理治疗尤为重要。Koval等[15]发现在骨折后2周内开始物理治疗的一部分骨折患者,其预后明显改善。
- 部分研究认为非手术治疗可以使肱骨近端骨折患者获得可接受的结果[27,30,32]。
- 在肱骨近端关节周围锁定钢板发明前,有研究认为二部分外科颈骨折[4],移位的三、四部分骨折[33]手术和非手术治疗结果无明显差异。

手术治疗

- 患者对于手术治疗的预期是非常重要的。手术的目标是在进行功能性ROM时使得疼痛降到最低。完全缓解术前ROM疼痛常常是不可能的。

术前计划

- 必要的影像学检查,包括X线或CT检查。
- 每一例肱骨近端骨折各不相同,通常情况下,手术方案在患者手术前就已定下。然而最终的固定方法在术中直视下才能决定。这要求外科医生准备数种固定方案以应对不同的情况。
  - 如果在术中发现无法用内固定修复骨折,外科医生需要做好半关节置换术或肩关节翻转置换术。
- 近端肱骨手术方法有很多。在本章节中,笔者描述了几种现今使用的方法。对于手术方法的选择需要根据患者个体、骨折类型和医生的手术水平。

体位

- 本章讨论的手术方法在患者取沙滩椅式体位时最易进行。当患者取半坐位时,髋关节和膝关节是屈曲的。为了在术中可以更好地检查ROM,术者应将患者尽可能地向外侧移动。为了使患者在手术台上保持姿势,可使用外侧支撑物支撑。
- C臂机透视可以有效观察复位的质量。最佳的C臂机位置是将增强器放在患者肩和上肢的后方(图2)。
- 在术前应行透视来确认整个骨折可以不被阻挡地观察到。

入路

- 入路的选择取决于手术方法的选择,将会在技术章节仔细讨论。
- 胸大肌三角肌入路是最常用的入路。在特定的骨折中需要行三角肌分离。

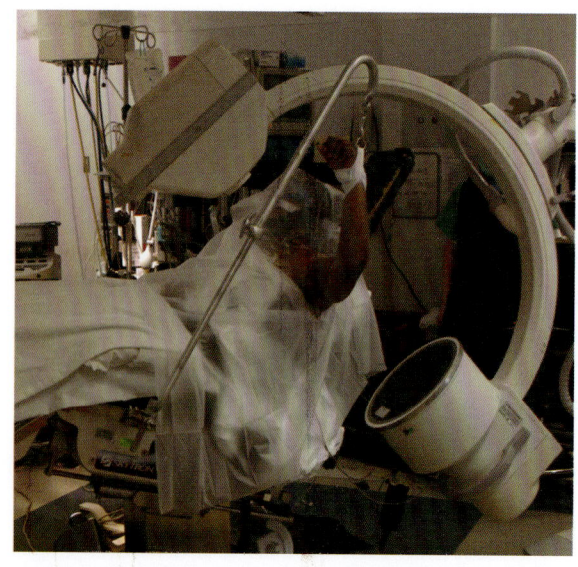

图2 沙滩椅位透视。C臂机应该放在后方来获得理想的透视图。

移位结节骨折固定

- 患者取沙滩椅式体位。
- 可使用三角肌分离或胸大肌三角肌入路。
- 三角肌分离：沿肩峰的前外侧尖端向外下至上臂做一切口。
  - 或可做一平行于肩峰外侧缘的切口，用于修复肩袖。
- 皮瓣被掀起。
- 沿三角肌纤维分离三角肌，此时前部三角肌可以与肩峰分离。
  - 为了保护腋神经，注意分离三角肌纤维不能远于肩峰 5 cm。在分离的远端可用缝线缝合来防止缝隙无意间延长[14]。
- 与本章描述的所有开放步骤一样，应清理干净骨折处的血块以便复位。
- 大结节一般向后或向上移位。将肩关节外展外旋可以使后上侧肩袖松弛，使得大结节更容易复位。
  - 在肩袖处牵引缝线对复位有很大帮助。
  - 然后可克氏针进行临时固定（技术图1A、B）。
- 如果克氏针固定理想，可用空心螺钉稳定固定。
  - 为了有足够的固定强度，螺钉应该有一定的长度，但不能太长，否则可能会有肩部症状（技术图1C、D）。
  - 对于骨质量较差的患者可以使用垫圈。

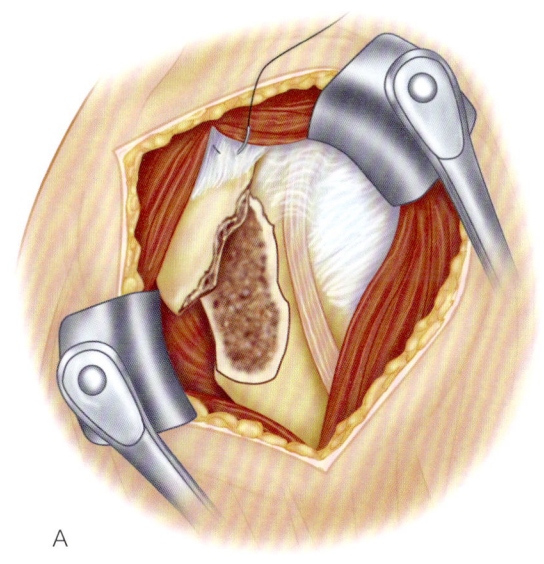
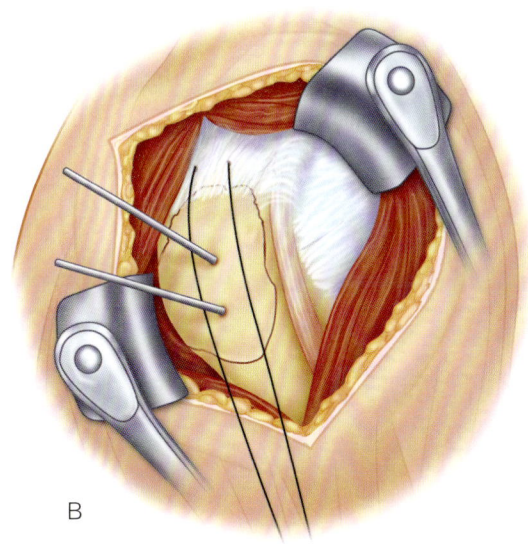
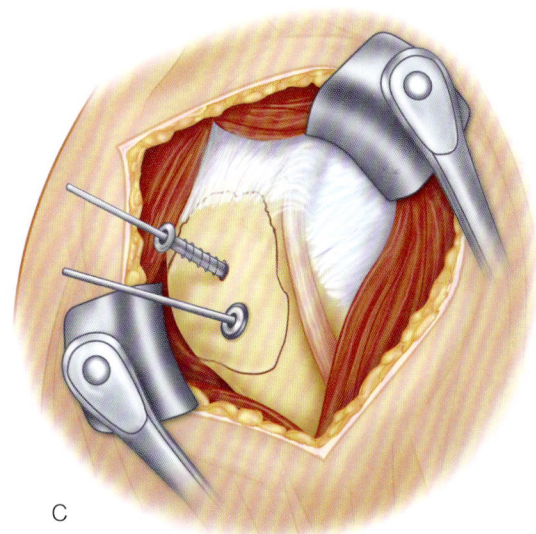
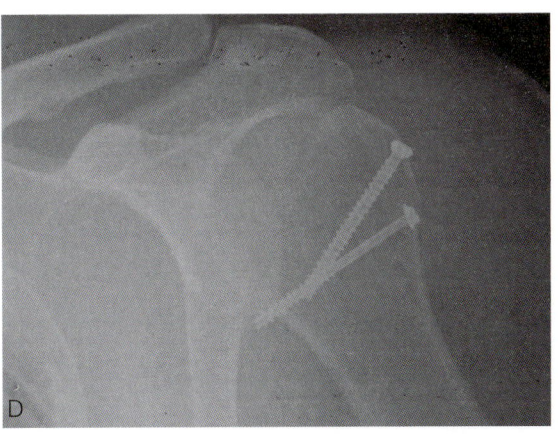

技术图1 A. 牵引缝线固定于肩袖肌腱使得大结节易于复位。B. 克氏针可以用于固定复位的大结节。C. 4.5 mm空心螺钉固定。D. 最终固定，螺钉应该到达远处的骨皮质，但是不能太长，以免损伤腋神经。

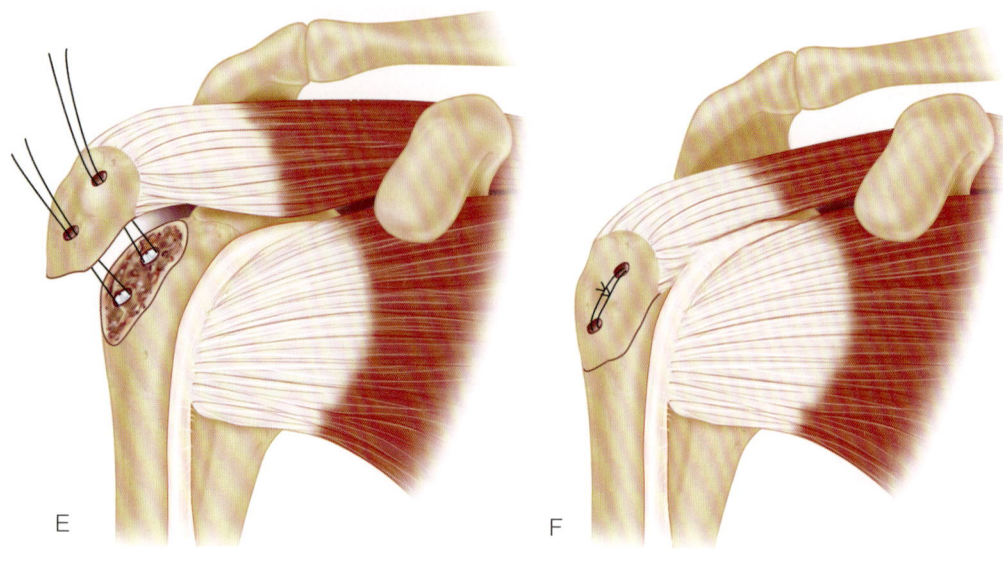

技术图1（续） E. 将缝线锚钉固定于骨折床。F. 已复位的骨折靠缝线在大结节表面打结固定。

- 对于骨质量较差的患者，将大结节缝线固定于肱骨作为替代空心螺钉的治疗方法，可获得更好的效果。
  - 此方法将两个缝合锚钉固定在骨折床上（技术图1E）。
  - 将缝线锚的两头穿过骨折块上预先钻的孔后在骨折块表面固定（技术图1F）。
- 缝线还可以固定在大结节的骨-肌腱交界处，随后穿入肱骨干的骨隧道。这种方法会在本章后面的内容介绍。
- 如果前部三角肌在术中分离，术者需要用不可吸收缝线将其固定在肩峰上。

三、四部分骨折切开复位缝合固定

- 患者取沙滩椅位，胸大肌三角肌入路。
- 术中可能需要切开肩袖间隙组织使得在头未分离的情况下也可以直视肱骨头而不损伤肩袖及结节。
- 经肩袖肌腱多重缝合固定，常用的是5号不可吸收线或1 mm条带。
  - 肩胛下肌腱及后上肩袖肌腱都需要被固定[25]（技术图2A）。
- 钻孔的位置应该在骨折处的远端。在肱二头肌间沟的两侧的骨质都非常好，可以使缝线固定稳定（技术图2B、C）。
- 在大部分情况下，骨折需要达到解剖复位。
- 在涉及大结节的三部分骨折中，首先需要将肱骨头固定在肱骨干上，随后再复位大结节[25]。
- 对于高位解剖颈骨折，缝线需要将任何结节都固定在头上来维持固定。

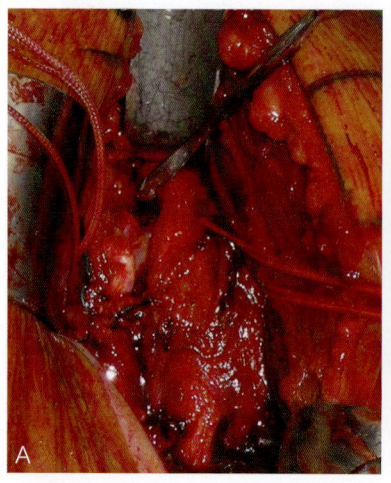
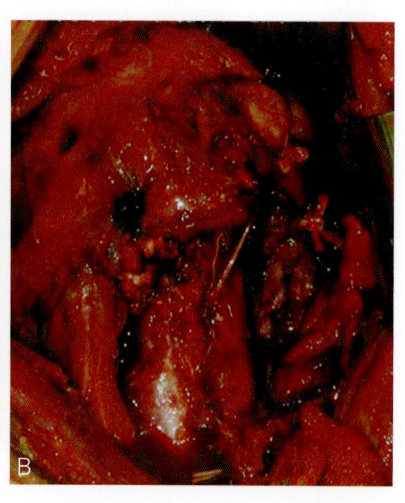

技术图2 A. 缝线穿过肩胛下肌和后上方肩袖肌腱。B. 缝线通过钻孔固定于近端肱骨干。

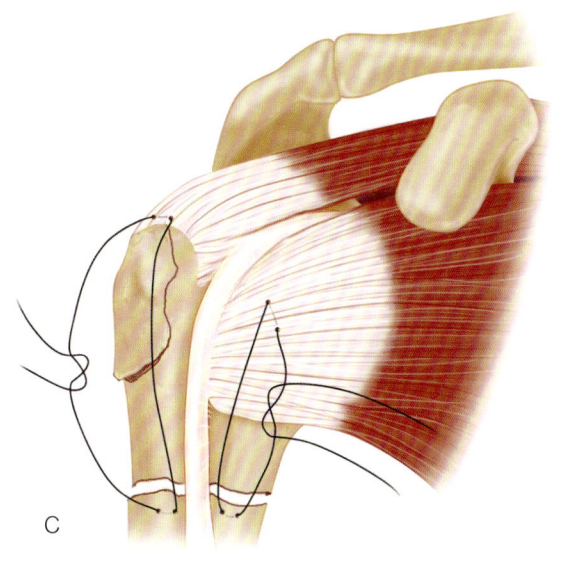

技术图2（续） C. 1mm条带穿过钻孔后将近端骨折块固定于肱骨干。

运用解剖钢板的切开复位内固定术

暴露

- 肱骨近端解剖钢板的使用，通常经胸大肌三角肌入路。
- 患者取沙滩椅位，从喙突上方开始沿胸大肌三角肌间沟向远端做一足够长的切口（技术图3A）。
- 胸大肌和三角肌之间的平面展开后暴露头静脉。
  - 用Cobb剥离器可将此间隙暴露，使得术者可以更轻松地区分和结扎头静脉的分支（技术图3B、C）。
- 暴露下方的胸锁筋膜，沿外侧切开至联合腱[14]。
  - 将联合腱和胸大肌小心地向内牵拉，将三角肌向外牵拉。

复位

- 暴露充分下可以直视骨折处和肩袖。在涉及结节移位的骨折，笔者推荐将结节通过缝线固定在骨-肌腱交界处来控制结节（技术图4A）。
  - 粗缝线固定在肩袖肌腱止点，必要时可作为补充的固定。
  - 移位很小的结节不需要复位前缝线固定。
- 在骨折处使用Cobb剥离器可帮助骨折治疗（技术图4B）。
  - 为了不影响肱骨头的血运，钢板需要放置在肱二头肌腱外侧（技术图4C）。
  - 通常情况下，术者需要松解一小部分三角肌前侧止点以便放置钢板。

锁定解剖钢板固定

- 术中需要通过透视来确认复位和钢板放置的情况，特别是钢板的高度，这对于每一块钢板都是特定的。
  - 当钢板位置太高或骨折固定内翻时，可能会导致钢板和肩峰下方撞击。
  - 克氏针可用于暂时维持近端和远端的固定。
  - 或者，在置钉前可以用克氏针通过钻头套筒暂时在近端或远端固定（技术图5A）。再次确认钢板位置。
- 通常先在近端将锁定钉打入头部，可选用多种螺钉布局。
- 当肱骨头和骨干固定后，可以固定远端螺钉（技术图5B）。
  - 将下内侧螺钉斜向上置入肱骨距中，已被证明可以维持复位和减少术后内翻塌陷的风险[9]。
- 最后应通过透视确定钢板放置，所有螺钉的长度应通过多个肩部透视平面来仔细评估（技术图5C、D）。
- 通过肩袖肌腱放置的缝线也固定在板、骨干或其他结节上。这些缝合线可以在固定前通过钢板预紧。
  - 在手术完成后，胸大肌可以通过钢板上的小孔来缝合固定。
- 对于骨质疏松患者，可以首先用缝合线将结节固定在肱骨干上，然后再用钢板固定。
- 移位的肱骨近端两部分骨折也可以用锁定钢板经皮固定。使用这种技术时必须非常小心，以防止伤害腋神经。
  - 最近的一项研究显示[8]，腋神经距近端第二骨干螺钉孔平均3mm，距近端第三螺钉孔平均7mm。所有其他螺钉孔距神经均大于1cm。

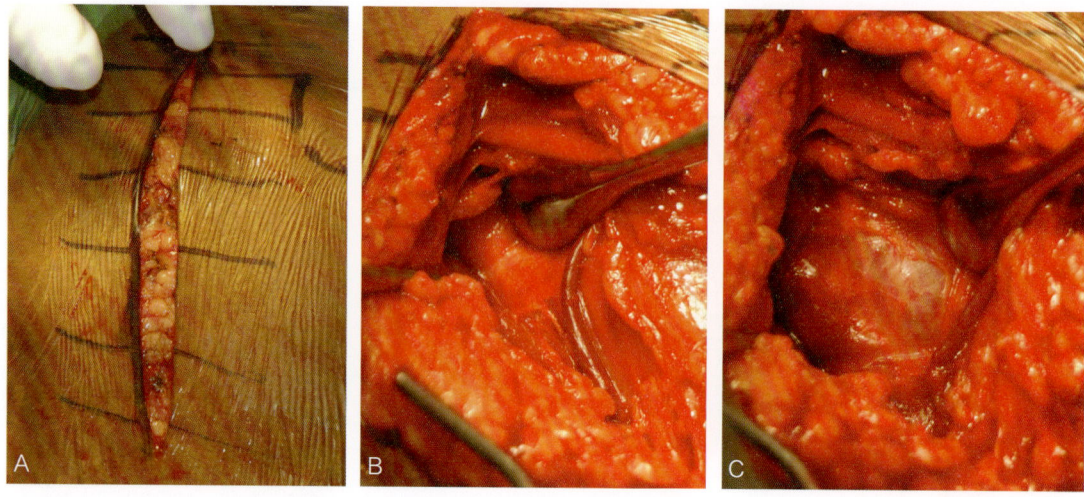

技术图3　A. 切口从喙突向远端沿三角肌沟延伸。B. 观察三角肌和胸大肌之间的间隔。C. 利用两个Cobb剥离器展开间隙，使头静脉向外侧延伸。

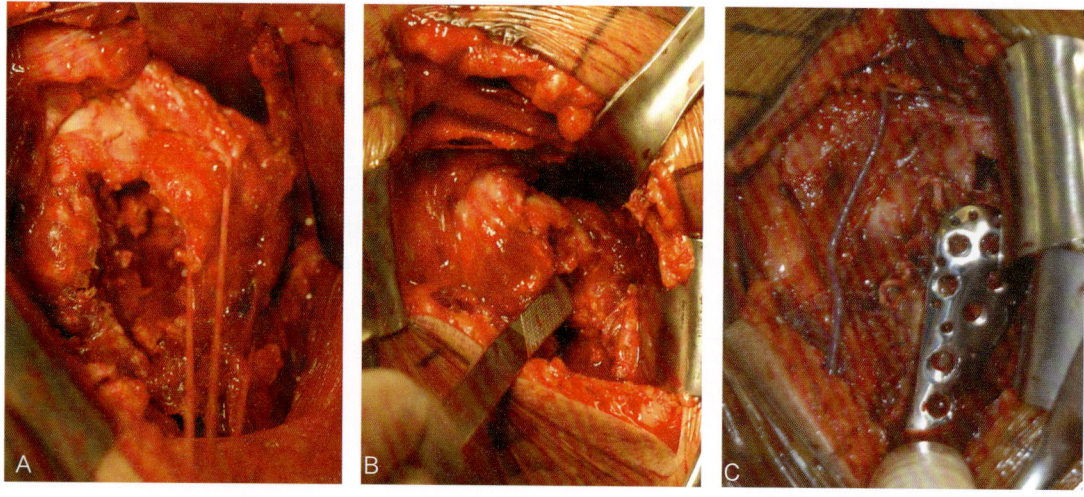

技术图4　A. 通过肩袖肌腱连接处的牵引缝线可能有助于纠正内翻畸形。B. 通过抬高近端碎片来治疗骨折。C. 钢板正确的放置位置是在二头肌肌腱外侧（此图未见）。缝合固定术已被用来帮助维持固定和支撑骨板。

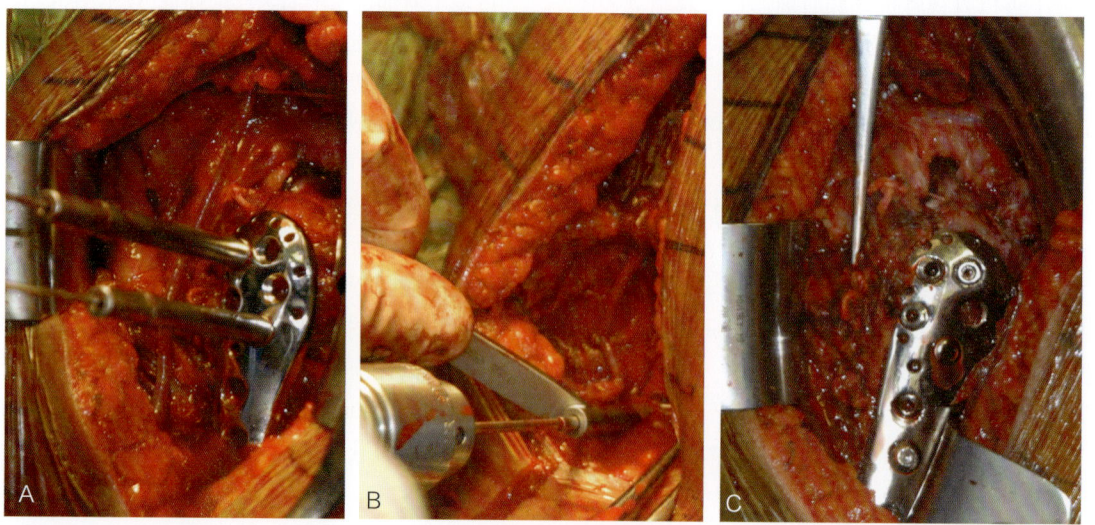

技术图5　A. 通过钻头套筒的克氏针用于维持钢板固定。注意钢板的上缘相对于结节顶端的位置。B. 头部固定到钢板上后可以放置远端螺钉。C. 最终固定。

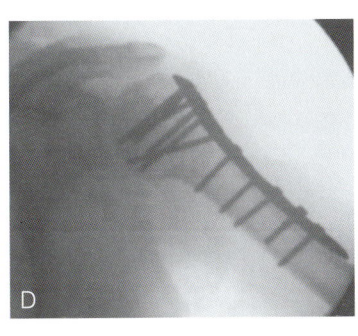

技术图5（续）　D. 透视显示螺钉置入。

要点与失误防范

适应证	• 了解肱骨近端骨折的神经血管解剖和变形力对有效治疗这些损伤和了解哪些骨折需要手术治疗至关重要
暴露	• 在暴露和复位过程中，尽量减少骨折碎片的软组织剥离，减少骨折块血供的损伤。 • 间隙分离技术的发展有助于骨折的可视化复位，而且不需要游离肩袖肌腱的。这在固定年轻患者肱骨头劈裂骨折中是非常有用的
维持固定	• 克氏针对开始维持固定非常有效。 • 在缝合固定中，将缝线固定在远端碎片二头肌间沟周围的坚固骨中能把持得较好
骨质差的患者	• 对于骨质疏松性三部分骨折，优先考虑缝合固定，而后考虑肱骨近端锁定钢板。 • 当内侧粉碎性骨折时，解剖板是非常有效的
上方撞击	• 避免在大结节处锁定钢板放置得过高
螺钉穿透	• 通过多平面检查螺钉长度，避免术中螺钉穿透肱骨头

术后护理

- 必须在获得稳定的固定之后才能进行即时的ROM。
- 物理治疗方案应根据骨折的稳定性、骨折类型、骨质量和患者的个人因素来制订。
- 理想情况下，术后第一天物理治疗包括：摆锤运动，130°被动前屈，被动外旋30°。
- 手术后4~6周，可增加一个悬挂滑轮拉绳操来增加拉伸和主动运动。6~8周增强上述运动。
- 术后10~12周后可以进行正式的弹性带强化训练[3]。
- 与非手术治疗一样，物理治疗是良好康复的关键。
- 最近的一项研究观察了两部分和三部分骨折的患者，结果不满意的患者都是不配合物理治疗的患者[25]。

结果

- Flatow等[7]报道16例移位超过1 cm的大结节骨折固定的12例患者取得了良好的效果。前仰角平均为170°，外旋平均为63°。
- 切开缝线复位可以达到可接受的固定，特别是对于老年骨质疏松症患者，该技术可靠地应用于二部分和三部分骨折。
  - 一项研究显示有近80%的患者效果很好，平均向前弯曲155°的运动，平均外旋46°，内旋至T11。此外，没有肱骨头骨坏死的报道[25]。
- 早期切开复位和外侧放置T形钢板内固定的效果并不理想，尤其是对于四部分骨折[17,24]。其他早期的接骨技术包括三叶草和接骨板等，但目前主要使用的是解剖板技术。
  - 最近的研究展示了使用这种锁定板的优越性，尽管这种技术也有并发症。

并发症

- 感染。
- 僵硬/粘连性关节炎。
- 不愈合。
- 畸形愈合。
- 肱骨头坏死。
- 神经损伤。
- 继发于固定或残留结节移位的撞击。
- 肱骨头螺钉穿透（手术时长度不正确或内翻塌陷后）[16]。
- 肱骨近端骨折解剖型钢板固定失败，包括内翻错位和钢板断裂[6]。

（马一阳　译，鲍琨　审校）

参考文献

[1] Bernstein J, Adler LM, Blank JE, et al. Evaluation of the Neer system of classification of proximal humeral fractures with computed tomographic scans and plain radiographs. J Bone Joint Surg Am 1996;78A:1371-1375.

[2] Blom S, Dahlback LO. Nerve injuries in dislocations of the shoulder joint and fractures of the neck of the humerus. Acta Chir Scand 1970;136:461-466.

[3] Cameron BD, Williams GR. Operative fixation of three-part proximal humerus fractures. Tech Shoulder Elbow Surg 2002;3:111-123.

[4] Court-Brown CM, Garg A, McQueen MM. The translated two-part fracture of the proximal humerus: epidemiology and outcome in the older patient. J Bone Joint Surg Br 2001;83B:799-804.

[5] DeFranco MJ, Brems JJ, Williams GR Jr, et al. Evaluation and management of valgus impacted four-part proximal humerus fractures. Clin Orthop Relat Res 2006;442:109-114.

[6] Fankhauser F, Boldin C, Schippinger G, et al. A new locking plate for unstable fractures of the proximal humerus. Clin Orthop Relat Res 2005;430:176-181.

[7] Flatow EL, Cuomo F, Maday MG, et al. Open reduction and internal fixation of two-part displaced fractures of the greater tuberosity of the proximal part of the humerus. J Bone Joint Surg Am 1991;73A:1213-1218.

[8] Gallo RA, Altman GT. A cadaveric study to evaluate the safety of percutaneous plating of the proximal humerus. Presented at Pennsylvania Orthopaedic Society 2006 Spring Scientific Meeting, Paradise Island, The Bahamas, May 4-6, 2006.

[9] Gardner MJ, Weil Y, Barker JU, et al. The importance of medial support in locked plating of proximal humerus fractures. J Orthop Trauma 2007;21(3):185-191.

[10] Gerber C, Schneeberger AG, Vinh T. The arterial vascularization of the humeral head. J Bone Joint Surg Am 1990;72A:1486-1494.

[11] Hertel R, Hempfing A, Stiehler M, et al. Predictors of humeral head ischemia after intracapsular fracture of the proximal humerus. J Shoulder Elbow Surg 2004;13(4):427-433.

[12] Hettrich CM, Boraiah S, Dyke JP, et al. Quantitative assessment of the vascularity of the proximal part of the humerus. J Bone Joint Surg Am 2010;92(4):943-948.

[13] Hofman M, Grommes J, Krombach GA, et al. Vascular injury accompanying displaced proximal humeral fractures: two cases and a review of the literature. Emerg Med Int 2011;2011:742870.

[14] Hoppenfeld S, deBoer P. Surgical Exposures in Orthopaedics, ed 3. Philadelphia: Lippincott Williams & Wilkins, 2003.

[15] Koval KJ, Gallagher MA, Marsicano JG, et al. Functional outcome after minimally displaced fractures of the proximal part of the humerus. J Bone Joint Surg Am 1997;79A:203-207.

[16] Konrad G, Bayer J, Hepp P, et al. Open reduction and internal fixation of proximal humeral fractures with use of the locking proximal humerus plate. Surgical technique. J Bone Joint Surg Am 2010;92(suppl 1, pt 1):85-95.

[17] Kristiansen B, Christensen SW. Plate fixation of proximal humeral fractures. Acta Orthop Scand 1986;57:320-323.

[18] McKoy BE, Bensen CV, Hartsock LA. Fractures about the shoulder: conservative management. Orthop Clin North Am 2000;31:205-216.

[19] McLaughlin HL. Dislocation of the shoulder with tuberosity fractures. Surg Clin North Am 1963;43:1615-1620.

[20] Moriber LA, Patterson RL Jr. Fractures of the proximal end of the humerus. J Bone Joint Surg Am 1967;49A:1018.

[21] Muller ME, Nazarian S, Koch P, et al. The Comprehensive Classification of Fractures of Long Bones. Berlin: Springer-Verlag, 1990.

[22] Neer CS II. Displaced proximal humeral fractures. Part I. Classification and evaluation. J Bone Joint Surg Am 1970;52A:1077-1089.

[23] Neer CS II. Displaced proximal humeral fractures. Part II. Treatment of three-part and four-part displacement. J Bone Joint Surg Am 1970;52A:1090-1103.

[24] Paavolainen P, Bjorkenheim J, Slatis P, et al. Operative treatment of severe proximal humeral fractures. Acta Orthop Scand 1983;54:374-379.

[25] Park MC, Murthi AM, Roth NS, et al. Two-part and three-part fractures of the proximal humerus treated with suture fixation. J Orthop Trauma 2003;17:319-325.

[26] Platzer P, Kutscha-Lissberg F, Lehr S, et al. The influence of displacement on shoulder function in patients with minimally displaced fractures of the greater tuberosity. Injury 2005;36:1185-1189.

[27] Rasmussen S, Hvass I, Dalsgaard J, et al. Displaced proximal humeral fractures: results of conservative treatment. Injury 1992;23:41-43.

[28] Sidor ML, Zuckerman JD, Lyon T, et al. The Neer Classification system for proximal humeral fractures. J Bone Joint Surg Am 1993;75A:1745-1750.

[29] Siebenrock KA, Gerber C. The reproducibility of classification of fractures of the proximal end of the humerus. J Bone Joint Surg Am 1993;75A:1751-1755.

[30] Young TB, Wallace WA. Conservative treatment of fractures and fracture-dislocations of the upper end of the humerus. J Bone Joint Surg Br 1985;67B:373-377.

[31] Zuckerman JD, Checroun AJ. Fractures of the proximal humerus: diagnosis and management. In: Iannotti JP, Williams JR, eds. Disorders of the Shoulder: Diagnosis and Management. Philadelphia: Lippincott Williams & Wilkins, 1999;639-685.

[32] Zyto K. Non-operative treatment of comminuted fractures of the proximal humerus in elderly patients. Injury 1998;29:349-352.

[33] Zyto K, Ahrengart L, Sperber A, et al. Treatment of displaced proximal humeral fractures in elderly patients. J Bone Joint Surg Br 1997;79B:412-417.

第20章 锁骨骨折切开复位内固定
Open Reduction and Internal Fixation of Clavicular Fractures

J. Todd R. Lawrence and R. Justin Mistovich

定义

- 锁骨,来自拉丁语clavicula,意思是"小分支",类似于罗马儿童用于推动铁环的弯弯的铁箍。
- 儿童锁骨骨折是最常见的儿童外伤之一,也是最常见的分娩骨折之一[10,13,15]。
- 锁骨骨折按解剖位置可以分为近段骨折、中段骨折、远段骨折。
- 儿童锁骨骨折也可能是累及内外侧骨骺的生长损伤,类似于成人的肩锁关节脱位及胸锁关节脱位[9,11]。

解剖

- 锁骨由外侧的膜内成骨和内侧的软骨内成骨共同形成。
- 妊娠4~6周开始骨化。
- 内侧二次骨化中心在18~20岁时出现,在25岁之后闭合[4]。
- 因此,锁骨是体内最早骨化并且最晚闭合的骨。
- 锁骨中段1/3是其最薄弱部分,因而最容易发生骨折[3]。
- 锁骨被颈阔肌包绕。
- 锁骨下肌、胸锁乳突肌和胸肌止于锁骨内侧端,斜方肌和三角肌止于锁骨外侧端。
- 肩锁韧带、喙锁韧带、肋锁韧带和胸锁韧带共同维持锁骨的位置,并协助锁骨联系躯干骨和上肢骨。
- 锁骨上神经穿颈阔肌后分布于前胸壁并提供该部位的感觉。
- 锁骨下动脉、锁骨下静脉和臂丛位于内侧锁骨下方。

发病机制

- 锁骨骨折最常见于肩关节外侧的直接暴力导致的由外向内的压力[4]。
- 由于锁骨中段1/3是其最薄弱部分,同时也是锁骨形状由凹向凸的转变部分,因此该部位最容易发生骨折[3]。
- 分娩骨折主要由分娩过程中的轴向压力导致,多见于肥胖儿及产钳损伤[7]。

自然病程

- 关于青少年锁骨中段移位骨折非手术治疗及手术治疗的争论持续存在[2,4-6,8,10,12,14,16]。
  - 研究发现,成人非手术治疗可能导致肩关节15~20 mm的短缩畸形。
  - 青少年锁骨骨折非手术治疗未发现骨不连或明显临床不良后果(即使存在2 cm以上的短缩畸形)。
  - 然而,其他一些研究显示,青少年锁骨短缩的骨折非手术治疗后,其总体满意度、功能以及美观程度均不良。
- 应与患者及家属充分讨论各种治疗方式的优缺点及最新研究进展,以便获得更好的治疗效果。
- 非手术治疗可能在愈合部位产生一个膨大,可能在1~2年后随着骨重塑过程而消失,也可能长期存在(图1)。
- 显著的骨畸形愈合可能导致神经受压而继发神经病变。

病史和体格检查

- 锁骨骨折的患儿常用对侧手臂扶患侧手臂。
- 患儿常向患侧歪头,以减少胸锁乳突肌和斜方肌对骨折的牵拉。

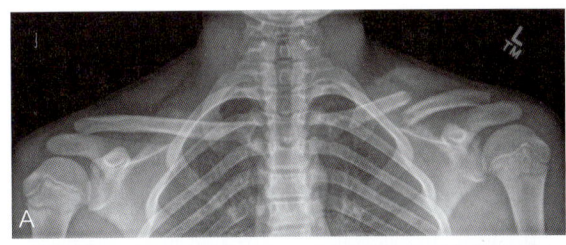
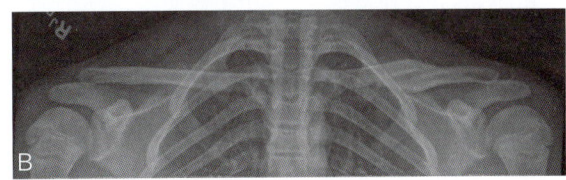

图1 A. 缩短、移位的锁骨中段骨折的X线片(患儿未经手术治疗)。B. 伤后2个月的X线片,可见骨折端大量的骨痂生成,产生隆起。

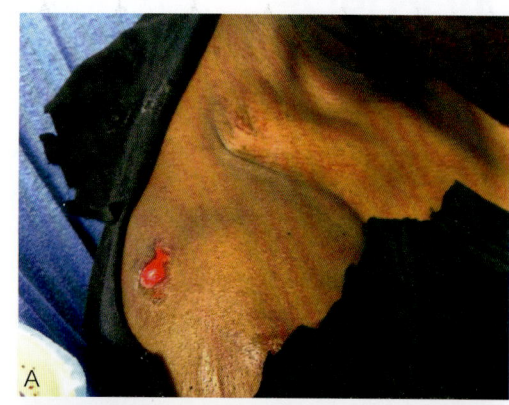
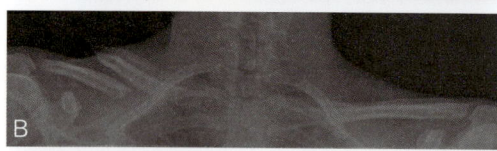
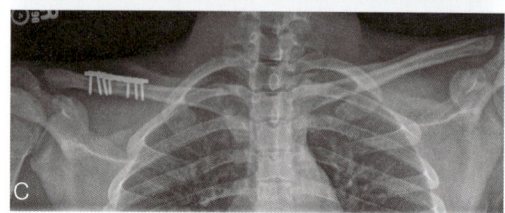

图2　右侧锁骨骨折患者。A. 皮肤挫伤和皮肤顶起，可能导致皮肤压力坏死。B. X线片显示移位的、缩短的中1/3锁骨骨折，内侧骨块尖刺接近皮肤。C. 固定和愈合后的X线片。

- 仔细检查皮肤是否有隆起或穿刺（图2）。
- 对所涉及的肢体进行完整的神经和血管评估，以排除臂丛或血管损伤。
- 由于运动引起疼痛，新生儿的锁骨骨折可能表现为所涉肢体的假性麻痹。

影像学和其他诊断性检查

- 单纯正位X线片不能辨识微小骨折。
- 改良的Garth顶端斜视图，通过20°头侧倾斜和45°胸部旋转可以更有效地检测中段1/3的非移位性骨折。
- Rockwood意外发现采用40°头侧倾斜，有助于锁骨内侧1/3骨折的显像。
- 通过半穿透量和15°头侧倾斜获得的Zanca视图有助于识别锁骨外侧骨骺骨折。
- 通过45°倾角获得的射线片可以帮助识别锁骨骨折的前后位移。
- 双侧锁骨的X线片可以帮助估计缩短程度，并有利于轻微畸形的对照比较。
- CT扫描可以帮助理解骨折的三维结构，并且还可以发现潜在的血管压迫。

鉴别诊断

- 锁骨的先天性假关节：几乎所有病例都在右侧，除非存在内脏转位。
- 颅锁骨发育不全。
- 肩锁关节或胸锁关节扭伤或脱位。

非手术治疗

- 针对锁骨骨折有超过200种非手术治疗的方案，但是当满足非手术适应证时，简单的吊带通常即可产生优异的结果[1]。
- "8"字绷带相比吊带没有优势。
- 不应尝试闭合复位，因为除了神经血管损伤的可能性之外，没有可靠的维持复位的手段。

手术治疗

- 尽管关于移位的锁骨中段骨折的适当治疗方式仍存在争议，但手术治疗的绝对适应证包括：
  ○ 开放性骨折。
  ○ 可能引起皮肤坏死。
  ○ 多发伤患者可通过手术满足转诊需求。
- 多种手术方式可以用于锁骨骨折的治疗，包括髓内钉或螺钉固定、柔性髓内杆固定以及前上方钢板固定。
- 由于儿童锁骨髓管的直径小，因此在儿科患者中，髓内固定在技术上是困难的。
- 笔者在儿童锁骨骨折固定术中倾向于钢板固定。钢板可以放置于锁骨上方或者前方。

术前计划

- 回顾影像学检查，以了解骨折及畸形的方式。
- 请注意，儿童锁骨可能太小，无法使用标准的预先准备的锁骨锁定板。适合于患者的重建板是一个很好的选择。在X线片上测量适当的尺寸，并确保备用固定系统可用。

体位

- 患者可以取仰卧位或沙滩椅位置。笔者更喜欢采用沙滩椅位，以便手术中透视。
- 可以在肩胛骨之间放置卷起的术巾，以帮助减少或纠正短缩畸形。
- 术中可在直视下进行骨折复位，一般不需要C臂机辅助。必要时可以在术中采用C臂机或者术后X线平片获取图像。

暴露

- 在锁骨偏前偏下位置沿锁骨长轴切开,以避免切口直接位于内固定上方。
- 切开颈阔肌,留下清晰的边缘以便后续修复并覆盖平板。
- 识别并保留内侧和外侧锁骨上神经。这些分支垂直于锁骨走行,进入颈阔肌。
- 暴露骨折和足够的钢板位置(前部或上部),同时注意尽可能多地保留骨膜和软组织。

骨折复位和钢板内固定

- 注意避免损伤锁骨下方组织,可以使用复位钳协助复位。
- 如果骨折情况允许,拉力螺钉可用于维持复位并且改善整体稳定性。
- 钢板可以放置在锁骨上方或者前方。
  - 上方放置钢板,在钻孔时可能对锁骨下方的血管或神经结构构成威胁(技术图1A、B)。
  - 前方放置钢板,需要部分切开胸大肌和三角肌,并且需要剥离更多的软组织,但是优点是能够减少内固定凸起于皮肤(技术图1C、D)。
- 儿科器械应注意以下几点:
  - 对于儿童的骨骼,2.7 mm钻头优于3.5 mm钻头。
  - 首要原则是钻孔宽度不能超过骨骼宽度的33%~40%。
- 骨折两侧至少各应有6层骨皮质固定。鉴于儿童骨质量相对较好,通常不需要锁定螺钉。

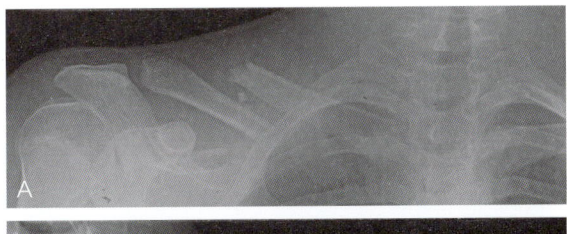
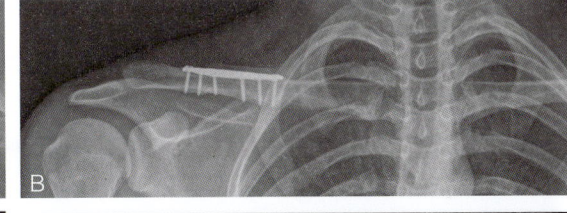
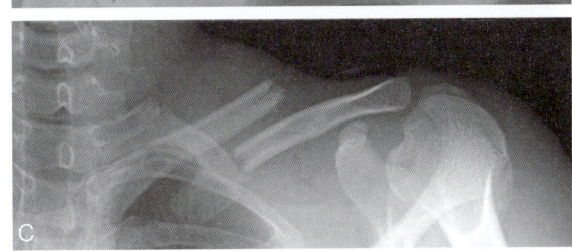
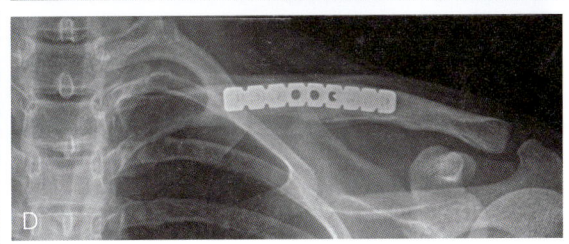

技术图1 A. 短缩移位的锁骨中段骨折的X线片。B. 术后X线片显示预弯的锁骨上方钢板固定后的良好愈合。C. 另一位患者的短缩移位的锁骨中段骨折的X线片。D. 术后X线片显示锁骨前方钢板固定后的良好愈合。

缝合

- 钢板表面缝合颈阔肌。
- 逐层缝合皮下组织及皮肤。
- 笔者建议使用可吸收缝线进行皮下缝合,有利于美观以及儿童术后护理。

要点与失误防范

胸壁感觉减退	保护锁骨上神经
疼痛、突出的内固定	前方放置钢板更美观,减少突出,特别对于软组织覆盖较少的患者
神经损伤	避免粗暴的复位操作,避免臂丛损伤
血管损伤	控制钻头,钻孔时在锁骨下方用拉钩保护,特别在内侧

术后护理

- 无菌敷料包扎。患肢悬吊。
- 患者每天多次取下吊带,以进行轻度的肘部、腕部和手部活动度练习。
- 悬吊持续4周。术后4~6周可进行轻度的肩关节活动度训练。
- 术后3个月内避免频繁的接触性活动、重复性抬手过头活动,以及具有跌倒风险的活动,直至达到临床愈合及影像学愈合标准。
- 内固定可以不用取出。但是对于有症状的患者,可以在术后1年以后取出。

预后

- 多位研究者在儿童患者中报道了良好的临床结果,满意度高,并能够恢复到先前的活动水平[10,12]。
- 然而,必须根据最近关于非手术治疗的研究结果来衡量这些手术治疗结果。这些研究报道指出,即使对于存在明显短缩并且产生畸形愈合的锁骨骨折,非手术治疗仅存在极小的功能损伤[2,16]。

并发症

- 内固定突出并伴有症状,特别是在术后使用背包或其他肩带的情况下症状尤为明显,通常是内固定拆除的原因。
- 感染很少见,可以通过术前抗生素、闭合前的伤口冲洗以及细致的软组织处理和闭合来减少其发生概率。
- 皮肤破裂是锁骨骨折的风险。可以将切口稍微向前或向下,以便愈合伤口不直接位于凸起的钢板的上方。
- 尽管神经血管并发症在解剖学上是可能的,但通过轻柔的复位和谨慎的钻孔操作是可以避免的。
- 应该在术前向患者告知由锁骨上神经损伤引起胸壁麻木的风险。
- 骨不连在儿童骨折中很少见。非手术治疗引起的畸形愈合仍然是争论的焦点。

(朱斌 译,鲍琨 审校)

参考文献

[1] Andersen K, Jensen PO, Lauritzen J. Treatment of clavicular fractures. Figure-of-eight bandage versus a simple sling. Acta Orthop Scand 1987;58(1):71-74.

[2] Bae DS, Shah AS, Kalish LA, et al. Shoulder motion, strength, and functional outcomes in children with established malunion of the clavicle. J Pediatr Orthop 2013;33(5):544-550.

[3] Browner BD, Jupiter J, Levine A, et al. Skeletal Trauma: Basic Science, Management, and Reconstruction, ed 3, vol 1. Philadelphia: Saunders, 2003.

[4] Caird MS. Clavicle shaft fractures: are children little adults? J Pediatr Orthop 2012;32(suppl 1):S1-S4.

[5] Canadian Orthopaedic Trauma Society. Nonoperative treatment compared with plate fixation of displaced midshaft clavicular fractures. A multicenter, randomized clinical trial. J Bone Joint Surg Am 2007;89(1):1-10.

[6] Carry PM, Koonce R, Pan Z, et al. A survey of physician opinion: adolescent midshaft clavicle fracture treatment preferences among POSNA members. J Pediatr Orthop 2011;31(1):44-49.

[7] Cohen AW, Otto SR. Obstetric clavicular fractures. A three-year analysis. J Reprod Med 1980;25(3):119-122.

[8] Hill JM, McGuire MH, Crosby LA. Closed treatment of displaced middle-third fractures of the clavicle gives poor results. J Bone Joint Surg 1997;79(4):537-539.

[9] Koch MJ, Wells L. Proximal clavicle physeal fracture with posterior displacement: diagnosis, treatment, and prevention. Orthopedics 2012;35(1):e108-111.

[10] Namdari S, Ganley TJ, Baldwin K, et al. Fixation of displaced midshaft clavicle fractures in skeletally immature patients. J Pediatr Orthop 2011;31(5):507-511.

[11] Ogden JA. Distal clavicular physeal injury. Clin Orthop Relat Res 1984;(188):68-73.

[12] Pandya NK, Namdari S, Hosalkar HS. Displaced clavicle fractures in adolescents: facts, controversies, and current trends. J Am Acad Orthop Surg 2012;20(8):498-505.

[13] Park MS, Chung CY, Choi IH, et al. Incidence patterns of pediatric and adolescent orthopaedic fractures according to age groups and seasons in South Korea: a population-based study. Clin Orthop Surg 2013;5(3):161-166.

[14] Randsborg PH, Fuglesang HF, Røtterud JH, et al. Long-term patientreported outcome after fractures of the clavicle in patients aged 10 to 18 years. J Pediatr Orthop 2014;34(4):393-399.

[15] Rubin A. Birth injuries: incidence, mechanisms, and end results. Obstet Gynecol 1964;23:218-221.

[16] Schulz J, Moor M, Roocroft J, et al. Functional and radiographic outcomes of nonoperative treatment of displaced adolescent clavicle fractures. J Bone Joint Surg Am 2013;95(13):1159-1165.

第21章 胸骨锁骨骨折损伤
Sternoclavicular Fracture Injury

R. Jay Lee, Afamefuna M. Nduaguba, and David A. Spiegel

定义

- 胸骨锁骨骨折脱位是上肢与中轴骨骼之间唯一的骨性关节损伤。
- 胸锁关节骨折脱位在所有上肢骨折脱位中占3%，在全身骨折脱位中占1%[5]。
- 向前骨折脱位更常见，但是向后骨折脱位可能会引起致命的并发症，应该迅速被诊断处理。
- 大多数现存的文献都是针对成人的胸锁关节骨折脱位，关于儿童和青少年的胸锁关节损伤的报道非常有限，且主要是个案报道。

解剖学

- 胸锁关节：
  - 锁骨是胚胎在子宫内开始骨化的第一块骨头，大约在第5周，但是内侧的骨质直到18～20岁才会骨化，在22～25岁才会融合[22]。
  - 胸锁关节由锁骨末端和胸骨组成，锁骨近端钳住胸骨柄和第一肋骨的软骨，只有内侧锁骨的一小部分，前部和下部被关节软骨包裹，在内侧锁骨和胸骨柄间的大多数的关节都是纤维连接[19]。
  - 胸锁关节前后平移的主要稳定器是前后关节囊，后囊提供前后平移的主要限制力，前囊提供额外的前移的限制[18]。在这个关节的运动中，骨约束的限制是很小的[18]。
  - 胸骨肋骨间韧带和胸骨间韧带对胸锁关节前后平移的限制是很小的[18]。
- 纵隔结构：
  - 靠近胸锁关节的重要的纵隔内结构包括：气管、肺、食管、头臂静脉、锁骨下动脉和臂丛（图1）。

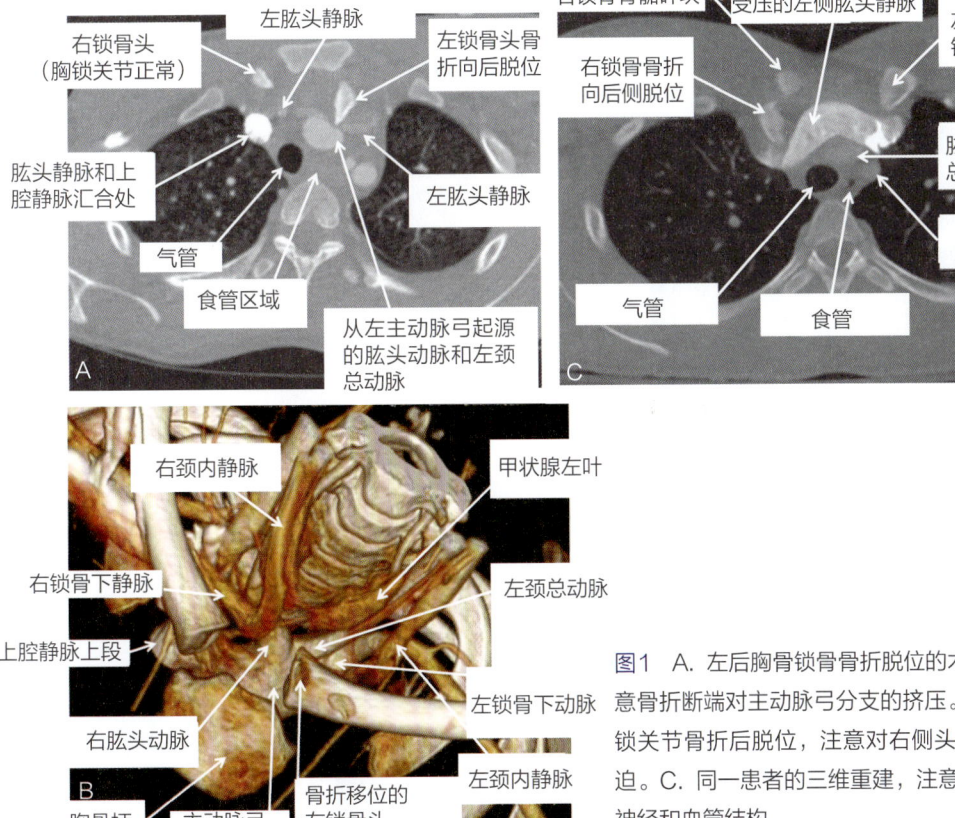

图1 A. 左后胸骨锁骨骨折脱位的术前CT，注意骨折断端对主动脉弓分支的挤压。B. 右侧胸锁关节骨折后脱位，注意对右侧头臂静脉的压迫。C. 同一患者的三维重建，注意邻近的潜在神经和血管结构。

发病机制

- 胸锁关节脱位骨折可以来源于直接暴力或间接暴力。
  - 直接的前内侧力通常导致锁骨向后推入胸骨和纵隔。
  - 根据肩相对于胸骨柄的相对位置,沿锁骨轴传递的间接侧向力可导致胸锁关节向前或后骨折脱位[12]。
- 儿童胸锁关节通常不仅仅发生脱位,常伴有骨骺损伤,但是仅凭影像学检查很难判断,因为直到18~20岁,内侧的骨板才会硬化(图2)。

自然病程

- 向后的胸锁关节脱位或骨折可导致致命的并发症:
  - 压迫气管可导致急性的气道阻塞,压迫食管可导致咽下困难,如果不予治疗可导致气管食管瘘(图3)[20]。
  - 压迫头臂静脉或锁骨下动脉可以导致灌注受阻,不积极治疗会导致血管瘘的发生[6]。
  - 骨折断端的撞击可导致臂丛病变[17]和胸廓出口综合征[7]。
  - 骨折断端的穿刺可以导致纵隔气肿[13]、气胸[20]、出血甚至死亡[14]。

病史和体格检查

- 仔细询问病史和做体格检查对于发现和鉴别胸锁关节骨折脱位十分关键,应该询问患者受伤的过程和身体最痛的部位。
- 与所有的急性创伤处置方法一样,气道、呼吸、循环(ABC)要第一时间处理,因为向后骨折脱位的胸锁关节可以压迫它们中的任何一个。
- 仔细的检查可能会发现与压迫相关的症状,如呼吸困难和吞咽困难。
- 体格检查应包括颈部、胸部和肩袖,特别注意神经血管检查。
- 前脱位的胸锁关节,疼痛与骨折端体表突出点的是在同一侧,而后脱位的胸锁关节,疼痛与体表突出点是在对侧。

影像学和其他诊断性检查

- 胸锁关节脱位在标准的正位片上不易被发现,将透射板向头部调整40°角的方向正对胸骨柄照射,有助于发现诊断。
- CT是检查胸锁关节的最好方式,当怀疑有此类损伤时,应充分考虑采用静脉造影剂进行检查。
- MRI也能很好地显示胸锁关节损伤,能更好地显示软组织细节,并能区别单纯脱位和脱位合并骨折,但是在急诊处置中要求获得MRI检查是不切实际的,因此笔者并不常规要求胸锁关节患者进行MRI检查。

鉴别诊断

- 锁骨和胸骨骨折。

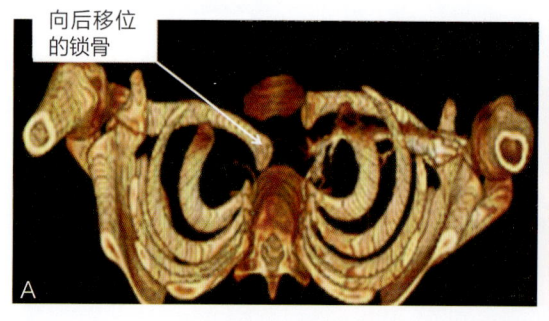
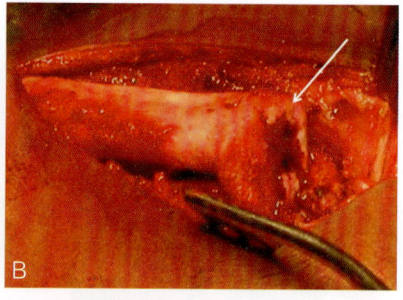

图2 A. 术前三维CT重建显示,是一个单纯的胸锁关节脱位。B. 术中直视检查显示,合并有锁骨骨骺骨折。

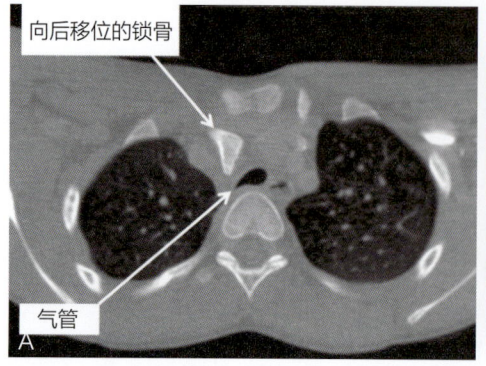
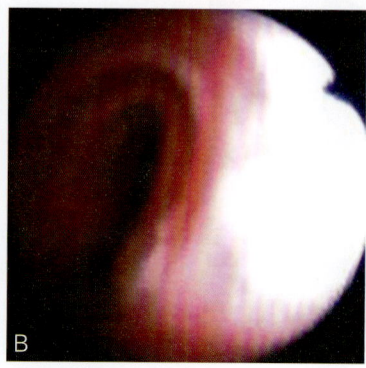

图3 A、B. 与图2相同的患者,术前CT显示气管受压,内镜证实了气管确实受压。

- 胸锁关节败血症。
- 胸锁关节或周围肌肉组织扭伤。
- 先天性关节松弛导致的无创伤性胸锁关节不稳定。

保守治疗

- 如果骨折移位或关节半脱位很小,且没有压迫任何神经血管结构,则可以实施非手术治疗。

手术治疗

- 对于移位的胸锁关节后位骨折和胸锁脱位后骨折,建议复位。
- 可以选择闭合复位或切开复位,切开复位的适应证是胸锁关节骨折或脱位无法闭合复位,或复位后效果不理想。
- 考虑到常规复位后抽象X线影像并不经常使用,而且在一项研究中,3名最初应用闭合复位的儿童患者,复位后的CT影像显示3名患者都发生了半脱位[21]。因此,笔者更倾向于切开复位和髓内固定。
- 复位后,特别是当需要切开时,一些外科医生更倾向于手术稳定骨折端和关节,笔者倾向于对所有的后移骨折脱位患者都切开复位固定。

术前规划

- 一份仔细的神经血管评估应该被记录下来作为术前参考。
- 现有的文献表明,在手术过程中让心脏或胸外科医生"待命"是非常重要的,因为在手术过程中发现血管损伤的可能性非常小。
  - 备用团队并没有被明确规定是必需的,在个人和医疗机构间可能具体操作会有变化。
  - 笔者认为,仅有极少数病例显示在复位或固定过程中会发生致命的大出血,这种概率极低,但每个医生和机构都要知道如何处理这种事件。
  - 在笔者的实践中,我们会提前咨询心胸外科医生,回顾病例的细节,包括影像学;顾问团队,包括心胸外科医生、麻醉医生。护理人员和循环复苏支持团队都在手术复位过程中可以提供帮助,通常手术复位时他们在手术室或手术室外。
  - 如果临床情况允许,患者将被密切监测,病例的排期也将有选择性,以便进行必要的规划和协调。
  - 患者术前开放两根大口径的静脉通路,手术室中备几个单位的血液和胸骨切开工具箱。
  - 患者应该被告知有体外循环的可能,在手术室外应该准备体外循环机。
  - 因此,笔者所在机构中,一个由个人组成的"团队"被预备在切开复位的时间内,这确实需要提前规划。迄今,笔者还没有机会来进行细致的协调人员和紧急抢救工作。

体位

- 患者仰卧在可透X线的手术台上。
- 在肩膀间放置3~4 in(1 in=2.54 cm)高的枕头。
- 放置导尿管用于流量监测。
- 为了方便心胸外科团队紧急抢救,笔者建议将消毒准备区域扩大到整个上肢、胸部、腹部到腹股沟(图4)。

手术入路

- 锁骨采用直接前入路。

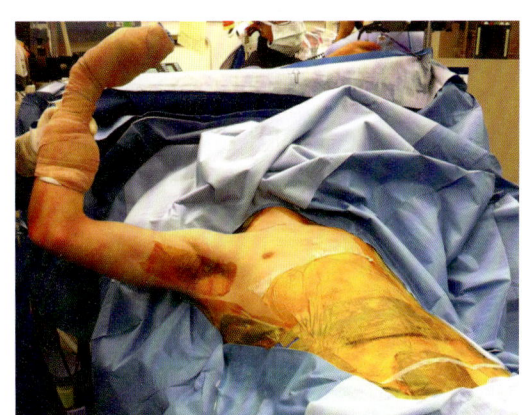

图4 为患者进行骨科和心胸介入治疗的准备,消毒区域包括上肢、整个胸部、腹部和腹股沟区域。

闭合复位

- 患者取仰卧位,受伤一侧的肩膀靠近桌子边缘,便于操作。
- 肩膀之间放置一个3~4 in(1 in=2.54 cm)高的枕头,这是为了使肩膀位于胸骨柄后,以帮助复位。
- 受伤侧的手臂外展。
- 助手施加对抗的力量稳定住患者身体,术者向侧向施加牵引力。
- 肩部逐渐恢复伸展。
- 另一种方法是内收肩部,牵拉肩部尾侧,同时将后压力施加于肩部。
- 这两种复位方法都可以通过操作锁骨和经皮插入毛巾夹来辅助控制锁骨。

切开复位术

暴露

- 在锁骨最内侧可触及区域的侧方做一个横行切口,穿过胸锁关节并延伸到胸骨柄。
  - 或者,切口可以做得更好,以避免瘢痕在皮肤上的突出区域。
- 切开皮肤,然后电刀剥离皮下组织,直到颈阔肌。
  - 在解剖过程中要小心,要认识到相对于后移位的锁骨,下面的解剖结构可能比正常的更靠前。
- 颈阔肌的切开应与皮肤切口一致,方便识别锁骨上的骨膜。

分离锁骨

- 锁骨首先在外侧被识别,在损伤区域之外,解剖学更不受干扰,切开骨膜(从"已知区域到未知区域")。
- 接下来剥离骨膜下更靠内侧的软组织,软组织的解剖学可能被扭曲了,虽然骨膜可能也被损伤破坏了(技术图1)。

复位

- 用无尖或钝性夹骨钳夹住暴露锁骨外侧部分,小心地取出内侧端。
- 通常,在向前移动内侧锁骨完成复位前,需要通过夹骨钳直接侧向移动外侧锁骨或通过移动对侧锁骨来间接侧向移动,以便于清除骨折碎片或脱位的胸骨柄(技术图2)。
- 直接目视检查骨折性质,是骨骺骨折还是单纯脱位,这将决定后续的固定过程。
- 检查复位是否到位。
  - 这在骨折的情况下更容易,在这种情况下,暴露的表面与骨骺碎片的表面保持一致。脱位时,要注意锁骨相对于胸骨柄稍靠上、稍靠前。
  - 将表面解剖关系与对侧关节做对比很重要,因为对侧关节是正确的,可用于自查。

固定

- 许多不同的技术已被用于稳定胸骨锁骨关节,在急、慢性不稳定的处置中,在儿童和成人患者。这些包括缝线修复,用缝线锚钉固定,同种异体骨重建,以及用钢板和螺钉固定。笔者更喜欢使用较大规格的不可吸收缝线。
- 在缝合的钻孔和缝合过程中,使用可牵张的钝性撑开器钝器小心地保护底层结构不受损害。
- 对于骨骺骨折,锁骨内侧的骨板要与骨骺的骨折端8字

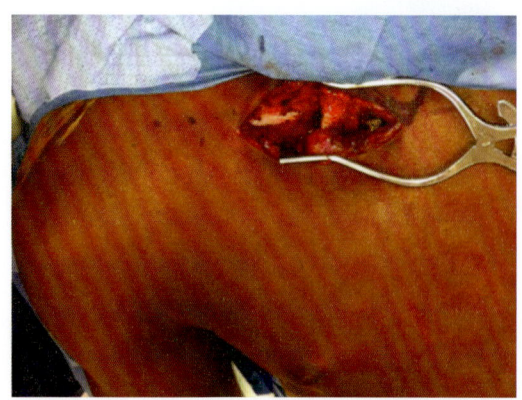

技术图1 直接前入路,锁骨骨膜下剥离暴露。

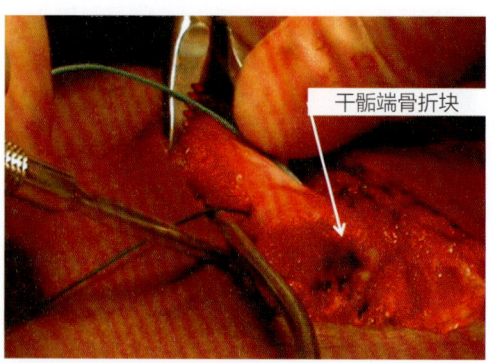

技术图2 通过夹骨钳外移锁骨,在锁骨内侧临时缝合一针暴露骨折端。

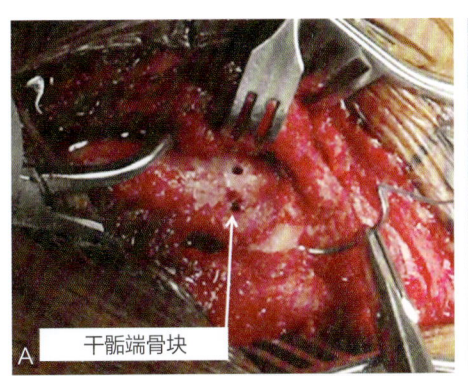
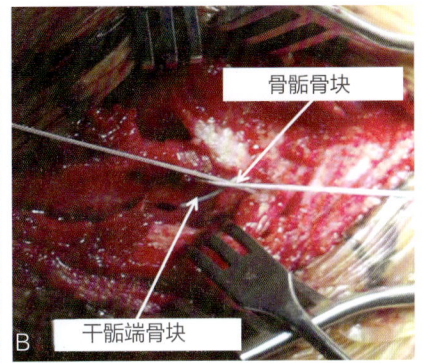
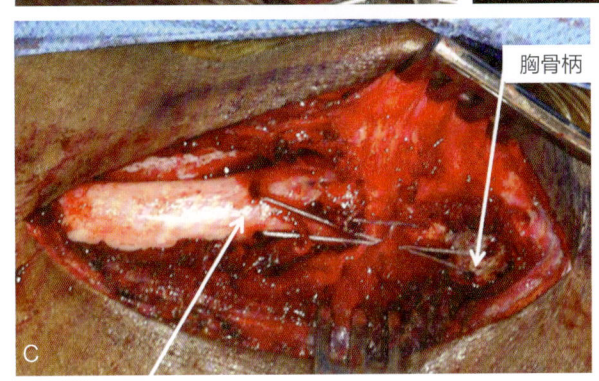

技术图3 A. 在胸骨锁骨骨折中，在内侧干骺端前方皮质钻孔，进行缝合，同时助手在侧位钳夹住复位。B. 在骨折骨端部分和骺端间进行8字缝合。C. 穿过钻孔在内侧锁骨和胸骨柄间进行8字缝合，在骨骺和干骺端做一个补充缝合。

缝合到一起；在骨端和骨骺端的前面穿过皮质钻孔，以允许缝线通过（技术图3A、B）。

- 对于单纯脱位，可以将末端锁骨以8字缝合的形式缝合到胸骨柄上。
  - 两个前部钻孔做在锁骨末端，两个全皮质钻孔做在胸骨柄的上端（技术图3C）。
  - 固定并不要很牢固，主要目的是防止愈合期间胸锁关节向后移位。
  - 矫正骨折端，使其轻微地向后是很满意的复位结果。

闭合

- 可以通过施加轻微的压力来验证复位的稳定性。
- 冲洗手术部位后，重新恢复骨膜和相关的关节囊和韧带。
- 然后，缝合颈阔肌、皮下组织和皮肤。

要点与失误防范

诊断	仔细的病史询问和体格检查对于诊断胸锁关节损伤至关重要；在X线平片上，胸锁关节脱位或骨折很难看出来；增强CT可以更好地显示关节情况和对邻近结构的压迫
术前规划	术前的协调，包括胸心外科团队的准备在手术复位期间对于发生概率很小的血管损伤的救治很有益处
暴露	局部的解剖结构可能会因为损伤发生混乱，暴露时从外侧到内侧进行，从已知区向未知区进行
复位	记住，远端骨折碎片除了向后方移位外，还将内翻。在将锁骨向前移动之前，为了复位胸骨柄和/或骨骺，内翻必须被纠正
固定	通过钻孔用粗的不可吸收缝线进行固定

术后护理

- 患者术后要在病房过夜观察。
- 笔者建议术后肩部固定6周，然后开始理疗。如果没有症状，术后3个月患者可以恢复正常活动。
- 另一些报道显示，固定4~8周，或使用吊带2周，然后再6～12周进行物理治疗,通常是12周的活动限制[10,21]。

结果

- 小儿的胸锁关节脱位愈后统计数目有限。
- 向前或后脱位的患者,早期闭合复位的成功率为50%～88%。如果闭合复位成功,对于向前或后脱位的患者愈后都是良好的。在Glass[9]的综述中,术后45个月的随访显示,后脱位的患者闭合复位或没有功能限制,前脱位的患者中仅有15%的患者有功能限制。
- 无论前脱位还是后脱位,笔者的复位成功率都很高(92%～100%)[8,9,21]。Waters等[21]报道的13位后脱位的儿童在接受了切开复位后,在术后22个月的随访中全部回到了正常活动中。

并发症

- 呼吸窘迫。
- 致命性大出血。
- 包括食管、气管、大血管的纵隔损伤。
- 复位失效。
- 持续不稳定或失调。
- 如果使用导线和销钉,胸腔内移位[2,3]。
- 胸锁关节炎[10]。

致谢

- 感谢Ammie M. White医学博士,感谢她为本章提供了放射影像资料。

(周祖彬 译,鲍琨 审校)

参考文献

[1] Abiddin Z, Sinopidis C, Grocock CJ, et al. Suture anchors for treatment of sternoclavicular joint instability. J Shoulder Elbow Surg 2006;15(3):315-318.

[2] Aikawa H, Mori H, Miyake H, et al. Percutaneous retrieval of intracardiopulmonary artery metallic needle (Kirschner's wire): a case report. Radiat Med 1996;14(6):335-338.

[3] Boutbaoucht M, Nejmi H, Arib S, et al. Postoperative respiratory distress complicating the pin treatment of a sternoclavicular dislocation [in French]. Ann Fr Anesth Reanim 2011;30(1):88-89.

[4] Buckerfield CT, Castle ME. Acute traumatic retrosternal dislocation of the clavicle. J Bone Joint Surg Am 1984;66(3):379-385.

[5] Cave E. Shoulder girdle injuries. In: Fractures and Other Injuries. Chicago: Yearbook Medical Publishers, 1958:258-259.

[6] Ecke H. Late lesions following luxation of the sternoclavicular joint [in German]. Hefte Unfallheilkd 1984;170:52-55.

[7] Gangahar DM, Flogaites T. Retrosternal dislocation of the clavicle producing thoracic outlet syndrome. J Trauma 1978;18(5):369-372.

[8] Gardeniers JW, Burgemeester J, Luttjeboer J, et al. Surgical technique: results of stabilization of sternoclavicular joint luxations using a polydioxanone envelope plasty. Clin Orthop Relat Res 2013;471(7):2225-2230.

[9] Glass ER, Thompson JD, Cole PA, et al. Treatment of sternoclavicular joint dislocations: a systematic review of 251 dislocations in 24 case series. J Trauma 2011;70(5):1294-1298.

[10] Groh GI, Wirth MA. Management of traumatic sternoclavicular joint injuries. J Am Acad Orthop Surg 2011;19(1):1-7.

[11] Hecox SE, Wood GW II. Ledge plating technique for unstable posterior sternoclavicular dislocation. J Orthop Trauma 2010;24(4):255-257.

[12] Jaggard MK, Gupte CM, Gulati V, Reilly P. A comprehensive review of trauma and disruption to the sternoclavicular joint with the proposal of a new classification system. J Trauma 2009;66(2):576-584.

[13] Jougon JB, Lepront DJ, Dromer CE. Posterior dislocation of the sternoclavicular joint leading to mediastinal compression. Ann Thorac Surg 1996;61(2):711-713.

[14] Kennedy JC. Retrosternal dislocation of the clavicle. J Bone Joint Surg Br 1949;31B(1):74.

[15] Laffosse JM, Espié A, Bonnevialle N, et al. Posterior dislocation of the sternoclavicular joint and epiphyseal disruption of the medial clavicle with posterior displacement in sports participants. J Bone Joint Surg Br 2010;92(1):103-109.

[16] Nettles JL, Linscheid RL. Sternoclavicular dislocations. J Trauma 1968;8(2):158-164.

[17] Noda M, Shiraishi H, Mizuno K. Chronic posterior sternoclavicular dislocation causing compression of a subclavian artery. J Shoulder Elbow Surg 1997;6(6):564-569.

[18] Spencer EE Jr, Kuhn JE. Biomechanical analysis of reconstructions for sternoclavicular joint instability. J Bone Joint Surg Am 2004;86-A(1):98-105.

[19] Van Tongel A, MacDonald P, Leiter J, et al. A cadaveric study of the structural anatomy of the sternoclavicular joint. Clin Anat 2012;25(7):903-910.

[20] Wasylenko MJ, Busse EF. Posterior dislocation of the clavicle causing fatal tracheoesophageal fistula. Can J Surg 1981;24(6):626-627.

[21] Waters PM, Bae DS, Kadiyala RK. Short-term outcomes after surgical treatment of traumatic posterior sternoclavicular fracture-dislocations in children and adolescents. J Pediatr Orthop 2003;23(4):464-469.

[22] Webb PAO, Suchey JM. Epiphyseal union of the anterior iliac crest and medial clavicle in a modern multiracial sample of American males and females. Am J Phys Anthropol 1985;68(4):457-466.

第22章 儿童骨盆骨折
Pediatric Hip Fractures

Ernest L. Sink and Benjamin F. Ricciardi

定义

- 骨盆骨折在所有儿童骨折中所占比例不足1%，然而针对此类骨折合理恰当的处理至关重要，可以有效避免股骨近端畸形的发生，同时保持髋关节形态和功能的正常[14]。

解剖

- 骨折可发生在生长板（经骺板骨折），但更多发生于股骨颈和转子间区域。因此可为关节内或关节外骨折（图1）。
- 股骨头由股骨头骨骺、头下骺板和股骨颈近侧部分组成。
- 男孩大致在6个月、女孩在4个月时，股骨头骨骺开始骨化。大、小转子的骨骺在4岁时开始骨化。股骨近端骺板和大、小转子骺板的闭合在男孩发生于16岁左右，女孩发生于14岁左右。
- 血管解剖：4岁以前，股骨头的血供主要来自于骺端的旋股内、外侧动脉。而4岁以后，起源于旋股内侧动脉后下和后上分支的外骨骺动脉是滋养发育中的骨骺最重要的血供[12]。
- 儿童小转子是骨骺，也是髂腰肌的附着点。
- 大转子的大部分是骨骺，是诸多髋关节外展肌的附着点。
- 分型：通常采用Delbet[5]提出的方法对儿童骨盆骨折进行分型：Ⅰ型，经骺板骨折；Ⅱ型，经股骨颈骨折；Ⅲ型，经股骨颈基底部骨折；Ⅳ型，经转子间骨折（图2）。转子下骨折不包含在此分型方法里。

自然病程

- 骨盆骨折在儿童罕有发生，约占儿童全身骨折的1%[2]。
- 儿童骨盆骨折多由高能量创伤引起，例如交通事故和高空坠落，因此伴发伤的发生率也较高[8]。
- 如果骨折是由于低能量损伤引起，则需要警惕病理性骨折的发生，例如潜在的代谢性骨病、良性或恶性骨肿瘤、陈旧伤均可导致病理性骨折[15]。

病史和体格检查

- 询问病史应包括患儿年龄、受伤机制（2岁以下儿童应排除儿童虐待）、疼痛部位等以排除伴发伤。对于低能量损伤导致的骨折，怀疑有潜在病理性因素的病例，要注意询问相关病史和家族史。
- 体格检查的阳性体征包括患肢短缩、旋转畸形和因疼痛活动受限。
- 由于婴儿和新生儿的股骨近端骨化有限，其骨盆骨折的诊断相对困难。应与髋关节感染和先天性髋关节脱位相鉴别。对于此年龄段的患儿来说，在排除感染、假性瘫痪及短缩畸形后，应怀疑骨折。
- 注意排除伴发损伤，此类骨折多为高能量损伤，因此常合并神经、血管和其他骨骼肌肉的损伤。

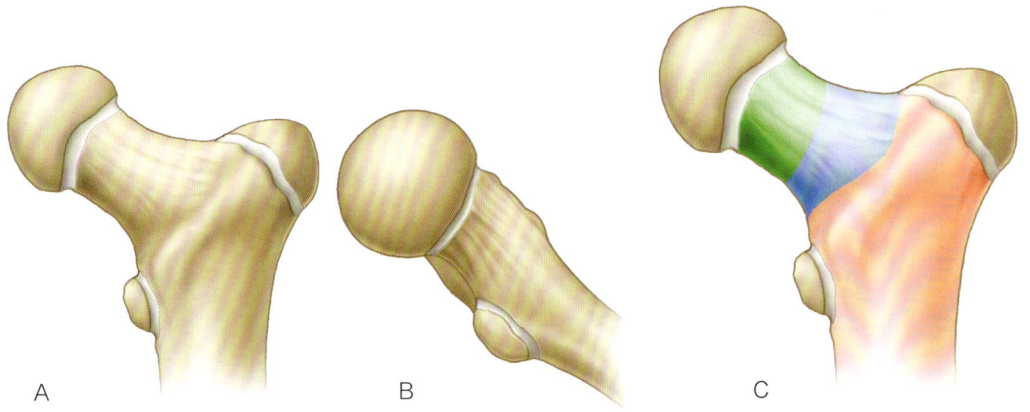

图1　A. 近端股骨前面观示意图。股骨头骨骺下和大、小转子骨突下均有骺板。B. 近端股骨侧面观示意图。小转子向后方突起。C. 骨折发生的部位：关节囊内的股骨颈（绿色），关节囊外的股骨颈（蓝色），以及转子间和转子下区域（红色）。

影像学和其他诊断性检查

- 骨盆前后位片可以提供双侧髋关节以供对比。
- 尝试蛙式-侧位片时会带来进一步的移位和不适感,因此可采用跨床面侧位片以减轻不适。
  - 邻近Ward三角内任何骨小梁的断裂和移位都是非移位骨折或压缩骨折的证据。
- MRI的优势在于改善了软组织结构的轮廓和髋关节内的液体的显像,因此可以检测出微小而不易分辨的骨盆骨折、病理性骨折以及应力性骨折,以及具有发现骨髓水肿信号的非移位性骨折或缺血性坏死(AVN)的能力。
- 超声检查可以用来评估婴儿骨骺分离的情况。此外,疑似关节感染的病例可以借助超声检查评估关节渗出,还可用作关节穿刺中的定位手段。
- 如果患者外伤后髋关节疼痛但又没有骨折证据时,全血细胞计数、红细胞沉降率、C反应蛋白和体温有助于评估是否存在感染。

非手术治疗

- 年龄小于1岁的患儿,如果没有骨折或有轻微移位的骨折,可采用Pavlik吊带或外展支具治疗。
- 对于5岁以下的患儿,无移位的Ⅱ、Ⅲ型骨折可用髋人字形石膏固定(远端过膝关节,膝关节伸直)。
- 禁忌证
  - 所有移位骨折。
  - 2岁以上儿童的Ⅰ型骨折。
  - 5岁以上儿童的Ⅱ型或Ⅲ型骨折。对于5岁以上儿童骨折,即使没有移位,选择内固定也可以预防骨不连以及骨折移位的发生。

手术治疗

- 非手术治疗更有可能伴发股骨头缺血性坏死、骨不连、髋内翻畸形等并发症,而及早切开、利用稳定的内固定达到解剖复位和有选择性地使用外固定支具(髋人字形石膏),是大部分儿童髋关节骨折的治疗选择,可降低并发症的发生率[1,3,6,7,10,14]。
- 在尝试闭合复位后若仍存在移位,应选择切开复位内固定治疗以减少骨不连、畸形愈合以及股骨头缺血性坏死的发生[1,3,4,6,7,11,13-15]。
- 急诊(<24小时)行闭合复位和关节囊切开术减压及成功地复位,能够帮助减少股骨头缺血性坏死的发生[4,6,11,13,14]。

术前准备

- 手术台:可透射线的手术台可以协助复位和放置内植物,牵引台适用于大龄儿童及青少年的复位。
- 手术入路:闭合与开放复位;前方入路(Smith-Petersen, SP),前外侧入路(Watson-Jones, WJ),髋关节外科脱位入路。
- 透视机:置于外科医生对侧。可能的话,两个C臂机协助放置内植物效果更佳。
- 特殊器械:大龄儿童骨折的切开复位应使用深部拉钩;大转子截骨用的骨锯可用于髋关节外科脱位。

入路及体位

- 前侧入路(SP切口):患者取仰卧位,垫高胸腰椎和髂后上棘。
- 前外侧入路(WJ切口):垫高后背及骨盆,稍向健侧的半侧卧位。
- 髋关节外科脱位入路:完全向健侧的侧卧位,腋窝需要垫软垫加以保护。
- 经皮穿内固定:放置在有1~2个C臂机的手术台上,能够有助于非移位骨折的治疗。

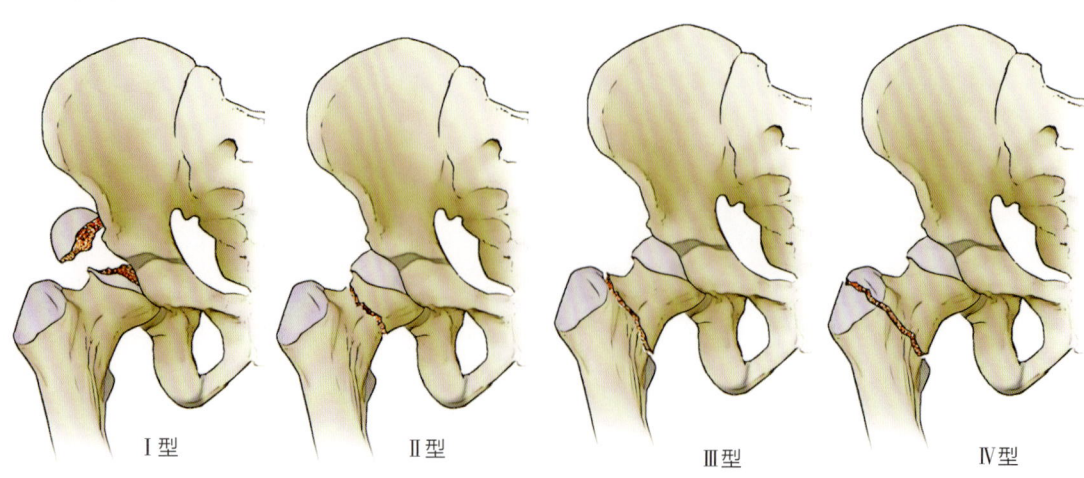

图2 儿童股骨颈骨折的Delbet分型:Ⅰ型,经骺板骨折;Ⅱ型,经股骨颈骨折;Ⅲ型,经股骨颈基底部骨折;Ⅳ型,经转子间骨折。

术野暴露及切开复位内固定

前侧入路（Smith-Petersen）
- 沿髂前上棘远端外侧，做纵行切口或比基尼入路，注意保护股外侧皮神经。
- 纵行分离阔筋膜张肌上方的筋膜。
- 在阔筋膜张肌的内侧边缘进行钝性解剖，尽可能向近端接近髂嵴，暴露股直肌。
- 切开股直肌的外侧筋膜，并将股直肌向内侧牵开。
- 纵行切开股直肌下方的筋膜，外侧的髂小肌从关节囊上朝向内侧分离。臀肌可以向外侧牵拉。
- 沿前上方股骨颈纵行切开关节囊。关节囊切开后，拉钩可以放置在股骨颈的内侧和下侧，注意避免分别损伤股骨神经血管束和旋股内侧动脉。
- 在开放复位后，必须经皮或通过小的单侧切口置入内植物，因为前方入路不能暴露外侧的大转子。

前外侧入路（Watson-Jones）
- 切口选择在近端股骨的外侧、大转子的前方。
- 在确认并分离阔筋膜后，阔筋膜张肌拉向前，注意不要损伤大转子上方2~5 cm的臀上神经的分支。
- 随着在臀中肌和阔筋膜张肌之间的间隙继续深入，前方髋关节囊被暴露。牵拉起前方的臀中肌，并且可以切开一小部分肌腱使关节囊松动。
- 沿着股骨颈前部，纵行切开关节囊，可以沿着髋臼或转子间线延伸以进行更广泛的暴露。
- 切开复位以后，内植物可从大转子基地部，沿着股骨颈垂直于骨折线固定于骨块中（技术图1）。

髋关节外科脱位入路
- 以股骨近端外侧、大转子前侧1/3处为中心做纵行切口，向近端延伸至髂嵴与大转子之间的中点。
- 在大转子前侧1/3处，沿臀小肌的前侧边缘将阔筋膜张肌切开。
- 将股骨轻度伸展和内旋以暴露术野，确认位于臀中肌深部的梨状肌。轻柔地将肌腱牵开，轻轻地向前上方提起在髋关节囊的臀小肌下方的筋膜。
- 沿大转子尖的前方到股外侧肌附着点的后界进行大转子截骨术，在儿童中可获得10~15 mm的截骨宽度。
- 臀小肌、臀中肌、截断的大转子、股外侧肌、股中间肌都在关节囊前上侧的方向被提起。术中髋关节的屈曲和外旋能够更好地使肌肉分离。
  - 梨状肌肌腱附着的大转子的非截骨部分要保持完整，以保护旋股内侧动脉的支持带血管分支。
- 以Z字形切开关节囊，其中沿着股骨颈纵轴的纵行切口要与髂股韧带方向一致。
  - 远端横行切口要靠近近端，与股骨转子间嵴平行。
  - 近端横行切口在髋臼的凹陷处，向后要抵达梨状肌肌腱。
- 如果确认出现髋关节脱位，建议使用带螺纹克氏针临时固定骨折，以避免损伤支持带血管。
- 将腿屈曲、外旋，并放入无菌袋中。髋关节用骨钩进行半脱位，用弯头剪刀剪断圆韧带。
- 骨折固定后，低张力拉拢髋关节囊。游离大转子用2枚或3枚3.5 mm螺钉固定至原位。

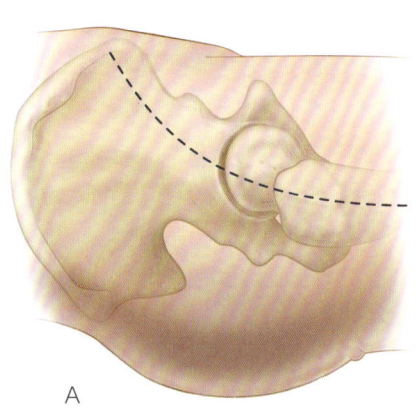 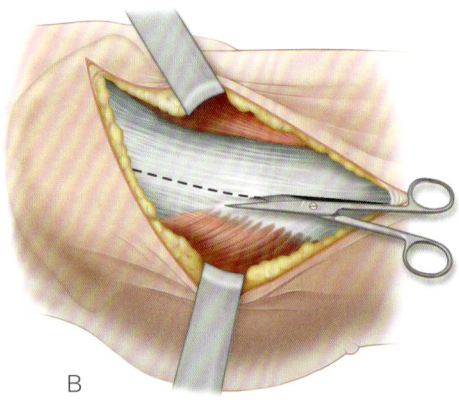

技术图1 关节内股骨颈骨折的切开复位内固定术（ORIF）。A. Watson-Jones入路的切口。B. 纵行切开阔筋膜。

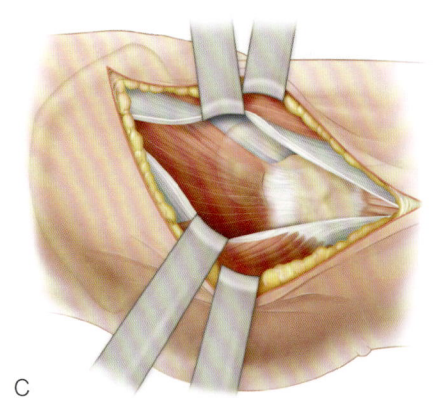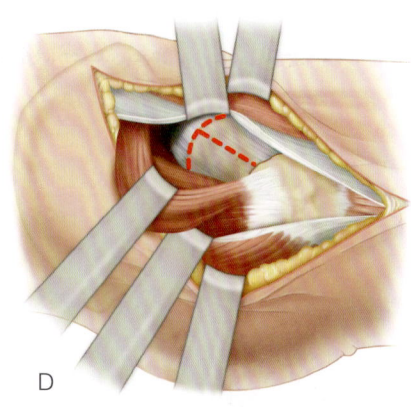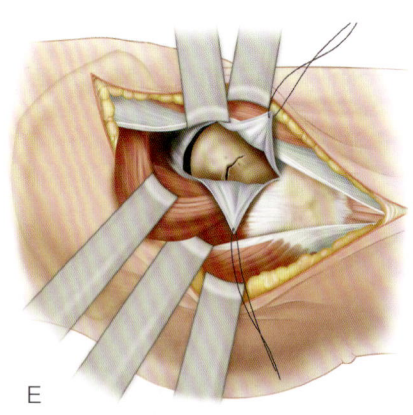

技术图 1（续） C. 暴露前方关节囊。D. T 形切开关节囊。E. 直视下复位骨折，用克氏针或螺钉固定。

I 型骨折

- 在年龄＜2 岁的婴幼儿中，非移位或微小移位骨折的治疗，可以采用单纯人类位石膏，无需内固定，保持下肢外展、旋转中立位。
- 年龄＜2 岁的婴幼儿的移位性骨折，以及年龄＞2 岁的患儿，所有类型骨折均应解剖复位和内固定。
- 闭合复位时，手法应轻柔。手法闭合复位成功后，可经小的外侧入路，分离臀中肌前部纤维暴露髋关节囊，行关节囊切开减压术。
- 如果无法达到解剖复位，则需要切开复位。切开复位的手术入路一般根据移位的骨块位置以及术者的习惯。
- 在幼龄儿童中，可使用 2 mm 的光滑克氏针从外侧穿骺板行内固定（2 根或 3 根）。应将克氏针针尾剪断，断端弯曲于皮下以便日后取出。
  - 外固定选用人类位石膏，应持续制动 6 周。
- 在大龄患儿中，可使用 4.0～7.3 mm 的空心螺钉。空心螺钉是否穿骺板取决于患儿的体型及骨折的部位（技术图 2）。
  - 若患儿尚有较大生长发育潜能，术者应避免将内植物穿过骺板；若骨折线位于骺板的近端，此时内植物应穿过骺板才能达到可靠的固定。

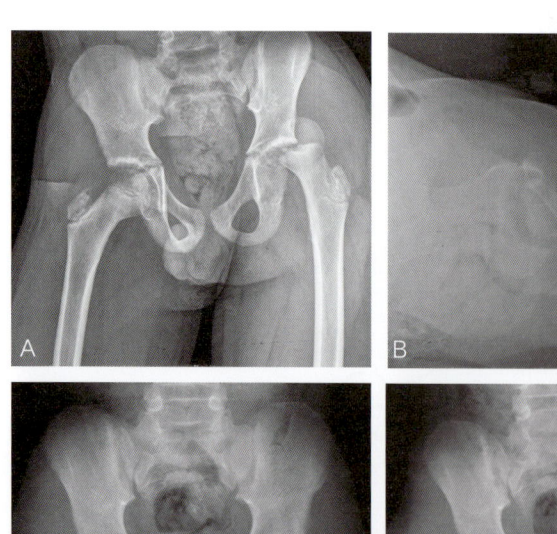

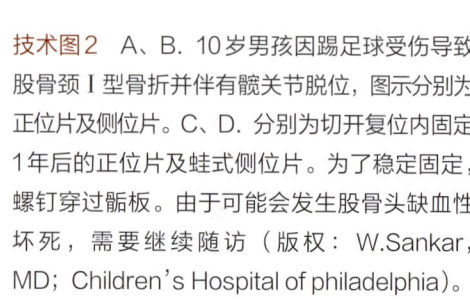

技术图 2 A、B. 10 岁男孩因踢足球受伤导致股骨颈 I 型骨折并伴有髋关节脱位，图示分别为正位片及侧位片。C、D. 分别为切开复位内固定 1 年后的正位片及蛙式侧位片。为了稳定固定，螺钉穿过骺板。由于可能会发生股骨头缺血性坏死，需要继续随访（版权：W.Sankar, MD; Children's Hospital of philadelphia）。

- 如前文所述，光滑克氏针可用于年龄较小儿童，但对于大龄儿童稳固的内固定是首要目标，故内植物需要穿过骺板。
- 空心螺钉的导针从股骨外侧的切口进入股骨颈，穿过骺板，在透视下导针方向平行于股骨颈；而克氏针应达到骺板的水平但不穿过骺板，以减小对骺板的损伤。
- 对于大龄患儿，如果依从性差或骨折的稳定性不佳，可以考虑术后髋"人"字形石膏制动6周。

Ⅱ型及Ⅲ型骨折

- 年龄<5岁的患儿，非移位性骨折可采用髋"人"字形石膏固定，并进行密切的影像学随访，观察是否有移位。
- 所有移位性骨折均应尝试闭合复位。如果无法达到解剖复位，则需要切开复位。切开复位的手术入路通常取决于术者的习惯及经验。
- 年龄<8岁的患儿可使用2枚或3枚4.0~4.5 mm空心螺钉内固定（技术图3）。对于年龄更大的儿童，可使用6.5 mm或者7.3 mm空心螺钉，螺钉的大小取决于股骨颈宽度。与Ⅰ型骨折相似，在导针的引导下，置入内植物，方向应与股骨颈纵轴平行。
  - 对于Ⅱ型骨折，内植物很可能需要穿过骺板，但应尽量避免，防止骺板损伤。总之，内植物可靠的稳定性是最重要的。
  - 对于Ⅲ型骨折，在内植物不穿过骺板的情况下可达到稳定的固定，这样会避免损伤骺板造成生长停滞，应优先选择。
- 如果内植物没有穿过骺板，为了防止骨折愈合不良或骨不连，可使用髋"人"字形石膏进行外固定制动。

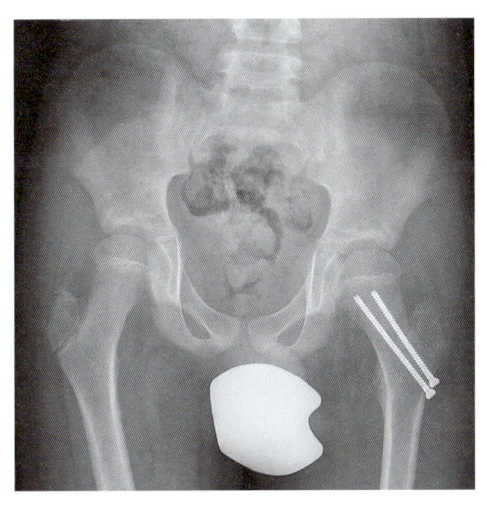

技术图3　10岁患儿跌倒后导致股骨颈非移位骨折，图示为髋关节正位片。行髋关节囊切开术及内固定术，固定后骨折端足够稳定且内植物未穿过骺板。

Ⅳ型骨折

- 小于3~4岁的患儿，非移位性的骨折可采用髋"人"字形石膏外固定，无须内固定。需要密切的影像学随访来确定后续是否发生移位。
- 移位性骨折应通过纵行牵引及内旋患肢尝试闭合复位。
- 如果无法达到解剖复位，则需切开复位。
- 笔者建议内植物首选儿童或青少年髋部加压螺钉或儿童髋关节锁定钢板。置入导针时平行于股骨颈纵轴，避免穿透骺板。使用动力髋螺钉作为内植物时，为了避免骨折移位，在钻孔及攻丝前，需要打入1根克氏针防止旋转移位（技术图4）。
- 对于大龄患儿，此类型骨折内固定术后，不再需要髋"人"字形石膏固定。

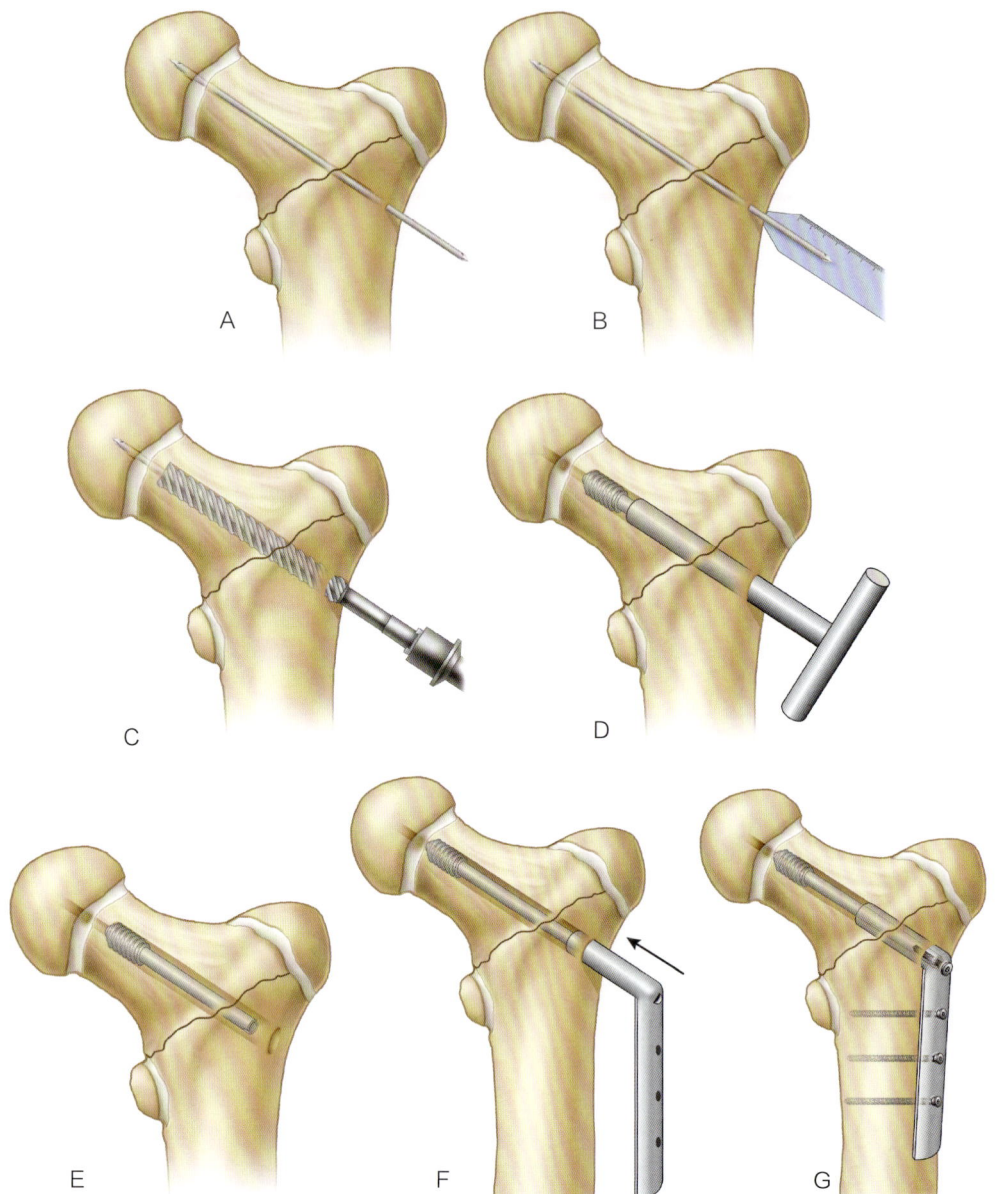

技术图4 关节外髋关节骨折的内固定技术。A. 骨折复位后,从股骨外侧皮质上沿着股骨颈钻入导针,根据固定器材来决定导针进针方向与股骨外侧皮质之间的夹角(通常为135°)。B. 测量未进入骨皮质的导针长度和预期拉力螺钉的长度。拧入的螺钉尖端不应接触到骺板。C. 用空心钻头扩出拉力螺钉的通道。D. 由于儿童的骨骼比较硬,通道需要攻丝。E. 拧入拉力螺钉。F. 放置侧板。G. 用骨皮质螺钉将侧板固定在股骨上,用加压螺钉将拉力螺钉锁在侧板上。

要点与失误防范

骨不连	• 解剖复位至关重要:如果不能实现闭合解剖复位,建议切开复位 • 内固定需稳定 • 年龄小于10岁的患儿或骨折稳定性未知者,建议用髋人字形石膏固定
缺血性坏死	• 骨折后24小时内急诊复位,可降低股骨头缺血性坏死的发生率 • 达到解剖复位,必要时切开复位 • 闭合解剖复位辅以关节囊切开术
骺板损伤导致的生长阻滞	• 尽可能避免内植物穿过骺板(但获得可靠稳定性仍是前提)

术后护理

- 髋"人"字形石膏固定。
  - 所有Ⅰ型骨折，但除外青少年患儿2-3枚大直径空心螺钉固定的病例。
  - 年龄小于10岁且为Ⅱ型或Ⅲ型骨折的患儿。
  - 依从性差或骨折稳定性不可靠的患儿。
  - 12岁以上患儿，穿骺板固定对生长影响较小，可不进行髋"人"字形石膏固定。
- 所有骨折均需密切随访，并进行一系列影像学检查，以评估移位和愈合情况。
- 患者至少6周内或X线片显示骨折愈合的迹象之前不能负重，之后根据需要进行渐进式负重和物理治疗。

结局

- 不良结局与并发症的发生有关，如缺血性坏死、骨不连和股骨近端生长异常等。未出现并发症的患者通常可恢复至完全正常[1,3,6,7,9,10,14,16]。

并发症

- 缺血性坏死（AVN）：儿童骨盆骨折最常见的并发症。Moon和Mehlman[9]的mate分析研究发现，骨折分型和年龄是AVN发生的两个预测因素。Ⅰ～Ⅳ型骨折AVN的发生率分别为38％、28％、18％和5％[9]。早期（24小时内）骨折复位、解剖复位、稳定固定、关节囊切开减压可降低AVN的发生率[4,6,11,14]。
- 骨不连：由非解剖复位或固定的稳定性丢失引起。近年来的研究表明，增加内植物的使用和对解剖复位价值的认识，有助于降低骨不连的发生率[1,4,6,14]。
- 髋内翻：儿童骨盆骨折常见的并发症，其发生率仅次于AVN。通常由于非解剖复位造成的畸形愈合、复位丢失或者骺板损伤引起。严重髋内翻将导致大转子高位，造成髋关节外展受限。当患儿年龄小于8岁或者颈干角＞110°，可进行畸形愈合的重塑。使用内植物及尽可能解剖复位也可降低髋内翻的发生率。
- 骺板损伤导致的生长停滞：可由内植物穿透骺板、AVN或Ⅰ型骨折引起。股骨头骺板生长占下肢增长的13％，因此会导致年幼患儿明显的下肢不等长（＞2.5 cm）。

（李浩 译，孙玉强 审校）

参考文献

[1] Bali K, Sudesh P, Patel S, et al. Pediatric femoral neck fractures: our 10 years of experience. Clin Orthop Surg 2011;3:302-308.

[2] Boardman MJ, Herman MJ, Buck B, et al. Hip fractures in children. J Am Acad Orthop Surg 2009;17:162-173.

[3] Canale ST, Bourland WL. Fracture of the neck and intertrochanteric region of the femur in children. J Bone Joint Surg Am 1977;59:431-443.

[4] Cheng JC, Tang N. Decompression and stable internal fixation of femoral neck fractures in children can affect the outcome. J Pediatr Orthop 1999;19:338-343.

[5] Delbet MP. Fractures du col de femur. Bull Mem Soc Chir 1907;35:387-389.

[6] Flynn JM, Wong KL, Yeh GL, et al. Displaced fractures of the hip in children. Management by early operation and immobilisation in a hip spica cast. J Bone Joint Surg Br 2002;84:108-112.

[7] Heiser JM, Oppenheim WL. Fractures of the hip in children: a review of forty cases. Clin Orthop Relat Res 1980;(149):177-184.

[8] Mirdad T. Fractures of the neck of the femur in children: an experience at the Aseer Central Hospital, Abha, Saudi Arabia. Injury 2002;33:823-827.

[9] Moon ES, Mehlman CT. Risk factors for avascular necrosis after femoral neck fractures in children: 25 Cincinnati cases and meta-analysis of 360 cases. J Orthop Trauma 2006;20:323-329.

[10] Morsy HA. Complications of fracture of the neck of the femur in children. A long-term follow-up study. Injury 2001;32:45-51.

[11] Ng GP, Cole WG. Effect of early hip decompression on the frequency of avascular necrosis in children with fractures of the neck of the femur. Injury 1996;27:419-421.

[12] Ogden JA. Changing patterns of proximal femoral vascularity. J Bone Joint Surg Am 1974;56:941-950.

[13] Pförringer W, Rosemeyer B. Fractures of the hip in children and adolescents. Acta Orthop Scand 1980;51:91-108.

[14] Shrader MW, Jacofsky DJ, Stans AA, et al. Femoral neck fractures in pediatric patients: 30 years experience at a level 1 trauma center. Clin Orthop Relat Res 2007;454:169-173.

[15] Swiontkowski MF, Winquist RA. Displaced hip fractures in children and adolescents. J Trauma 1986;26:384-388.

[16] Togrul E, Bayram H, Gulsen M, et al. Fractures of the femoral neck in children: long-term follow-up in 62 hip fractures. Injury 2005;36:123-130.

第23章 闭合复位和髋人字形石膏治疗股骨骨折
Closed Reduction and Spica Casting of Femur Fractures

Howard R. Epps, Matthew R. Garner, and John M. Flynn

定义

- 儿童股骨干骨折的发生率为20/100 000[2,6,14]，占全部儿童骨折的2%[1,9]。
- 幼儿发生股骨干骨折，尤其是当孩子还没学会行走时，必须考虑虐待所致的可能。
- 有多发性骨折病史的儿童，可能患有成骨不全症，但常被误以为是虐待所致。
- 对于多发性创伤，最佳的治疗方案需兼顾所有损伤的性质和严重性。

解剖

- 肢体的胚芽发生约在孕4周，股骨干充当了初始骨化中心。近端骨化中心约在孕后6个月时出现，远端则在7个月时出现。
- 最初股骨是由较弱的编织骨构成，在儿童期逐渐由板层骨替代。
- 股骨的血供来自骨内膜和骨膜。股深动脉发出的四个穿支从股骨的内后方进入股骨。股骨的血供大都由骨内膜循环提供。而在骨折愈合期间，血供主要来自骨膜循环。
- 股骨干远端形成喇叭形的股骨髁上区。

发病机制

- 年龄在损伤机制中是个很重要的因素。从婴儿到青少年，随着骨的特性改变并逐渐变强、变粗，造成骨折所需的创伤程度呈指数性增长。除了在学步的儿童中，低能量的股骨骨折较为常见外，由低能量损伤所致的骨折提示有病理性疾病可能。
- 骨折的X线片表现通常能反映损伤的机制和所受到的暴力。高速损伤则表现为更复杂的粉碎性骨折。
- 骨折后断端的位置取决于骨折的部位，并反映出作用在股骨上的软组织和肌肉的张力。

病史和体格检查

- 大多数患者有外伤史。
- 医生检查下肢时，注意查找开放伤口、瘀青或明显的畸形。
  - 单独的股骨骨折时，大腿肿胀，有小的瘀青和擦伤，可有短缩。
  - 骨折的处理可能会因开放伤口有所变化，明显畸形有助于早期诊断。
- 检查下肢的长度，有无骨性畸形，仔细检查间室张力，间室紧张预示已出现或正在发展中的间室综合征。
- 必须检查影响肢体的因素，确定没有血管和神经的损伤。
  - 仔细检查股动脉、腘动脉、足背和胫后动脉搏动。脉搏消失可能是由于血管损伤或间室综合征。一旦发生，应行多普勒检查。
  - 沿下肢轻触检查感觉，如果下肢的感觉减退，可有神经损伤。
- 由于损伤，运动的检查比较困难，应检查踝关节的背伸和跖屈，肌力消失可能是神经损伤、间室综合征，也可以是继发性疼痛。
- 反射检查同样困难，可用叩诊锤敲击髌骨和跟腱反射，查看股四头肌和腓肠肌收缩。膝、踝反射消失提示股神经或坐骨神经损伤，也可以是继发的防护反应。
- 高能量损伤的患者，可同时伴有皮肤、软组织和其他器官的损伤。
- 检查膝关节，确定没有韧带损伤。检查可在麻醉下进行。

影像学和其他诊断性检查

- 标准的高质量前后位和侧位股骨X线片，可用于确定骨折范围和损伤严重程度（图1）。
  - X线片应该包括骨折上下两个关节，避免漏诊合并的损伤。
- 少数情况下，CT有助于评估较复杂的损伤类型，也有助于揭示X线片上看不到的隐性损伤，如应力骨折和关节内的骨折。

鉴别诊断

- 软组织损伤。
- 应力性骨折。

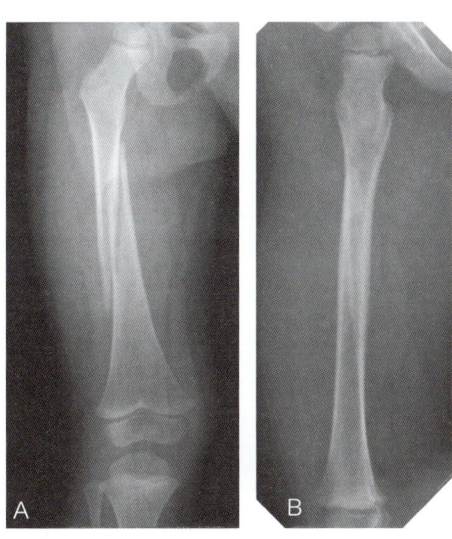

图1 A、B. 4岁2个月患儿的股骨干斜行骨折的前后位和侧位X线片。

- 肿瘤。
- 代谢性疾病。

非手术治疗

- 股骨干骨折的处理取决于患儿的年龄。
- 婴儿稳定的股骨干骨折,可用Pavlik吊带或夹板治疗。
- <6岁的儿童,绝大多数病例可用闭合复位和石膏治疗。
- 对没有其他疾病无须住院的患儿,可在急诊室非全麻下行急诊髋人字形石膏治疗,已显示其有效性[3,12]。

手术治疗

- 闭合复位和石膏能治疗大部分6岁前儿童的股骨干骨折[8]。
- 对于较大儿童和青少年的股骨干骨折,以往普遍做骨牵引3周后行髋人字形石膏固定,目前大多已被内固定或外固定法取代。

术前计划

- 手术前详细复习临床检查结果和所有影像学资料。
- 尽管有学者提出不管短缩多少,都可采用髋人字形石膏治疗[4,7],但一般要求在侧位片上确认短缩<25 mm[11]。
- 如果是低能量损伤者,可考虑用单腿"可行走"的髋人字形石膏,业已证实它与传统的髋人字形石膏有相同的疗效,并可减轻家庭护理负担[5,11]。
- 需考虑有无合并伤,以及可能会妨碍治疗或引发并发症的其他因素。

体位

- 患儿到手术或镇静室,仰卧于手术台上[12]。有研究显示无论是在手术室还是在急诊室,做镇静下石膏管形固定,效果相同。
- 患肢先上石膏,之后转换到髋人字形石膏床上。

传统髋人字形石膏

- 用长腿石膏管型固定膝、踝关节于屈曲90°(技术图1A)。由于近来有报道称,用髋人字形石膏治疗儿童股骨骨折导致小腿发生骨筋膜室综合征[10,13],因此包括笔者所在的许多治疗中心已经改用髋或膝屈曲度较小,以及不包括足部的患侧石膏管型。
- 腘窝处另加衬垫,为了防止血管受压,一旦放好衬垫后,注意不要加大屈膝幅度。
- 在骨折部位做外翻塑形以防止内翻畸形(技术图1B)。
- 患儿被转移到髋人字形石膏床上,靠手的握力牵引平衡腿的重力。
- 髋关节置于屈曲90°、外展30°。将髋关节外旋15°,有利于恢复骨折近端和远端的对线(技术图1C、D)。
- 牵引维持骨折肢体的长度,完成髋人字形石膏的其余部分。
- 避免过度牵引,否则可增加发生骨筋膜室综合征和皮肤坏死的风险。
- 重新拍摄股骨前后位和侧位片,以确认解剖对线在可接受的范围内。
- 有的医院使用聚四氟乙烯衬垫以防止尿片性皮疹和表皮感染。

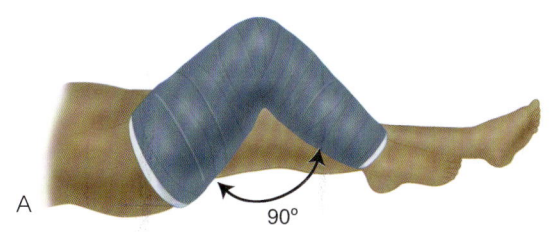
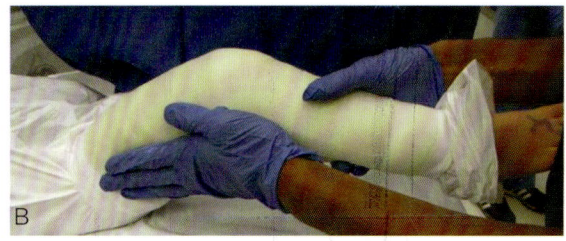

技术图1 A. 传统的髋人字形石膏管型要求膝关节屈曲90°。B. 为防止内翻畸形,需在上石膏初期做外翻塑形。

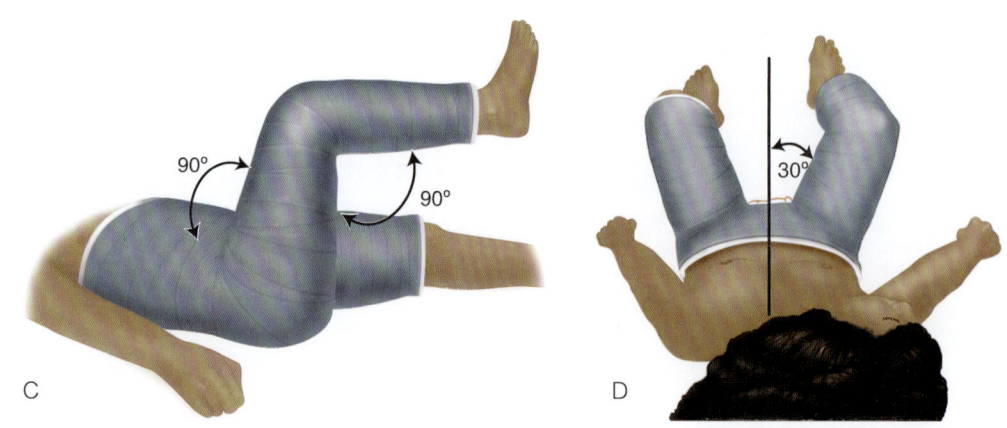

技术图1（续） C、D. 传统髋人字形石膏要求髋关节屈曲90°、外展30°和外旋15°。

可行走髋人字形石膏

- 对于低能量损伤的股骨骨折，选用可行走的髋人字形石膏治疗逐渐在普及。
- 石膏管型固定膝关节于屈曲50°。
- 石膏不包括足部，止于踝关节近侧，并另加衬垫保护。
- 石膏其余部分将髋关节固定在屈曲45°、外展30°和外旋15°位（技术图2A、B）。
- 在缠绕骨盆部位石膏绷带时，需用多层弹力织物垫于腹部以防止石膏压迫腹部。这些折叠的弹力织物在骨盆部位石膏绷带缠绕完成之后去除（技术图2C）。
  - 对于仍穿尿布的患儿，应避免腹部过度填塞。同时应注意，尿布很难固定，石膏很容易被弄脏。
- 在患侧髋关节前方做石膏加固很重要。在髋关节部位增加7~8层高分子石膏绷带以防止石膏的断裂，需要用较宽的骨盆带尽可能将髋关节固定好。
- 加强膝关节前部，使石膏不会因儿童爬行而磨损。

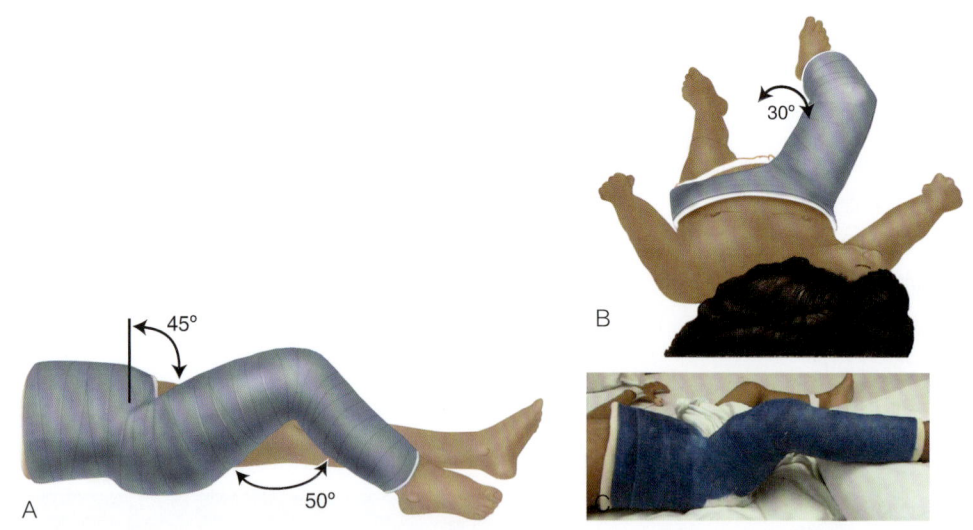

技术图2 A. 可行走髋人字形石膏管型将髋关节固定于屈曲45°、膝关节屈曲50°。B. 该石膏将髋关节固定于外展30°、外旋15°。C. 宽骨盆带和前方加固可以给可行走髋人字形石膏以额外的支撑。

要点与失误防范

指征	• 髋人字形石膏最适用于1~6岁、单纯股骨干骨折的儿童
禁忌证	• 肢体短缩>2.5 cm(有争议) • 大腿严重肿胀 • 合并有影响石膏治疗的损伤
可行走髋人字形石膏	• 对单纯低能量股骨骨折有效 • 学步儿童一般在2~3周后可扶站且开始行走
更换石膏或干预的原因	• 成角过大(>15°) • 短缩(>2.5 cm) • 排泄物严重污染石膏
其他并发症	• 需做石膏楔形切开外翻调整(成角<15°) • 皮肤刺激,包括尿片性皮疹和浅表感染 • 骨筋膜室综合征——可能是由于在制作90/90髋人字形石膏时,使用短腿石膏牵引[13]

术后护理

- 上髋人字形石膏的患儿明显增加了家长的护理负担,包括石膏的护理、出行困难和无法兼顾工作等。
- 笔者在患儿行复位石膏固定后即告知家长,伤后10~14天可能需要楔形切开石膏。
- 笔者安排患儿在1周和2周时复诊,拍摄带石膏的患侧股骨的标准前后位和侧位片。如果骨折对线不满意,或存在成角或短缩时,笔者会在诊室里做石膏楔形切开矫正,重新拍片。这么做,常可避免因术后复位丢失而无谓地重返手术室。
- 在骨痂形成前,如果短缩>2 cm,可有以下3种选择:更换石膏、牵引或外固定支架。
- 一旦骨痂形成,如果短缩>2 cm,可行骨延长术,以每天1 mm的进度做延长。
- 骨折愈合时,随年龄变化可接受的成角和短缩程度见表1。

结果

- 治疗结果根据损伤程度而不同,一般髋人字形石膏固定需要4~8周。
- 婴儿骨折在3~4周后愈合。
- 学步期儿童在6周后愈合。
- 去除石膏后,患儿感觉舒服即可鼓励其站立和行走。
- Illgen等[7]发现,标准的髋人字形石膏(无更换或楔形切开矫形)的成功率为86%。
- 急诊时在镇静剂下行髋人字形石膏治疗后回家的患儿,与"早期"髋人字形石膏治疗的患儿相比,有相同的并发症发生率和再复位率[3,12]。
- 已证实单腿可行走,髋人字形石膏对单纯低能量股骨干骨折的治疗是安全和有效的[4,5,11]。

并发症

- 骨不连。
- 延迟愈合。
- 畸形愈合(成角或旋转畸形)。
- 下肢不等长(短缩或过度生长)。
- 骨筋膜室综合征。
- 神经血管损伤。

表1 股骨可接受的成角

年龄	内翻—外翻(°)	前—后(°)	短缩(mm)
出生~2岁	30	30	15
2~5岁	15	20	20
6~10岁	10	15	15
11岁~成年	5	10	10

经允许引自 Beaty JH, Kasser JR, eds. Rockwood and Wilkins' Fractures in Children, ed 7. Philadelphia: Wolters Kluwer/Lippincott Williams & Wilkins, 2010。

(金汉樵 译,孙玉强 审校)

参考文献

[1] Beaty JH. Femoral-shaft fractures in children and adolescents. J Am Acad Orthop Surg 1995;3:207-217.

[2] Bridgman S, Wilson R. Epidemiology of femoral fractures in children in the West Midlands region of England 1991 to 2001. J Bone Joint Surg Br 2004;86(8):1152-1157.

[3] Cassinelli EH, Young B, Vogt M, et al. Spica cast application in the emergency room for select pediatric femur fractures. J Orthop Trauma 2005;19:709-716.

[4] Epps HR, Molenaar E, O'Connor DP. Immediate single-leg spica cast for pediatric femoral diaphysis fractures. J Pediatr Orthop 2006;26:491-496.

[5] Flynn JM, Garner MR, Jones KJ, et al. The treatment of low-energy femoral shaft fractures: a prospective study comparing the "walking spica" with the traditional spica cast. J Bone Joint Surg Am 2011;93:2196-2202.

[6] Hinton RY, Lincoln A, Crockett MM, et al. Fractures of the femoral shaft in children. Incidence, mechanisms, and sociodemographic risk factors. J Bone Joint Surg Am 1999;81(4):500-509.

[7] Illgen R II, Rodgers WB, Hresko MT, et al. Femur fractures in children: treatment with early sitting spica casting. J Pediatr Orthop 1998;18:481-487.

[8] Jauquier N, Doerfler M, Haecker F, et al. Immediate hip spica is as effective as, but more efficient than, flexible intramedullary nailing for femoral shaft fractures in pre-school children. J Child Orthop 2010;4:461-465.

[9] Landin LA. Epidemiology of children's fractures. J Pediatr Orthop 1997;6:79-83.

[10] Large TM, Frick SL. Compartment syndrome of the leg after treatment of a femoral fracture with an early sitting spica cast. A report of two cases. J Bone Joint Surg Am 2003;85-A(11):2207-2210.

[11] Leu D, Sargent MC, Ain MC, et al. Spica casting for pediatric femoral fractures: a prospective, randomized controlled study of single leg versus double-leg spica casts. J Bone Joint Surg Am 2012;94;1259-1264.

[12] Mansour AA III, Wilmoth JC, Mansour AS, et al. Immediate spica casting of pediatric femoral fractures in the operating room versus the emergency department: comparison of reduction, complications, and hospital charges. J Pediatr Orthop 2010;8:813-817.

[13] Mubarak SJ, Frick S, Sink E, et al. Volkmann contracture and compartment syndromes after femur fractures in children treated with 90/90 spica casts. J Pediatr Orthop 2006;26:567-572.

[14] Rewers A, Hedegaard H, Lezotte D, et al. Childhood femur fractures, associated injuries, and sociodemographic risk factors: a populationbased study. Pediatrics 2005;115:e543-e552.

第24章 闭合复位和外固定支架治疗股骨干骨折

Closed Reduction and External Fixation of Femoral Shaft Fractures

Afamefuna M. Nduaguba and John M. Flynn

定义

- 2岁和12岁是儿童股骨干骨折的两个发病高峰[1]。
- 2岁的发病高峰是由于以编织骨为主要成分的股骨相对软弱,此期儿童活动增大又增加了跌倒损伤的危险所致。

解剖

- 如果产生畸形的肌力大,会增加手术的必要性。在股骨近端和中段骨折中,近侧骨折端有外展和外旋的趋势。这种倾向在股骨近端骨折比在中段更明显。
- 远端1/3的股骨干骨折一般不会发生畸形,而股骨髁上骨折常会发生向后成角畸形。

发病机制

- 学步期的儿童,骨折多发生在正常活动时的低能量损伤。青少年骨折则往往是车祸、骑车或在高速的运动中发生的高能量损伤。
- 婴儿或学步期的儿童若发生股骨干骨折,尤其是尚不能行走的患儿,要考虑虐待的可能。

病史和体格检查

- 当患者神志不清,或出现下肢麻木、畸形、红斑、骨擦音和肿胀时,可提示存在股骨骨折。
- 如果怀疑是虐待所致,需行全面的骨骼检查,并通知儿童保护中心。在股骨骨折时,婴儿比学步期儿童更有可能被虐待。

影像学检查和其他诊断性资料

- 拍摄骨盆与股骨的前后位和侧位X线片。股骨X线片应该包含髋、膝关节,或单独拍摄髋、膝关节,以评估可能合并的损伤(图1)。
- X线片可评估骨折的形态、位置、移位、成角和短缩的程度。

手术治疗

- 5岁以上儿童发生任何股骨干骨折,都应该考虑手术治疗。在较小的患儿中,多发伤、颅脑外伤、高能量损伤、开放性骨折、严重粉碎性骨折或体型不适合髋人字形石膏者,都是手术治疗的相对指征。
- 手术固定方式包括:弹性钉、钢板、坚强的髓内钉和外固定支架。
- 外固定支架治疗的指征:多发伤、伴有颅脑外伤、开放性骨折有严重软组织损伤或污染,严重粉碎性骨折、极近端的转子下或远端干骺交界部骨折。
- 股骨中段横行骨折用外固定支架治疗与其他固定方式相比,有较高的再骨折风险。

术前计划

- 手术医生在术前就应该确定螺钉的位置。
- 骨骺与最外侧钉之间至少应有2 cm的间距,骨折端与最内侧钉之间也要有至少2 cm的间距。
- 根据器械选择适合大小的螺钉,AO/Synthes产品指南推荐4 mm直径的Schanz钉,而EBI产品指南建议螺钉直径不能超过骨干直径的1/3。

体位

- 患者置于可透X线的手术床或骨折牵引床上,如果术前需要对骨折进行复位,则可使用骨折牵引床。

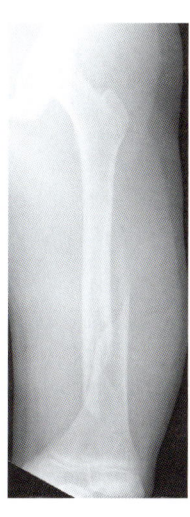

图1 男孩,12岁,股骨远端骨折的术前X线片。

Biomet DFS XS外固定支架技巧

钢针和螺钉的置入

- 第1根钢针应该选择在骨折段较短或打入较困难的一侧置入。
- 在第1根钉的位置皮肤上刺个小口,钝性分离到邻近的骨皮质。
- 定位锥从软组织保护套管中插入,垂直骨干长轴抵达骨皮质表面。退出定位锥,轻击套管以防滑动。
- 根据所选的螺钉大小,选择合适的钻头导向器,插入套管中。
- 将钻头阻挡器固定到合适的钻头上,使钻头导向器与骨干长轴垂直,钻透近侧皮质,一旦钻头穿透近侧皮质即停止。
- 术者将钻头推进顶到对侧皮质(钻头不转动)。调整钻头阻挡器限制钻头继续前进不超过5 mm(技术图1A),打穿对侧皮质。
- 移去钻头及其导向器,而不要移动软组织保护套管。
- 选择合适的螺钉用T形扳手拧入,直至超出对侧皮质2 mm即止。由于螺钉呈圆锥形,螺钉不能回退以防松动。
- 松解螺钉周围绷紧的皮肤。
- 将装配好的外固定支架的可伸缩臂套在合适位置的螺钉上,夹钳螺栓不要拧紧。
- 软组织套管插入同一伸缩臂的另一个夹钳位置上,调松夹钳螺栓,使套管能通过伸缩臂。
- 套管定位在近侧皮质后,拧紧夹钳螺栓以防螺钉方向偏移。重复上述步骤,将第2根螺钉从套管内拧入(技术图1B)。
- 当2根螺钉拧入一侧骨折端,重复以上步骤在另一侧骨段拧入螺钉(技术图1C)。
- 伸缩臂夹钳螺栓在最终复位前拧紧。

最终复位

- 最终复位要进行多种方法的调整。
- 每个滑动臂长度既可通过手动松开伸缩臂阻滞螺栓调节,也可通过旋转压缩-牵张螺钉调节(技术图2A)。
- 松开连接器的螺栓可以纠正成角畸形(技术图2B)。
- 调节支架主体上的旋转阻滞螺钉,可旋转每个伸缩臂(技术图2C)。当同时旋松螺钉时,主支架也能旋转以便使中央带锁关节进入纠正平面(技术图2D)。
- 每个伸缩臂可延长2 cm,如果需要延长更多,可用4 cm的伸缩臂。由于T形夹钳不能伸缩,这在T形支架中特别有用。

备选T形夹钳使用技术

- 当在骨端不容纵行放置螺钉时,可使用T形夹钳。
- T形夹钳先于伸缩臂安置,用上述相同的方法置入螺钉。
- 安置T形夹钳到位后,在另一侧骨段按上述标准置入螺钉安装伸缩臂。

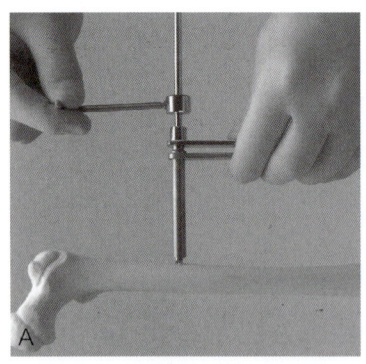 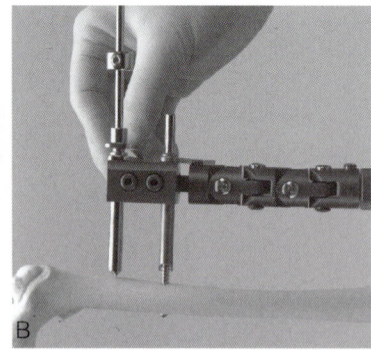 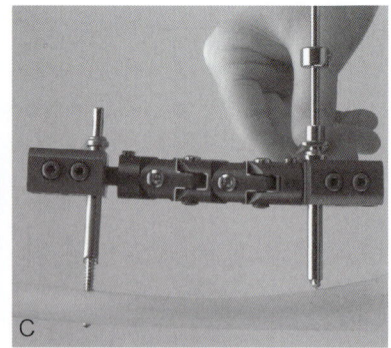

技术图1 A. 将钻头阻挡器重新固定到距离其导向器基底5 mm的钻头上。B. 用同上所述相同方法在同一个螺钉夹块上置入第2枚螺钉。C. 用同上所述相同方法在对侧的螺钉夹块上置入第2枚螺钉(版权:Biomet Trauma, Copyright, 2009)。

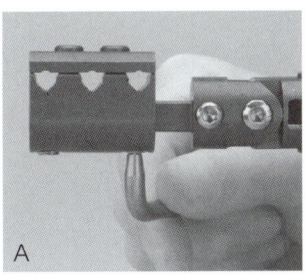
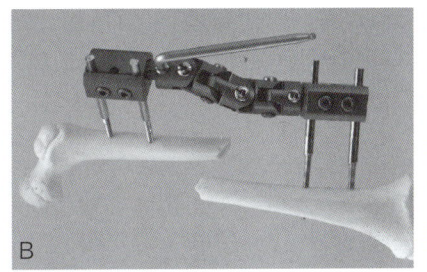
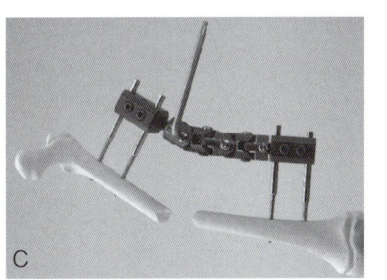
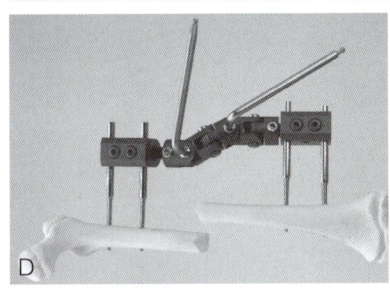

技术图2　A. 手动调节长度。B. 外固定支架安装到骨质上后，每一侧带锁的关节能相对固定位置做角度调节。C. 旋松支架主体上两端的旋转阻滞螺钉，可使支架沿固定轴旋转。D. 如有需要，在同一平面松开两个带锁关节，可进行平移调节（版权：Biomet Trauma, Copyright, 2009）。

使用带复合夹块的儿童股骨干支架的 AO/Synthes 技巧

支架的应用

- 注意：为增加固定强度而使用双根碳素纤维棒或需要行支架动力化时，所有螺钉必须置于同一平面。
- 先置入最近和最远端螺钉，而后置入中间螺钉。螺钉与骺板至少要有 2 cm 间距。
- 螺钉置入方向如下。
  - 在皮肤上刺一个小口。
  - 将定位锥连同保护套筒一起从切口插入，顶到股骨皮质上。
  - 退出定位锥，通过保护套筒置入螺钉，钻入螺钉直至拧入对侧皮质。
  - 也可根据习惯，用电钻带螺钉钻透近侧皮质后，用手力将螺钉直接拧过对侧皮质。
- 在最近端和最远端拧入 Schanz 钉后，每根钉上套上中号组合夹钳。
- 将碳素纤维棒与每个夹钳相连。此时支架由 2 个螺钉、2 个夹钳和 1 根碳素纤维棒构成。
- 骨折复位后，拧紧夹钳的螺栓。
- 另用两个夹钳与碳素纤维棒相连，它们将中间的两枚螺钉与碳素纤维棒相连。
- 用与置入外侧螺钉同样的方法，置入中间的两枚 Schanz 钉。骨折与螺钉之间至少有 2 cm 的间距。这些 Schanz 钉通过两个中间组合夹钳连接到碳纤维棒上，并拧紧螺栓。
  - 此时，支架由 4 个螺钉、4 个夹钳和 1 根碳素纤维棒组成（技术图 3A）。
- 如果希望增加固定的强度，可再使用 1 根碳素纤维棒，所有螺钉必须处在同一平面，碳素纤维棒通过组合夹钳固定到每个螺钉。
  - 此时，支架由 4 个螺钉、8 个夹钳和 2 根碳素纤维棒组成（技术图 3B）。

动力化

- 动力化仅能在双碳素纤维棒的支架上实现。为使支架动力化，需要松开近端螺钉上的外侧夹钳螺栓和远端螺钉上的内侧夹钳螺栓，把动力化夹插到夹钳的夹杆片间，重新拧紧。4 根螺栓的调整方法相同（技术图 4A）。

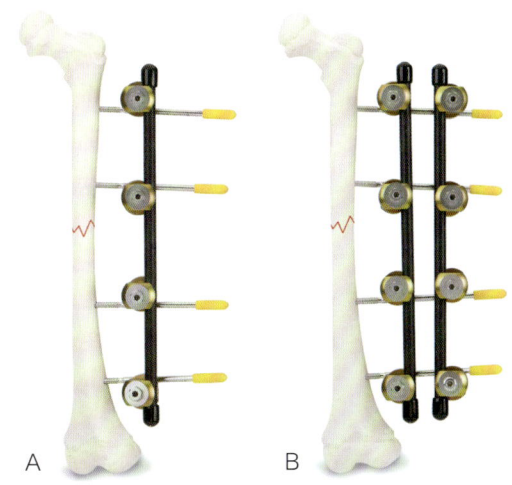

技术图 3　A. 支架由 4 个组合夹钳连接、4 枚 Schanz 钉和 1 根碳纤维棒构成。B. 增加第 2 根碳素纤维棒以提高支架牢度。碳素纤维棒用组合夹钳与 Schanz 钉相连（版权：Synthes, Inc., or its affiliates）。

- 动力化夹术后用于增加跨骨折的轴向负荷,或术中用于对骨折断端做加压或撑开。
- 术中对骨折加压或撑开是通过在动力化夹钳附近接驳撑开器使支架动力化(技术图4B),转动撑开器的调节环,可选择加压或撑开,之后去除动力化夹并重新旋紧夹钳。

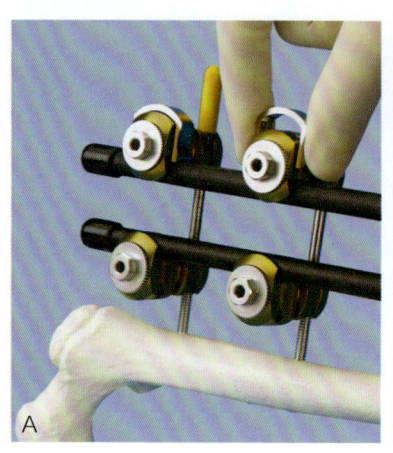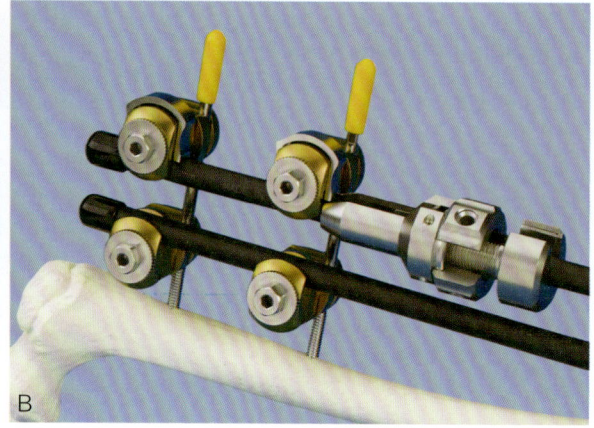

技术图4 A. 动力化技术,在碳素纤维棒夹钳的夹杆片间插入动力化夹。B. 撑开－加压技术,撑开器的安装(版权:Synthes, Inc., or its affiliates)。

使用带多枚钉夹的AO儿童股骨干支架的AO/Synthes技巧

- 安装此支架,要求先在某一骨折端完成螺钉置入,而后再在另一骨折端置入螺钉。因此,与使用组合夹钳支架的"先外侧,再内侧"的置钉顺序不同。
- 第1根Schanz钉应为距骺板至少2 cm的外侧钉。多钉夹钳与第1根螺钉连接后钻入股骨,夹钳保持与股骨干平行,以确保Schanz钉垂直置入股骨。
- 第2根Schanz钉通过多钉夹钳的另一端上的孔插入,螺钉距骨折端至少2 cm。后续所有螺钉都用前面所述的方法置入——刺开皮肤、插入保护套管和钻头导向器钻孔置钉(技术图5A)。

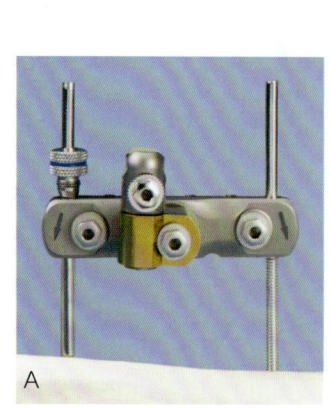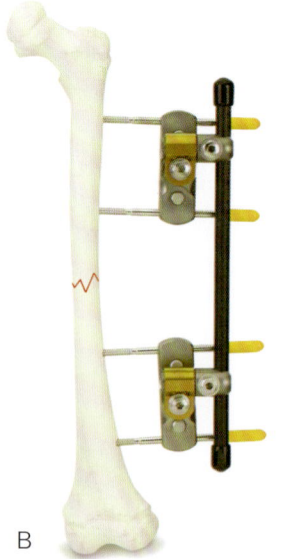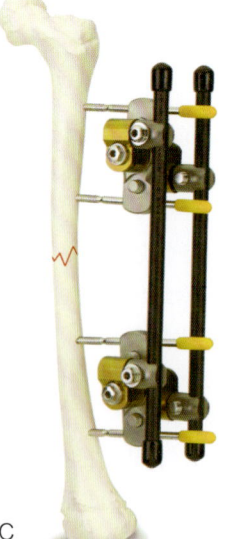

技术图5 A. 通过多钉夹钳置入Schanz钉,夹钳必须平行骨干,螺钉要垂直骨干。B. 已完成的单棒－双夹钳－四钉构架。C. 已完成的双棒构架(版权:Synthes, Inc., or its affiliates)。

- 如有需要,通过多钉夹钳还可置入2根Schanz钉。至此完成了半侧支架的安装。
- 重复上述步骤,在另一骨段置钉。
- 拧紧支架两侧多钉夹钳上的夹片螺栓。

- 将碳素纤维棒连接每个多钉夹钳。
- 骨折复位后,拧紧夹棒螺栓和夹钉螺栓(技术图5B)。
- 可加上第2根碳素纤维棒以增加支架的强度,这需要双棒连接装置(技术图5C)。

使用AO组合支架的AO/Synthes技巧

- 如果骨折类型不允许在同一平面置入Schanz钉,可以用组合支架来固定。它是通过桥接的碳素纤维棒按顺序地组合模块而完成的。
- 外侧的第1根钉,距骺板至少2 cm。
- 第2根钉靠中间置入同一骨段,距骨折至少有2 cm。这根钉并不要求与第1根钉在同一平面。这根钉及随后的置钉按前面所述的方法一样刺开皮肤、插入保护套管和钻头导向器钻孔置钉。
- 安装组合夹钳,拧紧螺栓。
- 碳素纤维棒与每个组合夹钳相连,完成第1个模块的组装。
- 与第1个模块一样,组建第2个模块:先置入外侧螺钉,随后是内侧螺钉,组合夹钳安装到螺钉上,再将夹钳与碳素纤维棒相连。每个模块都由2根Schanz钉、2个组合夹钳和1个碳素纤维棒组成。

- 用组合夹钳与已组建的每个模块上的碳素纤维棒相连。夹钳的安装方法如下:
  ○ 第1个夹钳安装在近端模块最远端的螺钉的远侧,第2个夹钳安装在最近端的螺钉的近侧。
  ○ 这些组合夹钳与第3根碳素纤维棒相连。
  ○ 如果桥接夹钳安装正确,外固定支架将呈Z形(技术图6A)。否则,支架还是呈I字形。
- 骨折复位后再拧紧桥接碳素纤维棒上的组合夹钳。
- 达到满意的复位后,旋紧桥接碳素纤维棒上的组合夹钳。
- 为了增加支架的强度和旋转稳定性,可加用第2根桥接碳纤维棒。安装的方法如下:
  ○ 第1个夹钳安装在近端模块的最近侧螺钉的近侧,第2个夹钳安装在远侧碳素纤维棒上最远端螺钉的远侧。
  ○ 这些组合夹钳连接到第4根碳素纤维棒上。
  ○ 如果第2套桥接夹钳放置正确,模块上的碳素纤维棒和桥接的碳素纤维棒构成沙漏形状(技术图6B)。

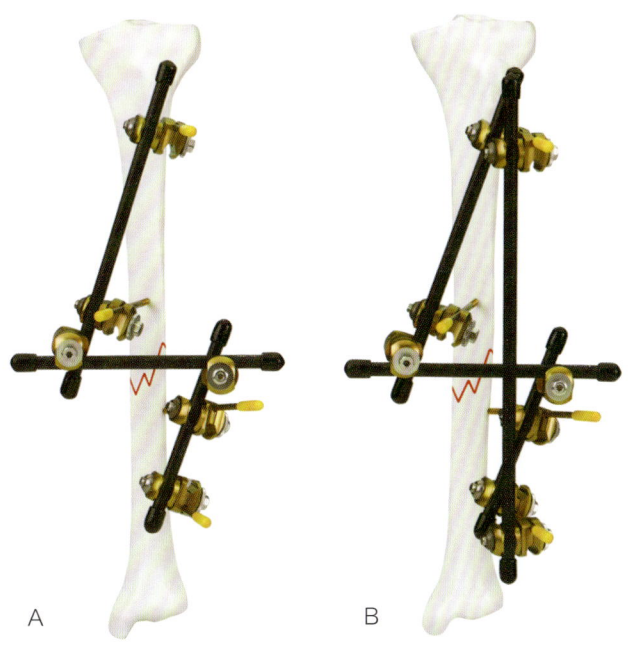

技术图6 A. 基本模块连接成的组合支架。B. 增加的第4根碳素棒增强了支架的强度和旋转稳定性。第4根碳棒跨过整个支架,与第1和第2个模块相连(版权:Synthes, Inc., or its affiliates)。

要点与失误防范

适应证	• 外固定最适用于伴有头部损伤的多发性创伤,开放性骨折伴有严重软组织损伤和污染,以及严重粉碎
评估	• 许多儿童的股骨骨折属单一损伤,但高能量损伤常伴有头、胸和腹部的创伤 • 患肢必须要彻底评估以排除合并伤的可能 • 牵引前,股骨断端短缩在侧位片上显示得最清楚 • Corner骨折和桶柄样骨折比螺旋形骨折的非意外损伤的特异性更高
固定	• 10岁以上患儿骨骼再塑形潜力显著降低 • 骨折端的成角,近端比远端、矢状面比冠状面更容易被接受
法医学	• 股骨骨折闭合治疗是小儿骨科领域中诉讼医生不当治疗的常见原因

术后处理

- 钉道护理对防止钉道感染很重要,是术后必须教会患儿家属处理的技能,并在每次门诊时复查是否存在钉道感染。
- 第1次有钉道感染的征象时,需要用对皮肤菌落有效的抗生素。
- 有学者主张当有桥接骨痂形成时即可去除外固定支架,必要时石膏管型固定;另有学者建议应保留外固定支架到3~4面皮质出现桥接骨痂。
- 典型的使用外固定支架治疗此类损伤的放射学评估如图2所示。

结果

- 在一组37例用外固定支架治疗的股骨骨折中,支架平均固定3~4个月(范围为2~5个月)。除1例外,其余拆除支架时骨折皆已愈合[3]。
- 外固定支架去除后,有20%的再骨折风险[2,3]。
- 钉道感染发生率约为65%,通常采用口服抗生素即可治愈,很少需要去除外固定支架。
- 尽管临床上轻微的对位不良常见,但是需要用手术矫正的很少。

并发症

- 钉道感染。
- 深部感染。
- 膝关节僵硬。
- 难看的大腿瘢痕。
- 延迟愈合。
- 再骨折。
- 畸形愈合。
- 双下肢不等长。

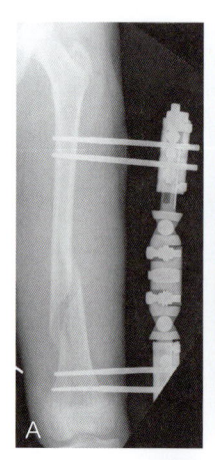
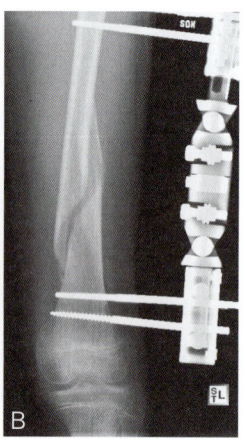
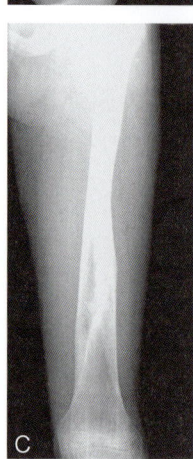

图2 图1中所示患者,术后1天的X线片(A);术后63天,去除外固定支架前(B);术后217天随访(C)。

(金汉樯 译,孙玉强 审校)

参考文献

[1] Flynn JM, Schwend RM. Management of pediatric femoral shaft fractures. J Am Acad Orthop Surg 2004;12:347-359.

[2] Gregory P, Pevny T, Teague D. Early complications with external fixation of pediatric femoral shaft fractures. J Orthop Trauma 1996;10:191-198.

[3] Miner T, Carroll KL. Outcomes of external fixation of pediatric femoral shaft fractures. J Pediatr Orthop 2000;20:405-410.

第25章 弹性髓内钉治疗股骨干骨折
Flexible Intramedullary Nailing of Femoral Shaft Fractures

Christine M. Goodbody and John M. Flynn

定义

- 儿童股骨干骨折的发生率为20/100 000[3,9,14]，占所有儿童骨折的2%[11]。
- 当幼小的儿童发生股骨干骨折时，尤其是在还不会走路时，需要考虑其受虐的可能性[2]。在既往有多次骨折史的儿童中，成骨不全可能是其骨折的隐匿性病因。在幼小儿童中常常会被误认为是受虐待。
- 对于遭受多发性外伤儿童，其每一处损伤的性质及严重程度都必须考虑以期给予最佳的治疗。

解剖

- 股骨最初是由较弱的编织骨组成的，在儿童时期逐渐被板层骨取代。
- 股深动脉分出4支穿支动脉在股骨内后方进入股骨，其主要血供来自骨内膜的循环。然而，在骨折愈合过程中，其主要的血供则由骨外膜循环提供。
- 股骨干的远端逐步膨大形成股骨髁上区域，该区域可以作为逆行弹性髓内钉的进钉部位。外科医生应充分了解股骨远端周围的解剖结构，以避免在进钉时损伤。

发病机制

- 就损伤机制而言，年龄是需要考虑的一个重要因素。从婴儿期至青春期，随着骨骼成长逐渐变粗壮，导致骨折所需的外伤程度也呈指数性增高。低能量损伤所导致的骨折可能提示病理性质。
- 影像学表现通常能反映出骨折的损伤机制和当时的受力状态。高速损伤常表现为复杂的粉碎性骨折。
- 骨折后骨折断端的位置取决于骨折平面，以及软组织、肌肉等对股骨的力学作用。

病史和体格检查

- 在大多数病例中，都存在创伤史。
- 在单纯的股骨骨折中，大腿肿胀并伴有轻微的挤压伤及擦伤。常常可见大腿短缩畸形。
- 检查患肢，确认其不存在血管或神经损伤。
- 在高能量损伤的病例中，通常存在皮肤、软组织以及其他器官、系统的损伤。
- 需要对膝关节进行同样的检查，以确认其没有韧带的损伤。这项检查需要在麻醉下进行。

影像学和其他诊断性检查

- 标准的高质量的股骨前后位及侧位X线片可以判定损伤范围和严重程度（图1）。
  - X线片需要拍摄包括骨折段上、下的关节，以避免漏诊任何合并的损伤。

鉴别诊断

- 正常骨的急性外伤性骨折。
- 应力性骨折。
- 病理性骨折。

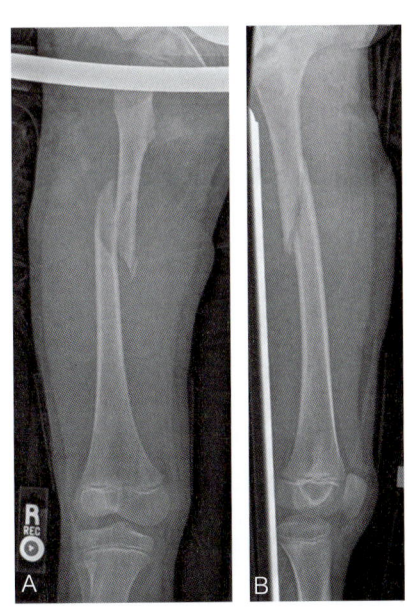

图1　患儿为6岁女孩，踢足球时外伤造成螺旋形股骨干骨折的术前正位（A）和侧位（B）X线片。该病例采用钛制弹性钉治疗。

手术治疗

- 对5~12岁儿童,股骨干弹性钉是股骨骨折的最佳治疗方法。
- 在少数5~12岁患儿中,对于长度不稳定型股骨骨折或体重较重的大龄儿童,最好采用其他治疗方法,如肌下桥接钢板、外固定或经转子置入髓内钉,具体见其他章节。
- 弹性钉可用于骨骼发育不成熟的青少年,尤其适用于长度稳定、体重小于50 kg的青少年。相较于年龄更小的患儿,骨折对线不良、延迟愈合等不良预后的发生率略高。
- 极少数情况下,弹性钉可用于3~5岁患儿。可能的适应证包括:极高能量损伤、软组织损伤而不利于石膏固定、严重肥胖的学龄前儿童或多发性创伤。

术前计划

- 预先测量股骨干峡部的内径,选用螺钉的直径通常是峡部内径的40%。例如,如果股骨干峡部内径为1 cm,选用4 mm直径的螺钉。
- 应该考虑到可能出现的伴随损伤,及其他可能会影响治疗及其效果的因素。

体位

- 患者取仰卧位,笔者习惯使用骨折牵引床(图2),也可使用放射透视手术床。
- 在安装牵引立柱前需充分衬垫会阴部。
- 患肢外展15°~30°以利进钉。健肢可通过健足踝托维持牵引,并且采取髋关节后伸的"剪刀式"体位,可避免阻挡侧位X线视野。
  - 通常笔者不采用健肢腿托将患者健侧肢体的屈髋屈膝托起高于患者的其余部分。因为骨筋膜室综合征被认为与股骨干骨折治疗时所摆放的上述体位有关。
- 使用足套并通过对足部施加牵引力来作用于患肢。如果腿部有明显的软组织损伤,其牵引力需要通过一枚导针来施加。然而,患儿很少需要使用导针。
- 理想情况下,在手术消毒和铺巾之前,骨折应尽可能牵引复位至解剖位置。术前对患肢的有效牵引复位以对线对位良好,可有效节省手术时间,避免在置入髓内钉之前多次尝试,导致骨折复位失败。
- 随后做患肢消毒和铺巾。

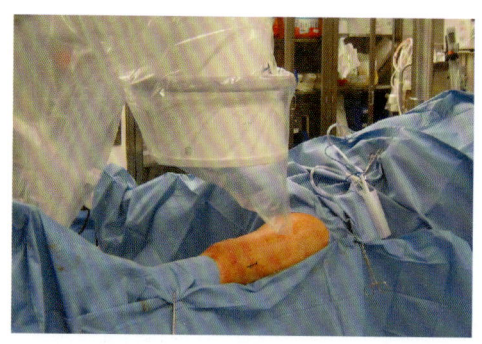

图2 患者在骨折牵引床上正确摆放好体位,透视确定解剖标志,并标记正确的切口位置。

逆行弹性髓内钉技术

髓内钉置入及骨折复位

- 透视确定位于股骨远端干骺端内侧和外侧的进钉点。
- 确定股骨远端骨骺的解剖结构,皮肤上做好标记,提醒手术医生避开此区域切开。
- 在股骨干骺端进钉点水平做2 cm向远端延伸的切口。向近端延伸的切口不利于放置髓内钉。
- 依次切开皮肤、筋膜和股四头肌,使用止血钳有助于暴露至骨。
- 抵住股骨远端干骺端置入钻头(带软组织保护器)。进针点是股骨干前后径的中点(技术图1A)。
- 所用钻头的大小在很大程度上取决于髓内钉的大小;钻头应略大于髓内钉(如用4.0 mm钉子应选择4.5 mm钻头)。
- 打入钻子,钻破单层骨皮质后,调整钻头方向成角为一个非常倾斜的角度,以便髓内钉插入(技术图1B)。
- 钉子在插入前应预先弯成轻度C形(技术图1C)。
- 插入第一枚钉子,将其轻轻敲入股骨。在正位和侧位透视下,检查髓内钉位置以确保其正确放置(技术图1D)。
- 一旦钉尖到达骨折部位,准确复位骨折端并在正侧位透视记录。如有必要,可使用F形复位扳手工具保持对准。该工具由可透视的玻璃纤维棒构成,在大多数设备上可用。
- 骨折复位准确后,将第一枚髓内钉向近端推进1~2 cm,以穿过骨折线并进入近端骨折块(保持可刚好维持骨折复位,但不足以改变两侧骨折断端的对位关系)。
- 第1枚髓内钉穿过骨折线后,按同样的步骤插入第2枚髓内钉(技术图1E)。

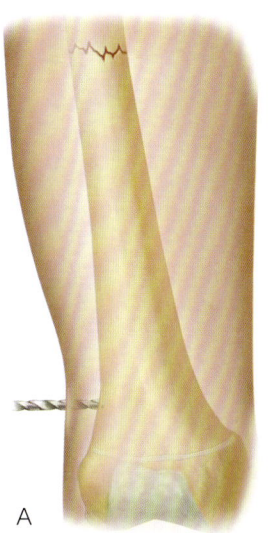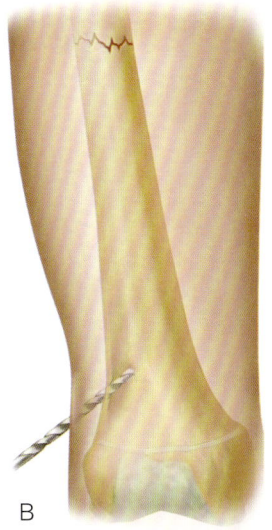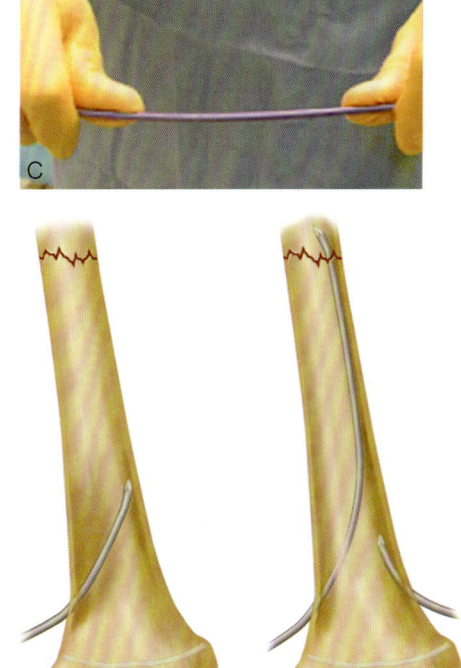

技术图 1 A. 手术切口做好后，髓内钉的进针点确定在股骨前后径的中点上方 2 cm 处。用 1 枚 4.5 mm 的钻头开孔。B. 穿透单层皮质后，钻头需成角倾斜钻个隧道。C. 髓内钉在置入前需要预弯成轻度的 C 形。D. 第 1 枚髓内钉置入至骨折线处。E. 当第 1 枚髓内钉置入至骨折线后，以相同的方式置入第 2 枚髓内钉。

髓内钉最终位置

- 骨折复位得到证实并且 2 枚髓内钉都越过骨折线足够长度（技术图 2A～C），将钉子再推进几毫米，用正侧位透视确定内植物位置（技术图 2D）。
- 一旦 2 根髓内钉的位置都得到确认后，逐渐将钉子推进到终点（技术图 2E）。
- 外侧的钉子（从股骨外侧皮质进入）应止于股骨大转子的骨骺处。内侧的钉子紧靠着股骨距内侧皮质。
- 最终髓内钉的位置应确保每个钉子的尾端只有 1～2 cm 外露于其皮质进钉点（技术图 2F、G）。在髓内钉的最终位置确定后，将钉子后退几厘米，剪断至合适的长度，轻轻击入至最终位置，使其尾端贴紧股骨并露出适量的钉子，以便日后取出。折弯髓内钉的尾端可能会对皮肤及软组织造成过度刺激。
- 核查骨折最终固定后的位置（技术图 2H、I）。如果骨折断端间有明显的间隙，则放松牵引，医生需轻轻敲击骨折远端，使其靠拢在一起。
- 逐层缝合切口。
- 在离开手术室之前需要对肢体的旋转移位进行评估，并纠正任何存在的旋转移位。

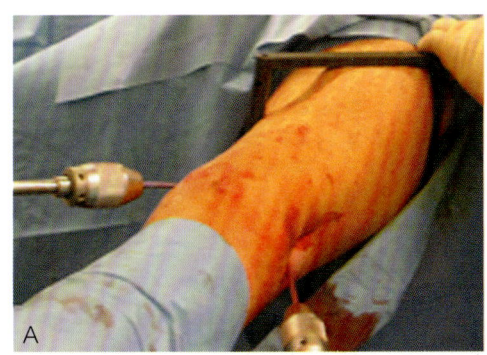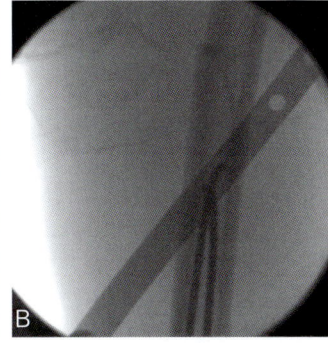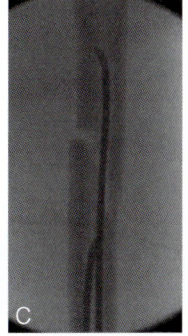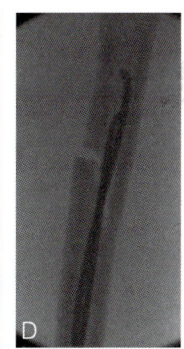

技术图 2 A. 一旦 2 枚钉子都到达骨折线后，需要核查骨折复位的情况。F 形扳手可用以帮助获得并且维持复位。B. 透视核查复位情况。C、D. 一旦确认复位良好，将髓内钉穿过骨折线直至其最终的位置。

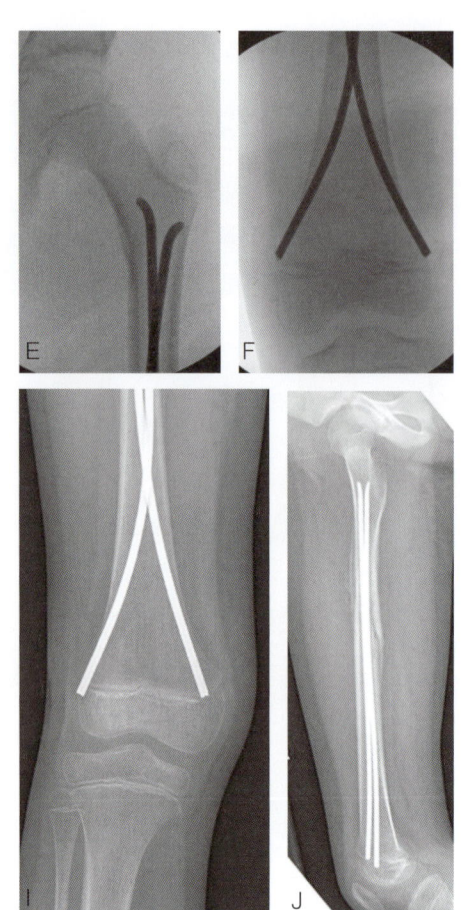
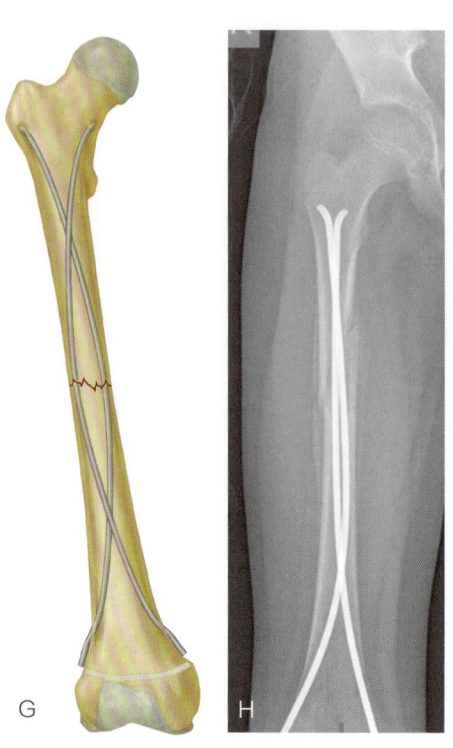

技术图2（续） E. 外侧的髓内钉止于股骨大转子的骨骺处，内侧的髓内钉止在股骨距的位置。F. 钉子的尾端需要贴在股骨的干骺端。G. 最后髓内钉构型应该达到三点固定的要求。H~J. 图1病例的正侧位片，显示髓内钉固定到位。

要点与失误防范

手术指征	• 弹性髓内钉技术最适宜应用于5~12岁、体重<50 kg、骨折长度稳定的儿童。骨骼发育不全的青少年、非常近端、远端以及长度不稳定的骨折也可以使用弹性髓内钉治疗，但其并发症的发生率会更高
术前计划	• 术前选择和准备髓内钉是至关重要的，正确选择患者也很重要。要求髓内钉的尺寸和进针点位置应相称
骨折固定	• 髓内钉的置入构型必须符合三点固定的要求。钉子在置入前需要轻度的预弯，以确保其与骨皮质有最大的接触面。如果髓内钉置入或穿过骨折遇到困难，或者进针部位有软组织损伤，可采用通过大转子顺行置入1根或2根髓内钉以骨折复位固定
复位难点	• F形扳手对骨折复位有很大的帮助
皮肤刺激	• 为了避免对皮肤的刺激，髓内钉需要被截短，使其与股骨远端的干骺端齐平，在进针孔外留1~2 cm的钉尾

术后处理

- 笔者偏好在术后即刻采用膝固定装置进行制动一段时间，以减少膝部软组织刺激，增加小儿术后的舒适感。
- 术后只要能忍受即可开始负重。
- 术后使用镇痛药以持续缓解疼痛，可极大促进康复。

结果

- 多项研究已证实采用弹性髓内钉治疗股骨干骨折能获得优良的效果[1,5,8,10,15]。
- Flynn等[5]在一个多中心试验中报道优异的结果占67%（39例），满意的结果占31%（18例），只有1例因骨折旋转移位而结果不佳。
- Mehlman等[10]在一项生物力学的研究中发现，如果能取得满意的进针点，股骨干远侧1/3骨折采用逆行进钉方式对骨折固定更为稳定。
- Flynn等[6]回顾了他们最早的50个病例，发现进针部位刺激是最常见的术后并发症（18%的病例）。治疗非常近端的骨折会更富有挑战性，而对体重较大的孩子，最好采取辅助制动一段时间。
- Moroz等[11]对299名儿童的234例股骨骨折进行回顾分析，发现有150例（65%）优异，57例（25%）满意，23例（10%）差。结果差的病例中因双腿长度差异者有5例，因明显成角畸形的有17例，因固定失败者有1例。他们同样也报道了疗效差与儿童年龄较长（>11岁）以及体重>49 kg这两个因素相关。
- Baldwin等[1]对弹性髓内钉治疗儿童股骨干骨折文献进行了系统回顾发现，尽管大多数并发症较轻，但仍有并发症发生率高达50%的报道。然而，在4个研究报告中，超过88%的患者术后功能结果是良好或满意的。
  - 23.4%的患者可感觉内植物置入不适。
  - 虽然少见骨折不愈合和再骨折，但常见骨折畸形愈合和骨折对线不良，后者发生率为15.1%。
  - 双下肢不等长并不少见，但一般不严重。
  - 弹性髓内钉的优点包括缩短住院时间、尽早恢复活动和骨折愈合率高（99.5%）。

并发症

- 髓内钉进钉部位刺激。
- 骨折不愈合或延迟愈合。
- 骨折畸形愈合（成角或旋转畸形）。
- 下肢不等长（短缩或者过度生长）。
- 骨筋膜室综合征。
- 神经血管损伤。
- 与内植物相关的并发症。

（邵雷 译，秦晖 审校）

参考文献

[1] Baldwin K, Hsu JE, Wenger DR, et al. Treatment of femur fractures in school-aged children using elastic stable intramedullary nailing: a systematic review. J Pediatr Orthop B 2011;20(5):303-308.

[2] Beaty JH. Femoral-shaft fractures in children and adolescents. J Am Acad Orthop Surg 1995;3:207-217.

[3] Bridgman S, Wilson R. Epidemiology of femoral fractures in children in the West Midlands region of England 1991 to 2001. J Bone Joint Surg Br 2004;86(8):1152-1157.

[4] Carey TP, Galpin RD. Flexible intramedullary nail fixation of pediatric femoral fractures. Clin Orthop Relat Res 1996;(332):110-118.

[5] Cramer KE, Tornetta P III, Spero CR, et al. Ender rod fixation of femoral shaft fractures in children. Clin Orthop Relat Res 2000;(376):119-123.

[6] Flynn JM, Hresko T, Reynolds RA, et al. Titanium elastic nails for pediatric femur fractures: a multicenter study of early results with analysis of complications. J Pediatr Orthop 2001;21:4-8.

[7] Flynn JM, Luedtke L, Ganley TJ, et al. Titanium elastic nails for pediatric femur fractures: lessons from the learning curve. Am J Orthop 2002;31:71-74.

[8] Heinrich SD, Drvaric DM, Darr K, et al. The operative stabilization of pediatric diaphyseal femur fractures with flexible intramedullary nails: a prospective analysis. J Pediatr Orthop 1994;14:501-507.

[9] Hinton RY, Lincoln A, Crockett MM, et al. Fractures of the femoral shaft in children. Incidence, mechanisms, and sociodemographic risk factors. J Bone Joint Surg Am 1999;81(4):500-509.

[10] Ho CA, Skaggs DL, Tang CW, et al. Use of flexible intramedullary nails in pediatric femur fractures. J Pediatr Orthop 2006;26:497-504.

[11] Landin LA. Epidemiology of children's fractures. J Pediatr Orthop B 1997;6:79-83.

[12] Mehlman CT, Nemeth NM, Glos DL. Antegrade versus retrograde titanium elastic nail fixation of pediatric distal-third femoral-shaft fractures: a mechanical study. J Orthop Trauma 2006;20:608-612.

[13] Moroz LA, Launay F, Kocher MS, et al. Titanium elastic nailing of fractures of the femur in children: predictors of complications and poor outcome. J Bone Joint Surg Br 2006;88(10):1361-1366.

[14] Rewers A, Hedegaard H, Lezotte D, et al. Childhood femur fractures, associated injuries, and sociodemographic risk factors: a populationbased study. Pediatrics 2005;115:e543-e552.

[15] Saikia K, Bhuyan S, Bhattacharya T, et al. Titanium elastic nailing in femoral diaphyseal fractures of children in 6-16 years of age. Indian J Orthop 2007;41:381-385.

第26章 肌肉下桥接钢板治疗儿童股骨干骨折

Submuscular Plating of Pediatric Femur Fractures

Ernest L. Sink and Benjamin F. Ricciardi

定义

- 肌下桥接钢板是一种可保护软组织的微创手术方法，为长度不稳的儿童股骨骨干骨折提供了相对稳定的治疗策略。

解剖

- 股外侧肌远端位于髂胫筋膜深处，与髌骨上极齐平。
- 股外侧肌远端的肌纤维是斜的，且不与骨相连，为肌肉和股骨外侧骨膜之间提供一个平面用于钢板插入。

发病机制

- 跌倒或车祸是最常见的损伤机制，约占所有儿童股骨骨折的2/3[6]。
- 对于股骨干骨折的儿童患者，尤其是2岁以下的患儿，应排除虐待儿童的可能[6]。

自然病程和背景

- 股骨骨折是小儿骨科创伤住院的最常见原因[6]。
- 男性患者较女性患者更易受伤，且年龄呈双峰状分布，即幼儿（4岁以下）和青少年患者可出现发病高峰。
- 股骨干骨折比股骨转子间或股骨远端骨折更常见。

病史和体格检查

- 病史应包括年龄、损伤机制（2岁以下患儿中排除虐待儿童因素）、检查其他部位疼痛以排除伴随损伤，以及相关的就医或家庭史（如脑瘫和成骨不全症可增加低能量股骨骨折的风险）。
- 体格检查显示患肢缩短和旋转畸形，伴活动时疼痛。神经血管检查、皮肤完整性和骨筋膜室综合征的症状都应该仔细评估。
- 应排除合并伤，因为多数情况下儿童股骨骨折常因高能量损伤所致，可伴有神经、内脏和其他肌肉骨骼创伤。

影像学及其他诊断性检查

- 受伤股骨的前后位（AP）和侧位片有助于诊断股骨骨折。影像学检查包括纳入同侧髋关节和膝关节的下肢X线片，以排除股骨颈或膝关节的损伤。

手术治疗

- 手术治疗是大多数5岁及以上儿童股骨骨折的首选治疗方法。弹性髓内钉技术在大多数儿童股骨干骨折治疗中成功率较高[1,3]。但某些因素，如粉碎性骨折、长斜行的长度不稳骨折以及儿童年龄大于10岁，可导致弹性髓内钉治疗的并发症发生率增加[7,10]。因此，对这些类型的骨折患者建议其他的内固定手段。
- 钢板接骨术是稳定儿童骨折的有效方法。对于粉碎性股骨骨折，使用肌下桥接钢板作为一种微创技术，可实现骨折端的坚强固定，并避免股骨头缺血性坏死（AVN），同时稳定骨干和干骺端的连接处。
- 该手术适用于5岁至骨骼发育成熟的患者。最适合桥接钢板的骨折类型是粉碎性或长斜行的长度不稳骨折。股骨髓腔不能容纳髓内钉（IM）的年龄较大或体重较重的儿童，也是合适的人选（图1）。
- 对于股骨近端或远端1/3的骨折，肌下桥接钢板也是一个可靠的选择[1]。对于这些骨折，近端或远端骨干需要留有2~3个螺钉的空间。
- 对于横行骨折的患者，它有相对的适应证。对于横行或短斜行股骨中段骨折，更推荐使用弹性髓内钉，而不是桥接钢板治疗。

术前计划

- 应仔细评估所有患者是否有其他合并损伤，包括膝关节或髋关节损伤。
- 手术室须配备骨折牵引床和透视机。
- 无需术前模板，因为可在无菌环境下选择钢板长度和形状。
- 重要的是要有较长的钢板和配套的螺钉。
- 最后，评估对侧下肢的自然旋转情况，在手术铺巾前可作为参考。
- 最常用的是4.5 mm的窄板。
  - 这个钢板较易获取和塑形，可不必经皮置入螺钉。
- 许多目前可用的内植物有锁定或非锁定螺钉供选择。

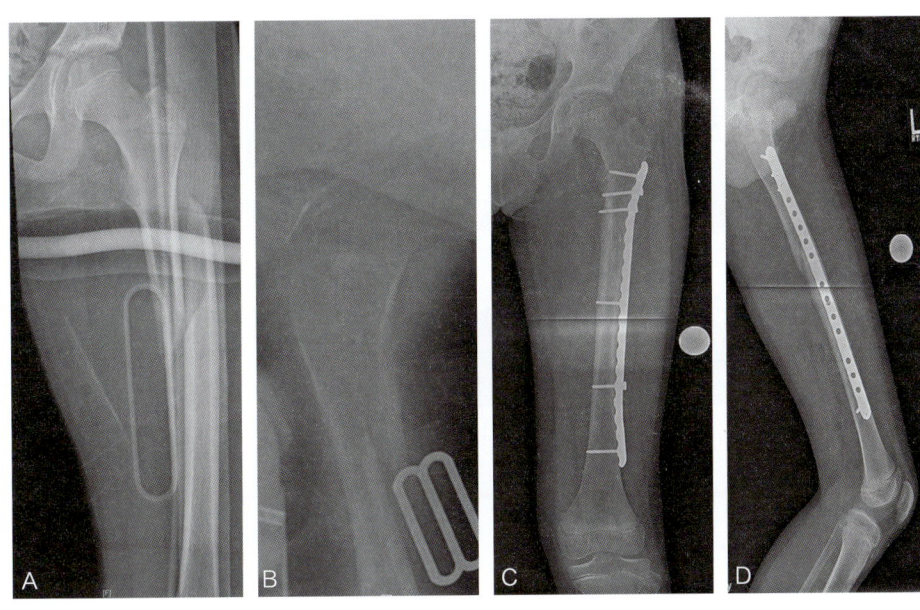

图1 A、B. 正位和侧位片观察移位的儿童股骨干骨折。C、D. 正侧位片显示，肌下桥接钢板可有效进行骨折复位和恢复肢体长度。

- 尽管非锁定螺钉已证明有效，但锁定螺钉在骨质疏松患者或非常近端或远端的骨折中仍有一些优势，因为那里几乎没有可放置螺钉的空间。
- 笔者的经验，非锁定螺钉在该年龄组患者中可获得足够的稳定性，且与锁定螺钉相比，可更容易经皮置入。
- 如果使用锁定钢板，则需要同时使用锁定钉和非锁定钉，以减少钢板与股骨的距离。
- 直接暴露比经皮暴露更容易放置锁定钉。
- 自攻螺钉对较简单的经皮置入至关重要。
- 对于年龄较小的儿童，如果绝对必要，可以使用长而窄的3.5 mm钢板，但4.5 mm钢板适合大多数股骨，即使对于较年轻的儿童。
- 根据骨折部位和患者体型，选择的钢板长度通常为含有10～16个孔。
- 钢板通常从大转子突下延伸至股骨远端干骺端。
- 如有可能，钢板长度应允许骨折近端和远端有6个螺钉孔。

体位

- 患者仰卧于骨折牵引床上。
- 正常的对侧腿伸展并稍微外展，以获得股骨骨折患肢的真实侧位透视图像。
  - 相应的，可使用腿架固定下肢。
- 经足部牵引和透视证实，临时复位以恢复股骨正常长度和旋转。
- 如后文所述，最终用钢板固定，实现对位对线良好。

暴露

- 在大腿远端的外侧做一个小切口（长度为4～7 mm）。
- 通过阔筋膜向前暴露股外侧肌远端的斜行纤维。
- 在远端肌纤维的深处进行钝性分离，进入股外侧肌和股骨外侧骨膜之间的平面。这一平面很容易进入，可用很小的力量推进近端钢板。

钢板塑形

- 台式钢板塑形器可将钢板塑形为与股骨外侧相近的轮廓，钢板的近端和远端轻度弯曲，以适应股骨近端和远端干骺端。
- 股骨内翻/外翻的最终对准是钢板的对准，因此，钢板塑形应尽可能接近股骨的解剖轮廓。
- 通常的做法是将预塑形的钢板放在大腿前部，C臂机拍摄AP位片，根据钢板在股骨外侧皮质上的投影进行钢板塑形（技术图1）。
- 根据笔者的经验，股骨塑形错误不会造成明显的对线失败（>5°）。

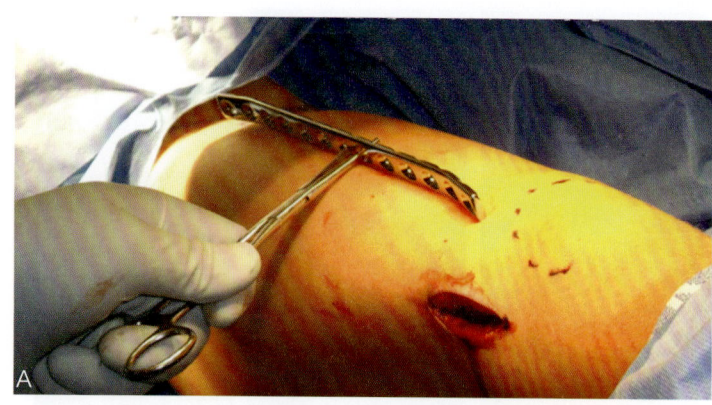 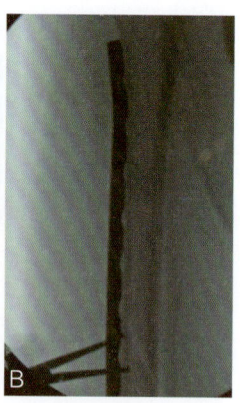

技术图1　A. 利用C臂机上的AP视图帮助钢板塑形。B. 钢板紧贴股骨外侧皮质。

钢板的放置

- 在远端肌纤维的深处进行钝性分离，进入股外侧肌和股骨外侧骨膜之间的平面。这一平面很容易进入，可用很小的力量推进近端钢板。
- 然后，在这个平面内从近端慢慢推进钢板。可使用钢板夹抓住钢板的远端以进行引导。
- 必须注意使钢板保持在股骨外侧，因为它向近端推进可越过骨折线至股骨大转子突起处。
- 在骨折端附近，钢板可能很难继续沿着股骨外侧穿过骨折线前进。手术医生可以通过将钢板向后拉并重新定向来纠正这个问题。
- 透视有助于外科医生操作以推进钢板。

临时钢板固定

- 钢板完全推进后可稳定地停留在股骨外侧。此时，股骨正位和侧位片有助于确保钢板在两个平面上都处于良好位置，并恢复股骨长度（技术图2）。
- 钢板通过放置在最近端和最远端螺钉孔中的克氏针暂时固定在股骨上。
- 如果骨折是向后下移位，可向前抬起股骨，同时在钢板内置入1枚克氏针，以在此区域内临时固定股骨。

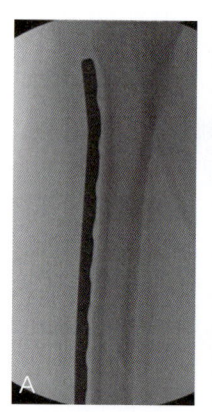 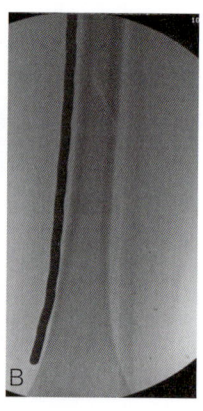

技术图2　完全推进钢板后，透视AP位（A）和侧位（B）图像，以确保在两个平面内，钢板在股骨外侧皮质上均处于良好位置。股骨的长度恢复。

经皮螺钉置入技术

- 长钢板和正确的螺钉位置对恢复骨折端稳定性至关重要。
- 螺钉应靠近骨折的近端和远端。
- 其余的螺钉尽可能分开放置。由于长钢板的工作长度较长，因此螺钉分布广泛可提高骨折复位的稳定性。
  - 骨折近端和远端分别都置入3枚螺钉是最佳选择。
- 第1枚螺钉应靠近骨折的近端或远端，此处的股骨离钢板最远。这个区域的螺钉可将股骨复位到钢板上，起到"复位螺钉"的作用。
  - 当螺钉置入远侧皮质时，股骨可固定到已塑形完成的钢板上（技术图3A、B）。
  - 骨折被"桥接"，不应试图用螺钉固定骨折碎片。
- 经皮置入螺钉的技巧如下：
  - 使用"完美的圆"技术钻入螺钉（技术图3C）。
  - 根据侧位透视片，将15号手术刀置于螺孔上方的皮肤，然后水平旋转切开皮肤、阔筋膜和股筋膜。
  - 用徒手技术在这个小切口中插入3.2 mm钻头，透视确定其在孔中的位置。
  - 钻孔穿过双层皮质（技术图3D）。

- 当图像旋转到 AP 视图时，通过将测深计放置在大腿前部预估螺钉长度。
- 将一条 0 号 Vicryl 缝线系在 4.5 mm 全螺纹皮质螺钉头周围，以防螺钉发生意外脱离螺丝刀，不会在软组织中找不到（技术图 3E）。
- 然后将螺钉穿过钢板和股骨（技术图 3F、G）。切断 Vicryl 缝线，置入所有螺钉后，用可吸收皮下缝线缝合切口。

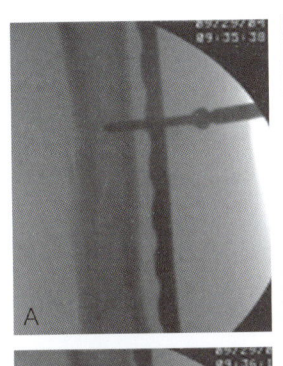
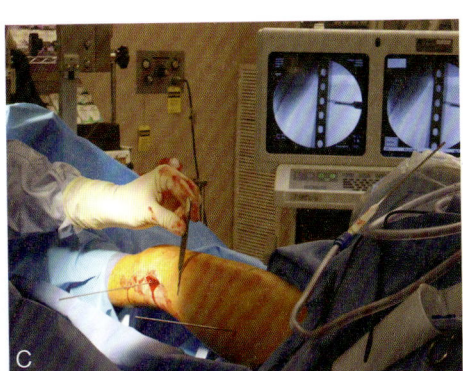
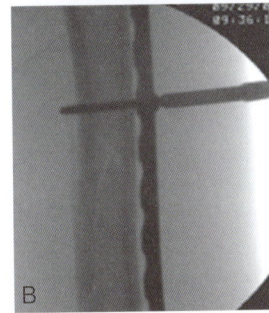
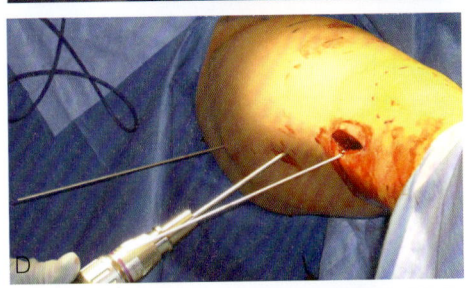
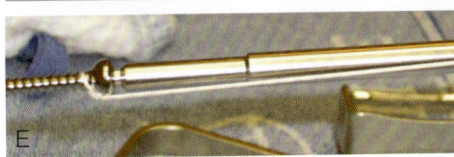
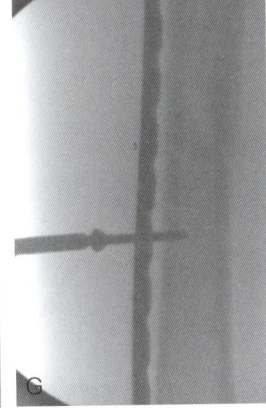
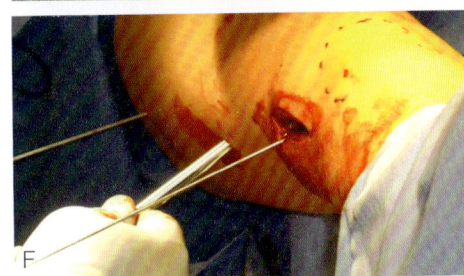

技术图 3　A、B. 螺钉置入远端皮质，可使股骨帖服到预先塑形的钢板，完成复位。C. 采用"完美圆圈"技术置钉。利用侧位片上的透视图像，将 15 号手术刀置于螺孔上方的皮肤，然后水平旋转切开皮肤、阔筋膜和股筋膜。D. 徒手在切口处放置一个 3.2 mm 钻头，透视确定其在孔中的位置。然后钻孔穿过双层皮质。E. 将 0 号 Vicryl 缝线系在 4.5 mm 全螺纹骨皮质螺钉头周围，以防螺钉发生意外脱离螺丝刀，不会在软组织中找不到。然后，经皮钻入螺钉穿过钢板（F），并透视确认（G）。

要点与失误防范

钢板选择	• 最常见 4.5 mm 窄钢板；如果骨质疏松或非常近端/远端骨折，可提供锁定功能；从大转子骨隆起延伸到远端干骺端（10～16 个孔）
钢板塑形	• 弯曲钢板近端和远端以适应股骨近端和远端干骺。塑形应接近解剖结构，以避免内翻/外翻对线不良。钢板插入前进行透视有助于改善钢板塑形
推进钢板	• 在股骨骨外膜和股外侧肌之间平面插入。保持紧贴骨皮质表面，以避免前后位对线不良
钢板临时固定	• 克氏针有助于临时固定和对齐钢板。骨皮质螺钉有助于使钢板贴向骨表面
经皮螺钉置入	• 使用透视和"完美圆圈"技术置入螺钉。尝试在骨折的任意一边 6 个螺钉。桥接技术（没有拉力螺钉穿过骨折线）

术后处理

- 使用柔软敷料。患者使用膝关节支具固定，以便在早期活动时患肢不会疼痛。术后早期无需使用石膏固定。
- 不疼痛的情况下，鼓励增加膝关节活动范围。
- 患者不负重或部分负重，直到在6～10周时形成桥接骨痂。然后，鼓励渐进式负重。
- 一旦3个或4个皮质上出现桥接骨痂，就允许以分级方式进行耐受性活动和运动。通常为10～14周。
- 大多数患者在6个月左右取出钢板。
  - 由于组织和骨的生长，后期拔除内植物可能需要较大的切口。
  - 虽然钢板突起、家庭选择、年龄较小和外科医生偏好等都可能影响拔除内植物的决定，但仍没有明确的钢板取出指征。
  - 笔者建议年幼患儿取出内植物，因为他们骨骼生长和腿部发育潜力较大。对于青少年，可结合患者实际情况决定是否取出内植物，家属和医生的偏好是影响内植物取出的主要因素。
- 在影像学指导下去除螺钉。使用钝性Cobb骨膜剥离子沿着钢板外侧滑动以分离钢板周围组织。然后，Cobb骨膜剥离子尖端插入钢板和骨之间，用力撬拨取下钢板。
  - 钢板完全松开后就可以从远端切口取出。
- 患者在耐受的情况下可负重，但6周内不允许跑步或运动。

结果

- 研究报道，即使在体重较重的患者和粉碎性骨折病例中，骨折愈合率仍很高。临床上明显的旋转不良、成角或短缩畸形也不常见[1,5,9,11]。

并发症

- 少见报道并发症。
- 钢板固定失败少见，使用4.5 mm钢板可在早期减少并发症发生[2,5]。
- 可能会出现骨折畸形愈合，通过适当的钢板塑形可有效避免。
- 患者术后股骨远端外翻畸形的风险可能会增加，特别是在骨骺附近骨折中，这需要长期的随访[4]。
- 骨不连尚未报道，因为这项技术最好应用于闭合粉碎性骨折的骨折区桥接固定。
- 放置螺钉之前，注意旋转是很重要的。
- 我们根据对侧肢体和骨折的几何形态，在最初的牵引下进行透视。
- 可能存在无症状的下肢不等长，但很少需要进一步处理[1,5,9,11]。
- 在某些患者中，若感觉内植物不适，可移除钢板。

（邵雷 译，秦晖 审校）

参考文献

[1] Abdelgawad AA, Sieg RN, Laughlin MD, et al. Submuscular bridge plating for complex pediatric femur fractures is reliable. Clin Orthop Relat Res 2013;471:2797-2807.

[2] Becker T, Weigl D, Mercado E, et al. Fractures and refractures after femoral locking compression plate fixation in children and adolescents. J Pediatr Orthop 2012;32:e40-e46.

[3] Flynn JM, Hresko T, Reynolds RA, et al. Titanium elastic nails for pediatric femur fractures: a multicenter study of early results with analysis of complications. J Pediatr Orthop 2001;21:4-8.

[4] Heyworth BE, Hedequist DJ, Nasreddine AY, et al. Distal femoral valgus deformity following plate fixation of pediatric femoral shaft fractures. J Bone Joint Surg Am 2013;95:526-533.

[5] Kanlic EM, Anglen JO, Smith DG, et al. Advantages of submuscular bridge plating for complex pediatric femur fractures. Clin Orthop Relat Res 2004;(426):244-251.

[6] Loder RT, O'Donnell PW, Feinberg JR. Epidemiology and mechanisms of femur fractures in children. J Pediatr Orthop 2006;26: 561-566.

[7] Moroz LA, Launay F, Kocher MS, et al. Titanium elastic nailing of fractures of the femur in children. Predictors of complications and poor outcome. J Bone Joint Surg Br 2006;88:1361-1366.

[8] Pate O, Hedequist D, Leong N, et al. Implant removal after submuscular plating for pediatric femur fractures. J Pediatr Orthop 2009;29:709-712.

[9] Sink EL, Faro F, Polousky J, et al. Decreased complications of pediatric femur fractures with a change in management. J Pediatr Orthop 2010;30:633-637.

[10] Sink EL, Gralla J, Repine M. Complications of pediatric femur fractures treated with titanium elastic nails: a comparison of fracture types. J Pediatr Orthop 2005;25:577-580.

[11] Sink EL, Hedequist D, Morgan SJ, et al. Results and technique of unstable pediatric femoral fractures treated with submuscular bridge plating. J Pediatr Orthop 2006;26:177-181.

第27章 经大转子入路的髓内钉治疗儿童股骨干骨折

Trochanteric Entry Nailing for Pediatric Femoral Shaft Fractures

J. Eric Gordon and June C. Smith

定义
- 股骨干骨折的特点是股骨急性、非病理性的骨折,骨折的主要部分至少在小转子远端5 cm处,且至少在股骨远端的近端距离等于髁宽度。

解剖
- 了解股骨近端的骨性和血管解剖结构是成功插入外侧转子置入髓内钉的关键。
- 股骨近端起源于单个股骨近端骨骺,形成两个独立的骨化中心,发育成股骨头和大转子。
- 虽然骨骺的骨性部分在8岁时分离,但位于股骨颈外侧的股骨近端骨骺残余部分可促使股骨颈直径增大[15](图1)。
- 8岁以后,大转子骨骺外侧的损伤对股骨颈的最终形态没有影响[3]。骨骺内侧的损伤则可导致股骨近端外翻和股骨颈狭窄(图2A)。
- 旋股内侧动脉起源于股深动脉,向股骨颈内侧走行,毗邻梨状窝,形成位于股骨颈基底部的囊外动脉环,与旋股外侧动脉分支吻合[12,16]。
- 囊外动脉环的分支发出沿股骨颈外侧的颈升支,进入股骨头的后外侧骨骺(图1)。
- 旋股内侧动脉或外环的损伤可造成股骨头缺血性坏死(AVN)(图2B)。

发病机制
- 股骨干骨折可由直接打击引起。直接打击可导致横行骨折或斜行骨折,伴或不伴粉碎性骨折。
- 股骨干骨折也可由旋转应力或扭转损伤引起,常见于运动损伤,可导致螺旋形骨折。

自然病程
- 股骨干骨折后的肌肉牵拉可造成近端骨折块的屈曲和外旋。
- 远端骨折块上的肌肉牵拉可造成骨折端短缩及内翻畸形。
- 在未经治疗的股骨干骨折中,这些肌肉牵拉会造成肢体短缩、弯曲、下肢内翻和内旋畸形。

病史和体格检查
- 青少年股骨干骨折可以由运动或其他高能量创伤造成。
- 体格检查通常提示大腿中部有压痛和肿胀。四肢可能有明显的畸形和短缩,开放性骨折时可有瘀斑或开放性伤口。
- 还应仔细检查神经和血管,触诊远端脉搏以评估运动和感觉神经功能。

影像学和其他诊断性检查
- 包括高质量的股骨正位和侧位X线片,以便能看到整个股骨和髋、膝关节。
- 如果股骨颈可能有潜在问题,应拍摄髋关节的正位和侧位X线片。
- 高能量创伤造成的股骨干骨折患者还应拍摄单独的骨盆前后位片,以排除合并损伤。

鉴别诊断
- 良、恶性肿瘤造成的病理性股骨干骨折。

非手术治疗
- 大龄儿童股骨骨折的非手术治疗包括:2~3周的骨牵引,以及随后6~8周的髋人字形石膏或石膏支具固定治疗。
- 青少年股骨骨折的非手术治疗一般包括:3~4周的骨牵引,以及随后8~12周的髋人字形石膏或石膏支具固定治疗。

手术治疗
- 年龄在12岁以下、体重50 kg以下的儿童股骨干骨折可采用弹性髓内钉治疗[2]。
- 8岁以上的儿童可以用扩髓或不扩髓的刚性钉进行外侧经转子置入髓内钉治疗[5,6]。
- 外侧经转子置入髓内钉特别适用于年龄≥12岁或体重≥50千克至骨骼发育成熟的儿童[7,8]。

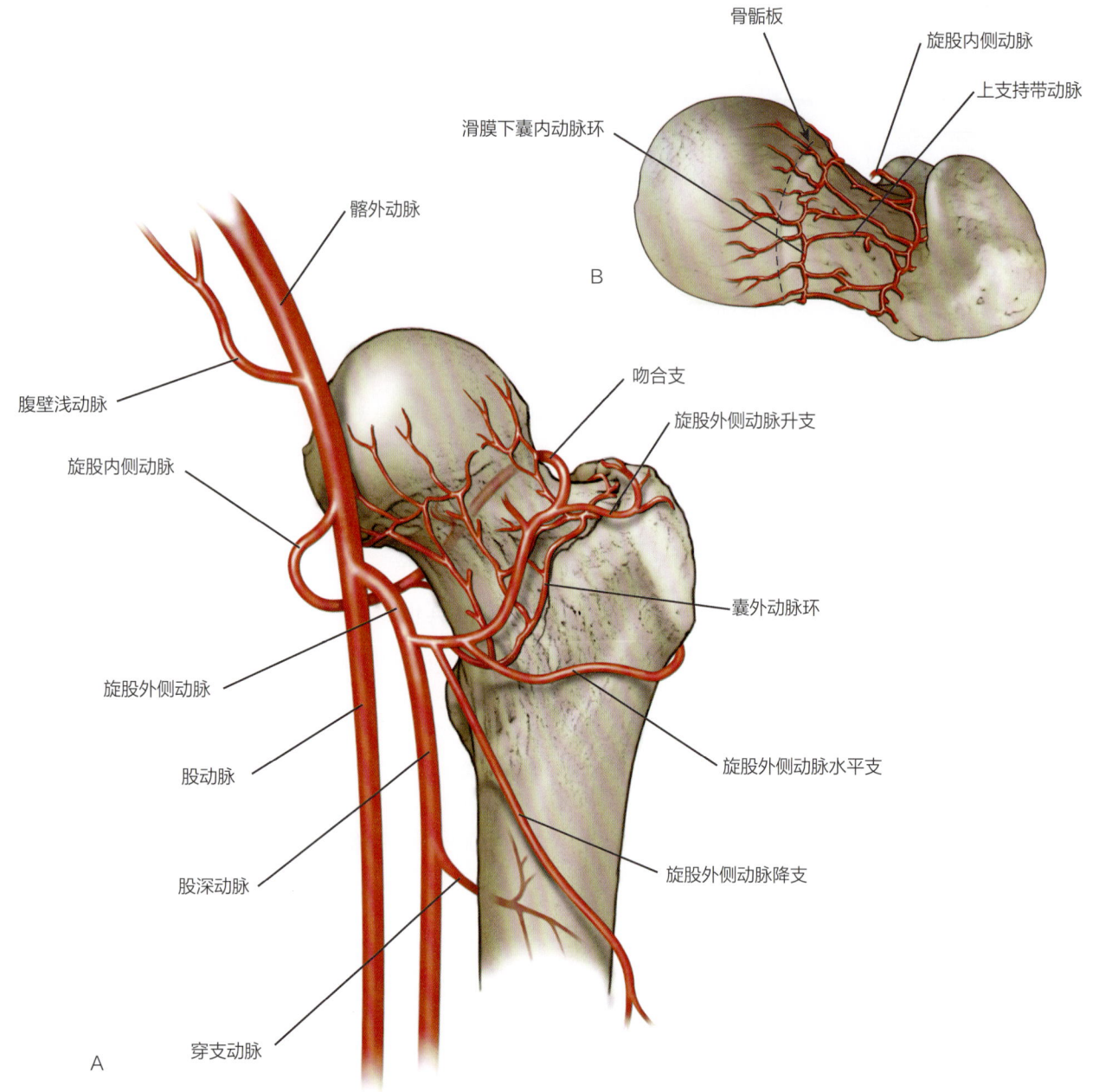

图1 A. 股骨近端骨和血管解剖的前后位视图。B. 股骨近端骨和血管解剖的俯视图。

- 对于年龄≥8岁、长度不稳骨折的儿童，也可使用外侧经转子置入髓内钉治疗。

术前规划

- 从大转子到股骨远端骨骺的股骨测量以及股骨髓腔峡部直径的测量应在术前进行，以确保术中使用合适大小的内植物。

体位和准备

- 患肢在骨折牵引床上仰卧位固定。
- 对侧肢体从患肢外展远离并屈曲。
- 同侧上肢应放于胸前，垫好棉垫并固定。
- 会阴柱要用棉垫垫好。
- 通过棉垫垫好的靴子，对患肢施加牵引。
- 消毒铺巾前，透视确保可以看到髋部和整个股骨，并通

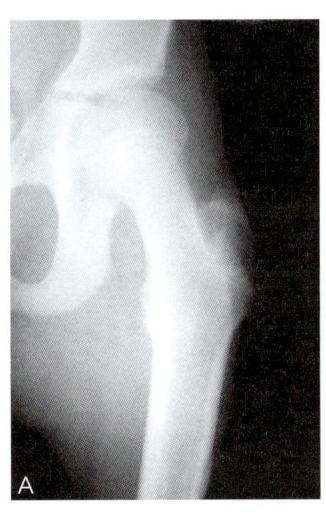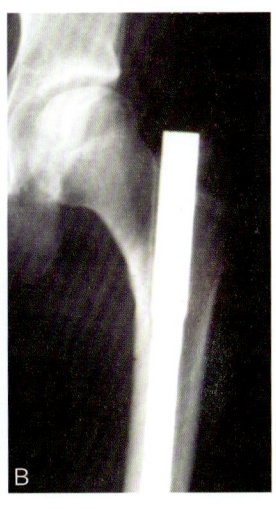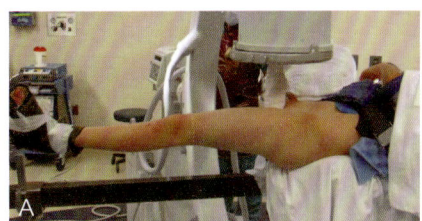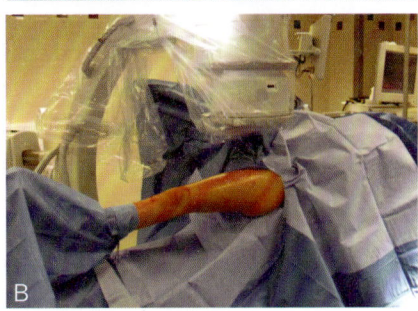

图2　A. 经转子尖髓内钉置入术后，患者左髋股骨近端外翻和股骨颈狭窄的前后位视图。B. 经梨状窝锁定髓内钉置入术后，青少年左髋关节股骨头AVN的前后位视图。

图3　A. 股骨髓内钉固定前，患者仰卧在骨折牵引床上。B. 患者铺巾后的仰卧位。

- 过靴子对患肢施加足够的牵引以恢复一定长度（图3A）。
- 患肢皮肤消毒应该沿圆周方向，从髋关节以上离大转子近端至少10 cm处开始到胫骨中部。
- 使用无菌布单覆盖患者并暴露股骨，以便在手动操作或必要时切开复位可避免骨折。
- 透视机也应用无菌布单包裹（图3B）。

手术入路

- 首选的手术入路是经皮进入大转子外侧。
- 也可以通过侧方切开入路插入螺钉。

置入导针

- 充分透视评估髋关节。由于近端骨折块常外旋，透视器需要超过垂直线过度旋转，以获得股骨近端良好的前后位图像（技术图1A、B）。
- 导针应放置在大转子近端的皮肤上，透视定位导针位置，以便导针从大转子外侧中段进针后可以一定角度在小转子下缘远端1～2 cm处撞击股骨内侧皮质（技术

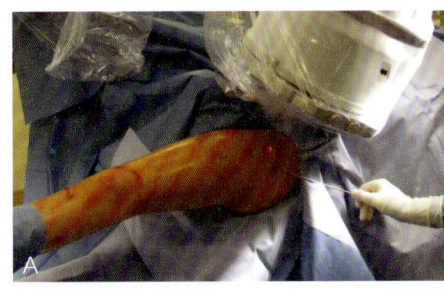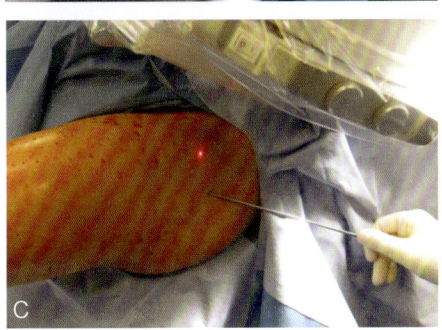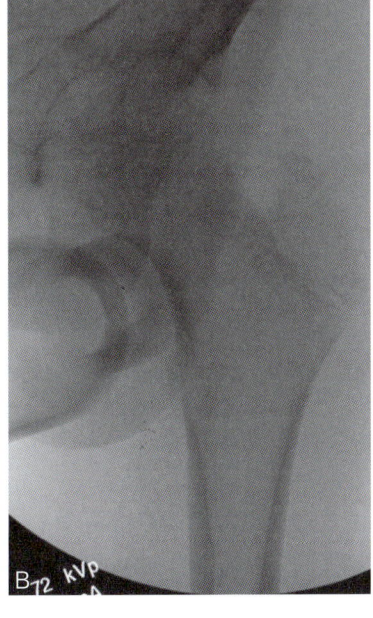

技术图1　A. 对铺好巾的患者进行透视，获得清晰的股骨近端前后位视图。B. 透视获得的股骨近端前后位图像。C. 标记导针的置入位置。

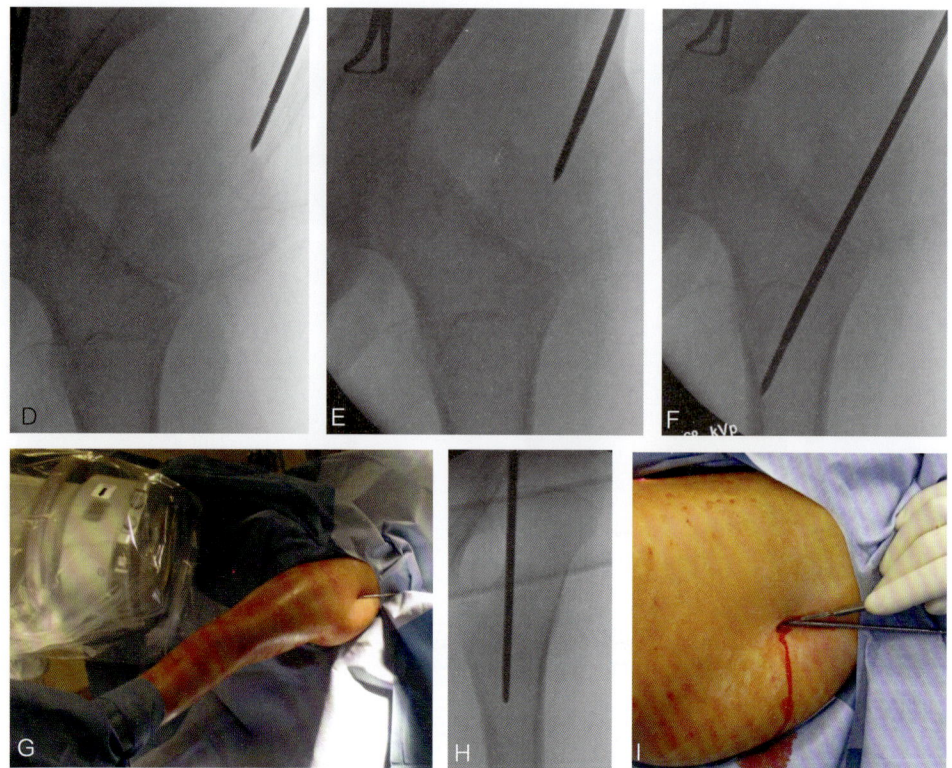

技术图1（续） D. 股骨近端的图像，显示皮肤上的导针朝向股骨近端外侧。E. 正位图，显示导针定位于合适切口，指向小转子下缘远侧1~2 cm处。F. 正位图，提示导针定位于合适位置，指向小转子远端1~2 cm处。G. 在导针置入股骨近端后，透视获得侧位片。H. 股骨近端的侧视图，显示导针放置在合适的入口，朝向股骨髓腔中心。I. 在导针处切开皮肤。

图1C、D)。
- 然后，向下推进导针至与大转子平齐（技术图1E）。
- 导针进入股骨近端（技术图1F）后，将透视机旋转拉回获得与前后位片垂直的侧位透视片（技术图1G、H）。
- 接着，在导针近端15 mm处，手术刀沿导针依次切开皮肤和筋膜（技术图1I）。

扩髓和置入导丝

- 放置软组织保护套筒，使用硬性空心扩髓钻钻入大转子（技术图2A~C），并向下超过大转子骨骺进入髓腔。
- 拔出扩髓钻，将导针留在原位。如有必要，使用填塞器将导针固定在位。
- 将短交换管放在导针上，向下插入髓腔（技术图2D、E）。
- 拔出导针，并将球头导丝向下插入髓腔（技术图2F）。
- 调整导丝尖端方向，使其向下到达骨折断端（技术图2G）。
- 通过直接压力使骨折断端复位（技术图2H）。
  - 如有必要，可通过股四头肌前后位放置一个导针，使其向下固定在近端骨块的前部，以帮助复位。
- 当骨折块对线良好后，将导丝继续穿过骨折断端，进入远端骨折块（技术图2H、I）。
  - 有时，轻微弯曲球头导丝尖端，有助于其穿过骨折部位。
- 必须在前后位和侧位片上确认导丝位置（技术图2J）。
- 然后，将导丝向下送入股骨远端，并固定在干骺端外侧（导丝远侧尖端的弯曲便于经转子外侧置入）。
  - 球头导丝应留在距股骨远端骨骺近端1 cm处（技术图2K）。

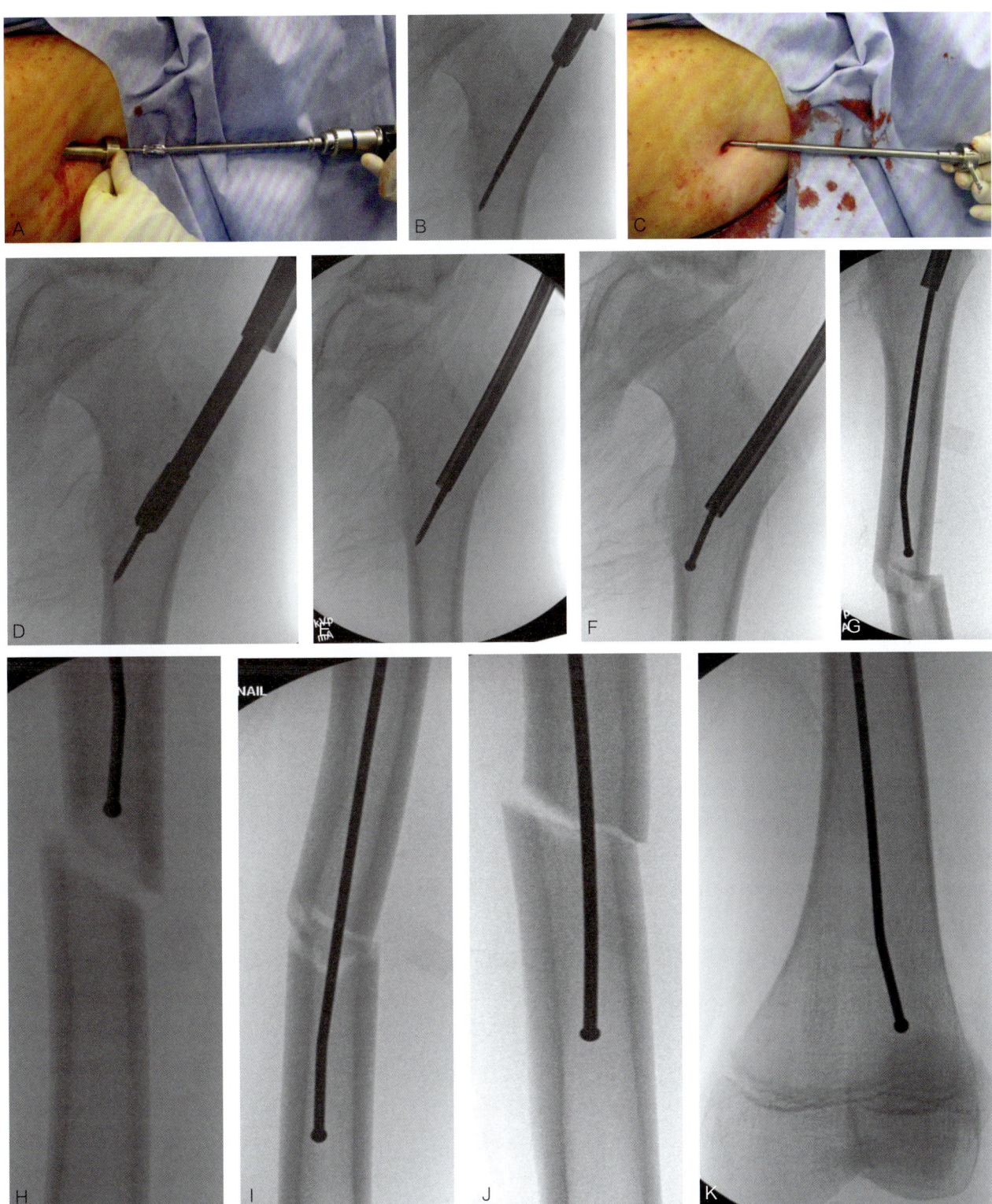

技术图2　A. 将硬性扩髓钻插入导针上。B. 术中透视图像提示扩髓钻插入大转子表面。C. 扩髓钻进入髓腔后的术中透视图像。D. 将硬性交换管置于导针上。E. 术中图像显示髓腔内带导针的交换管。F. 移除导针后获得的术中图像，显示球头导丝弯曲穿过交换管，进入股骨髓腔。G. 术中前后位图像显示骨折处有导丝。H. 术中侧位图像显示骨折处的导丝，提示骨折复位。I. 术中前后位图像显示复位的骨折处的导丝。J. 术中侧位图像显示骨折复位处的导丝。K. 术中正位片显示导丝位于股骨远端外侧，在距股骨远端骨骺的近端约1 cm处。

测量髓内钉长度和直径

- 将测量器穿过球头导丝进入切口,向下至大转子外侧(技术图3A)。
  - 透视定位测量器位置(技术图3B)。
- 从测量器末端读取钉子长度(技术图3C)。根据钉子的长度一般可放置1~3种不同直径的钉子。应根据患者体重和临床情况选择髓内钉大小。
  - 一般情况下可使用直径8 mm螺钉。体型偏小的患者可使用直径7 mm螺钉。体型偏大或预期愈合时间较长的患者通常需要9 mm螺钉。体型最大的患者可用10 mm螺钉。

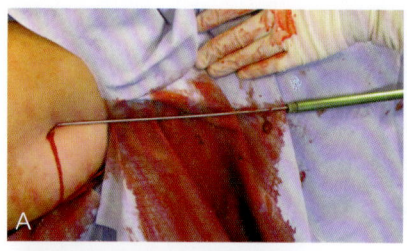
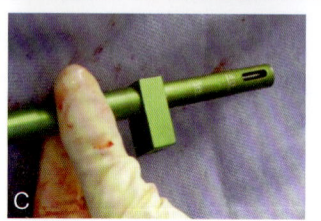
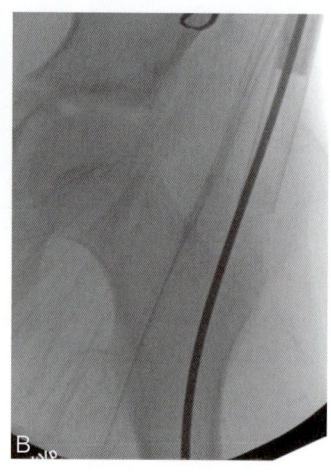

技术图3 A. 将测深器穿过导丝。B. 术中前后位透视显示,髓内钉测深器穿过导丝,延伸至大转子外侧入口。C. 测深读数。

扩髓

- 随后,使用扩髓软钻扩髓(技术图4A、B)。
- 除髓腔特别小外,初始扩髓的直径应为8.0~8.5 mm。
- 扩髓钻应向下穿过导丝,但不超过导丝末端的弯曲处。
  - 扩髓钻直径每次应增加0.5~1.0 mm,直到扩髓钻直径比计划置入的髓内钉直径大1.5~2.0 mm。
- 如有必要,交换管向下穿过球头导丝并越过骨折断端,以维持骨折复位(技术图4C)。
- 取出球头导丝,将一根光滑的导丝通过交换管插入股骨远端。
- 取下交换管,保持光滑的导丝在位。

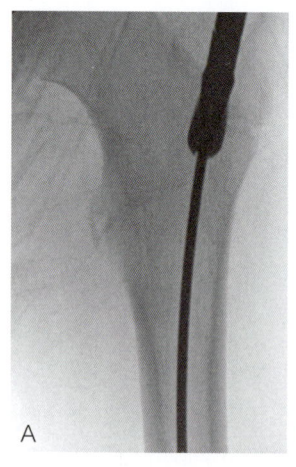
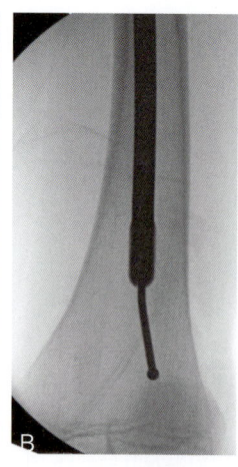
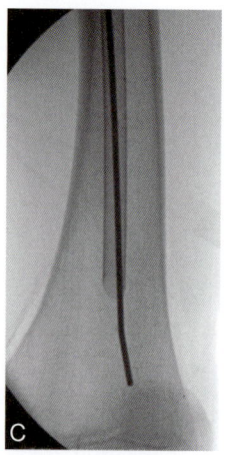

技术图4 A. 术中图像显示弹性髓内钉进入股骨近端。B. 术中图像显示弹性髓内钉靠近导丝弯曲处。要注意扩髓钻不能超过此弯曲,因为扩髓钻可与弯曲导丝绞到一起。C. 术中图像显示在股骨远端插入平滑导丝后的交换管在位。

置入髓内钉

- 将髓内钉安装并固定在插入器上,确保髓内钉的正确方向,并检查髓内钉各方向是否安装准确。
- 最后检查,确保髓内钉的插入是通过插入器钻入,以确保导钻与钉孔对齐。
- 随后,髓内钉通过导丝插入(技术图5A)。
  - 开始先用手推入,保持插入器水平。当用手不能进一步推进时,用木槌敲击将钉子推进骨折端。
- 然后,检查骨折端对位、对线情况,必要时重新复位骨折端。
- 推进髓内钉穿过骨折线,向下进入远端骨折块(技术图5B)。
- 骨折复位稳定后取出导丝,敲击髓内钉到位。
  - 螺钉应推至股骨远端骨骺的近端(1~2 cm)。髓内钉近尖端应刚好位于大转子骨皮质下方(技术图5C)。
- 然后拧紧将髓内钉固定到近端锁定装置的螺钉,以确保近端锁定钉的准确定位。

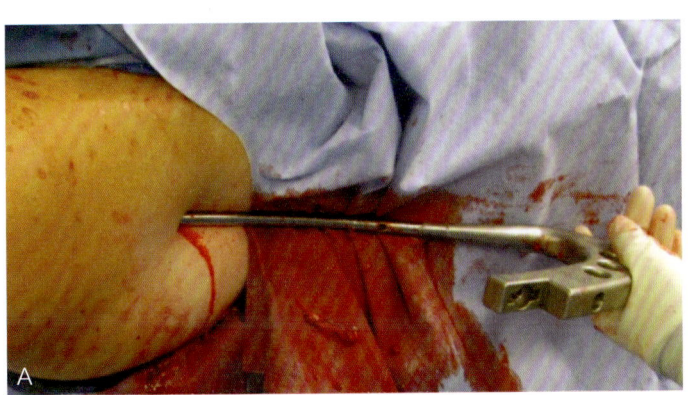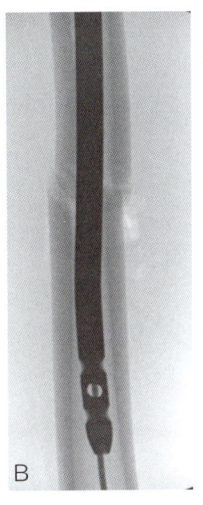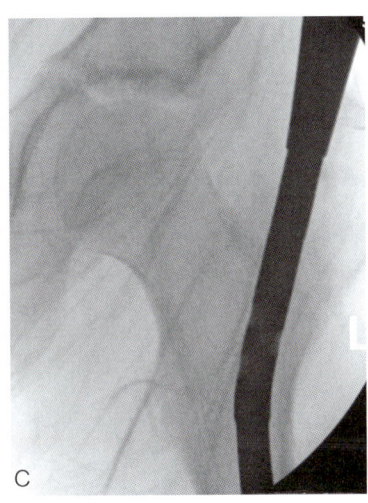

技术图5　A. 插入髓内钉。B. 术中图像显示髓内钉穿过骨折端。C. 术中图像提示插入器及髓内钉在位。仔细检查图像,发现钉子和插入器的连接处位于大转子的骨表面之下。

放置锁定钉(近端和远端)

- 在合适的钉孔内放置套筒和套筒针。
  - 套筒抵住皮肤,做1 cm切口切开皮肤和筋膜。
  - 推进套筒针和套筒至骨,在骨外侧皮质表面用套筒针钻出一切迹,以防止钻头沿着皮质打滑。
  - 取下套筒针,透视下打入钻头穿过骨外侧皮质,进入髓内钉上的锁定孔,直至内侧皮质。
- 这时,读取钻头上的刻度以估计螺钉长度,并推进钻头穿过骨内侧皮质。
  - 退出钻头和钻筒,将外套筒留在原位。
- 安装螺钉在螺丝刀上,将螺钉穿过外套筒,通过髓内钉上的锁定孔打入骨中(技术图6A、B)。
- 近端锁定后,检查肢体的对线情况,评估骨折端结构以确保旋转合适。
  - 在检查骨折端时,应检查骨折线在近端和远端骨折块上的对位情况。
  - 此外,骨折线上方和下方的股骨相对直径有助于提示旋转是否对齐。
- 外科医生应决定在骨折远端置入的锁定钉数量。
  - 单枚锁定钉可用于稳定的峡部或近端骨折。
  - 远端骨折或长度不稳定的骨折通常需要2枚或3枚螺钉。
- 首先透视观察远端锁定孔。
  - 改变透视方向,直到观察到一个"完美的圆"(技术图6C)。
- 然后固定透视仪的位置,在孔上做一个1 cm切口。
  - 若螺钉为前后位放置,切口应沿股四头肌腱纵行向下。
  - 如果螺钉是从外侧到内侧放置,切口应该从外侧穿过髂胫束。
- 透射下将钻头放在锁定孔中心(技术图6D),钻过近层皮质和锁定孔。

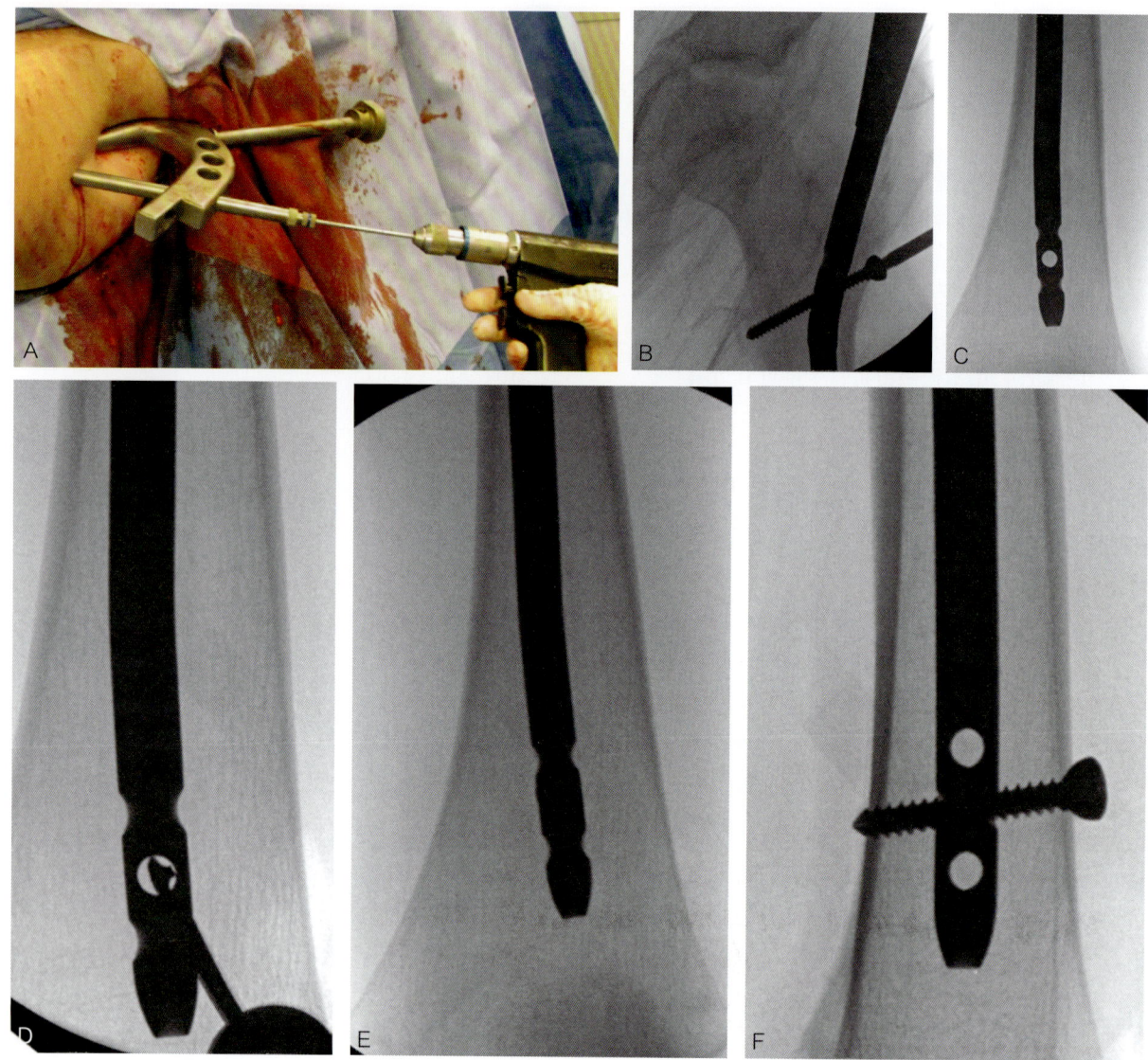

技术图6 A. 利用在位的套筒打入近端锁定钉。B. 术中图像显示近端锁定钉拧紧到位。C. 股骨远端的前后位图像，提示在插入前后位锁定钉之前有一个完美的圆。D. 钻子装好钻头，打入远端锁定孔。E. 股骨远端的前后位视图，显示锁定孔模糊而未见钉子冒出，表明螺钉穿过远端锁定孔。F. 股骨远端侧位片显示远端锁定钉位置良好，螺钉尖端与后侧皮质接合。

- 取下钻子，将钻头留在骨头上。
- 检查确保钻头穿过锁定孔。
- 重新连接钻头与钻子，穿过对侧皮质。
- 取出钻头，可使用测深器测量螺钉长度，或根据测量适当位置的术前放射学照片选择螺钉长度。
- 最后，放置并扭紧螺钉，透视确定螺钉的位置和长度（技术图6E、F）。
- 重复此步骤，置入剩余锁定钉。

关闭切口

- 拍摄最后的影像学片，确定钉子放置合适及骨折复位准确（技术图7A、B）。
- 逐层缝合切口，用可吸收缝线缝合筋膜。根据外科医生的喜好，皮肤闭合可用可吸收单丝缝线、皮钉或不可吸收缝线（技术图7C、D）。
- 无菌敷料覆盖每个手术切口（技术图7E）。
- 在髓内钉置入的手术切口处，渗液往往是最多的。通常情况下，锁定钉位置的液体渗出不多。

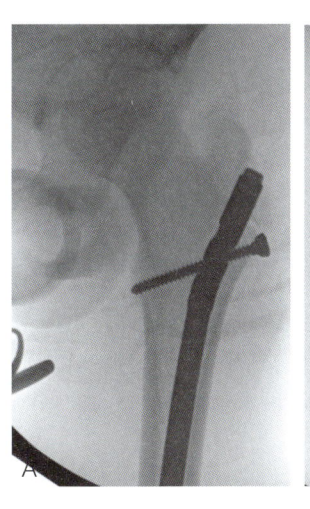
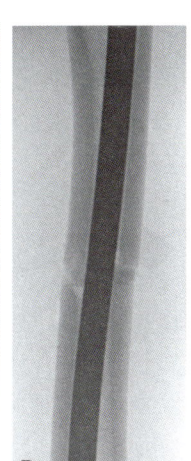
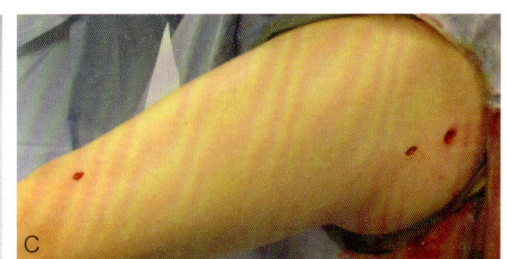
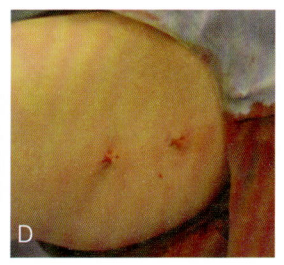
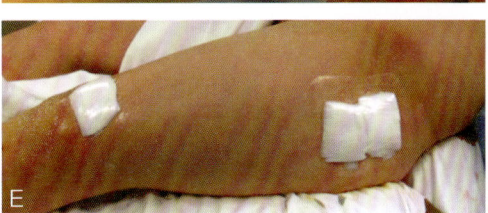

技术图7 A. 最后一次术中髋关节前后位透视检查,以确定髓内钉和近端锁定钉的正确位置。B. 最后一次术中骨折端的前后位透视检查,提示接近解剖复位。C. 闭合前的手术切口。D. 近端切口用可吸收线缝合。E. 切口包扎。

要点与失误防范

转子外侧的进钉点	• 导针须插入大转子外侧的中段 • 髓内钉放置太靠近转子顶端,扩髓会破坏近端股骨的血液供应,造成股骨头缺血性坏死(AVN) • 髓内钉放置的位置过于偏外,或过于靠近大转子骨骺,可能造成从股骨外侧皮质扩髓困难及股骨近端失稳
导针应从大转子外侧中点指向小转子下缘远侧1~2 cm处	• 如果导针的方向过于水平指向小转子或更近端,球头导丝将明显弯曲,导致难以沿着弯曲的导丝进行扩髓,可能造成扩髓钻切割导丝
球头导丝应放置在股骨干骺端外侧或中心,这取决于髓内钉结构	• 经外侧转子置入髓内钉的尖端可伸直或弯曲,以便更容易从外侧转子开口处放置,可减少近端骨折块的内侧皮质粉碎风险 • 如果髓内钉远端弯曲,则应将导丝置于股骨远端干骺端的外侧 • 股骨峡部远端骨折时,导丝放置过于中心而置入髓内钉时,可能造成外翻畸形
透视下置入导丝扩髓	• 如果在扩髓过程中没有观察导丝,导丝可向远端移动穿过骨骺造成损伤,或导丝可穿过骨折线被拉回,导致最终骨折复位失败
选择的髓内钉直径应适合患者的大小	• 外科医生倾向于选择最大直径的螺钉来"填充"隧道 • 但在儿童和青少年股骨骨折中,这通常是不必要的 • 成人骨折放置髓内钉时,当扩髓钻开始扩骨皮质时可发出震颤,此时选择合适的尺寸放置髓内钉 • 小儿骨折愈合快得多,在4~6个月的愈合期内,不需要选择非常大直径的髓内钉来保持稳定 • 选择较大直径的螺钉有一个缺点,即髓内钉从大转子外侧开口穿行时,螺钉的尖端在穿过股骨髓腔时可撞击近端骨折块的内侧皮质,此时就需要螺钉稍微弯曲 • 而较大的髓内钉弹性变形能力较低,容易导致内侧骨皮质粉碎性骨折

术后处理

- 术后,大多数情况下患者允许负重。
- 在愈合缓慢的情况下,如严重粉碎性骨折或开放性骨折伴骨丢失,负重可能会受到限制。
- 患者在术后应尽快(通常是术后第1天)拄拐杖活动。
- 敷料在手术3~4天后去除。如果干净、干燥,则允许洗澡和淋浴。
- 术后第2周开始,可以对膝关节和髋关节的活动范围和力量进行物理训练。
- 通常在手术后6周内可观察到成骨性愈合。

结果

- 据报道,超过99%的病例可实现对线、对位良好的愈合[7,8]。

并发症

- 股骨头AVN在外侧股骨转子置入髓内钉术后未见报道。而在儿童和青少年中,经转子尖置入髓内钉的AVN发生率为1.4%,经梨状窝置入髓内钉的AVN发生率为2.0%[1,9-11,13]。
- 股骨颈外翻和股骨颈狭窄可能是髓内钉穿过梨状窝或大转子顶端,从而损伤年轻患者股骨颈外侧的软骨性股骨近端骨骺所致[4,14]。

(秦晖 译,鲍琨 审校)

参考文献

[1] Astion DJ, Wilbe JH, Scole PV. Avascular necrosis of the capital femoral epiphysis after intramedullary nailing for a fracture of the femoral shaft. A case report. J Bone Joint Surg Am 1995;77(7):1092-1094.

[2] Flynn JM, Hresko T, Reynolds RA, et al. Titanium elastic nails for pediatric femur fractures: a multicenter study of early results with analysis of complications. J Pediatr Orthop 2001;21(1):4-8.

[3] Gage JR, Cary JM. The effects of trochanteric epiphyseodesis on growth of the proximal end of the femur following necrosis of the capital femoral epiphysis. J Bone Joint Surg Am 1980;62(5):785-794.

[4] González-Herranz P, Burgos-Flore J, Rapariz JM, et al. Intramedullary nailing of the femur in children. Effects on its proximal end. J Bone Joint Surg Br 1995;77(2):262-266.

[5] Gordon JE, Khanna N, Luhmann SJ, et al. Intramedullary nailing of femoral fractures in children through the lateral aspect of the greater trochanter using a modified rigid humeral intramedullary nail: preliminary results of a new technique in 15 children. J Orthop Trauma 2004;18(7):416-422.

[6] Gordon JE, Swenning TA, Burd TA, et al. Proximal femoral changes after lateral transtrochanteric intramedullary nail placement in children: a radiographic analysis. J Bone Joint Surg Am 2003;85:1295-1301.

[7] Jencikova-Celerin L, Phillips JH, Werk LN, et al. Flexible interlocked nailing of pediatric femoral fractures: experience with a new flexible interlocking intramedullary nail compared with other fixation procedures. J Pediatr Orthop 2008;28(8):864-873.

[8] Keeler KA, Dart B, Luhmann SJ, et al. Antegrade intramedullary nailing of pediatric femoral fractures using an interlocking pediatric femoral nail and a lateral trochanteric entry point. J Pediatr Orthop 2009;29(4):345-351.

[9] Macneil JA, Franci A, El-Hawary R. A systematic review of rigid, locked, intramedullary nail insertion sites and avascular necrosis of the femoral head in the skeletally immature. J Pediatr Orthop 2011;31(4):377-380.

[10] Mileski RA, Garvin KL, Crosby LA. Avascular necrosis of the femoral head in an adolescent following intramedullary nailing of the femur: a case report. J Bone Joint Surg Am 1994;76(11):1706-1708.

[11] Mileski RA, Garvin KL, Huurman WW. Avascular necrosis of the femoral head after closed intramedullary shortening in an adolescent. J Pediatr Orthop 1995;15:24-26.

[12] Ogden JA. Changing patterns of proximal femoral vascularity. J Bone Joint Surg Am 1974;56(5):941-950.

[13] O'Malley DE, Mazur JM, Cummings RJ. Femoral head avascular necrosis associated with intramedullary nailing in an adolescent. J Pediatr Orthop 1995;15:21-23.

[14] Raney EM, Ogden JA, Grogan DP. Premature greater trochanteric epiphysiodesis secondary to intramedullary femoral rodding. J Pediatr Orthop 1993;13:516-520.

[15] Siffert RS. Patterns of deformity of the developing hip. Clin Orthop Relat Res 1981;(160):14-29.

[16] Trueta J. The normal vascular anatomy of the human femoral head during growth. J Bone Joint Surg Br 1957;39:358-394.

第28章 股骨远端骨骺骨折
Distal Femoral Physeal Fractures

Martin J. Herman

定义

- 股骨远端骨骺骨折包括骺板的股骨髁骨折。
- 这些骨折好发于年龄较大的儿童和青少年,以坠落伤和体育运动伤常见。
- 股骨远端骨骺骨折最好的分型是Salter-Harris(SH)分型,最常见的是SH分型中Ⅰ型和Ⅱ型骨折,也就是关节外骨折。Ⅲ型和Ⅳ型骨折并不常见,属于关节内骨折(图1)[3]。
- 这些骨折的治疗目标是力线良好的骨折愈合、骺板的解剖复位、降低生长停滞和膝创伤性关节炎的风险。

解剖

- 股骨远端生长占下肢纵向生长的40%,每年生长约9 mm,直至骨骼发育成熟。
- 在形态学上,生长板不是平坦的,而是波纹状起伏,这增加了物理的稳定性,但也使它在骨折发生时更容易受到损害。
- 内侧副韧带和外侧副韧带起源于内外侧髁,在骺板的远端。前交叉韧带和后交叉韧带起源于髁间窝,也在骺板的远侧(图2)。
- 当腘动脉经过腘窝时,它沿着股骨远端的后面走行。坐骨神经在骺板近侧分为腓总神经和胫神经。远端骨折向前移位有腘动脉损伤风险,内侧移位有腓神经损伤风险。

发病机制

- 骨骺骨折通常会横穿肥大层的钙化区,然后向近端(SH Ⅰ型和Ⅱ型)或远端(SH Ⅲ型和Ⅳ型)延伸。然而,在股骨远端的骨骺骨折中,由于其起伏的形态,骨折不仅穿过肥大层,而且还穿过包括生发层在内的其他区域,使得即使是Ⅰ型和Ⅱ型骨折仍有可能发生生长障碍。
- 这些骨折最常见的原因是施加在膝关节上的内侧或外侧的外力,导致股骨髁内翻(内侧)或外翻(外侧)移位。
- 当在屈曲的膝关节前方遭遇向后的直接外力时,如车辆仪表盘损伤,会导致股骨髁向前移位骨折,常导致关节内SH Ⅲ型和Ⅳ型骨折,即膝关节过伸损伤。

自然病程

- 在至少还有2年生长潜力的儿童中,股骨远端的骨骺具有巨大的愈合和重建潜力。在这一年龄组中,对于关节面已经解剖重建的患者,如果没有表现出骺板的生长停滞,那么冠状面或矢状面上小于10°的畸形,绝大多数可恢复正常功能。
- 然而,对于发展为生长停滞的患者,预后较差。生长障碍要么是初始损伤或随后的复位造成的;要么是复位不良产生的骨桥引起的;要么是医源性损伤,螺钉穿过骺板造成的[1,2,6]。
- 基于生长障碍分型:不完全停止引起的成角畸形和完

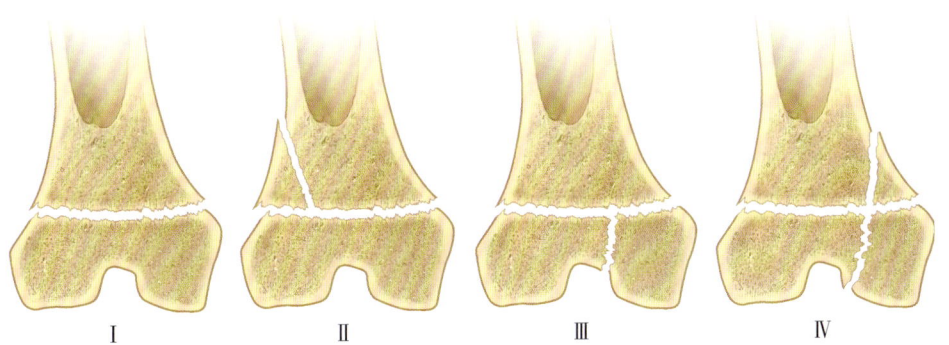

图1 股骨远端骨骺骨折的Salter-Harris分型。

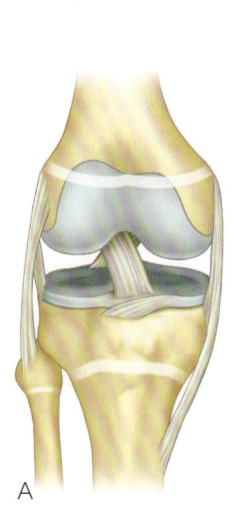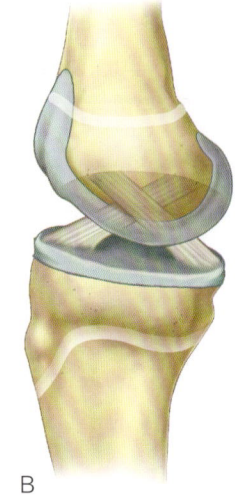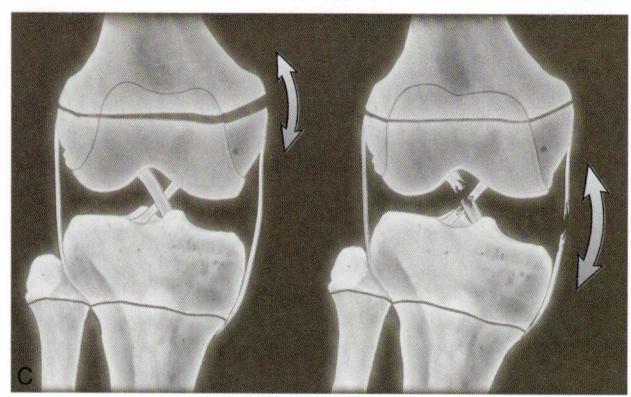

图2 正位（A）和侧位（B）X线片显示膝关节的韧带。侧副韧带和交叉韧带起自骺板的远端。C. 在骺板未闭的儿童中，外翻应力测试阳性通常提示通过骺板骨折，而不是内侧副韧带撕裂。

全骨骺闭合引起的肢体长度差异。
- 由于发生生长异常的风险高，必须在初次治疗时就告知患者及其家属发生并发症的可能性。

病史和体格检查

- 完整的病史包括损伤的确切机制和发生时间，受影响肢体运动或感觉功能，以及其他任何重要的病史。
- 完整的体格检查：首先检查肢体是否畸形、肿胀、膝关节积液、开放伤引起的大量出血，以及软组织的任何其他损伤，如撕裂或擦伤。然后触诊整个肢体，以确定膝关节周围的局部触痛以及膝关节近端和远端的任何相关损伤。
- 必须进行运动和感觉检查，以确定腓神经和胫后神经的神经损伤。通过评估远端脉搏和肢体灌注的其他迹象（包括脚趾的毛细血管再灌注和肢体温度）来评估肢体的血管状态。
- 对于无明显畸形但有病史和体格检查怀疑远端骨骺骨折的患者，轻度外翻内翻和前抽屉或Lachman应力测试，可使检查者区分骨骺骨折和韧带损伤。

影像学检查

- 需要对整个下肢进行高质量的正位和侧位片检查，以全面评估这些损伤以及肢体和其他相关骨折的整体情况（图3）。膝关节的X线片，如有必要，要与对侧进行对比，有助于精确定义骨折类型，特别是在骨折未发生移位的情况下。
- 膝关节的CT可显示大多数关节内骨折（SH Ⅲ型和Ⅳ型），以确定骨折类型和移位程度，并帮助制订复位固定计划（图4）[5]。
- MRI用于在平片显示正常但体格检查怀疑骨折的情况下确认隐匿性骨折，以及诊断其他膝关节病理情况，如半月板撕裂、韧带撕裂和骨软骨损伤[4]。

鉴别诊断

- 股骨远端干骺端骨折。
- 膝关节脱位。
- 髌骨脱位。
- 胫骨近端骨折。
- 副韧带撕裂（与非移位性骨折相比）。

非手术治疗

- 明确无移位的骨折可以采用长腿石膏管型固定4～6周。
- 易复位的骨折通常是不稳定的，最好用固定治疗。

手术治疗

适应证

- 所有移位的股骨远端骨骺骨折均应手术复位固定。
- 对于一些非移位性骨折，如SH Ⅲ型和Ⅳ型，或与严重软组织损伤或神经血管畸形相关的容易再移位的骨折，手术固定是很有必要的。其他适应证，如肥胖妨碍长腿石膏固定的，以及行为或智力问题不能遵循免负重医嘱者。

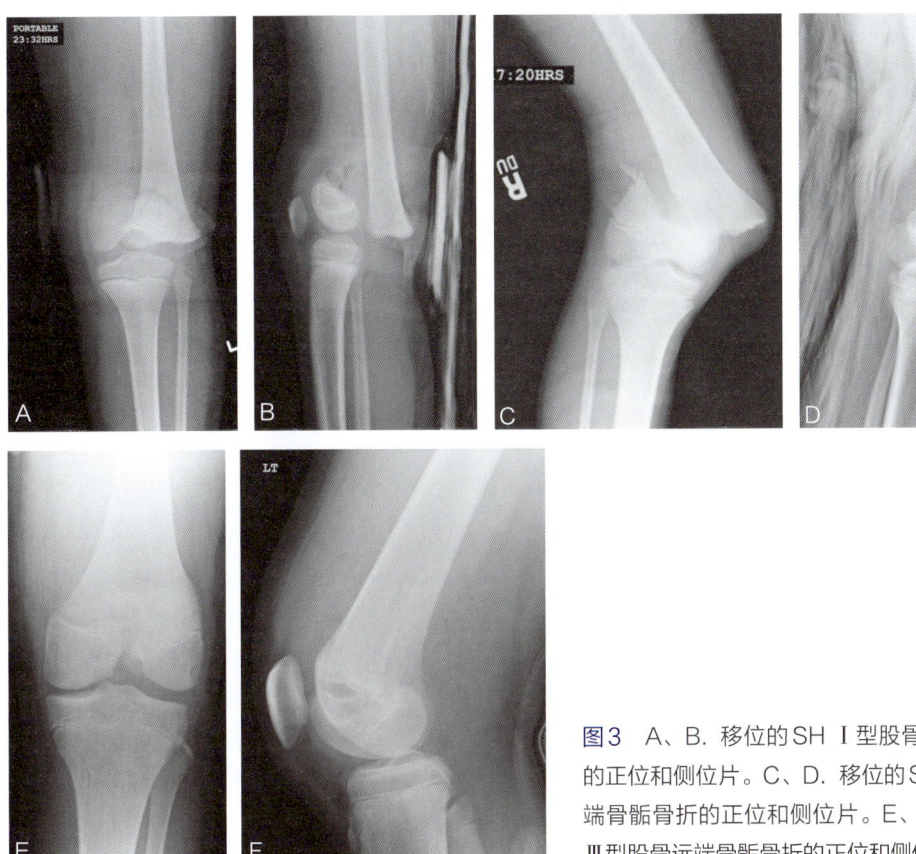

图3 A、B. 移位的SH Ⅰ型股骨远端骺端骨折的正位和侧位片。C、D. 移位的SH Ⅱ型股骨远端骨骺骨折的正位和侧位片。E、F. 移位的SH Ⅲ型股骨远端骨骺骨折的正位和侧位片。

术前计划

- 如果在进入手术室之前,发现患者脉搏微弱或没有肢体灌注,最好进行血管外科会诊;否则术中复位、内固定后可能出现血供不能恢复,影响手术。
- 手术医生应要求麻醉师在麻醉诱导后使肌肉松弛,以帮助复位。
- 手术所需的内植物包括空心螺钉(直径4.5～7.3 mm)、克氏针(直径5/64 in及更大),以及在极少病例中需要股骨远端钢板系统。其他必要设备包括进行切开复位的器械和牵引弓(如果需要做胫骨近端骨牵引以牵开长度)。

体位

- 一般情况下,患者仰卧于可透X线的手术床上,膝关节可伸直或弯曲放在垫枕上(图5)。
- 或者,可以将患者放置在骨折牵引床上,将患肢放在牵引靴中。

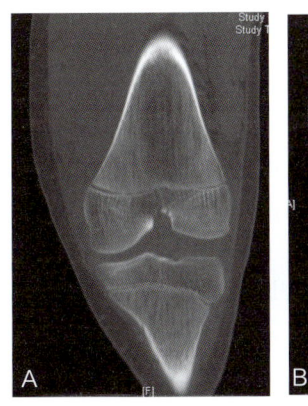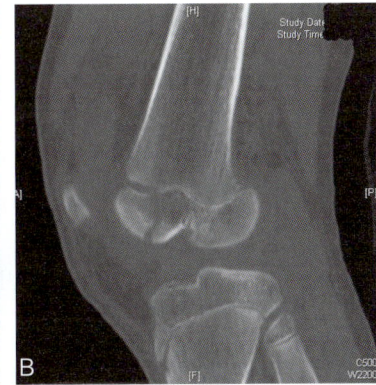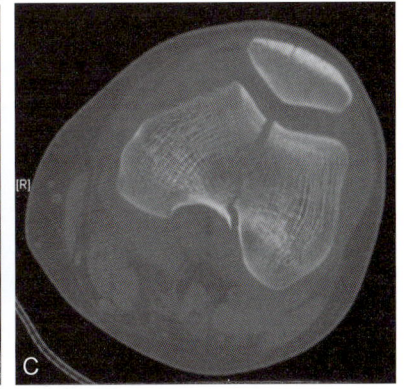

图4 移位的SH Ⅲ型股骨远端骨骺骨折的CT片(A. 冠状位;B. 矢状位;C. 横断位)。

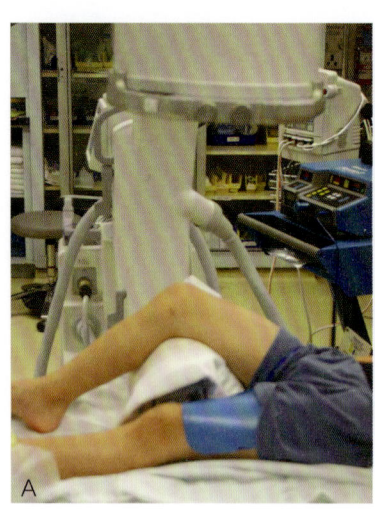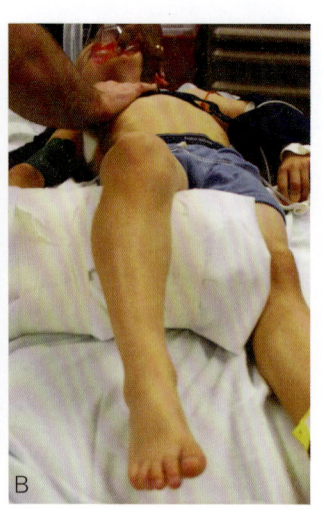

图5 手术台侧面（A）和尾端（B）的视图，显示患者的膝关节在膝枕上弯曲，C臂机置于膝关节上方。

入路

SH Ⅰ型和Ⅱ型骨折

- 大多数骨折可以通过闭合来复位。复位操作主要是应用牵引力使干骺端与骺板分开，防止复位时互相磨擦，这可能会加剧干骺板的损伤。
- 施加牵引力后，使用适当的水平力来实现闭合复位。内翻或外翻的力量用于减少膝关节外翻和内翻畸形。通过屈膝来复位前移位，而后移位（一种不常见的移位方向）则通过膝关节伸展来复位。
- 对于稳定的SH Ⅰ型骨折和带有小的Thurston-Holland骨块做逆行或顺行交叉克氏针固定是最好的。带有较大的Thurston-Holland骨折块的SH Ⅱ型骨折做横向干骺端螺钉固定比较好。
- 如有必要，切开复位入路是在畸形的顶端，在近端骨折的远端纵行切开。必须注意尽量避免损伤骨骺。嵌顿的骨膜和软组织会阻碍复位。

SH Ⅲ型和Ⅳ型骨折

- 用一把大的复位钳或一根粗的克氏针作为"操纵杆"，可以复位微小移位的骨折。
- 根据骨折进入关节的位置，可在内侧或外侧进行关节切开。手术的目的是解剖复位骺板和关节面。
- 用骨骺拉力螺钉或经骺板克氏针来固定这些骨折。

闭合复位和经皮固定

骨折复位

- 对于有神经血管损伤、皮肤受压和开放性的骨折，需要紧急复位。否则，其他情况可在伤后第2天复位，但不超过7～10天。
- 麻醉使用肌松药使复位更容易，对骺板的创伤更小。
- 通过施加牵引力，然后在胫骨远端施加一个向内侧方向的力，同时在股骨远端施加一个向外侧力来稳定肢体，从而复位侧向移位骨折（技术图1A）。
- 应用牵引力分离骺板和屈曲膝关节，可以复位向前移位骨折（技术图1B）。
- 而相反的力可用于向后移位或向内侧移位的骨折。

固定

- 通常采用交叉结构置入2枚光滑的克氏针（直径大于2 mm）用于固定SH Ⅰ型和含有小Thurston-Holland骨块的SH Ⅱ型骨折。
- 导针可以逆行放置，从骨骺开始，穿过骺板进入干骺端皮质；或者顺行放置，从干骺端皮质开始，穿过骺板进入骨骺。
- 从关节处伸出的钢针极有可能引起膝关节感染性关节炎。钢针应剪短并埋入关节处的皮肤下；或向近端退出，直到钢针末端埋在关节软骨下，但需要固定在骨骺内。弯曲钢针，在与干骺相邻的皮肤外剪断（技术图2）。埋入式克氏针需要在手术室移除，而皮外钢针在病房移除即可。
- 固定后，用长腿屈膝石膏或夹板固定肢体。

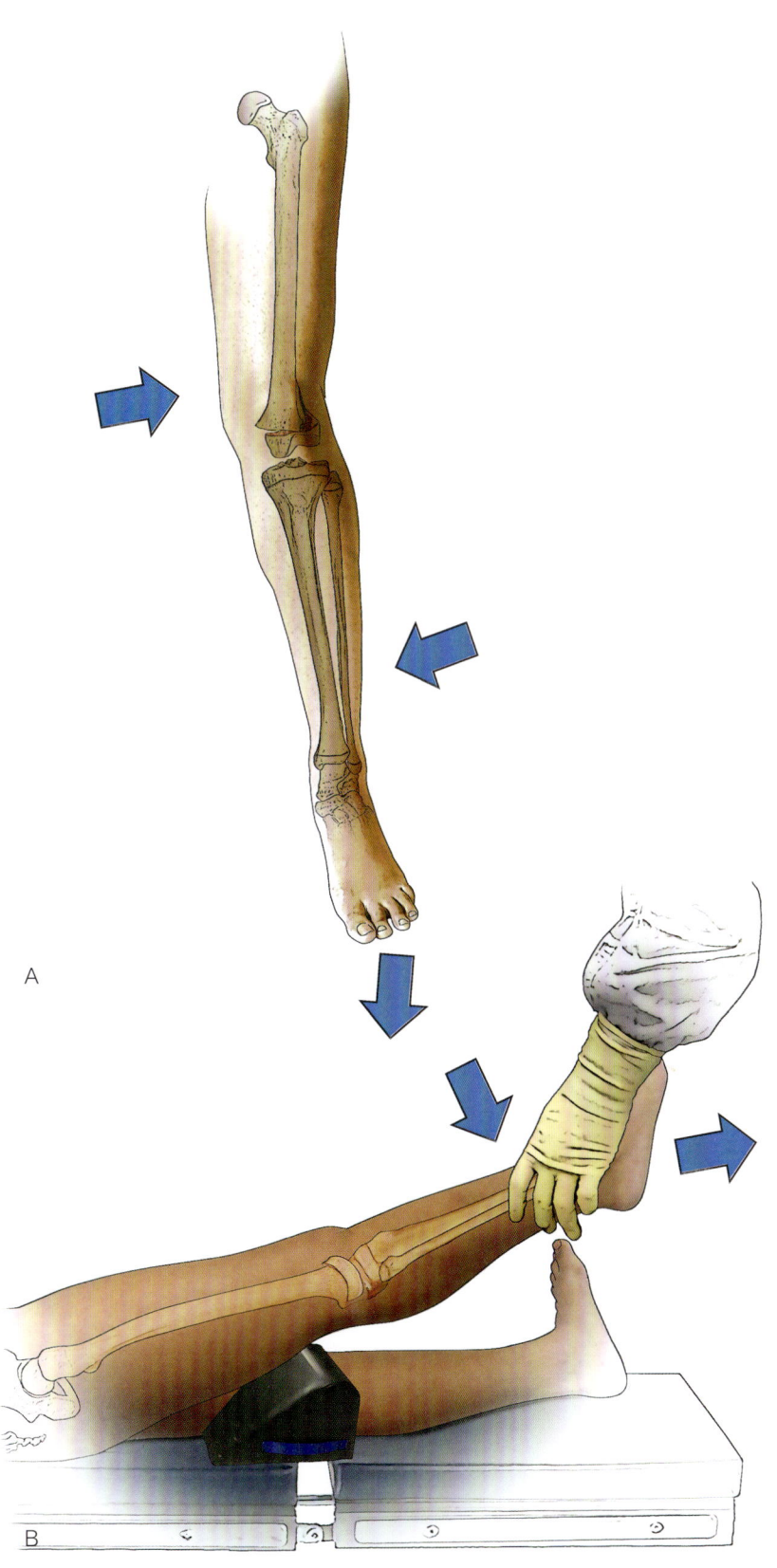

技术图1 冠状面（A）和矢状面（B）视图，移位的SH Ⅱ型骨折需要向前和横向的力量，以获得复位。

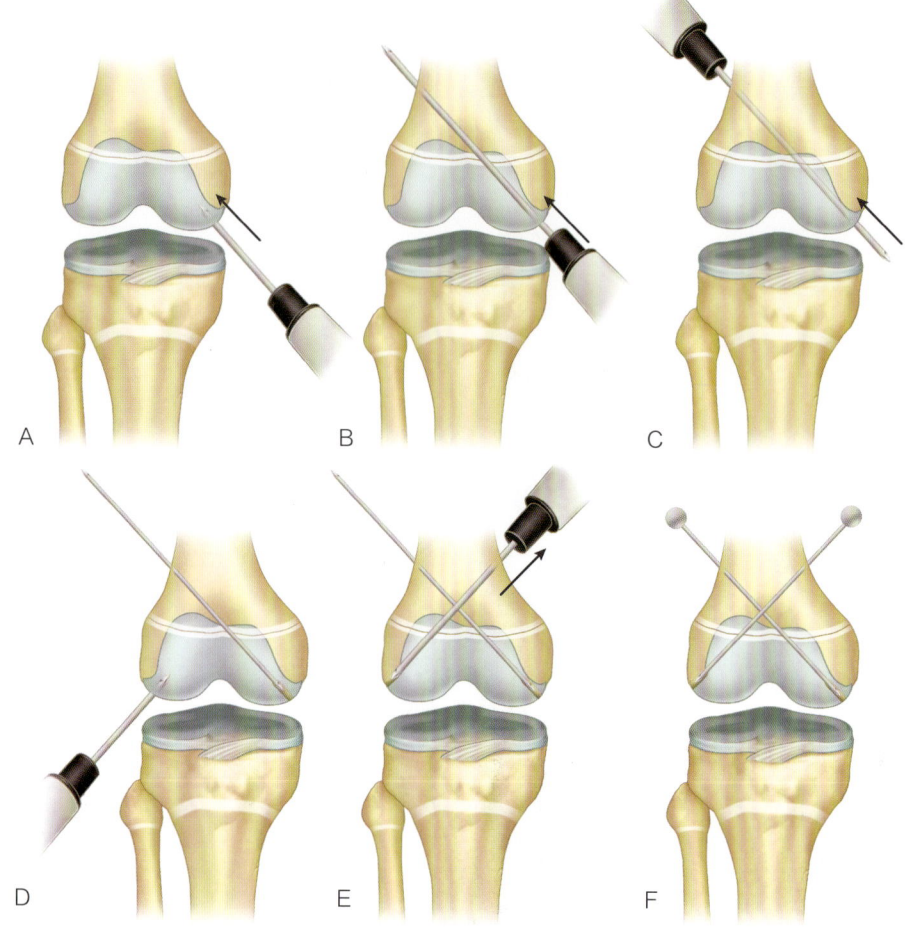

技术图2　正位示意图。A. 从股骨内侧髁钻入克氏针。B. 从股骨髁内侧开始逆向钻入的克氏针穿出对侧干骺端和皮肤。C. 从近端将克氏针逆行抽出，直到其远端退缩到骨骺内。D. 从股骨外侧髁进入的克氏针逆行钻穿对侧近端干骺端穿出皮肤。E. 克氏针逆行穿过对侧干骺端近端并穿出皮肤。F. 剪短克氏针尾端，保留部分在皮肤外面。

闭合复位和经皮螺钉固定

- 不穿过骺板的空心螺钉，最常用的来稳定带有较大的Thurston-Holland骨块的SH Ⅱ型、Ⅲ型、Ⅳ型骨折。
- 或者如果有必要的话，也可以使用克氏针来穿过骺板。
- 尽管闭合复位和经皮固定是治疗SH Ⅱ型骨折的常规方法，但轻微移位或旋转的SH Ⅲ型、Ⅳ型骨折也可适用该技术。

SH Ⅱ型骨折

- 闭合复位后，两个导针平行于骨骺放置，经Thurston-Holland骨折固定，这样短螺纹空心螺钉就可以放置在骨折部位进行加压（技术图3和技术图4）。
- 一旦用双平面透视图确定了的复位和导针位置，螺钉将按顺序放置，在放置螺钉之前，首先对外部皮质扩大钻孔。
- 如果在透视下受力时骨折不稳定，可以增加额外的固定。
- 在这一点上，笔者通常更偏好加1根粗克氏针跨骺板固定。

轻微移位的SH Ⅲ型和Ⅳ型骨折

- 仅有分离的骨骺骨块，在置入导针之前，可用一个大的骨钳加压。
- 有旋转的骨折，在钻入导针之前，导针可以用来操纵骨块（技术图5）。
- 如果不能达到骺板和关节的解剖复位，则需要切开复位。
- 复位后，肢体需要用长腿管形石膏或石膏托固定膝关节屈曲位。

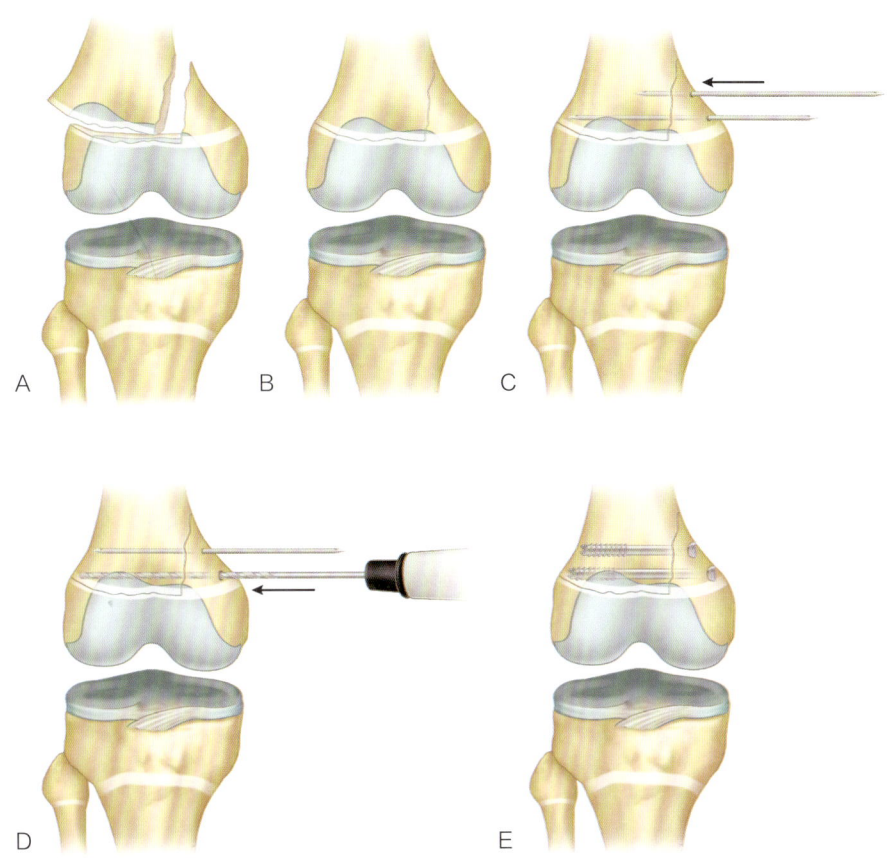

技术图3 正位示意图。A. 股骨远端移位的SH Ⅱ型骨折。B. 股骨远端SH Ⅱ型骨折复位。C. 穿过Thurston-Holland骨折块的导针，与骨骺平行。D. 用钻打入导针。E. 置入空心螺钉。

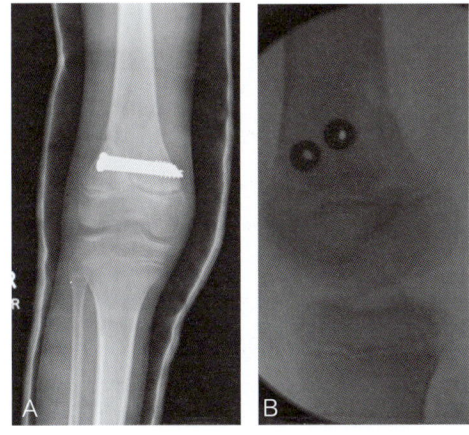

技术图4 闭合复位后用7.3 mm空心螺钉固定后，图3C、D中患者的正位（A）和侧位（B）X线片。

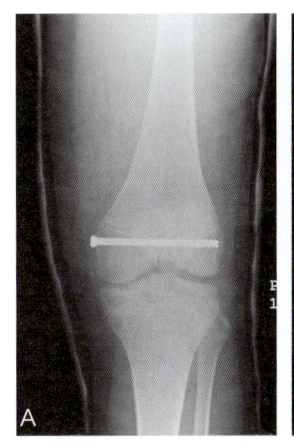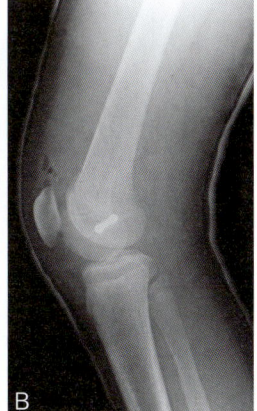

技术图5 闭合复位经皮螺钉固定后，图3E、F中患者的正位（A）和侧位（B）X线片。

切开复位内固定

SH Ⅰ型和Ⅱ型骨折

- 不可接受的闭合复位参数随儿童年龄的不同而不同。对于生长期还剩超过2年的患儿来说,在任何一个平面上的畸形度小于5°~10°,骺板轻微的平移或张开是可以接受的。然而,不能达到接近解剖位置的闭合复位,提示骨膜卡入,是生长停滞的危险因素,是进行开放复位的指征。接近骨骼发育成熟的儿童应解剖复位。
- 切开复位应在止血带下进行。切口在骨膜破裂处,也就是畸形的顶点,在内侧或外侧进行。
- 必须小心移除嵌入的骨膜和软组织(技术图6),减少对骺板造成进一步损伤。
- 如前所述,根据骨折类型进行固定(技术图7)。
- 复位后,肢体需要用长腿管形石膏或石膏托固定膝关节于屈曲位。

SH Ⅲ型和Ⅳ型骨折

- 对于不能闭合复位或骨折形态复杂的移位骨折,均应采用切开复位。
- 切开复位在止血带下进行。骨折入路是通过关节内骨折线一侧的髌旁入路切开关节。
- 在清除关节凝血块后,小心切开复位固定,注意避免进一步损伤关节软骨和骺板。
- 如有必要,用空心螺钉固定骨骺,或用克氏针固定骨骺(技术图8)。
- 复位后,肢体需要用长腿管形石膏或石膏托固定膝关节于屈曲位。

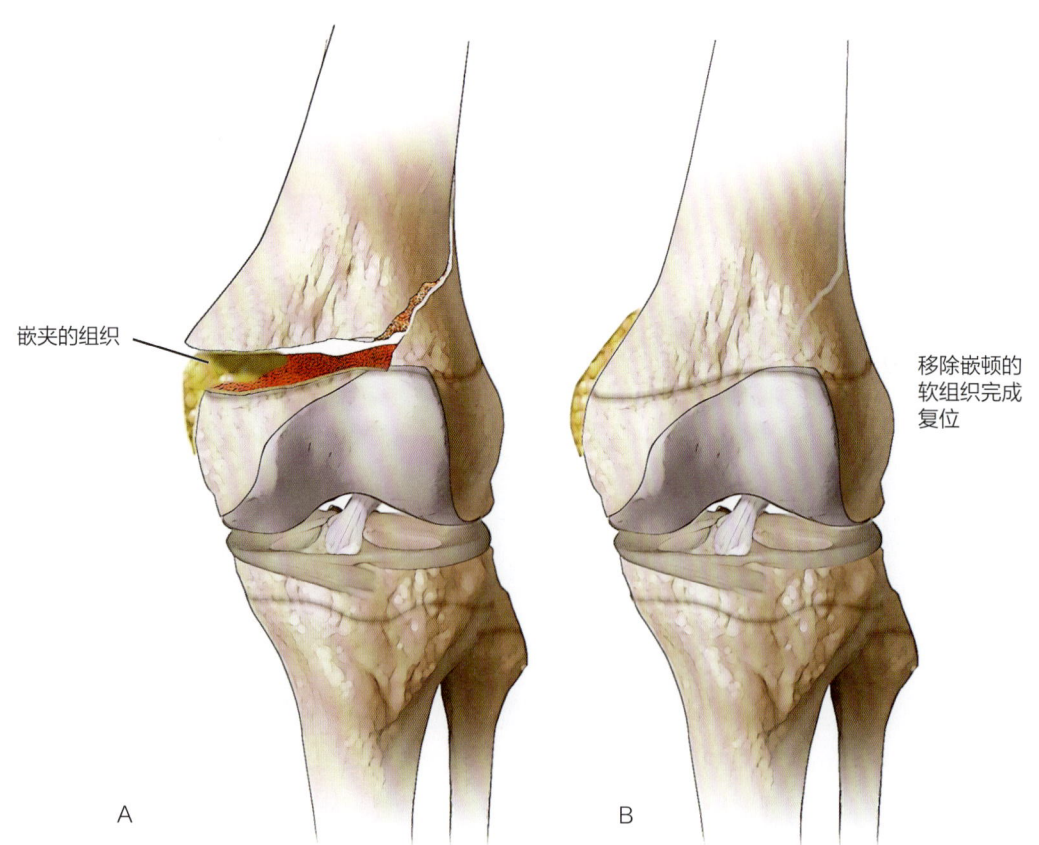

技术图6 SH Ⅱ型移位骨折的正位示意图。A. 嵌入的软组织。B. 去除中间软组织后复位。

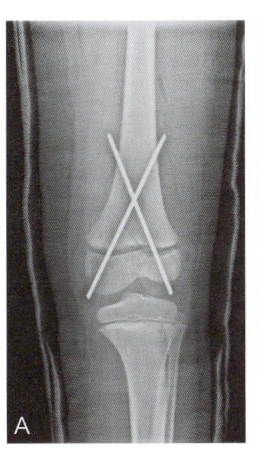 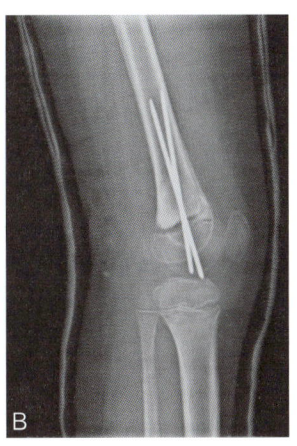

技术图7　切开复位并用克氏针固定后，图3A、B中患者的正位（A）和侧位（B）X线片。

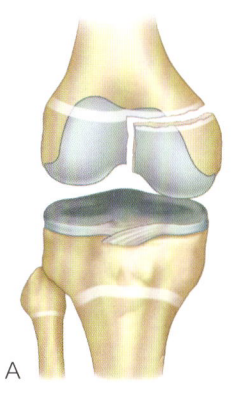 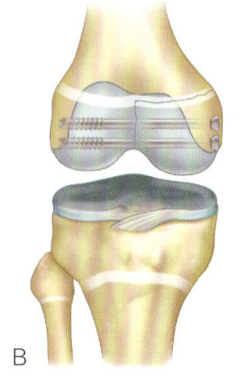

技术图8　移位的SH Ⅲ型骨折（A）和复位后的AP位片（B）。

要点与失误防范

适应证	• 骨折后就诊时间晚（受伤后7～10天）最好不要复位和手术治疗，而是任其自行愈合。延迟的干预会增加生长停滞的风险
检查	• 在手术干预之前，必须进行仔细彻底的神经和血管检查，以确定血管损伤或神经损伤，特别是对于严重移位的骨折
手术技术	• 骨折复位首先需要纵行牵引，然后是平移牵引，以防止骨骺损伤 • 经骺板螺钉会阻滞生长，不应使用 • 通过扩大克氏针周围的切口来缓解周围皮肤的张力，以防止皮肤坏死，从而减小针道感染的风险
随访	• 高质量的膝关节X线片和伤后6个月的下肢全长摄片是识别早期生长障碍迹象的最佳方法

术后处理

- 固定后，用石膏或锁定的铰链式膝关节支具支撑固定患肢4～6周，并给出使用拐杖或助行器、患肢不负重的说明。
- 膝关节的活动范围、力量训练和渐进式负重是在固定期结束后开始的，通常在康复治疗师的指导下进行。
- 所有的克氏针都应当在手术后4～6周内去除，在诊所去除外露在皮肤表面的，在手术室除去埋在皮下的。螺钉是不取出的，除非是对于有潜在并发症，如生长停滞、膝韧带或软骨损伤的患者，或需要CT或MRI检查的。

结果

- 对于骨折愈合无并发症且无相关膝关节损伤的儿童，预计完全恢复活动并恢复正常生长。

- 高达40%～50%的股骨远端骨折患儿会出现并发症，需要进一步的护理或手术来控制并发症。

并发症

- 康复后膝关节僵硬并不常见，但可能需要长期的治疗、干预，在极少数情况下，需要膝关节镜检查和软组织松解。
- 多达40%的患者伴有膝关节损伤。前交叉韧带撕裂是最常见的，最常发生于涉及内侧髁的SH Ⅲ型和Ⅳ型骨折后。
- 神经血管损伤很少见。腘动脉损伤与骨折严重移位伴前移位有关。腓神经损伤与内侧移位的骨折（内翻畸形）有关。
- 在约50%的股骨远端骨骺骨折的儿童会并发生长障碍[2]。建议每隔4～6个月仔细随访，直至骨骼成熟。

致谢

- 感谢本章第一版的编者 R.Dale Blasier 的贡献。

(邵雷 译,鲍琨 审校)

参考文献

［1］ Arkader A, Warner WC Jr, Horn BD, et al. Predicting the outcome of physeal fractures of the distal femur. J Pediatr Orthop 2007;27:703-708

［2］ Basener CJ, Mehlman CT, DiPasquale TG. Growth disturbance after distal femoral growth plate fractures in children: a meta-analysis. J Orthop Trauma 2009;23(9):663-667.

［3］ Beaty JH, Kumar A. Fractures about the knee in children. J Bone Joint Surg Am 1994;76(12):1870-1880.

［4］ Bertin KC, Goble EM. Ligament injuries associated with physeal fractures about the knee. Clin Orthop Relat Res 1983;(177):188-195.

［5］ Lippert WC, Owens RF, Wall EJ. Salter-Harris type III fractures of the distal femur: plain radiographs can be deceptive. J Pediatr Orthop 2010;30(6):598-605.

［6］ Thomson JD, Stricker SJ, Williams MM. Fractures of the distal femoral epiphyseal plate. J Pediatr Orthop 1995;15:474-478.

第29章 股骨远端切开复位内固定术
Open Reduction and Internal Fixation of the Distal Femur

Animesh Agarwal

定义

- 股骨远端骨折属于复杂而难以处理的损伤,可能产生灾难性的后果。
- 股骨远端是指股骨最远侧的9～15 cm,包括关节面。关节内骨折包括简单的劈裂骨折到广泛的粉碎性骨折。
- 涉及关节面的骨折可导致创伤性关节炎。
- 股骨远端骨折占所有股骨骨折的4%～7%。
  - 如果除外髋部骨折,那么股骨远端骨折占所有股骨骨折的1/3。
  - 股骨远端骨折发生的机制呈双峰分布(见下文)。

解剖

- 股骨髁上是指股骨髁和干骺连接处之间的区域。
- 干骺端骨具有一些重要的结构性特点。
  - 主要是骨松质。
  - 骨皮质非常薄。
  - 髓腔很宽。
- 理解股骨远端独特的骨性框架结构也很重要(图1)。
  - 股骨远端呈梯形,因此其后部比前部宽,从后到前,其宽度逐渐减少了25%。
  - 股骨内髁的前后径大于外髁,向远端的延伸也多于外髁。
  - 股骨干和股骨髁远端的前半部分成一条直线。
- 必须理解下肢正常的机械轴和解剖轴,才能正确重建下肢的力线(图2)。
  - 股骨的机械轴从股骨头的中心到膝关节的中心,和垂直轴有3°的成角。股骨的机械轴延伸至踝关节中心,即为整个下肢的机械轴。
  - 与股骨的机械轴不同,解剖轴在膝关节处有9°的外翻角,因此在股骨远端,外侧解剖轴与水平线夹角为81°,内侧夹角为99°。
  - 胫骨的解剖轴和机械轴一致,均为膝关节中点和踝关节中点的连线。
- 股骨远端骨折的治疗因为各类肌肉止点的附着而变得复杂,因为这些肌肉止点会影响骨折的正常复位。
  - 股四头肌和腘绳肌会导致骨折短缩,因此为了良好的骨折复位必须使肌肉松弛。
  - 腓肠肌内、外侧头会导致骨折远端部分向后成角和移位。股骨远端"前伸",导致向后成角畸形。如果股骨内、外髁分离,则髁可能会发生旋转畸形(图3A、B)。
  - 内收肌,尤其是止于股骨内侧髁内收肌结节的大内收肌,可导致骨折远端的内翻畸形(图3C)。

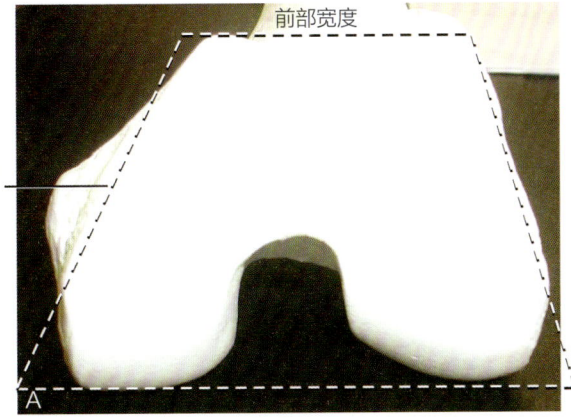
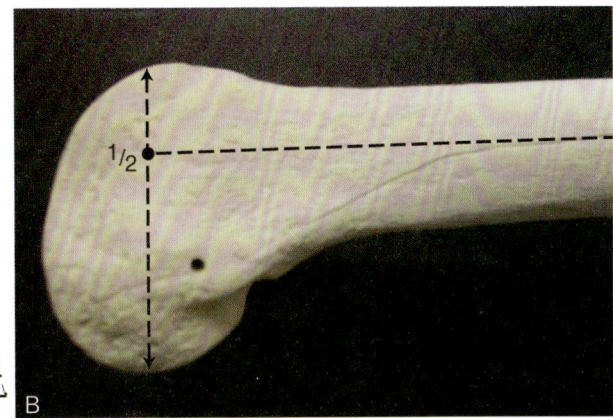

图1 A. 股骨远端示意图,其外形呈梯形,后部宽度大于前部宽度。B. 股骨远端侧面观,股骨干和股骨髁远端的前半部分成一条直线。

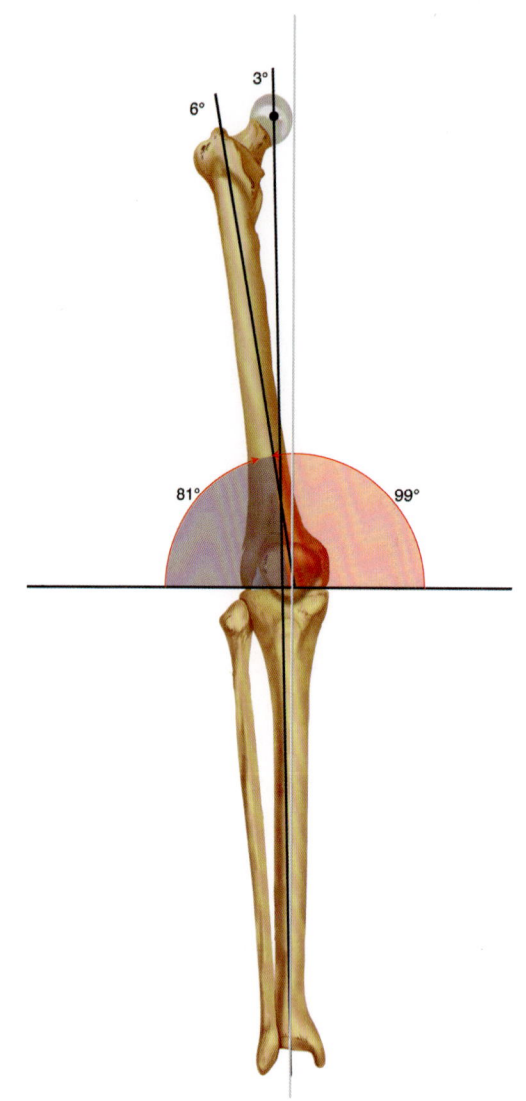

图2　下肢的机械轴和解剖轴，膝关节9°外翻。

- 当股骨远端发生骨折时，膝关节周围的神经血管组织也存在损伤的可能。
  - 在收肌管，膝关节内侧向近端约10 cm处，股浅动脉进入腘窝（图3C）。
  - 膝关节后方，骨折时腘动脉和胫神经都容易受到损伤（图3D）。

发病机制

- 如上所述，年龄方面来看，股骨远端骨折的流行病学调查显示呈双峰分布，这和损伤的机制有关。
- 高能量和低能量损伤均可造成骨折的发生。
  - 高能量损伤常见于车祸伤，年轻人多发。暴力（如仪表板）直接作用于弯曲的膝关节。这些患者常合并其他损伤如髋关节的骨折脱位或血管神经损伤。高能量损伤常导致粉碎性骨折，多见于干骺端，关节面也可发生粉碎骨折。
  - 低能量损伤常见于老年患者站立时跌倒，通常为轴向应力合并内、外翻的力量所致，伴或者不伴有旋转力量。引起骨折常伴有内翻或外翻应力伴或不伴旋转应力。骨质疏松是这些患者骨折的主要原因。骨折类型可以从最简单的关节外骨折到最复杂的关节内骨折。由于附着其上的腓肠肌复合体的作用，骨块屈曲，股骨髁出现尖端向后畸形。

自然病程

- 移位的股骨远端关节内骨折未经有效治疗，可能导致严重的创伤性关节炎。
- 手术治疗可使不良预后降低32%[19]。

病史和体格检查

- 由于疼痛和损伤明显，对股骨远端骨折患者的膝关节直接体检受到限制。
  - 摔伤或高能量损伤（如摩托车祸）的患者表现为膝关节肿胀和压痛。
  - 可出现大的关节血肿。
  - 任何的活动关节的尝试都会导致剧烈的疼痛，触摸时可听到明显的捻发音。
- 如果考虑有膝关节开放性损伤，可以在消毒后向关节内注入生理盐水以检查关节腔是否和伤口相通。
- 体格检查主要用于明确下肢神经血管的情况，判断是否合并其他损伤，尤其是髋部损伤。
  - 如前方皮肤有擦破或有小的伤口，应该考虑为开放性骨折。
  - 检查血管的搏动非常重要。
    - 如果血管搏动减弱或消失，应该行多普勒超声检查。
    - 如果考虑有动脉损伤，应该测定踝肱指数。
    - 如果存在两侧差异或踝肱指数<0.9，需要行动脉造影。
    - 计算机断层扫描动脉造影（CTA）在诊断可疑病例时使用越来越频繁（图4）。
  - 应检查神经功能，包括感觉，主动跖屈、背屈活动。

影像学和其他诊断性检查

- 最初的影像学检查总是X线平片，包括膝关节的正、侧位片。
  - 如果存在干骺端或关节面的粉碎性骨折，应行牵引位拍片这有助于术前制订手术方案。

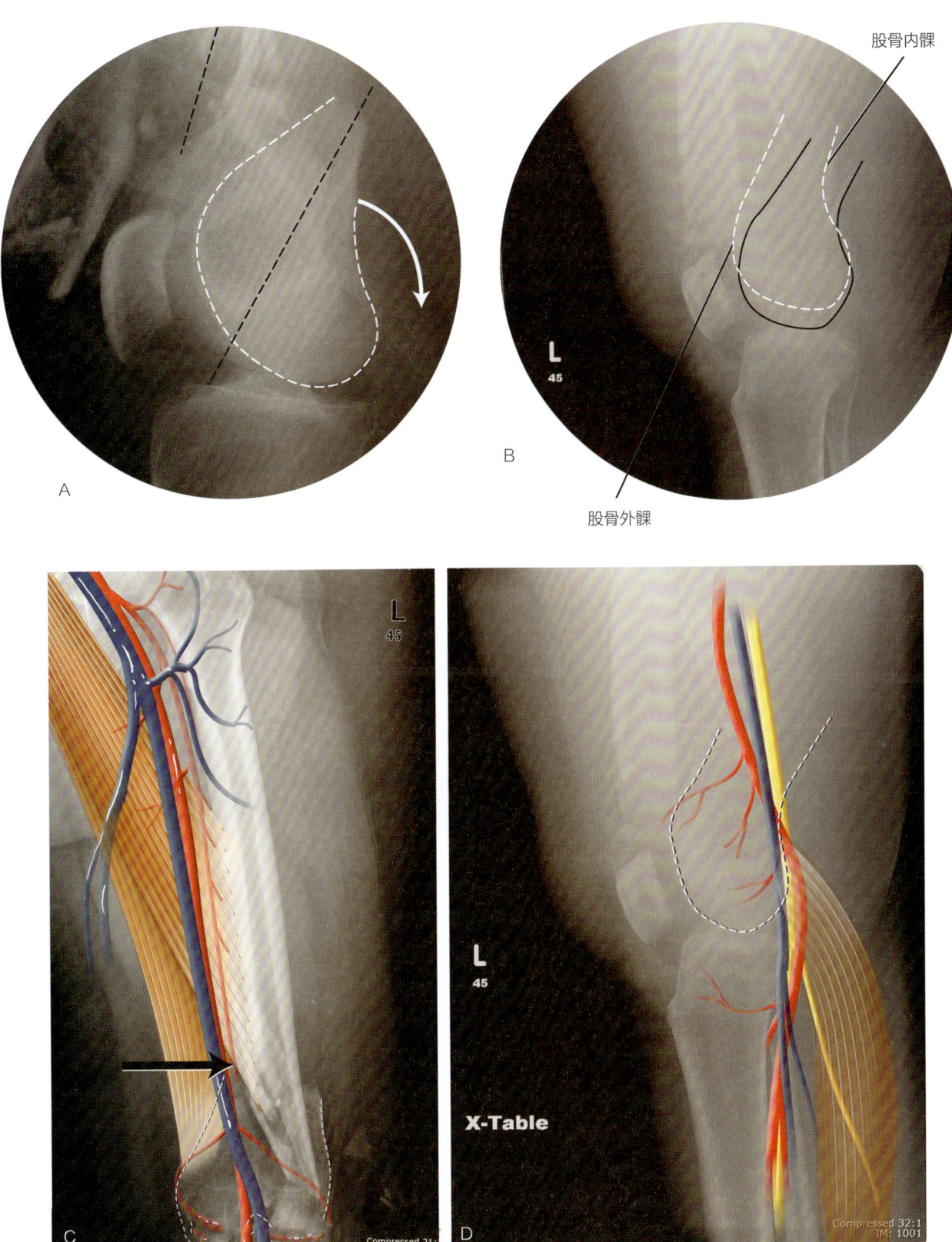

图3 A. 股骨远端ⅢA型开放性骨折，伴有骨折块突出。线条图示意的是股骨髁前伸移位。B. 股骨远端骨折，延伸到髁间，内外髁均有轻微的旋转移位。C. 股骨远端所受到的肌肉牵拉力，箭头所指的是股动脉和股静脉进入Hunter管。大内收肌止于内收肌结节，导致骨折远端的内翻畸形。D. 同一患者的侧面图，包括腘动脉和胫神经，以显示骨折端近侧的周围组织。

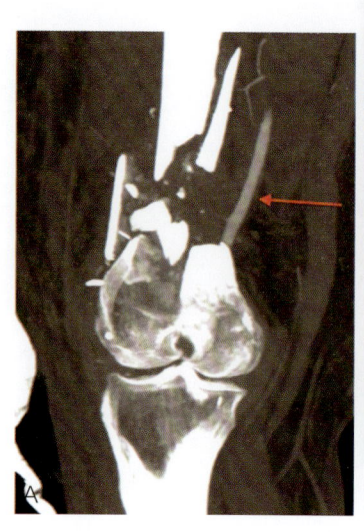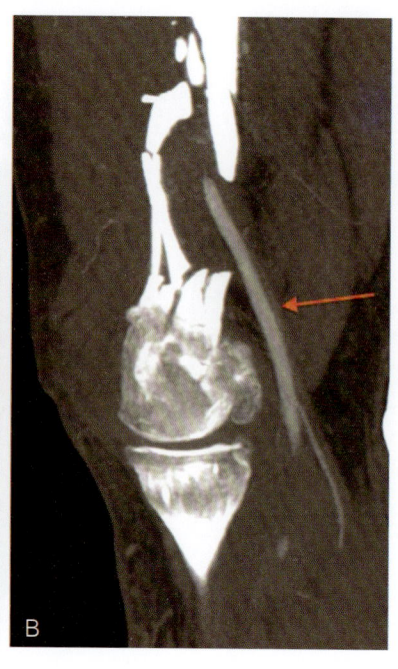

图4 A、B. 冠状位和矢状位CTA图像显示严重股骨远端粉碎性骨折中的完整股动脉（红色箭头）。

- 在股骨远端骨折时，膝关节局部的X线片总是必要的。此外，需拍摄包括踝关节和膝关节的股骨全长片，以确认有无骨折线延伸或者合并损伤，也有利于制订术前计划（图5）。
- 对于严重的粉碎性骨折，可以拍摄对侧膝关节片，也有助于术前计划。
- 骨折累及关节面时，局部CT检查有助于制订术前计划（图6）。
- 一般来说，股骨远端的关节外骨折不需要CT扫描。然而，在平片上冠状面的骨折有可能会被漏诊，因此对股骨远端骨折CT扫描亦非多余[11]。
  - 如果某些类型的骨折需要使用外固定支架临时固定，应该在固定后再进行CT扫描，以便准确判断骨折。
  - 冠状面和矢状面三维重建都是需要的。
  - 大多数的CT扫描均可以产生三维图像，这有助于术前制订手术方案（图7A、B）。
  - 矢状面上，内外侧髁之间轻微的旋转移位也用CT扫描发现（图7C）。
- 如果怀疑合并有软组织损伤，如韧带撕裂或肌腱断裂，需要进行磁共振检查，但不必作为常规。

鉴别诊断

- 胫骨近端骨折。
- 股骨干骨折。
- 膝关节感染。
- 髌骨骨折。
- 前交叉韧带断裂。

- 膝关节脱位。

非手术治疗

- 股骨远端骨折非手术治疗的相对指征很少，包括：
  - 整体身体状况差。
    - 患者具有严重的疾病无法耐受手术。
    - 患者骨骼质量极差。
  - 脊髓损伤（截瘫或四肢瘫）。
  - 某些特殊情况下可以根据具体情况采用非手术治疗：
    - 骨折无移位或移位很少。
    - 部分枪弹伤合并不全骨折。
    - 关节外的稳定骨折。
    - 无法重建的骨折。
    - 缺乏有经验的临床医生或必需的手术器械和设备。在这种情况下，转院是最好的选择。否则，非手术治疗就是唯一的选择。
- 非手术治疗有以下几种方法：
  - 骨牵引。
  - 支具固定。
  - 膝关节制动器具。
  - 长腿管型。
- 非手术治疗的可接受标准：
  - 7°以内的内翻或外翻。
  - 10°以内的向前或向后成角，屈曲畸形比伸直畸形更难以接受。
  - 1～1.5 cm以内的短缩。
  - 2～3 mm的关节面台阶。

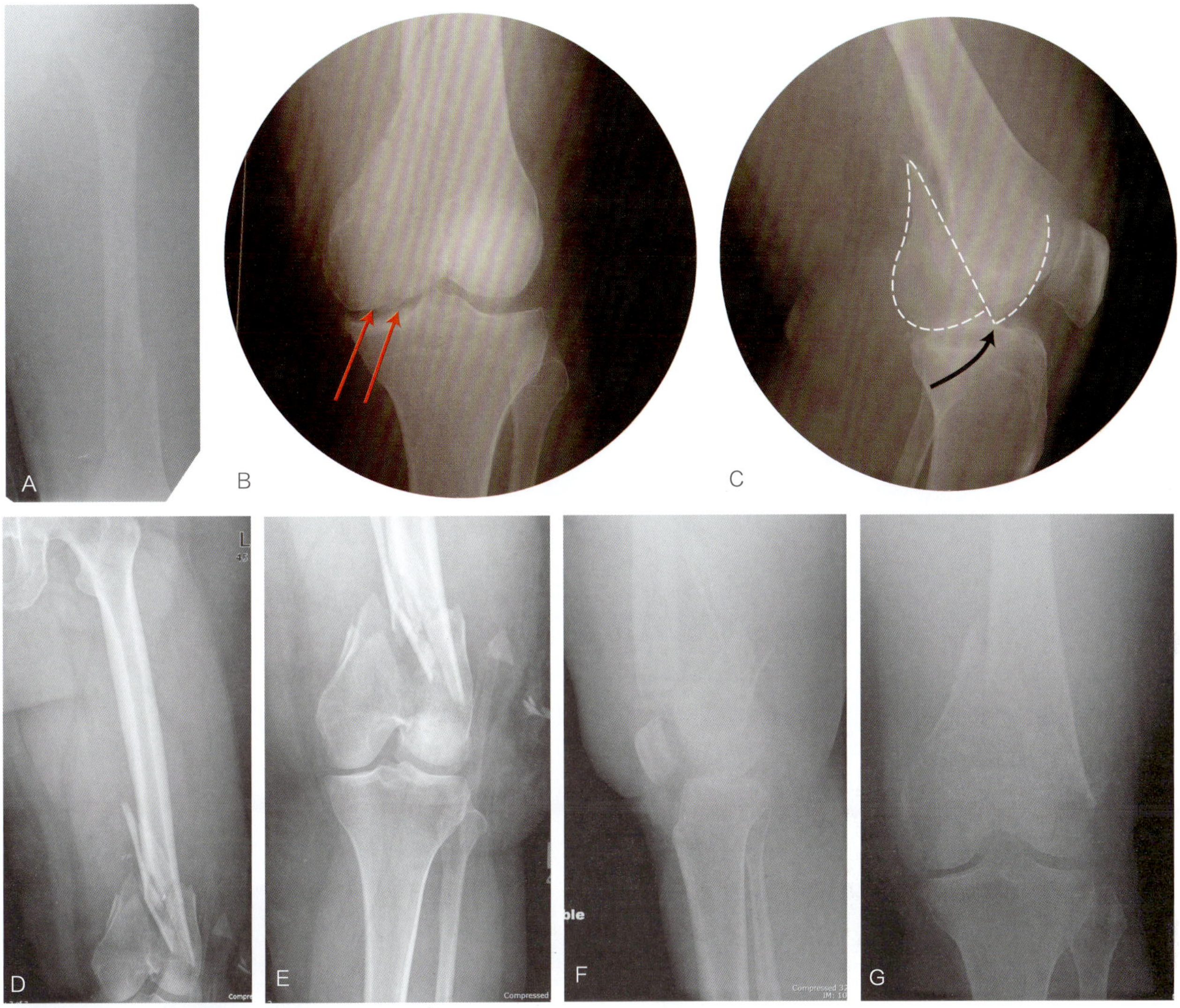

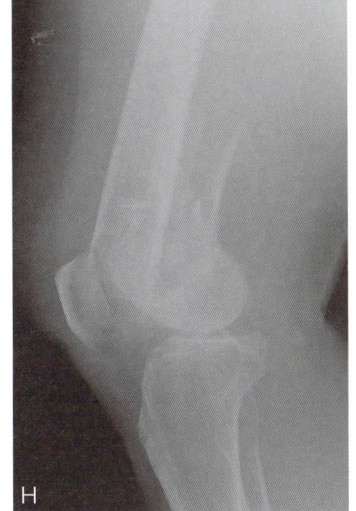

图5　A～C. 股骨远端1/3螺旋形骨折，表面上看是关节外骨折。A. 正位片上，膝关节未能全部显示。B. 膝关节的局部正位片显示股骨远端1/3螺旋形骨折，箭头所指的是关节内损伤和骨折线。C. 膝关节的侧位片，再次显示了股骨内侧髁的冠状位骨折（B3型）。D～F. 一例股骨远端Ⅱ型开放性骨折的X线平片图。G、H. 一例开始被认为是关节外骨折的股骨闭合性骨折病例。

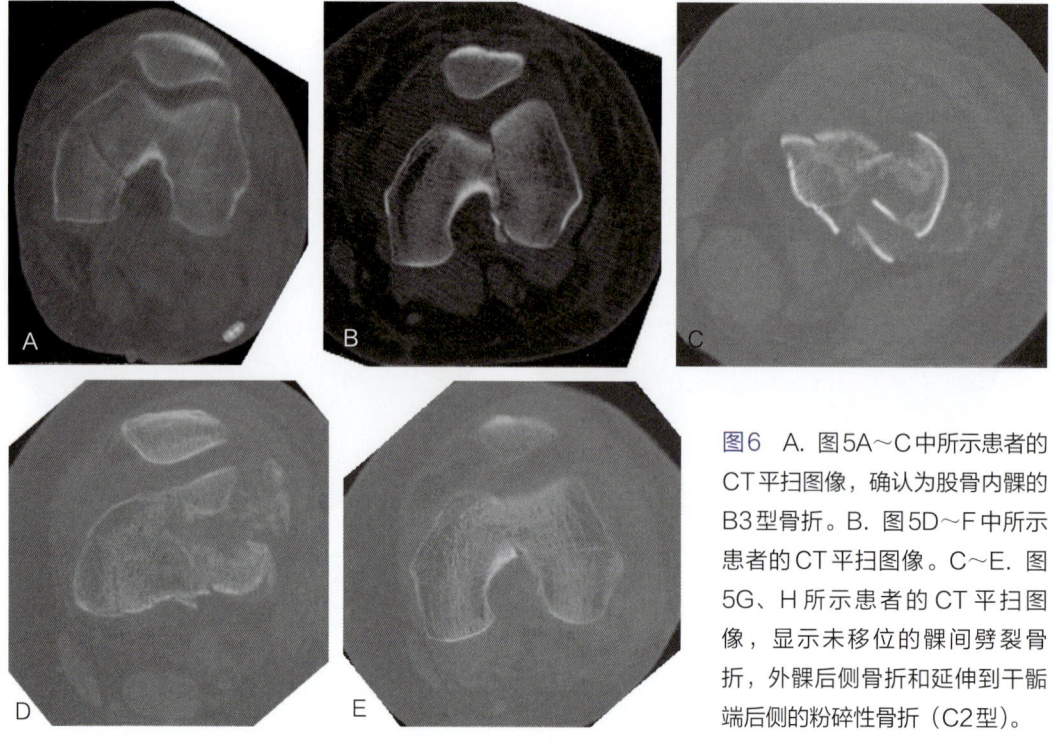

图6 A. 图5A～C中所示患者的CT平扫图像，确认为股骨内髁的B3型骨折。B. 图5D～F中所示患者的CT平扫图像。C～E. 图5G、H所示患者的CT平扫图像，显示未移位的髁间劈裂骨折，外髁后侧骨折和延伸到干骺端后侧的粉碎性骨折（C2型）。

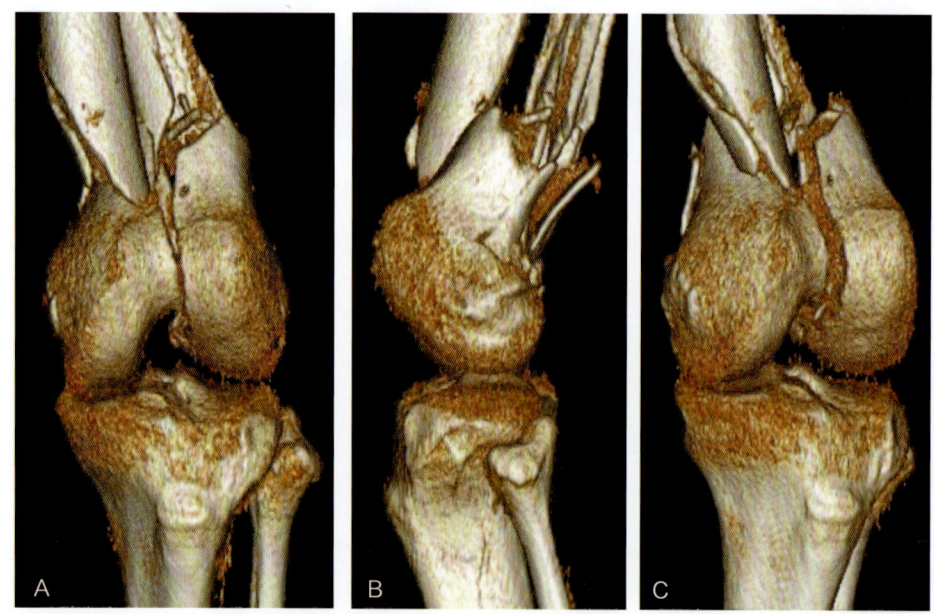

图7 图3B所示的股骨远端骨折患者，CT三维重建的前后位观（A）和侧位观（B），骨折显示清晰。C. 同一患者CT三维重建的斜位观显示了髁间旋转移位。

手术治疗

- 无论手术还是非手术治疗，治疗的目的都是维持或恢复关节面的匹配，恢复股骨的长度和力线，进而恢复肢体的长度和力线。
- 一旦确认患者以及其损伤类型适合手术治疗，则根据骨折的类型决定应用何种手术技术。
- 远端股骨骨折有多种分类方法。
  - AO/OTA 分型可能是最被广泛接受的分型系统，它对选择最佳手术技术具有一定的指导意义（图8，表1）。
- 治疗方案确立不仅仅建立在分类的基础上，还应考虑其他因素：
  - 关节面及骨的粉碎和损伤程度
  - 骨折移位的程度
  - 软组织损伤
  - 合并损伤、其他骨折以及神经血管损伤

表1 股骨骨折的AO/OTA分类

分类	描述
A型	关节外骨折
A1	简单骨折或两部分骨折
A2	干骺端蝶形骨折或楔形骨折
A3	干骺端粉碎性骨折
B型	部分关节内骨折
B1	外侧髁的矢状面骨折
B2	内侧髁的矢状面骨折
B3	髁的冠状面骨折（Hoffa骨折）
C型	关节内骨折
C1	简单关节劈裂骨折或干骺端损伤（T形或Y形骨折）
C2	简单关节劈裂骨折+干骺端粉碎性骨折
C3	关节面粉碎性骨折+干骺端骨折（不论类型）

- 患者的整体情况和其他器官系统的损伤。这可能影响手术时机及患者的手术体位。
- 股骨远端骨折的手术原则：
  - 关节面必须解剖复位，这通常需要开放暴露（关节切开术）直视下进行。简单的关节内劈裂骨折可以闭合复位、经皮内固定治疗。
  - 关节外的损伤应该尽可能采用间接复位技术，并尽可能维持周围软组织包裹的生物活性。理想的状况是避免软组织剥离，特别是内侧面。
  - 手术必须重建股骨和下肢的长度、旋转和力线。
  - 软组织损伤及骨骼的质量也是决定治疗方案的影响因素。

固定方法选择

- 外固定支架
  - 如果在终末固定手术之前需要临时固定，可以使用跨膝关节桥接外固定支架。这通常用于已经计划进行切开复位内固定的病例，或者因软组织问题妨碍即刻直接固定手术的病例。
  - 对于关节损伤严重难以重建、软组织损伤非常严重或者骨质疏松患者，可以用桥接或非桥接外固定支架作为最终固定。
  - 在某些特定患者群体，例如耶和华见证会（Jehovah witnesses）成员，或者额外失血可能导致并发症或病死率增加的患者，切开复位内固定存在一定问题时，桥接外固定技术用于临时固定，直至患者病情改善或愈合（图9）。

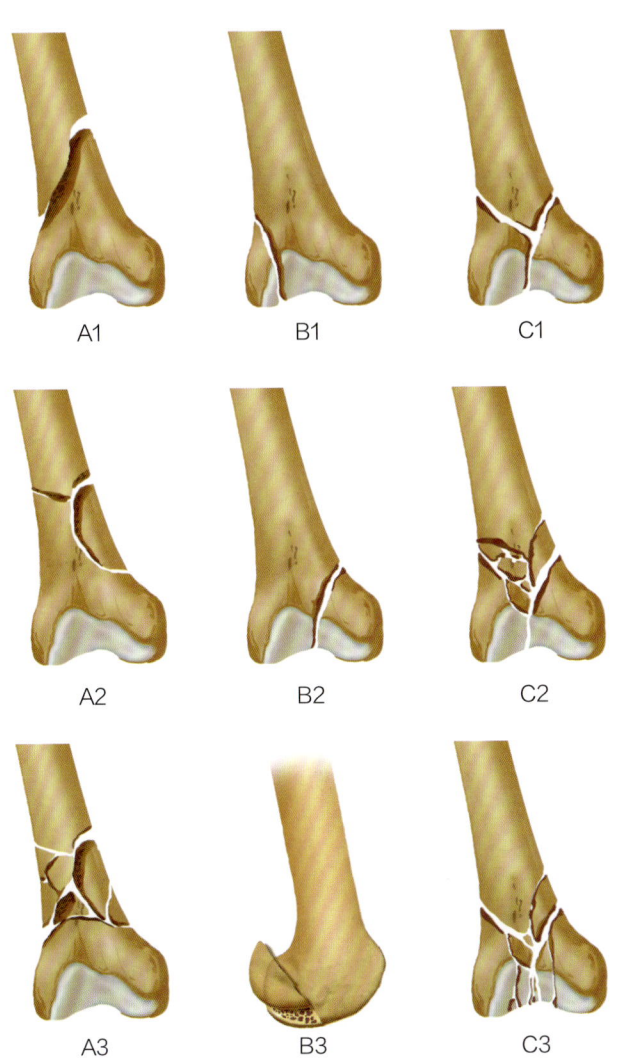

图8 股骨远端骨折的AO/OTA分类（33A、B、C型）。

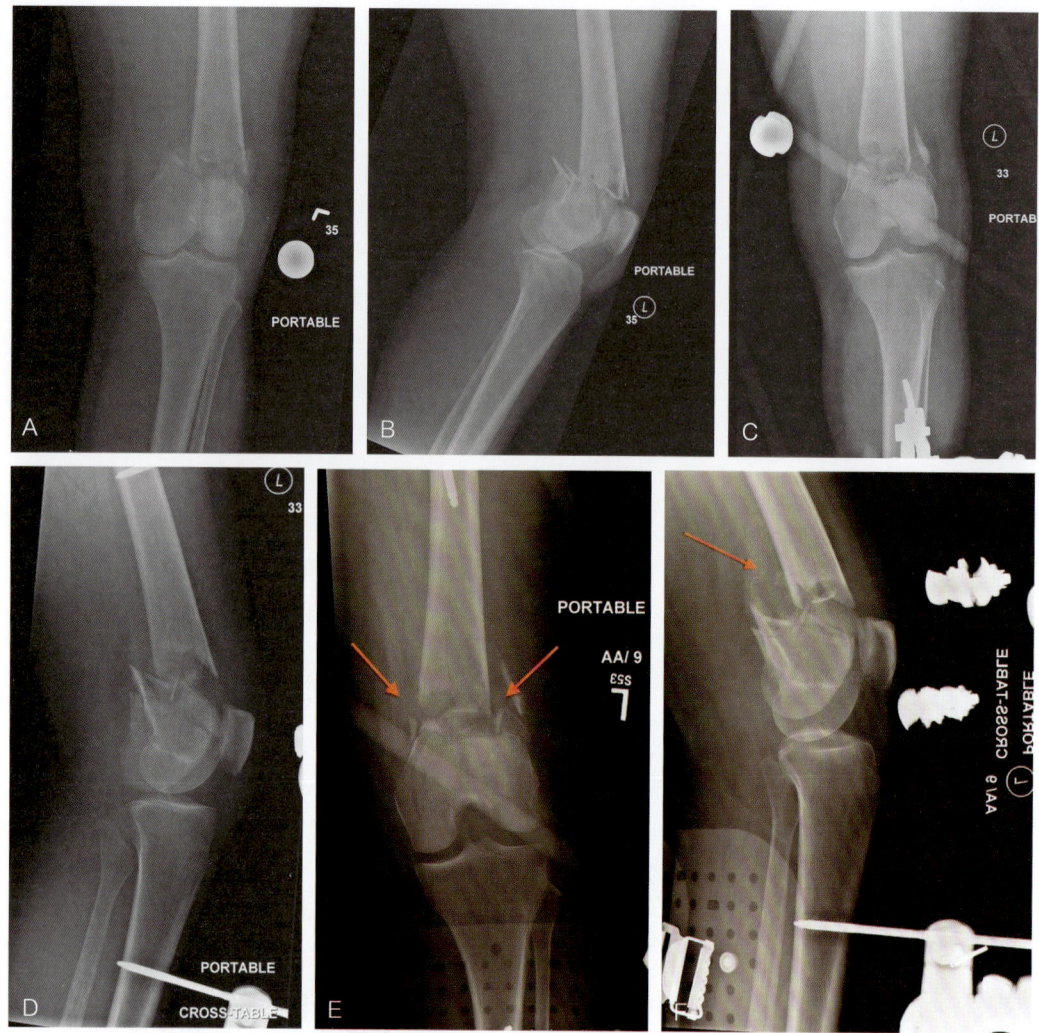

图9 严重损伤的老年耶和华见证会教派患者的左侧C1型股骨远端骨折。A、B. 受伤初拍摄的正侧位片。C、D. 由于血色素很低，为减少失血量，外固定支架术成为唯一选择方案。桥接外固定的平片。正位片显示良好的对线，然而侧位片显示过伸畸形。E、F. 外固定支架术后5周，正侧位片提示骨痂形成（红色箭头）。患者现在可以行手术干预了。

- 髓内钉
  - 髓内钉固定完全可在急性期进行，此时就没必要临时桥接支架固定。
  - 如前所述的顺行髓内钉可以用于股骨远端骨折，但需要远端骨折块够大，足以安放2枚锁钉。固定的强度没有问题，但可能发生对位不良[4,8]。
  - 逆行髓内钉可以用于下列情况（图10）：
    - 所有骨折线距离关节面>4 cm以上的A型关节外骨折，这是股骨远端多向交锁所需的骨块最小长度。
    - 对C1型或C2型骨折，关节面骨折可以闭合性或有限切开来完成解剖复位。螺钉固定可以经皮完成。
    - 全膝关节置换术后的假体周围骨折，股骨假体带有"开放箱"。
    - 大部分术者喜欢用长髓内钉，也有短的髁上钉可供使用。多孔的短髁上钉已不再受欢迎。
- 接骨板固定
  - 切开复位接骨板内固定可以用于所有的A型和C型骨折，特别适用于以下损伤：
    - 很靠近远端、距离膝关节4 cm以内的A型骨折。
    - 所有C型关节内骨折，尤其是C3型。
    - 全膝关节置换术后的假体周围骨折，股骨假体有"闭合箱"的。
    - B1型或B2型的部分关节内骨折，需要使用抗滑板固定的。

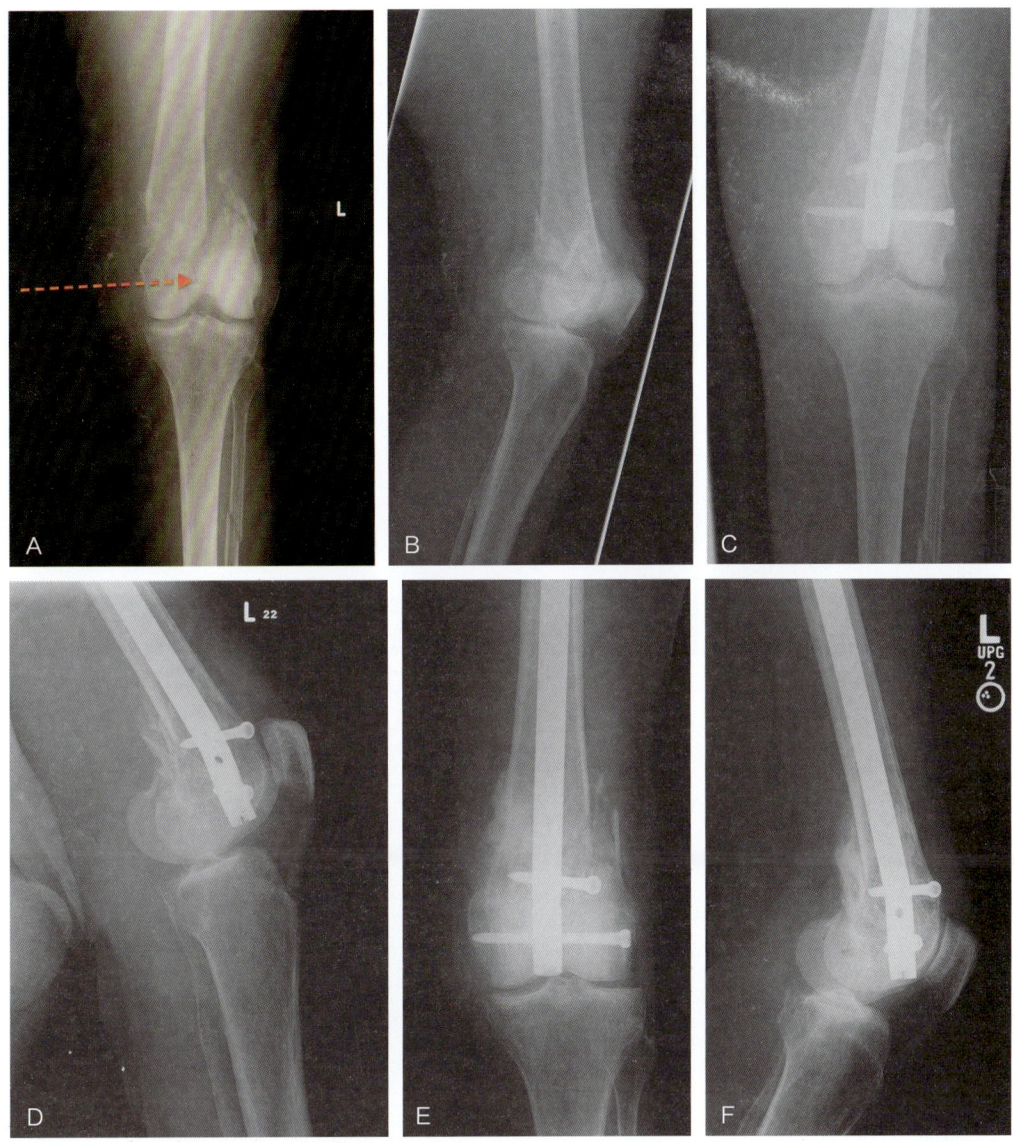

图10 A、B. 一个老年患者多发伤合并股骨远端关节外骨折（AO分型A型；不完全性髁间劈裂，红色箭头）正侧位片。C、D. 术后摄片显示逆行髓内钉内固定。E、F. 术后1年摄片显示骨折愈合，干骺端下沉，主钉通过开槽口有轻微的突出。

- 接骨板的选择（择优选择；带角稳定装置的更合适）。
  - 固定角度的锁定板（经皮瞄准器有优势，可以进行微创操作）。
  - 可变角度的锁定（多轴）接骨板，允许在一定的范围内改变锁定螺钉方向。这一点对股骨远端骨折很有用，可以在比较短的远端骨块中增加螺钉的通道选择，以获得更大的固定强度，这一点在固定角度的锁定接骨板是不能做到的（图11）。
  - 95°髁螺钉。
  - 95°刃钢板。
  - 非锁定板，需要或不需要内侧支撑（内侧钢板或外固定支架）。
- 有限内固定。
  - 仅用螺钉的有限内固定，只限于B型部分关节内骨折，特别是B3型。
  - 是否需要切开复位，取决于闭合复位技术是否恰当以及是否获得关节面的解剖复位。
  - 无头螺钉适用于B3型骨折，因为螺钉必须穿过关节面（图12）。
  - 也可以使用埋头螺钉技术。
- 内固定生物力学：内植物。
  - 有人担心新型锁定钢板的结构太刚硬会导致形成的骨痂不对称和不协调[9]。
  - 有些临床证据显示，与钛合金钢板相比，不锈钢钢板

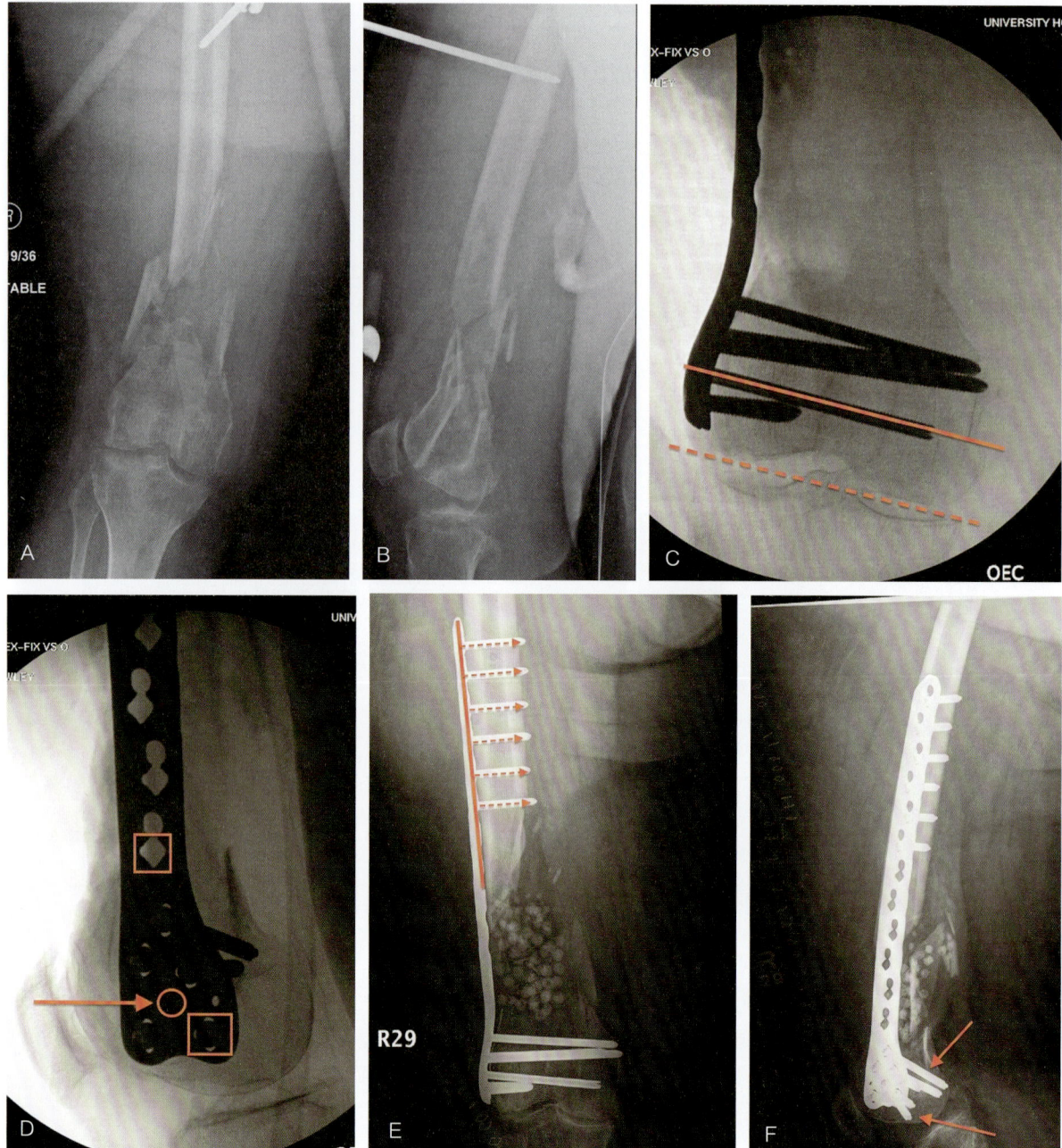

图11 病态性肥胖女性患者，右股骨远端严重粉碎性骨折C3型。A、B. 正侧位片显示经过清创和外固定支架固定术后骨折端严重粉碎伴有大量骨丢失。C、D. 应用角度可变锁定钢板的术中透视片。正位片显示中心螺钉帮助重建股骨解剖轴（平行实线，螺钉；虚线，关节线）。侧位片显示中心螺钉在固定角度螺孔中（箭头和圈），而与之相对的是角度可变螺孔（红色框；包括结合孔和角度可变螺钉）。E、F. 术后两周正侧位片。正位片提示近端螺钉（虚线箭头）通过定位装置垂直于钢板置入螺孔。正侧位片都显示远端角度可变锁定钉能够更好地固定远端后侧的小骨块（侧位片实线箭头）。片子上也能清楚地看到在骨缺损处植入了骨替代物（白色颗粒）。

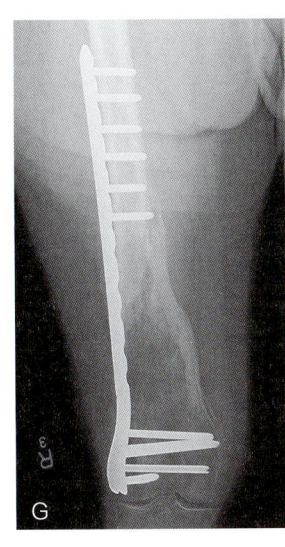
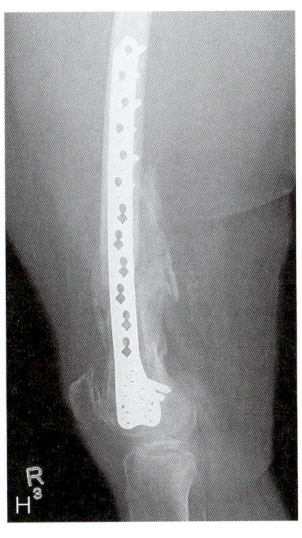

图11（续） G、H. 术后5个月随访片子显示干骺端粉碎性骨折区域结合牢固，硫酸钙链珠已被成功替代。

- 形成的骨痂较少[9]。
  - 相反，一项生物力学研究表明：双皮质螺钉不锈钢LISS板与单皮质螺钉钛合金LISS板的力学强度并无显著区别[1]。
  - 通过一种被称为远皮质锁定的技术能够增加内固定结构的弹性。使用特殊的螺钉，这种螺钉锁在钢板上，并且只把持在远皮质上。这一技术能够起到促进骨折愈合的作用[5]。
  - 在股骨髁上骨折的处理中，多轴锁定钢板已经显示其生物力学的合理性[12,18]。

术前计划

- 手术时机取决于：
  - 软组织状况。
  - 患者的全身情况。
  - 能胜任的手术团队。
  - 可用的内植物。
- 选择手术入路时应考虑以下因素：
  - 如果能利用开放性骨折的伤口做切口（图13），无疑很有意义，且应该利用。但这并非必需，有时也难以做到。
  - 尽量减少软组织剥离。
  - 为了获得关节面的解剖复位，适当的显露至关重要。
- 下肢解剖结构的恢复必须完成，以允许早期关节活动。
  - 稳定的内固定物及其长度和大小应该经模板确定。将骨折的X线片与内固定模板进行对照，确保内固定物的长度足够。可以将固定结构的实验性计划画成图。另外，手术室的术前计划也要完成：包括手术团队关于手术体位和所需设备的讨论。
  - 评估是否需要植骨或植骨替代材料。
  - 骨折块和准备使用的固定物也要经模板确定。
  - 术者应该检查有无股骨髁冠状面的骨折（也被称作Hoffa骨折）（图5C和图6）。
- 合并损伤也会影响治疗方案的选择。

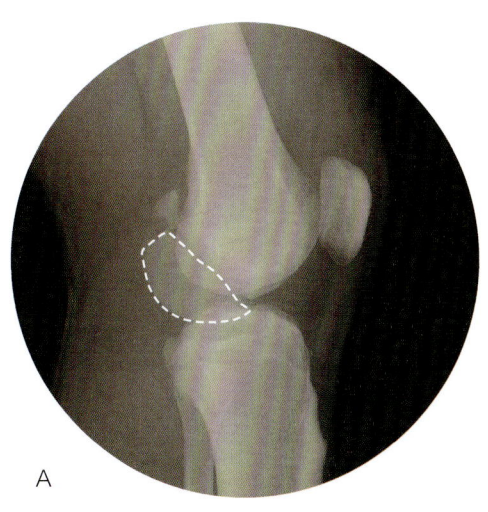
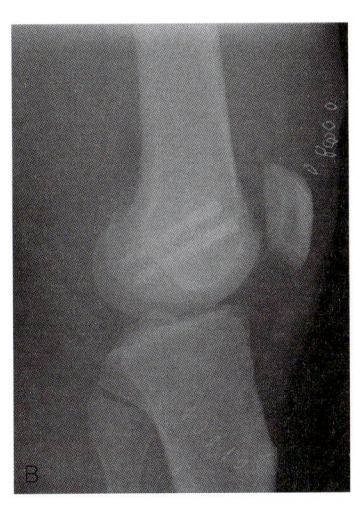

图12 A. 股骨远端Ⅱ度开放性骨折（B3型）的侧位片。标出了Hoffa骨折。B. 用无头螺钉固定的术后片。螺钉埋于软骨下骨。

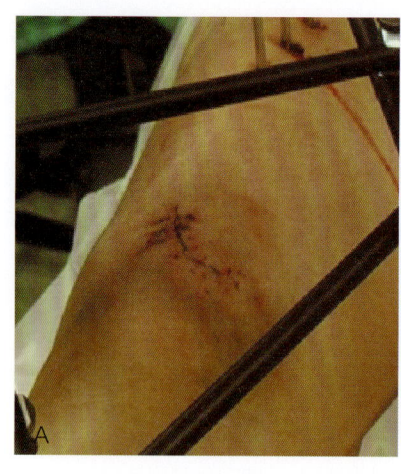
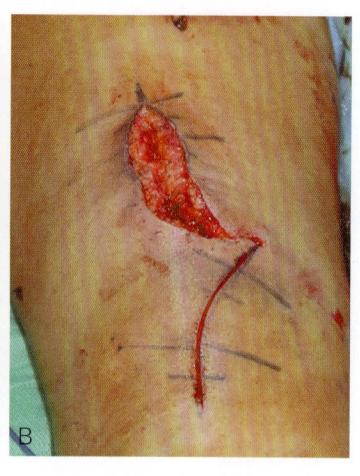

图13 A. 股骨远端开放性骨折患者，清创后斜行伤口，已经闭合，外固定支架桥接固定。B. 利用原伤口，做一个非典型的正中入路。

- 如果合并同侧髋部骨折或更近端的股骨干骨折可能需要更改内植物。可能需要一块更长的接骨板解决这两个问题，或者分开固定但要将两个内植物重叠，避免应力增加。
- 如果合并胫骨近端骨折，需要改变手术入路。切口需要更偏外侧，并向下拐成S形，以方便显露胫骨近端。
- 危重患者需延迟内固定手术，通过桥接外固定的方法暂时稳定骨折端。

体位

- 可透视手术台，允许C臂机各向透视。
- 患者仰卧位，髋部垫高。
  - 消毒铺单之前，应该纠正骨折近端(髋部)的旋转畸形。
    - 使用C臂机，获取对侧下肢在髌骨朝正前方时的小转子影像(图15A、B)。
    - 在伤侧髋部垫枕，使之内旋。调整垫枕高度，直到小转子轮廓大小与对侧一致。
  - 伤侧膝关节置于髌骨朝正前方，即可确认为正常旋转位。
  - 对于干骺端粉碎性骨折无法评估旋转，或者干骺端不能直视的情况下，这种技术非常有用。
  - 即使骨折远端不存在"固定"旋转移位的情况下，使用该技术也能减少在终末固定过程中发生旋转畸形的机会。
- 应该使用无菌止血带，除非有临时外固定支架的限制。
- 用一个大的垫枕或无菌的三角形支架垫在膝下。
  - 这可以允许膝关节屈曲，放松腓肠肌复合体，便于复位。
  - 垫枕或者三角架最好是无菌的，可置于术野，便于移动。
- C臂机放置在对侧。
  - 调整角度使之与股骨干平行。
  - 股骨远端切迹位透视可观察螺钉通道。将C臂机向头侧倾斜30°~45°可看到髁间窝，显示的大小取决于膝关节屈曲的角度(图15C、D)。

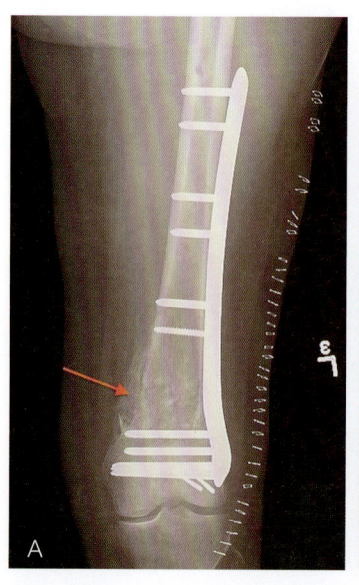
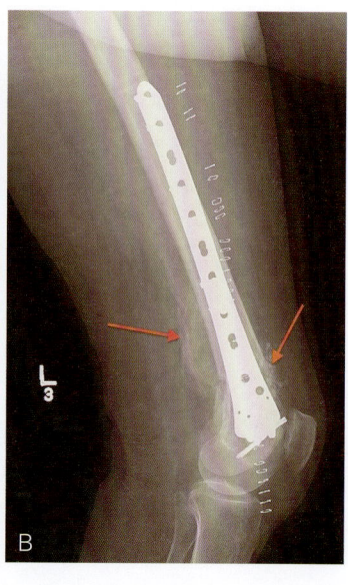

图14 A、B. 图9所示患者在伤后5周进行切复内固定治疗，术后2周X线摄片。平片显示成功的切复内固定术恢复了股骨长度、力线和旋转，大量骨痂形成(红色箭头)。

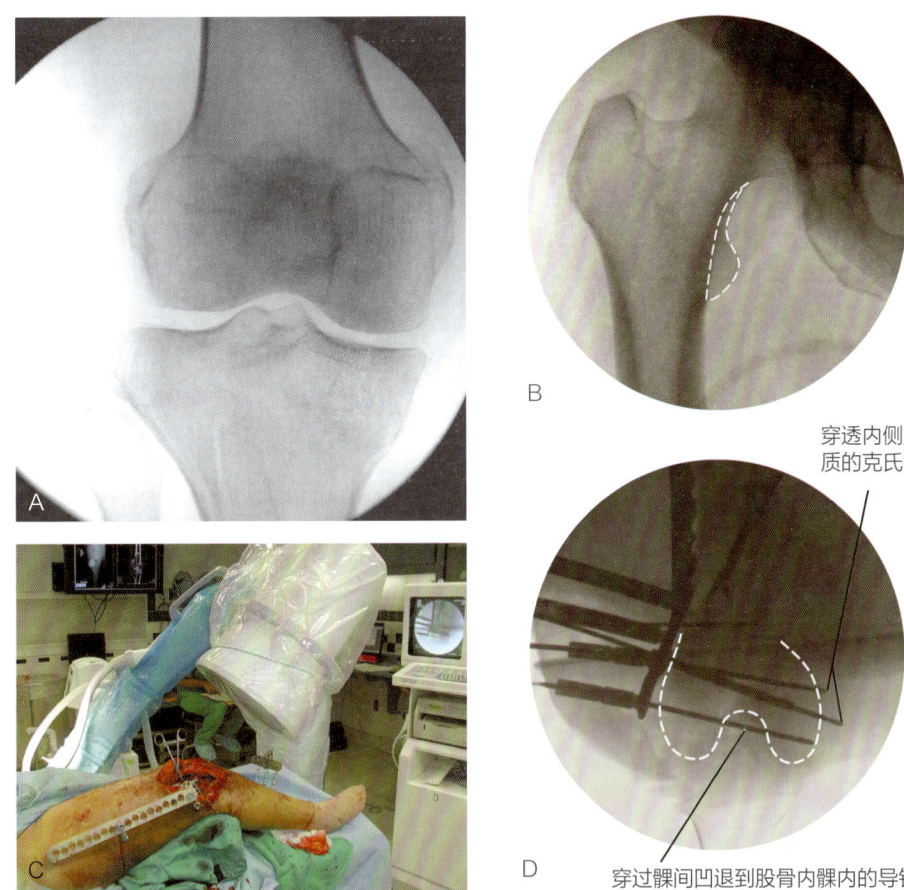

图15 A. 健侧髌骨朝上时的膝关节透视图像。B. 同侧髋关节透视获得的小转子影像（虚线标出）。将伤侧垫高，直至获得相似的小转子影像。C. 调整C臂的位置，靠近屈曲的膝关节，获得膝关节切位片，观察导针是否穿出后侧皮质。D. 获得的透视像。

入路

- 对于股骨远端骨折，最常用的是外侧直切口（图16）。
  - 这个切口适用于所有骨折类型，特别是A型和C1型。
  - 切口远侧弯向前方，朝向胫骨结节。经此切口可以同时行胫骨结节截骨术。
  - 新的入路包括：侧方倒U形切口，以更好地显露关节和放置接骨板。
- 微创外侧入路可以用于某些类型的骨折和内固定。
  - 关节必须能直视，然后进行复位和临时固定。
  - 在骨干部位，接骨板于肌肉下放置，复位和固定在透视下经皮完成。
  - 这对于LISS或带有瞄准装置的接骨板系统是理想的。
- Starr等报道了一个改良的前方入路（Swashbuckler入路）[16]。
  - 这包括一个正中切口。
  - 和外侧入路一样，牵开股外侧肌，从髌旁外侧切开关节囊。

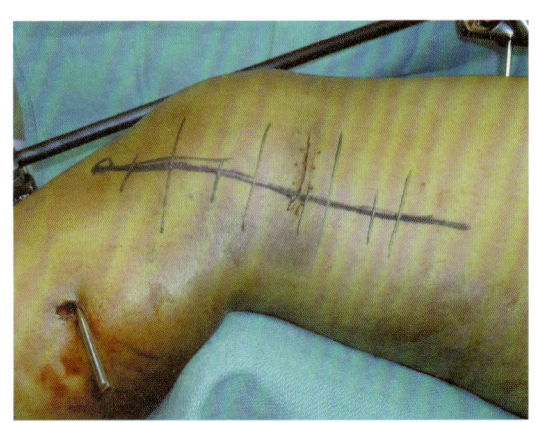

图16 外侧入路的皮肤切口。

- 如果行逆行交锁髓内钉或有限螺钉固定,可以做内侧髌旁关节入路。
  - 逆行髓内钉固定,可以使用小切口。
  - B型损伤往往需要正规的关节显露。
- 内侧入路也被报道过。
  - 此入路适合于B2型和B3型骨折。
  - 也可用于需要第2块接骨板固定的C3型骨折(内、外侧联合入路)。
- Schatzker报道过全关节入路[15]。
  - 对于C2或C3型骨折,非常有用。
  - 用于接骨板固定,但也可在关节面获得重建后用于逆行髓内钉固定。
  - 做正中切口。
  - 做扩大的经内侧髌旁入路进入关节。
  - 这样就可以显露股骨髁,以便进行关节面复位。
- 笔者选择前正中切口外侧髌旁入路以显露C2或C3型骨折。
  - 前正中皮肤切口。
  - 外侧髌旁关节囊切开显露关节。
  - 向近端充分延伸至股四头肌腱。
  - 将髌骨向内侧脱位。
  - 这允许显露股骨髁,以便进行关节面复位,也便于从外侧插入接骨板。

临时桥接外固定

- 使用大型号的外固定支架系统。
- 膝下垫小枕,使膝关节轻微屈曲。
- 手法牵引,使伤肢恢复长度。
- 用2或3枚5 mm Schanz钉,在胫骨嵴稍内侧从前向后置入胫骨,确保钉子穿过髓腔固定。
- 用2或3枚5 mm Schanz钉,从前向后置入股骨干。
  - 应尽可能于软组织损伤区域之外置钉。
  - 应该在肢体拉长的情况下置钉,以避免螺钉穿过短缩状态的股四头肌。
  - Schanz钉应该放置在预期的钢板放置的区域之外,然而,还没有经验证实这会引起问题。据笔者的经验,放置接骨板的区域和放置Schanz钉的区域经常发生重叠,但还没出现过与感染相关的问题。
- 如果发生合并髋臼骨折需要进行胫骨结节牵引等情况,则可改变胫骨Schanz钉的放置位置(技术图1A)。
- 棒的连接方式多样,要能提供暂时的跨膝关节稳定性。笔者倾向于使用钻石样连接(技术图1B)。

干骺端骨块的复位

- 通过牵引和支架螺钉的手法复位进行干骺端骨折块的大致复位。
- 牵引恢复长度。
  - 手术中,可参照对侧下肢决定长度。
  - 支架固定术后,如果骨折严重粉碎,应该在终末固定之前,进行下肢扫描来确定长度是否恢复,但也非总是必需(技术图2)。尽管膝关节可能轻微屈曲,但仍然可以获得扫描图像,通过对比整个下肢的长度来

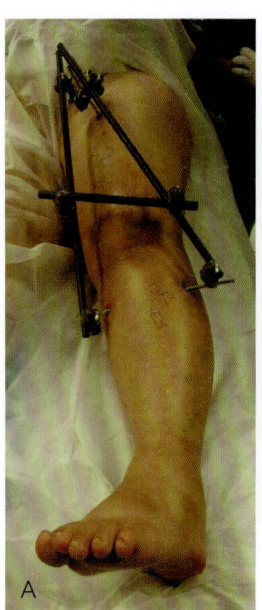
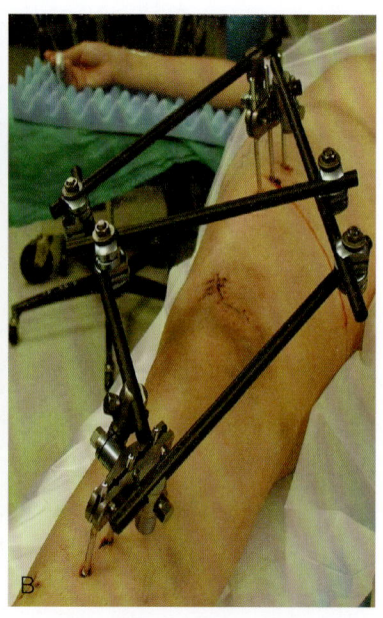

技术图1 A. 合并髋臼骨折患者的跨膝关节外固定支架固定,胫骨结节穿针可以兼顾牵引。B. 跨膝关节外固定支架的钻石样连接。

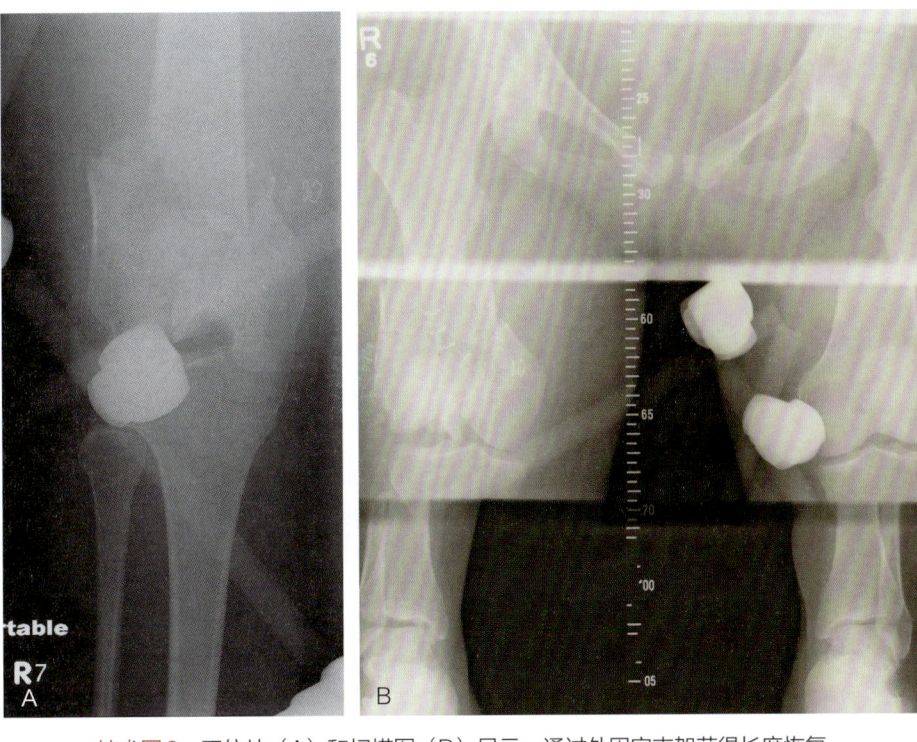

技术图2 正位片（A）和扫描图（B）显示，通过外固定支架获得长度恢复。

确定股骨的长度。
- 采用在"体位"部分里所述的方法，在外固定支架锁定之前，需再次检查旋转对位。应该在无菌环境下实施该技术。
- 在最终锁紧之前，还应该评估有无内、外翻畸形。

  ○ 这可以在术中使用电刀线来评估，将线从股骨头中心连到踝关节中心，然后透视评估下肢的机械轴是否正常。
  ○ 通过电刀线跨过膝关节的位置点，可以判断有无内、外翻畸形。

股骨远端骨折切开复位锁定板内固定（C型骨折）

- 无论哪种类型的锁定板系统都可用本技术。因为每一系统都有其特殊之处，所以在使用之前，应详细阅读相应的技术指南。每个系统的复位工具、技术和钢板应用都会有所不同。
- 对临时固定的外固定支架，用"double-double"技术进行消毒。
  ○ 支架先用必妥碘"刷手液"（7.5%聚维酮碘）消毒第1遍，然后再用必妥碘"涂抹液"（10%聚维酮碘）消毒第2遍（必妥-必妥消毒）。然后肢体也用必妥-必妥消毒。
  ○ 接着，术者用酒精和碘酊消毒外固定支架。然后再用酒精和碘酊消毒皮肤。
  ○ 在笔者的实践中，这种做法很有效，能允许在消毒过程中维持牵引，其功能如同股骨撑开器有助于实施手术（对碘过敏患者，改用氯己定消毒）。
  ○ 另一种方法是：将外固定支架完全拆除，仅保留固定针。然后将拆下的组件进行清洗和消毒，在对下肢进行消毒之后，再组装支架。
- 如果没有临时性的桥接外固定支架，可以通过股骨撑开器、简易的临时外固定支架或者手工牵引，使干骺端骨折块获得复位。
  ○ 应用器械可以控制近端骨块的旋转。

经扩大的外侧髌旁关节切开的正中入路

- 直切口,近端起自髌骨上极 5 cm 处,远端止于胫骨结节水平(技术图3A)。
- 游离外侧皮瓣,以允许做外侧髌旁关节切口(技术图3B)。
- 切开关节,保证髌骨外侧缘和股四头肌内侧缘分别留有软组织袖,便于修复(技术图3C)。
- 髌骨向内侧半脱位或者翻转,屈曲膝关节,以显露股骨髁(技术图3D)。
  - 另外,用钝性的 Hohmann 拉钩放置于股骨髁内侧,拉开髌骨。
- 在股骨外髁,骨膜下剥离关节囊,以便放置接骨板。
  - 保留外侧副韧带,因为剥离仅限于股骨外侧髁前 2/3,接骨板通常放置在外上髁的近侧。
  - 干骺端区的内侧最好不要破坏。

关节面的复位

- 确认关节面的粉碎程度。
- 通过直接复位重建关节面。每个髁都要彻底评估,首先是小骨块,目的是使每一个髁得到解剖复位。可应用小直径螺钉(<3.0 mm),埋头于关节面下。
- 大的冠状面骨折块最好用可埋头的 3.5~4.5 mm 大的拉力螺钉固定。笔者使用无头螺钉。
- 一旦确认每个髁都获得解剖复位,或者只是简单的骨折类型,则可以使用大的点状复位钳进行髁间复位(技术图4A~C)。
- 如前所述,每一个骨折块可以相对于另一个而发生旋转,这一点必须处理好。
  - 评估旋转的最好方法是:直视下评估髌股关节滑车区域的复位情况。
  - 另外,术前评估侧位像对手术有指导意义,术中再次在透视下评估侧位像也很有用。
- 可以应用克氏针或锁定板的导针做临时固定,增加髁间的稳定性(技术图4D)。

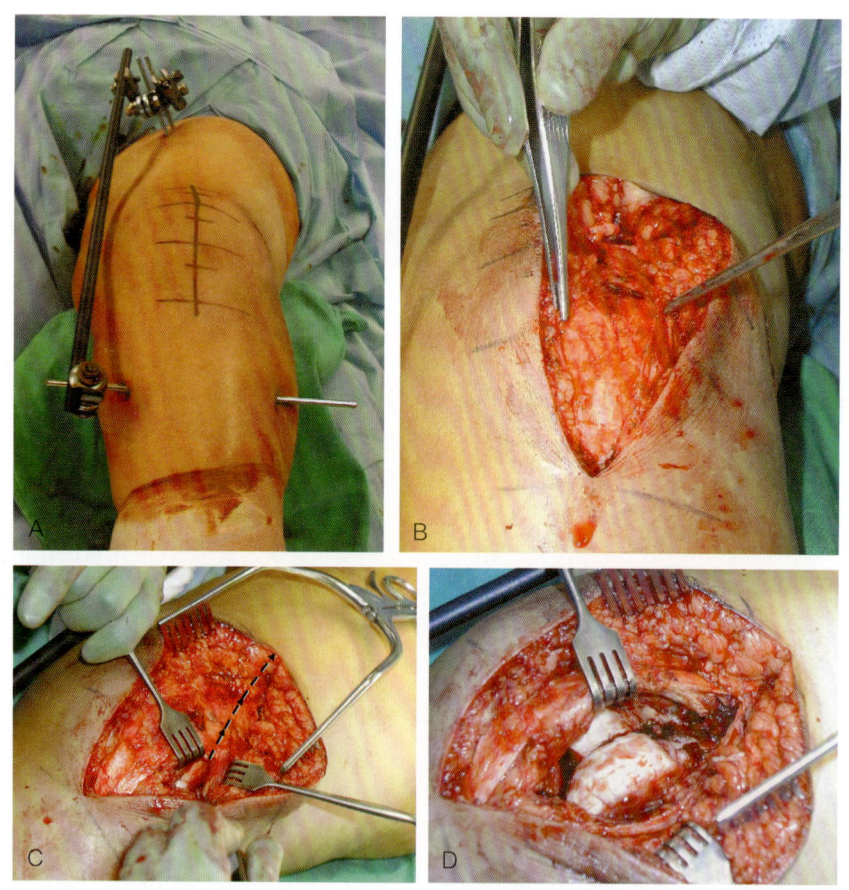

技术图3 股骨远端Ⅱ度开放性骨折患者(同样见于图5D~F、图6B和图7)。A. 正中直切口。B. 掀起外侧皮瓣。C. 关节切开,向近端延伸至股四头肌腱(虚线标记)。D. 关节已经切开,将髌骨向内侧脱位,显露股骨髁。

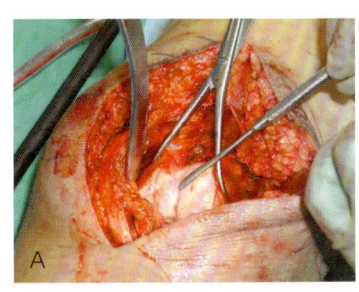
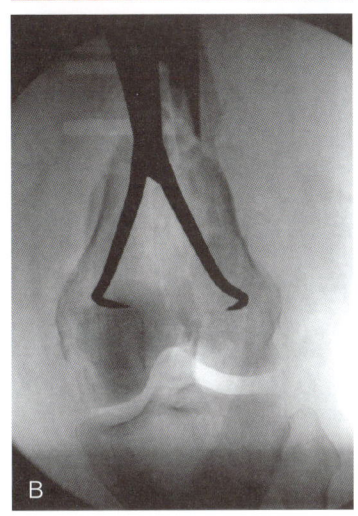
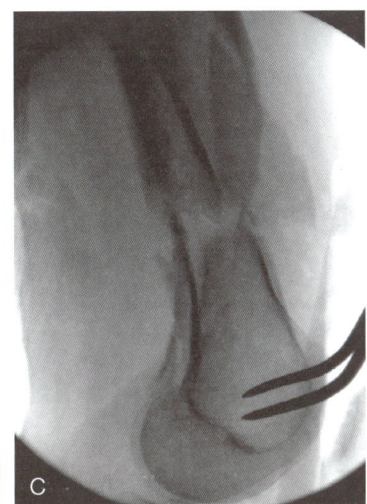
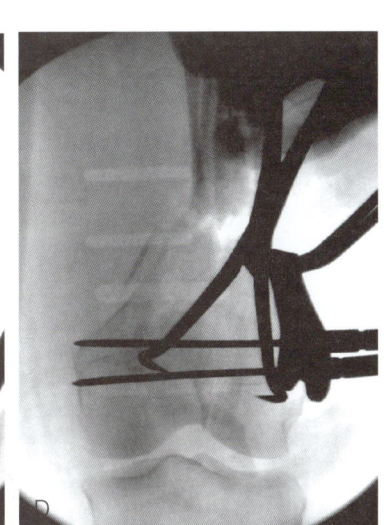

技术图4 直视下（A）复位股骨髁，术中经正位片（B）和侧位片（C）确认。D. 通过锁定板模板的导针或者锁定钉的导针来临时固定髁间劈裂骨折。

髁的终末固定
- 髁的终末固定可以先在钢板之外进行，然后用经钢板的螺钉来加强。螺钉要固定在钢板周围的区域，以免妨碍钢板的放置。
  - 如果这样做，那么在最初的螺钉置入之前，干骺端骨折不一定需要解剖复位。
- 螺钉也可以从内侧向外侧置入，避免影响钢板放置。
- 终末固定也可以通过钢板完成（参见下文的"螺钉置入"部分）。
  - 如果这样做，必须先复位干骺端骨折，以保证股骨髁和股骨干的屈–伸力线一致。
  - 这将保证接骨板一旦被固定在骨折远段，就能与股骨干保持轴线一致。否则，将出现矢状面的复位不良。
  - 临时固定的克氏针可以保留，以稳定关节。

股骨干与远端之间的复位
- 一旦关节面得到复位和临时固定，插入钢板之前，应先将股骨干复位到股骨远端。
- 复位后，可以用克氏针或斯氏针临时固定。
- 或者，在骨折远端的下方精确地垫高，纠正骨折远端的过伸，使其与骨干保持良好对线。
- 需要的话，可以调整或放松临时外固定器，也有助于复位。
- 接着，就可以在肌肉下置入锁定板了。

接骨板的放置
- 每一种固定角度的接骨板系统的设计，都考虑到要有助于重建股骨远端的外翻角。
  - 接骨板远侧部的螺钉被设计成与关节面平行。
  - 因此，最初螺钉的导针置入应该与关节面平行，经X线透视确认。
    - 经关节面放置1枚远端"关节针"，便于进行确认（技术图5A）。
  - 远端螺钉与关节面平行置入，有助于确保当接骨板被固定到股骨干之后，股骨的解剖轴得到的恢复。
  - 对于可变角度的锁定钢板，使用相同的技术以确保钢板的应用使得股骨的解剖轴得到恢复。这些钢板中仍然保留一个固定角度的中心螺孔以帮助术者使用钢板（图11C，平行线；图11D，红箭头或红圈）。
  - 有些系统可以使用远端螺钉导向器（技术图5B）。这将有助于确保接骨板的远端放置的位置准确，经导向器打入初始导针。
  - 一旦导针打入，可以移除导向器，以打入的导针作为导引，装上接骨板。
  - 但是，接骨板的干部需要肌肉下插入，导针的位置妨

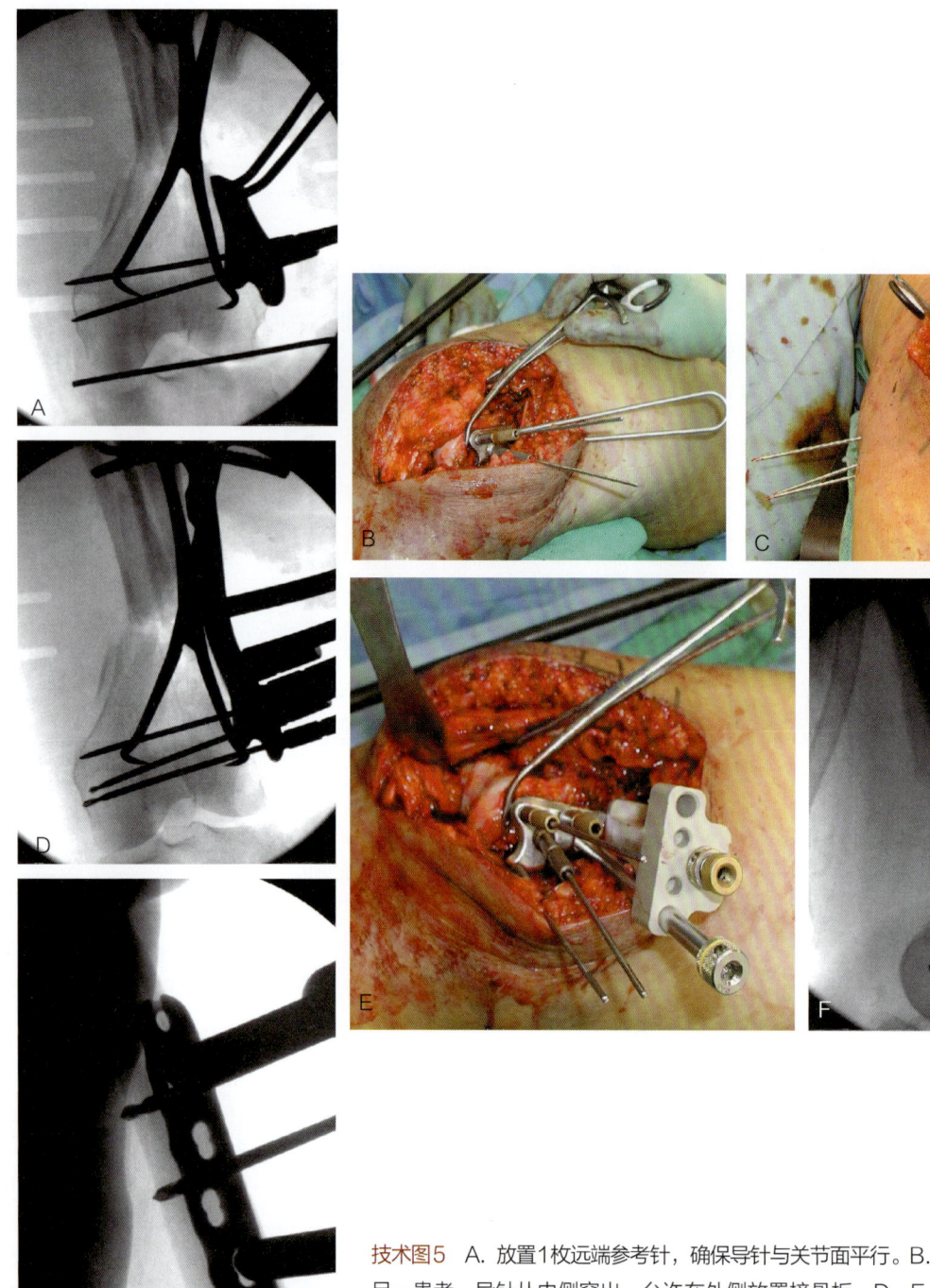

技术图5　A. 放置1枚远端参考针，确保导针与关节面平行。B. 导针的大体照片。C. 另一患者，导针从内侧穿出，允许在外侧放置接骨板。D、E. 经导针放置接骨板。F、G. 术中侧位透视确认板的位置正确，然后再进行螺钉固定。

碍了骨板的插入。
- 为解决这一问题，导针可穿出膝关节内侧，此时导针位置应该足够靠近远端才会安全（技术图5C）。
- 接着，将接骨板在肌肉下插入，然后将导针打回，穿过接骨板向外侧穿出。使得钢板与股骨远端力线一致，确保正确的螺钉方向和钢板位置（技术图5D、E）。
- 如果需要调整时，位于板的中心孔的单个导针仍然允许钢板放置于屈曲和伸直位。

- 经过确认第1枚导针与关节面平行，骨折也已经复位，术者还要经透视确认接骨板的近端对着骨干而没有偏离（技术图5F、G）。
  - 为保证接骨板的近端和远端都放置在股骨上，最好先在远端（直视下）通过板的中心孔打入导针，以此为中心，可以前后调整钢板在骨干的位置。通过侧位透视进行确认位置。
  - 一旦前后位位置也确认，即可固定板的近端。

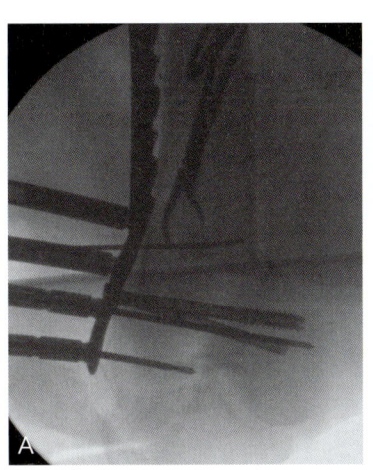 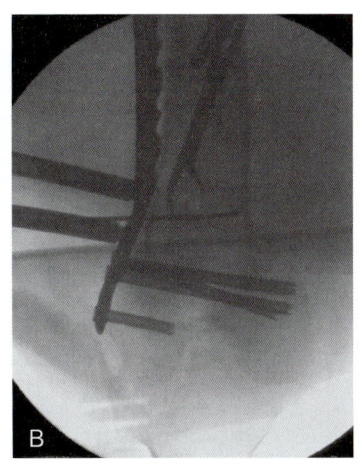

技术图6　图15C、D所示的患者，导针已经回抽，置入了合适的螺钉。

- 应该将板的近端临时固定在股骨干上。
  - 在临时固定之前，必须检查长度和旋转情况。理想的状况是，临时固定位置正确，在整个手术过程中，就可以保持正确的长度和旋转。
  - 如果没有螺钉瞄准器的套筒，则可用经皮临时固定针固定钢板。
  - 如果有瞄准器套筒，则可经皮放入软组织保护套筒至最近端螺钉孔，用钻头或者导针固定接骨板。
  - 可变角度的锁定钢板近端干部瞄准装置。但选择可变螺钉方向时则不能用瞄准装置，且可能较为麻烦。通常而言，可变角度锁定在骨干处没有必要，而与螺孔共线的锁定螺钉可以通过瞄准装置置入（图11E，红色箭头显示锁定螺钉的垂直特性；图11F，治疗人工髋关节置换术后的患者股骨干部骨折时，可变角度锁定钢板就能发挥作用）。
  - 再次检查屈伸复位情况。
  - 通过这一过程，就产生了所谓的"盒"式重建，有助于随后通过瞄准装置打入其他螺钉，并临时保持骨折复位。

螺钉置入

- 如果要通过板上的螺钉来固定髁间劈裂骨折，则需要先对髁间进行加压，可选用拉力螺钉，或者对近侧皮质过度扩孔后使用全螺纹螺钉以产生拉力。
  - 有些系统提供专门设计的锥形螺钉，也可使用大的拉力螺钉（直径＞4.5 mm），来经板加压。这样也将板紧紧压到骨表面。
- 一旦确定有关节内骨折，至少还需要两枚锁定钉固定到骨折远端，以保证板的固定强度和维持对线。
  - 经膝关节切迹位来观察远端锁定钉的轨迹，确保螺钉不会穿入髁间切迹（技术图6；C臂机的设置和摆位参见图15C）。
  - 如果没有用外固定支架或股骨撑开器维持复位，在放置锁定螺钉之前，必须再次检查长度、旋转和对线。
  - 接骨板与骨折远端锁定后，可以用来控制骨折远端与骨干的对位，矫正前伸或后屈移位。
    - 但是，这要求钢板必须与骨折远端对位准确。否则，一旦板在股骨远端的位置不对，骨折复位后，板与股骨干的位置就不对了，偏前或者偏后。
    - 可变角度锁定钢板的远端螺钉通过非圆形设计来达到角度可变。根据不同的系统，螺钉可直接共线置入或通过装置在15°可变角度范围内置入（见图11D，正方形标记）。

骨折远端与骨干的固定

- 骨折远端已经固定，现在可以将其固定到骨干上。
- 如果在冠状面上存在力线异常，但在矢状面上力线好，可以通过各种带螺纹装置或非锁定螺钉方法将骨干"拉"向接骨板，螺钉可透视指引下徒手放置或经瞄准器置入（技术图7）。

其他螺钉的置入

- 一旦骨折复位暂时实现，板的位置也合适，即可置入其他螺钉。
- 如果使用螺钉导向器，就可以经软组织套筒和螺钉套筒经皮置入锁钉（技术图8A~C）。
- 如果没有导向器，可以在透视引导下经皮徒手置钉。
- 借助锁定板系统，可以徒手安放锁定钻头套筒，以确保钻孔方向正确，这样才能应用锁定螺钉。

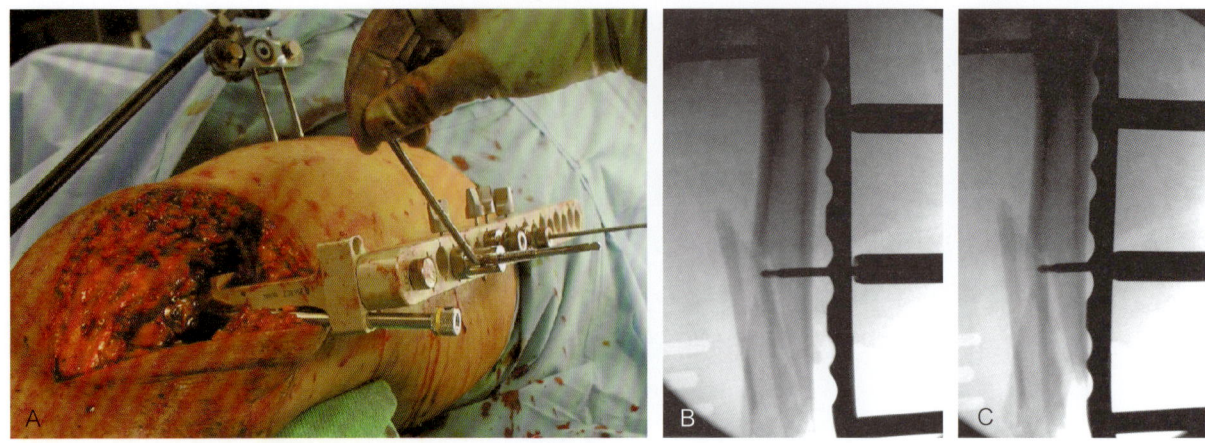

技术图7 将"旋翼"装置拧紧,将骨拉向接骨板。

- 如果没有这些,应该使用非锁定螺钉。
  - 徒手经皮方法需要术者有丰富的经验,否则需要开放显露股骨干。
  - 侧位透视来检查最后的固定情况(技术图8D、E)。
- 术中在临时固定和终末固定之后,通过电刀线来检查机械轴的恢复情况。
- 技术图8F~H显示了最终固定后的效果。
- 远近骨折端上究竟需要几颗螺钉,还有待探讨。笔者

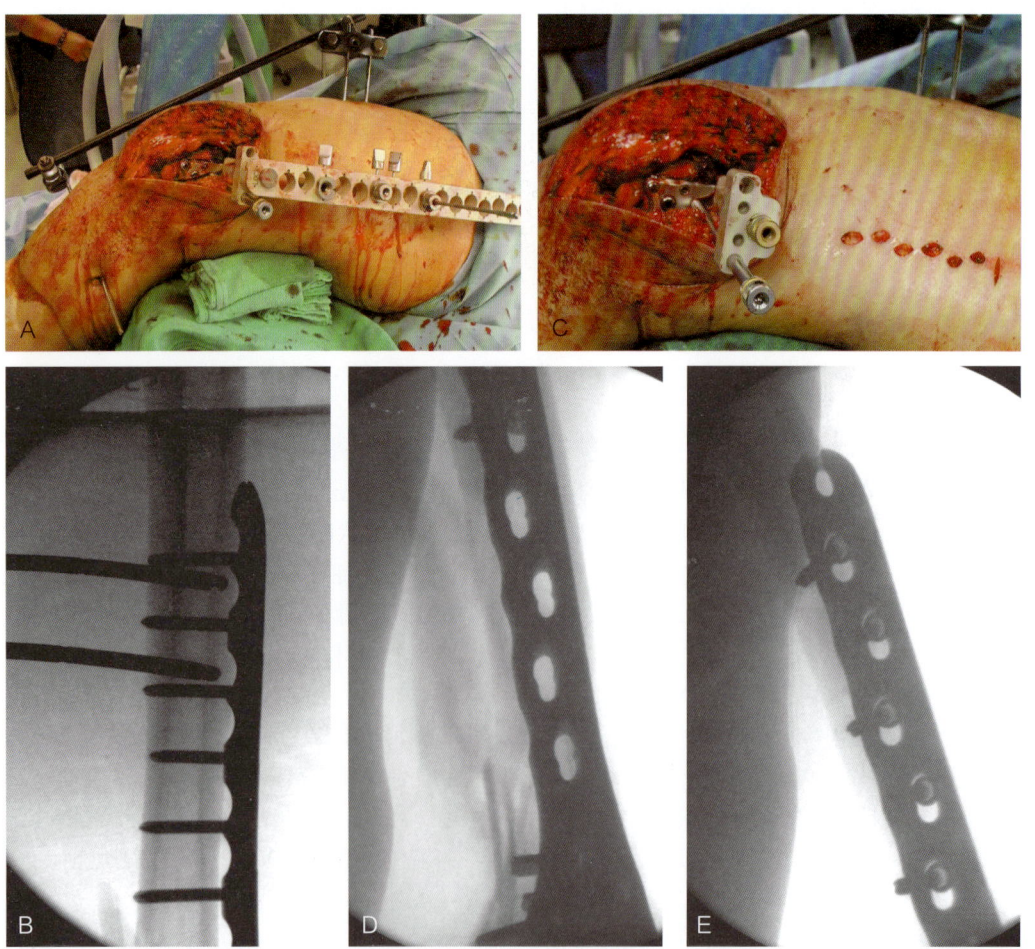

技术图8 A. 近端螺钉的导向器。B. 螺钉固定后的C臂透视像。C. 经皮置钉的小切口。D、E. 侧位透视确认板被固定。

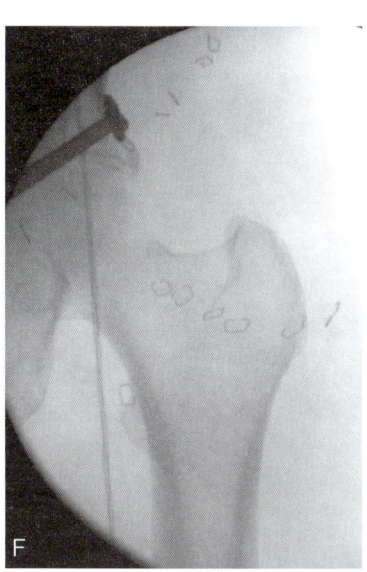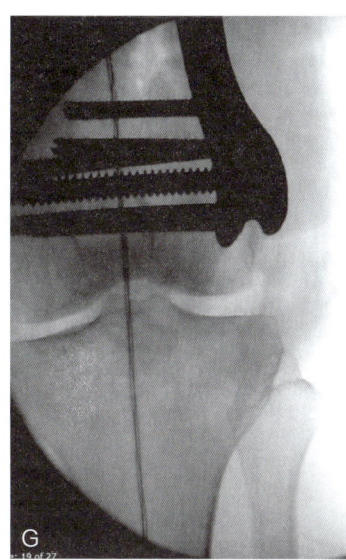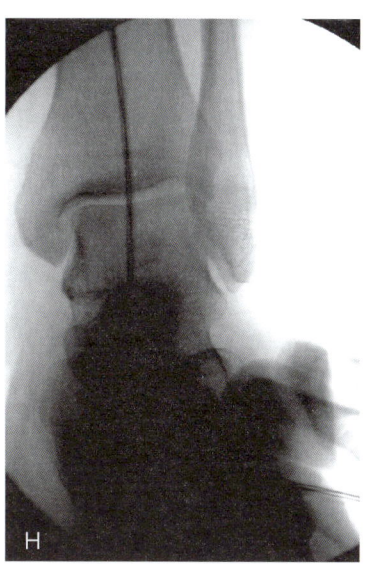

技术图8（续） F～H. 术中用电刀线来检查对线情况。确认机械轴从股骨头中心经膝关节中心到踝关节中心。

倾向于固定的最后每一端至少5枚螺钉。
- 在骨干部应该保留比较长的操作距离，不必将所有的孔都填满螺钉。
- 推荐使用长度超过9孔的钢板时，骨折线的近端要有8孔，以避免内固定失败或骨折愈合的并发症[14]。
- 有证据显示，对于骨头质量好的年轻患者，在骨干需要非锁定螺钉钉。
- 因为远侧的干骺端骨折块长度有限，所以要用多枚锁定钉固定。

- 在干骺端应使用尽可能大的螺钉。

植骨术
- 对于伴有骨缺损的开放性骨折，其粉碎的干骺端可能需要植骨或骨替代材料。
  - 植骨的准确类型或需要总在变化，要依术者的经验而定（技术图9）。
  - 对于闭合型骨折，避免内侧软组织的剥离通常能够不用植骨而达到骨折愈合。

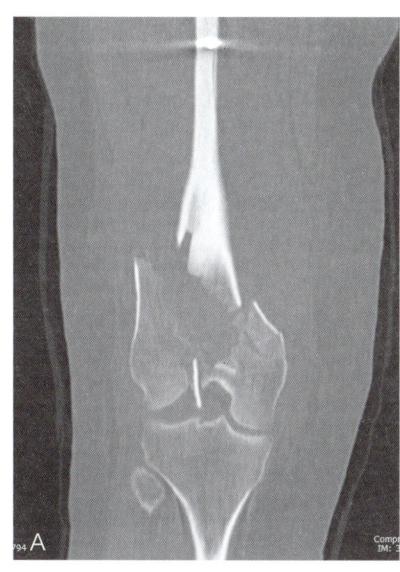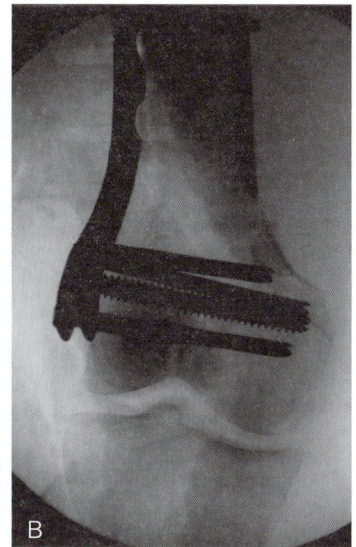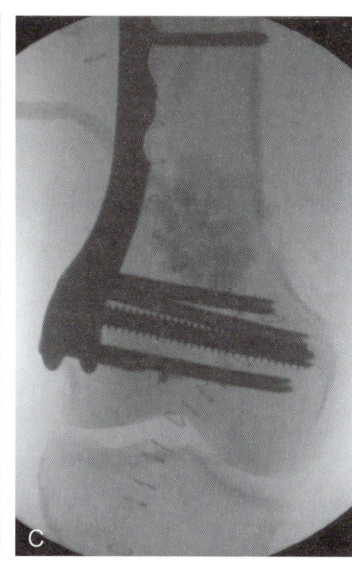

技术图9 A. CT显示：开放性损伤患者，干骺端大量骨缺失。B. 固定之后的影像显示有空腔。C. 载有万古霉素的骨粒填充空腔，发挥骨传导作用，以利骨愈合。

- 对于有明显骨缺损的开放性骨折,笔者应用骨替代物如硫酸钙(混有抗生素)进行植骨取得了良好效果,避免了二期植骨(见图11A~H)。
- 在整个手术过程中或在止血带放松后要进行止血。使用止血带可以减少出血,改善视野,尤其对于复位关节内骨折很有用。如果使用了外固定支架临时固定,支架妨碍了气囊止血带的放置,通常改用消毒止血带。
- 充分冲洗(在植骨或放人工骨之前进行)后,在膝关节放置引流条,从外侧引出。

标准的伤口闭合

- 用 8-0 可吸收线闭合关节囊,然后用 2-0 编织线(Arthrex, Inc., Naples, FL)或 Ethibond 线连续缝合进行加强(技术图10A)。
- 皮下用 2-0 可吸收线缝合。
- 皮肤用皮钉关闭,经皮穿刺切口也一样。
- 充分屈、伸膝关节以保证恢复活动范围,同时松解股四头肌的粘连,这种粘连可能在用外固定支架临时固定期间发生(技术图10B、C)。
- 在手术室内进行最终的X线检查(技术图10D、E)。

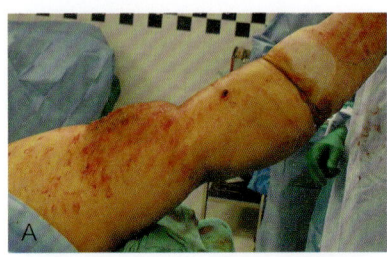
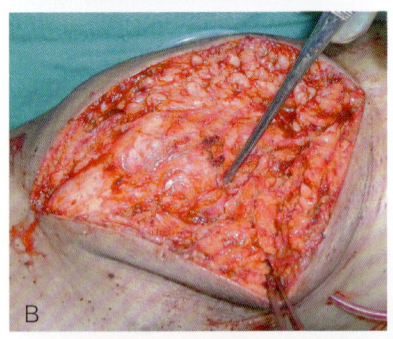
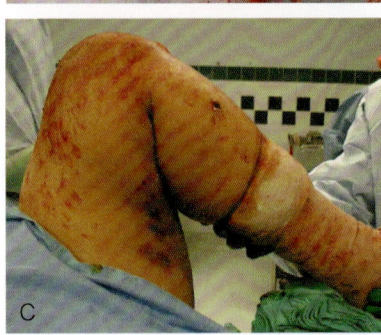
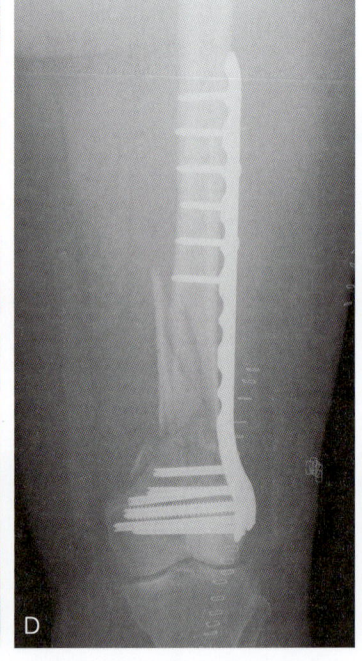
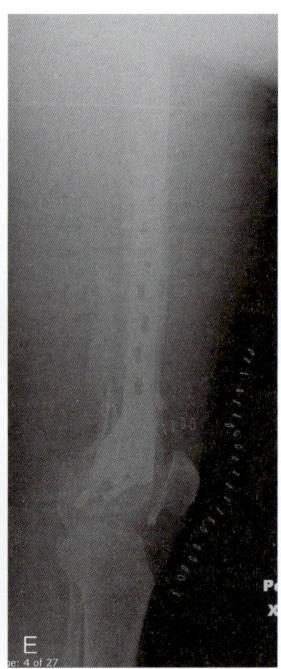

技术图10 A. 闭合关节囊。B、C. 最终固定和闭合伤口后,充分屈伸膝关节。如最终的正位片(D)和侧位片(E)所示,干骺端的粉碎性骨折被桥接固定,碎骨块不做固定。

股骨远端的切开复位锁定板内固定(A型或无移位的C1或C2型)

- 此技术适用于所有类型的锁定板系统。因为每一系统都有其特殊之处,所以在使用之前,应详细阅读相应的技术指南。每个系统的复位工具、技术和应用都会有所不同。
- 有关临时用外固定支架或者撑开器的详细阐述,见前述。

有限外侧入路

- 在膝关节外侧做切口,始自关节面水平,沿股骨干方向向近端延伸,长5~6 cm。与外侧入路一样,切口远端呈弧形朝向胫骨结节(技术图11A、B)。
- 沿皮肤切口切开髂胫束(技术图11C)。
- 剥离至股骨外髁。外侧显露要足以放置接骨板(技术图11D)。
- 用Cobb剥离器在股骨干外侧做一个肌肉下通道,供接骨板放置。

第29章 股骨远端切开复位内固定术　249

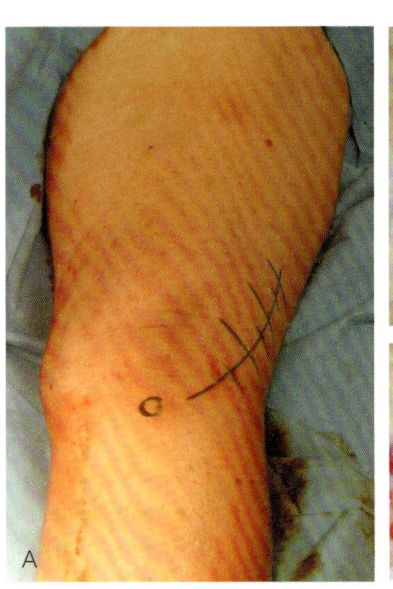
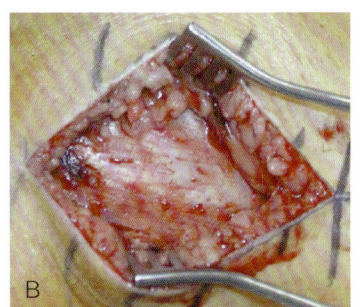
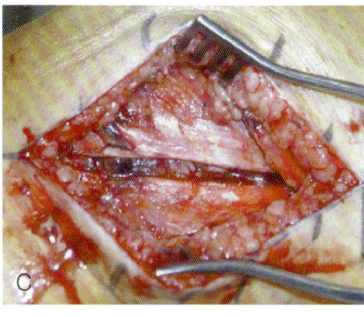
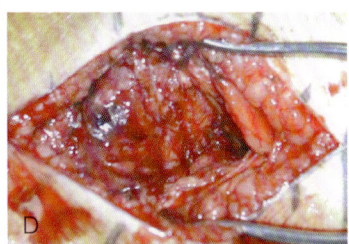

技术图11 股骨远端闭合性骨折患者（同样见于图5G、H和图6C~E）。A. 有限外侧切口，胫骨结节被标出。B. 皮肤切开后显露髂胫束。C. 切开髂胫束。D. 显露股骨外髁。

关节面固定

- 对于无移位的C1型或C2型骨折，首先是要固定关节面。
- 用钝的Hohmann拉钩使关节面可以直视（或者相似的Z形拉钩）（技术图12A）。
- 从前方放置复位钳，维持复位（技术图12B）。
- 放置临时克氏针或空心螺钉导针以备下一步固定（技术图12C、D）。
- 所有的复位钳、克氏针或导针都要置于接骨板放置的范围之外（技术图12E、F）。
- 进行髁的最终固定（见上述技术）（技术图12G）。

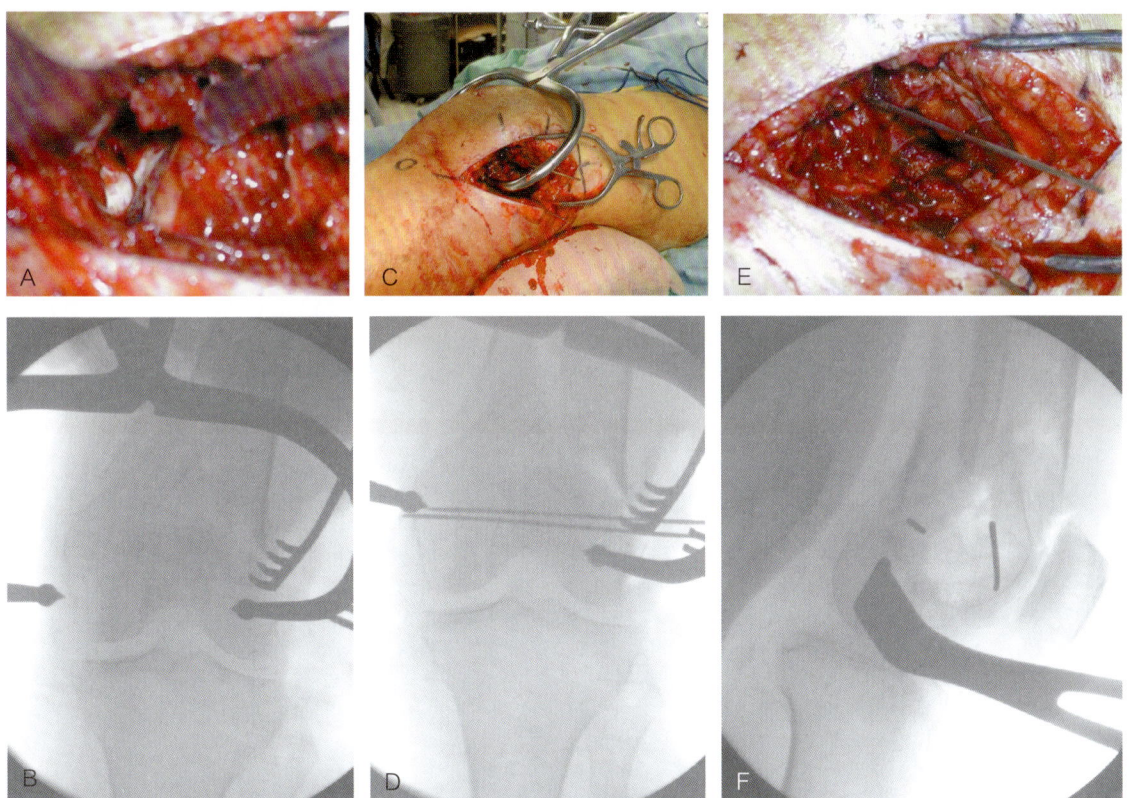

技术图12 A. 直视下进行关节面复位。B、C. 臂图像显示：股骨髁间劈裂骨折复位后，用复位钳夹住。C、D. 复位钳固定后，置入螺钉的导针。E、F. 侧位像显示克氏针或者导针都位于接骨板或髓内针放置的区域之外。针放置于前方或者后方。

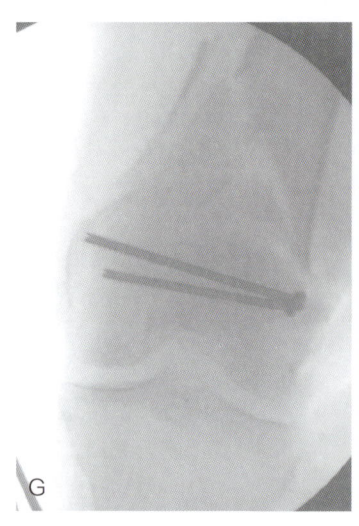

技术图12（续）　G. 用4.5 mm拉力螺钉进行髁的最终固定。

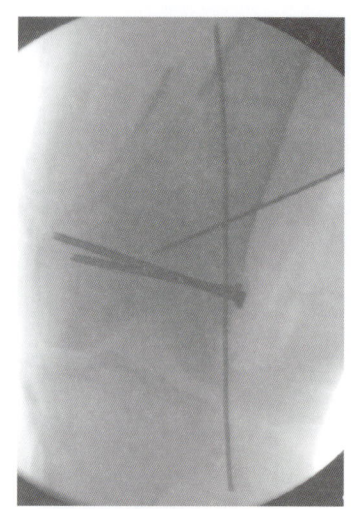

技术图13　对股骨远端与股骨干进行复位，然后用交叉斯氏针临时固定。针仍然要放在板放置区域之外。

骨折远端复位和接骨板放置

- 股骨远端和股骨干复位后，用斯氏针临时固定（技术图13）。
- 在肌下放置接骨板（参阅前述"接骨板的放置"部分）。

伤口关闭

- 在手术室内进行最终的透视检查（技术图14）。
- 按如前所述的标准方法闭合切口。

逆行髓内钉（图10A~F）

- 参考第43章有关"股骨逆行髓内钉"的内容。

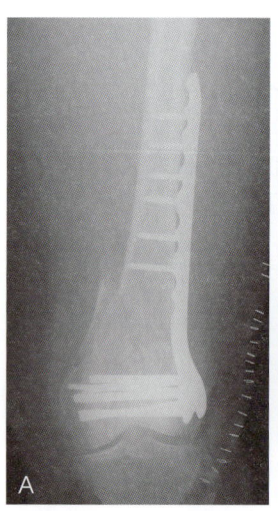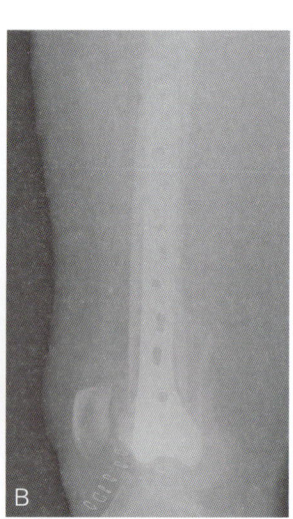

技术图14　最终的正位（A）和侧位（B）像显示：干骺端后内侧粉碎，碎骨块未经固定。

要点与失误防范

关节面复位	<ul><li>必须直接开放复位</li><li>可以在钢板外固定，也可以经钢板固定</li><li>钢板外放置的固定螺钉不要影响经钢板的螺钉的置入，以使经过钢板的固定最多</li><li>关节面劈裂要采用髓内钉固定时，螺钉要位于髓内钉通道的前侧或者后侧</li></ul>
钢板应用	<ul><li>初始的经钢板中心孔的导针应与关节面平行。钢板设计为95°角。如果锁定钉与关节面平行，一旦钢板贴近股骨干，就可以恢复正确的力线</li><li>术中要不断检查旋转的情况</li><li>临时固定或者用接骨板形成"盒式结构"之前，矢状面上骨折也要复位</li></ul>

钢板应用	• 粉碎性骨折患者,应用全下肢扫描或者用尺测量对侧股骨,有助于确定骨折的长度恢复 • 推荐采用9孔以上的钢板固定骨折时,骨折线近端至少有8孔[14] • 股骨干前侧应用钢板时固定不牢且容易早期失败[3] • 远端前侧钢板的应用可导致内固定突出和疼痛[3]
软组织处理	• 术者要避免剥离内侧软组织。这样可能避免植骨,特别是闭合骨折 • 钢板置于肌肉下
临时跨关节外固定支架	• 任何形式的外固定支架都能用 • 钉棒放置方式,既可术中作为股骨撑开器维持复位,又可允许钢板固定 • 要在牵引下肢使股四头肌长度最大的情况下打入股骨的支架螺钉,以免螺钉穿过短缩的股四头肌,增加股骨长度的恢复难度
假体周围骨折	• 术者要确认股骨假体上能有通过髓内钉的结构(如股骨假体髁间是开室的) • 如果股骨假体是有柄的,术者要确认有张力钢丝来进行加强固定。单皮质锁定钉可能固定强度不足 • 角度可变锁定钢板能做到在有柄假体周围双皮质锁定固定
预防外翻畸形	• 经钢板中心孔的放置的初始导针要与关节面平行,确保钢板相对股骨的正确力线。钢板的设计能重建股骨远端和股骨干的解剖关系。另外,可以在股骨远端放置一把复位钳,在钢板固定的过程中保持复位同时还要遵从前述的原则
内翻畸形	• 可以用同样的技术预防内翻畸形。一旦钢板与股骨远端固定且远端力线正确,可以在股骨干用一枚非锁定钉将钢板拉向骨干,从而纠正内翻
过伸畸形	• 由于腓肠肌复合体的牵拉,股骨远端有后倒的倾向,从而产生干骺端的相对过伸畸形。为了预防之,要尽可能屈曲膝关节以便手术固定,在畸形的顶角处垫枕也有助于对抗畸形的力量
Golf-club 畸形[3]	• 钢板远端位置偏后会使得骨折远端内移 • 钢板位置偏远端也会导致骨折远端内移 • 完美的侧位透视来保证钢板在股骨远端外侧合适的位置是最关键的

术后处理

- 稳定固定的目的是允许早期关节活动,笔者的习惯:术后2周内使用铰链式膝关节支具伸直位制动。2周后伤口已经愈合,就可以开始完全的膝关节活动。
- 可以持续应用CPM。
- 可以使用冷疗产品。
- 术后引流48小时。
- 对以下患者要进行深静脉血栓预防的治疗:
  ○ 肥胖患者。
  ○ 多发伤。
  ○ 有深静脉血栓病史。
  ○ 虽为单纯损伤,但仍不能自主活动的患者。
  ○ 预防血栓时间。
    - 单纯股骨损伤者,进行2周的深静脉血栓预防,然后根据活动情况再行评估。
    - 对有深静脉血栓形成或其他明显危险因素的患者及多发伤患者,进行6～12周的深静脉血栓预防。
  ○ 笔者倾向于用低分子肝素来进行药物预防。
  ○ 对一些多发伤而不能采取抗凝措施的患者,笔者采用下腔静脉内置入滤网。
- 早期保护性负重。
  ○ 骨板固定6～8周内,只能足趾着地负重。
  ○ 然后部分负重4～6周。
  ○ 随后可完全负重。
  ○ 对于骨折端稳定且不粉碎的A型骨折,经髓内钉固定后可以即刻负重。
  ○ 对于C型骨折,使用髓内钉和螺钉固定关节者,足趾着地负重或不负重6～8周足矣,随后可完全负重。
  ○ 上述负重时机只是指导方针,具体要根据骨折类型、粉碎程度、骨质情况、患者BMI和骨折愈合的影像学证据等。
- 患者应该在2周后接受有关活动范围和恢复肌肉力量的物理治疗。

预后

- 50%～96%的患者结果为优良[10,13,19]。
  - 平均活动范围110°～120°。
  - 70%～80%的患者能够独立行走。
  - 老年患者住院期间依然有很高的围手术期死亡风险，并且长期的功能预后也不佳[7]。
- 很难比较不同文献报道的研究结果[19]。
  - 没有可以被广泛接受的分类。
  - 手术指征各异。
  - 分级系统不同。
  - 所有学者所持有的原则也不尽相同。

并发症

- 锁定钢板已经很有用，虽有此新的钢板技术，我们仍然需要仔细操作，以避免一些陷阱。相关报道指出，与愈合有关的并发症达32%[3,6]。
- 有学者建议使用长钢板(9孔以上钢板其中至少8孔在骨折近端)能够减少固定失败率[14]。
- 神经血管损伤。
  - 可以发生于原发伤。
  - 术后罕见。
- 感染
  - 切开复位内固定术后的发生率为0～10%。
  - 易感因素：①高能量损伤。②开放性骨折。③广泛剥离。④手术时间过长。⑤固定不当。
- 骨不连
  - 切开复位内固定术后的发生率为0～6%。
  - 易感因素：①骨缺失或缺损(图17A)。②高能量损伤。③软组织剥离。④骨质血供的缺失。⑤固定不当。⑥未植骨。⑦感染。
- 畸形愈合

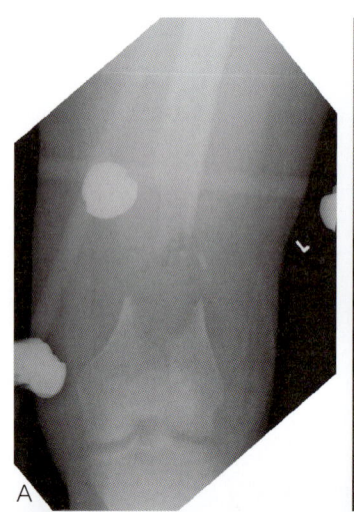
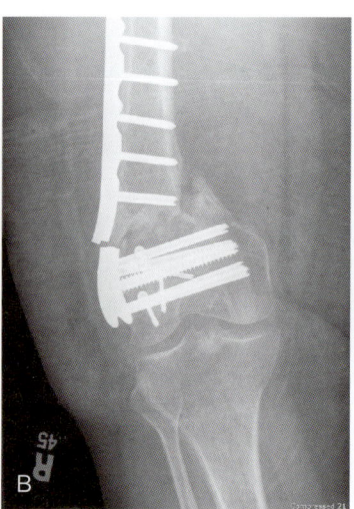
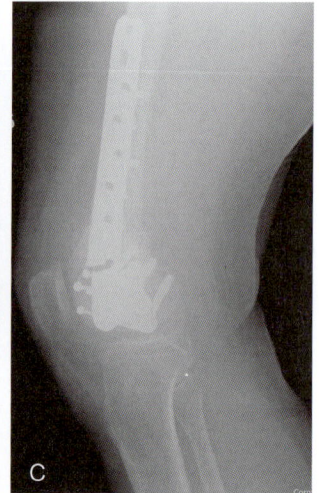
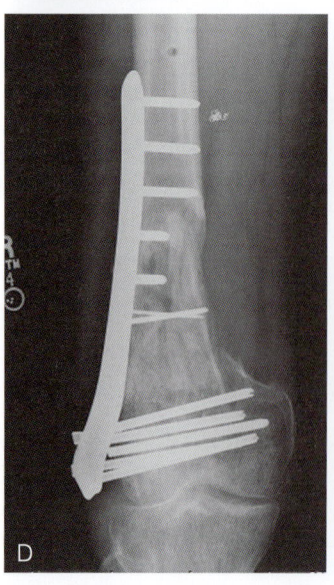
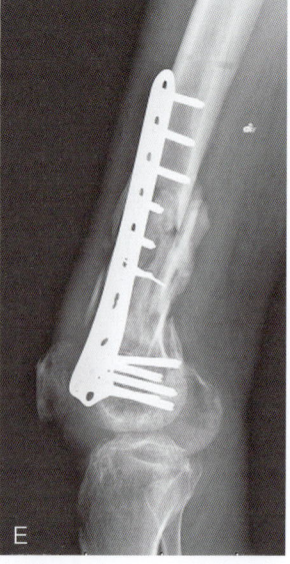

图17 A. 图3A中的患者经过清创和外固定支架固定术，可见大段骨丢失。B、C. C3型股骨远端骨折骨不连，随后发生内固定(钢板)失败。D、E. C1型股骨远端骨折在3个月时出现内固定(螺钉)早期失败。

- 更常见于非手术治疗,内翻和反屈畸形较常见。
- 新型锁定板手术治疗可导致外翻畸形。
- 据报道,旋转不良发生率高达38.5%[2]。
- 需治疗以恢复力线:①髁上截骨术。②稳定固定。③早期活动。
- 内固定失败,发生率为0～13%(图17B、C,钢板;D、E,螺钉)[14,17]。
  - 易感因素:①干骺端区域的粉碎性骨折。②老年人。③骨折非常靠近远端。④过早的载荷或负重。⑤开放性骨折。⑥吸烟。⑦BMI增高。⑧短钢板。⑨糖尿病。⑩骨不连。⑪感染。
  - 膝关节僵硬:几乎所有的患者会有不同程度的运动范围丧失。
  - 内固定突出(图10E、F)。
  - 关节复位不良。
  - 粘连。①关节内粘连。②韧带-关节囊挛缩。③肌肉瘢痕化。
  - 治疗可包括以下措施或联合应用:①手法松解。②关节镜下松解。③股四头肌成形术。
- 创伤后关节炎,发生率为0～30%。
  - 易感因素:①严重的关节面粉碎骨折。②软骨缺失。③软骨撞击或损伤。
  - 手术因素:①没有解剖复位。②骨折对线不良。

(徐正良 译,安智全 审校)

参考文献

[1] Beingessner D, Moon E, Barei D, et al. Biomechanical analysis of the less invasive stabilization system for mechanically unstable fractures of the distal femur: comparison of titanium versus stainless steel and bicortical versus unicortical fixation. J Trauma 2011;71(3):620-624.

[2] Buckley R, Mohanty K, Malish D. Lower limb malrotation following MIPO technique of distal femoral and proximal tibial fractures. Injury 2011;42(2):194-199.

[3] Collinge CA, Gardner MJ, Crist BD. Pitfalls in the application of distal femur plates for fractures. J Orthop Trauma 2011;25(11):695-706.

[4] Dominguez I, Rodriguez EM, De Pedro Moro JA, et al. Antegrade nailing for fractures of the distal femur. Clin Orthop Relat Res 1998;350:74-79.

[5] Doornink J, Fitzpatrick DC, Madey SM, et al. Far cortical locking enables flexible fixation with periarticular locking plates. J Orthop Trauma 2011;25(suppl 1):S29-S34.

[6] Henderson CE, Kuhl LL, Fitzpatrick DC, et al. Locking plates for distal femur fractures: is there a problem with fracture healing? J Orthop Trauma 2011;25(suppl 1):S8-S14.

[7] Kammerlander C, Riedmuller P, Gosch M, et al. Functional outcome and mortality in geriatric distal femoral fractures. Injury 2012;43(7):1096-1101.

[8] Leung KS, Shen WY, Mui LT, et al. Interlocking intramedullary nailing for supracondylar and intercondylar fractures of the distal part of the femur. J Bone Joint Surg Am 1991;73A:332-340.

[9] Lujan TJ, Henderson CE, Madey SM, et al. Locked plating of distal femur fractures leads to inconsistent and asymmetric callus formation. J Orthop Trauma 2010;24(3):156-162.

[10] Markmiller M, Konrad G, Sudkamp N. Femur-LISS and distal femoral nail for fixation of distal femoral fractures: are there differences in outcome and complications? Clin Orthop Relat Res 2004;426:252-257.

[11] Nork SE, Segina DN, Aflatoon K, et al. The association between supracondylar-intercondylar distal femoral fractures and coronal plane fractures. J Bone Joint Surg Am 2005;87A:564-569.

[12] Otto RJ, Moed BR, Bledsoe JG. Biomechanical comparison of polyaxial-type locking plates and a fixed-angle locking plate for internal fixation of distal femur fractures. J Orthop Trauma 2009;23:645-652.

[13] Rademakers MV, Kerkhoffs GMMJ, Sierevelt IN, et al. Intra-articular fractures of the distal femur: a long-term follow-up study of surgically treated patients. J Orthop Trauma 2004;18:213-219.

[14] Ricci WM, Streuble PN, Morshed S, et al. Risk factors for failure of locked plate fixation of distal femur fractures: an analysis of 335 cases. J Orthop Trauma 2014;28(2):83-89.

[15] Schatzker J. Fractures of the distal femur revisited. Clin Orthop Relat Res 1998;347:43-56.

[16] Starr AJ, Jones AL, Reinert CM. The "Swashbuckler": a modified anterior approach for fractures of the distal femur. J Orthop Trauma 1999;13:138-140.

[17] Vallier HA, Hennessey TA, Sontich JK, et al. Failure of LCP condylar plate fixation in the distal part of the femur: a report of six cases. J Bone Joint Surg Am 2006;88A:846-853.

[18] Wilkens KJ, Curtiss S, Lee MA. Polyaxial locking plate fixation in distal femur fractures: A biomechanical comparison. J Orthop Trauma 2008;22:624-628.

[19] Zlowodzki M, Bhandari M, Marek DJ, et al. Operative treatment of acute distal femur fractures: systematic review of 2 comparative studies and 45 case series (1989 to 2005). J Orthop Trauma 2006;20:366-371.

第30章 儿童胫骨骨折
Pediatric Tibial Fractures

Craig P. Eberson

定义

- 儿童胫骨骨折很常见。
- 严重程度可以从没有移位的"学步儿童骨折"到高能量开放性损伤。
- 由于胫骨两端的骺板开放,故不能采用治疗成人的标准方法,如实心交锁髓内钉。
- 许多病例可以采取非手术方法治疗,但矫形外科医生需要熟悉手术技巧。

解剖

- 相关解剖包括肌筋膜室(前、外、浅后、深后)、横断面形态以及骺板(图1)。
- 直接创伤或骨筋膜室综合征会危及神经血管结构。
- 在计划内固定时,了解生长板的解剖结构至关重要。

发病机制

- 最常见的损伤方式不是低能量损伤,例如在运动中损伤(扭伤)或人车相撞的事故(直接撞击、粉碎性骨折)就是高能量损伤。
- 多数损伤都在这个创伤范围内。
- 高能量损伤常见有合并损伤,如同侧的股骨损伤(浮膝)、骨筋膜室综合征、胫骨近端或远端关节内损伤。
- 偶尔,骨折可能是通过潜在骨病灶的病理性骨折(如非骨化性纤维瘤、动脉瘤样骨囊肿、骨髓炎、骨肉瘤等)。
- 如同小儿的所有骨折一样,如果病史不明确或存在多发性骨折,必须怀疑存在虐童的可能。

自然病程

- 由于儿童存在显著的塑形潜力,因此大多数患儿能治愈,且不留后遗症。
- 然而相关损伤的并发症可能非常严重(例如骨筋膜室综合征),因此全面的评估非常重要。
- 可接受的骨折对线的标准(表1)。

病史和体格检查

- 病史需要包括损伤机制、先前的疼痛、神经症状以及其他区域的疼痛(如大腿痛、腹痛、头痛等)。
- 对高能量损伤还应启动一整套的创伤流程即采用标准高级创伤生命支持规程。

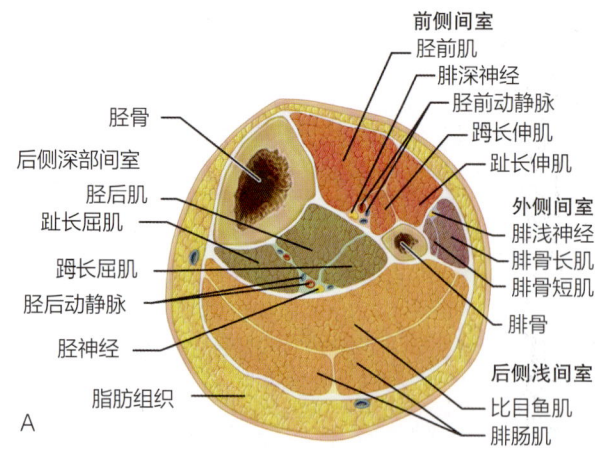

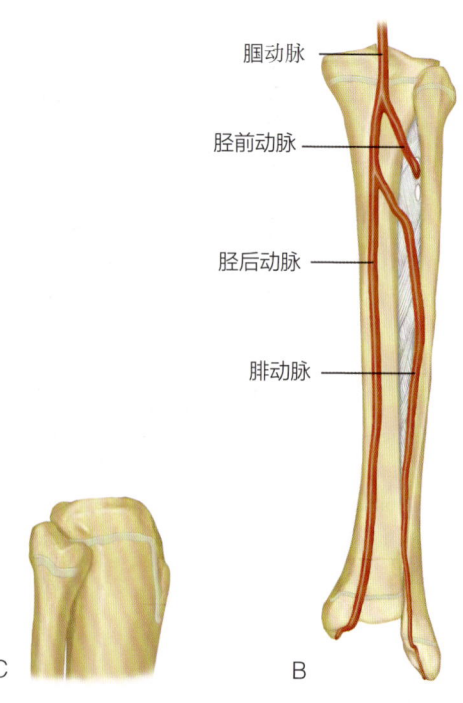

图1 A. 胫骨中段水平的横截面解剖。注意胫骨干为三角形,这在置入外固定骨针时非常重要。B. 小腿动脉供应的后侧观。胫前动脉在近端穿透骨间膜并拴系于此,当胫骨近端骨折时极易受损。C. 胫骨近端骨骺侧面观。了解胫骨结节和胫骨近端的生长板的连续性非常重要。损伤胫骨结节生长板会导致反屈畸形。

表1 胫骨骨折可接受的畸形

不同年龄段可接受的畸形		
参数	8岁以下	8岁或以上
外翻	5°	5°
内翻	10°	10°
成角顶点向前/后成角	10°	5°
短缩（mm）	10	5
旋转畸形	5°	5°

经允许引自 Heinrich SD. Fractures of the shaft of the tibia and fibula. In: Beaty JH, Kasser JR, eds. Rockwood and Wilkins' Fractures in Children, ed 5. Philadelphia: Lippincott Williams & Wilkins, 2001:1077–1119; Wilkins KE. Principles of fracture remodelling in children. Injury 2005;36(suppl 1):A3–A11。

- 体格检查应着重于评估最初的骨折移位和皮肤条件状况（如开放性损伤），以及间室的肿胀。
- 在影像学摄片前，对于有明显畸形的肢体应该用透光材料制作的夹板固定。
- 全面的神经血管检查对评估血管损伤或骨筋膜室综合征是非常必要的[1]。
  - 触诊血管的搏动，或者借助多普勒仪检查。
  - 胫神经和腓神经深浅支分布区域的感觉和运动功能（脚趾的屈伸功能）都需要检查。
  - 被动活动脚趾时出现疼痛可能提示有骨筋膜室综合征的存在。更有特异性的临床表现是，疼痛进行性加重，疼痛和受损程度不相符合，这通常是最早出现的警示信号，应该给予高度重视。如果有疑问，应立即剪开或者去除束缚着的固定材料。
- 对存在怀疑的病例应测量骨筋膜室压力（图1A）。
  - 骨筋膜室综合征的特征是肌间隔因肿胀而表现出高张力，轻微按压就有明显疼痛，脚趾被动屈伸时有疼痛，受累的神经分布区域的感觉异常。晚期才发现血管无搏动。
    - 患者表现出这些体征时应考虑其处在高危状态。
- 应该早期测量骨筋膜室压力，必要时行筋膜切开减压术。
- 需要警惕防止因漏诊骨筋膜室综合征而导致永久性的不良后果。

影像学和其他诊断性检查

- 需要拍摄标准前后位和侧位的X线片。
- 对于复杂骨折，膝和踝的影像学可能对评估延伸至骺板或关节区域的骨折有所帮助。
- 当平片不能清楚显示骨折以进行评估时，CT可以提供帮助。
- 在粉碎性骨折中，对侧全长影像可以帮助确定肢体长度。

鉴别诊断

- 单纯的胫骨骨折。
- 浮膝。
- 病理性骨折。
- 关节内或骺板内损伤。
- 骨筋膜室综合征。
- 虐童伤。

非手术治疗

- 大多数胫骨骨折可以通过闭合复位及膝上石膏管型固定来治疗。
- 石膏应该依照胫骨解剖结构塑形。
  - 股骨髁上挤压塑形及15°~20°的膝关节屈曲可以防止石膏滑落。
  - 为了避免负重，石膏必须至少屈曲70°~80°（如果这样对某一特定骨折合适的话）。
- 在骨折急性期，可将石膏劈成单半或双半做成托，以便为肿胀留有余地。在开始负重以前，再采用管形石膏固定。
- 前3周每周都应拍片复查，如果骨折对线不良时，石膏应做楔形切开或更换。
- 根据患者的舒适与否来决定是否承重。
- 4~6周后更换为短腿石膏或者髌骨承重管形石膏，制动至骨折完全愈合。
- 对于骨折无法获得满意对线的患者需要手术治疗（表1）。

手术治疗

- 手术治疗儿童胫骨骨折的指征包括：开放性骨折、骨筋膜室综合征、多发性损伤以及闭合治疗骨折失败。
- 成熟后青少年胫骨骨折的治疗与成人相同，使用扩髓交锁髓内钉。
- 年龄较小的儿童骺板尚开放，需要采用能避开胫骨近端和远端的固定技术，例如外固定支架、钢板螺钉、弹性髓内钉。
- 传统来说，外固定支架主要适用严重粉碎性骨折，或伴软组织损伤、不适合用髓内固定的病例。然而，近期熟练掌握弹性钉技术的外科医生工作对这一规范提出了挑战[12]。
  - 多发伤的儿童也可以使用外固定支架来实现骨折的快速固定[4,7,9,13]。
- 当弹性钉固定无效时，钢板固定是一项有益的技术。
  - 尤其是当出现晚期复位丢失并需要切开方式去除骨痂调整力线时非常有用。
  - 在笔者所在的机构中主要用在治疗远侧1/3骨折。

- 继成功治疗儿童股骨骨折后,弹性髓内钉技术在胫骨也获得了成功[3,6,14]。

术前计划

- 摄胫腓骨全长片。
  - 当粉碎性骨折时,对侧胫腓骨片子可以帮助确定患肢的长度。
  - 健侧下肢的临床检查可以帮助医生确定旋转对线。
- 固定方式的选择取决于骨折的部位、粉碎程度和软组织覆盖情况(图2)。

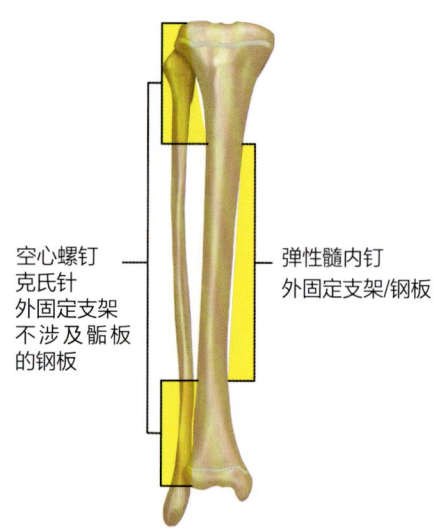

图2 依儿童胫骨骨折部位推荐的固定方式。

体位

- 患者仰卧位于手术床上(图3)。
- 为不阻挡术者,透视机放置在手术床对侧。
- 同侧髋关节下垫小枕以阻止股骨的外旋,以便使髌骨朝向正上方。

入路

- 胫骨骨折治疗入路取决于所采用的技术。
- 弹性钉和外固定骨针从戳刺切口置入。
- 切开复位内固定的手术入路与本书成人创伤相应章节中描述的相同。

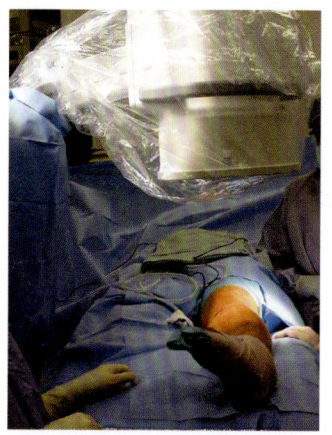

图3 手术治疗胫骨骨折的体位。髋部垫以布巾卷使髌骨朝向正前方。透视机从手术床对侧进入以免干扰术者。

外固定

- 仰卧位时,牵引骨折以恢复大致对线。
- 在透视引导下避开骺板置入骨钉。
  - 在置入最近侧的骨钉时需要特别注意。
  - 在正位片上,胫骨结节的骨骺不容易被看到。
  - 为了避免损伤该结构和导致晚期发生前弓畸形,还需要观察侧位像。
- 需要准备尺寸齐全的骨钉。
  - 发育成熟的青春期患儿需要和成人一样的5 mm的骨钉,较小的患儿需要较小的骨钉以避免过分坚强的构架。
  - 更年幼(如10岁以下)的患儿应使用4 mm的骨钉,笔者发现在固定学步期幼儿的开放性骨折时(如除草机损伤),采用成人腕部外固定支架的2.5 mm骨钉非常适合。
- 在骨折两侧分别置钉,1枚靠近骨折(离开骨折线几厘米范围内)和1枚在远端(至少离开骺板2~3 cm)。
- 儿童的骨骼通常非常坚硬。即使使用自钻骨钉,笔者仍选择在置入骨钉前预先在前侧的骨皮质上钻洞。
  - 在一些骨骼坚硬的儿童中直接用钉钻孔会产生热量可使周围出现环状死骨。
- 必须注意胫骨大致呈三角形的剖面结构(图1A)。
  - 骨钉应从胫骨前前的顶端进入,或者稍偏内侧进钉,轻微朝内侧打入。
  - 朝外侧打的骨钉可能只穿透单层皮质,因为胫骨外侧皮质是垂直床面的。
- 然后对骨折进行手法复位,必要时使用骨钉做牵引,并将支架连接上(技术图1A)。
- 当软组织损伤需要踝关节制动时,将支架延伸到第1或第5跖骨,可方便创伤护理(技术图1B)。
- 骨钉钉道口周围覆盖蘸有聚维酮碘(碘伏)的纱布。
  - 1周复查后,笔者让护理者每日用对半稀释的过氧化氢(双氧水)清洗骨钉钉道口1~2次。
- 使用后方夹板制动踝关节,并且使软组织得以愈合。2~3周后去除制动,踝关节开始做运动范围锻炼。

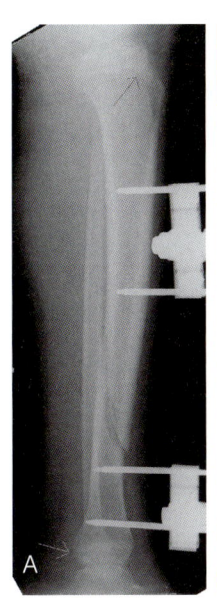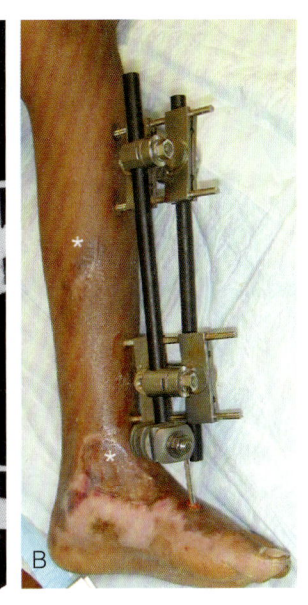

技术图1 A. 并发骨筋膜室综合征患者的外固定治疗。箭头标记近端和远端的生长板。近端骨钉进针点远离胫骨结节骺板以避免损伤它。B. 外固定支架用于这个二度开放性骨折、延期闭合创面的患者。患者同时伴脱套伤，需要再进行皮瓣或皮肤移植术以覆盖内踝处的创面。支架延伸至第1跖骨，在愈合期间对足部进行制动。虽然支架有些笨重，但双杆结构的支架便于日后作动力化。

钢板固定

- 治疗基本与成人损伤治疗相同，但有些注意点需要强调。
- 切口做在稍外侧的前侧骨筋膜室上方有助于避免使切口直接在内侧钢板的上方（技术图2A）。
- 骨折复位使用标准技术。当心别对骨折处的骨膜做不必要的剥离。
- 笔者会选择在骨折位置做一个足够大的切口对骨折进行复位，而不是做整个钢板长度的切口。
  ○ 钢板可以潜行至皮肤下方，在骨膜表面，从戳刺切口置入螺钉，如同成人经皮钢板固定那样（技术图2B）。
- 许多成人的骨折固定系统，包括用于胫骨远端骨折的预塑形3.5 mm钢板，对年龄较大的儿童一样适用。
  ○ 对于年龄较小的儿童，经塑形的小钢板能很好地贴附到骨折部位。
  ○ 操作过程中避免损伤钢板远侧的软骨周围环非常重要。
- 如果在胫骨的内侧放置钢板，如同当骨折有外翻成角时通常那样放置。由于钢板隆起于皮下，常需要在骨折愈合后取出钢板。
- 如果在外侧放置钢板，笔者会做一个较长的切口，因为经皮放置螺钉必须要穿过前侧骨筋膜室，有可能会损伤神经血管束。在这种情况下笔者选择全长切开置入钢板。
- 使用标准技术闭合创面。利用后侧夹板来保护软组织。

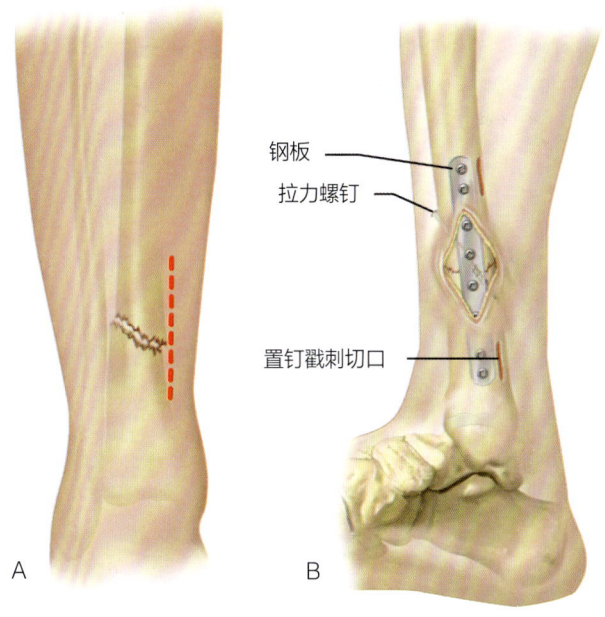

技术图2 A. 切开复位内固定的切口做在前侧筋膜室外侧，皮肤可以潜行游离掀起到达骨折部位。不把切口做在计划放置钢板部位的正上方，这点非常重要。B. 内固定后的胫骨内侧面像示意图。拉力螺钉拉拢骨折碎片，钢板不得超越骺板。皮肤切口以骨折部位为中心，以保证精确复位，但近端和远端的螺钉可经皮置入，并穿过内侧放置的钢板。在每两个孔的中间做一个戳刺切口即能兼顾这两孔置钉。

弹性髓内钉固定

- 首先选择合适直径的钉子。通常钉的直径大约应为胫骨峡部内径的40%。
- 预弯弹性钉,使得C形的顶点在骨折部位。这样可以使其顶点与皮质相接触,产生三点固定的效果(近端、骨折水平面的皮质和远端)。
- 通过对相同直径的钉杆进行预弯,钉子的弹性能阻止骨折发生畸形。相比扩髓钉技术,它是靠髓内钉的强度来维持骨折稳定的。

进钉准备

- 钉子从胫骨干骺端置入。
  - 正确的进针点至少在胫骨近端骺板远侧1cm处,并且在胫骨结节骺板后2cm处(技术图3A、B)。
- 开始操作前相关的解剖标志应该在X线下确定,并在皮肤上标记(骺板、结节、进针点)(技术图3B)。
- 切口1~1.5 cm长,切口的最远端大约延伸至骺板近端1 cm处。
  - 这将允许弹性钉沿正确的角度由近向远斜行进入。
- 小止血钳小心分离组织直至骨质,套筒和钻头放置在骨面上。钻头直径应比钉的大1~1.5 mm。
- 透视检查确定钻头位置后(技术图3C),钻头沿着计划好的钉子路径钻个孔(技术图3D)。
  - 小心钻头,不应贯穿胫骨钻透对侧皮质。
- 或者,用尖锥手动开孔。

置入髓内钉

- 资料描述了许多的钉置入模式[6],但标准的是1枚在内侧、1枚在外侧固定(技术图4A、B)。
- 如果软组织损伤严重而局部不适合进针,则第1枚钉应弯成C形,第2枚钉应弯成S形。髓内钉的远侧弧形的顶点应该在骨折部位。
- 第1枚钉预弯成C形。放在体表胫骨上,并且经透视确认(技术图4C、D)。
  - 髓内钉经轻微弯曲,弧度顶点在骨折处。
- 髓内钉在透视引导下置入骨折部位。起初,将髓内钉的弧度朝向后方,就像做插入标准扩髓髓内钉导针一样。重要的是之后要将弧度方向旋转至合适的平面,以防止发生骨折反屈畸形(技术图4E、F)。
- 第2枚髓内钉以相同的方式置入。

骨折复位和固定

- 而后手法复位骨折。
  - 由于此处骨折断端很容易掌握,很少需要作切开复位。
  - 髓内钉弯头还有助于复位。

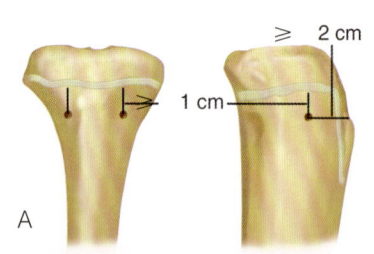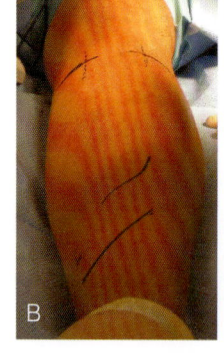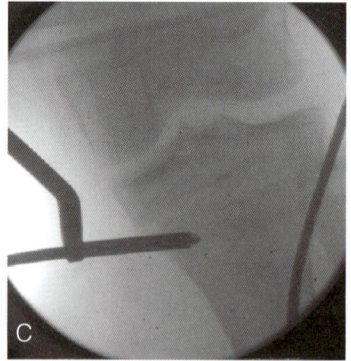

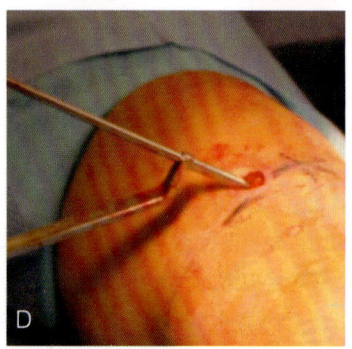

技术图3 A. 胫骨髓内钉正确的进针点应在胫骨近侧生长板远侧至少1cm、结节骨骺后方2cm处。B. 接受胫骨弹性髓内钉治疗的患者。在皮肤上标记近端生长板和计划进针点及骨折部位。切口做在骺板线的近侧,用止血钳夹沿弹性钉最终进入的角度分离组织至骨面。C. 透视确定进针位置后,电钻经套筒在皮质上钻孔,所钻的孔应比髓内钉直径大1~2mm。D. 钻头开始垂直于骨面,然后向远侧行进。注意避免电钻钻到先前植入的髓内钉或者钻透远侧皮质。

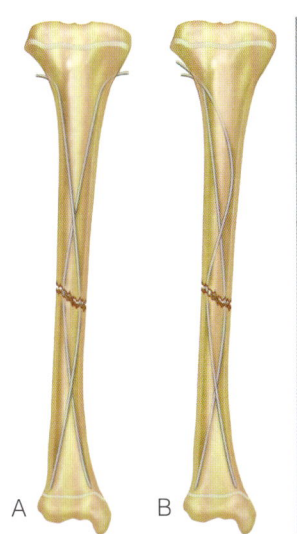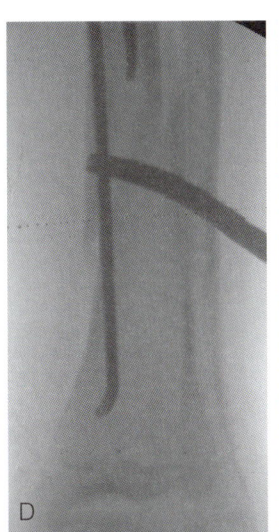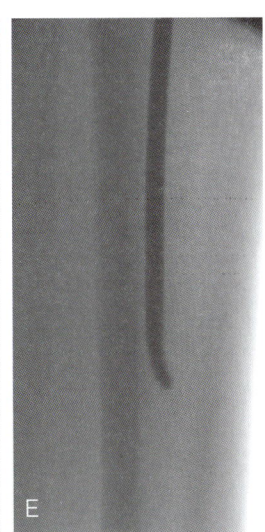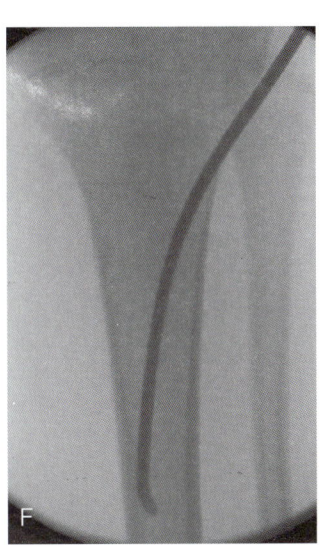

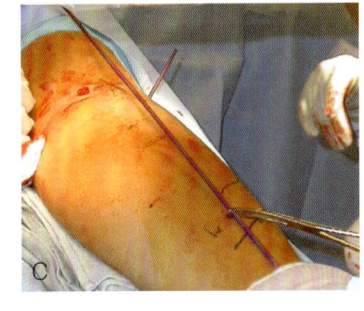

技术图4　A、B. 髓内钉植入的可行模式。标准模式（A）需要一枚从内侧植入，一枚从外侧植入。或者，两枚均从同一侧植入以避免经皮肤受损侧进钉（B）。在胫骨，前一种技术要容易得多。C. 将髓内钉放在皮肤表面，头端摆到预计终点的部位，并且用透视确认。D. 在髓内钉上标记骨折位置，将弹性钉预弯使其弧度顶端位于骨折处。E. 当开始植入髓内钉时，应旋转钉子使得头端指向前方，远离后侧皮质。F. 然后旋转髓内钉，使得钉子弧度在冠状面上。

- 参考骨折时的最初畸形情况有助于使髓内钉顺利通过骨折部位。
  - 如果骨折有外翻倾向，先置入内侧的髓内钉则能施加内翻力，将有利于第2枚髓内钉直接通过骨折部位。
  - 应注意髓内钉要在远端骺板近侧停止，且避免使骨折部位分离。
- 当置入髓内钉时，通常可以将2枚髓内钉都先推进到骨折部位，然后再依次将其通过骨折部位。
  - 在斜行骨折中，将第1枚髓内钉一路推进到底时会使骨折进一步移位，使第2枚髓内钉置入困难。
  - 在简单骨折中，置入髓内钉的顺序就不那么重要。

剪短髓内钉与伤口闭合

- 随后剪短髓内钉，将它们从骨面拨开，但不超过钉的弹性模量，这样当它们被剪短后就可以贴住骨头，在骨孔外留大约2 cm，以便日后拨除髓内钉。
  - 或者，也可将钉子退出几厘米再剪短，将髓内钉敲回胫骨内，留2 cm左右的长度露在进针孔外。
  - 这个步骤非常重要，因为如果留出的髓内钉太长或弯曲而远离骨面，则在骨折愈合前可能会出现症状。这尤其发生在内侧，因为该侧钉子位于皮下（技术图5）。
- 用皮内缝线缝合切口，下肢后侧放置夹板以利于组织愈合。

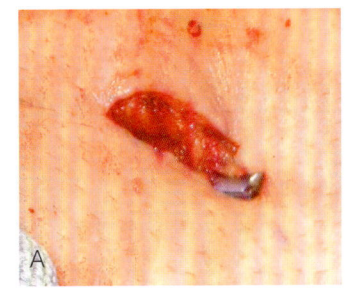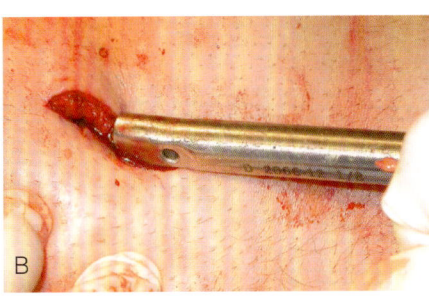

技术图5　退出髓内钉少许，平皮肤表面剪断髓内钉，再适当回敲（A），而非在皮肤下剪断髓内钉，引起钉尾激惹（B）。

要点与失误防范

骨筋膜室综合征	• 需要高度怀疑 • 医生必须在术后阶段保持对迟发的骨筋膜室综合征的警觉 • 渐进性疼痛是儿童骨筋膜室综合征的首发症状
外固定支架	• 刚性支架可能会导致延迟愈合 • 需要注意使用合适直径的骨针并要早期动力化 • 使用透视引导来避开生长板
钢板固定	• 需要谨慎选择切口以避免过度牵张皮肤 • 使用低剖面的钢板可以避免骨折愈合前由钢板所引起的刺激
弹性髓内钉	• 在非常近端或者远端,或者高度粉碎的骨折,需要用其他技术治疗 • 正确的钉子预弯和直径选择对保持骨折的稳定性非常重要 　○ 理想情况下,髓内钉应该是相同直径,这样才能提供均衡的固定(图4A) 　○ 髓内钉在穿行时因小心,避免造成"藤蔓爬行"效应 　○ 如果髓内钉缠绕在一起,弹性回复,可以使得这项技术所产生的稳定性丢失(图4B) • 应注意避免损伤骺板 • 髓内钉应剪短以免产生激惹 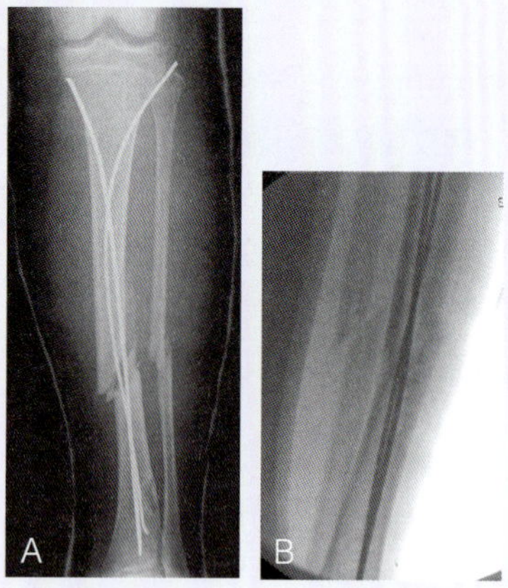

图4 置入髓内钉时可能遇到的潜在陷阱。A. 使用不同直径的钉子会导致外翻,需要用石膏加以控制。注意偶然发现的非骨化性纤维瘤。B. "缠绕钉",其三点固定作用丧失,使得构架的稳定性降低。

术后处理

- 对于用外固定治疗的患者,术后应使用夹板固定7～10天,以利于组织康复。
  - 对于稳定性骨折,在依从性好的患者可进行渐进性的承重。
  - 不稳定性或粉碎性骨折需要待骨痂出现才能负重。
  - 根据骨折稳定性,在骨痂形成后,支架的动力化应早期进行。在摄片确认骨折愈合后,支架可在门诊或手术室里拆除。
  - 大多数患者在去除外固定后,得益于使用双瓣石膏托做短期支持。
- 钢板内固定的患者,在摄片显示骨折愈合充分后终止制动,这通常要6周时间,开始作渐进性承重训练。
- 进行弹性髓内钉固定的患者通常用夹板固定7～10天,随后做渐进性承重训练。这个计划必须根据骨折的稳定性、软组织的损伤情况和患者的依从性而做相应的调整。
  - 有大量(>50%)皮质接触的患者在软组织愈合后可开始酌情进行承重训练。
- 一般而言,在儿童患者中,长时间的关节僵硬并不常见。
  - 对一些有疑问的患者,可以增加固定时间,以防止发生对线不良。之后通过加强理疗重新获得活动度。
- 引发症状的内植物(如螺钉或钢板)的取出需要推迟到骨折愈合并完全重塑。
  - 所有患者在受伤后6～12个月,笔者选择择期取出弹性钉,因为随着骨骼的持续生长,钉子会完全缩进髓内,使钉子的取出极其困难。
  - 理想状态下,延迟1年,直到骨折完全重新塑形后再取出钢板。

结果

- 虽然可能会发生愈合困难,尤其在年龄较大的儿童中,大多数的儿童胫骨骨折都能顺利愈合[5,10]。
- Slongo[15]提出,在他收集的病例中,大多数并发症是由于不适当地使用技术所引起的,尤其是在骨折部位遗留分离,导致在儿童中形成"假性关节"。

- Bar-On 和同事[2]指出，在股骨骨折模型中，在使用弹性髓内钉和外固定的两组对比中，前者表现出了更多的骨痂形成和更短的愈合时间（7周 vs. 10周）。
- Myers 和同事[12]报道，在高能量的胫骨骨折中用外固定支架固定，有显著较高的并发症发生率，如延迟愈合、畸形愈合、双下肢不等长和钉道感染。
- Kubiak 和同事[8]报道了15例做外固定支架的患者中，有2例延迟愈合，2例畸形愈合，3例骨不连，尽管这些都应该出现在开放性损伤中。
  - 他们报道了在此组病例中，弹性髓内钉治疗的患者比外固定的患者有更高的功能评分。
- 手术技术通常需要附加的步骤，如去除骨钉、突出的弹性钉或者钢板。
- 显然，手术并发症不会发生在非手术患者身上。正确认识手术指征对最大限度地提高疗效是非常重要的。

并发症

- 畸形愈合。
- 延迟愈合。
- 双下肢不等长。
- 骨筋膜室综合征。
- 引发症状的内植物。
- 感染。

（秦晖　译，鲍琨　审校）

参考文献

[1] Bae DS, Kadiyala RK, Waters PM. Acute compartment syndrome in children: contemporary diagnosis, treatment, and outcome. J Pediatr Orthop 2001;21:680-688.

[2] Bar-On E, Sagiv S, Porat S. External fixation or flexible intramedullary nailing for femoral shaft fractures in children. A prospective, randomised study. J Bone Joint Surg Br 1997;79(6):975-978.

[3] DeLong WG Jr, Born CT, Marcelli E, et al. Ender nail fixation in long bone fractures: experience in a level I trauma center. J Trauma 1989;29:571-576.

[4] Furlan D, Pogorelić Z, Biočić M, et al. Elastic stable intramedullary nailing for pediatric long bone fractures: experience with 175 fractures. Scand J Surg 2011;100(3):208-215.

[5] Gicquel P, Giacomelli M, Basic B, et al. Problems of operative and non-operative and healing in tibial fractures. Injury 2005;36(suppl 1):A44-A50.

[6] Goodwin RC, Gaynor T, Mahar A, et al. Intramedullary flexible nail fixation of unstable tibial diaphyseal fractures. J Pediatr Orthop 2005;25:570-576.

[7] Hunter JB. The principles of elastic stable intramedullary nailing in children. Injury 2005;36(suppl 1):A21-A24.

[8] Kubiak EN, Egol KA, Scher D, et al. Operative treatment of tibial fractures in children: are elastic stable intramedullary nails an improvement over external fixation? J Bone Joint Surg Am 2005;87(8):1761-1768.

[9] Lascombes P, Huber H, Fay R, et al. Flexible intramedullary nailing in children: nail to medullary canal diameters optimal ratio. J Pediatr Orthop 2013;33(4):403-408.

[10] Lascombes P, Nespola A, Poircuitte JM, et al. Early complications with flexible intramedullary nailing in childhood fracture: 100 cases managed with precurved tip and shaft nails. Orthop Traumatol Surg Res 2012;98(4):369-375.

[11] Moulton SL. Early management of the child with multiple injuries. Clin Orthop Relat Res 2000;(376):6-14.

[12] Myers SH, Speigel D, Flynn JM. External fixation of high-energy tibia fractures. J Pediatr Orthop 2007;27:537-539.

[13] Norman D, Peskin B, Ehrenraich A, et al. The use of external fixators in the immobilization of pediatric fractures. Arch Orthop Trauma Surg 2002;122:379-382.

[14] O'Brien T, Weisman DS, Ronchetti P, et al. Flexible titanium nailing for the treatment of unstable pediatric tibial fracture. J Pediatr Orthop 2004;24:601-609.

[15] Slongo T. Complications and failures of the ESIN technique. Injury 2005;36:A78-A85.

第31章 发育成熟胫骨的外固定支架技术
External Fixation of the Mature Tibia

J. Tracy Watson

定义

- 创伤性胫骨干骨折的外固定应用指征主要包括:开放性骨折伴软组织失活与污染,此外还包括闭合骨折伴高等级的软组织损伤或骨筋膜室综合征。当骨折端延伸至干骺端或关节面时,外固定相较其他治疗方式更有优势。
  - 对于多发长骨骨折病患,外固定可作为临时固定手段[3]。
  - 随着环形和混合型技术的引入,其适应证已经扩大到包括复杂关节周围损伤的最终治疗,包括高能胫骨平台和胫骨远端Pilon骨折[4]。
  - 对于严重的软组织损伤(不允许软组织覆盖)及急性牵引和复位可能损害神经血管的迟发性损伤,六足固定器可逐步复位胫骨干或关节周围损伤(图1F)[12]。
- 当前临床应用的现代外固定系统可根据使用的骨锚定类型进行分类。
  - 固定方式有两种,一种是将大的螺纹销钉拧入骨内,另一种是在骨内钻入直径较小的钉。然后,这些钉子或线通过纵向杆或圆形环相互连接。
  - 因此,区别在于单侧外固定(纵向连接钉至杆件)和环形外固定(导线和/或钉连接至环件)。
- 急性创伤主要采用单侧框架结构,是本章所述技术的重点。
  - 第一类单边组合支架,包含独立的杆、可连接的杆钉夹、杆杆夹和Schanz钉(图1A、B)。这些"简单的单侧"支架允许广泛的灵活性的组合能力。

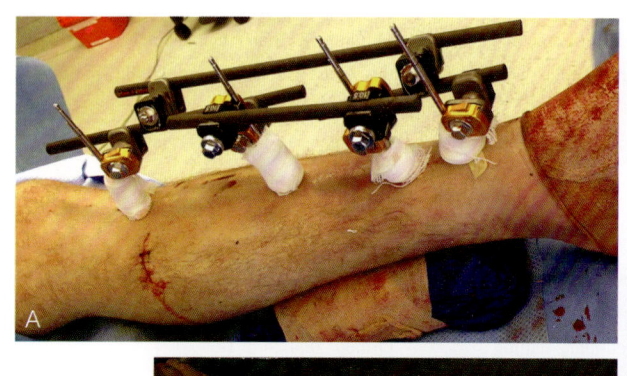

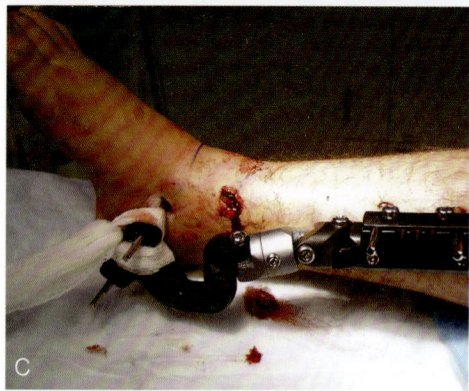

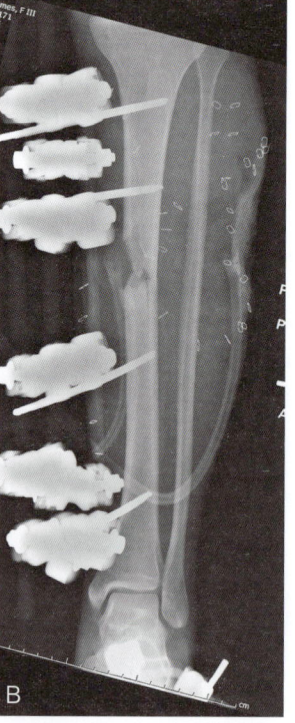

图1 A. 简单的单边四针框架,带有双堆叠连接杆,以增加框架的稳定性。B. X线片显示以各种方式将固定钉连接到每个肢体段的能力,以实现完全一致的复位。C. 跨足踝的大单管固定架,用于严重的Pilon骨折。在最终切开固定骨折之前,便于软组织愈合。

第31章 发育成熟胫骨的外固定支架技术 263

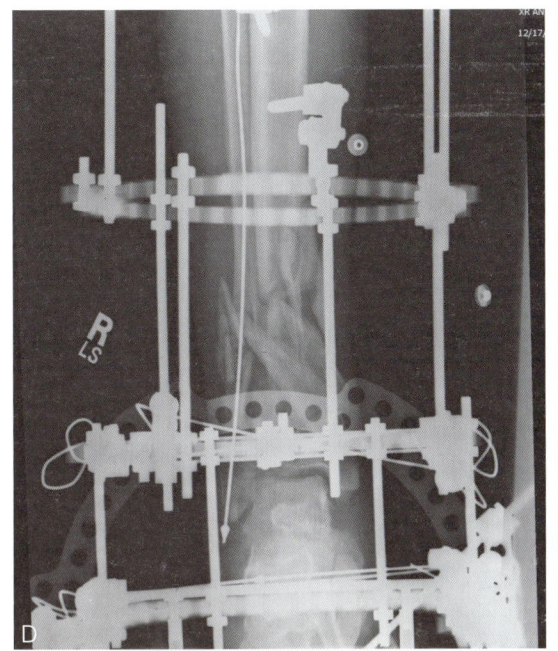

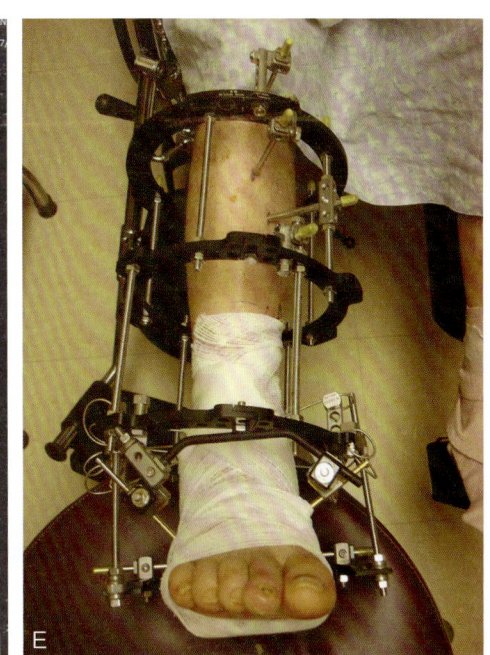

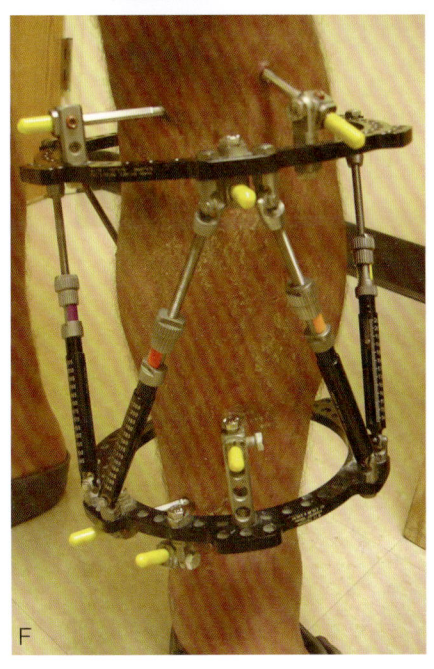

图1（续） D、E. 张力钢丝环形固定架，用于最终处理胫骨远端关节周围骨折并伴骨折线近端延伸。这些框架的多功能性使它可以跨关节以保持踝关节位置。F. 用大Schanz钉将六脚架固定在骨上。通过调整6个撑开器，该框架允许逐步矫正移位。

- 第二种类型的单边支架是一种更受约束的固定装置，它在长刚性管状体的两端预先装配有多钉钳。伸缩管允许轴向压缩或拉伸这种所谓的单管式固定器（图1C）。
- 对于骨干损伤，最常见的应用固定架类型是使用粗钉固定骨骼的单边支架。
  - 简单的单边固定架具有独特的优点，可以将单个固定钉以不同的角度和不同的斜度放置，同时仍可连接到固定杆上。当改变钉的位置以避免软组织损伤（如开放性伤口或严重挫伤）时，这是很有帮助的[9]。
  - 这种单管式固定器的优点是简单。螺钉的位置由多针夹块预先确定。拧松体部和夹块之间的连接装置，使这些框架易于操作复位骨折。
- 许多高能骨折累及干骺端，而采用小型张力钢丝的穿通技术非常适合于此区域。相比传统的半钉技术，它们有更好的机械稳定性和使用寿命。
  - 小型张力钢丝环形支架或混合支架（使用大型半钉和贯穿钢丝）可用于胫骨干骺端严重损伤的患者、伴随软组织损伤或骨筋膜室综合征（图1D、E）。

- 六足固定架是一种环形固定架,由6个牵引器和12个球形关节组成,可实现6个角度的骨块移位。通过调整简单的牵引器,可以在不需要复杂的框架机制的情况下实现逐步的三维校正或急性复位(图1F)。

解剖

- 胫骨的大部分位于皮下,易于触及。
  - 坚硬的骨皮质非常适合放置Schanz钉,可以实现牢靠的机械固定。
  - 骨干的横断面解剖和肌间室的外侧位置允许半钉放置在广泛的皮下位置,这有助于钉放置"出平面"或彼此发散,实现良好的支架稳定性(图2)。
- 除胫骨外侧面,胫骨近端和远端关节周围干骺端也是紧挨皮下。这些部位主要是骨松质,皮质较薄。
  - 半钉的机械稳定性依赖于皮质的接触面积,因此可能不足以在这个缺乏皮质的区域内固定。
  - 在这些区域,使用小直径张力的钢丝与环形外固定架配合使用,具有良好的稳定性。干骺端钢丝可与骨干半钉联合使用,制成关节周围骨折固定架,用于复杂的Pilon和平台骨折。

发病机制

- 开放性胫骨骨干骨折主要适用于闭合髓内钉,但也有需要外固定的情况。
  - 当存在明显的污染和严重的软组织损伤,或骨折延伸至干骺端或关节本身,导致髓内钉出现问题时,应采用外固定。

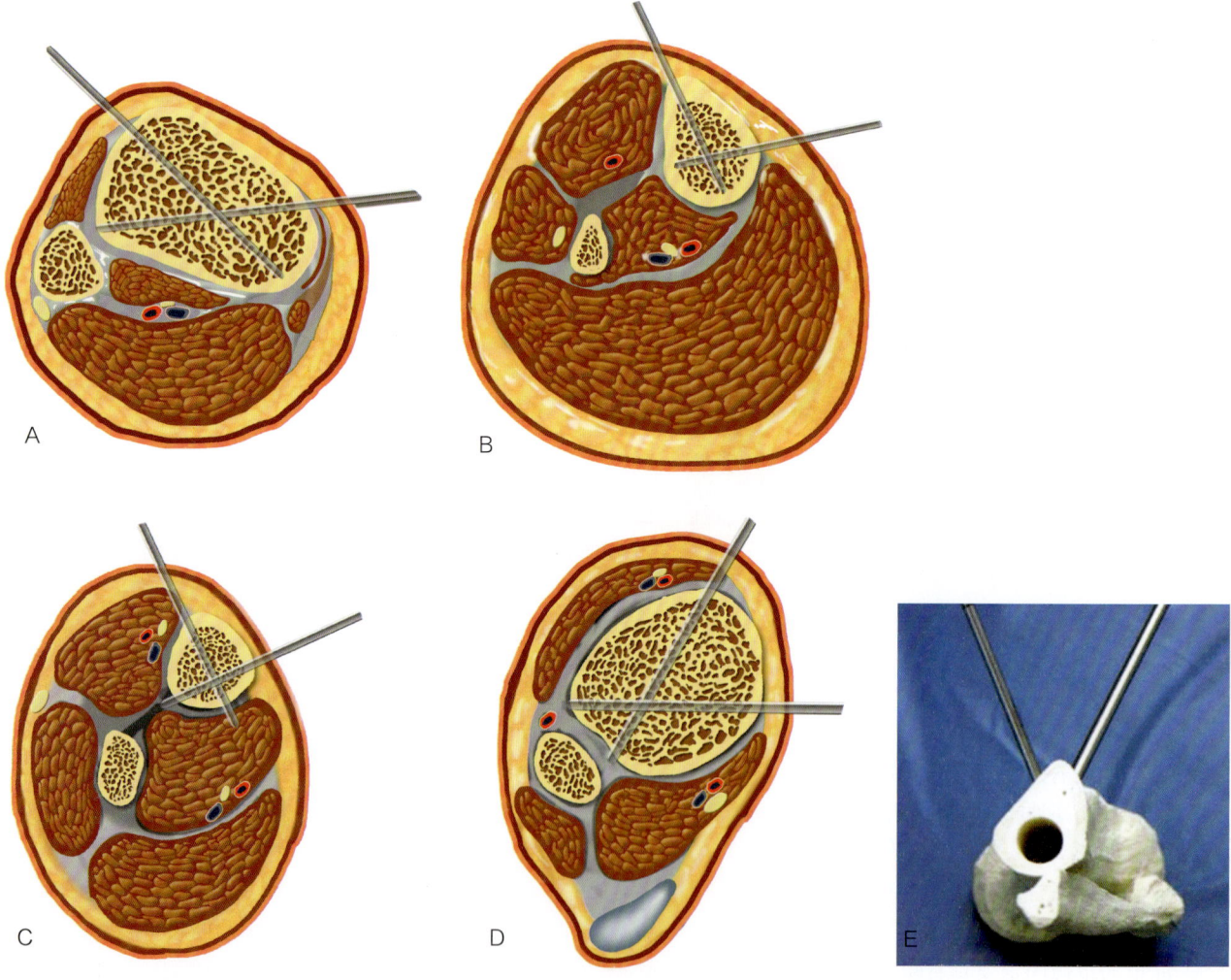

图2 A~D. 各平面的胫骨横截面解剖。近端横截面展示了在钉之间的夹角达120°,向远侧放置时,夹角逐渐减少。重要的是避免束缚任何肌腱结构。为此,将钉子主要沿着胫骨的皮下边缘放置。E. 模型显示相似的钉位置,避免前外侧和后部肌肉隔室。减少后皮质钉的突出,避免损伤后侧神经血管结构。

- 外固定架类型的选择取决于骨折的位置和复杂性,以及开放性损伤伤口的类型。
  - 不稳定骨折(即粉碎性骨折),需要使用复杂的框架来稳定骨折。
  - 如果可能的话,应该考虑承重。
  - 如果累及关节周围,通过支架桥接关节,为骨和软组织提供稳定性。
  - 支架的设计很重要,应考虑到后续多次清创和软组织重建。这就要求螺钉放置在远离受伤区域的位置,以避免潜在的置钉位置与手术区域的污染。
- 采用外固定架治疗的骨折愈合后会出现外桥接骨痂。外桥接骨痂在很大程度上受机械和其他体液因素的控制,并高度依赖于周围软组织的完整性。这种类型的骨折愈合有能力填补大的缺口,并耐受活动。
  - 外固定架结构的微动可以加强骨折愈合。骨块的微运动增加了炎症反应,从而形成软骨,骨化后形成大的骨痂。
  - 似乎存在一个阈值,在这个阈值上,微运动的程度成为对这一整体重建过程的抑制,肥厚性骨不连可能由不稳定的外部框架导致。
- 复杂关节损伤常采用临时跨关节支架固定。通过完整的韧带复位、减少骨折间隙来减轻损伤相关的肿胀和水肿。
  - 实现早期的韧带复位非常重要,如果延迟超过几天,将无法仅通过牵张就有效地减少移位的干骺端碎块。
  - 一旦软组织恢复,就可以相对轻松地完成最终的开放固定,因为手术策略可以针对关节受累区域[13]。
- 这些技术在多发创伤患者中应用是有价值的,因为在极端情况下,患者需要快速稳定。简单的单侧或单管固定器可快速放置于长骨损伤处,为多发伤患者的处理和复苏提供足够的稳定性(图3)。

自然病程

- 所有单边固定架的稳定性基于简单的"四钉框架"概念。
  - 钉数、钉间距、钉与骨折部位的距离、杆骨块间距离、钉与连接棒的直径等都影响外固定架最终的机械稳定性[1]。
- 大号钉单边固定器依靠硬钉来保持框架的稳定性。在加载时,这些钉起悬臂作用,产生偏心加载特性。剪切力被认为对骨折愈合和骨形成有抑制作用,而以相同方向放置的钉可能会加剧这种剪切力。
- 稳定的支架应用后,软组织损伤得以修复。一旦软组

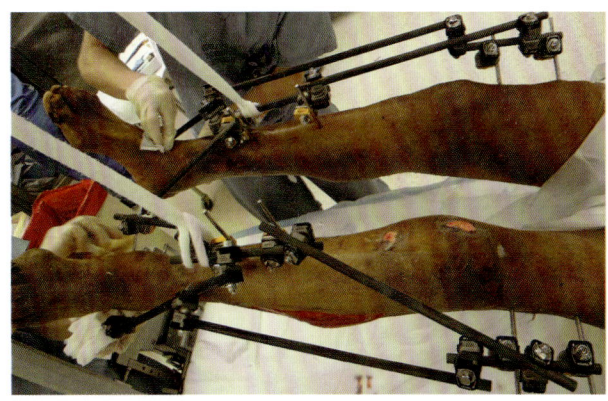

图3 患有双侧临时跨关节固定架的多发伤患者。右侧外固定跨膝关节是双髁胫骨平台骨折伴同侧Pilon骨折。左侧跨膝关节稳定胫骨平台骨折和严重的胫骨踝骨折。左腿并发筋膜间室综合征,筋膜切开减压。

织愈合,可以更换最终的内固定。在某些情况下,外固定是最终治疗手段。一旦骨折被认为是稳定的,动态负重可早期就开始。
  - 在高度粉碎的骨折中,承重推迟到骨痂形成并保持足够的稳定性。随着愈合的进展,动力化的结构可加快骨折的愈合。
- 动力化中和包括轴向运动在内的所有力,并允许力通过骨折部位。骨痂的弹性模量降低,骨刚度和强度增加,可以承受更大的载荷[7]。因此,轴向动力化有助于恢复皮质接触,并产生一个内在机械支持的稳定的骨折模式[2]。可通过使用简单的单边固定架调整杆钉夹或在松开单管式固定架上夹块螺钉实现。
- 骨愈合在骨折重建完成之前是不完全的。在这一阶段,骨折线在骨痂内逐渐模糊,随后消失。这时可以将固定器取下。

病史和体格检查

- 病史应侧重损伤机制。
  - 判断损伤是高能量还是低能量,可以让外科医生了解损伤的软组织区范围,有助于确定可能的固定钉位置。
- 确定事故发生地点有助于处理开放性骨折(如开阔场地泥土污染与在冰雪上滑倒对比)。
  - 这些参数可以让外科医生了解手术中清理伤口所需的清创程度,以及对伤口进行必要的抗生素治疗。
- 应记录神经血管状况,特别是踝关节胫前、胫后搏动是否存在。
  - 脉搏弱或不存在可能是血管损伤的征兆,并可能要求通过踝肱指数、间室压力评估,或正式动脉造影进

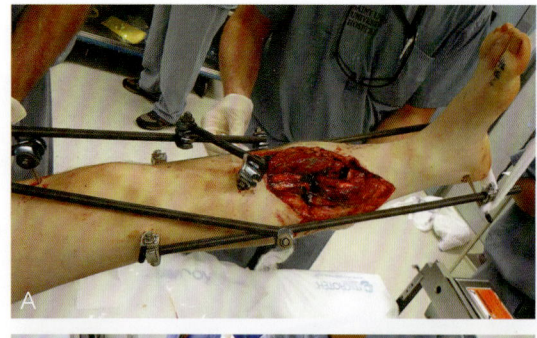
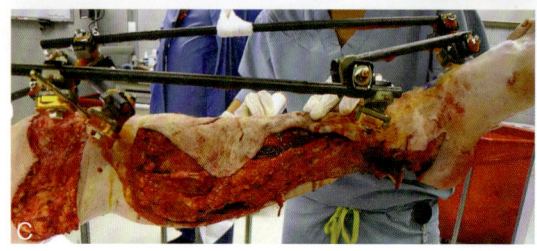
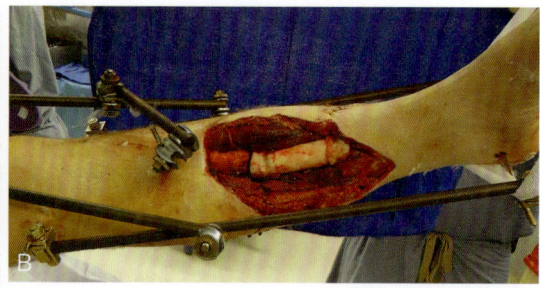

图4 A. 广泛的开放性3b级损伤，包括骨骼和软组织丢失，避免将钉直接放入开放性伤口中。B. 将固定钉放在受伤区域之外，允许在不影响原始固定的情况下进行多次清创。在骨骼缺损处插入带抗生素间隔物，以增强整体框架的稳定性。C. 软组织广泛的撕裂伤决定了在大面积损伤区域中置钉的位置，便于该复杂胫骨干骨折的多次清创术。由于部分足跟垫撕脱，框架跨足踝以控制后足。

行进一步评估。
- 在开放性骨折和闭合性高能量骨折合并严重软组织挫伤时，常需要评估筋膜室压力。
● 根据开放性伤口的大小、方向和位置对软组织进行评估，并对开放性骨折进行分级，这有助于做出关于螺钉的放置和固定架的配置的决策，允许开放性伤口的日后操作(图4)。

影像学和其他诊断性检查

● 胫骨成像至少包括两幅正交视图，即前后位和侧位。
- 膝关节和踝关节的X线片对于评估任何关节骨折受累，或相关的膝关节或踝关节半脱位或脱位是必要的。
- 确定任何隐匿性骨折线有助于术前规划潜在的钉置入。
- 许多高能量胫骨骨折患者存在足部损伤，对足部和踝关节的观察是识别这种损伤的必要条件。
● 胫骨关节损伤的牵引片有助于鉴别干骺端碎片的性质和方向以及关节受影响程度。这有助于确定是否需要跨关节固定。
● 牵引下计算机断层扫描(CT)应在膝关节或踝关节跨关节固定后进行，结果可以表明韧带复位的有效性。一旦软组织恢复，外科医生就可以确定最终的术前固定计划[14](图5)。

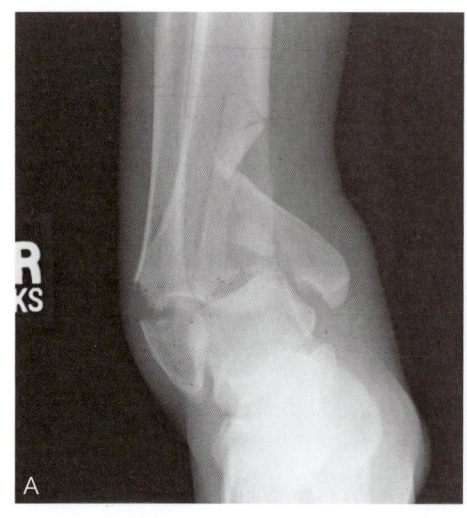
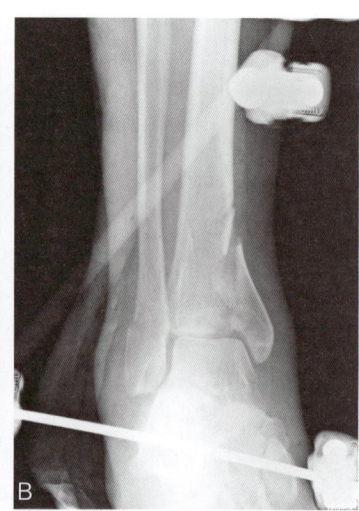
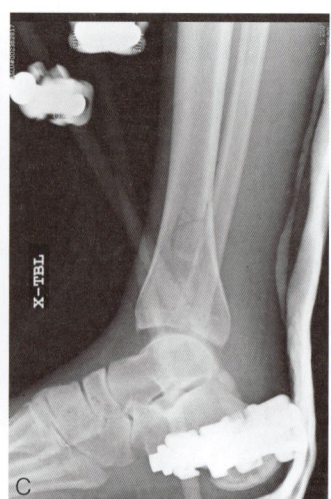

图5 A～C. 外伤及外支架固定后X线片证实了跨踝支架稳定了复杂的Pilon骨折。

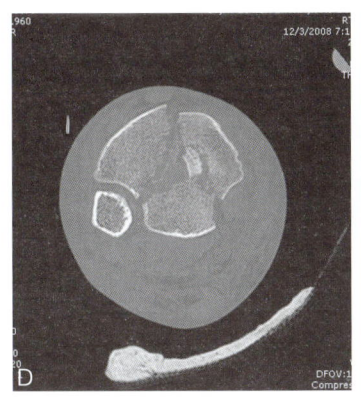
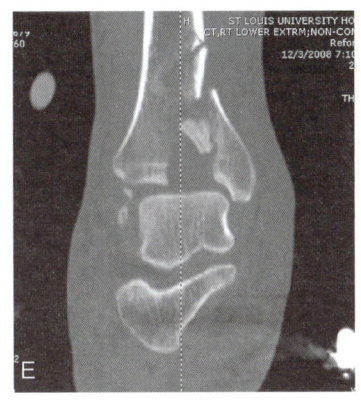

图5（续） D、E. 外支架牵开固定后 CT 扫描可提供有价值的信息，以帮助确定软组织恢复后延期最终重建手术计划。

手术治疗

- 手术方案的制订涉及外固定支架的配制，一般分为两类。
- 第一类是一种临时装置，目的是让软组织恢复或患者的整体状况得到改善，直至安全地完成最终固定。
  - 临时支架包括膝关节或踝跨关节支架，用于需要通过韧带复位和稳定的关节周围损伤，以及用于需要紧急稳定多发伤患者的胫骨骨折的简单支架。一旦患者可以接受进一步手术，这些支架就会转化为髓内钉[6]。
  - 它们过于简单，不适合长期治疗。
- 最终治疗固定架主要应用于严重软组织损伤（开放性和闭合性）的骨干损伤。
  - 在整个治疗期间，这些装置一直保持以便二次手术，如旋转皮瓣或游离皮瓣覆盖，以及后期植骨。
  - 这些固定架涉及的范围更大，在整个治疗期间（如六足固定架）都要固定在原处。

术前计划

- 损伤部位 X 线片的评估应确定远端或近端关节延伸到膝关节或踝关节。
- 根据近端或远端位置记录主骨折位置，决定特定的固定架结构，并确定是否需要跨关节支架。

体位

- 患者的整个下肢通过同侧髋关节下的衬垫或豆袋坐垫抬高（图6），将胫骨从手术台上抬起。

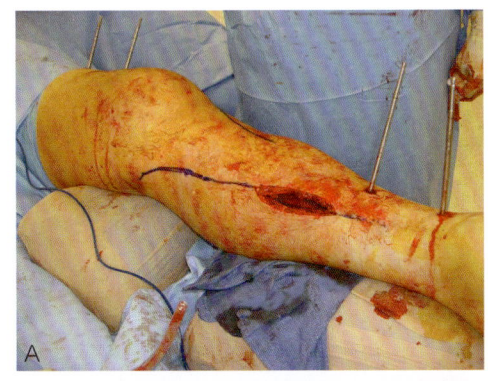
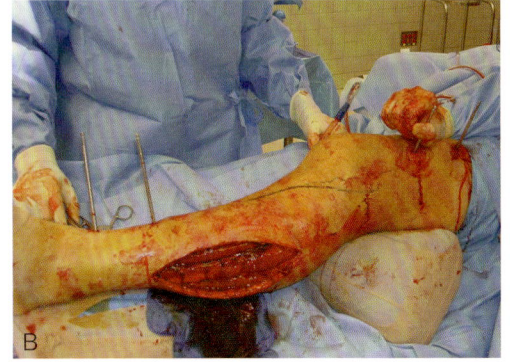
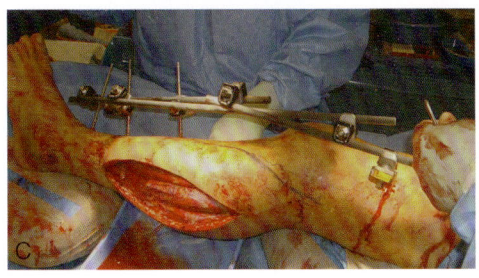

图6 A~C. 跨膝关节支架适用于伴有筋膜室综合征的复杂平台骨折。使用无菌垫或放置在同侧髋关节下方的豆袋来抬高受伤的肢体。这样就可以通过透视观察受伤的腿，而不会受到对侧下方腿的干扰。无菌垫还用于支撑足踝，允许360°进入受伤的胫骨平台区域，并为任何固定器配置或必要的辅助手术提供空间。

- 足部可以用一个无菌的衬垫来支撑。因此,悬起下肢,并允许360°操作和可视化。
  - 抬起肢体,非手术侧在手术侧下面,以便放置出平面的螺钉以及圆形框架组件。
- 图像增强器被放置在手术台的对面。这有助于在透视下显示股骨和膝关节,对于跨膝关节固定严重胫骨平台骨折中很重要。
- 建议在关节周围切口的位置应该仔细地在皮肤上做记号,以确保最终的螺钉放置不会侵犯这个区域[8](图6)。

置钉方法

- 钉-骨界面的完整性决定了外固定钉的使用寿命。
- 置钉技术对稳定、无菌的钉-骨界面,保持外固定架的稳定性十分重要。

置钉技术

- 正确的插入技术包括在插入钉的一侧直接切开皮肤。
- 切开皮肤后,直接分离至骨面,切开骨膜(技术图1A)。
- 使用小Penfield剥离器剥离置钉处骨膜(技术图1B)。通过尽量减少插入部位的软组织,避免外来软组织的坏死。
- 套管和钻套直接插到骨面,最大限度地减少钻孔前可能遇到的软组织卡压(技术图1C、D)。如果选择了自钻钉,也应该使用套筒。
- 预钻孔后,用手拧入合适长度的固定钉,双侧皮质固定。任何卷入的软组织系带应用小手术刀切开(技术图1E、F)。
- 用透视确保经皮质置入固定钉应该避免(技术图1G)。

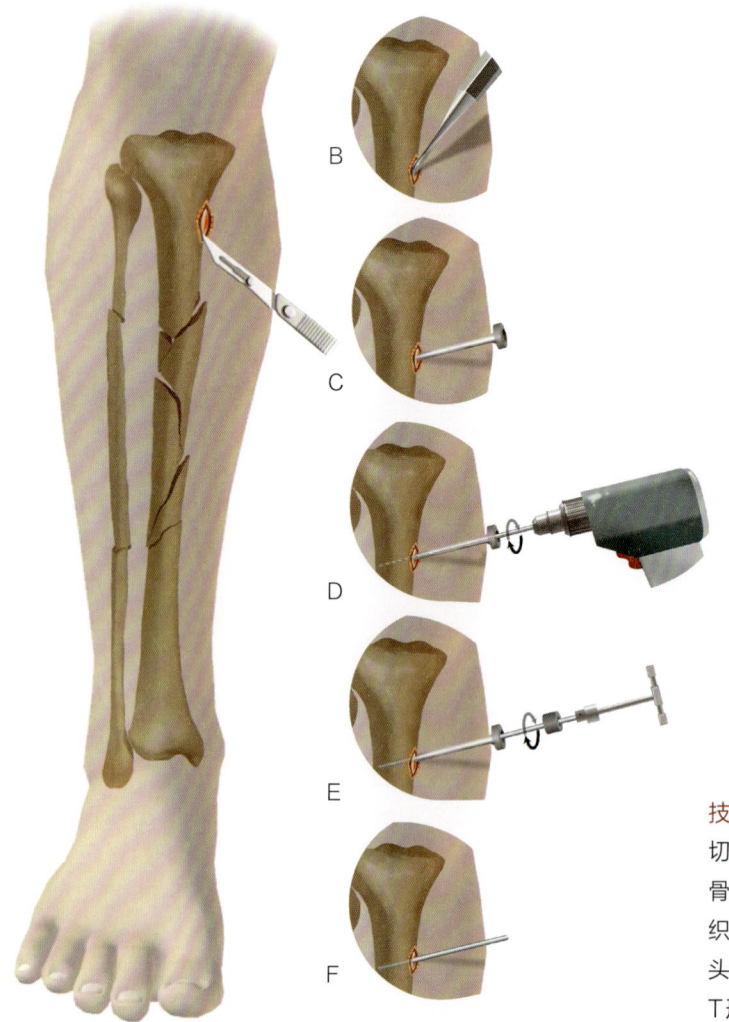

技术图1 正确的置钉技术。A. 在置钉部位做一切口。B. 用小剥离器将包括骨膜在内的软组织从骨头上分离,避免在钻孔和置钉过程中损伤软组织。C. 将套筒推进骨骼以保护软组织。D. 将钻头通过套筒钻孔,以避免损伤软组织。E、F. 用T形手柄将钉手动拧紧到位,固定双层皮质。

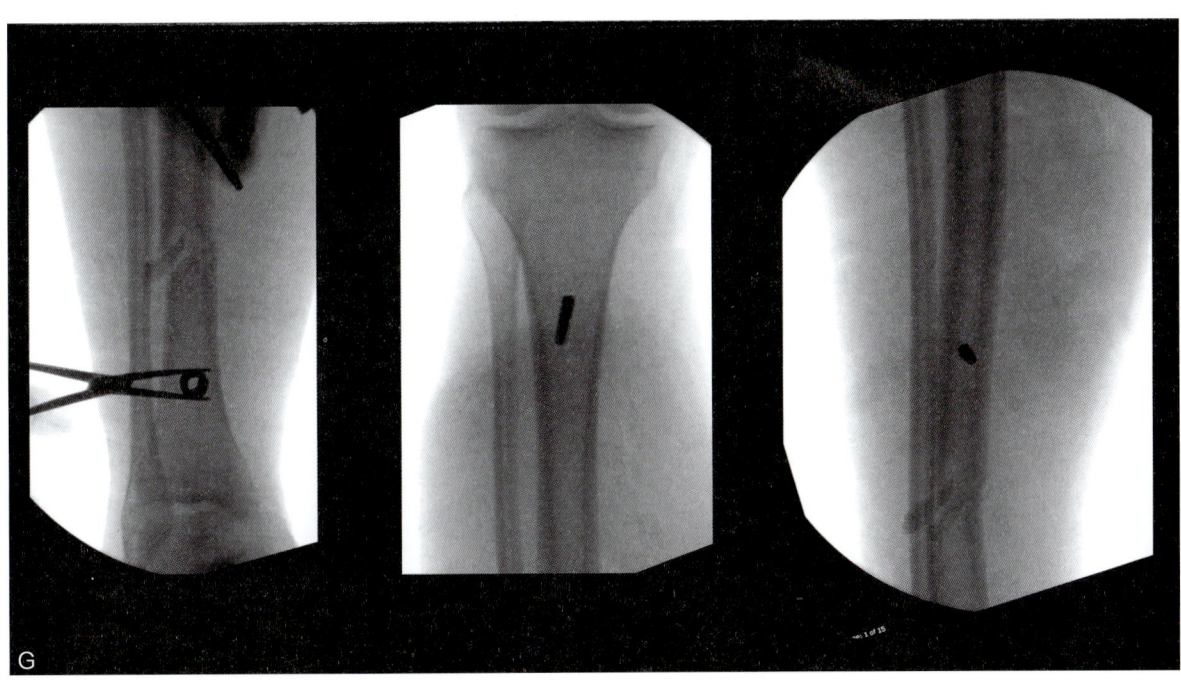

技术图1（续） G. 将套筒放在髓腔中心上方并确认其位置，以确保钉能够通过近侧皮质、髓腔和远侧皮质。避免钉仅通过皮质未进入髓腔，这将造成钉的应力增加，并且可能导致相关的骨折或钉道感染。

单边四钉支架应用于胫骨干骨折

- 现代简单的单边固定架配有钉夹，允许在每个钉杆界面进行独立调整，允许在钉的放置上有较大的可变性，这有助于避免软组织损伤区域。
  - 由于这一特点，简单的四钉放置在骨折两侧可能是随机的。

方式1

- 最初的两个钉首先插入远离骨折的近端或远端的部位（技术图2A）。
- 一个独立的连杆在靠近骨的位置连接固定钉，增加了系统的刚性。
- 采用纵行牵引，达到初步复位（技术图2B~F）。
- 然后，可以使用附在钻杆上的钉固定夹将中间的钉插入，充当钻套模板引导。
- 这些钉不应该置于开放的伤口或受伤区域的挫伤皮肤。
- 在放置这两个附加的钉后，通过微量操作可以很容易地完成复位。
- 一旦满意的复位已经完成，夹紧并通过透视检查确认复位。

方式2

- 或者，所有的固定钉可以独立插入，近端有两个固定钉，远端有两个固定钉（技术图3）。
- 两个近端钉连接到一个孤立的杆，远端两钉连接到一个孤立的杆。
- 然后用近端和远端杆作为复位工具来操作骨折段，使之对齐。
- 一旦实现了骨折复位，在两个固定钉对之间连接一个附加的杆对杆结构。
- 在透视下确认复位。

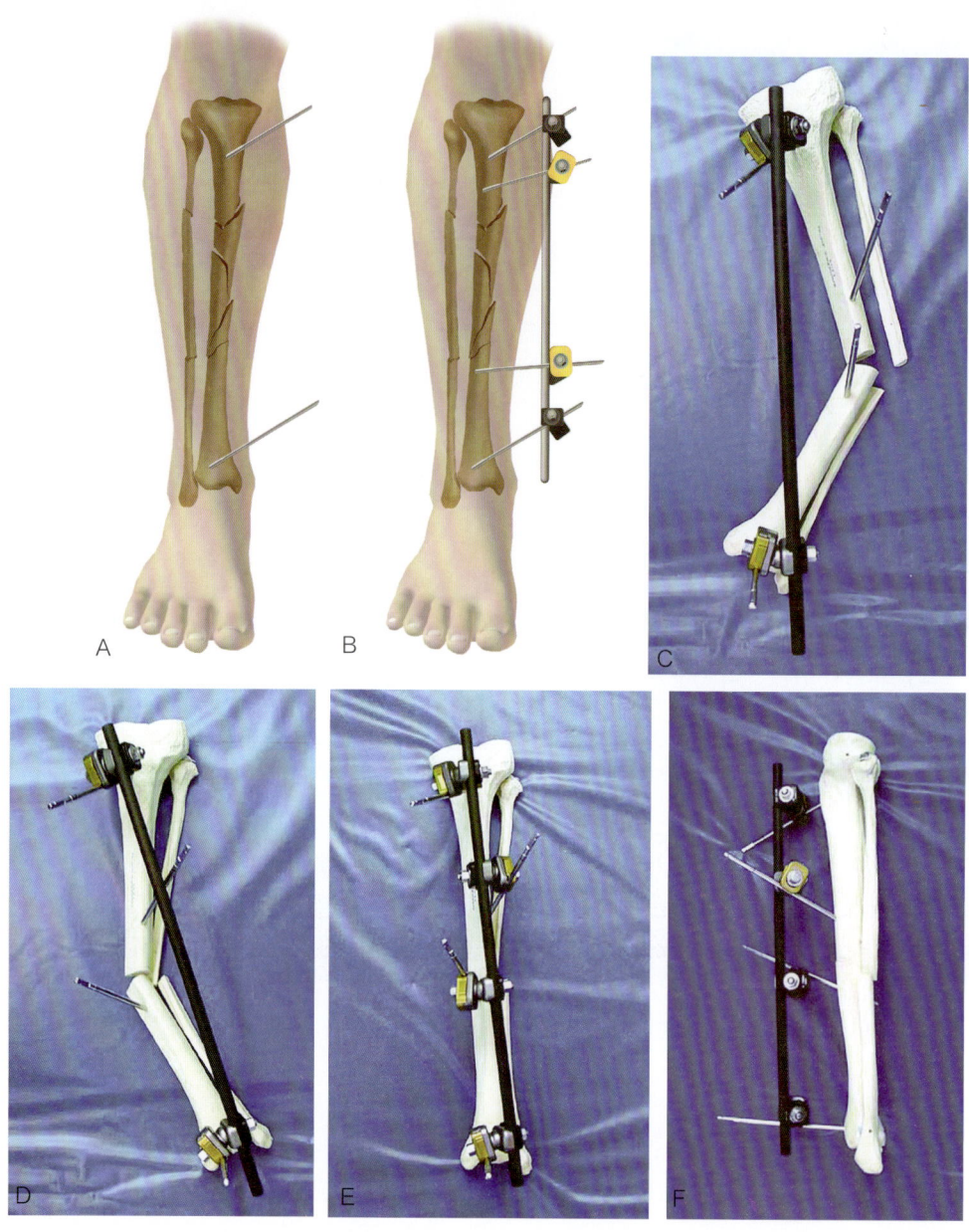

技术图2 放置简单的四钉单侧固定架。A. 在骨折两端并尽可能远离骨折端置入两枚固定钉,将连接杆连接到两个钉(B)上,并逐渐复位(C~F)。然后在骨折端的附近置入两枚钉,连接这两枚钉,并进行微调、复位。

第31章 发育成熟胫骨的外固定支架技术　271

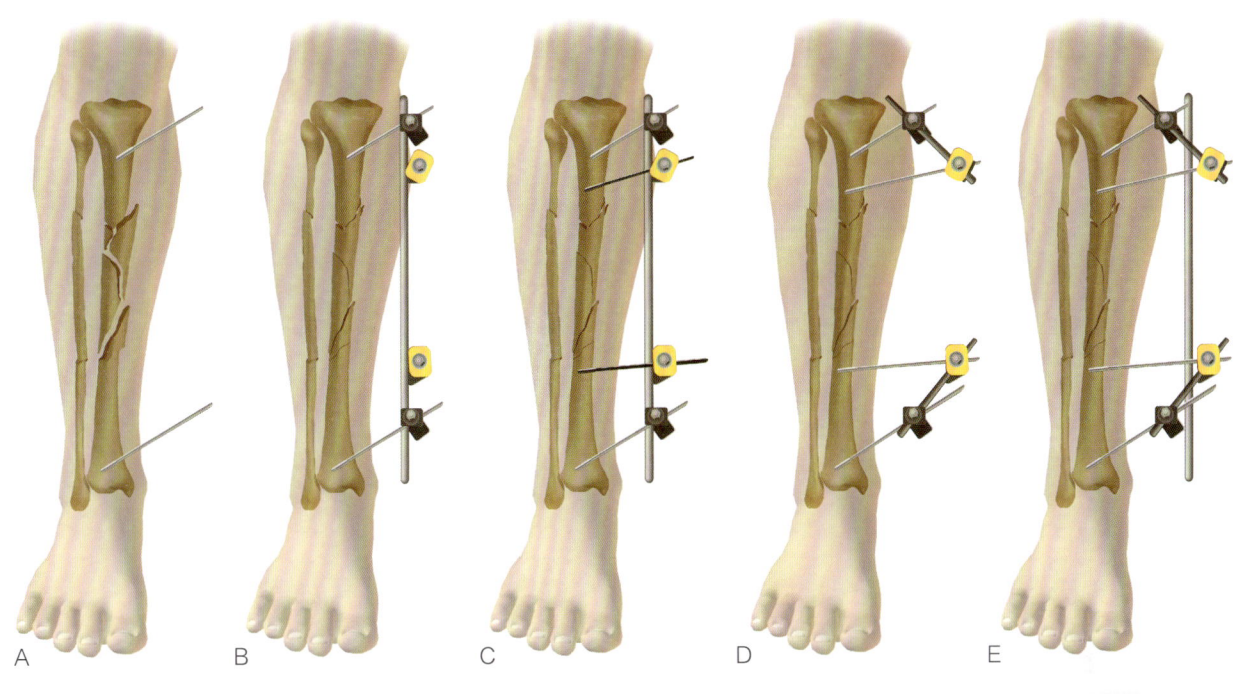

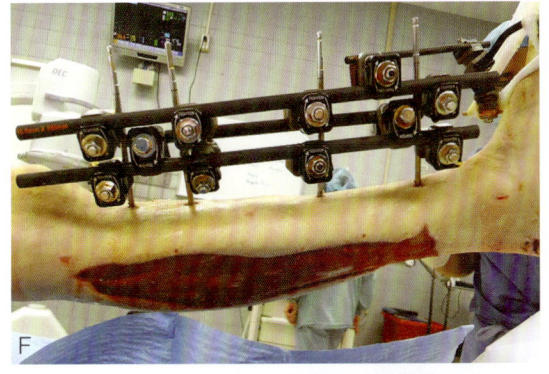

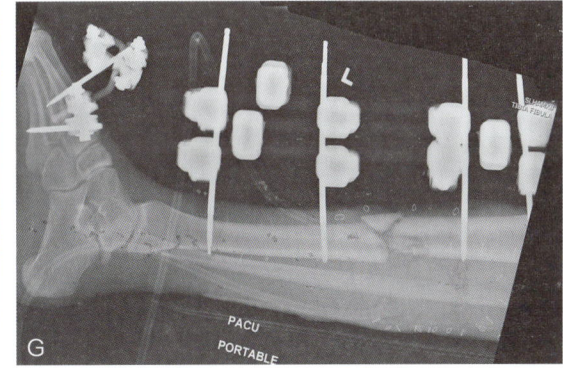

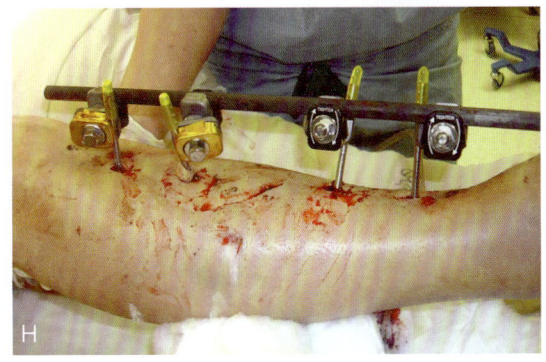

技术图3　简单的四钉单侧固定架的替代方法。A、B. 一旦安装固定杆，就可以将两个中间的夹块作为模板放置，以放置中间的钉。C. 中间固定钉放置后的最终构架。D. 近端和远端两个钉可以通过一根单独的杆相互连接。这些杆可以用作复位的工具。E. 然后通过一根单独的杆将两个杆连接起来，并保持骨折的复位。F、G. 闭合性骨折并伴有隔室综合征，使用双堆叠杆的四针外固定支架复位并稳定，并且可以跨踝以保持足底直立。H. 用4枚钉和单杆复位类似的胫骨骨折。注意固定钉彼此不在一个平面，以方便置钉。

单管四钉框架应用于胫骨干骨折

- 采用大的单管固定器、固定钉对作为模板，便于快速放置这些装置（技术图4）。

- 两个钉通过夹块放置在骨折的近端，它们彼此平行地插入到由夹块本身设置的固定距离内。这些通常是沿着胫骨干的内侧或前内侧面。
  - 钉插入后，将加快夹紧。

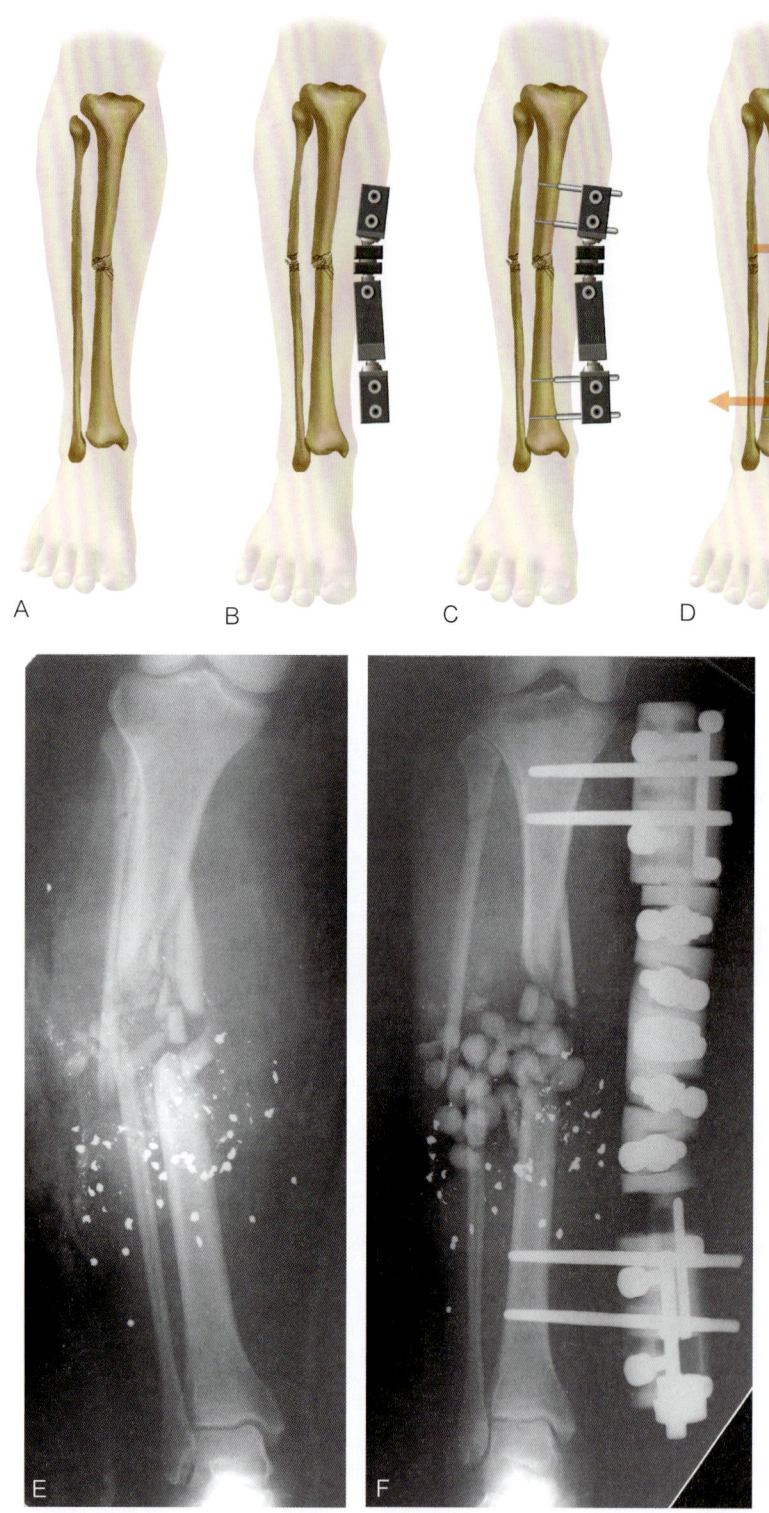

技术图4　A. 胫骨干骨折伴移位。B. 将单管固定架调整到合适的长度和方向，松开所有球窝接头和伸缩固定螺钉。C. 使用模板固定近端的两个钉。D. 插入远端钉并复位骨折，并锁定所有球形接头以保持复位。伸缩体也被锁定以保持轴向对线。E、F. X线片显示外伤后使用大单管固定器对胫骨干开放性粉碎性骨折进行复位。

- 然后将单管体连接到近端钉对上，并施加纵行牵引以实现大体复位。固定器体和远端夹块沿胫骨轴方向定位。
  - 近端和远端球关节应能自由活动，可伸缩夹块。
- 将两个钉通过夹块放置于骨折远端并拧紧。
  - 在进行最后的复位和拧紧之前，必须注意保持单管架足够的长度[11]。
- 使用近端和远端钉夹块作为复位辅助，手动复位骨折端，然后拧紧近端和远端球关节，完成复位。

- 此时，可伸缩式支架可轴向进行伸长或缩短。当达到满意长度时，组件被紧固以保持轴向长度。
- 单管具有非常大的直径，这限制了固定结构的剪切、扭转和弯曲活动。
  - 轴向加压是通过松开伸缩装置来实现的。
- 一旦骨折被认为是稳定的，动力化可在早期就开始。
  - 在高度粉碎的骨折中，延迟负重，直到形成可见的骨痂，并保持足够的稳定性。
- 可伸缩的组件允许在轴向的动力加压，刺激早期骨膜成骨。

胫骨平台骨折的跨膝关节固定

- 两个Schanz钉沿大腿前外侧放置，这些钉被放置在股骨干区域（技术图5）。
- 将两个Schanz钉分别插入胫骨干和胫骨远端。
- 将胫骨固定钉放置在距离胫骨近端足够远的位置，以保证将来进行最终的切开复位和内固定时不会对固定钉造成影响。
- 一个独立的连接杆可以用来连接所有的固定钉。
  - 采用纵行牵引，透视下确认复位。
  - 保持膝关节轻微弯曲并拧紧所有连接以保持韧带的复位。
- 或者，近端两个股骨钉可以用一根棒连接，而两个胫骨钉可以用第二根棒连接。然后可以操作这两根杠来实现平台复位，然后连接股骨近端和胫骨远端杠的第三根杆被连接并紧固以维持复位。
- 一个大的单管固定器也可以用这种方式跨膝和维持暂时的复位。

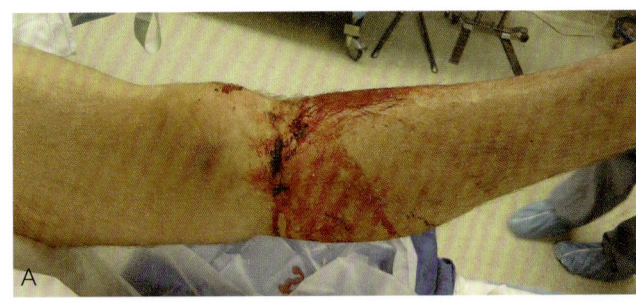
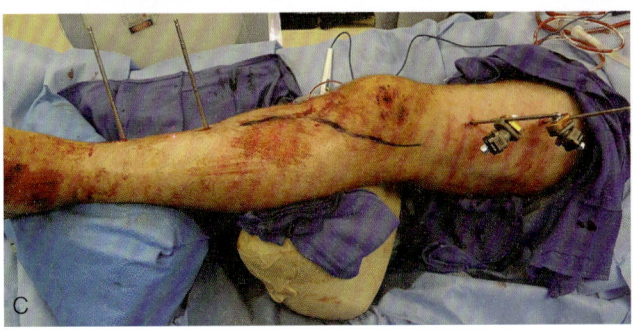
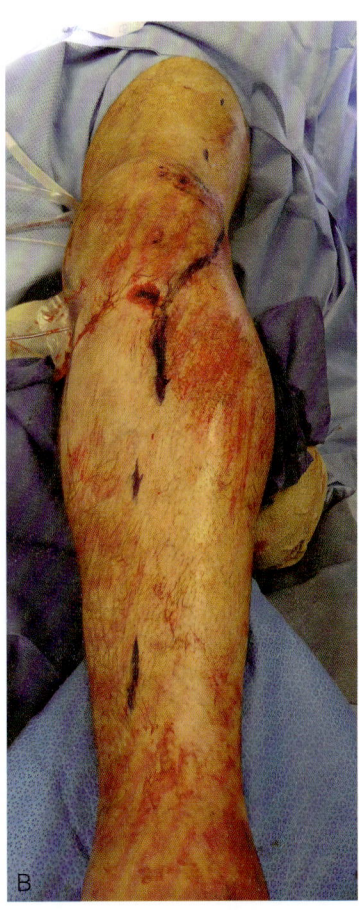

技术图5　A. 开放胫骨平台骨折，用跨膝外支架固定。B. 手动复位后，在皮肤上标记出最终固定切口的位置以及置针位置。C. 分别在平台骨折区上方（股骨远端）和下方（胫骨中段）使用两枚钉。

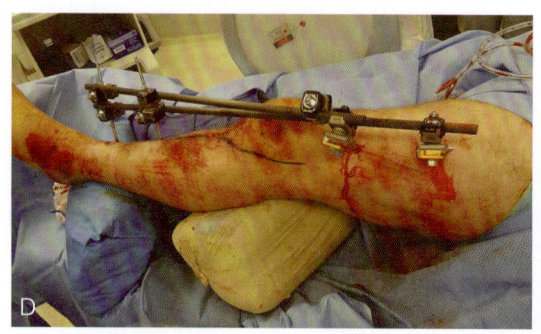
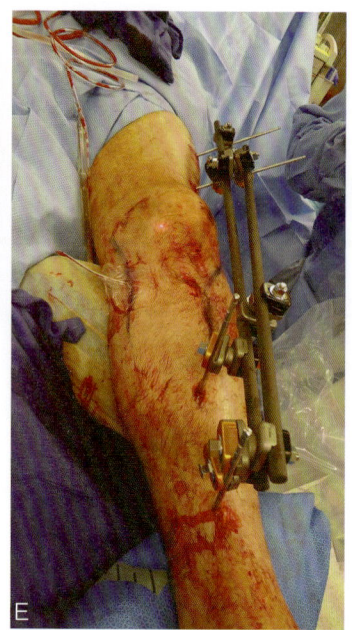

技术图5（续） D、E. 用一根单杆将近端的两枚钉连接到远端的两枚钉上，然后复位骨折，拧紧夹具。添加第二根杆以增加稳定性。

用于胫骨Pilon骨折的跨踝关节固定

- 将两枚Schanz钉置入胫骨干区域（技术图6）。
  - 踝关节发生严重的Pilon骨折，避开向骨干的延伸骨折线和受损的软组织。
- 然后将一根中心螺纹钉从内侧到外侧穿过跟骨粗隆，避开胫骨后动脉。
  - 此钉的合适位置为跟骨前1.5 cm，距足底近端1 cm。
  - 通过透视检查确认此位置。
- 用一根连接杆连接胫骨钉。
- 然后将内侧和外侧杆连接到跟骨钉的每一侧，形成三角形结构。
  - 进行纵行牵引以获得足够长度，并小心获得适当的前后位复位。
- 为了保持踝关节位置和对线，在第一或第二跖骨的基部放置1枚钉[15]。
  - 前足固定钉与主支架连接并保持足中立位背屈。

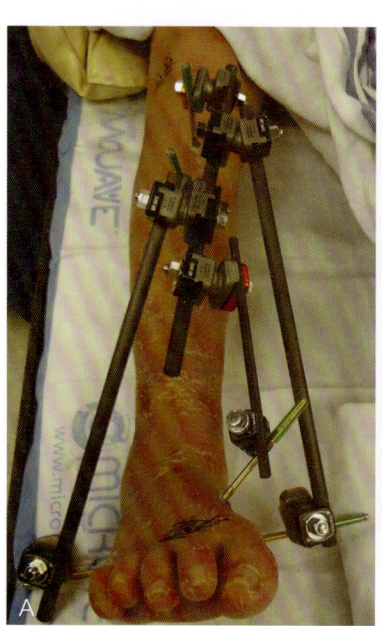
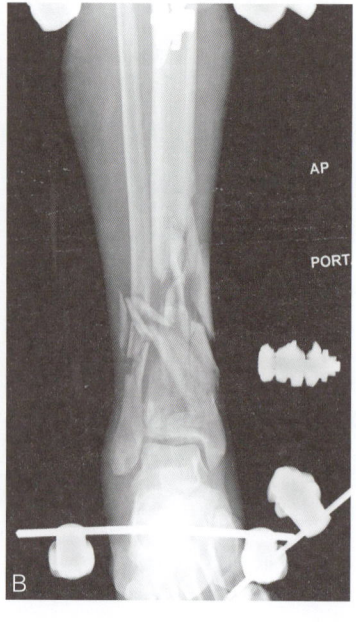

技术图6 跨踝固定架桥接严重的Pilon骨折。A、B. 将两枚钉放置在胫骨近端，远离受伤的远端骨折区域。跟骨结节放置跟骨固定钉，并连接随后的内侧-外侧三角连接杆。施加纵行牵引力，并拧紧所有钉杆以保持复位。将前足钉放入第一跖骨，以将足保持在中立位置，并避免马蹄挛缩。

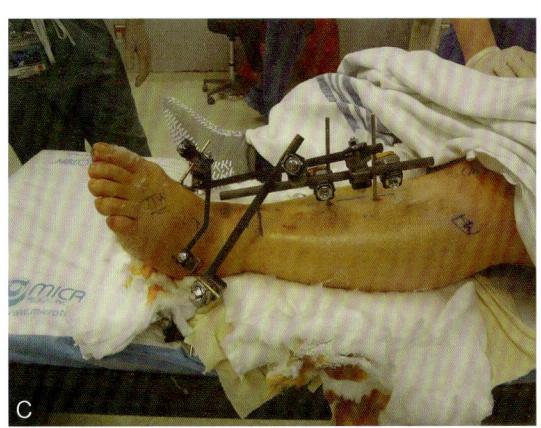
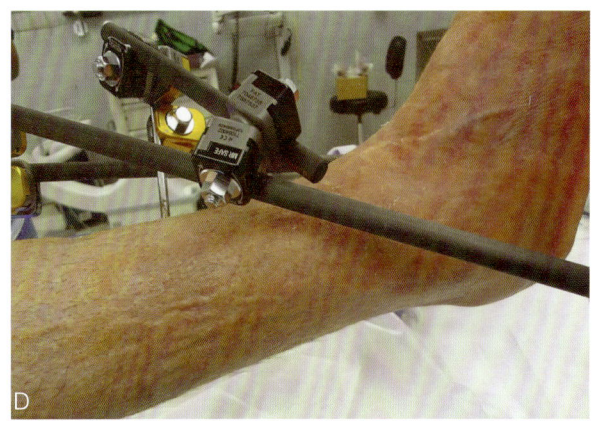

技术图6（续） C. 类似的置钉及构架。固定第一和第五跖骨钉来保持中立的足位置。D. 皮肤显示出皱纹，这时可以进行正式的开放性重建手术。

双针外固定架：临时固定胫骨干、Pilon或平台骨折

- 这是一个临时的固定架，主要用于各种类型的胫骨骨折快速牵引和大体复位。
- 近端中央螺纹钉应用于距近端腓骨尖端一指宽处。从外向内侧置入（技术图7A、B）。
  - 也可将该钉沿股骨外侧髁放置于髌骨中点水平处的股骨远端。
- 第二枚穿钉是通过跟骨粗隆放置的，类似于前面描述的跨越踝关节的外固定架。
- 两根长连杆连接在下肢两边的固定钉上。
  - 采用纵行牵引，大体复位。
- 在某些情况下，将第三枚钉插入胫骨干，并通过第三根连接杆连接到其中一根纵杆上（技术图7C、D）。这样做是为了增加固定架的稳定性（技术图7E～G）。

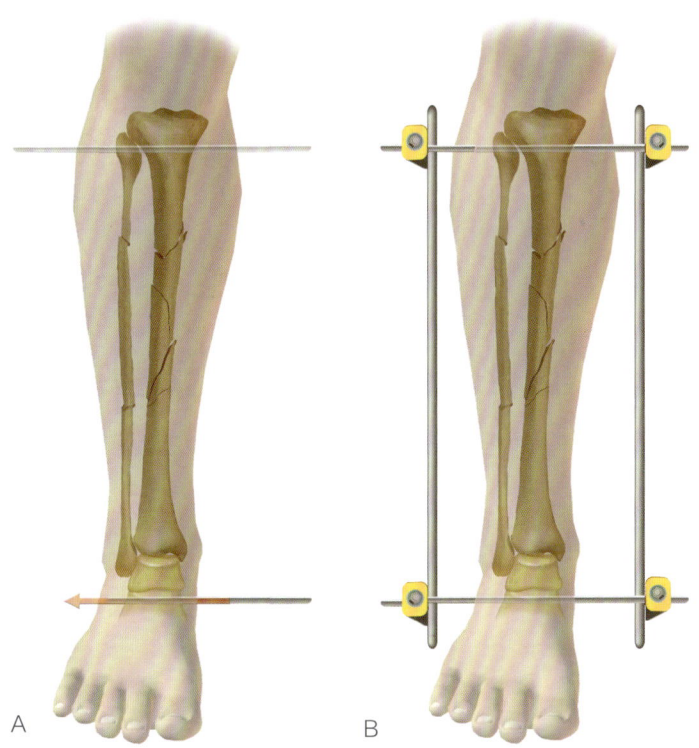

技术图7 A、B. 跨关节两针固定架："行进牵引"与内侧和外侧杆的连接，用于稳定各种条件的临时的固定架。

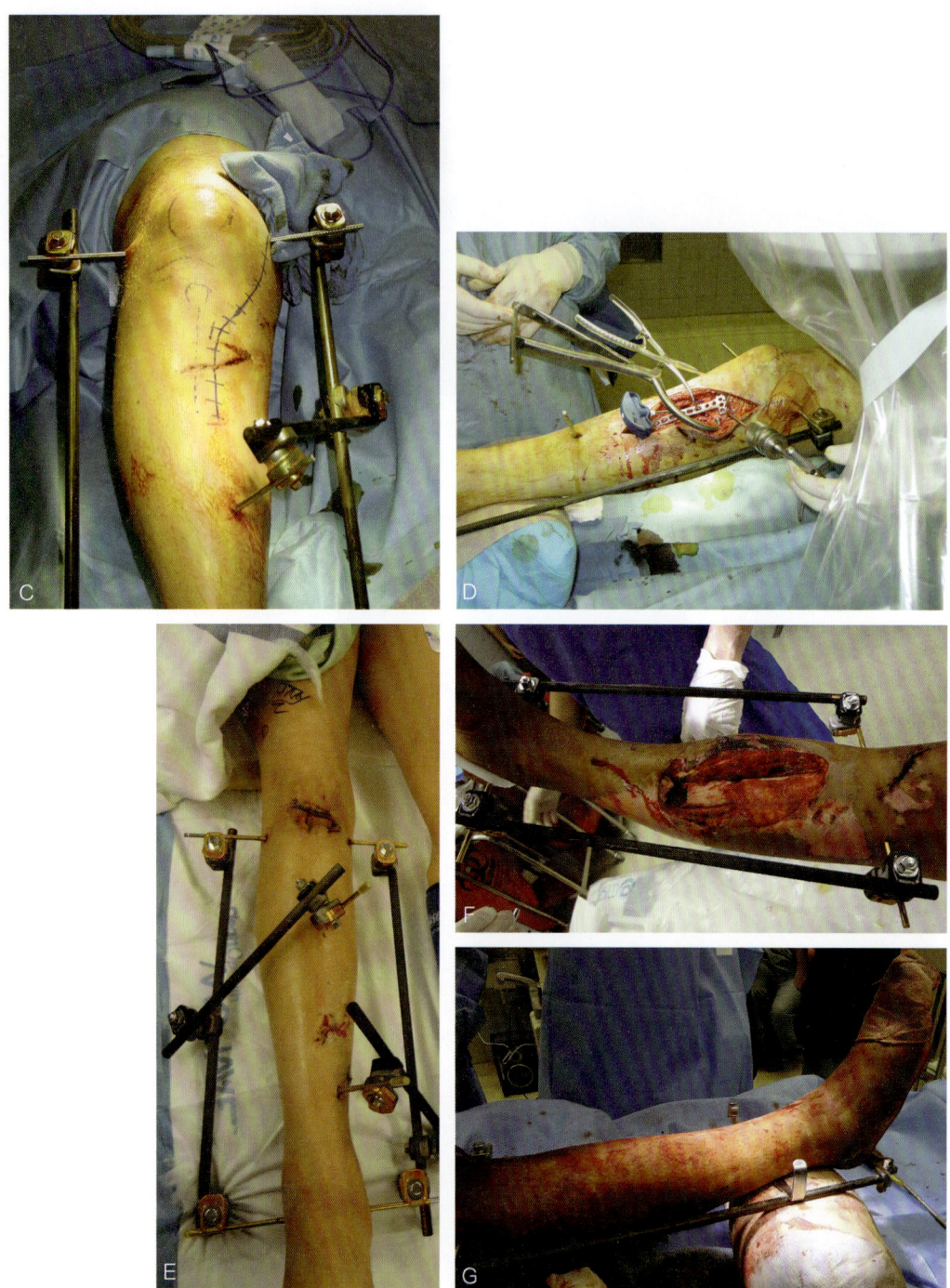

技术图7（续） C、D. 两针固定架用于稳定严重的平台骨折。将第3个钉插入胫骨远端1/3，以提供额外的稳定性。框架在二次手术时直接准备在手术区域中，以使用内侧支撑板最终稳定骨折。E. 改良的两针固定器，在骨折的上方和下方放置一根额外的半针，以在髓内钉固定之前增加稳定性。F. 跨关节的两针框架可为严重的开放性胫骨骨折（软组织和骨丢失）提供初步稳定，这样可以减轻伤害并允许进行其他分期治疗。G. 以前使用的简单的两针框架，在髓内钉固定时用作辅助复位。

要点与失误防范

固定针的放置	• 应明确软组织受损、开放性伤口和在CT扫描中发现隐匿性骨折线的区域。防止任何相关的针道感染累及骨折部位。计划支架构架,允许进行多次清创术,随后的软组织重建以及确定的辅助内固定转换。必须将固定钉放置在远离受伤区域的地方,以避免可能的钉部位污染手术区域(在置入钉之前在皮肤上标记切口)
钉置入技术	• 充分松解皮肤,以避免钉周围的软组织牵拉。钉用小纱布包裹,以稳定的钉-皮肤界面,避免过度活动以及组织坏死和感染的发生
临时支架需要膝关节、腿、足踝和足的辅助夹板	• 临时跨关节固定架强度不够,需要额外的夹板将其保持在中立位,防止马蹄挛缩。或者,在跖骨置钉,支架固定至足,以保持踝中立位

术后护理

- 手术后应立即在钉道处加压包扎敷料,以稳定钉-皮肤界面,从而尽量减少钉-皮肤界面的运动,因为这会导致坏死碎片的形成。
- 一旦固定钉处愈合,可在10天至2周内拆除敷料。
- 如果采用合适的置钉技术,每个钉道将完全愈合。一旦愈合,即可淋浴[10]。
  - 有时可能需要用稀释的过氧化氢和生理盐水冲洗钉周围,去除钉孔周围硬痂。
- 软膏不应用于钉护理,因为它们会抑制正常皮肤菌群,改变正常皮肤细菌,可能导致重复感染或钉位点定殖。
- 如果需要钉道引流,应每天进行3次钉道护理。
  - 可通过重新加压包扎以尽量减少钉-皮异常运动。
- 标准化的流程包括:预清洗后外固定架,酒精清洗,碘伏消毒料。干燥后下肢和外支架直接覆盖到的手术区域,进行额外的手术不增加术后伤口感染。
- 使用外固定支架做最终治疗时,需要对X线片进行仔细检查,以确保在取出支架之前骨折已完全愈合。可通过CT扫描、超声和骨密度测量,以确定骨折愈合的充分性。
  - 一般情况下,患者应完全负重,骨折部位疼痛最小。该外固定架应充分动力化,由患者的肢体受力,而不是外固定架。

结果

- 采用跨关节外固定架对高能量的胫骨平台和胫骨Pilon骨折进行分期处理,使软组织得以恢复,降低了软组织并发症的总体发生率。软组织恢复后用手术固定,复杂平台骨折的感染率低于5%,复杂Pilon骨折的感染率低于7%。
- 未见与临时外固定架单独相关的严重并发症。
- 对于开放性胫骨骨折,在早期(受伤后21天),由外固定支架转为髓内钉固定,已经证明是一种安全有效的治疗方法。
- 早期软组织覆盖和闭合是迟发感染的主要决定因素,强调有效的软组织管理和开放损伤的早期闭合。
- 与髓内钉相比,外固定治疗开放性胫骨骨折的畸形愈合率更高。骨愈合率没有差别。外固定组感染率略高。
  - 影响结果的主要因素似乎是软组织损伤的严重程度,而不是治疗方式的选择。对于最严重的软组织损伤或创伤污染的患者,外固定是首选的方法。

并发症

- 钉道并发症包括钉道炎症、慢性感染、松动或金属疲劳失效。
  - 轻微的钉道炎症需要更频繁的钉道护理,包括使用温和的肥皂或半强度的过氧化物和生理盐水进行日常清洁。
  - 脓性分泌物发炎的钉区需要抗生素和持续的钉区日常护理。
- 严重的钉道感染包括浆液性或浆液性脓性引流,伴有红肿、炎症,同时X线显示近、远骨皮质溶解。
  - 一旦双皮质受累发生骨溶解,应立即取出钉,并清创钉道[5]。
- 钉子取出后的晚期畸形通常表现为肢体的逐渐偏移。这种情况经常发生,如果患者和外科医生变得"固定架疲劳",导致在愈合完成之前框架移除。
  - 应注意不应过分保守,将固定架保留过长时间,以确保骨折愈合。
- 当发生迟发性畸形时,除非及早发现塌陷并重新安装支架,否则其结果通常不能令人满意。
  - 如果不治疗,导致的畸形愈合需要行二次截骨术。
  - 早期发现延迟愈合通常需要辅助植骨治疗早期开放性骨干骨折。

(秦晖 译,鲍琨 审校)

参考文献

[1] Behrens F, Johnson W. Unilateral external fixation: methods to increase and reduce frame stiffness. Clin Orthop Relat Res 1989;(241):48-56.

[2] Chao EY, Aro HT, Lewallen DG, et al. The effect of rigidity on fracture healing in external fixation. Clin Orthop Relat Res 1989;(241):24-35.

[3] Della Rocca GJ, Crist BD. External fixation versus conversion to intramedullary nailing for definitive management of closed fractures of the femoral and tibial shaft. J Am Acad Orthop Surg 2006;14(10) (suppl):S131-S135.

[4] Egol KA, Tejwani NC, Capla EL, et al. Staged management of highenergy proximal tibia fractures (OTA type 41): the results of a prospective, standardized protocol. J Orthop Trauma 2005;19: 448-455.

[5] Green SA. Complications of External Skeletal Fixation: Causes, Prevention, and Treatment. Springfield, IL: Charles C Thomas, 1981.

[6] Haidukewych GJ. Temporary external fixation for the management of complex intra- and periarticular fractures of the lower extremity. J Orthop Trauma 2002;16:678-685.

[7] Kenwright J, Richardson JB, Cunningham JL, et al. Axial movement and tibial fractures: a controlled randomised trial of treatment. J Bone Joint Surg Br 1991;73B:654-659.

[8] Laible C, Earl-Royal E, Davidovitch R, et al. Infection after spanning external fixation for high-energy tibial plateau fractures: is pin siteplate overlap a problem? J Orthop Trauma 2012;26(2):92-97.

[9] Lenarz C, Bledsoe G, Watson JT. Circular external fixation frames with divergent half pins: a pilot biomechanical study. Clin Orthop Relat Res 2008;466(12): 2933-2939.

[10] Lethaby A, Temple J, Santy J. Pin site care for preventing infections associated with external bone fixators and pins. Cochrane Database Syst Rev 2008;(4):CD004551.

[11] Marsh JL, Bonar S, Nepola JV, et al. Use of an articulated external fixator for fractures of the tibial plafond. J Bone Joint Surg Am 1995;83A:733-736.

[12] Nho SJ, Helfet DL, Rozbruch SR. Temporary intentional leg shortening and deformation to facilitate wound closure using the Ilizarov/ Taylor spatial frame. J Orthop Trauma 2006;20(6):419-424.

[13] Sirkin M, Sanders R, DiPasquale T, et al. A staged protocol for soft tissue management in the treatment of complex pilon fractures. J Orthop Trauma 1999;13:78-84.

[14] Watson JT, Moed BR, Karges DE, et al. Pilon fractures: treatment protocol based on severity of soft tissue injury. Clin Orthop Relat Res 2000;375:78-90.

[15] Ziran BH, Morrison T, Little J, et al. A new ankle spanning fixator construct for distal tibia fractures: optimizing visualization, minimizing pin problems, and protecting the heel. J Orthop Trauma 2013;27(2):e45-e49.

第32章 发育成熟胫骨的髓内钉固定术
Intramedullary Nailing of the Mature Tibia

Mark A. Lee, Jonathan G. Eastman, and Brett Crist

定义

- 髓内钉技术通常用于闭合性和开放性移位胫骨骨干骨折。
- 髓内钉的适应证可延伸至胫骨干骺端和远端骨折,包括与单纯关节受累有关的骨折。
- 传统的髌周入路和半伸展入路均用于获得胫骨骨折的入路。

解剖

- 三角形胫骨近端内侧最窄,冠状面上胫骨近端内侧皮质倾斜。胫骨的髓腔出口在外侧关节突起的边缘。由于这种复杂的近端解剖结构,使得胫骨干骺端的内侧或中心插钉的矢状面空间较小。内侧插钉,前内侧干骺皮质可以使钉子偏转,造成外翻变形。由于这些因素,倾向于一个更靠外侧的插钉点是有利的。
- 髌腱止点于胫骨结节,在近端骨折中牵拉近端骨折块,这种移位随着膝关节的进一步屈曲而加重,而屈曲膝关节通常是获得合适的髓内钉开口所必需的(图1A)。
- 在胫骨的前外侧可触及"Gerdy结节":前间室肌群的起点也是髂胫束止点。除了髌腱的变形力外,前间室肌和髂胫束也会导致短缩和外翻畸形,这些畸形在近端骨折更为常见。
- 胫骨前嵴对应于胫骨的垂直外侧面,当它是可触及时,是一个很好的参考解剖标志和钉路径(图1B)。
- 胫骨前内侧表面位于皮下,经常是外伤性开放伤口的部位。
- 胫前神经血管束和胫前肌腱在远端前后交锁螺钉的路径上,将钉内旋可降低医源性神经损伤的风险[3](图1C)。
- 在所有胫骨髓内钉插入技术中,尤其是在外侧髌旁入路和经髌腱入路术中,Hoffa脂肪垫和内侧韧带通常受到损伤[27,34]。

发病机制

- 胫骨骨折可能是由于高能量损伤机制造成的,如行人被机动车撞伤。然而,许多骨折是由于能量机制较低造成的,如老年患者的简单跌倒,或是年轻患者的骨骼质量差或运动相关损伤(足球运动员常见)[6]。
- 低能量损伤骨折组中,老年患者更容易因简单跌倒而出现粉碎性和开放性骨折。

自然病程

- 胫骨畸形愈合的长期结果在创伤文献中没有明确的定论。
  - 胫骨骨折畸形愈合与同侧膝关节和踝关节炎之间的联系较弱[12,19,32]。
- 有58%的病例在髓内钉术后出现膝关节疼痛。疼痛常见于前侧,与活动相关,并且跪地加剧疼痛[6,11]。
  - 大约50%的患者在移除内植物后膝关节疼痛得到改善[6]。
  - 起始点与膝关节疼痛之间的相关性还没有定论,传统起始点和半伸直位起始点(即髌骨上)之间的对比研究仍在进行。

病史和体格检查

- 了解损伤机制和损伤发生的环境,对于评估患者发生并发症和骨筋膜室综合征的风险非常重要。对于开放性骨折,它可以帮助确定预防性抗生素治疗的选择。
- 所有因高能量创伤机制导致胫骨骨干骨折的患者,应接受标准创伤高级生命支持(ATLS)方案,以彻底检查是否存在危及生命和其他肢体的损伤。75%的胫骨开放性骨折患者合并其他损伤[1]。
- 为了评估患者潜在并发症的风险,应调查其他医疗条件,包括糖尿病、肾病、感染性关节炎、吸烟(可延长40%治愈时间)和外周血管疾病[4]。
- 了解患者的正常活动和职业要求也很重要,以便让他们对何时能够恢复这些活动有合理的预期。
- 骨折部位疼痛、肿胀和畸形是胫骨骨折患者的常见症状。
- 彻底检查皮肤对避免遗漏开放性骨折伤口很重要。
- 评估软组织包膜是否有擦伤、挫伤和骨折水疱,有助于确定是否可以一期治疗,或者是否需要分期或延迟治疗。

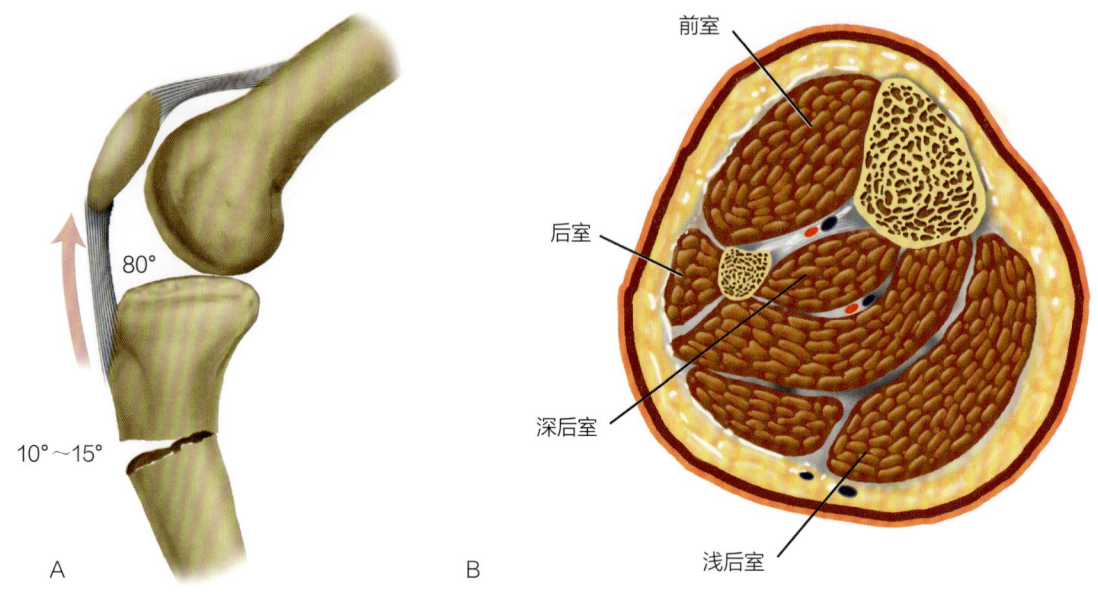

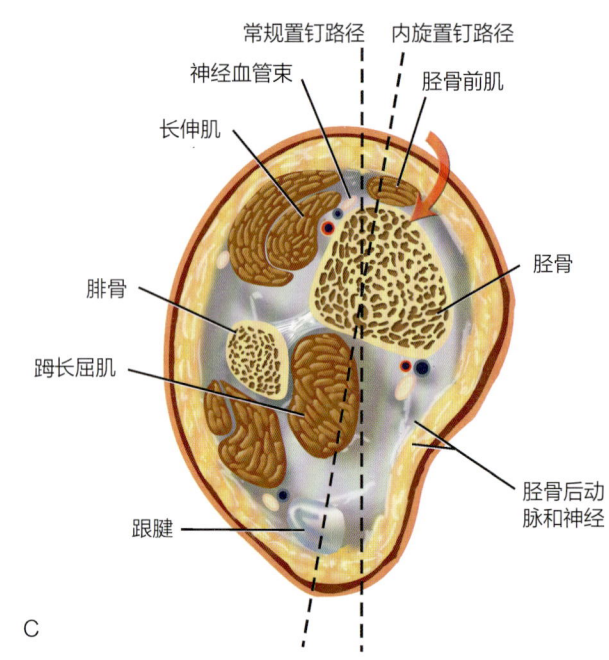

图1 A. 干骺端骨块在膝关节屈曲后，因髌腱牵拉过伸。B. 胫骨前嵴皮下可触及，代表胫骨的垂直外侧边界。触诊可以帮助初始的导线定向。C. 在远端放置锁钉时，前神经血管结构处于危险之中；内旋可能会降低动脉损伤的风险。

- 详细的神经血管检查对于避免与骨筋膜室综合征相关的灾难性并发症至关重要,骨筋膜室综合征可发生在闭合性和开放性骨折中（第38章）。

影像学和其他诊断性检查

- 全长正位（AP）和侧位平片是充分评估胫腓骨的必要条件。胫骨和腓骨的全面视图有助于评估合并骨折脱位以及任何先前存在的畸形或内植物。
  - 膝关节和踝关节的正侧位影像图片需要排除关节受累。
- 轴位CT扫描可用于近端和远端骨折,排除骨折延长至关节内。
  - 骨折不移位较常见。
  - 枪伤可能需要CT评估,以排除关节内子弹碎片存留和骨折延长至关节。
- MRI对大多数干骺端或骨干骨折无效。
- 骨折复位后的踝肱指数（受伤小腿的踝部动脉收缩压除以肱动脉的收缩压）应用于排除严重移位骨折或严重软组织损伤骨折中的血管损伤。小于0.9的数值可能表示血管损伤,需要进一步检查[18]。

- 使用商用手持式单棒监护仪或与压力监护仪连接的接口导管（使用动脉线设置）评估筋膜室压，适用于肿胀严重或加重、无法配合体检和询问的患者。
  - 观察所有胫骨骨干骨折患者的骨筋膜室综合征早期征兆。
  - 不排除开放性骨折发生骨筋膜室综合征的可能。
  - 测量舒张压和筋膜室组织压之间的压差，小于30 mmHg 的压差是四个骨筋膜室切开减压术的指征[17]。

非手术治疗

- 非手术治疗指的是不需要皮瓣覆盖的闭合性和开放性骨折患者，骨折没有过度的短缩或不可接受的成角，可使用石膏固定（图2）。
- 完整的腓骨伴轴向不稳定胫骨骨折（即短斜行骨折、蝶形骨折块或粉碎性骨折），有短缩和内翻畸形的风险，是非手术治疗的相对适应证。
- 在高能量骨折中，非手术治疗的畸形愈合和骨不连发生率较高[2,9]。
- 关节僵硬，尤其是后足僵硬，是所有不同类型长期固定的常见症状[7,22]。
- 最初的治疗包括2周的长腿夹板，然后转为2~4周的长腿石膏。
  - 当最初的肿胀消退，患者逐渐发展为髌腱或功能性支具，允许和鼓励负重。
  - 在治疗的第1个月内，每隔1~2周对X线片进行评估，以确定是否能维持可接受的对线。

手术治疗

分型和适应证

- 胫骨骨折通常根据AO协会和骨科创伤协会（AO/OTA）分类进行分型（表1）。
- 胫骨骨折的髓内钉固定几个相对公认的适应证和禁忌证（表2）。
- 对患者软组织覆盖的彻底评估，将确定患者何时可以进行最终固定。
- 整个胫骨和腓骨的完整正侧X线片，对于确定患者的髓腔是否足够大以容纳髓内钉（约8 mm），以及判断任何可能妨碍放置髓内钉的先前存在的畸形非常重要。大多数现代空心钉设计开始于直径8 mm左右。完整的X线片也可确定是否有近端或远端关节受累。
  - 术前测量髓腔和胫骨长度将有助于确定可使用哪种尺寸的钉子。
    - 侧位片是测量适当钉子长度最准确的方法。

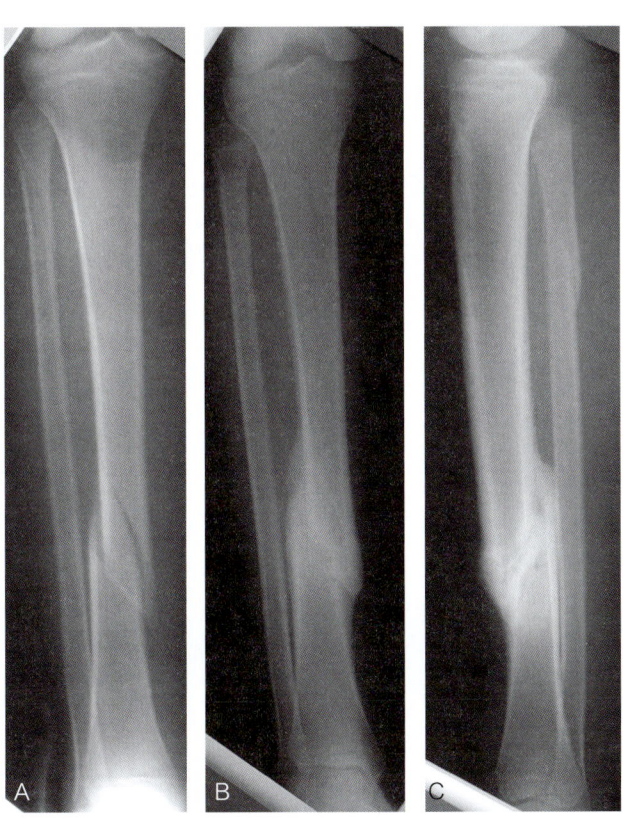

图2　A~C. 斜行胫骨干骨折未经手术治疗愈合（版权：Paul Tornetta Ⅲ, MD）。

表1　胫骨骨干骨折的AO/OTA分型

分型	描述	插图	分型	描述	插图
42-A	简单骨折		42-B3	粉碎楔形骨折	
42-A1	螺旋形骨折		42-C	复杂骨折	
42-A2	斜行骨折（≥30°）		42-C1	复杂螺旋形骨折	
42-A3	横行骨折（<30°）		42-C2	复杂多节段骨折	
42-B	楔形骨折		42-C3	复杂不规则骨折	
42-B1	螺旋楔形骨折				
42-B2	折弯楔形骨折				

表2　胫骨骨折髓内钉固定的适应证和禁忌证

适应证
- 高能量损伤
- 中、重度软组织损伤,不适宜石膏或支具固定
- 成角畸形≥5°~10°
- 旋转畸形≥5°~10°
- 短缩>1 cm
- 移位>50%
- 同侧腓骨同水平线骨折
- 完好的腓骨
- 骨筋膜室综合征
- 同侧股骨骨折
- 无法维持复位
- 年龄较大,无法使用石膏或支具进行管理

禁忌证
- 髓内管直径<6 mm
- 髓腔严重污染
- 严重的软组织损伤,无法确定是否能保肢
- 先前存在的畸形妨碍了钉子插入
- 同侧全膝关节置换术或膝关节融合术后
- 严重关节受累
- 前交叉韧带重建术后

经允许引自 Baumgartner M, Tornetta P, eds. Orthopaedic Knowledge Update: Trauma 3. Rosemont, IL: American Academy of Orthopaedic Surgeons, 2005; Schmidt A, Finkemeier CG, Tornetta P. Treatment of closed tibia fractures. In: Tornetta P, ed. Instructional Course Lectures: Trauma. Rosemont, IL: American Academy of Orthopaedic Surgeons, 2006:215-229。

- 在正位和侧位上测量骨干的最窄直径,将确定合适的钉子直径及是否需要扩髓。
- 在粉碎性骨折或开放性骨折伴骨丢失的情况下,可以使用未受伤胫骨的正侧X线片作为模板来确定适当的长度、对齐和旋转。

体位
- 标准为仰卧位。
- 骨折手术台可与足部牵引、跟骨牵引或关节镜用腿部固定器一起使用,可在没有助手的情况下提供机械牵引。然而,膝关节过度屈曲是困难的,对于近端骨折导丝插入角度非最佳[16](图3A)。
- 患者被放在可透视手术台上的下列位置之一:
  ○ 取仰卧位,患肢无固定(图3B)
    - 机械牵引有助于在腿部自由悬垂时实现复位(图3C、D)。
    - 近端靠后以斯氏针(图3E)从平行于胫骨平台内侧到外侧插入。
    - 远端以斯氏针(图3F)平行于踝关节插入,低于钉子的末端。
  ○ 取仰卧位,腿弯曲在靠垫或可透视三角垫上(图3G)。
    - 最大限度的膝关节屈曲可更容易达到最佳起始位置和插入方向,该方向接近与胫骨前缘平行的路径。

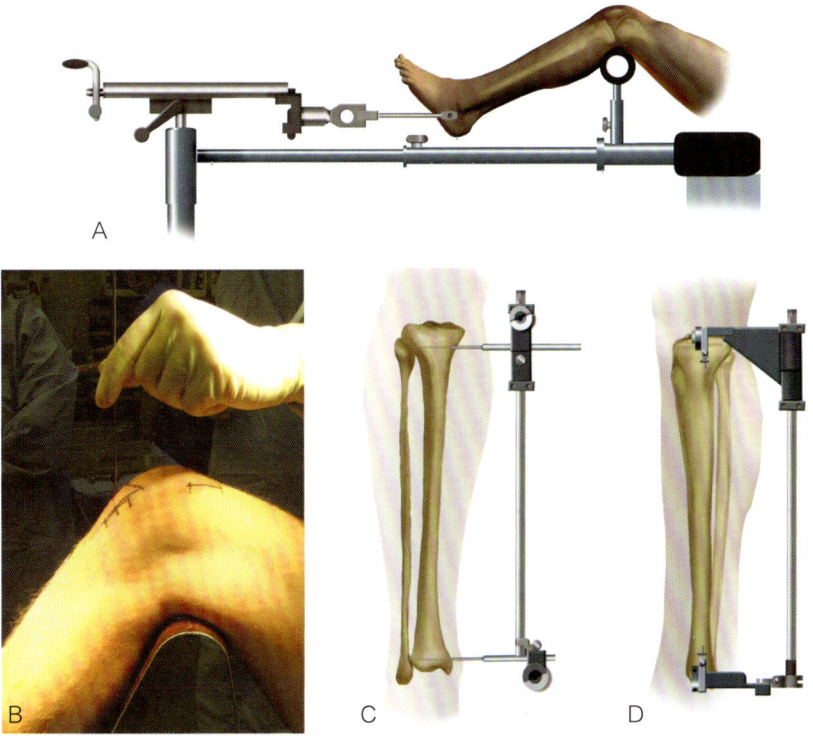

图3　A. 骨折的腿位于骨折台上的跟骨骨骼牵引中,这样可提供出色的机械牵引力,但会限制四肢的活动性,尤其是屈膝。B. 膝关节弯曲在定位三角形上,以准备进行手术。C、D. 使用具有近端和远端半针的机械牵张装置,可以复位胫骨骨折。

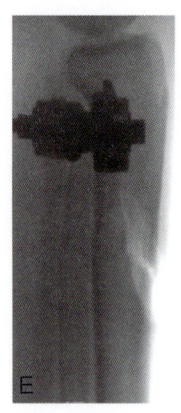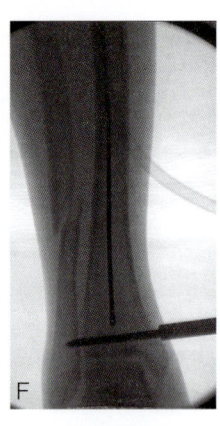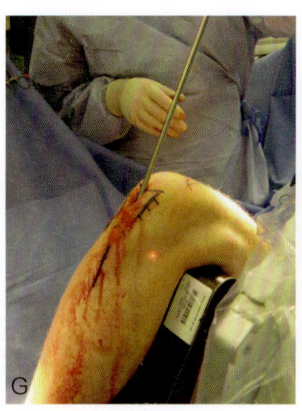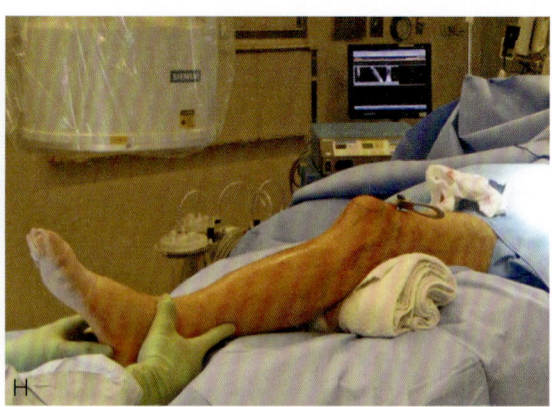

图3（续） E. 可以在钉道后面放置一枚半钉。F. 远侧半钉正好位于远端关节面的近端，并与之平行，有助于对齐远侧骨折，并且位于钉远端以下。G. 膝关节在三角架上最大限度地弯曲，获得合适的起始导线插入角度。H. 半伸直位的典型体位，小的枕垫限制膝关节屈曲，并易于骨折的复位和透视。

- 半伸直入路体位。
  - 对于近端骨折，将膝关节伸直至20°~30°，抵消髌腱的拉力，有助于减少这些骨折的典型屈曲畸形[26]。可以使用可透视三角垫或靠枕（图3H）。

切口

- 使用透视法确定哪种方法可以使起始点刚好位于正位上胫骨外侧嵴的内侧缘和侧位关节前缘[27]。可以使用导丝评估胫骨解剖轴和适当起始点之间的关系（图4）。外旋图像在选择理想的起点时可能会产生误导[33]。
- 对于骨干和远端干骺端骨折，以下任何一种方法都是合适的。如前所述，患者的解剖和骨折畸形可用于确定哪种方法更合适的起点位置。
  - 髌旁内侧入路。
  - 经髌腱入路（回顾性研究表明，这种方法增加了膝关节疼痛的可能性，一些外科医生可能会避免采用这种方法[11,21]。然而，其他回顾性研究和最近的前瞻性研究发现，膝关节疼痛与所用的手术方案没有关联[5,29-31]）。
  - 髌旁外侧入路。
- 骨干端和干骺端之间的骨折。
  - 外侧髌旁入路可以在更外侧的位置放置导丝和钉子，这有利于对抗与这些骨折相关的外翻畸形。它还允许在相似的膝关节过度弯曲的位置放置髓内钉。
    - 半伸直位有助于复位与这些骨折相关的屈曲畸形。
    - 如果外科医生不熟悉髌上入路，且对特殊器械不熟悉，则可使用不完全的或正式的髌旁内侧入路。
    - 如果进行髌上入路，则使用上内侧或上中线切口，并需要特殊器械。
    - 所有手术入路均在膝关节处于半伸直位的情况下进行。

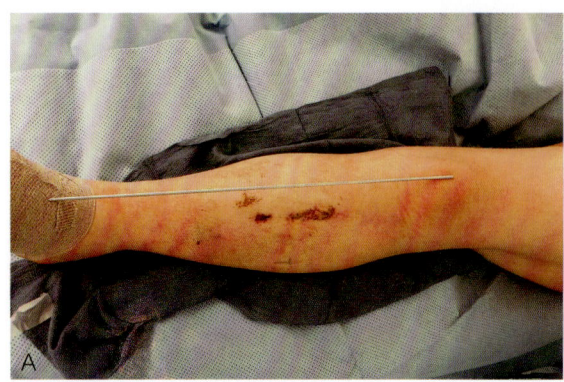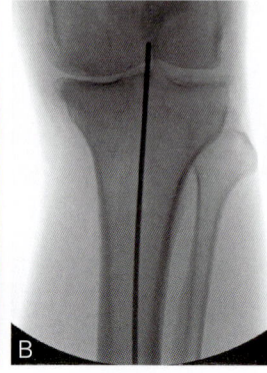

图4 临床和透视检查示例，演示了使用导丝确定胫骨解剖轴和合适的起始部位。A. 沿胫骨嵴放置的导丝。B. 相关的透视正位片，显示在胫骨外侧嵴内侧的导丝。

手术入路

髌旁内侧肌腱入路
- 触摸并标记髌腱内侧缘（技术图1，A线）。
- 在髌腱内侧边缘切开皮肤。
- 暴露全层皮瓣。
- 分离到支持带。
- 然后分离支持带，髌腱做横行牵引。
- 不要切开关节囊。

经髌腱入路
- 触摸并标记髌腱内外缘、髌骨下缘和胫骨结节（技术图1，B线）。
- 从髌骨下缘开始切开皮肤，并延伸到髌腱中部远端。
- 暴露全层皮瓣。
- 在中线切开腱周组织，提起内侧和外侧皮瓣以确定髌腱的边缘。
- 在髌腱中线做一个全层切口。不要切开关节囊，避免损伤切口下缘半月板。

髌旁外侧入路
- 触摸并标记髌腱外侧缘（技术图1，C线）。
- 在髌腱外侧缘切开皮肤。
- 暴露全层皮瓣。
- 分离到支持带。
- 分离支持带，将髌腱向内侧牵拉。
- 不要切开关节囊。

半伸直入路[26]
髌内侧入路
- 可以使用标准中线或稍微偏内皮肤切口（技术图2）。
- 暴露全层皮瓣。
- 切断股四头肌腱的远端，在内侧留下一个2 mm的肌腱残留，以便稍后修复。
- 在髌骨周围做一个正式的髌内侧关节切开术，留下一个2 mm的关节囊和支持带，以便稍后修复，并继续沿着髌腱的内侧边界分离。

髌上入路[28]
- 髌上入路需要特殊的钉插入器械和套管，用于放置导针和扩孔。
- 皮肤切口位于髌骨的上内侧边缘（技术图3）。
  - 暴露全层皮瓣。
  - 做一个大到足以放置特殊器械的上内侧关节切开术。
- 从髌骨上极的中线向上延伸，可以做另一个皮肤切口（技术图1，E线）。
  - 暴露全层皮瓣。
  - 在中线切开股四头肌腱，从髌骨上极向上延伸，然后进行关节切开。
  - 活动髌骨，清除髌股关节内的任何粘连。

关节外伸直入路[14]
- 半伸直位髓内钉的目的是保留膝关节关节滑膜。
  - 根据髌骨松弛程度选择内侧或外侧髌旁入路。
  - 弧形切口从髌腱近1/3的内侧缘开始，向下延伸至髌

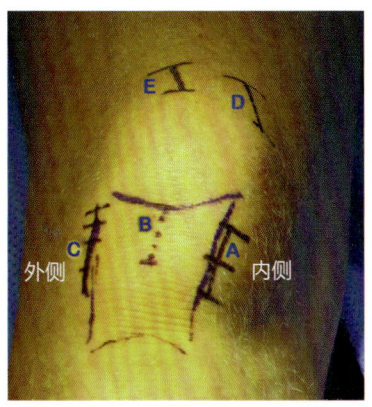

技术图1　与髌骨和髌腱相关的手术切口选择。A. 髌腱内侧切口。B. 经髌腱切口。C. 髌腱外侧切口。D. 髌上内侧切口。E. 髌上切口。

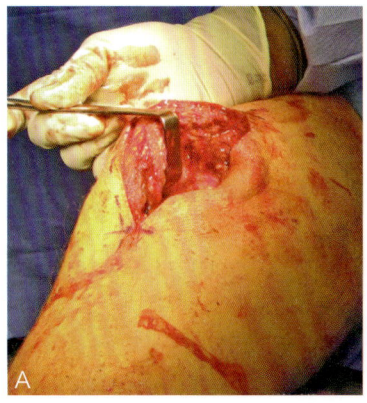
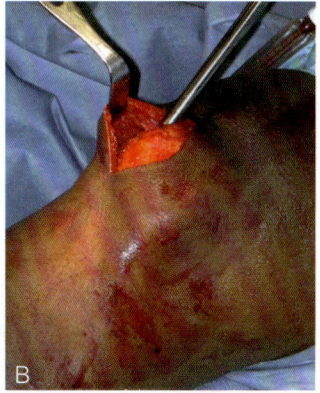

技术图2　A. 正式的髌旁内侧入路可轻松行髌骨半脱位和定位开口点，但需要进行大量解剖。B. 替代方法是有限的内侧入路（图B版权：Paul Tornetta Ⅲ, MD）。

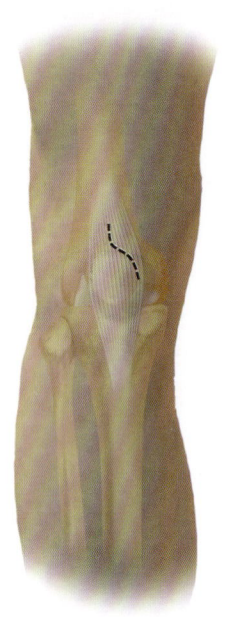

技术图3 部分髌旁关节切开，使髌骨半脱位，以进行半伸直位置钉（版权：Paul Tornetta Ⅲ, MD）。

骨内侧缘，然后延伸至近端水平。
- 从支持带上分离滑膜，迅速分开支持带。

标准髓内钉

放置初始导丝

- 将腿悬空，包括大腿近端。将腿向远端悬垂可以限制膝关节的弯曲，因为悬垂是束在一起的。
- 将膝关节弯曲到靠垫或可透视三角上。
  - 手术入路时可使用填充式大腿止血带并充气，但在扩髓时止血带不得充气，因为有可能对髓腔造成热损伤。因此，通常省略止血带。

- 将起始导丝放在皮肤上，并在标准的正位透视上与解剖轴和胫骨外侧嵴在X线上对齐。皮肤可以沿着导丝路径标记，以便在无透视的情况下显示解剖轴（技术图4A）。
- 进行适当的手术入路。
- 将膝关节极度弯曲，导丝与胫骨解剖轴对齐。
  - 通常，要获得合适的插入方向，需要将导丝顶到髌骨或髌骨周围组织上。
- 胫骨前嵴可触摸到，进行前侧导针定位。
- 侧位透视是必要的，以将导针放在"平点"的近端和上方，并与胫骨前皮质线平行（技术图4B）。
- 将导针插入干骺端 8～10 cm。
  - 在正侧位验证导针位置。
  - 正位导针的位置应与解剖轴一致，上部应正好位于胫骨外侧嵴的内侧。侧位应与胫骨前皮质几乎平行，应尽一切努力避免向后偏移（技术图4C）。

创建和扩孔

- 开口铰刀（与近端钉子直径匹配）通过组织套筒引入并插入，同时小心保持膝关节极度屈曲和双平面对齐。
- 如果允许膝关节伸直或不向后压迫软组织，起始孔将向前偏移，并累及近侧前皮质。
  - 不精确的扩孔技术会导致钉子前突和破坏近前皮质（技术图5）。
- 在距球头导丝远端 2 cm 处弯曲15°，以便在钢丝推进过程中进行定向控制。
  - 另外，直球头导丝可与髓内复位器械（即空心手指装置）一起使用，该器械可精确引导导丝并简化穿过骨折的通道。
- 将球头导丝引入近端骨折块，将膝关节略微伸直，用于骨折复位和器械固定。

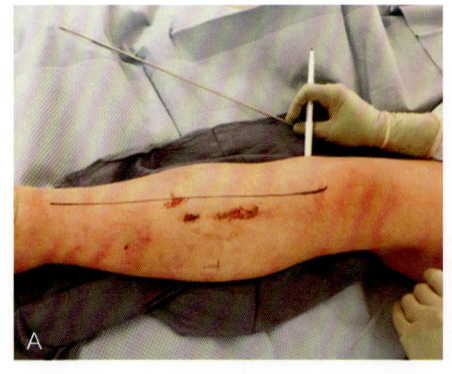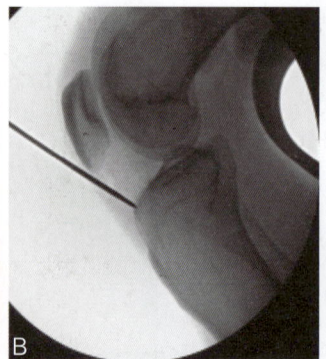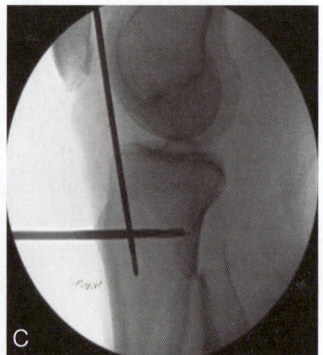

技术图4　A. 沿胫骨嵴皮肤标记，可以帮助将导丝与髓腔径对齐，并减少了透视次数。B. 在侧面透视图像上看到的理想的近端关节外起始部位在关节边缘附近。C. 理想的插入向量接近前皮质的平行路径，并最大限度地减少了钉子插入时近端骨块过伸的可能。

骨折复位

单纯骨干骨折（横断或短斜）

- 手法牵引可复位单纯横断性骨干骨折。
- 在没有助手的情况下，在体型较大的患者中，或用于临时固定时，用大型撑开器的内固定或牵引有助于复位。
- 肌肉松弛通常是有益的。
- 经皮穿复位钳的放置有助于斜行骨折和短斜行骨折，以实现解剖或近解剖复位。
  - 使用放射透视在皮肤上标记骨折的水平和方向，以便于复位夹钳的方向和皮肤切口的理想位置。
  - 用一个小的或大的点式复位钳刺穿皮肤，必须注意保持固定骨折块（技术图6A～C）。
- 一般来说，远端碎片上的尖端是靠后外侧的。

严重粉碎性骨干中段骨折

- 比较健侧肢体的放射图像，作为长度和旋转复位标志的模板。

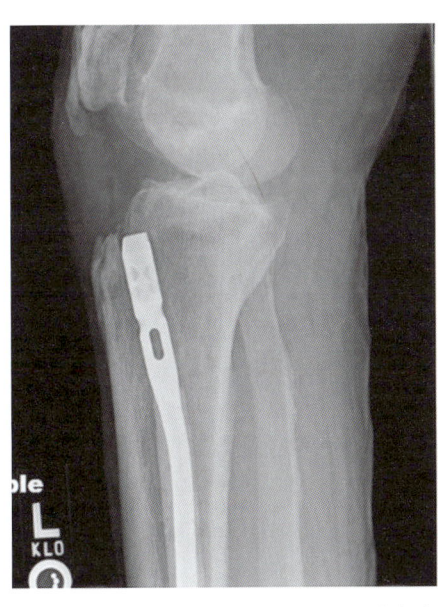

技术图5 如果在扩髓过程中不能保持屈曲，或者在进入开孔之前开始扩孔，则铰刀会破坏胫骨前皮质，导致钉道前倾。

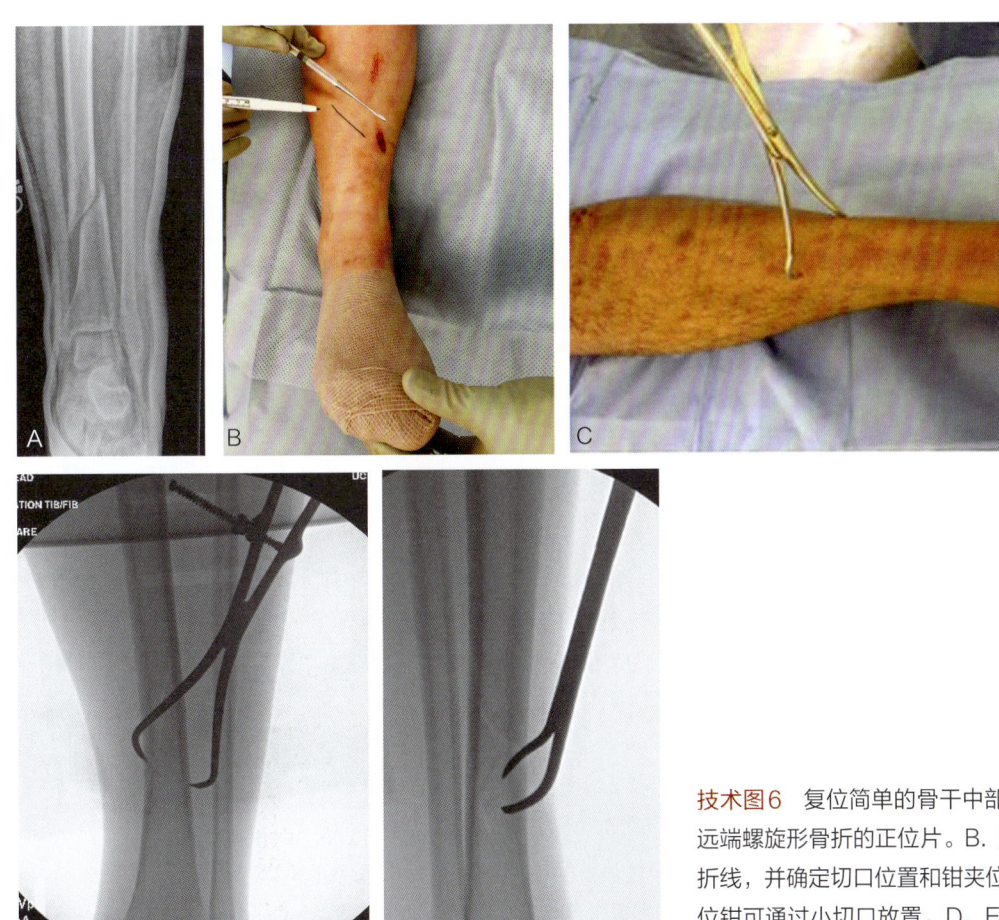

技术图6 复位简单的骨干中部骨折。A. 胫骨远端螺旋形骨折的正位片。B. 透视检查显示骨折线，并确定切口位置和钳夹位置。C. 点式复位钳可通过小切口放置。D、E. 正位片和侧位片显示经皮钳夹复位了骨折。

- 机械牵引加内侧穿针外固定非常有用。
  - 大型外固定器或大型通用牵引器同样有效。
  - 近侧斯氏针放置在胫骨平台的后方,并与之平行(技术图7A)。
  - 远端斯氏针刚好位于踝关节面上方,并平行于关节面(技术图7B)。
- 大多数钉或铰刀组中可用的髓内复位工具可用于控制近端骨折块,以使复位工具穿过骨折,从而实现骨折复位和导丝放置。

开放骨干部骨折
- 应当彻底清除失去活力的大节段和蝶形骨片,并清除软组织附件,并清除污染物。
- 这些碎片可重新引入骨折部位,用于解剖复位;在髓内钉通过并锁钉完成后,将这些碎片取出,因为它们是失活组织。
- 有时,需要使用骨凿来松解周围的碎片(技术图8A~C)。
- 如果难以复位,可使用一块小的单皮质板固定,在扩髓和置钉期间保持复位。锁钉完成后,应将板卸下(技术图8D)

插入导针
- 一旦在正、侧位上获得复位,导针通过骨折端。验证导针在正侧位上均在髓腔内,以免行进得太远而损坏髓外结构。
- 在干骺端骨折中,导针必须位于干骺端的中心。
  - 在近端和远端骨折中,可能需要使用阻挡螺钉或半钉技术以确保导针的中央定位(技术图9A)。

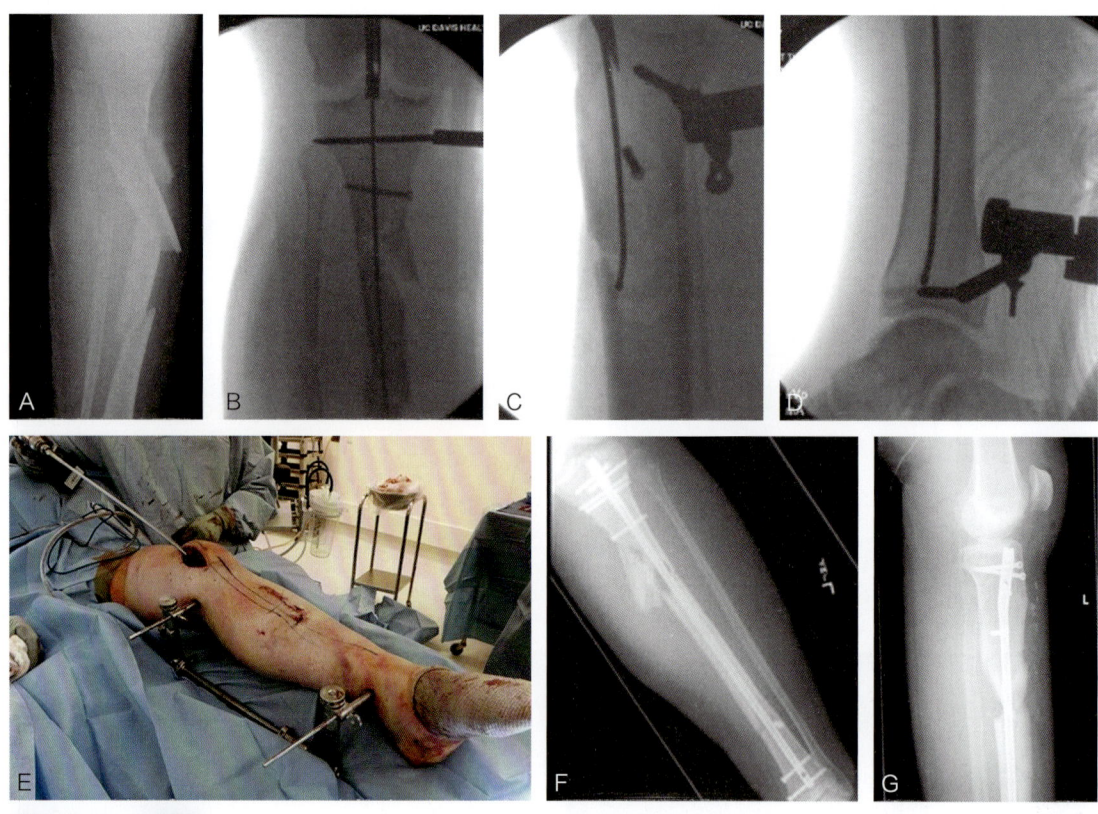

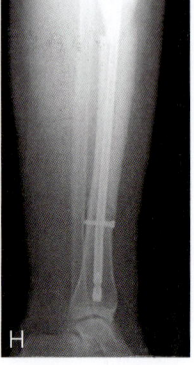

技术图7　A. 胫骨节段粉碎性骨折的正位片。B~D. 术中膝关节正侧位以及踝关节侧面片显示了适当应用大型通用牵张器,帮助复位。向后放置的半钉有助于复位骨折,并且不会阻碍钉通过。E. 临床图像显示了大型通用牵张器的应用。F~H. 术后膝关节和胫骨的正侧位片显示固定成功。

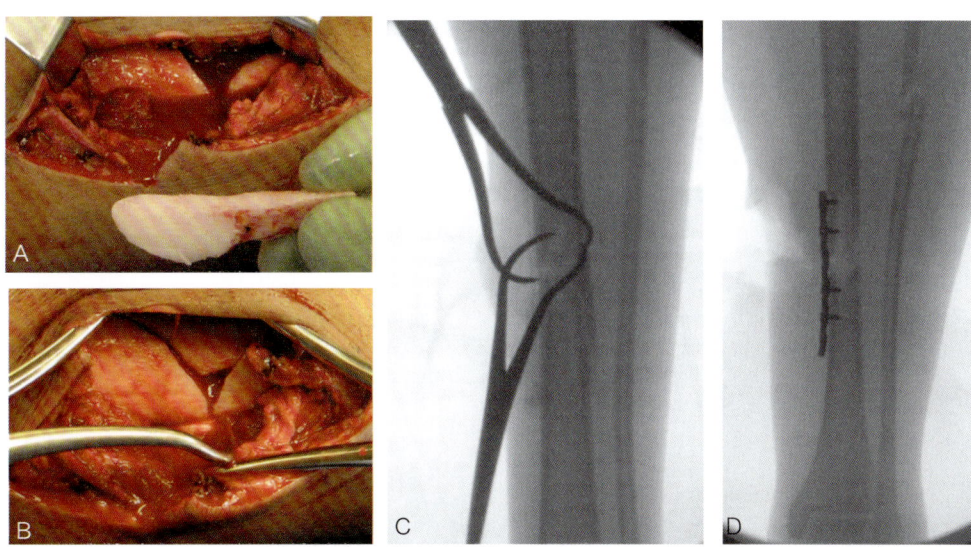

技术图8 复位开放的骨干骨折。A. 已剥离的大块骨皮质已被取出并在桌上清洗。B. 骨皮质块已被放置在骨折部位,并复位、夹紧,解剖复位骨折。C. 骨折的术中透视图像,骨折片段固定在复位位置。请注意,扩髓和置钉后,该碎片将被去除。D. 单皮质板可用于在置钉期间保持复位。

- 一旦中央定位,球头导针必须在骺线水平处插到胫骨远端关节的软骨下骨。这减少了导针在扩髓过程中移动。
- 测量钉子的长度,并应透视侧位进行验证(技术图9B)。因为在侧位片上确定关节面水平和避免钉子突出方面更为准确。
  - 另外,将相同长度的导针插入进钉点,然后精确测量导针之间的长度差。然而,这会显著增加第二根导针的成本。
- 设备制造商可提供不同长度的螺钉。当长度测量值介于两个长度之间时,请选择较短的长度。如果需要将钉尾平髓腔开口的顶部,可以使用尾帽(通常为5 mm、10 mm和15 mm)。
- 将埋头钉留在骨表面以下,不会影响中、远端骨折的稳定性,但可能使将来的拔钉难度增加。

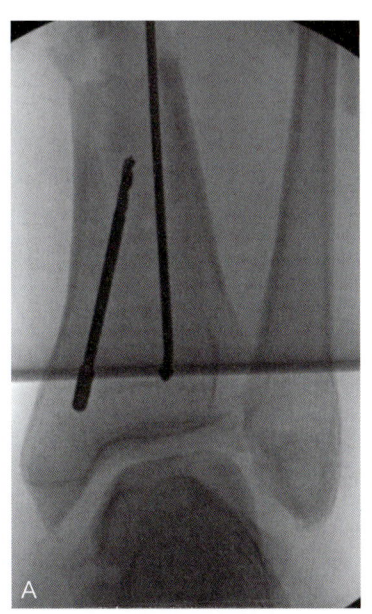 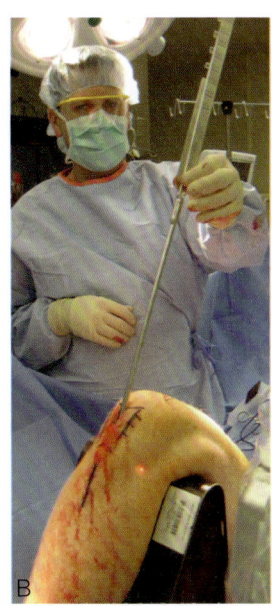 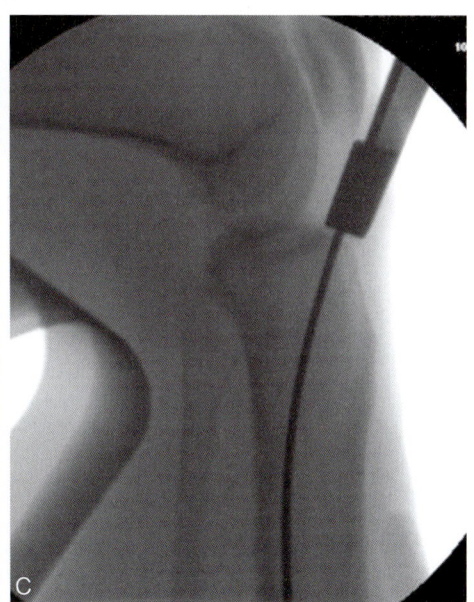

技术图9 A. 使用钻头以确保将导丝放置在干骺端骨折远端的中央。B、C. 将指测深导向器推到胫骨的开口处,并通过侧位透视进行验证。

扩髓
- 扩髓前,使用正侧位平片估计最窄的管直径。或者,扩髓钻组通常有一个允许术中透视检查的放射标尺,这应该在正侧位透视下进行。通常情况下,在峡部直径上至少扩孔1 mm,以尽量减少钉子嵌顿的风险。
- 在大多数系统中,扩髓应首先使用8.5 mm或9 mm尺寸的扩髓钻。
- 插入前应对铰刀头进行评估,并应锋利无缺陷。
- 在使用动力之前,将钻头插入近端干骺端,膝关节极度弯曲,以避免扭曲入口孔(技术图10A)。
  - 如果钻头不是实心的,而是螺旋缠绕在一起的,一定要避免在钻孔时使用反向旋转,因为如果在髓腔内遇到阻力,这会导致钻头松开。
- 换钻头时,必须注意不要无意中拔出导针。
  - 可使用多种方法,如专用仪器、药杯或清洁套管对导针施加手动向下压力(技术图10B)。
  - 一旦钻头清理了开口,就可以夹紧并固定导针(技术图10C)。
- 对于最小扩髓技术,一个单侧切割钻头(通常为9 mm)通过髓腔,以确保最小直径的钉子能够通过髓腔最窄的部分。
- 为了尽量减少对骨内膜皮质的热损伤,扩髓应在听到钻头在骨内膜皮质上卡住("颤音")后0.5～1 mm内停止。
  - 有蝶形或斜行骨折碎片时也应小心。在遇到颤振后继续扩孔可能会导致医源性粉碎性骨折和骨折移位。

不扩髓技术
- 起始孔采用标准的准备技术,骨折复位。
- 重复多次,精确评估对侧峡部直径,并选择小直径的钉子,通常为7～9 mm。
- 推荐使用比侧位片上峡部最窄测量值小1～1.5 mm的钉子。
- 如果侧位透视提示髓腔直径非常接近钉子大小,通常使用一端切割钻头进行单次扩髓,以减少钉子嵌顿的可能性。
- 以标准方式插入和打入钉子。如果当钉子到达峡部时遇到明显阻力,则移除钉子,以避免嵌顿或医源性骨折。用一个比钉子大0.5～1.0 mm的钻头通过髓腔,再次尝试通过钉子。

置入髓内钉
- 钉插入手柄连接好后,在插入钉之前,先用钻穿过近端螺钉插入附件和螺钉插入套管,以确保附件夹具准确对准。
- 在旋转插入过程中,通过将插入手柄的中心对准胫骨嵴。如果认为有必要,使用远端正侧交锁螺钉,以尽量减少对远端神经血管结构的损伤,则应考虑将钉子内旋。
  - 在置入过程中保持膝关节极度屈曲,以尽量减少贴近后皮质和医源性骨折的风险。
- 使用侧位透视将钉子打入到最终深度。

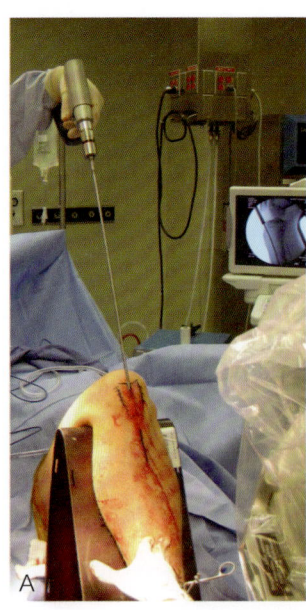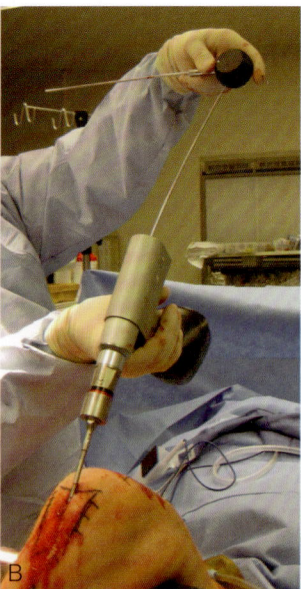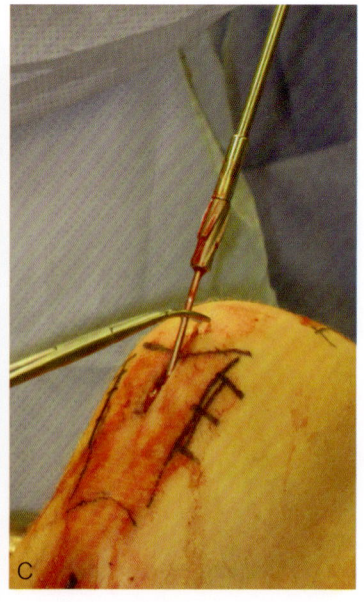

技术图10 A. 保持最大膝关节屈曲度可以防止入口孔被不慎增大。B. 如果在扩髓过程中导丝旋转,则必须防止在取出铰刀的同时,将导丝拔出。C. 当铰刀头离开软组织时,可以使用钳子夹住导丝。

置入交锁钉

- 在简单的横行骨折中,首先放置远端交锁,以便于对骨折碎片间的压缩和缩小间隙。
- 通常,远端交联锁钉从内侧到外侧放置。
- 在轻微伸直位和稳定的中立位固定患肢。
- 将C臂机旋转至侧位透视位置,并将导管从腿内侧向后拉,以便进行钻孔。
- 分别、依次旋转腿和C臂,获得一个完美的圆的图像。在试钻之前优化这个视图(技术图11A)。
- 使用钳和透视定位交联锁定孔后,切一个足够大的切口以放置锁定螺钉。使用钳子钝性分离直到骨皮质。
- 使用锋利的钻头,将钻头的中心放在圆的中心。
  - 将钻头斜靠在钉轴上,方便重新定位(技术图11B)。
- 一旦达到中心位置,将手和钻头对准成像轴。
  - 带有激光导向装置的透视有助于对准,方法是将激光对准皮肤切口的中心,然后在准备钻孔时将激光置于钻孔机背面的中心(技术图11C)。
  - 钻至胫骨矢状位中点,然后从动力装置上取下钻头并透视。
    - 如果钻头准确定位在孔的中心,用动力将钻头钻进对侧皮质。避免用锤子撞击远皮质,以避免医源性骨折。
    - 使用相同的技术钻第二个互锁孔,但保持与第一个成功钻道平行的轴。
- 检测钉道长度,并在选择螺钉长度之前检查正侧位片。
- 一旦交联锁钉长度和位置得到验证,就可以进行"回敲"以加压。
  - 使用插入手柄上的开槽锤附件,在对足施加压力以加压骨折部位的同时,可以使用上侧定向锤击。透视检查应用于监测压迫的程度和钉子的位置。如果计划进行回敲,则应稍微过度插入钉子,以避免在压缩后出现钉子突出。
- 通过钻孔导轨安置近端交锁钉。
  - 由于胫骨是三角形,斜视图可用于更准确地判断横行锁定螺栓测量的螺钉长度。
  - 如果选择了斜锁紧螺钉,则在移除插入手柄之前,应使用斜透视图,以避免放置长螺钉特别是在膝关节内侧,并避免对腓神经后外侧造成损伤。

髌旁外侧肌腱入路

- 完成所述髌旁外侧入路后,使用标准的患者体位。
- 外侧髌旁入路使导针更容易放置在正前方胫骨外侧嵴内侧,并沿着外侧皮质,以纠正外翻角度。
  - 如果没有获得标准的正位片,并且腿部外旋,起点将比预期的更偏内。
- 在可透视三角枕或靠垫上获得足够的膝关节屈曲,使导针尽可能靠近并平行于胫骨前皮质,以帮助纠正典型的屈曲畸形,这一点很重要[20]。

半伸直位入路技巧

- 半伸直入路技术的优势在于腿的位置,有助于缓和相关的屈曲畸形。
- 如前所述,将患者置于半伸直位。
- 可采用髌旁内侧入路(图2)。
  - 使用先前描述的手术入路,将髌骨半脱位,可允许放置导针、扩孔和钉子,膝关节保持在半伸直位。
  - 不需要特殊器械。
- 髌上入路[28]。
  - 可选择上内侧入路或直接髌上入路。
  - 需要特殊器械。需要哪种仪器取决于使用的特定固定系统。

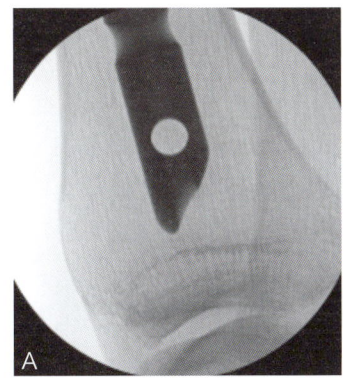 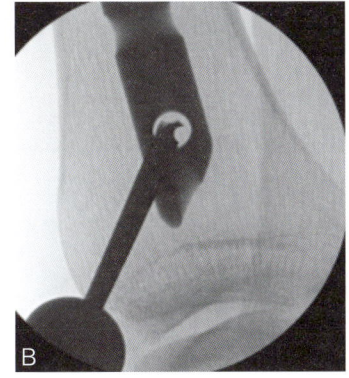 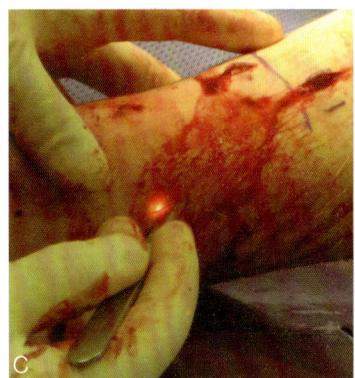

技术图11 A. 在钻孔前旋转透视机,在侧位片上获得一个完美的圆。B. 钻孔前,钻孔点必须对准完美圆心。C. 激光瞄准向导可帮助定位皮肤切口。

- 髌骨半脱位使用延长套管(技术图12A)。
- 使用放射透视将套管推进至标准起点。
- 将导针置于标准位置(技术图12B)。
- 使用开口钻、放置导丝和扩口的典型步骤均通过加长套管完成。
- 可使用标准髓内扩孔器,但延长扩孔器是有帮助的,特别是对于高个子患者。
- 在扩髓前,将骨折复位并置入导丝。
- 插入钉子需要一个特殊加长的钉子插入手柄(技术图12C)。
- 使用瞄准臂完成近端锁定螺钉插入。
- 使用标准徒手技术放置远端锁定螺钉,如前所述。

辅助复位固定技术

阻挡螺钉

- 螺钉可以穿过髓腔放置,在峡部外形成一个"假"皮质,从而缩小髓内钉的潜在空间。这有助于在放置钉子时将骨折复位,并在钉子就位后维持复位[13,24]。
- 应使用髓内钉固定装置中的阻挡螺钉,或与钉相同金属制成的螺钉。
- 阻挡螺钉可以在初次插入髓内钉之前放置,或者如果插入了钉子并且存在残余的畸形,可以移除钉子并插入阻挡螺钉。
  - 冠状面和矢状面的矫正可通过在畸形凹面处放置螺钉。
    - 为了纠正外翻,螺钉放置在外侧(技术图13A)。为了校正侧位过伸,螺钉放置在后方(技术图13B)。
  - 在透视辅助下放置适当尺寸的钻头。
  - 可用合适尺寸的螺钉代替钻头。
  - 然后将导丝插入并固定在远端。
  - 扩髓是必要的,以确保髓内钉遵循新扩髓的路径。
    - 当遇到阻挡螺钉时,只需将扩髓钻推过螺钉而不进行扩髓,这样可以避免使钻头变钝和阻挡螺钉移位。
    - 一旦通过螺钉,可继续扩髓。
    - 扩髓完成后,插入髓内钉。
    - 若位移未纠正,则需移除钉子,并可增加额外螺钉。在重新插入钉子之前,需要重新插入导丝和扩髓。
  - 穿过钉子的交锁螺钉以标准方式放置(技术图13B、C)。

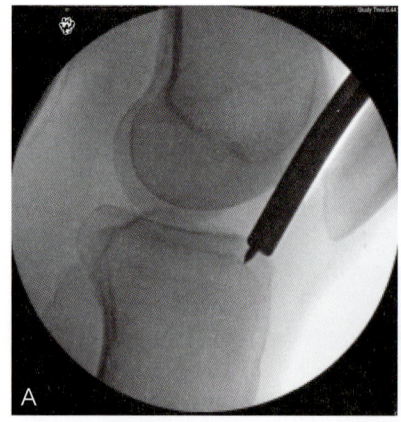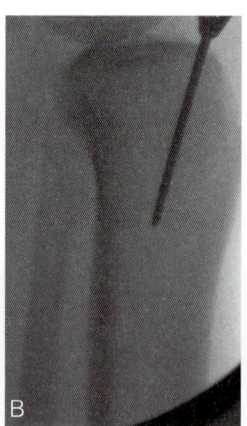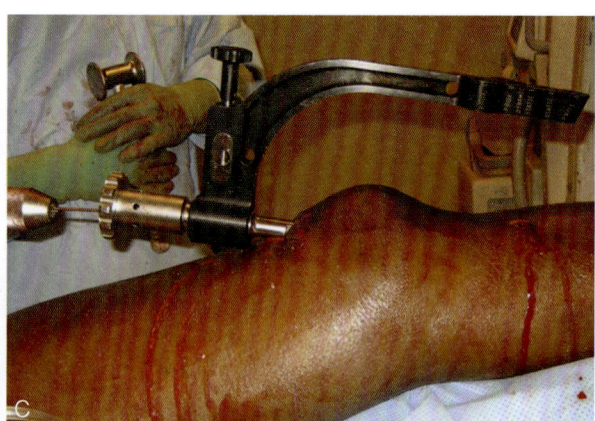

技术图12 A. 髌上入路:使用专门设计的套管使髌骨半脱位并穿过髌股关节,定位于适当的起点。B. 插入导针、插入套管开孔、导丝放置和扩髓,但不插入钉子。长扩孔钻有助于扩髓。C. 髌上技术需要专门的长插入手柄才能到达胫骨起点。

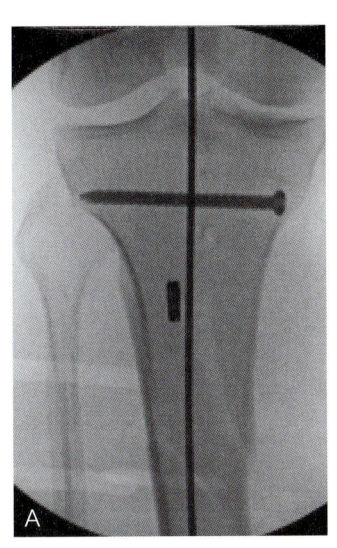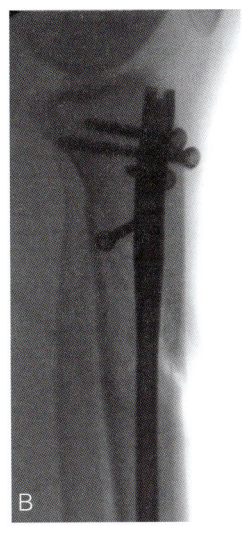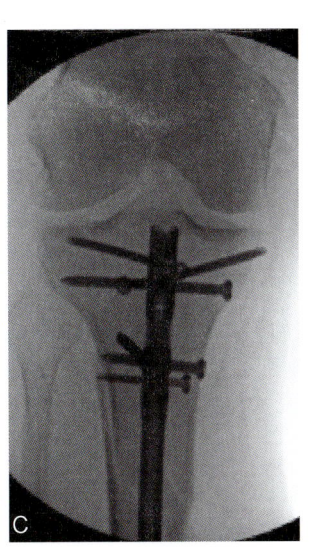

技术图13 A. 阻挡螺钉位于理想钉路径的外侧，以防止外翻变形。B. 后方阻挡螺钉通过限制前后径的有效直径来限制近端骨块的过伸。B、C. 正侧位透视显示，通过钉子放置的倾斜和由内至外的互锁螺栓。

要点与失误防范

开口点	• 起点应该在关节前缘，正好在胫骨外侧棘的内侧。对于近端干骺端骨折，从内侧和远端开始会导致外翻和屈曲畸形
将导丝居中放置	• 将导丝在正侧位透视上居中。如果没有居中，钉子将沿着扩髓钻和导丝的路径，导致畸形
测量钉的长度	• 在侧位上测量。如果在正位上测量，会导致钉过长，突出部分会引起膝关节疼痛或关节软骨破坏
股骨牵引器或外固定器复位	• 半钉可以固定在钉道之外。最佳位置在胫骨近端，靠后，远端靠近软骨下骨。近端位置太靠前，远端的位置太靠近，可能会妨碍扩髓和钉子的插入
钢板单皮质复位	• 干骺端钢板有助于稳定和维持复位，取出后会导致复位失败。然后，应移除骨干复位板，以防止骨折的刚性固定
阻挡螺钉	• 使用钉器械的交联锁钉，而不是小骨折螺钉，以避免在髓内钉通过的时候螺钉断裂 • 不要取出螺钉，因为它们可提供稳定性并有助于保持复位 • 使用钻头时要小心，因为在插入和取出时，钻头容易断裂。钉通过时可能会破坏其结构
后踝	• 术前、术中和术后对远端骨干和干骺端骨折的后踝进行严格评估 • 如果后踝骨折或关节受累漏诊，在负重的情况下可能发生踝关节半脱位或关节面移位

术后护理

- 除非有关节受累，可容许负重活动。
- 后托固定或轮椅。
- 早期进行关节活动。
- 术后2~3周拆线。
- 在6周的临床随访后进行力量训练。
  - 考虑加强股四头肌锻炼计划。
- 在6周的随访后，每隔6~8周进行一次回访，直到骨头临床和影像学检查愈合。

结果

- 非手术治疗患者的长期随访显示，患者存在持续的功能缺陷和功能障碍，包括僵硬、疼痛和肌力丧失[7,15,22,23]。

- 膝关节前疼痛很常见(50%～60%),术前应告知患者[5,11]。
  - 这种膝关节疼痛在年轻患者中更为常见。它通常是轻微的,可能会因为下跪、蹲下或跑步而加重。
  - 其发生与手术入路无关。
  - 在大约一半的患者中,移除内植物可使疼痛缓解,在另外1/4的患者中,疼痛减轻[6]。
- 在胫骨髓内钉术后的后期随访中,患者的功能与人群标准相当,但客观和主观评估显示有持续的后遗症,包括膝关节疼痛、持续肿胀、肌肉无力和关节炎,这些症状无明显差异。
- 畸形愈合与关节炎的发生关系尚不清楚。
  - 一些学者认为轻微畸形与骨关节炎风险增加相关[12,32]。

并发症[4,25]

感染
- 闭合性骨折:约1%。
- 开放性骨折。
  - Ⅰ型:5%。
  - Ⅱ型:10%。
  - Ⅲ型:超过15%。
- 软组织状况是感染风险和预后的关键。

骨不连
- 闭合性骨折:3%。
- 开放性骨折:约15%,可能更高,取决于软组织损伤程度。
- 高危因素。
  - 未扩孔、直径较小的钉子和较小的锁定螺钉会导致延迟愈合或不愈合,增加锁定螺钉断裂的风险。
  - 闭合性骨折具有严重软组织损伤的风险,即内部脱套。
  - 开放性骨折可能伴有严重的软组织损伤。
    - 二期植骨可用于治疗骨缺损。
    - 重组人骨形态发生蛋白2(RhBMP-2)经美国食品药物管理局(FDA)批准用于开放性胫骨骨折[8]。减少不愈合率29%,减少二期干预治疗。BMP-2联合同种异体骨移植治疗胫骨骨折伴皮质缺损显示出与自体骨相似的愈合率,有助于降低供区发病率[10]。
  - 骨筋膜室综合征。
  - 横行骨折。
  - 个人因素。
    - 吸烟史。
    - 药物:双膦酸盐、非甾体抗炎药使用史。
    - 糖尿病。
    - 血管疾病。
    - 营养不良:白蛋白水平低于34 g/L,淋巴细胞计数低于1 500/mm³。
  - 感染。

畸形愈合
- 发生在37%的胫骨内钉手术中。
  - 84%的胫骨近端干骺端骨折患者出现畸形愈合。
  - 使用适当的外科技术可以避免这些情况。

(秦晖 译,鲍琨 审校)

参考文献

[1] Baumgartner M, Tornetta P, eds. Orthopaedic Knowledge Update: Trauma 3. Rosemont, IL: American Academy of Orthopaedic Surgeons, 2005.

[2] Bone LB, Sucato D, Stegemann PM, et al. Displaced isolated fractures of the tibial shaft treated with either a cast or intramedullary nailing. An outcome analysis of matched pairs of patients. J Bone Joint Surg Am 1997;79(9):1336-1341.

[3] Bono CM, Sirkin M, Sabatino CT, et al. Neurovascular and tendinous damage with placement of anteroposterior distal locking bolts in the tibia. J Orthop Trauma 2003;17:677-682.

[4] Cannada LK, Anglen JO, Archdeacon MT, et al. Avoiding complications in the care of fractures of the tibia. J Bone Joint Surg Am 2008;90(8):1760-1768.

[5] Court-Brown CM, Gustilo T, Shaw AD. Knee pain after intramedullary tibial nailing: its incidence, etiology, and outcome. J Orthop Trauma 1997;11:103-105.

[6] Court-Brown CM, McBirnie J. The epidemiology of tibial fractures. J Bone Joint Surg Br 1995;77(3):417-421.

[7] Digby JM, Holloway GM, Webb JK. A study of function after tibial cast bracing. Injury 1983;14:432-439.

[8] Govender S, Csimma C, Genant HK, et al. Recombinant human bone morphogenetic protein-2 for treatment of open tibial fractures: a prospective, controlled, randomized study of four hundred and fifty patients. J Bone Joint Surg Am 2002;84-A:2123-2134.

[9] Hooper GJ, Keddell RG, Penny ID. Conservative management or closed nailing for tibial shaft fractures. A randomised prospective trial. J Bone Joint Surg Br 1991;73(1):83-85.

[10] Jones AL, Bucholz RW, Bosse MJ, et al. Recombinant human BMP-2 and allograft compared with autogenous bone graft for reconstruction of diaphyseal tibial fractures with cortical defects: a randomized, controlled trial. J Bone Joint Surg Am 2006;88(7):

1431-1441.
[11] Keating JF, Orfaly R, O'Brien PJ. Knee pain after tibial nailing. J Orthop Trauma 1997;11:10-13.
[12] Kettelkamp DB, Hillberry BM, Murrish DE, et al. Degenerative arthritis of the knee secondary to fracture malunion. Clin Orthop Relat Res 1988;(234):159-169.
[13] Krettek C, Miclau T, Schandelmaier P, et al. The mechanical effect of blocking screws ("Poller screws") in stabilizing tibia fractures with short proximal or distal fragments after insertion of small-diameter intramedullary nails. J Orthop Trauma 1999;13:550-553.
[14] Kubiak EN, Widmer BJ, Horwitz DS. Extra-articular technique for semiextended tibial nailing. J Orthop Trauma 2010;24(11):704-708.
[15] Kyro A, Lamppu M, Bostman O. Intramedullary nailing of tibial shaft fractures. Ann Chir Gynaecol 1995;84:51-61.
[16] McKee MD, Schemitsch EH, Waddell JP, et al. A prospective, randomized clinical trial comparing tibial nailing using fracture table traction versus manual traction. J Orthop Trauma 1999;13:463-469.
[17] McQueen MM, Christie J, Court-Brown CM. Acute compartment syndrome in tibial diaphyseal fractures. J Bone Joint Surg Br 1996;78(1):95-98.
[18] Mills WJ, Barei DP, McNair P. The value of the ankle-brachial index for diagnosing arterial injury after knee dislocation: a prospective study. J Trauma 2004;56:1261-1265.
[19] Milner S, Greenwood D. Degenerative changes at the knee and ankle related to malunion of tibial fractures. J Bone Joint Surg Br 1997;79(4):698.
[20] Nork SE, Barei DP, Schildhauer TA, et al. Intramedullary nailing of proximal quarter tibial fractures. J Orthop Trauma 2006;20:523-528.
[21] Orfaly R, Keating JE, O'Brien PJ. Knee pain after tibial nailing: does the entry point matter? J Bone Joint Surg Br 1995;77(6):976-977.
[22] Pun WK, Chow SP, Fang D, et al. A study of function and residual joint stiffness after functional bracing of tibial shaft fractures. Clin Orthop Relat Res 1991;(267):157-163.
[23] Puno RM, Teynor JT, Nagano J, et al. Critical analysis of results of treatment of 201 tibial shaft fractures. Clin Orthop Relat Res 1986;(212):113-121.
[24] Ricci WM, O'Boyle M, Borrelli J, et al. Fractures of the proximal third of the tibial shaft treated with intramedullary nails and blocking screws. J Orthop Trauma 2001;15:264-270.
[25] Schmidt A, Finkemeier CG, Tornetta P. Treatment of closed tibia fractures. In: Tornetta P, ed. Instructional Course Lectures: Trauma. Rosemont, IL: American Academy of Orthopaedic Surgeons, 2006:215-229.
[26] Tornetta P III, Collins E. Semiextended position of intramedullary nailing of the proximal tibia. Clin Orthop Relat Res 1996;(328):185-189.
[27] Tornetta P III, Riina J, Geller J, et al. Intraarticular anatomic risks of tibial nailing. J Orthop Trauma 1999;13:247-251.
[28] Tornetta P III, Steen B, Ryan S. Tibial metaphyseal fractures: nailing in extension. Presented at Orthopaedic Trauma Association Annual Meeting, Denver, October 16-18, 2008.
[29] Väistö O, Toivanen J, Kannus P, et al. Anterior knee pain after intramedullary nailing of fractures of the tibial shaft: an eight-year follow-up of a prospective, randomized study comparing two different nail-insertion techniques. J Trauma 2008;64:1511-1516.
[30] Väistö O, Toivanen J, Kannus P, et al. Anterior knee pain and thigh muscle strength after intramedullary nailing of a tibial shaft fracture: an 8-year follow-up of 28 consecutive cases. J Orthop Trauma 2007;21:165-171.
[31] Väistö O, Toivanen J, Paakkala T, et al. Anterior knee pain after intramedullary nailing of a tibial shaft fracture: an ultrasound study of the patellar tendons of 36 patients. J Orthop Trauma 2005;19:311-316.
[32] van der Schoot DK, Den Outer AJ, Bode PJ, et al. Degenerative changes at the knee and ankle related to malunion of tibial fractures. 15-year follow-up of 88 patients. J Bone Joint Surg Br 1996;78:722-725.
[33] Walker RM, Zdero R, McKee MD, et al. Ideal tibial intramedullary nail insertion point varies with tibial rotation. J Orthop Trauma 2011;25:726-730.
[34] Weninger P, Schultz A, Traxler H, et al. Anatomical assessment of the Hoffa fat pad during insertion of a tibial intramedullary nail—comparison of three surgical approaches. J Trauma 2009;66:1140-1145.

第33章 髓内钉治疗发育成熟胫骨近、远端干骺端骨折

Intramedullary Nailing of Metaphyseal Proximal and Distal Fractures of the Mature Tibia

Robert Ostrum and Michael Quackenbush

定义

- 胫骨近端或远端干骺端骨折可由各种高能量和低能量创伤引起。
- 骨折可能局限于干骺端或延伸至关节面。
- 简单骨折意味着较低的能量创伤,粉碎骨折意味着高能量和高速损伤机制。

解剖

- 胫骨近端干骺端骨折是发生在胫骨峡部近端的骨折(图1A)。
- 胫骨远端干骺端骨折是发生在胫骨峡部远端的骨折(图1B)。

发病机制

- 胫骨骨折的常见原因包括高能量碰撞,如行人与汽车或摩托车碰撞。
- 低能量损伤,如运动损伤或跌倒,也可导致胫骨近端或远端干骺端骨折。

自然病程

- 胫骨骨折可以发生在所有年龄组和各种机制。

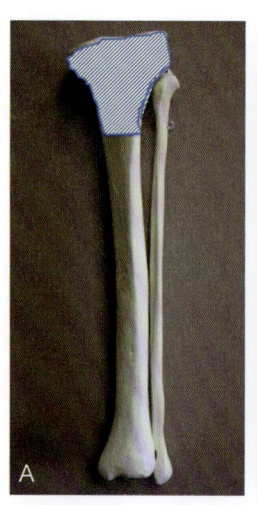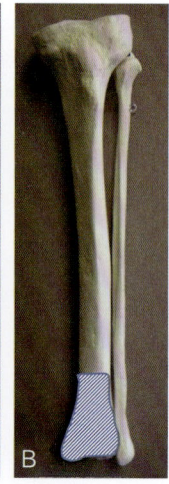

图1 A. 胫骨模型的正位视图,显示近端胫骨干骺端的阴影。
B. 胫骨模型的正位视图,显示胫骨远端干骺端的阴影。

- 治疗目标应包括恢复胫骨的长度、旋转和对齐,恢复到先前的活动和功能水平。
- 诊治相关损伤,包括神经、血管或骨筋膜室综合征,应作为评估和治疗的组成部分,以防止并发症。

病史和体格检查

- 患者通常会有近期外伤史。
- 胫骨骨折可能有多种表现:
  - 患肢疼痛,无法负重。
  - 腿长不等。
  - 患肢畸形,包括皮肤隆起。
  - 挫伤/擦伤。
  - 神经损伤。
  - 开放性骨折。
  - 骨筋膜室综合征。
  - 足的感觉障碍(较少见)。

影像学和其他诊断性检查

- 胫骨近端或远端(图2A、B)骨折的诊断通常可以用标准的正位(AP)和侧位X线片来评估。
  - 膝关节和踝关节X线片是必需的,可以避免漏诊关节面骨折。
- 向近端或远端延伸至关节面的骨折可能需要CT来评估关节受累和/或移位,以帮助制订术前计划(图3A、B)。

鉴别诊断

- 创伤。
  - 膝关节骨折。
  - 踝关节骨折。
- 软组织损伤。
  - 踝部损伤。
  - 膝部损伤。
- 骨筋膜室综合征。
- 周围血管损伤。
- 病理过程(肿瘤/恶性肿瘤)。
- 感染。

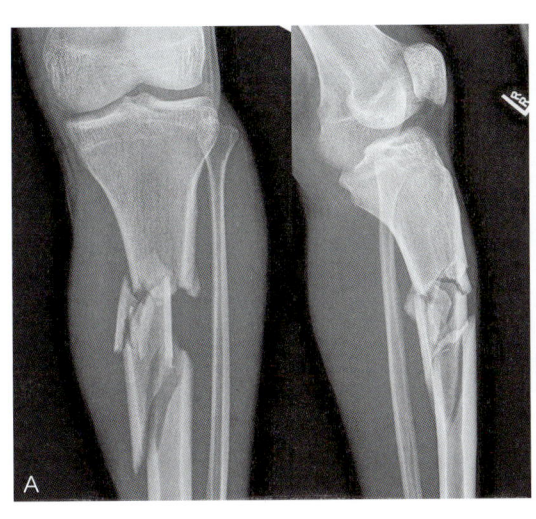 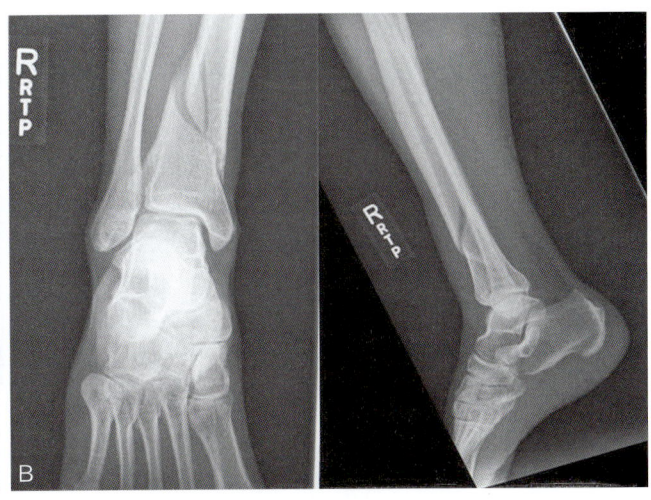

图2 A. 胫骨近端骨折的正、侧位X线片。B. 胫骨远端骨折的正、侧位X线片。

非手术治疗

- 非手术治疗通常适用于无明显移位或移位较小的低能量损伤。
- 低功能需求(如截瘫)或严重合并症的患者,无需手术即可成功治疗。
- 胫骨近端或远端骨折的非手术治疗通常包括长腿夹板,一旦肿胀消退,可更换为长腿石膏。
  - 一旦有影像学证据显示骨折愈合,远端骨折可转换为短腿石膏或支具。
- 前6周禁止负重,一旦有愈合的物理证据(疼痛减轻)和/或愈合的影像学证据(骨痂形成),可在或不在支具保护下逐步改为完全负重。

手术治疗

胫骨近端骨折

- 由于来自髌骨的变形力和髓内钉的偏心起点,胫骨近端骨折是髓内钉的一个挑战。

- 膝关节屈曲超过60°以进入胫骨钉起始点,可导致股四头肌、髌骨和髌腱牵引近端骨折块,导致极度过伸畸形。
  - 此外,从"通常"的起点开始,即胫骨外侧嵴内侧,在冠状面上开始,髓内钉会产生外翻畸形。防止这些畸形的技术包括:
    - 正确使用阻挡钉。
    - 髌上髓内钉技术。
    - 半伸膝位胫骨髓内钉技术。
    - 髓内钉置入前用于复位的钳具。

术前计划

- 查看所有影像学检查结果将有助于规划手术入路。
- 对于延伸至胫骨平台或远端关节面的骨折,在髓内钉置入前可能需要闭合或开放复位和固定。
  - 放置在胫骨平台后侧的骨松质螺钉(6.5 mm)将远离胫骨钉及其置入位置。
  - 根据所需的固定方式,小螺钉和/或钢板可用于远端骨折。
- 获得和维持复位可能需要额外的器具,提前计划可以

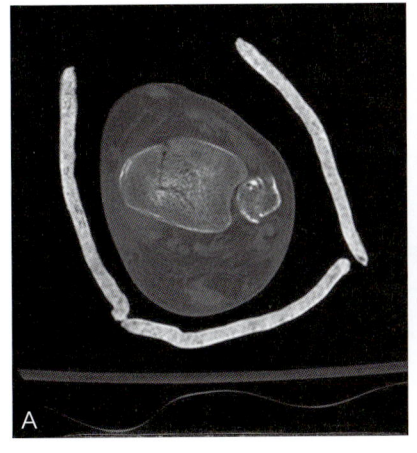 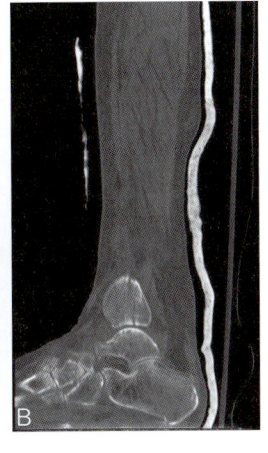

图3 A. 胫骨远端CT轴位显示胫骨远端骨折的关节内延伸。B. 胫骨远端的CT矢状位,表明胫骨远端骨折的关节内延伸。

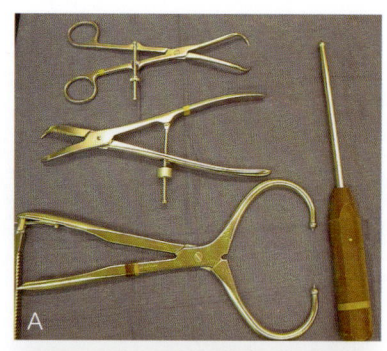

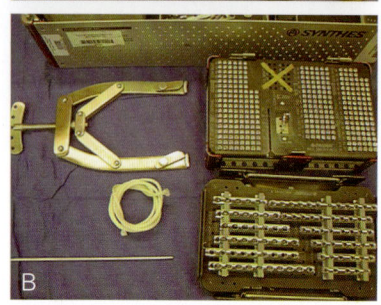

图4 A、B. 术前计划可能包括其他设备，如小的接骨板和螺钉（Synthes, Paoli, PA），以及专用钳或牵引套件。

避免手术中不必要的延误。
- 器具包括以下内容（图4A、B）：
  - 钳子、骨锥、克氏针。
  - 小碎片组（用于临时钢板固定）。
  - 大碎片（6.5 mm，7.3 mm）空心骨松质螺钉。
  - 外固定器/万能牵引器。
  - 骨牵引（跟骨牵引）。

体位
- 患者仰卧位在可透视手术台上。靠垫可以放在同侧臀部下方。
- 标准髓内钉置入时，可使用可透视三角枕辅助膝关节

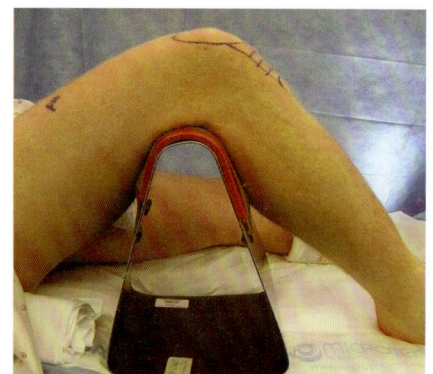

图5 标准胫骨钉需要膝关节屈伸，射线可穿透的三角架可能有助于定位。

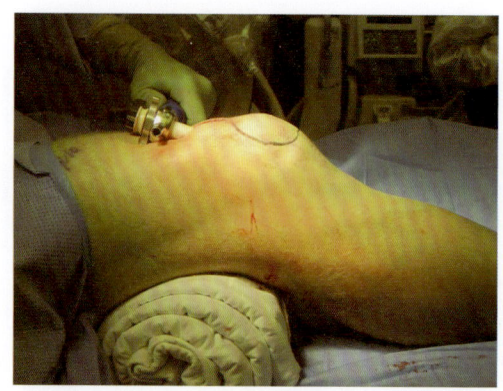

图6 患者半伸直置钉或髌上入路置钉的体位。注意膝下垫枕，以使膝关节弯曲30°～40°。髌上入路置钉需要在此处看到的特定器械。

极度屈曲（图5），而半伸膝位置入胫骨髓内钉时，可在膝下放置较小的三角枕（图6）。

手术入路
- 常规髓内钉手术使用髌骨下极和胫骨结节之间的切口（图7）。
- 切口向深处分离皮肤和皮下组织，并应向胫骨远端延伸。
- 识别髌腱，可在髌腱内侧或通过髌腱切口。
  - 导丝位置和正确的起始点非常重要，尤其是近端骨折。
  - 应避免切口过于内侧，这可能使其难以达到正确的起点。
- 半伸膝位置入胫骨髓内钉采用髌上入路。
  - 从髌骨上极与股四头肌腱近端做切口（图8），通过股四头肌向更深处分离。
  - 如果膝关节太紧，无法通过这个切口进入，可以将切口向远端延伸，并将髌骨内侧切开，可把髌骨脱位并

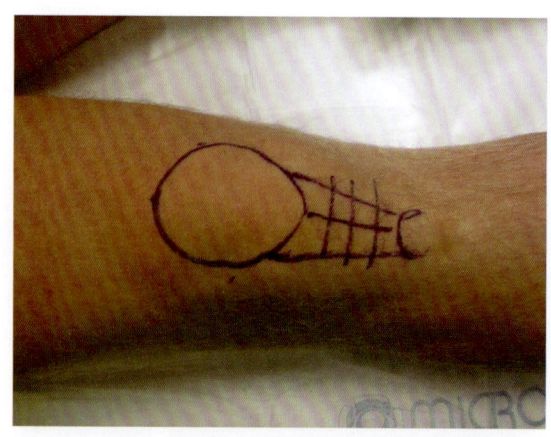

图7 从髌骨下极到胫骨结节的标准胫骨钉皮肤切口。

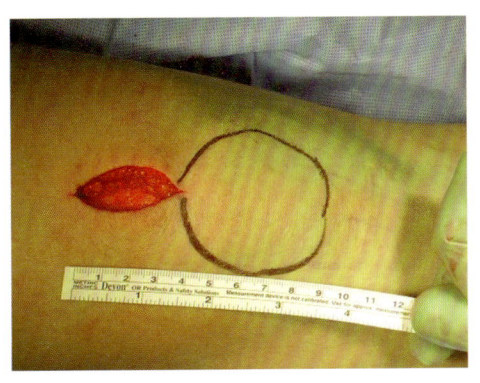

图8 髌上胫骨钉的皮肤切口位于髌骨上极近端3 cm处，在股四头肌腱中央。

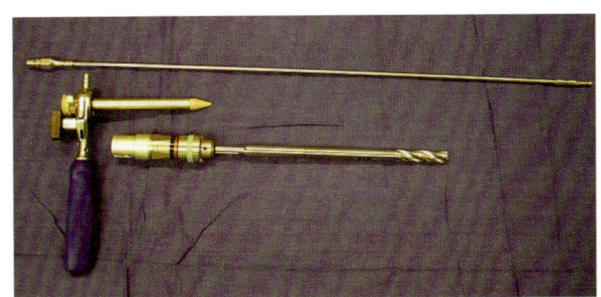

图9 髌上钉需要特殊的工具。具体来说，如用更长的插管、开口铰刀和铰刀杆来保护髌股关节的软骨。

- 暴露正确的起点。
  ○ 半伸膝位入路需要特殊器械（图9）和软组织保护套筒，以帮助保护髌股关节软骨，避免对关节表面造成不必要的损伤。
- 导针的位置和起始点取决于胫骨近端还是远端骨折。
  ○ 对于远端骨折，在外侧髁间隆起的内侧缘和沿胫骨前部交叉韧带止点前方置入。
  ○ 导针应对准正位的中心，并在侧位上平行于胫骨前皮质。
- 对于近端骨折，起始导针应略偏外侧，与胫骨髁间隆起对齐，并与胫骨近端外侧皮质平行。
- 从侧面看，在胫骨近端平坦的表面上有一个关节外的前部起始点，可避开半月板附着处，平行于胫骨前皮质放置导丝是最佳的。

胫骨近端骨折

- 胫骨近端骨折的髓内钉固定起点必须从"经典"入路进行修改。
- 用于治疗近端骨折的髓内钉插入胫骨平台的前部"平坦"部分，靠更外侧，从胫骨外侧棘与胫骨近端外侧皮质一致顺行。
- 在矢状面上，髓内钉应平行于前骨皮质走行以避免畸形（技术图1A）。
- 如果尽管采用了合适的胫骨近端插入点技巧，但仍有可能发生畸形，最佳解决方案是术中使用阻挡螺钉。
  ○ 这些螺钉通常是来自胫骨髓内钉组的锁定螺钉，用于防止髓内钉的后移而引起过伸畸形。
  ○ 在矢状面上，阻挡螺钉放置在髓内钉的后面，使其远离胫骨后皮质并与前皮质平行（技术图1B）。
  ○ 如果骨折复位后置入的髓内钉导丝出现畸形，则可以用阻挡螺钉"固定"导丝到更前侧的位置。
  ○ 若导丝太靠后，以至于锁定螺钉必须放在位于胫骨近端后皮质的导丝之前。在这种情况下，将阻挡螺钉放置在其适当位置，然后将导丝退出并重新插入阻挡螺钉的前面。
  ○ 扩髓时会碰到阻挡螺钉，需将绞刀通过螺钉再扩髓。

- 类似地，可以添加一个外侧锁钉，在冠状面上重新引导髓内钉在近端居中（技术图1C、D）。这种方法常用于胫骨近端髓内钉膝关节屈曲超过60°且开口太靠内侧。

附加策略

- 正确的插入位置和轨迹的策略是在膝关节屈曲较小的情况下进行髓内钉固定，以防止近端极度畸形。
- 半伸直位允许小的髌旁切开术，膝关节轻微的屈曲和髌骨半脱位使髓内钉在近端骨折段能有靠前侧的直线轨迹。
- 第二种选择是髌上髓内钉。这种方法最近很流行，但需要特殊的超长插入器械和更细心的操作，以免对髌股关节软骨造成损伤。
  ○ 最佳插入角度为膝关节屈曲20°～50°，但据报道关节损伤高达22%。在髌骨上极上方做一个小的插入点，并在髌股关节间隙插入一个套管。
  ○ 然后，在胫骨近端"平坦部分"的正上方放置一个导针。
  ○ 使用前面描述的更近和更外侧的起始点，将导针对准胫骨近段冠状面、矢状面中心方向。
  ○ 所有扩髓均通过套管进行，以防止关节损伤。
  ○ 在膝下垫枕，使膝关节仅轻微弯曲，在髓内钉置入过程中骨折减少移位（技术图2A~D）。

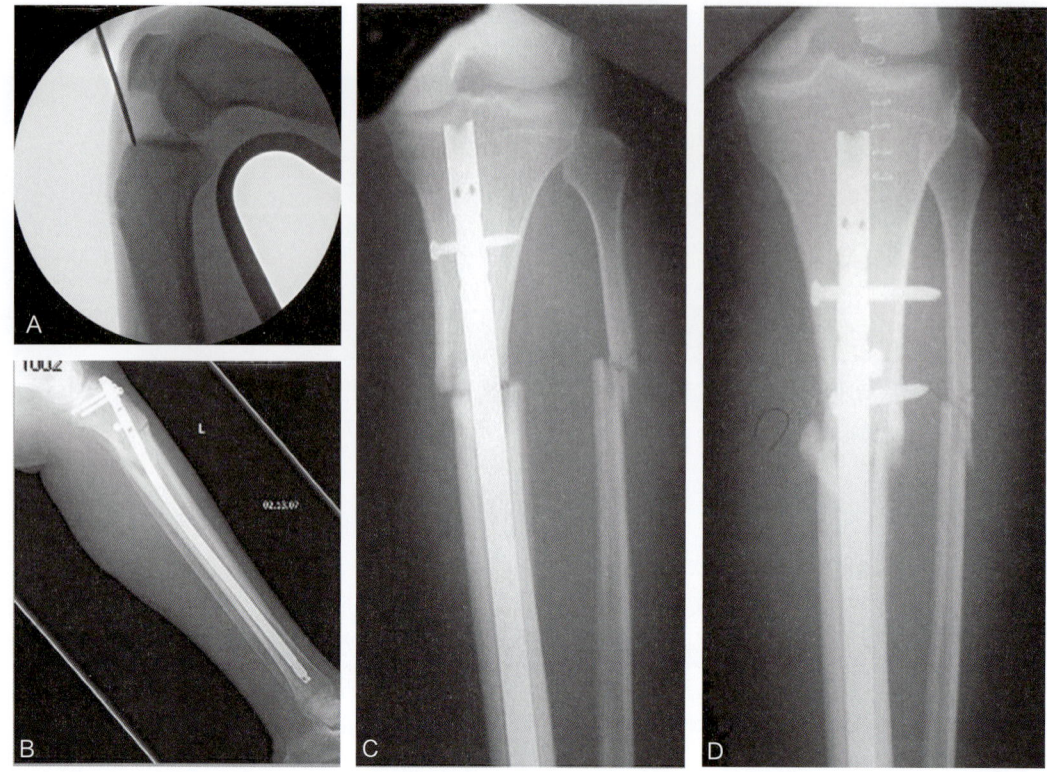

技术图1 A. 胫骨近端骨折的开口定位，导丝定位于胫骨平台前部区域，在胫骨外侧棘，与胫骨近端外侧皮质一致。从矢状面看，钉应平行于前皮质平行以避免变形。B. 胫骨近端的阻挡螺钉将有助于将髓内钉引导到正确的位置，并有助于减少这种常见的畸形。C. 正位片上开口偏内，出现常见的外翻畸形。D. 可以通过在近端骨折块外侧放置阻挡螺钉矫正畸形。髓内钉会从阻挡钉上"反弹"，并使其自身在近端骨块中居中。

- 最后，可以在置入髓内钉前通过小切口直接复位骨折。
  - 可用球形顶棒从一个小的前切口向下推动骨折近端并减少屈曲畸形（技术图2E）。
  - 经皮复位钳（技术图2F）通过非常小的切口，不剥离软组织，复位骨折，允许外科医生在骨折复位的情况下进行扩髓和放置髓内钉。
  - 通常是1/3的管状钢板，可以通过一个小切口（技术图2G）安全地放置，可以减少骨折复位后置入髓

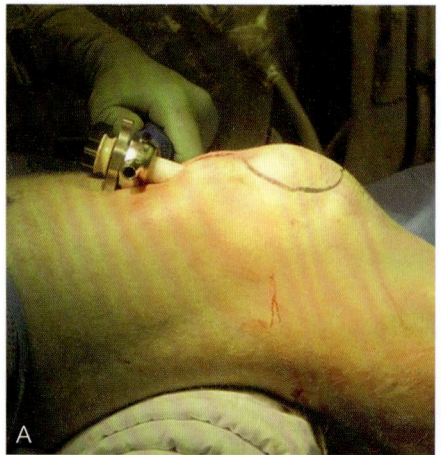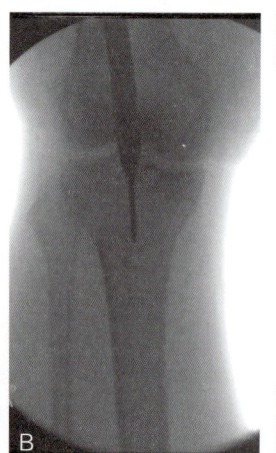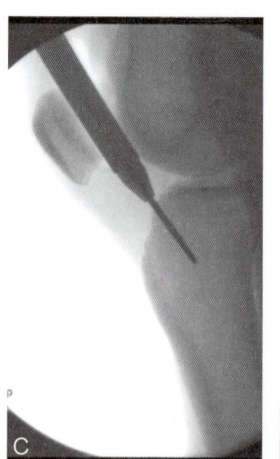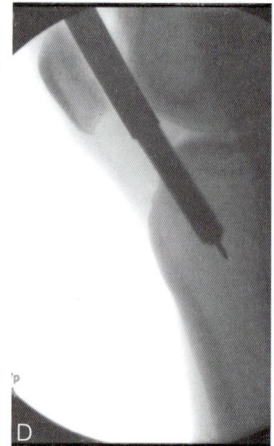

技术图2 A~D. 描绘髌上入路的图像，通过股四头肌肌腱切一个小切口，注意插入套管保护软骨，插入导丝，然后再开口。

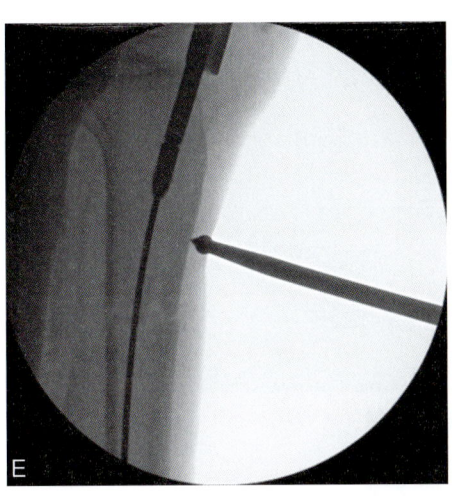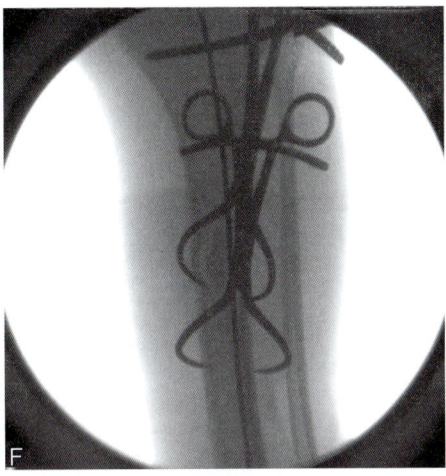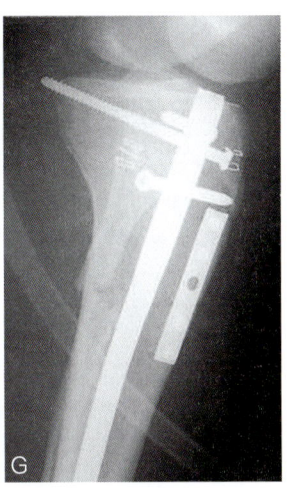

技术图2（续） E. 顶棒顶在近端骨块上，向后的力可以在扩髓过程中保持复位。F. 在导丝、铰刀和髓内钉通过时，用点式复位钳经皮钳夹固定复位，剥离最少的软组织。G. 使用1/3的管状板来维持胫骨近端骨折的复位。通常在骨折的任一侧有两个螺钉的五孔板就足够了。切记将板放置在钉道的前面。髓内钉交锁后，可以卸下板或将其留在里面。

内钉。
- 前外侧切口以近端骨折为中心，可在肌组织下方的骨折线两侧放置带两个螺钉的五孔钢板。螺钉可以直接穿透前皮质，也可以单皮质放置，以允许髓内钉通过。如果有足够的软组织覆盖，这些钢板可以留在原位。

胫骨远端骨折

- 与近端骨折相似，骨折的复位是胫骨远端骨折髓内钉固定的关键。
- 可以进行闭合复位，但对于腓骨完整的胫骨螺旋骨折或合并腓骨近端骨折，通常很难进行闭合复位。
- 通常一个小的、尖的复位钳可以经皮放置，达到最小的软组织剥离，然后球头导杆可以放置在一个髓线中心的位置。
- 为了纠正内翻或侧移，可以在远端骨折的导丝内侧置入一个锁定螺钉（技术图3A）。
  ○ 使用相同的钻头和髓内钉套件中的螺钉即可完成此操作，并且应与导向杆足够近，以使钻头和髓内钉从其上弹开。
- 另一种选择是固定腓骨骨折，特别是在胫骨远端1/3处骨折合并腓骨骨折。这种方法有利弊。
  ○ 优点是外科医生可以得到正确的旋转对位和长度，使髓内钉的操作更容易。
  ○ 缺点是粉碎性腓骨骨折的畸形复位会导致胫骨畸形愈合。
- 此外，如果存在胫骨干骺端粉碎骨折，腓骨的骨折固定使该区域不能加压和坚强固定，随后的替代治疗需要腓骨截骨术，以允许胫骨加压和愈合。
- 避免在胫骨远端骨折髓内钉合并钢板固定，因为小腿远端的皮肤和胫骨一样供血有限；钢板切口和髓内钉插入可能导致灾难性的皮肤和骨愈合问题。
- 对于远端骨折，应通过髓内钉将两个交锁螺钉插入远端骨折段，螺钉最好相互成90°或倾斜，因为这些平面外螺钉允许早期运动，并减少螺钉松动和远端固定丢失。

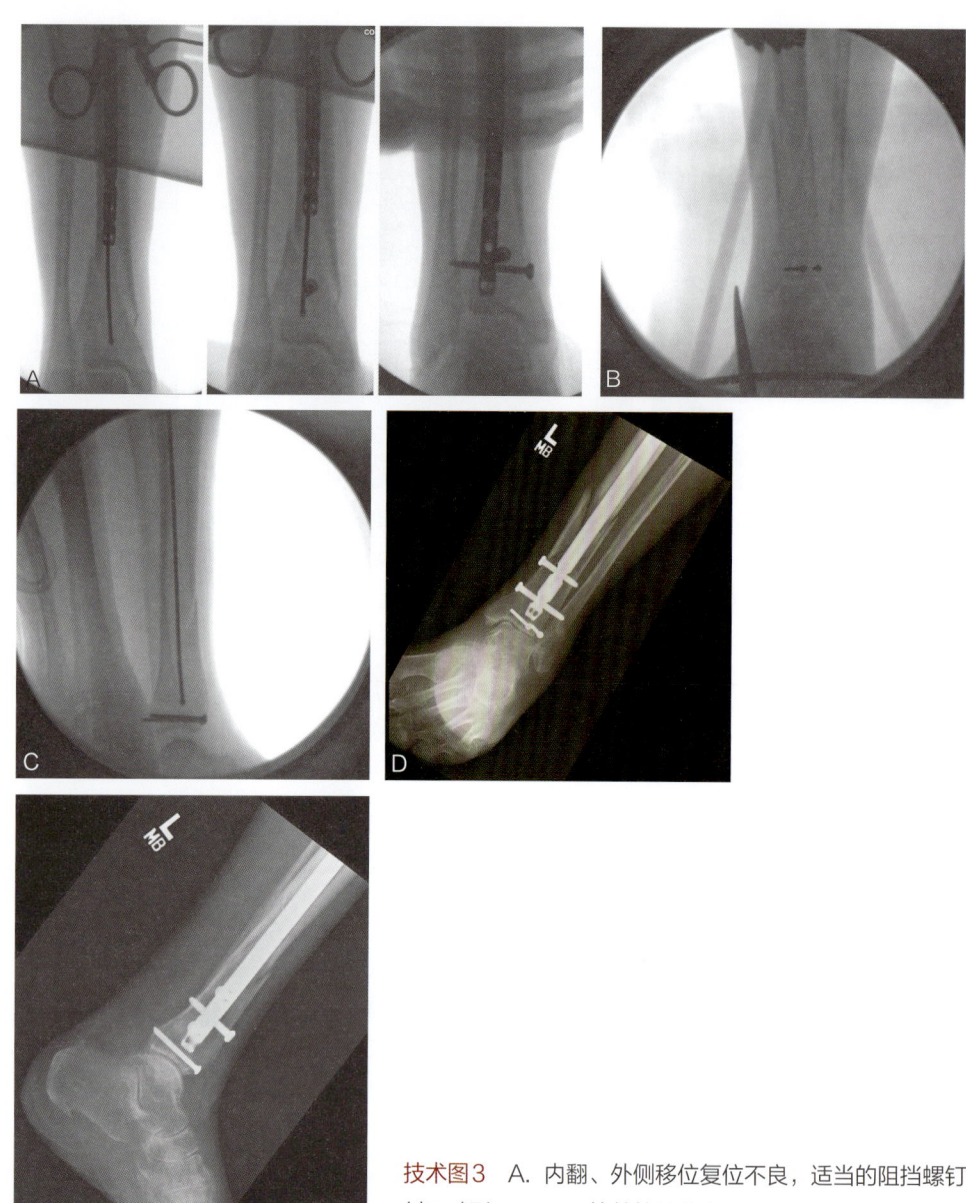

技术图3 A. 内翻、外侧移位复位不良,适当的阻挡螺钉纠正畸形。B～E. 简单的关节内劈裂,用螺钉固定。注意如何将螺钉直接放在软骨上方,使髓内钉可插入到骺线位置。

关节内骨折

- 与干骺端骨折相关的近端和远端关节内骨折可以通过经复位钳和螺钉固定进行治疗。
- 对于近端骨折,最常见的是矢状劈裂,可以劈开处从外侧到内侧放置一个空心或实心的6.5 mm螺钉和垫圈,只要螺钉位于胫骨平台的中部或骨折线的后部。
  - 由于髓内钉是靠前置入的,因此经皮放置的螺钉不会干扰髓内钉通道。
- 对于远端骨折,需要确定骨折平面。如果骨折在X线平片上不完全可见或不清楚,则进行CT扫描以阐明骨折的结构和形态。
  - 一旦确定骨折,经皮复位钳和部分螺纹骨松质螺钉或全螺纹螺钉可垂直骨折线于骺线高度插入。
  - 该远端螺钉插入位置允许将髓内钉尽可能远地放置到该螺钉为止(技术图3B～E)。

要点与失误防范

胫骨近端骨折的表现与骨干骨折不同	• 正确的起点是消除外翻和屈曲畸形的关键。应略高于传统起点的侧面和近端
起始点决定一切	• "在胫骨高处,在膝关节表面的边缘,正好在胫骨外侧髁的内侧缘"[2]
在扩髓和插入髓内钉之前,将骨折尽可能复位	• 如果骨折位于近端或远端干骺端,由于髓腔—髓内钉大小不匹配,将骨折尽可能复位,再扩髓和插入髓内钉。经皮复位钳对软组织损伤较小可以固定在扩髓和髓内钉过程中复位的近端和远端骨折
膝关节的近端骨折在伸直位上更容易置钉	• 半伸直位时,髌腱对近端骨块的牵拉较小,畸形较少。髌上钉需要专门的设备,有可能造成软骨损伤
近端骨折钢板固定非常有用	• 可选择任何类型的钢板,只要确定它不影响钉子置入。可以留存固定,但要小心在伤处做切口
小心骨折延伸至关节内	• 任何有关骨折程度的问题都应通过CT进一步检查。如果有关节内受累,首先固定,然后继续使用髓内钉
锁定螺钉有助于引导髓内钉置入,减轻因骨/内植物不匹配而导致的畸形复位	• 锁钉置入是微创的,可以使用与交联锁定螺钉相同的螺钉。把它们放在正确的位置,可以帮助调整钉子的方向,引导其朝正确的方向

术后护理

- 手术后,放置夹板或保护软组织的支具,弹性绷带压迫、冰敷和抬高下肢。
  - 一旦患者疼痛可耐受活动范围的活动(ROM),通常在出院前移除夹板。这可能有助于避免后天性马蹄肌挛缩。
- 抗生素通常在24小时后停止使用,但在出现开放性骨折或继发于骨筋膜室综合征的筋膜切开术后,可继续使用,直至所有伤口闭合。
- 尽管在影像学证据显示愈合前(10~12周),应避免全身负重,但积极的活动度(包括跟腱拉伸和活动度)对提供最佳结果至关重要。
  - 部分负重可在6周开始,这取决于愈合过程和骨折-钉子结构的固有稳定性。
- 深静脉血栓形成(DVT)的预防疗程建议至少2周,对于可能有多处损伤或活动缓慢的患者,持续时间更长。
  - 低分子肝素常用于多发伤患者或高危患者,而低剂量阿司匹林可用于门诊患者。
- 术后随访时间一般为术后2周拆线时;放射学随访为术后6周,并评估ROM;术后3个月进展为可耐受的负重。
- 术后每6~12周进行一次随访,这取决于康复和恢复功能。

结果

- 闭合性胫骨骨折应在24周内愈合。
- 关于胫骨干骨折的长时间患者随访的结果相关报道较少。
- 吸烟、粉碎性骨折、复位质量、骨折是否开放等因素都会影响患者胫骨骨折的愈合能力。
- 尽管进行了积极的术后治疗,但累及关节内的骨折可能会降低关节活动度。
- 胫骨髓内钉,无论是使用髌腱内侧切口还是肌腱中间劈裂,都显示高达50%的患者会导致膝关节疼痛,移除内植物可减轻一半患者的疼痛。

并发症

- 类似于其他骨科手术。
  - 感染。
  - 深静脉血栓。
  - 畸形愈合。
  - 骨折不愈合。
  - 内固定刺激/疼痛(膝关节疼痛)。
- 从适当的起点开始,确保在置钉前有良好的复位,可以避免畸形愈合。
  - 在某些情况下,永久保留术中辅助固定(如钢板、锁定螺钉)可提供额外的稳定性,并有助于愈合和预防晚期畸形。
- 骨不连在胫骨骨折中并不少见,如果骨折粉碎或是开放性骨折伴广泛的软组织剥离,骨不连概率会增加。
  - 最近的研究表明,在没有感染或灾难性失败的情况下,至少在术后6个月内避免翻修手术,因为这些骨折可能只需要更长时间才能愈合[1]。
- 肥大型骨不连通常是由于髓腔与髓内钉失配和不稳定所致。
  - 使用动力化治疗最容易,通常采用腓骨截骨术,以便在骨不连部位加压。这些病例中的骨不连不需要矫正。
  - 所有骨不连均应进行髓内钉细菌培养,不论是开放性还是闭合性,均应排除感染是骨不连的原因。
- 萎缩性或营养不良性骨不连可能也需要增加稳定性,但大多数需要增加骨移植。
  - 选择包括自体移植、同种异体移植或这些移植物的组合以获得愈合。

(秦晖 译,鲍琨 审校)

参考文献

[1] Bhandari M, Guyatt G, Tornetta P III, et al. Randomized trial of reamed and unreamed intramedullary nailing of tibial shaft fractures. J Bone Joint Surg Am 2008;90:2567-2578.

[2] Schmidt AH, Templeman DC, Tornetta P, et al. Anatomic assessment of the proper insertion site for a tibial intramedullary nail. J Orthop Trauma 2003;17:75-76.

第34章 胫骨结节骨折
Tibial Tuberosity Fractures

Eric W. Edmonds

定义

- 胫骨结节骨折是青少年骨折中相对少见的骨折类型，通常发生在胫骨近端骨骺闭合前。
- 骨折常发生在男孩，但也有少数女孩病例的报道。
- 这种损伤时常在跳跃时发生。
- 可能与胫骨结节骨突骺炎（Osgood-Schlatter综合征）相关，但不确定。

解剖

- 胫骨小结节存在于胫骨近端的前外侧位置，就在骺板远端，发育分四个阶段[5]，这对于了解潜在的病变很重要[14]。
  - 第1期：完全是软骨结节，没有次级骨化中心。
  - 第2期：称为结节骨骺形成阶段。女孩发生在8～12岁，男孩发生在9～14岁。次级骨化中心形成，但仍然没有与胫骨近端骨骺相连。
  - 第3期：称为骨骺阶段，当结节骨骺骨化中心与骨骺端连接时，女孩通常发生在10～15岁，男孩发生于11～17岁。
  - 第4期：骺板完全融合并且骨化。
- 胫骨近端骨骺和结节骨骺的闭合是以可预测的模式发生的[14]。胫骨近端骺板的闭合从后内侧至前外侧方向延伸至胫骨结节，而胫骨结节则同时从近端至远端方向闭合。
- 髌韧带（肌腱）止于胫骨结节，并有大量骨膜向远端附着。
- 在术前规划关节内暴露时，一定要记住胫骨结节的原始前外侧位置。
- 胫前动脉返支在骨折移位时有破裂的风险，其近端分支回缩到前外侧间室内，可能导致骨筋膜室综合征。

发病机制

- 当足部固定时，股四头肌猛烈收缩造成损伤；股四头肌收缩能产生的力量，超过骨骺和周围骨膜的强度[10]。另一种损伤机制是股四头肌收缩时膝关节的突然被动屈曲。
- 一种假说认为发生此种骨折的个体可能与同龄人相比有着更强劲的股四头肌肌力[8]。因此，这种骨折通常发生于弹跳和强壮的个体上。
- 许多青少年可能曾患Osgood-Schlatter综合征[1,12,13]。
- 损伤通常发生在胫骨结节处于正常的闭合期[14]，骨骼正常成熟的形态导致了特定的骨折形态。
- 也有报道发生合并诸如股四头肌韧带损伤、交叉韧带撕裂和半月板损伤[3,6,7,9]。

病史和体格检查

- 患者在运动过程中受伤后，通常会出现明显的疼痛和无法承重。胫骨前近端有明显的肿胀。可能会有积液，通常不能主动抬高腿以对抗重力。
  - 微移位骨折的患儿可伸直膝关节，但有明显的不适感（可能是由于周围完整的支持带和周围骨膜完好的缘故）。
- 应进行神经血管检查，因为胫骨结节骨折有明显的神经血管损伤风险。
- 还应评估是否存在骨筋膜室综合征。
- Osgood-Schlatter综合征也会在结节上有明显的触痛，但其发病比较隐蔽，通常不会有渗出液或慢性症状。

影像学检查

- 根据优质的正侧位片通常可以进行诊断，但对损伤程度的评估有限[14]。
- 通常在侧位片上移位最明显。
  - 内旋15°左右的侧位片可显影结节轮廓，有助于评估无移位或微移位的骨折。健侧的影像可有助于比较，并可帮助确诊。
- Ogden等[13]通过侧位X线片描述了三种类型的结节骨折。
  - Ⅰ型：骨折仅通过了结节。
  - Ⅱ型：骨折存在于骨骺和结节之间。
  - Ⅲ型：骨折延伸到膝关节前侧、半月板前侧附着点的下方（图1）。
- 考虑到骨骼发育和相关损伤的风险，还描述了一种多

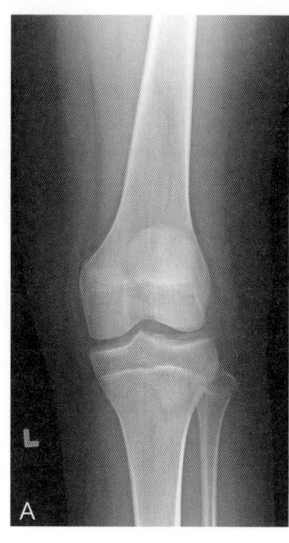
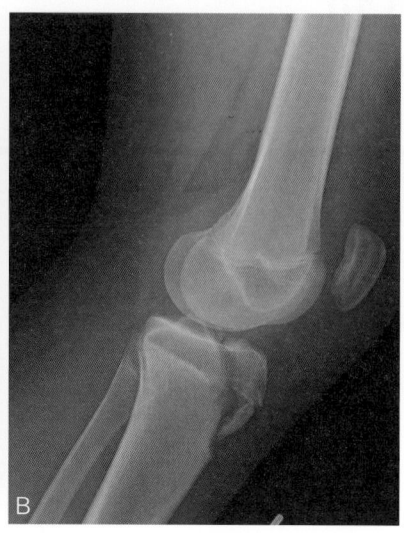

图1 正位（A）侧位（B）X线片。男孩，16岁，胫骨结节Ⅲ型或C型骨折，骨折累及膝关节内。

平面成像分类方案[14]。
- A型（单纯结节型，儿童），是指孤立的（在X线片上看到的）软骨结节的骨化尖端骨折，主要发生在发育的第1～2期。
- B型（骺板型），涉及骨骺和结节，骨骺端和结节作为一个整体断裂，没有关节内受累，主要见于发育的第2期。
- C型（关节内），延伸到胫骨近端关节内，主要发生在发育的第3期。
- D型（单纯结节型，青少年），只涉及结节的远端，因为所有剩余的骨突都已闭合，主要发生在发育的第3～4期。

- A型骨折有骨突骺板早闭风险，可导致膝关节屈曲，而D型骨折的风险最小。
- B型和C型骨折应进行CT或MRI评估，以全面评估损伤程度，进行术前规划。
  - B型骨折的并发症风险最大，包括神经血管损伤和骨筋膜室综合征。

非手术治疗

- 除完全无移位性骨折，特别是D型骨折外，所有患者均可采用切开复位和内固定术。
- 在无移位的骨折中，如果患者可以做直腿抬高动作，可用长腿管形石膏进行固定。
  - 需要制动6～8周。
- 之后的前2周需要密切通过摄片随访复查，以确保骨折没有发生移位。
- 非移位性骨折石膏固定的缺点是可能会出现关节僵硬，经皮螺钉固定可以允许早期活动，避免出现僵硬。

手术治疗

- 对于有移位的骨折，建议采用切开复位内固定，而无移位的骨折可采用经皮螺钉固定治疗。

体位

- 患者取仰卧位，手术侧小腿和膝关节活动不受限制。
- 手术台能透X线以获得良好的前后位影像。
  - 必须使用可透视手术台；对于部分可透视的手术台，需确认患者的膝关节在手术台上有足够的透视区域（应在手术前进行评估）。
- 使用止血带以减少术区出血，为骨折和关节复位提供良好的视野。然而，止血带可能会限制股四头肌自由舒展和收缩，增加复位难度。
- 在手术过程中，可在膝下垫枕，保持轻微弯曲。这可以保持皮肤切口的牵引力，使血肿或液体远离切口中央，从而提供良好的术野。

入路

- 前正中切口适合于大多数胫骨结节骨折。
- 切口近端为髌骨中心，远端大约在胫骨结节骨折床的远侧数厘米，以利于完整无阻地观察骨折及复位。如不累及关节，可在近端减小切口。
  - 可能存在大量的血肿和撕裂的骨膜，因此，切口长度以能让医生明确局部解剖并方便对骨折碎片进行复位为度。
- 因为胫骨结节和骨折均在胫骨近端的外侧，所以外侧髌旁入路会更好地显露骨折和关节内复位情况。
  - 侧方入路还能避免损伤隐神经的髌下支。

筋膜切开

- 需要清除大的血肿。
- 常见掀起骨折块远端带有长条形骨膜瓣，有时夹在骨折端，需要从中抽出。
- 如果骨折没有打开前筋膜间室，需要预防性地进行前筋膜室切开减压。
- 通过手术锐性解剖，确定骨折向远侧、内侧及外侧的延伸情况。
- 对于C型骨折（累及膝关节的骨折类型），术者必须通过骨折间隙（确定伴发损伤如半月板）或者髌旁入路显露膝关节面。

切开复位

- 然后，可以通过伸膝来减少股四头肌张力以帮助复位骨折。
  - 对于C型骨折，首先复位关节面，再复位远端的骨折。
- 使用临时固定，通过直视和透视确认复位。
- 如果骨折无法解剖复位，可能是由于软组织或者半月板嵌入所致（技术图1）。

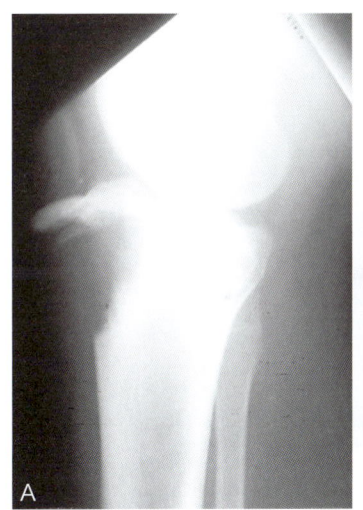
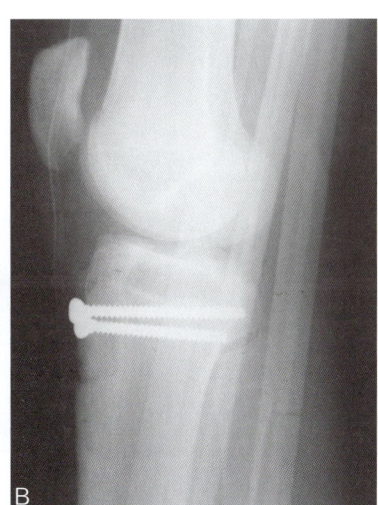
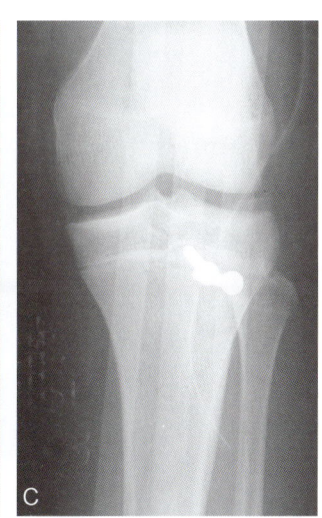
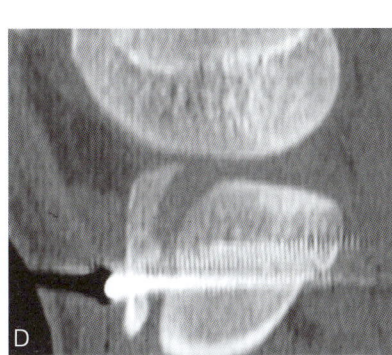
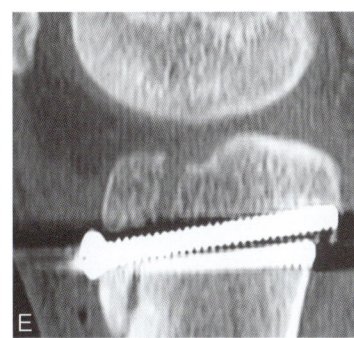
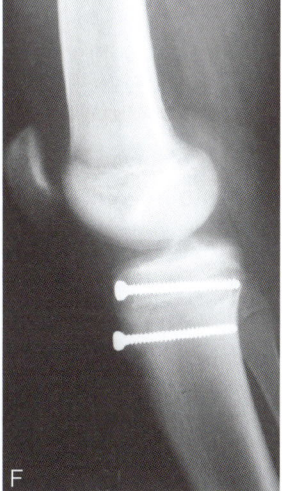

技术图1　A. 15岁男孩，胫骨结节移位性骨折，累及关节面。B. 最初开放复位内固定术后侧位片。尽管最初透视像显示复位良好，摄片却提示复位欠佳。C. 术后正位片提示复位欠佳。D、E. CT显示关节面复位差。F. 重新切开复位内固定。术中见外侧半月板阻碍了初次复位，从骨折内去除半月板从而获得良好复位。如侧位片所示。

固定

- 一旦骨折完成复位,建议使用螺钉固定,实心或空心螺钉皆可。
- 在螺钉固定前最好临时用克氏针固定复位,因为如果没有更广泛的后方解剖,很难使用钳夹。
  - 如果计划使用实心螺钉,可使用标准的克氏针,术者应注意克氏针的放置,以免影响以后理想的螺钉位置。反之,如果使用空心螺钉,可使用导针,且应放置在理想位置。
- 螺钉从前往后平行关节面置入,不穿过胫骨近端骺板(技术图2)。不需要螺钉做双皮质固定,重要的是避免损伤膝关节后方的血管。
- 在这个部位使用骨松质螺钉加压。对于较大的骨片,可使用骨皮质螺钉来实现远端固定。
- 如果是较大的骨折块,选择2~3枚直径为4.5 mm的螺钉会比较理想,并且可以减少螺钉头部的刺激。
  - 使用细螺钉时,可以使用垫圈。
  - 或者,使用6.5 mm或7.3 mm的螺钉,这些螺钉尾部会产生刺激,不使用垫圈。
- 医生应该尽量避免将螺钉直接置入在切口下方。
- 对于A型骨折,因为患者非常年轻,螺钉固定很可能出现反屈畸形,因此,应使用光滑的克氏针固定。与关节平行,并避免越过近端骨骺。在4周后更换石膏时,可以将克氏针拔出。

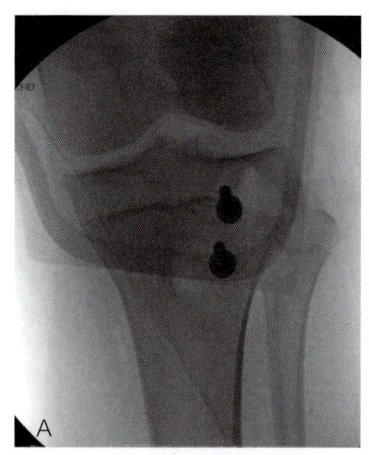 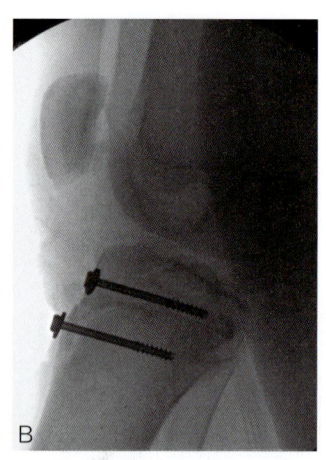

技术图2 与图1相同的患者,两个骨折块上都有4.5 mm的空心螺钉和垫圈平行于关节面放置解剖复位。A. 正位片显示,因为骨折偏外侧,从中线外侧置入螺钉。所有螺钉都不直接放在切口深面,以防止钉头引起的疼痛。B. 侧面X线片显示骨骺骨折和胫骨结节骨折的固定。

要点与失误防范

影像学解释	• 仔细的影像学评估可以帮助识别轻微移位的骨折和另一种伸肌机制损伤的可能性,如袖状骨折 • 进一步的影像学检查可以识别关节内损伤和半月板组织的嵌插
复位技术	• 应去除妨碍骨折复位的在骨折端的骨膜和半月板(技术图1),确保止血带不会限制股四头肌的活动 • 外侧髌旁入路能直接到达损伤部位 • 确保B型和C型或Ⅲ型骨折的关节面复位。此外,术前完善的影像学检查对于制订手术计划也很重要
伴随的病理和并发症	• 外科医生应注意相关损伤(如半月板、前交叉韧带),并寻找相关损伤 • 应进行预防性的前间室筋膜切开术 • 较小的螺钉头(4.5 mm)可能会减少螺钉头导致的疼痛,并降低再次手术去除内植物的必要性

术后管理

- 术后可采用长腿石膏管型。管形石膏可以让足踝处活动,但可能会因为活动而产生更多的皮肤问题。对于A型骨折,必须使用包裹足部的长腿石膏来保护突出的针尾。
- 术后固定4周。随后,如果影像学显示愈合,行膝关节活动支具固定,可以限制活动,但能缓慢增加活动范围。如果术后4周就诊时,骨痂愈合情况不理想,需再固定4周,以后开始膝关节活动和理疗。

结果

- 由于这种骨折不常见,大多数已发表的系列研究都只有少量患者。
- 所有研究一致认为骨折都能顺利愈合,患者都能恢复功能。C型和D型骨折未见生长异常的报道[4,9,12,13];但是,A型和B型骨折可出现因骨突闭合过早导致的反屈畸形[14]。

并发症

- 很少有胫骨结节骨折的报道。螺钉隆起是最普遍的并发症。
- 有发生骨筋膜室综合征的报道,尤其在B型骨折中。预防性切开减压、密切地观察可以降低此并发症的发生率。
- 由于此骨折往往发生在生长发育末期,因此不必过于担心生长障碍,例如由胫骨结节生长停滞导致的反屈畸形。
- 关节僵硬或者股四头肌乏力非常少见,但可能在畸形愈合或者复位不良的情况下发生。

致谢

- 感谢Ernest L. Sink, MD编写了本章的第一版。

(秦晖 译,鲍琨 审校)

参考文献

[1] Bang J, Broeng L. Spontaneous avulsion of the tibial tuberosity following Osgood-Schlatter disease [in Danish]. Ugeskr Laeger 1995;157:3061-3062.

[2] Bolesta MJ, Fitch RD. Tibial tubercle avulsions. J Pediatr Orthop 1986;6:186-192.

[3] Choi NH, Kim NM. Tibial tuberosity avulsion fracture combined with meniscal tear. Arthroscopy 1999;15:766-769.

[4] Christie MJ, Dvonch VM. Tibial tuberosity avulsion fracture in adolescents. J Pediatr Orthop 1981;1:391-394.

[5] Ehrenborg G. The Osgood-Schlatter lesion. A clinical study of 170 cases. Acta Chir Scand 1962;124:89-105.

[6] Falster O, Hasselbach H. Avulsion fracture of the tibial tuberosity with combined ligament and meniscal tear. Am J Sports Med 1992;20:82-83.

[7] Lipscomb AB, Gilbert PP, Johnson RK, et al. Fracture of the tibial tuberosity with associated ligamentous and meniscal tears. A case report. J Bone Joint Surg Am 1984;66(5):790-792.

[8] Maffulli N, Grewal R. Avulsion of the tibial tuberosity: muscles too strong for a growth plate. Clin J Sport Med 1997;7:129-132.

[9] McKoy BE, Stanitski CL. Acute tibial tubercle avulsion fractures. Orthop Clin North Am 2003;34:397-403.

[10] Mubarak SJ, Kim JR, Edmonds EW, et al. Classification of proximal tibia fractures. J Child Orthop 2009;3(3):191-197.

[11] Neuschwander DC, Heinrich SD, Cenac WA. Tibial tuberosity fracture associated with a compartment syndrome. Orthopedics 1992;15:1109-1111.

[12] Nimityongskul P, Montague WL, Anderson LD. Avulsion fracture of the tibial tuberosity in late adolescence. J Trauma 1988;28:505-509.

[13] Ogden JA, Tross RB, Murphy MJ. Fractures of the tibial tuberosity in adolescents. J Bone Joint Surg Am 1980;62(2):205-215.

[14] Pandya NK, Edmonds EW, Roocroft JH, et al. Tibial tubercle fractures: complications, classification, and the need for intra-articular assessment. J Pediatr Orthop 2012;32(8):749-759.

[15] Pape JM, Goulet JA, Hensinger RN. Compartment syndrome complicating tibial tubercle avulsion. Clin Orthop Relat Res 1993;(295):201-204.

[16] Wiss DA, Schilz JL, Zionts L. Type III fractures of the tibial tubercle in adolescents. J Orthop Trauma 1991;5:475-479.

第35章 儿童踝部骨折
Pediatric Ankle Fractures

Scott J. Mubarak and Andrew T. Pennock

定义

- 踝关节骨折占儿童骨折的5%,仅次于桡骨远端骨折。后者是最常见的骨骺骨折,约占这类损伤的15%[1]。
- 虽然在大多数儿童创伤中,非手术治疗是主要方法;但是,在儿童人群中仍有明确的手术指征。
  - 和成人一样,有明显的关节面不平整或成角畸形的病例需要手术治疗。
- 踝关节骨折分型可作为骨折治疗和预后预测的实用工具。
  - 最常用的儿童踝部骨折分型方法是关于骨骺损伤的Salter-Harris解剖分型法。
  - 成人的根据受伤机制常用Lauge-Hansen分型方法,此分型方法可用于小儿踝部骨折,因为这有助于形成通过逆骨折损伤机制进行复位的理念。同时,数据显示旋前损伤类型相比于旋后-外旋的损伤类型,有更高的骺板早闭的发生率[7]。
  - 大多数骨科医生非常熟悉这种分型,很有实用价值。
  - 其他的分型系统包括:根据腓骨骨折情况的Danis-Weber分型系统,以及由Dias和Tachdjian提出的结合了Lauge-Hensen分型和Salter-Harris分型的更为综合的分型系统。
- 在近骨骼成熟时期,由于胫骨远端骨骺闭合的不对称性导致踝关节发生过渡期骨折。
  - 三平面骨折属于复杂的Salter-Harris Ⅳ型骨折,由矢状面、横断面、冠状面骨折线造成的骨骺和干骺端骨块组成。
  - Tillaux骨折最常发生于胫骨远端骺板闭合前一年内的青少年中。它是由外旋暴力通过胫腓前韧带将其附着的胫骨前外侧骨骺撕脱造成的,此处韧带的强度大于残存的开放骺板。

解剖

- 踝关节的韧带附着于骨骺端,提供踝穴的稳定性,随着骨骺的闭合,韧带在过渡期骨折(三平面骨折和Tillaux骨折)的病理机制中起重要作用,由于韧带往往比骺板更加坚强,造成儿童骨骺骨折比踝关节扭伤更常见。
  - 下胫腓前韧带牢固地附着在胫骨骨骺端前外侧缘,当足部受到外旋暴力时能将胫骨骨骺前外侧骨块撕脱;坚强的韧带和薄弱的骺板就会造成过渡期的Tillaux和三平面骨折。
- 胫骨远端骺板的解剖有助于理解特定的踝关节骨折类型、治疗以及预后。
  - 胫骨远端骨骺的次级骨化中心在6~24个月时出现,内踝的骨骺经常由此骨化核延伸而来,或者由孤立骨化中心、胫骨副骨在7~8岁骨化而成。
  - 胫骨远端骺板大部分是水平的,但是在出生后2年内在前内侧持续出现波浪状起伏,由Kump最先描述(称作Kump隆起)。这个中央内侧区域是生理性骺板关闭开始的地方(图1)。
  - 一般来说,女孩在15岁发生胫骨远端骺板闭合,男孩在17岁。
  - 骨骺闭合起自位于中央偏内侧的Kump隆起向内侧,然后向外侧扩展,整个过程持续约18个月。
- 骺板周围的解剖对儿童踝关节骨折影响很大。
  - LaCroix软骨膜环是一个介于关节软骨和骨干外骨膜过渡区域,是一层保留着成软骨和成骨潜能的软骨膜。
  - 从功能而言,软骨膜环为骺板提供稳定性,在儿童某些骨折和骺板损伤中起着一定的作用。
  - 邻近的骨膜牢固地附着于软骨膜环上,可能会嵌卡在骨折内,阻碍解剖复位。

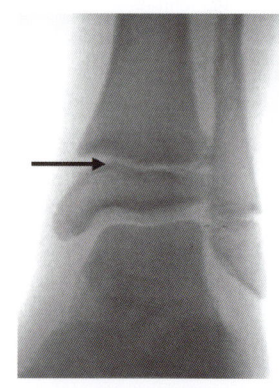

图1 Kump隆起。箭头所指为位于中央内侧的Kump隆起,是骺板闭合的起始点。笔者认为该结构损伤会引发骺板早闭。

发病机制

- Lauge-Hansen 分型是在1950年,通过在尸体上复制各种骨折类型,了解其受伤机制,从而发展得来的分型系统[4]。
- 这个分型是由两部分组成,第一部分首先描述受伤时足的体位(如旋后、旋前);接下来的部分是描述暴力的作用方向,暴力可以是旋转的(内旋或外旋),也可以是平移的(外展或内收)。
- 这个系统在评定损伤的严重程度时将旋转型骨折分为Ⅰ~Ⅳ级,将平移型骨折分为Ⅰ~Ⅱ级。
- 在笔者近期的一组114例可分类的踝关节骨折(Salter Ⅱ型)病例中,使用Lauge-Hansen分型系统,旋后-外旋型(SER)占66%,外展型占30%,旋前-外旋型占3%,轴向挤压损伤占1%[7]。
- 在笔者的病例中,导致各种类型的踝关节骨折的活动多种多样,大多数骨折都是在摔倒或体育运动过程中发生的[1,7]。
- 似乎没有任何特定运动中所发生的旋后-外旋型骨折更倾向于发生骺板早闭;但是,与其他运动相比,发生在足球或者滑板运动中的外展型损伤,则更可能发生骺板早闭。
- 在青春期少年中,其特有的解剖以及生长板的闭合模式,造就了特殊的骨折类型。
  - 比如,根据孩子的年龄和骺板闭合程度的不同,同样的外旋损伤机制可能产生Tillaux或者三平面骨折。
  - 胫骨远端骺板最迟闭合的部分是外侧。在骨骼日趋成熟的孩子身上这个部位通常比较薄弱,容易导致前外侧骨骺发生撕脱,造成Tillaux骨折或者三平面骨折。

自然病程

- 依传统观点看,胫骨远端骺板早闭是骺板骨折后少见的后遗症,发生率为2%~5%[1]。
- 笔者近期的统计数据显示,在Salter-Harris Ⅰ型和Ⅱ型骨折中,有超过38%发生骺板早闭;在移位骨折中发生率达55%。受伤机制和治疗方法对此发生率有影响[7,8]。
  - 旋后-外旋型损伤有38%的骺板早闭发生率,而外展型损伤则有52%的骺板早闭发生率。
  - 旋后-外旋型和外展型损伤的不同预后可以用其不同的损伤机制解释。在外展型损伤中Kump隆起处可能受到较大剪切力作用,而在旋后-外旋型损伤中这个解剖结构受到的损害较小的旋转应力。
- 这些数据对儿童踝关节骨折的手术指征的制订非常重要。一些早先的病例数据显示,如果在Salter-Harris Ⅰ型和Ⅱ型骨折中,若复位后影像学显示有3 mm或以上的间隙存在,则骺板早闭的发生率会上升3.5倍。
  - 笔者的经验提示,骨膜嵌入骺板骨折会导致残留骨折间隙,最终引起骺板早闭。
- 骨科医生应该在首次就诊时即和患者家属讨论骺板早闭的可能性,尤其当发生了外展型损伤时。

病史和体格检查

- 与成人创伤一样,儿童踝关节损伤的最初评估包括探究损伤机制和损伤时间。
- 基础的检查应包括:对皮肤和软组织的评估,触诊发现最痛部位,进行准确的感觉、运动和血管方面的检查。
- 在进行儿童的踝关节骨折的诊断时特别要引起注意的是骨髓炎和儿童受虐伤。
  - 在儿童中骨髓炎的发病率约为1/5 000。常发生在儿童骨骼干骺端的血管襻处,可能是由于血源性传播所致或创伤的结果,这些可使诊断更为复杂。
  - 疼痛出现的大致时间及其与创伤先后顺序可以帮助鉴别创伤和感染。
  - 儿童的胫骨远端干骺端骨折应考虑到儿童受虐伤的可能,受伤机制可以归结为对肢体猛烈的牵拉和扭转,使干骺端的骨松质发生断裂。另外需要注意的是双侧肢体的骨折,以及骨折发生在既往骨折的不同愈合阶段。
- 在对潜在的开放性损伤进行评估时,查看皮肤情况非常重要。皮肤的质量还可影响手术固定的时间,并且对损伤的能量和部位提供线索。
- 对踝部触诊可以帮助确定损伤部位,也可以帮助诊断在摄片上不可见的隐性骺板骨折或韧带损伤。
- 确立患者术前的功能障碍对术后治疗非常重要,同时也可以帮助确定是否需要做伸肌支持带间室减压。
- 在踝关节的损伤中,除了肌腱断裂或力学障碍,术前的功能缺陷还可能因为神经挫伤或断裂,这可以对手术入路产生影响。
- 血管的情况是肢体最终是否能存活的关键。如果发现有血供不足,骨折应该立即复位。如果复位后缺血状况依旧存在,因考虑做血管方面检查,或立即进行手术探查以评估血管是短暂痉挛还是血管损伤。

影像学和其他诊断性检查

- 如果怀疑有踝关节损伤,需要拍摄一套完整的踝关节系列平片,包括正侧位和踝穴位(图2A~C)。
  - 踝穴位摄片非常重要,将足内旋20°时从前向后照射,得到距骨内外侧间距均衡清晰的图像。
  - 踝穴位片的重要性在Tillaux骨折中表现得最为充

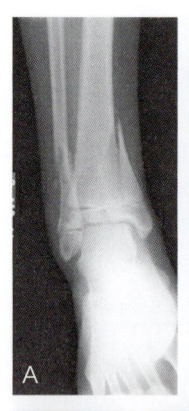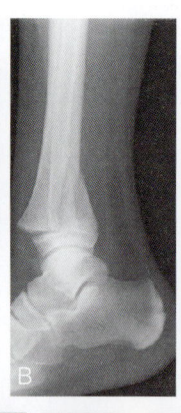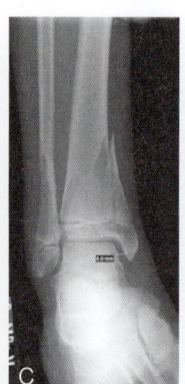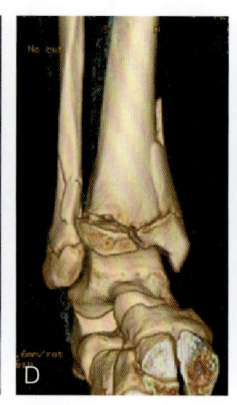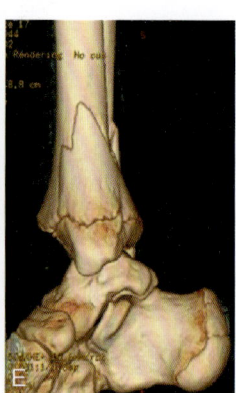
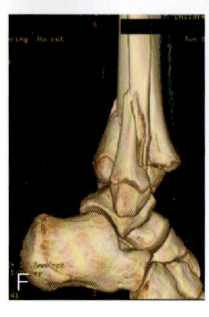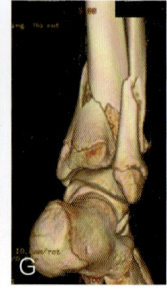

图2　三平面骨折的影像学。所有踝部骨折都需要拍摄一套平片包括前后位（A）、侧位（B）、踝穴位像（C）。D~G. 三维CT重建有助于术前计划，尤其对于那些难以看清楚的关节内骨折。

分。因为在正位片上，前外侧的骨块经常因为后有腓骨重叠而模糊不清，在侧位片上也难以看清楚。

- 笔者不提倡儿童拍摄应力位X线片；然而，如果骨骼接近成熟的儿童被怀疑存在韧带联合损伤时，笔者在手术过程中会进行外旋应力位透视加以评估。
- 在平片上常可以看到称作副骨的小骨块，可能会与踝部骨折相混淆。
  - 包括内侧胫骨下小骨（高达20%人群）、后侧三角骨（约10%人群）、外侧腓骨小骨（约1%人群）。
- 通过对侧的影像比较可以鉴别副骨与骨折。
- 需要进行计算机断层显像（CT）来充分了解许多踝关节骨折，笔者通常提倡复位后使用三维CT扫描（图2D~G）。
  - 在试行闭合复位后，平片上显示有任何移位的关节内骨折，常规行三维CT扫描。
- 当发生胫骨远端Salter-Harris Ⅰ、Ⅱ型骨折和三平面骨折时，笔者还需要摄左手的前后位片以确定骨龄，以及对侧踝关节的前后位和侧位片作为骺板基线对比的参照。

鉴别诊断

- 踝关节扭伤。
- 副骨。
- 骨软骨损伤（剥脱性骨软骨炎）。
- 挫伤。
- 骨髓炎。

非手术治疗

- 手术临床路径提倡所有的踝关节闭合骨折在急诊室清醒镇静麻醉下试行闭合复位。
- 复位通常在急诊室进行，采用氯胺酮清醒镇静麻醉并配备便携式透视机辅助。
- 通过从患者病史及骨折类型推断其损伤机制，复位操作应该逆转该损伤机制进行，如Quigley手法复位外展-外旋型骨折。
- 所有患儿要使用高分子石膏管型固定，最初要将管型剖开并在缝隙内支撑塑料间隔以适应肢体肿胀（图3）。
- 高能量损伤的患儿或者复位后神经血管状况没有好转者，建议连续神经血管监测以便早期发现骨筋膜室综合征。

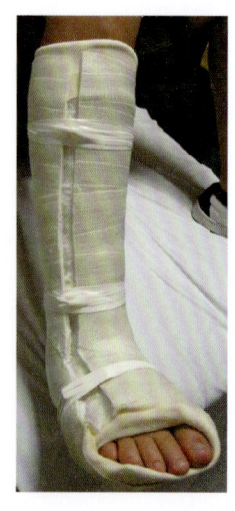

图3　复位后石膏管型固定。在胫骨远端骨骺骨折复位后用高分子石膏管型固定。随后将石膏剖开，缝隙内支撑间隔，并用防水胶带缠绕石膏。

- 对于Salter-Harris Ⅰ、Ⅱ型和三平面骨折，如果可以获得近似解剖复位，移位不超过2 mm，笔者随后给予长腿石膏管型免负重固定4周，并且定期复查X线片，根据骨折类型的稳定程度决定复查的频率。
- 为了评估骺板和关节面残留移位的程度，CT扫描可以提供更为精确的解剖方面的评定，所以笔者常规在复位之后做X线平片和CT扫描检查。
- 对于任何残留关节面不平整或明显成角畸形的患儿，笔者通常行切开复位内固定术。

手术治疗

术前计划

- 医生在手术室全麻下再次尝试闭合复位，以确定骨折最终能否通过闭合复位加石膏固定，或者闭合复位加经皮穿针固定治疗。
- CT扫描和三维重建技术使医生更好地了解踝部骨折的解剖病理状况。对于复杂踝部骨折，尤其是三平面骨折的术前计划时，这些检查是至关重要的。
  - CT扫描片的评估结果能够帮助了解这些骨折的复杂构型，并且确定拉力螺钉的置入方位。
  - 同前所述，如果生长板存在间隙，CT扫描对评估骨折是否需要开放复位也非常重要。
- 大多数情况下，在骺板开放的患儿中，只能使用光滑的克氏针贯穿骨骺做固定；螺钉的置钉方向应与骺板平行。

体位

- 几乎所有的踝关节骨折都可使用仰卧位。
  - 如果需要显露踝关节外侧，可以在手术侧的髋关节下放置一个枕垫，以改善外侧的可视范围。
- 透视机和显示屏一起置于床脚，面向术者，同时C臂机应该直接从患侧踝关节的对侧过来。
- 术侧的腿可使用手术单或者泡沫垫等抬高，这样拍侧位片时抬高的患肢不会被对侧肢体挡住。
- 在铺无菌单之前，未经消毒的止血带在使用时应尽可能地往近端缠绕。

入路

- 前侧入路是在胫骨远段前方作一个5～10 cm的切口。
  - 腓浅神经在此处位于踝关节支持带表面，应该注意避开。
  - 沿趾长伸肌和拇长伸肌的间隙切开伸肌支持带上部。
  - 注意在此间隙中不要损伤由腓深神经和胫前动脉组成的神经血管束。
- 后内侧入路大致上是在内踝与跟腱内侧缘之间作一长5～10 cm的切口。
  - 纵行切开深筋膜，显露踝关节后方的屈肌腱。在这个平面上，拇长屈肌腱是唯一带肌肉纤维的肌腱。
  - 切开时应沿着拇长屈肌的外侧边缘，随着拇长屈肌向内侧牵开，踝关节被显露出来。
  - 由于神经血管束刚好在拇长屈肌腱的内侧，此处需要特别小心；儿童的胫神经和趾长屈肌腱相比，胫神经相对粗大些。
- 外侧入路的切口是沿腓骨后缘，以骨折端为中心朝向远端。
  - 小隐静脉和腓肠神经，走在外踝后下方。
- 内侧入路可以更加偏前或者偏后部，取决于内踝骨折的具体位置，以及是否需要暴露胫骨后面或关节内结构。
  - 以上入路的切口，在纵向上应以踝关节为中心，但是不应做在踝的最突出处以防激惹。
  - 大隐静脉和隐神经在内踝前方走行，应该加以保护。

Salter-Harris Ⅰ型和Ⅱ型胫骨远端骨折

解剖和复位

- 采用上述标准前方入路治疗旋后-外旋型（SER）骨折。
- 对于内侧骨折的Salter-Harris Ⅱ型外展损伤，使用内侧入路（技术图1）。
  - 此入路在实践时可根据骨折位置做稍偏内或偏外的调整。
- 应该确认并界定骨折和骺板。
  - 骺板及其周围软骨膜环应该确认并做保护。
    - 骺板具有白色软骨外观。
  - 可用两把Hohmann拉钩置于胫骨远端两侧以助显露。
- 一旦显露完成就可以用Freer骨膜剥离器仔细将骨膜从骺板裂隙中挑出来。
  - 术中应注意保护骨膜，因为骨膜提供骨折愈合所需的血供，并与软骨周围环紧密相连。
    - 骨膜可被小心地切开，以便于从骨折部位取出骨膜，以获得充分的复位。
- 此时，在直视下可见复位已完成，并且用手固定在位。
  - 一旦从骨折部位和骺板处无损伤地移去骨膜，复位不会有太大困难，且之后相对稳定。

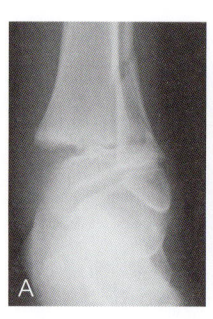
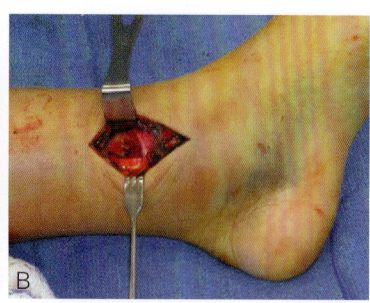
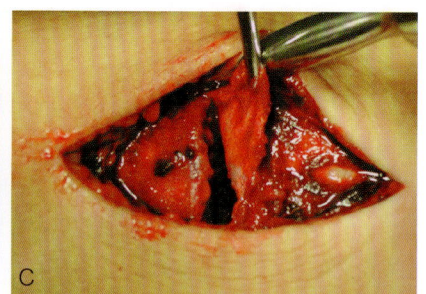

技术图1 显露内侧张口骨折的手术入路。A. 此正位摄片显示一造成内侧张口的Salter-Harris Ⅱ型外翻型骨折。B. 采用内侧入路做骨折切开复位。C. 此术中照片显示已被抽出的嵌入骨骺骨折中的骨膜，之后消除了内侧间隙获得解剖复位。

固定

- 很多Salter-Harris Ⅱ型骨折都可以成功地用2枚0.062 in（1.57 mm）的光滑克氏针固定。
  - 克氏针应从远端向近端置入，从踝部前内侧以及胫骨骨骺前外侧角置入（技术图2）。
  - 经皮进针点必须选择足够靠远侧，使钢针得以通过皮肤在恰当的部位穿入骨质。
  - 一旦置入，可通过切口看见克氏针在合适的入针点进入骨质。
- 有时可能存在大块的干骺端骨片，可使用1或2枚骨松质拉力螺钉以便更好地固定。
  - 这些螺钉应该垂直于骨折线从骺板近侧置入。
- 还可根据医生个人的喜好，使用空心螺钉。

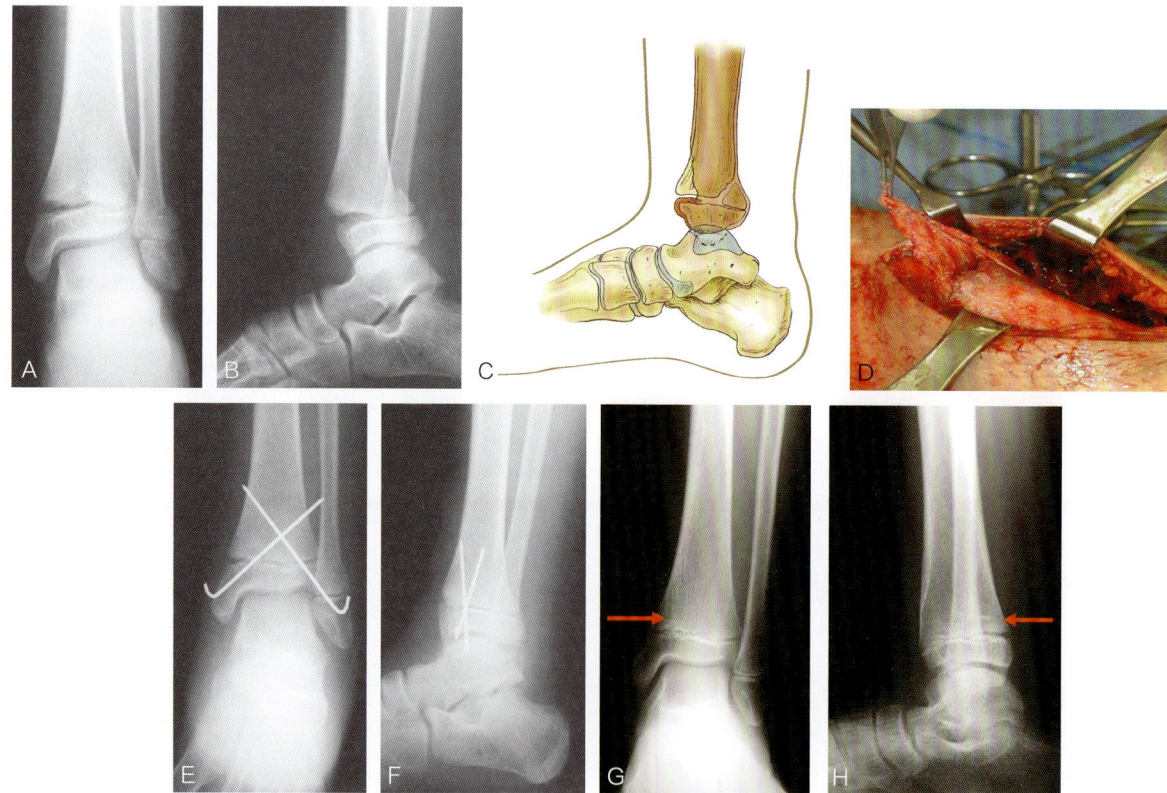

技术图2 合并骨膜嵌入的Salter-Harris Ⅱ型旋后-外旋型（SER）骨折的治疗。A、B. 摄片显示一前内侧开口的Salter-Harris Ⅱ型SER骨折。C. 在此类骨折中经常有骨膜（红色标示）嵌入前方，阻挡复位。D. 为了获得解剖复位减少骨骺早闭机会，必须将骨膜仔细地从骨骺骨折中抽出。E、F. 由于骨膜嵌入骨折致使闭合复位失败后进行切开复位取得成功。之后采用2枚交叉克氏针经皮固定。G、H. 术后1年摄片显示骺板开放。红箭头标示Harris生长线平行于骺板，提示伤后生长依然平衡，进一步证实了胫骨远侧骺板未发生早闭。

Tillaux 骨折：Salter-Harris Ⅲ型骨折

- 采用踝部前外侧入路。
- 这种骨折可使用骨松质拉力螺钉由远到近、从前到后做固定（技术图3）。
- 同样，也可根据术者偏好使用空心螺钉固定。
- 理论上来讲，由于内侧骨骺已经关闭，而且整个骺板将很快完全闭合，因此螺钉贯穿骺板并非禁忌。

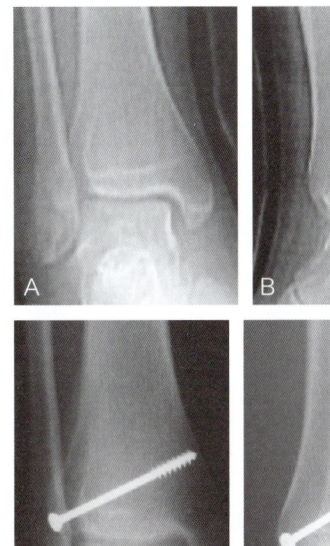
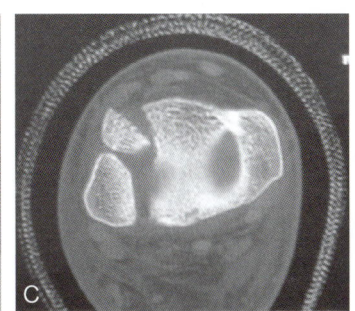
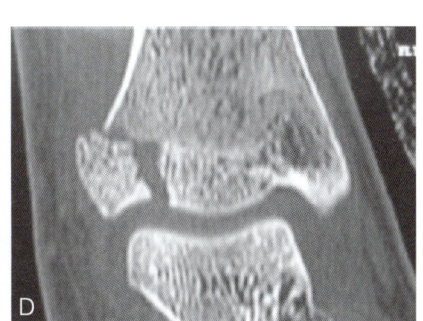

技术图3　Tillaux 骨折治疗。A、B. 在标准前后位摄片上，Tillaux 骨折由于与腓骨重叠，通常不能清晰显示，此时拍摄踝穴位非常重要。C、D. CT平扫常常有助于揭示骨折特征和术前计划。E、F. 采用骨松质拉力螺钉固定此类骨折，由于这些患者总是已临近骨骼成熟，故不必担心跨骺板固定的后果。

内踝骨折：Salter-Harris Ⅲ型和Ⅳ型骨折

- 如果只有很小的干骺端骨片，这类骨折可以使用4.0 mm的骨松质螺钉或者克氏针固定，内植物必须完全置于骨骺内且与骺板和关节面平行（技术图4）。
  - 如果能用闭合方法达到解剖复位，那么这种类型骨折可以经皮固定治疗；也可做一皮肤小切口，可以直接看到关节面复位的效果。
- 如果存在较大的干骺端骨块，除了使用骨骺内螺钉外，还可在干骺端平行骺板固定1枚螺钉。
- 如果患者的骨骼没有发育成熟，而且患者的骨折情况不适合采用骨骺间螺钉固定，则可使用克氏针跨骨折端和骺板作固定，日后拔除。
  - 如果内踝有小片撕脱骨折也可使用该方法。
- 如果患者骨骼接近成熟，这种骨折可采用成人方法治疗，即使用2枚半螺纹空心螺钉垂直骨折面作固定。
  - 另外，对于这种接近成年的人群，可使用2枚克氏针穿过骨折和骨骺并通过张力带钢丝环加压固定。
- 在特殊情况下，有学者主张切除干骺端的碎片，以便更好地看清骺板，防止此处形成骨桥。但是，笔者不提倡采取这种治疗方法。
  - 笔者不支持采取通过这种方法，是因为我们的目的是最大限度恢复骨折的解剖复位。
  - 如果需要移除骨块，笔者会在无创性清理骺板上存在的机械阻挡、恢复骨折解剖对位之后，重新放回。

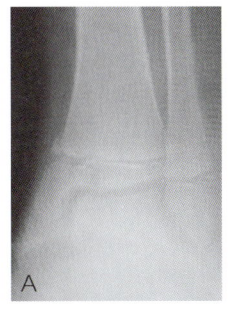
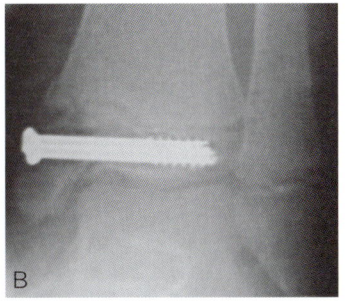

技术图4　A、B. 采用骨骺内螺钉固定治疗内踝骨折。若干骺端骨块很小，可使用骨骺内加压螺钉平行骺板将内踝固定。使用空心螺钉有助于确保骺板免遭损伤。

三平面骨折：Salter-Harris Ⅳ型骨折

- 三平面骨折是一种复杂的过渡期骨折类型，发生在青春期初，是由于胫骨远端骺板的不对称性闭合所造成的。
- 因为这种骨折的复杂性，笔者推荐使用CT平扫加三维重建帮助直观地了解骨折并制订手术计划（图2）。
- 手术入路取决于骨折的复杂程度：此型骨折可能为两、三、四部分骨折（技术图5A～C）。
- 由于这些患者已接近骨骼成熟期，故骺板生长障碍通常不是个重要问题。
- 恢复关节面的骨折解剖对位对患者的预后至关重要。
- 两部分骨折，有时三部分骨折可通过单纯前外侧入路获得解剖复位，并固定。
- 一般拉力螺钉需要分别置入在骨骺及干骺端平面上，采用双切口入路可以获得更好的复位及骨折固定途径（技术图5D、E）。
  - 前侧切口能使通常发生在冠状面上的干骺端碎片通过拉力螺钉固定，而且能够看到关节表面。
  - 通过内侧切口能置入骨骺螺钉。
  - 通过这两个切口，都可以直接看到骨折端的复位情况。
  - 如果腓骨有明显的骨折移位并短缩，无论是否内固定，解剖复位非常重要，以获得恢复踝穴解剖的参照。

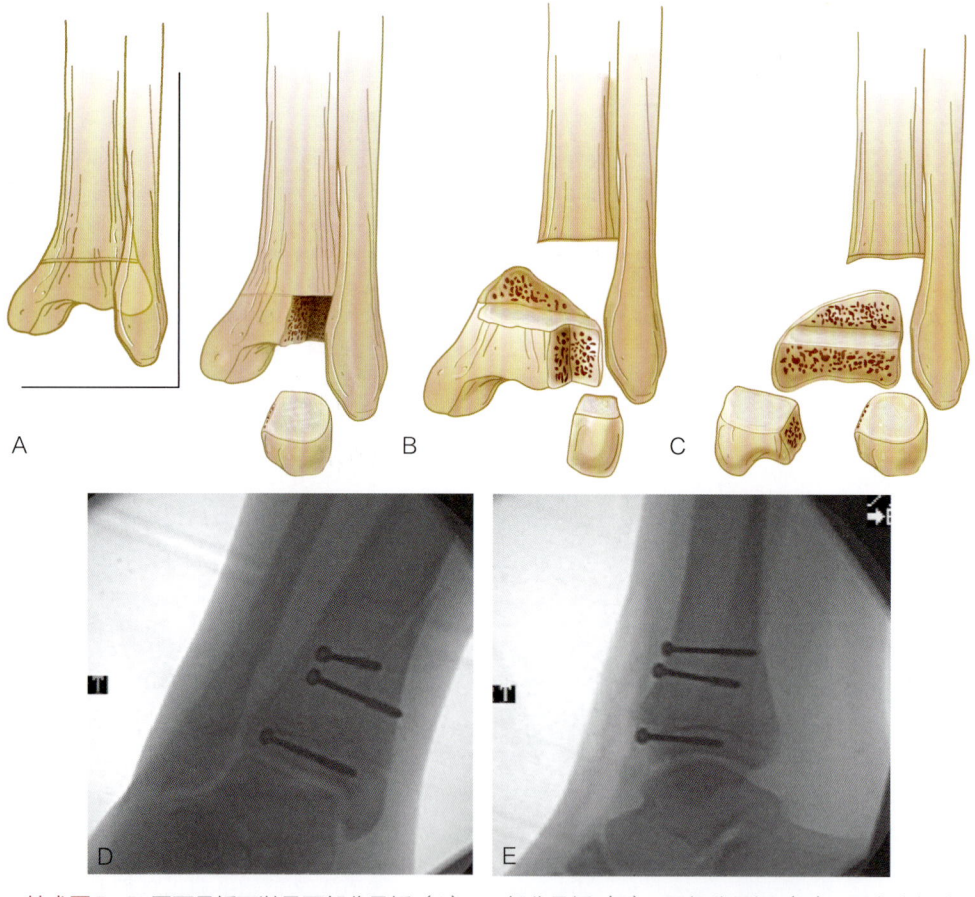

技术图5　三平面骨折可以是两部分骨折（A）、三部分骨折（B）、四部分骨折（C），所有病例除了有干骺端骨块外，都存在一累及关节面的骨骺骨块，属Salter-Harris Ⅳ型骨折。D、E. 在复杂的三平面骨折中，根据特定的骨折情况，往往需要分别在骨骺及干骺端平面置钉固定。

腓骨骨折固定

- 在骨骼尚未发育成熟的患儿中，远端腓骨骨折可使用较粗的光滑克氏针从外踝远端进针逆向穿入做髓内固定。
  - 进针点必须是在外踝远端。
- 在骨骼未成熟患儿中，若骨折情况允许，远端腓骨骨折还可以做交叉克氏针固定。
- 对于接近骨骼成熟的患儿，可以使用螺钉作骨块间加压固定，或再加用1/3管型钢板，如同成人一样治疗。

胫骨远端干骺端骨折

- Mercer Rang 把儿童的胫骨远端干骺端骨折称为 Gillespie 骨折。
- 这种骨折通常需要适当跖屈踝关节才能达到解剖复位，以防止反屈。
- 一般地，胫骨远端干骺端骨折如果闭合治疗失败，通常可以使用交叉克氏针固定。
- 部分干骺端骨折，若骨折位置并不很靠远端，可使用弹性的髓内钉顺行固定。

替代方案

- 外固定支架在严重污染的开放性骨折或伴严重软组织损伤的骨折，如除草机损伤，可能是件有用的工具。
  - 使用外固定支架的目的是维持患肢的长度，最大限度地减小因骨折粉碎而导致的软组织缺血坏死。
  - 外固定支架可作为临时治疗或者最终的治疗方法。
  - 除了避免穿钉损伤骺板外，小儿骨科没有关于外固定支架安置的特殊规则。
  - 根据患儿的大小，备齐各种尺寸的外固定支架。
- 胫腓联合损伤通常发生在骨骼发育已经或者接近成熟的人群中，故这类损伤通常可按成人创伤治疗。

要点与失误防范

使用CT扫描	• 笔者主张常规做术后CT扫描以评估骺板裂隙和关节面平整度；平片在评估是否解剖复位时在很多情况下会发生误导
上伸肌支持带综合征	• 当主诉有严重踝部肿痛，第1趾蹼背侧皮肤感觉减退或麻木，踇长伸肌和趾总伸肌乏力，以及被动屈曲踇趾引发疼痛时(图4)，必须采用测压来评估是否存在上伸肌支持带综合征，为了避免发生缺血性改变，可能需要作支持带松解。否则，此综合征的结果包括第1趾蹼背侧皮肤感觉缺失，踇长伸肌和趾总伸肌挛缩[3]
骺板早闭	• 笔者总结了一个治疗规范以消除此并发症： 　○ 无移位的骨折(<2 mm)用石膏外固定治疗 　○ 有移位的骨折作全麻或镇静下闭合复位成功，骨折移位<2 mm，石膏固定3~6周 • 除术前术后踝部摄片外，为了遵循此规范，笔者常规拍摄对侧踝关节和左手骨龄片，若对骨折移位仍有疑问，还需要做复位后的CT扫描 • 另外，对于患骺板骨折的患者，需要定期随访至骨骼成熟
外翻损伤 vs. SER 损伤	• 外翻损伤预后较差，无论如何治疗(切开复位或闭合治疗)，容易导致骺板早闭；累及骺板的SER损伤的预后会因骨折解剖复位而极大地改善。这些情况需要在术前与家属沟通
术后随访	• 对于骺板损伤后的随访，笔者常规拍摄对侧踝关节参照片和左手正位片以确定骨龄。在原始骨折治疗后，每隔6个月复查，包括双侧踝部摄片 • 由于下肢对线异常可能是骺板早闭的结果，故需在负重位评估患儿双侧踝关节力线。若发现早闭，需要做CT扫描早期评估骺板状况以免发生踝部畸形和双下肢不等长

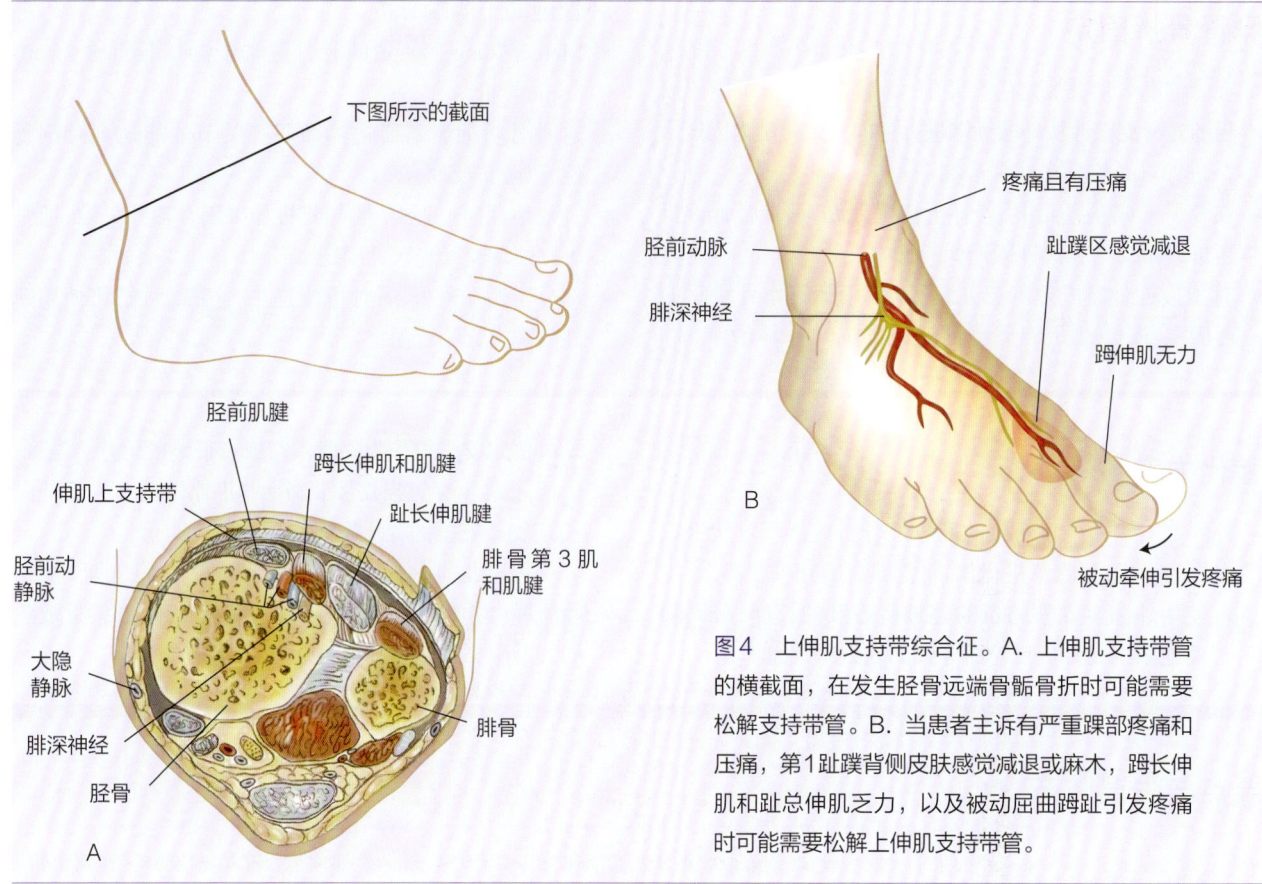

图4 上伸肌支持带综合征。A. 上伸肌支持带管的横截面，在发生胫骨远端骨骺骨折时可能需要松解支持带管。B. 当患者主诉有严重踝部疼痛和压痛，第1趾蹼背侧皮肤感觉减退或麻木，踇长伸肌和趾总伸肌乏力，以及被动屈曲踇趾引发疼痛时可能需要松解上伸肌支持带管。

术后处理

- 手术固定术后治疗一般包括在手术室作短腿石膏管型制动，使患者免负重4周。
  - 笔者高分子石膏管型开槽，缝隙内用塑料间隔支撑后再用防水胶带缠绕固定以适应肿胀；嘱患者1周后回访，取出间隔再用石膏绷带缠绕收紧石膏（图3）。
- 术后4周更换负重行走石膏，只要能耐受，允许患儿穿石膏靴负重2~3周。
- 笔者使用0.062 in（1.57 mm）的克氏针经皮固定时，克氏针留在皮外，以便在4周更换石膏时抽出。
- 青春期前的人群每天行走活动的锻炼足够恢复功能，所以很少需要物理治疗来恢复关节活动度。物理治疗在关节活动度和本体感觉方面对青少年有益。
- 笔者主张对有骺板损伤的患儿随访至少1年，分别在3、6、12个月时回访，以监测骺板早闭迹象；以后每6个月随访直到骨骼发育成熟。
  - 在这些随访中，拍摄包括患侧和健侧踝关节的正侧位片。

结果

- 如大部分小儿骨折，踝部骨折的患儿通常预后良好。
- 长期随访的数据很少。但是，关于关节内三平面骨折的数据显示，治疗后移位<2 mm的解剖对位是非常重要的。
  - Ertl等[3]做了一个18~36个月的随访研究证明"除非骨骺骨折位于踝关节承重区域以外，2 mm或2 mm以上的残余移位预后差"。
  - Rapariz等[6]做了一个平均随访5年的研究，发现"总体预后非常好。只有在没能充分复位（移位≥2 mm）的骨折中，才在长期随访后（>5年）发现退行性改变"。
  - Rapariz等还发现功能恢复好的病例很普遍，但正如在Ertl等的研究一样，随访时间较短。
  - 这些研究都强调了通过CT扫描来确定并描绘骨折特征、移位程度，并主张尝试通过闭合复位来获得充分的复位。

并发症

- 如上所述，骺板早闭会导致肢体长度差异和力线异常，

- 这在生长发育潜力大的幼小患儿会出现临床症状，并需要手术治疗。
- 这些踝部创伤后会并发反射性交感神经营养不良或复杂的局部疼痛综合征。
  - 它的特点是过度地疼痛，持续超出正常的康复时间，并且可能伴有肿胀、皮肤颜色改变，以及活动受限。
  - 治疗包括药物治疗、物理治疗、心理辅导和交感神经阻滞；在极端的情况下建议使用交感神经切除术或置入脊髓后束刺激器。
- 关节周围纤维化是关节损伤或长期固定后常见的并发症。一般来说，在儿童，并不需要物理治疗和麻醉下手法松解。
- 如上所述，上伸肌支持带综合征可导致踇趾趾蹼区麻木、持续的疼痛和趾伸肌乏力[5]。
- 未及时治疗的急性骨筋膜室综合征，会导致永久的神经肌肉破坏，包括无力或感觉障碍。
- 骨不连可发生在手术或非手术治疗后，还可能是骺板早闭的继发后果。
- 踝关节骨折中骨软骨损伤会最终导致有症状的创伤性关节炎，并且研究已经证明解剖复位在防止这种并发症中的重要性。
  - 如果在年轻患者中发生严重的软骨损伤，在创伤性骨软骨剥脱症病灶上钻孔可获得成功。在极其严重的软骨破坏病例中，可以尝试同种异体骨软骨移植。
- 管型石膏在治疗骨折时也存在发生并发症的隐患。
  - 这些并发症包括石膏塑形或衬垫不良导致皮肤破溃。石膏管型绑得太紧或不适当地剖开可能引起急性骨筋膜室综合征。拆除石膏时可引起石膏电锯烫伤，造成患儿永久性的皮肤瘢痕。

（秦晖 译，鲍琨 审校）

参考文献

[1] Barmada A, Gaynor T, Mubarak SJ. Premature physeal closure following distal tibia physeal fractures. J Pediatr 2003;23:733-739.

[2] Dias LS, Tachdjian MO. Physeal injuries of the ankle in children: classification. Clin Orthop Relat Res 1978;(136):230-233.

[3] Ertl JP, Barrack RL, Alexander AH, et al. Triplane fracture of the distal tibial epiphysis long-term follow-up. J Bone Joint Surg Am 1988;70(7):967-976.

[4] Lauge-Hansen N. Fractures of the ankle. II. Combined experimental-surgical and experimental-roentgenologic investigations. Arch Surg 1950;60:957-985.

[5] Mubarak SJ. Extensor retinaculum syndrome of the ankle after injury to the distal tibial physis. J Bone Joint Surg Br 2002;84(1):11-14.

[6] Rapariz JM, Ocete G, González-Herranz P, et al. Distal tibial triplane fractures: long-term follow-up. J Pediatr Orthop 1996;16:113-118.

[7] Rohmiller MT, Gaynor TP, Pawelek J, et al. Salter-Harris I and II fractures of the distal tibia: does mechanism of injury relate to premature physeal closure? J Pediatr Orthop 2006;26:322-328.

[8] Russo F, Moor MA, Mubarak SJ, et al. Salter-Harris II fractures of the distal tibia: does surgical management reduce the risk of premature physeal closure? J Pediatr Orthop 2013;33:524-529.

第36章 发育成熟踝关节切开复位内固定
Open Reduction and Internal Fixation of the Mature Ankle

Sanjit R. Konda and Kenneth A. Egol

定义

- 踝关节是一种优化的铰链式关节,其功能实现依赖于相匹配的在位的踝穴。
- 正常的胫距接触是维持踝关节正常功能的必备要素。
- 手术治疗移位、不稳定的踝关节骨折重点在于解剖重建踝穴的骨骼韧带关系[12]。
- 本章节重点介绍一种特定损伤模式下所造成的踝关节骨折的治疗,特别是双踝骨折的治疗。

解剖

- 研究踝关节骨折时一定要考虑胫骨远端和踝关节的正常解剖。因为在踝关节以上的胫骨干区域,致密的骨皮质转变为干骺端的骨松质(图1A)。
- 胫骨关节面呈凹型,远端延伸成为前后唇。
  - 胫骨关节面又称为胫骨穹隆,类似于法式建筑的天花板。
- 距骨顶呈楔形,位于踝穴内,其前方比后方宽。
- 胫骨内侧的终点为内踝。
  - 内踝由丘间沟分割为前丘和后丘(图1B)。
  - 前丘比较窄,是内踝最远端的部位,也是三角韧带浅层的起点。
  - 丘间沟和后丘较宽,是三角韧带深层的起点。
  - 三角韧带的止点部位(距骨内侧结节、舟骨结节、载距突)同样被认为是内踝骨韧带复合的一部分。
- 外踝由腓骨远端构成。外踝位于内踝远端和后方1 cm处。
- 下胫腓韧带复合体使胫腓骨远端紧密地连为一体。构成韧带复合体的韧带包括:下胫腓前韧带、下胫腓后韧带、下横韧带和骨间韧带(图1C)。

发病机制

- 大多数双踝骨折是在足处于旋前位或者旋后位时身体发生扭转而形成的[8]。Lauge-Hansen分型[6]是阐述这类骨折的最佳分型方式(图2)。
- 旋后外旋型踝关节骨折可分为以下4个阶段:
  - 第一阶段是下胫腓前韧带的撕裂。
  - 第二阶段是由于外旋暴力继续向外作用而造成腓骨螺旋形骨折。在侧位X线片上,其骨折线由前下皮质向后上皮质走行。
  - 第三阶段则造成下胫腓后韧带断裂或后踝骨折。
  - 最后阶段造成内踝骨韧带复合体中三角韧带深层的撕裂或内踝骨折的形成。
- 旋前外旋型踝关节骨折也可分为4个阶段。由于受伤时足处于旋前位,其内侧结构在初期发生损伤。
  - 这种损伤机制造成的腓骨骨折多发生于下胫腓联合之上。在侧位片中,骨折线由前上皮质向后下皮质走行。
- 旋后内收型骨折多伴有腓骨低位横行骨折和内踝垂直剪切型骨折。这种类型可同时伴有胫骨穹隆压缩损伤。
- 最后,旋前外展型骨折特点是内踝的撕脱,接着由于腓骨直接弯曲造成的下胫腓联合以上腓骨干横行骨折或者粉碎型骨折。

病史和体格检查

- 大多数创伤后踝关节疼痛的患者都有扭伤的病史。很少有直接暴力损伤作用于踝关节的。
- 全面的病史应包括患者的合并症,如外周血管病、糖尿病、外周神经病。
- 体格检查应重点关注视诊、叩诊、神经检查。
  - 肉眼可见的畸形可能提示存在骨折伴脱位。如果脱位存在,需要马上复位踝关节并夹板固定,从而防止皮肤压迫和坏死或神经血管损伤。
- 在开放性损伤中,对踝部视诊很重要。开放骨折意味着需要急诊手术。必须记录踝关节周围皮肤的肿胀、瘀斑、紧张度。
- 对于旋后外旋型患者如果只表现为孤立的腓骨骨折且踝穴完整,需要进行负重下的应力试验。大于5 mm的内侧间隙增宽合并外踝骨折提示骨折不稳定[7,9]。
- 挤压试验中沿着胫腓联合疼痛提示胫腓韧带损伤。
- 腓骨近端、膝关节、胫骨都要被检查。操作前必须记录足背动脉搏动、毛细血管充盈和详细的感觉神经检查情况。

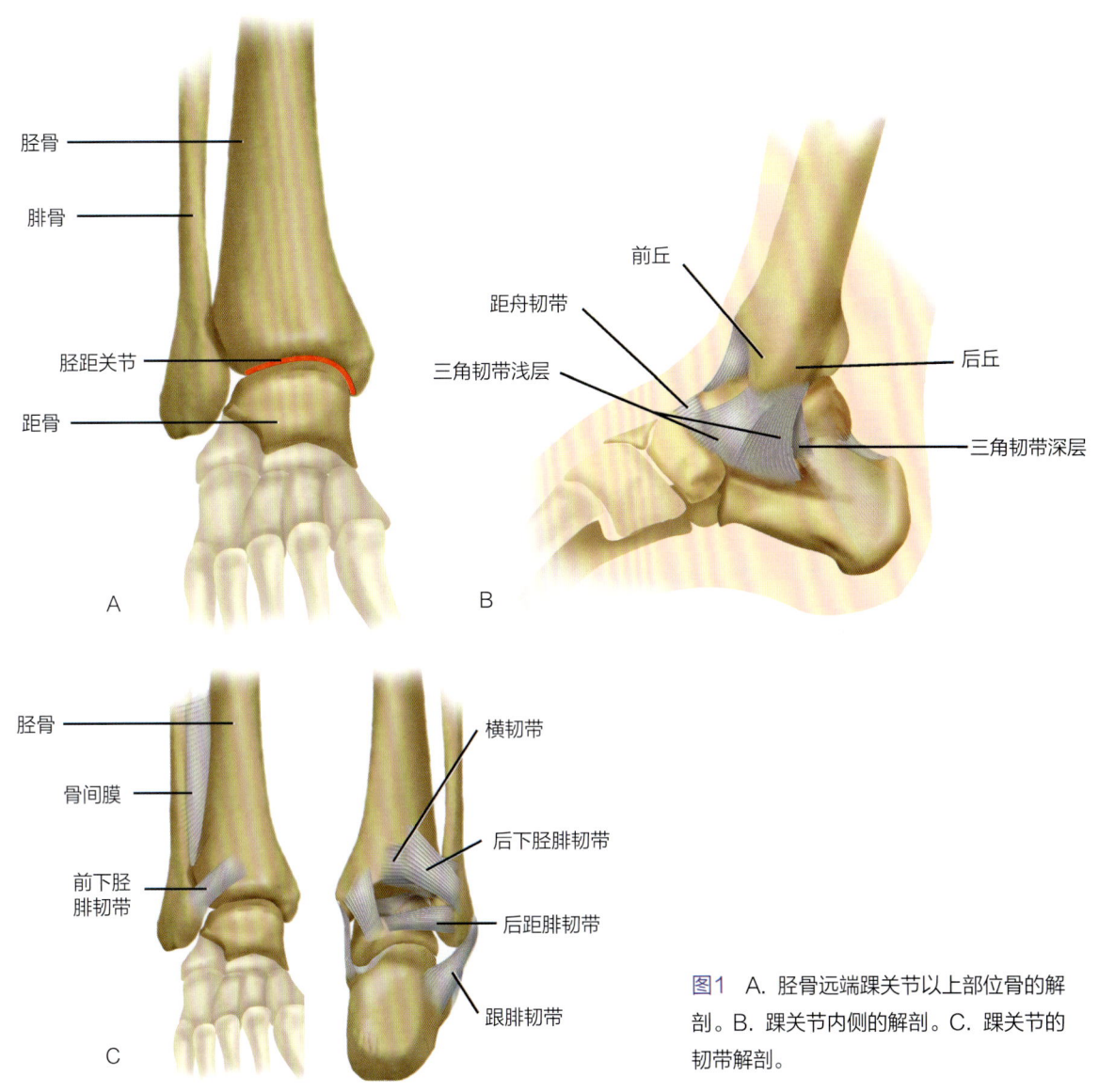

图1 A. 胫骨远端踝关节以上部位骨的解剖。B. 踝关节内侧的解剖。C. 踝关节的韧带解剖。

影像学和其他诊断性检查

- 影像学检查包括踝关节损伤系列片：正侧位、踝穴位（图3A～C）。
- 对于孤立外踝骨折患者，如合并内侧损伤的临床表现或为旋后外旋型损伤怀疑存在踝关节不稳定，需要拍摄外旋应力位片来评估不稳定程度[2,7]。
  - 在踝关节背伸时胫骨内旋15°，即得到一个良好的踝关节外旋透视角度[11]（图3D）。
  - 大于5 mm的内侧间隙增宽合并外踝骨折提示踝关节不稳[2]（图3E）。
- 如果临床需要，胫腓骨全长片也应拍摄。
- 踝关节内侧稳定性的重建取决于内踝骨折块的大小和位置。
  - 内侧骨块的大小是稳定性的关键。
  - 前丘骨折表面只有三角韧带浅层附着。在25%的旋后外旋型4度损伤中会存在三角韧带深层撕裂[10]。因此，固定此骨折块不会增加稳定性。
  - 侧位片是关键。如果骨折块宽超过2.8 cm（丘上骨折），则三角韧带深部仍附着在骨折块上，骨折固定后稳定性得到恢复。如果宽少于1.7 cm（前丘、丘间骨折），则固定后稳定性没恢复。如果宽度介于两者之间，术中固定后需要进行外旋应力检查[16]。

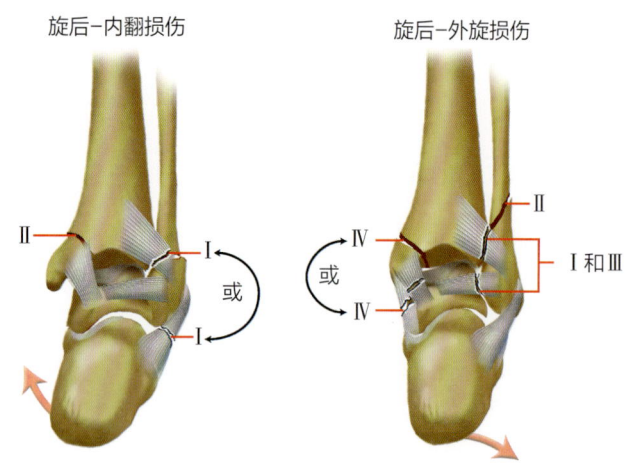

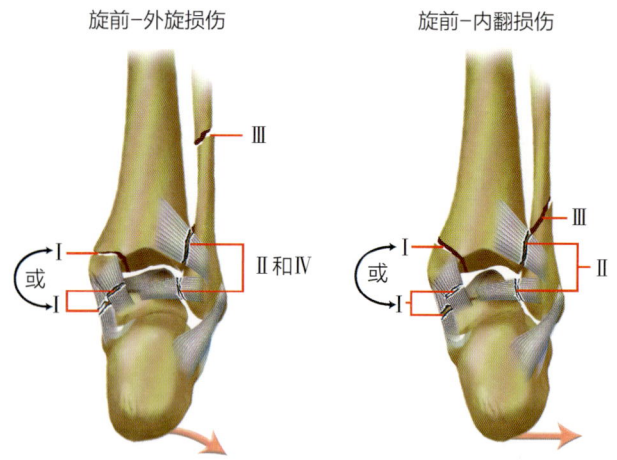

图2 踝关节Lauge-Hansen分型。

- CT扫描对于评估旋转踝关节骨折中后踝骨折块大小有意义。
- MRI对于孤立的外踝骨折同时合并内侧损伤但应力试验不明确患者有意义。

鉴别诊断

- 踝关节扭伤。
- 外踝骨折。
- 内踝骨折。
- Maisonneuve骨折。
- 双踝骨折。
- 三踝骨折。
- 距骨外侧突骨折。
- 跟骨前突骨折。
- 距下脱位。

非手术治疗

- 踝穴稳定的踝关节骨折可以采用保守治疗。
  - 孤立的外踝骨折没有内侧损伤的迹象考虑为旋后外旋型2度损伤，可以通过功能夹板固定，可承受范围内负重。
  - 不稳定类型如旋后外旋型4度，无论是韧带损伤，还是双踝、三踝骨折，如果患者手术条件有限（依赖胰岛素的糖尿病患者），或伴有严重软组织损伤，或不希望手术，也可采用保守治疗。
- 采用保守治疗必须确保踝穴解剖复位至骨折愈合。
- 不稳定的损伤需要采用塑形良好的短腿石膏，并每周复查确保踝穴复位良好。

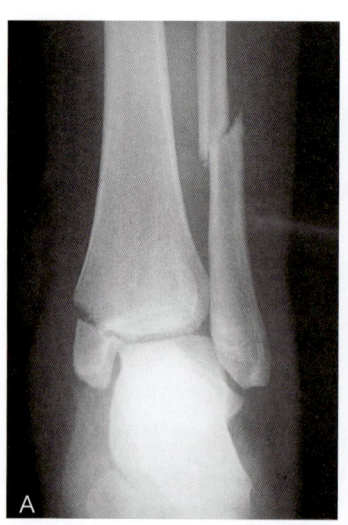 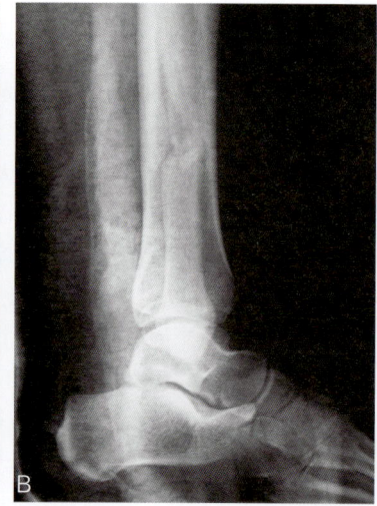 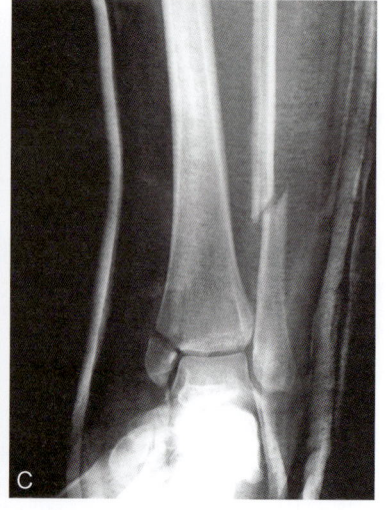

图3 踝关节损伤影像学评估系列片：正位片（A），侧位片（B），踝穴位片（C）。

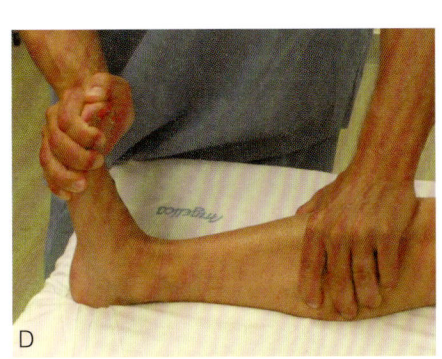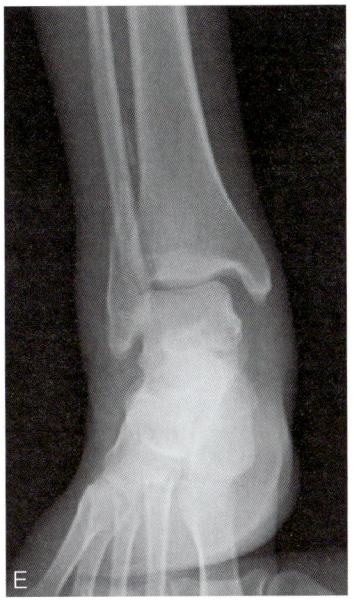

图3（续） 临床照片（D），影像学（E），描述踝关节外旋应力试验。

手术治疗

- 所有因为踝穴没有解剖复位而造成的距骨斜行移位或半脱位都是手术治疗的指征。

术前计划

- 进入手术室之前一定回顾骨和韧带的解剖结构。
  - 一定回顾踝关节神经血管解剖，包括内侧大隐静脉和外侧腓浅神经的走行。
- 使用到的器械包括：小钢板螺钉，大的骨盆复位钳，小口径克氏针，3.5～4.0 mm空心钉。如果骨折稳定性仍存疑，需要在麻醉下进行透视下应力检查。

体位

- 患者采用平卧位，垫高同侧髋部，从而有利于暴露腓骨。
- 如果需要术中在患侧大腿绑上止血带，患侧肢体术前准备铺巾（图4）。
- 外侧固定后可以去除垫枕，以便更好地暴露内侧。
- 如果选用后侧入路，患者可以采用俯卧位，从而更好地通过后外侧入路来暴露胫骨后侧。

入路

- 暴露腓骨采用直接外侧切口。
- 暴露内踝采用前外侧弧形切口。
- 暴露后踝采用后外侧入路直接暴露腓骨。

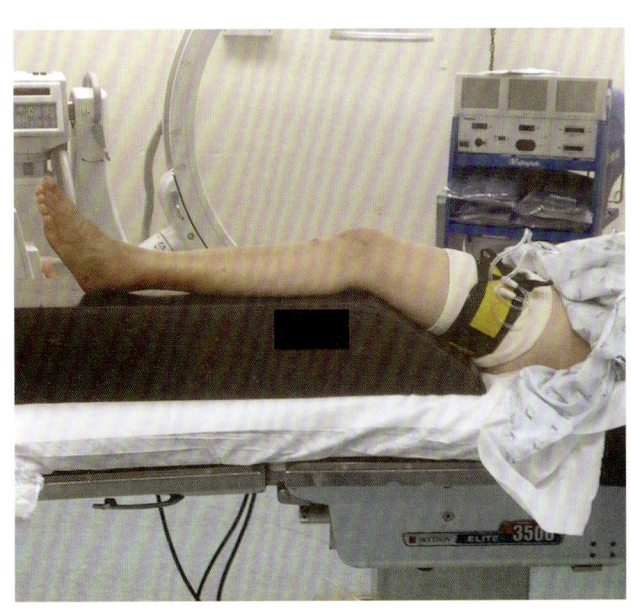

图4 患侧踝关节放置平卧位。应用大腿止血带，髋关节下方放置一个卷起的垫巾，从而内旋下肢，髌骨朝向正前方。踝关节用垫块（泡沫垫块或者手术巾）抬高，以便不需挪动踝关节透视侧位片。

腓骨直接外侧入路

暴露

- 切口位于腓骨后缘下方，可根据软组织情况进行调整（技术图1A）。
  - 沿皮肤切口切开深层组织（技术图1B）。
  - 一定小心，伤口近端不要损伤跨过腓骨远端上方7 cm的腓浅神经（技术图1C）。
- 下一步，分离腓侧筋膜，向后牵拉腓骨肌腱肌肉结构。
  - 轻柔剥离骨折端下方骨膜，暴露腓骨。
  - 避免过度剥离骨折块，避免医源性损伤附着腓骨前方的下胫腓联合韧带。

外侧放置钢板

- 暴露骨折断端后，首先需要清理骨折断端（技术图2A），然后再复位。
- 通常情况下，复位可以通过一个小的"狮子下巴"样的钳子或者尖头复位钳获得。
  - 如果复位困难，旋前、内旋牵引可以帮助旋后外旋型骨折对线。
  - 避免复位钳放在再骨折尖端造成骨折粉碎（技术图2B）。
- 如果复位钳造成置入螺钉困难，可在骨折断端用克氏针临时固定，从而移开复位钳（技术图2C）。
- 此时，如果选用外侧钢板，从前向后垂直骨折断端置入拉力螺钉。
  - 如果选用后侧钢板（抗滑钢板），拉力螺钉从后向前置入。
  - 近端皮质选用3.5 mm钻孔，远端皮质采用2.5 mm钻孔（技术图2D）。
- 测量螺钉长度，选用自攻3.5 mm螺钉经钉道固定骨折。
- 下一步，选用1块1/3管型钢板放置外侧腓骨（中和钢板）（技术图2E）。
- 用2.5 mm钻头钻孔后，近端螺钉孔置入3.5 mm双皮质螺钉。
- 远端置入单皮质骨松质螺钉，注意不要穿入胫腓远端关节。对于骨质疏松骨，可以在远端应用锁定螺钉（病例中选用1/3管型锁定钢板）（技术图2F、G）。
- 闭合伤口（技术图2H）。

恢复腓骨长度

- 在腓骨严重短缩的病例中（高能量暴力，处理骨折时间较晚，骨痂已经形成），需要采用辅助技术从而恢复腓骨解剖长度。
  - 小的骨牵引器可以在近端骨折块上放置在钢板近端，横跨钢板放置骨折远端，从而提供足够的牵引力恢复腓骨长度（技术图3A）。
  - 同样的，可以采用外侧放置的腓骨钢板通过螺钉固定在远端骨折块上，然后通过推拉螺钉（3.5 mm骨皮质螺钉）固定到近端骨折块上。通过板状撑开器撑开，从而牵拉骨折断端，恢复腓骨长度（技术图3B）。

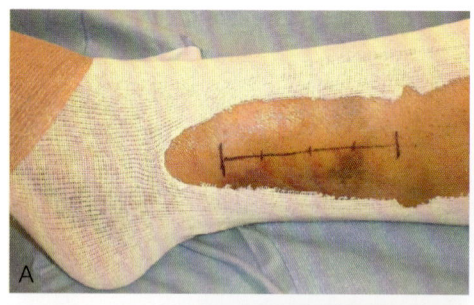
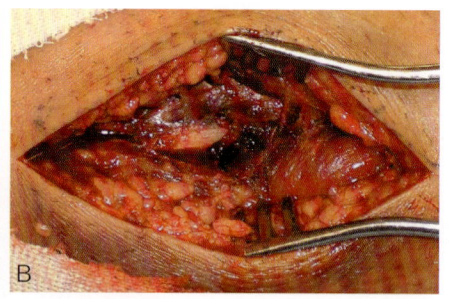
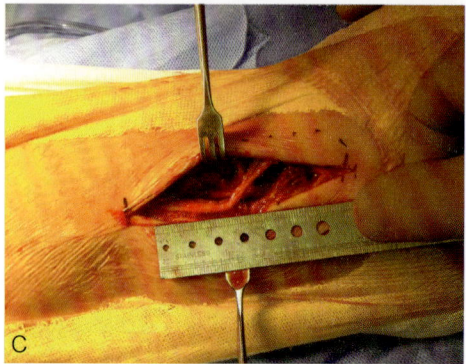

技术图1 腓骨直接外侧入路。A. 皮肤切口被标记处，沿着腓骨后缘，以骨折端为中心。B. 切开腓侧筋膜（外侧筋膜室），暴露骨折断端。C. 辨认向近端走行的腓浅神经。

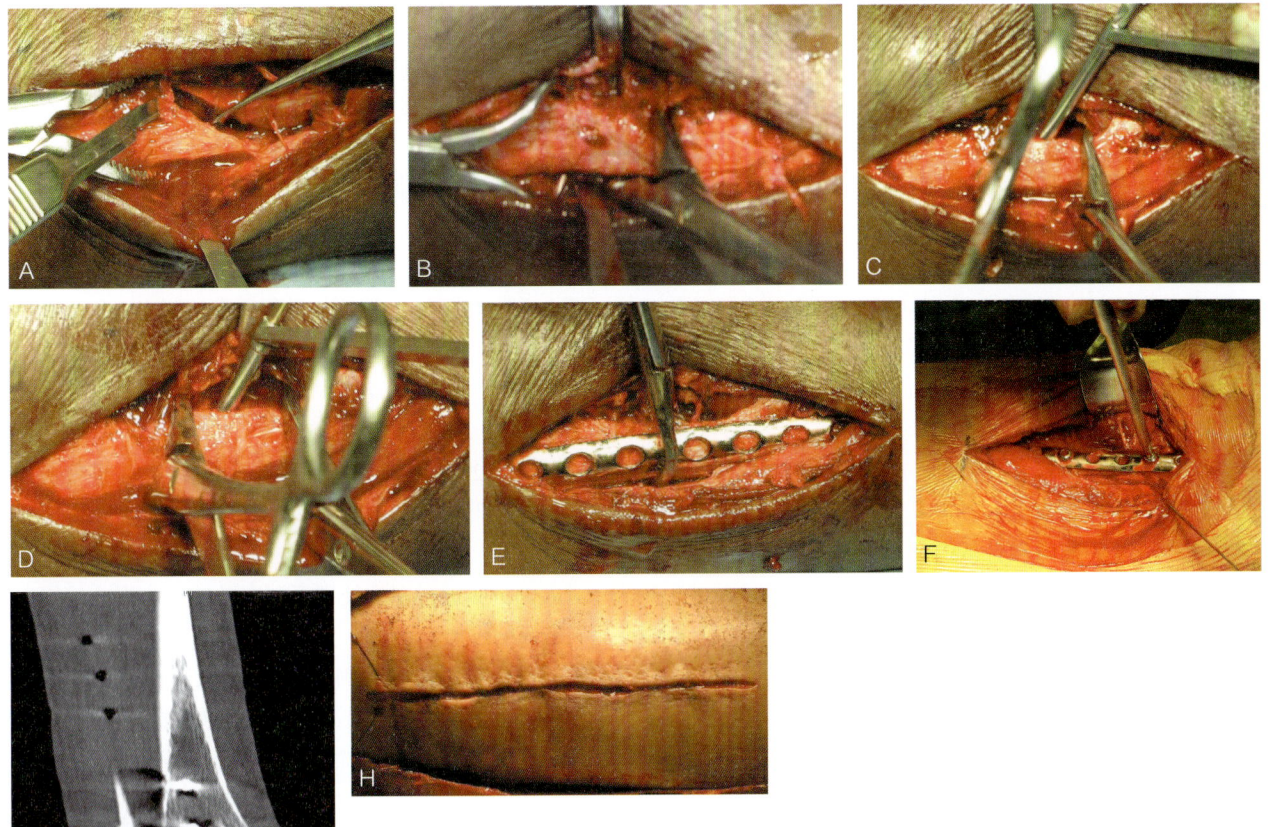

技术图2　A. 用小刮匙清理骨折断端。B. 腓骨点式复位钳的位置，注意避免造成骨折尖端的粉碎。C. 放置拉力螺钉，用3.5 mm钻头在近端钻孔。D. 用2.5 mm钻头在远侧皮质钻孔。E. 在腓骨外侧皮质表面放置中和钢板。F. 如果是骨质疏松骨，在1/3管型锁定钢板放置远端锁定钉。G. 避免远端螺钉穿入关节。H. 闭合伤口。

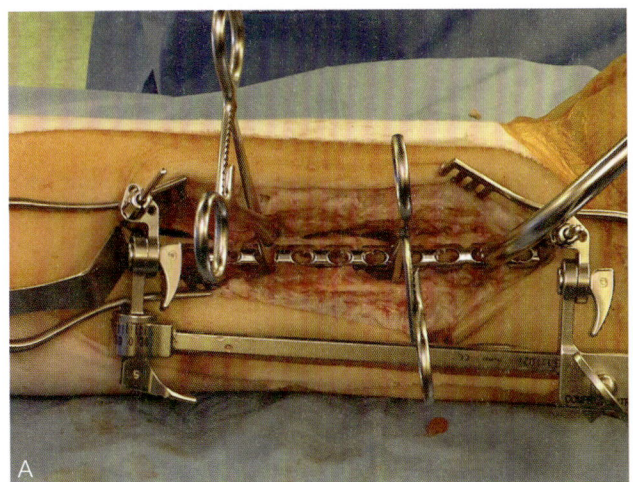
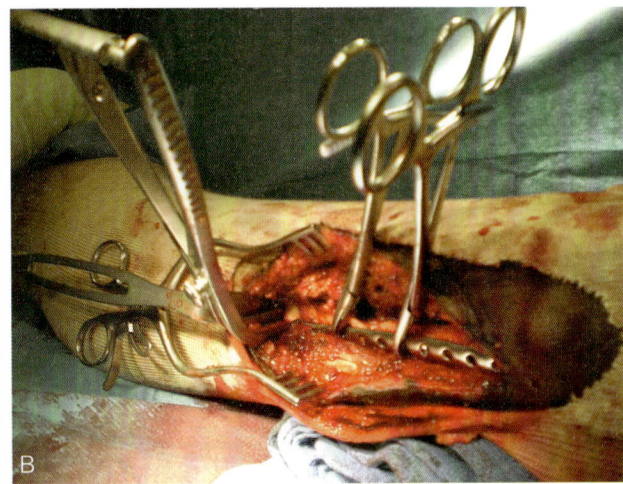

技术图3　A. 骨折发生4周后严重腓骨短缩，放置小型骨牵引器。B. 通过层状撑开器向远端撑开腓骨钢板（只固定到远端骨折块上），从而牵引骨折断端。

内踝前内侧入路

暴露
- 通过前内侧弧形切口暴露内踝(技术图4A)。
  - 平行大隐静脉的前方或者后方做一个切口暴露前内侧关节面。
- 切开皮肤后,仔细分离皮下组织,避免损伤大隐静脉及伴行的神经(技术图4B)。
- 在锐性分离至骨表面,直视下将骨折端骨膜向近端和远端剥离1 mm。
- 将骨折块翻书样打开后,以便于肉眼直视检查有无距骨软骨的损伤。
- 冲洗和清理关节内和骨折内的血块及骨折碎片,以减少对复位的影响(技术图4C)。

手术固定
- 暴露骨折端后,可以用口腔工具或者小型点式复位钳将骨折块复位(技术图5A)。
- 骨折块可以采用细的(直径1.25 mm)平行的克氏针临时固定。同样的,可以使用两个2.5 mm钻头钻出钉道,并原位留置以便于控制踝关节骨块的旋转(技术图5B)。
- 通过透视检查复位和克氏针放置位置后,可以用空心钻头钻穿骨皮质,然后置入适当长度的空心钉。同样也可以单独使用实心螺钉进行临时固定。
- 通常采用4.0 mm半螺纹的骨松质螺钉固定。如果骨折块较小,可以采用3.5 mm或者3.0 mm空心钉。
  - 更多的近期研究表明[14],可以采用拉力模式用2枚3.5 mm双皮质螺钉固定。
- 建议采用2枚螺钉以便提供旋转稳定性。如果骨折块太小,由于波浪形骨折线自身就比较稳定,用1枚螺钉即足够。
- 对内侧钉头进行埋头处理可以有效减少金属内植物突出造成的疼痛。
- 粉碎性骨折采用螺钉固定不便操作,可以采用小支撑钢板或者张力带技术通过三角韧带来维持稳定。
  - 缝线或者张力带应锚定在更靠近近端并平行于关节面的1枚螺钉上。

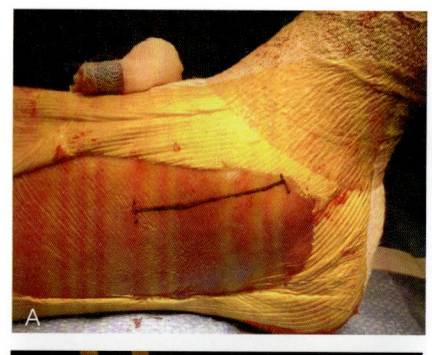
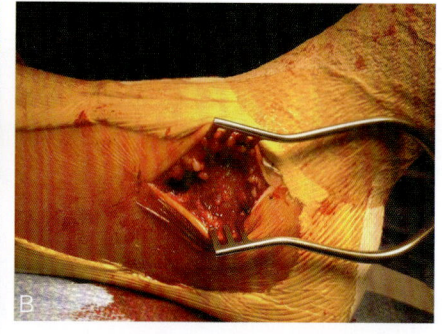
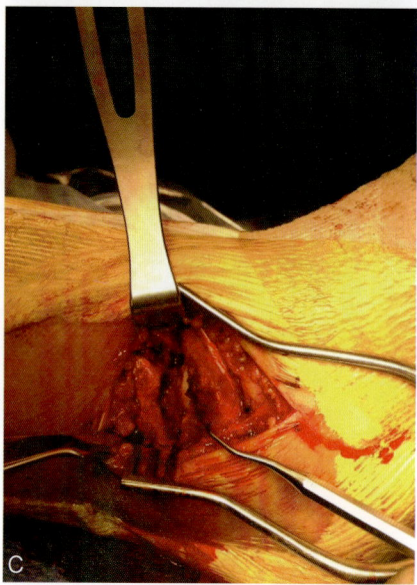

技术图4 A. 处理内侧损伤,皮肤切口弧形绕过内踝。B. 小心分离,避免损伤穿过切口的大隐静脉和神经。C. 骨折断端进行暴露和清理血肿,检查距骨穹隆是否存在软骨损伤。

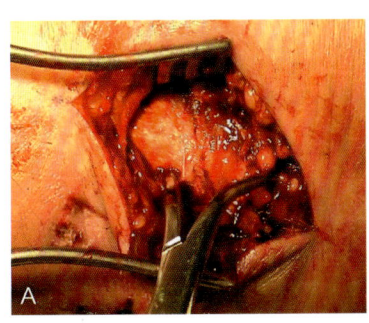
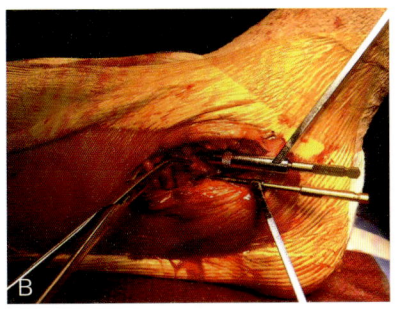

技术图 5　A. 通过点式复位钳进行复位。B. 2个2.5 mm钻头横跨骨折断端平行放置，保持旋转稳定。第一个半螺纹螺钉置入时，一个钻头在位。

胫骨的后外侧入路

- 通过腓骨的后外侧入路可以直接暴露后踝骨折断端（技术图6A、B）。
  - 利用跟腱、腓骨肌之间的间隙（技术图6C）。
  - 从腓骨后面及骨间膜上剥离姆长屈肌，将其余后侧筋膜深部肌肉从胫骨后面剥离（技术图6D）。

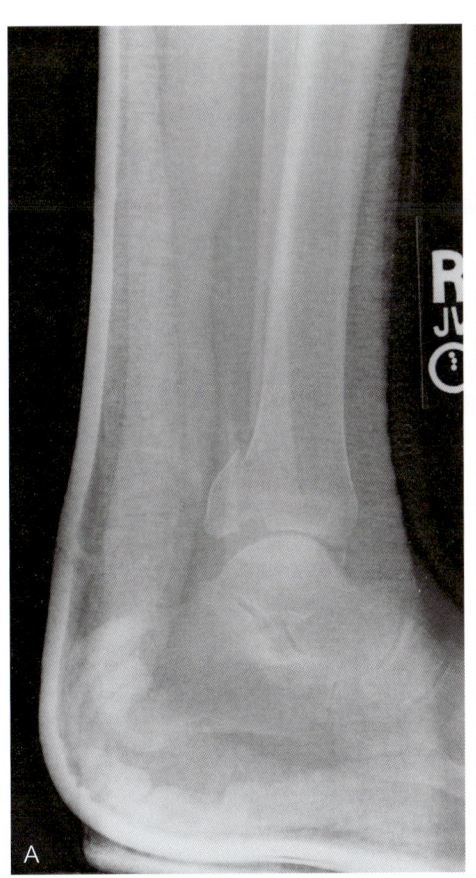
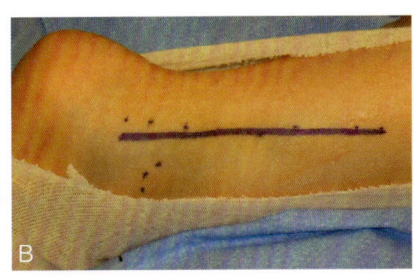
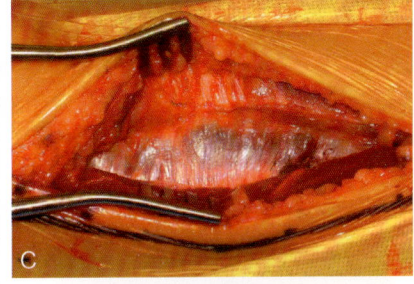
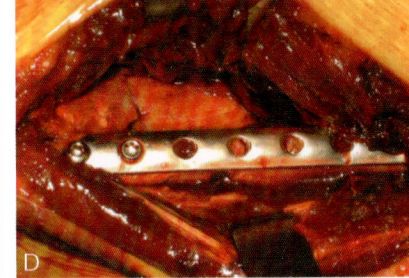

技术图 6　后侧钢板适用于骨折线累及大部分后踝。A. 闭合复位后侧位片显示后踝骨折累及1/3关节面。B. 患者处于俯卧位，切口位于肌腱和腓骨后缘间。C. 利用姆长屈肌和腓骨肌腹之间的间隙暴露骨折端。D. 腓骨钢板固定后踝骨折。

后踝固定

- 如果通过闭合复位可以良好复位，可以通过从前向后置入骨松质拉力螺钉固定。
- 如果需要切开复位，从后向前置入拉力螺钉。
- 如果骨折块较大，可用1块抗滑钢板（1/3管型钢板），用以提供支撑（技术图7）。

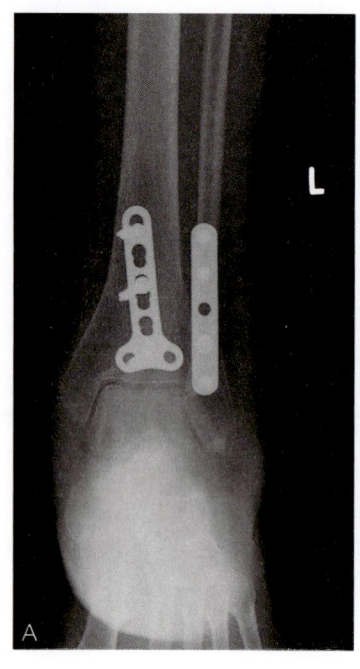 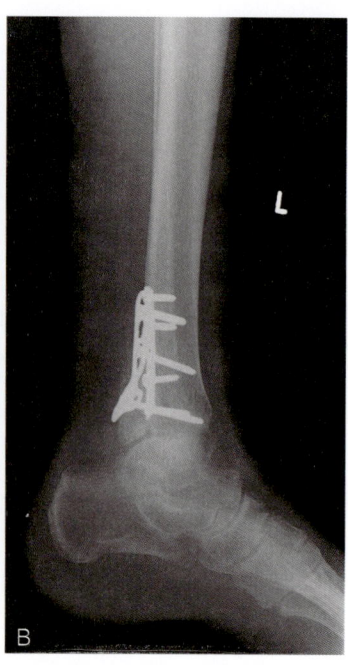

技术图 7 术后正位片（A）和侧位片（B）显示胫骨后侧钢板支撑后踝骨折块。

腓骨后侧钢板放置

- 手术路径与外侧钢板技术相同。
- 如果选用后方或抗滑钢板，远端骨折块可选择置入 1 枚或多枚拉力螺钉。
- 笔者更倾向于在后方平坦位置放置一块钢板，用它和复位钳来帮助复位（技术图 8A）。
- 笔者更倾向于穿过钢板放置 1 枚从后向前的拉力螺钉。
- 由于钢板结构的生物力学特性，这个拉力螺钉可选择使用。
- 接下来，在骨折近端钢板上放置至少 2~3 枚双皮质螺钉。骨折远端从后向前的双皮质螺钉可选择使用。
- 在骨质疏松骨中，为了增强固定，笔者倾向于采用后方钢板和从后向前的双皮质螺钉同时固定骨折的远近端（技术图 8B）。

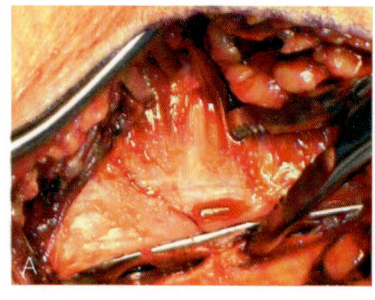 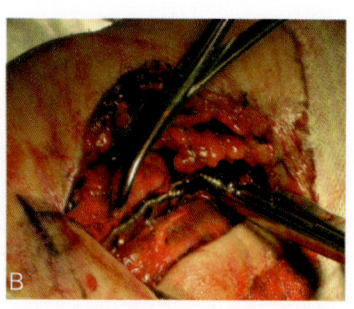

技术图 8 另一种放置钢板的方法沿着腓骨的后缘。A. 此种方法利用了抗滑钢板。B. 采用双皮质拉力螺钉从后向前放置。

下胫腓联合固定

- 固定好踝关节内外侧后，需要评估下胫腓联合的完整性。
  - 应用骨钩或者骨钳在腓骨上施加一侧方力来进行 Cotton 试验（技术图 9A）。
  - 外旋应力试验也可以用来评估下胫腓联合的完整性。
  - 胫腓间隙增宽超过几毫米的侧方移位就是病理征，也是下胫腓固定的指征。

- 在侧位片中需仔细评估腓骨与踝关节关节面的位置关系。正常情况下,在踝关节标准侧位片中,腓骨尖端应该在胫骨干后缘前方,必要时可以用对侧踝关节作为对照。
- 在踝关节后方放一垫枕,在踝关节上横跨一个复位钳,一端顶在胫骨远端,另一端顶在腓骨(技术图9B)。
- 通过正侧位、踝穴片确认复位质量。
- 尽管推荐距骨背屈位来避免下胫腓联合张力过大,近期研究显示恢复踝穴解剖结构后,不可能造成张力过大。
- 如果怀疑复位不良,应在直视坐落于胫骨切迹内的腓骨远端前方,直接复位下胫腓联合。
- 下胫腓联合复位不良发生率高达40%,并与功能恢复不良相关[1,15]。
- 固定方式可以选择1枚或2枚螺钉,穿透3~4层皮质,直径可以选用3.5 mm或者4 mm。尽管螺钉大小、数目有争议,一些参数是被认同的。
  - 螺钉应平行与关节面,并置于关节面近端1.5~2 cm。
  - 不可按拉力螺钉方式置入螺钉。
  - 如果用外侧钢板固定腓骨,该螺钉应从外侧钢板骨折远端的一个孔内置入。
  - 如果用后侧钢板固定腓骨,该螺钉应从钢板外侧的外侧皮质置入。

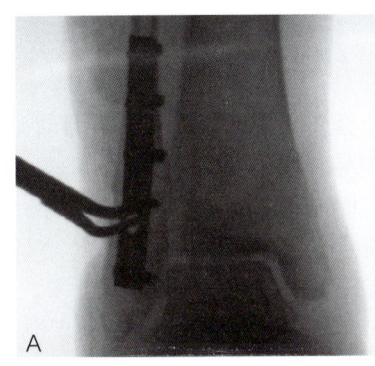
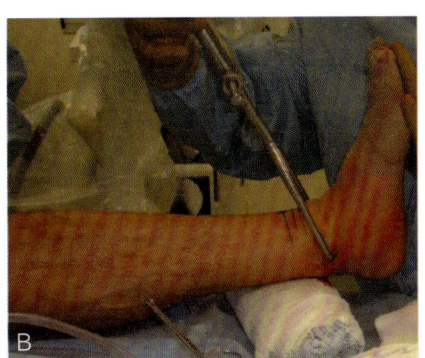

技术图9 A. 腓骨固定之后通过Cotton试验,用弯钩或者复位钳向外拉来评估下胫腓联合的完整性。B. 在踝关节下方垫上垫枕后,利用复位钳进行下胫腓联合的复位和固定。

要点与失误防范

损伤或误缝腓浅神经	• 在手术区域内暴露和向近端游离此神经时要十分小心(图5A)。这将会减少术中或缝合时损伤的概率
腓骨长度未恢复	• 这将会导致内踝间隙增宽 • 用板状撑开器张开骨折远端。评估远端胫腓骨解剖结构,用对侧踝关节做对比
骨质疏松存在	• 多用克氏针辅助 • 多枚下胫腓螺钉 • 应用后侧腓骨钢板和骨折远近端双皮质螺钉 • 锁定钢板
内固定误入关节	• 仔细评估术中透视结果很重要 • 外侧腓骨钢板远端螺钉必须是单皮质 • 正位片是评估内踝固定的最佳选择
下胫腓联合复位不良	• 将垫枕置于踝关节下而非足下,否则将会造成前移(图5B) • 一个好的侧位片用于评估复位质量 • 不用担心下胫腓联合结构复位过紧
腓骨肌腱炎和金属物不适	• 外侧放置的腓骨钢板与内植物不适相关 • 后方放置的腓骨钢板与腓骨肌腱炎相关

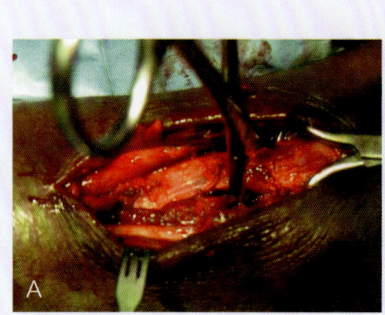
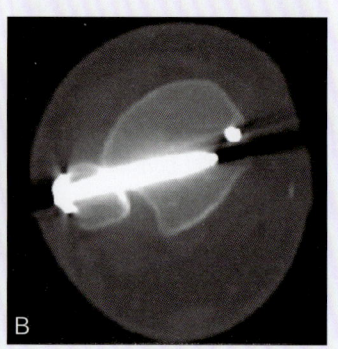

图5 A. 在前侧皮瓣中辨认并保护腓浅神经。B. CT扫描显示下胫腓联合复位不良。

术后处理

- 所有踝关节术后都要中立位夹板固定抬高至少24小时。
- 10～14天后摘除夹板、拆线。
- 将患肢置于可活动的支具上,进行踝关节主动、被动踝关节运动[3]。
- 指导患者进行等长锻炼。
- 所有患者患肢禁止负重6周。
- 6周后根据X线骨折愈合情况,患者可在能承受范围内逐步负重。
  - 愈合缓慢或者有下胫腓螺钉患者可以延缓负重。大多数情况下,不会因为下胫腓联合损伤或常规摘除下胫腓螺钉而改变负重状态,但是告知患者负重可能造成螺钉断裂。
- 右侧踝部骨折患者9周内不可驾驶机动车[4]。

结果

- 术后1年,患者基本不会或很少感到疼痛及功能活动受限。6个月后踝关节功能恢复有显著提升。
  - 年轻、没有糖尿病、低ASA分级是踝关节手术1年后功能恢复良好的预测指标[5]。
  - 告知患者和家属有关功能恢复的预期结果很重要。
- 对于老年患者(大于60岁),在功能恢复较年轻患者慢,但在术后1年以后仍逐步恢复[5]。
  - 笔者的研究结果显示,老年人手术固定不稳定骨折可在术后1年达到理想的功能恢复。

并发症

- 轻微并发症包括表皮松解征(图6A)、浅表感染、腓骨肌腱炎和内植物造成的疼痛[13]。
- 严重并发症包括骨不连(图6B)、内固定失效、深部感染、骨筋膜室综合征[13]。

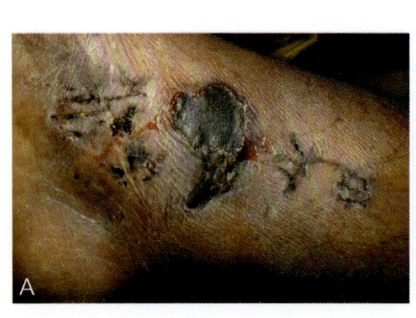
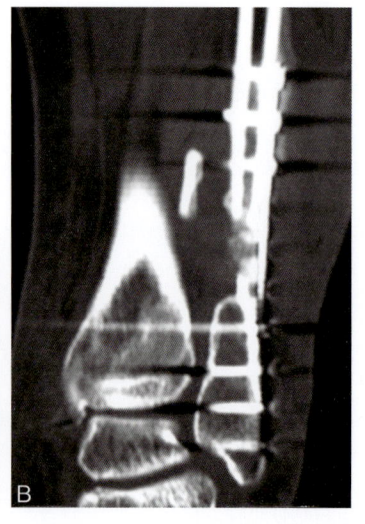

图6 A. 术后皮肤坏死和脱落。B. CT显示一旋前内收型损伤患者切开复位内固定6个月后发生腓骨骨不连。

(秦晖 译,鲍琨 审校)

参考文献

[1] Davidovitch RI, Weil Y, Karia R, et al. Intraoperative syndesmotic reduction: three-dimensional versus standard fluoroscopic imaging. J Bone Joint Surg Am 2013;95:1838-1843.

[2] Egol KA, Amirtharajah M, Tejwani NC, et al. Ankle stress test for predicting the need for surgical fixation of isolated fibular fractures. J Bone Joint Surg Am 2004;86A:2393-2398.

[3] Egol KA, Dolan R, Koval KJ. Functional outcome of surgery for fractures of the ankle: a prospective, randomised comparison of management in a cast or a functional brace. J Bone Joint Surg Br 2000;82(2):246-249.

[4] Egol KA, Sheikhazadeh A, Mogatederi S, et al. Lower-extremity function for driving an automobile after operative treatment of ankle fracture. J Bone Joint Surg Am 2003;85-A(7):1185-1189.

[5] Egol KA, Tejwani NC, Walsh MG, et al. Predictors of short-term functional outcome following ankle fracture surgery. J Bone Joint Surg Am 2006;88(5):974-979.

[6] Lauge-Hansen N. Fractures of the ankle. II. Combined experimentalsurgical and experimental-roentgenologic investigations. Arch Surg 1950;60:957-985.

[7] McConnell T, Creevy W, Tornetta P III. Stress examination of supination external rotation-type fibular fractures. J Bone Joint Surg Am 2004;86-A(10):2171-2178.

[8] Michelson JD. Fractures about the ankle. J Bone Joint Surg Am 1995;77A:142-152.

[9] Pakarinen H, Flinkkilä T, Ohtonen P, et al. Intraoperative assessment of the stability of the distal tibiofibular joint in supination-external rotation injuries of the ankle: sensitivity, specificity, and reliability of two clinical tests. J Bone Joint Surg Am 2011;93:2057-2061.

[10] Pankovich AM, Shivaram MS. Anatomical basis of variability in injuries of the medial malleolus and the deltoid ligament. II. Clinical studies. Acta Orthop Scand 1979;50:225-236.

[11] Park SS, Kubiak EN, Egol KA, et al. Stress radiographs after ankle fracture: the effect of ankle position and deltoid ligament status on medial clear space measurements. J Orthop Trauma 2006;20:11-18.

[12] Pettrone FA, Gail M, et al. Quantitative criteria for prediction of the results after displaced fracture of the ankle. J Bone Joint Surg Am 1983;65(5):667-677.

[13] Phillips WA, Schwartz HS, Keller CS, et al. A prospective, randomized study of the management of severe ankle fractures. J Bone Joint Surg Am 1985;67A:67-78.

[14] Ricci WM, Tornetta P, Borrelli J Jr. Lag screw fixation of medial malleolar fractures: a biomechanical, radiographic, and clinical comparison of unicortical partially threaded lag screws and bicortical fully threaded lag screws. J Orthop Trauma 2012;26:602-606.

[15] Sagi HC, Shah AR, Sanders RW. The functional consequence of syndesmotic joint malreduction at a minimum 2-year follow-up. J Orthop Trauma 2012;26:439-443.

[16] Tornetta P III. Competence of the deltoid ligament in bimalleolar ankle fractures after medial malleolar fixation. J Bone Joint Surg Am 2000;82(6):843-848.

第37章 切开复位内固定治疗 Lisfranc 损伤
Open Reduction and Internal Fixation of Lisfranc Injury

Michael P. Clare and Roy W. Sanders

定义

- Lisfranc损伤是指跗跖关节和楔骨关节复合体的骨性及韧带结构的损伤,包括从稳定的部分扭伤到不稳定的中足骨折脱位。

解剖

- 内侧三个跗跖关节的骨性结构(内侧、中间和外侧楔骨,以及第1、2、3跖骨基底部)在冠状面上形成一个特殊的梯形,朝向足底的凹型类似古罗马拱门(图1A)。
- 在足纵轴面上,第2跖骨在内外侧楔骨间下凹;冠状面上第2跖骨位于"罗马拱门"顶端。因此,在整个中足复合体中,第2跖骨是最关键的一块(图1B)。
- 背侧和跖侧的跗跖韧带起到稳定跗跖关节的作用。
  - 在第2到第5跖骨基底部之间,背侧和跖侧的跖骨间韧带提供了进一步的稳定。
- 在第1和第2跖骨间没有韧带连接,使该区域易于受到损伤。
  - Lisfranc韧带在跖侧连接内侧楔骨与第2跖骨基底部(图1C)。
- 中足内侧部独特的骨性排列赋予了足内侧柱和中间柱天然的骨性稳定性,加之跖侧强健的韧带结构,可以防止跖骨基底部的跖向移位,也有利于内侧足弓线发挥负重功能(图2)。
- 内侧的三个跗跖关节和邻近的楔骨间关节以及舟楔关节(内侧柱和中间柱)活动范围有限,所以,这些关节对足的功能影响不大。
  - 内侧柱是指第1跗跖关节和舟骨-内侧楔骨关节;中间柱包括第2、3跗跖关节,舟骨和外侧楔骨以及中间楔骨分别形成的关节。
- 第4、5跗跖关节(外侧柱)活动性较大,使足可以适应不平整的平面。
  - 这些关节是足具有正常功能所必需的。

发病机制

- Lisfranc损伤多为高能量损伤,如高处坠落或高速交通事故。但根据足的位置,Lisfranc损伤也可能是低能量损伤,如平地滑倒或摔伤。
- 这些损伤的原因包括轴向压力,中足背伸、跖屈、外展、内收或这些因素的结合。

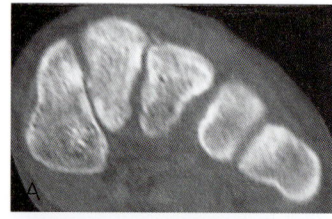
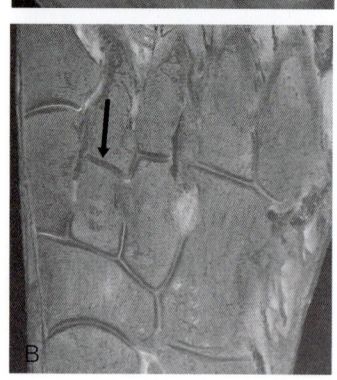
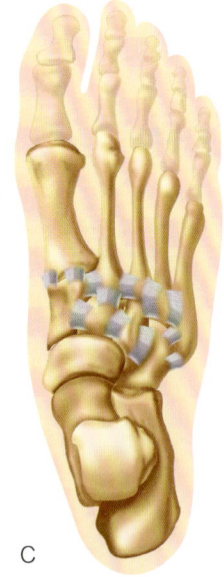

图1 A. 轴向CT片显示跗跖关节呈古罗马拱门形状。B. 解剖标本显示"古罗马拱门"的关键:第2跖骨基底部,凹陷于内侧和外侧楔骨之间(黑色箭头)。C. 跗跖关节区域的韧带连接。

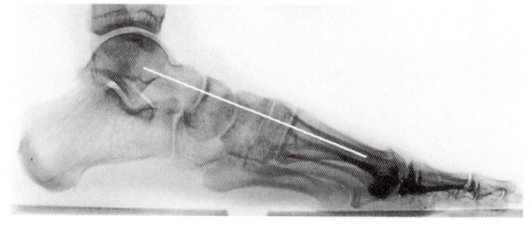

图2 正常负重时的足侧位片,显示内侧柱的正常排列以及承重第一线(白色线)。

- 病理解剖具有个体差异性和高度多样性,包括单纯的韧带损伤、单纯骨折及两者的结合。
- Lisfranc损伤常包括第1、2、3跖跗关节,但也可出现所有的跖跗关节、楔骨间关节损伤,损伤甚至可以延伸到舟骨和骰骨近端或远端。
- 在单纯韧带损伤中,损伤后的稳定性取决于足底跖跗韧带的完整性,一旦强健的足底跖跗韧带断裂,损伤即不稳定。
- 低能量的部分损伤(如扭伤)多见于跖屈位时受到轴向压力,如竞技性运动中。
  - 该类损伤中,由于足底跖跗韧带保持完整,损伤是稳定的。

自然病程

- 稳定性损伤(部分扭伤、关节外骨折)经常需要延长恢复时间。一旦准确诊断之后,多数患者期望完全的恢复,并且不影响长期活动[7]。
- 不稳定损伤经过错误诊断或不恰当的治疗后,导致很差的效果,表现为持续疼痛,活动受限,手术关节逐渐出现创伤后关节炎[2,3],常需要挽救性的关节融合术[4,9]。
- 因此需时刻保持警惕;只依靠X线平片,多达20%的Lisfranc损伤会出现误诊[3]。

病史和体格检查

- 应当获得患者受伤病史以及准确的受伤细节(足的位置、暴力方向、能量涉及范围)。
- 应当观察初始的肿胀情况及负重情况。
- 需要对患足和踝部进行全面检查,还应评估相关的损伤,触诊肿胀及有压痛的部位。
- 应当观察皮肤软组织情况。中足广泛肿胀和跖侧瘀斑提示Lisfranc损伤。
- 应触诊中足关节,有压痛提示Lisfranc损伤(参阅本卷末"骨盆与下肢创伤检查表"的第1、2页)。
- 通过被动背伸跖骨头以及前足被动的外展和内收,可检查患者中足稳定性。前足被动活动引起的跖跗关节区域疼痛提示Lisfranc损伤。

影像学和其他诊断性检查

- 最初的影像学检查包括足部非负重时的前后位、斜位和侧位片。通过了解关节处移位情况,可以获得足够的诊断信息(图3A~C)。
- 负重下透视检查有助于诊断细微损伤,但负重时患者会有疼痛,常需要借助麻醉。
- 因此,笔者更倾向于负重下的足部影像学检查以了解细微损伤(图3D~H);根据需要,可进行健侧足负重下检查作为对照。
  - 负重时足前后位片可以显示关节内移位情况,包括第1、2跖跗关节(Lisfranc关节),楔骨间关节,舟骨楔骨关节;也可显示第1、2跖骨基底部的骨折,内侧楔骨和中间楔骨的骨折,向近端延伸到舟骨的骨折以及压缩性骨折。
    - 第2跖骨内侧缘应当与中间楔骨的内侧缘呈一直线(图3D)。
  - 斜位片可以显示第3、4、5跖跗关节内移位,第3、4、5跖骨基底部骨折,外侧楔骨骨折,以及骰骨骨折。
    - 第3、4跖骨内侧缘应分别与外侧楔骨和骰骨的内侧缘呈一直线(图3E)。
  - 侧位片可以显示背侧或跖侧的骨折和脱位,足内侧弓变平,承重的内侧柱和第一线情况(图3F)。
- CT扫描也对诊断细微的Lisfranc损伤有用,特别是不能负重拍片的多发伤患者或下肢多处损伤的患者;也可以判断延伸至舟骨、骰骨和楔骨的骨折(图4)。

鉴别诊断

- 部分Lisfranc损伤(扭伤)。
- 孤立的跖骨骨折。
- 舟骨-楔骨骨折。
- 跟骨前侧突骨折。
- 外踝扭伤。

非手术治疗

- 部分Lisfranc损伤(扭伤)是一种稳定损伤,负重X线片没有移位的患者可采用非手术治疗。
- 无移位或微小移位的跖骨基底部关节外骨折,负重X线片没有关节内移位的患者也可以用非手术治疗。
- 由于Lisfranc损伤常只有细微表现,而且误诊可导致不良后果,所以在不能作出诊断结论时,应在受伤2~3周后复查负重X线片。
- 非手术治疗包括制动、穿静脉压迫弹力袜及预防骨折靴。
  - 鼓励患者早期关节活动,并在可承受范围内负重。
  - 患者应穿5~6周防骨折靴,直到复查负重X线片显示骨折对线良好且已连接。
  - 此后,允许患者穿普通鞋并循序活动。
- 完全恢复,进行体育活动或其他剧烈运动需要3~4个月。

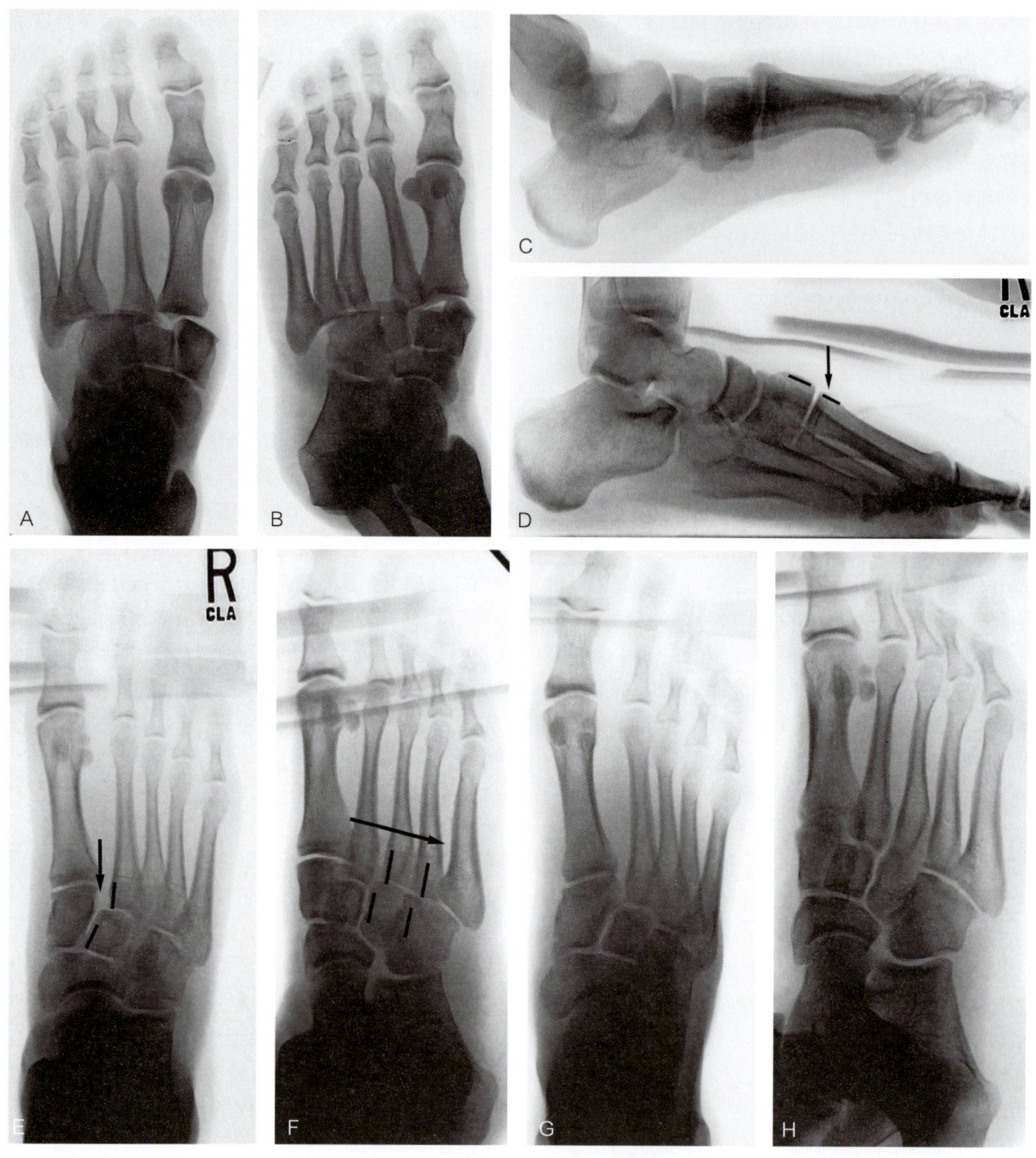

图3 非负重前后位片（A）、斜位片（B）和侧位片（C）显示不稳定的、单纯韧带损伤的Lisfranc脱位，包括所有5个跖跗关节。在前后位和斜位片上明确显示出通过5个跖跗关节的侧方半脱位，侧位片上明确显示背侧移位。负重侧位（D）、前后位（E）和斜位（F）X线片，以及非负重正位（G）和斜位（H）X线片，显示细微的Lisfranc损伤。在负重X线片上可以看到向外侧和跖侧半脱位（黑色箭头）。正常标志点偏离（黑色线）证明存在损伤。

手术治疗

- 手术治疗主要用于不稳定的（有移位的）中足损伤，包括单纯韧带损伤、单纯骨性损伤或两者的结合。
- 最新研究提示，单纯韧带性Lisfranc损伤最好采用切开复位并早期行内侧柱和中间柱的关节融合[6]。
- 任何脱位引起的皮肤和软组织高张力应当立刻复位并限制活动（图5）。
- 待软组织肿胀消退后（10～14天），再确定做手术。

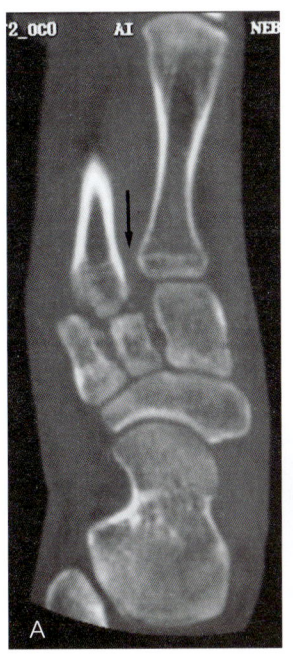
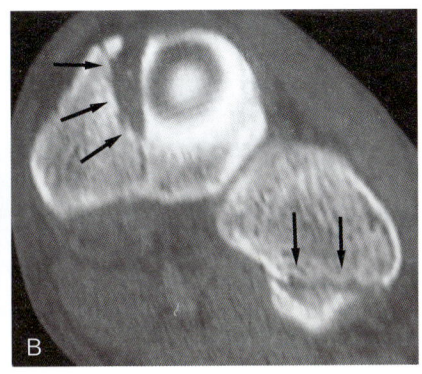

图4 CT扫描显示通过第2跖跗关节和楔骨间关节的移位（A），以及另一名患者的舟骨和骰骨的关节内骨折（B，黑色箭头）。

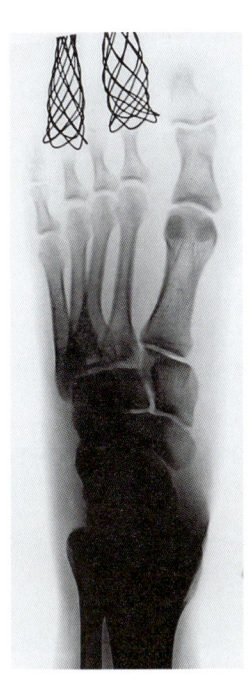

图5 Lisfranc脱位的闭合复位，移位的骨块顶起了皮肤。

术前计划
- 首先回顾损伤时X线片、负重X线片和CT扫描[8]，将损伤分型。据此推断损伤的病理解剖情况。
- 单纯的韧带损伤需要用螺钉牢固固定内侧和中间柱的关节，用克氏针固定外侧柱关节；骨性损伤，特别是粉碎性骨折，需要微型桥接钢板固定[1,5]。

体位
- 患者取仰卧位，患侧髋部下垫一软垫。对侧下肢周围放置保护性垫，以保护腓总神经，并可把对侧下肢固定在手术台上。
- 在患侧膝关节下垫无菌垫，以方便中足手术操作，并易于透视。

入路
- 建议采用双切口入路（图6）。
  - 内侧切口沿拇长伸肌腱方向，过第1跖跗关节中点。该切口可显露第1、2跖跗关节。
  - 外侧切口以第3跖跗关节外侧缘为中点，根据需要，该切口可进一步延长，显露第4、5跖跗关节。
- 第3个切口有时也需要，位于外侧部近端，以固定骰骨。
- 由于中足软组织有限，所以强调进行精确的软组织处理和保持全厚软组织覆盖。

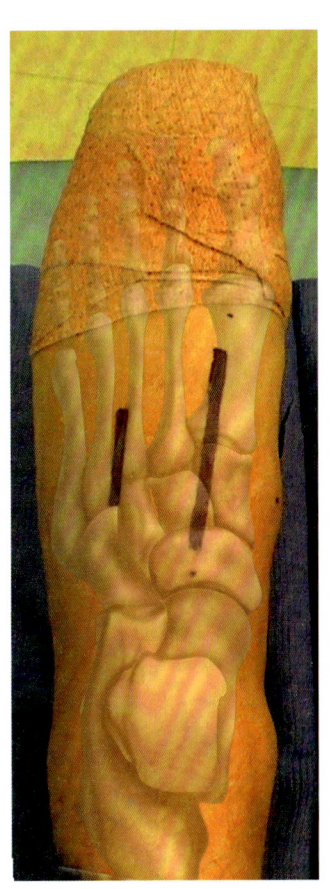

图6 术前设计的双切口位置。

内侧入路

- 内侧切口位于踇长伸肌腱正上方,通过第1跖跗关节中点。
  - 从背侧切开腱鞘,将踇长伸肌腱牵向外侧(技术图1A)。
- 切开腱鞘底部,从中间进行骨膜下剥离,向内侧剥离至第1跖跗关节内侧缘,形成全厚皮瓣。
- 再向外侧进行骨膜下剥离至第2跖跗关节外侧缘,再形成全厚皮瓣,将神经血管束保护在软组织瓣内(技术图1B)。
- 可以看清跖跗关节和楔骨间关节背侧的关节囊,也能看清关节是否稳定(技术图1C、D)。
- 即使在不涉及第1跖跗关节的情况下,笔者也更倾向于采用内侧切口显露第2跖跗关节和楔骨间关节,这样可以在全厚皮瓣内保护神经血管束。

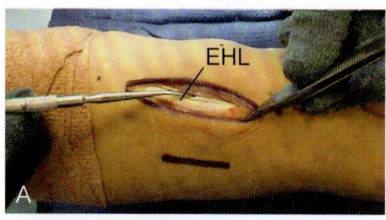
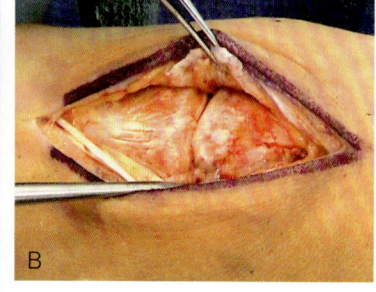
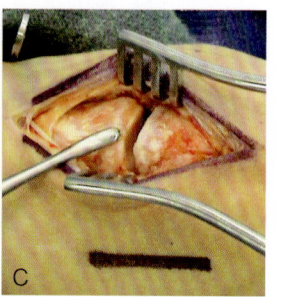
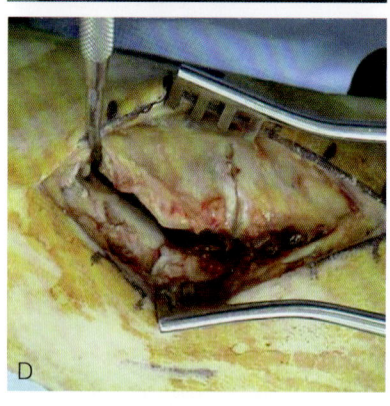

技术图1 A、B. 内侧切口。EHL:踇长伸肌腱。A. 在踇长伸肌腱内侧进行深部分离。B. 至骨膜下的全厚皮瓣被牵开,显露第1、2跖跗关节和内侧-中间楔骨间关节。C. 不稳定的第1跖跗关节。D. 不稳定的第2跖跗关节和楔骨间关节。图C、D为不同患者的照片。

外侧入路

- 在第3跖跗关节水平使用Freer骨膜剥离子插入全厚皮瓣下方,外侧切口位于其外侧缘正上方。
- 沿着伸肌支持带进行剥离,暴露伸趾总腱和趾短伸肌内侧缘,将其牵向外侧(技术图2)。
  - 剥离时应小心谨慎,避免破坏附近软组织内的神经血管束。
- 可以看清第3跖跗关节囊,向内侧进行骨膜下剥离至第2跖跗关节外侧缘,形成全厚皮瓣。根据需要,向外侧进行骨膜下剥离至第4、5跖跗关节。
- 可以看清跖跗关节和楔骨间关节背侧的关节囊,也能看清关节是否稳定。

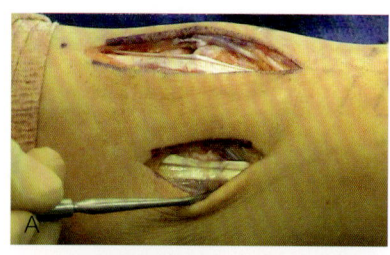
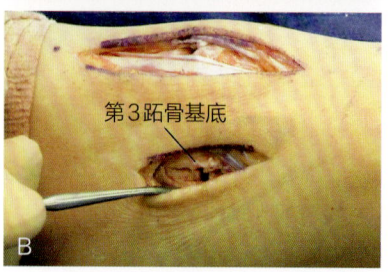

技术图2 外侧切口。向内侧进行深部剥离至伸趾总腱和趾短伸肌腱(A),并暴露第3跖跗关节(B)和第2跖跗关节外侧缘(此图不显示)。

评估关节面并决策

- 对骨折线和所涉及的关节面进行清理,清理残留血凝块并评估软骨损伤情况。
- 如果累及内侧柱和中间柱超过50%的关节面,应当考虑一期关节融合,尽管目前对此仍有争议。
- 尽可能避免第4、5跖跗关节融合术。
- 如果进行一期关节融合,应仔细清除所涉及关节的软骨面,保留下方的软骨下骨。
  - 使用2.0 mm钻头对软骨下骨钻孔,促进血管向内生长,营养关节。
  - 将异体骨与高浓度血小板混合,植入所涉及的关节区域。

临时复位与最终固定

第1跖跗关节

- 如果有第1跖跗关节损伤,那么就应从内侧的第1跖跗关节开始复位。虽然准确的复位操作应根据损伤类型的不同而有所差异,但对于第1跖骨,通常是相对内侧楔骨进行旋后(外旋)复位。
- 矫正该旋转畸形非常关键,可以重建内侧柱并恢复"第一线"的负重功能。第1跖跗关节解剖复位后,可作为中足其他关节复位参照。
- 使用2.0 mm克氏针临时复位,通过透视证实复位(技术图3A)。
- 使用3.5 mm骨皮质螺钉对第1跖跗关节进行最终固定(技术图3B~D)。
  - 第1枚螺钉应从远端向近端打入,在骨干和干骺端交界处的背侧脊进针,朝着内侧楔骨跖侧—近侧方向。该螺钉一般长为45~50 mm。
  - 第2枚螺钉从近端向远端打入,在舟楔关节边缘进针,向骨干-干骺端交界处远端的皮质方向出针。该螺钉一般长为40~45 mm。
  - 在一期关节融合术中,这些螺钉作为拉力螺钉。
  - 对于体型较大的患者,可选用4.0 mm骨皮质螺钉以增加稳定性。

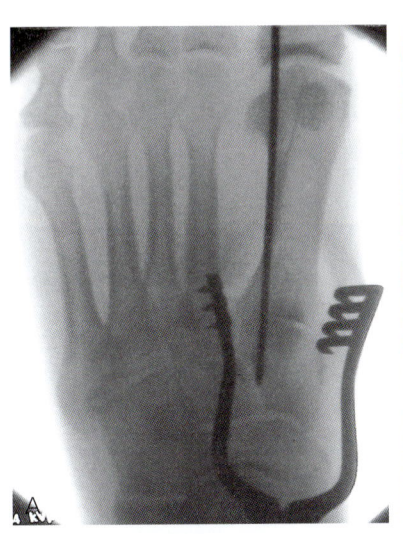
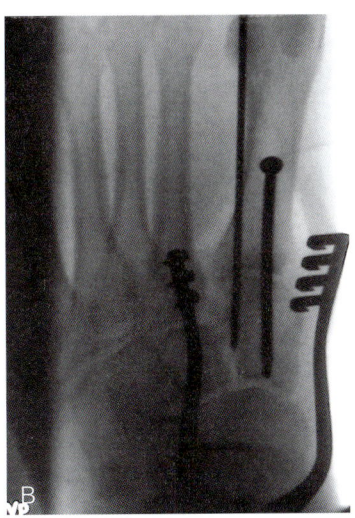
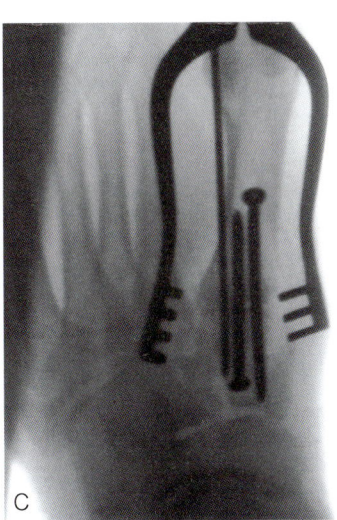
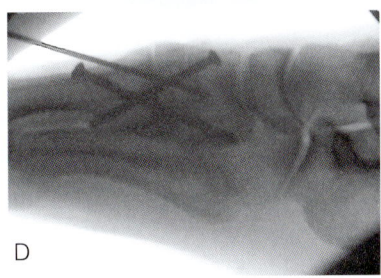

技术图3 第1跖跗关节的复位与固定。A. 临时复位。B. 远端向近端打入螺钉。C. 近端向远端打入螺钉。D. 为增加稳定性,采用双皮质螺钉固定。

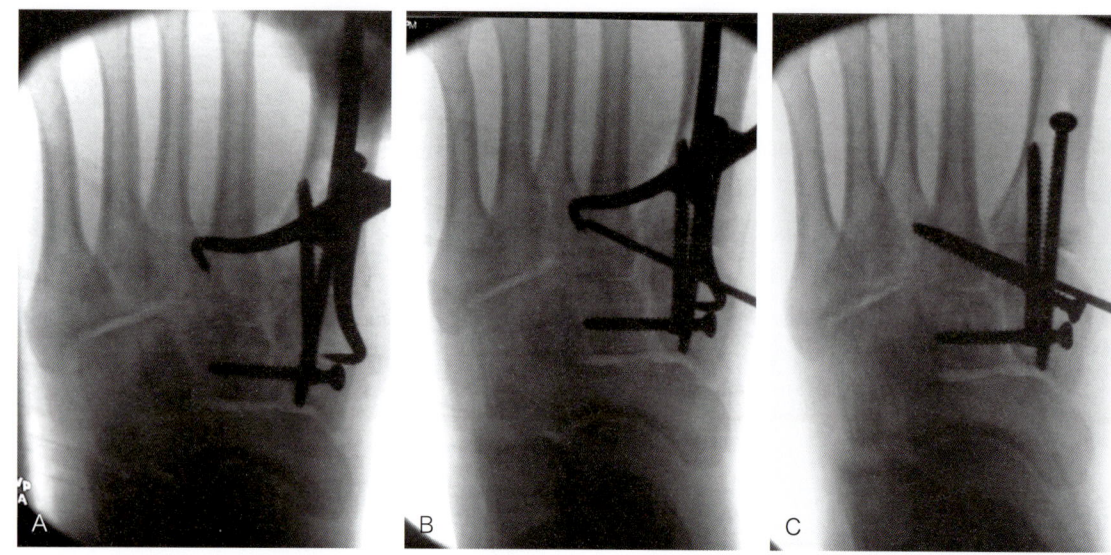

技术图4 Lisfranc关节的复位与固定。A. 点式复位钳。B. 克氏针临时固定。C. 螺钉固定。螺钉的轨迹显示了韧带结构的走向。首先进行楔骨间关节的复位和固定。

Lisfranc关节

- 将点式复位钳置于内侧楔骨和第2跖骨内侧缘之间，可以解剖复位Lisfranc关节；复位时应注意第2跖跗关节是否有背侧或跖侧移位。
- 通过透视来确定复位情况，使用2.0 mm克氏针设计螺钉位置，以进一步防止旋转（技术图4A、B）。
- 内侧楔骨通常有一段坚实的骨皮质区域，可以为螺钉固定提供良好的支撑。
  - 在此骨皮质区域的内侧皮肤上切一个小口，打入一枚3.5 mm骨皮质螺钉，向第2跖骨干骺端方向进钉；在一期关节融合术中，该螺钉应作为拉力螺钉（技术图4C）。

其他关节

- 如果涉及楔骨间关节，应在固定Lisfranc关节前，复位并固定楔骨间关节（技术图5A）。也可在复位第1跖跗关节前，复位并固定楔骨间关节。
  - 再次使用3.5 mm骨皮质螺钉，平行舟楔关节平面进入。一期关节融合术中，仍作为拉力螺钉使用。
  - 应注意防止破坏中间和外侧楔骨间的关节。
- 第2跖跗关节此时可临时复位，使用1.6 mm克氏针临时固定。
  - 使用2.7 mm骨皮质螺钉从远端向近端进行埋头固定可达到最终固定的目的；在一期关节融合术中，应作为拉力螺钉使用（技术图5B）。

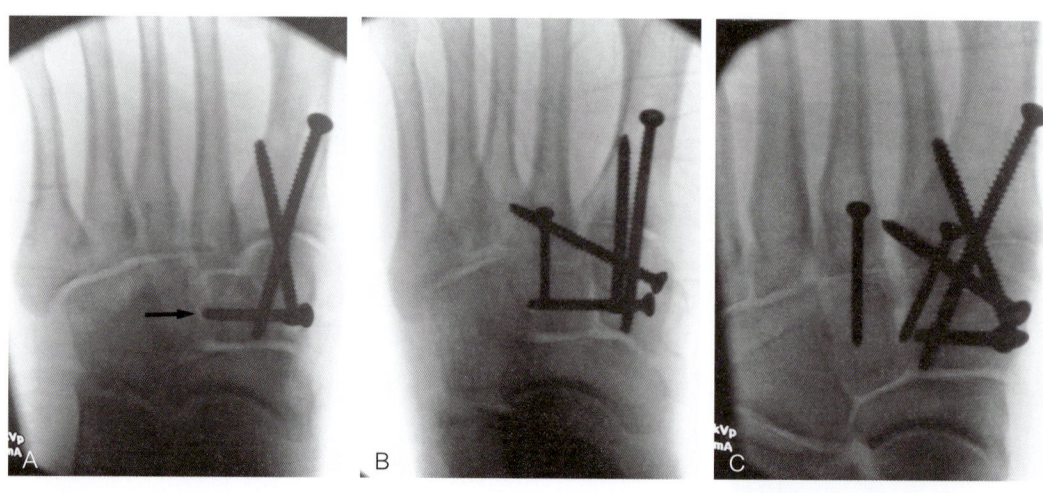

技术图5 A. 楔骨间关节的复位与固定。B. 第2跖跗关节的复位与固定。C. 第3跖跗关节的复位与固定。

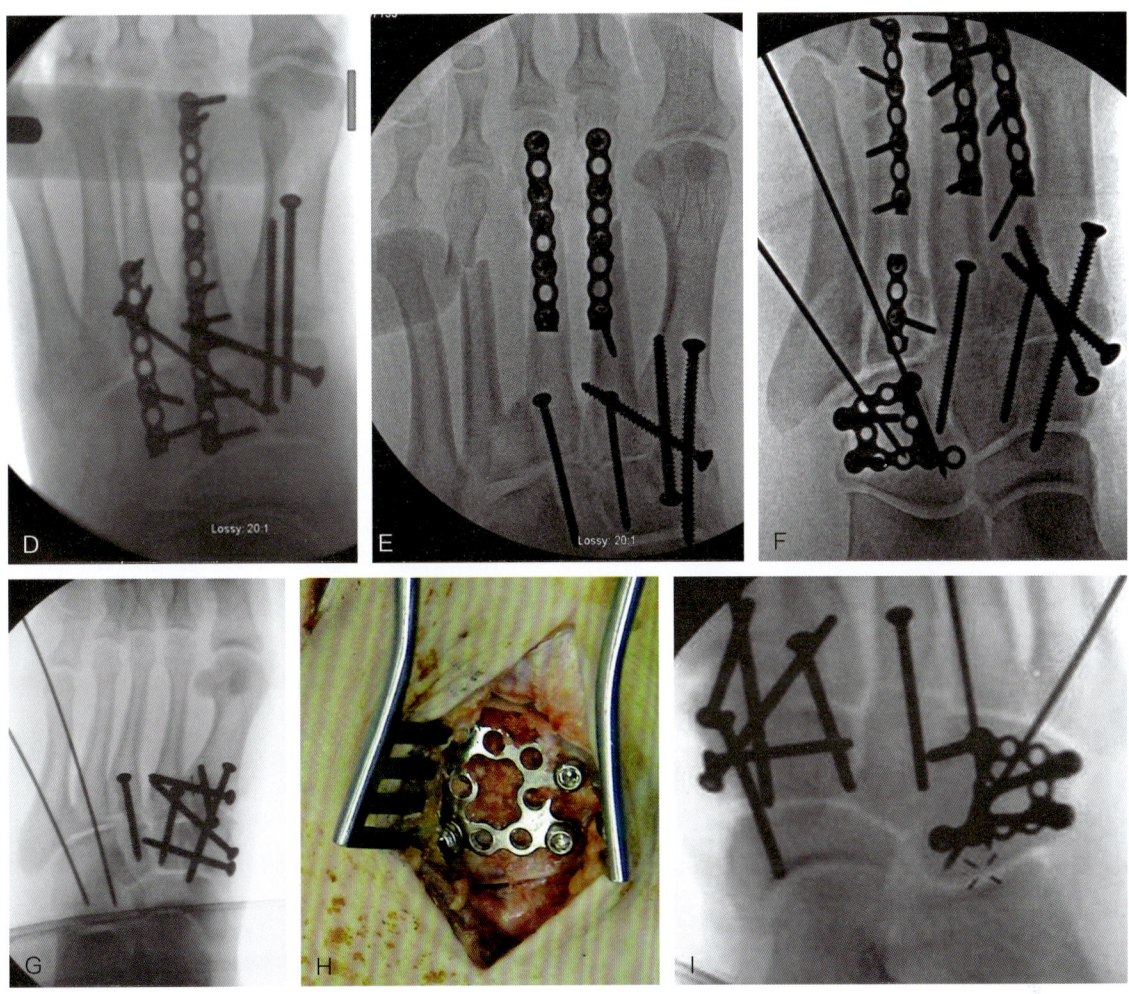

技术图5（续）　D. 粉碎的第2跖骨和第2、3跗跖关节。E、F. 不同患者的第2、3跖骨和多段的第四跖骨。G. 克氏针固定第4、5跗跖关节。H. 利用单独近端外侧切口复位并固定骰骨。I. 透视片。

- 第3跗附关节复位和固定可采用相同的方式（技术图5C）。
- 在跖骨基底部骨折或有骨折脱位时，不但需要经关节固定，有时也需要用桥接钢板固定。
  - 建议使用较薄的重建钢板（2.0 mm或2.4 mm）和2.4 mm骨皮质螺钉进行固定（技术图5D～F）。
- 然后复位第4、5跗附关节，使用1.6 mm克氏针可以稳定固定。
  - 由于第3、4、5跖骨之间的跖骨间韧带基本完好，这些关节通过间接复位也可达到解剖复位，因此可以经皮固定。
  - 通过多个小切口，将克氏针折弯并埋于皮下，术后6周取出克氏针。取出术可以在诊室里局麻下进行，也可在手术室进行（技术图5G）。
- 对于骰骨骨折，应在固定第4、5跗附关节前复位并固定骰骨，这样可以确保外侧柱的长度。从这个意义上说，该手术是切开复位手术（技术图5H）。
- 最后透视确定关节复位和内植物位置（技术图5I）。

关闭伤口

- 首先应关闭内侧切口，踇长伸肌腱自底部（包括骨膜）用0号可吸收线缝合，关节内缝合都采用该方法，包括第1、2跖附关节和楔骨间关节。
- 踇长伸肌腱鞘也用该方法缝合，根据情况修补肌腱（技术图6A）。
- 其他切口在皮下用2-0可吸收线缝合，皮肤层用3-0丝线采用改良的Allgöwer-Donati技术缝合（技术图6B）。
- 放松止血带，用无菌敷料包扎，加入软垫后用Weber夹板保护。

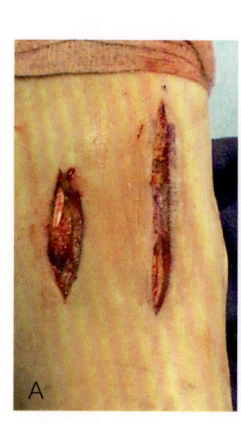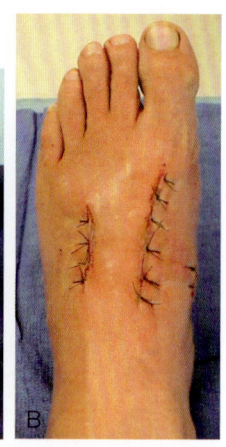

技术图6　关闭伤口。A. 伤口深层关闭包括缝合关节内部分和踇长伸肌腱。B. 缝皮采用改良的Allgöwer-Donati技术缝合

要点与失误防范

对近侧关节（内侧、中间或外侧楔骨；楔骨间关节；骰骨）损伤的误诊	由于损伤类型存在多样性，必须保持高度警惕。术前应对X线片进行仔细观察，特别是近侧关节处。如果X线片不能确定诊断，应进行CT检查。术中应留意楔骨间关节背侧关节囊的完整性，并注意每个关节的稳定性
对第1、2跖跗关节的跖屈移位进行复位	应密切关注第1、2跖骨和它们所对应的楔骨的排列位置，防止背伸或跖屈移位，跖屈移位>2 mm将影响各跖骨的负重功能，可能导致转移性跖骨痛
纠正第1跖跗关节的外旋畸形	在内侧楔骨和第1跖骨上，通常有一条独特的背脊。根据背脊连贯性可进行精确复位
第1跖跗关节的最终固定	由于第1跖骨骨干部骨皮质坚硬，从远侧向近侧打入的螺钉应行埋头，以避免破坏骨
Lisfranc关节的最终固定	固定Lisfranc关节时，螺钉应（根据足的跖屈）向背侧呈一定角度以符合冠状面上正常的"罗马拱门"结构

术后处理

- 给患者穿静脉加压弹力袜和预塑形骨折靴，并督促患者进行早期锻炼。
  - 应在术后6周拔除横行固定外侧柱关节的克氏针。
- 术后10~12周，经过负重X线检查，确认复位仍可维持后，方可允许患者负重。
  - 患者逐渐适应普通鞋，根据自身情况开始进行日常活动。
- 在一期关节融合术后，患者应采用短腿石膏固定，术后10~12周禁止负重，直到负重X线确定已连接。
  - 让患者穿静脉加压弹力袜和预塑形骨折靴，负重时间仍按前述。
- 内固定可不必取出。除非出现相应症状或者患者强烈要求，可在术后1年取出内固定。

预后

- 对Lisfranc损伤采用切开复位内固定治疗，总体效果良好，患者很少出现运动障碍情况。准确的诊断和解剖复位是取得满意疗效的关键[5]。
- 单纯韧带损伤的患者采用切开复位内固定治疗，疗效存在不确定性；这些患者存在更高的创伤后关节炎发生率[5]。一期关节融合术对此情况特别有效：最近一项研究报道，一期关节融合术后超过90%的患者可恢复到受伤前状态[6]。
- 对创伤后关节炎进行晚期关节融合术作为挽救性手术，也可有效地减轻疼痛和改善功能[4,9]。

并发症

- 伤口延迟愈合,伤口开裂,深部感染
- 畸形连接或骨不连
- 后期移位(过早的内植物去除)
- 血管神经损伤
- 慢性疼痛

(秦晖 译,鲍琨 审校)

参考文献

[1] Arntz CT, Veith RG, Hansen ST. Fractures and fracture-dislocations of the tarsometatarsal joint. J Bone Joint Surg Am 1988; 70A:154-162.

[2] Curtis M, Myerson M, Szura B. Tarsometatarsal injuries in the athlete. Am J Sports Med 1994;21:497-502.

[3] Goossens M, DeStoop N. Lisfranc's fracture-dislocations: etiology, radiology, and results of treatment. Clin Orthop Relat Res 1983; 176:154-162.

[4] Komenda GA, Myerson MS, Biddinger KR. Results of arthrodesis of the tarsometatarsal joints after traumatic injury. J Bone Joint Surg Am 1996;78A:1665-1676.

[5] Kuo RS, Tejwani NC, DiGiovanni CW, et al. Outcome after open reduction and internal fixation of Lisfranc joint injuries. J Bone Joint Surg Am 2000;82:1609-1618.

[6] Ly TV, Coetzee JC. Treatment of primarily ligamentous Lisfranc joint injuries: primary arthrodesis compared with open reduction and internal fixation: a prospective, randomized study. J Bone Joint Surg Am 2006;88A:514-520.

[7] Meyer SA, Callaghan JJ, Albright JP, et al. Midfoot sprains in collegiate football players. Am J Sports Med 1994;22:392-401.

[8] Myerson MS, Fisher TR, Burgess RA, et al. Fracture-dislocations of the tarsometatarsal joints: end results correlated with pathology and treatment. Foot Ankle 1986;6:225-242.

[9] Sangeorzan BJ, Veith RG, Hansen ST. Salvage of Lisfranc's tarsometatarsal joints by arthrodesis. Foot Ankle 1990;4:193-200.

第38章 小腿筋膜切开术治疗急性骨筋膜室综合征

Fasciotomy of the Leg for Acute Compartment Syndrome

George Partal, Andrew Furey, and Robert V. O'Toole

定义

- 骨筋膜室综合征如果处理不当仍是极具危害性的骨科疾病，漏诊往往会导致严重的临床后遗症和法医学影响，使其成为骨科处理中最棘手的问题之一[5]。
- 骨筋膜室综合征的诱发因素很多，由于骨筋膜室间室内压升高超过肌肉内动脉血压，导致毛细血管血流灌注减少，软组织缺氧，最终导致细胞广泛坏死。这是不多的骨科急症中处理滞后会导致严重后果的一种疾病状态[10,13,29-31,34]。
- 骨筋膜室综合征如果漏诊，可能危及患肢甚至是致命的。肌肉坏死若未得到适当处理，可能导致急性肾功能衰竭和多器官功能障碍[24]。
- 所有会导致筋膜室内压增高的情况都会引起骨筋膜室综合征。
  - 由于筋膜不具通透性，所以阻碍了液体渗出筋膜室，导致筋膜室容积增大，内压增高。
- 骨筋膜室综合征的发生率在男性为7.3/10万人，女性0.7/10万人。
- 本章描述急性骨筋膜室综合征（ACS），而非疲劳性（慢性）骨筋膜室综合征。
  - 疲劳性骨筋膜室综合征是由运动导致的一种慢性病症，与急性骨筋膜室综合征不同，疲劳性骨筋膜室综合征不是急症，其治疗方案本章暂不介绍。

解剖

- 小腿有4个筋膜室：前侧间室、外侧间室、后侧浅间室和后侧深间室（图1；表1）。
- 前侧间室的前方为筋膜，外侧为前侧肌间隔，后方为骨间膜。
  - 该间室内有4块肌肉，包括胫前肌、趾长伸肌、姆长伸肌和第三腓骨肌。
  - 神经血管束包括腓总神经深支和胫前动脉。
  - 腓总神经深支支配足背第1区皮肤感觉和前侧间室内所有肌肉的运动。
  - 胫前动脉紧贴骨间膜前方行走于该间室中，延至足部即为足背动脉。
- 外侧间室的前方为筋膜，后方为后侧肌间隔，内侧为腓骨。
  - 该间室只有两块肌肉，即腓骨长肌和腓骨短肌。

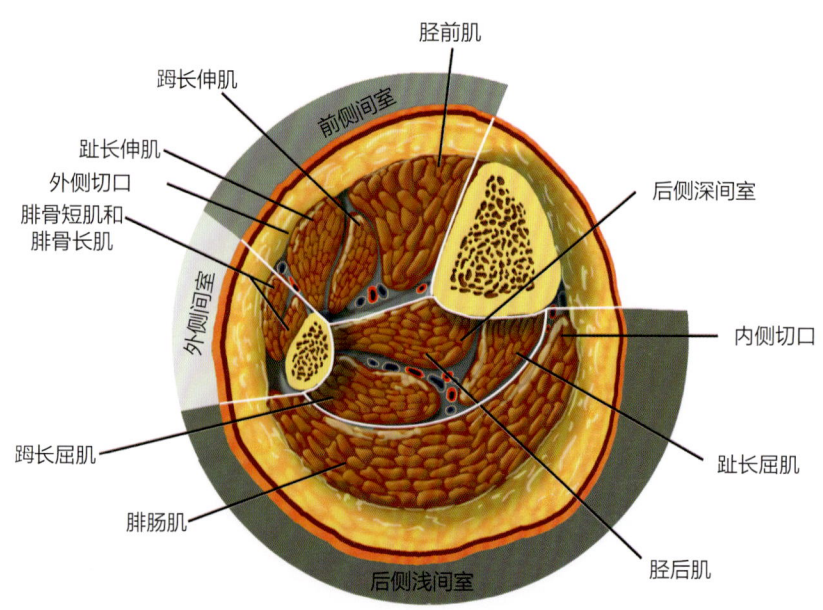

图1 小腿中段横切面解剖示意图。

表1 小腿筋膜间室结构

筋膜间室	肌肉组成	主要动脉	神经
前侧间室	胫前肌 趾长伸肌 踇长伸肌 第三腓骨肌	胫前动脉	腓总神经深支
外侧间室	腓骨短肌 腓骨长肌	无	腓总神经浅支 腓总神经深支(小腿近端)
后侧深间室	胫后肌 趾长屈肌 踇长屈肌	胫后动脉 腓动脉	胫神经
后侧浅间室	腓肠肌 比目鱼肌	无	无

- ○ 腓总神经浅支支配该间室内2块肌肉的运动和除足背第1区以外的足背皮肤感觉。
- ○ 由于腓总神经深支在腓骨头水平绕行,因此在外侧间室近端,腓总神经深支和浅支同行其中。
- ○ 该间室内没有主要血管,血供来源于腓动脉和胫前动脉。
- 后侧深间室内包括趾长屈肌、胫后肌和踇长屈肌。
  - ○ 胫后肌尽管不是一个独立的间室,但是其有自己的筋膜包裹。
  - ○ 后侧深间室内有整个后侧间室的主要神经血管束,包括胫神经、胫后动静脉、腓动静脉。
- 后侧浅间室包括腓肠肌、比目鱼肌和足底肌群,其受胫神经分支支配,血供来源于胫后动脉和腓动脉分支。
  - ○ 该间室没有主要动脉穿行。

发病机制

- 尽管其发生的病理生理机制尚不清楚,但是主要机制大致为固定间室空间内的软组织可活动空间减小,或间室软组织体积增大。
  - ○ 上述任何一种情况都会导致筋膜室内压增高超过正常值。
- 液体容量增加和损伤肌肉肿胀可由以下因素引起:
  - ○ 筋膜室内出血(来自骨折端、大血管损伤或凝血系统疾病)。
    - 骨折是导致骨筋膜室综合征发生的最常见原因。据报道大约9.1%的胫骨平台骨折患者会出现骨筋膜室综合征[7]。
    - 钝性损伤是导致骨筋膜室综合征的第二大原因,约占23%[19]。
  - ○ 毛细血管通透性增加(如烧伤、缺血、运动、蛇咬伤、静脉注射毒品、静脉补液等)。

- 间室容积减小可由以下因素引起:
  - ○ 烧伤。
  - ○ 包扎、敷料或石膏等过紧。
  - ○ 局部的外力压迫,如患肢压在另一侧肢体上,或骨科牵引床上截石位的肢体压迫。
- 筋膜室内压升高影响了软组织的血流灌注,进而导致软组织缺氧、坏死。
  - ○ 筋膜由于不具通透性,阻碍了间室内液体外流,导致筋膜室内压升高,超过了静脉压,进而导致静脉压扁或静脉压进一步升高[22]。
  - ○ 最终结果是细胞的缺氧和坏死[24]。
  - ○ 细胞坏死过程中,会出现细胞内钙离子升高,进而引起水分向组织内转运,导致软组织进一步肿胀、压力增高[12]。这种"毛细血管渗漏"会进一步使间室内压增高,导致恶性循环。Lindsay等[17]报道持续的肌肉缺血会导致ATP消耗殆尽,而缺血期消耗的能量多少决定了缺血造成的损害程度。
- 筋膜室内压对于肌肉以及神经功能的损伤是视时间而定的。
  - ○ 时间越长会导致功能丧失更多。
  - ○ 红色的肌纤维(如小腿前侧间室的肌肉)主要依赖于有氧代谢,和主要依赖无氧代谢的白色肌纤维相比(如腓肠肌),它们对缺血更加敏感[14]。
  - ○ 在筋膜室压力持续升高超过6～8小时后,神经传导被阻断[10]。在动物实验研究中[13,30],不可逆的肌肉损伤出现在8～12小时后。
- 筋膜室发生病理改变的内压临界值尚有争论,还需进一步研究。
  - ○ 早期报道,若筋膜室内压达到30 mmHg,会导致不可逆的肌肉损伤[40]。
  - ○ 目前临床医生在评估筋膜室内压时会结合考虑患者

自身的血压,使用舒张压和筋膜室内压差的绝对值30 mmHg作为标尺[18]。
- 动物研究表明,相对于筋膜室内压,系统性压力更为重要。
  - Whiteman和Heckman[40]发现当筋膜室内压较平均动脉压升高30 mmHg或者较舒张压升高20 mmHg,就会出现不可逆的缺血性改变。
  - 宾夕法尼亚大学肢体缺血的研究[4]也得出类似的结论。Bernot等[4]将平均动脉压减去筋膜室内压的值用ΔP表示,其值降低表示血流灌注减少。他们发现,当筋膜室内压为20 mmHg时即可出现细胞缺氧坏死;但是筋膜室内压为40 mmHg时,氧分压降低,却没有出现缺氧,有氧代谢继续进行。
  - McQueen等[18]将筋膜室内压为30 mmHg作为筋膜切开减压术的指征。临床上没有证据证明当筋膜室内压超过30 mmHg时不进行减压会导致不良预后。但是该数据现在最常作为判断骨筋膜室综合征的临界值。

自然病程
- 骨筋膜室综合征的预后取决于发生部位和处理时机。
  - 目前而言,缺血6小时是可以接受的上限时间。据Rorabeck和Macnab报道[31],如果出现症状后6小时内进行筋膜切开减压术,肢体功能几乎可以完全恢复。
  - 肌肉在缺血8小时后即可出现不可逆性改变,神经在缺血6小时后即可出现不可逆性改变[10]。
- 骨筋膜室综合征对全身多系统产生广泛影响。
  - 肌肉坏死后,肌红蛋白、钾离子和其他代谢产物都会释放入血。
  - 引起许多代谢反应,包括肌红蛋白尿、低体温、代谢性酸中毒和高钾血症。而这些生化反应会导致肾功能衰竭、心律失常,甚至死亡。

病史和体格检查
- 诊断骨筋膜室综合征是一项临床挑战,并且不同医生之间可能会出现分歧[25]。除了采取筋膜切开减压这一经常出现在文献当中的标准,有关在患者身上诊断的研究由于缺乏可靠的金标准,往往存在局限。
- 骨筋膜室综合征总体而言仍然是一个临床诊断。但是体格检查在诊断中的作用仍未得到充分验证[38]。
- 成功治疗骨筋膜室综合征的关键在于早期诊断、早期治疗。因此,骨科医生必须熟悉其体征和症状,并对病史和查体结果进行详细记录。

骨筋膜室综合征的危险因素
- 患者的病史十分重要,其中某些病史会引起类似的临床症状。
- 骨筋膜室综合征的危险因素包括年龄<35岁,男性,由于运动受伤[19,26,43]。
- 导致急性骨筋膜室综合征最常见的原因是骨折,其次是软组织损伤。
- 胫骨骨折有较高的骨筋膜室综合征发生率,发生率为1%~11%[25,38]。胫骨近端骨折特别是高能量的胫骨平台骨折,其发生率为15%~28%[3,9,33],胫骨移位据报道高达53%[20,36]。枪击所致的腓骨近端骨折[20]也有很高的骨筋膜室综合征发生率。
  - 需要注意到开放性骨折仍然会发生急性骨筋膜室综合征,一些研究发现其发生率和闭合性骨折没有差异[18,19]。
  - 存在以下特征需要引起临床医生的注意和怀疑:高能量损伤机制,接受抗凝药物治疗患者,或患者敷料包扎过紧等。

急性骨筋膜室综合征的体格检查
- 临床检查发现缺少足够的资料加以证实。有关这一方面引用最多的文献也只有4例病例[38]。
- 医学院所教的经典"Ps"[不合常情的剧烈疼痛,被动活动伴有疼痛,感觉异常,无脉,苍白,麻痹,压力异常(pain out of proportion, pain with passive range of motion, paresthesias, pulselessness, pallor, paralysis, and pressure on palpation)]症状在诊断骨筋膜室综合征并不实用,并且少有文献加以证实[38]。
- 与损伤程度不相称的剧烈疼痛是用于诊断的经典症状。患者损伤的严重程度和对疼痛的表述各有差异,导致这一评估难以在临床实践中开展。在儿科,患者需要的止疼药的量可作为评估骨筋膜室综合征的有效指标[2]。
- 伴有以下因素的患者疼痛难以进行明确,包括有头部受伤,使用酒精或吸毒者,插管患者或服用镇静剂患者,受伤如长骨骨折患者,服用大剂量止疼药患者,以及其他影响患者准确判断疼痛的因素。
  - 痛觉也会受到麻醉的影响,有文献报道硬膜外麻醉引起骨筋膜室综合征的概率是其他麻醉方式的4倍[23]。
  - 硬膜外麻醉会导致交感神经阻滞,进而血流灌注增加,导致软组织压力增高,肢体极度肿胀。
- 同样,局部麻醉联合麻醉药物使用也会增加骨筋膜室综合征的风险[8,23]。
- 无脉对诊断骨筋膜室综合征并没有什么帮助,因为脉搏存在并不能排除骨筋膜室综合征。大部分急性骨筋膜室综合征的患者脉搏正常。
- 苍白同样无助于诊断。苍白反映局部血流灌注减少,其在实际临床查体中十分罕见。
- 间室内肌被动牵拉痛是骨筋膜室综合征的另一经典症状[12]。比如胫骨骨折,活动足趾通常并不会引起剧烈的疼痛。
- 感觉异常是十分有用的症状,但也是极易混淆的症状。
  - 据报道,局部缺血2小时就会引起神经功能的改变,因此感觉异常也可作为早期症状[11]。
- 触觉减弱是比较合适的骨筋膜室综合征的早期症状之一,触觉减弱表明神经检测外力阈值的能力下降,相反两点间辨别试验(反映神经密度的试验)早期不会发生改变。
  - 随着间室内压升高,感觉神经末梢首先受到影响,其次是运动神经末梢(例如前侧间室内,腓总神经深支首先受累,患者主诉第一、二足趾间皮肤感觉异常)。
  - 由于神经纤维末梢首先受到影响,因此触觉改变早于压力觉和本体感觉的改变。
- 间室内肌肉活动减少是另一经典症状,但是它可能由缺血、紧束、疼痛或以上混合因素引起,尤其是患者还伴有肢体骨折(如胫骨干骨折)。
  - 排除骨筋膜室综合征时,需测量并记录所有间室内的肌力。患者第一足趾活动受限意味着姆长伸肌活足母长屈肌受损。NVI很少使用,因为其不能准确指示出所测试的肌肉群。
- 触诊触及紧张的间室是骨筋膜室综合征的重要症状。后侧深间室难以直接触诊,因为该间室位于后侧浅间室的深面。最近的数据已经质疑临床医生仅仅基于触诊检查间室压力的能力[35]。
- 全面查体十分重要,患者所有主诉都应仔细调查,所有的阳性体征都应记录在案,以便其他医生根据记录辅助诊断。

影像学和其他诊断性检查

- 骨筋膜室综合征往往是根据临床症状作出诊断的。但也有一些辅助检查可以进一步证实或排除诊断。
- 一旦患者被诊断为骨筋膜室综合征,应急诊行筋膜室切开减压术,谨慎避免任何耽误时间的情况。

筋膜室内压力测量

- 如果患者由于麻醉镇静或其他原因而不能提供临床线索,或诊断不明确时,可以测量间室内压。
- 目前对于能够定义骨筋膜室综合征的临界压力值尚有争论,但是仍然需要对间室内压进行测量[18]。
  - 一些人争论如果单单采用ΔP值30 mmHg阈值进行诊断骨筋膜室综合征会导致比较高的假阳性率[27,41]。因此,笔者认为对那些不会出现急性骨筋膜室综合征的患者无需测量间室压力。
  - 骨科医生必须掌握测量间室压力的技术。
  - 测量技术不熟练可能会得到错误的数据,甚至可能漏诊骨筋膜室综合征。
  - 当测量间室压力时,骨科医生必须熟悉局部解剖以确保可以准确测量所有的间室。
  - 测量的位置十分重要。
  - Whitesides和Heckman[40]报道间室内压最高处位于骨折端周围5 cm范围内,骨折线的近端或远端远离骨折端的压力逐渐降低。

间室内压测量

- 测量间室内压的方法很多,如Whiteside技术、Stic技术、Wick导管技术和狭缝导管技术。最常使用的方法为Whiteside技术和狭缝导管技术。
- 市面上有许多种类的电子测压计可以使用。Stryker压力测试仪是经常使用的一种(图2)。
- 动脉置管(16~18号针头)在手术室内操作方便,但是普通针头测出的压力较侧口导管或灯芯导管测出的压力高5~19 mmHg[21]。
- 所有4个间室的压力数值都应记录在案,每个间室测量两次。如果间室内有骨折,距离骨折端5 cm内测得的值最高[40]。对侧肢体可以进行对照测量。正常休息状态成年人的间室内压大约为8 mmHg,儿童为13~16 mmHg。
- 测量ΔP(ΔP=舒张压-间室内压)。
  - ΔP<30 mmHg是筋膜切开减压术的指征。McQueen等[19]报道发现当ΔP>10 mmHg时患者不行筋膜切开减压术,在长期随访过程中仍有较好的功能。临床医生应将这一研究解读为连续12小时的压力(而不是通常在临床一次的测量结果),同时需要考虑到在那一研究中只有3位患者发生了骨筋膜室综合征。
  - 尽管有一些动物试验数据提示更低的标准会更安全,以及有些人担心标准降低会导致偏高的假阳性率[27,41],临床医生必须意识到并确信ΔP30 mmHg已经足够敏感,可以避免遗漏任何的骨筋膜室综合征。
  - 除非患者接下来将在手术室度过比较长的时间,否则需要测定术前舒张压,因为随着麻醉进行,舒张压

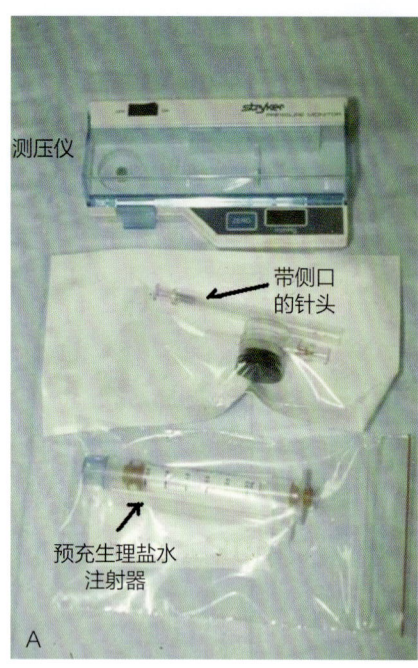
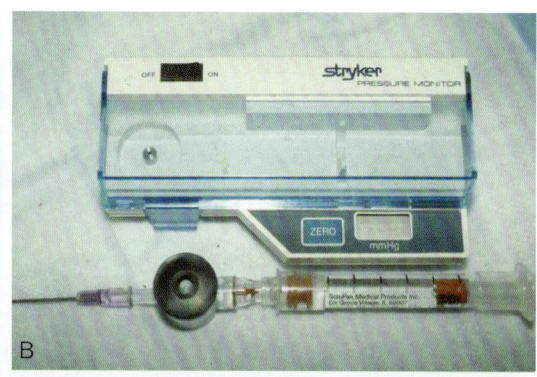
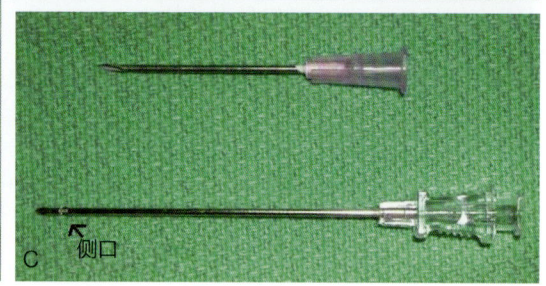

图2 Stryker筋膜室内压监测器。A. 套装内有筋膜室内压监测器，预先装入生理盐水的注射器，隔膜（传感器）和针头。B. 组装好的监测器。先将针头插入隔膜小室（传感器）锥形的一端，拿掉注射器头的盖子后，将注射器旋进传感器的另一端的锁紧接口，打开监测器的盖子，将传感器安置在里面（黑面朝下），将盖子盖起。接下来，将针筒远端的盖子抽离针筒就可以使用了。使用前，将针头抬高45°，缓慢推压针筒的活塞排掉空气。然后打开监测器，组装好的监测器以一定角度倾斜于皮肤的进针点。按下归零按钮设定初始值为零，针头随之置入至骨筋膜室内。C. 监测器针头有侧向开口以防软组织挤塞针头开口处。这一点区别于常规只有一个尖端开口的针头。

会下降20个点[15]。
- McQueen等[19]提倡在胫骨骨折的前侧间室常规连续压力监测。他们中心用于长期监测的技术已经用于确定目前的ΔP 30 mmHg数值，但是测量技术目前并不包括连续测量。持续监测在北美尚未流行，可能是由于后勤保障的原因以及一些医师担心伴随监测的假阳性结果[27,41]。
- 红外成像技术是一项无创技术，它通过血液中氧合血红蛋白和去氧血红蛋白的浓度比较红外发射吸收的程度，从而确定组织中的氧含量实现连续监测。当患者有骨筋膜室综合征时可作为最终的监测手段，用在危重患者治疗时十分有效[1,28]。这一技术效果仍未得到验证，目前还不作为常规临床手段使用。
  - 实验室研究需要包括完整的代谢全套指标，完整的全血分析，肌酸磷酸激酶（CPK），尿肌红蛋白，血肌红蛋白，尿常规（如果尿中出现肌红蛋白意味着有横纹肌溶解症）及凝血全套指标（凝血酶原时间，部分凝血活酶时间，INR）。
- 对于明确诊断的患者，不应为了获得完整的实验室检验结果而耽误临床手术治疗时机。
- 插管的创伤患者CPK或肌酸激酶可能是骨筋膜室综合征发生的征象。急性骨筋膜室综合征患者CPK通常为1 000～5 000 μg/L，甚至更高。一项最近的研究将CPK值4 000 μg/L作为急性骨筋膜室综合征发生的指标[39]。在一些病例中也可看到肌红蛋白血症。

鉴别诊断

- 符合以下任一患者可诊断为骨筋膜室综合征：
  - 患者有上文提到的可疑症状和体征。
  - 舒张压与间室内压差＜30 mmHg。
- 需要考虑的其他诊断：
  - 由骨折或其他创伤所引起的正常疼痛反应。
  - 术前镇痛药过量使用导致的疼痛耐受降低。
  - 肌肉裂伤。
  - 深静脉血栓形成和血栓性静脉炎。
  - 蜂窝织炎。
  - 腔肠动物或水母咬伤所致的软组织变质。
  - 坏死性筋膜炎。

- 周围血管损伤。
- 周围神经损伤。
- 横纹肌溶解症。
- 最近有研究报道,被腔肠动物或水母咬伤者,其骨筋膜室综合征的发生是多因素的,对其进行筋膜切开减压术无法避免肌肉坏死,往往是由于毒汁直接的毒性作用和免疫反应所致。
  - 对这些患者应采用抗毒血清治疗,这可以降低肢体灌注不足的发生。

非手术治疗

- 所有疑似急性骨筋膜室综合征的患者都应在手术室内或床旁行紧急筋膜切开术。
- 对于急性骨筋膜室综合征的患者不适合采用非手术治疗,因为这是既威胁肢体又威胁生命的损伤,有效治疗必须是尽早进行筋膜切开术。
- 由于骨筋膜室综合征的基础是缺血性损伤,因此对于明确诊断的患者可以使用高压氧治疗,以提高血内的氧分压(PO_2)。
  - 医生必须确保患者血压正常,因为低血压会降低组织灌注压,进而导致软组织损伤。
- 对于可能发生骨筋膜室综合征的患者应及时拆除其患肢包扎的绷带或管型石膏。
  - 管型石膏一侧切开可以使间室内压下降30%,掰开管型石膏可以使压力下降65%,拆除衬垫可以使压力再下降10%,完全拆除管型石膏可以再降15%。因此,拆除管型石膏可以总共使间室内压降低85%~90%[42]。
- 抬高肢体高于心脏水平,可以降低肢体的平均动脉压,但不改变间室内压。因此发生骨筋膜室综合征的患肢不应抬高。
  - Wiger等[42]报道,肢体抬高35 cm,平均灌注压下降23 mmHg,但是间室内压保持不变。
- 静脉输液可以降低肌红蛋白对于肾脏的损伤。
  - "挤压综合征"是肌肉坏死的后遗症(如CPK > 20 000 IU),表现为非少尿型肾衰、肌红蛋白尿、少尿、休克、酸中毒、高钾血症和心律失常等。
  - 支持治疗包括给予通气支持,补液治疗,纠正酸中毒和透析。
  - 降低患者的代谢负荷十分重要,可以避免发生组织坏死和清除坏死组织。
- 对于高度怀疑骨筋膜室综合征的患者,使用麻醉药物时需要严密记录和检测。
  - 对于高度怀疑骨筋膜室综合征的患者,术后可以使用局麻、腰麻或硬膜外麻醉进行疼痛控制,但是这会影响医生对患者进行查体。

晚发现的急性骨筋膜室综合征

- 非手术治疗只适用于那些由于漏诊骨筋膜室综合征而出现迟发性不可逆肌肉坏死的患者。
  - 有学者认为这类患者不应进行手术治疗。手术只会增加感染风险和导致截肢。
  - 经常很难判断骨筋膜室综合征已经发生,对那些不确定的情形,优先选择筋膜切开减压术。
  - 有学者认为如果骨筋膜室综合征发生已经到终末阶段,除非舒张压与间室内压差<30 mmHg,否则不应采用筋膜切开减压术,但是这一建议存在争议并且没有文献支持。

手术治疗

- 所有急性骨筋膜室综合征的患者都应及时进行筋膜切开减压,因为如果发生肌肉坏死和肾衰竭,这是既威胁肢体又威胁生命的损害。
- 骨筋膜室综合征的诊断和手术时机十分重要,因为缺血6小时后神经损伤即为不可逆损伤。
- 骨筋膜室综合征的患者应给予高度重视,并以急诊手术进行处理。
- 受累间室的筋膜切开术是骨筋膜室综合征的标准治疗。
  - 对于创伤患者,4个筋膜间室都应切开减压,不需要考虑其他间室是否受累。
- 筋膜切开术最好在手术室内进行。
  - 如果患者伤势过重无法搬运至手术室或没有可用的手术室,可以在床旁尽可能无菌的条件下进行筋膜切开术。
- 筋膜切开术的唯一常见禁忌证是慢性骨筋膜室综合征患者,即患肢不可逆损伤发生已经发生(见非手术治疗部分)。
- 对于患肢缺血时间超过6小时者,也可以预防性进行筋膜切开术,以避免再灌注损伤。

术前计划

- 一旦患者明确诊断为骨筋膜室综合征,应尽快送至手术室进行筋膜切开术。
  - 所有进一步的治疗都应等筋膜切开术完成后进行,除非是解决致命问题的治疗。
  - 筋膜切开术并不需要太多术前计划。
- 反复确认影像资料以排除骨折或脱位,必要时可在筋膜切开术完成后进一步完善影像学检查。
- 只有必需的术前检查应该在患者送至手术室前完成,其他的非必须检查都应在筋膜切开术完成后进行,而不应耽误手术。

体位
- 患者通常采用仰卧位并垫高患肢髋关节完成筋膜切开术。
- 患肢消毒铺巾,绑上止血带但不充气。

入路
- 小腿筋膜室切开减压有两种技术方法:双切口技术和单切口技术。
  - 双切口技术最常用,但也有使用单切口技术。
  - 双切口技术可以直接到达筋膜室,资历较浅的医生也可以顺利完成,值得提倡。为了避免切口之间的皮肤太窄,术前应标记好两侧的切口。
  - 也有人认为单切口技术适用于明确有胫前动脉损伤的患者,可以保存前方皮肤的完整性。

双切口减压技术

前外侧切口
- 前外侧切口可以打开前侧间室和外侧间室。
  - 前外侧切口位于腓骨与胫骨嵴之间的正中线,正对分隔前、外侧间室的肌间隔上方(技术图1A)。
- 筋膜切开术也可以通过小切口完成,但是笔者更推荐大切口,因为可以使减压更充分,更彻底。
  - 推荐内侧和外侧切口长度至少15~20 cm。
- 做一横行小切口明确肌间隔位置,使用剪刀剪开前侧间室和外侧间室的深筋膜。
  - 在做切口时应避免损伤腓总神经浅支,尽量不损伤肌间隔(技术图1B~F)。

后内侧切口
- 后内侧切口可以打开后侧浅间室和后侧深间室。
  - 切口位于胫骨后缘的后方2 cm处(技术图2A)。
  - 操作时避免损伤大隐静脉和神经,应将其向前方拉开。
- 做一横行小切口可以明确后侧浅间室和深间室之间的肌间隔,纵行切开两个间室的深筋膜(技术图2B~E)。
- 后侧深间室先打开深筋膜的远侧,再用剪刀在比目鱼肌桥下方朝近侧打开。如果可以看见胫骨的后侧,说明后侧深间室已打开。
- 一些术者松解一半以上比目鱼肌附着处,打开胫后肌群深筋膜。
- 剪开深筋膜时,剪刀尖尽量远离重要神经血管结构。

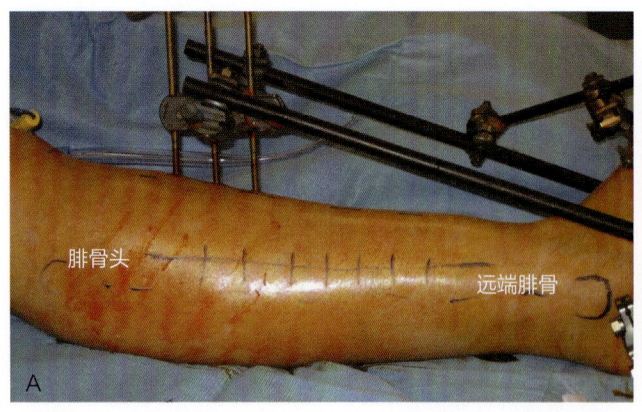
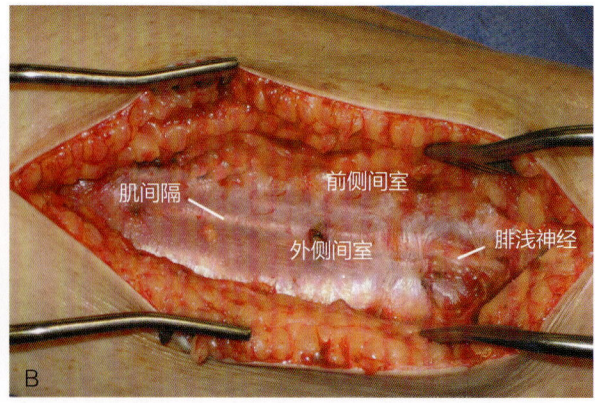

技术图1 双切口的前外侧切口。A. 前外侧切口位于腓骨和胫骨嵴之间的正中线,正对分隔前、外侧间室的肌间隔上方。B. 切口部位的放大图,筋膜尚未切开,髁间分隔前、外侧间室的肌间隔以及腓总神经浅支。

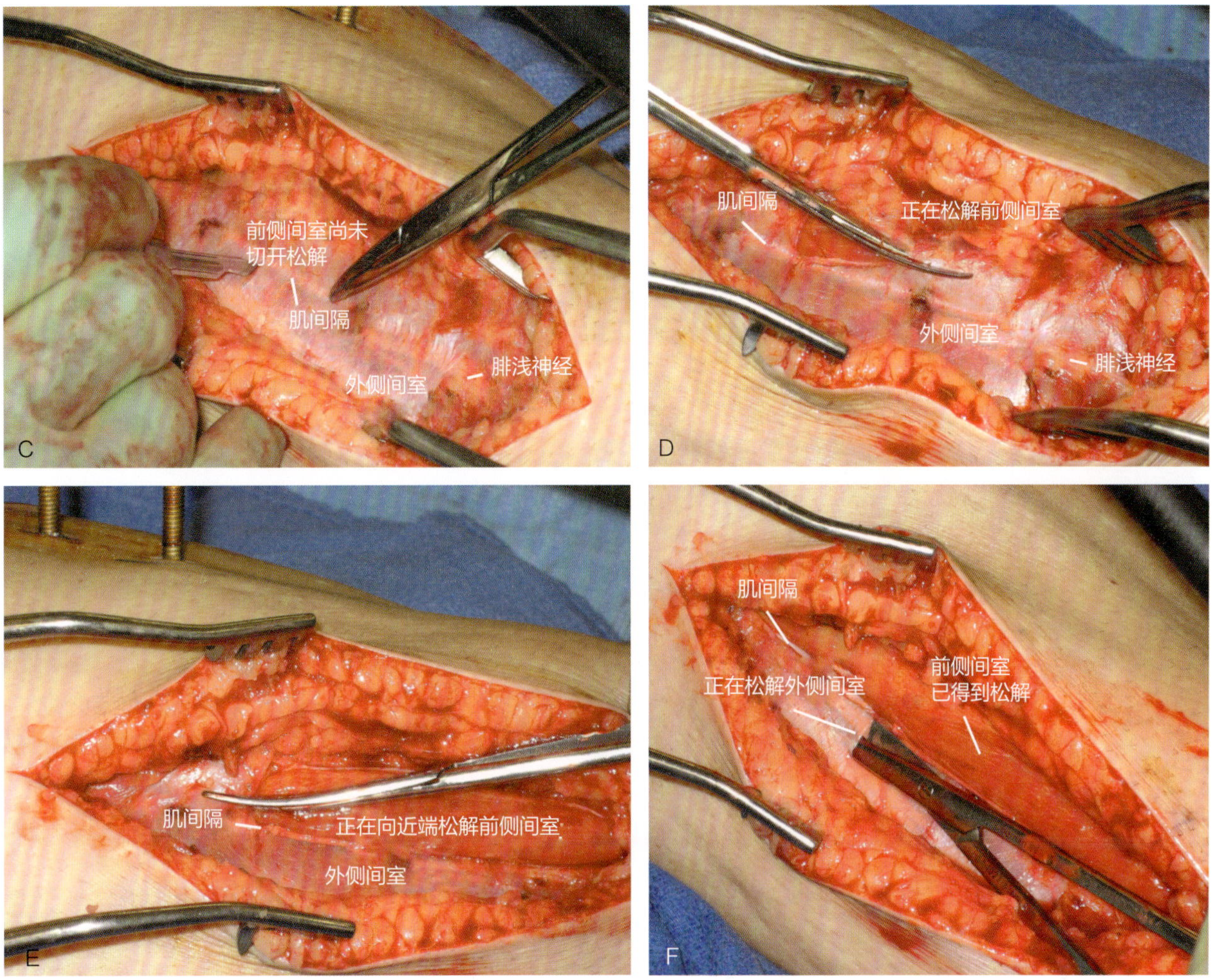

第38章 小腿筋膜切开术治疗急性骨筋膜室综合征

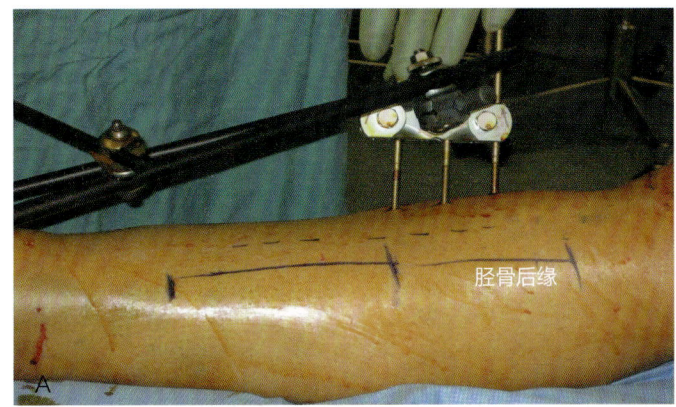

技术图1（续） C. 使用刀片在肌间隔上方做一横行小切口，避免损伤腓总神经浅支。D. 术者使用剪刀尖伸进筋膜，保证剪刀尖上翘，避免损伤腓总神经浅支，向远端剪开前侧间室筋膜。E. 调转剪刀尖，向近端打开筋膜。F. 使用剪刀尖向近端和远端分别打开外侧间室筋膜，保持剪刀尖上翘，避免损伤腓总神经浅支。

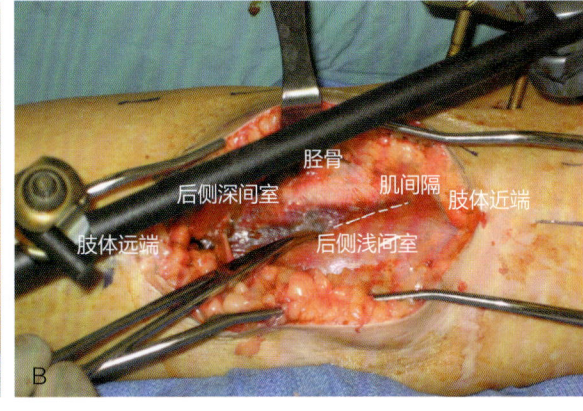

技术图2 双切口的后内侧切口。A. 后内侧切口位于胫骨后缘后侧2 cm处。B. 避免损伤大隐静脉，图示沿着后侧深、浅间室暴露的胫骨后缘。剪刀头位于后侧深间室上方。

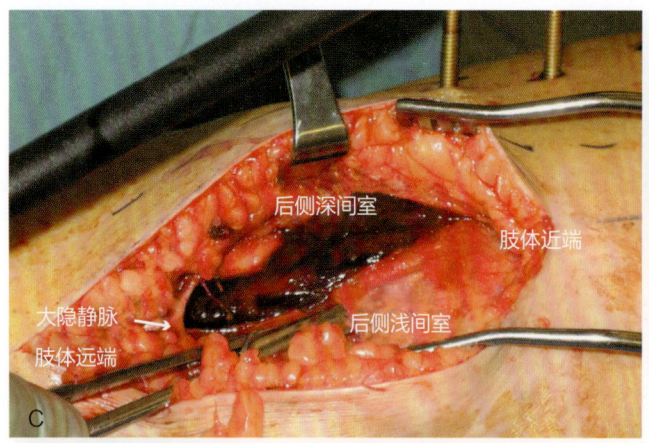
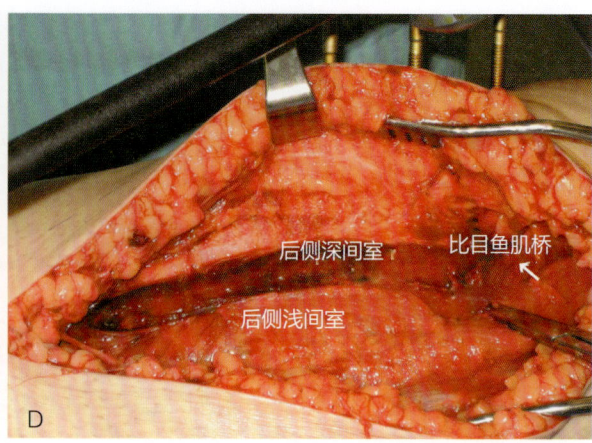
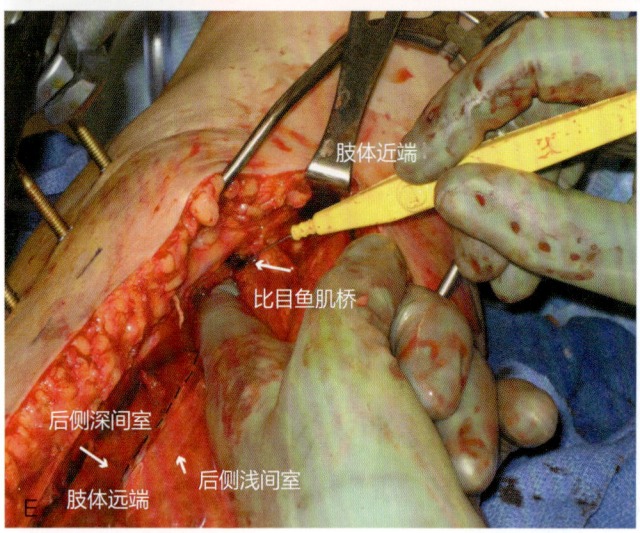

技术图2（续） C. 做一横行小切口可以明确后侧浅间室和深间室之间的肌间隔，使用剪刀打开后侧深间室的筋膜，在比目鱼肌桥下方打开近端筋膜。图示剪刀位于后侧浅间室的下方。D. 打开后侧深、浅间室筋膜，图示后侧浅间室内肌肉尚可，但是后侧深间室的肌肉血运较差，血管钳位于比目鱼肌桥下方，需要从起点处切断。E. 术者使用电刀切断比目鱼肌桥，注意保护深部重要组织。

单切口减压技术

- 单切口技术往往需要在重要的神经血管结构周围仔细分离，所以操作难度较大，因此临床上运用并不广泛。Bible等[6]报道单切口技术和双切口技术的感染或不愈合发生率没有差异。
- 单切口技术为外侧直切口，起自腓骨头水平（注意保护腓总神经），并沿腓骨后侧平行于腓骨延长切口，直至外踝上方（技术图3A）。
- 在腓骨的后方可以打开后侧浅间室和后侧深间室的筋膜（技术图3B）。
  - 找到比目鱼肌和𝈿长屈肌之间的深筋膜，由远至近打开深筋膜直至比目鱼肌起点处（技术图3C）[16]。
- 在腓骨的前方可以打开前侧间室和外侧间室，操作时避免损伤腓总神经浅支。

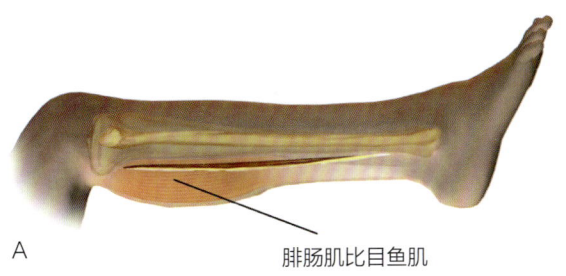
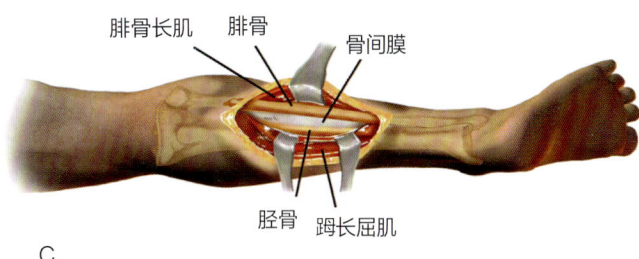
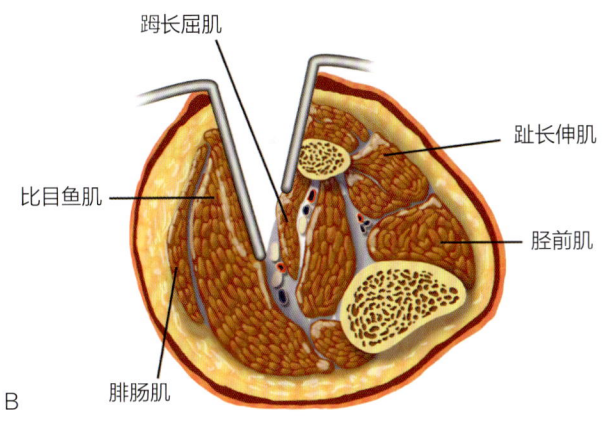

技术图3 单切口技术。A. 图示切口位于腓骨后侧并平行于腓骨。注意避免损伤腓总神经浅支。B. 胫骨中段处的小腿横切面示沿腓骨后侧进入可以打开后侧深、浅间室。找到比目鱼肌和跨长屈肌之间的肌间隔，由远至近打开深筋膜直至比目鱼肌起点处。C. 图示沿胫骨后侧进入可以打开后侧深间室，由前分离至腓骨，可以找到分隔前侧和外侧间室的肌间隔，使用剪刀彻底打开两个间室的筋膜，避免损伤腓总神经浅支。

肌肉清创

- 不管筋膜切开术如何操作，失活的肌肉组织必须进行清创。
  - 肌肉活性是通过肌肉色泽和电刀轻柔钳夹或触碰时的收缩力来判断的。
  - 坏死肌肉没有功能必须完全解除，因为在筋膜切开术后坏死肌肉会成为细菌生长的培养基，进而导致感染。
- 在筋膜切开术后36～72小时，即肌肉活性更加明确时进行扩大清创。
- 如果筋膜切开术的患者同时伴有骨折，骨折需要通过内固定或外固定进行固定，患肢避免了管型石膏固定，便于临床查体、间室内压监测和创面护理。
  - 固定骨折时由于牵引或扩髓可能会激发骨筋膜室综合征的产生。

筋膜切开术后切口的关闭

- 筋膜切开术后不关闭伤口，因为皮肤会限制肿胀的肌肉。
- 筋膜切开术的切口可以使用湿敷料覆盖（技术图4A），或使用负压吸引的无菌海绵覆盖直至下一次清创（技术图4B）。
- 小腿筋膜切开术后，可以运用"鞋带"法（使用到橡胶管和钉皮钉）逐步缩小分离较大的切口，并最终关闭伤口。
  - 使用这种方法关闭切口需要几天时间，但是避免了植皮手术（技术图4C）。
- 如果采用双切口技术，术者尽量先关闭内侧切口，再关闭外侧切口。
  - 因为小腿外侧有较好的软组织覆盖，一旦发生切口无法闭合，也比较容易植皮覆盖。
- 有时可在切口周围做一些小的减张切口，以降低皮肤紧张度，促进切口关闭愈合（技术图4D）。

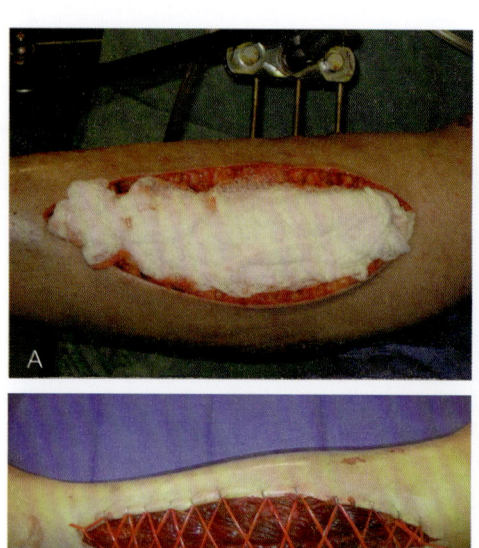
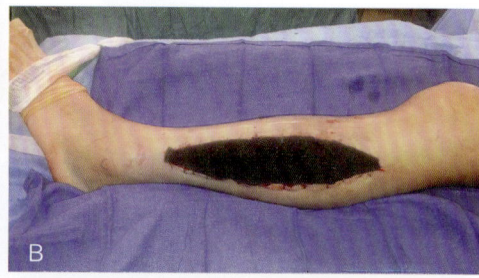
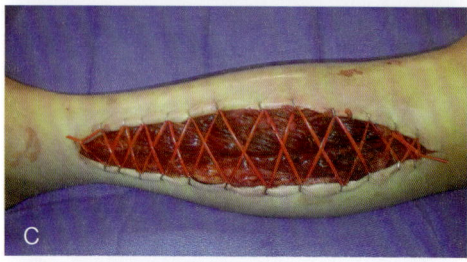
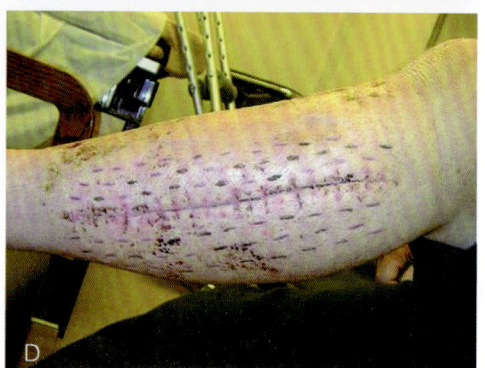
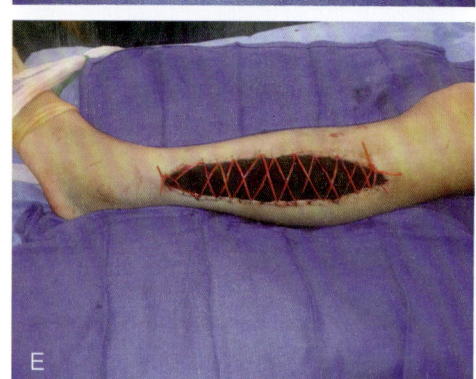

技术图4 筋膜切开术后闭合伤口。A. 使用湿敷料覆盖切开的创面。B. 使用负压吸引的无菌海绵覆盖创面，负压保持在100～125 mmHg。C. 运用"鞋带"法逐步缩小创面关闭切口。D. 在切口周围做一些小的减张切口，以降低皮肤紧张度，促进切口关闭愈合。E. 穿鞋带技术结合无菌负压系统。

要点与失误防范

法医学失误防范
- 一旦怀疑筋膜室高压，应测量并记录所有间室的内压。在患者病历中详细记录临床查体结果和压力测试结果，若为阴性则记录该患者没有骨筋膜室综合征。
  - 1993年，对于8例漏诊筋膜室综合征患者的诉讼赔偿是28万美元（8例患者都没有测量过间室内压）[37]。
- 术者应考虑到使用器械错误的可能性。
  - 针头可能会置入肌腱、筋膜或错误的间室内。所有的压力读数必须和临床表现相结合。
- 术者要沿比目鱼肌缘和胫后筋膜对4个间室进行彻底减压。
- 筋膜切开术后敷料包扎不能过紧。
- 皮肤会引起压力增加，因此不应早期关闭伤口。

术后处理

- 筋膜切开术后，患肢厚敷料包扎，足中立位。患肢抬高，高于心脏水平，以促进静脉回流，减少软组织水肿。
  - 足应维持中立位，防止马蹄足挛缩。
- 密切监护患者可能由骨筋膜室综合征带来的系统性影响。对于非手术处理者，可以考虑应用吸氧治疗、静脉补液、甘露醇和高压氧治疗等。
  - 静脉补液可以有效避免横纹肌溶解症。

- 根据损伤机制和骨筋膜室综合征的严重度来决定关闭切口的时机。
  - 大多数患者在筋膜切开术后5~7天可以关闭切口。
  - 如果切口关闭困难,可以使用植皮法减少肉芽组织广泛生长,并减少肌肉和肌腱的暴露。如果神经血管或骨外露,则需要使用皮瓣手术进行覆盖。
  - 如果一期闭合切口,可以在切口周围做些小减张切口。
- 持续高压氧治疗,通过氧诱导血管收缩减少软组织水肿。
  - 但是有些人持相反意见,他们认为骨筋膜室综合征后使用高压氧治疗会导致再灌注损伤。
- 其他药物诸如别嘌呤醇、羟嘌呤醇、超氧化物歧化物、去铁胺和羟乙基淀粉等有利于骨筋膜室综合征的恢复,它们都是用于清除自由基的抗氧化剂。

预后

- 骨筋膜室综合征如诊断或治疗较迟,预后往往较差。
- Sheridan和Matsen等[34]研究对50%患者在12小时内进行筋膜切开术,50%在12小时后进行筋膜切开术,在12小时内切开的患者有68%患肢功能良好,而在12小时后切开的患者中仅8%患肢功能良好。
- 如果骨筋膜室综合征没有得到及时治疗,就会发生严重的Volkmann缺血性肌挛缩,进而导致爪形趾、足背伸受限、感觉丧失、慢性疼痛,甚至截肢。
- 急性骨筋膜室综合征会导致住院天数延长三陪,住院部费用增加两倍。需尽可能避免不必要的筋膜切开术[32]。

并发症

- 77%患者出现损伤部位的感觉异常[18]。
- 40%患者出现干燥鱼鳞状皮肤,33%瘙痒症,30%皮肤色素沉积,25%肢体肿胀,26%瘢痕化,13%反复溃疡,13%肌肉僵硬,10%疼痛,7%肌腱硬化。
- 严重长时间的软组织缺血会引起肌肉坏死,并导致肌肉纤维化和肌肉挛缩。
  - 即Volkmann缺血性肌挛缩。
- 骨筋膜室综合征的长期后遗症是足背伸无力、爪形趾、感觉丧失、慢性疼痛,甚至截肢。
- 骨筋膜室综合征明确诊断12小时后才行筋膜切开术的患者有高达46%的感染率和21%截肢率[34]。
  - 延迟切开的并发症发生率(54%)较早期切开的并发症发生率(4.5%)高很多,因此,建议骨筋膜室综合征存在已超过24~48小时,且舒张压与间室内压的差值>30 mmHg时,应积极应对急性肾衰竭进行支持治疗,不进行切开,二期再进行功能重建。

(秦晖 译,鲍琨 审校)

参考文献

[1] Arbabi S, Brundage SI, Gentilello LM. Near-infrared spectroscopy: a potential method for continuous, transcutaneous monitoring for compartment syndrome in critically injured patients. J Trauma 1999;47:829-833.

[2] Bae DS, Kadiyala RK, Waters PM. Acute compartment syndrome in children: contemporary diagnosis, treatment, and outcome. J Pediatr Orthop 2001;21:680-688.

[3] Barei DP, Nork SE, Mills WJ, et al. Complications associated with internal fixation of high-energy bicondylar tibial plateau fractures utilizing a two-incision technique. J Orthop Trauma 2004; 18:649-657.

[4] Bernot M, Gupta R, Dobrasz J, et al. The effect of antecedent ischemia on the tolerance of skeletal muscle to increased interstitial pressure. J Orthop Trauma 1996;10:555-559.

[5] Bhattacharyya T, Vrahas MS. The medical-legal aspects of compartment syndrome. J Bone Joint Surg Am 2004;86:864-868.

[6] Bible JE, McClure DJ, Mir HR. Analysis of single-incision versus dualincision fasciotomy for tibial fractures with acute compartment syndrome. J Orthop Trauma 2013;27:607-611.

[7] Blick SS, Brumback RJ, Poka A, et al. Compartment syndrome in open tibial fractures. J Bone Joint Surg Am 1986;68:1348-1353.

[8] Dunwoody JM, Reichert CC, Brown KL. Compartment syndrome associated with bupivacaine and fentanyl epidural analgesia in pediatric orthopaedics. J Pediatr Orthop 1997;17:285-288.

[9] Egol KA, Tejwani NC, Capla EL, et al. Staged management of highenergy proximal tibia fractures (OTA types 41): the results of a prospective, standardized protocol. J Orthop Trauma 2005;19: 448-455.

[10] Hargens AR, Romine JS, Sipe JC, et al. Peripheral nerve-conduction block by high muscle-compartment pressure. J Bone Joint Surg Am 1979;61:192-200.

[11] Hargens AR, Schmidt DA, Evans KL, et al. Quantitation of skeletalmuscle necrosis in a model compartment syndrome. J Bone Joint Surg Am 1981;63:631-636.

[12] Heppenstall RB, McCombs PR, DeLaurentis DA. Vascular injuries and compartment syndromes. In: Bucholz RW, Heckman JD, eds. Rockwood and Green's Fractures in Adults, vol 1, ed 5. Philadelphia: Lippincott Williams & Wilkins, 2001:331-352.

[13] Heppenstall RB, Scott R, Sapega A, et al. A comparative study of the tolerance of skeletal muscle to ischemia: tourniquet application compared with acute compartment syndrome. J Bone Joint Surg Am 1986;68:820-828.

[14] Jennische E. Ischemia-induced injury in glycogen-depleted skeletal muscle: selective vulnerability of the FG-fibres. Acta Physiol

Scand 1985;125:727-734.
[15] Kakar S, Firoozabadi R, McKean J, et al. Diastolic blood pressure in patients with tibia fractures under anesthesia: implications for the diagnosis of compartment syndrome. J Orthop Trauma 2007; 21:99-103.
[16] Kelly RP, Whitesides TE Jr. Transfibular route for fasciotomy of the leg. J Bone Joint Surg Am 1967;49:1022-1023.
[17] Lindsay TF, Liauw S, Romaschin AD, et al. The effect of ischemia/reperfusion on adenine nucleotide metabolism and xanthine oxidase production in skeletal muscle. J Vasc Surg 1990; 12:8-15.
[18] McQueen MM, Christie J, Court-Brown CM. Acute compartment syndrome in tibial diaphyseal fractures. J Bone Joint Surg Br 1996;78:95-98.
[19] McQueen MM, Gaston P, Court-Brown CM. Acute compartment syndrome: who is at risk? J Bone Joint Surg Br 2000;82:200-203.
[20] Meskey T, Hardcastle J, O'Toole RV. Are certain fractures at increased risk for compartment syndrome after civilian ballistic injury? J Trauma 2011;71:1385-1389.
[21] Moed BR, Thorderson PK. Measurement of intracompartmental pressure: a comparison of the slit catheter, side-ported needle, and simple needle. J Bone Joint Surg Am 1993;75:231-235.
[22] Morrow BC, Mawhinney IN, Elliott JR. Tibial compartment syndrome complicating closed femoral nailing: diagnosis delayed by an epidural analgesic technique: case report. J Trauma 1994; 37:867-868.
[23] Mubarak SJ, Wilton NC. Compartment syndrome and epidural analgesia. J Pediatr Orthop 1997;17:282-284.
[24] Olson SA, Glasgow RR. Acute compartment syndrome in lower extremity musculoskeletal trauma. J Am Acad Orthop Surg 2005; 13:436-444.
[25] O'Toole RV, Whitney A, Merchant N, et al. Variation in diagnosis of compartment syndrome by surgeons treating tibial shaft fractures. J Trauma 2009;67:735-741.
[26] Park S, Ahn J, Gee AO, et al. Compartment syndrome in tibial fractures. J Orthop Trauma 2009;23:514-518.
[27] Prayson MJ, Chen JL, Hampers D, et al. Baseline compartment pressure measurements in isolated lower extremity fractures without clinical compartment syndrome. J Trauma 2006;60:1037-1040.
[28] Reisman WM, Shuler MS, Kinsey TL, et al. Relationship between near infrared spectroscopy and intra-compartmental pressures. J Emerg Med 2013:44:292-298.
[29] Rorabeck CH. The treatment of compartment syndromes of the leg. J Bone Joint Surg Br 1984;66:93-97.
[30] Rorabeck CH, Clarke KM. The pathophysiology of anterior tibial compartment syndrome: an experimental investigation. J Trauma 1978;18:299-304.
[31] Rorabeck CH, Macnab L. Anterior tibial-compartment syndrome complicating fractures of the shaft of the tibia. J Bone Joint Surg Am 1976;58:549-550.
[32] Schmidt AH. The impact of compartment syndrome on hospital length of stay and charges among adult patients admitted with a fracture of the tibia. J Orthop Trauma 2011;25:355-357.
[33] Shah SN, Karunaker MA. Early wound complication after operative treatment of high energy tibial plateau fractures through two incisions. Bull NYU Hosp Jt Dis 2007;65:115-119.
[34] Sheridan GW, Matsen FA III. Fasciotomy in the treatment of the acute compartment syndrome. J Bone Joint Surg Am 1976;58: 112-115.
[35] Shuler FD, Dietz MJ. Physicians' ability to manually detect isolated elevations in leg intracompartmental pressure. J Bone Joint Surg Am 2010;92:361-367.
[36] Stark E, Stucken C, Trainer G, et al. Compartment syndrome in Schatzker type VI plateau fractures and medial condylar fracturedislocations treated with temporary external fixation. J Orthop Trauma 2009;23:502-506.
[37] Templeman D, Varecka T, Schmidt R. Economic costs of missed compartment syndromes. Presented at the Annual Meeting of the American Academy of Orthopaedic Surgeons, San Francisco, 1993.
[38] Ulmer T. The clinical diagnosis of compartment syndrome of the lower leg: are clinical findings predictive of the disorder? J Orthop Trauma 2002;16:572-577.
[39] Valdez C, Schroeder E, Amdur R, et al. Serum creatine kinase levels are associated with extremity compartment syndrome. J Trauma Acute Care Surg 2013;74:441-445.
[40] Whitesides TE, Heckman MM. Acute compartment syndrome: update on diagnosis and treatment. J Am Acad Orthop Surg 1996; 4:209-218.
[41] Whitney A, O'Toole RV, Hui E, et al. Do one-time intracompartmental pressure measurements have a high false positive rate in diagnosing compartment syndrome? J Trauma 2014;76(2):479-483.
[42] Wiger P, Blomqvist G, Styf J. Wound closure by dermatotraction after fasciotomy for acute compartment syndrome. Scand J Plast Reconstr Surg Hand Surg 2000;34:315-320.
[43] Wind TC, Saunders SM, Barfield WR, et al. Compartment syndrome after low-energy tibia fractures sustained during athletic competition. J Orthop Trauma 2012;26:33-36.

第39章 肘关节镜治疗Panner病和剥脱性骨软骨炎

Elbow Arthroscopy for Panner Disease and Osteochondritis Dissecans

Theodore J. Ganley, Christine M. Goodbody, J. Todd R. Lawrence, and R. Jay Lee

定义

Panner病
- Panner病是一种软骨下骨受损的疾病,可能是由于在青春期前发育时肱骨远端软骨骨骺内的骨化核反复微损伤和血供减少所致[9]。
- 受影响儿童一般为6~10岁,症状通常与反复微损伤有关[9]。

肱骨小头剥脱性骨软骨炎
- 该术语用于描述青少年肱骨小头软骨下骨受损的情况,可导致继发性关节面分离[8]。
- 肱骨小头剥脱性骨软骨炎(OCD)最常见于10~17岁的儿童,特别是那些从事过顶投掷运动和肘关节起承重作用的运动的人。

解剖
- 肘关节由是肱尺关节、肱桡关节和桡尺近侧关节三个关节组成。
- 肱尺关节是一个铰链关节,负责肘关节的屈曲和伸直,而肱桡和桡尺关节是滑车关节,负责肘关节的轴向旋转和绕肘旋转。
- 在屈伸和内外旋过程中,肱骨小头与桡骨头的远端始终相关节。
- 次级骨化中心参与形成肱骨远端,桡骨近端和尺骨。肱骨小头的骨化中心出现在18个月,14岁时完全融合。
- 肱动脉的骨外降支营养肱骨小头。软骨血管营养骨化核,进而营养软骨骨骺。

发病机制
- 理论上认为,Panner病和OCD都是由反复的应力刺激,导致异常外翻力作用于肱桡关节所致[3,4,11,13]。
- 这种异常应力作用于肱桡关节的结果取决于患者的年龄,较小的患者(6~10岁)往往发展成Panner病,较大的患者(10~17岁)则发展为肱骨小头OCD。
- 病变的发展也取决于肱骨小头的血供受限,从而限制自我修复的潜力。

自然病程
- 对于Panner病,限制活动后重新骨化,症状消退[7]。
- 对于不限制运动的患者,OCD的自然病程是关节面分离。即使调整运动和短期固定,肘关节OCD病变在大多数保守治疗患者中也会逐渐加重。
- 肱骨小头OCD的早期X线片显示肱骨小头不规则和碎裂。晚期可见骨侵蚀,溶解和硬化。

病史和体格检查
- 早期阶段:
  - 患者活动正常,但抱怨投掷及负重活动时肘关节外侧隐痛不适,伴有肿胀。通常他们的活动度正常。
  - 滑膜炎:偶尔可触及轻度积液。
- 后期:患者出现机械症状,包括交锁和顿挫、屈伸受限。
  - 体检可触及滑膜增厚,肘关节积液,活动范围缩小,肱桡关节压痛。

影像学和其他诊断性检查
- 这两种病变均需要摄肘关节前后位(AP)及侧位X线片进行评估。对于Panner病,X线片可确定骨化核的大小和透光性。对于OCD,骨碎裂、侵蚀、软骨下骨溶解或囊性变均可能在X线片上看到(图1A)。
- OCD的MRI表现为骨水肿、滑膜炎、游离体以及软骨下骨和软骨分离(图1B)。

鉴别诊断
- 家族性OCD。
- 血友病及其变异。
- 多发性骨骺发育不良。
- 自身免疫性血管炎。
- 类固醇激素诱导的缺血性坏死。

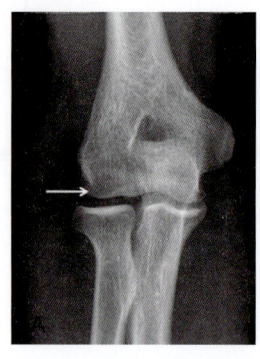
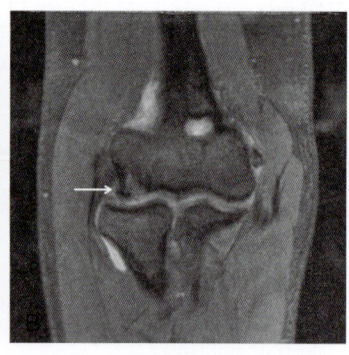

图1　A. 肘关节AP片显示肱骨小头软骨下骨溶解，说明有一个大的骨软骨病变（箭头所示）。B. MRI图像显示肱骨小头的同一OCD病变中的软骨下骨分离（箭头所示）。

非手术治疗

- Panner病的治疗包括：
  - 吊带使用4～6周。
  - 关节活动度训练。
  - 停止所有不当运动。
  - 在恢复专项运动前，在吸收重构阶段，每3个月复查X线片。
- OCD的非手术治疗适用于软骨光整的病例。包括以下内容：
  - 用后方夹板或吊带固定6周。
  - 每天数次去除夹板或吊带几分钟，进行关节活动度训练。
  - 休息至症状消失。
  - 在恢复专项运动前，在吸收重构阶段，复查X线片。

手术治疗

- 手术治疗在很大程度上取决于患者骨溶解性病变的性质（稳定或不稳定、关节软骨完整或部分/完全分离）和有无症状。
- 对于关节软骨部分或完全脱落的不稳定病变，一般采用手术治疗。
- 对于持续疼痛和肿胀的病例，尽管软骨完好无损，也应该在关节镜下进行评估，寻找游离体，并考虑病变钻孔刺激软骨下骨愈合。

术前计划

- 术前所有影像学检查均应复查。磁共振成像有助于确定病变的程度，明确关节内软骨或小的骨软骨游离体的大小和部位。
- 应在麻醉下进行全面体检，注意活动范围和正常或病理性的关节松弛程度。

体位

- 患者取侧卧位，充分软垫保护。
- 患肘用衬垫垫高，使肘关节屈曲90°。
- 然后患肢消毒铺巾，允许肘关节不受阻碍的屈伸和肩关节的内外旋（图2A）。
- 肘关节体表标记（图2B）。

入路

- 关节镜辅助微创关节切开术（Children's Hospital of Philadelphia入路）用于巨大的游离体和骨软骨缺损。
- 患者体位摆好，消毒铺巾，体表解剖标志标记后，在肱骨小头表面做一个3～5 cm的切口（图2C）。
- 切口向下切开筋膜，选择在肘肌和尺侧腕伸肌之间的平面进入。
- 或者，如果在关节镜检查过程中需要更大的切口，则可以将上、下关节镜入路合并为一个1.5 cm的切口。

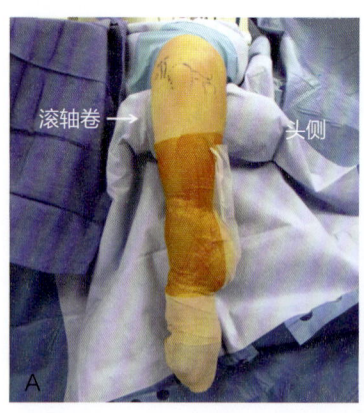
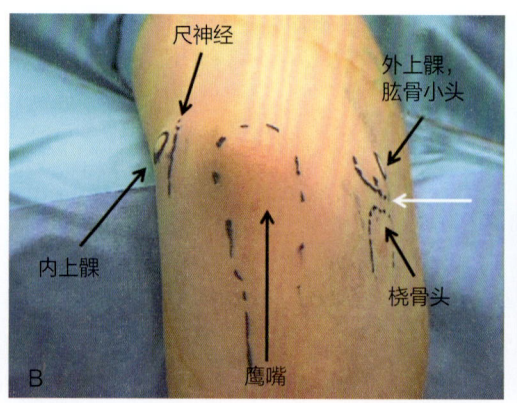
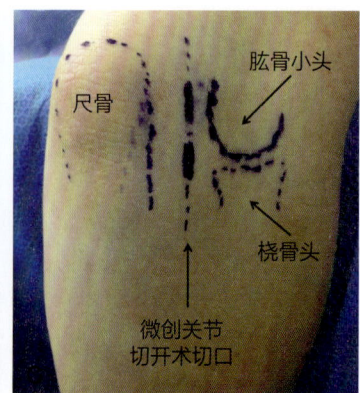

图2　A. 侧卧位，肘关节置于滚轴卷上呈屈曲90°。B. 体表标记，用记号笔标出位于内上髁后方的尺神经的走行，以及肱桡关节间隙（白色箭头）和鹰嘴。C. 将关节镜辅助下微创关节切开术切口（虚线）和仅关节镜手术入路切口（实线部分）均在皮肤上标记。

同样，深部分离在肘肌和尺侧腕伸肌之间的平面进行。
- 微创关节切开术和连接上、下关节镜入路，在深层分离时都要注意避免损伤环状韧带。然后，切开关节囊，以便充分观察病变。
- 然后插入30°关节镜观察关节表面。关节镜放置于肱桡关节的外缘，并呈一定角度，使其能够完整地观察肱骨小头和肱桡间隙。

关节镜治疗

- 如前所述，患者侧卧位摆放、消毒铺巾。
- 在使用记号笔标记肘关节体表标志，止血带充气后，根据患者体型注入15 mL无菌生理盐水进入关节。
- 使用一套较小的设备（2.9mm）。
- 关节镜入路通过触摸体表标志来确认（技术图1A）。
  - 在外上髁或肱骨小头与桡骨头外侧和鹰嘴内侧之间的软点处，与外上髁或肱骨小头或桡骨头等距处标记。
  - 略低于这个位置的是下外同轴入路的位置，而恰好高于这个位置的是上外同轴入路的位置。
- 首先创建下外同轴入路。用15号手术刀穿过皮肤和皮下组织。止血器钝性插入关节囊。如果有可能行微创关节切开术，皮肤切口应该定向，以便可以很容易地连接上入路。
- 插入关节镜，仔细彻底检查肘关节，检查桡骨头和肱骨小头的软骨面，可直视下将18号针头置于鹰嘴窝作为流出道（技术图1B、C）。
- 直视下在初始入路上方1 cm做一入路，用于插入抓钳和刨刀。用硬膜穿刺针确定位置和角度，再次使用15号手术刀做皮肤切口。
- 根据术中所见决定治疗方法。
  - 对于稳定完整的病灶，笔者选择病灶钻孔促进愈合。
  - 对于部分分离或"铰链样"连接于软骨下骨的不稳定病变，笔者选择螺钉固定。
  - 对于完全分离并含有缺损的病灶，笔者选择骨髓刺激。
  - 对于完全分离未包含缺损的病灶，笔者选择通过关节镜辅助下微创关节切开术行自体骨软骨移植。骨软骨移植方法见本书其他章节（参见索引）。

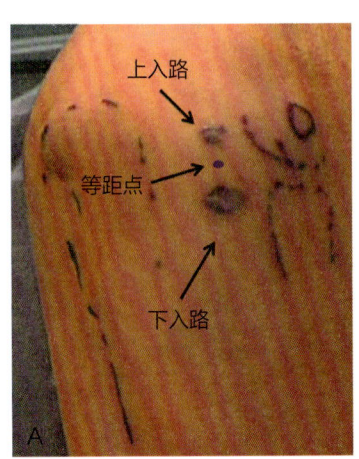
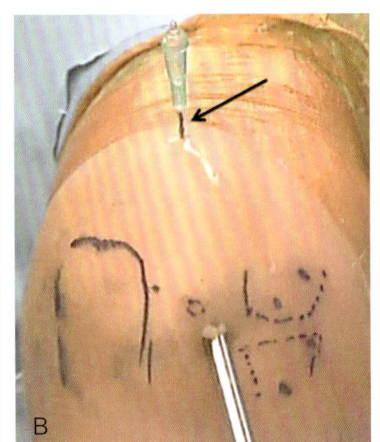
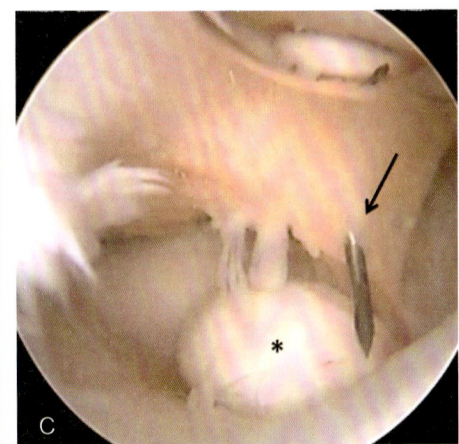
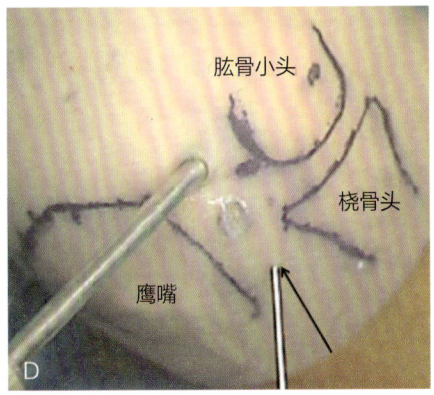

技术图1 A. 确定关节镜入路，正是上、下等距点。B、C. 关节镜置于下外入路，18号针头置于鹰嘴窝，都可以作为流出道（B图箭头），和作为固定游离体防止移动的手段（C图星号）。D. 通过下方经皮入路钻孔，使用0.62 mm克氏针（箭头）。有时，经皮置入克氏针并屈曲肘关节确保其始终垂直于肱骨小头的表面是有帮助的。注意后方起点要避开后方骨间神经。

软骨稳定和完整时

- 病变钻孔以刺激愈合。
- 用0.62 mm或0.45 mm克氏针钻入软骨下骨。钻孔从远端朝近端方向，尽可能垂直于肱骨小头。克氏针可通过下入路或在下入路远、后侧的下方经皮入路置入。
  - 对于下方经皮入路，入口位于桡骨头颈结合处和鹰嘴之间。克氏针偏向于鹰嘴而远离桡骨，避免损伤后方骨间神经（技术图1D）。
- 钻出满意出血创面后，最后再检查一遍关节腔，移除关节镜，伤口用4-0 Monocryl皮下缝合线和Steri-Strips逐层关闭。
- 采用无菌敷料覆盖，后方夹板固定。

软骨不稳定，部分分离或"铰链样"连接于软骨下骨

- 病灶清理并固定，不仅刺激愈合，也可提供稳定以利愈合。
- 彻底检查关节后，探查病灶。
- 对于具有适当活力的软骨下骨的病变，可关节镜下用加压螺钉固定病变。
- 对于底部为肉芽组织或无活力骨的病灶，可以清理出一个健康的软骨下基底以利于愈合。
  - 如果清创后出现骨缺损，必须通过关节切开术植骨固定。
- 对于有软骨骨折的病灶，无健康的软骨下骨，可移除骨折的铰链骨块，并采取抢救程序，如骨髓刺激和骨软骨移植。

病变处软骨完全脱离

- 刮除病灶并钻孔，刺激纤维软骨的形成。
- 彻底检查关节后，移除关节内发现的游离体。
- 确认缺损，并刮除缺损的移除肉芽组织，确保周缘软骨的稳定（技术图2A、B）。
- 显露底面硬化骨。
- 使用0.62 mm或0.45 mm克氏针钻孔。钻孔时从远端朝近端方向，尽可能垂直于肱骨小头。采用前述下方经皮入路（见技术图1D）。
- 最后再检查一遍关节腔，移除关节镜，伤口用4-0 Monocryl皮下缝合线和Steri-Strips逐层关闭。
- 采用无菌敷料覆盖，后方夹板固定。

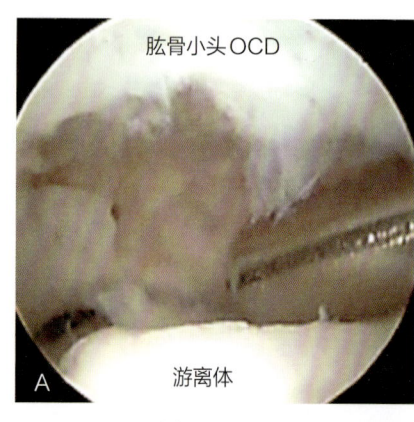 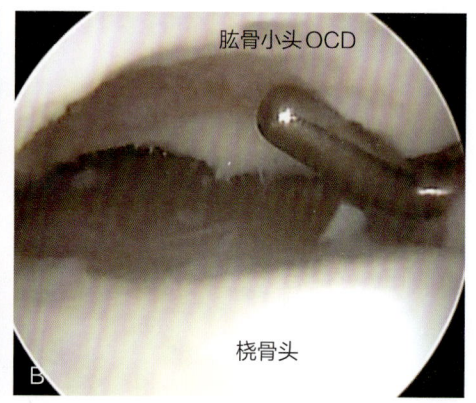

技术图2　清理肱骨小头OCD，直至获得稳定的基底部。

关节镜辅助下微创关节切开术

- 患者的体位、消毒、铺巾同前述。
- 微创关节切开术入路通过肘肌和尺侧腕伸肌之间的平面进入，打开关节囊，显露病灶（技术图3A）[9]。
- 通过关节切开部位置入30°关节镜观察和评估整个病变（技术图3B）。
- 通过关节切开部位关节镜可用于评估肱骨小头病变，但不能清晰可见，更像一面牙科检查镜（技术图3C）。
- 完全显露病灶后，移除游离体，清理病灶，用克氏针钻孔，具体同前述关节镜技术。
  - 对于巨大或不包含缺损的病灶，可以进行骨软骨移植（技术图3D）。
- 最后再检查一遍关节腔，移除关节镜。
- 修复关节囊。逐层关闭切口。
- 采用无菌敷料覆盖，后方夹板固定。

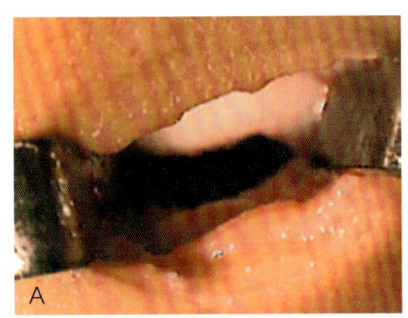
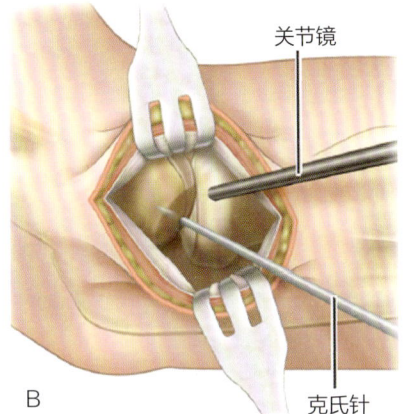
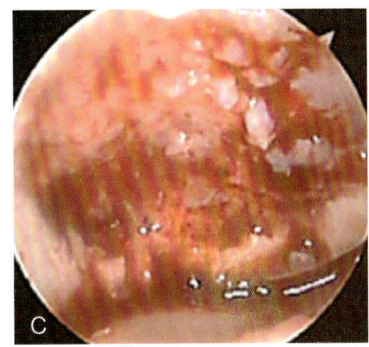
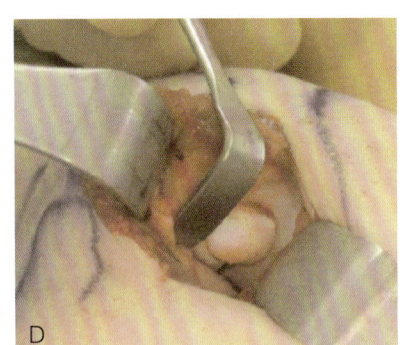

技术图3　A. 对于巨大的病变和游离体，可以通过肘肌和尺侧腕伸肌之间的平面行微创关节切开术。B. 插入30°关节镜，发现病变。行微创关节切开术时，关节镜可以像口腔科检查镜一样使用，以增强可视性和尽可能小切口显露。C. 已准备好的病变处骨床的关节镜视图。D. 肘关节图像显示不包含缺损的病灶，用多种骨软骨移植治疗。

要点与失误防范

手术技术	• 行微创关节切开术时，应避免肱骨小头后方分离，以预防损伤血供
病变钻孔	• 钻孔时，克氏针应垂直于肱骨小头。可以肘关节屈曲从下方入路插入或从肱桡关节远端的入路插入。必须注意要靠近尺骨而不是桡骨头置入克氏针，以避免损伤后方的骨间神经
关节镜技术	• 手术前应仔细标记骨性标志和尺神经的位置，以避免无意中损伤神经或血管。铺巾时允许手自由活动可使操作更灵活

术后处理

- 对于稳定完整的病变，钻孔治疗后，肌力和活动度是早期康复训练的目标。当放射学检查可见愈合时，可逐渐恢复运动和轴向负重。
- 对于不稳定和软骨分离的病变接受固定手术后，以及全层缺损行骨髓刺激术后，可使用吊带和早期辅助性活动。患者可接受物理治疗以确保适当的肘关节活动度和核心力量，但要避免肘关节的冲击负荷。6周后，逐渐恢复日常生活。但6个月内禁止轴向负荷、冲击负荷和投掷运动。

预后

- Panner病。
  - 完全恢复预计需要12~18个月，但长期不配合可能导致病变进展。
- 肱骨小头OCD。
  - 前述的关节镜辅助微创关节切开术的中期结果满意。25例患者中，10例单独关节镜下清理钻孔，12例行微创关节切开植骨或游离体摘除，所有患者术后48个月与术前活动范围相比，伸直平均改善17°，屈曲平均改善10°[6]。采用 Single Assessment Numerical Evaluation 评分表（0~100%）所得的平均肘关节功能评分为87%。21例患者中有18例恢复到受伤前的运动水平。
  - Ruch和同事[10]报道了12例接受关节镜下清理术治疗的肱骨小头OCD患者；其中11例对结果非常满意。平均年龄为14.5岁，平均随访3.2年。临床表现为挛缩从23°改善到10°。
  - Byrd和Jones[2]报道了10名接受关节镜下清理术治

疗肱骨小头OCD的棒球运动员；其中4人恢复竞技比赛。平均年龄为14.5岁，平均随访3.9年。然而，在这项研究中，结果与病变程度相关性差。
- Baumgarten和同事[1]报道了14名接受关节镜下清理术治疗肱骨小头OCD的年轻运动员（体操或投掷运动）。其中3例被迫放弃了运动。平均年龄为13.8岁，平均随访4年。在这项回顾研究中，挛缩改善了14°。
- Shimada等[12]报道了26例用自体肋软骨柱移植治疗晚期肱骨小头OCD的患者，平均随访36个月。所有患者功能恢复迅速，恢复运动。术后伸直改善7°，屈曲改善13°。5例患者额外附加了小手术，如螺钉取出，游离体去除，关节软骨刨削，但其余患者均在1年内痊愈。
- Iwasaki等[5]描述19名男性运动员接受自体骨软骨移植治疗肱骨小头OCD。肘关节活动总弧度平均提高16°。除1例外，所有患者临床结果均良好或优秀；除两例外，所有人都恢复到了之前的运动水平。

并发症

- 成角畸形。
- 肱骨小头缺血性坏死。
- 软骨脱落和肱骨小头增生。
- 早期关节炎。

（金汉樯 译，王圣昊 何耀华 审校）

参考文献

[1] Baumgarten TE, Andrews JR, Satterwhite YE. The arthroscopic classification and treatment of osteochondritis dissecans of the capitellum. Am J Sports Med 1998;26:520-523.

[2] Byrd JW, Jones KS. Arthroscopic surgery for isolated capitellar osteochondritis dissecans in adolescent baseball players: minimum three year follow-up. Am J Sports Med 2002;30:474-478.

[3] Douglas G, Rang M. The role of trauma in the pathogenesis of the osteochondroses. Clin Orthop Relat Res 1981;(158):28-32.

[4] Duthie RB, Houghton GR. Constitutional aspects of the osteochondroses. Clin Orthop Relat Res 1981;(158):19-27.

[5] Iwasaki N, Kato H, Ishikawa J, et al. Autologous osteochondral mosaicplasty for osteochondritis dissecans of the elbow in teenage athletes: surgical technique. J Bone Joint Surg Am 2010; 92(suppl 1, pt 2):208-216.

[6] Jones KJ, Wiesel BB, Sankar WN, et al. Arthroscopic management of osteochondritis dissecans of the capitellum: mid-term results in adolescent athletes. J Pediatr Orthop 2010;30(1):8-13.

[7] Kobayashi K, Burton KJ, Rodner C, et al. Lateral compression injuries in the pediatric elbow: Panner's disease and osteochondritis dissecans of the capitellum. J Am Acad Orthop Surg 2004; 12:246-254.

[8] Krijnen MR, Lim L, Willems WJ. Arthroscopic treatment of osteochondritis dissecans of the capitellum: report of 5 female athletes. Arthroscopy 2003;19:210-214.

[9] Pill SG, Ganley TJ, Flynn JM, et al. Osteochondritis dissecans of the capitellum: arthroscopic-assisted treatment of large, full-thickness defects in young patients. Arthroscopy 2003;19:222-225.

[10] Ruch DS, Cory JW, Poehling GG. The arthroscopic management of osteochondritis dissecans of the adolescent elbow. Arthroscopy 1998;14:797-803.

[11] Ruch DS, Poehling GG. Arthroscopic treatment of Panner's disease. Clin Sports Med 1991;10:629-636.

[12] Shimada K, Tanaka H, Matsumoto T, et al. Cylindrical costal osteochondral autograft for reconstruction of large defects of the capitellum due to osteochondritis dissecans. J Bone Joint Surg Am 2012;94:992-1002.

[13] Singer KM, Roy SP. Osteochondrosis of the humeral capitellum. Am J Sports Med 1984;12:351-360.

第40章 肘关节活动度缺失的关节镜治疗
Arthroscopic Treatment of Elbow Loss of Motion

Laith M. Al-Shihabi, Chris Mellano, Robert W. Wysocki, and Anthony A. Romeo

定义

- 肘关节活动度缺失是肘关节创伤或非创伤自然病程的后遗症,将严重影响上肢的功能并阻碍日常生活活动(activities of daily living,ADL)的进行。
  - 对于大多数ADL,肘关节屈伸功能范围是100°(30°~130°),前臂旋前、旋后范围100°(各50°)[19]。
  - 周围的关节提供很少的功能代偿,使得肘关节僵硬的患者无法耐受功能的丢失。
- 关节僵硬可能源于内在因素(关节内)或外在因素(关节外),或者两者兼而有之[6,14](表1)。
- 创伤后僵硬是最常见的,但骨关节炎、炎症反应、系统性损伤(头颅创伤)及神经系统疾病均可能会导致肘关节挛缩。
- 伸直受限是最常见的。尽管屈曲功能丢失是更不易耐受的,因为这会使患者无法使手达到面部进而无法吃东西或洗漱打扮[18]。
- 治疗的关键是辨识、纠正恢复功能性及职业性损害;治疗方法的选择不能仅取决于肘关节的功能丢失[11]。
- 关节镜技术治疗肘关节僵硬目的在于恢复活动、功能,以及如果有疼痛时能缓解疼痛[23]。
- 关节镜技术治疗范围涵盖从单纯的关节囊松解到关节成形术,包括游离体摘除、清理骨赘、关节囊切除[22]。

表1 基于受累结构部位的肘关节僵硬分型

类型	部位	描述
内在型	位于肘关节内部	骨折后关节不匹配、关节退行性变、软骨丢失、关节内粘连、游离体、滑膜炎、感染
外在型	紧邻肘关节的组织	软组织和关节囊挛缩、肌肉纤维化(特别是肱肌)、侧副韧带僵硬、肘关节移位骨化、皮肤挛缩
外围型	其他与肘关节无明显解剖联系的因素	卒中、神经系统疾病、周围神经病变、头颅损伤、脑性瘫痪

经允许引自Jupiter JB, O'Driscoll SW, Cohen MS. The assessment and management of the stiff elbow. AAOS Instr Course Lect 2003;59:93-111.

解剖

- 从解剖上来看,肘关节容易发生僵硬,因为关节囊与周围的肌肉和韧带的关系比较密切。同时三个关节在一个滑囊腔内——肱尺关节(屈戌关节)、肱桡关节和桡尺近侧关节[11]。
- 肘关节囊前方附着在冠突窝的近端上面,远端延伸到冠突内侧面和环状韧带的外侧面。后关节囊起自尺骨鹰嘴窝的近端上面,附着到滑车切迹的关节边缘和环状韧带(图1)。
- 前关节囊在肘关节伸直时拉紧,屈曲时松弛,这种牵张力量来源于其纤维的十字方向。
- 关节腔在关节80°屈曲时容积最大[9,24]。正常关节囊容积是25 mL,在挛缩状态下可减少到6 mL[9,24]。
- 肘关节囊由途径关节的主要神经分支和肌皮神经分支支配[16]。
- 肘管容纳尺神经,在关节屈曲时被挤压(由于尺骨鹰嘴与肱骨内上髁之间的支持带拉伸),在伸肘时松弛。
- 屈肘挛缩可能会加重对尺神经的压迫,导致尺神经病变(图2)。

发病机制

- O'Driscoll[23]描述了创伤后肘关节僵硬的四个阶段:
  - 出血期:伤后数分钟到数小时。
  - 水肿期:伤后数小时至数天。出血和水肿一起会导致关节和周围组织内肿胀,从生物力学方面来说关节囊顺应性减小。在第一和第二阶段,早期肘关节全活动度的运动有助于防止肘关节僵硬。
  - 肉芽组织期:数天至数周。支具可以用于恢复肘关节的活动度。
  - 纤维化期:肉芽组织的进一步成熟将减少肘关节的活动范围。更加激进的支具锻炼是必需的,必要时可接受手术治疗。
- 创伤后肘关节囊对挛缩敏感,继发于在细胞水平的无序,胶原纤维沉积增加,使关节囊增厚致使关节屈伸活动及关节容积的丢失[9,16,23]。
- 导致关节囊性质改变的原因是多种多样的,而且还有

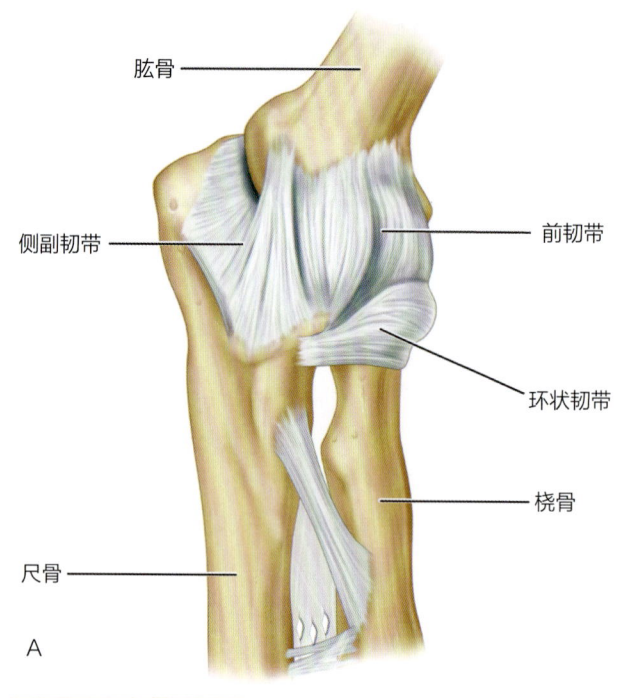
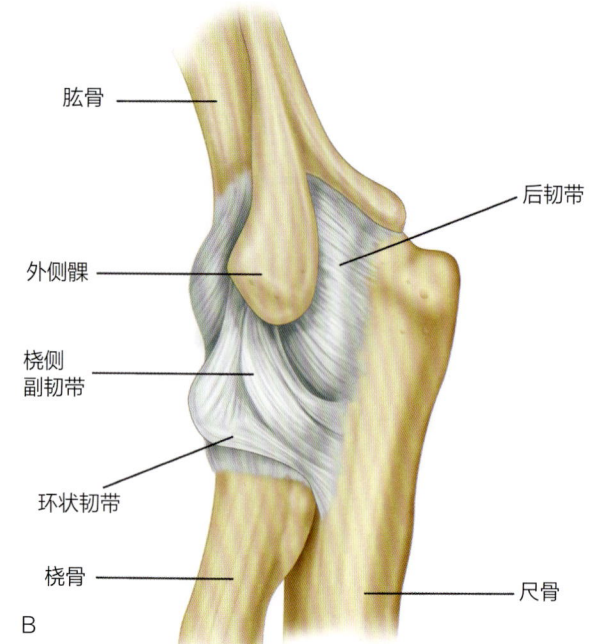
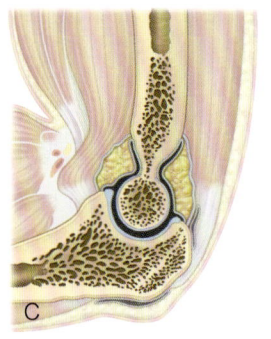

图1 肘关节结构的解剖示意图。前关节囊向远侧止于冠突（内侧）和环状韧带（外侧）。A. 关节囊的前面观。B. 关节囊的后面观。C. 肘关节的外侧面观显示关节腔的大小和脂肪垫。

很多未知的原因。
- 肌成纤维细胞增强了胶原的形成和组织收缩，并且在创伤后前关节囊处细胞数量增加[10]。
- 在挛缩的肘关节囊组织中胶原形成、交联、肥大等增多，同时水分及蛋白多糖成分减少[1]。
- 有文献报道，在挛缩的关节囊组织中基质金属蛋白酶活性及胶原降解增加[10]。
- 其中还可能有生长因子和其他细胞机制参与。在个体之间存在较大的差异[17]。
- 当关节囊增厚的同时还可能会发生异位骨化。异位骨化作为骨性阻挡会妨碍关节的活动。对于合并头颅和肘关节损伤、烧伤及有肘关节手术史的患者风险最高。这些情况会引起复杂的炎症反应链，从而导致肘关节挛缩和异位骨化[7]。

自然病程

- 肘关节僵硬的发生和发展与其诱因密切相关（表1）；大多数肘关节挛缩都由多种因素引起[14]。
  - 肘关节创伤后挛缩是最常见的原因。在肘关节直接创伤后导致肘关节无法恢复正常活动，而不是肘关节逐渐丧失活动度。典型的创伤后挛缩的肘关节在很长时间内是稳定的，除非发生关节内退变将会导致关节活动度的进一步丢失。
  - 由关节退变或炎症性关节炎而导致的关节挛缩可能随着时间推移缓慢地发生，一般由关节囊挛缩和骨赘或增生肥大的滑膜造成的撞击引起。这类病例常伴有间歇性肿胀和僵硬的发作，并伴有稳定的基线进展。
- Morrey[17]也根据累及的组织范围将肘关节僵硬区分为静态或动态僵硬（表2）。

病史和体格检查

- 明确每个患者功能受损的程度和症状持续的时间是非常重要的。治疗决策应该基于患者主观的功能受损情况和需求，而不必拘于关节活动度丢失的程度[11]。
- 需确认合并的相关病损，如存在周围或中枢性神经性病损会影响治疗方案的选择。

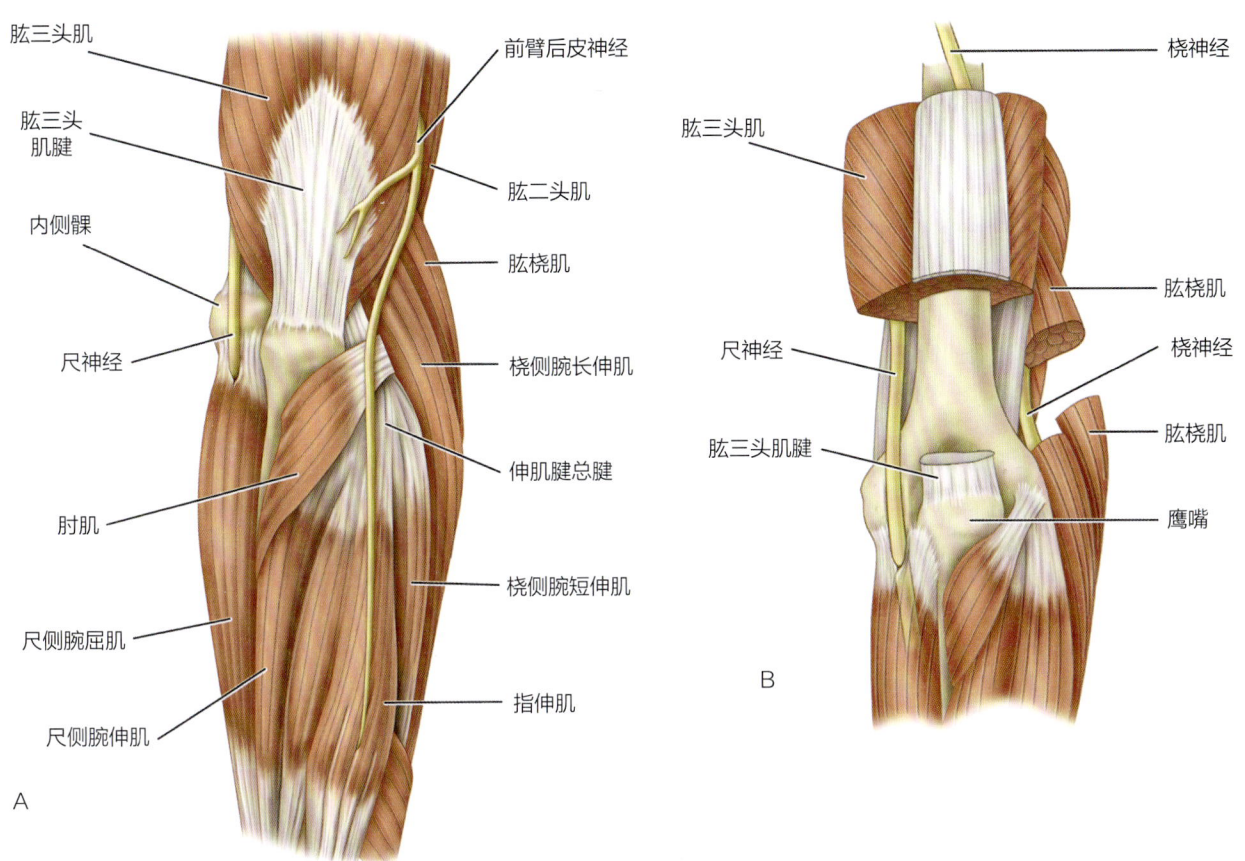

图2 A. 尺神经在肘关节的位置。B. 尺神经在肘管内的解剖行经。

- 左利手还是右利手、患者的职业,以及之前的治疗都应记录在案。
- 应该对同侧整个肢体和对侧上肢的功能进行评估。
- 体格检查。
  - 检查脑神经和颈椎以评估神经系统病变情况。
  - 评估肩关节活动和力量。
  - 仔细评估尺神经。
    - 在邻近肘关节发生病理改变的情况下患者常易忽视存在尺神经病变的可能,所以对尺神经检查是至关重要的。肘关节屈曲及尺神经压迫试验对于发现肘关节水平的尺神经病变是最敏感的[21]。
    - 两点辨别觉:尽管两点辨别能力小于 6 mm 也被考虑为正常,但仔细比较同侧正中神经和对侧尺神经,对于发现细微的神经损伤是必要的。
    - Froment 征和手内在肌功能:拇收肌和骨间肌肌力降低可能表明尺神经病变。
    - 触诊肘管评估是否有触痛或 Tinel 征阳性。
  - 肘关节活动范围:将肩关节屈曲至 90°,检查肘关节屈曲和伸直功能;将肘关节屈曲固定在身体旁,评估前臂的旋前和旋后功能。
    - 测量前臂近手腕处的平面,以肱骨轴线为对照。若用手掌来测量肘关节的旋后程度,测量结果可能是错误的,因为患者通常可以通过腕间旋后来进行代偿。

表2 基于受累组织范围的肘关节僵硬分型

分型	相对发生概率	部位	描述
静态	最常见	肘关节内和周围的组织	关节囊、韧带、移位骨化、关节和关节软骨组分
动态	相对少见	累及肘关节周围的肌肉	肌张力下降、神经损伤、横跨肘关节的肌肉活动差

经允许引自 Moorey BF. The stiff elbow with articular involvement. In: Jupiter JB, ed. The Stiff Elbow. Rosement, IL: American Academy of Orthopaedic Surgeons, 2006:21-30。

- 对于无法将肢体完全内收的肥胖患者，测量可能会出现错误，因为如果测量是以躯干轴为对照，而不是外展的肱骨，测量结果可能显示一定的旋后功能丢失。因此，应该使用肱骨而不是躯干作为测量的参照。
○ 肘关节不稳：术者应该检查肘关节韧带限制关节内翻和外翻的情况。因为在肘关节脱位或半脱位时可能会同时伴有肘关节不稳和僵硬。
- 在患者活动范围许可的情况下，于肘关节0°位和屈曲30°位，进行内翻和外翻应力试验以评估韧带。

影像学和其他诊断性检查

- 一般X线平片（前后位和侧位片）是足够的。
  ○ 前后位可以观察关节线和软骨下骨。
  ○ 如果肘关节挛缩超过45°，在前后位X线片上关节线是扭曲的[17]。
- 侧位片可以观察到鹰嘴、冠突或其对应的冠突窝部位的骨赘（图3A、B）。
- 可以使用影像检查追踪异位骨化的成形过程。异位骨化的出现通常意味着肘关节挛缩的多种外在原因，这就排除了选择关节镜治疗的可能（图3C）。
- CT扫描对于更好地观察撞击的骨赘、游离体以及关节内不愈合或畸形愈合非常有帮助。这些检查往往用于制订术前计划，而不是用于诊断。
- MRI在肘关节僵硬治疗的应用意义不大。但是它在剥脱性骨软骨炎和尺侧副韧带松弛的诊断和分期中有一定意义，因为这些情况在关节功能丢失中较常见。好在这些患者的年龄和病史具有特异性，将有助于降低鉴别诊断的难度。

鉴别诊断

- 肘关节骨折脱位。
- 骨性关节炎、创伤性关节炎。
- 炎症性关节病。
- 剥脱性骨软骨炎。
- 尺侧副韧带松弛伴后内侧撞击。
- 异位骨化。
- 闭合颅脑损伤。
- 烧伤。
- 桡骨头发育不良（遗传性）。
- 神经肌肉病。
- 卒中。

非手术治疗

- 在挛缩发生后6个月内可以考虑非手术治疗[14]。
- 如果在关节活动过程中有软性终点，非手术治疗可能会有较好的疗效[14,23]。当关节活动中出现骨性阻挡，如异位骨化或骨赘，对于牵拉治疗方案可能无效。
- 非手术治疗的目的是在不引起关节囊额外损伤及其后的关节囊收缩（疼痛、炎症反应和肿胀的加剧将导致更严重的挛缩）的情况下，逐渐恢复关节的活动度。
- 控制水肿非常重要，治疗应该关注这一点，不要做导致关节周围炎症的运动。
- 静态–渐进型支具是治疗关节囊挛缩的一线方法，应该在治疗间歇每天使用3次[11,18]。动态支具的治疗结果与静态支具相当，但是耐受性比较差，因为动态支具提供了长时间的持续张力而不允许软组织应力松弛[16,20]。需要特别注意不要过度牵拉肘关节，因为这会导致炎

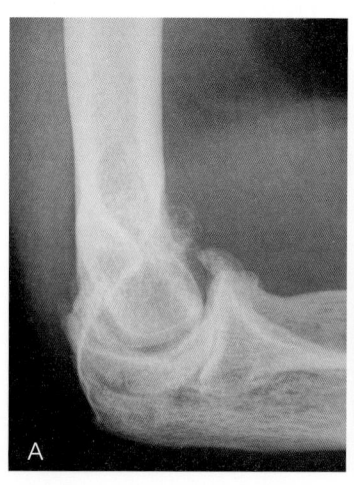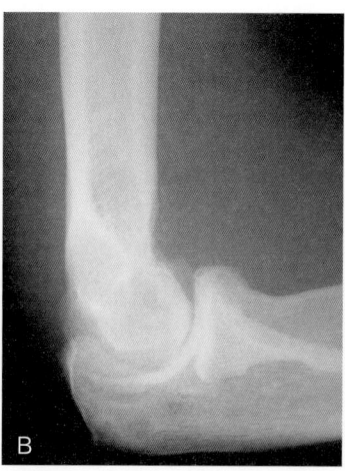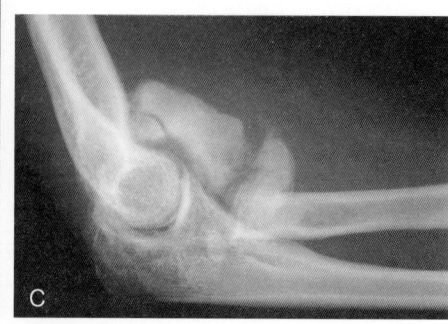

图3　A. 一例接受了关节镜下切除鹰嘴和冠突骨赘并伴有前关节囊挛缩的患者的术前X线侧位片。未见异位骨化。B. 术后X线片可见骨赘切除。C. 一例肘关节异位骨化病例的侧位X线片。对于这类患者不建议采用关节镜下切除。

症反应进而加重关节囊挛缩。无论是选择静态还是动态支具，对于创伤后肘关节僵硬，支具可以提供长达1年的帮助[16]。
- 非手术治疗改善患者关节活动度的程度差异较大。Müller[20]发表的一项系统性回顾发现采用静态-渐进型支具可以使患者关节活动度平均改善40°。但有其他研究报道了10°～50°甚至更大幅度的改善[14,17,23]。

手术治疗

- 手术治疗的关键在于判断患者功能障碍——疼痛、活动度缺失或兼而有之，以及纠正什么是收益最大的。
- 适应证包括功能丢失使患者无法进行正常的日常生活活动和工作等。
- 只有阻挡结构可以在关节镜下被处理时才考虑使用关节镜治疗肘关节僵硬。关节囊挛缩和关节内骨赘是关节镜治疗的最佳适应证。而关节畸形愈合、异位骨化或皮肤、肌肉的挛缩是无法通过关节镜松解改善的。
- 与患者沟通时应该了解患者对关节活动度及功能恢复的期望值。患者是希望使他们的手能碰到嘴部、能梳头、伸到背后，还是有更广泛的需求？
- 使用关节镜松解的禁忌证：
  - 既往手术治疗史改变了血管、神经的解剖状态，特别是改变了桡骨头区域附近桡神经的解剖状态。
  - 关节畸形可能会影响关节镜下的观察，如严重的创伤后畸形愈合或炎症性关节炎。
  - 关节镜不适用于需要切开操作的情况，例如异位骨化或骨折畸形愈合需要截骨治疗[3,26,27]。

术前计划

- 麻醉下查体有助于鉴别静态或动态肘关节僵硬，以及进一步明确术前临床诊断。
- 对疾病的病理解剖全面深入的理解将使术者更好地计划手术操作顺序，以使手术效果最大化，并最大限度地保证患者的安全。
  - CT扫描联合冠状面和矢状面二维重建影像，以及三维表面重建影像对于观察骨赘和游离体情况非常有帮助，可以为骨关节囊成形术提供清晰的解剖"路线图"。
  - 如果关节后侧间室内外侧沟需要广泛的处理，从技术来讲，在软组织明显肿胀之前先处理这个是比较容易的。在已经出现软组织肿胀时如果要观察肘关节前间室，可能更适合用关节镜拉钩。
- 如果术前的体格检查记录了尺神经刺激症状或神经变性，或者如果患者有尺神经的半脱位[3]，应该暴露并原位松解尺神经。
  - 笔者建议在液体灌注进行关节镜下软组织剥离前，先松解尺神经。
  - 对于肘关节屈曲<100°的患者，为了防止术后屈曲功能恢复时肘关节受压，建议预防性地松解尺神经[17]。
  - 对于既往已经接受过尺神经转位的患者，在关节镜之前探查和辨识尺神经是必需的。对这类患者更适合采取切开松解。
  - 神经松解后，在放置前内侧关节镜器械时，必须保护神经以防止医源性损伤。

体位

- 侧卧位或俯卧位都可以使用，患肢采用搁手架或单巾卷支撑（图4A、B）。
- 采用无菌止血带以减少关节内出血，优化视野。
- 其余的关节镜设置将在后文中介绍。
- 术者需要使用手术记号笔清晰地标记尺神经路径入路及骨性标志点（图4C）。

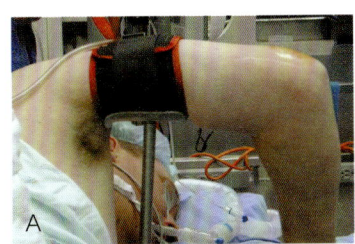
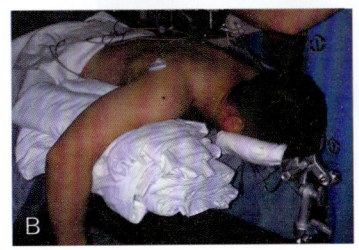
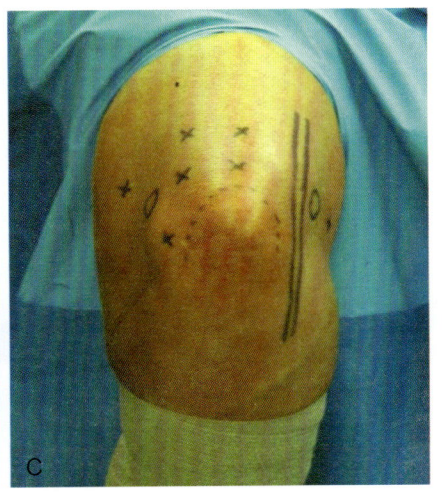

图4 A、B. 采用肘关节镜治疗时，患者取侧卧位（A）、仰卧位（B）。C. 在俯卧位下，标记的肘关节手术切口及风险结构，包括尺神经。

手术入路

- 关节镜下肘关节骨关节囊成形术需要逐步操作。
  - 建立一个进入关节内的视野并明确解剖方向。
  - 创造一个操作空间,用于滑膜切除及碎屑清理。
  - 骨撑开器用于牵开并维持软组织,避免触及关节镜刨刀或磨钻。
  - 关节囊切除:使用大的刨刀有利于灌注液流出,并在切除关节囊前发挥骨膜剥离器的作用,将软组织从骨上剥离下来。
- 关节囊挛缩和关节容积丢失使关节镜视野受限,但通过使用关节镜拉钩可以极大地辅助暴露。关节镜拉钩放置于标准的内侧和外侧窗上方1~2 cm,近内侧和近外侧窗处[22,23]。
- 在入路过程中和关节囊治疗时,避免神经损伤是至关重要的。
- 如果需要,在关节镜操作前给予尺神经减压,以避免灌注液流出时软组织扭曲(图5)。

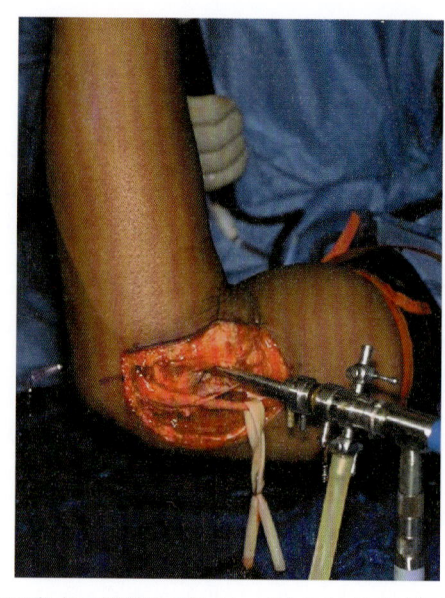

图5 如果考虑可能影响尺神经,则在开始关节镜操作之前松解神经,因为在关节镜操作过程中灌注液流出会导致软组织解剖关系改变。使用1根引流管标记尺神经。

尺神经松解及转位

- 对尺神经可以给予皮下转位或原位减压,这些技术在其他章节中有描述。
- 在进行关节镜松解前暴露尺神经,以便于灌注液从后内侧窗缓慢流出[23]。
  - 在这个区域进行关节镜下松解操作时,使用Penrose引流管轻柔地牵开神经将有助于保护神经,特别是在后内侧骨赘处。

挛缩肘关节的操作窗建立

- 通过"软点"入口灌注盐水使关节膨胀(挛缩的关节容积最多可达40 mL)。
- 建立入口。
  - 首先建立近端前内侧窗(位于肱骨内上髁近端2 cm及肌间隔前方1 cm处)。使用4.5 mm、30°关节镜建立视野(技术图1A、B)[2]。
  - 建立近端前外侧窗(肱骨外上髁近侧1.5~2 cm),放置拉钩改善灌注和视野。建立这个窗时可以使用钝尖Wissinger棒的由内向外的技术,或使用脊柱穿刺针直视下由外向内的技术(技术图1C)。

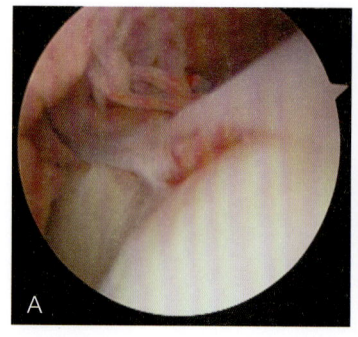 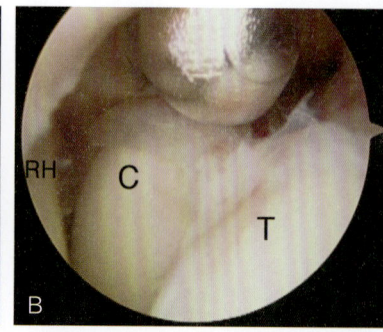 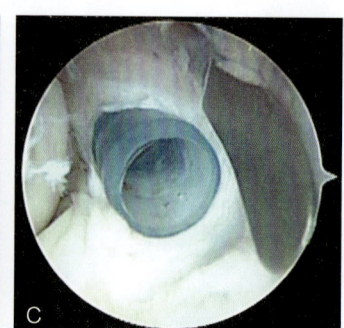

技术图1 A. 一例右侧肘关节的关节镜下视野。首先从近端前内侧窗置入关节镜向外侧投视,可见关节有滑膜炎。B. 在使用关节镜刨刀清理滑膜炎后,可见冠突和桡窝的骨增生还可见滑车和肱骨小头区域凹面结构消失。C. 从内侧窗看到的关节镜视野。采用关节内撑开器后增加了关节内视野。C,肱骨小头;RH,桡骨头;T,滑车。

- 使用Wissinger棒这一更灵活的剥离器或特别设计的撑开器钝性撑开,将关节囊从关节和肱骨前方掀起,将有助于创造更大的操作空间。
- 避免过度灌注及灌注压过高(>35 mmHg),将会导致液体流出量增加,关节外软组织膨胀,影响手术视野。
- 使用4.5 mm刨刀(震荡功能)清理关节内滑膜炎或关节剥脱的软骨。
- 也可使用一个高频器械烧灼关节内瘢痕组织。在使用这些产热器械时要增加灌注液量以防止损伤软骨。
- 如果需要,使用磨钻或刨刀对冠突尖和冠突窝或滑车窝会引起撞击的骨赘切除。
  - 使用过程中要使磨钻远离前方关节囊以防止损伤前方的血管和神经结构。
- 要把关节囊作为一个结构,清理其表面及所有的滑膜炎。然而,为了限制液体流出,直到关节内的骨组织和软组织都被清理后,才会清理关节囊。

前关节囊松解

- 使用关节镜闭式铰刀或高频消融器切除前关节囊,沿着肱骨远端没有关节的表面从外向内切除。
  - 桡神经位于桡骨头水平的前关节囊处。为了防止桡神经受损,切除关节囊时应该尽量贴近肱骨。
  - 骨间后神经(posterior interosseous nerve, PIN)在桡骨颈水平贴近前外侧关节囊[26]。
  - 关节囊切除达到两侧的侧副韧带水平,但不切开侧副韧带。
- 暴露肱肌,从外侧工作窗分离出肱肌与关节囊之间的间隙(技术图2A)。
  - 肱肌保护了正中神经,所以术者应该避免穿透该肌肉。肱肌的纤维张力可作为判断关节囊松解到合适深度的标志。
- 其后将关节镜移到前外侧窗,相同的步骤松解关节囊,确保内侧部分得到充分松解(技术图2B)。
- 在后方骨赘切除和单纯前方关节囊切除后检查被动伸肘功能。如果伸肘功能完全恢复,则不需要做全关节囊切除。
- 全关节囊切除包括从自肱骨上从内到外的关节囊切除,对于前方松解通常是足够的。应避免损伤血管和神经结构,这是全关节囊切除的最大风险。

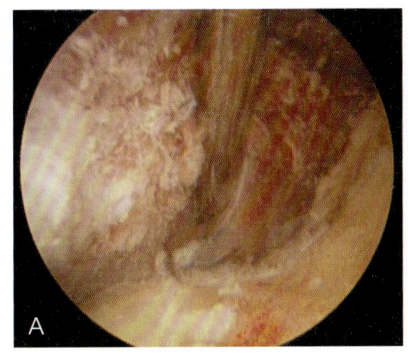 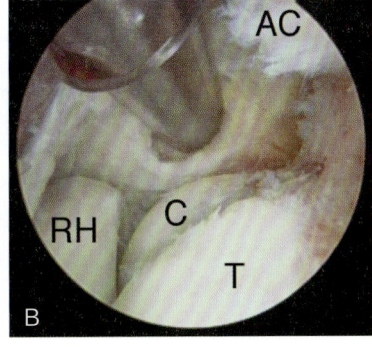

技术图2 A. 关节囊切除和冠突窝、桡窝清理加深后的肘关节关节镜下视图。于肱肌纤维下剥离,但不损伤肱肌(被牵拉的结构)。B. 从外侧窗看到的部分松解后的情况。在关节囊切除前骨性阻挡已完全切除。冠突窝和滑车窝的凹面恢复,但前关节囊并没有被完全切除。AC,前关节囊;C,肱骨小头;RH,桡骨头;T,滑车。

后关节囊松解

- 操作窗的建立:
  - 首先建立后正中窗(位于鹰嘴尖近侧3~4 cm,穿过肱三头肌)。这个窗必须尽量位于近端,以便能够清理鹰嘴尖和进入整个鹰嘴窝。
  - 使用由外向内的技术建立近端后外侧工作窗(位于鹰嘴尖近侧2 cm,肱三头肌外侧)。
- 使用刨刀清理后侧脂肪垫并打开后侧操作空间,在获得完整视野前应避免对中线内侧区域及内侧沟进行清理。
- 使用钝性分离器或剥离器将关节囊从肱骨远端剥离下来。
- 使用中外侧(软点)工作窗有助于暴露和清理肱桡关节后侧。
  - 在后外侧窗监视下,使用腰椎穿刺针通过软点直接放置到肱桡关节后侧,直视下建立中外侧窗。
  - 关节镜刨刀通过该窗对后侧关节囊和纤维变性的软骨进行清理。在内侧沟或沿着内侧沟操作时,应避免使用吸引器。
- 在切除关节囊以获得最佳视野前,清除游离体和撞击的骨赘。

- 使用关节镜磨钻或刨刀自鹰嘴窝、肱骨小头后侧和鹰嘴尖上切除骨赘。
- 必要时，仔细清理位于内侧沟的骨赘。使用磨钻或锯齿状的刨刀可能会损伤尺神经，建议使用刨刀刃。
- 最长可以切除14 mm的鹰嘴尖，避免损伤肱三头肌肌腱[12]。
- 在取出体积大的游离体时，可能需要切开小口径的关节。
- 使用闭式铰刀或关节镜剥离器从内侧和外侧松解后侧关节囊；特别小心避免松解至鹰嘴窝内侧，以防止损伤尺神经。
- 只有肘关节屈曲严重丢失时，才切除后内侧关节囊（内侧副韧带的后束）。松解这一组织不会导致肘关节内侧不稳定[25]。
- 需要注意保护尺神经，因为它代表了肘管的底部。如果计划对后内侧进行松解，建议在进行关节镜治疗前有限切开，对尺神经进行减压或完全转位。
- 沿着鹰嘴进行松解，而不是沿着肱骨，因为这部分关节囊离尺神经更远。
- 对内侧结构进行操作时应避免使用高频消融器或吸引器以保护神经。
- 对关节镜视野受限的病例，通过尺神经切口切开关节囊损伤率极低，将有助于通过后内侧关节囊进行松解并切除尺骨鹰嘴尖。
- 最终通过两个窗口探查确保松解完全（技术图3）。

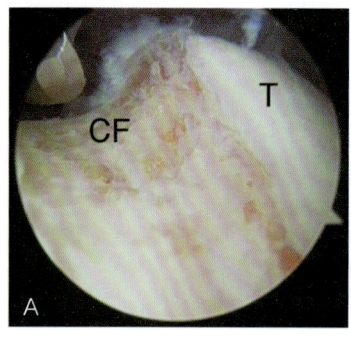
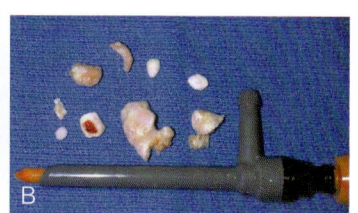

技术图3　A. 在对内侧松解后从外侧窗观察可见关节囊完全切除，位于冠突窝区域的骨赘清理完全。B. 在这个过程中，通过一个5 mm光滑套管移除了游离体。CF，冠突窝；T，滑车。

切口闭合及术中支具

- 通过近端前内侧窗放置1根引流管，因为残留的灌注液和术后的出血将限制关节的活动范围。
- 术后使用柔软宽松的绷带，结合Webril、Kerlix和Ace绷带从腕部缠绕到肩部。切除肘窝部位的绷带材料以利于关节屈曲（技术图4）。术后当天在医生监护下即开始持续被动活动（CPM）。
  - 或者，于前方放置1块石膏板以保持肘关节几乎完全伸直位，同时使用交替休息屈伸夹板。
- 留置导管、长效区域阻滞或降温治疗可用于辅助CPM（从完全屈曲到伸直）。

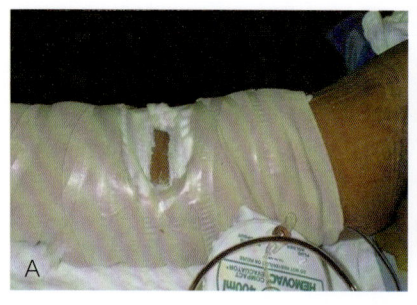
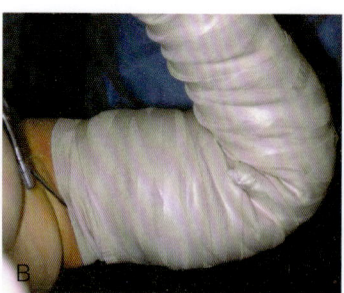
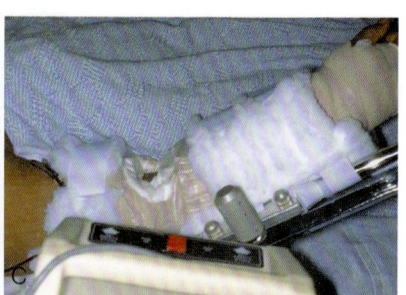

技术图4　A. 在手术室，术后绷带应用于接受了关节囊松解并留置了引流管的患者。B. 将肘窝处的夹板材料切除后关节屈曲活动恢复。C. 术后即刻开始CPM。

要点与失误防范

处理尺神经	• 如果屈曲挛缩严重或如果体格检查持续表现为神经病变或神经炎症状,则在关节镜处理前预防性松解
视野优化	• 在前后间室使用关节镜撑开器辅助暴露
避免血管神经损伤	• 术者应避免使用动力磨钻。在高危区域避免在刨刀上使用吸引器。建议使用关节镜撑开器
前方关节囊松解	• 使用间隔器或撑开器在关节囊和肱肌之间的平面分离,直到看到肱桡关节中部明确的脂肪条纹,这代表了桡神经。寻找靠近前外侧关节囊远侧的PIN
后方关节囊松解	• 如果在内侧和外侧沟操作则考虑首先进行后方关节囊松解。牵开尺神经并使用刨刀刃以避免医源性神经损伤

术后处理

- CPM可以居家进行,最长可以持续4周。进行CPM时应该保证关节活动度达到完全的范围(0°～145°)。在肘关节后侧放置一个垫枕[26]。
- 术后即刻开始制订每天的物理治疗方案,同时使用居家静态(推荐)或动态-渐进型支具。
- 术者应该考虑使用吲哚美辛预防异位骨化。只有在最严重的异位骨化病例中才考虑使用单剂光束外照射,对这类严重患者通常采用切开松解。

预后

- 患者通常恢复大约丢失活动的50%[11,23]。
- 大约80%的患者获得的活动功能弧度超过100°[11]。
- Kodde等[15]进行的一项系统性回顾发现尽管有报道称使用关节镜进行肘关节松解的患者获得了达到80°的活动弧度[26],但平均获得的活动弧度为40°(从84°提升到124°)。
- Ball等[3]报道了术后较高的患者满意度和功能恢复情况,所有患者自述可能会再次接受手术治疗。
- 对于伸直终末受限(<35°)的高水平运动员在接受关节镜松解后,平均屈曲丢失从27°降低到6°,26个患者中有23位恢复到了以前的运动水平[4]。
- 很难比较关节镜和切开关节囊松解。因为关节镜手术往往用于症状较轻的患者,切开松解常常用于比较复杂的病例[15]。

并发症

- 关节镜松解手术的总并发症发生率较低,为5%(切开手术为23%)[15]。
- Blona等[5]报道了在超过500例肘关节僵硬的关节镜松解病例中没有发生永久性的神经损伤病例。对于没有经验的术者,发生神经损伤的可能性更大,需要评估学习曲线。
- 持续的僵硬需要二次手术松解是最常见的并发症[15]。
- 尺神经。
  - 尽管使用肘关节镜时尺神经损伤的总发生率较低(1%),但术前诊断肘关节挛缩以及进行关节囊切开操作是短暂性尺神经麻痹的危险因素[13]。
  - 在关节内侧,术者需要使用撑开器将关节囊向内侧移动,避免沿着肱骨切开关节囊,或者在后内侧沟进行任何操作之前通过小的切口辨认和保护尺神经。
- 尺神经炎。
  - 如果术前存在,或者术后在屈曲时明显加重,则需要对尺神经进行松解。
  - 术后可能发生短暂性的尺神经炎。如果在手术开始时进行了转位,则发生率极低。
- 桡神经或骨间后神经。
  - 在肘关节镜中桡神经和骨间后神经麻痹的总发生率为1%[13]。
  - 在肱桡关节中线前方区域操作时尽量不要使用吸引器,以避免医源性损伤。
  - 使用软组织撑开器将改善视野和肿胀。
- 正中神经或骨间前神经。
  - 不要刺穿肱肌,以避免医源性损伤。
  - 术者在定位窗口时需小心,避免不必要地向前移动。
- 切除骨性结构过多导致的医源性骨折,或者过度切除桡骨头周围的软组织导致的侧副韧带损伤以及肘关节不稳。
  - 当在前外侧关节操作时,避免向后清理超过肱桡关节中线,因为这对应的是外侧副韧带的上缘[8]。

(向富州 译,王圣昊 何耀华 审校)

参考文献

[1] Akai M, Shirasaki Y, Tateishi T. Viscoelastic properties of stiff joints: a new approach in analyzing joint contracture. Biomed Mater Eng 1993;3:67-73.

[2] An K, Morrey BF. Biomechanics of the elbow. In: Morrey BF, ed. The Elbow and Its Disorders. Philadelphia: WB Saunders, 2000: 43-74.

[3] Ball CM, Meunier M, Galatz LM, et al. Arthroscopic treatment of post-traumatic elbow contracture. J Should Elbow Surg 2002;11: 624-629.

[4] Blonna D, Lee G, O'Driscoll SW. Arthroscopic restoration of terminal elbow extension in high-level athletes. Am J Sports Med 2010;38:2509.

[5] Blonna D, Wolf JM, Fitzsimmons J, et al. Prevention of nerve injury during arthroscopic capsulectomy of the elbow utilizing a safety-driven strategy. J Bone and Joint Surg Am 2013;95:1373-1381.

[6] Bruno RJ, Lee ML, Strauch FJ, et al. Posttraumatic elbow stiffness: evaluation and management. J Am Acad Orthop Surg 2002; 10:106-116.

[7] Cohen MS. Heterotopic ossification of the elbow. In: Jupiter JB, ed. The Stiff Elbow. Rosemont, IL: American Academy of Orthopaedic Surgeons, 2006:31-40.

[8] Cohen MS, Romeo AA, Hennigan SP, et al. Lateral epicondylitis: anatomic relationships of the extensor tendon origins and implications for arthroscopic treatment. J Should Elbow Surg 2008;17: 954-960.

[9] Gallay S, Richards R, O'Driscoll SW. Intraarticular capacity and compliance of stiff and normal elbows. Arthroscopy 1993;9:9-13.

[10] Hildebrand K, Zhang M, van Snellenberg W, et al. Myofibroblast numbers are elevated in human elbow capsules after trauma. Clin Orthop Relat Res 2004;419:189-197.

[11] Jupiter JB, O'Driscoll SW, Cohen MS. The assessment and management of the stiff elbow. AAOS Instr Course Lect 2003;52:93-111.

[12] Keener JD, Chafik D, Kim HM, et al. Insertional anatomy of the triceps brachii tendon. J Should Elbow Surg 2010;19:399-405.

[13] Kelley ED, Morrey BF, O'Driscoll SW. Complications of elbow arthroscopy. J Bone Joint Surg Am 2001;83:25-34.

[14] King GJ, Faber KJ. Posttraumatic elbow stiffness. Orthop Clin North Am 2000;31:129-143.

[15] Kodde IF, van Rijn J, van den Bekerom MP, et al. Surgical treatment of post-traumatic elbow stiffness: systemic review. J Should Elbow Surg 2013;22:574-580.

[16] Lindenhovius AL, Doornberg JB, Brower KM, et al. A prospective randomized control trial of dynamic versus static progressive elbow splinting for posttraumatic elbow stiffness. J Bone Joint Surg Am 2012;94:694-700.

[17] Morrey BF. Anatomy of the elbow joint. In: Morrey BF, ed. The Elbow and Its Disorders. Philadelphia: WB Saunders, 2000:13-42.

[18] Morrey BF. The stiff elbow with articular involvement. In: Jupiter JB, ed. The Stiff Elbow. Rosemont, IL: American Academy of Orthopaedic Surgeons, 2006:21-30.

[19] Morrey BF, Askey LJ, Chao EY. A biomechanical study of normal functional elbow motion. J Bone Joint Surg Am 1981;63:872-877.

[20] Müller AM, Sadoghi P, Lucas R, et al. Effectiveness of bracing in the treatment of nonosseous restriction of elbow mobility: a systematic review. J Should Elbow Surg 2013;22:1146-1152.

[21] Novak CB, Lee GW, Mackinnon SE, et al. Provocative testing for cubital tunnel syndrome. J Hand Surg 1994;19:817-820.

[22] O'Driscoll SW. Arthroscopic osteocapsular arthroplasty. In: Yamaguchi K, King G, McKee M, et al, eds. Advanced Reconstruction Elbow, 1 ed. Rosemont, IL: American Academy of Orthopaedic Surgeons, 2007:59-68.

[23] O'Driscoll SW. Clinical assessment and open and arthroscopic treatment of the stiff elbow. In: Jupiter JB, ed. The Stiff Elbow. Rosemont, IL: American Academy of Orthopaedic Surgeons, 2006:9-19.

[24] O'Driscoll SW, Morrey BF, An K. Intra-articular pressure and capacity of the elbow. Arthroscopy 1990;6:100-103.

[25] Ruch DS, Shen J, Chioros GD, et al. Release of the medial collateral ligament to improve flexion in post-traumatic elbow stiffness. J Bone Joint Surg Br 2008;90:614-618.

[26] Savoie FH Ⅲ, Field LD. Arthrofibrosis and complications in arthroscopy of the elbow. Clin Sports Med 2001;20(1):123-129.

[27] Tucker SA, Savoie FH, O'Brien MJ. Arthroscopic management of the post-traumatic stiff elbow. J Should Elbow Surg 2011;20:S83-S89.

第41章 急性和慢性髌骨不稳定
Acute Patellar and Chronic Patellar Instability

Eric J. Wall, Jay C. Albright, and Sarah R. Steward

定义

- 儿童和青少年的髌骨不稳定通常有髌骨从股骨滑车沟完全脱位史。有时为髌骨半脱位,无明显脱位史。
- 髌骨脱位主要有两种类型:
  ○ 体健且无韧带松弛的人发生急性创伤性髌骨脱位。
  ○ 继发于韧带松弛非创伤性脱位或半脱位。
- 10~17岁的儿童发生创伤性和非创伤性髌骨脱位的风险最高[12]。据报道,这个年龄段原发性髌骨脱位的发生率为每年10万人中有29人,在女性中更为常见[9]。
- 急性外伤性髌骨脱位常伴有髌骨或股骨外侧髁关节面骨折(28%~39%)[3,22]。
- 大多数外伤性髌骨脱位会导致内侧髌股韧带(MPFL)撕裂,MPFL是限制髌骨脱位的主要结构,这可能导致髌股关节持续的恐惧征或反复的不稳定。
- 对于伴有韧带松弛的髌骨脱位和不合并需要修复的骨软骨损伤的首次创伤性髌骨脱位,可以采用非手术治疗。
- 对于髌股关节疼痛但没有明显不稳定表现的患者,避免实施矫正力线的手术。

解剖

- 髌股关节的内侧稳定结构主要由内侧支持带和MPFL构成。MPFL提供40%~60%限制髌骨向外侧移位的能力[19]。MPFL提供50%~80%髌骨向外侧脱位限制力[13]。
- 外伤性髌骨脱位几乎都发生在外侧,经常导致MPFL在股骨附着处、髌骨附着处或中部撕裂(图1A),在一次脱位中MPFL可多处撕裂。
- MPFL是与内侧支持带相邻的一条约15 mm宽的扁平条带结构。它从髌骨的内上部分向外延伸,在上极的远端10~15 mm处,延伸至内上髁区,止于内侧副韧带起点的正上方和后方,向远端止于内收肌结节(图1B)[25]。
- 在有限切口的手术操作中,由于切口小,不能可靠地识别其解剖标志。需要进行透视和等距测量来确定MPFL在股骨附着部位的正确位置(参见技术图1A、B)。
- 尽管存在一些争议,但大多数人认为,在骨骼未发育成熟的患者中,MPFL起源于股骨内上髁附近生长板的远侧[12,16,20,32]。
- 常见的股骨外侧髁界沟末端骨挫伤提示髌骨脱位时膝关节屈曲角度在70°~80°[29]。
- 外伤性脱位可导致髌骨内侧关节面(图1C)和/或股骨外侧髁(图1D)严重骨折,可为软骨性或骨软骨性骨折。
- Stanitski和Paletta[33]发现髌骨脱位后关节镜下骨软骨

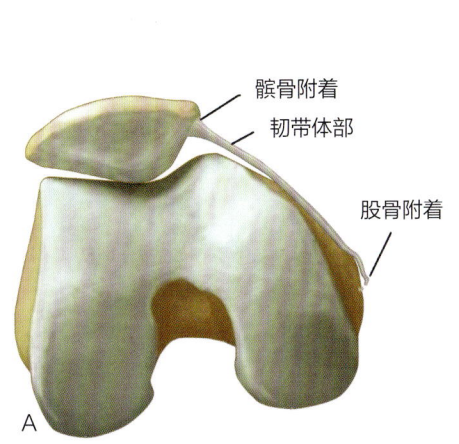
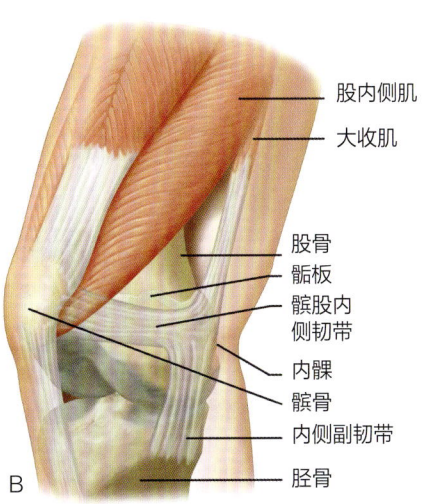
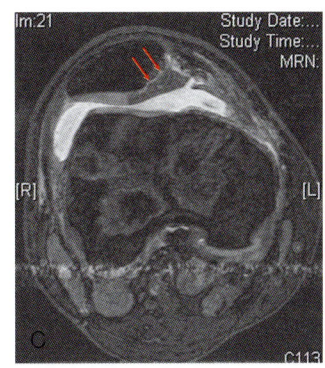

图1 A. MPFL撕裂可发生在髌骨侧、股骨侧及韧带实质部。B. MPFL连接髌骨内侧面和股骨内髁。起自髌骨上2/3,止于股骨内上髁和大收肌结节之间,止点位于生长板远侧。C. 外伤脱位后整个髌骨内侧面的软骨与下方骨质分离。

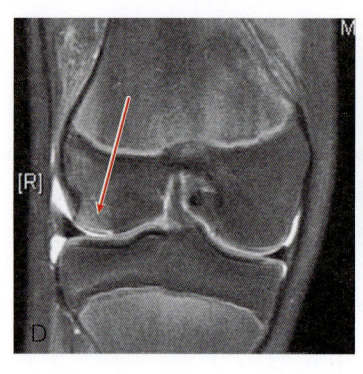
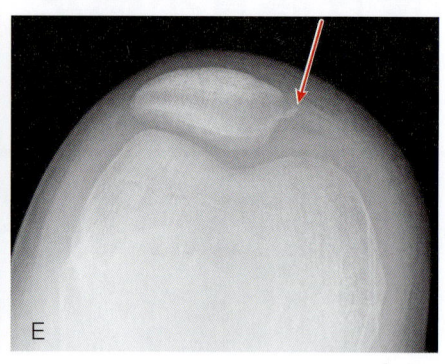

图1（续） D. 该患者髌骨脱位后，股骨外髁骨软骨骨折。E. 髌骨内侧面显著撕脱骨折，为髌骨脱位病理改变。

损伤的发生率为71%，其中大多数情况影像学检查无阳性发现。
- 更常见的是，髌骨内侧MPFL附着处发生的关节外撕脱骨折，往往并不严重，该处形成的小骨折块无论是被即刻发现或延迟发现，很少需要手术移除或修复（图1E）。

发病机制

- 非接触性髌骨脱位发生在运动过程中支撑腿内旋同时合并膝关节外翻（一种非常类似于前交叉韧带损伤的机制）。
- 另外一种比较少见的情况是，直接暴力作用于外翻弯曲的膝关节，导致髌骨向外脱位。
- 髌股关节的骨性解剖结构可能存在异常，如股骨滑车外侧壁低平、滑车沟浅、髌骨高位、髌骨倾斜或胫骨结节外偏和/或发育不良。这些因素导致髌骨向外侧移动或脱位的拮抗力降低，从而增加髌骨脱位的风险[7]。
- 可合并外侧支持带挛缩，其特征是髌骨可向内侧平移的距离<12 mm[15]。
- 下肢力线异常。股四头肌角（Q角）超过平均值，导致向外侧移动的力增加。
- 可能存在所谓的严重对线不良综合征，包括股骨过度前倾伴或不伴胫骨外旋增加[14,15]。
- 虽然理论上讲，家族史、Q角增大、股骨内旋、胫骨外旋、膝关节外翻、滑车沟发育不良、足内翻等众多解剖因素异常均可增加髌骨脱位的风险[2]，但只有高位髌骨是一个已被证实的危险因素。MPFL重建的效果不会因髌骨高位或胫骨结节-滑车沟距离（TT-TG）超过25 mm而削弱[21]。

自然病程

- 无外伤史的髌股关节不稳或脱位的患者，尽管经积极的物理治疗和支具保护，再次发生髌骨不稳或脱位的概率仍较高[14,15]。
- 最近一项关于青少年初次因创伤致髌骨脱位的研究报道指出，髌骨再脱位率高达70%[28]。
- 年轻患者易复发，有阳性阳性家族史者易复发[9]。
- 在髌骨脱位6个月后，仅有69%的患者能重返运动[2]。
- Fithian和他的同事[9]在针对髌骨脱位后2～5年的病例随访中，没有发现退变性关节病的影像学证据。
- 在对髌骨脱位进行非手术治疗后6～26年的随访中，22%的膝关节出现关节炎改变，这些患者未受伤的膝关节中11%出现关节炎改变[17]。
- 髌骨脱位患者中，至少有30%～50%的患者在受伤至少2年内会伴膝关节疼痛，69%的运动员会减少体育活动[11]。
- 年纪轻和骨骼未发育成熟，尤其是女性患者，与较差的预后相关[23]。
- 髌骨脱位，尤其是复发性髌骨脱位，与成人髌股关节炎有关[34]。

病史和体格检查

- 急性外伤性髌骨脱位患者于急诊就诊，通常陈述有膝关节的接触性或非接触性外伤史。许多人没意识到这种损伤是髌骨脱位。
- 关节积液通常出现在创伤性脱位后，但很少出现在非创伤性脱位后。
- 就像前交叉韧带受伤一样，受伤时听到或感觉到"砰"的一声响是很常见的。如果髌骨完全脱位，运动员可能会发现膝关节畸形，并可能无法主动伸直膝关节。
- 大部分髌骨脱位可以于受伤当时自行复位。
  - 如果急诊就诊时髌骨仍然脱位，急诊医生可以通过缓慢地将膝关节从弯曲的位置伸直来进行复位。
  - 髌骨脱位自发复位后，其症状和体征易与前交叉韧带撕裂混淆。
- 全面的检查应包括以下几方面：
  - 关节肿胀情况检查。
  - 髌骨滑移（髌骨稳定性）试验：膝关节屈曲25°～30°，向外侧轻推髌骨，并与位移较小的对侧髌骨比较。MPFL完好时为硬止点，限制髌骨继续外偏。不过，由于对髌骨外移脱位的极度恐惧,在清醒的患者中,髌骨稳定性检查往往并不可靠。在这种情况下,当病史和MRI不能确诊时,麻醉后体检有助于明确诊断。
- 髌骨恐惧征:于膝后垫枕并屈曲25°,外推髌骨。如果患者表现出恐惧感,检查结果即为阳性。这是确定髌骨不稳定性的最佳方法。
- J字征:在主动活动时观察并触诊髌骨,明确有无髌骨外侧半脱位。当膝关节由屈曲至完全伸直时,如果髌骨沿着一个倒置的J字形轨迹向外侧移动,结果即为阳性。提示近端力线问题。
- 股骨旋转:通常外旋大于或等于内旋。
- 胫骨力线:胫骨平均外旋10°~15°。
- 有明显膝外翻的患者应该拍摄站立位下肢力线影像,此时髌骨朝向前方。在股骨头中心和踝关节中心之间画一条直线,如果该直线从髁间凹外侧穿过,提示可能有半侧骨骺发育不良,可手术矫正。
- 使用从0~9的Beighton评分来评估关节松弛程度。出现以下任一情况记1分:一侧肘关节过伸>10°,一侧小指相对掌指(MCP)关节过伸>90°,一侧拇指可以触摸前臂掌侧,一侧膝关节过伸>10°,站立位弯腰可以使手掌平按地面。
  - Beighton评分为4分或4分以上的人可能患有全身关节过度松弛症。

影像学和其他诊断研究

- 膝关节X线片应包括正位(AP)、侧位和日出位(或Merchant位)图。
- 日出位或Merchant位图要求患者弯曲膝关节30°~45°,急性外伤初诊患者因疼痛往往无法实现。日出位图通常可以在第一次随访时拍摄。
- 每次行X线片检查,都应评估合并的骨折和游离骨碎片是否需要手术治疗。
- 在关节镜下可见的软骨或骨软骨损伤,在平片检查时漏诊率可达40%。许多可修复的骨软骨损伤在系列X线片检查中有时仅在一个图像上显示为一小片菲薄高度密影,很容易被忽略(图2A)。
- 由于隐匿性软骨或骨软骨损伤的发生率高,建议对髌骨脱位后出现大量创伤性积液的患者常规行MRI扫描。
  - MPFL韧带断裂的部位通常可以在MRI上确定。据报道,MRI的灵敏度为85%,准确率为70%[30](图2B)。27%~46%的病例在发生髌骨脱位后,MPFL在多个部位撕裂或挫伤[8,16]。
  - 急性外伤性髌骨脱位后的MRI表现为典型的骨挫伤(图2C)。在一项研究中,股骨外侧髁前1/3的骨挫伤发生率为100%,髌骨内侧挫伤发生率为96%[27]。这种骨挫伤发生机制与前交叉韧带损伤不同。

鉴别诊断

- 前交叉韧带、内侧副韧带、外侧副韧带或后交叉韧带损伤。
- 半月板损伤。
- 膝关节挫伤。
- 骨软骨损伤。
- Sinding-Larsen-Johansson病。
- 髌股关节疼痛综合征。

非手术治疗

- 青少年初次髌骨脱位患者在经非手术治疗后,17%~70%的会出现复发性髌骨脱位[9,28]。
- 无软骨骨折的初次脱位或半脱位患者首选非手术治

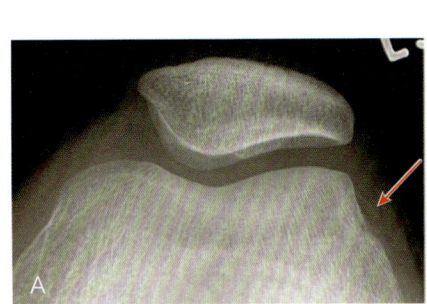
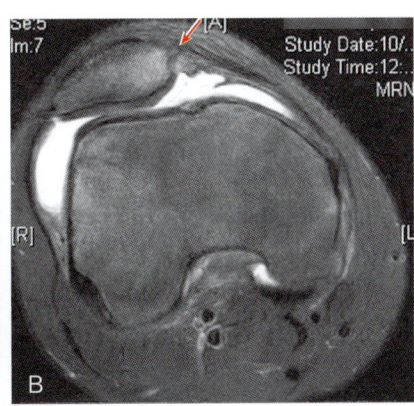
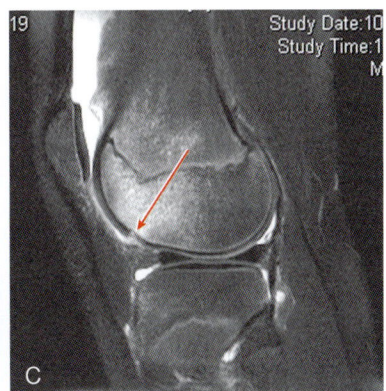

图2 A. 骨软骨骨片。髌骨脱位后日出位影像见细小骨折片(箭头),经关节镜检查证实为来自股骨外侧髁的一个较大的骨软骨片,后经螺钉固定修复。B. MPFL自髌骨侧撕裂。MRI显示MPFL自髌骨起始处撕裂(箭头)髌骨内侧面呈高信号。C. MRI扫描显示髌骨脱位后股骨外髁骨挫伤。可见一处软骨微小磨损(箭头)。骨水肿提示通常在屈膝70°~80°时发生脱位。

疗,尤其是合并韧带松弛或非创伤性髌骨脱位时。
- 对于伴或不伴创伤性(但通常为外力作用)事件,并且韧带松弛度正常的初次脱位者,最佳治疗仍存在争议。
- 有些学者主张即使没有骨折或游离体,也应该早期手术修复MPFL和内侧支持带,然而,儿童和成人对照研究都显示,手术治疗(主要是内侧紧缩±外侧松解)并不比非手术治疗更有优势[23,24,28]。
- 最近一项以成年人为主的随机对照研究发现,MPFL重建的效果显著优于非手术治疗[4]。
- 急性创伤性脱位的非手术治疗方案包括以下内容:
  - 休息、冰敷、加压包扎和抬高患肢,以减轻急性疼痛和肿胀。
  - 必要时,在初始阶段使用抗炎止痛药和口服麻醉剂。
  - 在受伤后1~2周,于受伤早期行膝关节制动以减轻疼痛,疼痛缓解后可早期行活动度训练、配合理疗及应用髌骨稳定护具。
    - 一项研究报道指出,早期活动的患者,再脱位的风险是采用石膏或支具固定的患者的3倍[18]。
  - 使用拐杖,部分负重。
  - 早期理疗和训练用于控制关节积液,恢复正常的运动范围,并训练股四头肌。
  - 一旦症状缓解,即可开始训练,训练方案需包括髋关节、躯干、股四头肌和腘绳肌在内,旨在改善髌骨动态稳定性。
  - 带有髌骨外侧阻挡作用的支具有助于重返运动。
- 复发性半脱位的治疗方案应包括以下内容:
  - 使用有髌骨外侧阻挡作用的支具。
  - 物理治疗:一个加强髋部屈肌、内收肌(这类患者通常较弱),特别是股四头肌的髌骨保护方案。
  - 临床医生应该告知患者,以上治疗需要贯彻始终。

手术治疗

- 与之前提到的显示软组织修复手术治疗首次脱位效果不佳的研究相比,MPFL重建正在彻底改变成人和儿童髌骨稳定术后的功能结果和再脱位率[4,5,21,35]。
- 初次髌骨脱位后不能自行复位,或包含骨软骨损伤而需要修复或移除的游离体时,建议手术治疗。
- 技术允许时应该尽可能修复直径>1 cm的骨软骨或单纯软骨损伤。可用埋头钉固定,螺钉头埋于软骨面以下2~4 mm处。
- 对于急性脱位时发生的骨软骨损伤,可于术中同时修补MPFL,但MPFL修补的复发率高于MPFL重建的复发率。在软骨或骨软骨修复时,如果将来需要切开关节才能取除内固定,则不应行MPFL重建,MPFL重建可以取除内植物时进行。
- 慢性半脱位患者,经正规保守治疗和使用支具6~12个月后仍存在不稳定时,需考虑手术治疗。
  - 复发创伤性髌骨脱位,尤其是初次脱位已经过严格的物理治疗后仍复发者,需手术治疗。
- 对于无不稳定症状,仅表现为关节疼痛者,慎用手术治疗。
- MPFL重建不适用于合并力线不良、髌股关节疼痛或关节病变等情况。
- 行MPFL修复或重建时,很少需要行外侧松解。
- 对于骨骼未发育成熟、骨骺未闭的青少年患者,禁忌行胫骨结节截骨重排手术,以避免因骨骺生长阻滞出现医源性膝反屈。
- 对于儿童和青少年创伤性髌骨不稳定,高位髌骨、滑车发育不良和TT-TG间距对MPFL重建后的结果影响不大,因此这些并不是单独行MPFL手术的禁忌证[21]。

术前计划

- 回顾所有影像学资料分析所有可能并存的病理情况。MRI扫描最能确定骨软骨骨折的大小和位置,以及其修复或移除的可能性。
- 摆放手术体位前,应在麻醉下行膝关节查体。
  - 测试膝关节整体稳定性:Lachman试验、轴移试验、外翻应力试验、前后抽屉试验。
  - 在屈膝45°时测试髌骨外侧运动轨迹及髌骨内外侧稳定性,结果与健侧膝关节对比。
  - 超过髌骨宽度50%的髌骨外侧移位表明MPFL功能不足(图3)。
- 准备小的金属或可吸收钉/针,用于骨软骨骨折修复。

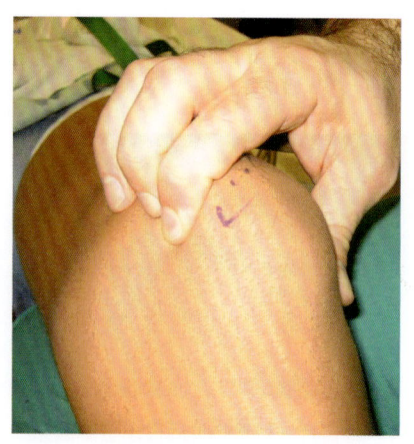

图3 手术时检查显示髌骨完全脱位。

体位

- 患者取仰卧位，手术床应可透视。
- 大腿根部绑缚止血带。
- 安放膝外侧挡板，以便术中施加外翻力，以加大内侧间隙宽度。
- 手术台末端放1L袋装静脉液作为脚的阻挡，可在髌骨钻孔或最后收紧MPFL时保持45°屈膝（图4）。或者，手术台尾端可以曲起30°～45°。
- 对侧腿可根据手术医生的习惯进行摆放。

入路

- 有些医生对所有病例都会先行关节镜检查，但如果术前高分辨率MRI显示股骨外侧髁和髌骨无关节软骨损伤，则可跳过这一步骤。行MRI检查后又发生新的外伤性脱位则需行关节镜检查。
- 在MPFL重建时，很少需要行外侧松解，否则可能会加剧外侧不稳定。
- 如果将关节镜下外侧松解作为改良的Insall手术的一部分，操作时可使用髌旁内侧入路，以髌骨最宽的部分为中心，做一个有限的4～5 cm皮肤切口（图5）。游离局部皮瓣使髌前的皮肤形成可移动软组织窗口，以减小手术切口。
- 对于改良的Insall手术及行切开外侧松解，随着内侧紧缩及错叠缝合，还可以通过正中切口完成，切口长1 cm。
- 如果需要，可通过标准胫骨近端内侧入路用肌腱剥离器切取半腱肌腱。

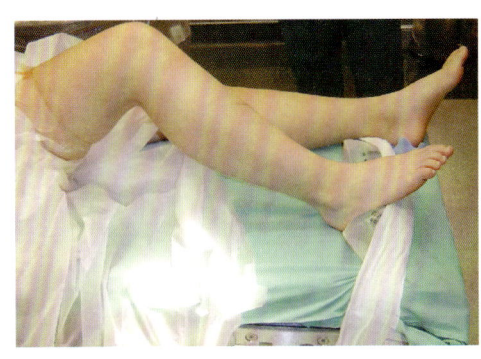

图4 术中体位。患者仰卧于可透光手术床。同侧髋关节外侧置挡板，以便屈膝时稳定下肢，避免内外侧倾斜。床尾放水袋以便固定足跟，在收紧固定内植物时维持45°屈膝。

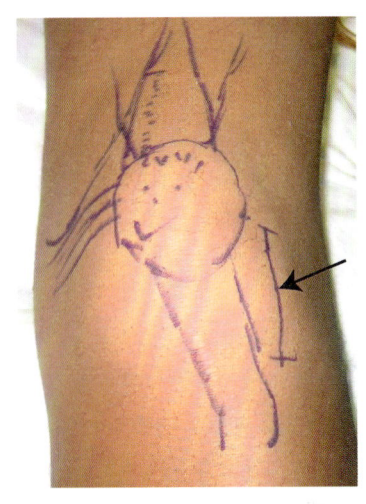

图5 改良的Insall术式，首先行关节镜检查及外侧有限松解（箭头）。切口中心平对髌腱最宽处内侧。

内侧髌股韧带重建（自体腘绳肌腱重建）

显露和隧道制备

- 使用标准技术和肌腱剥离器切取半腱肌或股薄肌腱（单根肌腱），必要时需将其修整成直径3.5～4 mm。
- 于髌骨内侧做3 cm的纵行皮肤切口，沿髌骨前内侧缘向下切开。
- 使用Metzenbaum或弧形肌腱剪刀在内侧支持带下方、滑膜外脂肪平面之间创造软组织间隙，除关节滑膜外，髌骨内侧软组织均锐性分离。
  - 在第2层和第3层组织之间，这个滑膜外软组织隧道向下延伸到股骨内上髁。此处很容易识别到有一个隐窝，用手指触摸此处即为MPFL的附着点。
  - 不需要进入关节腔。
- 用3.5 mm钻头在髌骨内侧面的关节外部分钻孔，该部分位于髌骨前侧皮质后方约3 mm处，刚好位于髌骨赤道上方。从内向外钻深约10 mm、直径3.5 mm的横行隧道。
- 然后，在前侧皮质上向下钻一个直径3.5 mm的隧道，与10 mm横行隧道相连，这样在髌骨前侧皮质上留下一个10 mm的骨桥。
- 用0号和1号刮匙将隧道直径扩大到3.5～4 mm，尤其是内、前隧道连接处。同内向外侧穿隧道置入对折的22号钢丝作为导引。

置入导针

- 将一根手指放到内侧支持韧带下，并向下到正常的MPFL靠近内上髁的反折处（内侧沟），以估计导针位置，将导针置于皮肤上方，透视确认针尖位于股骨内侧生长板远端约4 mm处，然后将针尖端钻入或轻敲几毫

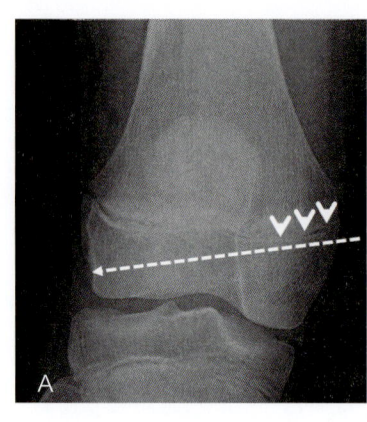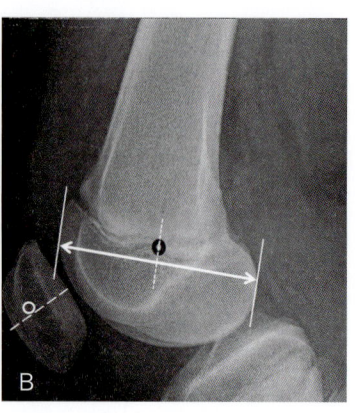

技术图1　A. 正位片，示定位导针位于内侧生长板以远。由于生长板边缘呈茶杯口样突起（箭头所示），所以导针的方向指向远端外侧。B. 膝关节侧位片，旋转膝关节使股骨髁重叠，得到标准侧位片，股骨导针的位置（黑色圆圈）似乎超出生长板位于其近侧，这是由于生长板呈茶杯口形所致。进针点位于前后髁连线中点，相当于成年人Schöttle点稍前方的位置。髌骨隧道位于髌骨赤道近侧。

米至股骨内侧髁。

- 由于股骨远端内侧生长板近端凸起，Beath针应在骨骺远端略微倾斜（技术图1A）。
- 将隧道位置放置于生长板远端，可避免重建的MPFL随着生长沿股骨纵轴相对移动。
- 拍标准侧位片，股骨髁对齐，由于股骨髁远端的边缘近端凸起，针尖会在侧位影像中超出生长板[21]。通常将导针放置在股骨髁前后缘投影点的中间位置（技术图1B）。
  - 如成人MPFL手术所描述的那样，它位于Schöttle点的稍前方[31]。
- 如果将导针一直穿过股骨髁并穿透皮肤，它就会刺穿髂胫束并受其固定，使等长测试活动变得困难。应该在此处做一个1 cm的切口，向下分离形成一软组织窗，直至骨面，以防止上述情况发生。

等长测试

- 在股骨隧道钻孔之前，应先进行等长测试。在股骨导针周围绕一圈弹性带，然后用长钳通过髌前内侧切口穿过髌骨内侧支持带导引至髌骨内侧，再用之前预留的22号钢丝导引穿过髌骨隧道。
- 然后，屈膝45°左右，固定弹性带，用手指触摸弹性带的张力，先屈膝至120°，然后再完全伸直。
  - 如果在膝关节完全伸直时弹性带变紧，髌骨会受牵拉向中间移位，应稍微向前移动导针，这是最常见的矫正。
  - 如果因屈曲而使弹性带太紧，应稍微向后移动导针。
  - 大约有1/3可能需要重新调整导针位置，以优化等长性。

植入移植物及固定完成

- 确定等长点后，半腱肌移植物最薄的一端被拉过髌骨隧道并反折，形成一个双股移植物。然后肌腱的两个游离端用2号不可吸收缝线锁边Krackow技术编织缝合固定约25 mm，以备拉进股骨隧道（技术图2A）。
- 测量肌腱移植物游离端直径（通常直径为5~6 mm），将股骨隧道扩孔至肌腱直径大小，深度约为预期深度的2倍，以免在拉紧时防止股骨侧隧道过短受限。

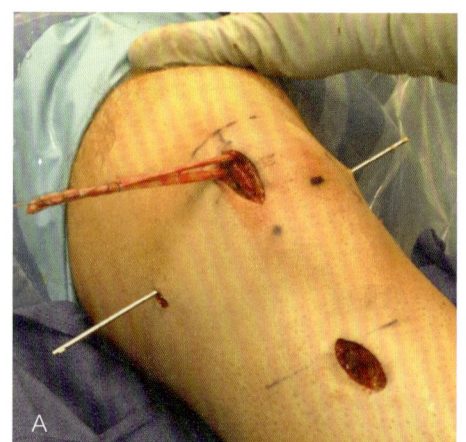
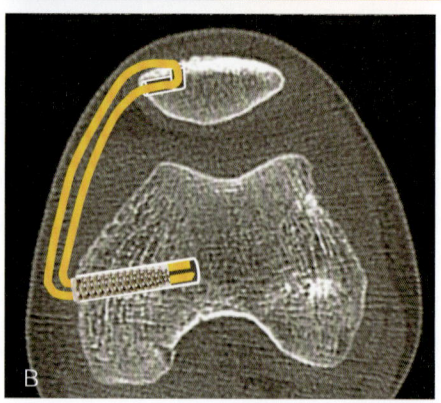

技术图2　A. 腘绳肌腱穿过髌骨隧道形成肌腱环，对折，两游离端缝合在一起，测量直径，制备同样直径的股骨隧道，经，经软组织下方导过于股骨切口导出，带尾孔导引针将肌腱导入股骨隧道，将其向外侧牵拉。B. 轴位像显示腘绳肌穿经髌骨隧道后形成的双股肌腱拉入股骨隧道固定。

- 在内侧支持带下拉出肌腱移植物,通过导针经内侧软组织隧道穿出。将肌腱末端固定缝线放置在导针孔内,从股骨远端外侧拔出Beath针从而将移植物拉入股骨隧道,在这之前,将界面螺钉导丝先置入隧道内。
- 在屈曲45°~60°时轻度牵张肌腱移植物,然后充分屈伸膝关节,从找到移植物零张力的水平。
- 然后将生物复合界面螺钉(与隧道直径相同,通常为25 mm长)经预先放置的螺钉导丝固定移植物(技术图2B)。
  - 最终,移植物应该无张力,而是作为防止髌骨脱位的束缚装置。
- 常规缝合切口支具固定膝关节。

内侧髌股韧带重建(股四头肌反折移植物)

- 尽可能将股四头肌和支持带的切口保持在关节滑膜外,尤其是髌骨内侧和远侧切口。
- 行皮下游离支持带至肌间隔内侧(技术图3A)。
- 然后从滑膜深部分离至肌间隔。
- 创建一个穿刺孔,紧靠肌间隔前方,正常MPFL韧带附着在内上髁附着点的上方,紧靠股内侧肌远端。
- 测量髌骨最宽部分到计划植入点的距离。
- 将附着在髌骨上极内侧6~8 mm的全层股四头肌肌腱做一个长50~60 mm的移植物(技术图3B)。
- 移植物于骨膜下从髌骨上极向远端反折10~12 mm(应更靠近外侧,以使其在固定和拉紧的过程中自行折叠)。
- 采用锁边缝合或其他缝合方法编织肌腱游离端,远端保留两根牵引固定线。
- 然后通过髌内侧支持带穿出孔将移植物导出到支持带的表面(技术图3C)。
- 然后,在确定移植物张力之前,通过前面描述的内侧支持带紧缩缝合术来设置张力。
- 在膝关节屈曲45°时,将移植物拉紧,使髌骨侧移不超过25%(技术图3D)。
- 用1号或2号不可吸收缝线将移植物与周围组织缝合牢固。
- 将移植物和支持带用0号可吸收缝线进一步缝牢。
- 移植物游离端的缝线也可用来固定。
- 一旦移植物固定好,覆盖完成,屈曲90°,检查确认股四头肌没有过紧且缝线无松脱移位。
- 如前所述,检查髌骨运动轨迹[26]。

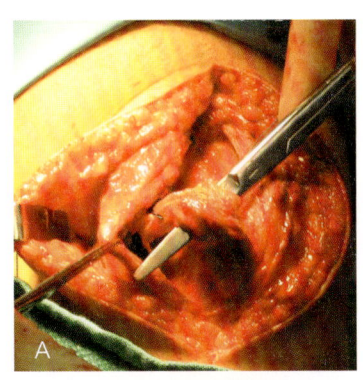
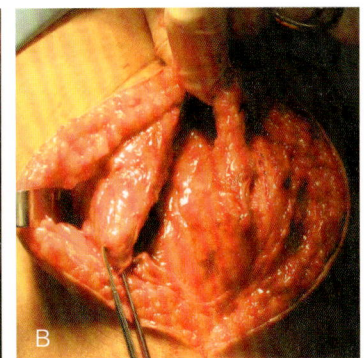
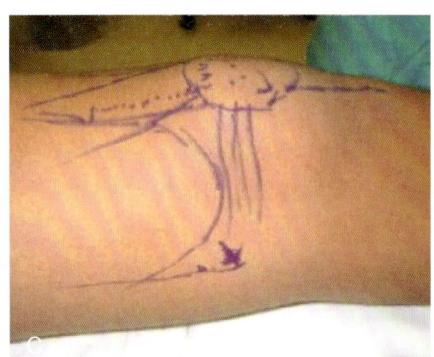
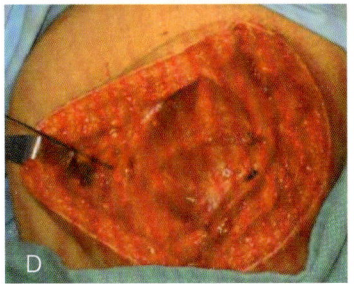

技术图3 A. 分离至髌内侧支持带深面,内髁后方及内侧肌间隔。B. 重建MPFL时测量移植物所需长度。切取6~8 mm宽股四头肌腱移植物,保留髌骨侧最宽部附着处完整。C. 于髌内侧支持带穿孔,穿孔位于内侧肌间隔前方、股内侧肌以远,股骨内上髁表面。D. 屈膝45°收紧移植物,并将其缝合固定于内侧支持带和内侧肌间隔。

内侧支持带皱缩术（改良 Insall 法）

- 游离皮下组织后，行髌旁内侧切口，给股内侧斜肌（VMO）处留下约 2 mm 肌腱（技术图 4A）。
- 肌腱和支持带的切口位于髌内侧，自髌骨上极上方 3～4 cm 至髌骨下极下方 3～4 cm，保留足够的内侧支持带以便于与肌腱缝合。
- 切开肌腱和韧带的全层。
- 然后维持屈膝 45°，髌骨保持在滑车中央（技术图 4B）。
- 3 根 1 号或 2 号不可吸收缝线以水平褥式的方式缝合，但不打结。
- 由内向外，这些缝线通常位于髌骨宽度的 25%～40%，连接 VMO 肌腱的边缘和髌内侧支持带。
- 将 3 根缝线拉紧，活动膝关节，从完全伸直到 90° 的弯曲，以检测重叠是否足够。
- 然后将缝线打结固定，在重叠面上下使用 0 号可吸收缝线加强缝合。
- 然后可以在重叠面上以一根 0 号可吸收缝线缝合，局部加强并使表面平整。
- 冲洗伤口并分层缝合。
- 使用 3-0 或 4-0 可吸收缝线缝合皮肤[10,11]。

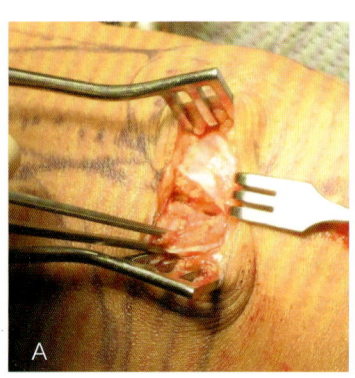
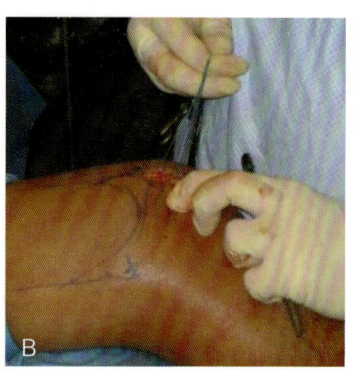

技术图 4　A. 内侧髌旁切口切开，保留髌内侧 2～3 mm 支持带，以利于和 VMO 错叠缝合固定。B. 屈膝 45°，髌骨位于滑车中央；调节收紧缝线调节内侧张力后打结固定。

Galeazzi 手术（半腱肌腱固定术）

- 用开口的肌腱剥离器获取半腱肌腱（在股薄肌的后方和远侧），保留半腱肌腱远端与胫骨近端连接。
- 用 2 号不可吸收缝线以 Krackow 形式锁边缝合肌腱游离端。
- 通过正中切口，暴露髌骨，从而在髌骨冠状面从近端外侧到远端内侧创建一个斜形 4～5 mm 的隧道。
- 在髌骨外侧约 1 cm 处进行外侧支持带松解，从胫骨近端延伸至髌骨近端上方 1 cm 处。
- 半腱肌游离端斜向上穿过隧道，然后在髌骨表面骨膜前折回，并与髌骨前表面缝合，或在长度允许的情况下缝回到自身肌腱（技术图 5）。
- 拉紧移植物并在膝关节屈曲 45°～60° 的位置收紧固定。
- 放置一个膝关节支具，患者可以在耐受的情况下早负重，早活动。
  - 据报道，Galeazzi 术式再脱位率为 82%，Kujala 评分和国际膝关节文献委员会（IKDC）评分都很差[10]。

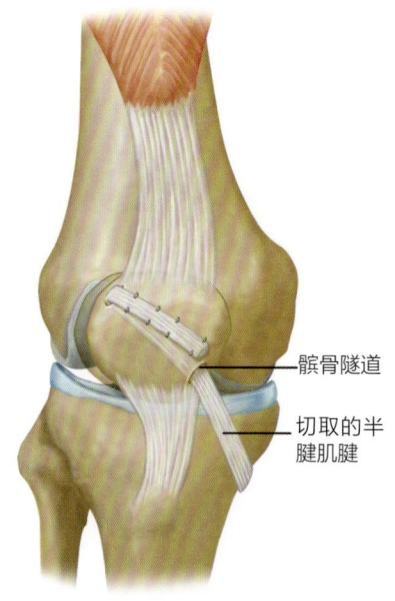

技术图 5　Galeazzi 术式。切取半腱肌腱远端保留附着. 半腱肌腱游离端穿髌骨隧道并折固定。

Roux-Goldthwaite 半髌腱转移术

- 在髌腱和胫骨近端做5～6 cm长的正中皮肤切口。
- 行髌外侧支持带松解术,松解范围自髌骨近端上方1～2 cm向远端至胫骨结节水平。
- 将髌腱自正中切开,髌腱远端外侧半从胫骨附着部位解离,不损伤胫骨结节骨质。
- 将髌腱外侧半游离端,经髌腱内侧部分后方导向胫骨近端内侧,与胫骨近端缝匠肌腱膜缝合固定(技术图6)。
- 在45°～60°屈膝位,将肌腱收紧,调整两部分髌腱张力相当后固定。
- 膝关节固定4～6周。

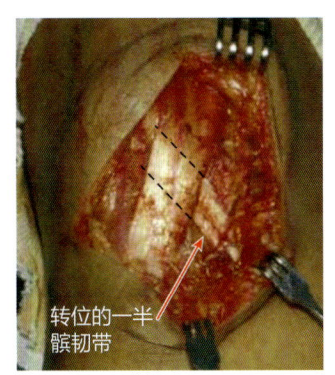

技术图6　Roux-Goldthwaite 术式,髌腱外侧半转移至胫骨近端内侧。

要点与失误防范

适应证	• 确诊髌骨不稳 • 以髌股关节疼痛为主,但无髌骨不稳体征者不适合行髌骨稳定手术 • 复发性创伤性髌骨脱位的青少年患者行MPFL重建效果好
张力调节	• 术者应确保在移植物固定后,髌骨可向外侧移动,外移程度接近其宽度的25%。完全不能外移是不对的 • 最好在膝关节屈曲45°时调节张力并固定 • 关闭切口前,将膝关节从0到≥120°屈伸活动,以确保髌股关节对位良好且移植物没有承受过度张力 • 在股骨隧道内置入界面螺钉时,应避免将移植物推入隧道深处,造成过多张力。螺丝是拧进去的而不是推进去的
股四头肌移植管理	• 必须注意不要将股四头肌移植物从髌骨上解离下来 • 在髌骨附着处外侧更远端离断可使肌腱能更好地折叠 • 穿髌内侧支持带部位于VMO最下端的远侧部位,穿出来后正好位于内侧肌间隔的前方 • 当移植物穿过支持带时,可用Kocher钳夹住肌腱游离缝合端。牵引方向与肌腱移植物方向一致(术者应该是由前向后牵拉,不是由后向前牵拉)
固定问题(股四头肌)	• 将股四头肌腱移植物在髌骨附着处转角处做缝合固定
MPFL重建(腘绳肌)	• 在进行股骨内上髁隧道钻孔前,应检查股骨定位针的等长性,以避免髌骨轨迹不良 • 用Hewson缝线过线器或折叠的22号钢丝导引肌腱通过髌骨隧道
Galeazzi手术	• 使用Hewson过线器或带尾孔的导针将腘绳肌腱逆行导入髌骨隧道。 • 屈膝30°～60°将转移的腘绳肌腱拉紧固定
Roux-Goldthwaite手术	• 术者应避免过度拉紧转位的外侧半髌腱,以保证未转移的另一半髌腱有足够的张力

术后处理

- MPFL重建患者术后使用一个铰链式的膝关节支架锁定在完全伸直位或用一个膝关节固定器。
- 可以负重,但在以下情况需要拄拐保护,在患者能控制股四头肌抗阻行直腿抬高动作(采用腘绳肌移植物时)之前,以及在膝关节可以完全伸直,在膝关节支架保护下行走无不适(采用股四头肌移植时)之前。
- 应在术后最初几天开始活动度训练(被动和人为辅助),以防止抗关节纤维化粘连。
- 在初始阶段,活动髌骨、股四头肌刺激、直腿抬高、疼痛控制和水肿控制都很重要。

- 腘绳肌移植技术不限制膝关节活动。
  - 采用股四头肌翻转移植物时，术后4周前膝关节活动度限制在0°～90°。在第4周，允许开始行全范围的活动，逐步加强四头肌肌力，随着肿胀消退、疼痛缓解，逐步开始步态训练。
- 回家后继续使用支具，直到股四头肌力量恢复（大约6周）。
- 6～12周，继续股四头肌肌力训练和进一步强化训练。
- 术后3～6个月开始功能性恢复训练。
- Galeazzi术后，如果肌腱是反折后与自身缝合的话，固定很牢固，所采用的康复过程类似。
- Roux-Goldthwaite手术患者在术后6周内只能足趾触地部分负重，因为将肌腱转移到胫骨近端，与内侧软组织缝合的固定方式牢固性较差。

预后

- 儿童和青少年髌骨脱位，尤其是复发性外伤性脱位，通常可以通过MPFL重建手术得到改善或治愈[21]。与此形成鲜明对比的是，在成人和儿童研究中，内侧紧缩缝合、VMO转移和侧方松解手术的功能结果较差，这些手术再脱位的发生率通常与非手术治疗相同[23,28]。
- Andrish[1]认为MPFL重建失败与滑车或髌骨发育不良有关，通常需要进行滑车成形术、胫骨结节移位或两者都要。
- 对MPFL修复（而非重建）结果的检查显示，许多MPFL修复是用缝线固定在髌骨上的，其再脱位率极高，效果极不满意。
- 自相矛盾的是，研究显示髌骨外侧松解增加了髌骨向外侧脱位的趋势，而不是缓解髌骨外侧张力并使髌骨内移。
- 历史悠久的Galeazzi手术最近在IKDC和Kujala评分上被证明有82%的再脱位率并且总体效果较差[10]。

并发症

- 如果术中即刻对股四头肌加强MPFL术式进行0°～90°屈膝测试，缝合固定会失效。
- 股四头肌加强MPFL术式的晚期失效不常见的，但如果术后过早屈曲超过90°，会导致失效。
- 如果在6周时屈膝未过90°，应在麻醉下积极手法松解，解除纤维化。
- 皮神经的损伤常见，事先告知患者相关风险。采用尽可能小的切口，并选择合适的切开位置，可以降低相关风险。
- MPFL重建后再脱位率少于10%。
- 如果髌外侧支持带松解不彻底或太激进，可能会持续存在疼痛，导致髌骨或内侧压力增加以及髌骨不稳定。
- 髌股关节疼痛通常与术前相同，恐惧征改善。
  - 对于严重的髌股关节炎和髌股关节疼痛综合征患者以上术式无益。
  - 骨骼发育成熟的髌股关节炎患者行胫骨结节前移抬高是有益的（Fulkerson截骨术）。
- 内侧软组织过紧会导致髌骨向内侧脱位。尤其多见于在伸膝时收紧固定内侧结构，并同时行外侧过度松解时。
- 当钻髌骨隧道时，避免损伤髌骨关节面软骨，尤其是在做Galeazzi手术时。
- 有报道称行Roux-Goldthwaite手术者，未转移的髌腱发生断裂。

（向富州 译，孙奔奔 何耀华 审校）

参考文献

[1] Andrish JT. Surgical reconstruction of the medial patellofemoral ligament. Tech Knee Surg 2006;5:121-127.

[2] Atkin DM, Fithian DC, Marangi KS, et al. Characteristics of patients with primary acute lateral patellar dislocation and their recovery within the first 6 months of injury. Am J Sports Med 2000;28(4):472-479.

[3] Beran MC, Samora WP, Klingele KE. Weight-bearing osteochondral lesions of the lateral femoral condyle following patellar dislocation in adolescent athletes. Orthopedics 2012;35(7):e1033-e1037.

[4] Bitar AC, Demange MK, D'Elia CO, et al. Traumatic patellar dislocation: nonoperative treatment compared with MPFL reconstruction using patellar tendon. Am J Sports Med 2012;40(1):114-122.

[5] Camanho GL, Viegas Ade C, Bitar AC, et al. Conservative versus surgical treatment for repair of the medial patellofemoral ligament in acute dislocations of the patella. Arthroscopy 2009;25(6):620-625.

[6] Christoforakis J, Bull AM, Strachan RK, et al. Effects of lateral retinacular release on the lateral stability of the patella. Knee Surg Sports Traumatol Arthrosc 2006;14(3):273-277.

[7] Dejour H, Walch G, Nove-Josserand L, et al. Factors of patellar instability: an anatomic radiographic study. Knee Surg Sports Traumatol Arthrosc 1994;2(1):19-26.

[8] Felus J, Kowalczyk B. Age-related differences in medial patellofemoral ligament injury patterns in traumatic patellar dislocation: case series of 50 surgically treated children and adolescents. Am J Sports Med 2012;40(10):2357-2364.

[9] Fithian DC, Paxton EW, Cohen AB. Indications in the treatment of patellar instability. J Knee Surg 2004;17(1):47-56.

[10] Grannatt K, Heyworth BE, Ogunwole O, et al. Galeazzi semitendinosus tenodesis for patellofemoral instability in skeletally immature patients. J Pediatr Orthop 2012;32(6):621-625.

[11] Hawkins RJ, Bell RH, Anisette G. Acute patellar dislocations. The natural history. Am J Sports Med 1986;14(2):117-120.

[12] Hennrikus W, Pylawka T. Patellofemoral instability in skeletally immature athletes. J Bone Joint Surg Am 2013;95(2):176-183.

[13] Hinton RY, Sharma KM. Acute and recurrent patellar instability in the young athlete. Orthop Clin North Am 2003;34(3):385-396.

[14] Insall J, ed. Disorders of the patella. In: Surgery of the Knee. New York: Churchill Livingstone, 1984:191-260.

[15] Insall J, Bullough PG, Burstein AH. Proximal "tube" realignment of the patella for chondromalacia patellae. Clin Orthop Relat Res 1979;(144):63-69.

[16] Kepler CK, Bogner EA, Hammoud S, et al. Zone of injury of the medial patellofemoral ligament after acute patellar dislocation in children and adolescents. Am J Sports Med 2011;39(7):1444-1449.

[17] Mäenpää H, Lehto MU. Patellar dislocation. The long-term results of nonoperative management in 100 patients. Am J Sports Med 1997;25(2):213-217.

[18] Mäenpää H, Lehto MU. Patellofemoral osteoarthritis after patellar dislocation. Clin Orthop Relat Res 1997;(339):156-162.

[19] Mountney J, Senavongse W, Amis AA, et al. Tensile strength of the medial patellofemoral ligament before and after repair or reconstruction. J Bone Joint Surg Br 2005;87(1):36-40.

[20] Nelitz M, Dornacher D, Dreyhaupt J, et al. The relation of the distal femoral physis and the medial patellofemoral ligament. Knee Surg Sports Traumatol Arthrosc 2011;19(12):2067-2071.

[21] Nelitz M, Dreyhaupt J, Reichel H, et al. Anatomic reconstruction of the medial patellofemoral ligament in children and adolescents with open growth plates: surgical technique and clinical outcome. Am J Sports Med 2013;41(1):58-63.

[22] Nietosvaara Y, Aalto K, Kallio PE. Acute patellar dislocation in children: incidence and associated osteochondral fractures. J Pediatr Orthop 1994;14(4):513-515.

[23] Nikku R, Nietosvaara Y, Aalto K, et al. Operative treatment of primary patellar dislocation does not improve medium-term outcome: a 7-year follow-up report and risk analysis of 127 randomized patients. Acta Orthop 2005;76(5):699-704.

[24] Nikku R, Nietosvaara Y, Kallio P, et al. Operative versus closed treatment of primary dislocation of the patella. Similar 2-year results in 125 randomized patients. Acta Orthop Scand 1997;68(5):419-423.

[25] Nomura E, Horiuchi Y, Inoue M. Correlation of MR imaging findings and open exploration of medial patellofemoral ligament injuries in acute patellar dislocations. Knee 2002;9(2):139-143.

[26] Noyes FR, Albright JC. Reconstruction of the medial patellofemoral ligament with autologous quadriceps tendon. Arthroscopy 2006;22(8):904.

[27] Paakkala A, Sillanpää P, Huhtala H, et al. Bone bruise in acute traumatic patellar dislocation: volumetric magnetic resonance imaging analysis with follow-up mean of 12 months. Skeletal Radiol 2010;39(7):675-682.

[28] Palmu S, Kallio PE, Donell ST, et al. Acute patellar dislocation in children and adolescents: a randomized clinical trial. J Bone Joint Surg Am 2008;90(3):463-470.

[29] Sallay PI, Poggi J, Speer KP, et al. Acute dislocation of the patella. A correlative pathoanatomic study. Am J Sports Med 1996;24(1):52-60.

[30] Sanders TG, Morrison WB, Singleton BA, et al. Medial patellofemoral ligament injury following acute transient dislocation of the patella: MR findings with surgical correlation in 14 patients. J Comput Assist Tomogr 2001;25(6):957-962.

[31] Schöttle PB, Schmeling A, Rosenstiel N, et al. Radiographic landmarks for femoral tunnel placement in medial patellofemoral ligament reconstruction. Am J Sports Med 2007;35(5):801-804.

[32] Sillanpää PJ, Mattila VM, Maenpää H, et al. Treatment with and without initial stabilizing surgery for primary traumatic patellar dislocation: a prospective randomized study. J Bone Joint Surg Am 2009;91(2):263-273.

[33] Stanitski CL, Paletta GA Jr. Articular cartilage injury with acute patellar dislocation in adolescents. Arthroscopic and radiographic correlation. Am J Sports Med 1998;26(1):52-55.

[34] Vollnberg B, Koehlitz T, Jung T, et al. Prevalence of cartilage lesions and early osteoarthritis in patients with patellar dislocation. Eur Radiol 2012;22:2347-2356.

[35] Zhao J, Huangfu X, He Y. The role of medial retinaculum plication versus medial patellofemoral ligament reconstruction in combined procedures for recurrent patellar instability in adults. Am J Sports Med 2012;40:1355-1364.

第42章 胫骨结节移位术
Tibial Tubercle Transfer

John P. Fulkerson

定义

- 胫骨结节移位术是一种治疗难度高而且顽固的髌股关节紊乱（如髌股关节不稳或髌股关节炎）的通用手术选择。
- 胫骨结节移位对于同时伴有不稳和关节炎的患者也有作用。
- 胫骨结节移位最好被当作一种"代偿"。换句话说，如果多种结构和对线因素导致髌骨不稳和关节炎，仔细计划的胫骨结节移位可以代偿其他缺陷，能够持久地缓解疼痛和不稳。

解剖

- 髌骨在屈膝早期通过其远端从轻度偏外的位置进入滑车中心的方式与股骨滑车相关节。通常髌骨在最初的10°屈曲时迅速进入滑车，首先通过其远端接触。
- 随着膝关节进一步屈曲，负荷更加向髌骨近端转移直至全部屈曲，接触部位在髌骨近端。随着屈曲负荷角度的逐渐增加，屈曲产生的负荷会逐渐沿着髌骨向近端转移[11]。
- 由于髌骨随着膝关节进一步屈曲而进入滑车，滑车逐渐加深，髌骨的防护也在增加。因此，在多数人群，最大的不稳定点在屈膝早期，这时滑车最浅而且髌骨的防护也有限。
- 胫骨结节相对于股骨滑车的位置使得髌骨进入滑车的过程更加复杂[4]。
  - 这种关系涉及胫骨结节-股骨滑车关系（TT-TG关系）指数，可通过滑车中心和胫骨结节的叠加断层图像进行测量，单位为毫米（mm）（图1）。
- 髌骨被包裹在肌腱和支持带结构所构成的软组织包埋层中。
  - 外侧支持带延伸至髂胫束，同时它的近端止于外侧股骨、远端止于胫骨（外侧支持带分别包括髌股和髌胫部分）。
  - 内侧部分是内侧支持带包括内侧髌股韧带（MPFL）、股内侧肌腱-股骨韧带（MQTFL），它从髌周伸膝装置的近一半延伸至内收肌结节区[1]。这种内侧支持带是复杂的，主要是由内收肌结节区到伸肌扩张部的限制纤维混合而成，而没有太多进入髌骨本身。
  - 髌腱在髌骨远端，股四头肌腱在髌骨近端连接髌骨

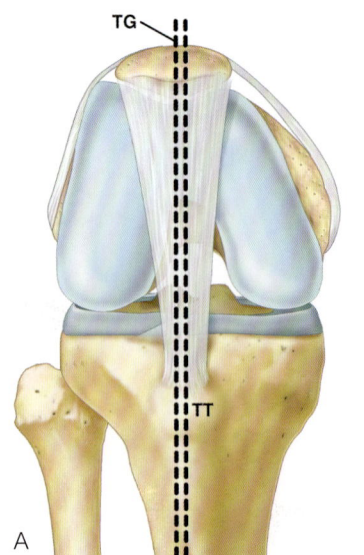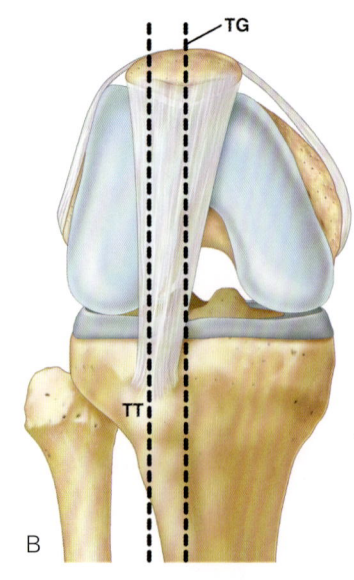

图1 胫骨结节（TT）和滑车中心（TG）的关系（TT-TG关系）与髌骨不稳有关。A. 正常的TT-TG关系，胫骨结节和滑车沟的排列。B. 外侧偏移的胫骨结节。

和股四头肌。股四头肌腱是一个宽大的肌腱,包括止于髌骨近端外侧面的股外侧肌肌腱。
- 髌骨的外上角由指状突起于外侧肌间隔的股外侧肌斜束动态支持[14]。

发病机制

- 髌股关节周围的病理问题与膝关节前方解剖异常、对线异常和创伤有关。
- 多数显著发育不良的患者具有先天潜在的伸膝装置和/或下肢不平衡,这会导致异常的形态学发育。
- 慢性外偏的伸膝装置容易引起髌骨滑车异常的外侧高压,从而进一步导致外侧滑车和髌骨发育扁平(图2)。尽管并非完全由此所致,这种发育模式更易解释伸膝装置对线异常的患者外侧滑车发育异常和持久不稳。此类患者由于内侧支持带结构长时间受到牵拉,某些情况下会导致髌骨半脱位和倾斜。
- 这种牵拉会导致慢性不稳,慢性外侧髌股关节过度负荷、脱位(当脱位的髌骨在脱位后重新强行进入外侧滑车,通常会引起内侧髌骨软骨破坏)、外侧髌股关节破坏、关节和髌周支持带过度负荷相关性疼痛[13]。
- 有些患者由于钝性创伤导致软骨下骨与周围支持带损伤而产生膝前痛,通常膝关节处于屈曲位。
- 屈膝撞击和随之而来的髌股关节创伤通常会引起髌骨近端损伤,这一点很重要,因为胫骨结节前移转移了髌骨近端的接触面,因此会加重钝性损伤导致的髌骨近端损伤。
- 对于多数钝性损伤的患者来说,髌骨外偏轨迹并非损伤因素,因此解决问题的关键通常不在于纠正异常的伸膝装置对线。

自然病程

- 髌股关节疼痛、不稳或关节炎的病史通常与之前提出的失平衡有关。由于髌骨在滑车内的轨迹慢性外侧偏移,髌骨和滑车的点负荷增加造成过度负荷,尤其是髌骨。
- 最终这将导致关节软骨损害,Ficat[7]称之为外侧高压综合征(图3)。
  - Schutzer等[21]指出,与对照组相比,髌股痛的患者髌骨倾斜和半脱位发生率较高。
- 在髌骨脱位时内侧髌股韧带撕裂,即使愈合后也是延长的。这将进一步加重髌骨相对于滑车向外侧脱位的趋势。
- 对于钝性损伤,疼痛与撞击和关节下骨损伤有关,通常发生在髌骨近端。这种疼痛源于受损的软骨下骨,因为软骨上是没有神经的。

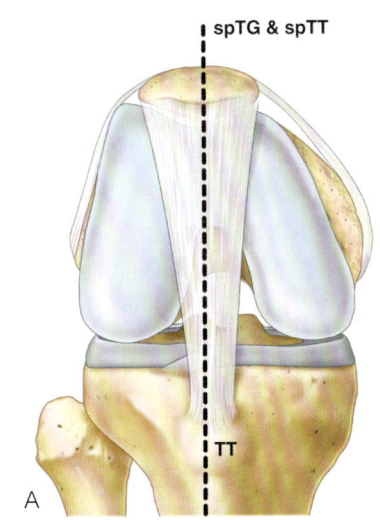
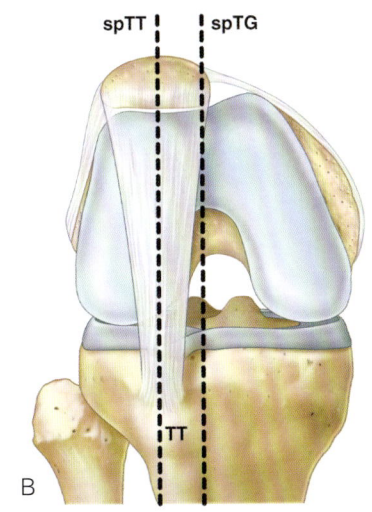

图2 A. 正常滑车沟。B. 外延的髌骨外侧轨迹,外侧滑车扁平,加重外侧髌骨不稳和牵拉内侧髌骨支持结构(包括内侧髌股韧带)。图中spTG:滑车沟矢状面;spTT:胫骨结节矢状面;TT:胫骨结节。

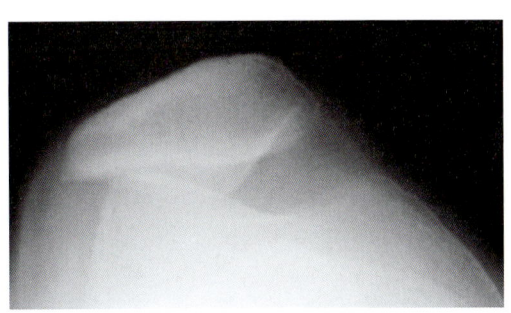

图3 外侧高压导致髌骨外侧软骨病变和破坏(版权:David Dejour)。

病史和体格检查

- 对于准备行胫骨结节移位的患者,确定有无手术指征很重要,因为结构性对线失衡或软骨过度负荷状态都会导致不稳或疼痛。
  - 应强调体格检查时密切观察髌骨在股骨滑车的轨迹、内侧支持带结构的状况、髌股关节软骨局灶损害的迹象、支持带或软组织痛的表现,并寻找其他引起疼痛的可能原因如内侧或外侧间室疾病或髋、背部牵涉痛。
- 仔细对髌周支持结构触诊可能会发现是否存在软组织或支持带过度负荷引起的疼痛[18]。
  - 对于有些病例,只要松解疼痛的支持带结构就足够了。
- 当检查内侧支持带(包括 MPFL 和 MQTFL)时,推荐在伸直时外推髌骨,然后慢慢屈膝以观察在屈膝20°~30°时内侧髌股韧带是否将髌骨送入滑车中心。当采用该方法时,会感觉到在髌骨进入滑车时有一股显著的将检查者手指向内的推力。
  - 如果在屈膝20°~30°时髌骨在检查手指向外的推力下仍然外偏,则提示内侧支持带功能不全[10]。
- 与之相似,如果一名患者以往接受过伸膝装置手术,检查者应该在伸膝位将髌骨内推突然屈膝30°~40°(图4)。
  - 如果髌骨突然进入滑车引出患者的症状,他(她)实际患有内侧不稳的问题(即内侧半脱位),因此需要接受外侧支持结构的修补或重建、甚或外移以往过度内移的胫骨结节。
- 髌骨位于滑车中心,挤压髌骨并屈膝观察是否引出摩擦音或疼痛。这种摩擦音或疼痛出现时的屈曲角度对于定位损伤位置非常重要。要牢记膝关节屈曲时髌骨关节接触面逐渐向近端移动。当患者对抗检查者手的阻力从全屈曲位到全伸直位伸膝时会重复髌骨在滑车内所受的压力,注意抗阻主动伸膝时疼痛或摩擦音出现的位置。
- 所有患者俯卧位接受检查,便于内旋或外旋髋关节以观察是否存在髋源性疼痛。患者俯卧位时骨盆是水平的,因此可以完全屈膝并与对侧比较确定是否存在股四头肌和伸膝装置过紧。要告诉这些患者如何牵张伸膝装置。
- 考虑手术治疗前应该用尽一切非手术治疗方法。

影像学和其他诊断性检查

- 在诊断膝前疾病时,拍摄标准的屈膝45°X线正位片和标准的屈膝30°或45°髌股关节轴位片非常重要[15]。
  - 膝关节屈曲45°时,髌骨通常回到股骨滑车中心。这是一种很好的诊室筛查试验以确定是否存在显著的伸膝装置不平衡。
  - 对于多数患者来说屈膝大于45°的摄片无显著用途。
  - 笔者的经验未发现30°-60°-90°位片有用。
  - 有些患者仅通过屈曲90°轴位片评估,这对于影像技师来说较为简单,因为他们可以简单地将患者下肢悬垂在检查台拍摄此轴位片。但标准屈曲30°或45°位非常重要,这需要使用一个支持架。
- 另一种重要的门诊摄片是标准的侧位片[16](图5),在站立位屈膝30°拍摄,股骨后髁重叠。

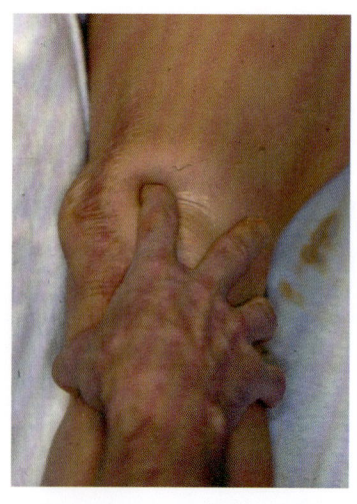

图4 测试髌骨内侧半脱位。往内推髌骨并突然屈膝,如果髌骨归位引发患者的症状,可能存在病理性内侧半脱位。

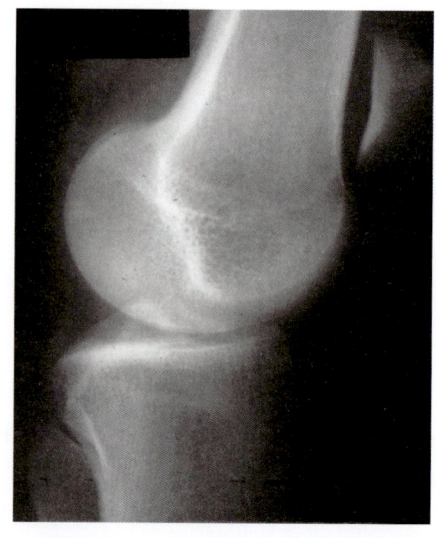

图5 标准的侧位片可准确地表明滑车的骨性结构。

- 这种摄片有一定的技术要求,但是多数放射科技术人员均有确认后髁的经验,经过一两次尝试,即可获得一张较好的后髁重叠(或接近完全重叠)的照片。
- 该方法完全显示股骨滑车,因此可以和滑车的内外侧面一样从近端向远端很好的确认中央沟。
- 其他影像学检查包括CT、MRI和核素扫描。相对较少的患者需要这些检查方法。
- 如果进行CT检查,最好在屈膝0、15°、30°和45°时检查,获得髌骨中部的横断图像并观察髌骨如何进入滑车,这将会在影像上重现正常站立位时的对线关系。
- MRI对于多数患者来说没有用处,但是可以帮助评估关节软骨和软组织结构,同样可以很好地观察软骨下骨的反应。此外,医师可以通过在轴向图像上的相关位置之间滚动并使用工具栏中的标尺来测量胫骨结节和滑车沟之间的距离。但是,在这里必须承认,这样的TT-TG测量是一个近似值,而并非是否做胫骨结节移位术的绝对指标。
- 核素扫描虽不常用,但对确定软骨下骨超负荷反应非常有帮助[5]。它对于膝前创伤患者、不明原因膝前痛或慢性髌骨过度负荷患者非常适用。对涉及工伤的案例中,如果通过一般检查无法发现客观病情而同时又需要确定适当的治疗方案,该检查就显得非常重要。
- 在某些情况下,单光子发射计算机断层扫描(SPECT)对于准确定位软骨下骨过度负荷的部位有帮助。选择性SPECT对于需要行髌骨减压或表面重塑方案的患者具有重要作用。

非手术治疗

- 在考虑行胫骨结节移位术前,所有患者均需接受各种非手术治疗,包括整个下肢核心稳定治疗、髌股带和支具固定(推荐笔者参与设计的Tru-Pull支具)以及运动调整治疗。
- 黏弹性物质的补充对于少数有髌股关节炎的患者有帮助,但是对于多数髌股关节炎患者无效。

手术治疗

- 在伴有严重伸膝装置不平衡、不稳、疼痛的患者,最终的关节软骨损害非常普遍。当特殊情况如内侧支持带(包括MQTFL、MPFL)断裂引起不稳时,需要首先考虑重建缺损的结构。
  - 对于许多髌骨不稳的患者,当发育不良和滑车结构正常或接近正常时,恢复内侧支持,无论重叠缝合(切开或关节镜)或重建内侧髌股韧带和松解紧张的外侧支持带,都是可选择的方案。通常情况下,这是与内侧支持结构缺陷相关的髌骨不稳患者非手术治疗失败后的一线手术治疗方法。
- 对于有更严重发育不良的患者,伴有高TT-TG指数(见图1B)和髌骨或股骨滑车退变,胫骨结节移位提供了持久改善平衡和长期缓解不稳的机会。
- 胫骨结节移位在治疗髌骨不稳最好用于TT-TG指数高(以>20为大致参考标准)、Q角大(通常>20°)或外侧滑车发育不良,这些情况下单纯软组织重建既难以成功又需要过度张力,从而导致髌股关节过度负荷[20]。
  - 对于髌骨远端关节退行性病变的患者,如果没有异常的髌骨轨迹外偏,单纯前移是最好的解决办法。
  - 对于更加严重的轨迹异常,单纯MPFL重建是不够的,因为MPFL重建将髌骨拉向后内方以获得稳定以及中心轨迹,这会增加髌骨负荷最终导致髌股关节退变。我们必须认识到在髌骨轨迹外偏较严重的患者中选择胫骨结节移位是有益的。
  - 胫骨结节移位提供即时固定和稳定性,使早期关节活动(ROM)成为可能,进一步减少了不稳的重建手术后僵直、过紧、慢性膝前痛风险。
- 在治疗髌股关节炎时,胫骨结节前内侧或前侧移位对于保护关节扮演了重要角色。
  - 如同最初Ficat报道的那样[7],有些患者伴有外侧高压导致的髌股关节炎。由于外侧半脱位和外侧髌骨面高压相关的髌骨持久外侧偏移,外侧高压综合征最终会引起外侧髌股关节的磨损,甚至累及骨面。因此,可采用外侧松解减少这种压力。对于髌骨倾斜特别显著的患者,在早期进行外侧松解以减小压力也会有帮助。
  - 胫骨结节移位是伸膝装置减负和再平衡的有效方法,可以将髌骨放置于滑车中心并在膝关节活动时维持位置。
- 通过将内移的胫骨结节向前移位(即胫骨结节前内移位),髌骨远端关节面也会减少负荷[19]。这一点很重要,因为有些有髌股关节软骨炎或关节病的患者有髌骨伴有远侧关节面的破坏或疼痛。胫骨结节前移持久地减轻了髌骨远端关节面的负荷,内移则将髌骨再平衡至滑车中央,减轻了外侧面负荷。
  - 由于异常的剪力和外侧过度负荷,多数慢性伸膝装置外移的患者随着时间推移会产生外侧面破坏和髌骨远端退变。胫骨结节前内移位可以对此代偿,因此这是治疗关节退变和源于远端和外侧髌骨关节面疼痛的可选方案[6]。

- 胫骨结节前外侧移位[9]被视为以前有胫骨结节过度内移患者的最好补救方法。对以前接受过胫骨结节向后、内、远端移位以稳定伸膝装置的Hauser术式所导致的慢性内侧髌股关节炎，它有助于缓解其引起的疼痛。
- 只有在严重的高位髌骨病例中，为了保持稳定性，胫骨结节远侧移位才是必要的。然而，根据我的经验，胫骨结节远侧移位将带来较大的疼痛和/或髌骨过度负荷风险，因此我发现这种方式在大多数情况下并没有太大用处，除非在相当极端的病例中，通过内侧重建、外侧松解/延长、胫骨结节内移侧或前内侧移位等各种方法仍无法建立一个稳定的髌股关节时才需要使用。

胫骨结节内移

切口和显露

- 胫骨结节内移的最好入路是通过髌骨中部至胫骨结节远侧5~7 cm的正中切口[3]。
- 确定髌腱的内、外侧缘，将胫前肌向后牵开，拉开皮缘，在胫骨结节深部进行切开显露。

截骨

- 在胫骨结节后方做一水平切割，远侧斜向前方使得截骨的远端尖部仅保留约1 mm厚的骨质，近端切割处大约在髌腱止点上方2 mm。
  - 这种切割要垂直于胫骨前面，这将保留一个平滑的边缘以增加移位的胫骨结节额外的稳定性。近端切割必须便于胫骨结节自由内移，也就是说，近端切割的内侧面比外侧面更靠近端，向内张开。
- 胫骨结节截骨的厚度因患者需要内移的程度而异。
  - 对于严重发育不良的患者需要大于1 cm的内移，截骨要深一些。
  - 对于需要内移1 cm的患者，多数病例胫骨结节近端的厚度1~1.5 cm就够了。
- 在远端截骨时必须小心地斜向前方，使截骨的尖端以青枝骨折的方式将其内移。

移位完成

- 用摆锯完成截骨后，通常用1/2 in的骨刀进行近端截骨。
- 撬起截骨块向内移位，如果内侧骨质有突出端，可以通过摆锯或咬骨钳去除。
- 通过两枚骨皮质拉力螺钉牢固固定骨块（技术图1），仔细地测量钻孔的深度，钻穿近端骨块，利用后方骨皮质对骨皮质螺钉的把持力将骨块向后拉住。
  - 注意避免骨皮质螺钉尖部过度超出后方皮质。
  - 胫骨结节移位后，术者通过关节镜或开放手术松解外侧支持带以获得伸膝装置平衡。
  - 长期或严重的伸膝装置不平衡患者可以出现严重或轻度的髌下挛缩，这可以在术中进行松解。
  - 胫骨结节移位后，可以通过关节镜或切开确定髌骨在滑车中心的轨迹。

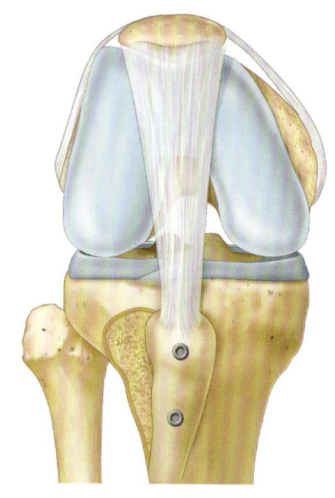

技术图1 通过内移胫骨结节纠正异常的TT-TG关系。

胫骨结节前内移位

切口和显露

- 为使髌骨远端和外侧面同时减负，需要行胫骨结节深部的斜形截骨，将胫骨结节同时向前侧和内侧移位[8,12]。
- 行胫骨结节前内移位，通常一个起自髌骨和胫骨结节中点区止于胫骨结节远侧约7 cm处的正中纵行切口就足够了。
- 游离髌腱后，松解胫骨前肌并向后拉开。
- 由于斜形截骨由内向外进行，必须用较大的拉钩向外牵拉胫骨前肌，以观察摆锯的截骨面是否到达胫骨后外侧面。胫骨的整个外侧面必须可直视[11]（技术图2）。

截骨

- 通常此时最好使用一个导向器,如 Tracker 导向器或 Arthrex AMZ 导向器,确保准确的截骨面。有经验的手术医生可以不用导向器进行切割,但是只有常规进行这种手术的医生才会在没有导向器的情况下感觉轻松。
- 使用外部固定切割板有助于正确的截骨方向(技术图 3A)。在截骨部位的顶部和底部个留置一个钻头。
- 截骨通常从胫骨结节水平开始往远端延伸 7~9 cm,同时必须逐渐向胫骨前皮质走行以免皮质刻痕过于偏远端。
  - 远端切割(刻痕)过深增加了胫骨骨折的风险,应该避免。
- 定位器定于预期的角度行由内向外的斜形截骨,沿紧邻髌腱止点的内侧区域朝向后外侧截骨,始终在直视下使锯片于外侧皮质穿出(技术图 3B)。
  - 这种方法避免了胫骨后方的后外侧区域周围的胫前动脉和腓深神经的损伤。
  - 首先从显露最好的远端开始截骨,随着逐渐向近端斜行切割,逐渐截向后方。
- 一旦近端截至胫骨外侧皮质的中、后部分,就停止在外侧切割。用骨刀或锯片从截骨近端外侧角到髌腱外侧近端往回切割。
  - 这将使截骨完成后外侧皮质解离,截骨块可以移向前内侧。
- 胫骨结节前内侧移位截骨第三个步骤是直接在胫骨的髌腱止点近端,大约在髌腱止点上方 2 mm。
  - 此步骤通常使用一个 1/4 in 或 1/2 in 的骨刀,用 Army-Navy 拉钩向前拉开髌腱后直视下进行。
  - 最好由内向外将内侧截骨的近端与斜形向后的外侧截骨处相贯穿,以便将截骨块自由地向前内侧移位。
  - 通过青枝骨折将截骨块向前内移位,其远端部分的厚度不超过 1~2 mm。
  - 截骨块可以移动 1 cm 或稍多一些,必要时还可以进行更多的前移或内移。
  - 截骨的倾斜程度取决于术者想要前移和内移的程度(技术图 3C、D)。
  - 当有较大的伸膝装置对线需要时,切割可以稍平一些,这样可以获得较多的内移。
  - 当急需对损坏或疼痛的髌骨远端减负时,切割要更斜(陡),允许更多的前移。
  - 因此,要针对患者不同需要进行个体化截骨。

移位完成

- 通过两枚骨皮质拉力螺钉牢固固定截骨块。
  - 必须小心地定位螺钉,确保它们在骨皮质内,而且两侧都有好的骨皮质支撑。
  - 如果仔细地进行最近端的截骨,将会形成骨性平台供截骨块放置,除了螺钉提供的稳定性之外,这将进一步增加截骨的稳定性。
- 根据需要进行外侧松解游离髌骨,对于有髌腱后挛缩的患者,也要进行髌腱松解以游离伸膝装置。该方法的一个最大优势在于松解和分离脂肪垫和髌后疤痕。
- 胫骨结节移位后,需要仔细止血,缝合皮下或皮肤。为了使截骨处皮肤对合更好,笔者推荐普通缝皮或钉皮机而不是皮内缝合。

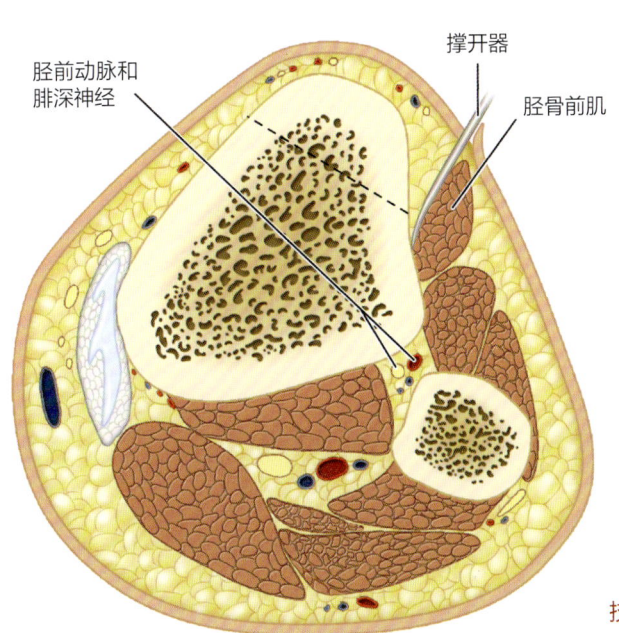

技术图 2　牵开胫前肌全面观察胫骨近端外侧面。

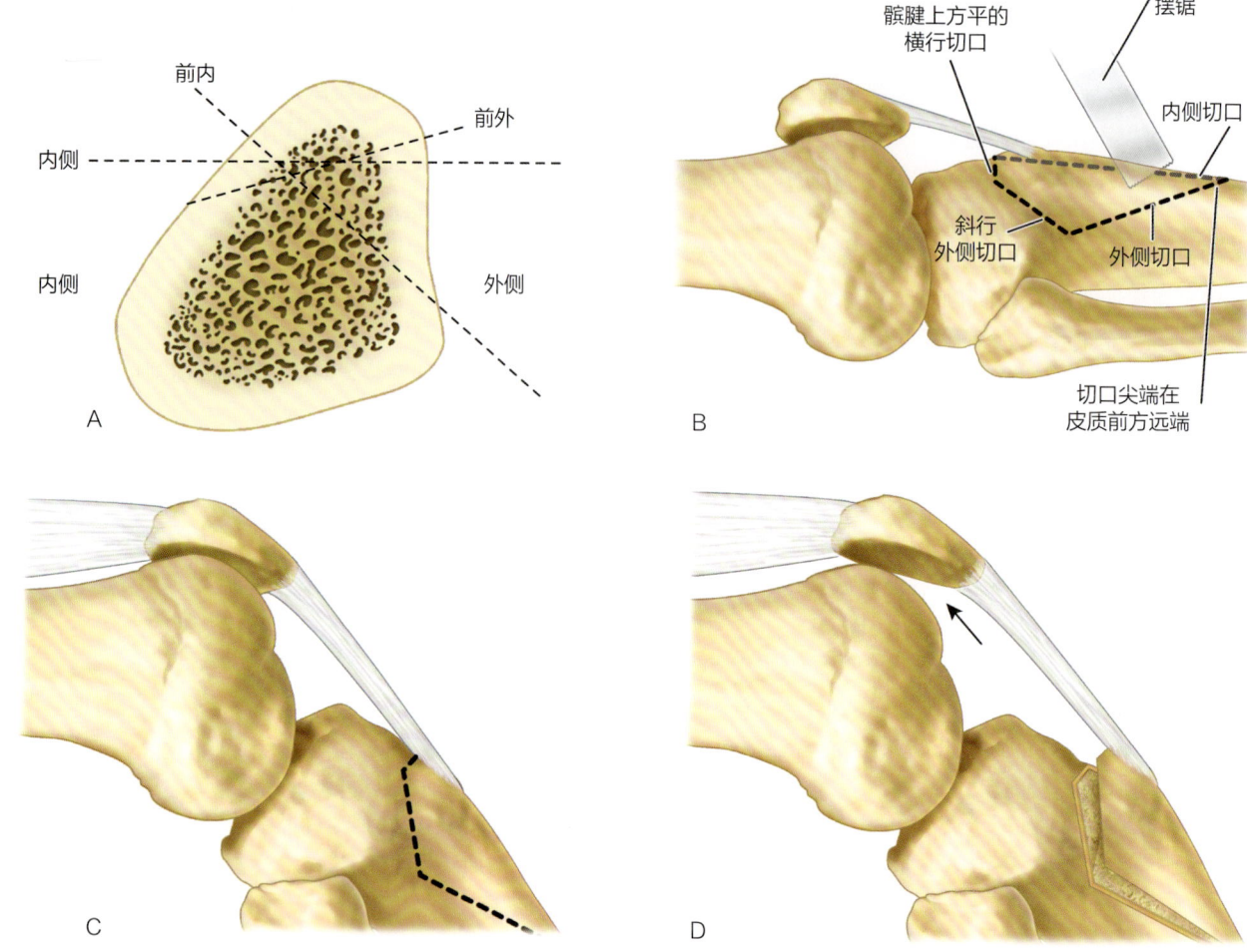

技术图3 A. 胫骨结节移位的不同切割平面。B. 胫骨结节前移,自内向外斜行切割,至远端皮质时逐渐变细。胫骨结节截骨移位后(C),同时获得胫骨结节前方和内侧移位(D)。

胫骨结节前外侧移位

- 极少数以前有胫骨结节过度内移的患者,需要进行一个轻度由外向内倾斜的、深达以前截骨部位的截骨,将胫骨结节向前外移位。
- 固定和康复过程与胫骨结节前内移位相同。

要点与失误防范

避免并发症	• 患者应该挂拐至少6周,因为过度负重会有骨折的风险 • 术前要戒烟并且起码坚持2个月,因为吸烟对骨折愈合有不良影响 • 手术必须精确、固定牢靠 • 患者应该在术后尽快开始关节活动度操练以避免僵直 • 所有患者术后应接受抗凝治疗,手术时预防性使用抗生素 • 仔细止血,根据需要使用适当的引流,预防血肿

术后处理

- 胫骨结节移位术后立即进行关节活动度操练非常重要。
  - 如果稳定性可靠,患者立刻开始关节活动度训练。
  - 如果进行了近端重建,由于担心近端的修补受到牵拉,可以从每日单循环屈曲活动开始训练。
  - 此类病例,短期伸直位制动有利于软组织愈合,但是术后10~12天后每天进行一次单循环屈膝训练,对于确保后期全范围关节活动度训练和最终最大程度的关节活动度非常重要。
- 患者持续拄拐6~8周,6周后在可耐受范围内负重。
- 最初6周,笔者推荐术侧行趾触或轻度负重。
- 笔者建议对大多数患者使用阿司匹林抗凝治疗4~6周。
- 大多数患者手术当天回家,根据需要在1~3天后复查,之后在10~12天后拆线和摄片。
- 手术切口使用无菌创口贴4~6周,避免伤口裂开。

并发症

- 胫骨结节移位术后应关注的并发症包括胫骨骨折[22]、僵直、血栓性静脉炎、骨不连、感染和血肿。
- 小心操作可避免此类并发症。
- 严重肥胖会增加并发症的风险。

预后

- Buuck和Fulkerson[2]回顾了胫骨结节前内移位患者术后4~12年的随访结果,显示长期保持良好疗效。
- 随访研究始终显示85%~90%的患者有满意的疗效。Pidoriano等[17]证明疗效与关节损伤的部位密切相关,髌骨外侧和远端损伤的患者比近端(仪表盘损伤)或内侧(脱位后)损伤患者更易得到缓解。

(向富州 译,孙奔奔 何耀华 审校)

参考文献

[1] Amis AA, Firer P, Mountney J, et al. Anatomy and biomechanics of the medial patellofemoral ligament. Knee 2003;10:215-220.

[2] Buuck DA, Fulkerson JP. Anteromedialization of the tibial tubercle: a 4- to 12- year follow-up. Oper Tech Sports Med 2000; 8:131-137.

[3] Cox JS. Evaluation of the Roux-Elmslie-Trillat procedure for knee extensor realignment. Am J Sports Med 1982;10:303-310.

[4] Dejour H, Walch G, Nove-Josserand L, et al. Factors of patellar instability: an anatomic radiographic study. Knee Surg Sports Traumatol Arthrosc 1994;2:19-26.

[5] Dye SF, Chew MH. The use of scintigraphy to detect increased osseous metabolic activity about the knee. J Bone Joint Surg Am 1993;75A:1388-1406.

[6] Farr J, Schepsis A, Cole B, et al. Anteromedialization: review and technique. J Knee Surg 2007;20(2):120-128.

[7] Ficat P. The syndrome of lateral hyperpressure of the patella [in French]. Acta Orthopaedica Belgica 1978;44(1):65-76.

[8] Fulkerson JP. Anteromedialization of the tibial tuberosity for patellofemoral malalignment. Clin Orthop Rel Res 1983;177:176-181.

[9] Fulkerson JP. Anterolateralization of the tibial tubercle. Tech Orthop 1997;12:165-169.

[10] Fulkerson JP. A clinical test for medial patella tracking. Tech Orthop 1997;12:144.

[11] Fulkerson JP. Disorders of the Patellofemoral Joint. Philadelphia: Lippincott Williams & Wilkins, 2005.

[12] Fulkerson JP, Becker GJ, Meaney JA, et al. Anteromedial tibial tubercle transfer without bone graft. Am J Sports Med 1990;18:490-497.

[13] Fulkerson JP, Tennant R, Jaivin JS, et al. Histologic evidence of retinacular nerve injury associated with patellofemoral malalignment. Clin Orthop Rel Res 1985;197:196-205.

[14] Hallisey MJ, Doherty N, Bennett WF, et al. Anatomy of the junction of the vastus lateralis tendon and the patella. J Bone Joint Surg Am 1987;69A:545-549.

[15] Merchant AC, Mercer RL, Jacobsen RH, et al. Radiographic analysis of patellofemoral congruence. J Bone Joint Surg Am 1974;56A:1391-1396.

[16] Murray TF, Dupont JY, Fulkerson JP. Axial and lateral radiographs in evaluating patellofemoral malalignment. Am J Sports Med 1999;27:580-584.

[17] Pidoriano AJ, Weinstein RN, Buuck DA, et al. Correlation of patellar articular lesions and results from anteromedial tibial tubercle transfer. Am J Sports Med 1997;25:533-537.

[18] Post WR. Clinical evaluation of patients with patellofemoral disorders [current concepts]. Arthroscopy 1999;15:841-851.

[19] Saleh KJ, Arendt EA, Eldridge J, et al. Operative treatment of patellofemoral arthritis. J Bone Joint Surg Am 2005;87A:659-671.

[20] Schepsis AA, DeSimone AA, Leach RE. Anterior tibial tubercle transposition for patellofemoral arthrosis: a long-term study. Am J Knee Surg 1994;7:13-20.

[21] Schutzer SF, Ramsby GR, Fulkerson JP. Computed tomographic classification of patellofemoral pain patients. Orthop Clin North Am 1986;17:235-248.

[22] Stetson WB, Friedman MJ, Fulkerson JP, et al. Fracture of the proximal tibia with immediate weightbearing after a Fulkerson osteotomy. Am J Sports Med 1997;25:570-574.

第43章 膝外侧松解
Knee Lateral Release

Andrea M. Spiker, Carl H. Wierks, and Andrew J. Cosgarea

定义

- 髌股关节痛是活跃的运动员与成人常见的症状。
- 髌股关节痛的诊断缺乏特异性,可以由于创伤、不稳、过度使用引起,也可能由于解剖异常如双髌骨、轨迹不良或者力线异常引起。也可因外侧支持带过紧,使髌骨与外侧股骨滑车压力过大而导致。
- 髌骨在股骨滑车上轨迹运行过程中,起着增强膝关节伸肌机制的作用。髌骨被固定的骨组织、静息状态的软组织和运动状态的肌肉组织稳定于股骨沟内[18]。
- 外侧支持带和髌股韧带组成髌骨外侧固有软组织稳定装置。如果这些结构过紧,髌骨将在膝关节屈曲中过度受压于髌骨,产生疼痛[18]。
- 这种髌骨和外侧股骨滑车间的过度压力现象被描述为外侧高压综合征(ELPS)[10]、髌骨压迫综合征[18]和髌股压迫征[25]。
- 本章描述了导致髌股关节疼痛、外侧支持带过紧及髌骨外侧倾斜的ELPS患者的手术治疗方案:膝关节外侧支持带松解术。这个手术适用于保守治疗无效的ELPS患者。
- 外侧支持带松解也被用于治疗其他髌股关节疾病,并取得了一定的成效,包括髌骨软化、髌骨力线不正和髌骨不稳定[2,4,8,15,20-22,29]。在本章中,我们将重点讨论ELPS,这是最为广泛接受的膝关节外侧支持带松解的适应证。

解剖

- 髌骨是一种籽骨,当伸膝时起到支点作用,并为伸膝机制提供光滑的表面,同时保护膝前部[7]。
- 髌骨还可以集中股四头肌的会聚力。
- 人体最厚的关节软骨位于髌股关节。
- 髌股关节的压力在上下楼梯时达到人体体重的3倍,而在进行诸如跳跃运动时可达到人体体重的20倍[1]。
- 当膝关节从完全伸直位开始屈曲时,大约屈曲至20°位时髌骨进入股骨滑车。
- 在伸膝时,内侧髌股韧带是过度外侧移位主要限制装置。当膝关节屈曲超过20°时,外侧滑车嵴成为主要约束装置。
- 紧张的外侧支持带和髌股韧带可能会造成髌骨过度收缩和外侧高压综合征,导致ELPS患者出现膝关节疼痛症状。

发病机制

- 过度紧张的外侧支持带可以在膝关节屈曲时将髌骨系在股骨滑车外侧,此时患者可能会有压迫感、研磨感或者疼痛症状。持续过大压力可导致髌股关节外侧软骨退变。
- 某些情况下,如股内侧肌斜束薄弱、对线不良(异常Q角、胫骨结节外偏、外翻畸形、胫骨内旋、股骨前倾)会诱发轨迹外偏。
- 直接创伤(如仪表盘损伤、髌骨脱位)也会导致外侧髌股关节软骨的退变。

自然史

- 迄今外侧高压综合征缺乏好的长期随访研究报道。
- 众所周知,关节软骨破坏导致进行性退变。

病史和体格检查

- 尽管部分患者既往有创伤史,患者代表性主诉往往是与运动相关的隐匿性膝前痛。
- 疼痛的特点是在久坐、爬楼及活动量加大后加重。
- 不稳的症状和临床所见不会出现在外侧高压综合征中。
- 彻底的体格检查包括以下内容:
  - 检查肿胀。肿胀提示创伤和关节面退变。
  - 观察髌骨轨迹。如果髌骨在伸膝位时处于外偏状态,在屈膝过程中滑入滑车时突然向内侧滑动即为J征阳性,提示髌骨轨迹不良。
  - 髌骨倾斜试验。检查者尝试掀起髌骨外侧缘,如果外侧面无法倾斜至0,提示外侧支持带过度紧张。
  - 髌骨活动度试验。髌骨向外侧滑动达到二至三象限为正常。过度外侧移位提示内侧支持带和内侧髌股韧带功能不全。应该与正常侧肢体进行比较。
  - 髌骨恐惧试验。在施行髌骨滑移试验中,检查者外推髌骨，如果患者感觉恐惧，说明他（她）感觉到髌骨不稳定。
- 股四头肌检查。股四头肌紧张常伴有髌股关节疼痛。股四头肌无力，尤其是涉及股内侧肌，表明容易发生不稳定。
- 髌骨研磨试验。当膝关节完全伸直时，检查者将髌骨推向股骨滑车，并施加压力，疼痛即提示髌骨关节炎，不过在正常软骨面上可能也会出现。
- 观察Q角是否加大。Q角由患者仰卧位测量，由髂前上棘至髌骨中心的直线与髌骨中心至胫骨结节的直线构成。角度大于15°~20°为异常，容易发生外侧髌骨半脱位。

影像学和其他诊断性检查

- 膝关节X线片检查包括正位、隧道位、轴位（日出位）和屈膝30°侧位。如果怀疑关节炎，还要观察屈膝45°正位。
- 外侧半脱位可以通过轴位X线片测量。如果从髌骨顶点到滑车沟中心的连线在滑车沟角等分线的外侧，则提示髌骨外侧半脱位（图1A）。CT扫描是评估髌骨倾斜的最佳影像学方法。利用轴位像，沿着平行于股骨后髁的连线画一条线。然后将这条线与沿髌骨外侧面画的线进行比较。如果这些线向外侧汇聚，那么就认为髌骨有过度的向外倾斜（图1B）。
- CT扫描还可用于测量胫骨结节-滑车沟（TT-TG）间距。
- MRI有助于评估关节软骨的完整性，也可以显示相应的半月板和韧带的病变（图1C）。

鉴别诊断

- 髌股关节痛（没有外侧高压综合征）。
- 髌骨不稳定。
- 外侧半月板损伤。
- 髌骨骨折。
- 髂胫束综合征。
- 髌前滑囊炎。
- 神经瘤。
- 髌骨或滑车剥脱性骨软骨炎。
- 二分髌骨。
- 髌股关节炎。
- 髌骨内侧滑膜皱襞[6]。

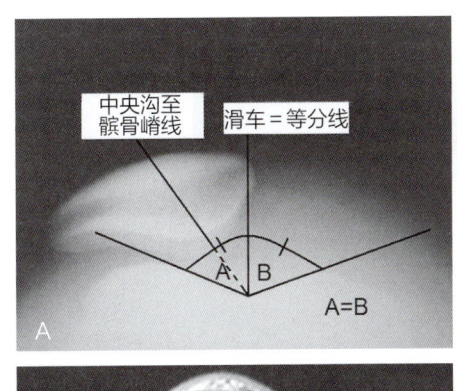

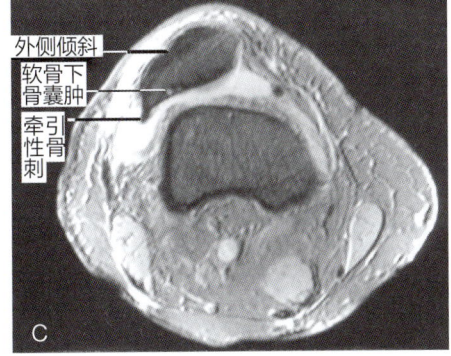

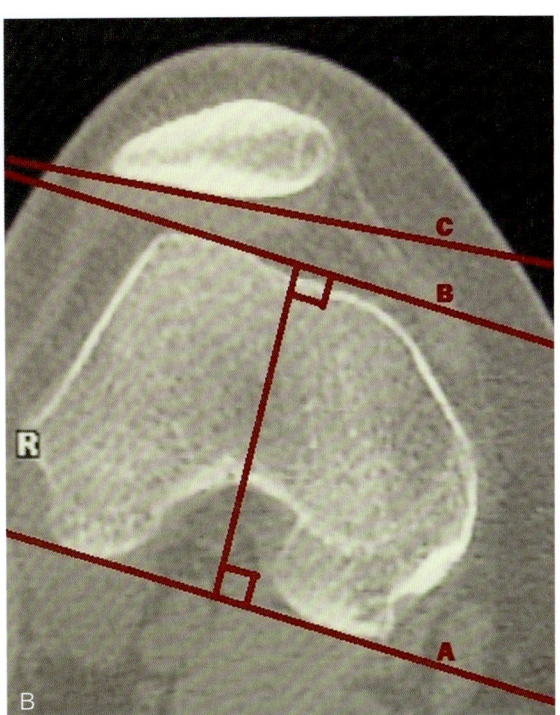

图1　A. 右膝轴位X线片显示测量髌骨外侧半脱位，因为髌骨顶点到股骨滑车沟连线位于滑车沟角等分线的外侧。B. 右膝轴位CT图像示范如何测量髌骨倾斜。线（A）为股骨后髁连线，线（B）从滑车外侧边缘画出的平行线。第三条线（C）沿着髌骨外表面。假如线B和C于外侧汇聚则在影像学上提示外侧支持带过紧。C. 一例外侧高压综合征患者的右膝轴位磁共振扫描，说明与软骨损伤相关的变化。

非手术治疗

- 主要治疗是非手术治疗,多数患者通过股四头肌牵张、强化训练及物理治疗可以明显改善髌股关节疼痛[12,16]。
- 口服镇痛药可在有限时期内起效。
- 对于伴随软骨退变或关节炎的患者皮质类固醇注射或黏弹性补充药物会有帮助。

手术治疗

- 外侧支持带松解术的指征是:对于症状性髌股关节痛、外侧支持带过度紧张、外侧倾斜的患者进行了充分的康复治疗仍无效[8]。在考虑手术治疗之前,应该首先尝试物理治疗而且效果不佳[27]。
- 单独的外侧松解术通常不是外向髌骨不稳的成功治疗方法,对于有些患者会导致医源性内侧不稳。在施行胫骨结节截骨的患者中,增加外侧支持带松解术可以提高整体疗效[9]。成功的外侧支持带松解术可以通过关节镜或开放手术完成。

术前计划

- 膝关节活动度、支持带紧张度、韧带松弛度需要在患者麻醉状态下进行。
- 要特别重视膝关节进行全范围活动时髌骨轨迹,以及髌骨是否移位。
- 有症状侧膝关节需要与对侧比较。

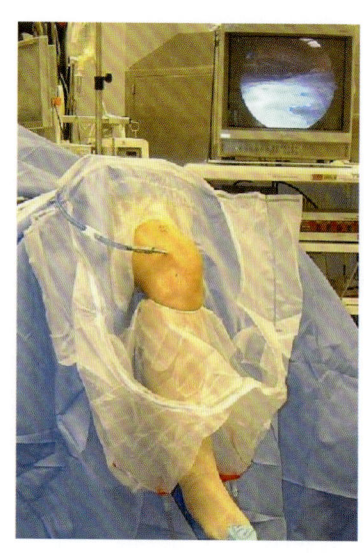

图2 患者取标准膝关节镜体位,使用下肢固定架和外上入路。

体位

- 患者仰卧位,术侧下肢按照术者进行标准膝关节镜手术时偏爱的方式固定(图2)。
- 大腿上止血带。

入路

- 在关节镜下外侧松解之前,在髌骨上极近端股外侧肌斜束外侧建立外上灌注入路。使用标准内下和外下入路。

关节镜下外侧松解术

- 自前外入路进30°关节镜行诊断性检查。
- 全面检查膝关节,排除伴随关节内病变。
- 将关节镜经髁间窝插入并检查后内和后外侧室。
- 明确半月板损伤、关节软骨缺损和游离体,如果有指征则进行相应手术。
- 在膝关节全活动范围中观察髌骨轨迹。
- 诊断性关节镜完成后,假如术者决定使用止血带,可以使用Esmarch绷带驱血。
- 内下入路进关节镜,外下入路进钩形电刀。也可以使用其他技术比如钬:YAG激光或钩刀。
- 在关节镜监视下,自灌注通道远端开始松解(技术图1A)。
- 一旦切除滑膜后,即可显露下方支持带。
- 支持带有特殊的硬度,通过多途径使用电刀切断外侧支持带(技术图1B)。
- 松解延伸至外下入路。
- 注意避免切断股外侧肌或肌腱(技术图1C)。
- 如果发现膝上外侧血管(技术图1D),予以电凝。在这个步骤中,使用电灼装置的一个优点是能够在遇到以上血管时立即凝固它们。
- 松解完成后观察髌骨倾斜情况,术者能够在伸膝位将髌骨外侧倾斜约30°。
- 防止过度的外侧松解以避免髌骨内向不稳定。
- 假如使用了止血带,当松解完成后,逐渐放松止血带直视下观察有无过多出血。
- 缝合切口,无菌敷料覆盖,使用冷敷装置。

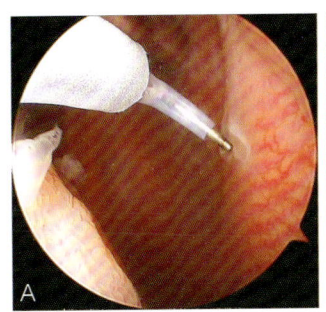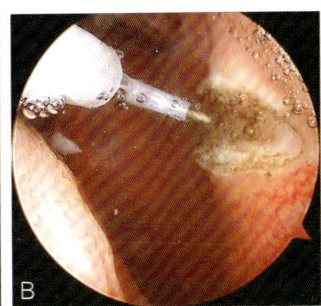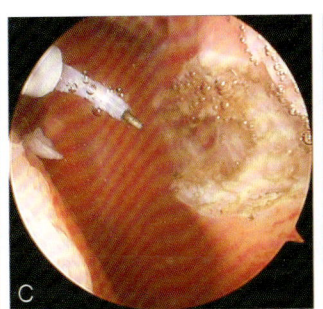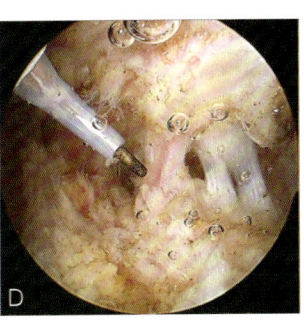

技术图1　A. 外侧支持带松解起点在外上灌注入路远端。B. 先切开滑膜，露出支持带。C. 用电灼法多点松解支持带。D. 图示膝上外侧动脉。

开放松解外侧支持带

- 在髌骨外侧做一个长约3 cm的皮肤切口。
- 在髌外侧缘外侧约2 cm处，沿着皮肤切口方向切开支持带。
- 膝上外侧动脉应予以确认并电凝。
- 当髌骨从髁上轴线向外侧抬起到适当的角度时，近端和远端切开范围就足够了[26]。
- 应避免过度松解以减少医源性内侧不稳定的风险，这也是一些外科医师建议进行外侧支持带延长的原因。

外侧支持带延长

- 经髌骨外侧皮肤行纵行切口，将外侧支持带浅层于髌骨外侧缘外侧约1 cm处沿皮肤切口切开（技术图2A）。与关节囊紧密接触的支持带深层纤维未被切断。
- 在该平面外侧约2 cm处分离并形成一个支持带皮瓣。
- 然后，在关节囊表面将支持带的深层纤维切开，留下完整的关节囊薄层（技术图2B）。
- 该深部切口继续向近端和远端切开，直至髌骨能够充分外翻。
- 膝上外侧动脉应予以确认并电凝。
- 外侧支持带深层和浅层的游离缘在屈膝位进行缝合（技术图2C）。

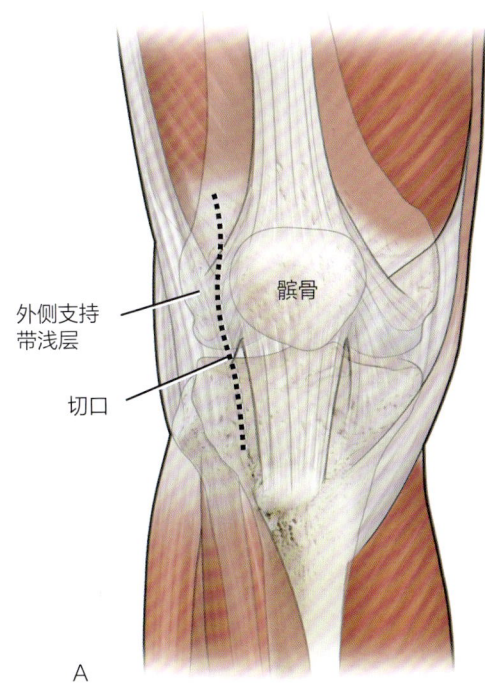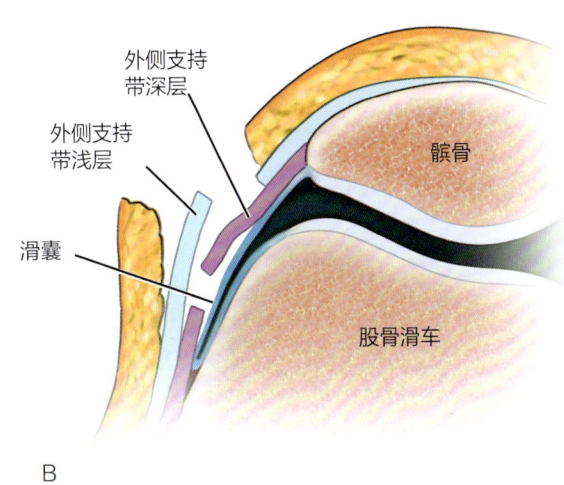

技术图2　A. 通过髌旁外侧切口进行开放的支持带延长。B. 浅层外侧支持带在髌骨外侧纵行切开，而深层外侧支持带和关节囊在第一个切口外侧约2 cm处切开。

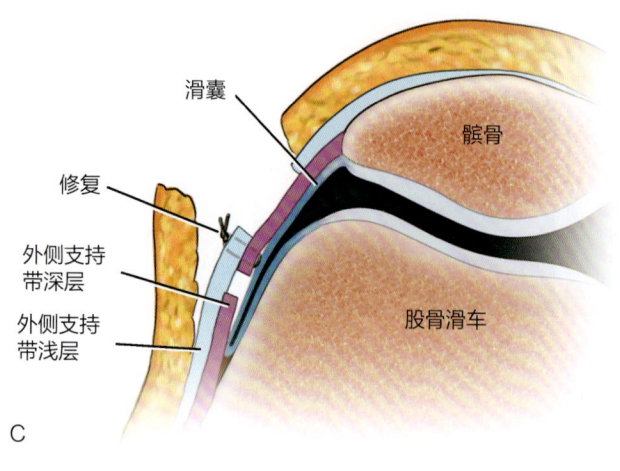

技术图2（续） C. 深层支持带/关节囊的游离缘与浅层支持带的游离缘缝合在一起，以达到延长的效果。

要点与失误防范

适应证	• 单独外侧松解适应证是继发于软组织紧张引起的外侧髌股关节的髌后痛,但仅针对保守治疗无效的患者。如果髌骨不稳是首要问题,则不适合进行单独的外侧支持带松解[11,30]
不稳	• 松解过程中注意不要切断股外侧肌斜束的肌肉和肌腱,因为这会诱发内侧不稳
关节血肿	• 外侧松解时有膝上外动脉损伤风险(技术图1D)。假如在镜下松解应用了止血带,在关闭切口前逐渐放松止血带以观察是否有大量出血。使用冷敷装置和加压包扎可以减少关节血肿的风险。镜下或开放术后是否使用引流可以根据每个病例的具体情况决定
松解长度标志	• 外上灌注入路是松解时很好的最近端起点标记,松解要向远端延伸至外下入路

术后处理

- 加压包扎和冷敷装置用以减少关节血肿的风险。
- 患者允许在耐受范围内进行渐进性负重活动,当可以安全走动时弃拐。
- 患者术后1周观察膝关节活动度和股四头肌功能,切口拆线。
- 增强股四头肌和腘绳肌肌力的康复训练时间与预后直接相关[23]。

预后

- 关节镜和开放手术有相似的成功率[7,18,20,24,27]。
- 成功率在70%～93%[19,20,24,27]。
- 关节镜下松解术与开放技术相比,术后切口疼痛感更轻而且更美观。
- 一项研究发现,与开放外侧松解手术相比,外侧延长术临床效果更好,内侧不稳定更少,而且术后2年股四头肌萎缩更少[26]。
- 一个回顾性随机研究[24]发现93%的患者恢复到症状产生前运动水平,虽然40%患者有股四头肌肌力下降,但是几乎所有病例肌力下降在健侧10%以内。
- 外侧松解单独用于不稳时其成功率较低[3,8,16]。

并发症

- 开放与关节镜技术相比,术后并发症(关节积血、感染、需要再次手术)无显著性差异[19],其中关节积血是最常见的并发症,其次是感染[13,17]。
- 过度松解导致内侧不稳的诊断难以确定。
- 如果在屈膝早期患者髌骨在内侧半脱位的位置,而后随着屈膝滑向外侧,患者会主诉感觉外侧不稳。
- 如果一名内侧不稳定的患者最初被误诊为外侧不稳定,采用内侧稳定方法进行手术治疗会使问题恶化[28]。
- 开放进行外侧闭合手术可用于治疗外侧支持带松解后引起的内侧髌骨不稳定[14]。
- 其他潜在并发症包括股四头肌无力或断裂、低位髌骨、热损伤/皮下灼伤和关节纤维化[17],反常增加的外侧髌骨不稳、膝前痛、反射性交感神经营养不良[14]、滑膜疝或 ELPS 复发[26]。

（朱斌 译,孙奔奔 何耀华 审校）

参考文献

[1] Aglietti P, Menchetti PPM. Biomechanics of the patellofemoral joint. In: Scuderi GR, ed. The Patella. New York: Springer-Verlag, 1995:25-48.

[2] Aglietti P, Pisaneschi A, Buzzi R, et al. Arthroscopic lateral release for patellar pain or instability. Arthroscopy 1989;5:176-183.

[3] Betz RR, Magill JT Ⅲ, Lonergan RP. The percutaneous lateral retinacular release. Am J Sports Med 1987;15:477-482.

[4] Bigos SJ, McBride GG. The isolated lateral retinacular release in the treatment of patellofemoral disorders. Clin Orthop Relat Res 1984;186:75-80.

[5] Calpur OU, Ozcan M, Gurbuz H, et al. Full arthroscopic lateral retinacular release with hook knife and quadriceps pressure-pull test: long-term follow-up. Knee Surg Sports Traumatol Arthrosc 2005;13:222-230.

[6] Calpur OU, Tan L, Gurbuz H, et al. Arthroscopic mediopatellar plicaectomy and lateral retinacular release in mechanical patellofemoral disorders. Knee Surg Sports Traumatol Arthrosc 2002;10:177-183.

[7] Ceder LC, Larson RL. Z-plasty lateral retinacular release for the treatment of patellar compression syndrome. Clin Orthop Relat Res 1979;144:110-113.

[8] Christensen F, Soballe K, Snerum L. Treatment of chondromalacia patellae by lateral retinacular release of the patella. Clin Orthop Relat Res 1988;(234):145-147.

[9] Christodoulou NA, Tsaknis RN, Sdrenias CV, et al. Improvement of proximal tibial osteotomy results by lateral retinacular release. Clin Orthop Relat Res 2005;441:340-345.

[10] Ficat P. The syndrome of lateral hyperpressure of the patella [in French]. Acta Orthop Belg 1978;44:65-76.

[11] Fithian DC, Paxton EW, Post WR, et al. Lateral retinacular release: a survey of the International Patellofemoral Study Group. Arthroscopy 2004;20:463-468.

[12] Fu FH, Maday MG. Arthroscopic lateral release and the lateral patellar compression syndrome. Orthop Clin North Am 1992;23:601-612.

[13] Fulkerson JP. Diagnosis and treatment of patients with patellofemoral pain. Am J Sports Med 2002;30:447-456.

[14] Heyworth BE, Carroll KM, Dawson CK, et al. Open lateral retinacular closure surgery for treatment of anterolateral knee pain and disability after arthroscopic lateral retinacular release. Am J Sports Med 2012;40:376-382.

[15] Jackson RW, Kunkel SS, Taylor GJ. Lateral retinacular release for patellofemoral pain in the older patient. Arthroscopy 1991;7:283-286.

[16] Kolowich PA, Paulos LE, Rosenberg TD, et al. Lateral release of the patella: indications and contraindications. Am J Sports Med 1990;18:359-365.

[17] Kunkle KL, Malek MM. Complications and pitfalls in lateral retinacular release. In: Malek MM, ed. Knee Surgery: Complications, Pitfalls and Salvage. New York: Springer-Verlag, 2001:161-170.

[18] Larson RL, Cabaud HE, Slocum DB, et al. The patellar compression syndrome: surgical treatment by lateral retinacular release. Clin Orthop Relat Res 1978;(134):158-167.

[19] Lattermann C, Drake GN, Spellman J, et al. Lateral retinacular release for anterior knee pain: a systematic review of the literature. J Knee Surg 2006;19:278-284.

[20] McGinty JB, McCarthy JC. Endoscopic lateral retinacular release: a preliminary report. Clin Orthop Relat Res 1981;(158):120-125.

[21] Merchant AC, Mercer RL. Lateral release of the patella. A preliminary report. Clin Orthop Relat Res 1974;(103):40-45.

[22] Metcalf RW. An arthroscopic method for lateral release of subluxating or dislocating patella. Clin Orthop Relat Res 1982;(167):9-18.

[23] Micheli LJ, Stanitski CL. Lateral patellar retinacular release. Am J Sports Med 1981;9:330-336.

[24] O'Neill DB. Open lateral retinacular lengthening compared with arthroscopic release. A prospective, randomized outcome study. J Bone Joint Surg Am 1997;79:1759-1769.

[25] O'Neill DB, Micheli LJ, Warner JP. Patellofemoral stress. A prospective analysis of exercise treatment in adolescents and adults. Am J Sports Med 1992;20:151-156.

[26] Pagenstert G, Wolf N, Bachmann M, et al. Open lateral patellar retinacular lengthening versus open retinacular release in lateral patellar hypercompression syndrome: a prospective double-blinded comparative study on complications and outcome. Arthroscopy 2012;28:788-797.

[27] Panni AS, Tartarone M, Patricola A, et al. Long-term results of lateral retinacular release. Arthroscopy 2005;21:526-531.

[28] Post WR. Anterior knee pain: diagnosis and treatment. J Am Acad Orthop Surg 2005;13:534-543.

[29] Schonholtz GJ, Zahn MG, Magee CM. Lateral retinacular release of the patella. Arthroscopy 1987;3:269-272.

[30] Shea KP, Fulkerson JP. Preoperative computed tomography scanning and arthroscopy in predicting outcome after lateral retinacular release. Arthroscopy 1992;8:327-334.

第44章 关节镜辅助或切开内固定治疗胫骨棘骨折

Arthroscopy-Assisted Management or Open Reduction and Internal Fixation of Tibial Spine Fractures

Itai Gans and Theodore J. Ganley

定义

- 胫骨棘骨折是前交叉韧带（ACL）附着于胫骨髁间隆起前内侧的骨性撕脱[26]。一些学者认为该损伤等同于ACL实质部损伤。
- 这种损伤最常见于年轻人，尤其是8～14岁生长板未闭的儿童，但也可能发生于成人。
- 胫骨棘骨折的发生率约为每年3例/10万儿童[21]。
- Meyers和McKeever[16]根据移位程度将胫骨棘骨折分为3种类型。后来，Zaricznyj[27]对这一分类进行了修改，使之包括第四种类型，特指粉碎性骨折（图1）：
  - Ⅰ型：骨折无移位，或骨折前缘轻度翘起。
  - Ⅱ型：骨折前缘部分移位，后缘呈铰链状的骨折（胫骨棘的1/3～1/2从骨床上抬起）。
  - Ⅲ型：骨折完全移位。
    - ⅢA型：无旋转移位。
    - ⅢB型：骨折块旋转，使骨折块的软骨面朝向骨床。
  - Ⅳ型：完全移位的粉碎性骨折。

解剖

- 胫骨隆起位于胫骨髁间区（图2）。
- 解剖上分为4个不同的区域：内、外侧三角形隆起（或胫骨内、外侧胫骨棘）和前、后隐窝。
  - 内、外侧半月板间韧带末端插入髁间隆起。
  - 内侧隆起为ACL的纤维提供附着点，内侧半月板的前附着点正好在ACL止点前方，外侧半月板的前附着点正好在ACL止点后方。
    - 半月板间韧带穿过内侧半月板和外侧半月板之间，刚好在胫骨棘前方，容易嵌入胫骨棘骨折内，从而阻碍复位[8]（图3）。
  - 隆起的外侧面没有任何结构附着。
  - 胫骨隆起也是后交叉韧带（PCL）的止点；PCL的纤维通常起源于髁间隆起的后部[16]。
- 在较小的儿童中，胫骨隆起的前半部分大多是软骨性的[16]。

发病机制

- 胫骨棘撕裂通常是创伤性的。这种损伤在儿童中更为常见，尤其是那些骨化不完全和生长板未闭的儿童。
- 通常的损伤机制是过伸性损伤，伴有或不伴有膝关节的被动外翻或外旋力。这些骨折也可能发生在膝关节屈曲时股骨远端受到直接打击。
- 这种损伤是由于施加在ACL上的拉力造成的。青少年的ACL比未成熟的、未完全骨化的且主要为软骨的骨软骨表面更能抵抗拉力；这常常导致ACL骨软骨连接部的撕脱。

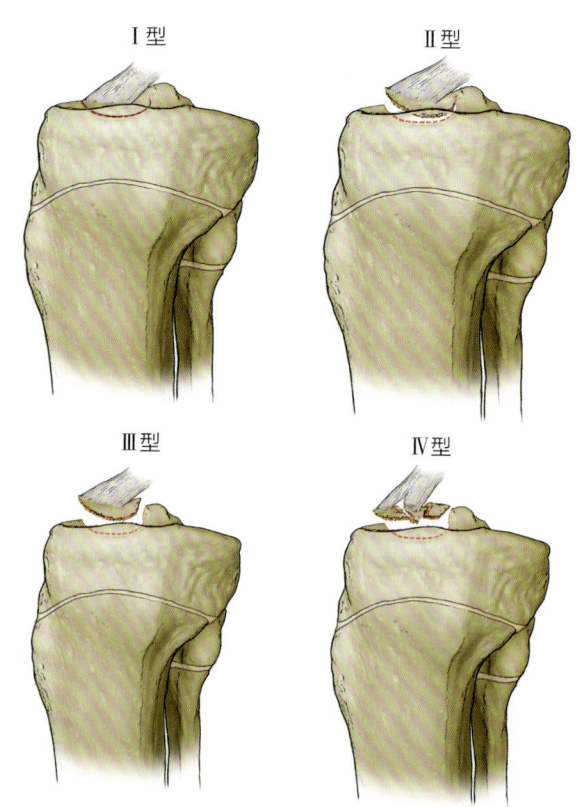

图1 Zaricznyj修改后的Meyers及McKeever的分类。Ⅰ型的骨折块移位最少。Ⅱ型骨折前段移位，后部铰链完整。Ⅲ型骨折块完全移位。Ⅳ型为完全移位的粉碎性骨折。

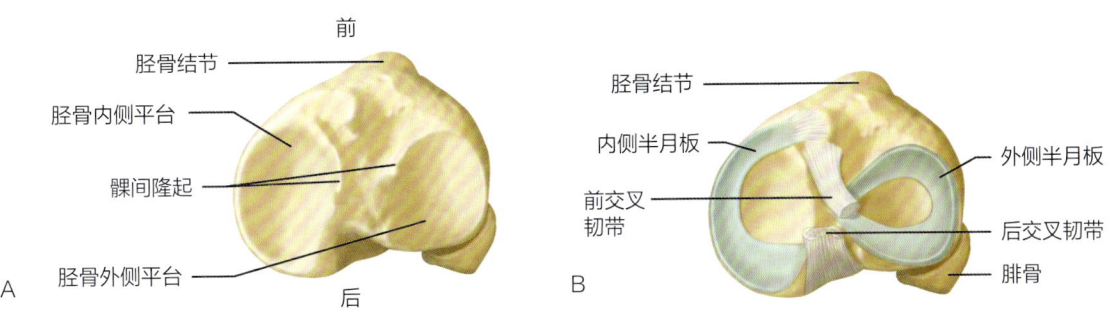

图2 胫骨平台横切面。A. 髁间隆起位于内侧髁和外侧髁之间。B. 内侧部分作为ACL的附着点。

- 在骨撕脱前,ACL可能发生原位拉伸损伤[18],尽管骨折块已充分复位,但可能导致临床上的松弛[10,22]。
- 损伤的发展也与不同的负荷机制有关。实验模型表明,快速的负荷导致ACL实质部撕裂,而渐进的负荷导致胫骨棘撕脱骨折[18,26]。
- 膝关节的固有解剖结构也牵涉其中。Kocher和他的同事们比较了25例膝关节骨骼未发育完全的胫骨棘骨折和25例年龄相似的膝关节骨骼发育不完全的ACL实质部撕裂患者,发现ACL中段撕裂患者的前开口宽度(髁间凹)更窄。

病史和体格检查

- 胫骨棘骨折通常由急性创伤事件引起。临床表现通常与损伤的严重程度一致。
- 通常,胫骨棘损伤患者会有外伤史或运动相关的损伤史;最常见的机制是从自行车上摔下。随着越来越多的儿童参加竞技体育运动,与运动相关的胫骨棘骨折的报道也越来越频繁。高速的创伤也可引起胫骨棘损伤。
- 患者通常会出现膝关节肿痛。肿胀多继发于膝关节内损伤引起的关节出血。
- 轻柔的触诊和检查膝关节。大多数患者由于关节内骨折引起的关节出血有一定程度的肿胀。其他的表面损伤与创伤事件的程度和性质有关。
- 膝关节经常会出现松弛,患者通常在负重时会出现患肢的不稳。
  - 值得注意的是,通常只有胫骨棘完全骨折(即Ⅲ型和Ⅳ型)的患者有前抽屉试验阳性或Lachman试验阳性。然而,由于受伤时ACL的拉伸,不完全骨折可能出现亚临床松弛。
  - 前抽屉试验阳性提示膝关节松弛。然而,在评估ACL损伤时,这种方法不如Lachman试验敏感。
  - Lachman试验阳性提示ACL复合体的损伤。此试验对ACL撕裂具有更高的敏感性和特异性。
  - 在ACL复合体存损伤的情况下,在轴移试验(通常在术中患者麻醉后进行)中,随着腿的抬起和内旋,股骨相对于胫骨后移。外翻力作用于腿部,膝关节轻微屈曲,导致轴移现象。完整的髂胫束在膝关节屈曲20°~30°时使股骨复位。
- 膝关节也应该仔细检查任何伴随的损伤,包括半月板和副韧带损伤。

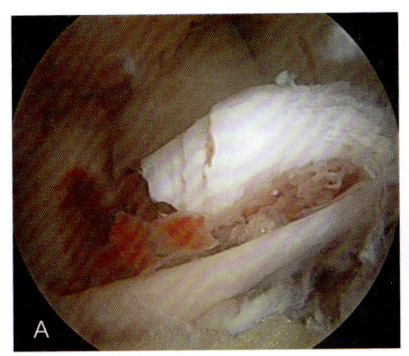
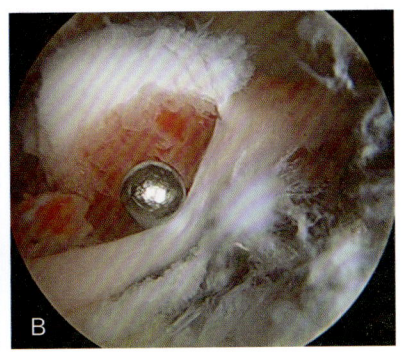

图3 膝关节镜视图。A. 一个完全移位的胫骨棘骨折,因半月板间韧带的插入而使骨折复位受到阻碍。B. 可用探针移开嵌入的半月板间韧带使胫骨棘骨折快恰当地复位。

影像学和其他诊断性检查

- 良好的影像学对胫骨棘骨折的评估和治疗至关重要，因为骨折类型的正确分类决定了治疗方法（参见非手术治疗部分）。
- 膝关节的标准前后位（AP）和侧位影像通常足以做出诊断。这些视角有助于确定骨损伤的程度。
  - 精确的侧位 X 线片是必要的，因为这是准确评估骨折分型和骨折块位置的最佳视角。
  - 在以软骨损伤为主的病变中，X 线片有时只看到一小块或一点点骨块，这可能意味着有撕脱的骨软骨碎片，从而低估了骨折块的真实大小（图4）。
- 对于有可疑的胫骨棘损伤，MRI 是一种很好的检查方法，特别是对发育未完全，胫骨棘主要是软骨的膝关节，并且它也可以减少儿童的辐射暴露。MRI 可帮助鉴别 ACL 实质部损伤和胫骨棘撕脱骨折，并可对骨折类型进行分类。MRI 还可以评估骨折移位，并帮助检测膝关节周围的伴随损伤[9]。
- CT 对老年人和严重创伤患者有帮助，在这些患者中，骨折可能是严重粉碎性的，而且常伴有半月板或侧副韧带损伤。

鉴别诊断

- ACL 撕裂。
- 骨软骨损伤或骨软骨骨折。
- 胫骨平台骨折。
- 膝关节的其他韧带或半月板损伤。

非手术治疗

- 非手术治疗适合无移位的 I 型骨折和可复位的 II 型骨折。
- II 型骨折可以通过抽出血肿并在关节间隙注射局麻药来复位。
  - 过伸膝关节复位骨折块。复位机制是通过股骨外侧髁的直接施压实现的。
    - 这种手法对于大到包含部分胫骨平台的损伤可能有效。
    - 对于小的或者有半月板韧带嵌入骨折块之间的损伤，这种手法可能无法实现足够的复位。
- 通过 X 线片评估复位情况，并固定膝关节。
- 可以使用铰链式膝关节支具或长腿石膏固定来维持复位。
  - 对于石膏的最佳放置位置一直存在争议。
  - 早期的学者推荐从 0°~40° 的不等的膝关节屈曲位置[3,5,17]。这种观点认为在屈曲位时 ACL 的相对放松。
  - 不建议过伸位固定，因为这会让患者感到不舒服，而且有使腘动脉紧张的风险，可能会导致筋膜室综合征。
  - 笔者建议使用铰链式膝关节支具完全伸直位固定 4~6 周。
- 复位后 1 周及 2 周应进行放射学检查。任何骨折复位的失败都是手术复位的指征。

手术治疗

- 胫骨棘骨折手术治疗的一般适应证包括：
  - II 型胫骨棘骨折闭合复位不充分。
  - 胫骨棘骨折完全移位（III 型、IV 型）。
    - 在以前，III 型和 IV 型胫骨棘骨折有时采用非手术治疗。然而，最近的一项系统性回顾研究显示，在没有手术治疗的 III 型和 IV 型胫骨棘骨折中，不愈合的发生率非常高，因此笔者建议对所有完全移位的胫骨棘骨折进行手术治疗[7]。

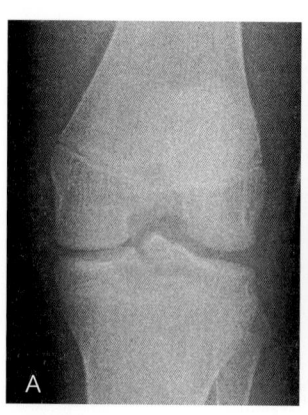
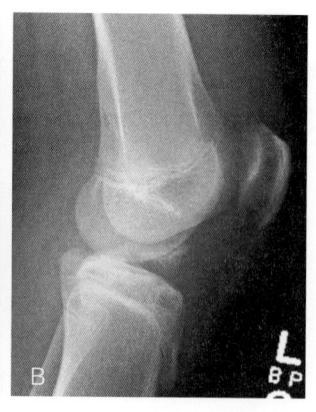

图4 移位胫骨棘骨折（III 型）的膝关节前后位（A）和侧位（B）X 线片。

术前计划

- 术前仔细的评估和准备是治疗成功的关键。
- 回顾所有术前获得的影像学资料。
  - 如果撕脱的碎片有较大的骨成分,X线平片通常足以决定治疗方案。
  - 对于以软骨为主的病变,可能需要MRI来确定病变的程度。在影像学研究中发现的任何其他病变也应予以处理。
- 在麻醉下进行全面的体格检查。
- 手术治疗的选择(切开复位或关节镜下复位)以及固定装置的选择在很大程度上取决于术者的偏好和经验以及病变的特点。现在大多数术者都赞成关节镜治疗。
  - 例如,骨块较大的损伤可以选择螺钉固定,而主要为软骨性损伤或骨块粉碎损伤则可通过缝线或缝合锚钉固定得到更好的治疗。
  - 具体采用哪种固定方式可根据情况术中决定。
  - 术者应能够掌握维持解剖稳定的关节镜或开放手术的固定技术。

体位

- 对于关节镜手术,体位在很大程度上取决于术者的偏好。有多种体位可以使用。
  - 腿可以放置在手术台上,膝关节跨越手术台的连接处。这使得手术台的尾端放下来的时候,膝关节可以屈曲90°,让膝关节悬在手术台下。这个姿势可以用腿托也可以不用腿托。

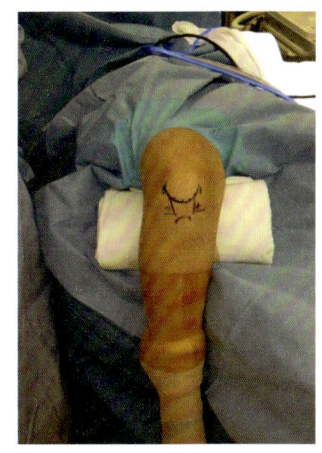

图5 膝关节在腿托上的摆位。

  - 也可以下肢平放在手术台上,髋部屈曲,使膝关节屈曲90°。根据需要可使膝关节与桌面成一定角度。膝关节下垫物使膝关节角度有助于内固定的安放(图5)。
- 对于切开复位技术,患者平躺在手术台上,大腿上放置止血带,膝关节以标准方式铺单。

入路

- 可以使用ACL重建的标准关节镜入路。笔者建议使用标准的前内侧和前外侧入路以或内侧和外侧髌旁入路(图6)。
- 对于切开复位内固定(ORIF),膝关节采用有限的髌旁入路。

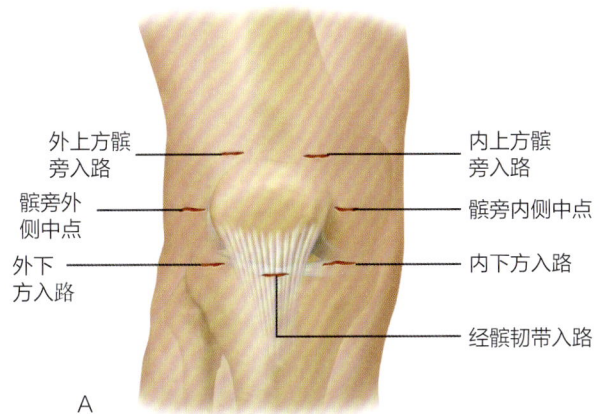
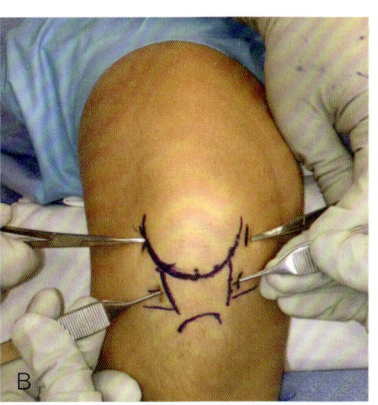

图6 A. ACL重建的标准入路与关节镜下治疗胫骨棘骨折的标准入路相同。B. 笔者建议使用标准的前内侧和前外侧入路(以镊子为标记)和内侧及外侧髌旁入口(以止血钳为标志)。

骨折复位

- 当膝关节充分暴露（关节镜下或切开），骨折块及任何伴随的损伤都可以发现。
- 在胫骨棘骨折的评估和治疗中，90°屈曲加上轻微的后拉力通常是暴露和复位骨块的最佳位置。
- 然而，每一个骨折都有自己的特点。术者应评估从70°～110°的各种屈伸角度，以及旋转和后牵拉应力下，使骨折复位的最佳位置。
- 一旦复位完成，由助手将腿保持在适当的位置，以便术者进行固定。

关节镜下胫骨棘修复

关节镜固定

- 前外侧入路做观察通道，内上侧入路做液体流出道，前内侧入路做操作通道。
- 将关节内血肿清除，以便直接检查和评估膝关节。为了达到充分的可见度，这可能需要1～2分钟的冲洗和清理。
- 识别任何伴随的损伤。
- 使用刨刀和刮匙清理骨折块的基底部，小心地去除骨折处血肿。
- 如前面"骨折复位"一节所述，尝试复位骨折块（技术图1）。
- 如果发现有任何组织阻碍复位，应小心地将其拉开并在必要时缝合或修补。
- 建议使用髌正中入路，因为这样可以方便地使用辅助工具。

螺钉固定

- 一旦骨折块完成解剖复位，经过髌正中入路用一根0.045 in的克氏针在最终螺钉要固定位置穿过骨折块固定（技术图2A、B）。
  - 在关节镜下检查克氏针的位置，以确保正确放置，避免穿过生长板。
- 根据骨折复位的稳定性以及是否用金属或可吸收螺钉固定，可以用第二根克氏针保持骨折块的位置，并防止螺钉放置过程中旋转。
- 选择合适尺寸和长度的螺钉。
  - 可选用金属或可吸收的螺钉进行固定（技术图2C）。
  - 金属螺钉采用3.5 mm或4.0 mm空心自攻螺钉。螺钉的尺寸在很大程度上取决于骨折块是否能容纳螺钉。
  - 对于可吸收螺钉（非空心），可经过克氏针使用空心钻和空心丝锥。用第二根克氏针维持固定后，将原来的克氏针取出，使非空心可吸收螺钉置于取出的克氏针的位置。
  - 根据骨折块的大小，可以用1或2根螺钉固定。
- 在保持复位的情况下，螺钉在关节镜监视下逐渐前进，确保不穿过生长板。
- 当达到足够的固定，可以移除克氏针。
- 在关节镜直视下逐渐屈伸膝关节以检测复位的稳定性。
- 闭合伤口前拍膝关节的标准前后位和侧位片检查螺钉的位置和复位情况（技术图2D、E）。
- 当看到复位满意后，移除器械，关闭关节镜入路。
- 术后将膝关节用铰链式膝关节支具固定在完全伸直位。

缝合固定

- 用两根1-0聚二噁酮（PDS）缝合线穿过ACL胫骨棘的附着点的底部（技术图3）。这通过髌正中入路很容易实现。
- 在胫骨结节内侧1～2 cm处切开，以便放置胫骨ACL定位导向器。
- 做两个平行的2 mm穿髌骨隧道。
- 每条隧道均可通过过线器，把缝合线的两个末端拉出。
- 把胫骨棘复位在胫骨骨床后，将缝合线末端系在胫骨前内侧的骨桥上。
  - 如果需要，可以使用可吸收压缩螺钉（前面讨论过）进行做临时固定，并使用缝合固定作为辅助固定。

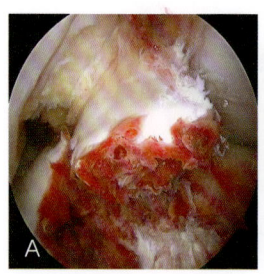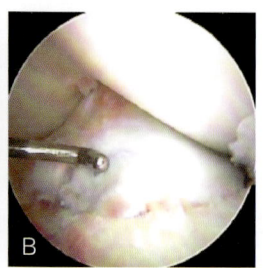

技术图1　A. Ⅲ型胫骨脊棘骨折的关节镜图像。B. 骨折块解剖复位的关节镜图像。

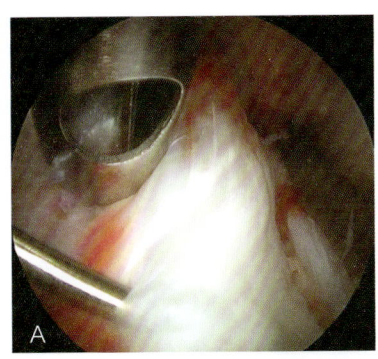
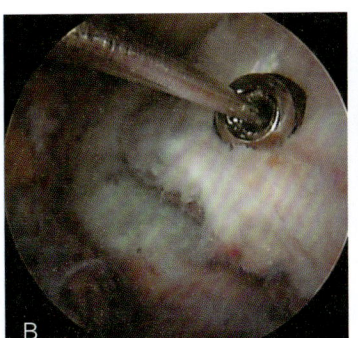
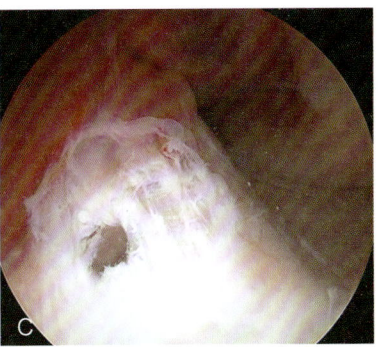
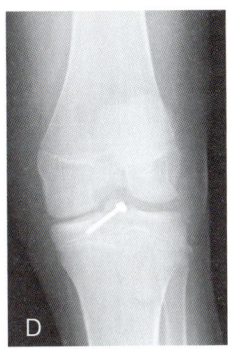
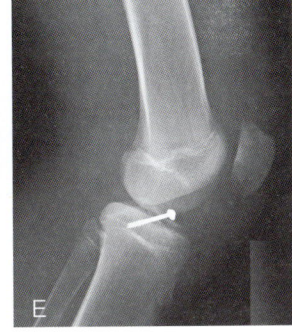

技术图2　关节镜下的螺钉固定。A. 用克氏针固定骨折块。B. 关节镜引导下置入一根空心金属螺钉。C. 一根在恰当位置的可吸收螺钉。由于可吸收螺钉不是典型的空心螺钉，放置它需要移除克氏针。用第二根克氏针在置入可吸收螺钉时保持复位。D、E. 前后位和侧位X线片显示用一根带垫圈的空心螺钉固定胫骨棘骨折。应注意避免使螺钉穿过骺板。

- 可吸收压缩螺钉的临时固定可防止骨折块在缝合固定期间移位。
- 一旦达到适当的复位，在关节镜直视下逐渐地屈伸膝关节，以检查复位的稳定性。
- 当复位满意后，移除器械，关闭关节镜入路。
- 术后将膝关节用铰链式膝关节支具固定在完全伸直位。

缝合锚钉（肩关节锚钉）固定

- 与前面描述的缝合方法相同，用两根1-0 PDS缝合线穿过ACL胫骨棘的附着点的底部。然后采用类似于肩关节盂唇修补的基本技术。
- 将缝线在ACL基底部像绑行李标签一样系牢（技术图4A），并穿过缝合锚钉。
- 将胫骨棘骨折复位，然后将锚钉固定在胫骨隆起前（技术图4B、C）。
  - 如果需要，可以使用可吸收压缩螺钉（前面讨论过）进行临时固定，并使用缝合固定作为辅助固定。可吸收压缩螺钉的临时固定可防止骨折块在缝合固定期间移位。这种方法最适用于Ⅳ型（粉碎性）骨折[6]。
- 一旦达到复位良好，在关节镜直视下逐渐地屈伸膝关节，以检查复位的稳定性。
- 当达复位满意后，移除器械，关闭关节镜入路。
- 术后，将膝关节用铰链式支具固定在完全伸膝位。

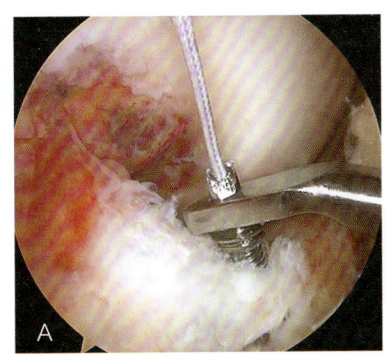
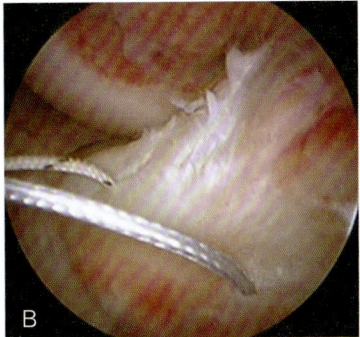
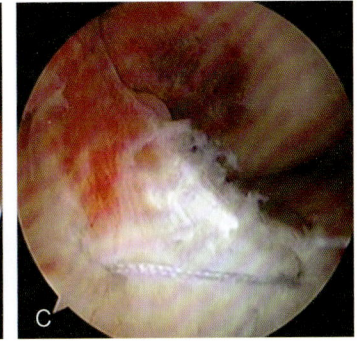

技术图3　关节镜缝线固定。A、B. 两根1-0 PDS缝线穿过ACL的底部。用过线器抓住缝线末端使其穿过经骨骺的隧道并在系在胫骨前内边缘。C. 胫骨棘骨折最后的缝线固定。

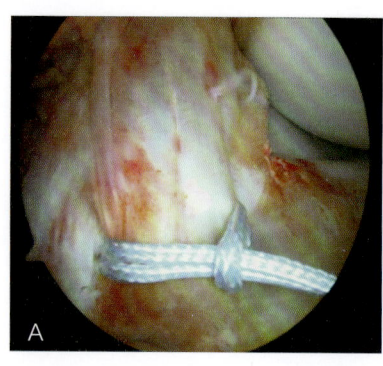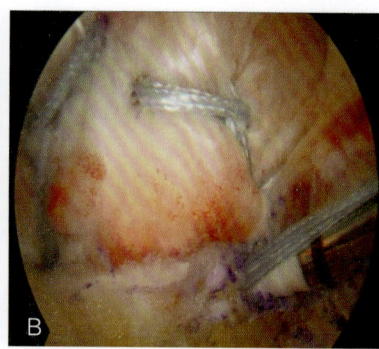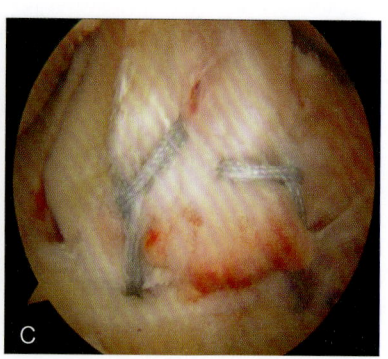

技术图4　关节镜下的缝合锚钉固定。A. 将两根缝线穿过ACL在胫骨隆起的附着点的底部并像绑行李标签一样系牢。B. 使缝线穿过缝合锚钉并固定在胫骨隆起前，略向从前向后倾斜。C. 胫骨棘骨折最后的缝合锚钉固定。

切开复位内固定

显露

- 手术以标准的髌旁内侧入路开始。皮肤切口可以是髌旁切口或中线切口。
- 髌旁内侧切口起于髌骨下极，沿髌腱内侧缘向下至胫骨结节。必要时可扩大切口（技术图5）。
- 在进行髌旁内侧皮肤切口时，应注意避免误切大隐神经髌下支；如果一个分支被切断，它应该被埋在脂肪中，以降低患神经瘤的风险。
- 皮肤切口向下延伸至筋膜。向两侧牵开皮肤和皮下组织。
- 沿髌骨支持带的内侧缘进行分离，确保至少保留一个2～3 mm的软组织袖，以便充分闭合，然后沿着髌腱的内侧缘向下分离。
- 向外侧牵开髌骨和髌腱，以便直接观察ACL和胫骨棘骨折。

骨折固定

- 一旦骨折复位完成，就可以用固定材料来固定骨折块，包括缝合线、螺钉、克氏针和缝合锚钉——与之前在关节镜手术中描述的一样。
- 骨折块固定完成后，屈伸膝关节，以检查复位的稳定性。
- 处理膝关节的其他伴随损伤。
- 在闭合伤口前要对膝关节进行大量的清洗，以清除膝关节内残留的杂物。
- 严密止血，逐层缝合。
- 术后将膝关节用铰链式膝关节支具固定在完全伸直位。

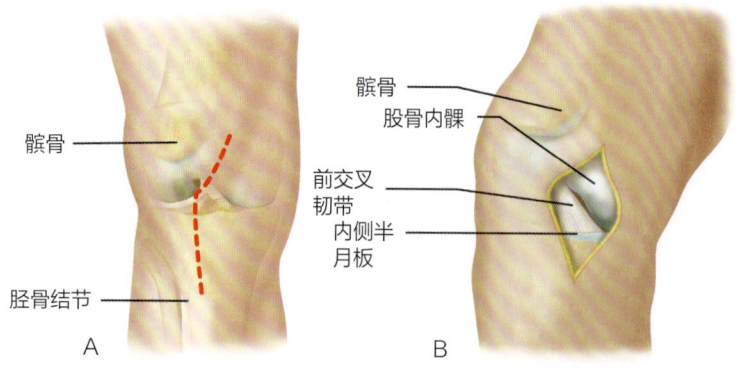

技术图5　A. 可通过中线直切口做膝关节髌旁内侧入路。B. 经膝关节做髌旁切口，从外侧显露髌骨。

要点与失误防范

诊断	• 由于治疗的基础是对骨折类型的准确分型,因此为了避免胫骨棘骨折的漏诊和错误分型,准确的侧位X线片是十分重要的。其损伤机制与ACL撕裂的损伤机制基本相同。尽管儿童患者比成人更常见,但胫骨棘骨折对两组均无特异性
适应证	• 治疗前要仔细评估损伤情况;任何伴随损伤,如半月板撕裂或侧副韧带损伤,都应仔细评估并纳入手术计划
手术准备	• 即使有合适的术前计划,术者也应该准备好使用各种固定方法和技术。这通常是由骨折块的大小和性质决定的。一个大的骨折块可能需要一个以上的螺钉;然而,较小的骨折块用缝合固定或缝合锚钉固定治疗效果可能会更好
骨折复位	• 复位困难常继发于软组织嵌入。应清理骨折床,任何嵌入的软组织都需要牵开或取出。半月板间韧带或内侧半月板的前角经常嵌入骨折内;进行前抽屉试验可以使嵌入的组织被释放。之后,骨折块可以被还原到骨折床上,并相应地进行固定
骨折固定	• 应仔细评估骨折块和小心的固定。应避免反复多次将内固定加紧,因为这可能导致骨折块粉碎 • 在骨骼发育不成熟的个体中,必须小心避免穿过骺板,尤其是使用螺钉固定时。当使用不透射线的植入物时,应使用关节镜引导,并在固定时识别和避开骺板 • 通过髌中入路可以轻松地放置螺钉、缝线和缝合锚钉
运动	• 早期治疗、可靠固定和术后早期活动可以帮助避免术后僵硬、关节纤维化和膝关节伸直功能受限等并发症[19]。根据固定的牢固性决定是否运动。如果需要长时间的固定,最好选择伸直固定,因为弯曲挛缩比僵硬更难治疗

术后处理

- 术后,如果骨折固定坚强的话,将膝关节在完全伸直位固定。如果骨折没有达到坚强固定的话,将膝关节屈曲5°~10°固定;应该避免过伸。笔者更倾向于用一个铰链膝关节支具固定在膝关节伸直位。
- 术后X线检验骨折复位情况。
- 术后1~2周,肿胀消退,如果骨折块固定良好,可开始早期活动。早期活动可降低关节纤维化和活动度减小的风险。
- 在一些严重的病例,固定可能不够牢固的情况下,应当在影像上确定骨折已充分愈合后,再进行屈伸活动练习;这通常要在术后4~6周。

预后

- 即使胫骨棘骨折解剖复位,膝关节也经常会有残余松弛,这是因为在胫骨棘骨折之前ACL已经被拉伸。在大多数情况下,膝关节残余松弛是亚临床性的。尽管在胫骨棘骨折的保守治疗和手术治疗都有可能存在残余松弛,只要保持骨折复位,就可以获得良好的功能恢复结果[2,14,24,25]。
- 切开复位或关节镜下复位后用缝线固定[1,4,14]、螺钉固定[10,20]或缝合锚钉固定[12,13,23]都有报道可以获得良好的疗效。
- Gans等人利用meta分析技术对儿童胫骨棘骨折复位和固定的方法进行了系统的回顾,并对结果和并发症进行分析。他们发现,完全移位(Ⅲ型和Ⅳ型)骨折的非手术治疗可导致更高的骨折不愈合率。切开手术与关节镜手术、螺钉与缝线固定的疗效无明显差异。

并发症

- 骨折不愈合。
- 畸形愈合。
- 关节纤维化。
- 残余松弛,尽管通常是亚临床的。
- 植入物相关并发症及下金属螺钉固定时的残留金属硬件。
- 生长干扰。
- 运动受限。

(朱斌 译,孙奔奔 何耀华 审校)

参考文献

[1] Ahn JH, Yoo JC. Clinical outcome of arthroscopic reduction and suture for displaced acute and chronic tibial spine fractures. Knee Surg Sports Traumatol Arthrosc 2005;13:116-121.

[2] Baxter MP, Wiley JJ. Fractures of the tibial spine in children. An evaluation of knee stability. J Bone Joint Surg Br 1988;70(2):228-230.

[3] Beaty JH, Kumar A. Fractures about the knee in children. J Bone Joint Surg Am 1994;76:1870-1880.

[4] Binnet MS, Gürkan I, Yilmaz C, et al. Arthroscopic fixation of intercondylar eminence fractures using a 4-portal technique. Arthroscopy 2001;17:450-460.

[5] Fyfe IS, Jackson JP. Tibial intercondylar fractures in children: a review of the classification and the treatment of malunion. Injury 1981;13:165-169.

[6] Gans I, Babatunde OM, Ganley TJ. Hybrid fixation of tibial eminence fractures in skeletally immature patients. Arthrosc Tech 2013;2(3):e237-e242.

[7] Gans I, Baldwin KD, Ganley TJ. Treatment and management outcomes of tibial eminence fractures in pediatric patients: a systematic review. Am J Sports Med 2013;4:1743-1750.

[8] Hunter RE, Willis JA. Arthroscopic fixation of avulsion fractures of the tibial eminence: technique and outcome. Arthroscopy 2004; 20:113-121.

[9] Ishibashi Y, Tsuda E, Sasaki T, et al. Magnetic resonance imaging aids in detecting concomitant injuries in patients with tibial spine fractures. Clin Orthop Relat Res 2005;(434):207-212.

[10] Kocher MS, Foreman ES, Micheli LJ. Laxity and functional outcome after arthroscopic reduction and internal fixation of displaced tibial spine fractures in children. Arthroscopy 2003;19: 1085-1090.

[11] Kocher MS, Mandiga R, Klingele K, et al. Anterior cruciate ligament injury versus tibial spine fracture in the skeletally immature knee: a comparison of skeletal maturation and notch width index. J Pediatr Orthop 2004;24:185-188.

[12] Louis ML, Guillaume JM, Launay F, et al. Surgical management of type II tibial intercondylar eminence fractures in children. J Pediatr Orthop B 2008;17(5):231-235.

[13] Lu XW, Hu XP, Jin C, et al. Reduction and fixation of the avulsion fracture of the tibial eminence using mini-open technique. Knee Surg Sports Traumatol Arthrosc 2010;18(11): 1476-1480.

[14] Mah JY, Adili A, Otsuka NY, et al. Follow-up study of arthroscopic reduction and fixation of type Ⅲ tibial-eminence fractures. J Pediatr Orthop 1998;18:475-477.

[15] McLennan JG. Lessons learned after second-look arthroscopy in type Ⅲ fractures of the tibial spine. J Pediatr Orthop 1995;15:59-62.

[16] Meyers MH, McKeever FM. Fracture of the intercondylar eminence of the tibia. J Bone Joint Surg Am 1959;41(2):209-222.

[17] Meyers MH, McKeever FM. Fracture of the intercondylar eminence of the tibia. J Bone Joint Surg Am 1970;52(8):1677-1684.

[18] Noyes FR, DeLucas JL, Torvik PJ. Biomechanics of anterior cruciate ligament failure: an analysis of strain-rate sensitivity and mechanisms of failure in primates. J Bone Joint Surg Am 1974; 56:236-253.

[19] Patel NM, Park MJ, Sampson NR, et al. Tibial eminence fractures in children: earlier posttreatment mobilization results in improved outcomes. J Pediatr Orthop 2012;32(2):139-144.

[20] Reynders P, Reynders K, Broos P. Pediatric and adolescent tibial eminence fractures: arthroscopic cannulated screw fixation. J Trauma 2002;53:49-54.

[21] Skak SV, Jensen TT, Poulsen TD, et al. Epidemiology of knee injuries in children. Acta Orthop Scand 1987;58:78-81.

[22] Tudisco C, Giovarruscio R, Febo A, et al. Intercondylar eminence avulsion fracture in children: long-term follow-up of 14 cases at the end of skeletal growth. J Pediatr Orthop B 2010;19(5):403-408.

[23] Vega JR, Irribarra LA, Baar AK, et al. Arthroscopic fixation of displaced tibial eminence fractures: a new growth plate-sparing method. Arthroscopy 2008;24(11):1239-1243.

[24] Wiley JJ, Baxter MP. Tibial spine fractures in children. Clin Orthop Relat Res 1990;(255):54-60.

[25] Willis RB, Blokker C, Stoll TM, et al. Long-term follow-up of anterior tibial eminence fractures. J Pediatr Orthop 1993;13:361-364.

[26] Woo SL, Hollis JM, Adams DJ, et al. Tensile properties of the human femur-anterior cruciate ligament-tibia complex: the effects of specimen age and orientation. Am J Sports Med 1991; 19:217-225.

[27] Zaricznyj B. Avulsion fracture of the tibial eminence treated by open reduction and pinning. J Bone Joint Surg Am 1997;59(8): 1111-1114.

第45章 骨骼未发育成熟的前交叉韧带重建
Anterior Cruciate Ligament Reconstruction in the Skeletally Immature Patient

J. Todd R. Lawrence, R. Jay Lee, and Mininder S. Kocher

定义

- 骨骼未发育成熟的患者有开放的生长板或骺板,因此仍有生长潜力。
- 在这一人群中,实质部分前交叉韧带(ACL)损伤曾被认为是罕见的,胫骨棘撕脱骨折被认为是儿童ACL损伤[14]。然而,在儿童和青少年中观察到ACL实质损伤的发生率越来越高,这也造成与成年患者类似的"ACL缺陷膝关节"。
- 在骨骼未发育成熟的患者中,ACL损伤通常导致膝关节不稳定,从而造成膝关节进一步损伤及加速关节退变的危险。
- 传统的外科重建技术可能会因为侵犯骨骺而导致潜在的医源性生长障碍的风险,因此必须特别注意这个患者群体[10]。
- 患者的生理年龄反映了剩余的生长潜力和膝关节大小,因此很大程度上影响了治疗方案。

解剖

- ACL起源于股骨外侧髁内侧后段的半圆形区域,斜行至胫骨平台前内侧至胫骨隆起(棘)处。
- ACL的主要作用是阻止胫骨相对于股骨的前移和旋转。
- 韧带由两个解剖学和生物力学上不同的束组成:前内侧束和后外侧束。
  - 前内侧束在方向上更偏前和垂直。它在很大程度上阻止前移,并在伸展的最后30°收紧。
  - 后外侧束在方向上更偏后和倾斜。它更加等长,在控制旋转中起着较大的作用。
- 并非所有骨骼未发育成熟的患者都是一样的。有些人还有很多生长潜能,而有些人基本上已经结束了生长。
- 下肢的纵向生长大部分源自股骨远端和胫骨近端。胫骨骺板距离胫骨棘近15~20 mm。股骨骺板距离ACL股骨附着点的最后方几毫米(图1)。

发病机制

- 骨骼未发育成熟患者ACL损伤的病因与成人相似。它通常是由于非接触损伤,包括剪切,旋转或急停损伤。
- 患者经常报告听到膝关节"砰"的一声后出现肿胀。据报道高达65%的ACL损伤的儿童患者会出现急性外伤性关节血肿[17]。
- 当胫骨在股骨上向前平移时,ACL缺陷膝关节在受伤时发生的"移位"会导致胫骨平台后部对股骨远端沟末端的撞击伤。在MRI上,这个部位的骨挫伤是ACL损伤的特征性表现(图2)。
- ACL损伤通常伴随着韧带、半月板和软骨损伤。
  - ACL损伤常伴有内侧副韧带损伤。
  - 后外侧角较少与ACL一同损伤,但如果后外侧角损伤没有得到很好的修复,它会是ACL重建失败的常见原因。
  - ACL急性撕裂常伴随外侧半月板撕裂。
  - 内侧半月板后角是前移的次要约束。在慢性ACL-缺陷膝关节中,内侧半月板后角在预防前移方面会发挥更大的作用,因而增加了受伤的风险。

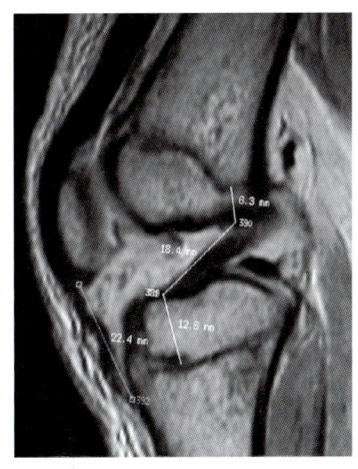

图1 矢状位MRI显示ACL与股骨远端和胫骨近端的关系(经允许来自Kocher MS, Garg S, Micheli LJ. Physeal sparing reconstruction of the anterior cruciate ligament in skeletally immature prepubescent children and adolescents. Surgical technique. J Bone Joint Surg Am 2006;88 [suppl, 1 pt 2]:283-293)。

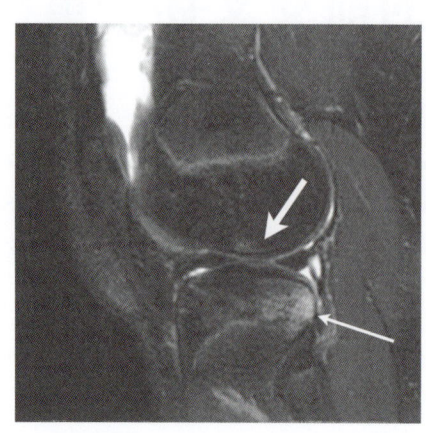

图2 膝关节外侧的矢状面MRI显示急性ACL损伤的特征性骨挫伤（细箭头）。注意胫骨外侧平台的后部和股骨远端终沟处的信号增强（粗箭头）。

自然病程

- 有些患者的ACL部分撕裂可以通过非手术治疗得到治愈。
- 骨骼未发育成熟患者的完全撕裂通常预后较差，因为不稳定性导致进一步的半月板和软骨损伤[1,12]。
- 超过一半非手术治疗的患者在损伤后4~5年内出现早期退行性变的表现[12]。
- 不稳定性较大的患者（通过KT-1000关节测量仪客观测量）或追求更高水平的膝关节剪切和跳跃运动的患者损伤复发的风险更大[3]。
- ACL重建可以降低因不稳定而导致的机械性半月板和软骨损伤的风险。然而，目前还不清楚这如何影响发展为退行性关节病的风险。

病史和体格检查

- 青少年对病史的描述很差，但应尝试去了解损伤的机制，急性或复发性积液的病史，以及活动时的不稳定感和受力时的症状。
- 在诊室应用使用Tanner分期系统大致确定患者的生理年龄。也可在手术室麻醉诱导后进行确认。骨龄可以根据Greulich和Pyle的方法通过手和手腕X线片确定[4]。
- 对膝关节进行全面检查。应特别注意评估膝关节的相关病理情况。
- 总的来说，应该注意下肢力线、成角畸形和长度差异。
- 应进行髌骨按压和浮髌试验试验，以评估是否存在积液。
- 活动度（ROM）的评估很重要，因为ACL重建前完全恢复ROM对预防术后关节纤维化至关重要。伸直功能受限提醒临床医生应注意有移位的半月板桶柄状撕裂或术前关节纤维粘连的可能性。屈曲受限可能是由于张力性积液引起的疼痛所致。
- 触诊的触痛应进行评估和具体定位，因为它可以极大地指导相关损伤的诊断。
  - 沿着关节线有压痛，尤其是位于关节线的后侧，警惕存在半月板损伤。一些激发试验如McMurray试验、研磨试验或者鸭步等出现疼痛或者弹响有助于进一步诊断。
  - 侧副韧带的股骨或胫骨止点处有疼痛，或者止点的连线之间有疼痛，警惕侧副韧带撕裂的可能性。
  - 尽管临床经验显示：前交叉韧带完全撕裂很少伴有生长板损伤，但是如果有骨骺处的疼痛需进一步检查明确是否有生长板的损伤。
  - 内侧支持带或内侧髌股韧带方向的压痛可能提示有急性髌骨脱位后的自然复位。
- 韧带评估应包括前后交叉韧带、内侧和外侧副韧带以及后外侧角。
  - 骨骼未发育成熟的运动员比成年运动员有更大程度的生理松弛，因此应该经常将其与未受伤的膝关节进行比较。
  - 对于配合的患者，评估ACL最好的方法就是Lachman试验。对于那些对Lachman试验有抵触的患者，俯卧位Lachman试验能使患者更放松，结果相对更可靠。
  - 轴移试验可以在门诊进行，但儿童患者通常不能很好地配合。最好在手术室内进行，并作为每个患者术前评估的一部分。
  - 后交叉韧带应采用后抽屉试验进行评估。试验时首先确定相对起始位置并和对侧作比较。后抽屉应力位摄片的作用目前尚不明确。Ⅱ级及以上的后交叉韧带损伤提示临床医生应注意后外侧角损伤的可能性。
  - 在膝关节屈曲0和30°时，通过内翻和外翻的应力来评估内侧和外侧副韧带的损伤情况。在年轻患者中，内翻和外翻应力下不稳可能是由于骨骺损伤引起的，临床医生应时刻保持警惕。
  - 后外侧角的评估最好使用拨号试验。后外侧抽屉试验和外旋反屈试验也可用于评估后外侧角的损伤情况。
- 髌骨的稳定性用髌骨恐惧试验进行评估。
- 股四头肌的形态和力量的评估对术后恢复很重要。

影像学及其他诊断性检查

- 所有有膝关节疼痛主诉的儿童患者都应接受包括前后位（AP）、侧位和髌骨轴位在内的初步X线平片检查。

- 对于创伤性损伤，还应当有两侧的斜位片。如果需要鉴别剥脱性骨软骨炎，还需要髁间凹位片。在仔细检查X线片时，应特别注意评估骨骺损伤以及与其他损伤的鉴别诊断。
- 对于有膝关节疼痛主诉的儿童患者都应考虑评估评估髋关节AP位和蛙式位平片。
- 如果临床上要评估膝关节内翻和外翻畸形或肢体长短不齐需要拍摄下肢全长片。
- MRI是进一步评估骨骼未发育成熟患者ACL撕裂的首选影像学检查。尽管较早的报道指出与成年人群相比诊断价值有所下降[6]，但最近具有高质量成像的高场强磁共振对于这一人群的ACL损伤的诊断有很高的灵敏度和特性性[15]。ACL撕裂的MRI表现包括的不连续ACL纤维，股骨远端和外侧半膝关节胫骨平台后侧有特征性的骨挫伤。
  - MRI在检查青少年患者半月板撕裂时有较高的假阳性率。这可能是由于儿童半月板的血管丰富，而这通常被误解释为半月板实质变性或半月板撕裂[6]。

鉴别诊断

- 胫骨髁间隆起(棘)骨折。
- 其他关节内骨折或骨骺骨折。
- 髌骨脱位。
- 半月板撕裂。
- 后交叉韧带撕裂。
- 内侧或外侧副韧带损伤。
- 后外侧角损伤。
- 生理学松弛。
- 髋部病因。

非手术治疗

- 部分或不全撕裂且有较好临床及功能稳定性非手术治疗可以有较好效果。以下的标准被证实与部分损伤非手术治疗的成功有关[9]：
  - 韧带撕裂<50%。
- 相对完好的后外侧束。
- <14岁。
- Lachman试验或轴移试验正常或接近正常。
- 多达1/3的患者可能需要后续的重建，并应在治疗开始时就意识到这一风险。
- 成功的治疗基于以下的早期标准：
  - 使用铰链式膝关节支具12周。
  - 保持6~8周的部分负重。
  - 前6周限制被动过伸。
  - 前12周限制开链活动和主动过伸。
  - 理疗加强腘绳肌的力量。
  - 如果力量和功能测试都恢复良好，那么在3~6个月后可以恢复运动和剧烈活动。建议在进行剪切和旋转活动时使用功能性膝关节支具保护2年。
- 骨骼未发育成熟患者韧带完全撕裂通常预后较差。
- 对于ACL完全撕裂但并没有并发软骨损伤需要增强稳定性或半月板损伤需要修复的青春期患者，笔者仍推荐改变运动方式、功能性支具保护及持续康复等保守治疗。
- 根据笔者的经验，配合改变运动方式和使用支具可以使这种治疗方法部分有效和成功。
- 延迟手术可能由于反复的关节不稳而导致进一步的半月板和软骨损伤。
- 虽然非手术治疗的效果一般较差，但必须权衡等到骨骼成熟后再进行重建导致进一步关节内损伤的风险与早期重建引起生长障碍的风险。
- 一些患者能够应对ACL功能不全或改变他们的活动，为进一步生长创造条件，以便在几乎没有或没有生长时进行重建，将生长障碍的风险降到最低。
- 对于持续不稳定的青春期前的患者，建议采用规避骨骺的早期重建。
- 对于仍在生长ACL完全断裂的青春期患者，不提倡早期进行非手术治疗。因为功能上的不稳会导致半月板和关节软骨的损伤率很高，而且解剖重建导致生长受影响的概率很低。

手术治疗

- 传统的成人ACL重建技术存在因骺板破坏而导致潜在医源性生长障碍的风险，在动物模型和临床病例中都已有生长受影响的报道[12]。
- 任何重建策略都应遵循以下原则：
  - 不要使用坚强固定，如界面螺钉要跨越骨骺，有很高风险引起生长障碍。
  - 不要用骨，如用骨—髌腱—骨移植，因为跨越骺板，它也有很高风险引起生长障碍。
- 在决定重建策略时，应考虑并谨慎处理下列原则：
  - 穿过骺板的钻孔应该尽可能得小和靠近中央。
  - 与直径相同的垂直钻孔相比，斜钻孔对骺板的影响更大。这在考虑股骨隧道的位置时尤为重要。
  - 在穿过骺板的骨隧道中，有张力的软组织移植物也能引起生长障碍。
  - 应避免在股骨骺板后外侧周围进行过多的分离或进行过多的髁间凹成形术，以防止软骨环损伤和继发的畸形。

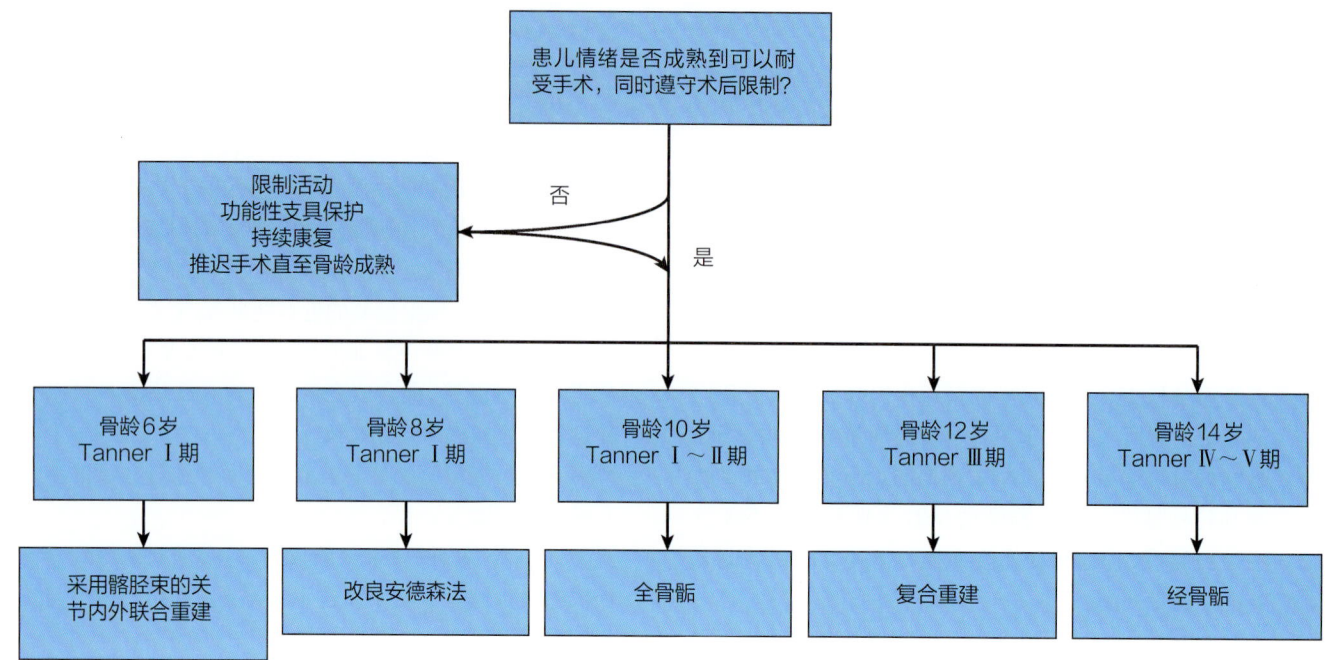

图3 骨骼未发育成熟的患者完全性ACL损伤的处理办法。

- 骨骼未发育成熟患者的ACL重建方法应基于患者的生理年龄和剩余生长情况。在各种可行的技术中也要考虑到膝关节的大小(图3)。
- 有多种重建技术已经被使用,包括绕开骺板、部分经骨骺和的经骨骺的方法。
- 对于仍有大量生长潜力且膝关节较小的青春期前患者,应考虑使用自体髂胫束进行保留骨骺的、关节内和关节外联合重建。
  - 考虑到这里描述的使用自体髂胫束的关节内联合关节外重建是非解剖性重建,笔者仍然建议患者及家属如果再次出现不稳定就需要考虑进行翻修重建,但这样可能就会选择传统的钻孔重建,有影响患肢生长的可能。
  - 然而,患者发现关节内和关节外联合重建很少需要翻修重建,且长期的功能与其他重建相似。
- 对于仍有显著生长潜力且膝关节较大的青春期前患者,可以考虑使用自体腘绳肌进行全骨骺内重建。
- 对于仍有明显生长潜力的青少年患者,可以考虑采用自体腘绳肌腱的穿骨骺ACL重建,并将其固定在远离骨骺的位置。
- 对于骨骼发育接近成熟的青少年患者,使用自体中间1/3髌腱或自体腘绳肌腱进行常规的成人ACL重建,采用界面螺钉固定(参考第10章)。
- 其他一些保留骨骺或经骨骺的复合重建方法已经被描述过并可用于在前面提到的类别的患者(图4)。一种

常用的重建技术是结合经过骺板的胫骨隧道和股骨骨骺内的股骨隧道来重建,尽量避免在存有显著成长潜力的青少年中构建斜行的股骨隧道。
- 对于骨骼未发育成熟的患者,与成人患者一样,在损伤后的急性炎症期进行ACL重建要谨慎,从而将关节纤维化的风险降到最低。
- 在进行重建前,康复训练是为了恢复ROM,减少肿胀,并解决四头肌在手术前的反射抑制。
- 骨骼未发育成熟的患者必须在情感上足够成熟,积极参与广泛的康复治疗,并能够遵守ACL重建后所需的限制要求。

术前计划

- 复习患者所有影像学资料,包括X线片及MRI,确定合并损伤情况。
- 一般来说,相关的损伤,如半月板、关节软骨或其他的多韧带损伤,应在ACL重建时一同处理。然而,在某些情况下重建可能要分期,如在ACL重建前对内侧副韧带损伤进行非手术治疗。
- 考虑到患者的年龄,应该考虑使用小儿麻醉服务。
- 全身麻醉诱导后,手术时应确定Tanner分期
- 应进行完整的膝关节韧带检查,包括Lachman试验、轴移试验、内翻和外翻应力、后抽屉试验和拨号试验,并与对侧比较以确定诊断。

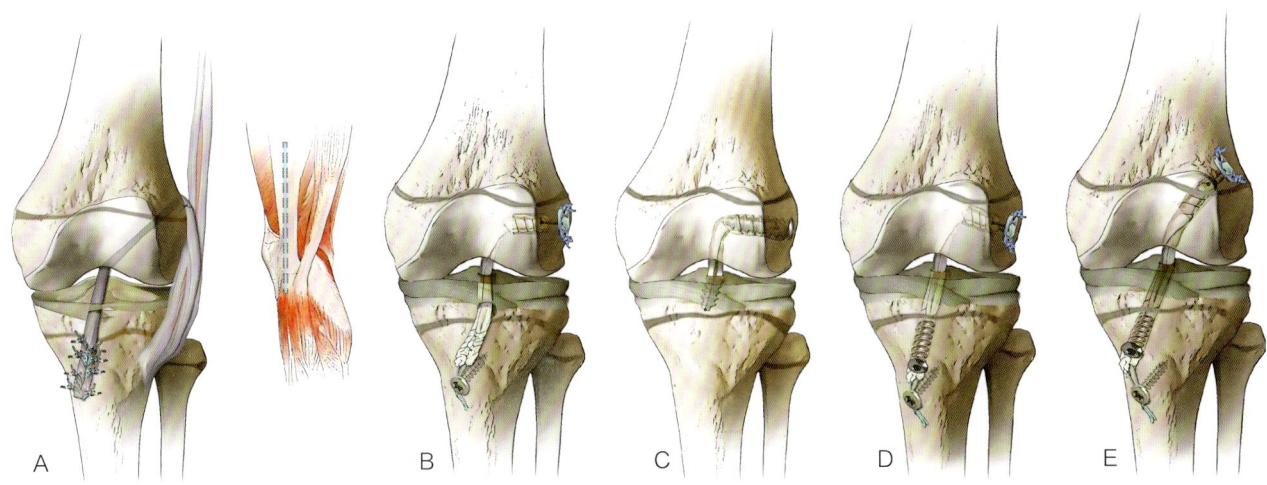

图4 6～14岁男性患者的修复示例。A. 骨龄6岁：采用髂胫束的关节内、外联合重建。B. 骨龄8岁：改良安德森法。C. 骨龄10岁：全骨骺。D. 骨龄12岁：复合重建。E. 骨龄14岁：经骨骺。

体位

- 这里描述的各手术方法，体位和准备都非常相似。
- 手术是在全身麻醉下进行的，通常也可以在门诊进行，这对夜间观察儿童有益。
- 区域神经阻滞麻醉可以帮助缓解疼痛，但不是必需的。局部麻醉辅助镇静对于儿童的作用并不可靠，并可能与镇静的有矛盾效应。
- 患者平躺在手术台上，手术侧靠近手术床的旁边，这样要手术的腿就能很容易地从手术床的边缘垂下来。
- 在大腿上部放置止血带。它通常用于使用自体髂胫束的关节内和关节外联合重建，而在全骨骺或穿骨骺技术时不一定使用。
- 在腿垂在手术床的一侧时，在屈曲的膝关节上方二指处放置一侧柱。它在关节镜诊断时的放在"上面"位置，在ACL重建时下降到"下面"位置支撑膝关节。

入路

- 入路取决于采用的方法和选择的移植物。
- 自体移植物是首选的，因为与同种异体移植物相比可以降低再撕裂的风险[5,13]，但是基于患者的偏好也可考虑异体的移植物。同种异体移植时不需要取腘绳肌。

采用自体髂胫束关节内、关节外联合重建保留骨骺治疗膝关节较小的青少年患者

取髂胫束移植物

- 切口从关节线外侧斜行至髂胫束上缘，约6 cm长。
- 在大腿外侧皮肤下用骨膜剥离器将髂胫束近端与皮下组织分离。
- 用弯半月板刀在皮肤下切开髂胫束的前缘和后缘（技术图1A）。
- 使用弧形的半月板刀或肌腱剥离器在皮下剥离髂胫束近端。或者，可以在大腿上部做一个反切口来拉出肌腱。
- 远端分离髂胫束与关节囊和髌外侧支持带（技术图1B）。
- 髂胫束远端仍然附着于Gerdy结节处（技术图1C）。
- 髂胫束游离的近端用5号Ethibond缝线锁边缝成管状。用湿海绵包好，备用。

关节镜

- 通过标准的前外侧和前内侧关节镜入路检查膝关节。
- 如果存在半月板损伤或软骨损伤，则进行处理。
- ACL残端可用咬钳和刨刀清除。
- 确定股骨髁顶点部位及半月板间韧带最前部，清除多余组织从而允许移植物通过。
- 应用微创髁间凹成形术来防止破坏股骨远端的骨骺环，它非常接近股骨髁顶点部位。

移植物通道

- 用长钳将髂胫束的游离端从髁间凹后开口的顶部穿过（技术图2A）或者用一个双切口后入式导向器（技术图2B）从前内侧入路引出（技术图2C、D）。
- 在胫骨内侧近端鹅足附着区做约4.5 cm切口。

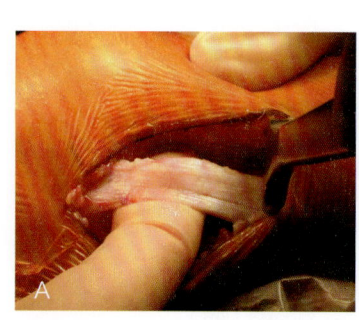
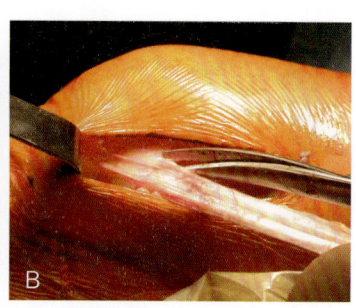
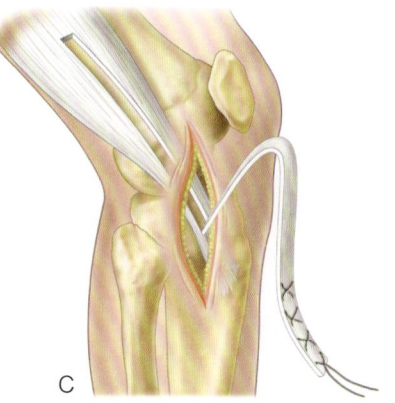

技术图1 获取用于保留骨骺ACL重建的髂胫束移植物。髂胫束的前部和后部是通过膝关节侧切口识别的。A.使用弯半月板刀或肌腱剥离器将髂胫束近端剥离。B. 然后向远端游离移植物。C. 将移植物游离的近端卷成管状并保留远端和Gerdy结节处的连接（A、B经允许引自Kocher MS, Weiss JM. ACL reconstruction in the skeletally immature patient. In: Tolo VT, Scaggs DL, eds. Master Techniques in Orthopaedic Surgery: Pediatrics. Philadelphia: Lippincott Williams & Wilkins, 2008:277–287）。

- 从皮下组织到骨膜进行解剖。
- 一个弯钳通过这个切口从半月板韧带下方进入关节内（技术图2E）。
- 用锉刀在半月板韧带下胫骨近端干骺端前内侧做一个小沟，使胫骨移植物的位置更靠后。
- 然后将移植物的游离端穿过关节，置于半月板间韧带下方内侧的沟内，并从胫骨内侧切口取出（技术图2F）。

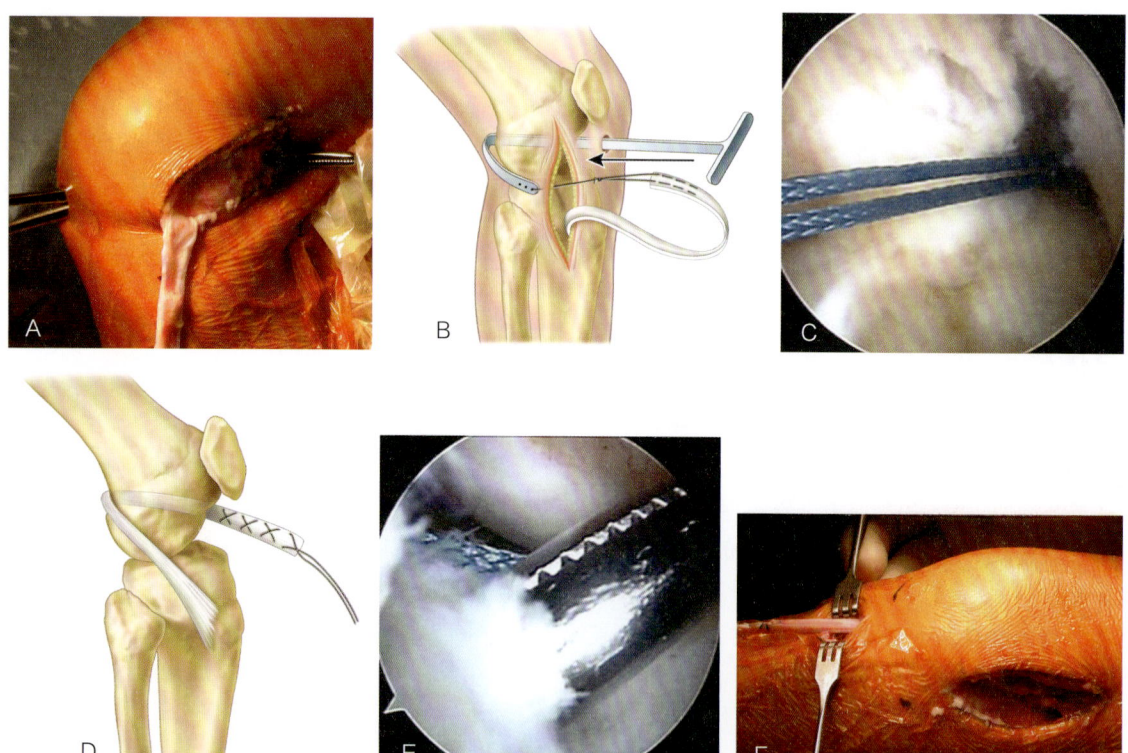

技术图2 保留骨骺ACL重建的移植物通道。A. 通过前内侧入路用长钳以过顶的位置穿过膝关节将移植物从外侧切口拉出。B. 或者用一个双切口后入式导向器。C、D. 用缝线将移植物经髁间凹从前内侧入路引出。E. 用锉刀在半月板间韧带下方的胫骨前部做一个凹槽后，将弯钳置于半月板间韧带下（F）并使移植物移至膝关节前部（A、C、E、F经允许引自Kocher MS, Weiss JM. ACL reconstruction in the skeletally immature patient. In: Tolo VT, Scaggs DL, eds. Master Techniques in Orthopaedic Surgery: Pediatrics. Philadelphia: Lippincott Williams & Wilkins, 2008:277–287）。

移植物固定

- 通过外侧切口，在膝关节屈曲90°，移植物有张力及足外旋30°情况下，将髂胫束肌瓣在股骨髁间凹顶点处缝合至股骨后外侧髁的肌间隔和骨膜处（技术图3A）。
- 透视下评估在胫骨近端干骺端的位置。
- 在胫骨近端骨后板的远侧骨膜作一纵行切口。
- 将骨膜边缘轻柔地抬起并在胫骨近端内侧干骺端皮质处开槽。
- 膝关节屈曲20°，拉紧移植物。
- 用褥式缝合将移植物缝到粗糙边缘的骨膜上（技术图3B）。
- 用Lachman试验检查膝关节的稳定性并检查膝关节活动度。

创口闭合

- 充分冲洗创口。
- 松开止血带并小心止血。
- 然后按照标准方法将创口逐层缝合。

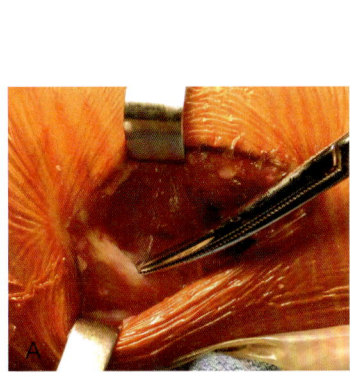
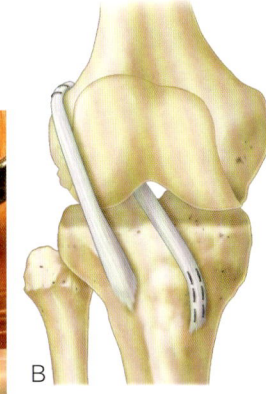

技术图3 保留骨骺ACL重建法的移植物固定。A. 在膝关节屈曲90°，移植物有张力及足外旋30°情况下，将髂胫束肌瓣在股骨髁间凹顶点处缝合至股骨后外侧髁的肌间隔和骨膜处。B. 膝关节弯曲至20°，将有张力的移植物固定在胫骨近端凹槽粗糙边缘的骨膜处，透视下确保未干扰胫骨近端骨骺（A经允许引自Kocher MS, Weiss JM. ACL reconstruction in the skeletally immature patient. In: Tolo VT, Scaggs DL, eds. Master Techniques in Orthopaedic Surgery: Pediatrics. Philadelphia: Lippincott Williams & Wilkins, 2008: 277-287）。

自体腘绳肌穿骨骺固定保留骺板重建术治疗膝关节较大的青少年患者

- 这种全骨骺内重建[11]恢复了ACL的固有附着，并使移植物和固定物完全固定在骨骺内。
- 术中应用X线透视或CT扫描实现全骨骺股骨和胫骨隧道的精确定位。
- 该技术采用的全软组织移植物并在骨骺内固定。胫骨侧用骺板后固定螺钉股骨侧用骺板界面螺钉固定，但其他悬吊固定方法也可以，尤其是在采用全关节内ACL重建技术时。

自体腘绳肌肌腱的获取和准备

- 如果诊断没有问题，通常在手术开始时取腘绳肌。然而，如果诊断有疑问，可以先用关节镜检查确认ACL撕裂。
- 将腿稍外旋，膝关节稍弯曲。
- 在胫骨近端内侧可触及的鹅足肌腱上方做4 cm切口。
- 切开皮肤暴露缝匠肌筋膜。
  - 触诊下方股薄肌（上）和半腱肌（下）。
- 在缝匠肌筋膜的平面做纵行切口。在其深部可见索状股薄肌和半腱肌。
- 游离肌腱远端，游离端用2号高强度缝线或5号Ethibond缝线进行锁边缝合。
- 它们的近端用锐性或钝性分离。在进行肌腱剥离时，应将连接腓肠肌内侧头的纤维束找到并完全解离。
- 用闭口的肌腱剥离器游离切断肌腱近端。当肌腱剥离器轻柔缓慢地向近端与肌腱的拉力矢量共线时，肌腱单独受到牢固、稳定的纵向收缩力。
  - 或者，可以保留肌腱远端附着并使用开放的肌腱剥离器向近端剥离肌腱。
- 将肌腱放到操作台上并用15号刀片或剥离器去除多余肌肉。
- 肌腱末端用2号高强度缝线或5号Ethibond缝线进行锁边缝合。
- 将肌腱在5号Ethibond缝线上折叠。折叠的移植物末端2 cm用2号高强度缝线或5号Ethibond缝线进行锁缝。
- 测量移植物直径，将移植物置于牵张器上并用湿纱布包围移植物。

关节镜

- 通过标准的前外侧观察入路和前内侧工作入路进行膝关节镜检查。
- 如果存在半月板损伤或软骨损伤，则进行相应处理。
- 用咬钳和刨刀清除 ACL 止点处残留纤维，以显露胫骨和股骨上的解剖起点。
- 应用微创髁间凹成形术来防止医源性破坏股骨远端的骨骺环，它非常接近股骨髁顶点部位[2]。

股骨隧道准备

- 使用由外向内的股骨导向器，设置在 95°，通过内侧入路进入放置在股骨 ACL 足印区中心。
- 在股骨外侧（技术图 4A）、外上髁前方和远侧切开 1.5~2 cm 切口，钝性分离至骨面。
- 然后将 1 根导针在股骨骺板远端通过股骨导向器，穿到股骨 ACL 足印区中心。留下导针并撤走导向器（技术图 4B）。
  - 正确放置时，导针在置入膝关节时通常轻微地从远端指向近端，并且当膝关节处于伸展状态且髌骨笔直向上时，通常与地板呈大约 45°。

胫骨隧道准备

- 术前，测量胫骨 ACL 足印区到骺板的距离。鉴于预期的隧道是轻微倾斜的，该技术需要骨骺至少 20 mm 厚。
- 将 RetroDrill 靶向导向器（Arthrex）插入胫骨 ACL 足印区中心，其带有适合移植物尺寸的切割刀片。
- 反钻的导针通过瞄准导向器向前推进，打开切割刀片。然后将其回钻 17~18 mm 或小于术前测量的胫骨 ACL 起点到骺板的距离 2~3 mm。
- 将导针留在原位，钻头放置在胫骨隧道最远端，取下反钻瞄准导向器（技术图 4B）。

确认骨骺隧道位置

- 通过影像学来确定导针的位置及其与骺板的距离。
- 股骨远端骨骺的起伏性使得在平扫成像中准确评估导针的放置具有挑战性。
- 使用 O 型臂（Medtronic, Inc., Minneapolis, MN）进行低剂量，有限切割的 CT 扫描，以提供导针相对于骨骺位置的准确的三维评估（技术图 5）。
- 此外，也可以使用 AP 和侧位透视，但同样，股骨骺板的凹凸不平使结果很难判定。

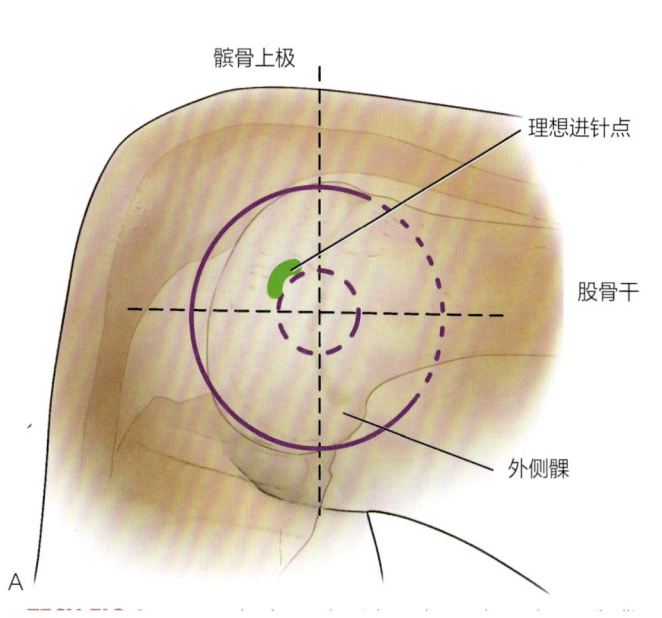
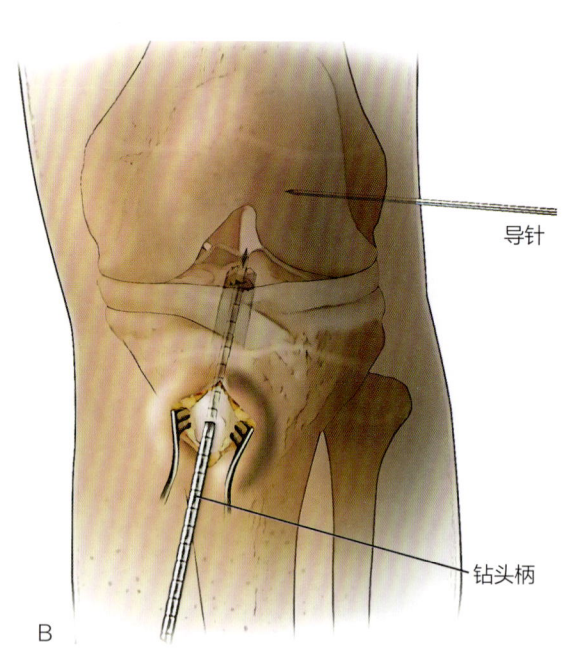

技术图 4 A. 对于股骨骨骺隧道，用记号笔在理想入口的大概位置画一个"牛眼"。首先，在股骨外侧髁画一个半圆。然后画一条平行于股骨干的直线（实线）。从髌骨上极的水平面画第二条垂直于第一条的线。这两条线的交点代表了一个安全的起始点。离髌骨上极线近的是骨骺和软骨环。沿着股骨干的后部是神经血管结构，侵犯软骨表面的风险更大。与理想起点的任何偏差都应该是向前部和远端。B. 将股骨导针固定在股骨骨骺，钻头置于胫骨隧道最远端，透视确认它们的位置。

- 根据影像结果适当调整股骨导针的位置和胫骨反钻的深度。

完成股骨和胫骨隧道的准备工作
- 用标准的空心钻头在股骨导针上由外向内钻隧道。在钻过程中，应经常暂停，以减少热坏死区。
- 然后在关节镜下检查股骨隧道，以确保没有侵犯股骨骺板。
- 更换反钻瞄准导向器，然后将钻头推进到关节，松开并取下。将一根FiberStick缝合线（Arthrex）穿过胫骨隧道和股骨隧道，然后取出后钻定位导向。
- 用刮匙的背面磨平关节内隧道的开口。

移植物通道与固定
- FiberStick缝线被用于引导移植物的引线和一根单独用于反向螺钉的Nitinol线（Arthrex）从股骨隧道穿至胫骨隧道（技术图6A）。
- 将镍钛诺线从股骨隧道中取出，从前内侧入路穿出，放置在胫骨隧道的前部（技术图6B）。
- 拉进移植物通过股骨隧道，并牢牢地拉到在胫骨隧道内。
- 将RetroScrew螺丝刀通过镍钛诺线上方的胫骨隧道插入，越过位于胫骨窝内的移植物并刚好进入关节。
- 镍钛诺线被移除并替换为另一个从前内侧入口带出的FiberStick缝合线。将RetroScrew放置在FiberStick线上，并在后面打个Mulberry结（技术图6C）。
- 将反向螺钉插入关节内，翻转到螺丝刀上，当在移植物上施加拉力时将反向螺钉拧到位并牢牢地固定在胫骨隧道中。
- 拉紧移植物的每条缝线，膝关节屈伸20次并完全伸直。
- 在完全伸直的情况下，用一个轻微的后抽屉将移植物拉紧，并放置一个界面螺钉将移植物固定在股骨隧道内（技术图6D）。

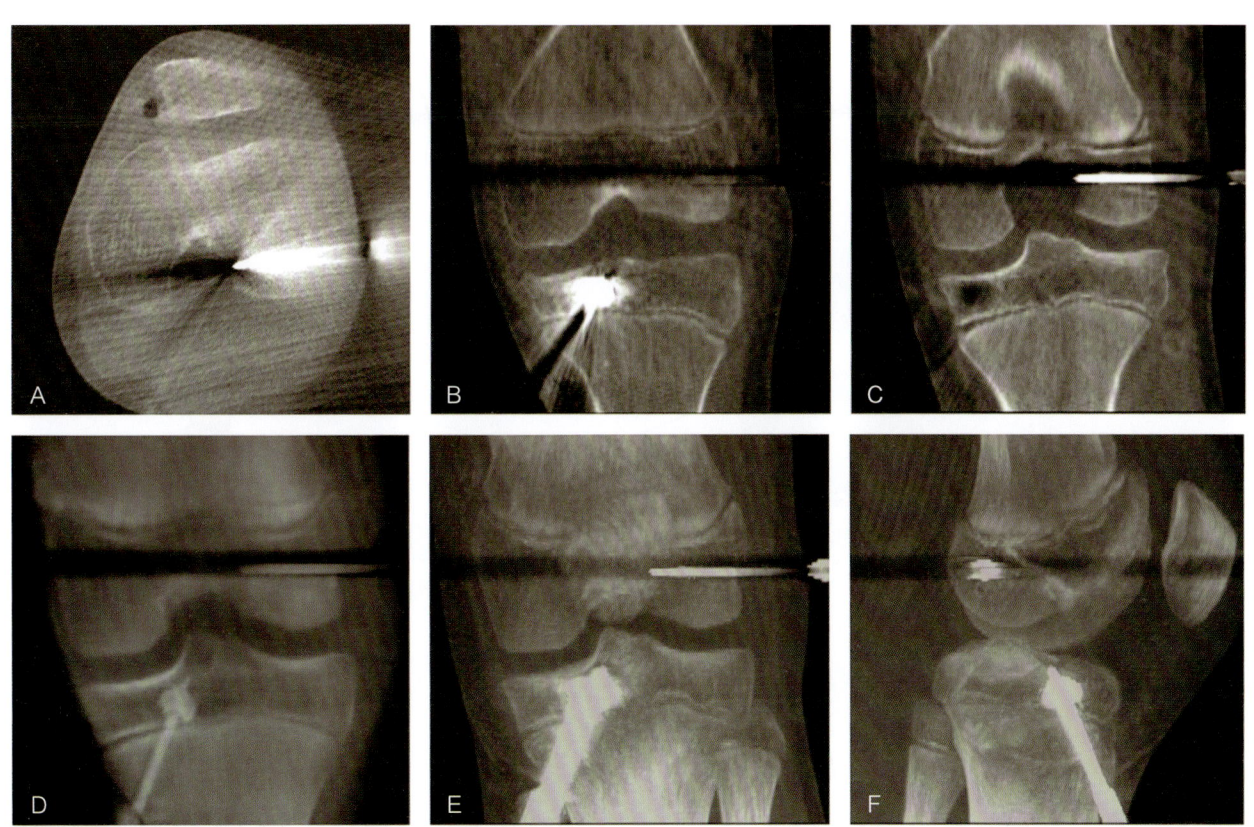

技术图5 A～F. 术中有限切开的CT扫描显示股骨导针位于骨骺，钻头及其导向针位于胫骨隧道的最远端。

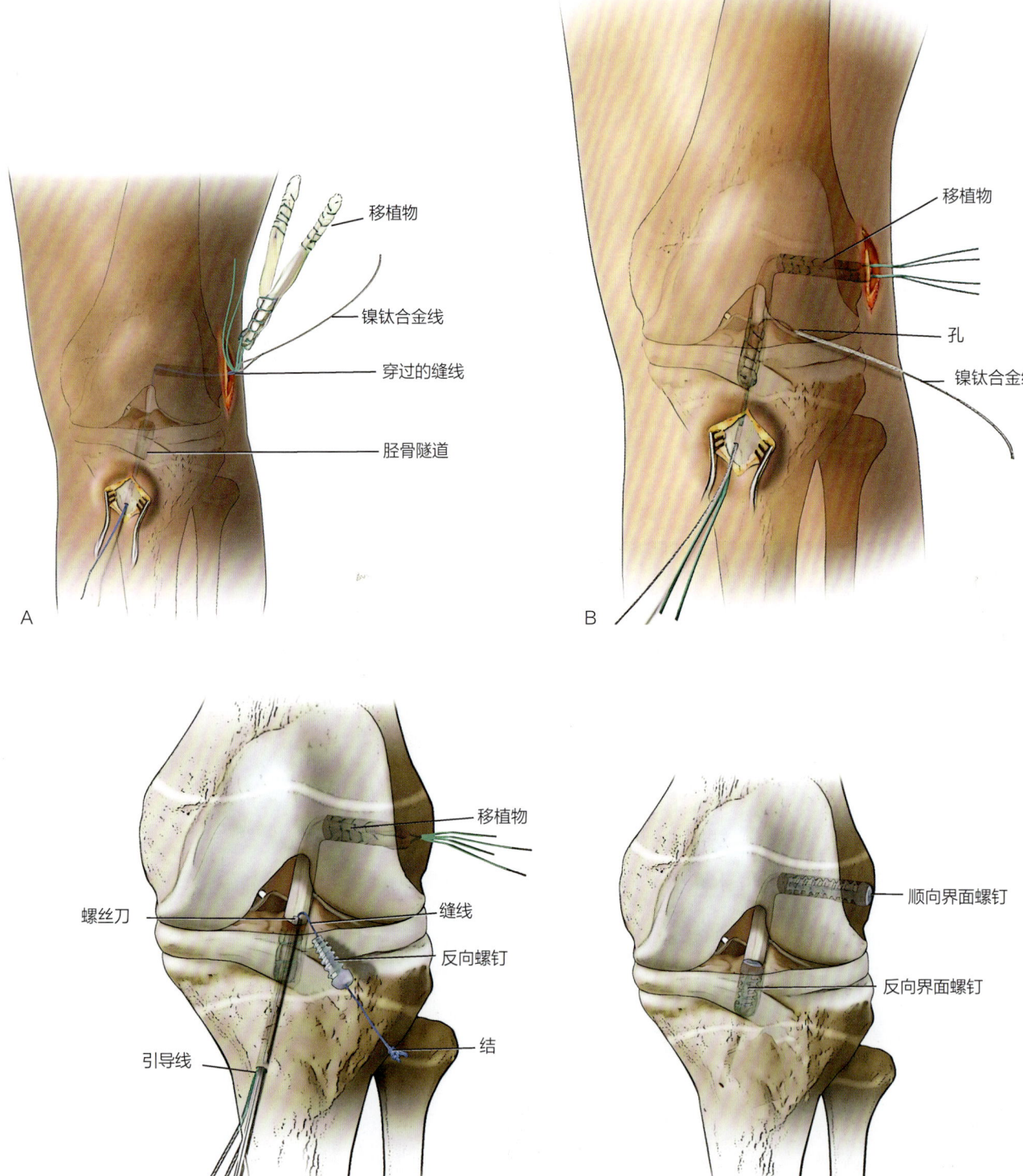

技术图6　A. 用FiberStick缝线从股骨隧道牵引移植物的缝合线和反向固定螺钉的导丝（Arthrex）。B. 从股骨隧道中取出导丝，从前内侧入路穿出。C. 在反向螺丝刀上的纤维束上固定一个反向螺钉，然后在它后面打个Mulberry结。D. 置入最后的股骨界面螺钉。

自体腘绳肌穿骨骺重建联合干骺端固定治疗有生长潜力的青少年患者

- 穿骨骺重建类似于单束ACL的解剖重建技术。
- 移植物的获取、髁间凹的准备、隧道的位置和隧道的形成等基本原则是相同的。
- 该技术采用全软组织移植联合干骺端固定。笔者采用股骨侧皮质钢板和胫骨侧穿骨骺界面螺钉的固定方法,但也可采用其他的干骺端固定方法。
- 许多早期研究指出,考虑到避免干扰生长,相对安全的穿骨骺手术采用了更垂直、更靠中心的股骨隧道,而不是常规用于放置更接近ACL解剖足印区移植物的前内侧入路定位的股骨隧道。由于担心在仍有较多生长潜力的患者中创建倾斜和偏心隧道,许多外科医生倾向于创建骨髓股骨隧道,并将其与青少年的经骺端胫骨隧道配对(图4D)。

自体腘绳肌肌腱的获取和准备

- 腘绳肌的获取和准备与全骨骺重建的方法相同,除了肌腱折叠在固定皮质的纽扣钢板的线环上而不是用5号Ethibond缝合线。笔者更喜欢收紧装置,因为它们能最大限度地增加隧道内的移植物的数量。

关节镜

- 膝关节镜检查与其他重建方法相同。

股骨隧道的准备

- 股骨隧道的钻孔独立于胫骨隧道,使用前内侧入路技术或外向内逆钻技术钻孔。我们在此描述由外向内逆钻技术,因为无论穿骨骺还是骨骺内,它都可以用于确定股骨隧道位置。
- 对于这两种技术,应该标记股骨足印区的中心,并通过内侧入路观察。
- 在股骨足印区中心放置由外-内的股骨定位导向器,由外向内钻入导针。
- 然后将一个7 mm的阶梯钻套放在导丝上,并将其固定到位。该导向器有7 mm偏心距防止从股骨外侧皮质钻出。取出导针。
- 将一个适当大小的FlipCutter钻头(Arthrex)钻到股骨足印区的中心。然后将钻头套件展开倒钻25～30 mm,或者直到它与距股外侧皮质7 mm的钻套接合为止。
- 将FlipCutter钻头取出,并通过钻套放置导丝。然后取走出钻套。
- 股骨隧道的边缘通过与刮匙背面的轻微撞击而变得光滑。

胫骨隧道的准备

- 通过前内侧入路置入胫骨隧道导向器(设置在60°～65°)。隧道应在50 mm左右,以便在骺板远端放置短的界面螺钉。
- 导针通过获取腘绳肌的切口进入并钻向ACL胫骨足印区的中心。
- 导针的进针点应保尽量偏内侧,避免损伤胫骨结节。
- 根据移植物的大小,使用直径合适的铰刀对导丝进行铰孔。
- 切除胫骨隧道周围多余的软组织,避免形成可能限制术后活动度的环状细胞病变。
- 用锉刀磨平或用刮勺的光面敲击隧道的后缘,以防止在锋利的隧道边缘上发生移植物磨损。
- 将环状镍钛合金线从胫骨隧道拉至胫骨前。

移植物通过和固定

- 将固定皮质的纽扣钢板的穿过缝线被放置在镍钛诺线的环中,并通过胫骨隧道、股骨隧道从大腿外侧拉出(技术图7A)。
- 将固定皮质的钮扣钢板直接拉到股骨外侧皮质外并翻转(技术图7B)。然后,将移植物拉向钮扣上,直到完全拉到在股骨隧道内。
- 或者,让钮扣钢板穿过股外侧皮质,直到移植物完全进入股骨隧道内。然后,将钮扣钢板逐渐拉紧到大腿外侧皮质。
- 这种自紧装置的固定可以通过在钮扣上再打几个反手结来加强。
- 将移植物的每一根缝线拉紧,以确保在所有的线上都有张力,也没有移植物滑出。
- 然后将膝关节伸直以确保没有移植物撞击,并在施加张力的情况下循环屈伸10～20次。
- 膝关节屈曲到20°～30°,在移植物上施加张力,并在胫骨上施加后牵拉力。
- 在胫骨一侧,如果骺板下方有足够的隧道距离(至少30 mm)来确保螺钉位于干骺端位置,则用软组织界面螺钉固定移植物(技术图7C),或者用栓桩和带齿垫圈(技术图7D)固定移植物。
- 如果有任何问题,可以使用X线检查来确保固定物远离骺板。

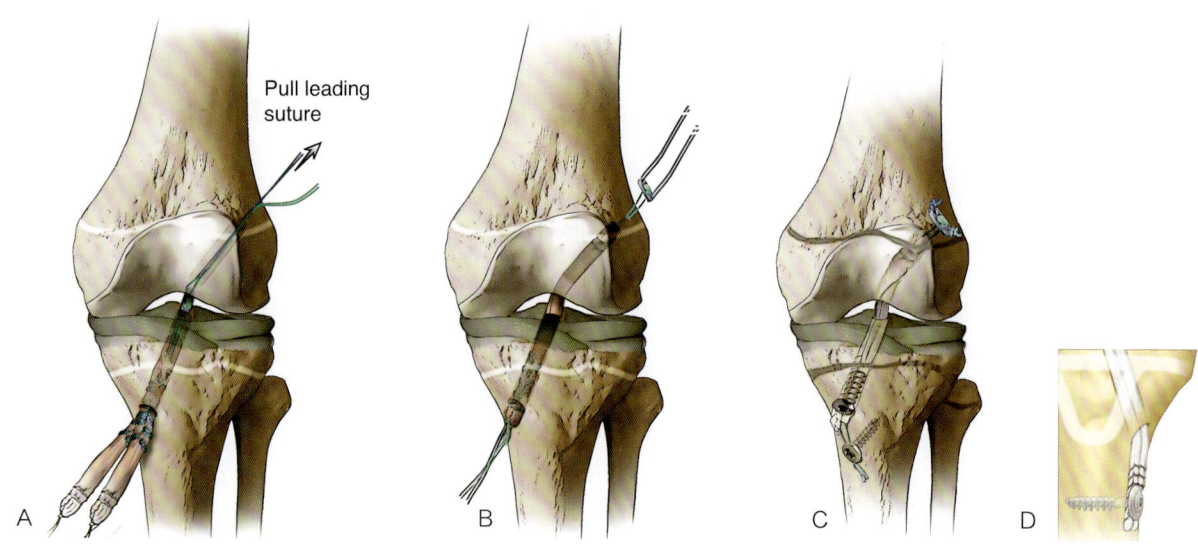

技术图7 联合干骺端固定的穿骨骺重建的移植物通道和固定。A. 镍钛诺线被用于将皮质纽扣装置和移植物穿过胫骨隧道并引入股骨隧道。B. 将固定皮质的纽扣钢板翻转并垂直于皮质。C. 如果在胫骨近端骨骺下方存在足够的移植物和隧道长度，则用界面螺钉固定胫骨侧移植物。D. 或者用栓桩和带齿垫圈固定移植物。

要点与失误防范

病史和体格检查	• 由于青少年的正常生理松弛，体格检查结果应该与对侧进行比较
影像诊断	• MRI对骨骼未发育成熟的膝关节半月板损伤的评估敏感性和特异性较低，应在关节镜下仔细评估
移植物准备	• 在保留骨骺的方法中，术者应该通过获取足够长的髂胫束筋膜来避免由于移植物过短而不能充分固定到胫骨 • 对于自体移植的腘绳肌，在进行肌腱剥离前，应注意切断附着在腘绳肌肌腱上的所有分支 • 移植物在等待植入时应小心处理并保护好
关节镜	• 术者应避免在股骨髁后外侧周围进行过多的解剖，并避免髁间凹后方成形术，以避免对软骨环的潜在损伤和继发畸形
隧道准备	• 应尽量避免大隧道和斜隧道，因为破坏骺板横截面积越大，越容易发生生长阻滞
移植物固定	• 术者应尽量避免跨越骺板的固定，尤其是跨越股骨远端外侧骺板，这产生生长障碍的风险最大[8,10] • 对于胫骨保护骨骺方法，术者应尽量在内侧固定，避免损伤对脆弱的胫骨结节骺板
术后护理	• 临床医生给建议时应考虑患者的情感成熟度和遵守术后康复方案的能力。部分患者应该采用较慢的康复方案

术后处理

- 骨骼未发育成熟患者ACL重建后的康复是保证良好预后、恢复运动、避免再次损伤的关键。
- 青春期前儿童的康复可能具有挑战性。一个善于和孩子们沟通并且能使治疗变得有趣的治疗师会非常有帮助。
- 应仔细监测治疗依从性和各种限制。
- 对于保留骨骺采用自体髂胫束的联合关节内和关节外重建术，6周内限制落地负重，采用自体腘绳肌重建需4周；有生长潜能的青少年的经骨骺重建手术需2周。
- 术后支具保护6周。
- 在前2周，ROM限制从0到90°，然后是渐进的全范围活动。
- 术后2周用CPM机器辅助膝关节0°～90°活动，同时进行局部冰敷治疗。
- 在术后的前3个月，在监督下渐进的康复包括ROM练习、髌骨运动、电刺激、水疗法（如果可能的话）、本体感觉练习和闭链肌力强化。跑步训练包括依次进行的直线慢跑，增强式锻炼，最后是特殊运动训练。

- 恢复所有的运动的时间,对剪切运动,经骨骺固定至少要9个月后,全骨骺固定要1年。而且只有当患者达到完全的活动度,与对侧相比有90%~95%的力量后,才可以进行一系列的功能测试包括单腿跳。
- 重返运动后的前2年,在做剪切和旋转活动时常规使用膝关节功能性支具。

预后

- 只要操作适当,对于青春前期骨骺发育未成熟的患者,保留骨骺板的重建可以得到很好的功能恢复,只有很低的翻修率和很小的影响生长的风险。
- 对保留骺板、联合关节内和关节外ACL重建后结果的最大研究显示,术后4.7年和8.3年移植物失败的翻修率为4.5%。
- 在本研究中,未发现经X线测量的明显成角畸形或临床测量的腿长差异。

并发症

- 生长障碍。
  - 腿长差异。
  - 股骨远端外翻。
  - 胫骨反张,由于胫骨结节骨骺损伤。
- 关节纤维化,特别是伸直受限。
- 移植物失败。
- 尽管移植物完整,但再次不稳定,需要在骨骼成熟后对解剖重建进行修正。
- 隧道变宽。
- 感染。
- 深静脉血栓形成。

(朱斌 译,宋伟 何耀华 审校)

参考文献

[1] Aichroth PM, Patel DV, Zorrilla P. The natural history and treatment of rupture of the anterior cruciate ligament in children and adolescents. A prospective review. J Bone Joint Surg Br 2002; 84(1):38-41.

[2] Behr CT, Potter HG, Paletta GA Jr. The relationship of the femoral origin of the anterior cruciate ligament and the distal femoral physeal plate in the skeletally immature knee. An anatomic study. Am J Sports Med 2001;29:781-787.

[3] Daniel DM, Stone ML, Dobson BE, et al. Fate of the ACL-injured patient. A prospective outcome study. Am J Sports Med 1994;22:632-644.

[4] Greulich WW, Pyle SI. Radiographic Atlas of Skeletal Development of the Hand and Wrist. Stanford, CA: Stanford University Press, 1959.

[5] Kaeding CC, Aros B, Pedroza A, et al. Allograft versus autograft anterior cruciate ligament reconstruction: predictors of failure from a MOON prospective longitudinal cohort. Sports Health 2011;3:73-81.

[6] Kocher MS, DiCanzio J, Zurakowski D, et al. Diagnostic performance of clinical examination and selective magnetic resonance imaging in the evaluation of intraarticular knee disorders in children and adolescents. Am J Sports Med 2001;29:292-296.

[7] Kocher MS, Garg S, Micheli LJ. Physeal sparing reconstruction of the anterior cruciate ligament in skeletally immature prepubescent children and adolescents. J Bone Joint Surg Am 2005;87(11):2371-2379.

[8] Kocher MS, Hovis WD, Curtin MJ, et al. Anterior cruciate ligament reconstruction in skeletally immature knees: an anatomical study. Am J Orthop 2005;34:285-290.

[9] Kocher MS, Micheli LJ, Zurakowski D, et al. Partial tears of the anterior cruciate ligament in children and adolescents. Am J Sports Med 2002;30:697-703.

[10] Kocher MS, Saxon HS, Hovis WD, et al. Management and complications of anterior cruciate ligament injuries in skeletally immature patients: survey of the Herodicus Society and the ACL Study Group. J Pediatr Orthop 2002;22:452-457.

[11] Lawrence JT, Bowers AL, Belding J, et al. All-epiphyseal anterior cruciate ligament reconstruction in skeletally immature patients. Clin Orthop Relat Res 2010;468:1971-1977.

[12] Mizuta H, Kubota K, Shiraishi M, et al. The conservative treatment of complete tears of the anterior cruciate ligament in skeletally immature patients. J Bone Joint Surg Br 1995;77(6):890-894.

[13] Pallis M, Svoboda SJ, Cameron KL, et al. Survival comparison of allograft and autograft anterior cruciate ligament reconstruction at the United States Military Academy. Am J Sports Med 2012;40:1242-1246.

[14] Rang M. Children's Fractures. Philadelphia: JB Lippincott, 1983.

[15] Schub DL, Altahawi F, F Meisel A, et al. Accuracy of 3-Tesla magnetic resonance imaging for the diagnosis of intra-articular knee injuries in children and teenagers. J Pediatr Orthop 2012;32:765-769.

[16] Spindler KP, Kuhn JE, Freedman KB, et al. Anterior cruciate ligament reconstruction autograft choice: bone-tendon-bone versus hamstring: does it really matter? A systematic review. Am J Sports Med 2004;32:1986-1995.

[17] Stanitski CL, Harvell JC, Fu F. Observations on acute knee hemarthrosis in children and adolescents. J Pediatr Orthop 1993;13:506-510.

[18] Tanner JM, Whitehouse RH. Clinical longitudinal standards for height, weight, height velocity, weight velocity, and stages of puberty. Arch Dis Child 1976;51:170-179.

第46章 后交叉韧带修复
Posterior Cruciate Ligament Surgery

Amanda L. Weller, Craig S. Mauro, and Christopher D. Harner

定义

- PCL是限制胫骨向股骨方向后移的基本结构。
- PCL损伤并不多见,可以是部分或者全部损伤,单独损伤罕见。
- 有关PCL损伤的病史、手术适应证、手术技术及术后康复的认识正在逐步加深。

解剖

- PCL位于股骨处的起点纤维分布范围广泛,在股骨内髁处呈半圆形分布。
  - PCL止于胫骨后侧,位于内侧平台和外侧平台之间,关节线下1.0~1.5 cm处。
  - PCL宽度约为11 mm,其具体宽度由于位置不同而有所改变;长度约为32~38 mm[24]。
- 根据解剖学研究,可将PCL分为前外侧束(AL)和后内侧束(PM)。
  - AL束源于股骨内侧髁间表面前方,胫骨附着点相较于PM束靠外侧。
  - 较粗的AL束在屈膝状态下变得紧张,而PM束伸直位会更加紧张。
- 板股韧带为连接外侧半月板后角和股骨内髁后外侧面的韧带,对于加强PCL的强度也起到一定作用。

发病机制

- 急性损伤,通常有对小腿前侧直接撞击的病史。常见的机制包括高强度的创伤和运动伤害。
  - 在摩托车创伤时,出现"仪表板损伤"现象,即当胫骨近端撞击仪表板时,导致向后的直接力量作用于胫骨近端。
  - 运动损伤主要包括:对于胫骨前方的直接打击或者足跖屈情况下屈膝着地。
- 过伸损伤,通常伴随内翻或外翻应力,常导致多发韧带损伤。

自然病程

- 关于PCL撕裂的非手术治疗的自然病程,临床结论并不多见。
  - 一些研究认为:单纯PCL Ⅰ~Ⅱ度损伤的患者主观感觉良好,但是没有好的功能[17,21,23]。
    - 最近的文献表明,尽管PCL功能不全患者的膝关节可能会更加松弛,PCL 1~2级松弛但仍然有良好功能的患者,可以恢复到运动状态[20,22]。
- 非手术治疗的患者关节退变发生率较高,主要表现为股骨内髁和髌股关节退变。尤其是在PCL Ⅲ度损伤或合并其他韧带损伤的患者较为常见。
- 因此,非手术治疗的PCL损伤患者其最初症状是疼痛而不是关节不稳。
  - 生物力学研究表明,与PCL完好的膝关节相比,无症状PCL缺陷膝关节确实可以在运动学改变的情况下发挥作用[5,6]。

病史和体格检查

- 病史首先应该关注的是损伤的机制、严重程度及伴发的复合损伤。
- 在急性损伤的病例中,患者并没有像ACL损伤那样有"砰"或"撕裂"的感觉。
- 病史还应该着重评估患者的慢性损伤、膝关节不稳定及疼痛经过。
- 膝关节的彻底检查包括视诊、触诊、运动范围(ROM)测试、神经血管检查和特殊检查。
  - 后抽屉试验:是PCL损伤最准确的临床试验。
  - 后坠试验(Godfrey试验):阳性体征为在重力作用下胫骨相对于股骨出现不正常的后坠。与对侧相比,如果出现这一情况则表明PCL损伤。
  - 股四头肌收缩试验:用于检查膝关节不稳定性。向后半脱位的胫骨向前复位则为阳性。
  - 反向轴移试验:屈膝20°~30°,出现可触及的胫骨复位则为阳性。应该与对侧相比,因为有些患者的阳性情况可能是正常的。
  - 拨号试验:不对称外旋为其阳性表现。屈膝30°状态下>10°旋转不对称,表明是单独的后外侧角(PCL)损伤,当屈膝30°及90°状态下旋转不对称情况,则表明是PCL及PLC合并损伤。

- 后外侧外旋试验：胫骨过度外旋是阳性体征。屈膝90°时胫骨后移和外旋增加，则表明PCL或者PLC韧带损伤。屈膝30°时半脱位，则是单独PCL韧带损伤。
- 患肢的血管神经情况的检查是十分重要的，特别是有膝关节脱位病史的患者。

影像学和其他诊断性检查

- 对于急性损伤应该进行平片检查，以排除骨折可能。通过侧位X线平片可排除PCL胫骨附着点撕脱骨折（图1A）。
  - 对于慢性损伤，通过X线平片可以诊断胫骨后向半脱位（图1B）及内侧髌股间室关节炎。
  - 负重位X线平片可以用来确定是否存在胫骨向后半脱位以及脱位程度。
  - 如果怀疑下肢力线异常，可拍摄下肢全长片。
- MRI对于PCL损伤的诊断尤其重要，用于确定损伤部位及程度，并可对合并损伤包括半月板及PLC的病理情况进行评估。

鉴别诊断

- 合并韧带损伤。
- PLC损伤。
- ACL撕裂。
- 胫骨平台骨折。
- 关节软骨损伤。
- 内侧或外侧副韧带撕裂。
- 半月板损伤。
- 髌骨或股四头肌肌腱断裂。
- 髌股关节脱位。

非手术治疗

- 大多数专家认为单纯的部分PCL损伤采取保守治疗（Ⅰ度和Ⅱ度）[15]。
  - 笔者建议保护下负重完全伸膝制动2周。目的在于保护处于自我修复状态下的PCL或PLC。
- 在可忍受的前提下进行ROM练习，并注重股四头肌的锻炼。
  - 推荐闭链运动（双足着地）。
  - 膝关节施以轴向负重，由于矢状斜坡促使胫骨向前移动[4]，这一生物学机制有助于ROM练习，以及PCL或PLC的愈合。
- Ⅰ～Ⅱ度PCL损伤的患者在4～6周后就可以参加体育活动了。在这期间应该避免膝关节损伤，从而防止病情加重而导致Ⅲ度PCL损伤的发生。
  - 重返运动后功能支具的帮助有限。
- 对于单纯的Ⅲ度PCL损伤的治疗方式是有争议的，非手术处理可能适用于部分患者。
  - 我们建议伸膝制动2周以防止胫骨后方半脱位。2周内保护性负重，然后逐步增加。
  - 股四头肌的力量锻炼，如股四头肌的复位锻炼以及直腿抬高锻炼都可以进行，但是在康复过程的前期应该避免腘绳肌腱的负重。
  - 1个月后，ROM练习、完全负重及功能活动都可以进行。
  - Ⅲ度PCL损伤的患者应推迟体育活动2～4个月。

手术治疗

- 手术指征包括移位的撕脱骨折、合并其他韧带损伤的急性Ⅲ度PCL损伤、Ⅱ～Ⅲ度慢性PCL损伤后疼痛或膝关节不稳定。
  - 对于任何PCL损伤，必须评估是否伴PLC的损伤，因为复合韧带损伤是手术指征。
- 对于高强度运动的运动员而言，急性单发Ⅲ度PCL损伤也应该考虑手术。
- PCL重建时机取决于PCL损伤程度以及合并其他韧带损伤情况。
  - 移位的撕脱性骨折和多韧带损伤膝关节，应在3周内手术治疗，为解剖修复提供最佳时机。
- 许多移植物可供PCL重建使用。
  - 自体材料包括BTB、HT和股四头肌肌腱。

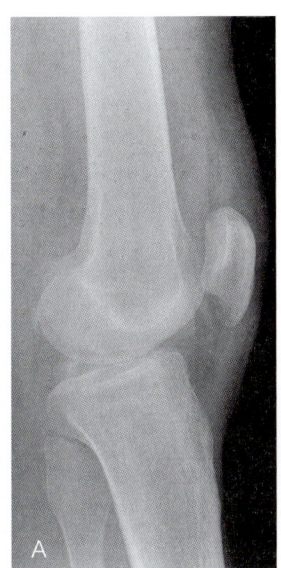
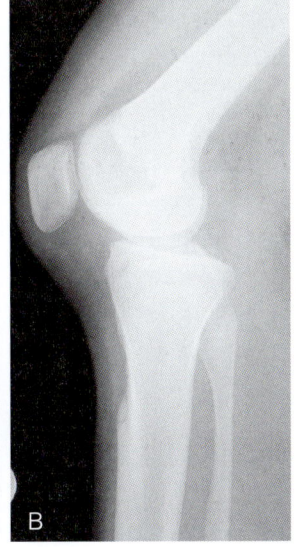

图1 A. PCL胫骨附着部撕脱骨折。B. PCL慢性损伤的胫骨后向半脱位。

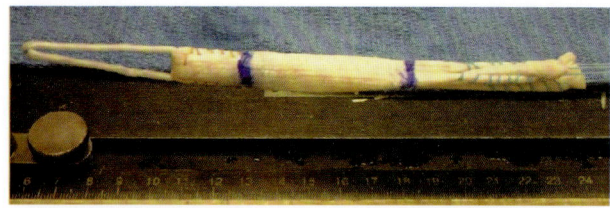

图2 经EndoLoop（Ethicon, Inc.）缝合的双股异体胫前肌肌腱。

- ○ 异体材料包括胫前肌肌腱、跟腱、BTB、股四头肌肌腱。
- ○ 异体材料的优点在于节省手术时间以及无供区损伤。缺点在于疾病传染的可能。术者在手术前应将这些情况预知患者。
- 最近，笔者采用异体胫前肌肌腱作为单束以及双束PCL重建的移植物材料（图2）。

术前计划

- 术前计划应该有多个手术方案，但最终方案将取决于麻醉下检查（EUA）及关节镜下探查。
- 在术前等候区，麻醉科医师放置坐骨神经和股神经阻滞导管。
  - ○ 在神经系统评估完成之前，先不要进行麻醉。
- 在手术室中完成麻醉之后，对手术及非手术的膝关节进行麻醉下检查（EUA）。
  - ○ 进行详细的检查，以明确PCL的方向及松弛程度。
  - ○ 对侧膝关节的数据对于排除合并损伤是十分有价值的。
- 在EUA下进行X线透视检查以明确胫骨后移的位置。

体位

- 患者仰卧于手术台上。
- 笔者不用止血带。
- 根据预先计划的手术程序，可能用到Foley导管。
- 用填充好的厚垫置于手术台上用以固定屈膝90°。在股骨大转子远端手术面放一衬垫，用于支持屈膝的近端（图3A）。在非手术腿下放置一垫子。
- 在Inlay技术中，将凝胶填充物放置于双侧髋关节之下，以便暴露手术膝关节的后内侧，详细位置见图4所标记。
- 术前准备工作完成之后，在松紧织物处剪一口，以便术中触摸足背动脉（图3B）。

入路

- PCL重建术中多种技术可以使用。笔者制订了以下治疗方案。
  - ○ 对于急性损伤，应用单束技术。
  - ○ 如果PCL部分残留，则保留组织并予手术加强。
    - 这项技术耗时费力，但是PCL保留部分可能会增强膝关节后侧的稳定性，并且加快移植物的愈合。
  - ○ 对于慢性损伤病例，PCL残留部分明显不足时，通常应用双束重建技术。
  - ○ 有些学者提倡全部使用胫骨Inlay技术，但笔者通常不使用这一技术。下面做全面的介绍，将阐述这一开放的双束技术[8,13]。关节镜胫骨嵌入术都将有所阐述。
  - ○ 在移位性胫骨止点撕脱性骨折的病例中，笔者使用一种被称为"技术盒"的技术。

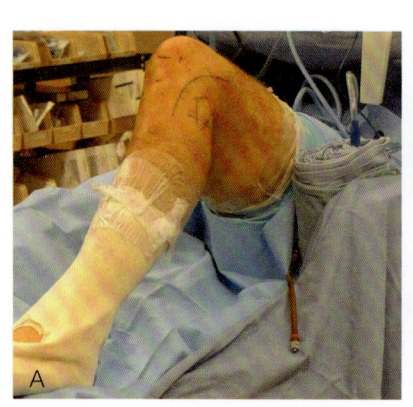
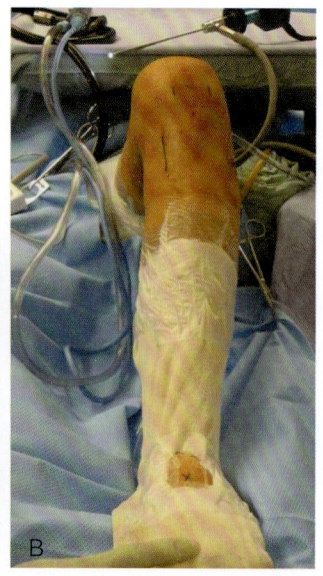

图3 A. 手术视野设置，安置衬垫以维持膝关节在90°屈曲，大腿近端侧方放置一挡板，维持膝关节屈曲。B. 将松紧织物处剪出一洞，以使足背动脉通过。

单束重建技术

关节镜检查

- 足置于预先放置的沙袋,将衬垫置于支柱与腿之间,使屈曲的膝关节稳定。
  - 屈膝90°,画出关节镜纵行入口。
- 前外侧入路位于髌腱外侧缘的外侧,邻近髌骨下极。
- 前内侧入路位于髌腱上部内侧缘内侧1 cm处。
- 关节镜检查是用来明确损伤程度,评估是否还有其他软骨或半月板病变。
  - 检查髁间窝是否残存完整的PCL纤维。如果进行加强术,那么要特别当心保留这些残留的纤维(详见单束加强术)。
  - 使用关节镜汽化电刀和刨刀头清理覆盖的滑膜和断裂的PCL纤维,确定ACL和PCL的上方间距。
- 在关节线近端及MCL后侧建立辅助后内侧入路。
  - 将70°的关节镜安置于PCL残端及股骨内侧髁之间,用于评估内侧半月板后角,用腰椎穿刺针定位后内侧入路(技术图1)。
  - 交换棒放入后内侧入口,方便关节镜替换。通过后内侧入路检查时使用30°的关节镜。
  - 还可以建立正中入路,以便更好地观察PCL胫骨附着点[1,2,14]。

准备并暴露胫骨

- 正确准备和暴露胫骨对于在适当位置安全钻孔至关重要。
- 首先将70°的关节镜安置于前外侧入路,然后通过前内侧入路将市售的PCL刮匙放入。
  - 可以通过侧位透视图像确认其位置。
- 然后通过后内侧入路将30°关节镜放入。将胫骨后侧的软组织小心地向中间抬起并稍向外侧靠。
- 通过前外侧入路将刨刀放入,并清理周围的滑膜。
- 将70°的关节镜从前外侧入路移出,并用位于后内侧入路的刨刀暴露胫骨。

建立胫骨隧道

- 通过前内侧入路插入市售的PCL胫骨钻头定位器,角度设置为55°,置于PCL附着部远端外侧,距胫骨后侧关节边缘1.5 cm处,沿这里的关节边缘的外侧高点可到达胫骨后侧窝(技术图2A)。
  - 可用侧位X线平片及关节镜后内侧入路进行检查。
- 在与定位器同一直线上的胫骨前内侧部分作一穿过骨膜的切口。
- PCL定位器进行定位,通过透视及关节镜进行确定(技术图2B)。
- 将导针穿出,但是不穿透后侧骨皮质。
  - 术中透视,确定导针走行路径(技术图2C、D)。
- 30°关节镜位于后内侧入路,通过前内侧入路将PCL刮匙送入,用于保护膝关节后侧的结构不受导针的损害,关节镜可视下,将导针小心穿过后侧骨皮质。
  - 必要时,可用平行导针微调导针位置。
- 用空心钻建立胫骨隧道。
  - 在关节镜视野下,用空心钻小心将胫骨皮质钻穿。
  - 冲洗骨隧道,并用扩髓器扩隧至适合移植物的大小。

建立股骨隧道

- 从前外侧入路插入股骨钻头,在1点钟位(右膝关节)或11点钟位(左膝关节)建立隧道开口。
  - 根据移植物大小确定隧道前后位置,但是开口必须确

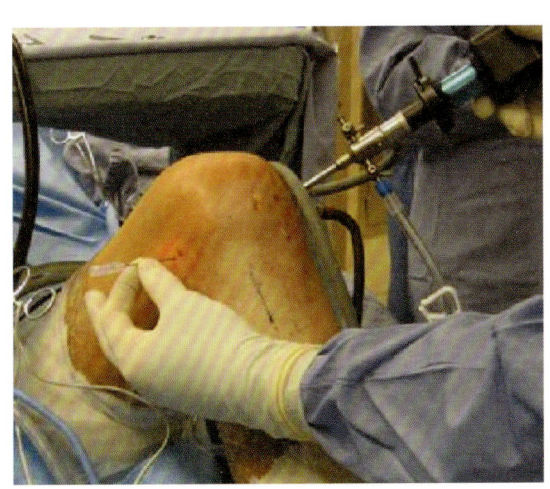

技术图1 在直视下用腰椎穿刺针建立后内侧入路。

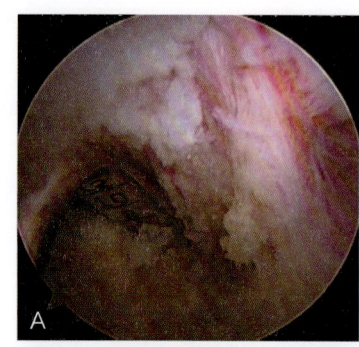
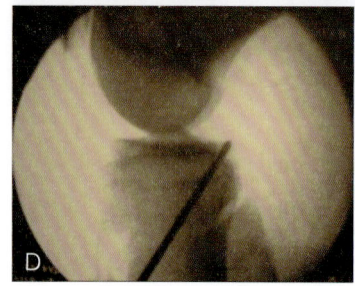
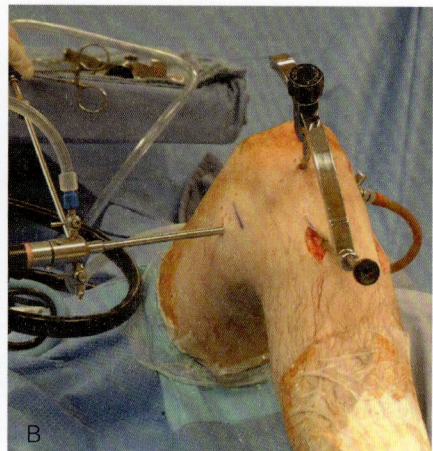
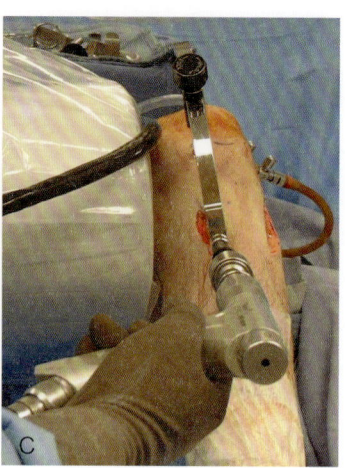

技术图2 A. PCL钻头定位器用于引导导针由PCL附着部穿出。B. PCL钻头定位器安置完后，用关节镜及透视定位。C. 在透视定位器的协助下置入胫骨导针。D. 透视下确定胫骨导针的位置。

定以保证隧道边缘位于关节软骨交界处（技术图3）。
- 通过前外侧入路将导针插入开口处。
- 将大小合适空心钻钻头套入导针，钻孔时注意附近的髌骨关节面。
- 将隧道钻到30 mm深，注意避免穿透股骨内侧髁的骨皮质。
  - 用扩髓器扩隧至移植物的大小相配。
- 用小型的EndoButton钻头（Smith & Nephew, Andover, MA）在股骨内侧髁的骨皮质钻孔，并且由前外侧入口将导针插入股骨隧道。
- 在股骨内侧髁远端前内侧，估计导针出口处做一与Langer线相平行的切口。
  - 沿股内侧斜肌筋膜和肌肉沿纤维走向劈开撕裂，将股骨内侧远端肌肉和骨膜抬高。
  - 将钻洞暴露并移除导针。

移植物植入
- 移植物的植入可能需要扩大前外侧入口。
- 经后内侧入路放置30°的关节镜，将18号钢丝襻由胫骨隧道穿过，由远端前侧向上至近端后侧。
  - 经前外侧入路进入抓持钳，并经由髁间窝牵出带圈金属线（技术图4）。
  - 将移植物自由端（胫骨端）的编织缝线带入金属线圈。
  - 由胫骨隧道顺行将金属线和缝线拉回。
- 小可塑性拉钩经前外侧入路进入，置于股骨隧道后侧，阻挡脂肪垫为Beath针提供畅通的道路。

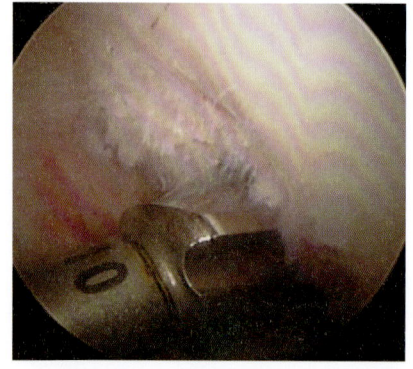

技术图3 定位股骨隧道，使隧道边缘位于关节软骨交界处。

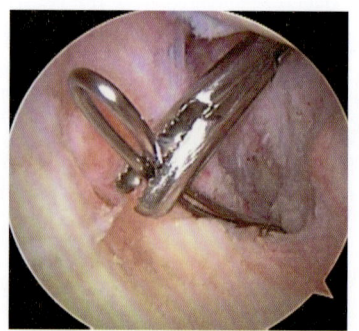

技术图4 用一根长的18号带圈金属线，顺行将缝线导过胫骨隧道，并由前外侧入路取回。

- 然后Beath针经前外侧入路穿过股骨隧道。
- 将移植物EndoLoop(Ethicon, Inc., Somerville, NJ)面的引导缝线穿过Beath针的针孔。
- 并将穿好线的针拉到近端。
- 牵引下将移植物拉入股骨隧道内至标记线,同时牵引胫骨端缝线将移植物拉入股骨隧道。
  - 用关节镜确定移植物位置。

固定移植物

- 用钳子沿股骨内侧安置EndoLoop固定移植物,并确定其最近端。
- 在EndoLoop最近端用3.2 mm的钻头做一个单皮质的洞。
  - 隧道测深后,经EndoLoop将6.5 mm骨松质螺丝钉和垫圈置入股骨。
  - 移植物在远端拉紧时,拧紧螺丝钉。
- 用触诊的方式对固定进行检查,以确保EndoLoop在远端用螺丝和垫圈得以固定。
- 胫骨端固定前、固定时,在胫骨前侧施加外力,以复位胫骨。
  - 由胫骨近端前内侧至后外侧,放置4.5 mm骨皮质螺钉及垫圈。
  - 屈膝90°固定移植物。
  - 在螺钉进入第2层骨皮质前,将胫骨端移植物的缝合端捆紧,然后再将螺钉拧紧。
- 关节镜检查确认移植物的位置恰当、松紧度合适及固定可靠。

缝合伤口

- 冲洗切口,并用0号Vicryl缝线缝合股骨前外侧筋膜处的切口。
- 用3-0 Vicyl缝合间断倒置缝合皮下层,然后用4-0可吸收线连续缝合皮肤。
- 用3-0尼龙线缝合关节镜入口。
- 如果有必要,对足背和后胫骨动脉进行多普勒超声波诊断及触诊。
- 用合适的纱布和无菌纱布包扎伤口,并用石膏绷带内垫在外层斜行包扎。

单束增强

- 单束加强术使用的技术与之前单束技术所描述的技术大致相同。
  - 通常情况下,当AL束破裂时,而PM束仍然是完好的。因此,在本章中也将介绍AL束的加强术。
- 首先进行关节镜检查。
- 如果发现AL束是完好的,在清理覆盖的骨膜和断裂的PCL纤维时,注意保护此束(技术图5A)。
- 在进行胫骨后侧部分准备时,保护PCL起始部十分重要。
- 胫骨隧道的准备工作与单束技术相似。
  - 导针出口点沿胫骨窝后侧斜面,位于完整的PCL附着部外侧远端(技术图5B)。
- 建立隧道前准备股骨内侧髁时,一定注意保护完整PCL束。
  - 隧道起始点位于1点钟位(右膝)或者11点钟位(左膝)。
  - 起点应位于前后位,使隧道边缘在关节软骨交界处。
  - 具体位置还要取决于移植物的大小,以及距完好PM束的距离。
- 将移植物包绕完整的纤维束,这是增强术最后需要考虑的。
- 然后固定移植物,并关闭切口。

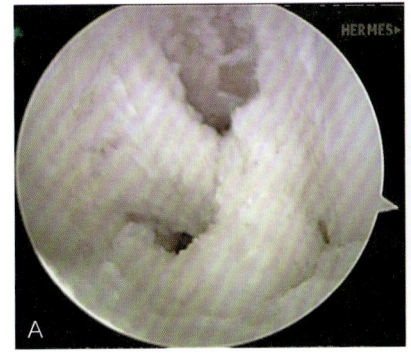
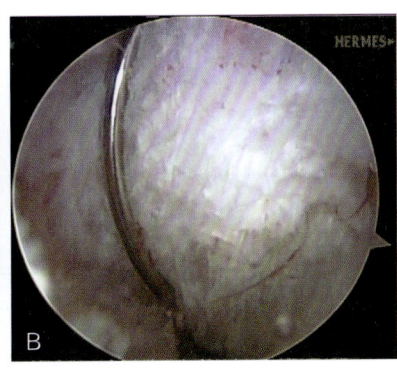

技术图5 A. 保留完整的AL束,并将覆盖滑膜及断裂PCL纤维清理。B. 胫骨隧道出口点位于胫骨后窝斜面,PCL附着部的远外侧。使用长的18号带圈金属线进行确认。

双束重建

- 对于PCL双束重建术而言,其基本技术方式与单束PCL重建术一致的,包括入口设置、关节镜以及钻孔准备。

建立胫骨隧道

- 在整个过程中,始终保持谨慎小心,应避免隧道重合以确保2个隧道之间有合适的骨桥。
- 首先,应用同单束重建术一致的技术将AL隧道的导针置入。
  - 从PCL附着部的远外处穿出,具体位置是距胫骨平台边缘关节软缘1.5 cm处。
- 将PCL定位器重新插入关节。
- 在进行安置PM胫骨导针时,进行相同的步骤。
  - PM胫骨导针从胫骨前内侧边进入,相较于AL导针稍微靠近端和内侧。
  - 相反的,PM导针由胫骨前外侧插入,在冠状面与AL导线呈十字交叉,但是在矢状面则全程与AL导线保持相近。与AL胫骨导针相比,PM导针沿PCL胫骨足迹更内侧更近端穿出(技术图6A)。
  - 确定两导针之间的合适距离对于建立两个骨隧道之间的骨桥是十分重要的。
- 导针置入合适位置,用空心钻首先建立AL胫骨隧道。
  - 在透视引导下将钻头钻入。
  - 在关节镜的视野下,用手动扩髓器于胫骨后侧皮质扩隧。
  - 冲洗隧道,然后在关节镜的视野下依次扩隧。
- 用7 mm空心钻建立PM胫骨隧道,步骤与建立AL胫骨隧道的步骤相同(技术图6B)。

建立股骨隧道

- 用开口器在起始点开口。
- 对于AL束,起始点在1点钟位(右膝)或11点钟位(左膝)。
  - 起点位于前后位,使隧道边缘在关节软骨交界处。
  - 导针由前外侧入口插入至起始点。
  - 大小合适的空心钻套入导针。
  - 空心钻近髌骨关节面时,注意操作。
  - 将隧道钻深至30 mm,避免穿透股骨内侧髁骨皮质。
  - 依次扩隧至大小适合移植物。
  - 用小型的EndoButton钻头于股骨内侧髁骨皮质钻孔。
- 建立PM隧道时,再次使用内外侧股骨隧道技术。
  - 用开口器开口,位于3点钟位(右膝)或9点钟位(左膝)。
  - 将PM隧道置于与AM隧道平行处或略靠后方。
  - 经由前外侧入口将导针插入起始点。
  - 7 mm空心钻套入导针,并钻深至30 mm左右的深度(技术图7)。
  - 用EndoButton钻头在股骨内侧髁骨皮质钻孔。

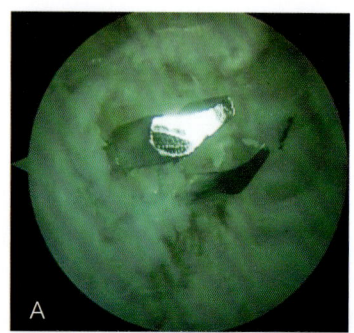

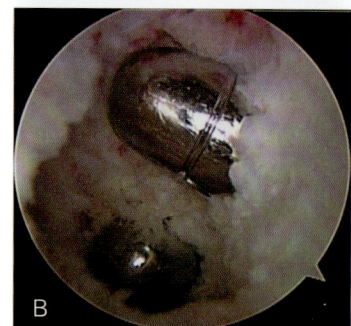

技术图6 A. AL及PM导针都置于胫骨后侧近端。与AL胫骨导针相比,PM导针及隧道沿PCL胫骨足迹更内侧更近端穿出。B. 用开口器在胫骨后侧近端,比较AL及PM隧道位置。

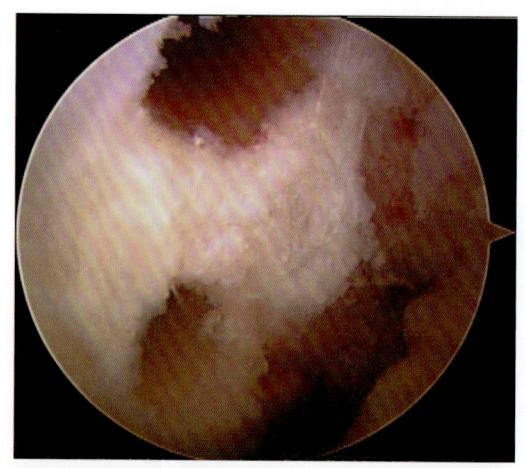

技术图7 AL隧道位于11点钟位,PM隧道位于9点钟位的股骨隧道。

移植物的植入与固定

- 应用与单束重建术相同的技术将AL移植物送入。
- 这一步骤在进行PM移植物时将再次使用（技术图8）。
  - 在AL移植物的缝线末端保持拉紧状态，将有助于在拉入PM移植物时，AL移植物不会被拉入关节。
- 先固定股骨端移植物。
  - AL束按先前描述的方法缝合。
  - PM束也采用相同的技术，确保两螺钉及垫圈之间有足够间隙，从而避免重叠。
- 在固定胫骨端移植物前后，于胫骨前施加外力以复位胫骨。
  - 2枚4.5 mm骨皮质螺钉和垫圈，由胫骨前内侧至后外侧放置于胫骨近端，离各自隧道稍远端。
  - 与单束技术相同，在螺钉进入第2层皮质之前，将胫骨面移植物的缝合末端拉紧。然后再将螺钉拧紧。
  - 在屈膝90°时首先将AL移植物固定，然后再屈膝15°时将PM束固定。
  - 将关节镜插入，用于检测移植物位置、松紧度及固定情况。

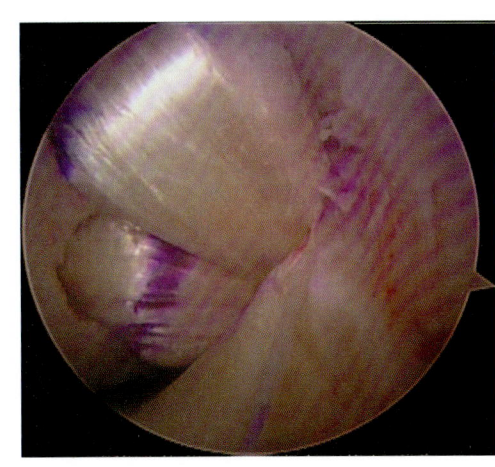

技术图8 双束重建术中移植物的植入。

切开胫骨嵌入

- 对于双束PCL重建胫骨Inlay技术，基本步骤与单束重建术相同，包括入路位置、关节镜及清创术。
- 准备完整、未受辐射、冷冻的异体髌腱，准备2束连有胫骨骨块及股骨远端骨块的移植物。
  - 由带胫骨骨块的移植物制作而成，骨块长20 mm，宽13 mm，厚12 mm。
    - 在骨块的中央钻一4.5 mm的洞，以备固定之用。
  - 来自胫骨骨块的肌腱束其直径为11 mm（AL束）及9 mm（PM束）。
  - 来自髌骨端移植物的股骨骨栓制作成长20 mm，直径为11 mm（AL束）或9 mm（PM束）。
    - 将每块股骨骨栓分别钻2个直径为2 mm的洞，将Fiber线穿过这2个洞（技术图9A）。
- 小腿放置成4字形，即屈膝90°，于外踝垫一衬垫。
  - 于胫骨后侧做一6 cm切口，起于腘窝皱褶，并沿胫骨后内侧缘向远端折曲（技术图9B）。
- 分离皮下脂肪到缝匠肌筋膜及覆盖于腓肠肌内侧头筋膜。
  - 沿胫骨后内侧边界将筋膜切开。
  - 向前、近端牵拉半膜肌和鹅足肌腱。
  - 将腓肠肌内侧头从胫骨剥离，并向后牵拉。
  - 腓肠肌内侧头沿胫骨后侧、远端附着，辨认腘肌。将腘肌由胫骨后内侧面剥离，并牵向后侧、远端（技术图9C）。
- 然后注意建立11 mm AL及9 mm PM股骨隧道，方法同双束技术相同。
- 调整小腿于4字形位置，于胫骨内外侧平台之间、PCL胫骨附着处关节内做一纵行切口。
- 辨认残留的PCL并清创，用1/4 in（6.35 mm）的卷曲骨刀，做一个13 mm宽、12 mm深、20 mm长的骨槽（技术图9D）。
  - 经胫骨做一3.2 mm孔，此孔与胫骨骨块中的4.5 mm的骨洞相对应。
- 经由扩大的前内侧入路将移植物通过关节到达胫骨槽。
  - 用4.5 mm的全螺纹骨皮质螺钉将骨块固定于骨槽。
  - 术中透视确定移植物的位置。
- 沿股骨内侧髁中央股内斜肌后侧做一个4 cm的切口，定位股骨隧道。
  - 用缝合线导引将AL束及PM束移植物经由各自的股骨隧道穿过。
  - 多次循环预张移植物。
- 用金属界面螺钉，由外而内将移植物固定（技术图9E、F）。
  - 屈膝90°位置将AL束固定，然后再屈膝15°将PM束固定。
  - 插入螺钉时，将其膝关节轻微前抽，以恢复胫骨自然的活动。
  - 用咬骨钳将股骨隧道中剩余的骨栓清理，并将缝合线跨骨桥将骨隧道绑定。

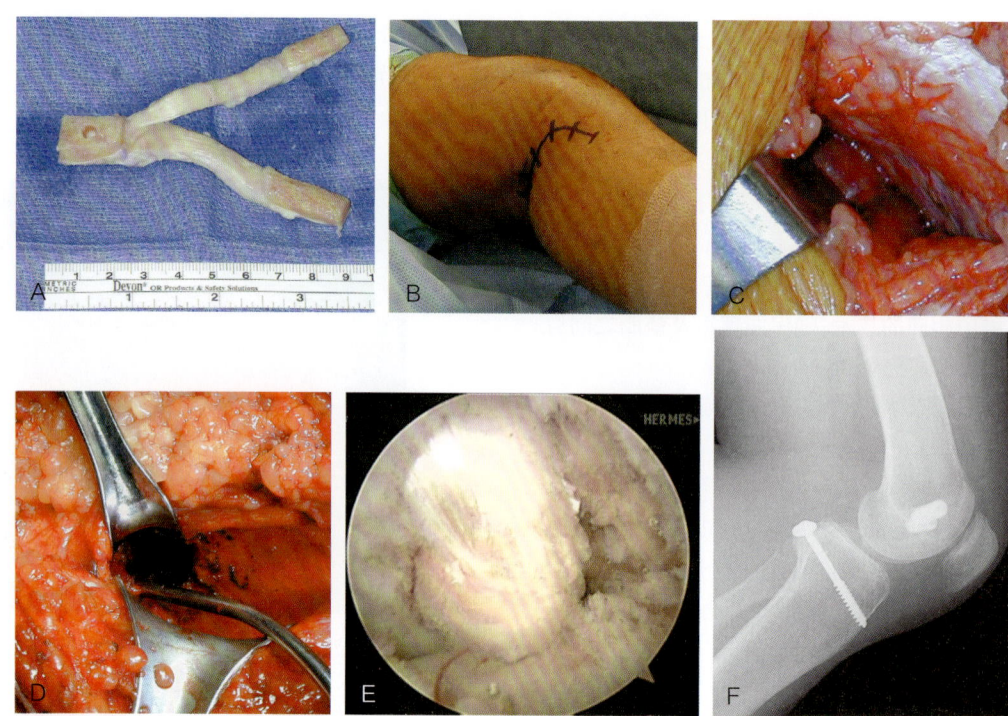

技术图9 A. 胫骨内嵌移植物。B. 胫骨内嵌移植的方式是于胫骨后侧作一6cm切口，起于腘窝皱褶，并沿胫骨后内侧缘向远端折曲。C. 于胫骨后内侧，沿骨膜下剥离腘肌，并向外侧、远端游离。D. 胫骨后侧嵌入完成后。E. 双束胫骨内嵌移植物置入隧道内后。F. 胫骨内侧用4.5mm的全螺纹骨皮质螺钉固定胫骨面，界面螺钉固定股骨面，并用透视侧位片进行检查。

关节镜下胫骨嵌入技术

- 关节镜下Inlay技术Salata和sekiya曾经有详细描述[18]，但是笔者通常不使用这种技术。
- 与其他PCL重建技术一样，患者需要开始EUA和诊断性膝关节镜检查。
  - 大部分操作程序在屈膝45°~90°完成。
- 如前制作关节镜前外侧入路；前内侧入口更靠近髌腱可以更好地进入后内侧关节。手术还使用了靠近后内侧关节线1 cm的后内侧入路。
  - 手术入路开通后，清除残留的PCL暴露股骨和胫骨的足印区。
- 使用PCL导向器创建胫骨隧道。
  - 导针的靶点距胫骨足印区近端7 mm。
  - 导针采用3.5 mm空心钻关节镜下直视进行钻孔，以避免移位。然后取出导针和钻头。
  - 在直视和透视下，导针用3.5 mm的空心钻进行扩孔，以避免移位，然后将FlipCutter(Arthrex, Inc.)钻头推过隧道，直到它在膝关节内部可见，然后"翻转"成倒L形，在胫骨窝中钻一个直径13 mm，深度10~12 mm的隧道。钻孔完成后，撤回FlipCutter钻头。
- 首选新鲜冷冻的完整跟腱同种异体移植物，最小肌腱长度为7 cm。
  - 用10号刀片沿其天然中缝将移植物切成两束，止于距跟骨栓1 cm处；较大的部分用于重建AL束(8~11 mm)，较小的部分用于重建PM束(6~9 mm)。每一端都用2号不可吸收编织线锁边缝合。
  - 使用取芯铰刀将跟骨骨塞制成直径12 mm的单个圆柱形骨塞(用于直径13 mm的隧道)。
  - 使用3.5 mm空心钻系统在骨栓中创建一个中央隧道；然后用2号不可吸收编织线锁边缝合与骨塞相邻1 cm的肌腱。缝线末端从骨栓隧道的皮质穿到骨松质，用于引导骨栓进入胫骨隧道，并可系在柱子上。
  - 或者，这些缝合线可以穿过PCL tightrope悬吊固定装置(Arthrex, Inc.)使用胫骨骨栓上的纽扣钢板固定在胫骨上。
- 可以用之前描述过的用于关节镜下双束重建和开放下胫骨Inlay技术创建骨隧道。
- 通常再次延伸前内侧通路以通过移植物。
  - 可使用直角夹持器或关节镜探头将胫骨骨栓插入胫

骨隧道,并通过平片检查确认位置。
- 将胫骨塞压入隧道中,通过缝合线系在柱子上,进一步固定胫骨侧(技术图10A、B)。
- 使用18号环形线圈将移植物的股骨支穿过各自隧道。
- 移植物在股骨端固定前进行循环加压。
- 如先前在双束技术中所述,移植物被拉紧,并且可以使用界面螺钉固定和/或系在柱子上或使用悬吊固定(技术图10C)。

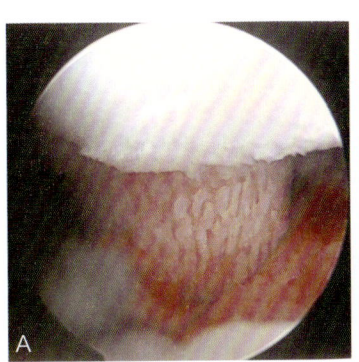
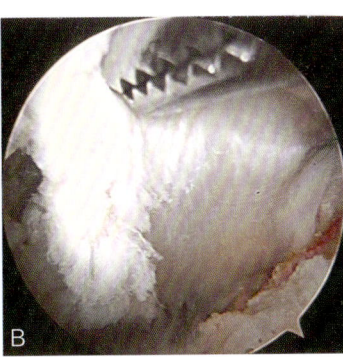
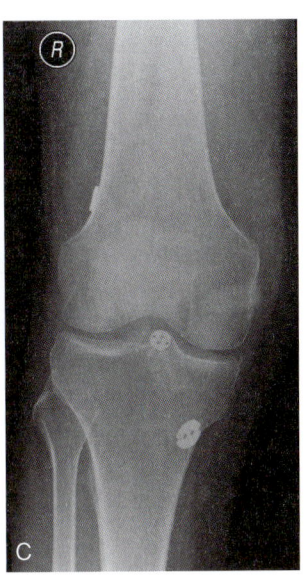

技术图10 A. 将骨栓植入胫骨隧道。B. 骨栓完全置入胫骨隧道。C. 关节镜下单束悬吊固定胫骨嵌体的PCL重建术后X线片。

胫骨止点撕脱骨折

- PCL胫骨止点撕脱骨折的治疗方式同胫骨嵌入重建术。
- 同胫骨嵌入术一样,患者仰卧以便进行关节镜检查。
- 皮肤的切口与软组织分离同胫骨嵌入术。
- 做一个垂直的切口,并对PCL胫骨的撕脱部分进行标记。
- 根据碎骨的大小,选择4.0 mm骨皮质螺钉或6.5 mm骨松质螺钉及垫圈,将骨折块和PCL复位固定。
- 通过透视或X线平片确定复位与否(技术图11)。

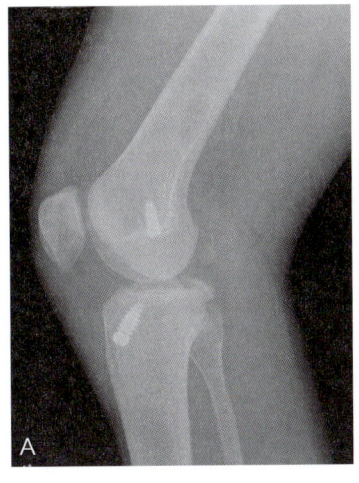
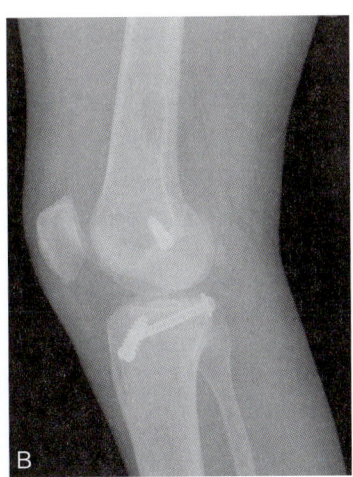
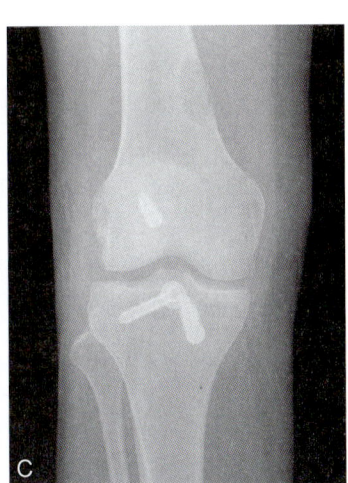

技术图11 A. 先前进行过ACL重建的患者的PCL胫骨止点撕脱。B、C. 骨撕脱骨折复位固定后前后位及侧位平片。

要点与失误防范

指征	• PCL重建术后在麻醉下对PCL伴发损伤进行评估,因为这些结构的功能不全可能会导致PCL移植物的失败 • 基于PCL损伤的慢性病程及残留的PCL状况选择合适的重建技术
关节镜	• 显露胫骨后侧可能略显麻烦,但是对于恰当,安全地建立骨隧道十分重要 • 在膝关节后侧操作时,始终将刨刀及汽化电力向前,以免损伤腘血管 • 整个手术操作过程,需要始终注意引流液体量及下肢筋膜间隔情况
隧道建立	• 建立隧道时可以使用平行导针进行微调 • 在关节镜直接观察下,用导针或钻骨器对胫骨后侧皮质手动钻孔,以避免血管神经损伤 • 在建立股骨隧道时如果髌骨妨碍钻孔导向器,可以用小型钻孔器做一个起始点,然后用较大的钻孔器手工扩隧道达到合适的大小
移植物处理	• 通过移植物和胫骨后皮质之间的后内侧入路放置关节镜转换杆,可以通过减少摩擦来促进移植物通过 • Beath针经由前外侧入路穿入时应避免穿透软组织,以防移植物卡在软组织中
固定	• 固定时前推胫骨以防止后半脱位
康复	• 由于胫骨平台的前后斜坡,在膝关节上施加轴向负荷的闭链练习可以保护PCL重建

术后处理

- 用带锁支具将膝关节固定于伸直位,将患者复苏并送至康复室,重新评估疼痛及血管神经情况。
- 患者可能整晚进行疼痛管理,并进行神经血管情况的监测。
- 告知患者如何练习(股四头肌锻炼、直腿抬高及小腿泵)和使用拐杖。
- 在换药结束之后,在胫前施加外力。
- 指导患者在可忍受的范围触地负重1周。
- 在术后第1次复查后,患者应逐渐部分负重。
- 术后4~6周支具可以解锁,8周后去除。
- 术后1个月后双下肢可以完全伸直,在理疗师的协助下进行被动的膝关节屈曲、股四头肌锻炼及髌骨运动练习。
- 在术后1周可进行0°~60°的微蹲,在术后3周后可进行0°~90°的半蹲。
- 膝关节活动度恢复完全且无痛后,可以进行力量锻炼。
- 屈膝以术后4周达90°,术后8周达120°为目标。

预后

- 不同的移植物(自体移植物 vs. 异体移植物)对术后整体效果尚无明确影响[3,15]。
- 急性损伤的单束重建术效果明显优于慢性损伤的单束重建术[19]。
- 临床结果显示,单束及胫骨嵌入重建术后,患者功能恢复良好,症状改善满意[3,7,9,16,19]。
- 就整体效果而言,经胫骨重建术与胫骨嵌入重建术基本相同[11,15]。
- 尚无双束重建术与PCL增强重建术长期临床结果报道。
  ○ 双束重建与单束重建相比,没有显示出明显的临床优势[10]。
  ○ 尽管膝关节功能有所改善,但单束PCL重建并未显示可预防退行性骨关节炎[7,9]。
  ○ 尽管进行重建,膝关节运动功能也不会恢复到正常状态[24]。

并发症

- 下肢远端不放置适当的衬垫,将导致神经麻痹。
- 活动度减少(通常是屈曲度的减少)可能是由于移植物的位置不当或是在固定移植物时张力过大。不恰当的术后康复同样可能造成活动度的缺失。
- 残端松弛可能会影响移植物的位置或漏诊伴发的其他韧带损伤。
- 腘血管的损伤很少发生,如果发生将是一个严重的并发症。一定要特别注意,防止过度穿透胫骨后侧骨皮质。
- 大腿与小腿应随时进行触诊,以确保无组织渗液造成筋膜室综合征。

(唐千 译,宋伟 何耀华 审校)

参考文献

[1] Ahn JH, Ha CW. Posterior trans-septal portal for arthroscopic surgery of the knee joint. Arthroscopy 2000;16:774-779.

[2] Ahn JH, Yoo JC, Wang JH. Posterior cruciate ligament reconstruction: double-loop hamstring tendon autograft versus Achilles tendon allograft: clinical results of a minimum 2-year follow-up. Arthroscopy 2005;21:965-969.

[3] Cooper DE, Stewart D. Posterior cruciate ligament reconstruction using single-bundle patella tendon graft with tibial inlay fixation: 2-to 10-year follow-up. Am J Sports Med 2004;32:346-360.

[4] Giffin JR, Vogrin TM, Zantop T, et al. Effects of increasing tibial slope on the biomechanics of the knee. Am J Sports Med 2004;32:376-382.

[5] Goyal K, Tashman S, Wang JH, et al. In vivo analysis of the isolated posterior cruciate ligament-deficient knee during functional activities. Am J Sports Med 2012;40:777-785.

[6] Harner CD, Waltrip RL, Bennett CH, et al. Surgical management of knee dislocations. J Bone Joint Surg Am 2004;86A:262-273.

[7] Hermans S, Corten K, Bellemans J. Long-term results of isolated anterolateral bundle reconstructions of the posterior cruciate ligament: a 6- to 12-year follow-up study. Am J Sports Med 2009;37:1499-1507.

[8] Kim SJ, Park IS. Arthroscopic reconstruction of the posterior cruciate ligament using tibial-inlay and double-bundle technique. Arthroscopy 2005;21:1271.

[9] Kim YM, Lee CA, Matava MJ. Clinical results of arthroscopic single-bundle transtibial posterior cruciate ligament reconstruction: a systemic review. Am J Sports Med 2011;39:425-434.

[10] Kohen RB, Sekiya JK. Single-bundle versus double-bundle posterior cruciate ligament reconstruction. Arthroscopy 2009;25(12):1470-1477.

[11] MacGillivray JD, Stein BE, Park M, et al. Comparison of tibial inlay versus transtibial techniques for isolated posterior cruciate ligament reconstruction: minimum 2-year follow-up. Arthroscopy 2006;22:320-328.

[12] Margheritini F, Mancini L, Mauro CS, et al. Stress radiography for quantifying posterior cruciate ligament deficiency. Arthroscopy 2003;19:706-711.

[13] Mariani PP, Margheritini F. Full arthroscopic inlay reconstruction of posterior cruciate ligament. Knee Surg Sports Traumatol Arthrosc 2006;14:1038-1044.

[14] Mauro CS, Margheritini F, Mariani PP. The arthroscopic transeptal approach for pathology of the posterior joint space. Tech Knee Surg 2005;4:120-125.

[15] Montgomery SR, Johnson JS, McAllister DR, et al. Surgical management of PCL injuries: indications, techniques, and outcomes. Curr Rev Musculoskelet Med 2013;6:115-123.

[16] Panchal HB, Sekiya JK. Open tibial inlay versus arthroscopic transtibial posterior cruciate ligament reconstructions. Arthroscopy 2011;27(9):1289-1295.

[17] Parolie JM, Bergfeld JA. Long-term results of nonoperative treatment of isolated posterior cruciate ligament injuries in the athlete. Am J Sports Med 1986;14:35-38.

[18] Salata MJ, Sekiya JK. Arthroscopic posterior cruciate ligament tibial inlay reconstruction: a surgical technique that may influence rehabilitation. Sports Health 2011;3(1):52-58.

[19] Sekiya JK, West RV, Ong BC, et al. Clinical outcomes after isolated arthroscopic single-bundle posterior cruciate ligament reconstruction. Arthroscopy 2005;21:1042-1050.

[20] Shelbourne KD, Clark M, Gray T. Minimum 10-year follow up of patients after an acute, isolated posterior cruciate ligament injury treated nonoperatively. Am J Sports Med 2013;41:1526-1533.

[21] Shelbourne KD, Davis TJ, Patel DV. The natural history of acute, isolated, nonoperatively treated posterior cruciate ligament injuries. A prospective study. Am J Sports Med 1999;27:276-283.

[22] Shelbourne KD, Muthukaruppan Y. Subjective results of nonoperatively treated, acute, isolated posterior cruciate ligament injuries. Arthroscopy 2005;21(4):457-461.

[23] Toritsuka Y, Horibe S, Hiro-Oka A, et al. Conservative treatment for rugby football players with an acute isolated posterior cruciate ligament injury. Knee Surg Sports Traumatol Arthrosc 2004;12:110-114.

[24] Voos JE, Mauro CS, Wente T, et al. Posterior cruciate ligament: anatomy, biomechanics, and outcomes. Am J Sports Med 2012;40(1):222-231.

第47章 关节镜钻孔治疗剥脱性骨软骨炎
Arthroscopic Drilling and Fixation of Osteochondritis Dissecans

Theodore J. Ganley, Kevin G. Shea, and Nathan L. Grimm

定义

- 剥脱性骨软骨炎（OCD）是一种软骨下骨的局灶性特发性改变，存在邻近关节软骨不稳定和破坏的风险，可能导致过早的骨关节炎[25]。

解剖

- OCD最常见于膝关节，特别是股骨内侧髁的外侧。
- OCD在这一解剖位置的形态学变化，可表现为软骨下骨和其上覆盖的关节软骨的软化，这可进展为早期关节软骨分离和后期骨软骨分离（图1）。

发病机制

- 虽然OCD的确切发病机制尚不清楚，但已经有一些关于OCD病因的假说——局部缺血、创伤、骨化副中心和遗传因素等。
- 局部缺血。
  - 1870年，James Paget将后来被认为是OCD的症状描述为"安静的坏死"。Green和Banks[14]也认为OCD是由于软骨下骨缺血导致的。
  - 然而，后来对骺动脉结构的研究表明，这一假说不太可能解释其病因。
- 微创伤。
  - Fairbank[12]的早期工作将创伤描述为OCD的一个病因。Smillie[27]强烈支持Fairbank关于OCD病因学的"胫骨脊"理论。虽然这可能为股骨内侧髁外侧面的经典位置提供了一个解释，但这并不能解释OCD发生在膝关节的其他位置。
  - 由于多项研究显示，多达60%的OCD患者表示参与过体育活动，因此重复性微创伤理论得到很多支持[3,15,21]。
  - 在膝关节和肘关节中，研究曾报道，急性创伤事件引发的延迟发展的类似OCD病变。
- 骨化副中心。
  - 有一种假说可以将以前所有的证据统一起来，即Ribbing描述的骨骺软骨内成骨[26]。
  - Ribbing[26]描述了这些"骨化副中心"，该理论指出了发生在股骨内侧髁的经典位置。
- 遗传。
  - 虽然单发病变的OCD最常见，但关节双侧性病例、单个关节内多发病变及双胎研究中OCD的报告为遗传易感性假说提供了支持。

自然病程

- Hughes等人[16]通过连续5年的磁共振成像（MRI）记录了膝关节未成熟OCD的自然史，并将其与关节镜检查和临床结果相关联。
- 在这个小型病例研究中，他们证明了所有软骨完整的损伤都可以通过保守治疗治愈；然而，如果病变显示软骨破裂或软骨下骨碎裂，它就失去了机械支撑，并可能进展到进一步的破坏，导致挤压进入关节[16]。

病史和体格检查

- 膝关节OCD的表现是可变的，这在很大程度上是由于特定的症状出现在病变的特定阶段。
- 稳定的原发损伤可表现为非特异性膝关节疼痛，患者定位较差，外旋步态，可能有积液[29]。
- 进展为不稳定的病变可能成为具有活动性或游离体的"活板门"型病变。这两种病变类型都可能出现机械症状，可描述为"卡住"或"锁定"的感觉。
- 1967年，Wilson[29]描述了一项他认为是诊断膝关节OCD的临床检查："（患者）仰卧位，患侧膝关节屈曲约90°，胫骨内旋。然后膝关节逐渐伸展，在距离完全伸展约30°的位置，[患者]会抱怨股骨内侧髁前部疼痛。胫骨外旋可以立即缓解这种疼痛。"
- 然而，Wilson试验已被证明是不可靠和非特异性的[8]。

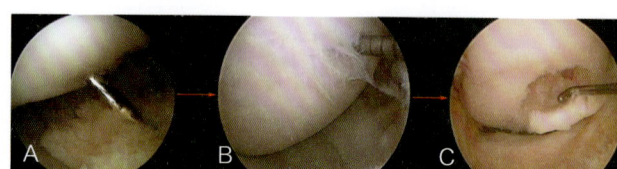

图1 膝关节OCD病变的三种常见形态。A. 可触及的完整软骨损伤。B. 有裂缝的"锁门"型损伤。C. "trap door"型损伤。

影像学和其他诊断性检查

- 由于非手术治疗的成功率各不相同,影像学方案在文献中受到密切关注。影像学的目的是明确病变的特征,确定非手术治疗的预后,监测病变的恢复情况。
- X线片对OCD的诊断很有帮助,应该是首选的影像学检查方式,因为X线片通常对病变进行定性和定位,并排除膝关节区域的其他骨性病变。然而,在相当数量的病例中,OCD的病变在平片上可能并不明显。
  - 影像学检查从平片开始,包括前后位(AP)、隧道位和侧位片(图2A~C)。
  - 应包括一个Merchant位,以最好地揭示任何髌骨或滑车的OCD损害。
- MRI除了进一步显示OCD病变特征外,在确定病变大小、软骨和软骨下骨的状态方面最有用(图2D~F)。
  - 骨水肿的程度、软骨碎片下方是否存在高信号区以及是否存在其他游离体也是MRI上的重要特征。关节镜仍然是诊断软骨稳定性的金标准或参考标准[4]。
- 核素扫描术及计算机断层摄影(CT)。
  - 虽然CT能较好地区分骨的轮廓和一致性,但它很少用在青少年OCD患者诊断中。
  - 同样,锝骨扫描曾经被用来提供关于OCD损伤愈合的生物学能力信息。然而,随着磁共振成像的出现,以及其在不暴露于辐射的情况下仍能提供高质量的OCD病变图像的能力,核素扫描术的使用越来越少。
  - 在OCD病变中使用电离辐射应慎重考虑,因为其他影像学方法可以不需要或只需要很少辐射暴露就可以提供良好的诊断和预后信息。

鉴别诊断

- 不规则骨化。
- 急性骨软骨骨折。
- 半月板损伤。

非手术治疗

- 非手术治疗的初始过程是具有小完整病变的骨骼未成熟儿童的首选治疗方法,其目标是非手术干预,促进软骨下骨的愈合,并可能防止软骨塌陷、继发骨折和凹坑的形成。
- 对于这类患者,理想的非手术治疗方法存在争议。坚

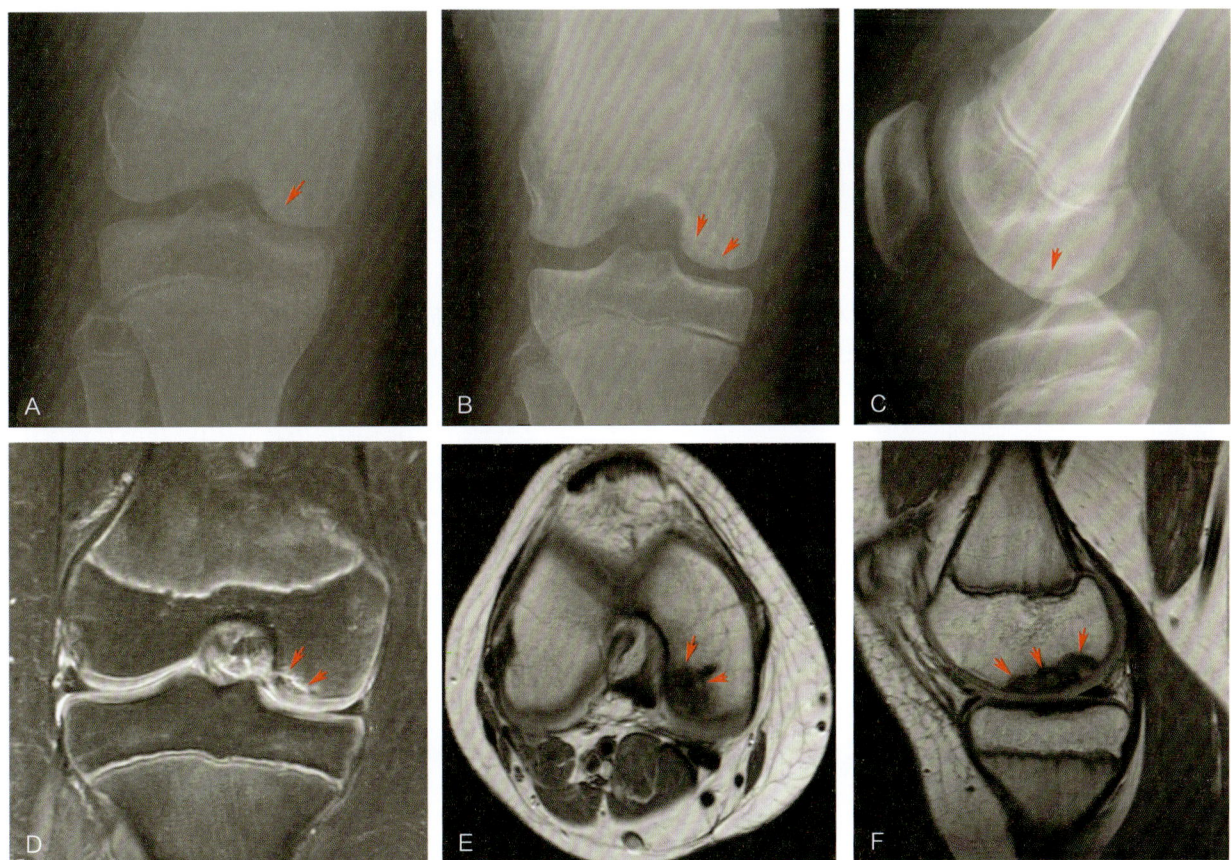

图2 OCD病变的三视图:前后位(A),隧道位(B),侧位(C)。OCD病变的MRI:冠状位(D),轴位(E),矢状位(F)。红色箭头指向OCD病变。

表1 骨骼未发育成熟的剥脱性骨软骨炎三种不同时期的治疗途径

时期	治疗
Ⅰ期(1~6周)	用铰链式支架固定膝关节。患者可在铰链式支架锁定于伸直状态的条件下行走。每天可解锁支架5分钟用于锻炼活动度
Ⅱ期(6~12周)	如果患者在6周后无疼痛且X线片显示愈合迹象,则允许他或她开始在不固定的条件下负重,并开始物理治疗以提高活动度以及股四头肌和腘绳肌的力量
Ⅲ期*(8~12周)	在密切观察的情况下,允许跑步、跳跃和剪切运动。应限制高冲击力和可能涉及膝关节剪应力的活动,直到孩子几个月没有疼痛且X线片显示病变治愈

*这一阶段通常在治疗后3个月开始,如果患者持续无疼痛,并显示出愈合的影响学证据,则开始治疗。

持将软骨下骨作为主要病理来源治疗的临床医生倾向于固定一段时间。那些把关节软骨作为病理来源的医生倾向于运动。
- 固定的选择包括石膏、支具和标准的膝关节固定器。
- 笔者推荐一种三阶段非手术治疗OCD病变的方法(表1)。

手术治疗

- 手术治疗的目的是在可能的情况下促进自然的关节软骨和软骨下骨的愈合,保持关节的一致性,牢牢地固定不稳定的碎片,用能够替代并长出软骨的细胞替换骨软骨缺损。
- 目前普遍认为对于有不稳定或分离病灶的患者,以及经过适当时期的非手术治疗后病灶仍未消退的患者,尤其是那些骨骼接近成熟的患者,应考虑手术治疗。
- 如符合下列一项或多项条件,建议手术治疗:
  - 青少年症状持续的损伤。
  - 存在游离体且症状明显。
  - 预测骨骺1年内闭合。
  - 存在软骨碎片分离或不稳定的证据。

- 理想的手术治疗应提供一个稳定的软骨下骨结构,钙化潮标,使软骨修复后的发育能力和生物力学性质相当于或类似于天然透明软骨。

术前计划
- 术前仔细的评估和准备是治疗成功的关键。
- 所有手术前影像学图片都应加以回顾。如果移位的碎片有较大的骨成分,那么X线平片通常可显示病变。
  - X线不能显示软骨成分的实际大小。为了显示软骨成分,可能需要MRI来确定病变的程度。在影像学研究中发现的任何其他病变也应予以标注。
- 应在麻醉下进行全面的体格检查。

体位
- 对于关节镜手术,体位在很大程度上取决于术者的偏好。有多种体位可以使用:
  - 腿可以放在手术台上的腿托上,膝关节可以跨过手术台的末端,这样就可以使膝关节屈曲90°,而小腿则可以自由悬垂。
  - 腿可以平放在手术台上,髋关节屈曲,膝关节屈曲90°。膝关节可以弯曲,在这种情况下,小腿可以自由地悬挂在手术台的一侧。
  - 腿可以平放在手术台上,髋关节屈曲,膝关节屈曲90°,用大腿挡板和脚挡板将腿固定在这个位置。在这种情况下,小腿可以保持平放在桌子上,不需要挂在桌子的末端。

入路
- 首先使用的是标准关节镜髌旁入路(图3)。
  - 关键:如果病变过大或位于非典型位置,可在标准髌旁入路的上方或下方创建辅助入路。
- 经关节钻孔可用于原位完整的病灶,特别是当病灶有分离、部分分离或不稳定时,更有价值(图3B)。
- 从关节后反向钻孔也用于完整的原位完整病变(图3C)。

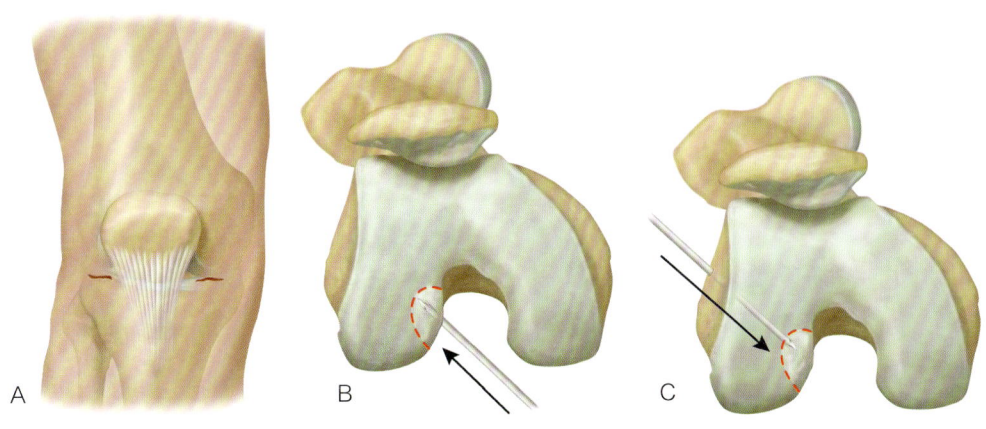

图3　标准关节镜入路用于关节镜钻孔术。A. 可用辅助入路观察或治疗髌骨滑车间隔的病变。B. OCD病变的经关节钻孔。C. OCD病变的关节后反向钻孔。

剥脱性骨软骨炎经关节钻孔

- 这一过程可用也可不用膝关节止血带，取决于术者的喜好。
- 前外侧入路和前内侧入路分别用于观察和操作。
- 对膝关节进行完整的关节镜检查。记录和治疗膝关节的任何其他病变。
- 确定病变(技术图1A)。
- 垂直于病灶放置0.45 in或0.62 in的克氏针（技术图1B)。所使用的入路取决于病变的位置。
  - 关键是尽可能保持克氏针垂直。必要时通过额外的入路以及改变膝关节屈曲和伸展的程度来达到适当的位置。
- 钻孔是在关节镜监视下进行的。在手术室有X线片和MRI图像可以作为视觉辅助来确定病变钻孔的位置和方向。
- 由从钻孔中流出的血液或脂肪来确定适当的穿透深度(技术图1C、D)。
- 骨骺未成熟患者钻孔应通过钙化潮标，注意不要穿到骺板。

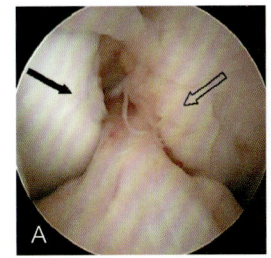 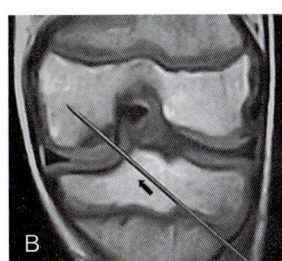 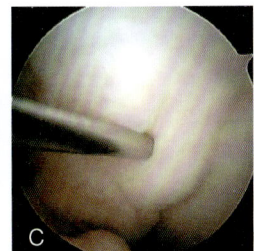 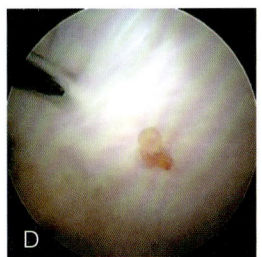

技术图1　A. 对膝关节进行检查，确定病变部位。实心箭头显示完整软骨侧，空心箭头显示OCD侧。B. 一根克氏针叠加在MRI的T1相。箭头显示钻孔方向。尽可能使0.62 in的光滑克氏针垂直于病变，以防止破坏病变。C、D. 脂肪或血液的出现表明软骨下骨已经被穿透。

剥脱性骨软骨炎关节后钻孔

- 这一过程可用也可不用止血带，取决于术者的喜好。
- 前外侧入路和前内侧入路用于可观察和操作。
- 对膝关节进行完整的关节镜检查。记录和治疗膝关节的任何其他病变。
- 一旦完成检查，在透视的指导下，用一根0.62 in的克氏针从近到远对准病灶，并用一个导向器帮助维持适当的角度。
  - 克氏针的起始点在骺板的远端，以避免任何损伤。

- 克氏针缓慢穿过软骨下骨,注意不要穿透关节软骨。
- 克氏针尽量垂直于病灶。
- 用透视确定克氏针的位置和深度。
- 如果需要,克氏针可以间隔几毫米的平行插入病灶。一种允许平行插针的小型钻孔导向器可以辅助重复钻孔。
- 对膝关节进行最后检查,取出克氏针和器械。
- 将膝关节切口闭合,并在放入膝关节固定器之前应用无菌敷料。

不稳定剥脱性骨软骨炎的固定

金属或生物可吸收螺钉

- 对整个病变进行评估,并准备好骨床。直到清理所有的肉芽组织和硬化骨,并达到软骨下骨。
- 在深的病变中,可能需要自体或异体骨松质移植,以确保病变的中心部分相对于膝关节内未受影响的其余软骨不会凹陷。
- 病损的软骨复位到骨床上,并用各种内植物固定,如空心螺钉或变螺距螺钉。固定材料可由金属或生物可吸收材料制成。植入物的选择取决于术者的偏好。
- 笔者更倾向于使用小型的金属双头螺纹压缩螺钉来治疗不稳定的病变,因为在关节面下有足够的软骨下骨可以满足螺纹固定。但在某些情况下,软骨下骨可能没有足够的厚度来进行这种固定(技术图2)。
- 一旦病变被固定,可以对周围的原始骨和再生骨钻孔以加强愈合。

火柴技术

- 前外侧和前内侧的入路用于观察和操作。
- 对膝关节进行完整的关节镜检查。记录和治疗膝关节的任何其他病变。
- 在胫骨结节内侧约1 cm处做2.5 cm纵行切口,取骨棒。
- 骨棒从胫骨产生,使用微型锯获取(技术图3A、B)。
- 使用大口径1号套管定位穿孔的焦点,并用直径与2号套管内径相似的Steinmann针进行操作,将包含骨块的2号套管引入1号套管(技术图3C、D)。
- 将移植套管导入2号套管,从而将骨棒插入OCD病灶中心。
  - 重复这个步骤,使用尽可能多的骨棒来达到OCD病变的牢固固定。

自体骨软骨移植

- 前外侧和前内侧的入路用于观察和操作。
- 对膝关节进行全面的关节镜检查,注意评估病变的位置和大小,用于评估需要获取多少骨软骨柱。
- 检查病灶的基底,并进行清创以清除任何肉芽组织和硬化骨。
  - 基于术前MRI检查估计骨软骨柱的长度。
- 然后从内侧和/或外侧滑车的非承重部位获取一定数量的骨软骨柱(技术图4)。

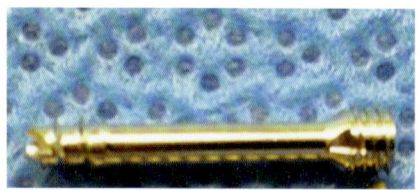

技术图2 笔者倾向于选择小型的金属可变距加压螺钉用于固定铰链病变。

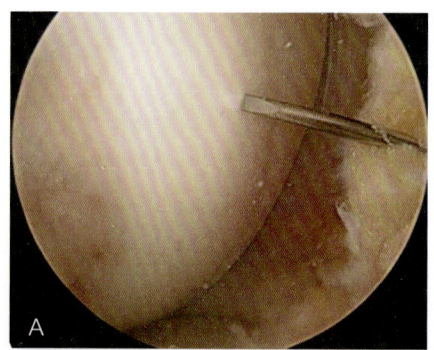

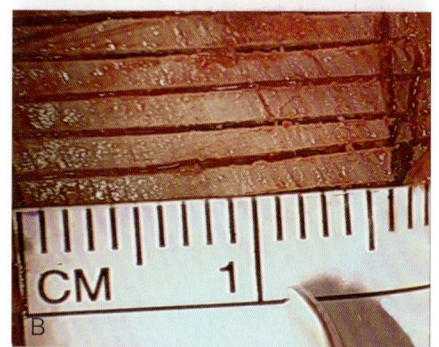

技术图3 图中展示了骨骼未发育成熟患者OCD损伤行自体骨皮质棒移植术时骨隧道的准备(A)。

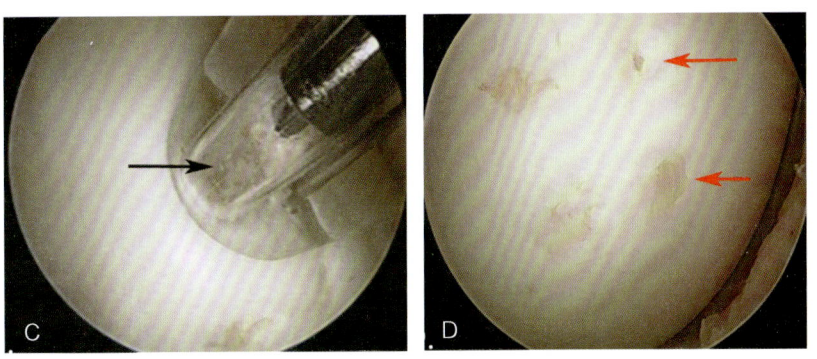

技术图3（续） 将1 mm×16 mm的骨棒（黑色箭头）填塞进病变部位（C）。骨皮质棒与软骨一致（D）。

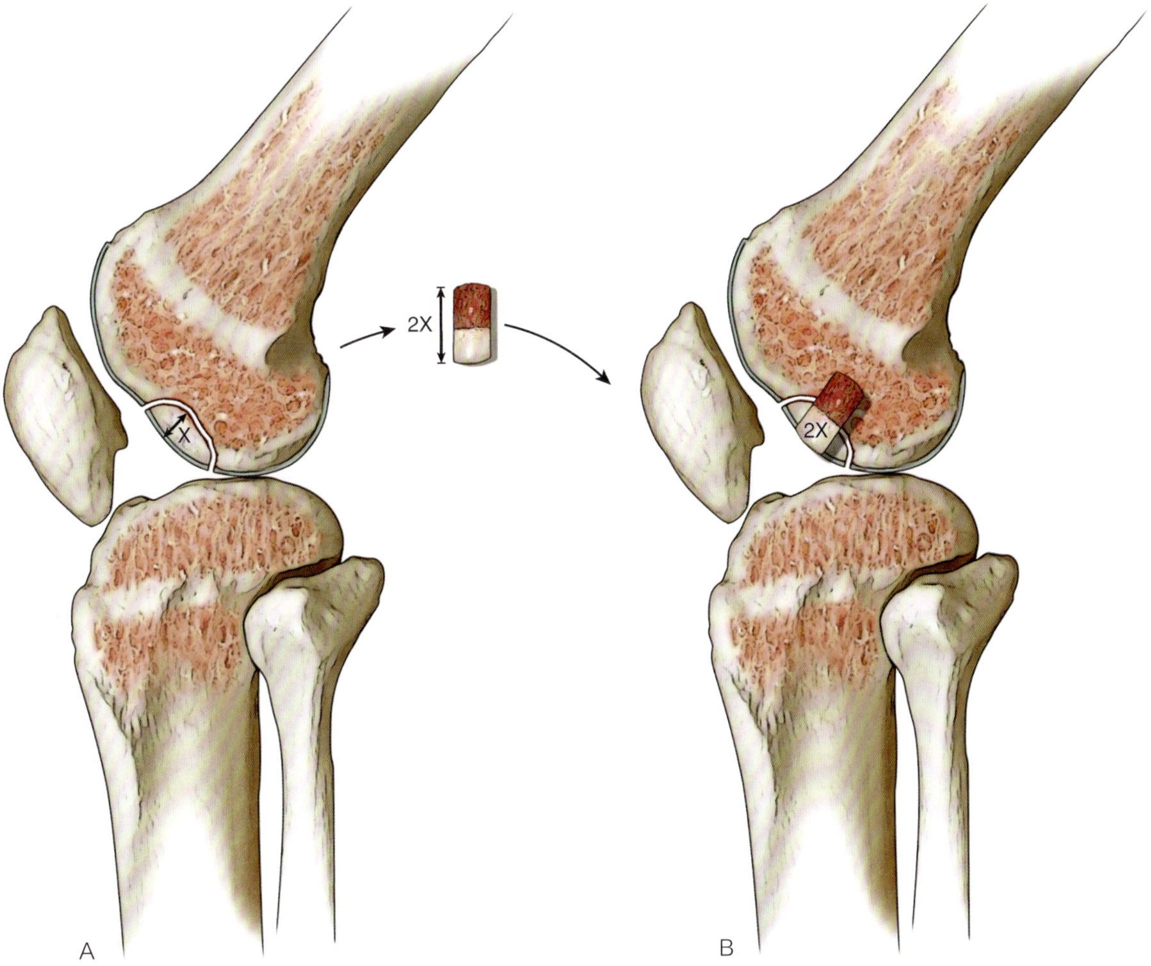

技术图4 A. 中心病变的深度（X）。B. 骨栓和钻孔的长度应是X的2倍。

- 使用一个4.5 mm的马赛克植骨钻孔器和导管，将骨栓置入病变中心，或者根据所使用的骨栓的数量，置入不同的位置。
  - 必须注意，要确保骨软骨柱不凸出，并与相邻软骨保持一致。
- 在最终结束之前，对关节进行检查。
- 取走关节镜仪器，缝合关节镜入路。
- 膝关节安装铰链式膝关节支架。

要点与失误防范

外科技术	• 仔细检查所有先前的影像学检查,并在手术前进行完整的临床评估
经关节钻孔	• 应尽保持克氏针垂直于病变,以防止破坏病变。此项技术适用于完整的OCD病变
火柴技术	• 在胫骨内侧建立取肌腱的入路时应小心以避免对鹅足附着处的损伤
自体骨软骨移植技术	• 为了确保牢固的固定,移植物应在穿过病变和界面后进入正常软骨下骨

术后处理

- 术后康复方案见表2。

预后

- 对于骨骼发育不成熟患者的小而稳定的病变,通常首选非手术治疗。通常,采用3~6个月的非手术治疗,许多学者报告成功率为50%~94%[1,2,6,7]。
- 骨骼发育不成熟的患者如有广泛未闭的骺板且MRI上没有不稳定的迹象,对非手术治疗的反应可能更好。
- 钻孔。
  - 关节反向钻孔和经关节钻孔都有很好的短期临床效果。据报道,91%~100%的患者经关节钻孔成功[2,7,19]。关节反向钻孔也有类似的成功率,报道的成功率为75%~96%[1,11,17]。
  - Edmonds等人在大量的OCD病例中回顾了53名儿童的59个膝关节,在保守治疗6个月后进行关节反向钻孔治疗,报道只有75%的病例影像上完全愈合,但所有患者在治疗后疼痛完全缓解,完全恢复活动。然而,13%的患者确实需要再次手术。
  - Boughanem等人回顾性分析了31例儿童关节镜下关节反向钻孔治疗的34个膝关节,发现95%的患者有影像学改善。
  - Kocher等[19]回顾了23名患者的30个膝关节进行了6个月的保守治疗后接受了关节镜下经关节钻孔治疗。所有对非手术治疗无效的患者都在钻孔后痊愈。
- 螺钉固定。
  - Kouzelis等[20]报道了采用变螺距螺钉成功地固定14~26岁患者的不稳定病灶。在这10名患者的小规模病例研究中,平均随访27个月,9/10患者出现影像学愈合,9/10患者恢复到以前的活动水平。
  - 与变距螺钉不同,Cugat等人[10]报道了一组以空心螺钉作为固定方式的14例(15膝)OCD患者。在该序列中,平均随访时间为43个月,Cugat等人[10]报道了93%的患者取得了良好到极好的结果且很少有并发症。
- 火柴技术。
  - Navarro等[23]对11名年龄在11~20岁的OCD患者进行了研究,平均随访时间为48个月。Navarro等人[23]在90%的病例中取得了令人满意的结果,他们指出这种技术的优点包括避免大切口或关节切开术,固定牢固,不需要取内植物。
- 自体骨软骨移植。
  - Miniaci和Tytherleigh-Strong[22]报道了20例(年龄范围在12~27岁)膝关节OCD患者,他们接受了自体骨软骨移植(mosaicplasty)技术。与其他报道类似[5,18],Miniaci和Tytherleigh-Strong[22]的病例1年后显示了良好的效果。

表2 骨骼未发育成熟患者剥脱性骨软骨炎固定后的康复治疗

Ⅰ期(1~6周)	1. 使用铰链式支架6周。锁定于伸直状态用于行走 2. 家庭理疗,解开支架以探查活动度和进行直腿抬高 3. 支架锁定于伸直状态时进行WBAT
Ⅱ期(6~12周)*	1. 移除支架 2. 无支架下的WBAT;日常活动,不跑不跳 3. ROM,直腿抬高,物理治疗
Ⅲ期(8~12)	1. 负重练习,专项运动 2. 逐渐恢复运动

*在Ⅲ期之前进行X线检查。如果愈合,Ⅲ期开始。如果未愈合,则重复第二阶段。
″ROM:活动度 WBAT:可承受的负重。

并发症

- 主要并发症包括可能的愈合失败,尤其是在非手术治疗的大龄青年。
- 在骨骼发育成熟的患者中,OCD的预后较差。
- 未接受手术治疗且未显示有愈合趋势的患者,以及那些有较大的病变区域的接近骨骼成熟的患者,最好接受手术治疗以促进愈合。

(唐千 译,宋伟 何耀华 审校)

参考文献

[1] Adachi N, Deie M, Nakamae A, et al. Functional and radiographic outcome of stable juvenile osteochondritis dissecans of the knee treated with retroarticular drilling without bone grafting. Arthroscopy 2009;25(2):145-152.

[2] Aglietti P, Buzzi R, Bassi PB, et al. Arthroscopic drilling in juvenile osteochondritis dissecans of the medial femoral condyle. Arthroscopy 1994;10(3):286-291.

[3] Aichroth P. Osteochondritis dissecans of the knee. A clinical survey. J Bone Joint Surg Br 1971;53(3):440-447.

[4] American Academy Orthopaedic Surgeons. The Diagnosis and Treatment of Osteochondritis Dissecans: Guideline and Evidence Report. Rosemont, IL: American Academy of Orthopaedic Surgeons, 2010. http:// www.aaos.org/research/guidelines/guide.asp. Accessed June 11, 2014.

[5] Berlet GC, Mascia A, Miniaci A. Treatment of unstable osteochondritis dissecans lesions of the knee using autogenous osteochondral grafts (mosaicplasty). Arthroscopy 1999;15(3):312-316.

[6] Boughanem J, Riaz R, Patel RM, et al. Functional and radiographic outcomes of juvenile osteochondritis dissecans of the knee treated with extra-articular retrograde drilling. Am J Sports Med 2011;39(10):2212-2217.

[7] Bradley J, Dandy DJ. Results of drilling osteochondritis dissecans before skeletal maturity. J Bone Joint Surg 1989;71(4):642-644.

[8] Conrad JM, Stanitski CL. Osteochondritis dissecans: Wilson's sign revisited. Am J Sports Med 2003;31(5):777-778.

[9] Conway FM. Osteochondritis dissecans: description of the stages of the condition and its probable traumatic etiology. Am J Surg 1937;38(3):691-699.

[10] Cugat R, Garcia M, Cusco X, et al. Osteochondritis dissecans: a historical review and its treatment with cannulated screws. Arthroscopy 1993;9(6):675-684.

[11] Edmonds EW, Albright J, Bastrom T, et al. Outcomes of extraarticular, intra-epiphyseal drilling for osteochondritis dissecans of the knee. J Pediatr Orthop 2010;30(8):870-878.

[12] Fairbanks H. Osteo-chondritis dissecans. Br Journal Surg 1933;21(81):67-82.

[13] Green JP. Osteochondritis dissecans of the knee. J Bone Joint Surg Br 1966;48(1):82-91.

[14] Green WT, Banks HH. Osteochondritis dissecans in children. J Bone Joint Surg Am 1953;35-A(1):26-47.

[15] Hefti F, Beguiristain J, Krauspe R, et al. Osteochondritis dissecans: a multicenter study of the European Pediatric Orthopedic Society. J Pediatr Orthop B 1999;8(4):231-245.

[16] Hughes JA, Cook JV, Churchill MA, et al. Juvenile osteochondritis dissecans: a 5-year review of the natural history using clinical and MRI evaluation. Pediatr Radiol 2003;33(6):410-417.

[17] Kawasaki K, Uchio Y, Adachi N, et al. Drilling from the intercondylar area for treatment of osteochondritis dissecans of the knee joint. Knee 2003;10(3):257-263.

[18] Kobayashi T, Fujikawa K, Oohashi M. Surgical fixation of massive osteochondritis dissecans lesion using cylindrical osteochondral plugs. Arthroscopy 2004;20(9):981-986.

[19] Kocher MS, Micheli LJ, Yaniv M, et al. Functional and radiographic outcome of juvenile osteochondritis dissecans of the knee treated with transarticular arthroscopic drilling. Am J Sports Med 2001;29(5):562-566.

[20] Kouzelis A, Plessas S, Papadopoulos AX, et al. Herbert screw fixation and reverse guided drillings, for treatment of types III and IV osteochondritis dissecans. Knee Surg Sports Traumatol Arthrosc 2006;14(1):70-75.

[21] Lindén B. The incidence of osteochondritis dissecans in the condyles of the femur. Acta Orthop Scand 1976;47(6):664-667.

[22] Miniaci A, Tytherleigh-Strong G. Fixation of unstable osteochondritis dissecans lesions of the knee using arthroscopic autogenous osteochondral grafting (mosaicplasty). Arthroscopy 2007;23(8):845-851.

[23] Navarro R, Cohen M, Filho MC, et al. The arthroscopic treatment of osteochondritis dissecans of the knee with autologous bone sticks. Arthroscopy 2002;18(8):840-844.

[24] Paget J. On the production of some of the loose bodies in joints. St Bartholomew's Hosp Rep 1870;6:1-4.

[25] Research in osteochondritis dissecans of the knee Web site. http://kneeocd.org. Accessed January 23, 2014.

[26] Ribbing S. The hereditary multiple epiphyseal disturbance and its consequences for the aetiogenesis of local malacias—particularly the osteochondrosis dissecans. Acta Orthop Scand 1955;24(4):286-299.

[27] Smillie IS. Treatment of osteochondritis dissecans. J Bone Joint Surg Br 1957;39-B(2):248-260.

[28] Uozumi H, Sugita T, Aizawa T, et al. Histologic findings and possible causes of osteochondritis dissecans of the knee. Am J Sports Med 2009;37(10):2003-2008.

[29] Wilson JN. A diagnostic sign in osteochondritis dissecans of the knee. J Bone Joint Surg Am 1967;49(3):477-480.

第 48 章 外侧盘状半月板成形术
Meniscoplasty for Discoid Lateral Meniscus

Jay C. Albright

定义

- 盘状半月板在厚度、覆盖或嵌入间室或平台的面积均异常。
- 99%以上的病例发生在膝关节外侧,总体发病率为1%~15%。
- 其中10%的儿童盘状半月板为双侧。

解剖

- 盘状半月板有三种类型:完整型(覆盖整个间室)、不完整型(覆盖部分间室)和Wrisberg型(覆盖整个或部分间隙,无周围附着)[5]。
- Wrisberg型是不稳定的,可以位移、弹响及交锁。

发病机制

- 它要先天或通过不正常的发育产生。在胎儿死亡或死胎的尸检中没有发现这类病例。

自然病程

- 盘状半月板常在无症状的老年人尸检中发现。
- 通常都是偶然发现的。
- 症状通常出现在10岁前后,但也可能发生在任何年龄。
- 症状为伴有或不伴有运动受限的疼痛。

病史和体格检查

- 常见的表现是一个年幼的孩子(<10岁)膝关节外侧在运动时卡住或弹响,伴或不伴疼痛。
- 一些患者描述有明确的机械交锁症状。
- 患者可能出现伴有或不伴有疼痛的运动受限。
- 临床检查触诊和听诊可显示外侧半月板高度移动性,视诊可发现半月板不稳定。
- 积液是一个常见的表现。活动或不活动时肿胀客观表明关节受到刺激和半月板可能存在撕裂。
- 伸直受限和关节线压痛也很常见[4]。
- 有撕裂或不稳定的盘状半月板会发出咔嗒声或弹响,可能会感到不舒服。McMurray试验的结果将有助于诊断。
  - 阳性:疼痛和弹响或咔哒声。
  - 阴性:无疼痛和没有弹响或咔哒声。
  - 可疑:只有疼痛或弹响或咔哒声音而没有其他症状。
- 外侧半月板移动性明显,虽然并不罕见,但通常可能提示盘状半月板。
- 儿童内翻不稳定可能是由于大的外侧盘状半月板。副韧带测试结果很重要。
  - 正常:双侧对称。
  - 轻微的:与对侧相比多1-3 mm松弛度。

影像学和其他诊断性检查

- X线片显示股骨外侧髁变平或倾斜,外侧间隙相对于内侧间隙变宽(图1A)。
- MRI对于显示盘状半月板是最好的(图1B)。
  - 盘状半月板比正常半月板更厚、更宽。
  - 盘状半月板中心常有信号改变;这表明组织撕裂或退变[1]。
  - 矢状面上,在半月板分出前角和后角之前,不应该有超过连续3个3 mm间隔切面出现在半月板的体部。冠状切面也可显示宽而厚的半月板(超过12~15 mm)。

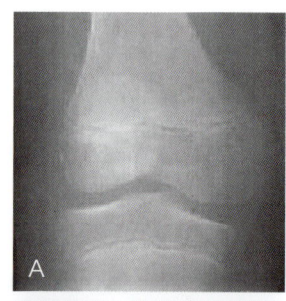

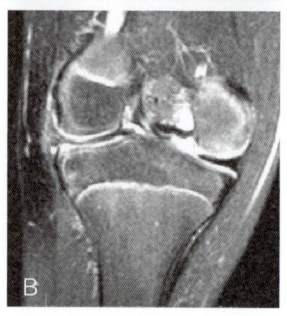

图1 A. X线片显示无明显改变,尽管在负重图上可能有外侧关节间隙增宽,并且可能会出现股骨外侧髁的相对变平现象。B. MRI清晰地显示外侧半月板为一个有异常信号且增厚宽大的盘状半月板。

鉴别诊断

- 半月板囊肿。
- 正常半月板撕裂。
- 前交叉韧带撕裂。
- 外侧半月板过度移动。
- 剥脱性骨软骨炎。
- 髌股关节不稳定或脱位。

非手术治疗

- 如果没有运动受限或交锁，一段时间的非手术治疗是第一道防线。
- 非手术治疗包括活动调整、抗炎药物和控制肿胀（冰敷、抬高和压迫）。
- 有间歇性症状，但可以用中等剂量的非甾体抗炎药控制的患者，可以选择非手术治疗。

手术治疗

- 如果在非手术治疗的情况下仍然存在交锁、运动障碍或持续性疼痛和残疾，则需要手术干预[3]。

术前计划

- 医生应全面研究影像学结果，以评估撕裂的可能性或是否有其他病情。

- 在麻醉下重复膝关节检查，包括韧带检查、活动范围检查和McMurray检查，以评估是否存在明显的外侧半月板不稳定性。
- 可能存在的Wrisberg型盘状半月板。

体位

- 患者仰卧位。
- 止血带放置在术侧大腿近端衬垫上。
- 在止血带上放一个腿托。
- 另一条腿放在垫子上，髋关节微屈。
- 床脚弯曲90°，让双腿在桌子边缘屈曲90°。

入路

- 用11号刀片建立了三个标准的关节镜入路：用于关节镜观察的下外侧髌旁入路，用于器械的下内侧髌旁入路，用于引流的外侧髌上囊入路。
- 可建立额外的前外侧入路用于另外的操作入路。
- 如果盘状半月板残端不稳定或撕裂，需要固定或稳定，应采用后外侧入路进行从内而外的缝合固定。
- 从关节线向远切开2 cm的外侧切口，纵向与腓骨头的后部对齐。
- 进入股二头肌与髂胫束之间的间隙，深处为腓肠肌外侧头。
- 将后膝关节撑开器放置在间隙尽可能中间的位置，以保护神经血管束。

关节镜下外侧盘状半月板碟形手术

- 在对膝关节进行系统的关节镜评估后，按图4的位置进入外侧间室。
- 用探钩依次在半月板后角的上方和下方向前牵拉，确定盘状半月板的类型，评估位移情况。
- 前方位移超过40%～50%是不稳定的，需用缝线固定以稳定。
- 在半月板成形术至少部分完成之前，确定周围是否稳定可能是困难的。

- 从髁间凹开始，确定盘状半月板的游离缘（技术图1A～C）。
- 在这一点上，可以用关节镜篮钳或半月板刀来从髁间凹向半月板体部沿冠状面切割和去除半月板。
- 术者应保留约15 mm半月板的外侧边缘。
- 采用关节镜篮钳（角度式、直式、上斜式、向后开口式和90°侧弯式）和刨刀的结合，剪碎切除盘状半月板的前、后侧面（技术图1D～G）。
  ◦ 半月板的边缘保持在15 mm左右。
- 应小心尝试削薄厚的残留半月板，可用锋利的刨刀、篮钳或两者都用。

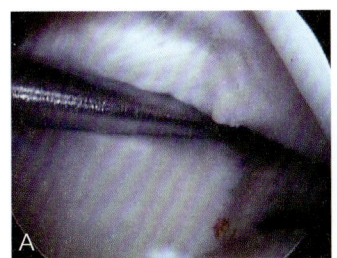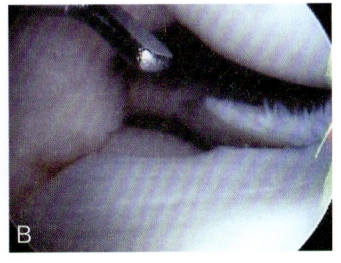

技术图1　完整型外侧盘状半月板，前交叉韧带的观察与探查（A），通过髁间凹可见的带有撕裂的完整的盘状半月板（B）。

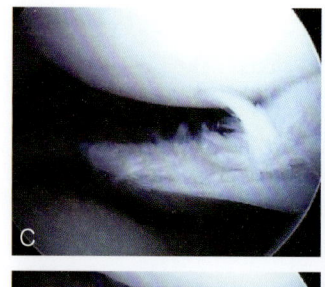
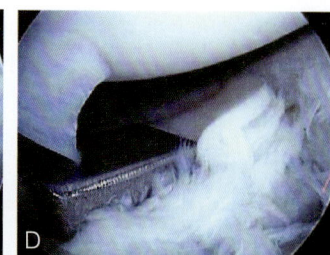
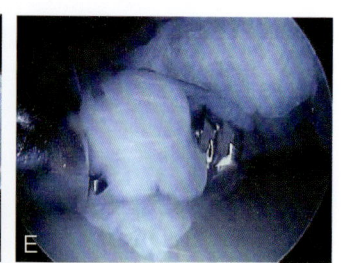
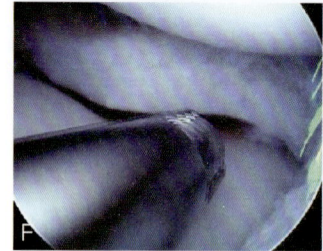
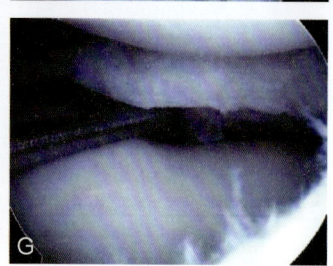

技术图1（续） C. 评估撕裂深度。D. 从髁间凹的入口施行蝶形手术。E. 使用刨刀去除松散部分并对半月板塑形。F. 蝶形手术后的外观。G. 当半月板不稳定时，可能需要缝合来稳定半月板，图示用探钩反复检查用全内缝合装置缝合后的半月板。

半月板成形术的替代技术

- 在直视下创建另外的前外侧入路以确保没有意外损伤半月板周围。
- 通过内侧入路用关节镜抓钳抓住盘状半月板的游离边缘。
- 小心地将半月板刀从外侧辅助入口放入，最好带有保护套管或鞘管。
- 在牵张力作用下，从髁间凹前面开始切除盘状半月板，留下约15 mm的前缘，指向前角和体部的交界处。
- 术者应该记住半月板的正常弧形结构。
- 此时，术者需再次抓持盘状半月板游离缘以接近切割的半月板前缘。
- 然后用刀沿着半月板体部切割。
- 术者切断并除去被切盘状半月板的游离缘，留下盘状半月板的后部分。
- 术者在关节镜下用篮钳和刨刀将盘状半月板后部的多余部分切除。
- 剩下的部分用刨刀、篮钳或两者并用来磨平或削薄。

要点与失误防范

适应证	• 交锁、运动受限或持续疼痛
入路安置	• 辅助入路有潜在的危险；应在关节镜下直接观察下操作 • 在切开前，用脊髓针确定入路的水平
半月板处理	• 由于半月板异常的厚度，通常很难在关节镜下处理。术者可以使用的所有工具（篮钳、刨刀、半月板剪刀）来塑造半月板的形状
未能识别不稳定	• 弹响或疼痛可能是由于盘状半月板撕裂或不稳定 • 在初步评价中，可能很难确定一些不稳定的半月板 • 在蝶形手术正在进行或完成后，反复进行探测和稳定性测试，以确保不遗漏不稳定情况或撕裂
稳定失效	• 先天性不稳定半月板的固定，即使使用精细的手术技术也可能失败 • 当用于稳定外侧半月板时，尤其是撕裂较大的半月板时，全内缝合技术成功率较低 • 当遇到不稳定或Wrisberg变异时，建议使用由内到外缝合技术 • 固定前，术者应锉削、刺激或使半月板的血管部分和外侧间隙的滑膜衬里新鲜化
保留适当的半月板	• 术者的目标是保留8 mm左右的半月板

术后处理

- 能否承重取决于是否进行过半月板修复或固定。如果只对盘状半月板进行碟状处理，在可耐受情况下用拐杖即刻负重。
- 如果行稳定或修复手术，青少年儿童可使用拐杖部分负重，或使用轮椅不负重保持4～6周。
- 所有患儿应进行早期活动(至少0°～90°)，而半月板切除尚未修复的患儿，应行全范围活动。
- 必要时可使用冰敷来控制水肿。
- 通常不需要支具。为了修复或固定以限制半月板应力，可以使用限制活动范围支具(0°～90°)。
- 物理治疗对于关节活动度的增加、激活和加强股四头肌肌力都是有益的。

并发症

- 感染。
- 关节纤维化。
- 医源性损伤。
- 部分或完全半月板切除。
- 神经或腓骨损伤。
- 稳定或修复失败。
- 附加的手术。

（刘沛 译，宋伟 何耀华 审校）

参考文献

[1] Araki Y, Ashikaga R, Fujii K, et al. MR imaging of meniscal tears with discoid lateral meniscus. Eur J Radiol 1998;27:153-160.

[2] Dimakopoulos P, Patel D. Partial excision of discoid meniscus. Arthroscopic operation of 10 patients. Acta Orthop Scand 1990;61:40-41.

[3] Good CR, Green DW, Griffith MH, et al. Arthroscopic treatment of symptomatic discoid meniscus in children: classification, technique, and results. Arthroscopy 2007;23:157-163.

[4] Habata T, Uematsu K, Kasanami R, et al. Long-term clinical and radiographic follow-up of total resection for discoid lateral meniscus. Arthroscopy 2006;22:1339-1343.

[5] Klingele KE, Kocher MS, Hresko MT, et al. Discoid lateral meniscus: prevalence of peripheral rim instability. J Pediatr Orthop 2004;24:79-82.

[6] Rao PS, Rao SK, Paul R. Clinical, radiologic, and arthroscopic assessment of discoid lateral meniscus. Arthroscopy 2001;17:275-277.

第49章 膝关节剥脱性骨软骨炎和巨大骨软骨缺损

Osteochondritis Dissecans and Large Osteochondral Defects of the Knee

Kevin G. Shea, John Polousky, and Noah Archibald-Seiffer

定义

- 剥脱性骨软骨炎（OCD）是一种特发性的软骨下骨局灶性病变，伴有关节不稳及邻近关节软骨破坏的风险，进而可能导致早发性骨关节炎。
- OCD和其他创伤可导致膝关节大段骨软骨缺损。

解剖

- 许多OCD和急性软骨损伤发生于股骨内外侧髁。

发病机制

- 剥脱性骨软骨炎的病因尚不清楚。目前有多种理论学说，包括创伤、血管异常/损伤、过度劳损或重复性应力劳损、遗传因素等。
- 急性创伤可导致骨及软骨结构上出现移位的软骨片，而使已有的OCD病变移位。

自然病程

- OCD的自然病程各不相同。
- 许多患者，特别是那些骨骼未成熟存在生长潜能的患者，通过适当的运动方式调整（部分患者需接受骨软骨下钻孔手术）可获得良好的愈合潜能。
- 骨骼发育接近成熟或已经成熟的患者通过运动方式调整，仅可获得较差的愈合潜能。
- 骨软骨下钻孔等微创手术可能对高龄患者没有疗效。
- 伴有移位骨片的急性创伤性软骨损伤患者适合接受手术治疗。
- 在软骨损伤非常严重以至于无法处理骨碎片的患者中，骨软骨缺损可以通过各种软骨重建手术处理。
  - 本章将重点介绍使用同种异体软骨移植处理巨大的、不可修复的骨软骨缺损。

病史和体格检查

- 评估病情时，既往的影像学检查结果（X线和/或MRI）、手术记录和关节镜下图像至关重要。大多数患者既往接受过手术治疗和关节镜检查。这些资料可以提供病变位置、深度和周径等有效信息（图1）。
- 相对的关节面的"对吻征"非常重要，因为这种情况的存在可能改变或排除某些同种异体移植方式。严重的骨关节炎，特别是弥漫性而非局灶性病变，可能是骨软骨同种异体移植术的禁忌证。
- 患者因素：在评估患者时，必须考虑患者的个体因素，包括患者偏好、下肢力线、社会资源、工作/职业要求和临床合并疾病。一些研究还显示年龄大于30岁和两次及以上关节手术史等因素与预后较差有关[14]。
- 对于骨软骨病变进一步进展的患者，常有疼痛、活动受限、打软腿和肿胀等症状。创伤性损伤和OCD患者均可能在持续数月或数年的轻微症状后出现上述症状。
  - 患者可能会描述自己有时能在膝关节前方触及关节内游离体。
  - 重要的临床表现包括关节积液、关节线压痛，以及部分患者可触及游离体。

影像学和其他诊断性检查

- 高质量的影像学检查是评估软骨病变最有价值的工具，其中最基本的是膝关节负重X线平片。笔者喜欢行站立正位、隧道位、侧位和Merchant位X线检查。
- 正确的X线片可提供大量信息，包括病变的大致面积和位置，以及弥漫性骨关节炎的程度。全长片在评估下肢肢体不等长和力线异常方面很有价值。
- MRI可以更详细地显示病灶部位和周围软骨的状况。MRI还可以显示"对吻征"，这表明相对关节面上存在软骨损伤。仔细检查有无力线异常、对吻征及弥漫性

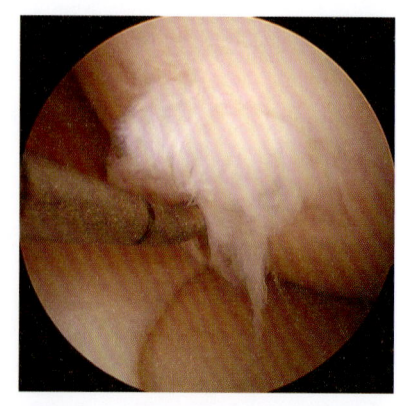

图1 关节镜影像：微骨折术治疗失败，后行同种异体移植。

软骨损伤的表现是非常重要的,这些因素会影响到患者的手术治疗策略[14]。这些在年轻患者中较少见,而在老年患者或症状持续时间较长的患者较为常见。

鉴别诊断

- 剥脱性骨软骨炎(OCD)。
- 急性骨软骨骨折。
- 骨软骨缺损。

非手术治疗

- 非手术治疗包括运动方式调整、体重控制和低强度训练。
- 非手术治疗对于有明显机械症状的患者疗效有限。

手术治疗

- 对于稳定的OCD病变,手术治疗的目的在于促进愈合,治疗方式包括顺行[11,15,24]或逆行[26,28]软骨下钻孔。对于不稳定的病变,钻孔联合内固定、骨移植等手术方式也可促进愈合。清除游离碎骨片可以提高短期疗效,但长期预后通常较差[17,18]。虽然微创手术可以改善机械症状,但无法改善关节承重区域软骨或骨缺损带来的长期影响。
- 对于原本骨和软骨无法成功修复,或试图修复但失败的患者,可以考虑同种异体骨软骨移植术。下文也概述了软骨缺损的其他治疗选择,虽然其中一些方法可能具有一定的局限性,尤其在治疗较大病变及深部的软骨下骨缺损时。
- 对于局灶性全层软骨缺损的患者,以下几种方法可用于重塑关节软骨表面,包括:
  ○ 骨髓刺激(微骨折)。
  ○ 自体骨软骨移植(OAT)。
  ○ 细胞移植疗法,包括自体软骨扩增和移植。
  ○ 同种异体骨软骨移植。

骨髓刺激

- 骨髓刺激虽然相对简单易行,但有一些局限性。
- 骨髓刺激引起的血凝块可产生不规则排列的纤维软骨。其特点为Ⅰ型胶原含量较高,而非构成透明软骨的Ⅱ型胶原。
- 纤维软骨缺乏透明软骨的机械完整性和超微结构,常在数年后退化[9]。
- 除了抗磨损性能较差外,由于OCD患者关节面软骨下骨缺损及术中需对纤维组织进行清理,这导致关节面会出现明显的深部骨缺损。因此,骨髓刺激后形成的纤维软骨可能无法恢复关节面的完整一致。
- 对于外科医生而言,无论是采用微骨折还是其他软骨修复术修复这种软骨下骨缺损都存在诸多挑战[21]。

自体骨软骨移植

- 自体骨软骨移植(OAT)治疗OCD具有一定优势,因为OAT可以直接解决软骨下骨的缺损/异常。
- 自体骨软骨移植物可以调整供区的深度,使得具有活性的骨与关节软骨能够填满整个缺损,并能与相邻组织整合。
- OAT的局限性。
  ○ 由于供区并发症,OAT无法用于修复巨大缺损,并且可能存在关节软骨不一致的问题。
  ○ 当使用多个移植物时,移植物周边会形成纤维软骨,导致该技术无法修复整个缺损部位。
- Wang[27]和Horas[10]等报道自体骨软骨移植对于6 cm以上病变,治疗效果不佳。
- 这种治疗方法用于治疗较小的OCD病变可能是合理的。在一项前瞻性随机对照研究中,Mosaic自体骨软骨移植术治疗儿童和青少年OCD的疗效优于微骨折术[9]。
  ○ 平均随访4.2年,微骨折术治疗组中63%的患者预后良好(good或excellent),但在1~4年后部分出现了恶化现象。
  ○ Mosaic自体骨软骨移植术治疗组中83%的患者预后良好(good或excellent)。
  ○ 末次随访中,微骨折治疗组有41%的失败率,而Mosaic自体骨软骨移植术治疗组中无治疗失败。
  ○ 因此Mosaic自体骨软骨移植是治疗较小病变的一种合理手术方式,其疗效优于微骨折术。
  ○ Mosaic自体骨软骨移植需要面临的挑战是供区并发症以及供体和受体部位的软骨厚度差异。

自体软骨移植

- 已有报道自体软骨移植(ACI)应用于治疗OCD[23]。
- 软骨下骨异常可能为自体软骨移植带来特别的挑战。
- 针对软骨下骨基质丢失和/或异常,特殊的自体软骨移植方式被发展出来。
  ○ 有病例研究系列应用了胶原覆盖的自体软骨移植物(ACI-C),对病例第4年随访显示了阳性的临床结果,但多数接受活检的病例出现了纤维软骨[12]。
  ○ 另一个使用ACI治疗OCD的多中心病例系列研究显示改善明显,但超过1/3的患者需要进行二次清创[6]。
- 在软骨下骨轻度累及的情况下,可考虑采用标准ACI

- 治疗。
- 在软骨下骨缺损较多的情况下，分期手术以修复局限性的骨缺损也是一个治疗选项[14]。

新鲜同种异体骨软骨移植
- 骨髓刺激、自体骨软骨移植和ACI对于较大的软骨缺损或骨软骨缺损具有局限性。
- 对于较大的病变，同时修复骨和软骨缺损尤其具有挑战性。新鲜同种异体骨软骨移植可以同时修复骨和软骨缺损。此外，同种异体骨软骨移植能够提供足够的移植材料用于覆盖较大的病变[4]。
  - 同种异体骨软骨移植术历史悠久，最早可追溯到1957年，当时Smillie提出将其用于治疗OCD[27]。在20世纪70年代，北美的几家中心开发了同种异体骨软骨移植系统[29]。
- 新鲜同种异体骨软骨移植的基本原理是用其他健康关节的骨和软骨来替换病变、不可修复的骨和软骨缺损。
  - 移植物中有活性的软骨细胞成为受体软骨基质的一部分，移植骨也能被宿主骨所整合[3]。
  - 移植物的骨质成分通过爬行替代逐渐与宿主骨整合，其方式类似于骨缺损的植骨治疗或骨肿瘤切除术后同种异体骨移植重建。
- 同种异体骨软骨移植物中的软骨细胞和软骨基质诱导宿主产生的免疫反应是非常轻微的。这种免疫反应的缺乏意味着不需要使用免疫抑制药物。
  - 与实体器官移植不同，不需进行人类白细胞抗原（HLA）/免疫标志物匹配。在大鼠和兔子的动物模型中[13]，在完整的基质中植入软骨细胞不会使宿主产生细胞免疫应答。与此相反，当植入没有基质的软骨细胞或软骨洗脱液时，宿主会产生细胞免疫应答。此外，即使在已致敏的宿主中，植入完整的软骨也不会产生免疫应答。
  - 最近，Williams及其同事[29]在26例取得的标本中没有观察到免疫排斥反应，这些标本平均存活42个月后即宣告移植失败。移植失败的原因众多，但没有证据表明宿主免疫反应是造成失败的原因之一。
  - 近期的研究使用MRI来评估宿主免疫反应，并且在一些病例中发现了体液免疫反应的证据。这个领域需要进一步的研究来评估移植物的免疫反应。
  - 组织学研究发现，当移植失败时没有发现明显的移植物排斥迹象，软骨细胞在植入后数年仍然存活[29]。
- 利用有活性的组织来治疗巨大软骨缺损包括在供体和受体之间进行有活性的软骨细胞转移。在取材和移植的过程中，必须彻底检测供体组织以确保受体的安全性，同时快速转运以确保组织的活性。
- 骨、韧带和软骨移植历史悠久，其带来的疾病传播极为罕见。然而，目前尚无针对这类事件的标准报告流程。
  - 知情同意和以患者为中心的治疗理念中，很重要的一项是在术前谈话中告知患者以上风险。
  - 大多数组织库隶属于美国组织库协会（the American Association of Tissue Banks, AATB）。该机构发布组织采集的标准，包括对供体进行全面的病史评估、血清学检测、细菌培养、储存要求和有效期。新鲜活体骨软骨移植标准中，确保移植过程中软骨/软骨细胞的活力至关重要。所有参与移植的人员均应获得资格认证并全面了解组织库的实施流程。
  - 确保移植安全的步骤包括：
    - 审查供者的医疗记录。
    - 审查血清学检测和培养结果。
  - 这些过程可能需要10～14天的时间。在此期间，软骨细胞的保存非常重要。保存液的类型包括生理盐水，或其他更复杂的含有氨基酸、葡萄糖和无机盐成分的溶液。
- 成分复杂的保存液能增加软骨细胞的活力和延长其保存时间[27]。
  - Williams[30]等人的研究表明，软骨细胞的活力可在培养基中保持最多达14天之久。保存液作用最佳的时间为10～14天。超过这个时间后，保存的软骨细胞活力就开始下降，细胞内容物和细胞外基质也开始发生变化。
  - 目前AATB要求在捐献者死亡后24小时内进行采集，移植物在4℃培养基中保存。基于以上原因，应在14～28天进行早期移植（移植应在供体检测完成后进行）。
  - 其他研究分析了采集时间与软骨细胞活力之间的关系[1]，早期移植的细胞活力较高，特别是在移植物的关节面[19]。
  - 冷冻移植物的细胞活力显著低于新鲜非冷冻移植物[20]。
- 榫式（dowel）和壳式（shell）同种异体骨软骨移植术常用于治疗不可逆转的OCD[7]。
  - 两种手术都采用髌旁内侧或外侧入路。在大多数情况下使用适当的拉钩可以避免髌骨脱位（图2）。
  - 创伤后关节软骨缺损常伴有韧带性的关节不稳定和机械力线异常。与之不同的是，OCD通常只是年轻患者正常膝关节的局灶性缺损。
  - 如果存在相关病变，如内翻或外翻畸形，或前交叉韧带损伤，许多学者认为这些病变应在进行同种异体骨软骨移植术时同时治疗[7,24]。

- 随着经验的积累,术者可以采用更复杂的骨软骨技术来治疗较大或具有不规则轮廓的病变。
- 治疗较大病变的方法包括"堆雪人"技术与"壳移植"技术。"堆雪人"技术通过使用多个移植物,可以增加榫桩移植所能覆盖的区域。
  - 在第一个移植物旁以同样的方式重复榫桩移植技术,即可放置第二个移植物,并使之与第一个移植物相整合。
- 大多数OCD病变适合采用单移植物技术,这种技术相对简单。笔者鼓励外科医生在临床应用前进行外科技能训练和尸体模型训练。初期的手术病例最好有对此经验丰富的外科医生共同参与。
- 有数个公司提供榫式移植手术相关的器械,以保证尺寸匹配。这些器械的使用说明中均概述了这一技术的操作步骤。

术前规划

- 以患者为中心的临床决策是术前计划的关键部分。全面讨论手术风险、获益和替代治疗方案是非常重要的。术者需要与患者一起评估同种异体移植可能带来的包括疾病传播在内的风险。
- 如果患者有意向接受同种异体移植,首先需根据X线片和/或MRI确定供体和受体解剖结构之间的匹配情况。尽管这些检测可能无法确保匹配完全精确,但可以显示矢状面和冠状面几毫米甚至更小的微小偏差。在确认解剖匹配后,可以进行手术安排。
- 下肢力线测量是很重要的一步,因为严重的力线畸形可能需要手术进行矫正。术前的临床评估,必要时拍摄下肢全长片,对制订手术计划有所助益。麻醉下的检查可以评估韧带的松弛程度。

体位

- 如果计划进行膝关节镜手术,可将患者置于传统的关节镜手术体位。
- 也可将患者置于仰卧位,不使用关节镜手术时的膝关节挡板。
- 与部分关节镜手术时手术台在膝关节水平需弯曲不同,下肢部分的手术台应完全伸展。
- 使用可调节的踏脚板和大腿挡板使膝关节屈曲约90°,并且可以根据股骨髁病变的位置调整屈曲程度。
- 此体位使膝关节在整个手术过程中都保持在适当的角度,以更好地暴露术野,并使助手能够空出双手来协助手术操作(图3)。

入路

- 多数情况下只需在内侧或外侧髁上做小切口,且通常不需要髌骨脱位。
- Z形撑开器的使用可以改善组织回缩,使术野暴露良好,并为同种异体移植物的植入做准备。
- 应当谨慎使用所有拉钩,以避免对髁突、胫骨平台和髌骨周围的其他软骨区域造成损伤。
- 建议在暴露的软骨表面使用生理盐水。
- 止血带的使用由外科医生决定,根据笔者的经验,同种异体骨软骨移植术并不常规使用止血带。

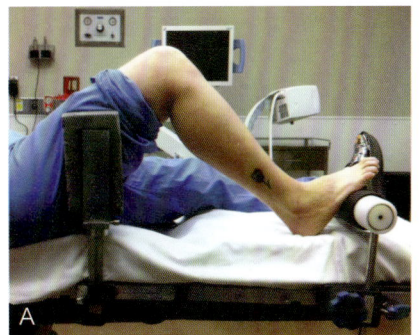

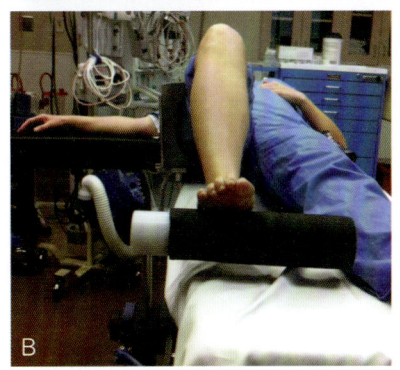

图3　外侧大腿挡板

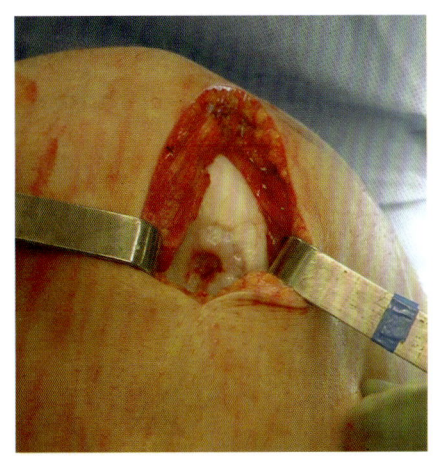

图2　内侧髌旁关节切开并采用拉钩

榫式手术

受区准备

- 该技术包括使用"环钻"从供体部位获取移植物以及用钻进行受区准备。这些仪器的尺寸匹配对于确保同种异体移植物的适配和稳定性至关重要。
- 首先使用一组测量仪器确定合适的直径。将测量套管放置在缺损部位以确保孔钻可将整个缺损移除,留下周围基本正常的软骨和骨(技术图1A)。
- 确定尺寸后,将导针穿过测量套管的中心,保持测量套管与关节面均匀接触;以确保钻的轨迹与关节面垂直。
  - 这一步的关键是尽可能标准地将导针放置在软骨表面,以确保供体和植床软骨表面轮廓匹配良好。
  - 将导针放置在位,并对待制备区域的边缘进行标记,防止周围软骨在过程中剥落(技术图1B)。
- 选择相应受区扩孔钻,并通过导针引导对受体部位进行扩孔,深度以刚好出现健康、有出血的软骨下骨为宜,通常距离软骨表面7~15 mm(技术图1C)。
- 笔者建议钻孔深度不宜过深,能看到病变底部有活性的骨即可(技术图1D)。
- 受区的血管情况最好在没有使用止血带的情况下进行评估。因此,建议手术过程中不要使用止血带。
- 扩孔钻的可见边沿具有金属蚀刻标记,以便在受区周围确定穿透深度。多数情况下,受区的穿透深度在各周向上几乎相等,但在某些情况下,可能出现1~2 mm的误差。
- 这些误差可在供体移植物的制备过程中得到解决。

供体移植物的制备

- 受区钻孔后,在关节面12点钟位置进行标记。在12点钟、3点钟、6点钟和9点钟位置测深并记录。记下这些测量记录在之后会很有帮助。
- 将供体髁精确置于夹具中。这一步对确保受区植床和供体移植物的轮廓匹配至关重要。
  - 在手术之前,建议外科医生熟悉掌握夹具和每个可调节部件的使用限制,以精确地固定髁突。
  - 术者可以通过将供体髁放置在受体髁旁边来比较供区的大小、弧度和宽度,并使用测量器来确定切取位置是否合适。
  - 至少需要4个固定点以确保移植物在钻孔过程中不会移动(技术图2A)。
- 将供体髁固定到夹具上后,确定环钻的方向。这一步

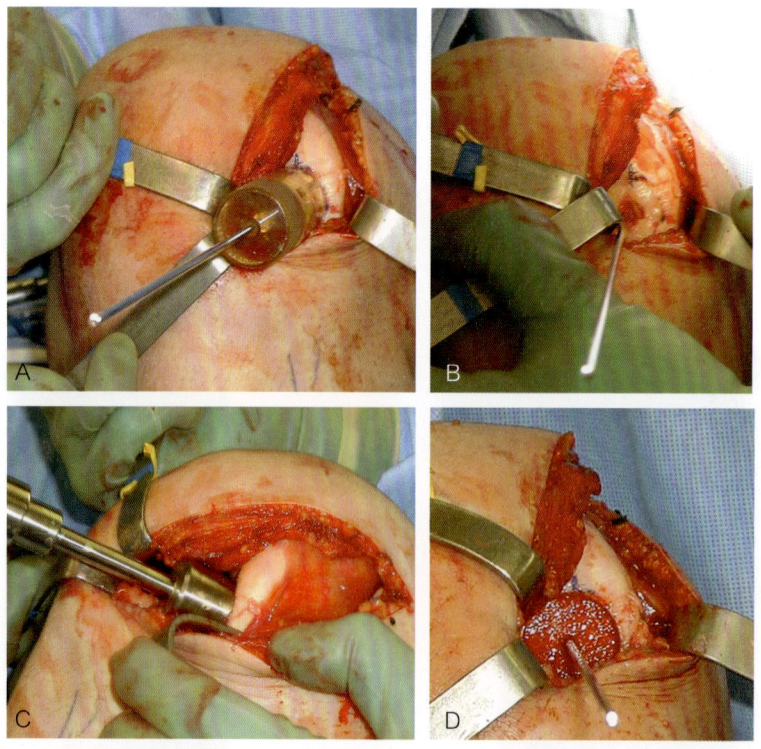

技术图1　A. 使用特定尺寸的套管进行骨软骨移植。B. 使用导针引导钻孔。C. 使用与供区尺寸适配的钻。D. 受区图,确认骨面完全血管化。

- 对确保移植物与受区轮廓匹配很关键（技术图2B）。
- 可以在测量器中放置导针以协助钻保持垂直的轨道。再次对供体的软骨进行标记，标记12点钟位置，并使用尺寸合适的环钻来钻取移植物。
- 将移植物钻至远超受体部位的深度，以便修整。然后用锯从供体髁中取出移植物，注意保持适当的深度（技术图2C）。
- 有些学者建议将同种异体骨软骨移植物的深度控制在10 mm左右，这可能与肿瘤手术同种异体移植的临床研究中发现爬行替代只在有限的距离范围内发生有关。Levy等人[14]建议，受体深度超过10 mm时，可使用额外的自体移植物将受区的深度提升至10 mm左右。
- 在从供体髁取出移植物的时候，术者应做好准备，移植物可能从供体髁弹出，甚至可能掉落在地上，而这会严重地影响手术。
- 当取出移植物后，在12点钟、3点钟、6点钟和9点钟位置标记相应的深度，并使用摆锯和切割导向器修整至适当的深度（技术图2D）。
- 采用脉冲冲洗去除来自供体骨的骨髓成分。

移植物的植入

- 修整并植入移植物。
- 必须小心取出移植物进行修整。强行撬出可能会损伤受区和移植物。导针的钝头可以放在导针孔中，将移植物在受区位置轻柔地拨出（技术图3A）。
- 通常而言，移植物压配后是非常稳定的。如果想要进一步固定，可以使用小的可吸收钉。
- 近期研究表明，高冲击压力可能对软骨细胞的活力产生影响[2]。基于此，笔者建议放置移植物时采用尽可能采用轻柔、间断的冲击压力[22]（技术图3B）。

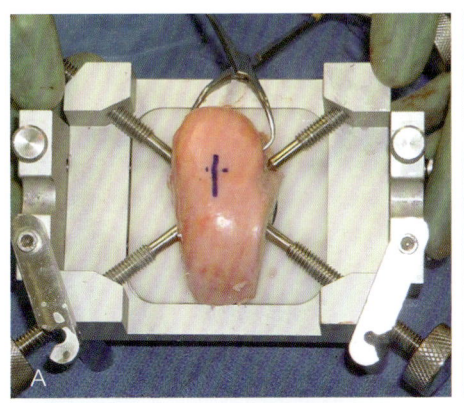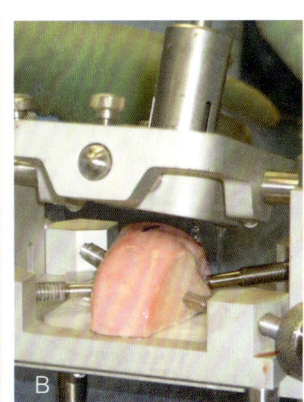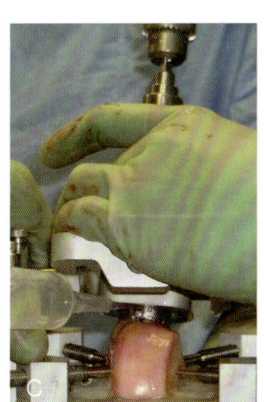

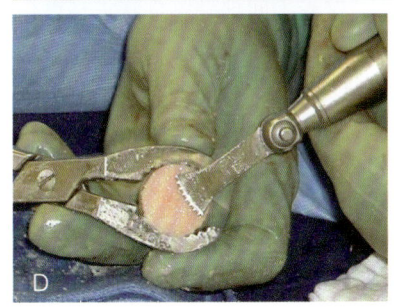

技术图2 A. 供体髁初始固定于夹具中。B. 钻孔器的导向定位。C. 从髁中钻取同种异体骨软骨移植物。D. 修剪同种异体骨软骨移植物使其在4个象限上均匹配。

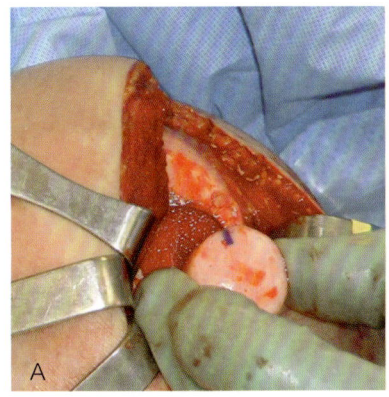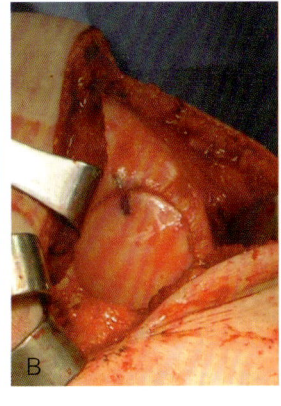

技术图3 A. 植入前的移植物位置。注意对齐移植物的12点钟方向。B. 骨软骨移植物的最终位置。

要点与失误防范

MRI检查可能会低估软骨缺损的大小	• 术前影像评估至关重要
移植物和受区轮廓不匹配	• 从与受区髁相同的位置切取同种异体移植物
移植物边缘一侧突出,另一侧凹陷	• 确保受区钻孔和移植物钻取时均垂直于周围关节面进行操作。这一步可以在移植物上放置导针来引导钻孔器
移植物植入不牢靠和植入后松动	• 使用小的可吸收钉对"压配固定"进行加强
力线异常导致进行了移植的间室负荷过大,致使失败风险更高	• 分期或与同种异体骨软骨移植术同时行截骨矫形术

术后处理

- 术后早期活动度锻炼,提供合适的环境促进软骨愈合。
- 除非存在深静脉血栓(DVT)的危险因素,年轻患者不建议常规使用预防深静脉血栓的药物。DVT的药物预防在不断发展当中,在部分病例中,即使是年轻患者,DVT预防也可能是有益的。
- 鼓励术后24小时内开始早期活动,有条件的情况下尽可能于48~72小时内在物理治疗师(PT)指导下开始物理治疗。
- 通常限制负重6~12周,直到4~6个月可完全恢复运动[7]。
- 鼓励患者进行下肢负荷较小的健身运动,包括游泳、骑行和椭圆机训练。虽然不禁止跑步,但更鼓励患者进行其他低负荷健身活动。
- 笔者还强调把体重指数控制在合适水平,因为这也可能对长期预后产生影响。

预后

- 文献报道使用新鲜同种异体骨软骨移植物重建创伤后膝关节软骨缺损的预后良好[16,25]。
- Emmerson等[7]报道了一组接受新鲜同种异体软骨移植的OCD患者的长期预后结果。
  - 该研究纳入了64名患者(共66膝),平均年龄为28.8岁。
  - 平均随访时间为7.7年(范围:2~22年)。
  - 72%的患者预后良好或非常好,再次手术率为15%。
  - 与再次手术相关的因素包括高龄和较大病灶。
  - 5年生存率为91%。
- Garret[8]报道了同种异体骨软骨移植物治疗股骨外侧髁OCD。
  - 缺损不超过3 cm的患者随访2~9年,17例患者中16例预后良好。
  - 一例巨大缺损(3 cm×4.5 cm)患者治疗早期即失败。
- Levy等[14]报道了同种异体骨软骨移植的10年长期随访结果(129例移植中的91%完成了随访)。
  - 31例膝关节(24%)在平均7.2年时失效。10年生存率为82%,15年生存率为74%,20年生存率为66%。
  - 与同种异体移植失败有关的因素包括手术时年龄超过30岁、术侧膝关节既往两次或以上手术史。

并发症

- Chahal等[5]发表了同种异体骨软骨移植相关并发症的系统综述。
- 总体而言,短期并发症发生率较低,仅为2.3%(在19项符合条件的研究中,595例膝关节中有14例发生短期并发症)。
- 术后并发症包括移除内植物(n=3)、再次关节镜手术(n=3)、浅表感染(n=2)、深部感染(n=2)、DVT(n=1)、充血反应(n=1)及移植物早期松动(n=1)。
- 最常见的长期并发症是移植失败,报道各不相同,包括移植物断裂或转而行全膝关节置换术。
- 根据该作者的定义,手术的整体失败率约为18%。
- 双极移植(相对侧的股骨和胫骨同时进行移植)的失败率为65%。

(刘沛 译,吴迪 何耀华 审校)

参考文献

[1] Allen RT, Robertson CM, Pennock AT, et al. Analysis of stored osteochondral allografts at the time of surgical implantation. Am J Sports Med 2005;33(10):1479-1484.

[2] Borazjani BH, Chen AC, Bae WC, et al. Effect of impact on chondrocyte viability during insertion of human osteochondral grafts. J Bone Joint Surg Am 2006;88(9):1934-1943.

[3] Bugbee WD. Fresh osteochondral allografts. J Knee Surg 2002;15(3):191-195.

[4] Bugbee W, Cavallo M, Giannini S. Osteochondral allograft transplantation in the knee. J Knee Surg 2012;25(2):109-116.

[5] Chahal J, Gross AE, Gross C, et al. Outcomes of osteochondral allograft transplantation in the knee. Arthroscopy 2013;29(3):575-588.

[6] Cole BJ, DeBerardino T, Brewster R, et al. Outcomes of autologous chondrocyte implantation in study of the treatment of articular repair (STAR) patients with osteochondritis dissecans. Am J Sports Med 2012;40(9):2015-2022.

[7] Emmerson BC, Gortz S, Jamali AA, et al. Fresh osteochondral allografting in the treatment of osteochondritis dissecans of the femoral condyle. Am J Sports Med 2007;35(6):907-914.

[8] Garrett JC. Fresh osteochondral allografts for treatment of articular defects in osteochondritis dissecans of the lateral femoral condyle in adults. Clin Orthop Relat Res 1994;(303):33-37.

[9] Gudas R, Simonaityte R, Cekanauskas E, et al. A prospective, randomized clinical study of osteochondral autologous transplantation versus microfracture for the treatment of osteochondritis dissecans in the knee joint in children. J Pediatr Orthop 2009;29(7):741-748.

[10] Horas U, Pelinkovic D, Herr G, et al. Autologous chondrocyte implantation and osteochondral cylinder transplantation in cartilage repair of the knee joint. A prospective, comparative trial. J Bone Joint Surg Am 2003;85-A(2):185-192.

[11] Kocher MS, Tucker R, Ganley TJ, et al. Management of osteochondritis dissecans of the knee: current concepts review. Am J Sports Med 2006;34(7):1181-1191.

[12] Krishnan SP, Skinner JA, Carrington RW, et al. Collagen-covered autologous chondrocyte implantation for osteochondritis dissecans of the knee: two- to seven-year results. J Bone Joint Surg Br 2006;88(2):203-205.

[13] Langer F, Gross AE. Immunogenicity of allograft articular cartilage. J Bone Joint Surg Am 1974;56(2):297-304.

[14] Levy YD, Gortz S, Pulido PA, et al. Do fresh osteochondral allografts successfully treat femoral condyle lesions? Clin Orthop Relat Res 2013;471(1):231-237.

[15] Louisia S, Beaufils P, Katabi M, et al. Transchondral drilling for osteochondritis dissecans of the medial condyle of the knee. Knee Surg Sports Traumatol Arthrosc 2003;11(1):33-39.

[16] Maury AC, Safir O, Heras FL, et al. Twenty-five-year chondrocyte viability in fresh osteochondral allograft. A case report. J Bone Joint Surg Am 2007;89(1):159-165.

[17] Michael JW, Wurth A, Eysel P, et al. Long-term results after operative treatment of osteochondritis dissecans of the knee joint-30 year results. Int Orthop 2008;32(2):217-221.

[18] Murray JR, Chitnavis J, Dixon P, et al. Osteochondritis dissecans of the knee; long-term clinical outcome following arthroscopic debridement. Knee 2007;14(2):94-98.

[19] Pallante AL, Chen AC, Ball ST, et al. The in vivo performance of osteochondral allografts in the goat is diminished with extended storage and decreased cartilage cellularity. Am J Sports Med 2012;40(8):1814-1823.

[20] Pallante-Kichura AL, Chen AC, Temple-Wong MM, et al. In vivo efficacy of fresh versus frozen osteochondral allografts in the goat at 6 months is associated with PRG4 secretion. J Orthop Res 2013;31(6):880-886.

[21] Pascual-Garrido C, McNickle AG, Cole BJ. Surgical treatment options for osteochondritis dissecans of the knee. Sports Health 2009;1(4):326-334.

[22] Patil S, Butcher W, D'Lima DD, et al. Effect of osteochondral graft insertion forces on chondrocyte viability. Am J Sports Med 2008;36(9):1726-1732.

[23] Peterson L, Minas T, Brittberg M, et al. Treatment of osteochondritis dissecans of the knee with autologous chondrocyte transplantation: results at two to ten years. J Bone Joint Surg Am 2003;85-A(suppl 2):17-24.

[24] Pruthi S, Parnell SE, Thapa MM. Pseudointercondylar notch sign: manifestation of osteochondritis dissecans of the trochlea. Pediatr Radiol 2009;39(2):180-183.

[25] Shasha N, Krywulak S, Backstein D, et al. Long-term follow-up of fresh tibial osteochondral allografts for failed tibial plateau fractures. J Bone Joint Surg Am 2003;85-A(suppl 2):33-39.

[26] Tis JE, Edmonds EW, Bastrom T, et al. Short-term results of arthroscopic treatment of osteochondritis dissecans in skeletally immature patients. J Pediatr Orthop 2010;32(3):226-231.

[27] Wang CJ. Treatment of focal articular cartilage lesions of the knee with autogenous osteochondral grafts. A 2- to 4-year follow-up study. Arch Orthop Trauma Surg 2002;122(3):169-172.

[28] Watanabe A, Wada Y, Obata T, et al. Time course evaluation of reparative cartilage with MR imaging after autologous chondrocyte implantation. Cell Transplant 2005;14(9):695-700.

[29] Williams SK, Amiel D, Ball ST, et al. Analysis of cartilage tissue on a cellular level in fresh osteochondral allograft retrievals. Am J Sports Med 2007;35(12):2022-2032.

[30] Williams SK, Amiel D, Ball ST, et al. Prolonged storage effects on the articular cartilage of fresh human osteochondral allografts. J Bone Joint Surg Am 2003;85-A(11):2111-2120.

第50章 慢性疲劳性骨筋膜室综合征
Chronic Exertional Compartment Syndrome

Jonathan A. Godin, Jocelyn R. Wittstein, L. Scott Levin, and Claude T. Moorman III

定义

- 骨筋膜室综合征可分为急性和慢性两种。
- 急性骨筋膜室综合征通常是由于肢体外伤或缺血再灌注所致。慢性疲劳性骨筋膜室综合征(CECS)常与压力的反复负荷或微创伤有关。
- 急性和慢性骨筋膜室综合征都是由于筋膜室压力增加,而导致软组织灌注减少和缺血。
  - 与CECS的可逆性相反,急性骨筋膜室综合征进展迅速,需要行紧急筋膜切开术以避免受影响筋膜室出现不可逆性软组织坏死。
- Wilson在1912年首次提出CECS的概念,但是Mavor[16]是第一个成功使用筋膜切开术治疗小腿前筋膜室综合征患者的医生。
- 骨筋膜室综合征的临床表现包括:因疼痛而诱发经休息可缓解的疼痛、肿胀、麻木和无力[8,23]。
- 据报道,下肢疼痛患者中,CECS的发生率达14%~33%[3,21,30]。
- CECS通常是双侧发病,男性和女性发病率相当。
- 糖尿病患者发生CECS的风险可能增加[6]。
- 前臂、大腿和臀部的CECS病例均有报道,但很少见[10,12,13,25]。
  - 小腿是最好发部位,多见于前筋膜室和侧筋膜室。虽然本章的重点是小腿CECS,但所有部位的临床特征、诊断策略和治疗方法都是相似的。

解剖

- 小腿包括四个筋膜室:前部、外侧、后浅和后深(图1)。
- 前筋膜室包括胫前动脉、腓深神经和四块肌肉(胫骨前肌、趾长伸肌、跗长伸肌和第三腓骨肌)。其边界为胫

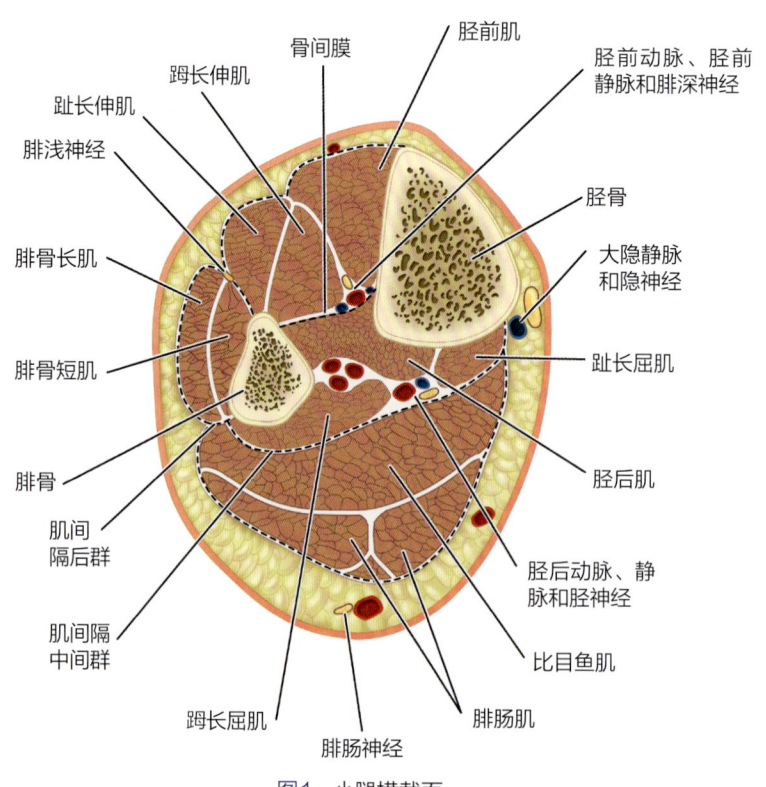

图1 小腿横截面。

骨、腓骨、骨间膜、前肌间隔和小腿深筋膜。
- 外侧筋膜室包括腓浅神经和两块肌肉(腓骨长肌和腓骨短肌)。它的边界是前肌间隔、腓骨、后肌间隔和深筋膜。
  - 腓总神经经过腓骨颈后,在腓骨长肌肌腹内分支成为腓浅神经和腓深神经。
  - 腓浅神经仍继续走行于外侧筋膜室,而腓深神经环绕腓骨深入趾长伸肌直到骨间膜的前表面。
  - 外侧筋膜室不含大动脉,腓骨肌接受腓总动脉的几个分支血液供应。
- 后浅筋膜室包括腓肠神经和三块肌肉(腓肠肌、比目鱼肌和跖肌),周界均为深筋膜。
- 后深筋膜室包括胫后动脉、腓动脉、胫神经和四块肌肉(趾长屈肌、跗长屈肌、腘肌和胫骨后肌)。它的前缘为胫骨、腓骨和骨间膜,后缘为深横筋膜。
- 包围胫骨后肌的第五筋膜室曾被描述[4],但它的存在是有争议的。有研究表明,广泛起源于腓骨的趾长屈肌,可能在后深筋膜室中形成一个亚筋膜室,从而导致压力升高[11]。

发病机制

- CECS的病因尚不完全清楚。目前公认的原因是运动时肌肉内压力的异常增加导致局部灌注受损、组织缺血和疼痛。
  - 一项研究表明,运动期间肌肉体积增加了20%[15]。
  - 其原因可能包括运动引起的肌纤维肿胀、灌注量增加及紧缩的筋膜室内组织液增加。
  - 肌肉内压力升高会减少动脉的灌注和静脉血回流。
  - 反过来,这又导致组织缺血和代谢产物的积累。
  - 运动后压力升高的筋膜室的肌肉活检,记录到乳酸水平和含水量的升高[21]。
- 然而,肌肉肥大和随着运动增加的灌注量并不能解释CECS患者较高的静息压力。机械损伤理论认为用力过大会导致肌原纤维损伤、蛋白结合离子的释放、组织间隙渗透压的增加,从而导致筋膜室小动脉血流量减少。
- 此外,在某些情况下,局灶性筋膜缺损可能是一个诱发因素。
  - 前外侧筋膜疝在CECS患者中占39%~46%,而在无症状的患者中这一比例不到5%[9,31]。
  - 这些缺损通常位于前、外侧筋膜室之间的前肌间隔附近,可使小腿中下2/3交界处的腓浅神经陷入其中(图2)。
- 有证据表明,与对照组相比,CECS患者的毛细血管密

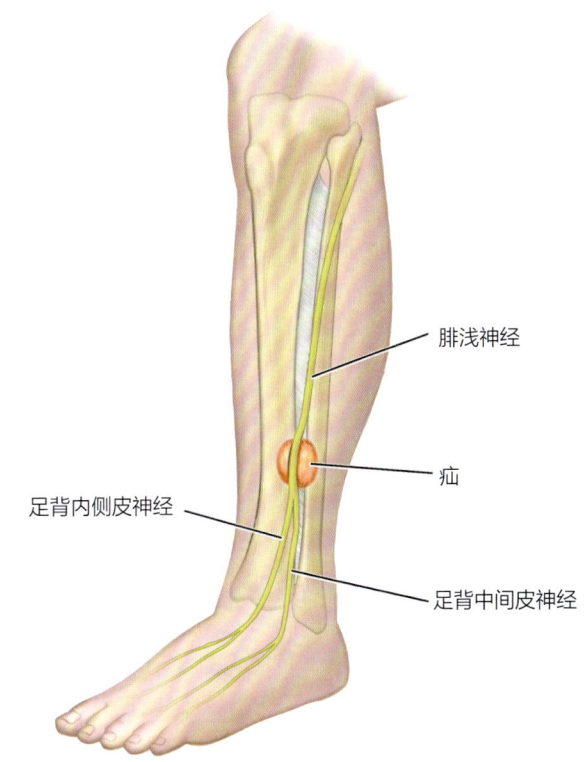

图2　筋膜缺损可使腓浅神经受压。

度相对于肌肉纤维大小偏低。这些毛细血管的减少会导致肌肉血流的结构性减少。
- 现有的理论没有一个能解释所有关于CECS病因学。很可能,CECS中出现的筋膜室内压力升高的发病机制是多因素的。

自然病程

- 小腿CECS好发于从事跑步和耐力运动的人,如青年运动员和军人。
- 症状为疼痛,以及偶尔的麻木和虚弱,在开始一项重复性的耐力型活动后以一个可预测的趋势发展,并随着休息而缓解。
- 患者在出现症状后会减少运动量,但缓解后又试图恢复运动,因此症状一般长期存在,反复发作。

病史和体格检查

- 以下症状可能出现在运动后,并随着休息缓解:
  - 受影响的筋膜室出现痉挛、灼烧、疼痛或发紧的感觉。
  - 肢体麻木或无力。
    - 如果腓深神经受到影响,可能会出现足下垂。
    - 如果腓浅神经受到影响,可能会发生短暂性足外翻无力。

- 休息状态下肢无法引出阳性体征。
- 运动后检查可以发现下列情况：
  - 触诊有关筋膜室时有张力增高或压痛。
  - 如果存在筋膜缺损，当下方肌肉通过缺损凸出时，可能出现局部区域的压痛和肿胀。
    - 如果腓浅神经受压，缺损处Tinel征阳性。
  - 麻木和/或运动无力可能存在于腓浅神经、腓深神经或胫骨神经分布区域。
- 当病史和体格检查结果与CECS一致时，应通过运动前后室压力测量确定诊断。
  - 大多数临床医生参照Pedowitz等[20]的诊断标准；静息压力≥15 mmHg或运动1分钟后≥30 mmHg或运动5分钟后≥20 mmHg，符合其一，即可诊断CECS。
  - 测试时进行的运动必须强度足够，以重现患者的症状；否则，运动后的压力测量可能会导致假阴性结果。
  - 文献中描述了几种测量筋膜室压力的方法。
    - 这些方法包括裂隙导管、带芯导管、针压计、数字压力监测器、微毛细管输注和固态筋膜室内传感器导管[1,2,17,18,31]。
    - Stryker间室内压力监测器(Kalamazoo, MI)是一种手持数字监测器，可用于检查多个筋膜室。它可以与侧孔针或留置的裂缝导管一起使用，在一个单独的筋膜室中获得连续的测量值。
    - Synthes(Paoli, PA)最近开发的一种新型手持数字设备也可以放置留置导管，对于获得连续测量数据可能很有帮助。
  - 近红外光谱法已被用来测定组织氧饱和度[32]。在诊断CECS时，这可能是一种非侵入性、无痛的方法，可以替代筋膜室内压力，但目前还没有标准化或达到实用阶段。
- 振动测试包括将一个振动音叉放在骨头上的可疑应力区域；引起的疼痛与应力性骨折具有相关性。
- 踝关节抗阻背屈和内翻时疼痛与胫骨后肌腱炎或后内侧骨膜炎有关。

影像学和其他诊断性检查

- 当压力测量与CECS不一致时，可能需要进一步的诊断研究来鉴别诊断。
- X线平片可显示胫骨应力性骨折或胫骨后内侧骨膜炎的骨膜反应。
- 骨扫描将显示摄取增加，MRI可能显示水肿或应力性骨折部位的黑线。
- 超声可以通过识别前筋膜室厚度在诊断中发挥作用[22]。
- 若出现针刺感、麻木或特定位置的Tinel征阳性，需要进行肌电图(EMG)和神经传导速度(NCV)研究来评估周围神经卡压。
- 若出现疼痛和发冷伴反常跛行，需要血管造影来评估腘动脉闭塞。

鉴别诊断

- 胫骨应力性骨折。
- 胫骨后内侧骨膜炎。
- 胫后肌或踝关节背屈肌腱鞘炎。
- 周围神经卡压症。
- 继发于腰椎病变的神经根病变。
- 疼痛综合征。
- 周围性血管疾病。
- 腘动脉闭塞综合征。
- 深静脉血栓形成。

非手术治疗

- 非手术治疗通常需要限制或停止活动。
  - 辅助运动调整的方法包括应用抗炎药、拉伸和足部器械矫正。
- 症状通常会随着活动水平的恢复而复发，因此不能忍受活动限制的患者需要手术。

手术治疗

- 手术治疗包括受累筋膜室的筋膜切开术，有时是部分筋膜切除术。
- 由于CECS症状而无法维持其预期活动水平的患者是合适的手术人选。

术前计划
- 确定哪些筋膜室受到影响是至关重要的。
  - 所有有症状的筋膜室都应处理。通常，手术失败的原因是未能松解所有受影响的筋膜室。
- 根据需要松解的筋膜室选择合适的手术入路。

体位
- 不管哪种手术技术，患者都应当取仰卧位。

入路

- 单切口或双切口技术可用于松解外侧和前筋膜室。
- 腓骨周围入路可用于进入所有四个筋膜室。
- 后内侧入路更容易进入后浅和后深筋膜室。
- 关节镜辅助下的筋膜切开术可以进入整个筋膜室，看到筋膜疝，并可最大限度地减少手术并发症，如术后纤维化和腓神经损伤。
  - 关节镜辅助筋膜室松解的安全性和有效性已得到证实[14,34]。
  - 在技术部分描述了一种使用球囊分离器和二氧化碳注入的技术[34,35]。

单切口外侧入路用于前侧和外侧筋膜室筋膜切开术

- 患者取仰卧位。
- 在小腿中部腓骨干和胫骨嵴之间做一个5 cm的纵行切口。切口应位于肌间隔的前外侧（技术图1A）。
- 如果有局灶性筋膜缺损，应调整切口，使能够到达缺损部位。
- 通过筋膜做一个小的横行切口，显露下方的肌间隔和腓浅神经，腓浅神经位于外侧筋膜室、靠近肌间隔，在切口远侧穿出深筋膜（技术图1B）。
- 从横跨前外侧筋膜的横行筋膜切口，使用Metzenbaum长剪向近端和远端纵行剪开松解前侧和外侧筋膜室（技术图1C）。
- 可以进行部分筋膜切除术，尤其是在既往已行筋膜切除术的复发病例。
- 使筋膜保持开放。
- 用2-0可吸收缝线缝合皮下组织。
- 用4-0不可吸收缝线缝合皮肤，并用胶条粘贴（免皮肤缝合）。

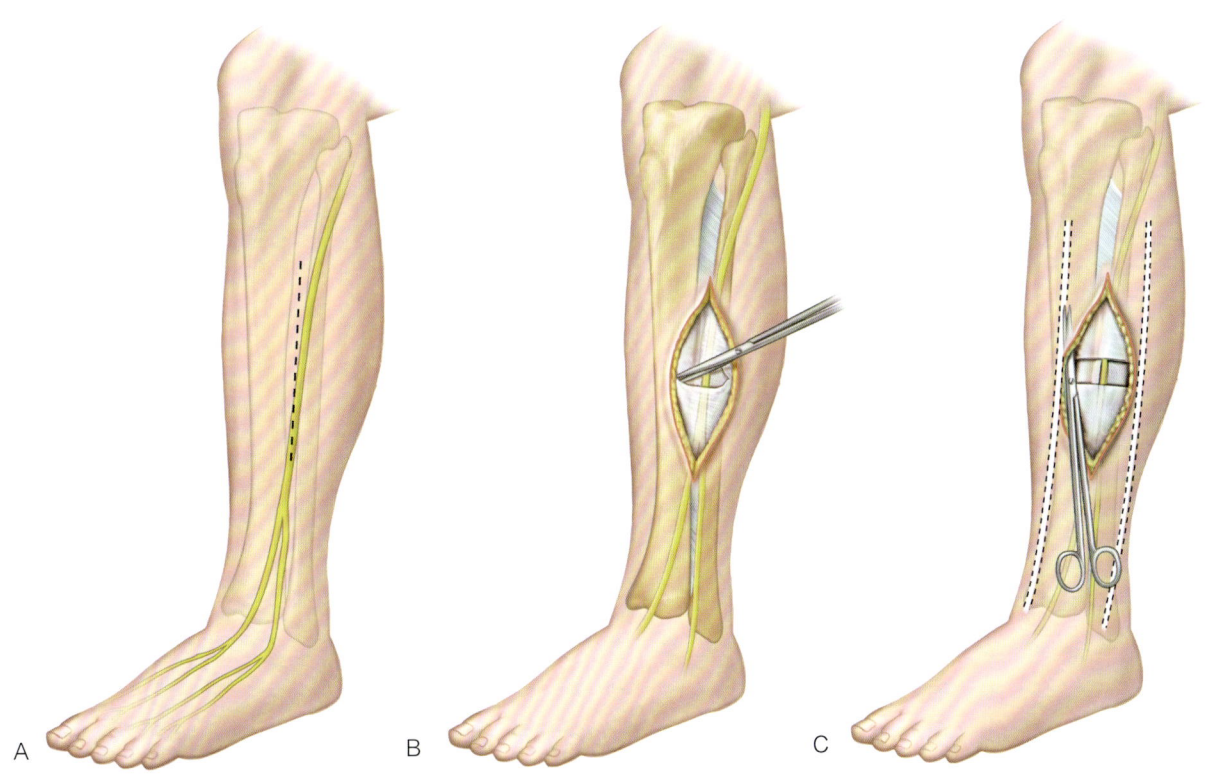

技术图1 外侧单切口入路。A. 在腓骨干和胫骨嵴之间、肌间隔前外侧行做一5 cm纵行切口。B. 通过筋膜做一个小的横行切口，可以辨认出腓浅神经。C. 使用Metzenbaum长剪纵行松解前侧和外侧筋膜室。

双切口入路的前侧和外侧筋膜切开术

- 患者取仰卧位。
- 将小腿三等分,分别于中上1/3和中下1/3交界处做两对前外侧肌间隔的3 cm切口(技术图2A、B)。
- 腓浅神经在远端切口附近的筋膜外显露(技术图2C)。
- 在前外侧肌间隔的每侧进行筋膜切开术(技术图2D)。
- 使用Metzenbaum剪将2个筋膜切口延长,使之相近,并向近端延伸至膝部,向远端延伸至踝部(技术图2F)。
  - 筋膜切口远端应延伸至踝关节近端4~6 cm处。
  - 在前筋膜室的远端,松解应朝向中线,以免损伤位于外侧筋膜室的皮肤感觉神经。
  - 外侧筋膜切开术的远端筋膜切开应朝向外侧。
- 用2-0可吸收缝合线缝合皮下组织。
- 用4-0不可吸收缝线连续缝合皮肤,并用胶条粘贴。

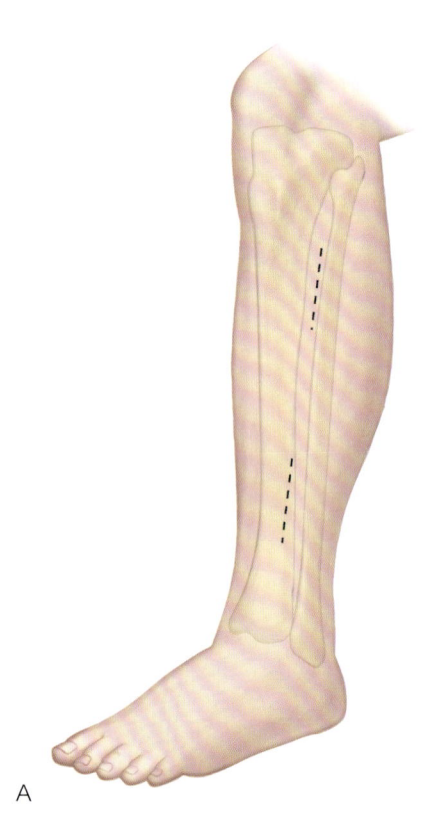
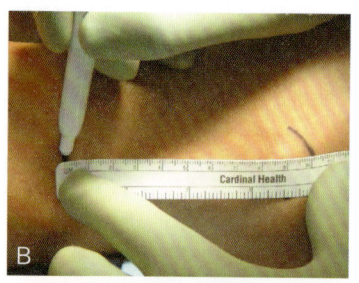
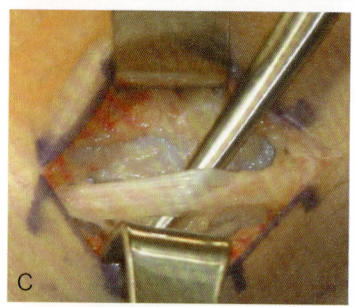
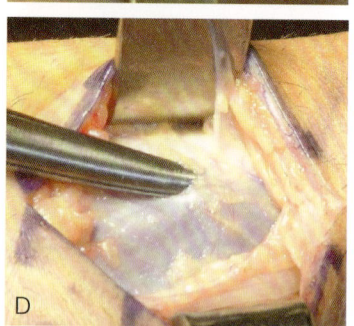
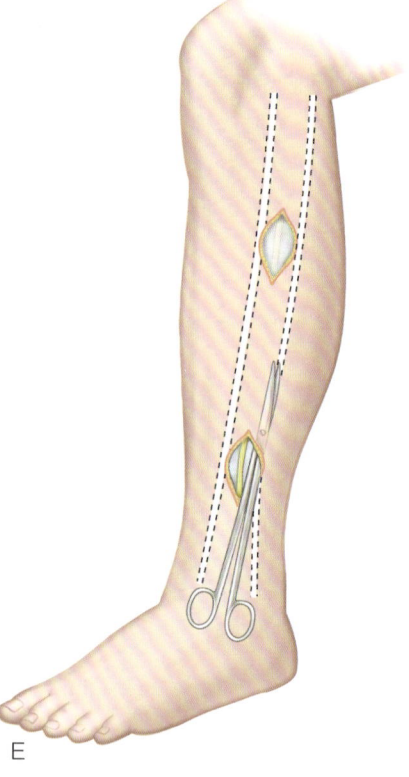
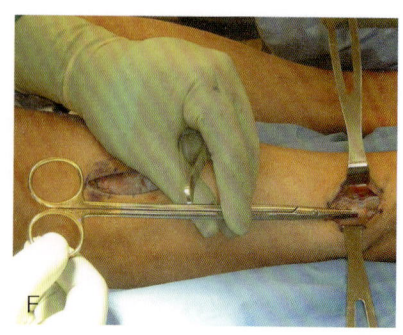

技术图2 双切口入路。A. 将小腿全长三等分,分别在中上1/3和中下1/3交界处作3cm长切口,切口正对前外侧肌间隔。B. 腓浅神经位于外踝尖上方10~12cm处,下方切口以此区域为中心。C. 分离腓浅神经。D. 筋膜缺损好发于此区域范围内,可能的话,筋膜室减压要以此为中心。E. 用Metzenbaum长剪刀延长筋膜切口并作分离。F. 长剪刀只能尖端张开少许(B、C、D、F版权:Mark D. Miller, MD)。

腓骨周围入路的四筋膜室筋膜切开术

- 患者取仰卧位。
- 直接在腓骨中部做 10 cm 纵行切口（技术图 3A）。
- 向前牵拉皮肤，对前部和外侧筋膜室的筋膜向近端和远端方向进行纵行松解（技术图 3B）。
- 向后牵拉皮肤。
- 松解覆盖在腓肠肌外侧头部的筋膜。
  - 将后浅筋膜室上方的筋膜切开约 15 cm。
- 向前牵拉前筋膜室和外侧筋膜室，向后牵拉后浅筋膜室。必须从腓骨上松解比目鱼肌桥（技术图 3C）。
- 识别并切开踇长屈肌上的筋膜。
- 向后牵拉腓肠肌，向外牵拉踇长屈肌从而显露胫后动脉、胫神经和位于胫骨后肌表面的腓总动脉。
- 切开胫骨后肌周围筋膜，如果踇长屈肌的起点与肌肉之间的间隙较窄则进行扩大。
- 用 2-0 可吸收缝线缝合皮下组织。
- 用 4-0 不可吸收缝线连续缝合皮肤。

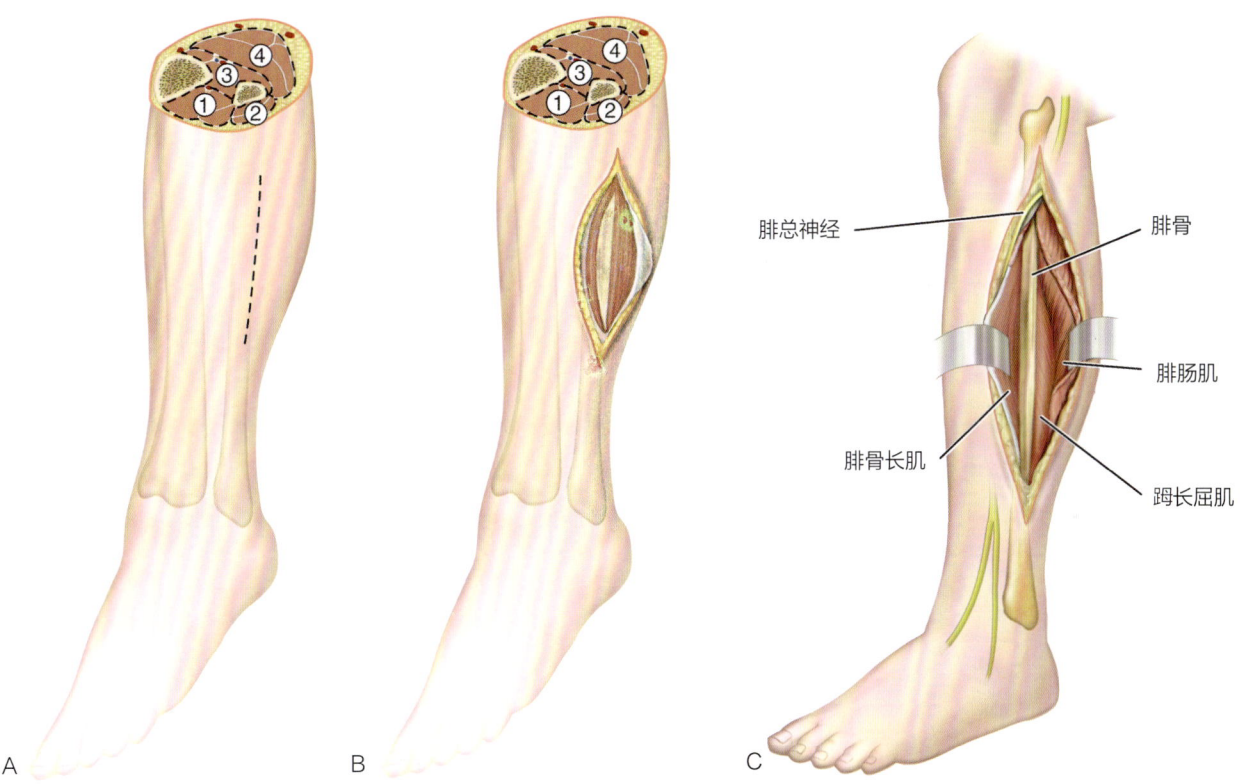

技术图 3 腓骨周围入路。A. 直接在腓骨中部做 10 cm 切口。B. 向前牵拉皮肤，对前部和外侧筋膜室的筋膜进行纵向松解。C. 向前牵拉前筋膜室和外侧筋膜室，向后牵拉后浅筋膜室，从腓骨上松解比目鱼肌桥。

后内侧切口的后筋膜室筋膜切开术

- 在小腿中部胫骨后内侧缘后约 1 cm 处做 8~10 cm 长的纵行切口（技术图 4A）。
- 在皮下组织中识别并向前牵开大隐静脉和隐神经。
- 在后浅筋膜室上方的筋膜做约 15 cm 长切口（技术图 4B、C）。
- 为了完全进入后深筋膜室，必须分离起源于胫骨和腓骨近端的比目鱼肌（技术图 4D）。
- 然后，用 Metzenbaum 剪锐性分离深筋膜（技术图 4E~G）。
  - 筋膜切开术应在踝关节上方 8~10 cm 处进行。
- 踇长屈肌的起点和胫骨后肌之间的开口如果较小则进行扩大。
- 用 2-0 可吸收缝线缝合皮下组织。
- 用 4-0 不可吸收缝线连续缝合皮肤。

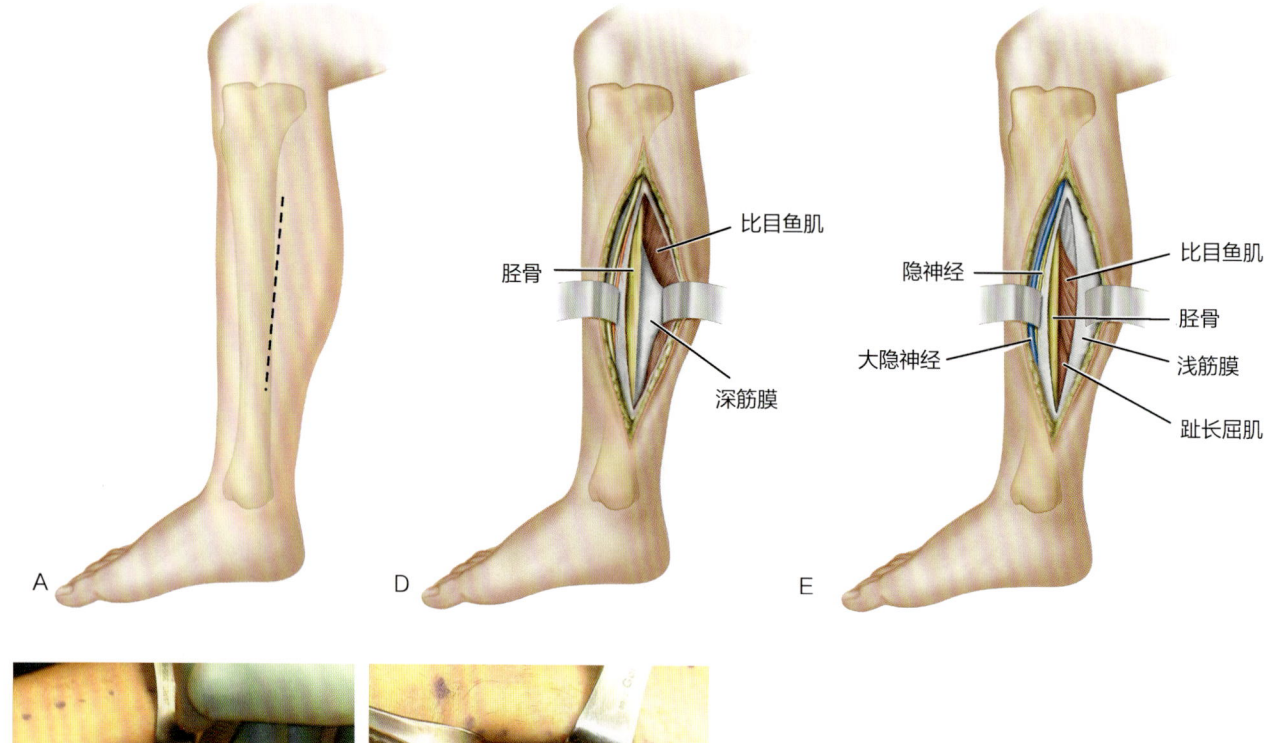

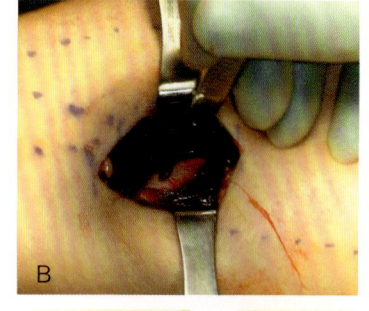
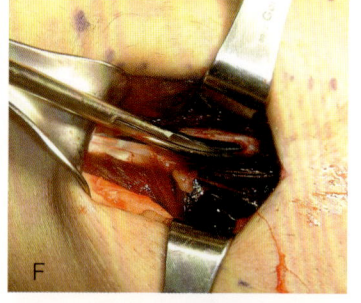
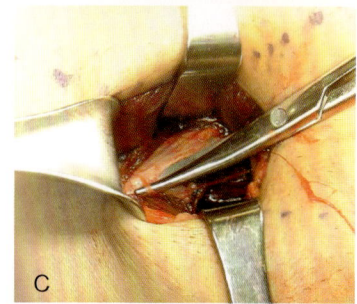
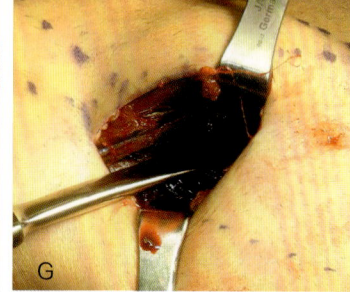

技术图4　内侧入路。A. 在小腿中部胫骨后内侧缘后约1 cm处做8～10 cm纵行切口。B、C. 松解浅筋膜室。D. 分离起源于胫骨近端和腓骨的比目鱼肌。E. 用Metzenbaum剪锐性切开深筋膜。F、G. 松解后深筋膜室（B、C、F、G版权：Mark D. Miller, MD）。

关节镜辅助下的筋膜室松解术

- 患者取仰卧位。
- 可用球囊扩张器在筋膜裂口处创建一个可视腔隙，这是浅筋膜（皮肤和皮下组织的最深层）和深筋膜（覆盖肌肉筋膜室）之间的潜在空间。
  - 为了插入球囊扩张器，在腓骨头和Gerdy结节之间的膝关节前外侧或胫骨嵴水平的膝关节后内侧做2 cm的横行切口（技术图5A）。
  - 切开皮下脂肪和浅筋膜，直到看到覆盖在肌肉上的深筋膜（技术图5B）。
  - 通过套管将球囊扩张器在直视和触诊下插入浅筋膜层和深筋膜层之间，直到踝关节水平（技术图5C）。
  - 除去套管，使球囊充气而在筋膜间隙内形成一个腔隙（技术图5D）。
  - 然后，将球囊放气并取出。

- 使用巾钳提拉维持可视腔隙（技术图5E）。
  - 或者，在浅筋膜层和深筋膜层之间的可视腔隙内注入15 mmHg二氧化碳来维持，使筋膜充分显露，并有足够的空间使用内镜设备进行软组织松解。
- 在皮肤的球囊插入部位插入单向锥形套管。
- 接下来，在直视下，用镜下剪刀将覆盖前筋膜室的筋膜松解到踝关节水平（技术图5F）。
  - 可以看到前部和外侧筋膜室之间的肌间隔以及腓浅神经（技术图5G）。
- 如果有指征进行外侧筋膜室松解，则在肌间隔后方进行第二次筋膜切开术。
- 如果有指征进行后筋膜室松解，在胫骨边缘后沿小腿内侧近端做2 cm的横行切口。
  - 将球囊扩张器和鞘芯插入覆盖后深和后浅筋膜室的筋膜裂口，直到踝关节水平。
  - 如前所述，将气球充气、放气和移除。用巾钳来维持可视腔隙。

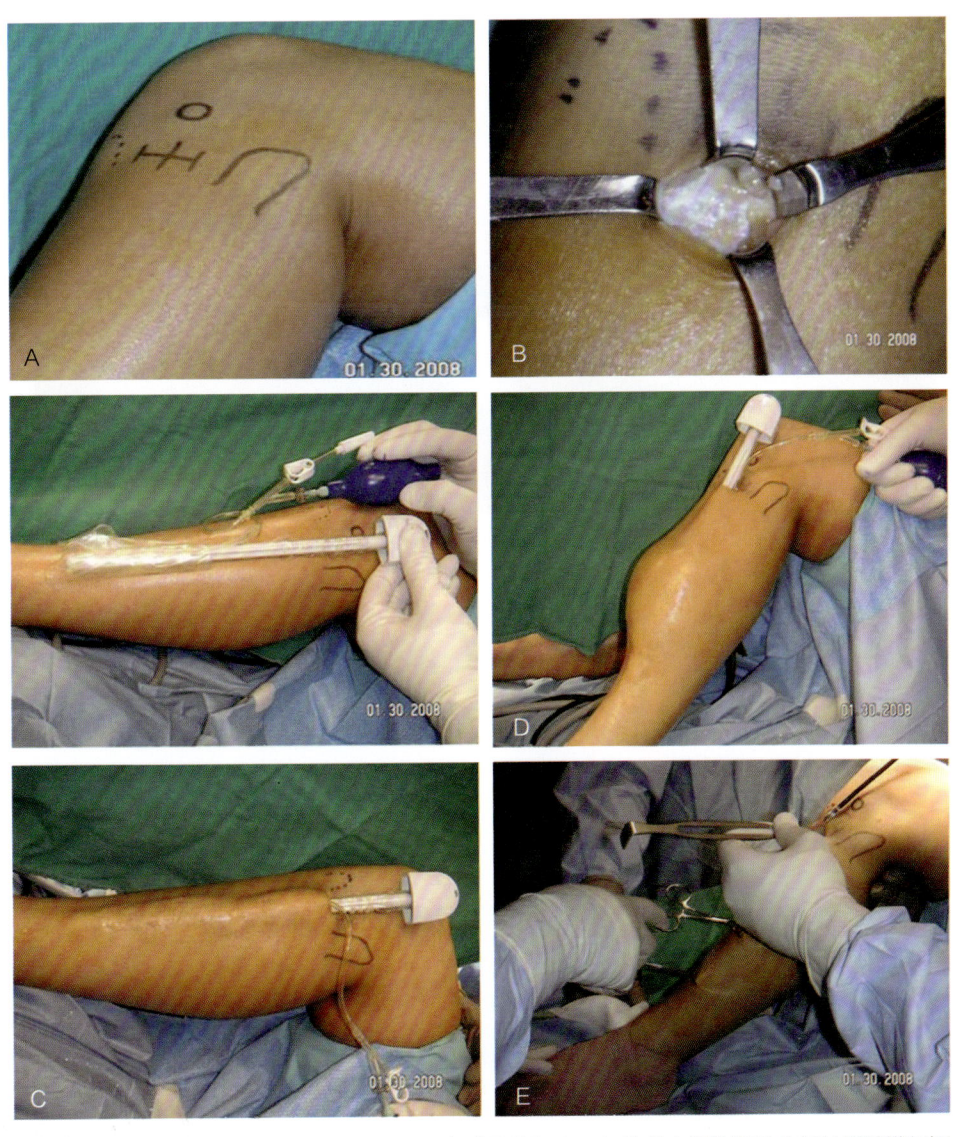

技术图5 放置下肢球囊扩张器示意图。A. 在腓骨头和Gerdy结节之间的膝关节前外侧做横行切口。B. 沿深筋膜表面进行组织游离。C. 将球囊扩张器在直视下插入至踝关节水平。D. 球囊扩张器充气。E. 使用巾钳维持可视腔隙。

- 在肌间隔前方，关节镜直视下用镜下剪刀将后深筋膜室筋膜由近及远直接从胫骨后内侧边界松解。
- 以同样的方式松解肌间隔后浅筋膜室筋膜（技术图5H、I）。
- 如有必要，可创建带气阀的远端器械入路，但筋膜切开术通常通过起始入路由近至远进行。
- 松解后，移除气阀，让腔室放气。
- 伤口进行双层缝合，其中深层用2-0可吸收线缝合，4-0不可吸收线连续缝合皮下，留置中号引流管另戳孔引出。

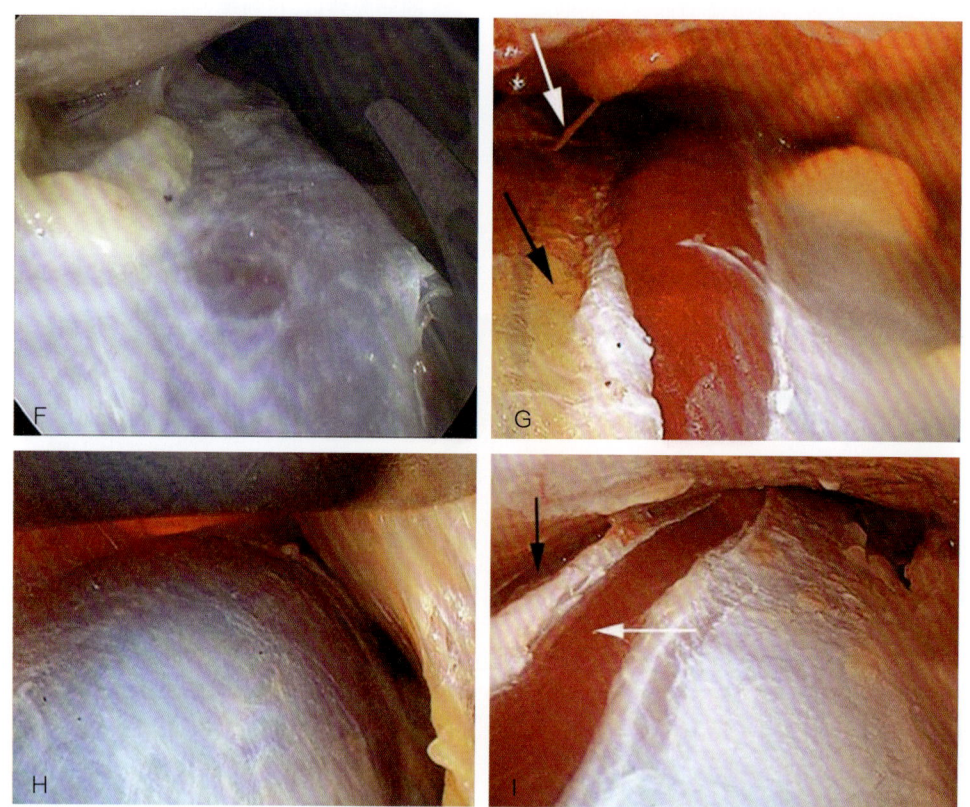

技术图5（续） F. 直视下用镜下剪刀将前筋膜室的筋膜松解开。G. 松解左侧小腿的前筋膜室。黑色箭头表示前筋膜室和外侧筋膜室之间的肌间隔。白色箭头指示穿出外侧筋膜室远端的腓浅神经。H. 内镜下观察左侧小腿后筋膜。I. 黑色箭头指示直接松解开的胫骨后深筋膜室。白色箭头指示松解开的浅筋膜室。

要点与失误防范

腓浅神经损伤	腓浅神经在小腿中下1/3交界处穿出深筋膜，可在此识别。在远端的内侧进行前筋膜切开术，在远端的后方进行外侧筋膜室切开术，操作时要小心
大隐静脉和隐神经损伤	识别小腿内侧皮下组织的神经结构，避免过度牵拉隐神经，否则会导致牵拉部位感觉异常
不彻底的筋膜松解	肌肉从筋膜切口呈V形疝出，导致局部疼痛。需要将外侧和前筋膜切开范围延长至踝关节上方4～6 cm，后筋膜切开范围延长至踝关节上方8～10 cm

术后处理

- 术后应立即开始踝关节和膝关节全范围主动活动度训练。
- 术后初期可根据需要使用拐杖,但应鼓励患者在可耐受范围内完全负重并进行轻度活动。
- 在休息时抬高患肢有助于减轻疼痛和肿胀。
- 通常在手术后4～6周就可以完全恢复运动。

预后

- 据报道,各种筋膜室松解技术的成功率为78%～100%[5,9,19,20,24,26,28,30,33,34]。
  - 这些技术包括开放筋膜切开术、1～2个切口的微创皮下筋膜切开术以及部分筋膜切开术。
- 文献中缺乏足够的长期随访。
  - Slimmon等[29]报道了对接受部分筋膜切除术的患者的长期随访,在平均51个月的随访中,60%的患者取得了良好或极好的结果。62名患者中有13名由于症状复发或发展为不同的下肢骨筋膜室综合征而运动能力下降。
- 筋膜切开术在减轻后深筋膜室疼痛方面的效果似乎差于其他筋膜室。
  - 一些学者假设,筋膜切开术失败可能是由于筋膜切开不完全或没有意识到并松解胫骨后肌周围的筋膜[4,24,26]。

并发症

- 据报道,筋膜切开术后的复发率为3%～17%[5,24,26,28]。
  - 复发可能是由于诸多因素,包括筋膜松解不充分,被错认为无症状的筋膜室未能减压,神经被筋膜疝压迫未解除,以及大量的瘢痕组织增生[27]。
- 其他报道的筋膜切开术的并发症包括一定程度的皮下组织损伤或盲目松解造成的动脉损伤、血肿或皮下积液、伤口感染、周围皮肤神经损伤和深静脉血栓形成[5,9,29,34]。
  - 腓浅神经尤其容易损伤,因为它在小腿中下1/3交界处离开深筋膜、位置表浅。

(朱道宇 译,吴迪 何耀华 审校)

参考文献

[1] Awbrey BJ, Sienkiewicz PS, Mankin HJ. Chronic exercise-induced compartment pressure elevation measured with a miniaturized fluidpressure monitor. A laboratory and clinical study. Am J Sports Med 1988;16:610-615.

[2] Brace RA, Guyton AC, Taylor AE. Reevaluation of the needle method for measuring interstitial fluid pressure. Am J Physiol 1976;229:603-607.

[3] Clanton TO, Solcher BW. Chronic leg pain in the athlete. Clin Sports Med 1994;4:743-759.

[4] Davey JR, Rorabeck CH, Fowler PJ. The tibialis posterior muscle compartment. An unrecognized cause of exertional compartment syndrome. Am J Sports Med 1984;12:391-397.

[5] Detmer DE, Sharpe K, Sufit RL, et al. Chronic compartment syndrome: diagnosis, management, and outcomes. Am J Sports Med 1985;13:162-170.

[6] Edmundsson D, Toolanen G. Chronic exertional compartment syndrome in diabetes mellitus. Diabet Med 2011;28:81-85.

[7] Edmundsson D, Toolanen G, Thornell L, et al. Evidence for low muscle capillary supply as a pathogenic factor in chronic compartment syndrome. Scand J Med Sci Sports 2010;6:805-813.

[8] French EB, Price WH. Anterior tibial pain. Br Med J 1962;2:1290-1296.

[9] Fronek J, Mubarak SJ, Hargens AR, et al. Management of chronic exertional compartment syndrome of the lower extremity. Clin Orthop Relat Res 1987;220:217-227.

[10] Hallock GG. An endoscopic technique for decompressive fasciotomy. Ann Plast Surg 1999;43:668-670.

[11] Hislop M, Tierney P, Murray P, et al. Chronic exertional compartment syndrome: the controversial "fifth" compartment of the leg. Am J Sports Med 2003;31:770-776.

[12] Kuklo TR, Tis JE, Moores LK, et al. Fatal rhabdomyolysis with bilateral gluteal, thigh, and leg compartment syndrome after the Army Physical Fitness Test. A case report. Am J Sports Med 2000;28:112-116.

[13] Kutz JE, Singer R, Linday M. Chronic exertional compartment syndrome of the forearm: a case report. J Hand Surg Am 1985;10:302-304.

[14] Leversedge FJ, Casey PJ, Seiler JG, et al. Endoscopically assisted fasciotomy: description of technique and in vitro assessment of lower-leg compartment decompression. Am J Sports Med 2002;30:272-278.

[15] Lundvall J, Mellander S, Westling H, et al. Fluid transfer between blood and tissues during exercise. Acta Physiol Scand 1972;2:258-269.

[16] Mavor GE. The anterior tibial syndrome. J Bone Joint Surg Br 1956;38B:513-517.

[17] McDermott AG, Marble AE, Yabsley RH, et al. Monitoring dynamic anterior compartment pressures during exercise: a new technique using the STIC catheter. Am J Sports Med 1982;10:83-89.

[18] Murabak SJ, Hargens AR, Owen CA, et al. The wick catheter

technique for measurement of intramuscular pressure: a new research and clinical tool. J Bone Joint Surg Am 1976;58A:1016-1020.

[19] Packer JD, Day MS, Nguyen JT, et al. Functional outcomes and patient satisfaction after fasciotomy for chronic exertional compartment syndrome. Am J Sports Med 2013;2:430-436.

[20] Pedowitz RA, Hargens AR, Mubarak SJ, et al. Modified criteria for the objective diagnosis of chronic compartment syndrome of the leg. Am J Sports Med 1990;18:35-40.

[21] Qvarfordt P, Christenson JT, Eklof B, et al. Intramuscular pressure, muscle blood flow, and skeletal muscle metabolism in chronic anterior tibial compartment syndrome. Clin Orthop Relat Res 1983;179:284-290.

[22] Rajasekaran S, Beavis C, Aly AR, et al. The utility of ultrasound in detecting anterior compartment thickness changes in chronic exertional compartment syndrome: a pilot study. Clin J Sports Med 2013;4:305-311.

[23] Reneman RS. The anterior and the lateral compartment syndrome of the leg due to intensive use of muscles. Clin Orthop Rel Res 1975;113:69-80.

[24] Rorabeck CH, Bourne RB, Fowler PJ. The surgical treatment of exertional compartment syndrome in athletes. J Bone Joint Surg Am 1983;65A:1245-1251.

[25] Rorabeck CH, Castle GS, Hardie R, et al. Compartment pressure measurements: an experimental investigation using the slit catheter. J Trauma 1981;21:446-449.

[26] Rorabeck CH, Fowler PJ, Nott L. The results of fasciotomy in the management of chronic exertional compartment syndrome. Am J Sports Med 1988;16:224-227.

[27] Schepsis AA, Fitzgerald M, Nicoletta R. Revision surgery for exertional compartment syndrome of the lower leg. Am J Sports Med 2005;33:1040-1047.

[28] Schepsis AA, Martini D, Corbett M. Surgical management of exertional compartment syndrome of the lower leg: long-term follow up. Am J Sports Med 1993;21:811-817.

[29] Slimmon D, Bennell K, Brunker P, et al. Long-term outcome of fasciotomy with partial fasciectomy for chronic exertional compartment syndrome of the lower leg. Am J Sports Med 2002;30:581-588.

[30] Styf JR, Korner LM. Chronic exertional compartment syndrome of the leg: results of treatment by fasciotomy. J Bone Joint Surg Am 1986;68A:1338-1347.

[31] Styf JR, Korner LM. Microcapillary infusion technique for measurement of intramuscular pressure during exercise. Clin Orthop Rel Res 1986;207:253-262.

[32] Van den Brand JGH, Verleisdonk EJMM, van der Werken C. Near infrared spectroscopy in the diagnosis of chronic exertional compartment syndrome. Am J Sports Med 2004;32:452-456.

[33] Waterman B, Laughlin M, Kilcoyne K, et al. Surgical treatment of chronic exertional compartment syndrome of the leg: failure rates and postoperative disability in an active patient population. J Bone Joint Surg Am 2013;95:592-596.

[34] Wittstein J, Moorman CT, Levin LS. Endoscopic compartment release for chronic exertional compartment syndrome. Am J Sports Med 2010;8:1661-1666.

[35] Zobrist R, Aponte R, Levin LS. Endoscopic access to the extremities: the principle of fascial clefts. J Orthop Trauma 2002;16:264-271.

第51章 股骨近端及远端旋转截骨术
Femoral Rotational Osteotomy (Proximal and Distal)

Robert M. Kay

定义

- 股骨前倾角是指在水平(旋转)面上股骨颈轴线和股骨髁后缘连线的夹角。
- "股骨前倾"可能被"股骨扭转"所替代,使用后者的学者认为股骨的旋转发生在骨干而非股骨颈[6,23]。
- 由于股骨颈往往向前旋转,绝大部分人股骨是前倾的。当股骨颈偏向后方时出现罕见的股骨后倾。

解剖

- 股骨前倾角是测量股骨颈的轴线和股骨髁间轴之间的夹角。股骨髁间轴是连接股骨双髁后缘的连线(图1)。

发病机制

- 股骨前倾在出生前后及整个生长发育期都在不断变化。
- 在整个人生中股骨保持前倾,出生时股骨前倾角最大(平均30°~50°),10岁时降到20°,15岁时降到15°[2,7]。
- 在正常发育过程中,髋关节伸展时跨髋关节的应力和前方髂股韧带的张力,可逐渐减小股骨颈前倾角的作用。
- 这一自然塑形的过程可能因为各种状况影响而使偏大的前倾持续存在,其中包括发育性髋关节发育不良(DDH)、脑瘫(CP)及Legg-Calvé-Perthes病[7,12,20,24,25]。
- 股骨前倾可能与基因遗传相关,在某些家族显示较强的遗传倾向性。

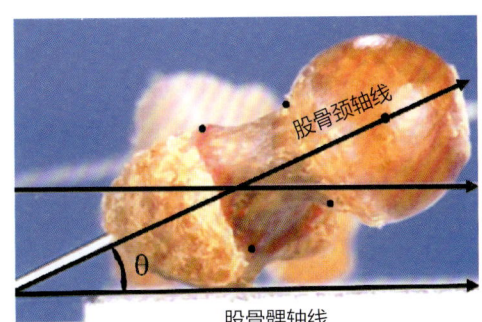

图1 股骨前倾角是指在水平面上股骨颈相对于双髁后切面或冠状面(向前)的成角。

自然病程

生理性前倾

- 观察发现,股骨前倾角出生时为30°~50°,10岁时约为20°,到15岁时为15°[2,7]。
- 上述角度为平均值,个体差异还是非常大的。股骨前倾角偏大是儿童持续性足尖内指步态的一个常见原因[7,10]。
- 正常发育的孩子,由于他们有正常的平衡协调能力和足够的肌力,持续偏大的股骨前倾很少发生功能性运动障碍。
- 偶尔有孩子出现持续性股骨前倾偏大合并胫骨外向扭转(所谓的"恶性对线不良")现象。如果这一组合导致明显的髌股关节痛和/或髌骨不稳定,有必要做截骨手术[5,16]。
- 有关异常增大或减小的股骨前倾,与髋、膝骨关节炎之间相关性方面的研究,结论并不一致[13,26,27]。

脑瘫

- 在美国,大约每500个儿童中有1个患有脑瘫,存在运动和认知方面的发育迟缓。
- 脑瘫长期以来被认为与儿童期股骨前倾偏大相关,病因包括发育迟缓、肌肉挛缩及髋部周围异常的应力作用[3,4,9,15,20]。
- 最近的研究显示,脑瘫儿童的股骨前倾偏大与粗大运动功能分类系统(GMFCS)水平存在非常强的相关性[20]。处于GMFCS Ⅰ级的儿童,前倾角几乎正常;Ⅱ级和Ⅲ级儿童,前倾角呈阶梯式递增;Ⅲ~Ⅴ级儿童,前倾角呈显著持续性高位。
- 股骨前倾角偏大(导致步行中髋关节趋于内旋)是有行走能力脑瘫儿童足尖内指步态的常见原因,同时导致力臂功能异常及蹲伏步态[15,18,19]。
- 对于严重缺乏行走能力的CP患儿(GMFCS Ⅳ级和Ⅴ级),前倾增大和髋外翻是具有半脱位或脱位风险的髋关节的特征[20]。
- 前倾角增大是恶性对线不良综合征的一个组成部分,可能是髌股关节痛及不稳定的根源。

病史和体格检查

- 家长常会注意到前倾角增大的孩子坐姿通常为双腿呈"W"形,而盘腿坐可能有困难(图2)。
- 足尖内指步态常见于持续性股骨前倾角增大的孩子,包括正常发育和需要特殊照料的孩子[7,10]。
- 正常发育孩子的足尖内指步态不会造成功能障碍;而对需要特殊照料的孩子(如CP患儿),常常会发生明显的功能缺陷(如绊倒)[9,19]。
- 在行走时髋关节内旋会导致在整个步态周期中膝关节的前倾角发生内旋。
- 在大多数行走时髋关节内旋的孩子,足前倾角也内旋。
- 当股骨前倾、髋关节内旋合并同侧胫骨向外扭转和/或明显的足外翻畸形时,足前倾角可能为中立位(或外旋)(股骨前倾合并胫骨向外扭转被称为恶性对线不良)。
- 俯卧位检查下肢旋转幅度。
- 存在股骨前倾角增大时,髋内旋幅度显著地超过其外旋幅度。
- 股骨前倾角可通过大转子的隆凸角度试验(TPAT)测量。前倾的幅度是(从小腿垂直位)大转子向外侧突出内旋的程度[3,22]。

影像学和其他诊断性检查

- 有许多影像技术用以测量股骨前倾角,包括X线平片、透视、CT、超声和MRI[1,11],然而这些都不是常规必须做的检查。

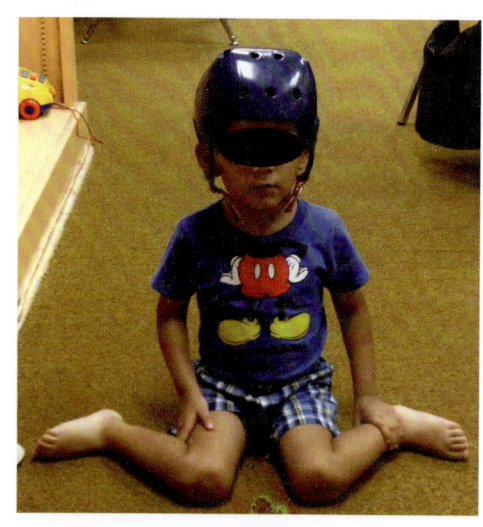

图2 股骨前倾增大孩子的典型W坐姿(版权:Children's Orthopaedic Center, Los Angeles)。

鉴别诊断

- 前倾角过大常见于以下情况:
  - 单纯"特发性"股骨前倾增大。
  - 恶性对线不良综合征。
  - 脑瘫。
  - 发育性髋关节发育不良(DDH)。
- 除股骨前倾外,其他造成足尖内指步态的原因包括:
  - 胫骨扭转。
  - 足畸形(包括足内翻和/或跖内收)。
  - 骨盆内旋(某些神经肌肉疾病)[18]。

非手术治疗

- 没有能改变长骨旋转范围的保守治疗措施。
- 保守治疗足尖内指步态的实质是通过扭转张力钢丝和去旋转带等机械装置,以及家庭辅助方案,教孩子主动外旋髋关节。

手术治疗

指征

- 最常见的指征是CP患儿持续性股骨前倾角过大致足尖内指步态影响功能。股骨前倾和足尖内指造成绊脚和/或力臂功能失常而影响功能。
- 单纯特发性股骨前倾很少需要外科矫形。罕见的例外情况是青春期或接近青春期儿童患有严重的股骨前倾,伴明显的足部和膝部内旋前进角,发生功能受限。
- 恶性对线不良综合征(股骨前倾合并胫骨向外扭转)导致膝前疼痛和/或髌骨不稳,非手术治疗无效。

术前计划

截骨的部位

- 在计划做股骨旋转截骨时,首先需决定是在近端还是远端截骨。
  - 远端截骨用克氏针固定的优势:①切口较小。②软组织损伤小。③不需要重新手术取出内植物(术后1个月在门诊即可取出克氏针)[14,15]。
  - 股骨近端截骨(通常采用角钢板固定)的优势:①内固定坚强。②在计划和实施截骨时可同时做内翻截骨矫正髋外翻和髋关节半脱位[14,15]。
  - 通过比较两种技术的特点,股骨远端截骨更多地在青春期前的儿童矫正单纯旋转畸形。
  - 股骨近端截骨通常适合于合并髋外翻的儿童(CP、DDH和/或Legg-Calvé-Perthes病),以及即将进入青春期的儿童(为了避免石膏管型固定)。

- 当考虑做股骨远端截骨时，术前需要拍摄骨盆正位片以排除髋关节覆盖不良而需要做股骨近端内翻截骨。

矫正的幅度

- 术前手术者需要根据临床检查测量和步态评估来决定术中矫正旋转的幅度。
- 对其他影响水平面上的动量学（旋转性）资料做彻底的评估至关重要[8,14,15]，其中包括骨盆不对称和旋转、胫骨扭转和足部畸形。
  - 注意足外翻导致足尖外指步态，足内翻会造成足尖内指步态。
- （如前所述）通过体检即可对这些儿童所存在的骨性畸形进行量化。通常不需要采用放射影像学检查来测量旋转。
- 最好采用计算机辅助的步态分析方法来对步态做充分的评估，以便量化在水平面上的对线异常参与因素，包括骨盆旋转、髋部旋转、胫骨扭转和足部畸形。虽然步态分析最常运用于脑瘫（或其他神经肌肉疾病）患儿，但对考虑进行手术治疗的神经系统发育正常的存在明显旋转对线不良的儿童，步态分析也有助于量化步态异常。
- 术中矫正旋转的幅度是根据静态和动态的测量。通常，截骨远段需要旋转术前测得的髋异常内旋角度的1.5～2.0倍[15,17]（例如，若术前测得20°髋内旋，术中股骨需要去旋转30°～40°）。去旋转不足将导致矫正不足。
- 若准备做股骨近端截骨（根据患儿年龄和/或摄片发现，髋外翻和/或髋关节半脱位），普通骨盆摄片能帮助确定是否需要在截骨去旋转，同时做内翻矫正。

内植物选择

股骨近端截骨

- 股骨近端截骨通常采用带刃的角钢板固定。必须选择合适刃长的角钢板以确保固定牢固，同时不跨越骺板（图3）。
- 低龄儿童使用AO（Synthes, Paoli, PA）角钢板的尺寸：
  - ≤18 kg：AO"婴儿型"角钢板。
  - 18～24 kg：AO"幼儿型"角钢板。
  - ≥25 kg：AO"儿童型"角钢板。

股骨远端截骨

- 通常使用3～4枚2.4 mm（3/32 in）克氏针做固定。

体位

- 无论是做股骨近端还是远端截骨，患肢采取仰卧在透射线手术床上都能方便完成。仰卧位也方便同时做其他手术，特别对于患脑瘫或其他神经肌肉疾病的患儿。
- 另一些学者提倡采取俯卧位做股骨近端截骨，指出它有利于术中像术前一样测量髋关节的旋转幅度[21]。
  - 俯卧位不便做骨盆截骨和屈髋肌腱延长手术。

入路

股骨近端截骨

- 采用标准外侧入路。
- 切口的近端起始于股嵴水平（股外侧肌起点）。

股骨远端截骨

- 采取直接外侧股外侧肌下方入路。
- 切口远端止于骺板平面。体形较瘦的患儿，有丰富经验的术者通过4～5 cm切口即可完成手术；而其他通常需要7～10 cm切口。

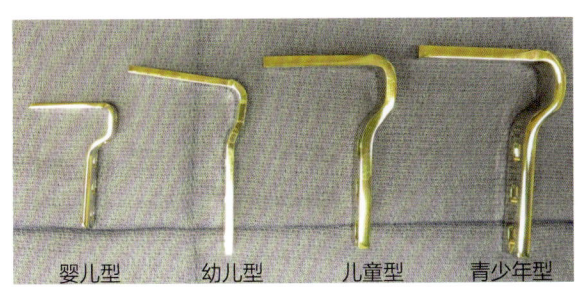

图3 婴儿型、幼儿型、儿童型和青少年型角钢板尺寸比较。婴幼儿使用3.5 mm骨皮质系统；儿童和青少年使用4.5 mm骨皮质系统钢板（版权：Children's Orthopaedic Center, Los Angeles）。

采用角钢板做股骨近端去旋转截骨：仰卧位技术

体位、切口和显露

- 患者仰卧在透光床上，骶部垫一小薄枕。
- C臂机放在患者的对侧，监视器放在床脚（当行双侧手术时，需要将C臂机再移到床的另一侧）。
- 由于大多数病例需要双侧手术，双下肢消毒并铺巾，使其能自由地被动活动。近端铺巾到第12肋水平，特别是当需要做切开复位和/或骨盆截骨时。
- 切口起自股外侧肌嵴水平。
- 一般地，切口需要比角钢板长3～5 cm。在体形偏瘦的患儿，有经验的术者只需要做比钢板长1～2 cm的切口（技术图1A）。
- 体瘦的患儿相应的血容量也低，在解剖时广泛使用电凝以减少出血。
- 确认阔筋膜张肌（技术图1B）并沿皮肤切口分离该肌，显露股外侧肌（技术图1C）。切除大转子的滑囊有助于股外侧肌的显露。
- 股外侧肌在骨嵴起点处横行切断掀起，延长切口呈"L"形，便于显露和之后缝合（技术图1D）。
- 保持在臀大肌附着点和粗线前方解剖，以方便地从股骨上剥离骨膜。
- 需要在截骨部位做骨膜下环绕剥离以便矫正旋转。这最好使用一套弯曲的骨膜剥离器（Crego型）来完成（技术图1E）。

准备截骨和固定

- 在透视机帮助下插入1枚导针。导针插入点一般约在大转子骨骺远侧1 cm处并在冠状面上处于股骨颈中央（技术图2A）。
- 在插入导针之前，需将髋关节内旋至大转子处于完全侧位上，此时股骨颈平行于水平面。在此位置插入导针，若导针插入方向平行于水平面，那么它在横断面上

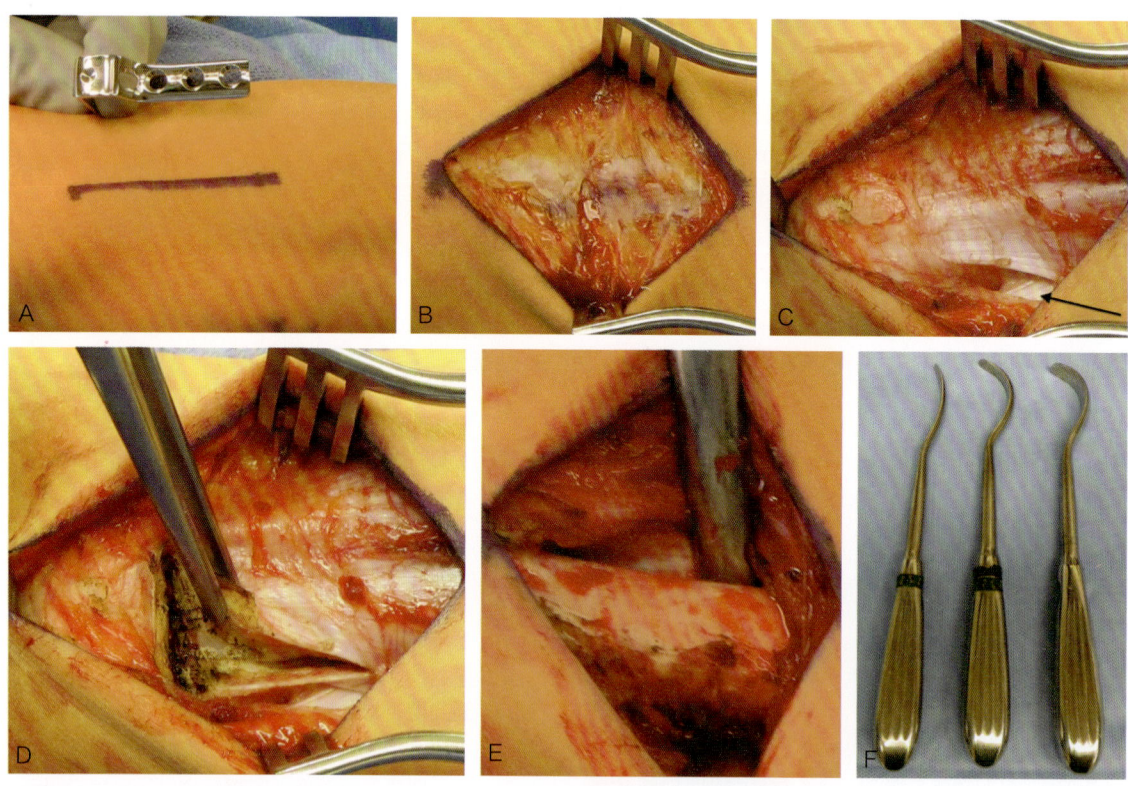

技术图1 通过一标准外侧入路显露股骨近段。A. 在股外侧肌嵴处切开并沿股骨延长到足够安置钢板为止。B. 阔筋膜张肌（TFL）显露并随后沿皮肤切口方向切开。C. 分离TFL后，显露股外侧肌。有时需要切除转子部滑囊以便彻底显露该肌。箭头指的是臀大肌在股骨的附着处。D. 做L形切法从转子嵴游离股外侧肌。E. 通过将股外侧肌向前翻起显露股骨近段外侧面。用镊子提起骨膜，沿股骨粗线和臀大肌止点前方切开以便做骨膜下剥离。F. 用作骨膜下剥离的一套Crego剥离器（版权：Children's Orthopaedic Center, Los Angeles）。

是平行于股骨颈轴线的。
- 导针和骨凿在冠状面上的角度取决于截骨是否需要做内翻矫形。
- 尽管在正位上透视，导针是按骨凿需要所在的最终位置插入到位，但同时导针还必须保持与水平面平行，以确保它在侧位上也在股骨颈内合适的位置（技术图2B）。
- 由于直接从角钢板骨凿上读数进入深度常常比较困难，将导针插入到需要骨凿插入深度是非常容易的。导针插入股骨颈深度就是所用角钢板的刃的长度。将另一枚导针靠拢插入的导针并推进顶到股骨侧面皮质。第二根导针与第一根导针长度差距即导针插入深度，在此图中测量得38 mm（技术图2C）。
- 所选取的骨凿必须同角钢板的尺寸相匹配（即婴儿、幼儿、儿童、青少年或成人）。需要记住的是儿童型和青少年型钢板所用的骨凿是一样的。

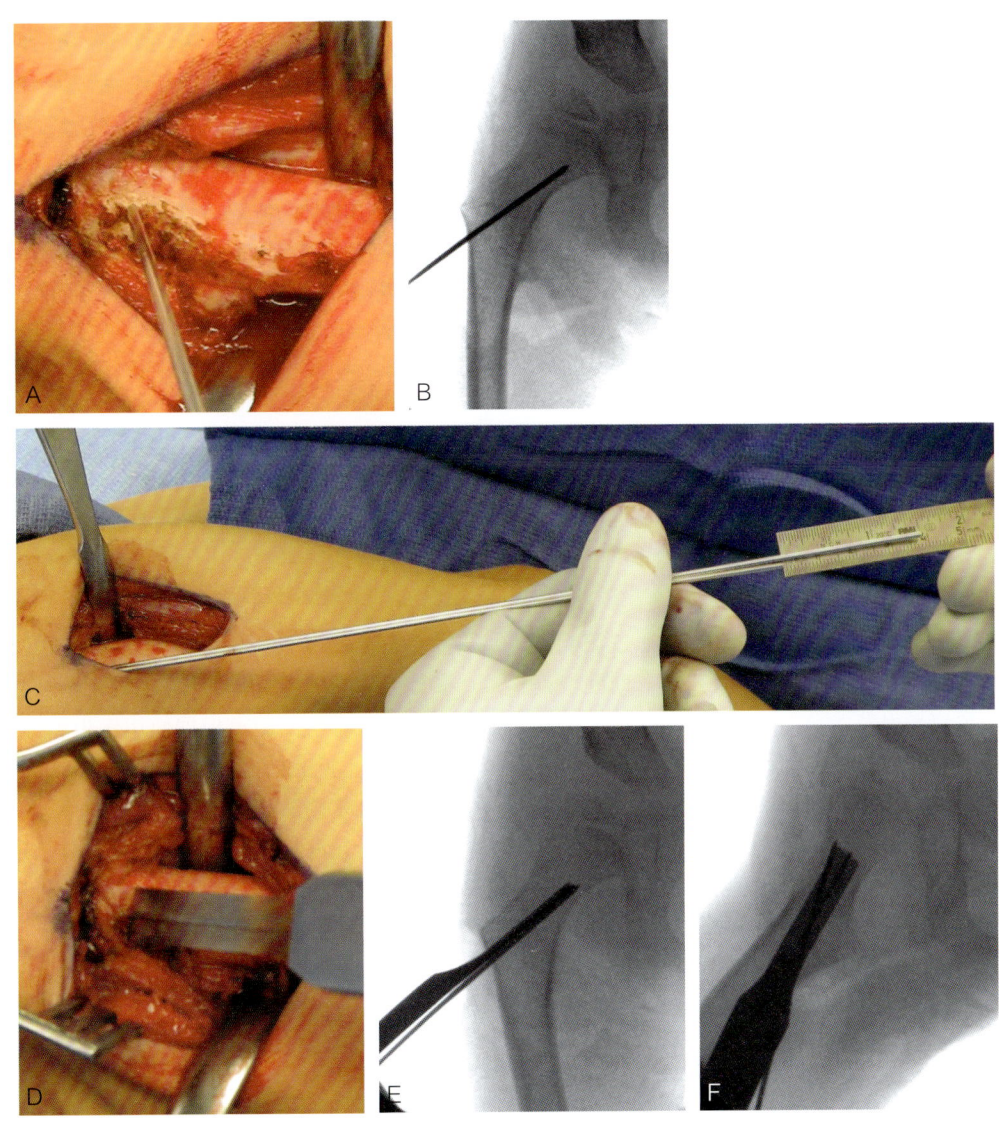

技术图2 术中C臂机引导置入角钢板开槽骨凿。A. 导针插入股骨近端，正位上处于股骨颈中间，一般约在股外侧肌嵴远侧1 cm处。将髋关节内旋到大转子处于正侧方时插入导针，此时导针是平行地面的。B. 正位像上导针的位置。此导针位置相比做单纯旋转截骨较垂直，除非使用具有此导针-骨干（和骨凿-骨干）角度的钢板。C. 导针插入到骨凿需要到达的深度。将第二根导针靠拢插入的导针并使其一端顶到股骨侧面皮质。第二根导针与第一根导针长度差距即导针插入深度，在此图中测量得38 mm。D. 骨凿平行导针插入。在骨质坚强的儿童，骨凿宜在到达最终位置前几毫米处退出做截骨，婴幼儿不需要。E. 正位透视图像显示骨凿在导针近侧平行插入。F. 侧位像上骨凿在股骨颈居中的位置。由于没有使用空心角钢板系统，在侧位像上骨凿没有必要完全平行于导针。

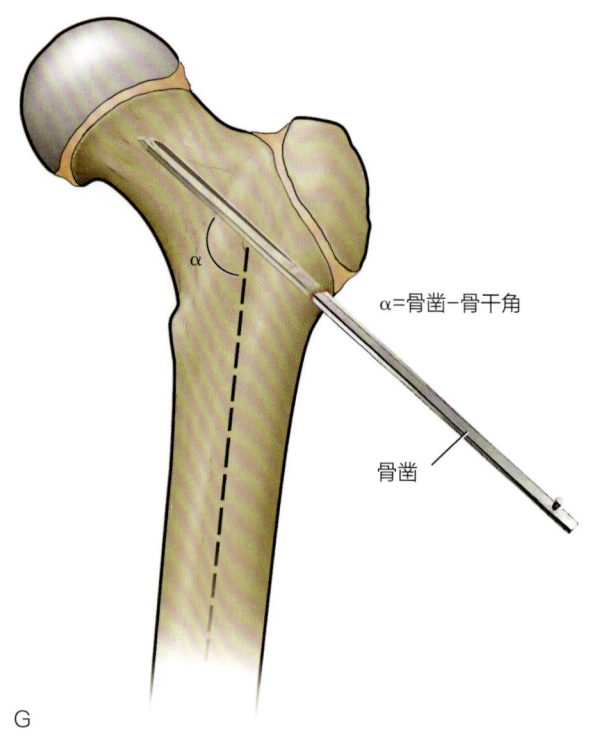

技术图2（续） G. 骨凿-骨干角是骨凿与股骨干之间的夹角。对做单纯旋转截骨而言，骨凿-骨干角宜等于所用钢板的角度。对内翻截骨来说，骨凿-骨干角大于所用的钢板角度；对外翻截骨，骨凿-骨干角应小于钢板的角度（A~F版权：Children's Orthopaedic Center, Los Angeles）。

- 骨凿紧贴导针近侧插入（技术图2D）。在骨凿插入过程中正侧位透视确保骨凿位置最佳。
  - 必须确保骨凿插入面在矢状面上垂直于股骨轴（为了避免在截骨端发生向前或向后成角）。
  - 骨凿贴导针插入到与导针尖端持平，且通过正侧位透视确认（技术图2E、F）。这比从其底下刻度上读出深度值要容易得多。
  - 若仅做单纯旋转截骨，角钢板置入的"骨凿-骨干角"（骨凿与股骨干之间夹角）等于所用角钢板本身的角度（技术图2G）。
    - 尽管许多学者主张使用90°角钢板来做股骨近端旋转截骨，但使用角度较大的钢板（≥100°）允许术者将钢板刃插入股骨颈更深以增强固定，有利于早期负重。
  - 若需要截骨附带内翻效果，骨凿应该以一个更大角度插入以使最终产生所需的内翻矫形效果（如需要20°内翻，骨凿-骨干角需要在钢板本身角度上增加20°，即如果使用的是90°角钢板，导针和骨凿插入的骨凿-骨干角应为110°）。
- 若使用的是空心角钢板系统，导针必须准确插入到骨凿和角钢板所在的理想位置。为使导针插入到位，可能需要多花点时间。

- 在能行走且骨质健康的儿童，插入骨凿过程中需要间断性地退出以便使骨凿最终能拔出插入钢板。在截骨之前骨凿需要从它插入最深的位置退出。

截骨

- 横行截骨的水平用电凝刀垂直于股骨干做标记。截骨部位离开骨凿的距离根据使用钢板型号而定：婴儿板1 cm；幼儿板1.2 cm；儿童板、青少年板和成人板选择1.5 cm（技术图3A）。
- 若做股骨短缩[一般对脑瘫患儿做双侧内翻去旋转截骨（VDRO）时有指征]，此时需要在截骨远端与之平行再做截骨。通常短缩1.5~2.0 cm。
- 用2枚光滑的去旋转钢针（1.6 mm或2.0 mm克氏针）由前往后钻入股骨，在横断面上相互平行，其中一枚在骨凿远侧，第二枚在最远截骨远侧（技术图3B）。
- 采用摆锯在离骨凿远侧1~1.5 cm处（如前述，根据所用的钢板型号而定）做横行截骨（技术图3C）。
  - 用一把大的Crego骨膜剥离器保护前方和内侧组织结构，或用大Chandler骨膜剥离器保护后方结构。
  - 对骨质坚硬的儿童，在截骨时需要经常性地浇水，以减小发生骨灼伤坏死的风险。局部骨膜需要环行剥离，以便在截骨时放置拉钩保护。

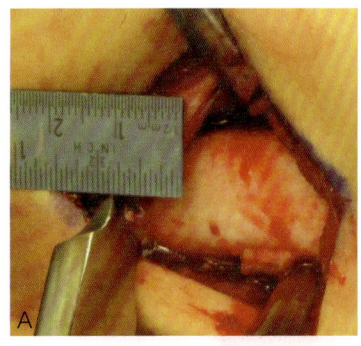
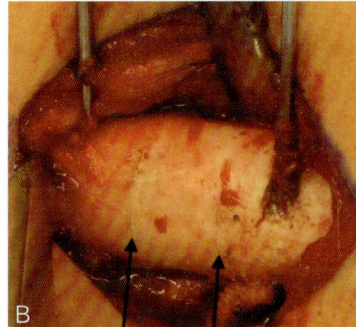
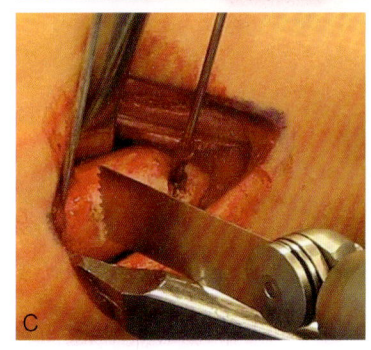
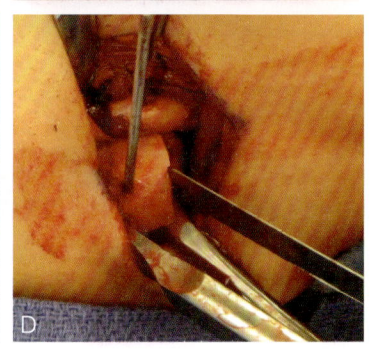

技术图3 确定截骨部位和完成截骨。A. 截骨位置使用钢尺来确定。截骨离骨凿的距离是根据使用钢板的型号而定：婴儿板1.0 cm，幼儿板1.2 cm，儿童和青少年板1.5 cm。B. 使用2枚由前往后钻入横行截骨近远侧的导针来判断去旋转的幅度。本例脑瘫患儿并发髋关节半脱位，需要做两个横行截骨进行短缩。截骨的部位由箭头标记。C. 横行截骨（垂直于股骨长轴）。若截骨目的只是去旋转，这是唯一需要做的截骨。D. 当截骨还需要产生内翻时（如对绝大多数患脑瘫和其他神经肌肉性疾病的儿童而言），若使用90°钢板，这个截骨从股骨断端中间起完全平行于骨凿进行。若仅做去旋转而不做内翻，则不需要做这个内侧闭合楔形截骨（版权：Children's Orthopaedic Center, Los Angeles）。

- 对于单纯旋转截骨而言，只需要做单个横行截骨。
- 对做VDRO，需要做2~3个截骨。
  - 横行截骨在前面已有阐述。
  - 在需要行股骨短缩的儿童（特别是痉挛性脑瘫患儿），需要平行第一个截骨做第二个截骨。
  - 在所有内翻截骨病例中，需要在近端做一个内侧闭合楔形截骨。这个截骨不是从外侧皮质开始，而是从内外侧皮质中间起始的。若使用90°角钢板，这个截骨应该平行开槽骨凿进行（技术图3D）。
    - 若使用非90°角钢板，那么截骨需要做相应的调整。若是使用的是80°板，则截骨应与骨凿相交成10°角进行。对大于90°角钢板来说，截骨应该从骨凿偏离相应角度进行（100°板偏离10°，110°板偏离20°，120°板偏离30°，依此类推）。

去旋转和固定

- 退出开槽骨凿并插入事先选好的角钢板（技术图4A）。
- 在退出骨凿前，先把股骨近端的位置控制好（通常通过在其前后放置Hohmann拉钩实现）。
- 可以用手力轻轻将角钢板部分推入由骨凿开辟出的槽。可以用锤子轻轻敲击钢板沿槽插入股骨。避免使用锤子猛力敲击，以防板刃改道穿透内侧、前侧和/或后侧皮质风险。
- 用滑锤和锤子将钢板敲击到位角钢板（技术图4B）。

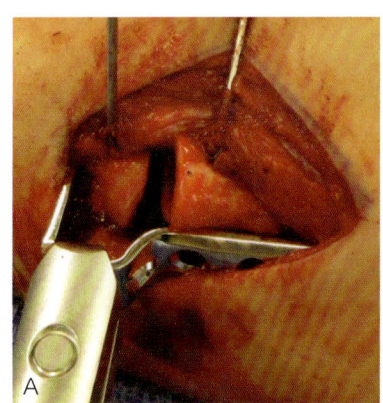
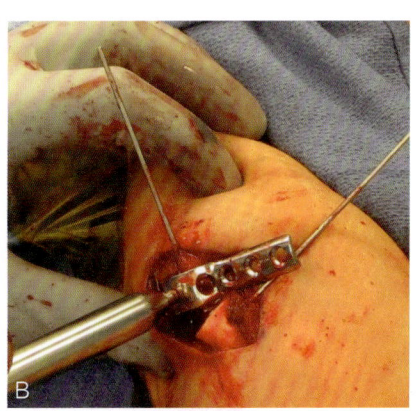

技术图4 插入角钢板和截骨端固定。A. 退出骨凿后，角钢板插入同一槽隙中。尽可能轻柔地把钢板推入到最深处，确保插入的角度和方向正确。最后使用锤子轻击插入器使钢板深入到位。B. 去除插入手柄，使用顶棒冲击使角钢板完全插入。截骨后股骨近端常常处于屈曲状态（如同胫骨近端骨折）；在下一步记得这点非常重要。

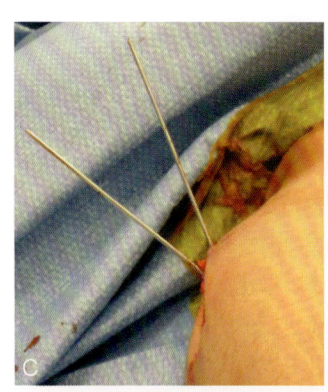
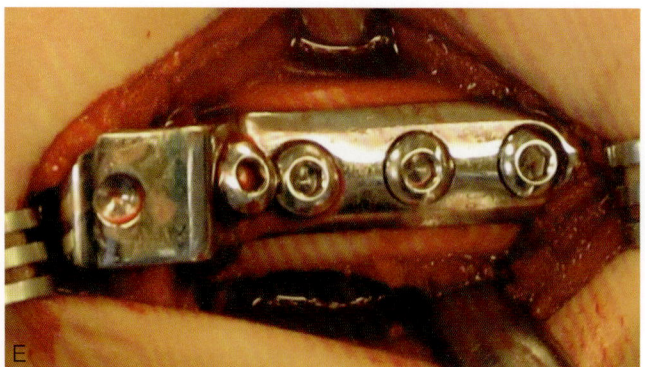
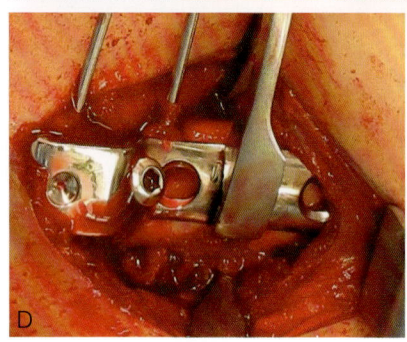

技术图 4（续） C. 截骨断端复位（适当去旋转），使用 Verbrugge 持骨钳固定，用灭菌量角器测量两枚导针夹角把控旋转角度。值得注意的是，在复位前将髋关节屈曲 90° 时有利于截骨复位。D. 用 Verbrugge 持骨钳将钢板与股骨贴附固定。E. 骨皮质螺钉拧入固定后的情况（版权：Children's Orthopaedic Center, Los Angeles）。

- 使用类似 Verbrugge 持骨钳将股骨远端贴附于钢板，屈曲髋关节 90° 有助于复位截骨断端。
- 在使用 Verbrugge 持骨钳之前，把股骨远端外旋到之前钻入的两枚平行的导针，相交成需要的去旋转角度（技术图 4C）。用 1 把灭菌的量角器确认矫正的角度。
- 使用螺钉固定钢板到股骨远段（婴幼儿钢板使用 3.5 mm 骨皮质螺钉，儿童、青少年及成人钢板使用 4.5 mm 螺钉）。至少有 1 枚股骨远侧螺钉需要加压固定以加速骨愈合（除外不能做加压固定的婴儿型钢板）（技术图 4D、E）。
  - 在固定 1~2 枚螺钉后，需要评估髋关节旋转幅度。正常情况下此时髋外旋会大于髋内旋。

缝合伤口

- 用诸如薇乔（Vicryl）（Ethicon, West Somerville, NJ）0 号可吸收线缝两个 8 字，把股外侧肌缝回骨嵴。采用 0 号可吸收线连续缝合修补股外侧肌后方（技术图 5）。
- 采用 0 号可吸收线修补阔筋膜。
- 皮下组织采用 2-0 可吸收缝线做单纯间断内翻缝合，用 3-0 可吸收单丝线诸如 Monocryl（Ethicon, West Somerville, NJ），做连续皮内缝合。

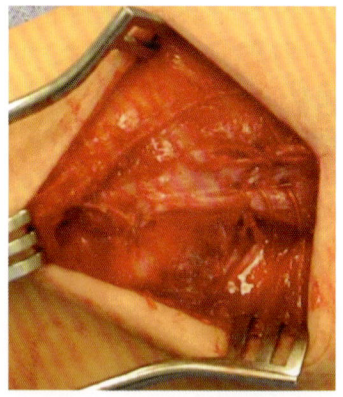

技术图 5 修补股外侧肌起点覆盖角钢板（版权：Children's Orthopaedic Center, Los Angeles）。

采用90°AO角钢板做股骨近端去旋转截骨：俯卧位技术[27]

- 患者俯卧在适宜的（低）垫子上，其胸部和髂嵴处有衬垫保护，且避免腹部和生殖器受压[27]。
- 加高大腿部位手术床衬垫，使髋关节略后伸。
- 入路和解剖同仰卧位技术中所述。必须记住方位，此时股外侧肌是在前面，从术野掀翻到下边（技术图6A）。
- 俯卧位测试旋转范围并与对侧相比较（技术图6B、C）。
- 术后处理同先前仰卧位技术中所述。

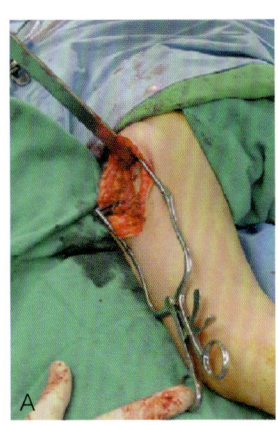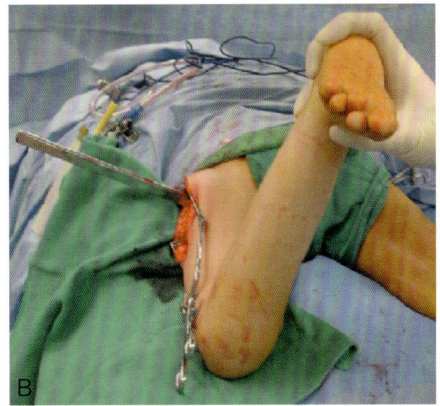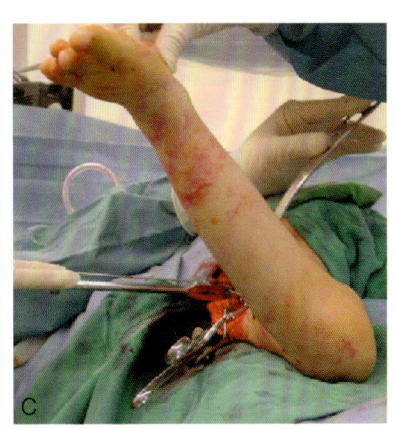

技术图6　采用俯卧位行股骨近端去旋转截骨术。A．俯卧位时显露的方位。B、C．术中测试旋转范围。

股骨远端去旋转截骨矫形使用克氏针固定术

体位、切口和显露

- 患儿仰卧于透光手术床上。若没有需要做更近侧部位手术（如内收肌延长或骨盆截骨术）时，患肢消毒铺巾到腹股沟皮纹。
- C臂机放在患者的对侧，监视器放在床脚（当行双侧手术时，需要将C臂机再移到床的另一侧）。
- 用1把Freer骨膜剥离器定位股骨远端骺板。若没有髌骨高位，骺板位于髌骨中下1/3交界处（技术图7A）。
- 在股骨远端外侧做纵行切口，远端到骺板水平。手术初学者往往需要做7～10 cm切口，当有经验后，对于体瘦的患儿，做4～5 cm切口就足够了（技术图7B）。
- 沿皮肤切口切开髂胫束(IT)，通过股肌下方显露股骨远端（技术图7C）。将股外侧肌从肌间隔上游离掀起，电凝所有发现的出血点。

准备截骨和固定

- 使用透视引导确定截骨部位（干骺端，通常在骺板近侧3～4 cm处）（技术图8A）。将骨膜T字形切开，在截骨线的远侧至少离开骺板2 cm，由前往后横切，再从其中点起从远到近纵行切开骨膜（技术图8B）。
- 使用Crego骨膜剥离器做前方和后方的骨膜下剥离。在后方插入一个大的Chandler骨膜剥离器完全剥离后方骨膜。在截骨时，用它来保护后方的软组织（技术图8C）。

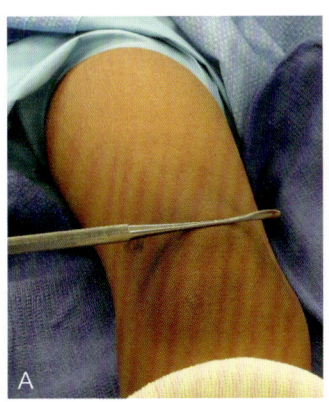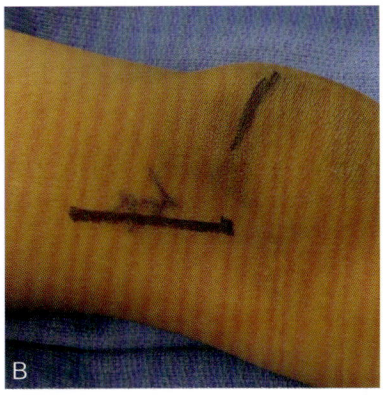

技术图7　通过外侧入路显露股骨远端。A．使用透视机定位骺板。正常情况下，骺板位于髌骨的中下1/3交界处。B．切口远端在骺板水平。初次使用本技术者往往需要做7～10 cm切口，当经验丰富后，4～5 cm长的切口就足够了。

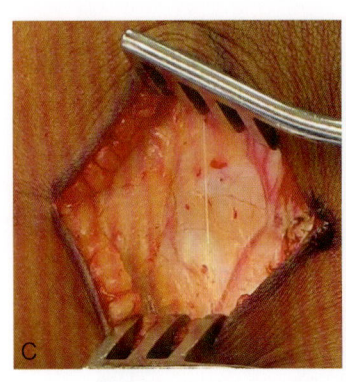
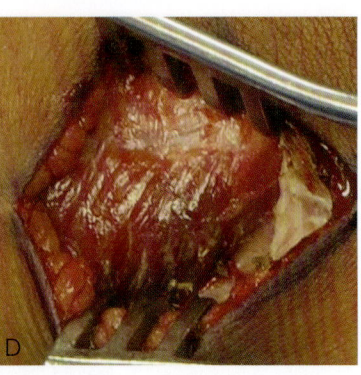

技术图7（续） C. 在剖开IT束前显露IT。D. 剖开IT后显露股外侧肌。经股肌下方入路，将股外侧肌从肌间隔上游离掀起，显露股骨远端（版权：Children's Orthopaedic Center, Los Angeles）。

- 去旋转针（1.6 cm或2.0 cm）分别钻入截骨线近远侧，使它们在横断面上相互平行，并在冠状面上与髌板相平行（技术图8D、E）。

截骨

- 将1把大的Chandler骨膜剥离器放在股骨截骨处的后方，1把Hohmann拉钩置于前方。

- 采用摆锯进行干骺端截骨，确保截骨平行远侧导针（导针平行于髌板）（技术图9）。
- 可能需要用1/2 in或3/4 in骨刀完成截骨。

去旋转和固定

- 用1把虾钳状持骨钳把持股骨截骨近端。在放置时，小心将它放置到骨膜下（技术图10A）。

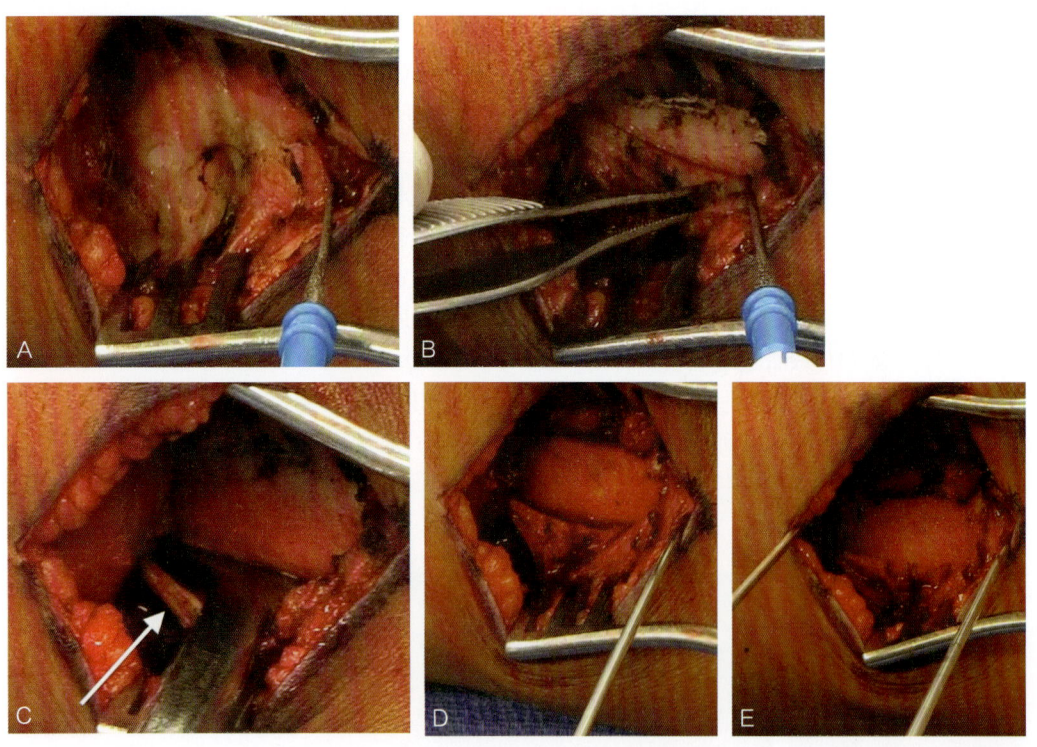

技术图8 A. 在骨膜切开前，透视下用电凝头确定截骨的正确位置。B. 骨膜已纵行切开，图示正在做横行切口的后半部分。镊子钳住的是骨膜。C. Chandler骨膜剥离器在骨膜下放置到位。箭头指的是骨膜。D. 在骨膜横行切开处的远侧平行于髌板插入1枚导针，它将作为截骨时的参照标志。导针不宜穿透内侧干骺端皮质，以免在截骨远端旋转时牵挂到软组织。E. 第2枚导针钻入后。这两枚针必须在横断面（旋转平面）上平行，在冠状面上则不需要。远侧用1枚针（同前所述）作为截骨时的参照标志，该针必须平行于髌板（版权：Children's Orthopaedic Center, Los Angeles）。

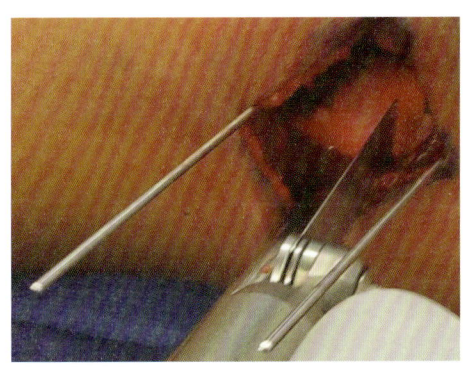

技术图9 采用摆锯进行干骺端截骨，确保截骨平行远侧导针（并且平行于髌板）。远侧导针作为截骨的参照标志（版权：Children's Orthopaedic Center, Los Angeles）。

- 屈膝90°，握住小腿踝部，将截骨远端外旋至两枚导针夹角等于计划好的矫正角度（技术图10B）。
- 在透视引导下用3~4枚2.4 mm光滑克氏针（内、外侧各1~2枚）逆行贯穿固定。入针点位于髌板近侧的干骺端（技术图10C）。钢针行进至对侧骨皮质。在穿透皮质前，透视下确认钢针已到达对侧（内侧或外侧）皮质，这提示钢针将在股骨中间冠状面附近穿透皮质。一旦确认，钢针穿透骨皮质（若钢针触到骨皮质而透视显示钢针头端在股骨髓腔中间附近，这提示钢针钻入方向偏前或偏后，在穿透皮质前必须重新调整进针方向）。
- 两枚去旋转针之间的夹角用以衡量去旋转角度（技术图10D）。
- 固定钢针在皮肤外面折弯，剪短以便日后在门诊拔除。

缝合伤口

- 用0号可吸收线连续缝合IT束。
- 用2-0可吸收线简单、间断缝合皮下组织层。
- 用3-0可吸收单丝线做连续皮内缝合。

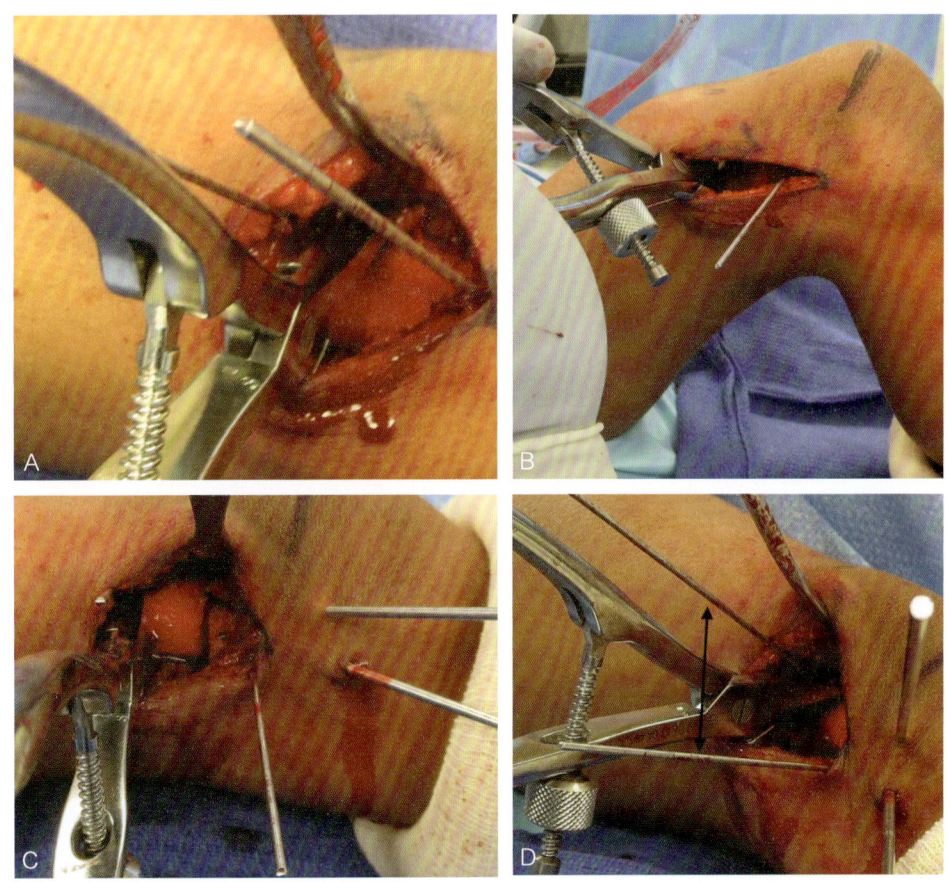

技术图10 A. 用1把虾钳状持骨钳把控住截骨近段同时将远端旋转。持骨钳置于骨膜下。B. 屈膝约90°时外旋截骨远端，一手用持骨钳把持近端，另一手握住踝部去旋转远端。膝关节必须足够屈曲以控制截骨远端并有利于旋转。若远端控制有困难，去旋转则难以实现。C. 旋转并用2.4 mm克氏针固定后，由于旋转的幅度和前、内、后方连续的骨膜的影响，截骨部位的外侧会出现台阶（常见）。D. 旋转的幅度（由箭头标示）可以从去旋转钢针间测得（版权：Children's Orthopaedic Center, Los Angeles）。

要点与失误防范

仰卧位和俯卧位技术	
术前确定旋转水平	• 骨盆正位摄片。若存在髋外翻和/或髋关节半脱位,则需要做近端截骨。若排除,无论近端或远端截骨都可行
术前确定旋转角度	• 全面评估旋转范围和动态步态参数以确定去旋转的角度 • 需要旋转的角度通常是步态中髋关节过度内旋角度的1.5~2倍
截骨部位(相对于角钢板)	• 从骨凿插入点到截骨点的距离取决于所使用的钢板型号: 　○ 婴儿型钢板:1.0 cm 　○ 幼儿型钢板:1.2 cm 　○ 更大型号钢板:1.5 cm
	• 对于单纯旋转截骨,骨凿-骨干角应等同于角钢板本身的角度(图4) • 对于需要内翻的截骨,骨凿-骨干角应该比钢板本身角度需要内翻的度数更大
骨凿-骨干角(开槽骨凿与股骨干之间的夹角)	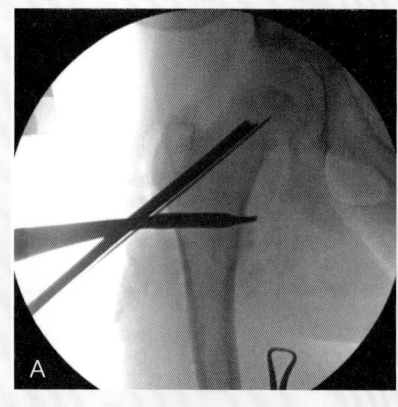 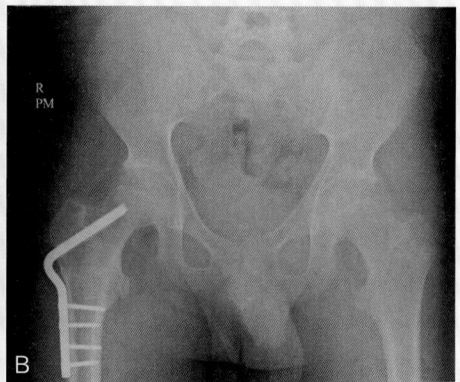 图4 采用与角钢板本身度数一致的骨凿-骨干角做单纯旋转截骨。A. 使用成人开槽骨凿开凿,使骨凿-骨干角度为120°。使用一块大于100°的角钢板可允许长刃插入股骨颈,使固定牢靠。B. 120°角钢板固定在位截骨愈合(版权: Children's Orthopaedic Center, Los Angeles)
若需要做内翻切骨时的"内翻"截骨角度(对所有接受VDRO患者而言)	• 相对于骨凿的内翻,切骨方向取决于所用角钢板的角度: 　○ 90°板:切骨平行于骨凿 　○ 80°板:切骨朝向骨凿并成10°角 　○ >90°板:切骨方向背离骨凿成α-90°角(例如,100°板成10°角;110°板成20°角;120°板成30°角,以此类推)
术中确定已旋转的角度	• 在截骨前,两枚去旋转钢针相互平行分别钻入截骨两侧骨质 • 去旋转后用量角器测量两枚钢针之间的夹角获得矫正的角度

股骨远端去旋转截骨使用克氏针固定	
术前确定旋转平面	• 需要拍骨盆正位片。若髋关节没有脱位及外翻,可采取股骨远端截骨
术前确定旋转幅度	• 全面评估旋转范围和动态步态参数以确定去旋转的角度 • 需要旋转的角度通常是步态中髋关节过度内旋角度的1.5～2倍
定位股骨远端骺板	• 若没有髌骨高位,骺板位于髌骨中下1/3交界处
去旋转技术	• 用一把虾钳状持骨钳把持在截骨近端,屈膝约90°时另一手握住踝部外旋转远端
术中测量旋转度数	• 在截骨前,两枚去旋转钢针相互平行分别钻入截骨两侧骨质 • 去旋转后用量角器测量两枚钢针之间的夹角获得矫正的角度
固定	• 使用3～4枚光滑的2.4 mm克氏针 • 固定钢针在皮肤外面折弯,剪短以便4周后在门诊拔除

术后处理

所有儿童

- 手术最后,患肢采用非负重长腿石膏管型固定。
- 术后4周,更换石膏,在门诊拔除所有钢针,改用常规行走石膏固定。
- 术后8周,愈合达到足够强度,拆除长腿石膏,可以完全负重。开始康复理疗,重点放在改善步态,增强肌力和恢复关节活动范围。

发育正常的儿童

- 对于发育正常具有特发性前倾过大(可以是单纯的,也可以是合并胫骨扭转),内固定通常是稳固的,不需要外固定辅助。然而,通常使用膝关节固定器使下肢休息,减少患儿的活动。
- 对于单侧手术患儿,术后即可使用双拐不负重或部分负重下地。双侧手术者,初期不能行走,术后第一天指导如何从床上移动到椅子上。
- 若愈合正常,术后4周可负重50%,术后6～8周,可酌情负重。

特殊需求患儿(如脑瘫患儿)

- 对脑瘫患儿(及其他特殊需求患儿),股骨近端截骨往往会同其他下肢软组织和/或骨性手术一起做。
- 小于10岁的脑瘫患儿术后制动通常使用A字石膏架(即便是VDRO术联合髋关节切开复位和/或骨盆截骨术也是如此)。除了髋关节做了切开复位需要石膏固定6周外,一般患者石膏固定4周。髋人字形石膏只用于骨质疏松固定不稳定的患儿。
- 对于青少年,一般全天使用膝关节制动支具和髋外展垫枕4周。
- 术后4周,患儿骨愈合基本充分可允许酌情负重(骨盆截骨和/或髋关节切开复位则推迟到术后6周)(图5)。
- 术后4～6周开始旨在恢复关节活动度,步态和肌力的康复治疗。

结果

- 仰卧和俯卧位技术。
  - 一般步态矫正是非常成功的。
  - 能行走患儿可望改善水平面对线,以及足和膝关节的屈曲程度减轻。

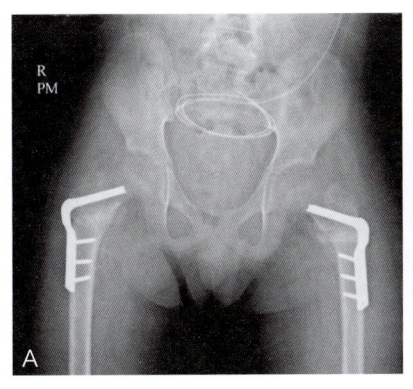 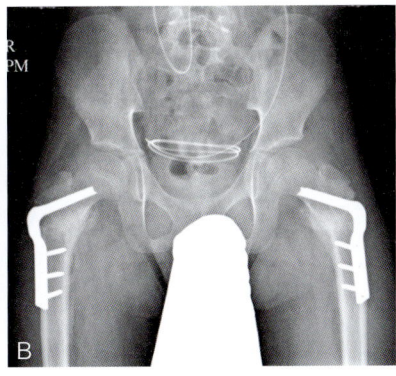

图5 9岁脑瘫男孩,GMFCS Ⅲ级,行双侧股骨近端VDRO术后正常愈合过程。A. 术后6周。B. 术后3个月(版权:Children's Orthopaedic Center, Los Angeles)。

- 在脑瘫和相似病症中,复发率较高。若手术能取得术前所的矫形目标,大部分矫形可以维持相当时间。
- 克氏针技术。
  - 由于股骨去旋转截骨很少单独实施,对于该技术的长期疗效了解甚少。
  - 若矫形充分,能行走患儿可望在步态方面获得明显的改善。但功能指标是否有明显改善尚不明确。
  - 脑瘫等疾患,颅脑内原始病变无法治疗。因此,最初使前倾增大的异常肌力会随着患儿生长导致复发。
  - 股骨近端截骨术后内植物不取出。股骨远端截骨术后1个月,在门诊取出克氏针。

并发症

- 仰卧和俯卧位技术。
  - 矫正不足(若术中去旋转比例是1:1而非1.5:1或2:1时常见)。
  - 矫枉过正(罕见)。
  - 复发(在脑瘫患儿中较常见)。
  - 若术前评估没有发现下肢其余部位(如骨盆、胫骨和/或足)存在的水平面上对线不良,手术矫正不成功。
- 克氏针技术。
  - 固定失败(罕见于克氏针固定)。
  - 矫正不足,若采用1:1的矫正率(而非1.5:1或2:1)。
  - 矫枉过正(罕见)。
  - 复发(在脑瘫患儿中较常见)。
  - 膝关节僵硬,通常在石膏拆除后2个月缓解。
  - 若术前评估没有发现下肢其余部位(如骨盆、胫骨和/或足)存在的水平面上对线不良,手术矫正不成功(图6)。

致谢

- 感谢第一版本章的编者Unni Narayanan医学博士。

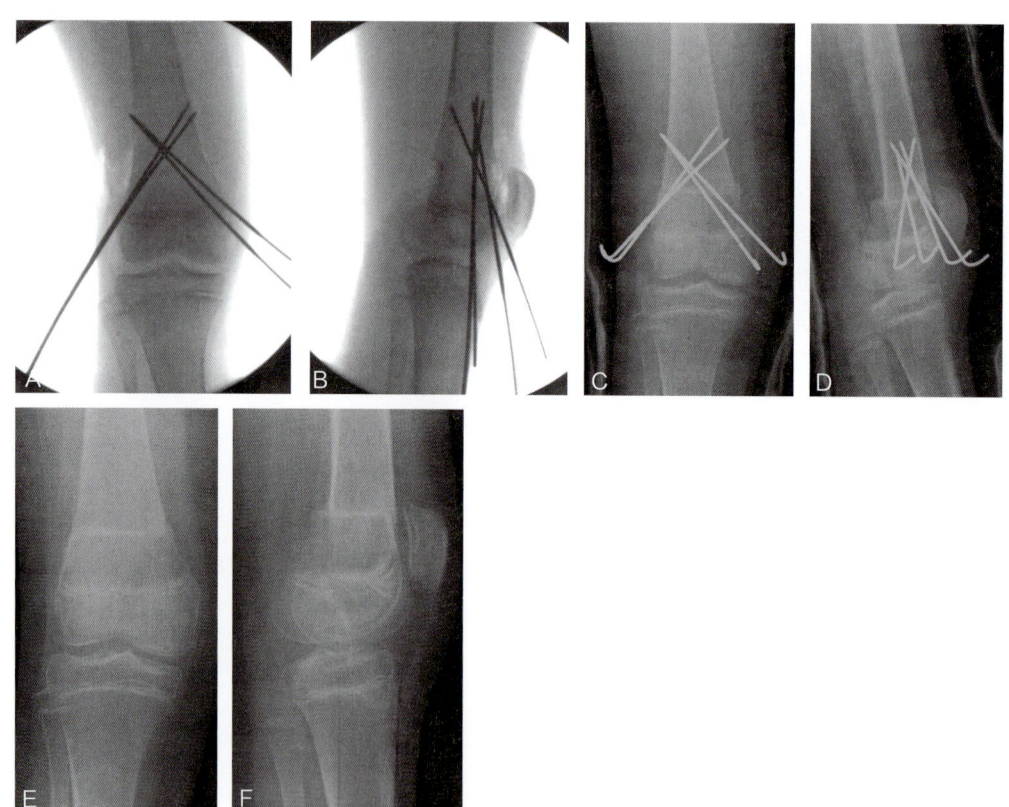

图6 10岁脑瘫女孩,GMFCS Ⅰ级,接受双侧股骨远端旋转截骨后正常愈合过程。A、B. 术中正侧位透视像。由于股骨上下直径并非一致,术中当远端截骨旋转后在前方,和/或后方会出现台阶。这些会随股骨塑形而逐渐消退。C、D. 术后1个月时(当天取出克氏针)正侧位摄片,显示对线愈合良好。E、F. 术后2个月时(当天拆除石膏)摄片显示对线愈合良好(版权:Children's Orthopaedic Center, Los Angeles)。

(鲍琨 译,秦晖 审校)

参考文献

[1] Botser IB, Ozoude GC, Martin DE, et al. Femoral anteversion in the hip: comparison of measurement by computed tomography, magnetic resonance imaging, and physical examination. Arthroscopy 2012;28(5):619-627.

[2] Crane L. Femoral torsion and its relation to toeing-in and toeing-out. J Bone Joint Surg Am 1959;41-A(3):421-428.

[3] Davids JR, Benfanti P, Blackhurst DW, et al. Assessment of femoral anteversion in children with cerebral palsy: accuracy of the trochanteric prominence angle test. J Pediatr Orthop 2002;22(2):173-178.

[4] Davids JR, Marshall AD, Blocker ER, et al. Femoral anteversion in children with cerebral palsy. Assessment with two and three-dimensional computed tomography scans. J Bone Joint Surg Am 2003;85-A(3):481-488.

[5] Delgado ED, Schoenecker PL, Rich MM, et al. Treatment of severe torsional malalignment syndrome. J Pediatr Orthop 1996;16(4):484-488.

[6] Dunlap K, Shands AR Jr, Hollister LC Jr, et al. A new method for determination of torsion of the femur. J Bone Joint Surg Am 1953;35-A(2):289-311.

[7] Fabry G, MacEwen GD, Shands AR Jr. Torsion of the femur. A follow-up study in normal and abnormal conditions. J Bone Joint Surg Am 1973;55(8):1726-1738.

[8] Gage JR. Gait Analysis in Cerebral Palsy. Oxford: MacKeith Press, 1991.

[9] Gage JR, Novacheck TF. An update on the treatment of gait problems in cerebral palsy. J Pediatr Orthop B 2001;10(4):265-274.

[10] Gelberman RH, Cohen MS, Desai SS, et al. Femoral anteversion. A clinical assessment of idiopathic intoeing gait in children. J Bone Joint Surg Br 1987;69(1):75-79.

[11] Høiseth A, Reikerås O, Fønstelien E. Evaluation of three methods for measurement of femoral neck anteversion. Femoral neck anteversion, definition, measuring methods and errors. Acta Radiol 1989;30(1):69-73.

[12] Howell FR, Newman RJ, Wang HL, et al. The three-dimensional anatomy of the proximal femur in Perthes' disease. J Bone Joint Surg Br 1989;71(3):408-412.

[13] Hubbard DD, Staheli LT, Chew DE, et al. Medial femoral torsion and osteoarthritis. J Pediatr Orthop 1988;8(5):540-542.

[14] Kay RM. Lower extremity surgery in children with cerebral palsy. In: Tolo VT, Skaggs DL, eds. Master Techniques in Orthopaedic Surgery: Pediatrics. Philadelphia: Lippincott Williams & Wilkins, 2008:83-119.

[15] Kay RM, Rethlefsen SA, Hale JM, et al. Comparison of proximal and distal rotational femoral osteotomy in children with cerebral palsy. J Pediatr Orthop 2003;23(2):150-154.

[16] Moussa M. Rotational malalignment and femoral torsion in osteoarthritic knees with patellofemoral joint involvement. A CT scan study. Clin Orthop Relat Res 1994;(304):176-183.

[17] Pirpiris M, Trivett A, Baker R, et al. Femoral derotation osteotomy in spastic diplegia. Proximal or distal? J Bone Joint Surg Br 2003;85(2):265-272.

[18] Rethlefsen SA, Healy BS, Wren TA, et al. Causes of intoeing gait in children with cerebral palsy. J Bone Joint Surg Am 2006;88(10):2175-2180.

[19] Rethlefsen SA, Kay RM. Transverse plane gait problems in children with cerebral palsy. J Pediatr Orthop 2013;33(4):422-430.

[20] Robin J, Graham HK, Selber P, et al. Proximal femoral geometry in cerebral palsy: a population-based cross-sectional study. J Bone Joint Surg Br 2008;90(10):1372-1379.

[21] Root L, Siegal T. Osteotomy of the hip in children: posterior approach. J Bone Joint Surg Am 1982;62(4):571-575.

[22] Ruwe PA, Gage JR, Ozonoff MB, et al. Clinical determination of femoral anteversion. A comparison with established techniques. J Bone Joint Surg Am 1992;74(6):820-830.

[23] Ryder CT, Crane L. Measuring femoral anteversion; the problem and a method. J Bone Joint Surg Am 1953;35-A(2):321-328.

[24] Somerville EW. Persistent foetal alignment of the hip. J Bone Joint Surg Br 1957;39-B(1):106-113.

[25] Staheli LT, Duncan WR, Schaefer E. Growth alterations in the hemiplegic child. A study of femoral anteversion, neck-shaft angle, hip rotation, C.E. angle, limb length and circumference in 50 hemiplegic children. Clin Orthop Relat Res 1968;60:205-212.

[26] Tönnis D, Heinecke A. Acetabular and femoral anteversion: relationship with osteoarthritis of the hip. J Bone Joint Surg Am 1999;81(12):1747-1770.

[27] Wedge JH, Munkacsi I, Loback D. Anteversion of the femur and idiopathic osteoarthrosis of the hip. J Bone Joint Surg Am 1989;71(7):1040-1043.

第52章 用90°角钢板做股骨近端内翻截骨术
Proximal Femoral Varus Osteotomy Using a 90-Degree Blade Plate

Tom F. Novacheck

定义

- 股骨近端内翻截骨术可用于治疗许多疾病:
  - 髋外翻畸形。
  - 髋关节脱位(几乎所有病因)。
  - 针对Perthes病的包容治疗。
  - 退行性关节炎。
- 其他平面的畸形矫正也可同时完成(去旋转和伸展-屈曲矫正)。股骨近端内翻截骨适合于任何年龄的患者,因为已有的内植物系统能适用所有尺寸的骨骼。
- 在某些场合(如神经肌肉性疾病),可能需要同时对股骨近端畸形和髋关节病的病因学进行治疗。

解剖

- 正常股骨颈干角为135°(120°~150°)。
- 只有当股骨前倾通过内旋股骨将其消除后,才能在骨盆正位片上测得准确的颈干角。
- 大转子顶点与股骨头在同一水平。
- 在出生时股骨颈干角为150°,逐步降低到骨骼成熟时的135°。
- 在出生时股骨正常前倾角为45°,随生长逐步降低。到8岁时,男孩为10°,女孩为15°。

发病机制

- 胎儿骨形态的演变和婴幼儿股骨解剖形态的正常发育都依赖于在特定年龄获得运动和正常肌肉骨骼力量的刺激。这些可由于诸如脑瘫或脊髓脊膜膨出等神经肌肉疾病而受影响。
- Perthes病的患儿虽然股骨头部存在缺血改变,股骨近端解剖结构正常,但可能存在半脱位或股骨头覆盖不足的情况。尽管如此,当具备良好的神经肌肉功能时,能耐受股骨内翻截骨从而改善缺血股骨头的包容。
- 引起髋关节病变的因素包括肌肉肌腱挛缩、韧带松弛以及同时存在的髋臼发育不良。如果存在,这些也需要积极治疗。必须考虑做内收肌、腰大肌延长、髋关节切开复位伴关节囊紧缩和髋臼成形术。
- 股骨近端畸形可对髋关节发育造成负面影响,导致或加重髋部肌力不平衡状况[1]。

自然病程

- 在神经肌肉疾病中,如果根据Reimer移位指数,股骨头未覆盖率>50%,则进一步脱位可能发生[4]。
- 处于Perthes病吸收期和再骨化期的覆盖不良的股骨头面临永久性变形的危险[2]。
- 放射影像学所提示的不良结果倾向于发生早期髋关节退变[5]。

病史和体格检查

- 没有确诊髋外翻特异性的体检发现。
- 需要做股骨近端内翻截骨术患儿,需了解如神经肌肉疾病、髋发育性异常或Perthes病的典型病史。
- 在这些病例中,合并的肌肉肌腱或关节挛缩可在体检时发现,包括髋屈曲挛缩、髋内收挛缩或内外旋异常。
  - 在Perthes病,常见髋关节内旋及外展受限。
- 股骨前倾角可通过俯卧位触摸大转子来测量。
  - 当大转子向外侧凸起最明显时,股骨颈处于水平位。当胫骨没有畸形(内翻或外翻),胫骨干基本垂直于股骨髁的后面。胫骨干与垂直线间的夹角提示前倾角。在正常髋关节,前倾角约为最大内旋活动范围(ROM)减去20°。
  - 过大的前倾角通常发现于神经肌肉疾病和髋发育性不良的患儿。当仰卧位体检时,髋关节存在过度内旋以及相应的外旋受限。
- 检查髋关节的ROM对鉴别诊断很重要。可以评估伴发的关节挛缩、肌力不平衡及肌肉肌腱挛缩。
  - 正常髋关节旋转ROM大约是90°,通常ROM1/3为内旋,2/3为外旋。
    - ROM受限提示有关节异常、关节囊挛缩或髋关节内外旋肌的痉挛。
    - ROM过大提示有相对性韧带松弛。

- ROM 偏移（如内旋 ROM 过大）提示股骨颈前倾过大。
- 在评估青壮年早期退行性关节炎时，可发现当髋关节活动到 ROM 极端时有疼痛。严重的 ROM 受限可能是截骨矫形术的禁忌证。

影像学和其他诊断性检查

- 消除前倾的骨盆正位片对髋外翻有诊断意义。
  - 若前倾角正常，拍摄前没有必要对髋关节旋转做调整。
  - 若前倾角过大，必须将髋关节内旋位拍骨盆正位片以获得股骨近段标准前后位像。
    - 髋屈曲和内收畸形可从股骨和骨盆位置不对称上辨别出来。
    - 必须排除髋臼发育不良。
    - 评估髋半脱位或股骨头覆盖缺陷。注意退行性关节炎征象。
- CT 扫描（包括三维重建）对原发性股骨近段畸形没有意义，但对评估髋臼发育不良或翻修病例有帮助。
- MRI 可能对评估并发症有帮助，包括臼唇撕裂、髋关节积液、关节间隙狭窄及股骨头血液循环。

鉴别诊断

- 髋关节挛缩。
- 髋关节半脱位。
- 股骨前倾或后倾。
- 肌肉肌腱挛缩。
- 髋臼发育不良。

非手术治疗

- 非手术治疗可能对上述个别并发症有帮助。
- 对于临床表现明显并已影响髋关节发育的骨骼畸形，尚无保守治疗方法。

手术治疗

术前计划

- 审阅骨盆正位片。
- 根据摄片模板选择内植物的尺寸。

- 内翻程度可根据术前摄片或术中发现而定。同时处理其他并发症（如肌肉肌腱挛缩、关节不稳及髋臼发育不良）。
- 在麻醉状态下不能确定内翻截骨的幅度，但可帮助决定是否同时需做肌腱延长。
- 内翻截骨将不可避免地短缩肢体。依据术前对下肢长度的测量，通过改变内翻角度和去除楔形骨块的大小来控制截骨对下肢长度的影响。内翻可通过内侧闭口或外侧开口楔形截骨来完成。

体位

- 尽管有些医生倾向于采取仰卧位来做股骨近端内翻截骨，笔者通常选择采取俯卧位，并将患肢整个消毒铺巾，使它能在术中随意摆放（图 1）。
- 这能方便地显露股外侧肌腹的后侧。
- 俯卧位还能通过触摸测量股骨前倾角，准确把握股骨旋转，以便提高手术重建力线的准确性。

入路

- 常规采取股骨近段外侧入路。步骤中包括将骨凿插入到股骨颈内与内翻矫正角度相适应的特定部位（如 20° 内翻矫正角度对应骨凿与股骨外侧皮质之间 70° 的夹角；90° 角钢板减去 70° 等于 20° 内翻矫正）完成截骨。手术技术部分将详述置入 90° 角钢板。

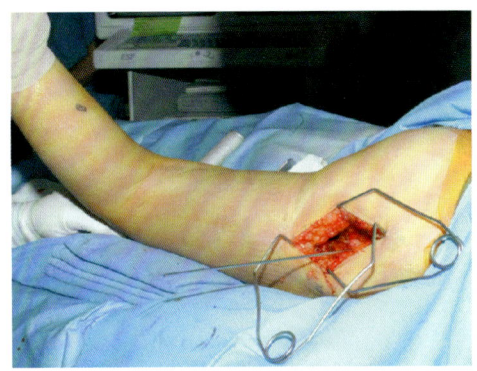

图 1 俯卧位方便术中从后方分离股外侧肌，同时又与体检测量前倾角的体位相同，有助于提高术中测量的准确性和手术矫正的可靠性。

暴露

- 做股骨近段外侧纵行切口,长度与角钢板长度相适应。
- 同样切开下方的阔筋膜(技术图1A)。
- 股外侧肌自其近端和后方起点翻起,骨膜下显露股骨近段。
- 在转子间部位骨膜下环行放置骨膜剥离子,以保护软组织(技术图1B)。

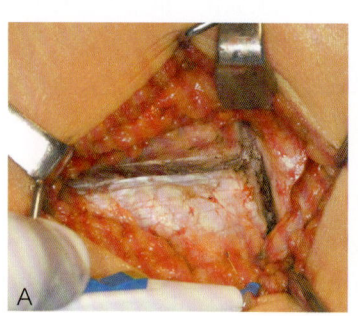
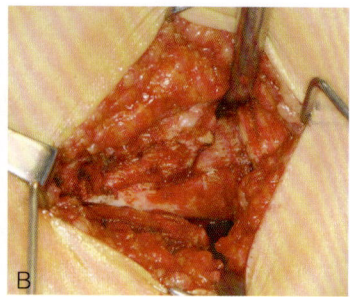

技术图1　A. 在大转子骨骺处横行切开股外侧肌膜,沿粗线纵行剖开在转子间部位后侧的骨膜(俯卧时,上面即后侧)。B. 骨膜下剥离股外侧肌,将Crego拉钩环绕股骨放置在转子间部位。

放置导针

- 通过正侧位透视指导导针的置入。
- 如果患者骨骼发育未成熟,进针点恰好在大转子骨骺下;成熟后,则通过大转子。
  - 选择进针点以使导针和骨凿不损伤内侧的股骨距。
- 由前向后的置入是通过将膝和髋屈曲(将膝放在手术台边),并内、外旋髋关节,直到透视显示股骨颈和股骨干共线,且导针位于颈的中央,平行于颈和骨干(技术图2A)。
- 导针在正位像上通过截骨三角模板来控制(技术图2B、C)。
  - 如果术前计划提示需要15°的内翻矫正,则用75°的三角模板(详见以上手术入路部分)。
  - 或者,也可以根据术前实际和术后期望的颈干角来确定。例如,术前实际颈干角(150°)减去术后期望颈干角(120°)等于需要内翻30°。这时,当使用90°角钢板时,针应该相对骨干以60°夹角置入。
  - 股骨前倾(水平面)是通过导针(置入方式如上所述)和胫骨干(当胫骨没有内外翻,膝关节屈曲时,胫骨干就垂直于股骨髁后面)成角关系来确定。

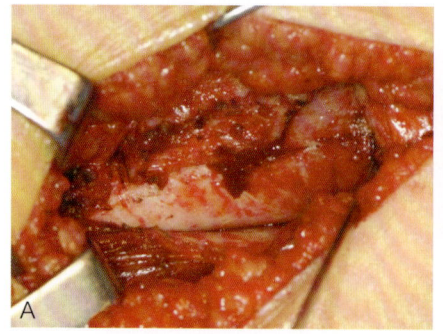
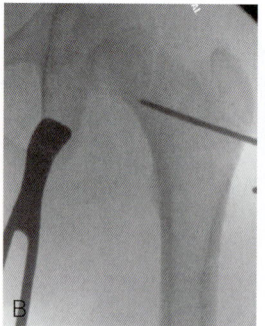
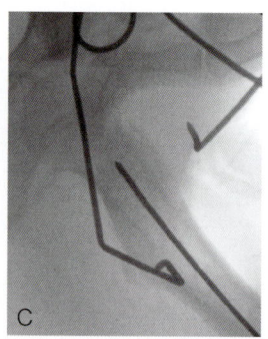

技术图2　A. 导针恰好在骨骺下置入,并与股骨干平行,处同一平面。B. 术中C臂透视图像显示导针与股骨干成110°角。C. 理想的侧位透视图像,其中股骨颈股骨干和导针共处一个平面提高了置针的准确性和一致性。

置入角钢板骨凿

- 合适尺寸的角钢板骨凿贴导针下方,并与其平行插入到合适的深度(根据解剖位置和所用的角钢板刃长决定插入的最大深度;技术图3)。
- 骨凿宜在截骨前退出5~10 mm,以方便日后取出。

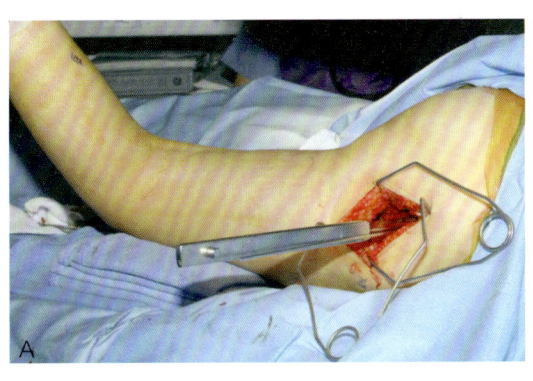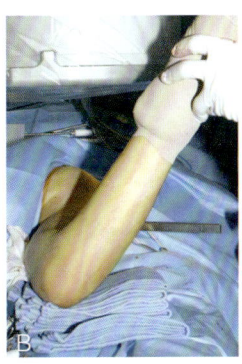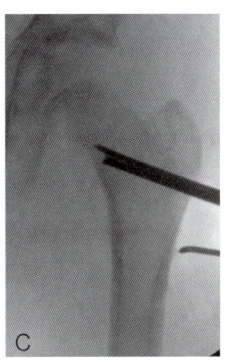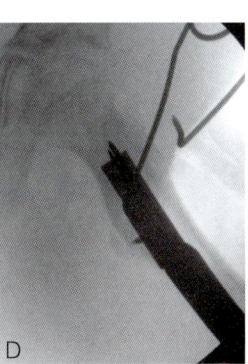

技术图3 A. 骨凿恰好与导针平行置入。B. 此病例的前倾角为35°。C、D. 通过正位和侧位证实骨凿的位置。

截骨

- 根据术前计划制订截骨的详细步骤。
- 为最大限度地减小截骨在患儿下肢长度上的短缩效应,可在转子间做单次横行截骨(技术图4)。
  - 这将造成外侧开口的楔形截骨。
- 或者,截除内侧楔形骨块造成内侧闭口截骨。

楔形截骨

- 第1道截骨需平行于骨凿。
  - 截骨锯片进入点取决于内植物(从钢板刃到其下为使截骨远端内移设计的弯曲度的距离)。
- 第2道截骨垂直于骨干。
  - 截骨水平随需要肢体短缩的程度而变。
- 起始部位与第1道截骨相同时,能使截骨断端在紧密接触状态下固定。
- 第2道截骨的外侧起点远离第1道时会去除部分外侧皮质,造成更多短缩,但这受到附着于小转子上髂腰肌腱的限制(通常不要破坏它)。
- 第2道截骨起点在第1道近侧时(在截骨近端截面内)使短缩减少,但会导致截骨面对合不彻底。

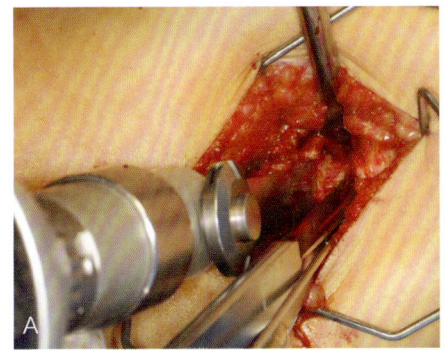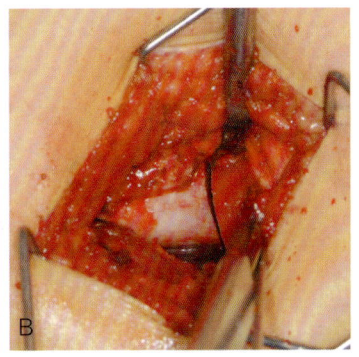

技术图4 A. 摆锯在骨凿远侧10~12 mm处与骨凿平行。B. 截骨完成。第2道截骨(可选)可在此时施行。

置入角钢板

- 通过插入角钢板重建力线和固定截骨断端。
- 退出骨凿,角钢板的刃平行于导针插入到骨凿通道并击入到位(技术图5A)。
- 将股骨干复位至钢板,并用1把Verbrugge钳做临时固定(技术图5B)。
- 此时做最后的前倾角调整(技术图5C)。
- 最先的两枚螺钉通常通过加压孔拧入以优化固定,并促进快速愈合(技术图5D)。
- 当拧入第1枚螺钉后,通过透视和体检核实矫形情况。
- 若满意,再拧入其余螺钉。否则,做相应的调整。
- 摄正侧位片(技术图5E、F)。
- 逐层缝合伤口。

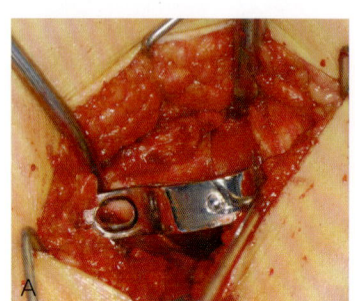
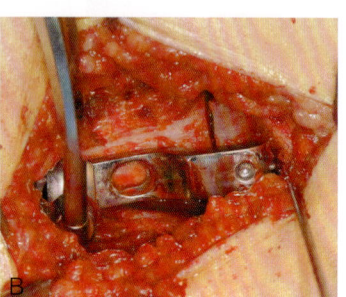
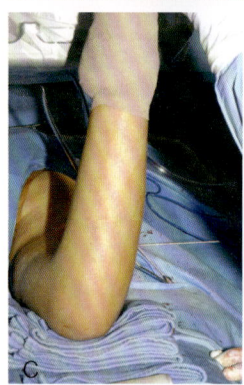
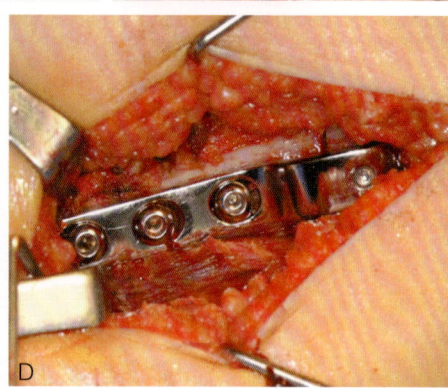
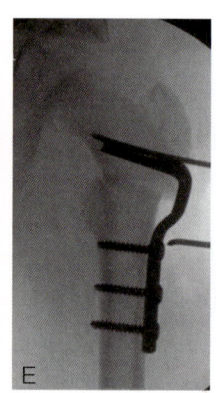
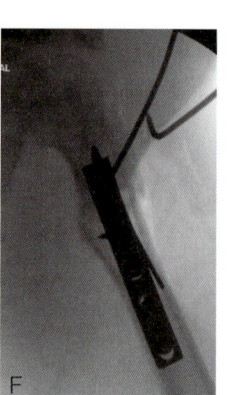

技术图5 A. 角钢板取代骨凿插入到位(导针仍在位)。B. 通过用Verbrugge钳将股骨干复位到钢板上矫正畸形。C. 在退出导针前测量前倾角(矫正到10°)。D. 完成固定(注意截骨面对合良好)。E、F. 术后正位和侧位像确认内植物和截骨矫形位置恰当,并且适当的股骨截骨远段内移使梨状窝对齐髓腔。

要点与失误防范

置入导针	• 导针准确置入对手术全过程至关重要 • 必须注意确保导针准确置入
手术指征	• 必须有足够的髋关节活动度 • 纵然髋关节有病理状况也不应放弃将股骨头重新安放到髋臼内使下肢处于功能位
准确矫形	• 俯卧位有利于准确控制,矫正股骨前倾 • 矫形的最终结果只依赖于导针/骨凿插入的角度和所用角钢板的角度(在此处是90°) • 截骨断面的对合情况取决于截骨的方向

术后处理

- 制动还是负重视患者的年龄、治疗的疾病、依从性、骨骼大小、内植物尺寸和骨的质量而定。
  - 在术后3~6周可酌情选择完全不负重或足趾踏地负重。
  - 当骨质量差、骨骼小、内植物小或依从性差时,应该使用髋人字形石膏制动。
  - 在一般情况下,可采用由Fillauer板相连的双侧短腿石膏管型配合膝关节制动器固定(图2)。
  - 也可不使用外固定,不限制活动范围(如绝大多数成人)。
- 术后3~4周,通常开始做关节活动度和肌力方面的训练。

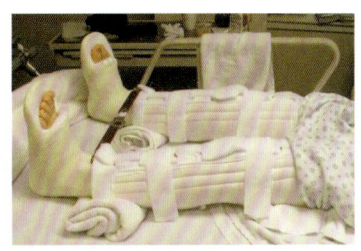

图2　术后用由Fillauer板相连的双侧短腿石膏管型维持矫形效果。膝关节制动器通过限制由髋关节屈肌和腘绳肌痉挛所造成的屈曲-伸展增加舒适度。

- 根据肌力恢复情况,在术后6~8周内逐渐恢复到完全负重。

结果

- 年龄>8岁的中度程度Perthes病(外侧柱B型或B/C交界型)患者能通过手术获得较好的效果[2]。
- 合并脑瘫时,髋部并发症从髋关节半脱位、髋发育不良到完全脱位呈一系列复杂表现,采用股骨内翻加去旋转截骨相结合的治疗方案,绝大多数能获得成功。McNerney等[3]报道,尽管存在复发和并发症风险,通过重复行髋臼成形或内翻截骨术,积极地手术并减少并发症的发生,能取得优异的疗效。

并发症

- 由于过度内翻矫形而导致的髋外展肌无力。
- 内植物失败。
- 畸形愈合。
- 不愈合。
- 成人深静脉血栓形成。
- 感染。
- 缺血性坏死。
- 内植物激惹导致Trendelenburg步态。
- 矫枉过正或矫正不足。

(鲍琨　译,秦晖　审校)

参考文献

[1] Gage JR. Gait and lever arm dysfunction. In: Gage JR, ed. Treatment of Gait Problems in Cerebral Palsy. London: MacKeith Press, 2004:180-204.

[2] Herring JA, Kim HT, Browne R. Legg-Calvé-Perthes disease. Part II: prospective multicenter study of the effect of treatment on outcome. J Bone Joint Surg 2004;86-A(10):2121-2134.

[3] McNerney NP, Mubarak SJ, Wenger DR. One-stage correction of the dysplastic hip in cerebral palsy with the San Diego acetabuloplasty: results and complications in 104 hips. J Pediatr Orthop 2000;20:93-103.

[4] Reimers J. The stability of the hip in children. A radiological study of results of muscle surgery in cerebral palsy. Acta Orthop Scand Suppl 1980;184:1-100.

[5] Stulberg SD, Cooperman DR, Wallensten R. The natural history of Legg-Calvé-Perthes disease. J Bone Joint Surg 1981;63(7):1095-1108.

第53章 先天性股骨缺损的治疗
Treatment of Congenital Femoral Deficiency

Dror Paley

定义

- 股骨近端局灶性缺损(PFFD)这一术语是用来描述有别于先天性短股骨的先天性股骨缺陷和股骨近端畸形[6]。然而,更广义的术语先天性股骨缺损(CFD)[15]更好地涵盖了包括缺损、畸形和不等长等方面,严重程度从先天性短股骨到最严重的PFFD。
- 畸形的严重程度跨度很大,这一畸形可在出生前期通过超声检查诊断[12]。
- 在绝大多数病例,CFD不是单纯的髋内翻。CFD患者缺乏髋、膝关节的完整性、稳定性和活动性,并伴有关节方向异常、骨骼畸形和软组织挛缩。根据内在缺陷的严重程度,患侧肢体以一种受抑制的速度生长。所造成的肢体不等长(LLD)可采用乘数法精确地预计[1,2,11]。

解剖

- 虽然现存的PFFD分类系统是描述性的,但它们对确定最终股骨形态或治疗方案并没有帮助[15]。
- Paley分型系统(图1)是根据那些反映病理变化严重程度和先天性缺陷的股骨的可重建性因素而建立的。这个分类建立在决定重建手术方案的病理因素基础之上的[9]。
- CFD的解剖学异常包括股骨近端髋内翻伴髋关节外展挛缩[即阔筋膜张肌(TFL)、臀中肌和臀小肌]、股骨近端屈曲畸形(在另外一些病例表现为屈曲畸形)伴髋关节屈曲挛缩(即股直肌、TFL和腰肌)和股骨外旋-后倾伴外部软组织挛缩(即梨状肌)。
- 理解较为严重的股骨近端畸形的最好的方法是想象畸形重新形成:从股骨近段开始到转子下区域结束。参照处于正常解剖位置的骨盆冠状面做如下运动:
  ○ 首先,屈曲股骨近段达90°。
  ○ 在屈曲状态,将其外展45°。
  ○ 连接远侧股骨干并使其相对骨盆外旋45°。
  ○ 这样所形成的畸形就如同严重的CFD(图2)。
- 股骨近端也可在转子下或股骨颈区域呈现出延迟钙化区域。根据软骨性的近端股骨的骨化状况区分Paley 1a型CFD(即正常骨化)和1b型CFD(即延迟骨化)。后者可进一步分成Paley 1b转子下型、股骨颈型或混合的转子下-股骨颈型(图1)。
- 一旦做股骨近段力线矫正治疗,在一些病例中插入骨形态生成蛋白(BMP),1b型未骨化的股骨近端开始骨化,使之转变成1a型。延迟骨化的区域往往被误认为是假关节(它可被称作是僵硬的软骨性假关节以区别于2型,后者有着活动、纤维性的假关节)。
- 更为严重CDF被归为Paley 2型;本型在大转子和股骨头间形成一活动的假关节或根本没有股骨头(图1)。
- 最为严重的股骨近端缺陷被归为Paley 3型(骨干缺陷)。在这些病例中,大转子缺失,膝关节受到或多(ROM<45°)或少(ROM>45°)的影响。股骨完全缺失也包括在本组里。
- 在极为少见的病例中,存在股骨远端的缺陷(即Paley 4型)。远端缺陷的病例有非常严重的膝内翻但具有发育良好的完整的髋关节。
- 髋臼发育不良往往存在于CFD患者中。这一畸形必须被识别并矫正,以免在做下肢延长时出现髋关节半脱位或脱位。
- 先天性膝关节异常也可与CFD并存。比较常见的有膝交叉韧带缺失或发育不良[即前交叉韧带(ACL)、后交叉韧带(PCL)、股骨外髁发育不良导致膝外翻,以及髌骨发育不良伴外侧异常轨迹、半脱位或脱位。胫骨关节旋转不稳定、膝关节屈曲挛缩(即股二头肌、膝关节后方关节囊、髂胫束)也很常见。

发病机制

- 造成孤立性的单肢畸形的原因通常是不明确的。单侧CDF通常不与某一遗传综合征相关。双侧CFD、多发性肢体缺陷以及合并的胫侧半肢发育不良却常常与某种基因病变相关。
- 患有CFD的患者初诊时除非存在多发性肢体缺陷或其他先天性肢体形成不良,一般不需要做基因遗传方面的检测。

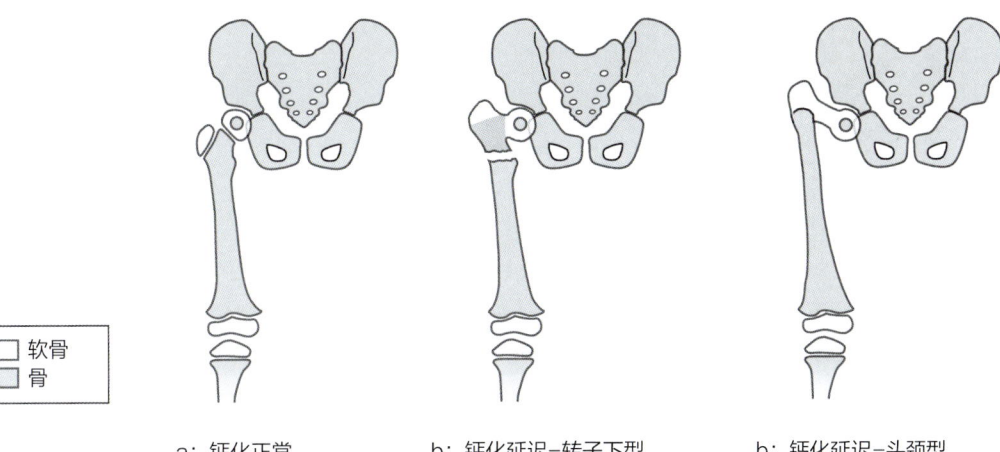
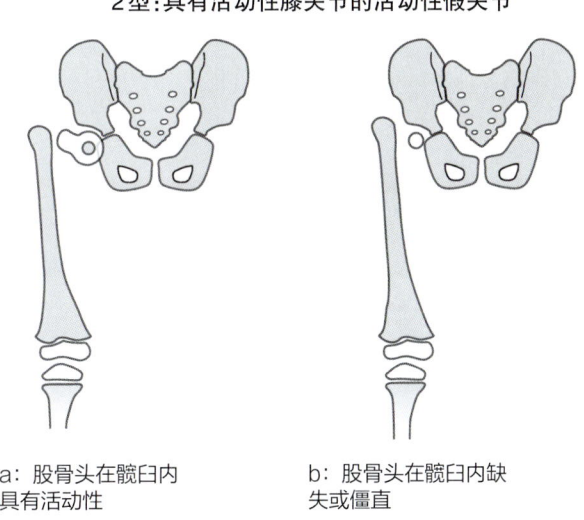
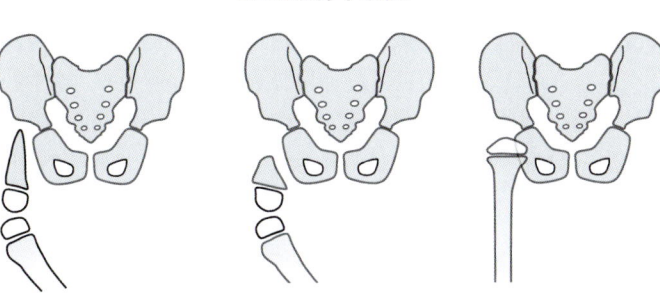

图1 CFD的Paley分型。

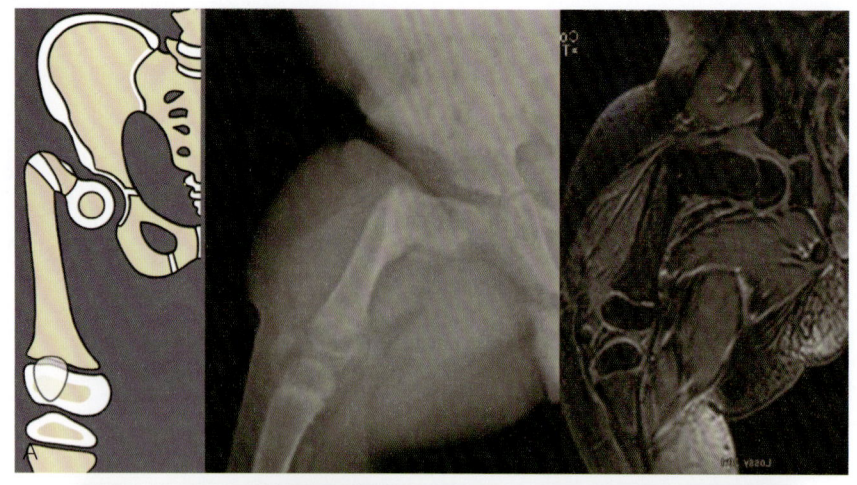

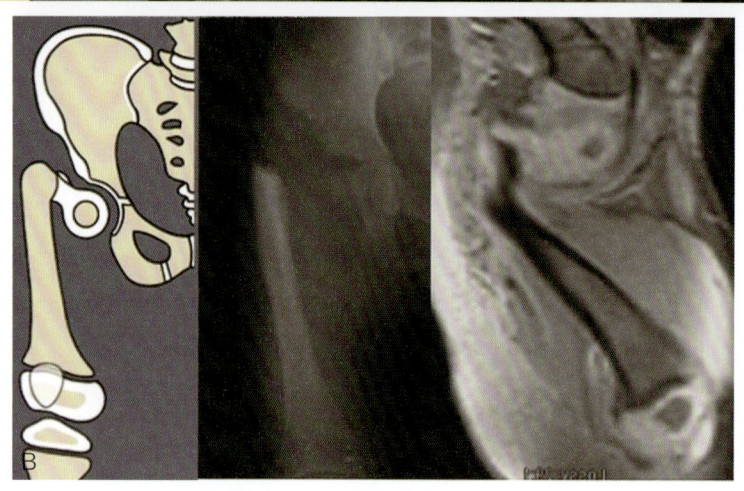

图2 A. 绘图、摄片和MRI显示Paley 1b型CFD（转子下型）。注意未骨化的转子下软骨。B. 绘图、摄片和MRI显示Paley 1b型CFD（股骨颈型）。注意未骨化的股骨颈。

自然病程

- 单侧患病病例，CFD的自然病程是一个逐步加重的LLD。上述畸形和软组织挛缩持续存在但不发展。
- Paley 1b型髋最终会出现软骨性股骨颈或转子下区域的骨化[15]。尽管随时间推移最终会骨化，但骨性畸形和软组织挛缩会持续存在。
- 逐步发展的LLD可通过乘数法准确预测[1,2,11]。矫形外科医生可通过预测骨骼发育成熟时的LLD和Paley分型系统，对矫正畸形和延长肢体形成一整体性的治疗方案。
- 在初诊时，可给家长提供一套综合治疗计划，包括手术的次数和时机。

病史和体格检查

- 需要采集完整的病史并做全面的体检。
  - 医师必须注重家族史，或同时伴发的提示为遗传性综合征，需要进一步研究和遗传病学专家会诊的先天性异常。
  - 检查面部和上肢，查找可提示遗传综合征的畸形或多发先天性异常，并对它们做遗传学专家会诊。
- 髋关节ROM。
  - 在仰卧位做外展-内收和屈曲ROM检查。Thomas试验（髋后伸）可以测量髋关节固定屈曲畸形的程度。在俯卧位做髋内外旋检查，同时测量股-足角以分别确定股骨和胫骨的旋转幅度。肌长度试验包括测量腘角（腘绳肌）和俯卧位膝关节屈曲度Ely试验（股直肌），以及Ober试验（阔筋膜张肌-髂胫束）。最后的试验是让患者侧卧位，屈膝90°牵拉小腿使髋关节伸直。若该下肢不能随重力而内收，试验阳性，提示存在TFL和髂胫束挛缩。
  - 测量ROM和确定关节挛缩并以度为单位量化。腘角＞0°，俯卧位膝关节屈曲度小于仰卧位屈曲度，分别提示腘绳肌和股直肌紧张。此时Ober试验几乎总是阳性。

○ 挛缩需要治疗,为肢体延长做准备。当肌长度试验阳性时,建议做股直肌和腘绳肌延长。在行股骨延长时,建议延长或切断阔筋膜和髂胫束。
- 膝 ROM。
  ○ 膝关节的屈曲和伸展 ROM,分别在仰卧位和俯卧位进行。
  ○ 可存在固定的屈曲畸形。>10°的固定屈曲畸形,需要提前做矫正。
- 膝关节稳定性(前后向)。
  ○ 通过做 Lachman 试验和前后抽屉试验,医师检查是否存在后侧位移和旋转不稳定。关节不稳定的程度分为:
    - Ⅰ度:轻度并存在终点。
    - Ⅱ度:中度并存在终点。
    - Ⅲ度:中度或重度没有终点。
  ○ 前后向膝关节不稳定常见。要辨别不稳定是在前方或后方,或前后方都有很困难。
- 膝关节稳定性(旋转)。
  ○ 膝关节的旋转稳定试验是在膝屈曲和伸直位时将胫骨相对股骨远端做内旋和外旋来完成的。注意发现当胫骨相对于股骨远端旋转时存在的脱位情况。
  ○ 外旋不稳定常见,是继发于髂胫束和股二头肌挛缩,可导致膝关节旋转半脱位和髌骨脱位。
- 髌骨稳定性。
  ○ 医师应屈曲膝关节并触摸髌骨在膝关节屈曲时进入股骨滑车的轨迹。屈膝 0°~90°测试髌骨轨迹。医师应尝试将拇指推进髁间凹。
  ○ 如果检查者的拇指能够在患儿屈膝时触及髁间凹,这表明髌骨存在外侧半脱位或脱位。
  ○ 髌骨不稳定常见,并可表现为膝外侧旋转不稳定和髂胫束挛缩。
- 医生须检查足踝部大体外观。
  ○ 注意任何骨关节系列或位置异常。分别在屈膝和伸膝时测试踝关节 ROM,并测试其内翻和外翻 ROM。
  ○ 记录踝背伸、跖屈、内翻和外翻的范围。合并外侧骨关节系列缺失的马蹄外翻足畸形,提示同时伴发腓侧半肢发育不良。外翻 ROM 细微的增加,提示有腓骨发育不良或踝关节呈球杵关节结构。

影像学和其他诊断性检查

- 在初次评估患 CFD 婴儿时,需要卧位摄包括骨盆和双下肢的正侧位片。双下肢被拉直以便使双膝呈最大伸直位(图3)。
- 在仰卧位全长正位片上评估骨化解剖结构的总体表

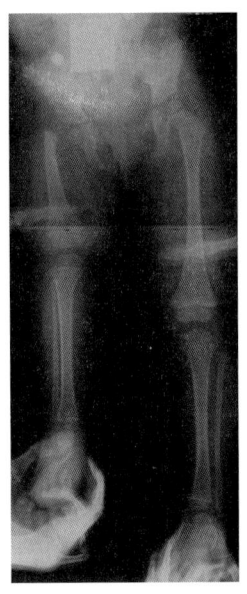

图3 下肢拉直全长像,测量婴儿下肢长度差距。注意家长的双手。

现。医师凭这张片子可对 CFD 做分型。
  ○ 双侧股骨和胫骨的长度都需要测量,它们间的差距便是不包括足部的 LLD。医师自髋臼外缘测量到膝关节中点作为股骨长度,再从该点到距骨骨化核尾端作为胫骨长度。已知目前的 LLD 数值采用乘数法,可预测当骨骺成熟时的总体 LLD[1,2,11]。
  ○ 使用中心-边缘(CE)角(甚至在婴儿)和髋臼指数(AI)评估髋臼发育不良。
- 评估下肢全长侧位片以发现隐匿的固定的膝关节屈曲畸形。
  ○ 股骨远段前方皮质线在正常情况下与胫骨近段前方皮质线共线,两线之间的屈曲夹角反映了膝关节固定屈曲畸形的程度。重要的操作是,需将髌骨朝前方拍摄侧位片,以免错把膝外翻当作膝关节屈曲(因为带有外旋的膝外翻看似屈膝状)。
- 其他有用的影像学检查包括髋部 MRI 和关节造影。所有大于18月龄 Paley 1b 型和2型患儿应该做 MRI 检查,以便能确定股骨头和骨干间是否存在软骨连接(图4)。
- 在全麻下的关节造影有助于判断存在假关节还是股骨近段延迟钙化。当关节造影时,通过操控下肢,可显示股骨近段。
  ○ 如果股骨近段和股骨头作为一体活动,这表明股骨近段存在软骨连接,进而将 CFD 归为1b 型。关节造影对鉴别 Paley 2a 型和2b 型也有帮助。2a 型和2b 型都可能存在股骨头,区别在于股骨头是否与髋臼融合。如果造影剂能够注射入关节腔内,可归为2a 型。某些

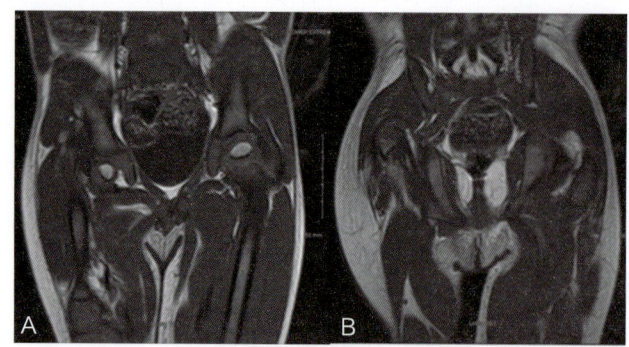

图4　Paley 2型CFD的MRI。股骨头清晰可见（A），在另一个切面（B），可以看到处于不同平面上的股骨近段。

Paley 2a型病例，可见到造影剂勾勒出通过股骨颈的裂隙。

鉴别诊断

- 如果患儿存在双侧CFD，医师必须考虑下列鉴别诊断：
  - Camptomelic综合征。
  - 股骨发育不良伴异常脸面综合征。

非手术治疗

- 用于治疗LLD的非手术方法包括增高鞋底、支具和假肢。所有患儿在开始扶家具学步时，需要穿垫高的鞋或假肢。当LLD＜10 cm时，绝大部分病例可简单采用比LLD小1 cm的增高鞋垫治疗（图5）。
- 通过在带铰链的足踝支具（AFO）下，以长力臂鞋垫方式垫高为踝关节提供支持是有益的。如果垫高超过10 cm，建议在带铰链的AFO下连接假肢足以减轻支具的重量并改善外观。
- 手术医生应避免将足绑在马蹄位，因如此可造成跖屈挛缩。
- 小于6岁的患儿，需每6个月摄下肢片以评估LLD并更换厚度合适的鞋底。
- 6岁以后，可改为每年摄片评估LLD。
- 更为严重的伴有髋关节和膝关节固定屈曲畸形的病例，可能需要将支具或假肢延伸到膝关节以上，采用坐骨负重支撑。

手术治疗

- 1a、1b、2a、2b型CFD患儿，可采用肢体延长重建术治疗，当然也可以采取假体重建术。
- 在进行肢体延长重建前，伴有某种膝和髋畸形或缺陷的患儿，需要接受重建膝和髋关节的预备性手术，以免在肢体延长时产生并发症。本章将阐述髋、膝预备性手术步骤，以及笔者偏好的用于CFD延长术的外固定方法。

1型CFD

- 1型CFD最适合肢体重建。
- 在延长前，必须通过摄片来明确髋关节的稳定性。最佳指标是CE角。如果CE角＜20°，需要在延长前做Dega骨盆截骨。另外，AI必须小于30°。如果CE角是临界的20°，但AI偏大或"眉弓"倾斜度高，出于谨慎起见，最好做Dega骨盆截骨术以规避风险（图6）。
- 如果颈干角＜120°，在延长前需要矫正髋内翻。当髋内翻和髋发育不良同时存在时，而且髋内翻严重，需要行"超级髋"手术。骨盆和股骨截骨术必须在第一次行延长术12个月前完成。"超级髋"手术旨在矫正股骨近端和髋关节畸形，同时做软组织松解的综合性手术。

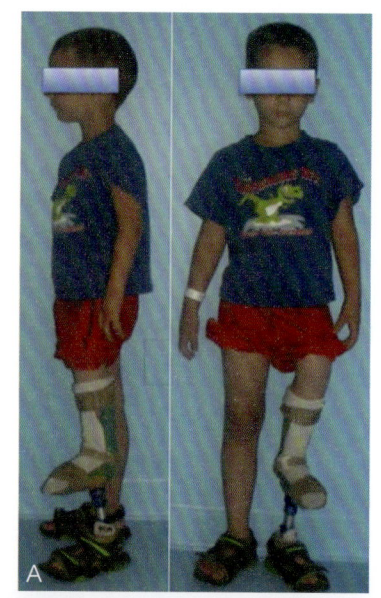

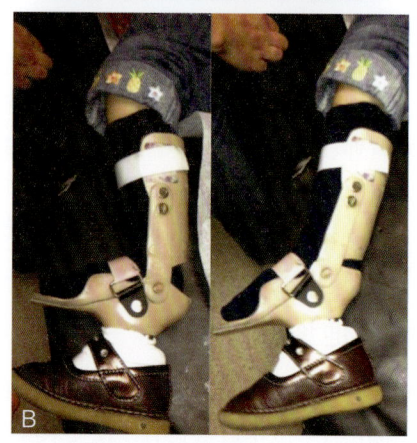

图5　A. 带铰链的AFO假肢。B. 跖屈和背屈。活动踝关节帮助行走。

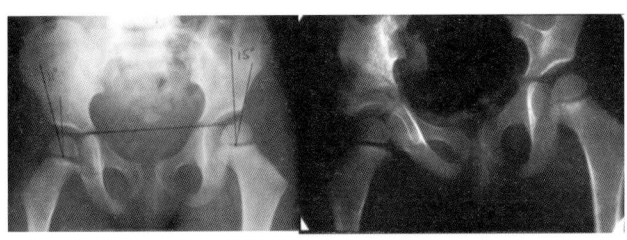

图6　1a型CFD伴髋臼发育不良，CE角为11°。该患儿接受了Dega截骨术。

- 在"超级髋"手术成功完成时，股骨近端获得解剖学和生物力学重建，股骨近端钙化，此时CFD分型由1b型转变为1a型。通常在超级髋术后3~12个月内开始钙化(常借助使用BMP)。在1b型尚未转变为1a型前通常不做肢体延长。若在超级髋术后股骨颈没有彻底钙化或转子下裂隙持续存在，有指征重复掺入BMP。在这种高危髋状况下开始股骨延长的终极办法，就是将外固定支架延伸至骨盆以保护髋关节。

2型和3型CFD

- 治疗2型和3型CFD的策略复杂，超出了本章的范围。下面仅做简单小结。

2型CFD

- 股骨头在髋臼内是否活动决定了治疗策略。MRI可用以显示股骨头是否通过骨性，或软骨性骨桥是否与髋臼相连。若融合存在，总是股骨头与髋臼后壁(坐骨)相连。
- 若股骨头有活动，可以通过复杂的股骨颈重建手术(超级髋2术)与股骨的其余部分相连。若股骨头在髋臼内没有活动，存在以下3种选择：
  ○ 将股骨头与髋臼分离，使之成为能活动的股骨头，再继续做超级髋2术。
  ○ 从髋臼取出股骨头，再做超级髋3术。
  ○ 做软组织松解并延长股骨。等骨骼发育即将成熟时做骨盆支撑截骨术[13]。
- 超级髋2术将2a、2b型CFD转变为1a型。将股骨近端包括大转子转变为股骨颈。在腰肌腱附着点远侧做截骨并将骨旋转135°。除股四头肌外的所有肌肉全部从股骨近端游离，股四头肌提供这段骨骼的血供。将远端骨干45°截骨并缩短，使之与新的股骨颈段相固定，这样形成一根颈干角为135°的股骨。新的股骨颈用螺纹克氏针或1枚螺钉与股骨头骨化核相连，将所有肌肉重新固定到股骨。
- 若股骨头没有重建价值，可以采用超级髋3术，这是一种转子关节成形术。同样保留股四头肌作为血供来源，切断其他肌肉附着，股骨截骨短缩。钩状的大转子与髋臼适配良好。若髋臼需要扩大以容纳大转子，打磨Y形软骨远侧骨质，使其成为穹隆的一部分。同样打磨坐骨前方加深后壁，并用关节囊覆盖显露的骨面。

3型CFD

- 3a型治疗方法同2b型。患者可接受髋部松解术、系列延长术和骨盆支撑截骨术，或可在系列延长后采用超级髋2术或超级髋3术；或安装假体，包括假体重建术(即Syme截肢术或旋转成形术[3])。
- 由于缺陷广泛，建议对大多数3型CFD患者采用假体重建术，特别是对3b型，这一类型有膝关节僵硬(活动度＜45°)。尽管3a型可转化为2b型，但治疗需要包括4次或更多次延长。对大多数3a型建议采用旋转成形术，因为后者比延长术能获得更为可靠的功能结果(图7)。

肢体延长

- 1型所需肢体延长的次数是由起初对LLD预测决定。无需做任何预备性手术患儿可最早在2岁时，倾向于4岁之前接受第一次延长治疗。需要做预备性手术者(如超级髋术、Dega术)，可在术后1年后接受第一次延长治疗，这时通常为3~4岁，每次延长5~8 cm。
- 对1型CFD，延长通过股骨远端截骨而非股骨近端截骨。
  ○ 远端截骨由于截骨接触面广，骨质没有常在股骨近端见到的硬化或缺血，骨再生得更好。远端截骨可同时矫正股骨远端的外翻畸形。
  ○ 近端截骨常用于矫正股骨外旋和近端内翻畸形，通常是作为预备性手术的一部分而不做延长治疗。由于近端截骨骨再生能力较弱，因此不用做延长截骨。近端截骨用以矫正近端畸形，可同时在远端截骨做肢体延长。
- 在延长术时做软组织松解可避免发生髋、膝关节的半脱位和僵硬。对于已在先前"超级髋"或"超级膝"手术中涉及的软组织没有必要做再次松解。

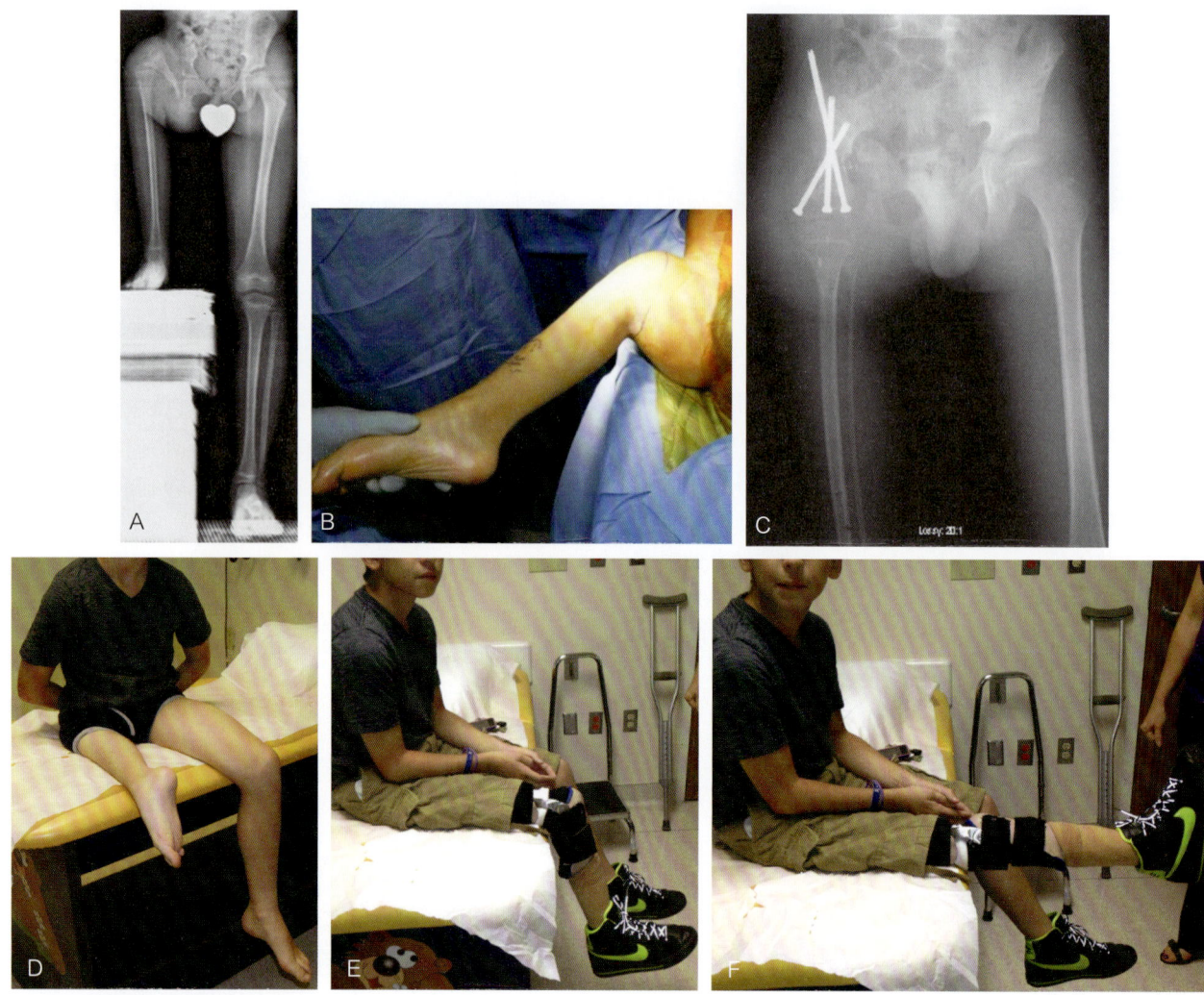

图7 A. Paley 3b型CFD患儿存在严重的下肢不等长和膝关节屈曲挛缩。B. 旋转成形术前照片。C. Paley改良Brown旋转成形术后摄片。D. 照片显示旋转成形术后外观。E、F. 侧位照显示膝关节屈曲（踝关节中立位）和膝关节伸直（踝关节跖屈位）。

采用外支架延长

- 采用外支架做股骨延长有许多装置可供选择。
- 通过外支架做延长的重要原则是在延长过程中稳定膝关节并允许膝关节活动。这是通过采用铰链连接胫骨支架来实现的。
- 1987~2000年，笔者仅用带铰链的Ilizarov装置跨膝关节固定来治疗所有需要延长的CFD病例。这种方法已在前面讲过[9]。由于单臂外支架不能跨膝关节固定并维持关节活动，笔者团队没有使用。
- 2000~2009年，笔者将Orthofix肢体重建系统（LRS）（Orthofix, Inc., McKinney, TX）和Sheffield环形固定系统弧形条（Orthofix）组合带关节跨越膝关节固定到胫骨。从2000年1月到2009年5月，所有CFD病例都采用这种装置延长。
- 从2009年至今，笔者特意为跨越髋或膝关节设计了一种特殊的带铰链的外固定器。2009年6月1日起命名为模块化轨道系统（Modular Rail System, Smith & Nephew, Memphis, TN），被应用于所有CFD患者。

术前计划

- 术前评估包括先前所提到的摄片和体检。
- 如同前述地评估摄片。若进一步钙化形成则需再次做CFD分型。
- 在第一次重建手术前的每次门诊时，重新计算LLD以提高精确度，根据需要调整总体治疗策略[11]。

超级髋手术

体位和显露

- 接受"超级髋"手术的患者仰卧在手术台上,患侧骶部垫高使骨盆倾斜约40°。消毒准备整个下肢(包括会阴、髂嵴和臀部)一直到季肋下(技术图1A)。
- 体表标志:髂嵴顶部,股骨近端突起,胫骨结节。
- 从髂嵴顶部做一侧正中直切口至胫骨结节下方。不要做弧形切口。
  - 这一切口必须通过股骨近端突起(外侧突起通常是大转子所在的位置,然而大多数患者的这个突起不是大转子,而是股骨的折弯处)。
- 前方皮肤和皮下软组织整个从深筋膜表面翻起,前端显露到髂前上棘(ASIS),远端到髌骨中点;后方皮瓣显露到肌间隔水平(技术图1B)。
- 由近到远偏前纵行剖开筋膜,近端解剖阔筋膜张肌(TFL)与缝匠肌间隙,到远端髌骨外侧缘。接着偏后由远端肌间隔后侧到近端臀大肌纵行剖开骨膜。
- 在TFL肌肉肌腱联合处切开筋膜的近端。

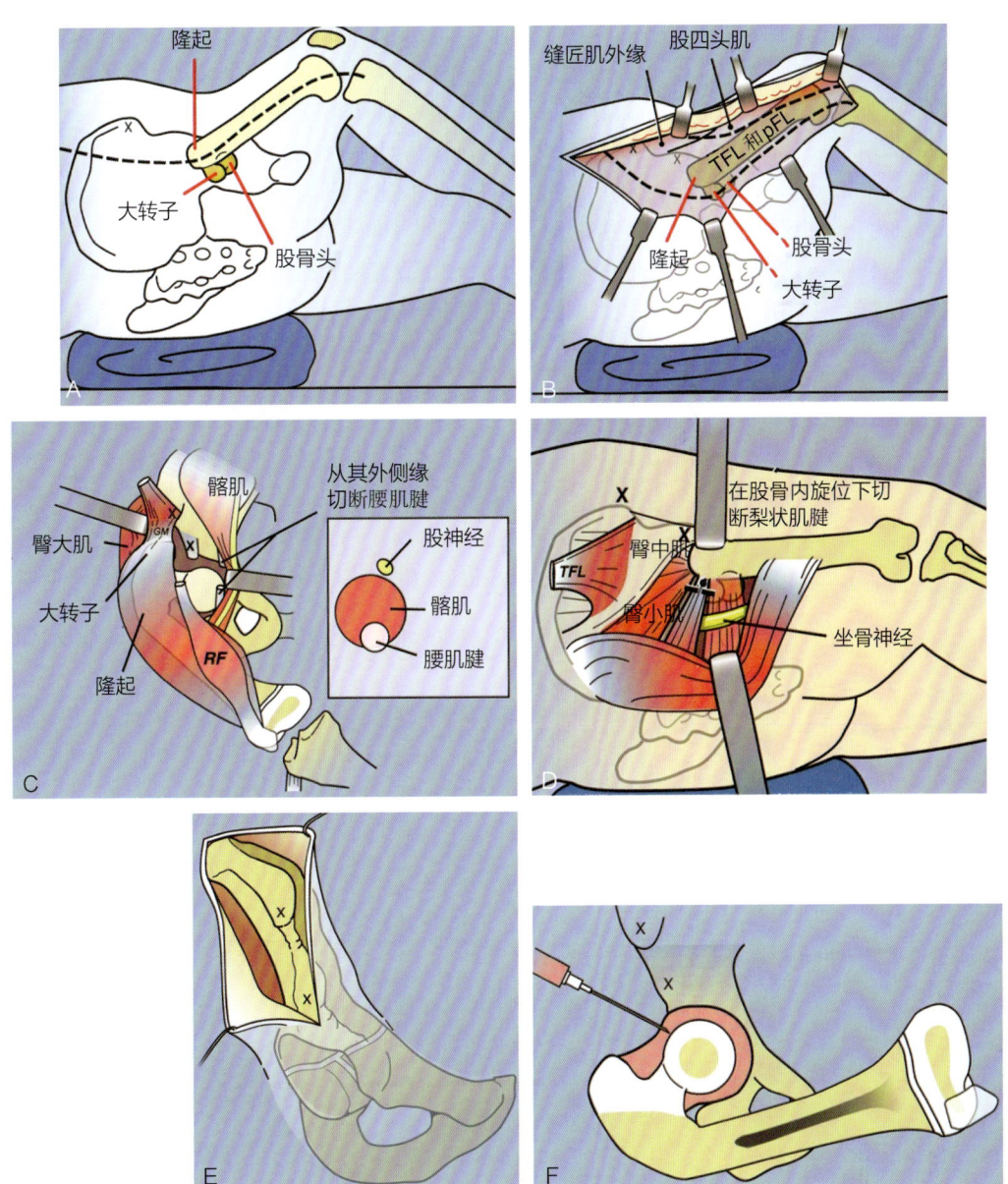

技术图1 A. 患者体位,臀部垫枕。B. 后侧皮瓣游离至肌间隔平面。C. 股直肌联合腱在AIIS远侧横断。D. 内旋股骨,松解梨状肌腱。E. 剖开髂嵴骨骺。F. 注入造影剂以显示股骨头和股骨颈。

- 臀大肌与TFL分离并翻向后方。
- 在ASIS远端股直肌总腱分出直头和反折头之前切断肌腱（技术图1C）。
- 将髂肌从髂骨面提起，显露腰肌腱，在骨盆边缘处切断。手术医生必须认识到股神经在CFD患儿非常靠近股直肌和腰肌腱。所以，股神经必须在上述松解之前确认，减压并加以保护。
- 若大腿前方的筋膜和缝匠肌筋膜紧张时，可做松解。在松解筋膜前需确认股外侧皮神经并做保护。
- 在后方触及股骨大转子，将股骨牵向前方，看到梨状肌腱。坐骨神经也被确认，减压，并保护。挛缩的梨状肌腱被切断（技术图1D）。
- 最后需要松解的挛缩的肌肉是髋外展肌群。当股骨存在之前所说的畸形，它们作为髋关节的外展肌和屈肌发挥作用。用滑移的方法松解外展肌，将避免削弱它们的力量。之前所描述的远端松解因此而被放弃。
- 把髂嵴骨骺从AIIS到ASIS剖开，沿髂嵴向后剥开总长的2/3到刚过其顶点为止。把髋外展肌连同下方的骨膜一起从髂骨外板上剥离，这就是所谓的外展肌滑移。同样将内侧半骨骺连同髂肌一起剥离髂骨完成屈曲肌滑移（技术图1E）。
- 找到股外侧肌后缘在肌间隔上的附着，将其做骨膜下剥离股骨。此解剖沿大转子后方继续往近端到达骨软骨交界处。向远侧解剖使股四头肌从大部分先天性短股骨干上游离。
- 用腰穿针做髋关节造影。将髋关节后伸并极度内收，使股骨头颈部相对骨盆处于中立位（技术图1F）。
- 此时股骨可以自由后伸，内收和内旋使其近端回到正常解剖位置。

股骨截骨

- 倾向于采用130°儿童空心角钢板（Smith & Nephew, Memphis, TN）做固定。
- 第一步是在大转子顶点至股骨头中心间放置1枚导针（技术图2A）。由软骨构成的大转子的顶点需要靠触摸来确定。在注射造影剂后经透视确定股骨头中心。
- 将第2枚导针插入股骨颈中心至股骨头中心，并与第1枚导针成45°角。用侧位透视证实第2枚导针在股骨头骨化核中心（技术图2B）。在正确的侧位透视像上可以见到由造影剂勾勒出的股骨头和股骨颈轮廓组成的同心圆，中间是骨化核形成的"牛眼征"（技术图2C）。
- 选择适当尺寸的空心角钢板骨凿套在股骨颈导针上为钢板开槽（技术图2D）。骨凿须与大转子后缘垂直。退出骨凿，相同尺寸的空心角钢板套在股骨颈导针上插入到位（技术图2E）。
- 在角钢板折弯部的远侧，插入2枚克氏针，1枚垂直于另

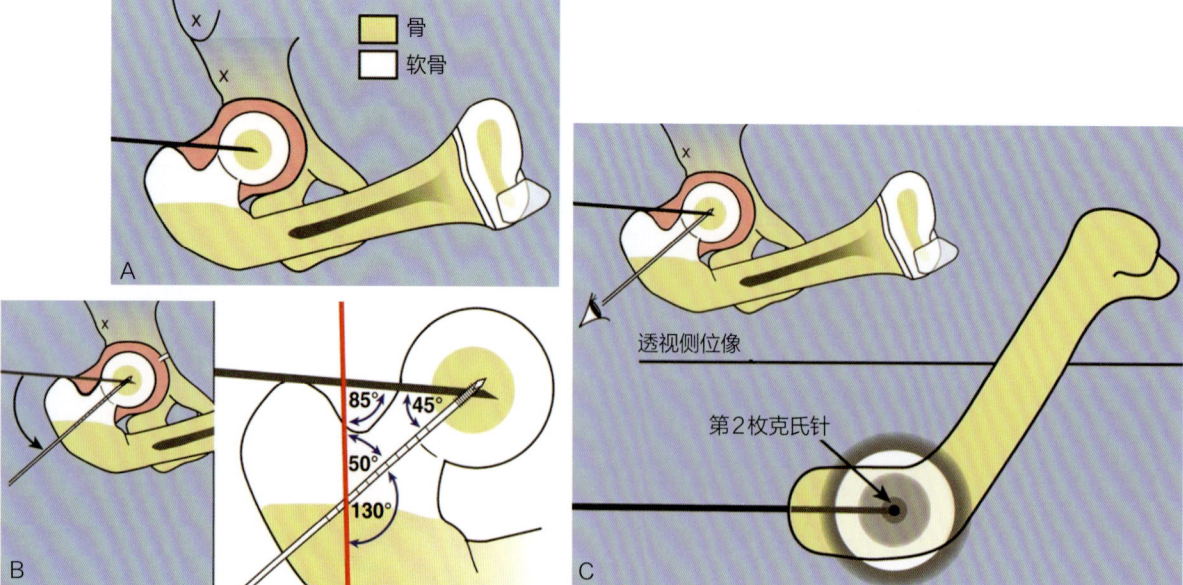

技术图2 A. 将1枚克氏针从大转子插入股骨头中心。B、C. 第2枚导针沿股骨颈纵轴插入股骨头中心，与第1枚导针成45°（B），并通过透视确认（C）。

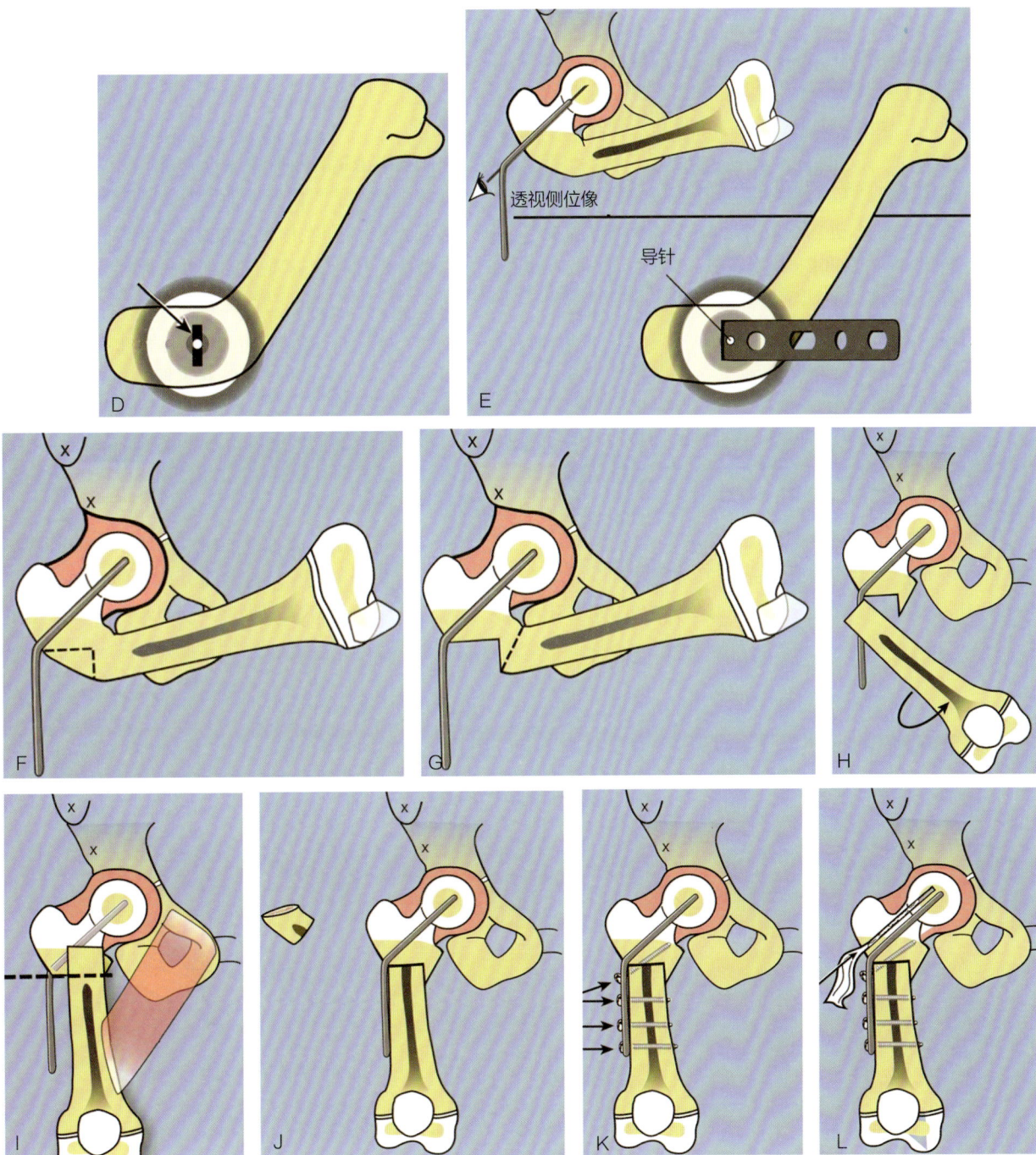

技术图2（续） D. 适当尺寸空心角钢板骨凿通过股骨颈导针插入（箭头）。E. 空心角钢板通过股骨颈导针插入。F. 垂直和平行于钢板做楔形截骨。G. 在骨槽的远侧跨股骨斜行做第二处截骨。H. 将股骨远段伸直，外展并内旋。I. 将股骨远段靠拢角钢板，截骨平面已标记（虚线）。股内收肌（右侧粉红色区域）的长度限定了股骨远段的长度。J. 完成截骨，将股骨远近段复位。K. 用螺钉固定钢板。L. 在股骨颈隧道内填入BMP。

一枚平行于钢板。用矢状锯切除楔形骨块。第一刀平行于钢板,第二刀垂直于钢板。第二刀的深度等于股骨干的直径(技术图2F)。
- 在转子下部位做第二处截骨,从三角骨顶点斜行截断(技术图2G)。
- 将股骨远段骨膜剥离。骨膜常需要横断以获得一些延伸,然后伸直、外展,并内旋股骨远段(技术图2H)靠拢钢板,允许股骨断端重叠(技术图2I)。由于周围软组织的限制,股骨断端只能重叠。重叠的长度就是远段需要缩短的幅度(技术图2J)。
- 第三处截骨是在重叠平面,垂直于股骨远侧骨干进行(通常是在第二处截骨远侧2~4 cm)。股骨远段贴住钢板复位。使膝关节屈曲,把1枚导针插回角钢板的导针孔里作为股骨颈的方向,股骨颈的倾角通过旋转股骨干来调节。用4枚螺钉完成固定(技术图2K)。截下的骨段用于后面的Dega截骨术。
- 对于1b转子下型,切除未骨化的部位以短缩。
- 对于1b股骨颈型,在股骨颈中填入BMP(INFUSE Bone Graft, Medtronic, Inc. Memphis, TN)诱导股骨颈骨化(技术图2L)。

骨盆截骨

- 下一步是做由笔者改良的Dega截骨。髂骨已经在外展肌滑移中显露了。髂骨外板表面做骨膜下剥离到坐骨切迹,朝向髂骨和坐骨交界处的Y形软骨(技术图3A)。
- 骨盆截骨是在外侧皮质上从AIIS弧形转到后方的Y形软骨。在AIIS,截骨贯穿髂骨内外板。在此处必须将骨骺和骨膜横切使截骨向前张开。截骨不进入坐骨切迹,而止于其前方,与Y形软骨平面平行。在内侧,截骨的顶部在髋关节上方2 cm处斜向Y形软骨。
- 截骨被翻向远侧和外侧以覆盖股骨头。大的楔形开口处靠插入股骨截骨段维持(技术图3B)。矫正的终点是髋臼"眉弓"呈水平位。
- 用Kocher钳尝试从截骨部位抽出植骨块以测试其稳定性。植骨块必须完全卡在髂骨外侧皮质缘内。通常,植骨块非常稳定,不需要做进一步固定。

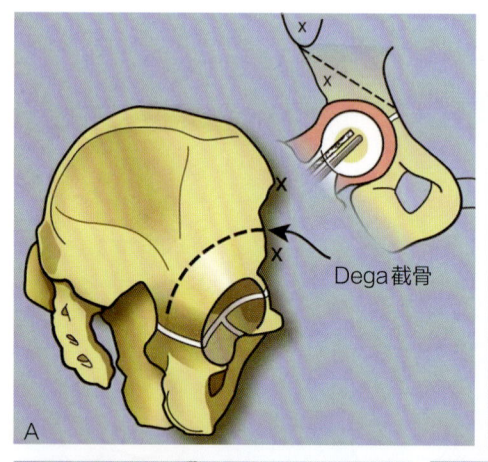
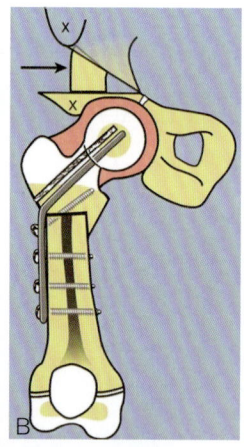
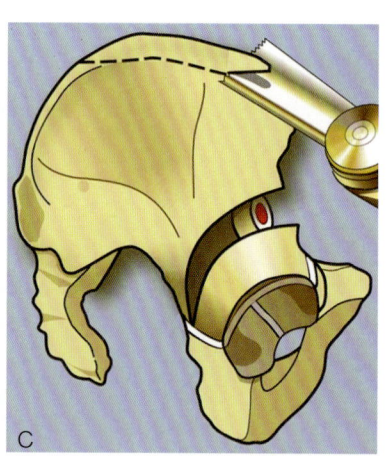
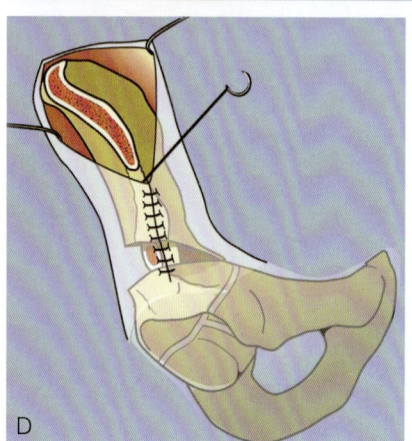
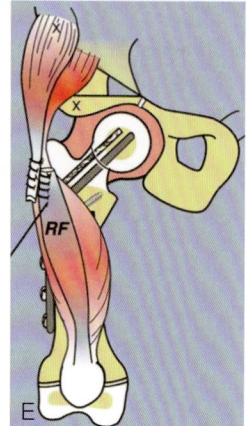

技术图3　A. Dega截骨(虚线)。B. 从股骨获得的植骨块插入截骨并维持。C. 切除髂嵴以缓解外展肌张力。D. 缝合髂嵴骨骺。E. 把TFL缝合到股直肌上(RF)。

- 由于矫正了外展肌挛缩和做 Dega 开口楔形截骨，不可能再合拢髂骨骨骺。提起骨骺，用笔标记其上缘。用电锯将髂嵴上部切除，直到内、外侧骨骺能够在无过度张力下缝合（技术图 3C、D）。这是所谓的外展肌滑移技术。
- 然后把 TFL 缝合到股直肌上（技术图 3E）。
- 逐层缝合伤口。使用负压引流数天，直到没有引流量（24 小时少于 10 mL）。预防性抗生素静脉滴注，直到拔除引流管。
- 髋人字形石膏固定髋关节于完全伸直、外展中立位、旋转中立位固定，膝关节完全伸直位固定。石膏前后对半剖开以防肿胀。术后 1 周将石膏改为可脱卸式，开始做轻柔的髋关节和膝关节屈伸运动。
- 技术图 4 和技术图 5 是两个超级髋手术病例。

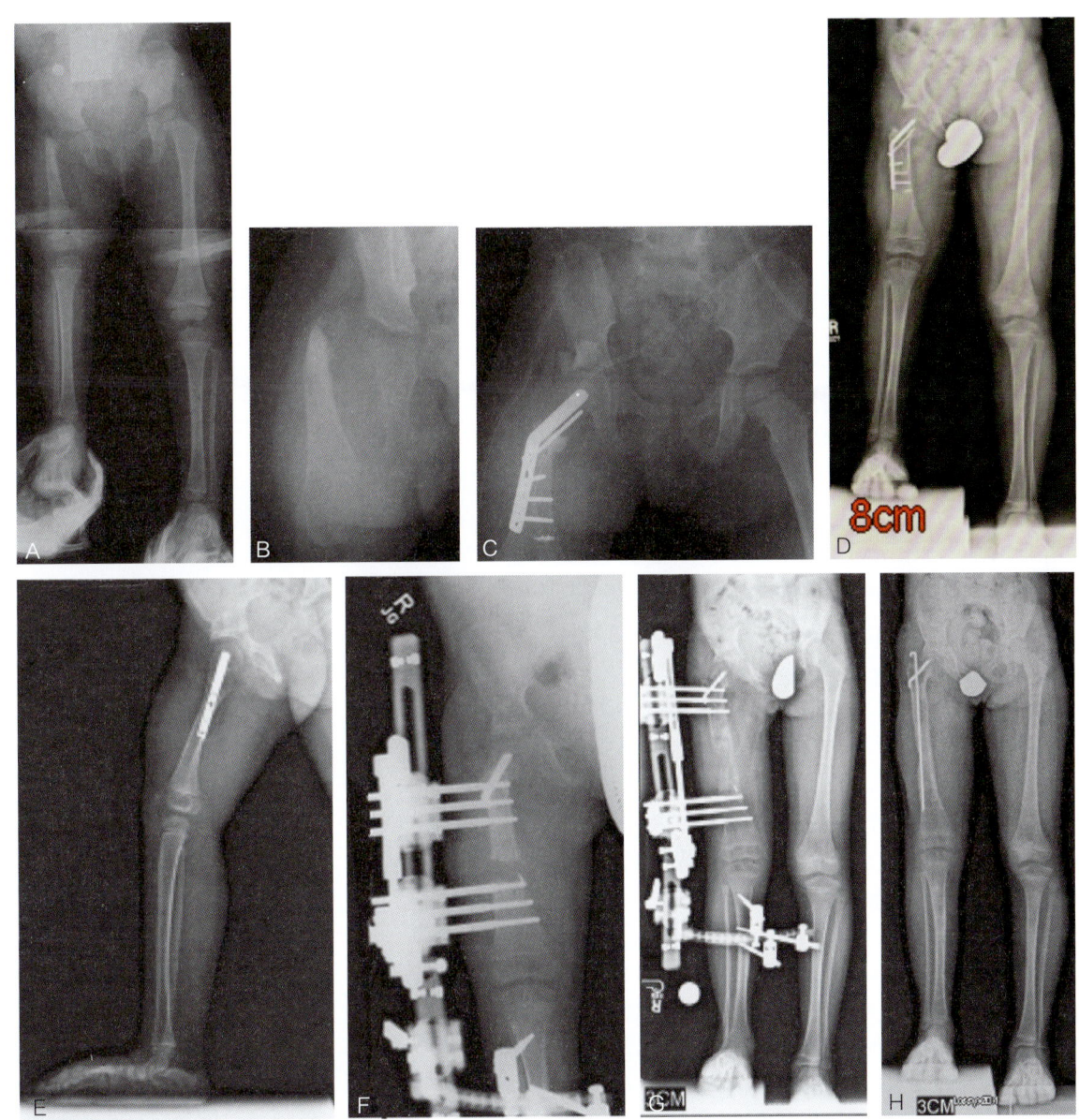

技术图 4　A、B. CFD Paley 1b 型股骨颈延迟钙化。C. 2 岁时做了超级髋手术及将 BMP 置入股骨颈。D. 到 3 岁时股骨颈彻底骨化。E、F. 在 4 岁时接受首次延长治疗，使用施乐辉公司生产的模块化轨道系统带铰链外固定支架跨膝关节固定。G. 获得 8 cm 延长。H. 支架拆除同时插入 Rush 棒预防骨折。

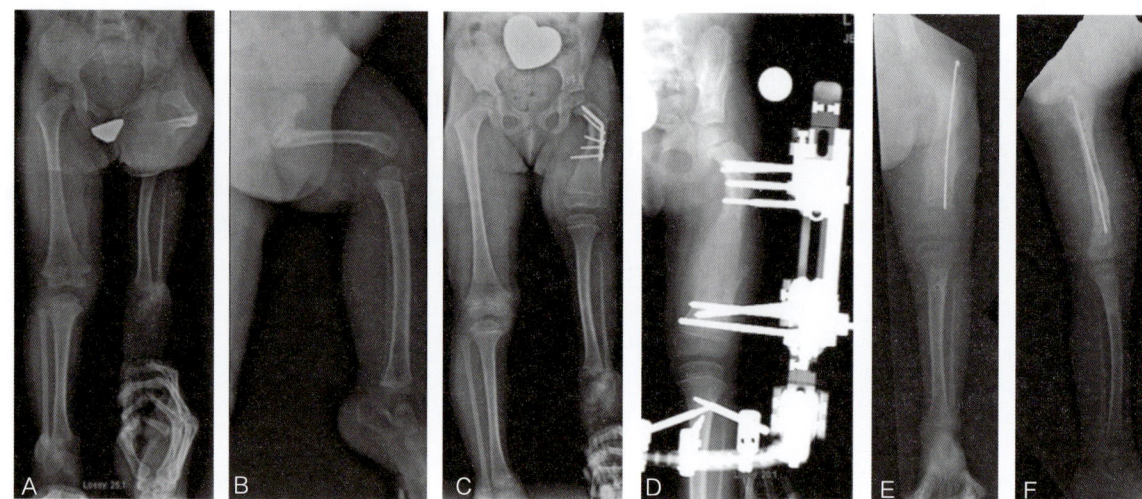

技术图5　A. 2岁女孩患Paley 1b型CFD，股骨转子下延迟骨化且成角严重。B. 接受超级髋手术后畸形被彻底矫正，股骨愈合。C、D. 在4岁时做了股骨延长。E、F. 延长7 cm后插入Rush棒后的摄片。

超级膝手术

暴露

- 若膝关节存在明显的不稳定，超级膝手术需同超级髋手术同时实施[9]。超级膝手术可治疗前后交叉韧带缺陷、髌骨半脱位或脱位及髌骨运动轨迹异常。根据膝关节的病理情况选择不同的操作步骤。
- 若单独做此术，同样做外侧正中切口。沿阔筋膜前后缘纵行切开。尽可能靠近端横断阔筋膜并翻向远侧直至其胫骨止点（技术图6A）。
- 将阔筋膜纵行剖开成两片筋膜，用以编织成两根韧带。采用Krackow编织法[5]用不可吸收线从阔筋膜游离端起连续缝到Gerdy结节，将筋膜条卷起（技术图6B）。
- 若存在髌骨运动轨迹异常，做外侧关节囊松解，保留滑膜完整性。
- 外侧松解需向远侧延续至髌韧带的外侧。若需要做Grammont手术[4]，切口需延长经过胫骨结节并沿胫骨嵴走行，以便近侧骨膜能游离起来。

前交叉韧带重建

- 做MacIntosh关节内和/或关节外ACL重建术。找到外侧副韧带（LCL），打好两条隧道。一条隧道设在LCL下方，但不进入膝关节（技术图7A）。另一条隧道做在骨膜下，自前方近侧到后方远侧，在股骨外侧肌间隔上方（技术图7B）。
- 从"过顶点"（over-the-top）位置插入1枚弯钳，在关节囊后面打一孔。
- 阔筋膜的肢体后侧部分在后交叉韧带下面穿过。前交叉韧带扩孔器用作导丝并在胫骨近侧骨骺制作骨性通道。钢丝从胫骨的前内侧穿入至胫骨骨骺的中心。测量实际骨干的外侧径，并且使位于骨骺的孔径钻至此直径。

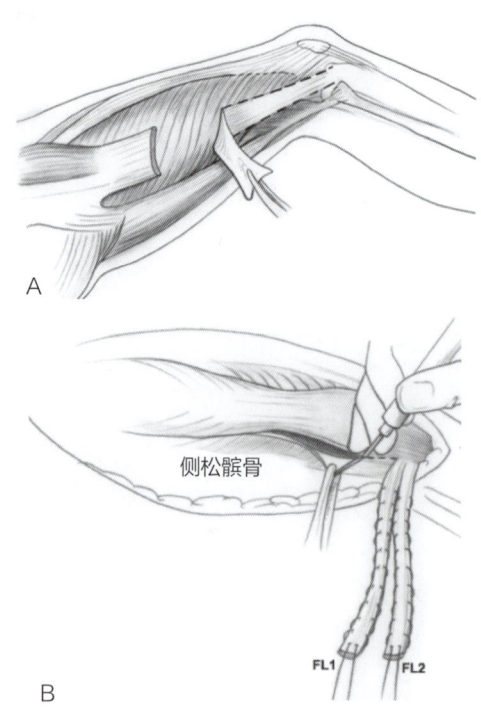

技术图6　A. 切开阔筋膜翻向Gerdy结节。B. 将阔筋膜纵行剖开成两条纵行的筋膜（FL1和FL2）编织成两根韧带。采用Krackow编织法用不可吸收线从阔筋膜游离端起连续缝到Gerdy结节，将筋膜条卷起。

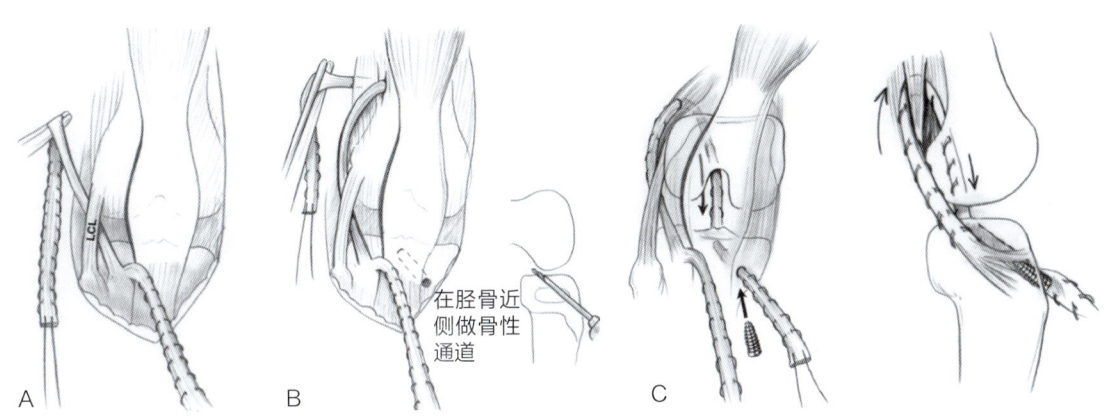

技术图7 一条阔筋膜瓣（FL1）通过LCL下方的软组织隧道（A），接着通过股外侧肌间隔下方（B）。C. FL1被引导通过股骨髁间凹，胫骨骨骺隧道，用1枚界面螺钉固定。

- 将一缝线传递器通过胫骨骨骺隧道并从膝后关节囊外侧引出后，在间隔的前方探出。将一根编织好的阔筋膜韧带引入膝关节和骨隧道。用一可吸收生物材料制成的无头螺钉将移植韧带固定在隧道内（技术图7C）。ACL移植韧带在膝关节复位并完全伸直位时赋予一定张力并缝合，以免造成固定性的膝关节屈曲畸形。
- 若仅需做关节外ACL修补，阔筋膜在LCL和外侧肌间隔下通过后绕回，与自身缝合，不需做骨隧道。为了避免松弛，可通过在移植韧带绕过肌间隔处用不可吸收锚钉线缝合固定在骨质上，以加强和调整赋予的张力。

关节外后交叉韧带重建术（反式MacIntosh术）[9]

- 前方皮瓣自膝关节前方解剖，直到显露整个股内侧肌并翻向内侧。
- 前半部分阔筋膜通常不做管状成形。它首先通过髌韧带下方，随后通过一内侧支持带隧道（技术图8A），然后再通过一骨膜下隧道绕过大收肌肌腱，最后用非可吸收线与自身缝合（技术图8B、C）。
- 此关节外韧带通过在屈膝90°位赋予张力，以免发生伸直性挛缩。
- 将ACL末端缝到关节外PCL末端以防滑脱。

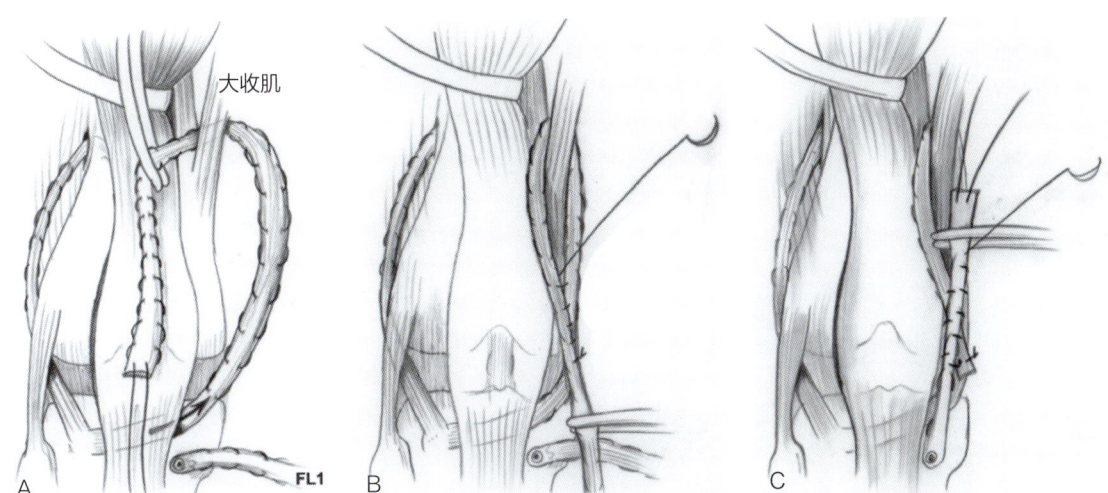

技术图8 第二条阔筋膜瓣（FL2）通过髌韧带下方的隧道，接着通过大收肌肌腱（A），然后缝回其自身（B）。C. FL1和FL2的末端被缝合在一起，用1枚可吸收无头螺钉固定移植肌腱于隧道内。

关节内后交叉韧带重建术

- 关节内PCL很少需要重建,但若需要,首先要找到腓肠神经,减压并加以保护。
- 将腓肠肌外侧头从股骨上游离,认准胫骨近端骨骺的后侧面正中线。
- 从Gerdy结节至胫骨近端骨骺中心,由前至后通过骨骺钻一隧道。阔筋膜前瓣由前向后穿过,在后方近中线处穿出。
- 在股骨远端骨骺由前内向后外侧钻一骨道。韧带化的阔筋膜瓣经由后关节囊引出,然后利用其上的导引线引入股骨内侧骨骺隧道。在屈曲位赋予张力后,用1枚可吸收生物材料制成的腱固定螺钉。

恢复髌骨对线的替代步骤:Langenskiöld重建术

- 若髌骨存在固定的外侧半脱位或脱位,需做改良的Langenskiöld术。若存在屈曲畸形或胫骨相对股骨出现旋转半脱位,需将二头肌腱做Z字形延长,腓肠神经减压[10]。
- 切开外侧关节囊到滑膜,但不切破滑膜。将股外侧肌从肌间隔上分离。
- 松解髌骨内、外侧的支持带。这与外侧松解是同样的切口(技术图9A)。
  - 切口深入到滑膜层但不破坏滑膜。仔细解剖滑膜表面近侧的股四头肌和远侧的髌韧带(技术图9B)。
  - 在内侧,关节囊在近侧纵行切开分离股内侧肌和股中间肌。
  - 远端内侧的关节囊在关节平面横行切开。将关节囊与滑膜分离到内侧隐窝。
- 一旦滑膜层与覆盖其表面的组织完全分开后,绕髌周边环行切开,使其与髌骨分离(技术图9C)。保留股四头肌腱和髌韧带与髌骨的联系,整个伸膝装置可以内移。
  - 此时滑膜层是一游离的组织层,中间有个髌骨大小的窟窿。
  - 用可吸收线纵行缝合滑膜孔(技术图9D)。此时髌骨处在关节外。
- Grammont手术是将髌韧带从胫骨结节软骨止点上游离下来,把髌韧带移到内侧,用可吸收线将髌韧带固定在位(技术图9E)。
- 髌骨带着股四头肌向内侧恢复对线至新的位置,并用记号笔标记髌骨在滑膜层上的新位置(技术图9F)。
- 在膝关节完全伸直时纵行切开滑膜(技术图9G)。髌骨嵌入该位置,用可吸收缝线绕髌骨和滑膜连续缝合1周固定(技术图9H、I)。
- 内侧支持带进而覆盖到髌骨表面,并缝合到其外侧缘(技术图9J)。
- 一旦改良的Langenskiöld重建术完成后,如前所述进行ACL、PCL重建术(技术图9K)。

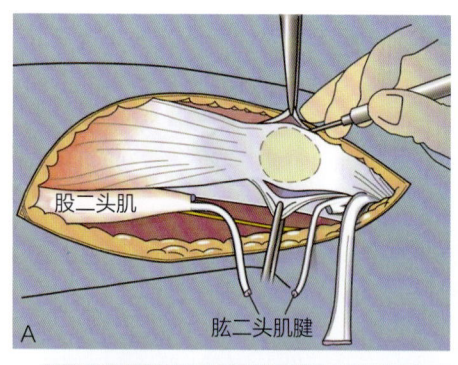

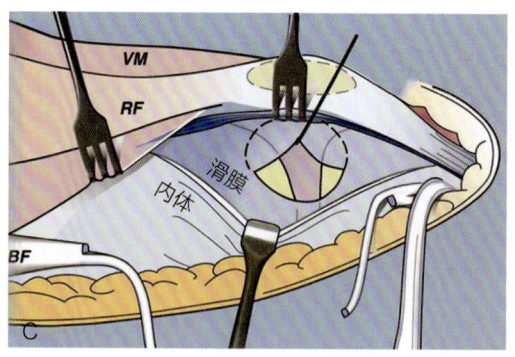

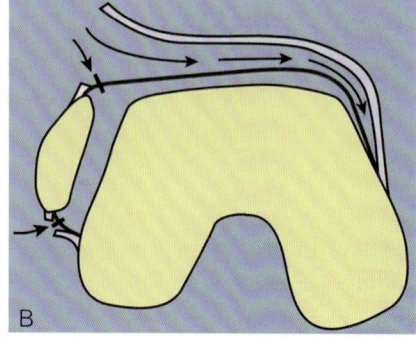

技术图9 A. 切开外侧关节囊。B. 分离关节囊与滑膜层。C. 绕髌骨周边环行切开,使其与滑膜分离。

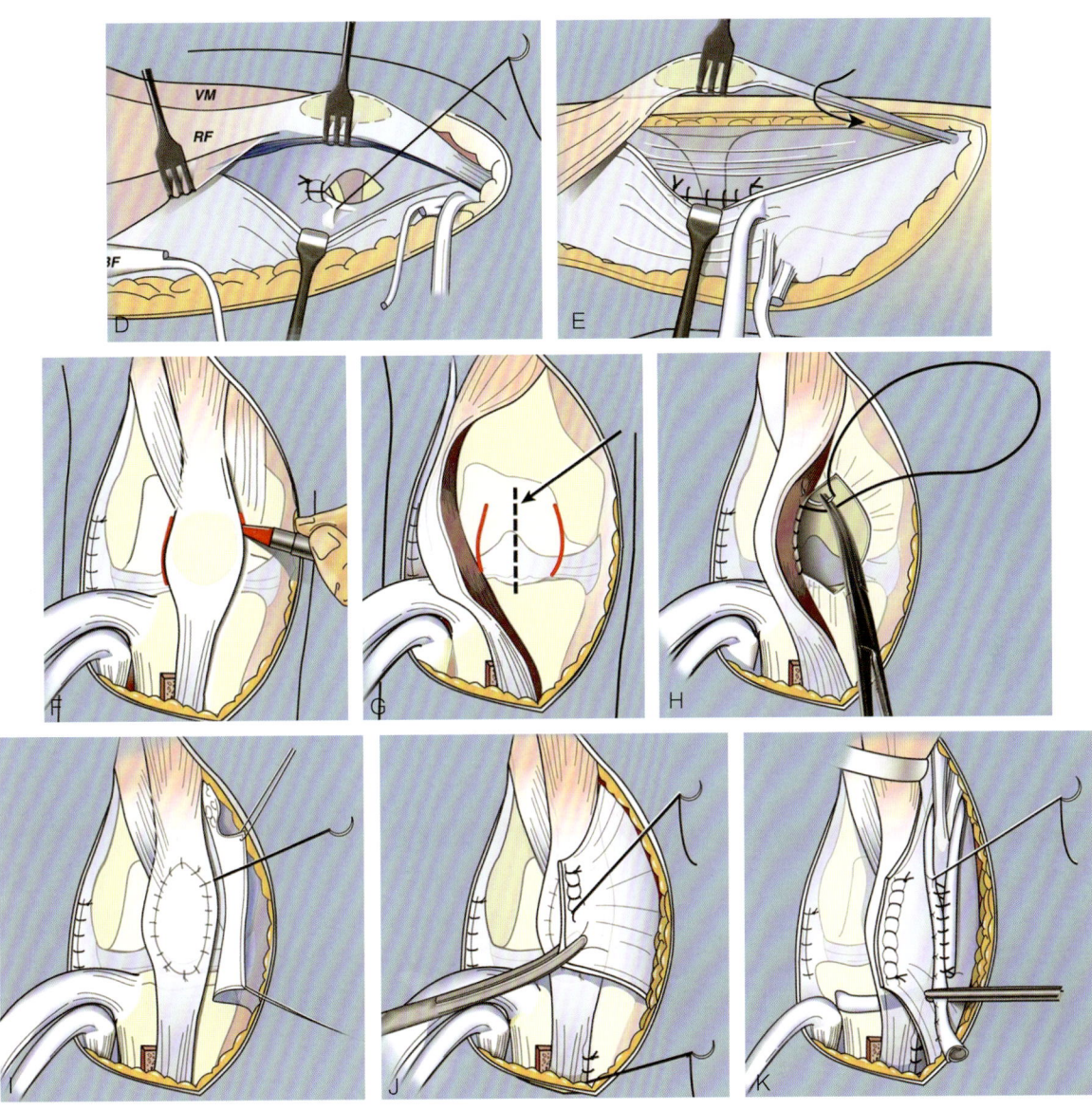

技术图9（续） D. 滑膜孔被缝合。E. 完成Grammont髌韧带游离。F. 用记号笔把髌骨在滑膜层上的新位置标记好。G. 切开滑膜标记的中间。H、I. 将滑膜环绕髌骨做缝合。J. 内侧关节囊被缝到髌骨上（顶部），髌韧带被缝合到胫骨（底部）。K. 最后，阔筋膜移植韧带缝回到它自身上。

CFD 1型的股骨延长：Orthofix 支架技术

准备性手术

- 若没有指征做髋或膝手术，则在延长手术时需要在近端松解阔筋膜和股直肌，同时在远端把髂胫束和股二头肌做松解。
- 若这些组织在之前接受过的 Dega 截骨、超级髋手术、超级膝手术中已经松解，则没有必要做任何软组织松解。

安装股骨支架

- 在透视下做患侧膝关节造影。在侧位上，旋转股骨远端使内、外髁相互重叠。这被称作"标准的膝关节侧位像"（注意这不是髌骨朝前位，实际上在此位置时髌骨外旋了约10°）。
- 确定膝关节旋转轴。旋转中心是股骨后侧皮质线与远端骨骺线相交点。
- 在膝关节旋转中心点处用2 mm的斯氏针插入股骨远端骺板，使它在冠状面上平行于股骨关节面（技术图10A）。

- 用1枚半钉在股骨近端平行这枚铰链-旋转轴钢针。
- 为了准确置入这枚半钉，采用空心钻技术。先在股骨上置入1枚导针，在透视下确认其位置准确。然后用空心钻套在导针上扩孔，最后拧入半钉到位。
- 置入在股骨干前半部分的半钉会在延长过程中或拆架后造成骨折。
- 安装预先构建好的模块化轨道系统（MRS），使远端的斯氏针插入支架上的空心铰链螺栓中，近端的半钉插入支架近端的夹块中。
- 最远端的半钉置入离膝关节轴参考针一孔近侧、一孔前侧的位置上。
  - 此时，铰链轴的位置相对远端第一枚半钉已经固定。
- 在近远侧增加半钉置入，确保每一个骨段的冠状面上有3枚半钉（技术图10B）。
- 在靠近远端一组半钉近侧截骨。截骨通过在侧方做个1 cm长的皮肤切口，用钻头在骨面上钻多个孔，最后用骨刀完成截骨。
- 若需要矫正合并的远端外翻畸形，在畸形远近侧各置入两枚半钉，远近侧半钉间成一定角度，在两组螺钉中间截骨即时矫正后才安装支架。这时支架安装如同在没有畸形的骨骼上一样。
- 最后置入两枚前后向螺钉支架固定即告完成（技术图10C～E）。

安装胫骨支架

- 需要用远端轨道节段以悬挂个浮动的弧形条。胫骨固定部件就连接在此弧形条上。
- 在弧形条上安装单孔的Ilizarov方柱，在胫骨近端置入1枚前后向的半钉。此时膝关节应当处在伸直并且复位状态。
- 在第1枚半钉置入胫骨后，轻柔活动膝关节测试铰链灵活度。
- 若活动顺畅，做小腿垂落试验。
  - 小腿垂落试验包括：提下肢脱离床面膝关节完全伸直，扶持住大腿让足自然下垂。
  - 若膝关节屈曲时没有卡住或摩擦阻力，在胫骨上增加两枚半钉。
  - 若试验中存在摩擦阻力，螺钉的连接需要调整（如先在屈曲状态下固定）。调整后重新做小腿垂落试验，直到膝关节在整个活动范围内都顺畅，没有摩擦阻力。
- 浮动的弧形条没有连接到轨道上，所以它不会阻碍股骨远端或胫骨近端骺板生长。
- 用Ilizarov零件在轨道和弧形条间构建一根膝关节伸展棒。
  - 这根膝关节伸展棒可以卸下以便关节活动。为了预防膝关节屈曲挛缩，必须在每个晚上和部分白天时间使用。
- 若需要稳定髋关节，则使用髋关节铰链夹块围绕股骨头中心安装。在骨盆上置入3枚半钉，并固定到弧形条上（技术图8E）。
- 在手术结束前，在股四头肌近端多点注射肉毒杆菌毒素（Botox），剂量为10 U/kg。
  - 这是为了在膝关节屈曲牵伸时，减轻股四头肌痉挛和疼痛。

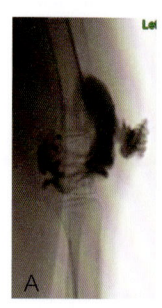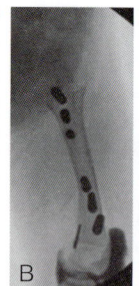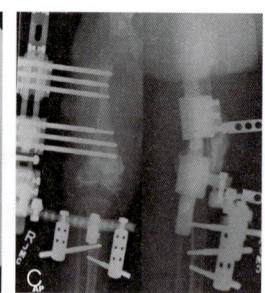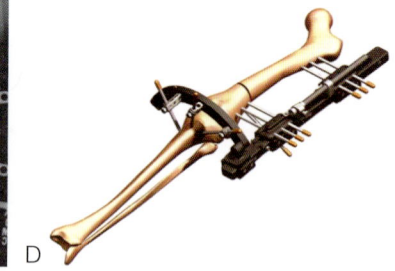

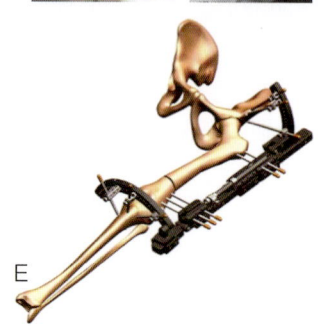

技术图10 A. 在膝关节造影侧位像上使股骨内外髁对齐状态下，将斯氏针插入股骨远端骺板部位的膝关节旋转中心。B. 其他半钉都平行于斯氏针置入股骨。把外固定支架作为模具使用。C. 把外固定支架移除做截骨。随后重新安装外固定支架，并增加胫骨环和螺钉。D. 带膝关节铰链，能从股骨跨膝关节固定到胫骨的MRS。E. 带髋关节和膝关节铰链，能从股骨跨髋关节固定到骨盆，跨膝关节固定到胫骨的MRS。

要点与失误防范

超级髋：起初的解剖	股直肌和髂腰肌肌腱离股神经比想象得近。手术医生必须首先确认股神经后才能做松解或切断肌腱
超级膝：膝屈曲挛缩	膝屈曲挛缩应该通过股二头肌延长和后关节囊松解来治疗。不应同时做韧带重建，除非有绝对需要去降低僵硬膝的发生率
股骨延长	当安装外固定支架时确定铰链-关节轴钢针位置非常重要。需要非常仔细以确保钢针定点在膝关节的旋转中心（股骨后侧皮质线与远侧骨骺线交点）。在膝关节造影后，在侧位透视像上看到股骨双髁恰好互相重叠时进行。幼儿时期股骨髁尚未骨化，只能通过造影才能看到
拆除外固定支架	在拆除外固定支架时，如下所述应该预防性置入1枚 Rush 钉（Zimmer, Inc., Warsaw, IN）。在支架拆除4周内，包括理疗在内的活动都必须调整
股骨延长	若股骨远端首枚半钉置入太靠前时，铰链-旋转轴钢针也会偏前。手术医生应该仔细检查铰链-旋转轴钢针，并确认它是在股骨后侧皮质线上
术后治疗和维持膝关节活动度	膝关节屈曲度应该保持在大于45°。若其屈曲度为不超过40°，必须减缓或停止延长并加强膝关节康复理疗

术后处理

- 接受完超级髋或超级膝手术的患者需固定于髋人字形石膏内。
  - 患肢固定在髋外展中立位、旋转中立位、0°伸直位；膝关节固定在完全伸直位，足踝也固定。
  - 石膏在1周后改成可脱卸式，开始轻柔的理疗康复。石膏在6周时拆除，开始做所有关节轻柔的活动度锻炼，酌情下地负重。
- 接受股骨延长的患儿需要密切随访和加强康复锻炼。患儿通常在术后3或4天出院。
  - 术后5～7天开始延长，速率为每天0.75～1.0 mm。
  - 患儿每2周到门诊做摄片和临床检查。
    - 评估钉道问题、神经功能、髋和膝 ROM 及膝关节半脱位。
    - 摄片评估关节位置、肢体轴线、新生骨质量及延长的长度。
  - 牵张的速率根据新生骨质量和关节 ROM 调节。
  - 术后第1天开始理疗。在牵张期间每天进行理疗，正规理疗每周5次。
  - 正规理疗是每天由理疗师进行，包括1或2个节段，有1小时的常规治疗和1小时的水疗。
  - 患儿每天在家由家长辅助做2个节段的理疗。
- 在理疗时，患儿应做增进膝关节屈曲和保持膝关节伸直的练习。
  - 膝关节屈曲必须保持在大于45°。
  - 若膝关节屈曲不超过40°，应该停止或减缓延长速度，并加强康复锻炼。
  - 若还是没有好转，停止延长。
- 在牵张期间，被动练习是最重要的；在矿化期间，被动加主动锻炼非常重要。髋外展和后伸是两项重要的髋部锻炼。
- 在矿化期间，若患儿一切良好，正规理疗可减少到每周3次。只要能耐受，可开始负重。
- 外固定支架可在新生骨愈合后从股骨和胫骨上拆除。
  - 在拆除外固定支架时，预防性地将 Rush 钉置入股骨。Rush 钉能防止延长后再骨折。否则，O'Carrigan 等[8]发现有34%再骨折率。
  - 支架在全麻下拆除，并摄正侧位片。
  - 此时，清创钉道周围，消毒皮肤，用 Tegaderm 敷料（3M Healthcare Ltd, St. Paul, MN）封闭。整个下肢，包括髋部、髂嵴和臀部皮肤消毒和铺巾。
  - 用1根1.8 mm Ilizarov 钢针插入大转子顶点，并钻入股骨近段髓腔。在拆除外支架后，术中侧位像透视以确定大转子的进针点。将1.8 mm 钢针钻入或敲入股骨，然后根据选用的是3.1 mm（1/8 in）或4.6 mm（3/16 in）Rush 钉，分别用3.2 mm 或4.8 mm 空心钻扩大进钉孔，以便插入 Rush 钉。
  - 当扩髓完成后，置入 Rush 钉至股骨远侧骺板的上方。Rush 钉的头部可能需要轻度折弯，以便能顺着股骨的弧度通往远端。
  - 缝合近侧小切口，敷料覆盖钉道口。钉道不需要为了减少合并感染风险而做处理或引流。
  - 在手术操作期间，静脉点滴抗生素，并在术后14天内口服抗生素。
  - 若钉道问题严重或钉道感染出现，在支架拆除前应该彻底消除，以降低深部感染的发生率。
  - 中断理疗1个月，以免发生经新生骨或钉孔的骨折。

○ 在支架拆除和置入Rush钉后1个月，重新开始理疗康复。有Rush钉在位，无需石膏或支具固定。允许患者部分负重。

结果

- Saghieh及同事[14]研究了79例Paley 1型CFD患者，这些患者在1988年1月至2000年12月间接受了99次股骨延长术。回顾病史和摄片资料。59例（73次延长）Paley 1a型CFD，20例（26次延长）Paley 1b型CFD。女性46例（58%），男性33例（42%）。患者平均年龄为12.3岁（1.5～62.3岁）。病例按年龄划分为3组：幼儿（小于6岁）、青少年（6岁至骨骼成熟）和成人（骨骼成熟）。由于有19例患者经历了超过1次延长（18例经历2次，1例经历3次延长），每次延长均单独评估其结果和并发症。
- 各组间比较牵张间隙、股骨延长的百分比、外支架固定时间指数、膝关节活动度的保留程度、结果评分及并发症。并发症和活动度数据均常规记录，通过回顾病史获取。通过术前下肢全长正位摄片（远距离摄片）、矫正其放大倍数、股骨和胫骨的侧位片获取摄片测量数据。CE角和颈干角也一并测量，倾向于在骨盆正位像上测量。自外支架拆除后，平均随访时间为69个月（范围为19～132个月）。
- 术前平均股骨短缩9.1 cm（1.2～22.1 cm），术后4.1 cm（14.7～2.3 cm）。平均牵张间隙5.8 cm（2.4～12.0 cm）。平均支架治疗期5.9个月（2～15.9个月），外支架时间指数1.07个月/cm（0.49～2.38个月/cm）。结果评分优61例（61.6%）、良29例（29.3%）、尚可7例（7.1%）、差2例（2%）。
- 91%患者取得了优良的结果。在各组间比较绝大多数研究观察项目，包括结果评分，没有显著性差异。两个小年龄组发现有较高的骨折发生率（在此组未采用预防性置钉）。成年组发现有较高的延迟愈合和关节僵硬发生率。尽管如此，总的并发症发生率在各组间均相同。笔者倾向于在早年即开始延长治疗，以便后续的延长可以间断进行。
- 自从本次（亦首次）研究以来，已有超过750例患者采用Orthofix生产的Sheffield铰链支架或MRS支架进行治疗。这组患者正在回顾中。

并发症

- 膝关节屈曲挛缩。
  ○ 显著的膝关节屈曲挛缩有发生后半脱位的危险。
  ○ 进行理疗的首要目的之一就是要保持膝关节伸直并持续获得膝关节屈曲度。手术医师和理疗师都需要密切关注患者的关节活动度，当问题出现时必须保持经常性沟通。
  ○ 为了避免固定的屈曲畸形，应该在白天部分时间使用，每晚持续使用膝关节伸展棒。若患者发生活动度丢失，必须加强理疗并立即对患者做一次评估。
  ○ 急性钉道感染可导致疼痛加剧和关节活动度减小。需要立即采用口服或静脉使用抗生素治疗。
  ○ 若股四头肌出现明显的软组织紧张，必须降低牵张的速率。但是，降低牵张速率需要加强摄片随访，以免发生新骨过早矿化。若在延长术中没有使用Botox，手术医师应考虑在股四头肌内注射Botox溶液（10 U/kg）。对低龄患儿，笔者推荐在麻醉或镇定下注射Botox。
- 髋关节内收屈曲挛缩。
  ○ 在延长过程中，髋关节内收挛缩有使髋关节发生半脱位和脱位的危险。在延长术时就必须评估髋关节内收情况。若存在挛缩，必须做内收肌松解。
  ○ 理疗师必须每天重视髋关节活动度和牵伸锻炼。若挛缩在初期便存在，则在晚上使用外展枕垫。若患者在先前治疗中曾经发生过髋关节半脱位或脱位，必须将外固定支架用铰链装置延伸到髋关节上方，就像将它延伸至小腿一样。若患者长期坐轮椅，可能发生髋屈曲挛缩。
  ○ 患者不仅应该在理疗节段中做伸展运动，而且必须每天俯卧一段时间。在延长过程中髂腰肌不会挛缩，因为牵张部位在腰肌止点以远。
- 神经损伤。
  ○ 在股骨延长时不常发生神经损伤。足痛的主诉通常是由于神经卡压造成的牵涉痛。量化的感觉试验是确诊早期神经卡压的最佳方法[7]。
  ○ 神经问题可通过减缓牵张或神经松解来治疗。若症状持续或在压力特异性感觉测试仪试验阳性，需要在腓骨颈部做腓总神经松解[10]。
- 过早矿化。
  ○ 过早矿化通常发生在起初2 cm的牵张时，当牵张超过4 cm后则罕见。幼儿的延迟期不可减少到3天。
  ○ 牵张时疼痛增加或旋转牵张装置时遇到困难是过早矿化的可能征象。应该摄片以评估新生骨。若纤维性间隔区消失，应增加调节速度（即每天5个1/4圈），并在1周内再次摄片。
  ○ 若一侧骨皮质有了狭窄的骨桥连接，可继续快速牵张。

- 医师必须告知患者，在牵张时可能会感到或听到一记"噗"响声，随后会感到轻度到中度疼痛加剧。然而，牵张会变得更容易，可避免再次手术。
- 若新生骨部位矿化伴丰富骨痂形成，螺钉可能弯曲或变形。此种过早矿化需要再次在原来部位近侧1~2 cm处截骨。手术医师不该试图在原新生骨部位再次截骨，因为这样会增加出血量，新生骨形成不良。若纤维间隔区大于5 mm，应减慢延长速度（即每天2~3个1/4圈）。
- 新生骨再生障碍。
  - 侧方皮质部分骨缺损并非少见。在牵张期间必须密切随访摄片，以发现进行性增加的纤维间隔距离，以及新生骨形成差等情况。
  - 若新生骨形成差时，可通过减慢牵张速度来避免新生骨再生障碍。在矿化期，部分缺损可通过动力化来加速新生骨愈合。
  - 若骨缺损持续且仅占到不足25%骨干直径，在拆除支架时置入坚强髓内钉将使骨化在较长的时间内（6~12个月）完成。
  - 若新生骨再生障碍更严重，应先切除间隔内的纤维组织，再做自体骨移植治疗。

致谢

- 感谢第一版本章的共同作者，来自美国马里兰州巴尔的摩市 Rubin Institute 的 Shawn Standard 医师。

---

†本章版权© Dr. Dror Paley.

（鲍琨 译，秦晖 审校）

参考文献

[1] Aguilar JA, Paley D, Paley J, et al. Clinical validation of the multiplier method for predicting limb length at maturity, part I. J Pediatr Orthop 2005;25:186-191.

[2] Aguilar JA, Paley D, Paley J, et al. Clinical validation of the multiplier method for predicting limb length discrepancy and outcome of epiphysiodesis, part II. J Pediatr Orthop 2005;25:192-196.

[3] Brown KL. Resection, rotationplasty, and femoropelvic arthrodesis in severe congenital femoral deficiency. A report of the surgical technique and three cases. J Bone Joint Surg Am 2001;83-A(1):78-85.

[4] Grammont PM, Latune D, Lammaire IP. Treatment of subluxation and dislocation of the patella in the child: Elmslie technic with movable soft tissue pedicle (8 year review) [in German]. Orthopade 1985;14:229-238.

[5] Krackow KA, Thomas SC, Jones LC. A new stitch for ligament-tendon fixation. Brief note. J Bone Joint Surg Am 1986;68(5):764-766.

[6] Levinson ED, Ozonoff MB, Royen PM. Proximal femoral focal deficiency (PFFD). Radiology 1977;125:197-203.

[7] Nogueira MP, Paley D, Bhave A, et al. Nerve lesions associated with limb-lengthening. J Bone Joint Surg Am 2003;85-A(8):1502-1510.

[8] O'Carrigan, Paley D, Herzenberg JE. Obstacles in limb lengthening: fractures. In: Rozbruch SR, Ilizarov S, eds. Limb Lengthening and Reconstruction Surgery. New York: Informa Healthcare, 2007:485-494.

[9] Paley D. Lengthening reconstruction surgery for congenital femoral deficiency. In: Herring JA, Birch JG, eds. The Child with a Limb Deficiency. Rosemont: American Academy of Orthopaedic Surgeons, 1998:113-132.

[10] Paley D. Principles of Deformity Correction, rev ed. Berlin: Springer-Verlag, 2005.

[11] Paley D, Bhave A, Herzenberg JE, et al. Multiplier method for predicting limb-length discrepancy. J Bone Joint Surg Am 2000;82-A(10):1432-1446.

[12] Paley J, Gelman A, Paley D, et al. The prenatal multiplier method for prediction of limb length discrepancy. Prenat Diagn 2005;25:435-438.

[13] Rozbruch SR, Paley D, Bhave A, et al. Ilizarov hip reconstruction for the late sequelae of infantile hip infection. J Bone Joint Surg Am 2005;87(5);1007-1018.

[14] Saghieh S, Paley D, Kacaoglu M, et al. Strategies and results for lengthening reconstruction surgery in congenital femoral deficiency. Paper presented at 66th Annual Meeting of the American Academy of Orthopaedic Surgeons, February 4-8, 1999, Anaheim, CA.

[15] Sanpera I, Sparks LT. Proximal femoral focal deficiency: does a radiologic classification exist? J Pediatr Orthop 1994;14:34-38.

第54章 难复性先天性膝关节脱位的手术修复
Surgical Repair of Irreducible Congenital Dislocation of the Knee

Matthew B. Dobbs

定义

- 先天性膝关节脱位（CDK）是一种在出生时表现为膝反屈的罕见畸形。
- CDK的发病率约为每100 000活产儿有1例，大致是先天性髋关节脱位发病率的百分之一[7]。
- 可作为单独的疾病出现，也可合并髋关节脱位、马蹄内翻足和先天性垂直距骨一起发生，还可能伴随脊髓发育不良、Larsen综合征及多关节挛缩存在。
- 严重程度不尽相同。可分为简单过伸型、半脱位型和胫骨前脱位型（图1）[3]。

解剖

- CDK的基础病理特征涉及股四头肌。股四头肌的体积小，股四头肌及其外侧扩张部都与股骨粘连。
- 股四头肌肌腱短并纤维化是由脱位造成的，而非脱位的原因[3]。
- 髌骨往往呈外侧移位。
- 髌上囊形成不良。
- 腘绳肌往往有缺陷或向前移位，或两者兼有。
- 膝关节前关节囊紧。
- 半月板通常存在且正常。
- 交叉韧带的病理变化差别大，从缺失到被拉长都有可能[5]。

发病机制

- CDK确切的病因尚不明了。

- 在一些病例中呈现出家族发病的现象，表明本病的发病根源在于基因。另外，CDK表现出同髋关节发育不良、特发性马蹄内翻足和先天性垂直距骨有关联，而这三种疾病均已知或被认为有基因学基础[1,11]。
- 新生儿单纯的膝关节过伸可能是由于胎位不正造成的变异，如纯粹的臀先露，使得腘绳肌和膝关节后方的软组织受到缓慢的牵张所导致[7]。慢性的膝关节过伸导致腘绳肌向前移位，使其转变成伸膝肌。
- 严重的CDK经常伴随着肌力不平衡疾病，如脊髓发育不良、多关节挛缩症、Larsen综合征、Ehlers-Danlos综合征、Streeter综合征和羊水过少症[3,8,11]。

自然病程

- CDK的自然史与就诊时病情的严重程度相关，单纯的膝过伸往往有自行缓解趋势或通过支具治疗而缓解[2,6]。
- 对于半脱位或脱位者，自行缓解并不常见，绝大多数患儿需要手术矫正。
- 若不进行治疗，由于膝关节不能弯曲，患儿行走将会非常困难。这些患儿往往合并有神经肌肉疾病或基因综合征[3]。

病史和体格检查

- CDK的体征在出生时就非常明显，只是严重程度不尽相同（图2）。
- 严重时膝关节过伸，患儿的足可以靠在其面部。

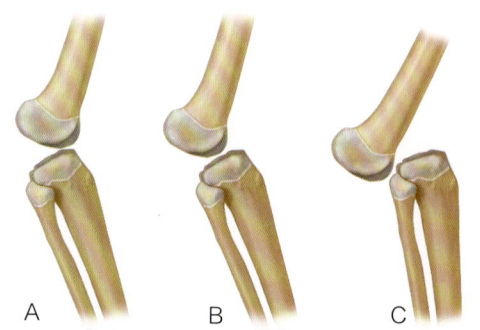

图1 CDK依严重程度由轻变重，可分为简单过伸型（A）、半脱位型（B）、胫骨前脱位型（C）。

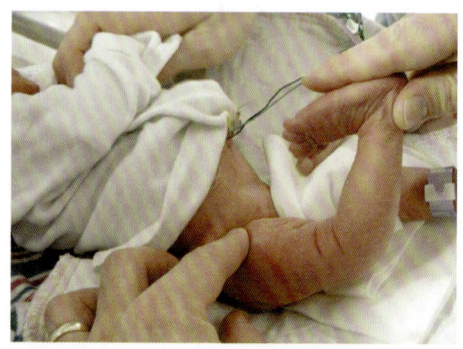

图2 这是个患单侧膝关节脱位的婴儿。注意横跨在膝关节前方的皮纹。

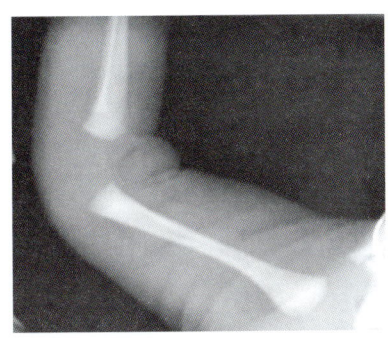

图3 一新生儿的膝部侧位片显示胫骨完全脱位至股骨的前方。右侧是膝关节的前方。注意膝前较深的皮纹。

- 在单纯膝关节过伸的病例，膝关节可被动屈曲。
- 在较常见的半脱位的情况下，被动屈曲受限，但经过支具或石膏治疗可能改善。
- 发生脱位时膝关节难以通过简单手法操作而被弯曲。髌骨常常向外侧移位而难以触及。在膝关节前方可能存在一条较深的皮纹。
- 病例越严重，就越有可能伴随肌肉骨骼系统的异常。

影像学和其他诊断性检查

- 正侧位片有助于将轻微的过伸畸形同较严重的半脱位或固定性胫骨前脱位相鉴别（图3）。
- 足月新生儿股骨远端和胫骨近端的骨化中心通常已经出现。
- 髌骨在出生时尚未骨化。
- 超声也可用于诊断。

鉴别诊断

- 单纯膝关节过伸。

非手术治疗

- 非手术治疗开始得越早越好。
- 非手术治疗包括一系列手法操作及长腿石膏管型[2,4,6,10,12]。
- 采用正确的手法和石膏技术是极其重要的[4,12]。
- 通过喂奶的方式使患儿处于放松状态，对小腿施以轻柔的牵引，牵伸挛缩的股四头肌。通过数分钟的牵伸，用长腿石膏管型将患肢从足趾固定到大腿上端。石膏管型一气呵成，并仔细塑形维持通过牵伸获得的位置，并避免造成皮肤压疮。
- 每周在门诊更换石膏管型。经牵引，一旦胫骨回到股骨远端，即开始屈曲膝关节。
  - 在单纯膝过伸的病例，膝关节屈曲常常开始得较早（图4）。
  - 发生半脱位和全脱位时，膝关节屈曲往往要等到几周后，股四头肌被牵伸足够时，才能开始弯曲。
- 在系列石膏治疗期，一旦膝关节屈曲45°和90°时，必须摄膝关节侧位片。因为有可能发生医源性股骨远端骨骺分离或胫骨近端弯曲变形。
  - 如果摄片不能确认胫骨解剖复位，则应该停止闭合治疗。
- 如果能够屈曲90°，且侧位片显示股骨-胫骨关联恢复正常，没有必要进行任何手术治疗。
- 若操作正确，此石膏技术甚至能成功矫治严重的脱位病例。
- 对于单靠石膏不能获得完全复位者，可做较小的菜单式手术（见下文），以便完成最先由石膏起始的矫正。
- 通过这一途径可以大大减少需要广泛手术重建的病例数量。

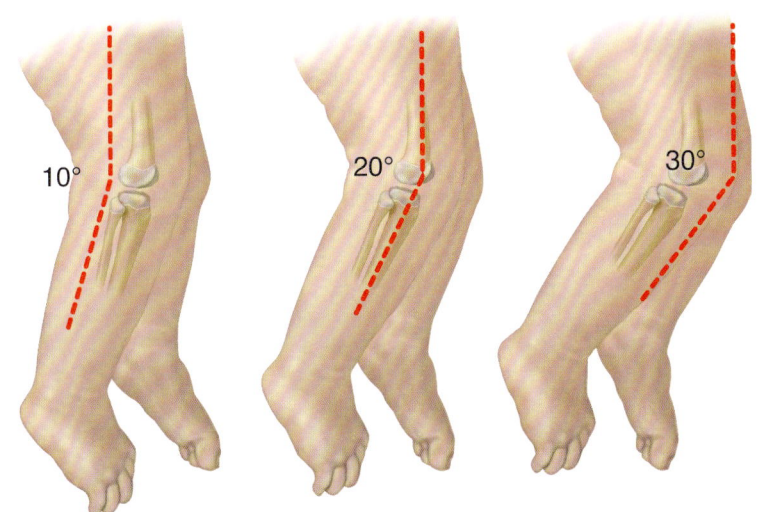

图4 在系列石膏治疗期，每周能获得的大致的膝关节屈曲度。

手术治疗

术前计划
- 如果经侧位片证实经过系列石膏治疗不能整复胫骨前脱位,需要考虑进行手术治疗。
- 手术的时机取决于医生所选择的手术方法,但通常在1月龄到2岁。

体位
- 患儿仰卧在透射线的手术床上。由于止血带可能影响手术切口,故不采用。
- 整个下肢从髋部到足趾都必须消毒准备以方便活动膝关节(图5)。

入路
- 手术入路根据术者的喜好,从微创入路到可延长的入路做股四头肌装置重建。

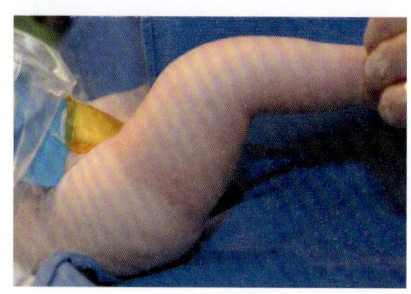

图5　整个下肢经消毒后铺巾显露在手术台上,方便活动膝关节。

经皮股四头肌松解

- 这一术式由Roy和Crawford描述,适合在1~2月龄患儿实施[11]。
- 助手握住患儿小腿并试图屈曲膝关节。
- 在髌骨上方1~2个髌骨长度的距离处,在大腿中线上做一个刺戳切口,松解股直肌表面筋膜(技术图1)。
- 在髌骨上缘分别做内侧和外侧刺戳伤口,分别松解股四头肌腱及其扩张部的内侧和外侧部分。
- 当松解完成后,膝关节被动屈曲到90°。
- 消毒敷料覆盖伤口,长腿石膏管型固定于膝关节屈曲90°或超过90°位。
- 石膏固定4~6周。
- 石膏拆除后,佩戴Pavlik吊带以维持膝关节屈曲状态4~6周。

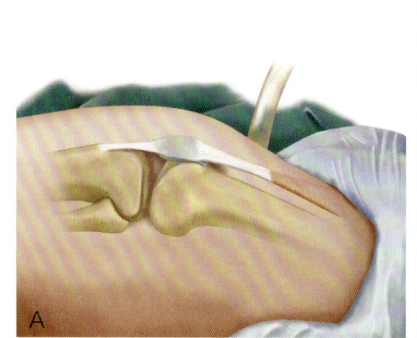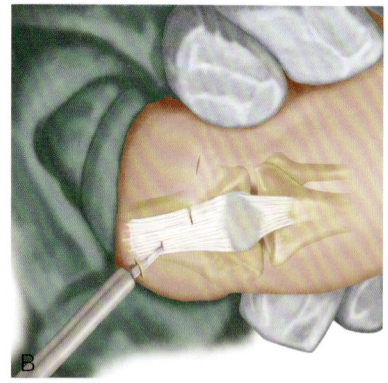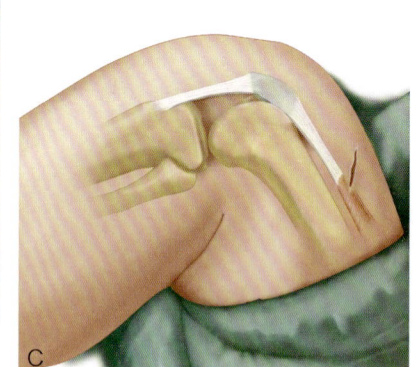

技术图1　经皮股四头肌松解术。A. 膝关节固定在最大屈曲位。B. 在髌骨上缘内侧和外侧分别做刺戳切口,松解相应的股四头肌及其扩张部。C. 在完成扩张部松解后,膝关节可以弯曲到90°。

微小切口股四头肌腱切断术

- 此术式由Dobbs等[4]和Shah等[12]描述,适合于1～6月龄患儿(技术图2)。
- 在髌骨上极做一2 cm长的纵行切口。
- 深入解剖至髌骨和股四头肌腱。
- 用止血钳仔细钝性分离股四头肌腱。
- 在离髌骨上极1 cm处完全横断股四头肌腱,保留其内外侧扩张部。
- 膝关节然后缓慢地屈曲至少90°。
- 若在股四头肌腱切断后膝关节屈曲度不能达到90°,松解前关节囊及外侧支持带直至屈曲达到90°。
- 术中拍摄膝关节侧位片,确认胫骨与股骨远端达到解剖复位。
- 缝合切口后覆盖消毒敷料,长腿石膏管型固定膝关节于屈曲90°位。

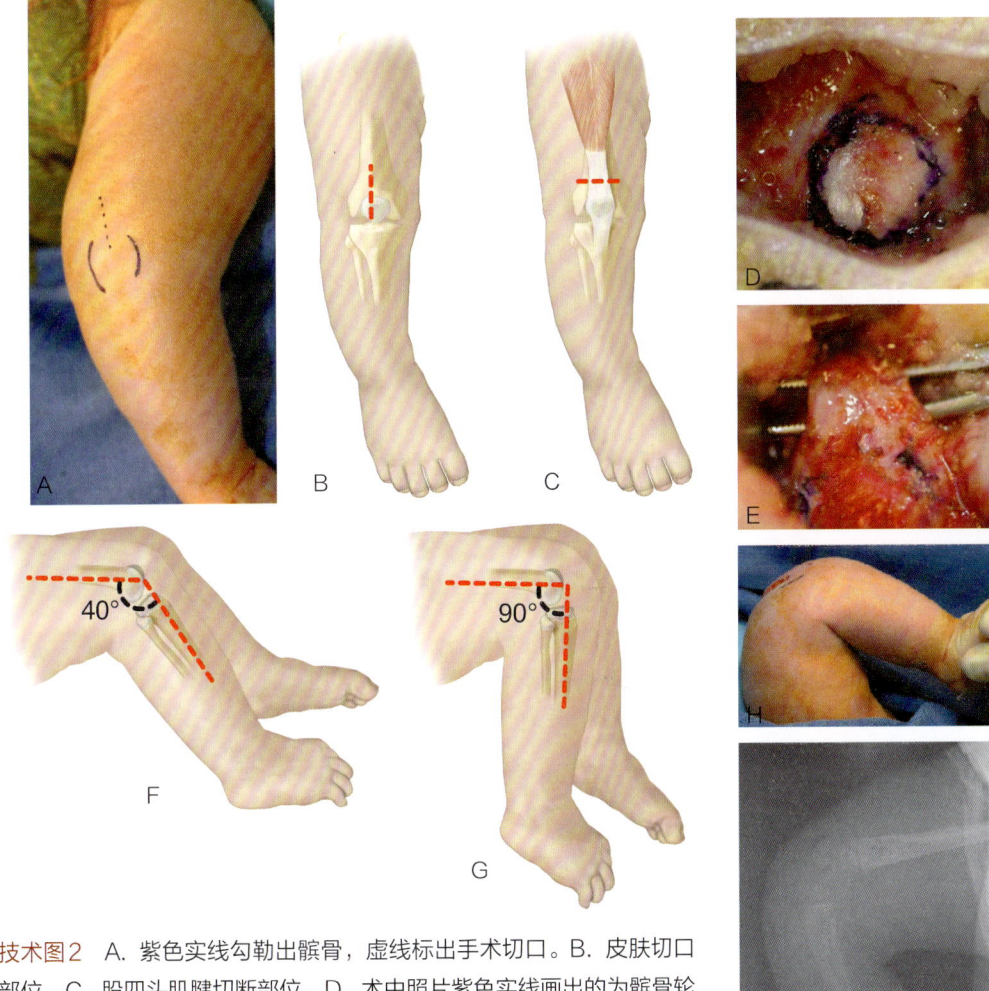

技术图2 A. 紫色实线勾勒出髌骨,虚线标出手术切口。B. 皮肤切口部位。C. 股四头肌腱切断部位。D. 术中照片紫色实线画出的为髌骨轮廓。E. 在切断前游离出的股四头肌腱。F～H. 在股四头肌腱切断之前的膝关节屈曲度(F)和肌腱切断后膝关节屈曲度(G、H)。I. 侧位片显示胫骨-股骨正常解剖关系得到恢复。

先天性膝关节脱位切开重建术

- 此术式适合在患儿6月龄至1岁实施。
- 可采用正中或弧形切口。正中切口自胫骨结节至大腿中部;弧形切口自胫骨结节到大腿近段[3,7]。
- 弧形切口便于缝合,且较直切口伤口愈合并发症较少。
- 仔细显露髌骨、骨股四头肌腹和肌腱、髌韧带和外侧支持带。
- 股四头肌异常薄弱、纤维化,并与股骨远端粘连。
- 在严重的病例,髌骨往往向外侧脱位。
- 股四头肌通过V-Y推进术做延长(技术图3)。
- 若胫骨外翻并外旋,需做髂胫束切断。
- 膝前关节囊做横行松解至侧副韧带。
- 必须把股四头肌和外侧支持带自股骨远端分离。这样常能使膝关节屈曲到90°。
- 在绝大部分病例中,腘绳肌和交叉韧带不会阻碍膝关节屈曲,可予以保留。
- 在屈膝30°~40°位修补股四头肌腱[1,3]。
- 为防止半脱位复发,用髋人字形石膏将膝关节固定于屈曲约45°位[7]。

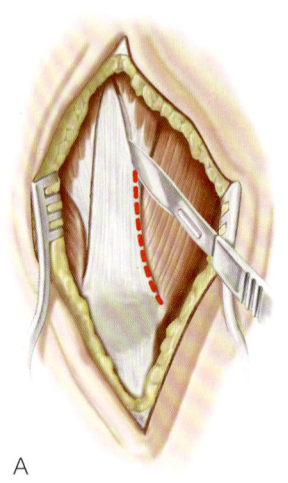 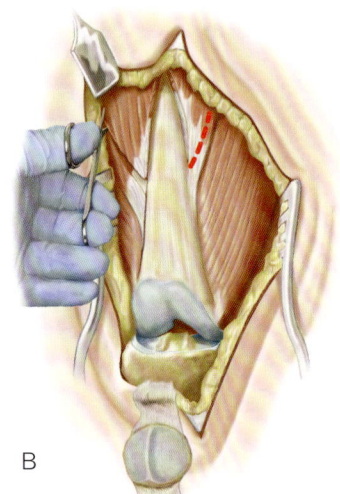 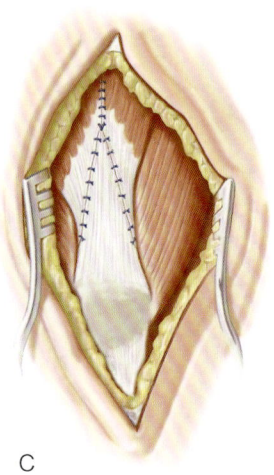

A　　　　　　　　　B　　　　　　　　　C

技术图3 股四头肌腱V-Y推进术。A. 显露髌骨近端的股四头肌腱,并将其内外侧的纤维自肌腱上分离。将内外侧支持带切断至侧副韧带。若胫骨外翻并外旋,将髂胫束切断。B. 股内侧肌和外侧肌的后缘被切断,形成的肌瓣自股骨附着处解剖游离。这将使胫骨和侧副韧带能滑向后方,并能使股四头肌具有足够的活动度。C. 在膝关节屈曲约40°位时,将股内外侧肌重新缝回到股四头肌腱上,形成V-Y推进成形。髌骨支持带不缝合。

要点与失误防范

指征	- 必须完整地采集病史并做体检 - 由于并发症可能影响预后和治疗方案,故必须注意识别和诊断
非手术治疗	- 在手法复位和石膏固定时必须谨慎,避免发生医源性股骨远端或胫骨近端骨折 - 摄片以证实膝关节已解剖复位
切开手术	- 必须在屈膝30°~40°位缝合股四头肌装置[1,3]。屈膝<30°位缝合常常导致半脱位复发,而屈膝>40°则难以缝合股四头肌腱[3]
术后处理	- 无论采用何种方式矫正畸形,佩戴支具和活动度锻炼对维持屈曲度和伸展度非常重要。膝关节屈曲挛缩可能比不能完全屈曲更影响功能
合并症的治疗	- 合并的马蹄内翻畸形可采用Ponseti法与治疗CKD同时进行,采用长腿石膏管型一起治疗 - 合并的髋关节脱位应该在往后分期手术

术后处理

- 膝关节侧位片对于确认胫骨与股骨解剖复位至关重要。
- 每种治疗方式后都需要石膏固定。石膏固定膝关节于屈曲位的度数以及固定时间因治疗方式的不同而变化。
  - 经皮股四头肌松解术。
  - 术后长腿石膏管型固定在屈膝至少90°位,固定时间4~6周。
  - 拆除石膏后,佩戴Pavlik吊带,再维持屈膝4~6周。
- 小切口股四头肌腱切断术。
  - 术后3周,在门诊拆除固定在屈膝90°位的长腿石膏管型。
  - 在门诊开始针对膝关节屈伸活动的正规康复理疗,还需使用可脱卸夜间伸直支具4~6周。
  - 还要指导家长进行关节活动度锻炼。
  - 切开重建术:髋人字形石膏将膝关节固定在屈曲约45°位。
- 一旦石膏治疗完成后,需要严密随访以确保维持膝关节活动度。
- 在每种治疗后需佩戴支具以维持膝关节最大屈曲和尽量减小伸展度的丧失。
- 理疗也是术后康复的重要部分,在门诊进行,每周1次为期3个月。

结果

- 无论是在临床还是放射学方面,只需系列手法和石膏治疗的过伸畸形,长期疗效很好[2,5,9,10]。
- Roy和Crawford[11]报道,采用经皮股四头肌腱切断术的短期疗效良好,但缺乏长期随访结果。此技术仅在没有合并综合征或神经肌肉性畸形的患儿获得成功。
- Dobbs等[4]和Shah等[12]报道,采用小切口股四头肌腱切断术在治疗单纯CDK,以及合并遗传性、神经肌肉性疾病的患儿,短期可获得良好的效果。
- 对于接受了广泛切开手术的严重脱位但没有合并其他肌肉骨骼系统疾病的患儿,若膝关节屈曲度能达到甚至超过80°,一般长期随访效果良好。
- 合并神经肌肉系统疾病或基因综合征的儿童,长期效果不理想。
- 伴双侧畸形的儿童没有单侧畸形的效果好。
- 相比晚期修复,早期矫正可以获得更为满意的结果[4,7,11]。

并发症

- 据报道,延伸入路伴有伤口愈合问题。
- 最初在手术中获得的屈曲功能的丧失可能会成为晚期并发症。
- 屈曲挛缩进展可在术后发生并且会导致长期效果不理想。
- 医源性股骨远端、胫骨近端或者两者骨折可伴随石膏固定或者人为操作因素发生。

(鲍琨 译,秦晖 审校)

参考文献

[1] Bell MJ, Atkins RM, Sharrard WJ. Irreducible congenital dislocation of the knee. Aetiology and management. J Bone Joint Surg Br 1987;69(3):403-406.

[2] Bensahel H, Dal Monte A, Hjelmstedt A, et al. Congenital dislocation of the knee. J Pediatr Orthop 1989;9:174-177.

[3] Curtis BH, Fisher RL. Heritable congenital tibiofemoral subluxation. Clinical features and surgical treatment. J Bone Joint Surg Am 1970;52(6):1104-1114.

[4] Dobbs MB, Boehm S, Grange DK, et al. Case report: congenital knee dislocation in a patient with Larsen syndrome and a novel filamin B mutation. Clin Orthop Relat Res 2008;466:1503-1509.

[5] Ferris B, Aichroth P. The treatment of congenital knee dislocation. A review of nineteen knees. Clin Orthop Relat Res 1987;(216):135-140.

[6] Iwaya T, Sakaguchi R, Tsuyama N. The treatment of congenital dislocation of the knee with the Pavlik harness. Int Orthop 1983;7:25-30.

[7] Johnson E, Audell R, Oppenheim WL. Congenital dislocation of the knee. J Pediatr Orthop 1987;7:194-200.

[8] Katz MP, Grogono BJ, Soper KC. The etiology and treatment of congenital dislocation of the knee. J Bone Joint Surg Br 1967;49(1):112-120.

[9] Ko JY, Shih CH, Wenger DR. Congenital dislocation of the knee. J Pediatr Orthop 1999;19:252-259.

[10] Nogi J, MacEwen GD. Congenital dislocation of the knee. J Pediatr Orthop 1982;2:509-513.

[11] Roy DR, Crawford AH. Percutaneous quadriceps recession: a technique for management of congenital hyperextension deformities of the knee in the neonate. J Pediatr Orthop 1989;9:717-719.

[12] Shah NR, Limpaphayom N, Dobbs MB. A minimally invasive treatment protocol for the congenital dislocation of the knee. J Pediatr Orthop 2009;29:720-725.

[13] Uhthoff HK, Ogata S. Early intrauterine presence of congenital dislocation of the knee. J Pediatr Orthop 1994;14:254-257.

第55章 Blount病的手术治疗
Surgical Management of Blount Disease

Richard S. Davidson

定义

- Blount病，又称特发性胫骨内翻或胫骨畸形性骨软骨炎，是以胫骨近端骺板生长异常伴进行性内翻畸形为特征。
- Blount病根据发病年龄可分为3个类型：婴儿型（0～3岁）、少年型（4～10岁）和青年型（11岁及以上）[9]。
  - 婴儿型胫骨内翻最多见于非洲裔美国女孩，往往伴随肥胖、胫骨内旋和下肢不等长。摄片显示干骺端内侧鸟嘴样突起，内翻畸形仅局限于胫骨近端。约80%病例是双侧发病，本型患儿的畸形发展潜力最大。
  - 青年型胫骨内翻好发于肥胖的非洲裔美国男孩，伴轻微胫骨内旋、轻度内侧副韧带松弛和下肢不等长。畸形的位置位于胫骨近端，但有时也同时存在于股骨的远端。大约50%病例为双侧性，以疼痛比以畸形为主诉者更为常见。

解剖[7]

- 当评估Blount病患者时，必须考虑儿童胫股角的正常发展过程。
- 新生儿的正常胫股角内翻约15°。随着生长，该角度逐渐减小。大约在18月龄时角度趋近于0°。
- 胫股角逐渐增大，到约3岁时达到最大外翻，随后即逐渐减小，在7岁和发育成熟年龄期间达到成人生理性外翻状态。
- 在整个生长过程中，解剖轴胫股角的标准差约为8°。

发病机制[7]

- Blount病可能是基因因素和循环增加的骺板内侧的应力共同作用的结果，导致内侧踝软骨内骨化减少，进一步加重内翻畸形，其结果更加重了内侧骺板的压力。肥胖和逐渐增加的膝内翻更加剧骺板内侧应力。
- 婴幼儿型和迟发性胫骨内翻的组织病理学研究结果同股骨头骺滑脱相似。检查发现骺板内存在裂隙和断裂，还发现在骺板-干骺端交界处存在纤维血管和软骨修复、软骨坏死灶，以及退变的内侧骺板区域中存在明显的解体现象。
- 这些发现与正常软骨内生长停滞相一致。

自然病程

- 下肢的内翻力线使膝关节内侧间室承受过度的应力，这增加了膝关节炎的危险。
- 手术干预的目的是恢复膝关节和踝关节的正常关节面解剖走向，并恢复下肢的正常机械轴线。

病史和体格检查

- 婴儿型胫骨内翻的主诉通常是畸形。相反，在迟发性胫骨内翻，膝痛是主诉。疼痛的特点应该是放射性的。
- 患者可能表现出跛行，伴或不伴下肢不等长。观察患者的步态，注意跛行或侧拐。
- 下肢的机械轴呈内翻，膝反屈和胫骨内旋也可能存在。
  - 检查矢状面上是否有膝反屈；如果存在，在手术时需要矫正它。
- Q角有助于临床评估胫股解剖轴角。
- 应评估关节活动度和侧副韧带松弛度。

影像学和其他诊断性检查

- 应拍摄下肢全长正位片（包括髋关节、膝关节、踝关节）（图1）。髌骨（而非足尖）必须朝正前方。

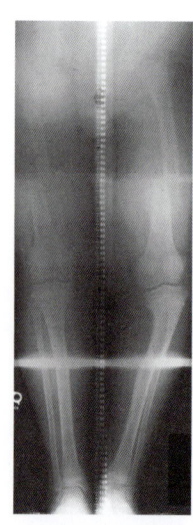

图1 青年型Blount病患者的正位片。

- 婴儿型Blount病具有几个特征性的放射学表现。
  - 为了帮助鉴别婴儿型Blount病和生理性膝内翻，可画出干骺端-骨干角。该角<10°符合生理性膝内翻，该角>16°则提示婴儿型Blount病。
  - 胫骨近端内侧锐利的成角、内侧鸟嘴样改变、内侧干骺端碎裂样变、进行性膝内翻及单侧患病都符合婴儿型Blount病。
    - 注意摄片时髌骨必须朝向正前方。
    - 如果胫骨内旋存在，双足部必须向内交叉，才能使髌骨朝前。而当髌骨朝前时，股骨远端的内外侧皮质线弧形应该是对称的。
  - 检查胫骨近端以确定Langenskiöld分期。
    - Ⅰ期(<3岁)：干骺端内侧和远端鸟嘴样变，伴整个干骺端不规则表现。
    - Ⅱ期(2.5~4岁)：楔形干骺端内侧钙化线呈陡直的前内方凹陷。
    - Ⅲ期(4~6岁)：鸟嘴样干骺端越发降低。
    - Ⅳ期(5~10岁)：骨骺增大。
    - Ⅴ期(9~11岁)：骺板裂隙形成，呈现出双重骨骺。
    - Ⅵ期(10~13岁)：胫骨近端内侧骺板闭合。
- 迟发性Blount病的特点是胫骨近端的病变比较轻微。
  - 这些病变包括骨骺内侧部分楔形变、关节面后内侧轻度塌陷、厚度不一的蜿蜒曲折的骺板、轻微或没有近端干骺端内侧碎裂表现。
  - Paley等[4]曾精辟地描述了畸形的摄片分析法。
  - 整个下肢对线不良的程度可以通过胫股解剖轴角或机械轴偏移来衡量和确定。胫股解剖轴角是胫骨和股骨干中轴线间的夹角，机械轴偏移是从膝关节中心到下肢机械轴的距离。
  - 对冠状面畸形的分析从对线异常试验开始。
    - 下肢机械轴是由髋关节中心到踝关节中点的连线。
    - 为了确定畸形是来自于股骨、胫骨或两者皆有，应测量关节走行方向角。
    - 通过测量股骨远端机械轴外侧角(mLDFA，正常值为85°~90°)和胫骨近端内侧角(MPTA，正常值85°~90°)，可以确定异常部位所在。
    - 通过测量关节线相交角以确定关节线是否为畸形的附加来源。
    - 如果股骨髁和胫骨髁的中点间距离超过3 cm，那么在冠状面上的半脱位也是畸形来源的一部分。
    - 最后，检查关节线以确定是否存在关节内因素造成的畸形。
- 做踝关节和髋关节的走行方向异常试验，以确定是否这些关节相对下肢机械轴走行方向是否正常。
  - 关节走行方向角异常提示该关节是畸形的来源。
- 必要时需行矢状面摄片并加以分析。
- 测量下肢长度以确定是否存在双下肢不等长。
- 需在术前计划时确定畸形点的位置或成角旋转中心(CORA)。

鉴别诊断

- 生理性膝内翻。
- 病理性原因：
  - 佝偻病。
  - 骨骼发育不良。
  - 局灶性纤维软骨性发育不良。
  - 肾性骨病。
  - 成骨不全。

非手术治疗

- 对于婴儿型Blount病，可选择支具治疗。
- 对于2岁以上、内翻畸形角度>15°，Langenskiöld分期为Ⅰ或Ⅱ期的Blount病患儿应考虑采用支具治疗[2]。
- 支具治疗通常对3岁以上肥胖的非洲裔美国女孩没有效果。
- 非手术支具治疗对青年型Blount病无效。

手术治疗

- 婴儿型Blount病的手术治疗与青年型的不同。
  - 在婴儿型Blount病患儿中，胫骨近端骺板还有多年的生长潜力。必须做胫骨近端截骨，使胫股解剖轴角矫正到中立位附近5°范围内。此外，还可做胫骨近端骨桥切除、胫骨近端外侧半骨骺阻滞(生长导向钢板)或胫骨平台抬高以改善骺板的对线，使日后生长趋于正常。
    - 婴儿型Blount病的终末期手术必须在5岁前完成，否则术后容易复发。
  - 对于青年型Blount病患者，可采取半骨骺阻滞和截骨术。但是，如果没有足够的生长潜力使半骨骺阻滞发挥疗效，截骨术才是矫形的首选治疗。半骨骺阻滞术会加重业已短缩的肢体的不等长程度。如果下肢不等长程度需要截骨延长，胫骨内翻应该采取截骨加外固定支架来矫正成角和对线畸形。

- 截骨的目的是获得关节线水平和机械轴正常。有许多种截骨方法可以治疗青年型Blount病，包括开口和闭口楔形截骨、穹隆形截骨和斜行截骨。
- 截骨后，可采用外固定或内固定方式。单纯使用石膏固定可导致矫形效果的丢失。
  - 截骨后用内固定治疗Blount病会产生一些并发症。Loder等[3]报道采用内固定治疗的病例效果差，发现许多病例可能是因术中测量对线困难而内固定在矫正不良的位置上。交叉克氏针固定易导致固定松动。钢板固定可导致应力遮挡、延迟和不愈合、内植物断裂，需要再次手术取出内植物。
  - 外固定治疗允许做即时或逐步矫形，并能根据临床和摄片检查结果做后期调整。另外，外固定治疗能矫正合并存在的肢体不等长。Price等[5]报道使用动力化外固定支架固定截骨治疗胫骨内翻成功，没有采用石膏辅助。可选用单臂、混合或环形外固定支架治疗。
- 在本章中，笔者讲述通过截骨和外固定架来矫治青年型Blount病的方法。本方法采用EBI多轴矫形系统（EBI, Parsippany, NJ）。这种支架能做即时或逐渐矫正两个平面的成角、位移、旋转和延长，并能克服环形支架的缺点。

术前计划[1,6]

- 拍摄站立位双下肢全长片（图1）。因为Blount病的畸形是位于干骺端或邻近关节的，所以胫骨的CORA位置不能简单通过画两条骨干轴线来确定。
  - 如果采用机械轴方法来做术前计划，胫骨近端的机械轴可以通过延长股骨机械轴（如果mLDFA正常）或根据对侧MPTA（如果正常）或人群正常值（87°）画此轴线。
  - 胫骨远段机械轴是一条起始于踝关节中点且平行于骨干的线。如果胫骨远段没有足够的骨干长度做依据来画这条线，可根据对侧胫骨远端外侧角（LTDA）或人群正常值（90°）画此轴线。
  - 这两线的交点就是CORA。
  - 若在进行对线试验时，发现股骨也是畸形的来源之一，按照Paley等[4]所描述的方法确定股骨的CORA。
- 本章所阐述的技术是针对畸形仅存在于胫骨近侧干骺端的青年型Blount病，且由于年龄或Langenskiöld分型不适合采用生长导向技术来治疗。
- 本技术采用的外支架可参照CORA位置，以3种不同的方式安装：以CORA为中心、与CORA垂直和于CORA近侧。
  - 以CORA为中心的安装是将外支架的铰链直接放置在CORA点上，可避免不必要的侧移。
  - 与CORA垂直安装是将外支架的铰链放在成角的平分线上，当放置在畸形的凸侧，可在矫正成角的同时产生延长的效果。建议只在需要延长时采用该方式。
  - 于CORA近侧安装是将铰链放在CORA附近。此安装方式是当支架铰链不能放在CORA点或成角平分线上时才采取，并依靠铰链的灵活性和侧移螺丝来矫正继发性的侧移。

体位

- 患者仰卧于透放射线手术台上。使用配有Jacksons摄影端（Mizuho Osi, Orthopaedic Systems, Inc., Union City, CA）的OSI手术台可以非常方便地透视。在患者同侧臀下垫一软枕。
- 通常不使用止血带。因为Blount病患者的大腿周径较大，使得止血带不能有效使用，同时还会增加出血量。
- 整条下肢消毒并铺巾。足趾外露以使在置钉时意外的神经刺激所引起的肌肉收缩可以被察觉。

入路

- 手术过程分为腓骨截骨、外支架安置、胫骨近端截骨和收尾工作。在显露胫腓骨做截骨前做预防性深筋膜切开术。
- 腓骨截骨和外侧间室筋膜切开采用小腿外侧入路。做内外侧小切口进行胫骨截骨，通过外侧切口行前间室切开松解。
- 术者必须熟悉小腿断面解剖和安全置钉位置。

Blount病的手术治疗

腓骨截骨

- 在小腿的中下1/3交界处的腓骨外侧做纵行切口,解剖至深筋膜。
- 做外侧间室预防性皮下筋膜切开减压。注意避免损伤腓浅神经及其分支。
- 显露腓骨长短肌。根据显露的需要,这些肌肉被牵向前方或后方,显露腓骨。然后用Cobb骨膜剥离器或直角钳骨膜下剥离腓骨,拉钩围绕腓骨放置,保护周围软组织。
- 胫骨朝外翻的方向矫正。因为腓骨在胫骨外侧,矫形将会使腓骨向近侧推移。
- 为了避免在腓骨近端损伤腓神经,去除一段腓骨(约1 cm)。腓骨斜行截骨使得截面近端在腓骨的后缘(技术图1)。截骨时需谨慎,避免电锯不经意间突破腓骨后内侧缘损伤腓动脉。
- 缝合伤口。因为此时缝合要比外固定支架安装后缝合更容易些。

置入外固定支架

- 外固定支架可在术前装配好,或在术中安装前装配。
- 选用旋转弧,其能矫正合并的旋转畸形和由外固定支架安装错误而产生的旋转畸形。
- 根据小腿近端周径选择环的尺寸(130、150、180或220 mm)。
- 弧形条的尺寸应该与小腿近段前方的弧度相称,使弧形条与小腿间保持两横指宽的距离。
- 此时,把成人多轴矫正系统(MAC)中心组件连接到旋转环的中心上,使MAC中心组件上的初级弧形条朝向前方。
- 将MAC凹形转接器安装在MAC中心组件的另一端,并将可伸缩外固定支架臂连接到凹形转接器。
- 调节MAC中心组件上的初级铰链,使外固定支架构型与胫骨成角畸形相似。
- 在本章所展示的病例中,MAC是以CORA为中心安装。
- 在透视下同术前计划那样定位CORA,并将1枚适当直径的导针(随MAC提供)由前向后插入CORA(技术图2A)。
- 导针必须垂直于胫骨骨干(在标准的畸形轴线上)。虽然将导针准确地固定在CORA上会有困难,但MAC装置的多角度或侧移和旋转调节功能,可校正任何因MAC偏离CORA所造成的继发畸形。
- 用无菌的Webril垫(Kendall Co., Mansfield, MA)扣在克氏针上作为间隔物,以保持两横指宽的间隙(技术图2B)。
- 将MAC的初级铰链中心孔套入克氏针上,以使外固定支架靠在间隔物上(技术图2C)。
- 把通用螺钉夹锁定在旋转弧上,并以此为导向置入2~3枚近端螺钉。
- 在胫骨近端安全区内置入3枚近端半钉。
- 至少有1枚半钉是由前内向后外侧置入,1枚是由前外向后内侧置入。
- 半钉应置入在骺板(可能开放着)的远侧。
- 注意不要过分靠近MAC装置放置半钉,以免阻碍其旋转。
- 先用直径4.8 mm钻头钻透双侧骨皮质,再拧入直径6.0 mm螺钉。
- 笔者倾向于使用羟基磷灰石涂层的螺钉以减少松动,从而降低感染的风险。通常使用的是螺纹长度约60 mm,总长160~180 mm的螺钉(技术图2D)。
- 根据患者的体型、置钉部位胫骨的管径及所选用弧形条的尺寸来选择螺钉的尺寸。
- 螺钉拧入后旋紧螺钉夹块。随后将MAC调整到胫骨畸形的状态,确保远侧螺钉夹块平行于胫骨干远段前内侧皮下骨面(技术图2E)。
- 通过可伸缩臂在胫骨干中段置入3枚远侧半钉(技术图2F)。采用螺钉的尺寸通常是总长120 mm、螺纹长度40 mm。
- 如果MAC安置于此,通过伸缩臂不能将螺钉置入胫骨上时,应去除CORA定位针,旋转、扭转或偏移该装置使螺钉能置入胫骨(若需要如此调整,则旋转畸形必须较其他畸形优先矫正,以使初级铰链与骨畸形对应)。
- 至此,所有螺钉(骨钉)都已置入。

胫骨截骨

- 使用MAC外固定支架当定位针定固在CORA上时,畸形矫正发生在CORA点。虽然截骨部位不一定需要经CORA,但必须在胫骨结节远侧,以减小对附近骺板和关节线的损伤。另外,在胫骨结节以远截骨还可避免牵张时把髌骨牵向远侧。

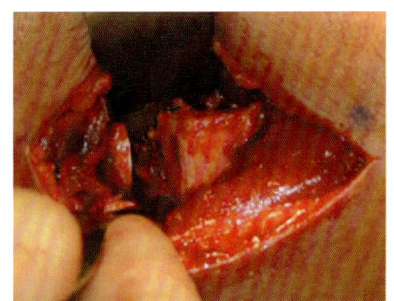

技术图1 从腓骨斜行截除1 cm长的楔形骨块。

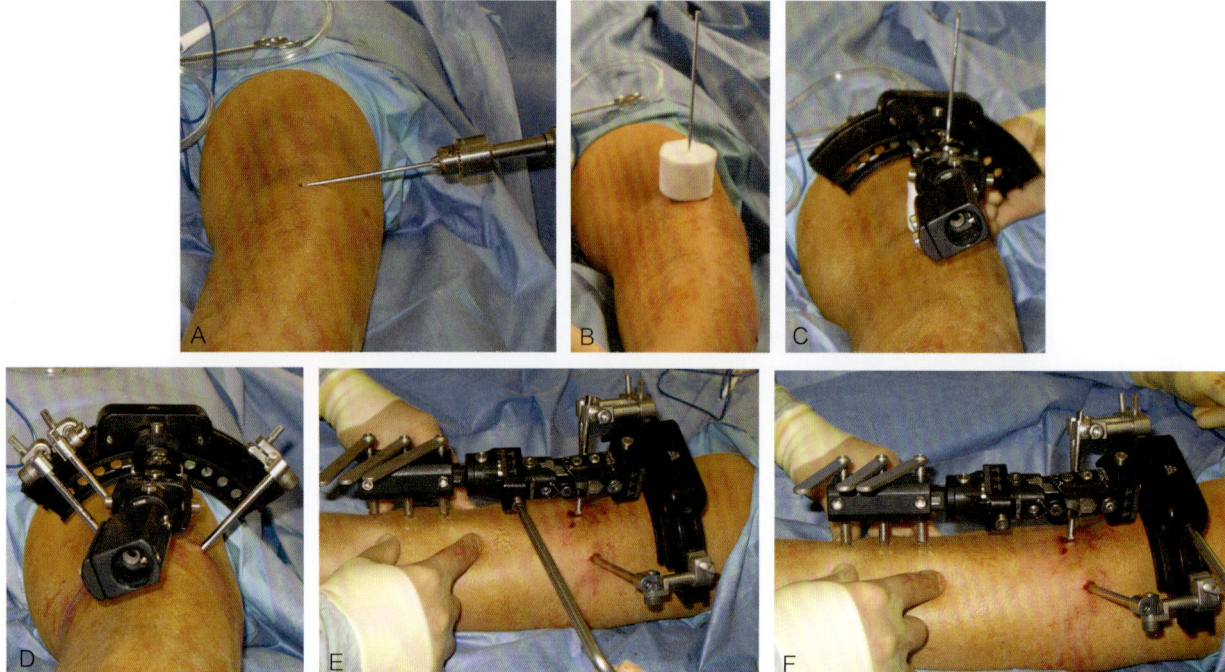

技术图2 A. 透视下确定CORA（这已在术前计划时确定）。B. 无菌化黏纱布垫插到导针基底部作为间隔物。C. MAC外支架放置在间隔物上。D. 在胫骨近端置入2～3枚骨钉。E. 调节MAC外支架的长度和成角，使其与畸形匹配。F. 在胫骨干上置入3枚骨钉。

- 胫骨截骨可使用多种技术。笔者倾向于通过在前内侧和前外侧各做横行切口，在骨膜下绕一线锯，截断胫骨。
- 透视以确定干骺端-骨干交界处截骨部位。
- 去除导针。
- 在胫骨截骨部位的内、外侧各做一2 cm的横行切口，以避免线锯损伤皮肤。
- 自外侧切口，解剖深入至前间室筋膜。
- 通过此切口，做预防性皮下前间室筋膜切开减压。

- 用一止血钳在截骨部位自骨膜下显露胫骨（技术图3A）。
- 用直角钳扯紧一根5号缝线，由骨膜下绕过胫骨后面（技术图3B）。另一止血钳从对侧伸向胫骨后侧，夹住缝线并将其从小腿的对侧拖出（技术图3C）。
- 为了确保线锯不会兜住胫前和胫后动脉，缝线的两端被拉紧时触诊足背动脉搏动，检查血流是否受到阻断。
- 这才将缝线拴住线锯，把线锯绕过胫骨后方。
- 用线锯完成截骨。

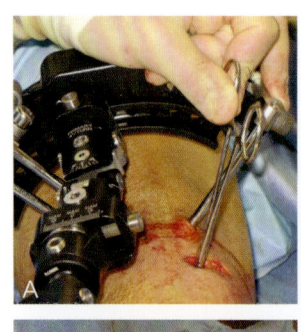
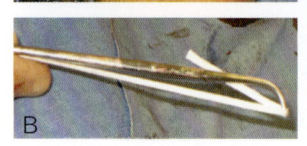
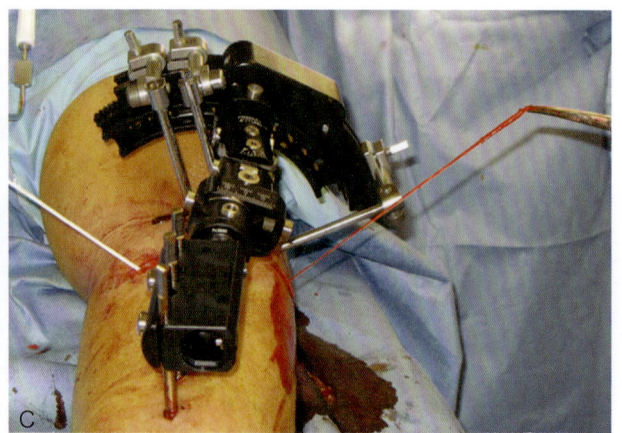

技术图3 A. 在截骨平面做骨膜下暴露胫骨。B. "脐带条"被直角钳拽住绷紧。C. "脐带条"被拖到胫骨的后方。

- 注意避免损伤皮肤。
- 透视证实截骨彻底,以及观察在外固定支架固定中远、近截骨段的对线状况。

手术结束

- 此时把延长装置通过调节旋钮使它滑进可伸缩臂中(技术图4A)。缩紧延长装置上的两枚螺钉。
- 最后旋紧外固定支架上的所有旋钮。
- 缝合所有伤口,并用消毒敷料覆盖(技术图4B)。
- 若神经和血管存在受牵拉损伤危险时,通常不做即时畸形矫正。
- 在术后1周内,患儿学习扶拐行走。患肢部分负重10 lb (4.53 kg)重量。
- 术后第8天时,指导患儿使用内六角L形扳手调节压缩牵张装置,每次旋转90°,每天4次。这样能每天延长1 mm。
- 术后14天时,摄片应显示胫骨截骨断端间出现约7 mm空隙(技术图4C、D)。
- 此时可开始矫正成角。指导患者把内六角扳手插入初级成角螺钮,并向矫正成角方向旋转90°。每旋转90°可矫正1°成角畸形,可方便地每天旋转4次,矫正4°,直至成角畸形完全矫正(技术图4E、F)。
- 拍摄下肢全长片以评估矫正情况。
- 继发性的畸形(屈曲和过伸)可通过次级铰链、侧移螺丝(每360°旋转矫正侧移1 mm)、延长螺丝和旋转弧(每90°旋转矫正1°旋转畸形)。
- 一旦畸形得到矫正,MAC装置上的所有螺钉和旋钮必须拧紧。一般至少需要约3个月才能安全拆除支架,且每延长1 cm需要增加固定时间至少1个月。
- 必须在正位和侧位像摄片上显示至少3面皮质,才能拆除外固定支架。
- 建议在手术治疗前接受外固定支架和畸形矫正方面的培训并获取经验。

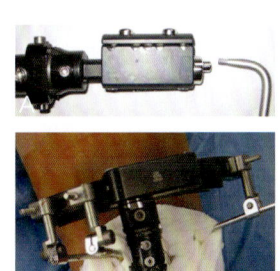
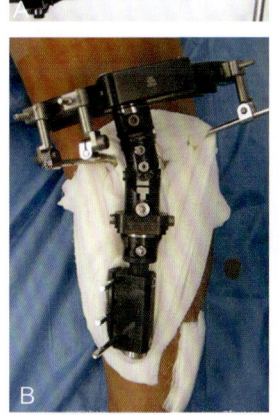
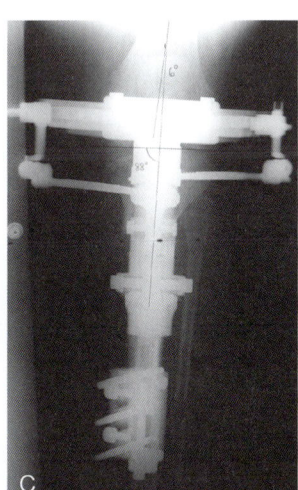
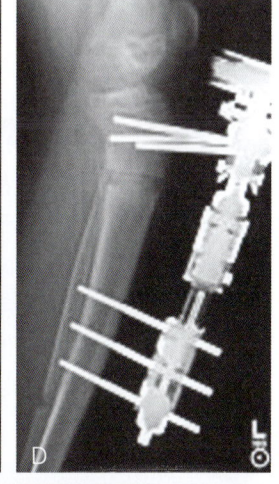
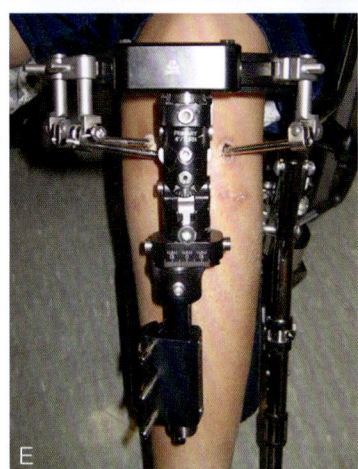
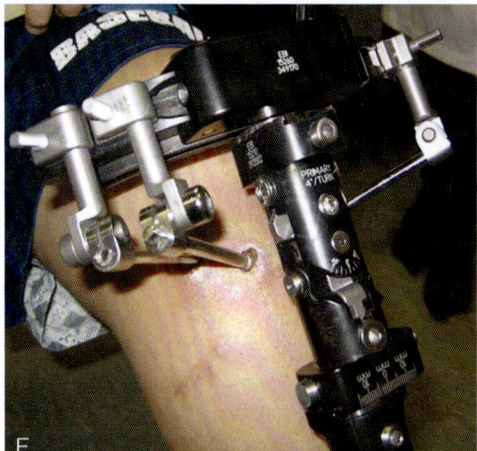

技术图4　A. 安装延长装置。B. 覆盖消毒敷料;C、D. 在矫正成角之前需要摄片证实截骨断端间有牵张间隙;E、F. 矫正直至成角变直。

要点与失误防范

指征	• 在治疗开始之前Blount病的诊断必须正确。其他治疗方案,包括半骨骺阻滞术(如果有足够生长潜力),必须与患儿和家长商讨
畸形矫正计划	• 必须仔细和系统地评估摄片,以确定CORA位置,是否合并股骨畸形或矢状面畸形
神经血管损伤	• 所有半钉必须在小腿安全区内置入,以避免造成不必要的神经或血管损伤 • 术后必须仔细检查神经和血管状况
术后治疗	• 患者在矫形期间必须密切随访以防发生对线不良。必须识别钉道感染并予以适当治疗

术后处理

- 患者被收住院,密切监测神经或血管损伤和骨筋膜室综合征症状和体征,持续1~3天。
- 初期仅允许患者做足尖踮地负重。术后立即开始做关节活动度操练。
- 术后第二天开始钉道护理。告知患者有关钉道感染的症状和体征。
- 起初7天内不做外支架调整和矫形。7天延迟期使截骨断端间骨痂形成。之后开始矫形。
- 矫形期以每天延长1 mm(每天4次,每次0.25 mm),延长7~8 mm开始,使骨端分离。接着矫正成角,从临床和影像学方面随访评估患者机械轴的矫正效果。通过闪烁摄影以确定下肢不等长程度,从而采用外固定支架做延长矫正。最后矫正旋转畸形(胫骨内旋)。将画有箭头的白色黏胶带贴在装置上以提醒患者如何正确地旋转旋钮,矫正对位对线和旋转方面的畸形。
- 在矿化期内,逐渐增加患肢负重。矿化期长度约为矫正期长度的两倍。绝大多数采用本技术治疗的青年型Blount病患者需要佩戴3~4个月的支架。他们可以在初期扶拐行走,并随截骨逐渐愈合而过渡到完全负重。可在外支架固定术3天后淋浴。
- 当摄片显示截骨和牵张形成的间隙已经愈合,外固定支架便可在门诊治疗室或手术室内拆除。拧出羟基磷灰石涂层螺钉需要较大的扭力,故必须在手术室给予足够的镇静和止痛下完成。

结果

- 由于青年型Blount病相对少见,文献中很少有关于结果的研究。
- Price等[5]报道过采用动力化外支架治疗23例、31条胫骨。所有截骨均获愈合。平均矫正角度20°,没有发生术后矫正角度丢失。

并发症

- 有报道称胫骨近端截骨的并发症相当高。
  - Steel等[8]报道,在46例胫骨截骨中有20%的神经性并发症,神经性并发症与截骨部位有关。截骨必须位于干骺端,以避免损伤胫骨近端骨骺。
  - 由于在此平面截骨矫形靠近胫骨前动脉可对它造成牵扯或压迫。由于矫形中动脉发生牵扯和压迫比发生撕裂或前间室水肿更常见,为了减少神经血管性并发症的风险,有指征做预防性前间室和外间室筋膜切开术。
- 其他并发症包括延迟愈合和不愈合。

致谢

- 感谢本章第一版的共同作者 Eric D. Shirley 医师[†]。

[†] 已逝世。

(鲍琨 译,秦晖 审校)

参考文献

[1] Birch JG, Samchukov ML. Use of the Ilizarov method to correct lower limb deformities in children and adolescents. J Am Acad Orthop Surg 2004;12:144-154.

[2] Laville JM, Chau E, Willeman L, et al. Blount's disease: classification and treatment. J Pediatr Orthop B 1999;8(1):19-25.

[3] Loder RT, Schaffer JJ, Bardenstein MB. Late-onset tibia vara. J Pediatr Orthop 1991;11:162-167.

[4] Paley D, Herzenberg JE, Tetsworth K, et al. Deformity planning for frontal and sagittal plane corrective osteotomies. Orthop Clin North Am 1994;25:425-465.

[5] Price CT, Scott DS, Greenberg DA. Dynamic axial external fixation in the surgical treatment of tibia vara. J Pediatr Orthop 1995; 15:236-243.

[6] Salenius P, Vankka E. The development of the tibiofemoral angle in children. J Bone Joint Surg Am 1975;57(2):259-261.

[7] Schoenecker PL, Meade WC, Pierron RL, et al. Blount's disease: a retrospective review and recommendations for treatment. J Pediatr Orthop 1985;5:181-186.

[8] Steel HH, Sandrow RE, Sullivan PD. Complications of tibial osteotomy in children for genu varum or valgum. Evidence that neurological changes are due to ischemia. J Bone Joint Surg Am 1971;53(8):1629-1635.

[9] Thompson GH, Carter JR. Late-onset tibia vara (Blount's disease), Current concepts. Clin Orthop Relat Res 1990;(255):24-35.

第56章 经皮股骨远端或胫骨近端骺板阻滞治疗下肢不等长

Percutaneous Distal Femoral or Proximal Tibial Epiphysiodesis for Leg Length Discrepancy

Emily R. Dodwell and Roger F. Widmann

定义

- 骺板阻滞术是对一个骺板(生长板)的处理,引起暂时或永久、部分或完全的生长抑制,从而纠正儿童肢体长度或成角畸形。
  - 在下肢不等长的情况下,骺板阻滞术必须对称地阻滞肢体的生长,单纯缩短,不出现角畸形。骺板破坏有多种方法(如钻孔、刮除、放射等),或用各种装置阻滞(穿过骨的螺钉或在骺板周围U形钉/小钢板),或各种形式的骨移植,如开放式Phemister技术[22]。
  - 现今,两种最常用的技术是经皮钻头和经皮螺钉骺板阻滞术[7]。
- 在一个或多个骺板上阻滞,从而抑制了长肢的生长。因此,短肢的剩余生长可能会"赶上",从而在成熟时接近长肢的长度。
- 预计下肢差异小于2~2.5 cm的患者通常不需要手术干预,可以通过观察或鞋底增高/垫鞋垫来治疗。
- 当预测下肢的最终肢体长度差异为2~5 cm时,通常考虑进行骺板阻滞术。差异大于5 cm的患者可考虑采用其他方法,包括短肢延长。一些差异较大的患者可在其短侧进行延长,并在其长侧进行骺板阻滞,以尽量减少所需的延长时间。
- 如果残余腿长差异小于2 cm,则认为肢体平衡手术成功。
- 为了取得长短均衡,外科医生必须了解患者长度差异的病因,根据其原因,按年龄和骨骼年龄划分的患儿的成熟度、患儿身高百分比,以及父母和兄弟姐妹的身高来预测增长。

解剖

- 骺板由软骨细胞组成,这些细胞增殖并远离骺板生长。
  - 生发细胞位于骺板骨骺侧。
  - 股骨远端和胫骨近端骺板呈波状且略微弯曲。
- 神经血管束位于股骨远端骺板的后部和中线。
- 膝关节处的腓总神经沿腘窝的外侧倾斜,靠近股二头肌的内侧边界和腓肠肌外侧的头部,朝向腓骨的头部。
  - 神经向后缠绕在腓骨近端的颈部,到达腓骨长肌深面,在该处分为腓浅神经和腓深神经。

流行病学

- 约25%的患者肢体长度差异为1 cm或更大,而2 cm或更大的肢体长度差异的发生率约为1/1 000。
- 骺板阻滞术是北美最常用的肢体长度均等化手术方法。

发病机制

- 肢体长度差异的病因可能是先天性/发育性;与肿瘤有关;神经肌肉疾病骨骼发育不良,或通过外伤、感染辐射或其他原因获得。病因包括以下几类:
  - 先天性缩短:股骨近端局灶性缺损、髋内翻、先天性股骨短缩、腓侧和胫侧半肢畸形、半肢萎缩。
  - 先天性过长:过度生长综合征,如半肢肥大、Beckwith-Wiedemann综合征、Klippel-Trenaunay-Weber综合征和Parkes-Weber综合征。
  - 骨骼发育不良或肿瘤:多发性遗传性外生骨疣可能会导致患侧肢体缩短,因为生长软骨细胞会分化到软骨肿瘤上。放疗邻近的恶性肿瘤可能会导致生长抑制或完全破坏软骨细胞,从而导致肢体长度差异或角畸形。
  - 感染:骺板破坏可能是由于邻近的干骺端或骨骺细菌性骨髓炎引起,或关节囊内骺板(如髋部和肩部)直接累及骺板。
  - 麻痹:小儿脊髓灰质炎、脑瘫及其他神经系统疾病通常会导致患侧缩短。
  - 创伤:直接损伤生长板,创伤后骨质丢失或缩短,以及股骨骨折后过度生长。
- 其他:股骨骨骺滑脱,Legg-Calvé-Perthes病。

自然病程

- 肢体长度差异的原因可能是静态的,也可能随着发育而增加或减少。
  - 先天性肢体长度差异通常随时间成比例增长,如出生时比健侧短10%的胫骨到成熟时仍比正常侧短10%。
- 2 cm以下的腿长差异通常可以耐受。
  - 未经治疗的肢体长度差异超过3 cm,可能会导致盆腔倾斜、视觉步态障碍、短腿步态或结构性/非结构性脊柱侧弯。
- 根据动力学数据,肢体长度差异大于长腿的5.5%会降低步态效率[23]。
- 肢体长度差异与膝关节或髋部疼痛或关节炎之间没有因果关系。一项大规模的人群研究表明,肢体长度差异与膝关节炎之间存在关联,但没有因果关系的证据[9]。
- 尽管脊柱侧弯与肢体长度差异有关,但没有证据表明肢体长度差异会导致脊柱结构弯曲。在短腿下垫高使骨盆水平,可以评估真实的脊柱侧弯。
- 钻头骺板阻滞术后,骨骺与干骺端之间形成骨桥,从而阻止了骺板生长。使用放射立体定向(RSA)三维成像技术在手术后的3个月内记录了生长停滞[11]。
- 螺钉骺板阻滞术后,骺板受到压迫或束缚。与消融技术相比,骺板闭合可能稍有延迟。在螺钉骺板阻滞术的6个月内已记录了生长抑制,但未使用RSA或其他高度准确的技术进行测量。

病史和体格检查

- 通常可以通过仔细的病史和体格检查来确定肢体长度差异的原因。
- 常见症状包括跛行、代偿性步态、骨盆倾斜和非结构性脊柱侧弯。
- 体检结果取决于病因。
- 在半肢肥大性(综合征和非综合征)中,患肢的长度和周长都可能增大。在典型的半肢肥大中,可能会出现上肢肥大以及半面部不对称。血管过度生长综合征可能与皮肤或深部血管瘤有关,可能会改变手术方法。
- 可用垫块试验来测量肢体长度的差异,将较短的腿放在逐渐增高的垫块上,直到髂骨后部水平。通过这种方法可以准确地检测出小至2 cm的差异,并且不受患者大小或体重的影响。
- 真实的肢体长度是从髂前上棘到内踝尖端测量的。重要的是,将腿放在相同的位置以测量真实的腿长,因此,此测量的准确性不如垫块测试。
  - 如果患者的右髋外展畸形为20°,则将左髋置于外展20°以测量真实长度。
- 患儿仰卧,两腿互相平行,测量腿的外观长度,标志是内踝顶端的脐部。骨盆倾斜、髋部和膝关节的固定畸形会影响测量结果。该方法的精确度也远低于垫块测量。
- 注意所有关节的运动范围,主要是髋关节、膝关节、踝关节和踝关节。踝关节的活动范围在膝关节伸直和屈曲的情况下测量。

影像学和其他诊断性检查

- 传统用普通X线摄片记录肢体长度的客观差异。
- 站立位,两髌骨面向前方,获得全长(髋部至踝部)前后X线片。将适当大小的垫块放在短腿下方,以使骨盆水平。使用长的X线暗盒[51 in(1 in=2.54 cm)],X线束中心距膝关节 10 ft(1 ft=30.48 cm)。经常使用射线可透过的标尺来辅助计算肢体差异。
  - 包括从髋关节到踝关节的侧位片,以进一步评估肢体长度,因为矢状面的挛缩可能会导致前后位片测量不准确。该侧位片还可以评估冠状平面中的成角畸形。
  - CT已成为肢体长度差异小剂量精确成像的金标准。
  - CT扫描图在测量肢体长度差异方面与狭缝扫描一样精确,同时在关节挛缩的情况下更容易测量肢体长度差异。狭缝扫描仅具有历史意义,不再用于测量肢体长度差异。
  - EOS[8]是一种低剂量、高分辨率的放射成像系统,可同时捕获站立的前后位、侧位及全身X线片[17]。
  - 最近,EOS双平面成像系统已被证明具有同等的准确性和可靠性,同时患者可站立位成像,从而可以从单个低剂量图像获得肢体长度和对线方式。EOS[6]的辐射暴露也更低。
- 骨骼年龄可以通过左手或腕部X线片结合Greulich和Pyle方法确定[10]。
  - 另外,可以使用特殊外科医院(HSS)的速记方法。该方法源自Greulich和Pyle,每个年龄使用单一的射线照相标准,可以快速确定骨龄[12]。
- 可以通过多种方式预测患儿成年后的肢体长度差异:
  - 算术方法[18]。
  - 剩余成长法[1,2]。
  - Moseley直线法[20]。
  - Paley乘法器技术[21]。
- 包含Paley乘法的应用程序可在智能手机或计算机上方便地用于临床,可计算出先天性畸形和后天性畸形在患儿成年后的长度差异。
  - 通过上述方法,父母和兄弟姐妹的身高可能有助于解释预测身高。
- 对于继发于骺板闭合的肢体长度差异,采用图形或算术方法有助于确定骺板阻滞术的适当时机。

鉴别诊断

- 明确的缩短(如股骨或胫骨)。
- 由于髋关节脱位而明显缩短。
- 挛缩引起的缩短。
- 成角畸形导致的明显缩短。
- 长度和肢体周长增加的过度生长综合征:半肢肥大。
- 先天性肢体缺陷。
  - 创伤、放射线、肿瘤、感染、烧伤和其他原因。

非手术治疗

- 预测成熟时肢体长度差异小于2.5 cm,则无须治疗。
- 鞋履可用于治疗成熟时低于2 cm的肢体长度差异。
  - 通常,患儿可使用增高鞋垫直到合适的骨骼年龄再行平衡手术。

手术治疗

- 骺板阻滞术最常见于股骨远端或胫骨近端伴或不伴腓骨骺板。
- 内侧和外侧骺板消融导致骨桥在骨骺和干骺端之间形成,从而在该骺板实现生长抑制。
  - 可通过不同的工具来完成,包括刮匙、钻头、磨钻、铰刀或放射消融。
- 部分学者建议仅在周围进行消融,因为已证明在内侧和外侧的骺板周围形成骨桥会导致自发中央闭合。
- 笔者首选的机械消融方法包括消融大部分的骺板,包括中央部分。
  - 由于骺板周围皮质完整(除了两个小钻孔),术后可保持骨骼的稳定性,患者可以负重可承受的重量,尽管传统上患儿首先要用拐杖保护几周。
  - 尽管有可能破坏稳定性和理论上有Salter Harris骨折的担忧,但尚无明确的证据支持儿童何时重新参加运动,因此在机械消融后的最初6周内推迟重返运动是合理的。
    - 穿骺板螺钉是抑制纵向生长的另一种选择,该技术束缚了骺板引起的生长抑制。

术前计划

- 通过获得的骨龄并使用前面提到的预测方法来确定预期的剩余生长。
- 如果预期胫骨和腓骨之间的最终差异超过2 cm,则除

了胫骨近端外,还应进行腓骨近端骺板阻滞。
  - 没有一种方法是完全准确的,每种方法的误差最大为1.5 cm。
  - 笔者的偏好是使用乘数法。
  - 图表可用于获得性和先天性腿长的差异,并且可以使用计算器或乘数特定的软件程序或智能手机应用程序轻松计算预估的增长。
  - 研究表明,螺钉外生术对生长的抑制作用可能比钻/刮除术弱,尽管这并非笔者的经验[15]。

体位

- 对于用钻头/刮匙和螺钉的骺板阻滞术,患者仰卧在可透X线的手术台上。
  - 手术侧臀部下方的垫高可能有助于保持髌骨向前。
- 止血带放在大腿近端,但除非发生出血,否则不要充气。
  - 腿垫高于圆枕或楔形垫上将有助于进行侧位透视检查,并使电线、钻头、螺钉从内侧和外侧起始点定位(图1)。
  - 透视可以从患者的非手术侧进行。

入路

- 钻头和刮匙。
  - 股骨远端骺板阻滞。
    - 在骺板的皮肤平面,在内侧和外侧纵行切开5 mm的切口。
  - 胫骨近端骺板阻滞。
    - 在骺板的皮肤平面,在内侧和外侧切开5 mm的纵行切口,外侧切口位于腓骨头的正前方。

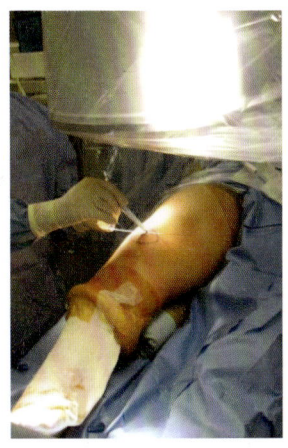

图1 患者仰卧在可透X线的手术台,用圆枕或楔形垫垫高下肢,以利于进行前后位和侧位的透视,指导骺板内侧和外侧进针点。

- 腓骨近端骺板阻滞。
  - 使用胫骨外侧相同的切口；但是，在腓骨的骺板阻滞中，钻头和刮匙在腓骨的前侧和上侧进入，并且纵行交叉骺板。
- 螺丝。
  - 股骨远端骺板阻滞。
    - 在骺板近端4~6 cm，内侧和外侧向纵行切开8 mm。
  - 胫骨近端骺板阻滞。
    - 在骺板远端4~6 cm，内侧和外侧向纵行切开8 mm。
    - 外侧螺钉的切口刚好在胫骨嵴的外侧，将前间室肌侧拉向外侧。

股骨远端或胫骨近端的钻头和刮匙骺板阻滞术

骺板准备

- 在皮肤表面用金属标记物标记骺板内、外侧，透视确定（技术图1A）。
- 用手术刀在骺板水平内侧和外侧做5 mm皮肤切口（技术图1B）。
- 使用4.5 mm钻头进入内侧皮质，并使其穿过骺板而朝向外侧（技术图1C）。先笔直指向，然后抬高和降低钻的手柄，使钻头多角度向前、向后前进。注意避免向前或向后穿出皮层。在胫骨近端钻孔时，应注意避免损伤胫骨结节（技术图1D、E）。
- 笔者建议做第二个切口，从身体外侧重复该过程。但是，也可以从单个切口（内侧或外侧）进行股骨和/或胫骨骺板阻滞。

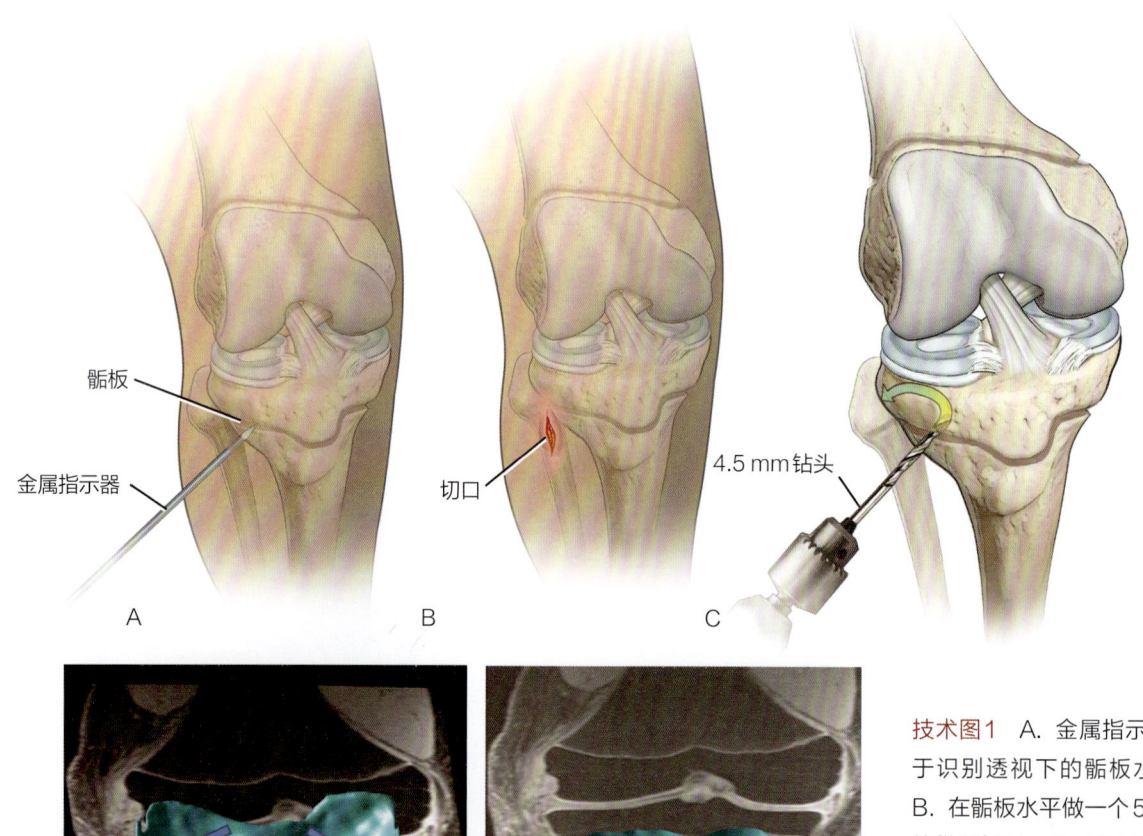

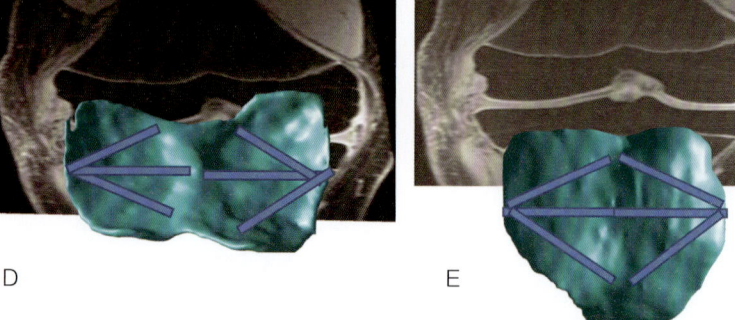

技术图1 A. 金属指示器用于识别透视下的骺板水平。B. 在骺板水平做一个5 mm的纵行切口。C. 用4.5 mm的钻头从内侧和外侧进入骺板。D、E. 股骨远端和胫骨近端的MRI骺板图，显示了经皮钻头和刮匙骺板阻滞时的钻头和刮匙的预期路径。

骺板消融

- 刮匙穿过钻孔前进(技术图2A~C),用于刮除前面、后面、侧面、头部和尾部的骺板细胞。注意避免向前、向后或近端破坏皮质。
- 透视以确认刮匙穿过骺板区域。
- 可以将不透射线的染料注入骨质破坏的部位,以确认骺板消融(技术图2D、E)。
  - 目标是从内侧和外侧消融至少50%的骺板。
- 骺板阻滞后,在X线片上不再容易辨别这些骺板(技术图2F、G)。

伤口闭合

- 根据外科医生的喜好,伤口可以分层闭合。

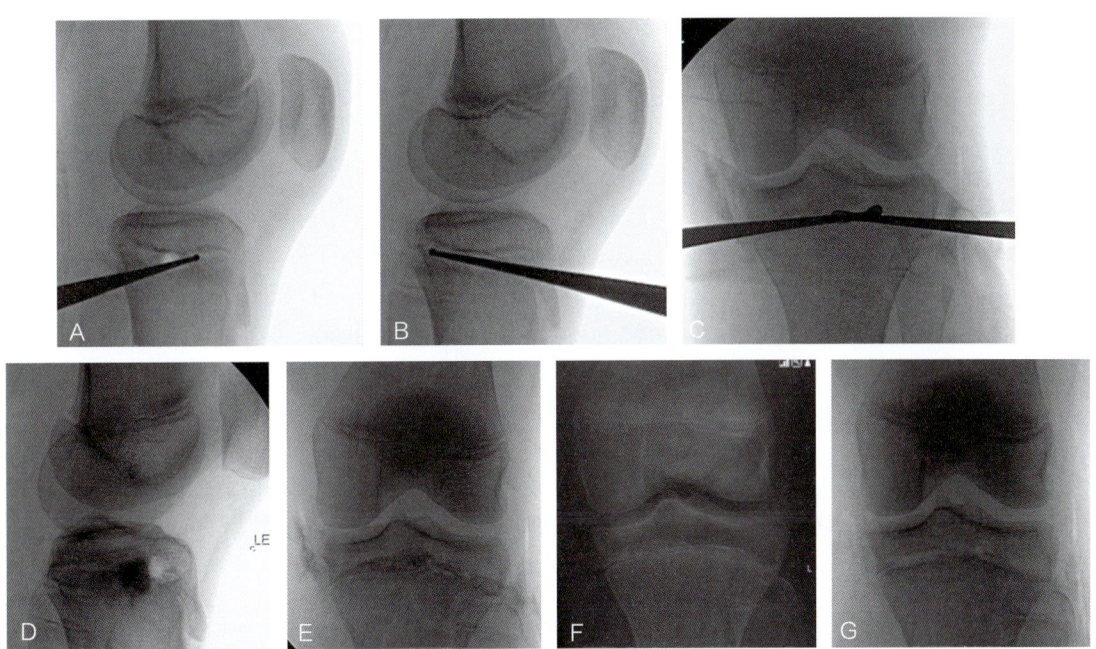

技术图2 刮板通过内侧和外侧钻孔到达中线(A)、中心(B)、前面和后面(C)。D、E. 刮除后,可将造影剂注入骺板区域,显示已被机械破坏的面积。F. 机械性破坏胫骨骺板之前,术前的胫骨近端骺板。G. 钻头和刮匙破坏胫骨近端胫骨骺板后,显示骺板的去除。

腓骨近端的钻头和刮匙骺板阻滞

- 胫骨骺板阻滞的前外侧切口可用于近端腓骨骺板阻滞。
- 钻头在腓骨骺板平面会使腓总神经处于危险之中(技术图3A)。
  - 为避免损伤腓总神经,从腓骨头的前上方皮质进入,穿过骨骺(技术图3B)。
  - 钻头和刮匙从近端穿过骺板到远端。
  - 腓骨的最近端通常位于胫骨骺板的水平。
- 刮匙用于消融腓骨的整个中央区域,以实现骺板阻滞(技术图3C)。

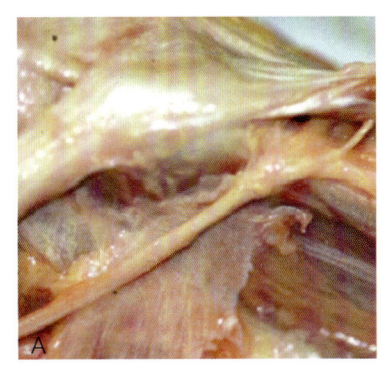

技术图3 A. 在腓骨头处解剖腓总神经。

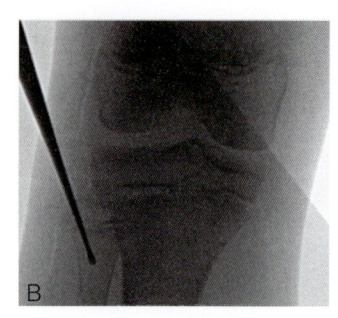
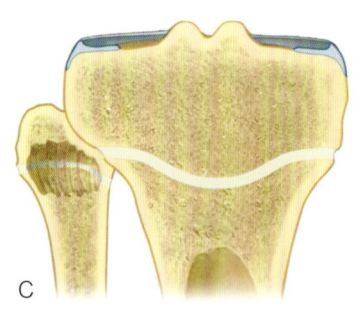

技术图3（续） B. 使用钻头进入近腓骨的前上侧，然后进入刮匙。C. 在腓骨近端骺板中央部分的破裂导致骨桥横越该骺板。

螺钉骺板阻滞术

股骨螺钉

- 透视下标记内、外侧的骺板部位和入口点（技术图4A）。
- 在股骨远端，导针顺行方式穿过骺板，在内、外侧距骺板近端约5 cm处做8 mm皮肤切口。
- 打入导针时，要使内侧导针穿过骺板的外侧一半，而外侧导针则要穿过骺板的内侧一半（技术图4B、C）。
- 导针进入骨骺但避免进入关节。
- 然后用5 mm钻头对导针进行钻孔，并在生长板上拧入7.3 mm全螺纹空心螺钉（技术图4D、E）。
  - 使用全螺纹螺钉以便于去除。

胫骨螺钉

- 导针逆行打入胫骨螺钉，在距骺板内侧和外侧约5 cm处做8 mm的切口，瞄准近端。
- 应注意避免螺钉尖端进入软骨下骨。
- 由于后胫骨倾斜，屈曲度不同的正位X线片可帮助显示关节表面和螺钉尖端的真实位置。

伤口闭合

- 按照外科医生的首选方法对切口进行冲洗和闭合。使用无菌敷料。患者可以忍受拐杖承受的重量时建议去除拐杖，并逐渐增加活动。

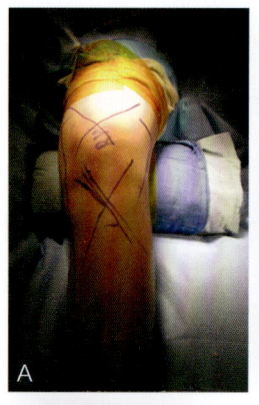
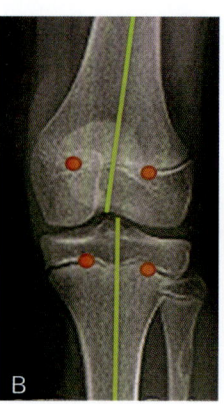
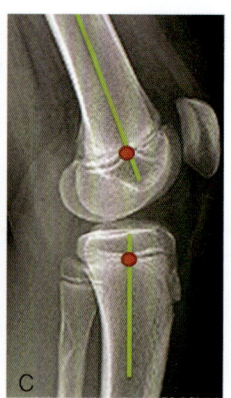
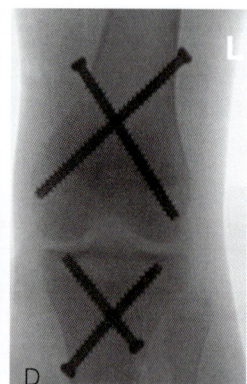
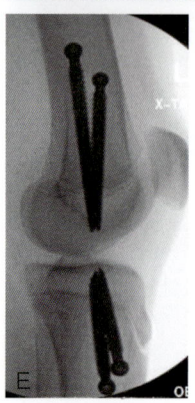

技术图4 A. 透视下标出螺钉的计划轨迹。B. 在前后位中，股骨内侧螺钉应在骺板外侧半的中间通过骺板，而股骨外侧螺钉应在骺板内侧半的中间穿过。C. 从侧面看，两个螺钉都应尽可能靠近中线。绿线表示中线。红点表示螺钉的理想交叉点。D、E. 显示了两个全螺纹的7.3 mm空心螺钉在股骨远端顺行，在胫骨近端逆行。

要点与失误防范

骨龄和年龄的差异	• 用骨龄计算剩余生长能力
图像	• 最近，EOS双平面成像系统已被证明具有同等的准确性和可靠性，并且可在站立位对患者进行成像，从而可以从单个低剂量图像获得下肢的长度和对线方式
内植物突起	• 告知患者可触摸到螺钉。使用全螺纹的螺钉，将有助于轻松取出螺钉，在完全封闭骺板后尽快将其取出
螺钉放置	• 不对称地、非最佳位置置入螺钉，少于4个的螺纹穿过骺板，可能会导致骺板阻滞失败或出现成角畸形
神经肌肉无力的短肢	• 偏瘫、足下垂或其他神经系统疾病的患者可能难以抬起脚尖和(或)绊倒。在这种情况下，将患腿短1~1.5 cm可能是有益的
随访至成年	• 一些疾病往往以难以预测的方式进展。如果纠正下肢长度且剩余的生长导致长侧变短，则可能需要对侧骺板阻滞

术后处理

- 钻头骺板阻滞术会破坏大面积的骺板。尽管除了内侧和外侧钻孔外，皮质都是完整的，但该过程被认为可能会导致不稳定。因此，为患者提供伸直的膝固定器，他们可在疼痛耐受下负重。根据症状需要，可以使用拐杖减轻负重。患者通常会在4~6周内避免运动和冲击力大的活动。
- 螺钉骺板阻滞术通常认为是稳定的。患者可以穿着柔软的敷料出院，且在疼痛耐受下负重。根据症状需要，可以使用拐杖、膝关节固定器和减轻的负重，由于这不破坏稳定，因此患者可以耐受恢复运动[7]。
  - 术后2周进行临床检查，每6个月进行临床和X线检查，直至可以确认骺板闭合并评估可能的并发症，包括角畸形或生长停滞失败。
- 尽管也可以使用CT扫描或普通X线，但首选全长站立式平片或EOS式放射线摄片。
  - 据报道，机械消融(钻头/刮匙)后的骺板闭合可早在1个月，放射立体定向分析记录了3个月时完全闭合[11]。
- 螺钉骺板阻滞术的生长抑制可能至少6个月，一项研究[23]报道提示，螺钉骺板阻滞术后骺板闭合约需要1年。

结果

- 表1总结了与两种经皮阻滞技术相关的结果和并发症。
- 与传统的开放式骺板阻滞相比，经皮钻头骺板阻滞术和经皮螺钉阻滞术更加美观，并且恢复更快[3]。
- 在一项小的回顾性系列研究中，将钻头骺板阻滞术与内、外侧8字板(外周栓阻)进行了比较。8字板对生长的抑制作用较弱，笔者不建议使用内、外侧8字板来均衡腿长[24]。
- 在使用U形钉平衡肢长病例中，超过50%发生了机械轴偏移，笔者建议在使用内、外侧U形钉来平衡腿长时要谨慎。

表1 两种经皮阻滞技术的疗效和并发症

参数	钻头	螺钉
股骨远端骺板闭合时间	3个月，根据RSA[11]	6个月内[19]
胫骨近端骺板闭合时间	3个月，根据RSA[11]	6个月内[19]
再手术率	0~17%[5,24]	0~18%
成角畸形发生率	0[5,14]	0~20%
阻滞失败率	0~13%	0~20%
感染	0~7%	0
血肿	0~5%	0
膝关节积液	4%~5%	未评估
皮肤水疱	9%	未评估
腓神经麻痹	5%(腓骨骺板阻滞)	未评估
骨折	2%	0
贯穿关节	2%	未评估
内植物失败	未获得	2.3%
外生骨赘/移位骨化形成	3%[16]	未评估

注：RSA, radiostereotactic, 立体放射技术。

并发症

- 经皮机械消融技术的并发症发生率为2.9%～33%，经皮螺钉技术的并发症发生率为16%～27%[4]。
- 表1列出了多项已发表系列报道的并发症和发生率。

（马焕芝　译，秦晖　审校）

参考文献

[1] Anderson M, Green WT, Messner MB. Growth and predictions of growth in the lower extremities. J Bone Joint Surg Am 1963;45-A:1-14.

[2] Anderson M, Messner M, Green WT. Distribution of lengths of the normal femur and tibia in children from one to eighteen years of age. J Bone Joint Surg Am 1964;46:1197-1202.

[3] Babu LV, Evans O, Sankar A, et al. Epiphysiodesis for limb length discrepancy: a comparison of two methods. Strategies Trauma Limb Reconstr 2014;9(1):1-3. doi:10.1007/s11751-013-0180-9.

[4] Campens C, Mousny M, Docquier PL. Comparison of three surgical epiphysiodesis techniques for the treatment of lower limb length discrepancy. Acta Orthop Belg 2010;76(2):226-232.

[5] Craviari T, Bérard J, Willemen L, et al. Percutaneous epiphysiodesis: analysis of a series of 60 full-grown patients [in French]. Rev Chir Orthop Reparatrice Appar Mot 1998;84:172-179.

[6] Escott BG, Ravi B, Weathermon AC, et al. EOS low-dose radiography: a reliable and accurate upright assessment of lower-limb lengths. J Bone Joint Surg Am 2013;95(23):e1831-e1837.

[7] Ghanem I, Karam JA, Widman RF. Surgical epiphysiodesis indications and techniques: update. Curr Opin Pediatr 2011;23(1):53-59.

[8] Gheno R, Nectoux E, Herbaux B, et al. Three-dimensional measurements of the lower extremity in children and adolescents using a low dose biplanar X-ray device. Eur Radiol 2012;22(4):765-771.

[9] Golightly YM, Allen KD, Renner JB, et al. Relationship of limb length inequality with radiographic knee and hip osteoarthritis. Osteoarthritis Cartilage 2007;15(7):824-829.

[10] Greulich WW, Pyle S. Radiographic Atlas of Skeletal Developmental of the Hand and Wrist, ed 2. Stanford: Oxford University Press, 1959.

[11] Gunderson RB, Horn J, Kibsgard T, et al. Negative correlation between extent of physeal ablation after percutaneous permanent physiodesis and postoperative growth: volume computer tomography and radiostereometric analysis of 37 physes in 27 patients. Acta Orthop 2013;84(4):426-430.

[12] Heyworth BE, Goldstein M, Schneider R, et al. A new validated shorthand method for determining bone age. Hospital for Special Surgery. Available at http://www.hss.edu/files/HSSBoneAge-Poster.pdf. Accessed August 18, 2014.

[13] Hofmann SR, Roesen-Wolff A, Hahn G, et al. Update: cytokine dysregulation in chronic nonbacterial osteomyelitis (CNO). Int J Rheumatol 2012;2012:310206.

[14] Horton GA, Olney BW. Epiphysiodesis of the lower extremity: results of the percutaneous technique. J Pediatr Orthop 1996;16:180-182.

[15] Ilharreborde B, Gaumetou E, Souchet P, et al. Efficacy and late complications of percutaneous epiphysiodesis with transphyseal screws. J Bone Joint Surg Br 2012;94(2):270-275.

[16] Inan M, Chan G, Littleton AG, et al. Efficacy and safety of percutaneous epiphysiodesis. J Pediatr Orthop 2008;28(6):648-651.

[17] Lazennec JY, Rangel A, Baudoin A, et al. The EPS imaging system for understanding a patellofemoral disorder following THR. Orthop Traumatol Surg Res 2011;97(1):98-101.

[18] Menelaus M. Correction of leg length discrepancy by epiphyseal arrest. J Bone Joint Surg Br 1966;48(2):336-339.

[19] Métaizeau JP, Wong-Chung J, Bertrand H, et al. Percutaneous epiphysiodesis using transphyseal screws (PETS). J Pediatr Orthop 1998;18(3):363-369.

[20] Moseley C. A straight-line graph for leg-length discrepancies. J Bone Joint Surg Am 1977;59(2):174-179.

[21] Paley D, Bhave A, Herzenberg JE, et al. Multiplier method for predicting limb-length discrepancy. J Bone Joint Surg Am 2000;82-A(10):1432-1446.

[22] Phemister DB. Epiphysiodesis for equalizing the length of the lower extremities and for correcting other deformities of the skeleton. Mem Acad Chir 1950;76:758-763.

[23] Song MH, Choi ES, Park MS, et al. Effects and complications of percutaneous epiphysiodesis using transphyseal screws in the management of leg length discrepancy: optimal operation timing and techniques to avoid complications [published online ahead of print June 26, 2014]. J Pediatr Orthop.

[24] Stewart D, Cheema A, Szalay EA. Dual 8-plate technique is not as effective as ablation for epiphysiodesis about the knee. J Pediatr Orthop 2013;33(8):843-846.

第57章 骺板骨桥切除
Excision of Physeal Bar

Anthony A. Stans

定义

- 骺板骨桥,或称局部骺板过早闭合,是一种贯穿骺板而形成的骨性连接,它能够影响骺板的生长[7]。
- 这种局部骺板阻滞可以导致三种显著的临床后果:
  - 成角畸形。
  - 肢体长度差异。
  - 在双骨肢体例如前臂和小腿出现骨骼长度差异。
- 当对患有骺板骨桥的患者进行评估时,笔者必须慎重考虑肢体残留的生长能力是否能足够导致出现显著性的长度差异或成角畸形。
- 对所预测的肢体剩余生长的线性增长幅度和年限进行仔细分析。

解剖

- 正常的骺板作为一种生理性软骨屏障,将骨骺和干骺端骨小梁相分隔(图1)。

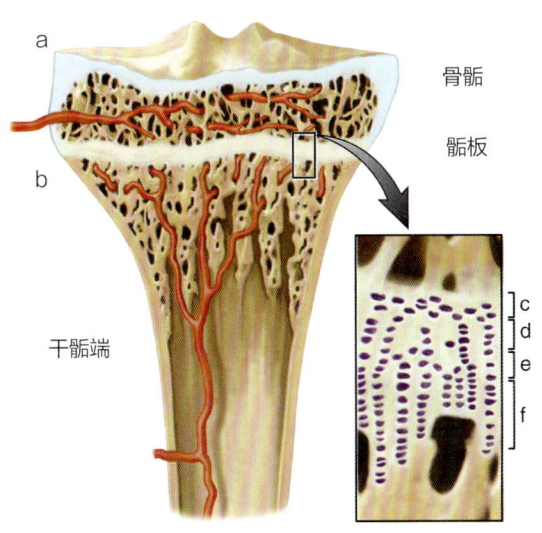

图1 骺板是一个分隔骨骺和干骺端骨小梁的生理性软骨屏障。同时,它也是一种血流屏障,分隔骨骺(a)和干骺端血供(b)。骺板放大图显示了四层骺板细胞:静息细胞区(c)、增殖细胞区(d)、肥大细胞区(e)和软骨内成骨区(f)。任何损伤一旦破坏这一生理性屏障、显著地破坏骨骺血供、损伤静息或增殖细胞层,就可导致骺板骨桥的形成。

- 血管无法横贯骺板,从而使骨骺和干骺端有独立的血供[1]。
- 骺板由4个细胞层组成:静息层、增殖层、肥大层和软骨成骨层。

发病机制

- 当软骨屏障因外伤、感染或细胞死亡而受到破坏,骨骺和干骺端骨小梁发生连续性愈合,骨桥即可形成[9]。
- 骺板解剖结构的变异易造成骺板骨桥的形成。例如,桡骨远端骺板是相对的二维、单平面结构,而股骨远端骺板是一个更为复杂的三维、双凹面结构。
- 桡骨远端骺板骨折相当常见,而随后骺板骨桥的过早形成却相对稀少。相比之下,股骨远端骺板骨折并不常见,但损伤后容易形成骺板骨桥。
- 股骨远端骺板的三维结构需要有相当大的能量才能使其发生骨折,其复杂的几何形状增加了骨骺和干骺端之间骺板软骨屏障发生损伤的可能性,从而增加了损伤后局部骺板骨桥形成的风险。
- 破坏骺板软骨屏障的最常见因素为骨折及随后发生的感染。
- 局部骺板骨桥形成的较不常见的病因包括,当骺板骨骺一侧的生发细胞或增殖细胞因缺血、感染、热灼伤、激光、电或其他因素而受到损伤,随着该区域骺板上生发细胞死亡和细胞分裂的停止,即可形成局部骺板骨桥[6]。

自然病程

- 几乎在所有情形下,一旦骺板骨桥形成,只要患者骨骼尚处于未成熟期,则肢体长度差异或(和)成角畸形将继续增加,且受累骺板(或其对侧骺板)继续生长。

病史和体格检查

- 在大多数情况下,通过问诊即可很快获得骺板骨桥形成的原因。最常见病因是骨折和感染,患者往往对此记忆深刻。
- 检查者应该询问患者及其家属是否注意到有无进展性的肢体长度差异、跛行、成角畸形或骨突形成,这些可以证实骺板骨桥的存在。

- 理想情况下，骨科医生要充分意识到骺板损伤，预测到损伤后可能形成骺板骨桥，定期随访患者，每6个月进行一次临床和X线检查。
- 将患者较短的下肢足底逐渐垫高直至骨盆处于水平，检测其长度差异。
- 检测下肢的成角畸形。评估膝和踝关节的力线排列，并与对侧肢体进行比较。
- 同时检测患者的上肢长度畸形。将患肢和对侧肢体长度进行比较。

影像学和其他诊断性检查

- 适当的影像学检查对评估潜在的骺板骨桥至关重要。进行初步的影像学检查，测定患者是否具有显著临床意义上的骺板损伤，明确是否存在肢体长度差异和成角畸形。
- 使用狭缝光束垂直扫射肢体全长以获得真实的肢体长度扫描图像，而无肢体长度放大。扫描图像通过单一图片即可提供肢体长度和成角畸形的信息（图2A）。
- 远距离X射线照相，或一定距离的全长、站立位、髋至踝关节的X射线照相确实可以导致肢体图像放大。
  - 通过在较短下肢足底放置已知高度的垫块，远距离X射线照相也能够通过单纯X线片提供肢体长度和成角畸形的相关信息。
  - 紧靠肢体放置一把尺子或放大标记物，以便更加准确地测量肢体长度。
- 可以使用X线矫形扫描摄片（在单个X线片上分别对髋、膝和踝曝光，并使用标记尺）或应用CT图像测定肢体长度。
  - 上述检查必须辅以肢体全长图像扫描，以便评估成角畸形。
- 如果胫骨远端骺板受损，则需要踝关节站立前后位和侧位X线片以评估成角畸形。
- 如果证实存在肢体长度差异或成角畸形，还需要进行额外的影像学检查以确定骺板骨桥的位置和大小。
- 无论使用薄层CT或是MRI检查，均需获得轴面、冠状面和矢状面图像。
  - 应用CT或MRI图像绘制图形显示骺板骨桥的位置和近似横断面面积（图2B、C）。
  - 骨桥的相对横断面面积非常重要，这是因为如果骺板骨桥占骺板横断面面积50%以上，则切除术术后效果较差。即便如此，年幼患者的骨桥占骺板横断面面积50%以上仍需要进行切除手术，例如1名5岁患儿，其股骨远端骺板骨桥占骺板面积的65%仍需进行切除手术。
- 如果想确定在行骺板骨桥切除术后，肢体是否还存在足够的剩余生长能力，对年长患儿拍摄手和腕的X线片测定骨龄会有所帮助。

鉴别诊断

- 骺板损伤而无生长异常。
- 特发性肢体长度差异。
- 发育原因导致的肢体长度差异或成角畸形。
- Blount病。
- 桡骨远端的Madelung畸形（腕桡偏畸形）。

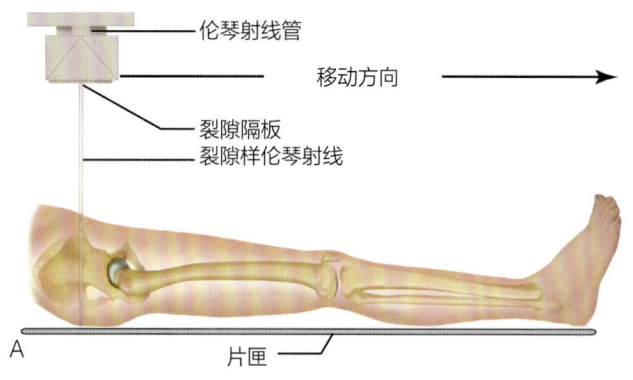

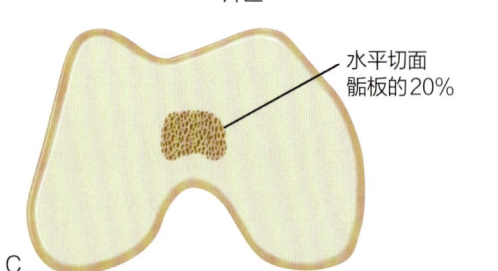

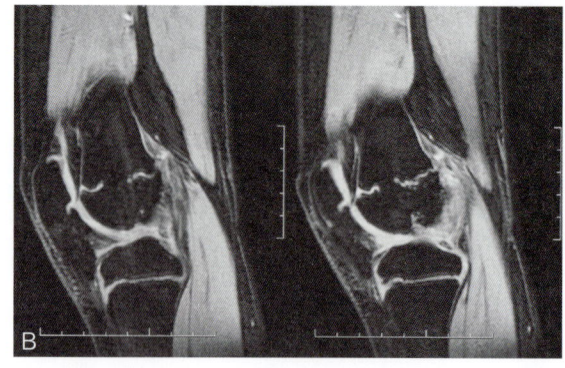

图2 A. 使用狭缝放射线束扫描获得真实的肢体长度扫描图像。由于放射线束与胶片总是保持垂直，X线影像不会放大，可以直接在放射影像图上准确地测量长度。影像图应包含肢体全长，以便可以同时测量成角畸形。使用CT或MRI影像图（B），绘制骺板骨桥图形（C），估算骨桥的相对横截面面积。

非手术治疗

- 预测下肢肢体长度差异<1 cm时,无需治疗。
- 矫正肢体长度差异的最简单方法是放置一块增高垫于较短肢体的鞋内或鞋底。
- 预测肢体长度差异为1 cm或2 cm时,最简便的治疗方法是在鞋内放置一块增高垫。
- 肢体长度差异>2 cm时,非手术治疗的方法通常是鞋底部放置一块增高垫。
- 目前尚无有效的非手术疗法来矫正由骺板骨桥引起的具有显著临床意义的成角畸形。

手术治疗

- 如果患者受累肢体骺板的剩余生长能力预测值约为2年或2 cm时,则应考虑实施下肢骺板骨桥切除术。
- 由肱骨近端骺板骨桥引起的单纯的上肢长度差异,几乎不会引起功能障碍,预测长度差异<5 cm均可接受。
- 双骨肢体部分,如前臂或小腿的肢体长度差异耐受性较差。如果腕关节的长度差异预测值>1 cm,可以行手术治疗来预防长度差异,如骺板骨桥切除术或双骨的完全骨骺阻滞术。
- 骺板骨桥的手术治疗包括骺板骨桥切除术、受累骺板的完全骨骺阻滞术、邻骨的骨骺阻滞术、对侧骺板的骨骺阻滞术,或上述方法的联合使用[8]。骺板骨桥切除术的手术技术将在随后单独阐述。
- 如果决定实施骺板骨桥切除术,但存在成角畸形,这时笔者应该考虑是否在行骺板阻滞切除术的同时行截骨术,以矫正成角畸形。
  - 笔者的观点是首先单独实施骺板骨桥切除术。
  - 骺板骨桥切除术的操作程序相对简单、恢复较快且存在矫正成角畸形的潜力(至少部分地矫正)。骺板骨桥切除术后不可能准确地预测成角畸形的矫正情况,因此这就很难把握实施截骨术矫正成角的准确程度。
  - 笔者倾向于首先单独实施骺板骨桥切除术。当骺板生长完成后,再矫正残留的成角畸形。
  - 即使骨骼已发育成熟,治疗目的依然如此,也可以考虑采取其他调整肢体长度的方法。

术前计划

- 回顾相关的影像学资料,绘制图形以明确骺板骨桥的位置和大小。
- 制订手术方案,确定最安全和最直接的手术入路。

体位

- 患者采取一个便于直接切开显露骺板骨桥的体位。例如,如果确定外侧入路是进入股骨远端骨桥的最直接和最安全的途径,则抬高患侧骨盆和患肢,放置止血带于大腿近端。
- 使用X线透视引导骺板骨桥切除术,将患者置于射线可穿透的手术台上,以便进行前后位和侧位X射线透视。

入路

- 根据骺板及其内部骨桥的位置,确定每位患者各自的手术入路。
- 在骺板水平直达骨表面的手术入路适用于外周骨桥切除术。
- 通常需要穿过骺板骨桥毗邻的干骺端进入骺板,实施骺板中心骨桥切除术。
- 长骨的骺板中心骨桥切除术的一般策略是穿过干骺端骨髓道来切除骨桥,置入填充材料以防止骨桥的再次形成(图3)。

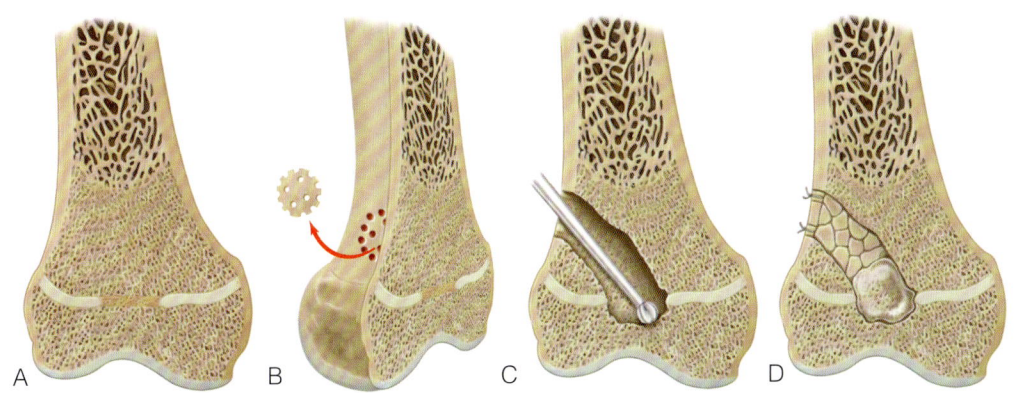

图3 骺板中心骨桥切除术的一般策略。A. 制备一个骨皮质窗。B. 通过该骨皮质窗刮除骨桥。C. 置入移植材料。D. 防止骨桥的再次形成(经允许引自Peterson HA. Partial growth plate arrest and its treatment. J Pediatr Orthop 1984; 4: 246-258)。

骺板骨桥的定位

- 患者准备就绪,消毒铺巾,进行X线透视检查手术区域,在皮肤表面标示出骺板的位置。
- 然后,使用一个钝圆的针或直形工具在皮肤表面标示出理想的骺板骨桥手术入路轨迹。
- 在手术入路轨迹上画出皮肤切口线(技术图1A)。
- 将肢体驱血后使用充气止血带,纵行切开皮肤,经肌肉间隙向深层解剖。
- 暴露干骺端,借助于前后位和侧位X线图像,使用克氏针或斯氏针沿着手术入路轨迹从干骺端伸入骺板骨桥的中心部位。
  - 这枚克氏针将作为探测骺板骨桥的位置和深度的导引器(技术图1B)。
- 钻孔并结合骨刀,在干骺端制备出一个椭圆形的骨皮质窗(技术图1C)。
- 移去并保存骨皮质窗和外表面的干骺端骨片,以便随后的复位闭合。
- 当作为参照物的克氏针顶端接近骨桥时,在X线透视协助下使用一个动力骨锉小心地去除周围骨质直至到达骺板骨桥中心部位。
- 在骺板骨桥中心部位内无骺板存在。在X线透视引导下,使用动力骨锉小心地扩大切除区域直至显露正常的骺板(技术图1D)。

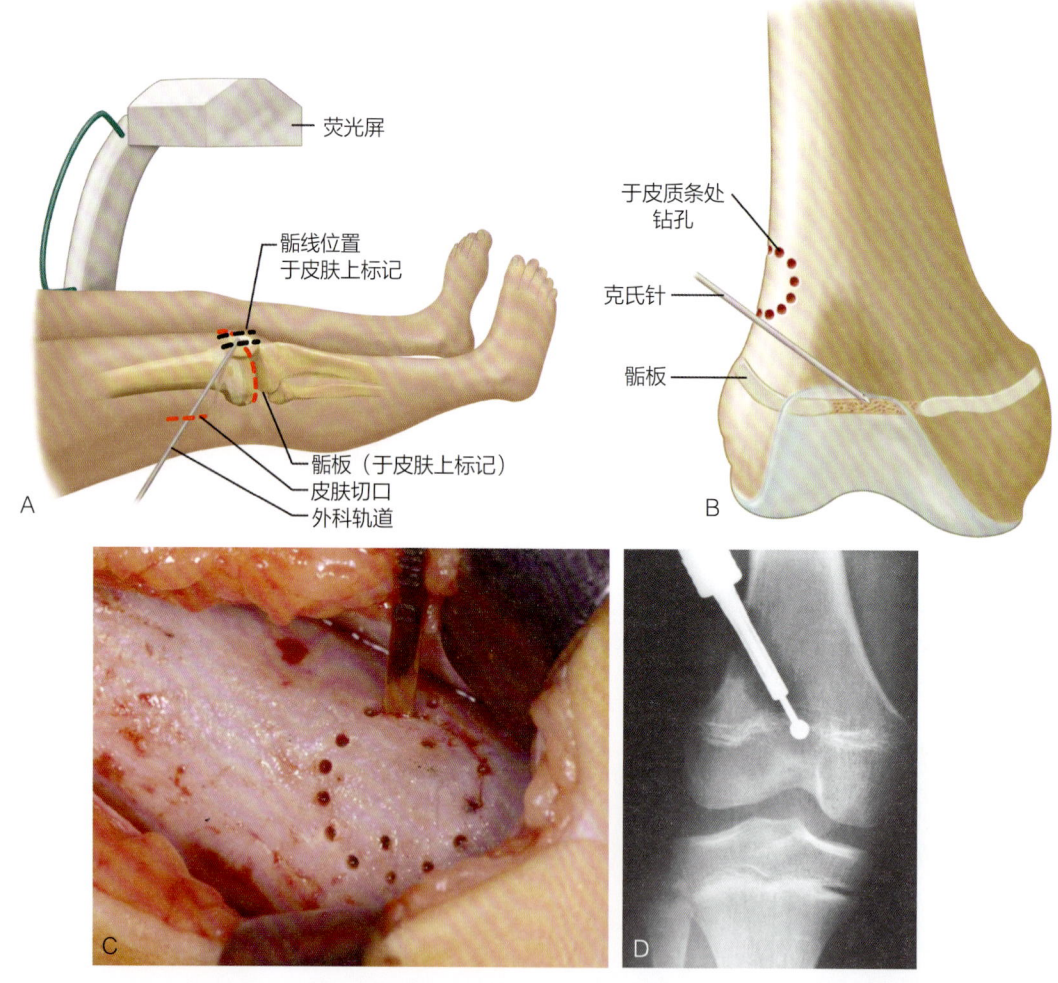

技术图1 A. 切开皮肤前,X线透视下观察手术区域,在皮肤表面标记骺板及骨桥位置、手术轨迹和理想的皮肤切口位置。B. 在X线透视引导下,将克氏针沿着理想的手术入路轨迹插入到骺板骨桥水平位置。然后,钻孔并结合克氏针深入到椭圆形骨皮质窗边缘。克氏针将作为探测骺板骨桥位置和深度的导引器。C. 钻孔并结合狭窄的骨刀,制作一个骨皮质窗。闭合伤口时,将该骨皮质片复位(克氏针导引器未在该相片中显示)。D. 用刮匙移除干骺端骨质后,经X线透视引导下,使用骨锉切除周围骨桥直至可观察到正常的骺板(C、D经允许引自 Peterson HA. Epiphyseal Growth Plate Fractures. Heidelberg: Springer, 2007. 版权: Spring Science and Business Media)。

骨桥切除术

- 一旦明确切除腔内的骺板，使用动力骨锉沿着暴露的骺板的前缘去除骨质，直至切除腔的整个周缘完全显露出正常骺板。
  - 暴露的正常骺板应该平坦且光滑（技术图2A）。
- 可以借助外科头灯来观察切除空腔内的骺板。
- 如果直视下无法观察到整个切除区域，使用口腔镜或微小关节内镜来观察骺板以确保完整切除骨桥（技术图2B）。
- 可以在局部切除腔骨表面使用液态凝血酶以减少血肿形成，但这在理论上可能会促进骨桥的再次形成。

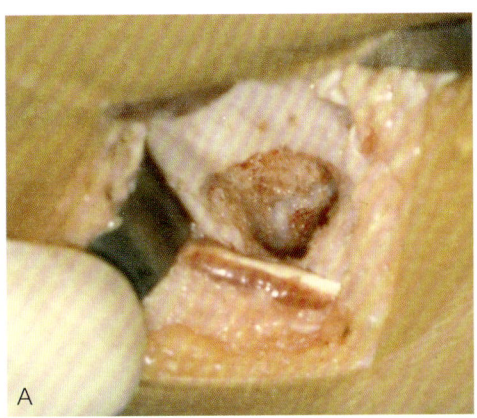 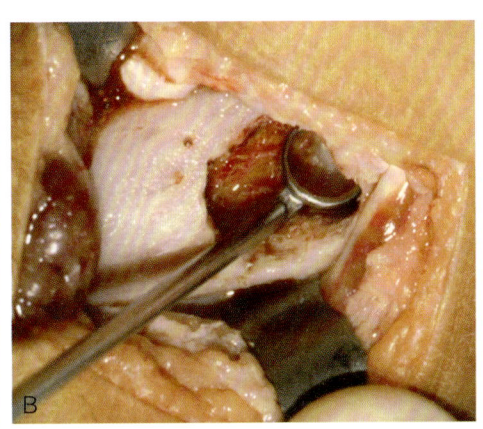

技术图2 A. 骨桥切除后，切除部位空腔内的正常骺板应该光滑、平坦且健康。B. 使用口腔镜观察空腔内的骺板（直视下无法观察到该部位的骺板）。骨桥切除术完成时，可观察到正常骺板是一个连续的软骨线围绕在切除空腔周缘。

标记放置

- 在骨骺和干骺端放置钛制标记物，以便随后测量骺板的生长（技术图3A）。
  - 将标记物定位于骨中心是为了防止干骺端标记物随着骨再塑而使移位至骨外。
  - 笔者选取的标记物是0.062钛制克氏针，距其尖端10 mm处有一凹槽，可于骨内在此处折断（技术图3B）。
  - 使用钛制标记物可避免在随后进行MRI或CT扫描时出现伪像。

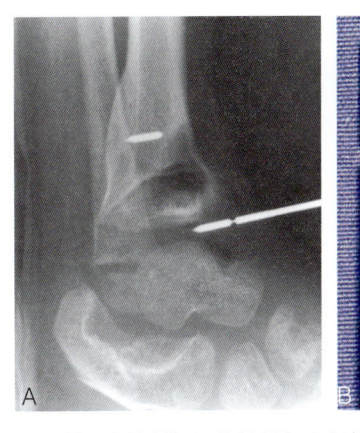 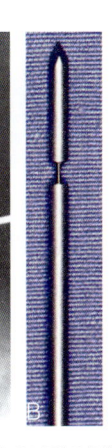

技术图3 A. 第1个钛制标记物被置入在骺板近侧的干骺端中心部位。第2个标记物正在被置入到骺板远侧的骨骺内。B. 0.062钛制克氏针（距离其末端10 mm处有一凹槽）可以作为一个理想的放射显像标记物，不会干扰未来的MRI显像（经允许引自Peterson HA. Epiphyseal Growth Plate Fractures. Heidelberg: Springer, 2007. 版权：Spring Science and Business Media）。

植入甲基异丁烯酸骨水泥

- 在骺板骨桥缺损处植入骨水泥。一些作者推荐使用脂肪作为植入材料,但是笔者倾向于使用甲基异丁烯酸-聚甲基甲丙烯酸盐(C-PMMA),原因如下:
  - 甲基异丁烯酸聚合速率缓慢,不会产生热量从而损害骺板。
  - 甲基异丁烯酸可以立刻恢复切除区域的结构强度,允许术后完全负重。
  - 骺板骨桥切除术后,骨水泥松动现象尚未见报道。
  - 甲基异丁烯酸可以安全地停留在切除区域内,不会随着血肿而游走。
  - 避免了二次切口以获取脂肪植入物。
- 甲基异丁烯酸能够以液体状态注入到切除后骨缺损处,或者聚合至特定硬度后,逐渐挤压至切除区域的骨松质内,以防止移位。

脂肪植入物

- 如果选择脂肪作为植入材料,必须选择一个供区。
  - 极少数情况下,对于具有较小骺板骨桥的患者,可以采集其手术部位脂肪。
  - 大多数患者需从远处采集脂肪,最常使用的是臀部。
- 目前,笔者使用脂肪植入材料的指征:
  - 由感染导致的骺板骨桥,考虑到感染复发的可能而选用脂肪植入。
  - 外周骺板骨桥切除术,随着骨重塑和骨生长,甲基异丁烯酸会逐渐突出(技术图4)。

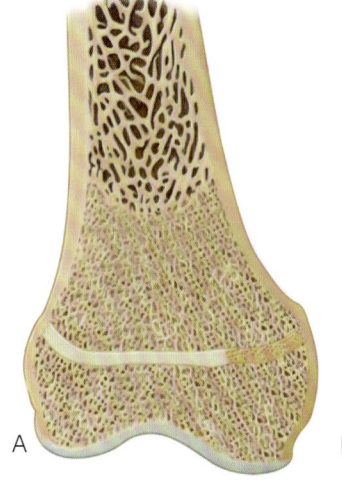 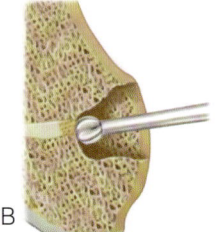 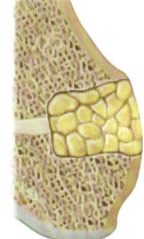

技术图4 外周骺板骨桥切除术(A)。直接显露骨桥(非骨隧道),使用骨锉去除骨桥(B)。脂肪可以作为外周骨桥切除后的一种良好的植入材料,这是因为随着骨重塑和骨生长,甲基异丁烯酸会逐渐突出(C)(经允许引自 Peterson HA. Partial growth plate arrest and its treatment. J Pediatr Orthop 1984; 4: 246-258)。

闭合伤口

- 植入材料后,将显露过程中保存的骨松质轻轻回填至剩余的骨腔。
- 复位骨皮质窗,如果需要可以在适当位置进行缝合。
- 在骨皮质窗表面缝合骨膜。

要点与失误防范

检测	• 损伤处骺板 Harris 生长"恢复"线出现缺失或成角,尤其是当其存在于对侧骺板处时,可能是骺板骨桥形成的早期信号(图4)
指征	• 对于年长患儿,其剩余生长能力有限,应该考虑实施骨骺阻滞术以防止发生成角畸形或肢体长度差异
技术	• 沿着切除线将克氏针标记物置入骺板阻滞的中心部位,有助于引导医生在非直视下操作,直至显露正常骺板 • 使用刮匙刮除原始骨质并保存,在植入材料后将其回填至切除空腔,以便快速愈合和恢复
切除不充分	• 骺板骨桥切除不充分可能导致骨桥再次形成。切除空腔周围的骺板显露至相对正常,无狭窄和不规则现象存在
随访时间不够	• 平均每位患者可能至少接受一次手术。随访至骨骼成熟期非常重要

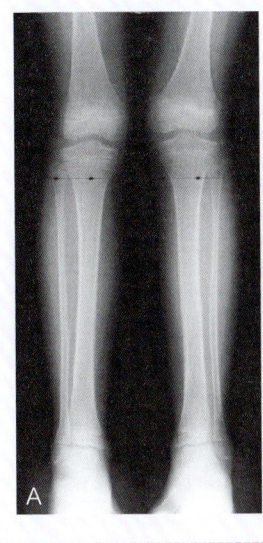 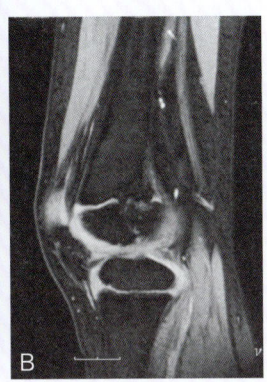

图4 一名7岁女孩在遭受左股骨远端Salter-Harris Ⅳ型骨折9个月后,对其肢体长度差异进行评估。A. 扫描图像显示,右侧肢体存在Harris生长恢复线而左侧不存在,且存在9 mm的肢体长度差异。B. MRI证实了偏心骺板骨桥的存在。

术后处理

- 手术结束时,在切口部位注射局麻药,除非有禁忌,否则应用酮咯酸(酮咯酸注射剂)。手术部位加压包扎,术后1日将其移除。
- 允许患者使用腋杖负重,鼓励早期积极的关节活动。
- 术后3个月允许进行非接触性运动。对于大多数患者,术后6个月方可进行全接触性运动。

结果

- 对100名在Mayo诊所接受股骨或胫骨骺板骨桥切除术的患者随访至骨骼成熟期[10]。
  - 13%的患者不需要进行额外的治疗,一次骺板骨桥切除术即告成功。
  - 94%的患者在骺板骨桥切除术后,患肢确有生长。
  - 术后恢复的平均骺板生长率是对侧骺板的86%。
  - 实施了118次额外的手术,每名患者平均1.2次。
  - 对于所有患者(6名无任何生长的患者除外),无需再次实施骺板骨桥切除术,只需要较小范围内的后续手术治疗。

并发症

- 对100名在Mayo诊所接受骺板骨桥切除术和甲基异丁烯酸植入的患者随访至骨骼成熟期,其中2名患者发生伤口感染症状,2名患者后期在甲基异丁烯酸植入部位发生骨折,总的并发症发生率为4%[10]。
- 使用脂肪作为植入材料,切除腔发生骨折也有报道[4]。

(马焕芝 译,秦晖 审校)

参考文献

[1] Dietz FR, Morcuende JA. Embryology and development of the musculoskeletal system. In: Morrissy RT, Weinstein SL, eds. Lovell and Winter's Pediatric Orthopaedics, ed 6. Philadelphia: Lippincott Williams & Williams, 2005:1-33.

[2] Hasler CC, Foster BK. Secondary tethers after physeal bar resection: a common source of failure? Clin Orthop Relat Res 2002;(405):242-249.

[3] Kang HG, Yoon SJ, Kim JR. Resection of a physeal bar under computer assisted guidance. J Bone Joint Surg Br 2010;92(10):1452-145.

[4] Langenskiöld A. Surgical treatment of partial closure of the growth plate. J Pediatr Orthop 1981;1:3-11.

[5] Marsh JS, Polzhofer GK. Arthroscopically assisted central physeal bar resection. J Pediatr Orthop 2006;26(2):255-259.

[6] Ogden JA. Injury to the growth mechanisms of the immature skeleton. Skeletal Radiol 1981;6:237-253.

[7] Peterson HA. Epiphyseal Growth Plate Fractures. Heidelberg: Springer, 2007.

[8] Peterson HA. Partial growth plate arrest and its treatment. J Pediatr Orthop 1984;4:246-258.

[9] Salter RB, Harris WR. Injuries involving the epiphyseal plate. J Bone Joint Surg Am 1963;45A:587-622.

[10] Stans AA, Klassen RA, Shaughnessy WJ, et al. Excision of partial physeal arrest followed to skeletal maturity. Presented at AAOS Annual Meeting, Chicago, IL, 2006.

第58章 Williams棒治疗先天性胫骨假关节

Repair of Congenital Pseudarthrosis of the Tibia with the Williams Rod

Perry L. Schoenecker and Margaret M. Rich

定义

- 胫骨病理性骨折引起先天性胫骨假关节[2,4]。
- 在大多数情况下,胫骨向前外侧弓形弯曲的加重易产生假关节[8]。
- 通常不会发生自发性愈合,患肢短缩和成角不稳定进行性发展,影响行走功能。
- 使用牢固的髓内针和骨移植物进行手术治疗,并使用全接触式矫正器长期保护肢体,能够提供长期稳定性,并减少继发性畸形[1,3,5,7,9]。
- 如果不能获得稳定的骨连接,则可能需要进行截肢术[5,7]。

解剖

- 胫骨从出生即处于异常状态;但是直至负重开始后才变得较为明显,肢体的其余部分正常。
- 大多数患者的患肢向前外侧弓形弯曲,这就增加了病理性骨折发生的可能性。
- 患肢短缩较为常见,骨折后短缩增加。
- 随着向前外侧弓形弯曲的增加,足出现背伸以保持与地面接触。
- 腓骨累及的情况多种多样,且随着胫骨假关节的进展而加重。
- 所有病例几乎都是单侧的。

发病机制

- 如果胫骨存在弓形向前外侧弯曲,由于机械轴位于胫骨轴的更后方,随着负重弯曲会加重。此外,腓肠肌群像弓弦一样增加了胫骨内张力,从而导致骨折。
- 大多数假关节发生在胫骨中下1/3处。
- 假关节由错构瘤纤维组织组成,而非神经纤维瘤。
- 腓骨弓形弯曲或胫骨假关节混合形成这种畸形,并进一步破坏稳定性[7,8]。

自然病程

- 极少数情况下,存在弓形弯曲或硬化症,而没有进一步加重导致骨折和假关节出现。
- 假关节一旦出现,则会持续存在而不会自愈。由此产生的肢体不稳定和短缩会影响正常活动。
- 使用全接触式矫正器可以减慢疾病的进程,推迟但不能消除手术干预。
- 严重的畸形在年幼患者症状明显,偶见于婴儿期。

病史和体格检查

- 最常见的主诉是胫骨向前外侧弓形弯曲(图1)[2,4],就诊时患肢短缩可能不明显。
- 除非胫骨发生急性骨折,否则不存在疼痛症状。
- 病理性骨折发生前,可能产生跛行或钝痛症状。
- 超过半数患者患有I型神经纤维瘤病(NF)[4,8]。
- 应该仔细检查皮肤上是否有牛奶咖啡斑、腋窝或腹股沟雀斑、神经纤维瘤,这些均为潜在的神经纤维瘤病的体征。
- 可能存在神经纤维瘤病的家族史。
- 推荐给遗传学家会诊,以明确诊断和遗传学咨询。

影像学和其他诊断性检查

- 依据患侧胫骨的前后位和侧位X线片便足以确诊该病(图2)。
- 胫骨的X线片表现多种多样:可呈囊性、硬化或萎缩状,它可累及整个胫骨[2-4]。

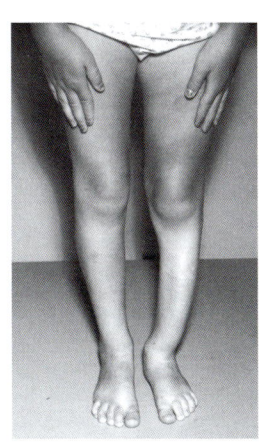

图1 下肢站立位前后位(AP)照片。一名4岁女孩的左侧胫骨向前外侧弓形弯曲,患肢短缩不明显,足部、膝部和大腿外观正常。注意咖啡斑见于左侧大腿和右腿外侧,这是I型神经纤维瘤病的主要诊断标准之一。

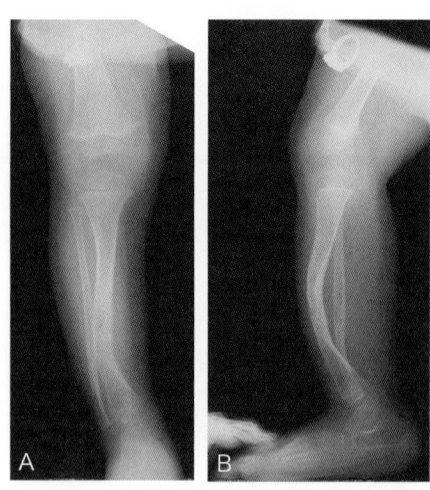

图2 A. 一名13个月患儿的胫骨前后位X线片显示胫骨和腓骨向外侧弓形弯曲，胫骨骨髓腔变宽，并呈囊性变外观。B. 侧位X线片显示胫骨向前方弓形弯曲，骨髓腔呈囊性变和硬化并存。注意足部呈相对背伸位以代偿胫骨远端向前成角。使用全接触式矫正器支持下肢，并减缓畸形进展。

- 轻度畸形表现为弓形弯曲和骨端轻度硬化。骨髓腔可能变窄或扩张，呈囊性外观。
- 骨折后，几乎没有骨痂形成，骨骼变得更加萎缩。
- 严重畸形表现为假关节处骨骼再吸收、腓骨畸形加剧和骨端变细（"笔尖状"外观）。

鉴别诊断

- 环状狭窄或羊膜束带综合征。
- 骨纤维异样增生症。
- 骨纤维结构不良。
- 骨髓炎。
- 婴儿期纤维肉瘤。
- 腓侧半肢畸形（腓骨完全缺失）。

非手术治疗

- 使用全接触式踝-足矫形器（AFO）和膝-踝-足矫形器（KAFO）可为胫骨提供机械性支持，尤其是在学步的儿童和幼儿的治疗中[8]。
- 若幼小儿童发生病理性骨折，对于轻微的屈曲畸形，可以使用石膏固定。
- 非手术措施有利于延缓患者接受手术治疗的年龄，从而允许使用较大的髓内针，并可获得较多的可用的自体骨移植物。

手术治疗

- 存在假关节即可实施手术治疗，以固定胫骨，并为愈合提供充分的生物学构架[1,3,5-9]。
- 髓内针要被设计成可以随着儿童的生长，为胫骨假关节提供长期稳定的固定。髓内针靠压力固定在髓腔内并保持在位。胫骨近端和远端的生长板远离髓内针的两端[10]。
- 若需要，较小幼儿可能需要更换一个较长的髓内针以维持胫骨的支撑和假关节的稳定。

术前计划

- 从X线平片上能够测定髓内针的合适尺寸。毗邻假关节的骨髓腔宽度决定了使用髓内针的直径。从侧位片上确定髓内针的长度[6]。
- 测量切除胫骨至健康骨骼的预期长度，通常为1～2 cm。
- 对于幼儿（<8岁）和那些假关节位于较远端的患者，由于胫骨远侧端短小，应该将髓内针穿越踝关节和距下关节，从而提供最大限度的固定作用。测量胫骨近端骺板至跟骨底部的距离，这个长度减去切除的长度即为需使用的髓内针长度。
- 对于较大的儿童（>8岁），可将髓内针放置于胫骨内，无需穿越踝关节和距下关节。胫骨近端骺板至胫骨远端骺板之间距离减去胫骨切除长度即为所需使用髓内针的长度。
- Willians髓内针由两部分组成：凹形连接部分保留在胫骨内，凸形连接部分作为导向器或推杆，且不列入髓内针长度的计算内（图3）。若需要调整长度，可以在手术中切割或修剪髓内针[6]。
- 若胫骨存在其他成角畸形，则需实施截骨术使直形髓内针插入到骨髓腔内。
- 若同时也存在腓骨假关节，也应该使用克氏针髓内固定。若腓骨完整，可能需要实施截骨术以便于胫骨手术的操作和髓内针的插入[7,8]。

体位

- 患者采用仰卧位，以便手术及胫骨髓内针插入，先行髂骨取骨术。
  - 对于年龄较小的儿童，应该从髂嵴后部取骨。在这些病例中，儿童采用侧卧位，消毒准备腰至足趾区域。
  - 对于年龄稍大的儿童，应用软垫将臀部稍微垫起以便从髂嵴前部取骨，进行胫骨暴露前，将其移除。

入路

- 沿着胫骨前方皮下边缘直接显露胫骨。切口中心位于假关节水平，并向上、向下各延伸3～4 cm。
- 通过纵行切口显露腓骨，该切口位于腓骨肌前方，其中心位于腓骨假关节部位。

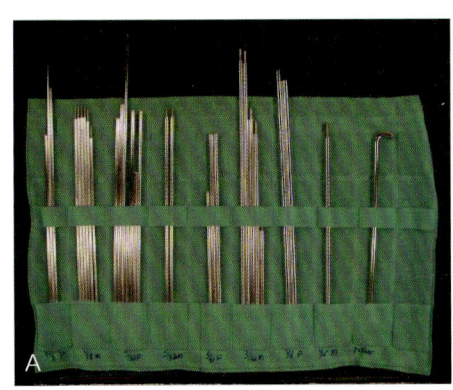 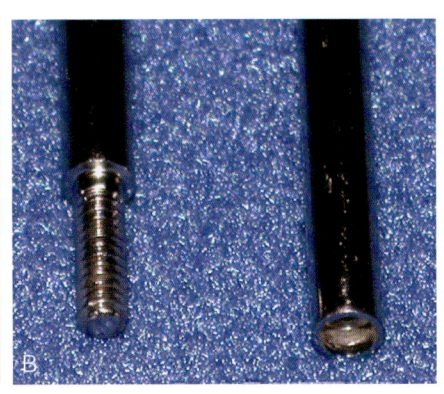

图3 A. 这些各式各样的Williams髓内针，包括保留在胫骨内的凹形针和用于插入的互补的凸形针。理想情况下，要准备各种不同长度和宽度的髓内针。要基于前后位平片和侧位平片上的骨髓腔宽度来选取合适尺寸的髓内针。在侧位平片上估算长度，根据是否包括踝关节和距下关节的不同需要，测量胫骨近端骺板至远端骺板或跟骨底部的长度，再减去假关节的切除长度，即为选取的髓内针长度。随着生长的不断继续，髓内针要选取最大长度，并和胫骨长轴保持一致，以避免随着肢体继续生长时出现髓内针上方和下方弯曲的复发。B. 凸形和凹形构件末端的特写镜头。有凸出末端的凸形针位于远端部位，术后将其移除。凹形针的扁平、带螺纹的末端将其置放在适当位置。若所选择的髓内针过长，可以使用螺栓切割器切除髓内针顶端，保持其螺纹端完整。

髂嵴骨移植物的获取

髂嵴后部骨移植物

- 沿着髂嵴后内侧轮廓做一个6 cm长的切口。
- 向下切开皮下组织，暴露覆盖于髂嵴和外展肌之上的筋膜。
- 沿着髂骨暴露骨骺软骨，并沿着髂嵴方向对半切开。
- 剥离髂骨软骨外侧半（浅层部分）及附着的骨膜，暴露骨膜下的髂骨外板。
- 使用骨刀切割外板。获得骨皮质和骨松质条。
- 将骨突复位并间断缝合。根据需要选择是否使用引流装置。缝合皮下组织和皮肤，转动患者至仰卧位。

髂嵴前部骨移植物

- 在年龄稍大儿童中，可使用髂嵴前部骨移植物。
- 除切口中心定位于前外侧髂骨外，手术入路同上。

胫骨准备

- 大腿使用无菌充气止血带。
- 沿皮下边缘，胫骨假关节上方做一6～8 cm的纵行切口。
- 经骨膜下暴露胫骨假关节及其周围部分。
  - 骨膜下切开术的平面在假关节的近端和远端较容易辨别，而非假关节部位。
  - 切除假关节内纤维组织，暴露骨骼。联合使用锐性分离、咬骨钳和刮除术。
  - 必须切除假关节及附着其上的异常致密的硬化骨骼。
  - 使用一个小刮匙鉴别和探测骨髓腔。
- 使用一个直径小于髓内针直径的钻头，打开并扩大假关节上方和下方的骨髓腔（技术图1A）。
  - 使用C臂机图像确认扩髓无偏差。
- 若存在继发性弯曲，扩髓不可能继续保留在骨髓腔中心位置。在此水平位置实施的胫骨截骨术应允许钻头通过，保持钻头处于骨髓腔的中心位置。
- 钻头向胫骨远端止于骺板。
- 若髓内针需要穿过踝关节和距下关节，使用一个相似尺寸的光滑克氏针穿过距骨和跟骨。在手术操作过程中，注意保持足和踝处于中立位。
- 当钻头能够通过并到达近端和远端骺板，胫骨准备完成。
  - 在前后位和侧位图像中，钻头应位于胫骨中心（技术图1B）。

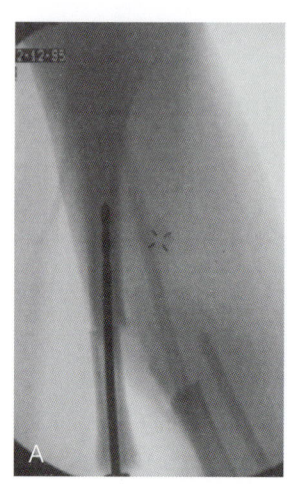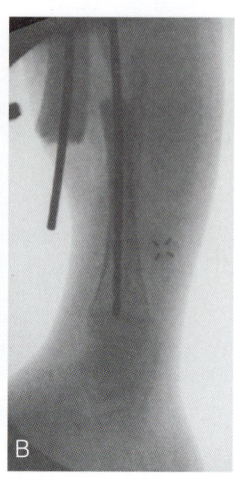

技术图1　胫骨准备。A. 使用钻头打开假关节近端和远端的骨髓腔。在前后位和侧位平片中，通过使用C臂机影像增强器维持钻头在骨髓腔内的中心位置。若胫骨严重弯曲，必须进行截骨术以防止偏心扩髓，例如此例患者。B. 远端胫骨的侧位C臂机显影图显示了钻头的中心位置，止于远端骺板正上方。如果需要的话，在髓内针插入术之前，使用一个相似尺寸的克氏针穿过骺板、距骨和跟骨。

腓骨准备

- 通过外侧切口进入腓骨假关节，切口在腓骨肌的前方。暴露腓骨至骨膜下，移除纤维组织和毗连的病变骨骼，与在胫骨中的操作一致。
  - 小心操作，避免损伤位于腓骨正内侧的腓神经的深层运动分支。
- 理想情况下，使用髓内克氏针固定腓骨。通过远端髓腔插入克氏针，穿出腓骨近端皮肤。插入胫骨髓内针后，即将克氏针钻入到腓骨近端。某些病例中，由于腓骨过于萎缩而无法插入克氏针。
- 完好的腓骨可能由于限制胫骨近侧端和远侧端的活动而干扰胫骨的操作。也有可能妨碍胫骨近端和远端的接触。腓骨截骨术可解决此问题，必须切除部分腓骨以保持胫骨加压。

Williams 髓内针的稳定作用

- 插入前检查髓内针的长度，将髓内针紧靠小腿，标示其近端和远端位置。
  - 其近端位置应该正好位于胫骨近端骺板下方。
  - 扁平的末端（凹形端）应该位于胫骨远端骺板（如果髓内针置于胫骨内）或跟骨内（如果需要将髓内针固定踝关节和距下关节）。
  - 若髓内针过长，以某一角度切除顶端至合适长度。
- 将凸形针和凹形针两部分拧转组装在一起。使用动力钻将推杆部分插入至胫骨远侧端，顺行推进，穿过踝关节和距下关节，通过足跟垫穿出足底（技术图2A）。
  - 必须保持足部内翻-外翻、跖屈、背伸中立位。
  - 需要一个微小的切口缓解髓内针周围的皮肤张力（技术图2B）。
- 将动力钻自髓内针近端部分分离，再连接在远端部分，穿出足部。将髓内针拉入至胫骨远侧端（技术图2C）。
- 复位胫骨，逆行插入髓内针，穿过假关节进入胫骨近侧端，止于近端胫骨骺板（技术图2 D、E）。
  - 使用C臂机影像学检查，确保胫骨内髓内针处于中心位置（技术图2F、G）。
- 抓紧髓内针穿过假关节部位，动力钻倒转，将推进杆脱离髓内针凹形端（技术图2H）。完全取出推进杆之前，借助C臂机影像确认髓内针处于满意的位置。
- 直视下确认胫骨两侧端紧密接触。若胫骨两端之间存在间隙，应该截除或移除更多腓骨以确保紧密连接。
- 插入克氏针至腓骨近端，与腓骨近端顶点平齐。
- 将骨移植物置于胫骨周围（技术图2I），把骨皮质条缝合固定于胫骨周围，而将骨松质置于假关节内部及周围。
- 松开止血带，评估修复部位周围和足部的血液循环情况。
- 通常，骨移植物表面的骨膜不必修复，放置引流后逐层闭合伤口。

第58章　Williams 棒治疗先天性胫骨假关节　535

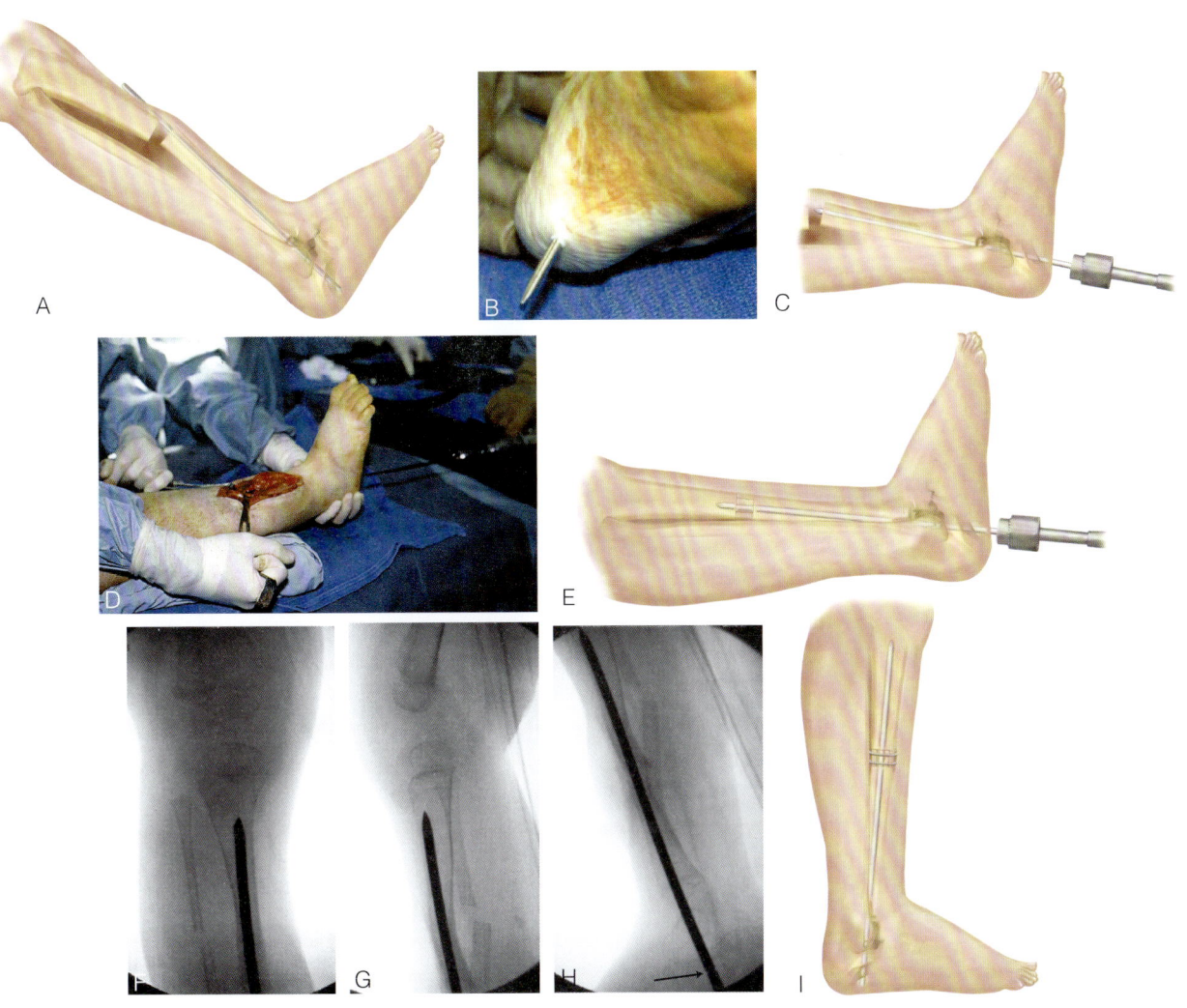

技术图2　A. 顺行插入 Williams 髓内针的凸形针部分至胫骨远侧端，穿过距骨和跟骨。当髓内针穿过时，足部必须保持屈曲和内外翻中立位。B. Williams 髓内针穿过足跟垫出足部，此处需要做一微小的切口以松弛髓内针周围的皮肤张力。C. 拧转凸形针和凹形针组装髓内针。把动力钻与暴露的凸形针顶端相连接，将髓内针插入到胫骨远侧端，注意使足部相对于胫骨处于中立位。D、E. 复位胫骨，将髓内针逆行插入到胫骨近侧端。F. 在C臂机显像辅助下插入髓内针，确保髓内针在两个平面上均处于良好的轴向位置。前后位影像下显示髓内针定位良好，并位于骨髓腔中央。假关节切除术后由于完整的腓骨支撑，因此通常有必要行腓骨短缩截骨以保证胫骨段紧密接触。G. 髓内针插入过程中的侧位C臂机影像。髓内针要稍微偏向前方，以使其能够向后方倒退和重新插入，确保获得良好的位置。如果存在更加严重的弓形弯曲，则需要实施截骨术以获得满意的调整。H. 一旦髓内针满意地插入到胫骨近侧端，其凸形端部分从凹形端部分松开，这可能需要通过假关节抓紧髓内针，从而使两部分分离。侧位C臂机影像显示了髓内针两部分完全分离前，其远端末梢的位置，图中箭头指向为髓内针两部分的分离位置。如果需要的话，可以容易地调整髓内针近端–远端的位置。一旦在直视下和C臂机影像下确认胫骨两端紧密连接，则分离移走髓内针的凸形端。I. 使用骨松质填充骨髓腔。将骨皮质条和骨松质条放置于假关节周围，并可用环形缝合加固。

要点与失误防范

患者选择	• 该手术应该只考虑适用于已确认患有假关节的患者。应该注意观察肢体向前外侧弓形弯曲（前假关节）的婴儿和幼儿，并以全接触式矫形器进行治疗
复位和髓内针的中心定位	• 残存的前向成角增加了弯曲复发和再次骨折的潜在可能性。髓内针插入应与胫骨轴线一致，即使用直形髓内针置入直形胫骨，最大限度地预防胫骨畸形和骨折（图4A）。当胫骨生长超过髓内针两端时，这些部位的弯曲有可能加重
足的位置	• 如果髓内针贯穿固定踝关节和距下关节，要特别注意保持患肢处于中立位（图4B）。由于胫骨向前弯曲，足部趋向处于背伸位；胫骨侧向弯曲可导致踝外翻畸形。跟骨足畸形进一步减弱了腿部后方肌群肌力。可能需要使用单侧骨骺阻滞术和引导性生长治疗成角畸形
分离	• 完整或过长的腓骨可能导致胫骨两节段分离，影响固定效果，需要行腓骨缩短截骨术以保证胫骨两节段紧密接触
髓内针的选择	• 理想情况下，髓内针要跨越胫骨内足够长度，为假关节提供长期的机械性支持和保护。随着肢体不断地生长，更多的胫骨超过髓内针两端，并受到应力的作用，从而使弯曲复发。最大长度和最大直径的髓内针是最佳选择。术前通过X线平片测量可以为选择合适尺寸的髓内针提供可信保障。各种尺寸的髓内针（Zimmer）均可选用，但术前可能需要适当调整（即切割至合适长度）
矫正治疗	• 在生长过程中使用全接触式矫形器很重要，它能够减少经过假关节的应力，并维持固定作用。若髓内针贯穿踝关节和距下关节，则应使用牢固的全接触式踝-足矫形器（AFO）。幼儿（<5岁）则使用膝-踝-足矫形器（KAFO）

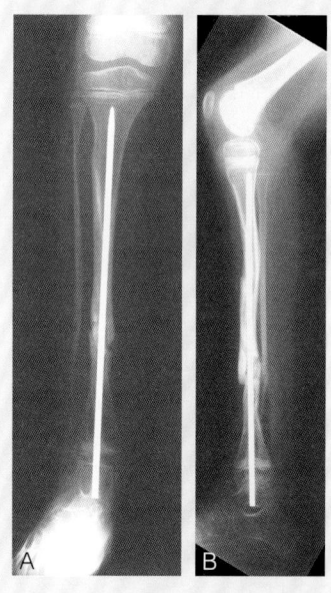

图4 A. 一名5岁半女孩胫骨假关节插入髓内针后正位X线片显示髓内针定位理想，位于胫骨的中心。髓内针近端顶点正好位于髌板下方，胫骨两端连接，髓内针远端也处于胫骨中心，并填充骨髓腔。踝关节处于内、外翻中立位。由于腓骨萎缩严重，即使使用小直径克氏针也不能固定。B. 同一患者的侧位X线片。髓内针穿过踝关节，踝关节保持屈伸中立位。髓内针控制胫骨的最大长度，位于胫骨近端的中心。

术后处理

- 术后使用石膏固定直至假关节牢固愈合，通常最少需要12周。婴儿和幼儿（<6岁）使用人字形石膏以减小通过假关节的应力。稍大儿童使用长腿无负重石膏。
- 使用全接触式矫形器长期保护假关节固定部位，减少作用于小腿导致前向弯曲的机械应力。对于幼儿和使用髓内针贯穿踝关节和距下关节的患者，最初应用无关节的KAFO，当髓内针定置于胫骨内而无需贯穿踝关节时，则使用带关节的AFO。
- 一旦不再固定踝关节，立即开始踝关节的功能康复计划，包括关节活动度和腓肠肌肌力的锻炼。
- 在肢体生长过程中的定期随访很有必要，可以监测骨愈合质量和髓内针的定位（图5）。
- 只要使用矫形器，则可以离床活动和运动。达到骨骼成熟期后，参加体育锻炼和高强度运动时仍推荐使用矫形器。

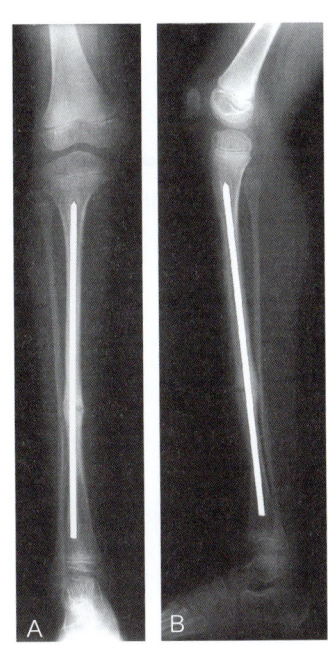

图5 另一名接受Williams髓内针和骨移植的2岁儿童的随访X线片，前后位观（A）和侧位观（B）。髓内针位于胫骨内。胫骨近端和远端骺板已经继续生长并远离髓内针两端。弯曲未复发且固结牢靠。使用带关节的全接触式踝-足矫形器作为额外的支持和保护。再次骨折比较常见，若畸形不明显，则可以使用石膏固定。若愈合延迟，可以加用骨移植。若畸形复发，则推荐使用较大直径和较长的髓内针、骨移植和截骨术进行翻修手术。

结果

- 长期借助矫形器的保护，患者重新获得独立行走。
- 该技术使90%的患者实现了假关节的愈合[1,3,5,7-9]。

- 两项长期研究对假关节的愈合质量进行评估,结果却并不一致。这两项研究均强调了髓内针插入技术、矫形器的连续使用和长期随访护理的重要性[7,8]。
- 可能发生前向弯曲,并导致骨折复发。若髓内针位置良好,通过简单的石膏固定即可获得愈合。若愈合延迟,加用骨移植物通常可以实现骨愈合[1]。
- 也可能发生外翻成角,并可能需要实施引导性生长或单侧骺骨干固定术[8]。
- 肢体长度不均衡的情况多种多样。常见于严重畸形患者、需切除较长假关节的患者及骨折复发的患者中。
- 当大多数患者实现了长期的令人满意的假关节愈合和功能恢复时,另一些患者却因多次复发骨折导致功能丧失或肢体长度不均衡后,最终选择截肢术[7,8]。

并发症

- 并发症包括与肌肉骨骼手术相关的常见情况,如肿胀、伤口愈合与否和疼痛问题,两者发病率相似。
- 术中最常见的并发症是神经血管损伤,尤其是腓神经的深部运动分支,这在腓骨截骨术中风险很高。
- 尚无筋膜室综合征发生的报道,后者可能由于过量使用骨移植物导致胫血管受压所引起,在显露胫骨时偶尔可同时行筋膜切开术。
- 骨折复发伴随进行性短缩和稳定性的丧失导致肢体功能丧失,只能采取截肢术。
- 与维持愈合相比,假关节愈合的初步目标更加容易达到,这再次说明该病理过程的顽固性。

（马焕芝 译，秦晖 审校）

参考文献

[1] Anderson DJ, Schoenecker PL, Sheridan JJ, et al. Use of an intramedullary rod for the treatment of congenital pseudarthrosis of the tibia. J Bone Joint Surg Am 1992;74(2):161-168.

[2] Boyd HB. Pathology and natural history of congenital pseudarthrosis of the tibia. Clin Orthop Relat Res 1982;(166):5-13.

[3] Charnley J. Congenital pseudarthrosis of the tibia treated by the intramedullary nail. J Bone Joint Surg Am 1956;38-A(2):283-290.

[4] Crawford AH. Anterolateral bowing. Presented at Pediatric Orthopedic Society of North America One-Day Course, Orlando, FL, May 16, 1999.

[5] Dobbs MB, Rich MM, Gordon JE, et al. Use of an intramedullary rod for treatment of congenital pseudarthrosis of the tibia. A long-term follow-up study. J Bone Joint Surg Am 2004;86-A(11):1186-1197.

[6] Dobbs MB, Rich MM, Gordon JE, et al. Use of an intramedullary rod for the treatment of congenital pseudarthrosis of the tibia. Surgical technique. J Bone Joint Surg Am 2005;87(suppl 1, pt 1):33-40.

[7] Johnson CE. Congenital pseudarthrosis of the tibia: results of technical variations in the Charnley-Williams procedure. J Bone Joint Surg Am 2002;84-A(10):1799-1810.

[8] Schoenecker PL, Rich MM. Bowing of the tibia: congenital pseudarthrosis of the tibia. In: Morrissy RT, Weinstein SL, eds. Lovell and Winter's Pediatric Orthopedics, ed 6. Philadelphia: Lippincott Williams & Wilkins, 2005:1189-1197.

[9] Umber JS, Moss SW, Coleman SS. Surgical treatment of congenital pseudarthrosis of the tibia. Clin Orthop Relat Res 1982;(166):28-33.

[10] Williams PF. Fragmentation and rodding in osteogenesis imperfecta. J Bone Joint Surg Br 1965;47:23-31.

第59章 运用Ilizarov方法或单平面外固定支架做肢体延长

Limb Lengthening Using the Ilizarov Method or a Monoplanar Fixator

Roger F. Widmann, Emily R. Dodwell, Purushottam A. Gholve, and Arkady Blyakher

定义

- 肢体延长是延长骨骼的一种外科手术操作。
- 在Ilizarov方法中,延长是通过将经低能量、无创的皮质截骨断端逐渐牵张而实现的。骨断端是通过贯穿的半钉和张力钢丝固定到由环形或弧形条组成的外支架上而得以控制的[11]。
- 在单平面支架方法中,延长是通过将经无创的皮质截骨断端牵张而完成的[9,19]。骨断端是通过贯穿的半钉固定到单轨道或平面外支架上而得以控制的。

解剖

- 采用Ilizarov方法可以延长上肢和下肢骨骼,包括手足骨及周围软组织。
- 下肢最常见的骨延长包括胫腓骨、股骨和跖骨。上肢最常见的骨延长包括肱骨、尺桡骨和掌骨。
- 在延长周围软组织,包括肌肉肌腱单位、神经血管束和皮肤时需要深思熟虑[11]。
- 在骨延长时,周围软组织的张力可能导致被延长的骨端出现畸形[13,20]。常见的畸形包括:
  - 股骨:内翻和前弓。
  - 胫骨:外翻和前弓。
  - 肱骨:内翻和前弓。
  - 尺桡骨:存在使骨间膜间隙缩窄的倾向,进而发生骨性连接可能。
  - 跖骨和掌骨:向背侧成角。
- 在做大段延长时,必须注意防止邻近关节的半脱位和脱位[20]。
- 在延长股骨时,特别是治疗先天性短股骨畸形时,可能合并有髋臼覆盖不足和高概率的膝关节交叉韧带缺陷,可并发髋关节或膝关节半脱位和脱位。
- 胫骨延长可造成膝关节或踝关节半脱位和足的渐进性马蹄畸形。
- 跖骨和掌骨延长可造成跖趾或掌指关节半脱位。
- 在做任何延长治疗时必须考虑到上述并发症。

发病机制

- 牵张成骨是指通过对坚强固定下的骨断端做缓慢、逐渐(每24小时不超过1 mm)、受控制的牵张使新骨形成的过程[11]。
- 新骨绝大部分是由膜内成骨形成,很小部分是通过软骨内成骨[9,11]。
- 为了提供最大的结构稳定性并使软组织创伤降得最低,将经过皮质截骨的两个断端对合良好非常重要。
- 牵张是促使骨和软组织修复再生的良好手段(Ilizarov称之为"牵张力")。然而,新生骨的钙化和塑形却非常缓慢。
- 逐渐去除牵张并施加轻度压力会加快塑形的速度。因此,新生骨的抗折弯力会变得更强。
- 功能性的负能强力刺激血液循环并促进新生骨的有机塑形。负荷的程度需根据骨段的稳定性和新生骨的量来决定。

自然病程

- 肢体不等长(LLD)的自然病史依病因而不同[22]。下列是部分病因:
  - 先天性短缩:股骨近端局灶性发育缺陷,髋内翻,先天性短股骨,腓侧和胫侧半肢发育不良,单侧萎缩。
  - 先天性过度生长:过度生长综合征,如单侧肥大畸形、Beckwith-Weidemann综合征、Klippel-Trenaunay-Weber综合征和Parke-Weber综合征
  - 骨骼发育不良或肿瘤:多发性遗传性骨软骨瘤病因生长板中的软骨细胞异化成软骨瘤可使患肢短缩[19]。放射治疗位于骺板附近恶性肿瘤可导致骺板软骨细胞生长抑制或完全破坏造成肢体不等长或成角畸形。
  - 感染:骺板破坏可由邻近的干骺端或骨骺的骨髓炎蔓延造成,位于关节内的骺板如髋关节和肩关节,可直接受到侵犯。
  - 麻痹:患脊髓灰质炎、脑瘫等神经系统疾病的儿童,常伴有患侧肢体的短缩。

- 创伤：骺板的直接损伤，外伤性骨缺损或短缩，股骨骨折后的过度生长。
- 其他：股骨头骺滑脱，Legg-Calvé-Perthes病。
- 上肢不等长或短缩通常不造成严重的功能问题，但可明显影响外观。
- 预期下肢相差2～5 cm的患儿可通过长肢骨骺阻滞或短肢采用Ilizarov技术做延长治疗。下肢不等长超过5 cm通常需通过肢体延长治疗[22]。
- 超过3 cm未经治疗的下肢不等长可导致骨盆倾斜、明显的步态异常、短肢步态或结构性/非结构性脊柱侧凸[22]。
  - 据力学数据显示，下肢不等长超过长肢的5.5%将降低行走的效率。

病史和体格检查

- 双下肢不等长的潜在原因可通过仔细采集病史和体格检查来确定。
- 常见的体征包括跛行、代偿性步态机制、骨盆倾斜和非结构性的脊柱侧凸。
- 体检发现取决于病因学因素[22]。
- 在偏侧肥大症（综合征性和非综合征性），患肢的长度和周径较大。在典型偏侧肥大症中，可表现为上肢肥大和半侧脸不对称。血管性过度生长综合征可能与皮肤或深层血管瘤有关，这可能改变肢体平衡的手术方案。
- 临床上，肢体不等长最好用板块试验测量，测量时短肢将逐步用板块垫高，直至髂后棘达到水平。相差仅2 cm的下肢不等长可通过此法准确地测量出来，基本不受患者体形和体重影响[25]。但直接从髂前上棘至内踝或外踝尖测量下肢长度明显不够准确。
- 真实的下肢长度是测量从髂前上棘至内踝尖的距离。测量时必须将双下肢放置在相同的位置。
  - 如果患者的右髋存在20°的外展畸形，则在测量时须将左髋也放置在外展20°位置，测量准确的长度[22]。
- 下肢长度的粗略测量是让患者仰卧，使双下肢平行放置，测量自脐眼到内踝尖的距离。然而，骨盆倾斜、髋关节和膝关节固定畸形会影响测量结果。这个方法也显著没有垫板测量准确性高。
- 记录所有下肢关节的活动范围，主要包括髋关节、膝关节、踝关节和距下关节。需分别将膝关节放置在伸直和屈曲位测量踝关节的活动度[22]。

影像学和其他诊断性检查

- 摄片是记录和客观测量下肢不等长的传统方法（图1）。
- 拍摄下肢全长（从髋至踝）正位（AP）片时患者需站立，双侧髌骨朝向正前方，并用合适木块垫高短肢以平衡

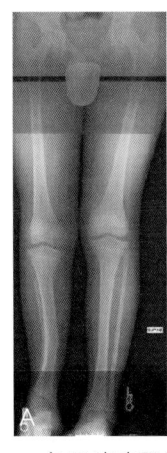
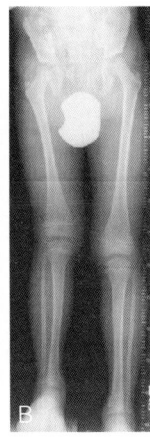

图1 A. 一名10岁患胫骨后内侧弯曲伴4.5 cm短缩男孩的仰卧位片。B. 一名6岁患右侧先天性短股骨伴下肢短缩4 cm男孩的站立位全长片。

骨盆。需要将X线球管在10 ft（3 m）开外聚焦在膝关节上，采用长达51 in（1.29 m）的片盒，并需要在一旁放把透光的标尺用以测量肢体的长度差异。
- 由于矢状面显示的挛缩可导致正位片测量不准，可以加拍从髋关节到踝关节的侧位片以便进一步测量长度。这个图像还可测量在冠状面上的成角畸形。
- CT扫描摄影以其低剂量辐射，高准确性被誉为下肢不等长摄片的金标准。
- CT扫描摄影和裂隙扫描摄影在测量肢体不等长方面同样精确，同时更方便地在合并关节挛缩时测量下肢不等长。
- EOS[7]是一个低剂量辐射、高分辨率的放射影像系统，可同时获得全身的正侧位片[12,26]。
- 最近，EOS双平面摄片系统除了显示出同样的精准度和可靠性外，在拍摄站立位图像时，从单张低剂量图像上就能获得下肢长度和对线方面的信息。EOS的放射暴露也是很低的[6]。
- 可通过左手/腕摄片并结合Greulich和Pyle方法确定骨龄[8]。
  - 特种外科医院（HSS）的速记法。此方法是源于Greulich和Pyle方法，用单个放射影像标准代表每个骨龄，以便能快速确定骨龄[10]。
  - 骨骼发育成熟时，LLD可通过不同方法预测：
    – 数学法[15]。
    – 剩余生长法[1]。
    – Moseley直线图法[17]。
    – Paley乘数法[21]。
  - 结合Paley乘数法公式的应用软件，能方便地在手机或电脑上获得并供临床使用，用于计算先天性和获得性畸形患者在骨骼生长成熟时的肢体不等长程度。

- 父母和子女的身高在使用上述方法预测身高时可能有用。
- 对于继发于骺板生长停止的LLD,图表和数学法有助于确定行骨骺阻滞的时机。

鉴别诊断

- 明确的下肢短缩(如股骨或胫骨)。
- 由于髋关节脱位所造成的外观短缩。
- 源于挛缩的外观短缩。
- 源于成角畸形的外观短缩。
- 表现为肢体长度和周径增大的过度生长综合征:单侧肥大畸形。
- 先天性肢体缺陷(注意膝关节不稳情况)。

非手术治疗

- 经预测到骨骼发育成熟时LLD不足2～2.5 cm者不需要治疗。
- 到骨骼发育成熟时LLD不足2 cm者可采用厚底鞋治疗。
  - 儿童经常使用厚底鞋等到适当骨龄再接受等长手术。
- 若短缩畸形非常严重,以至于不能通过手术方法取得足够长度或行走能力时,可能需要安装假肢。

手术治疗

术前计划

Ilizarov方法

- 准确地从摄片上测量目前肢体不等长的程度并预测骨骼发育成熟时的LLD。
- 确定哪段骨骼受累。
- 评估行走的代偿机制:马蹄足步态、环形步态、穹形步态或混合步态。
- 评估合并的挛缩:如关节内或关节外、骨性。
- 评估合并的畸形:如成角、位移和旋转畸形。
  - 肢体全长站立正侧位片有助于判断肢体是否存在对线不良。
- 从临床体检和放射影像检查判断有否伴关节(髋、膝、踝)不稳或松弛。
- 皮肤条件:如开放缺损、瘢痕组织。
- 为骨延长和矫正合并畸形设计截骨部位,安排钢针或半钉的固定空间。
- 确定最佳支架构型,以及是否将邻近关节一同固定。
- 环的尺寸、半钉及钢针的安装细节。
- 一期延长骨骼长度的10%～15%并发症发生率低[2]。
- 技术问题
  - Ilizarov支架可在术前预先构筑。支架的设计和使用环和弧形条的数量,根据计划延长的长度而定。
  - 每个环、每组环之间应由单独的螺纹杆连接。螺杆跨越2个以上环时会使调节灵活性降低。
  - 环与皮肤四周间距至少需要2～3 cm。虽然小环比大环坚实,但当术后肿胀时会压迫皮肤软组织,并妨碍皮肤针道护理。
  - 用一模板或实物环来选择合适尺寸的环(图2)。
  - 由于肢体不同节段的周径会有变化,一个肢体可能需要不同尺寸的环(如股骨近侧的弧形条直径往往比远侧环的直径大)。

单平面支架

- 当前实际肢体差距和预测骨骼发育成熟时的LLD。
- 行走时所采用的代偿机制:马蹄步态、环形步态、穹形步态。
- 评估合并的挛缩:关节外或关节内。
- 评估合并的畸形:成角、位移和旋转畸形。
- 关节的稳定性和松弛:如髋关节、膝关节、踝关节。
- 皮肤条件:如开放性缺损、瘢痕组织。
- 肢体全长片显示下肢髋关节、膝关节、踝关节;上肢相似的全长片。
- 若需要矫正合并的畸形,设计好截骨平面和固定的位置。
- 选择合适尺寸的弧形条、螺杆、轨道、半钉和/或克氏针。
- 选择适合尺寸的支架(儿童或成人)。

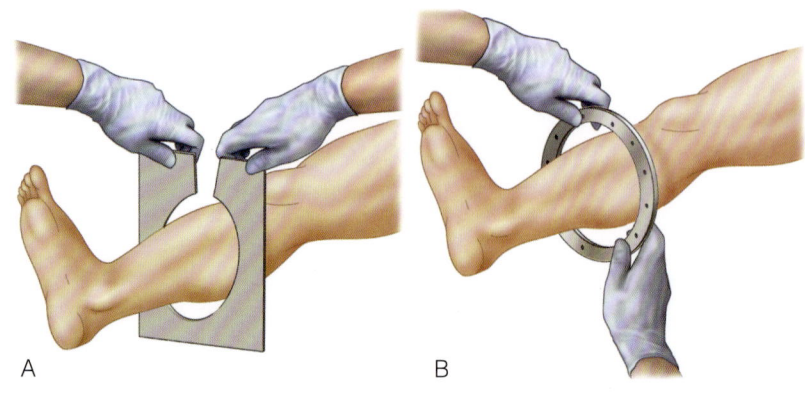

图2 可以使用一个模板(A)或真实的环(B)来测试所需环的尺寸。

体位

- 下肢:仰卧在透光手术台(如Jackson手术台)。
- 上肢:仰卧,手臂放置在透光侧附台上。
- 术中透视(正位和侧位像)。
- Ilizarov方法:
  - 在患者的同侧臀下和胫骨近端各垫一卷手术巾(作为枕垫),使大腿腾空(图3A)。同样,做胫骨手术时,在股骨远端和踝部下方各垫一卷手术巾以使小腿部位腾出空间安置支架(图3B)。
  - 在同侧的肩部(肩胛)下垫一沙袋,在上臂和前臂下垫一以手术巾卷(当作垫子)以腾出空间安置支架。
- 当使用单平面支架时,在大腿和小腿下垫卷手术巾(作为枕垫)以腾出操作空间安置支架。

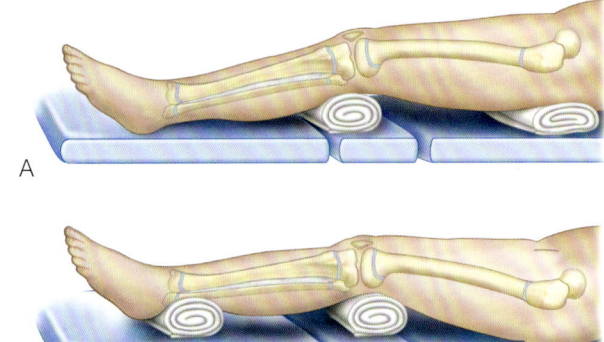

图3 A. 患者躺在透光台上,在同侧臀下和胫骨近端各垫一垫子,使大腿相对腾空。B. 患者躺在透光台上,在同侧大腿远端和踝部各垫一垫子,使小腿相对腾空。

采用Ilizarov方法做胫骨延长

穿钢针

- 根据局部解剖及横断面解剖来决定穿针部位以避免损伤血管、神经和肌腱。
- 儿童使用1.5 mm钢针,牵张至100 kg;青少年和成人使用1.8 mm钢针,牵张至130 kg。
- 钢针从最接近血管神经束的一侧进入,这有助于避免不经意损伤神经血管束。
- 先将钢针轻柔刺入软组织直到它顶住骨皮质,找到骨面的中点,然后钢针钻透皮质。注意避免在钻孔时弯曲钢针。
- 钢针在钻入时通过用一块湿纱布捏住钢针或通过一软组织保护套筒以缩短力臂防止其弯曲(技术图1)。
- 钢针穿透远侧皮质后,用最低转速钻透软组织至穿透远侧皮肤后,用锤子敲击钢针到位。
- 钢针固定到环上时避免弯曲,否则,当钢针拉张后会导致骨端移位。
- 任何钢针穿出皮肤处的张力和皮肤皱褶都必须用15号手术刀做局部皮肤和筋膜切开松解。

半钉置入

- 建议使用经羟基磷灰石涂层的半钉,因为它能固定得更牢固,有利于降低感染和松动率[3]。
- 半钉的直径不宜超过固定部位骨骼直径的1/3。
- 徒手操作技术。
  - 确定置入半钉的最佳部位。
  - 切开置钉部位的皮肤,用止血钳钝性分离软组织达骨面。
  - 通过保护套钻透两层皮质。

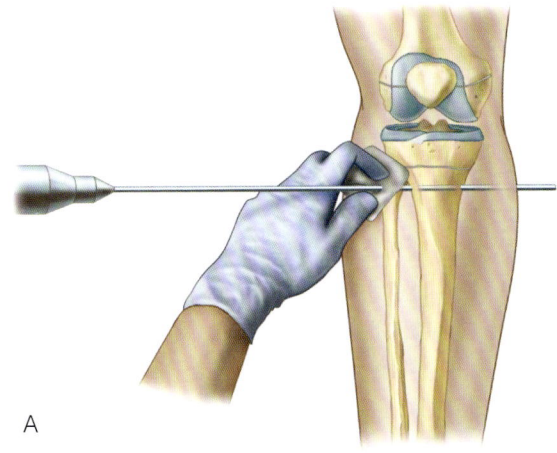 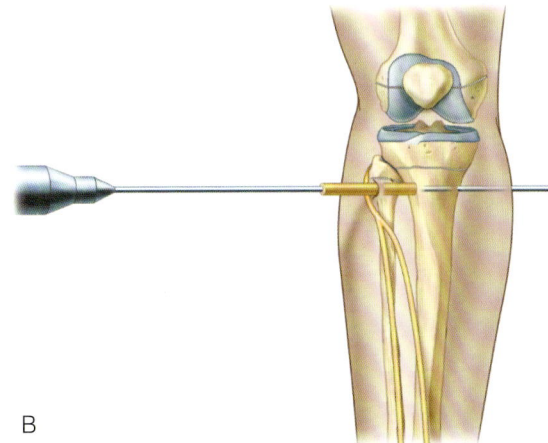

技术图1 在钻入时通过用一块湿纱布捏住钢针以防钢针弯曲(A)或用软组织保护套筒来防止(B)。

- 半针通过孔道拧入。半针穿透对侧皮质后再拧出1~2 mm，并经透视证实。
- 半钉固定到与骨段垂直的环或弧形条上。
- 如果半钉并非垂直于骨段，则需要通过半钉柱或钉夹来固定。
■ 用环导引技术。
- 首先将环或弧形条用钢针垂直固定于骨骼上。
- 依照半钉置入的最佳位置，将半钉固定柱或Rancho立柱固定到相应的环上。
- 这时套筒经过半钉固定螺杆或立柱，在皮肤上按个印记。
- 切开皮肤用血管钳分离至骨面。
- 套筒进一步进入至骨面。
- 通过套筒引入钻头，钻透两层骨皮质。
- 半钉通过钻孔拧入，钉子拧过对侧皮质1~2 mm并经透视核实。
- 半钉固定柱或立柱与半钉固定。

腓骨截骨和前间室筋膜切开减压
■ 在腓骨的上中1/3交界处做截骨，避免在胫骨截骨平面截断腓骨。
■ 由外侧经腓骨长肌和外侧肌间隔间隙显露腓骨。骨膜用刀切开用骨膜剥离器做环行剥离。
■ 用Hohmann或Bennett拉钩围绕显露的腓骨牵开以保护周围软组织。
■ 先在腓骨上钻排孔打穿两层皮质，使用摆锯或骨刀将腓骨截断。在使用摆锯和电钻时，为防止热灼伤需要喷水降温。
■ 采用斜行截骨以使截骨断端间具有较大的接触面，截骨通常是从前上至后下方向。
■ 敞开筋膜，缝合皮下和皮肤。
■ 这时，在胫骨皮质截骨部位切开皮肤，截骨往往在近侧干骺端。
■ 用Metzenbaum剪切开前间室上下的筋膜做预防性前间室筋膜切开术。
■ 出于对操作空间的考虑，建议在安装支架前做筋膜切开，然而也可在之后进行。
■ 可临时缝合胫骨近段切口，待之后再来做胫骨皮质截骨。

Ilizarov支架固定
■ 对于单纯延长（没有畸形），使用3个环（或2环和1弧形条）。
■ 在胫骨骺板下方横穿1枚钢针垂直胫骨干纵轴（技术图2，#1）。
■ 为了避免钢针穿入关节囊，横穿的钢针必须离胫骨近端软骨下骨平面至少14 mm。
■ 将（预先构建好的支架）近侧环固定到横穿的钢针上，并拉张。保证支架与肢体四周保持足够的间距。
■ 在胫骨远端骺板近侧干骺端横穿另一枚钢针（技术图2，#2）。
■ 在没有畸形的情况下，胫骨的机械轴与解剖轴一致。
■ 延长杆平行于机械轴放置。在侧位片上，延长杆必须平行于后侧皮质，在正位上平行于胫骨纵轴。
■ 然后在近端由外侧向内侧穿过腓骨头（恰好于近端骺板远侧），横贯胫骨并从胫骨前内侧皮质上穿出。
- 必须当心避免损伤行进在腓骨颈附近的腓总神经。
■ 钢针随后固定在近侧环上并予拉张。
■ 此时将2枚半钉固定在最近侧环。在此构架上，两钉间夹角是90°时较为理想（技术图2，#3）。

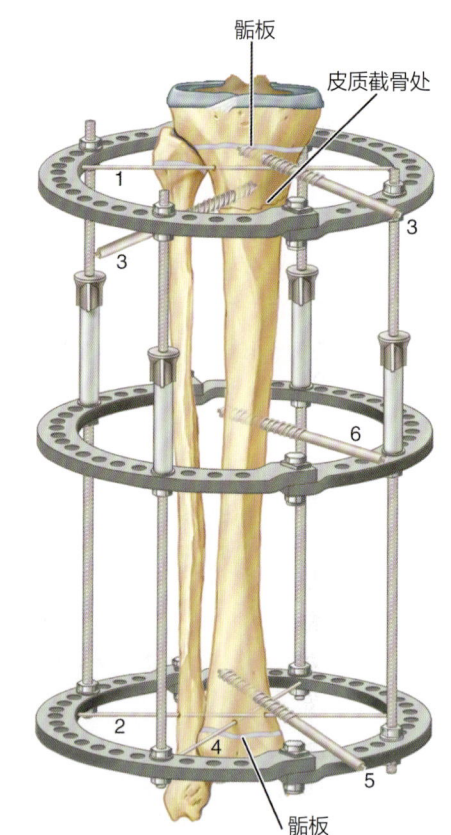

技术图2 胫骨延长术中克氏针和半钉置入顺序和部位。1. 胫骨近端横贯的钢针垂直于骨干并位于患儿的骨骺下方。该针穿针位置在腓骨头的前方。2. 在胫骨远侧干骺端的近侧贯穿钢针。3. 在近侧环上下各置入1枚半钉，相互成约90°角。4. 远侧钢针位于下胫腓联合处的骺板近侧。5. 胫骨远端的半钉由前内侧置入。6. 在中环上、下置入1~2枚半钉。

- 通常1枚半钉靠螺栓固定，另一枚则通过单孔立柱固定，使得钉子固定的平面相互错开。
- 非常重要的是避免置钉和穿针时损伤胫骨结节和胫骨近侧骺板。
- 接着，在位于胫腓联合处的骺板近侧贯穿胫腓骨穿1枚钢针，经拉张后固定至远端环（技术图2，#4）。
- 将贯穿胫腓骨的钢针离关节软骨下骨平面超过12.2 mm，避免其穿入关节囊而导致关节感染风险。
- 在远侧环近侧向前内方向置入1枚半钉，固定于远侧环上（技术图2，#5）。
- 在中环的近、远侧同样置入1～2枚半钉，固定于中环上（技术图2，#6）。
- 将近环和中环间的连接杆卸下，将注意力集中到截骨部位。
- 在胫骨近侧干骺端截骨处做骨膜外解剖。
- 为了保存血供，避免环行剥离骨膜。

骨皮质截骨

- 在胫骨前方皮质向后方皮质多方向钻孔，若有需要，在同一平面通过前内侧皮质增加钻孔（技术图3A）。
- 使用5 mm骨刀在钻孔平面凿穿骨皮质（技术图3B）。
- 首先凿穿前内侧皮质，随后是前外侧皮质。每次骨凿需要穿透对侧皮质，可用扳手扭转骨凿使其在局部皮质内造成微小的骨裂。
- 最后使用比较宽的骨刀插进后侧皮质，并用14 mm扳手扭断后侧骨皮质。
- 皮质截骨的完全性通过外旋远侧框架组检验。由于内旋会牵拉损伤腓总神经，因此应该避免。证实后再回旋到骨端复位的状态。
- 用连接杆重新连接远、近侧框架组恢复至截骨前状态，并将截骨断端复位。
- 在连接杆上使用四方形螺母或锁扣以便日后牵张之用。

关闭伤口

- 无须缝合筋膜，直接缝合皮肤。
- 检查所有螺母和螺栓都已固定牢靠。
- 在钢针和半钉周围覆盖敷料［如 Xeroform（Covidien, Mansfield, MA），海绵］。在胫腓骨截骨处敷料做加压包扎。在环与伤口间放置敷料隔开。
- 将足置于功能位并加装足板。当计划做大幅度的延长，支架可以扩展到足部，防止踝关节发生渐进性马蹄畸形。
- 当需要大幅度的延长或存在交叉韧带松弛时，出于相同的考虑，可将膝关节包括在支架内。

Taylor（泰勒）空间架

- Taylor空间架（TSF；施乐辉公司，Andover, MA）配备有基于互联网的辅助骨骼畸形矫正或延长的软件。
- 畸形可以选用迟发畸形矫正、Rings-first或残余畸形矫形模式。
- Taylor空间架的近远侧框架组可以在术前也可以在术中临时构建。
- 使用钢针、半钉固定的位置和数量，使用环的数量，以及框架的基本构型与先前描述的一致。
- 腓骨截骨的细节和前间室筋膜切开方式同前所述。
- 通过钢针和半钉安装框架。
- 近远侧环由6根支撑杆相连。记录每根支撑杆的长度后拆除并按上述方法完成骨皮质截骨。
- 复位截骨断端，并将支撑杆按截骨之前方式连接（技术图4）。
- 将畸形、支架、安装参数输入软件程序中，它会给出一个延长/矫正的支架调整方案。
- 牵张的速度根据局部骨和软组织状况决定。在健康的骨和软组织，通常是每天1 mm。

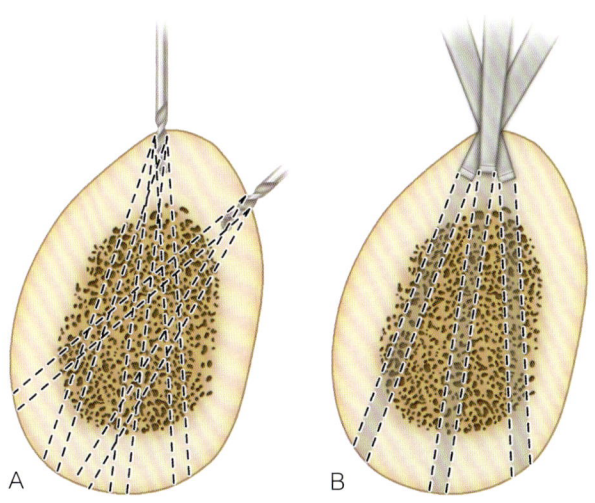

技术图3 A. 在胫骨前方（前内侧）皮质上多方向钻孔。B. 按常规方式用5 mm骨刀经钻孔平面凿骨。用侧位透视帮助判断骨刀深度。

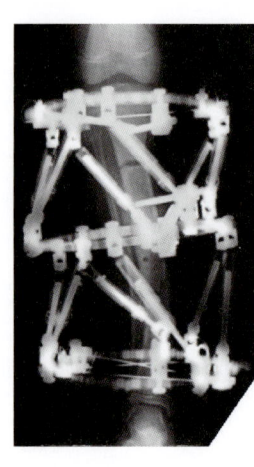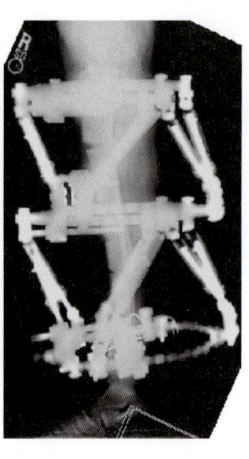

技术图4 在图1A所示患者上所做的双平面截骨并安装Taylor空间架，远侧截骨矫形，近侧截骨延长。

采用Ilizarov方法做股骨延长

- 通常做单纯股骨延长（没有畸形）所用的支架是由2个环和1个弧形条组成。
- 首先，将1枚钢针横行贯穿股骨远端平行于膝关节线，在儿童须在骺板的近侧（技术图5A，钢针1）。钢针的方向是由外向内。
- 安装预先构筑的支架，将这枚钢针固定到远侧环上。然后拉张这枚钢针。所有环，包括弧形条，必须与大腿四周保持至少1～2横指的间距。
- 股骨的机械轴和解剖轴不像胫骨那样完全一致。机械轴是从股骨头中心至膝关节中心的连线，而解剖轴是股骨干的中轴。解剖轴与机械轴成7°夹角。
- 在股骨近端外侧采用以环为导向的技术垂直于机械轴横行置入1枚半钉（技术图5A，钉2）。这枚钉从外侧皮质的中轴线上置入，固定在近侧弧形条上。
- 支架的连接杆都平行于股骨机械轴。从摄片上看，在侧位像上，连接杆均平行于后侧皮质；在正位像上，它们平行于机械轴（自股骨头中心至膝关节中心的连线）。
- 下一步，在股骨远端的骺板近侧置入2枚半钉。这2枚半钉的方向分别是从后外侧至前内侧，从后内侧至前外侧（技术图5A，钉3）。
- 当置入半钉时，需要把膝关节屈曲以免将半钉贯穿肌腱和肌肉（即股二头肌、半腱肌、半膜肌）。注意避免损伤与股二头肌腱靠得非常近的腓总神经。
- 在股骨近侧置入1～2枚半钉（技术图5A，钉4）。半钉通过不同尺寸的Rancho立柱固定到近侧弧形条上，以避免半钉置入在同一水平。
- 接着，在中间环附近置入1～2枚半钉（技术图5A，钉5）。
- 拆除连接中间环和远端环的连接杆，以便在股骨远侧干骺端做骨皮质截骨。

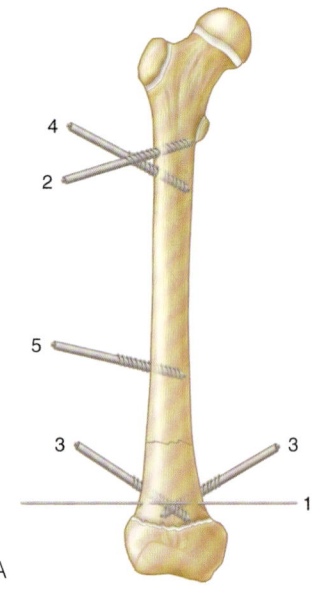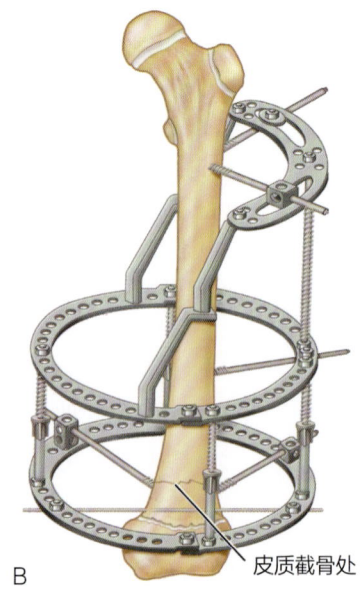

技术图5 A. 在股骨延长术中克氏针和半钉置入的顺序和部位。1. 横行的钢针平行于膝关节线且位于儿童生长板近侧。2. 在股骨近端外侧垂直于机械轴的横行的半钉。3. 分别是由后外向前内和由后内向前外置入的2枚半钉。4. 股骨近端1～2枚附加的半钉。5. 在中环附近1～2枚半钉。B. 用环、连杆、钢针（半钉）构筑成的股骨支架，以及远端干骺端皮质截骨。

皮质截骨处

- 在股骨远端前外侧靠近干骺端处做皮肤切口。切开深部组织，把股外侧肌钝性分离后掀开显露股骨外侧皮质，但保留骨膜完整。在离固定在远端环上最近侧的钢针或半钉近侧1 cm处截骨。
- 在这一水平的骨皮质上以不同的角度打多枚孔。用一5 mm骨刀从前方、外侧、内侧和后方通过钻孔凿透骨皮质。
- 当每次骨刀完全插入到对侧皮质时，用扳手扭转骨刀柄在对侧骨皮质造成无创性骨折。将远侧环外旋可验证皮质截骨的彻底性。
- 将截骨断端旋回到原来的位置，这样可减少从截骨断面的出血。
- 把连接杆重新像截骨前一样连接。在这些连接杆上运用四方螺母或卡销以便做恰当的牵张。
- 缝合截骨部位软组织。检查以确保所有的螺母和螺栓都已旋紧(技术图5B)。
- 在需要长节段的延长和存在膝关节韧带松弛时，应该考虑将支架延伸跨越膝关节。

Taylor空间架
- 当采用TSF做股骨延长时，近远侧的框架可在术前装配好，也可术中临时构建。
- 钢针(半钉)固定的数量和位置、环的数量以及支架的基本结构都与Ilizarov技术中描述的相同。

- 安装支架，并用钢针和半钉固定。
- 近、远侧环用6个支撑杆相连。记录支撑杆长度的细节。之后，拆除支撑杆并像先前描述的那样完成皮质截骨。
- 皮质截骨断端复位，再把每根支撑杆像截骨之前一样的长度和位置重新连接(技术图6)。这就使截骨部位解剖复位。
- 把畸形、支架以及安装参数输入软件，它会给出一个延长/矫正的方案。在正常情况下，延长按每天1 mm进行。

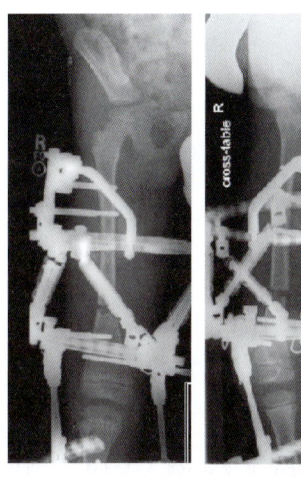

技术图6　在图1B所示的患者采用股骨支架并跨过膝关节延伸至胫骨固定，在股骨远端做截骨。股骨和胫骨的支架用铰链连接以防膝关节在延长期间半脱位。

单平面支架组合

技术细节
- 单臂支架是通过经皮半钉贯穿骨质并将这些半钉固定到夹块、轨道、连杆，或弧形条构成。
- 有些单平面系统也使用弧形条或全环以获得多平面固定。
- 单平面外固定支架的优势[22]：
  ○ 在股骨和肱骨延长期间患者感到更舒服。
  ○ 支架不太累赘。
  ○ 结构简单。
- 单平面外固定支架的劣势[11,22]：
  ○ 不够坚固。
  ○ 不够灵活：如MAC支架(EBI, Parsippany, NJ)具有一个多轴关节矫正成角畸形，还具有一个位移装置能矫正两个方向的位移。
  ○ 不推荐用作长节段延长使用(大于5 cm)。
- 单臂支架在术前构筑完成。支架的设计，包括夹块和半环的数量都是根据计划延长的幅度而定。
- 轨道的尺寸也是根据计划延长的幅度而定。
- 增加支架的稳定性的技术包括：
  ○ 增加半钉的数量。
  ○ 增加半钉的直径(钉的直径不应超过骨干直径的1/3)。
  ○ 半钉间夹角尽可能地大(最大为90°)。
  ○ 减小骨与外支架间的距离。
  ○ 增加半钉间的距离。
  ○ 固定越靠近截骨越好。

股骨延长
- 对于单纯延长(没有畸形)，每骨段需要三点固定。
- 运用导针技术在股骨远端置入第1枚半钉。导针平行于膝关节线并在儿童生长板近侧置入股骨。
  ○ 由于股骨有一个生理性前弓，导针置入点应轻度偏前(而非正中)于外侧皮质(技术图7A, #1)。
- 用4.8 mm或3.2 mm空心钻头(根据所使用的半钉直径而定)套在导针上进行钻孔。随后用1枚自攻羟基磷灰

- 石涂层的半钉拧入孔道(技术图7B,#1)。
- 将这枚半钉固定到连接在轨道杆上夹块中(单臂外固定支架)。
- 在外固定架和大腿近端外侧面间至少保持1横指的距离。
- 在股骨近端垂直于机械轴置入第2枚半钉,并且固定到近侧夹块(技术图7B,#2)。
- 这枚半钉也是在股骨外侧皮质轻度偏前(不是正中)置入(技术图7A,#2)。
- 用术中透视检查在正位和侧位上支架和股骨的相互关系。在正位像上支架应该平行于机械轴(技术图7B,#3)。在侧位像上,所有近、远侧夹块上的钉孔都应该与骨干相重叠。
- 通过近侧夹块的空的钉位置入2枚或更多半钉(技术图7B,#4)。
- 在股骨延长期间,软组织张力容易使股骨发生前弓畸形。
- 通过在安装支架时简单的调整即可防止前弓畸形。当近端所有半钉已经置入后,把轨道杆自近侧夹块中解脱。此时让远侧夹块向前成角10°(技术图7C)。
- 把远侧夹块上置入另2枚半钉,这样置钉会产生一轻度反屈畸形(10°),以抵消预期的前弓畸形。
- 此时,拆除支架准备做骨皮质截骨。在半钉上标记夹块与皮肤的距离。
- 更换手套,在骨皮质截骨部位重新消毒皮肤铺巾。
- 股骨皮质截骨遵循之前讨论的原则完成。
- 当皮质截骨完成后,重新安装支架,保持夹块和皮肤间相同的距离。
- 用透视确认存在轻度反屈畸形。反屈畸形会抵消股骨延长期间出现的前弓倾向。
- 在修补好阔筋膜张肌后缝合皮肤。
- 牵张装置连接到夹块上,随后做最后的旋紧。
- 用蘸有Xeroform的纱布和海绵覆盖半钉钉道。

胫骨延长

- 对单纯延长(没有畸形),每骨段需要2~3点固定。
- 胫骨支架往往包括一个各置入2~3枚半钉的近侧夹块或弧形条和远侧夹块。
- 先做腓骨截骨(如同先前讨论的那样)。
- 需在胫腓骨远端贯穿1枚螺钉,以防胫腓骨联合发生半脱位。
- 通常在胫骨近侧干骺端的截骨处做皮肤切口。
- 在安装支架前直视下做预防性前骨筋膜室切开。
- 在截骨皮肤切口上临时缝合一针,在完成置钉后再进行截骨。
- 在胫骨近侧干骺端生长板远侧垂直骨干置入2枚半钉(技术图8,#1)。半钉分别从前内和前外侧置入,注意避开胫骨结节。
- 2枚半钉展开成90°于不同平面置入。第1枚钉徒手置入,把弧形条固定在与胫骨近端关节面平行的位置,通过夹块置入第2枚半钉。
- 弧形条与胫骨前皮质间应至少留有1横指的间距。
- 当不存在畸形时,胫骨的机械轴和解剖轴是一致的。安装到位的支架在正、侧位像上都应该平行于机械轴(技术图8,#2)。
- 在胫骨的远端通过夹块置入1枚半钉(技术图8,#3)。

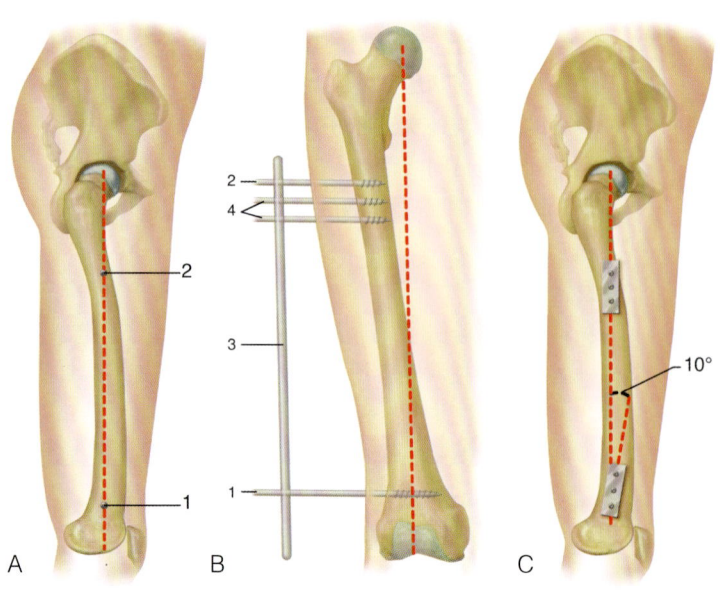

技术图7 A. 股骨侧位观。导针和半钉置入到外侧骨皮质略微偏前(并非中央)的位置。B. 股骨延长中半钉置入的顺序和位置。1. 将1枚半钉平行于膝关节线并在儿童生长板近侧置入股骨远端。2. 第2枚半钉垂直于机械轴置入到股骨近侧。3. 在前后像上,支架(轨道)杆安放在与机械轴相平行的位置。4. 通过近端夹块空的钉位置入1~2枚半钉。C. 远端夹块的近侧大致向前成角10°~15°。

- 再一次确认支架应平行于机械轴。
- 通过远侧夹块再置入2枚半钉(技术图8,#4)。
- 在半钉上标记出夹块和皮肤间距。随后拆除支架准备截骨。
- 更换手套,重新消毒在胫骨近侧干骺端的皮肤和铺巾。
- 遵照先前讨论过的原则完成胫骨截骨(技术图8,#5)。
- 再次安上支架,使夹块同皮肤间距恢复与截骨前一样。
- 只要按步骤妥善地操作就不会在截骨部位残留任何移位。
- 不缝合皮下筋膜,仅缝合皮肤。
- 把牵张装置连接到夹块上,并进行最后的旋紧。
- 半钉针道敷以蘸有Xeroform的海绵块。在截骨部位做加压包扎。
- 将足置于中立位。

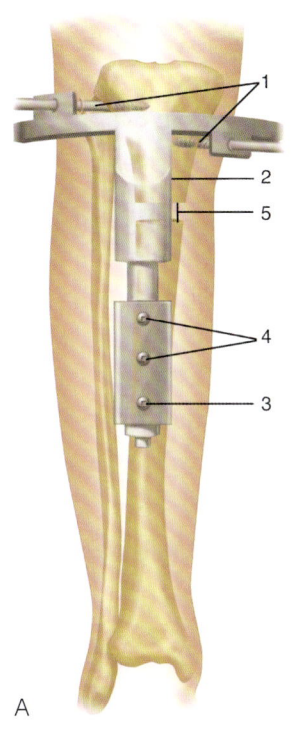
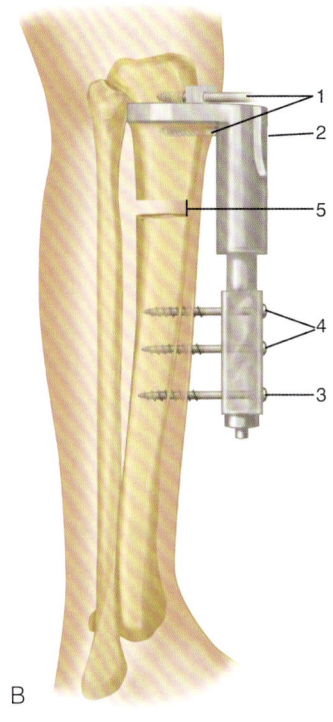

技术图8 在胫骨延长中半钉的置入顺序和位置:前后(A)和侧位像(B)。1. 在胫骨近端的2枚半钉; 2. 支架平行于机械周; 3. 在胫骨远侧通过远端夹块置入半钉; 4. 通过远端夹块在原侧置入2枚半钉; 5. 截骨部位。

要点与失误防范

术中	• 不完全截骨会阻碍牵张。术中必须确认截骨彻底,通过在透视下外旋远段以确认截骨完全 • 通过在安全区中置钉以免神经血管损伤[19]。在手术室参考横断面解剖图谱 • 肌肉松弛剂可能会掩盖术中神经损伤,必须禁用[19]

牵张期	• 通过暂时减缓或停止牵张、加强理疗和使用静态或动力化关节支具以防止关节挛缩
	• 为了在肢体延长期间预防邻近关节半脱位或脱位
	  ○ 在进行股骨延长前必须改善髋关节不稳定
	  ○ 当存在交叉韧带松弛时,需将支架伸,跨越膝关节
	  ○ 使用夜间静力化支具以保持膝关节充分伸展

术后处理

- 待7~10天延迟期后开始牵张(根据患者的年龄、截骨的部位和局部的血供而定)[11,19]。
- 牵张的速率为每天1 mm(每天4次,每次0.25 mm)[11,19]。
- 使用50%强度的过氧化氢液和生理盐水做钉道护理。
- 术后1周后可以用抗菌肥皂淋浴。
- 鼓励尽可能完全负重。
- 理疗以维持活动范围和防止挛缩:
  ○ 最低限度:每周3次(医院理疗),每天在家锻炼4次。
- 在延长期间,患者每周做1次复查。
- 常规围手术期中预防性静脉使用抗生素。

结果

Ilizarov技术

- Stanitski 等[23]于1995年报道了运用Ilizarov技术在30个连续病例中做了36处股骨延长的结果。股骨短缩的原因有先天性21例，获得性15例。平均延长8.3 cm (3.5~12 cm)，治疗时间6.4个月(2.5~12个月)。并发症包括过早矿化4例，>10°成角畸形愈合2例，残余下肢不等长(<2 cm)2例。2例发生膝关节半脱位。这组病例中未见以下并发症：骨髓炎、环形死骨、神经血管损伤、骨筋膜室综合征、肢体软组织张力增高，或髋、膝关节脱位。2例患者由于心理问题需要终止延长治疗。
  - 相比以往报道的使用早先技术做股骨延长的结果，这些结果有了显著的改善，即延长幅度更大，同时矫正畸形和较少的重大并发症。
- Staniski 等[24]报道采用Ilizarov技术做胫骨延长治疗52例患者，延长62条胫骨。平均延长幅度为7.5 cm (3.5~12 cm)。28例患者(22%)需要额外手术，包括针对新生骨变形、畸形愈合所做的截骨和针对持续性马蹄足挛缩所做的跟腱手术。在学习曲线初始阶段后，并发症发生率下降。
  - Aston 等[2]报道27例先天性短股骨畸形采用Ilizarov技术进行骨延长。其中超过50%病例不论截骨的部位，在延长后发生新生骨变形或骨折。这一并发症在采用置入1枚Rush钉固定后得以消除。
  - Moraal 等[16]的报道比较了接受肢体延长儿童术前和术后生活质量状况。尽管在术后即刻生活质量评分有小幅度下降，但长期随访生活质量评分与正常对照组相同。长期随访发现残留大于2 cm肢体不等长的患儿的生活质量较低[16]。

单平面支架

- Coleman和Noonan[4]报道，运用单平面外支架和牵张成骨技术治疗各种病因导致的肢体短缩，结果延长股骨114例、胫骨147例。平均延长股骨11 cm，或48%原先股骨长度。股骨大幅度延长(以原长度的百分率表示)会导致愈合指数差。
  - 有趣的是，使用牵张成骨技术治疗下肢不等长较治疗体型矮小者难。对于胫骨，平均延长幅度为9 cm或41%原有长度。平均愈合指数为每厘米延长32天。并发症发生率为每条胫骨1.33。在他们的研究中把出现的困难和问题也当成并发症统计了。
  - 总之，研究获得了良好的结果。结论是做更大幅度的延长是可能的，但代价是时间和并发症的增加。

并发症

术中

- 骨筋膜室综合征很少发生，但可以在术后早期出现。被动牵伸痛和感觉异常是其重要的临床体征。必要时需测量和解除骨筋膜室的压力。在截骨时可做预防性小腿前骨筋膜室切开减压[19,20]。
- 不完全骨皮质截骨：在透视下通过将截骨远段外旋来确认截骨的彻底性。
  - 通过在安全区置入半钉以免损伤神经或血管[4]。使用横截面图谱。
  - 由于肌松剂可能会掩盖神经受损征象，应避免术中使用[20]。

牵张期

- 针道感染初期可使用短程的口服抗生素治疗(7~10天)及适当的钉道护理。若感染持续，需考虑静脉使用抗生素或取出钢针或半钉，并对钉道做搔刮清创处理。
- 过早矿化的原因：不完全的截骨、牵张速度过慢或牵张方向错误。
- 神经症状可能表现为感觉异常或肌肉乏力。若怀疑有直接接触或刺激，需去除钢针或半钉。过快地牵张可使受到牵制的神经损伤，需要降低牵张的速度甚至暂停牵张[20,27]。
- 可以选择做腓总神经减压，许多医生在做延长和矫正外翻畸形时常规实施[18]。
- 骨延长期间可能出现意外的畸形，需要适当地改造支架以矫正畸形[13,20]。
- 骨延长期间可能发生关节挛缩，治疗包括增加理疗的次数和使用动力化支具，尤其是预防马蹄足挛缩。
- 骨延长期间可发生医源性畸形，需要改造支架以矫正畸形和维持正常的机械轴。
- 骨筋膜室综合征罕见(术中常规切开前骨筋膜室)，但可能在术后发生。感觉异常、被动牵伸痛及与手术不相称的疼痛是提示存在骨筋膜室综合征的临床表现。应该测量间室压力，必要时须做间室减压[5]。

矿化期

- 针道感染(如前所述)。
- 电或超声骨刺激仪治疗可能对新生骨延迟矿化有效。可以尝试将支架动力化或把新生骨压缩0.5 cm治疗。
  - 尽管有关骨刺激仪疗效尚没有结论性的证据，可以在出现新生骨延迟矿化时考虑进行。
  - 有报道提示维生素D缺乏可导致骨愈合延迟。检查维生素D水平,当证实有缺乏时给予补充可能会改善新生骨矿化进程。

拆除支架后

- 当过早拆除支架后,新生骨可能变形(如新生骨质量差,连续骨皮质不满3个)。这可通过在拆除支架前将它动力化和在负重时加以保护来避免。
- 在拆除支架时需从临床和放射影像学方面评估新生骨。在怀疑新生骨质量时,考虑使用石膏或支具保护下负重。
- 应力骨折既可发生在半钉钉道处,尤其是当半钉直径超过骨干直径的1/3时;也可在新生骨部位。可采用重新安装支架、石膏、髓内钉或钢板固定。

(鲍琨 译,秦晖 审校)

参考文献

[1] Anderson M, Green WT, Messner MB. Growth and predictions of growth in the lower extremities. J Bone Joint Surg Am 1963;45-A:1-14.

[2] Aston WJ, Calder PR, Baker D, et al. Lengthening of the congenital short femur using the Ilizarov technique: a single-surgeon series. J Bone Joint Surg Br 2009;91(7):962-967.

[3] Caja VL, Piza G, Navarro A. Hydroxyapatite coating of external fixation pins to decrease axial deformity during tibial lengthening for short stature. J Bone Joint Surg Am 2003;85-A(8):1527-1531.

[4] Catagni MA. Atlas for the Insertion of Transosseous Wires and Half-Pins. Ilizarov Method, ed 6. Milan, Italy: Medi Surgical Video, 2002.

[5] Coleman SS, Noonan TD. Anderson's method of tibial-lengthening by percutaneous osteotomy and gradual distraction. J Bone Joint Surg Am 1967;49(2):263-279.

[6] Escott BG, Ravi B, Weathermon AC, et al. EOS low-dose radiography: a reliable and accurate upright assessment of lower-limb lengths. J Bone Joint Surg Am 2013;95(23):e1831-e1837.

[7] Gheno R, Nectoux E, Herbaux B, et al. Three-dimensional measurements of the lower extremity in children and adolescents using a low-dose biplanar X-ray device. Eur Radiol 2012;22(4):765-771.

[8] Greulich W, Pyle S. Radiographic Atlas of Skeletal Development of the Hand and Wrist, ed 2. Redwood City, CA: Stanford University Press, 1959.

[9] Hamdy RC, Silvestri A, Rivard CH, et al. Histologic evaluation of bone regeneration in cases of limb lengthening by Ilizarov's technique. An experimental study in the dog [in French]. Ann Chir 1997;51:875-883.

[10] Heyworth BE, Goldstein M, Schneider R, et al. A new validated shorthand method for determining bone age. Hospital for Special Surgery. Available at: http://www.hss.edu/files/HSSBoneAge-Poster.pdf. Accessed August 18, 2014.

[11] Ilizarov GA. Clinical application of the tension-stress effect for limb lengthening. Clin Orthop Relat Res 1990;(250):8-26.

[12] Lazennec JY, Rangel A, Baudoin A, et al. The EOS imaging system for understanding a patellofemoral disorder following THR. Orthop Traumatol Surg Res 2011;97(1):98-101.

[13] Leyes M, Noonan K, Forriol F, et al. Statistical analysis of axial deformity during distraction osteogenesis of the tibia. J Pediatr Orthop 1998;18:190-197.

[14] Luna Gonzalez F, Lopez Arévalo R, Meschian Coretti S, et al. Pulsed electromagnetic stimulation of regenerate bone in lengthening procedures. Acta Orthop Belg 2005;71(5):571-576.

[15] Menelaus MB. Correction of leg length discrepancy by epiphyseal arrest. J Bone Joint Surg Br 1966;48:336-339.

[16] Moraal JM, Elzinga-Plomp A, Jongmans MJ, et al. Long-term psychosocial functioning after Ilizarov limb lengthening during childhood. Acta Orthop 2009;80(6):704-710.

[17] Moseley CF. A straight line graph for leg length discrepancies. J Bone Joint Surg Am 1977;59(2):174-179.

[18] Nogueira MP, Paley D. Prophylactic and therapeutic peroneal nerve decompression for deformity correction and lengthening. Oper Tech Orthop 2011;21(2):180-183.

[19] Paley D. Current techniques of limb lengthening. J Pediatr Orthop 1988;8:73-92.

[20] Paley D. Problems, obstacles, and complications of limb lengthening by the Ilizarov technique. Clin Orthop Relat Res 1990;(250):81-104.

[21] Paley D, Bhave A, Herzenberg J, et al. Multiplier method for predicting limb-length discrepancies. J Bone Joint Surg Am 2000;82-A(10):1432-1446.

[22] Stanitski DF. Limb-length inequality: assessment and treatment options. J Am Acad Orthop Surg 1999;7:143-153.

[23] Stanitski DF, Bullard M, Armstrong P, et al. Results of femoral lengthening using the Ilizarov technique. J Pediatr Orthop 1995;15:224-231.

[24] Stanitski DF, Shahcheraghi H, Nicker DA, et al. Results of tibial lengthening with the Ilizarov technique. J Pediatr Orthop 1996;16:168-172.

[25] Terry MA, Winell JJ, Green DW, et al. Measurement variance in limb length discrepancy: clinical and radiographic assessment of interobserver and intraobserver variability. J Pediatr Orthop 2005;25(2):197-201.

[26] Thometz J. EOS scanner provides higher level of imaging with less radiation. Children's Hospital of Wisconsin. Available at: http://www .chw.org/display/PPF/DocID/46705/router.asp. Accessed August 18, 2014.

[27] Young NL, Davis RJ, Bell DF, et al. Electromyographic and nerve conduction changes after tibial lengthening by the Ilizarov method. J Pediatr Orthop 1993;13(4):473-477.

第60章 生长导向技术矫正肢体畸形
Guided Growth to Correct Limb Deformity

Ryan D. Muchow and Kenneth J. Noonan

定义

- 解剖轴是骨的骨干部中线。下肢的解剖夹角由股骨和胫骨的解剖轴之间的夹角组成(正常外翻角为5°~9°)。
- 机械轴表示冠状平面或矢状平面中骨骼或肢体的力线,这是一条直线,连接骨骼的近端和远端范围,无论其解剖结构如何。例如,在冠状平面中下肢的机械轴是一条从股骨头中心到胫骨远端中心的直线,并穿过膝关节的中部(图1)[14]。
  - 机械轴用于评估冠状面和矢状面畸形,并指导手术矫正以恢复正常的力线。矢状面畸形也可以纠正以改善膝关节的伸直或踝的背屈。
- 预期在出生至18~24个月出现对称的生理性膝内翻,然后转变为生理性膝外翻,在3~4岁时达到最大,并在6~8岁时矫正[18]。
- 骺板位于长骨的骨骺和干骺端的交界处,负责纵向生长。由细胞外基质中的软骨细胞组成,在四个不同的区域内纵向生长:静息区、增生区、肥大区和临时钙化区。
  - Ranvier区域位于骺板区域的周围,有助于骺板的横向生长。
  - LaCroix的软骨膜环是骨干骨和骨膜的延伸,将骺板稳定在周围骨膜上,从而增强生长板的剪切强度[1]。
- Heuter-Volkmann原理指出,生长板受压会导致骨骼生

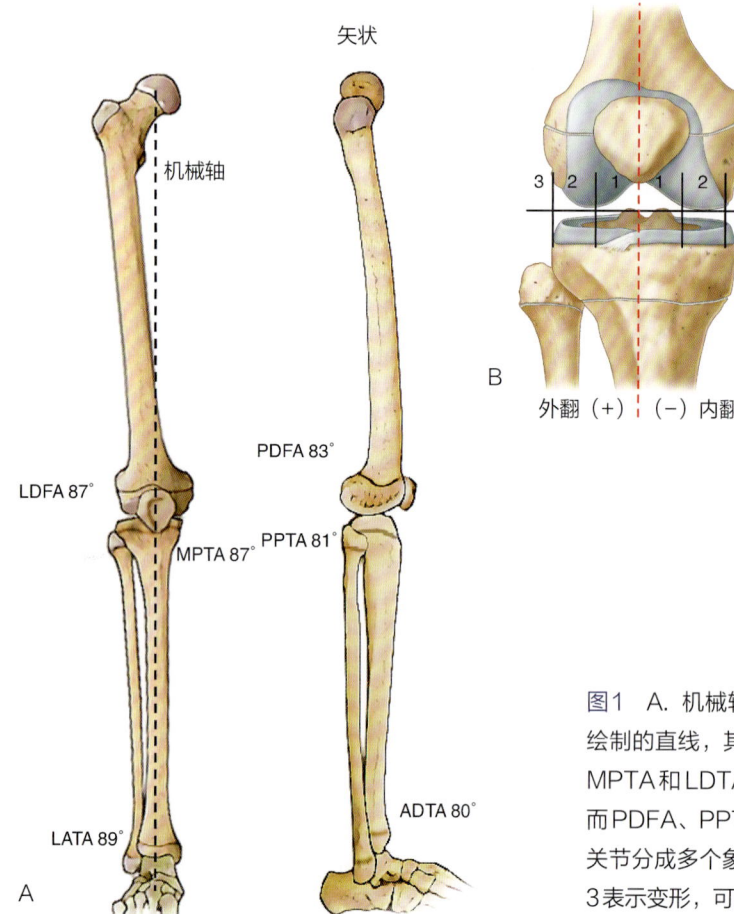

图1 A. 机械轴是在下肢的全长,直立的前后位或侧位X线片上绘制的直线,其将股骨头的中心与胫骨远端的中心相连。LDFA、MPTA和LDTA的法向角将有助于确定冠状平面中的畸变位置,而PDFA、PPTA和ADTA同样将在矢状面中定位畸形。B. 将膝关节分成多个象限,机械轴应穿过关节中央的1/3。进入区域2或3表示变形,可能需要手术干预。

长速度减慢。Delpech 定律的相关经骺板张力会增加骨骼的生长速度。
- 引导性生长或生长调节技术使用 Heuter-Volkmann 原理来影响骺板一部位相对于另一部位的生长速率,以校正冠状或矢状面的畸形。通过引导性生长治疗的常见下肢畸形包括:
  ○ 膝内翻和膝外翻[19]。
  ○ 膝关节屈曲挛缩[8,16]。
  ○ 踝外翻[20]。
  ○ 踝跖屈挛缩。
  ○ 髋内翻和外翻[23]。

解剖

- 下肢的机械和解剖轴(图 1A)[15]。
  ○ 髋部。
    - 颈轴角(NSA)=130°。
  ○ 膝部。
    - 股骨远端外侧角(LDFA)=87°。
    - 胫骨近端内侧角(MPTA)=87°。
    - 股骨远端后侧角(PDFA)=83°。
    - 胫骨近后侧角(PPTA)=81°。
  ○ 踝部。
    - 胫骨远端外侧角(LDTA)=89°。
    - 胫骨远端前侧角(ADTA)=80°。
- 成角旋转中心(CORA)是长骨中畸形的位置。如果存在单个变形点,则近端机械轴和远端机械轴之间的交点为 CORA,它对应解剖上的变形。如果构造的 CORA 与明显的解剖畸形不符,则必存在另一个畸形。因此,应在 CORA 处进行校正以恢复机械轴[14]。
- 应进行骺板评估,以确保有足够的生长可用于引导生长。这将包括检查骨桥,并确定是生是正常的还是继发于潜在病因的病理状态。
- 次要问题。
  ○ 肢长差异。
  ○ 旋转问题。
  ○ 分离性骨软骨炎。
  ○ 导致半脱位的角度问题。
    - 髋-髋外翻。
    - 髌骨-膝外翻。

发病机制

- 生理性原因。
- 特发性膝外翻。
- Heuter-Volkmann 原理。
  ○ 婴幼儿和少年胫骨内翻。
- 获得性(对骺板的损伤):创伤、感染、放射、医源性、青少年炎性关节炎、骨软骨瘤。
- 先天性(影响身体健康/骺板生长的状况):骨骼发育不良、局灶性纤维软骨发育不良、成骨不全症、多发性遗传性外生骨疣、Maffucci 综合征、Ollier 病。
- 代谢性骨病(在生理成角年龄时,生理易受 Heuter-Volkmann 原理影响。例如,在 2 岁之前发作会导致进行性膝内翻,在 4~5 岁后发作会导致进行性外翻)、佝偻病、肾性骨营养不良。
- 对长骨畸形的适应性反应。

自然病程

- 生理性=自发解决。
- 进行性角畸形可导致步态不稳、功能受限和疼痛。
- 没有一致的证据表明什么程度的畸形可能导致骨关节炎,以及在什么年龄发生。各种生物力学和步态研究都描述了内翻和外翻分别通过内侧和外侧隔室的应力增加,但这尚未显示出会引起骨关节炎[4,9,12,24]。

病史和体格检查

- 病史对于确定潜在的病理学和确定生长潜力很重要。
- 当前症状。
  ○ 疼痛、功能限制、美观问题。
- 观察步态
  ○ 前冲、不稳定、蹲伏、马蹄。
- 评估肢体长度差异和旋转。
- 关节检查。
  ○ 受影响和相邻关节的运动范围。
  ○ 关节不稳和疼痛。
- 足部畸形。

影像学和其他诊断性检查

- 普通 X 线片(如所示)。
- 骨龄。
- 下肢。
  ○ 站立位全长前后位射线摄片。
  ○ 有关下肢和关节的侧面视图。
  ○ 考虑比较图像。
  ○ 考虑扫描图。
  ○ 站立的足侧位侧评估足的高度。
- CT:判断旋转最准确和评估矢状面关节挛缩症患儿单个骨长的最佳方法。
- CT 或 MRI:识别骨桥。

鉴别诊断

- 生理的。
- 特发性膝外翻。
- 婴幼儿和少年胫骨内翻。
- 获得性：创伤，感染，放射线，医源性，青少年炎性关节炎，骨软骨瘤，对长骨畸形的适应性反应。
- 先天性：骨骼发育不良，局灶性纤维软骨发育不良，成骨不全症，多发性遗传性外生骨疣，Maffucci综合征，Ollier病。
- 代谢性骨病：佝偻病，肾性骨营养不良。

非手术治疗

- 根据定义，病理状况是进行性的，因此不适合观察或支具治疗。
- 代谢紊乱：首先治疗并纠正基础疾病，若仍存在进行性畸形，则有引导生长的指征。

手术治疗

- 进行性成角畸形导致疼痛或功能受限。
  - 骺板必须具有足够的生长潜能（根据骺板部位、患者和病理而变化）。要注意在某些综合征中，开放的生长板的影像学特征不能确保其具有足够生长潜力引导生长纠正畸形。
- 手术选择。
  - 临时性半骨骺阻滞术。
    - 坚强的U形钉。
    - 经皮螺钉（Metaizeau）。
    - 张力带板和螺丝。
      - 不锈钢或钛。
      - 空心螺钉或实心螺钉。
      - 1或2块板。
  - 永久性半骨骺阻滞。
    - 改良的Phemister技术。
- 经皮钻孔。

术前计划

- 确保骺板有足够的生长能力，以引导生长。
- 考虑将内植物放置在正常的邻近骨骼中，以加快肢体畸形的矫正。例如，在青春期的Blount病中，可能有必要在肥胖患者剩余不到2年的生长发育过程中同时引导胫骨外侧和股骨的生长。
- 确定CORA和相应的生长板矫正畸形。
- 选择适当的技术并置入。特别是对于张力带板，有金属（钛或不锈钢）和螺杆类型（空心或实心）选项。

定位

- 透射线手术台。
- 止血带。
- 透视。

入路

- 应该在畸形的凸出侧进行临时性或永久性半骨骺阻滞术。
  - 在尝试纠正纯冠状平面畸形时，应将内植物放置在矢状骨中部，以免引起意外的矢状面畸形。
  - 畸形可能发生在无法通过前后位和侧位X线片充分表征的平面上。因此，可能需要将内植物放置在稍微靠前（以矫正后坡）或靠后的位置（以矫正前坡）。
- 开放式。
  - 膝外翻，放置在股骨远端或胫骨近端的内侧（图2）。
  - 膝内翻，放置在股骨远端或胫骨近端的外侧（图3）。
  - 股骨远端前方（图4）。
  - 胫骨远端前方（图5）。
  - 胫骨远端内侧（图6）。
- 经皮入路（Metaizeau）。
  - 胫骨远端内侧（图7）。
  - 髋外侧。
  - 膝前方（图8）。
  - 股骨远端和胫骨近端的外侧。
  - 股骨远端和胫骨近端的内侧。

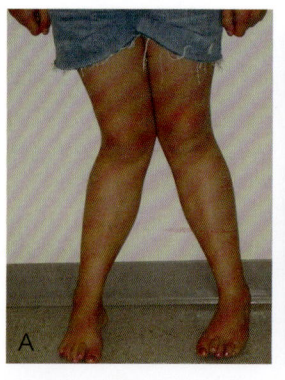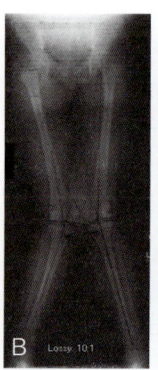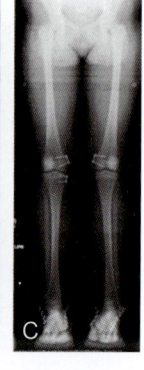

图2 A. 一名13岁的女孩，膝关节疼痛，继发于膝外翻时行走困难。B. 下肢站立位AP片显示双侧膝外翻，双侧LDFA异常，右胫骨MPTA异常。有双侧股骨远端内侧引导生长和右胫骨近端内侧引导生长的指征。C. 术后7个月的站立位AP片显示其机械轴正常（版权：UW Pediatric Orthopaedics）。

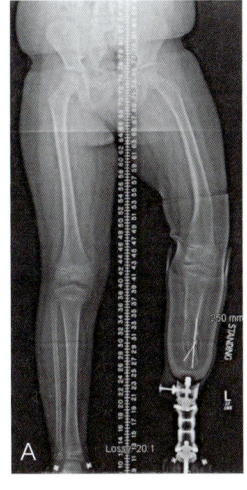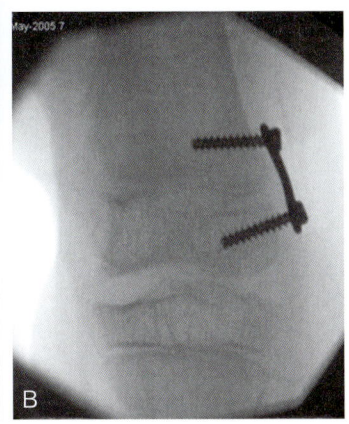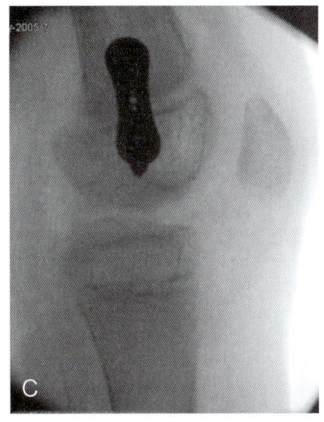

图3 A. 一名7岁男孩，因割草机受伤截肢，伴股骨内翻畸形，导致假肢磨损，佩戴困难。B、C. 尽管CORA是股骨骨折（在骺板近端）畸形愈合的结果，但还是选择了引导生长作为截骨术的替代方法，以使肢体伸直并减少假肢的磨损。

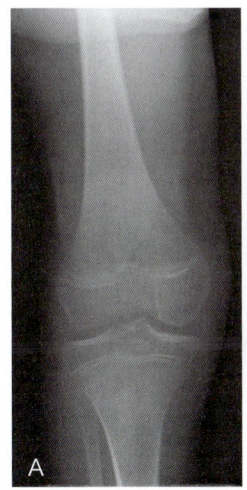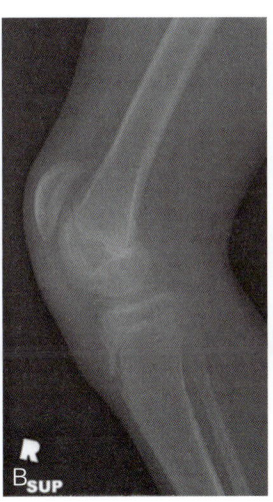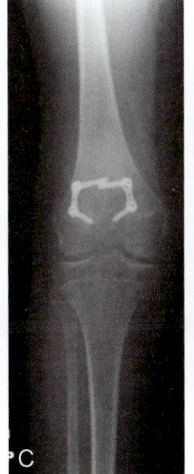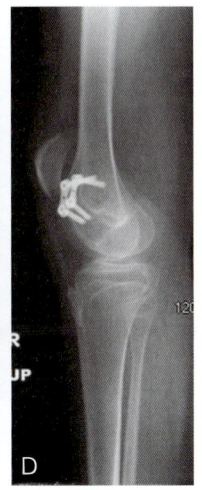

图4 A、B. 患痉挛性截瘫的13岁男孩，蹲距步态，腘绳肌挛缩，膝关节屈曲挛缩，膝关节屈伸挛缩。C、D. 腘绳肌松解和股骨远端前方引导生长之后，患者可以完全伸直膝关节。经髌骨两侧做切口，关节内放置的两个模块化内植物在前方跨过骺板，注意避免髌骨撞击（版权：UW Pediatric Orthopaedics）。

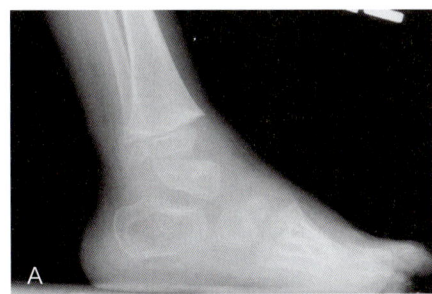

图5 A. 8岁男孩，后内侧松解翻修后，残留20°马蹄和距骨畸形。B、C. CT扫描确认骨骺大小合适后，进行胫骨远端前方引导生长。在此过程中，通过将导针放入胫骨远端骨骺中来放置模块化内植物，然后放置空心螺钉。D、E. 术后2年，患者现在的踝背屈度为10°（版权：UW Pediatric Orthopaedics）。

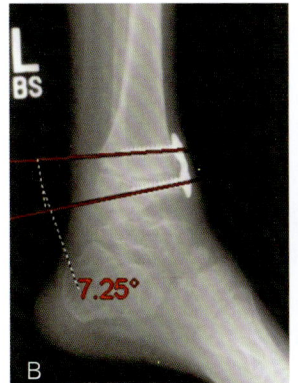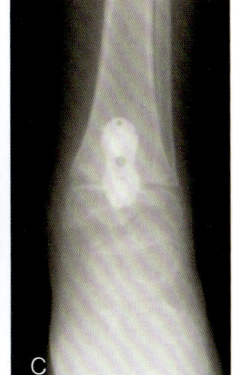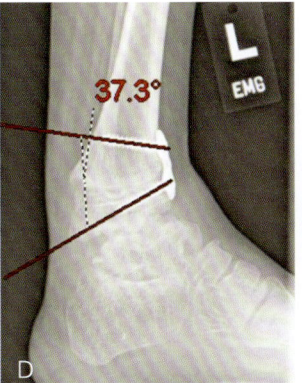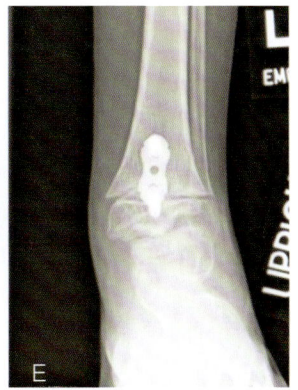

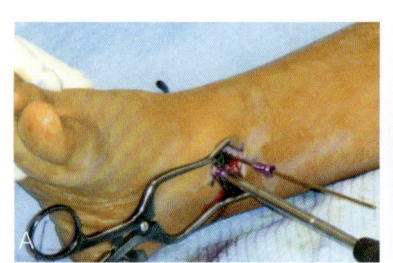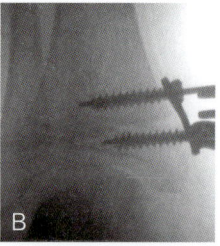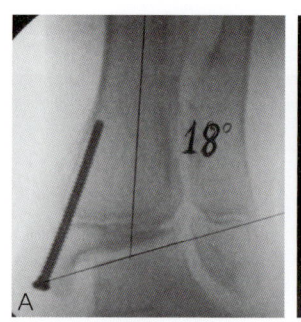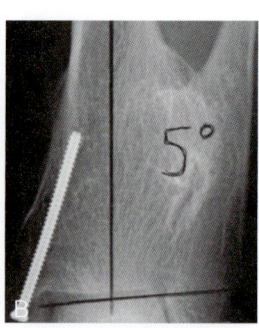

图6　用模块化内植物进行踝外翻的开放内侧胫骨远端引导生长。

图7　A. 一名12岁男孩，患多发性遗传性外生骨疣，发展为有症状的踝外翻，用1枚经皮放置的螺钉进行了内踝引导生长。B. 术后3.5年的AP射线照相显示胫骨远端关节排列得到改善（版权：UW Pediatric Orthopaedics）。

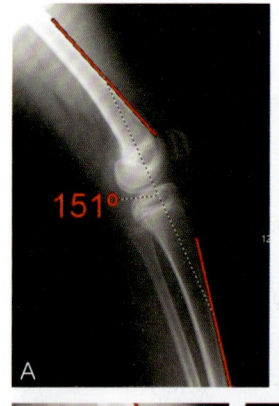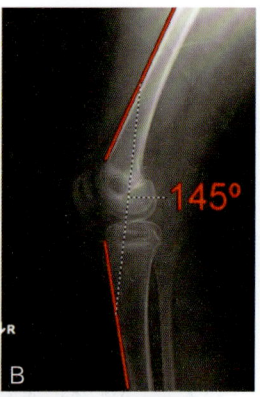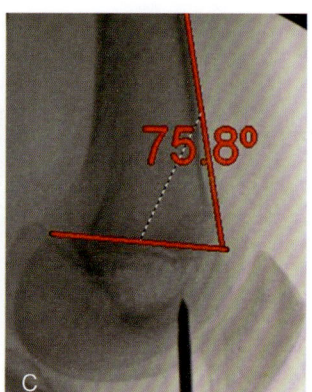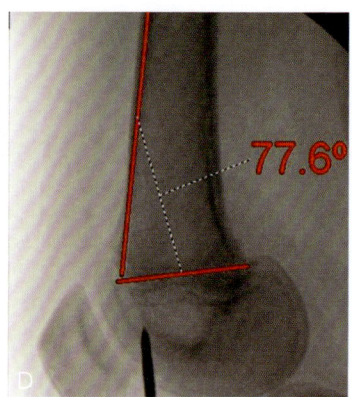
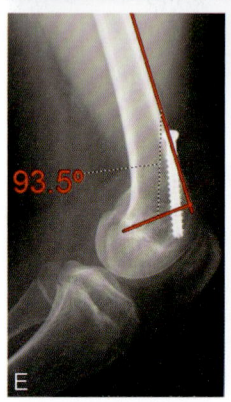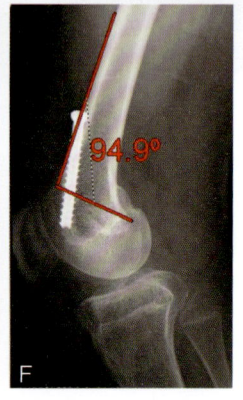

图8　A、B. 患痉挛性脑瘫的12岁男孩，蹲距步态，腘绳肌挛缩和膝关节屈曲性挛缩。C、D. 术中透视表明术前PDFA。该患儿进行了腘绳肌转移和股骨远端引导生长，在股骨远端中央放置了6.5 mm空心螺钉。E、F. 术后侧位X线片显示PDFA改善，临床检查膝关节完全伸直（版权：UW Pediatric Orthopaedics）。

用张力带板纠正膝关节单纯冠状面畸形

- 将患者仰卧在可透视的手术台上，大腿放置止血带。
- 透视定位股骨远端或胫骨近端（或两者）的骺板，并在矢状面中线骺板表面做2～3 cm的切口。
  - 股骨远端内侧：切开股四头肌股内侧肌的筋膜和内侧髌股韧带，并向股内侧肌拉向前方。
  - 股骨远端外侧：胫束带沿纵行切开。
  - 胫骨近端内侧：沿鹅足纵行切开。
  - 胫骨近端外侧：如果板较短可以保留前间室完整，否则需要纵行切开前间室并且肌肉牵开。
- 继续解剖至骨膜，不要剥离骨膜。
- 将一个定位针插入骺板，该定位针居中。透视确认位置。
- 选择合适尺寸的板，并通过中心孔将其放置在导针上（技术图1A）。

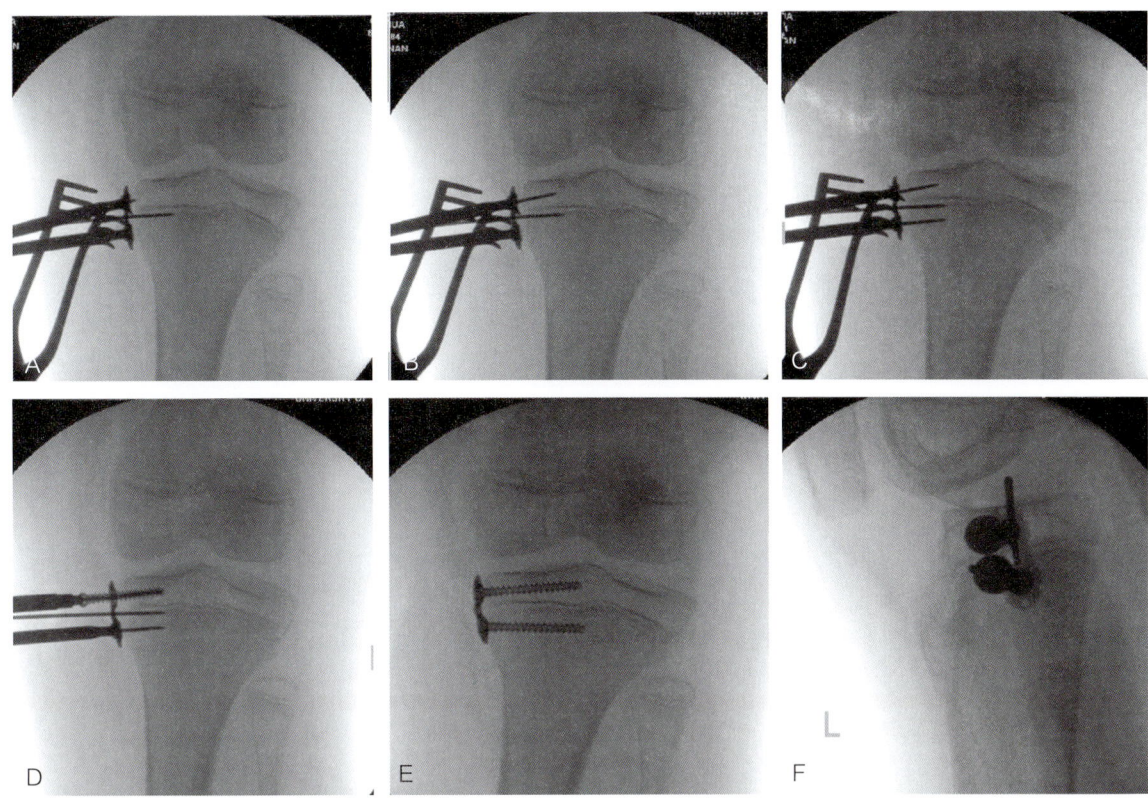

技术图1 A. 已将导向针插入到骺板中,并且板在导向销上滑动以使其正确居中。B. 骨骺导钉放置成平行于或稍微偏离骺板。C. 将干骺端导针放置平行于或稍微偏离骺板。D、E. 钻近侧皮层,然后放置全螺纹空心螺钉。F. 胫骨近端的荧光透视图显示板的矢状位。

- 然后,将导针以与骺板略微发散的方式平行经过钢板插入,先打入骨骺导针,然后再放置干骺端导针。通过透视确认正确的姿势,避免损伤骺板或关节(技术图1B、C)。
- 开口皮层,然后插入全螺纹螺钉(根据外科医生的喜好,可以使用空心螺钉或实心螺钉)(技术图1D、E)。
- 透视确认最终螺钉的位置(技术图1E、F)。
- 最后进行冲洗,常规伤口闭合,局部麻醉,敷料和固定。

U形钉半骨骺阻滞术

- 手术方法与张力带钢板相同,注意不要破坏骨膜。
- 用导向针标记骺板,并通过透视确认正确的位置。
- 通常,仅插入一个刚性的U形钉,使U形钉横跨在骺板上,一侧插入骨骺,另一侧插入干骺端。一些手术医生使用1枚以上的U形钉。
- 透视确认最终位置。然后进行冲洗,常规伤口闭合,局部麻醉,敷料和固定[2]。

Metaizeau 技术

- 经皮在透视下穿骺板置入螺钉。
- 在股骨远端,将螺钉从股骨的内侧或外侧穿过骺板合适的位置。
- 在胫骨近端,从内侧用1枚螺钉固定到外侧生长板(膝内翻),或从外侧将1枚螺钉固定到内侧生长板(膝外翻)。螺钉从干骺端到骨骺,并在其外周穿过骺板。
- 目的是将螺钉的尖端恰好跨过位于外围的骺板进入骨骺中,以最大限度地影响成角增长。
- 获得所需的校正后,便可以卸下螺钉[10]。

改良的 Phemister 技术

- 手术入路与置入张力带钢板相同。前照灯或吸盘头灯有助于视野。但是，骨膜是纵行切开的。
- 掀起骨膜瓣以使肉眼可见骺板。
- 通过切除包括骺板的方形骨块（前到后 1~2 cm，上到下 1~2 cm，以及 1 cm 深）来进行半骨骺阻滞。
- 通过去除的骨块留下的空隙，可以看到骺板，然后将裸露的生长板前后刮匙刮除，以形成骨性系拉。注意避免刮取过多的骺板，因为目的是部分生长停滞，而不是通过广泛刮除整个骺板导致全部生长停滞。
- 将骨块从其原始位置反转 180° 重新插入以创建骨桥。
- 该技术是永久性的，需要精确的时间和计算，以确保在生长板闭合前进行准确的纠正成角畸形[6,17]。

经皮钻孔

- 透视定位骺板，并在所需的矢状平面上切一个 1 cm 的切口。
- 将导针插入骺板，通过透视确定正确的位置。
- 前十字韧带（ACL）铰刀顺序扩孔至 1 cm 以钻出骺板，刮匙可用于最终清除周围的骺板。类似于开放式方法，需要注意避免去除过多的骺板，从以免导致完全阻滞。
- 骨桥形成标志半骨骺阻滞术成功。该技术是永久性的，需要精确的时间计算，以确保在生长板闭合之前进行良好的纠正成角畸形。

要点与失误防范

确定良好的适应证，患者和家庭的教育	• 确定患者骺板具有足够生长潜力，以便进行畸形矫正 • 考虑进行高级成像（CT 和 MRI）以评估是否存在影响手术效果的骨桥 • 对家庭进行预期的矫正率和密切随访的重要性教育，以确保在适当的时候将其取出，以免造成不必要的过度矫正
防止骨膜损伤	• 当使用内固定进行半骨骺阻滞时，应避免置入或去除内植物过程中损伤骨膜，损害骺板
避免软组织拴系	• 重要的是，在膝关节的内侧手术时，分开并修复肌腱结构，如鹅足和髌股内侧韧带。未能将内植物放置在这些结构下会导致疼痛的系带
螺钉的选择	• 对于肥胖患者，可能需要使用不锈钢或实心螺钉，以免螺钉破裂。这往往发生在干骺端位置（图 9）
张力带板	• 可能需要预弯张力带板以保持与骨骼的低切迹状态，尤其是在胫骨近端外侧

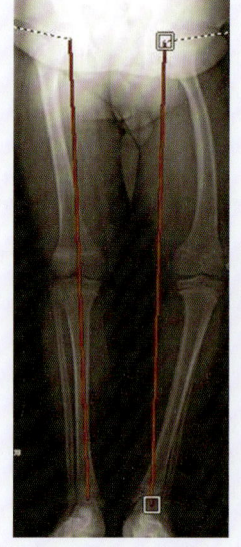
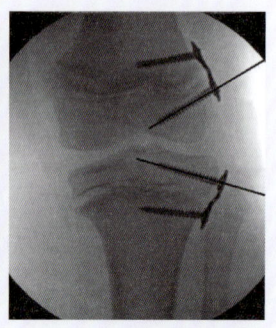

图 9 一名 9 岁男孩患 Blount 病，股骨远端和胫骨近端畸形有指征进行引导生长。在这种方法中，通常将空心螺钉放置到骨骺中，并将实心螺钉放置在干骺端，以进行半骨骺阻滞术。干骺端螺钉容易发生断裂，因此选择了实心螺钉（版权：UW Pediatric Orthopaedics）。

术后处理

- 局麻或神经阻滞(股神经阻滞患者使用膝关节固定器24小时)。
- 临时制动利于伤口愈合。
- 允许耐受下活动,必要时进行物理治疗(PT)。
- 随访。
  - 每3～6个月拍摄一次站立位下肢全长X线片。
  - 对于去除内植物前仍有剩余的生长能力,可以略矫枉过正(5°)[5,7,10,11,13,19,21,22,25]。
- 如果生长停止且无症状,则无需去除内植物。

结果

- 患者之间的矫正率不同。一项已发表的研究估计,股骨远端每年矫正角度为7°,而胫骨近段每年矫正角度为5°[3]。
- 一旦取下钢板并仍有生长能力,则有可能反弹5°。

并发症

- 内植物失败:断板或断钉,断U形钉。
- 内植物松动:U形钉可能会松动;张力带板的螺丝可能会松动。
- 肥胖者的伤口并发症。
- 感染。
- 神经损伤。
- 纠正过度或纠正不足。

(马焕芝 译,秦晖 审校)

参考文献

[1] Ballock RT, O'Keefe RJ. Orthopaedic Basic Science, ed 3. Rosemont, IL: American Academy of Orthopaedic Surgeons, 2007.

[2] Blount WP, Clarke GR. Control of bone growth by epiphyseal stapling; a preliminary report. J Bone Joint Surg Am 1949;31A(3):464-478.

[3] Bowen JR, Leahey JL, Zhang ZH, et al. Partial epiphysiodesis at the knee to correct angular deformity. Clin Orthop Relat Res 1985;(198):184-190.

[4] Bruns J, Volkmer M, Luessenhop S. Pressure distribution at the knee joint. Influence of varus and valgus deviation without and with ligament dissection. Arch Orthop Trauma Surg 1993;113:12-19.

[5] Cho TJ, Choi IH, Chung CY, et al. Hemiepiphyseal stapling for angular deformity correction around the knee joint in children with multiple epiphyseal dysplasia. J Pediatr Orthop 2009;29:52-56.

[6] Green WT, Anderson M. Epiphyseal arrest for the correction of discrepancies in length of the lower extremities. J Bone Joint Surg Am 1957;39-A(4):853-72; discussion, 872; passim.

[7] Inan M, Chan G, Bowen JR. Correction of angular deformities of the knee by percutaneous hemiepiphysiodesis. Clin Orthop Relat Res 2007;456:164-169.

[8] Klatt J, Stevens PM. Guided growth for fixed knee flexion deformity. J Pediatr Orthop 2008;28:626-631.

[9] McKellop HA, Llinas A, Sarmiento A. Effects of tibial malalignment on the knee and ankle. Orthop Clin North Am 1994;25:415-423.

[10] Metaizeau JP, Wong-Chung J, Bertrand H, et al. Percutaneous epiphysiodesis using transphyseal screws (PETS). J Pediatr Orthop 1998;18:363-369.

[11] Mielke CH, Stevens PM. Hemiepiphyseal stapling for knee deformities in children younger than 10 years: a preliminary report. J Pediatr Orthop 1996;16:423-429.

[12] Morrison JB. The mechanics of the knee joint in relation to normal walking. J Biomech 1970;3:51-61.

[13] Nouth F, Kuo LA. Percutaneous epiphysiodesis using transphyseal screws (PETS): prospective case study and review. J Pediatr Orthop 2004;24:721-725.

[14] Paley D. Principles of Deformity Correction. Berlin: Springer, 2002.

[15] Paley D, Herzenberg JE, Tetsworth K, et al. Deformity planning for frontal and sagittal plane corrective osteotomies. Orthop Clin North Am 1994;25:425-465.

[16] Palocaren T, Thabet AM, Rogers K, et al. Anterior distal femoral stapling for correcting knee flexion contracture in children with arthrogryposis— preliminary results. J Pediatr Orthop 2010;30:169-173.

[17] Phemister DB. Operative arrestment of longitudinal growth of bones in the treatment of deformities. J Bone Joint Surg Am 1933;15:1-15.

[18] Salenius P, Vankka E. The development of the tibiofemoral angle in children. J Bone Joint Surg Am 1975;57:259-261.

[19] Stevens PM. Guided growth for angular correction: a preliminary series using a tension band plate. J Pediatr Orthop 2007;27:253-259.

[20] Stevens PM, Kennedy JM, Hung M. Guided growth for ankle valgus. J Pediatr Orthop 2011;31:878-883.

[21] Stevens PM, Klatt JB. Guided growth for pathological physes: radiographic improvement during realignment. J Pediatr Orthop 2008;28:632-639.

[22] Stevens PM, Maguire M, Dales MD, et al. Physeal stapling for idiopathic genu valgum. J Pediatr Orthop 1999;19:645-649.

[23] Stevens PM, Novais EN. Multilevel guided growth for hip and knee varus secondary to chondrodysplasia. J Pediatr Orthop 2012;32:626-630.

[24] Tetsworth K, Paley D. Malalignment and degenerative arthropathy. Orthop Clin North Am 1994;25:367-377.

[25] Zuege RC, Kempken TG, Blount WP. Epiphyseal stapling for angular deformity at the knee. J Bone Joint Surg Am 1979;61:320-329.

第61章 胫骨远端截骨
Distal Tibial Osteotomy

J. Eric Gordon

定义

- 胫骨远端的成角畸形可导致踝关节的内翻或外翻畸形。
- 胫骨的旋转变形包括胫骨内旋和外旋。
- 踝关节畸形的其他原因包括骨骼和韧带疾病。

解剖

- 胫距关节通常垂直于胫骨的长轴方向,可通过测量胫骨远端外侧角(LDTA)评估,正常值为90°(88°~95°)。
- 踝关节的矢状位处于轻微的背屈状态,可以通过测量胫骨远端前向角(ADTA)进行评估,正常值为80°(78°~81°)。
- 胫骨的旋转会随着年龄而变化。胫骨内旋在出生后很常见,逐渐矫正直至5~6岁。6岁后正常的大腿-足角度为0°~15°。

发病机制

- 足踝的冠状面畸形并不少见,可继发于先天性或后天性疾病[1-3]。
- 踝关节内翻成角畸形通常是由胫骨远端内侧的外伤或感染性所致,导致受伤区域过早闭合,胫骨远端外侧和腓骨相对过度生长,从而导致进行性内翻[2,3,7]。
- 儿童踝关节外翻畸形是由多种先天性和发育性及创伤后状况引起的。
  - 如双肢瘫痪性神经麻痹等神经肌肉疾病可导致足前旋,晚期踝外翻和渐进性踝外翻出现胫骨远端楔形骨骺,这些可以在脊髓发育不良的患者中发现。
  - 对腓骨远端或胫骨远端外侧的外伤或感染后可产生胫骨远端外翻。
  - 先天性腓侧半肢畸形与胫骨远端外翻有关,后足联合可加重该畸形。
  - 先天性腓骨假关节也常常会导致踝外翻。
  - 对于带或不带血管腓骨移植,也可能引起医源性胫骨远端外翻。
- 继发于骨干损伤的畸形会逐渐发展直至骨骼成熟。
- 踝关节畸形的矫正非常复杂,因为畸形通常以胫侧骨为中心,非常靠近踝关节,并且在近端进行的打开或闭合楔形截骨术足以使骨折块固定,会导致继发畸形。踝关节的平移不可接受。

自然病程

- 胫骨远端的成角畸形导致后足、踝关节和膝关节的异常负荷,并可能导致继发畸形,如扁平足或跚外翻。踝关节的长期错位可能导致踝关节过早地发生骨关节炎[8,9]。
- 最初,可用支具或矫正器治疗,以减轻疼痛并矫正步态,但是随着生长畸形加重,可能会导致软组织压力增加、滑囊形成,以及内侧踝、外侧踝或距舟关节处的皮肤溃疡。

病史和体格检查

- 应该获得详细的病史资料,包括近期或远期创伤、感染或先天因素。此外,应该获得与踝关节排列不齐或踝关节不稳的相关症状。
- 体格检查应该包括双下肢在站立、行走和坐位时的大体观察,以确定畸形的部位和邻近结构的排列情况(特别是后足和膝关节)。这些检查有助于发现畸形并影响手术效果。
- 临床医生应该从患者后面检查站立时足和踝的排列,以确定畸形位置(胫骨远端、踝部和后足部)。
  - 站立位时,足跟内翻或外翻可能提示胫骨远端畸形失代偿。畸形存在情况下排列正常警示医生存在后部代偿,这种代偿可能是僵硬的或柔性的。
- 临床医师应该检查后足被动内翻和外翻的情况,以评价后足部适应手术改变的能力。
  - 后足部活动缺乏能够警示医生,患者不能代偿胫骨远端截骨术。进一步的治疗应确保后足的重新排列以矫正固定畸形。
- 单侧肢体足趾抬高:患者站立,从后面观,抬起一侧肢体,然后置于另一侧肢体的足趾上。这应该使足跟迅速内翻、足底纵弓抬起及负重腿外旋。后足内翻缺失应注意距下关节和跗横关节可能是病理性排列的部位。
- 检查前足-后足排列,患者就座面向检查者。检查者一只手抓住患者后足部,使跟骨处于中立位,与腿长轴一致。检查者另一只手沿着第5跖骨握住患者足部。抓住足跟的手的拇指放在距舟关节上,通过移动握住第5跖骨的手操控距舟关节,直至距骨头被舟骨遮盖。前足部突出平面平行于距骨并与跟骨长轴相比较,前足部相对于后足将处于三个体位中的一个,即中立位、前足部内翻或前足部外翻。检查者应该确定这种关系是否柔软或僵硬,尤其是要实施手术治疗时,原因是胫距关节或距下关节重排后,固定的前足内翻或外翻畸形将不允许足部跖行。
- 站立位下肢排列:若胫骨远端畸形伴随膝内翻或外翻,评估患者的全部畸形,并制订一个综合性方案。
- 患者的步态可能呈现一个止痛模式,或可能揭示后足功能活动受限。

影像学和其他诊断性检查

- 应该获得双踝关节的前后位(AP)和踝穴位片(图1A~C)。胫骨长轴平行线和横穿距骨穹部线的夹角测量LDTA。从外侧测量,LDTA的正常值为90°。由偏离90°的度数计算畸形总量。
- 应该获得双踝负重侧位X线片,以检测任何矢状面畸形(图1D)。由前方测量外侧胫距角。从前方测量,ADTA的正常值为平均80°。
- 足部X线片,包括站立前后位观、站立侧位观和斜位观,被用来评估后足部排列,避免手术矫正过度或矫正不足。足部站立侧位X线片用于评估距骨-第1跖骨排列;正常情况下距骨和第1跖骨是平行的。站立前后位X线片用于评估跟距角;若跟距角>35°,则存在后足部外翻。
- 骨盆站立前后位X线片用于评估肢体长度差异。
- CT对于评价骺板骨桥的存在和大小是非常有用的。

鉴别诊断

- 除胫骨远端成角畸形外,踝关节的内翻或外翻畸形也可由其他局部骨或韧带疾病引起。
- 临床检查中,僵硬的后足内翻或外翻可能貌似踝关节畸形。
- 明显的踝关节外翻畸形常继发于腓骨成角畸形伴腓骨短缩、相关的距骨后足外翻、后足外翻或者僵硬性前足内翻。
- 明显踝关节内翻可能继发于一些疾病,例如:Charcot-Marie-Tooth病中的后足内翻残余畸形足或僵硬性前足外翻。

非手术治疗

- 与踝内翻或外翻有关的轻度胫骨远端成角畸形,可以使用定制的支具和矫正器治疗,也可以调整鞋子进行治疗。
- 胫骨远端骨性畸形的主要治疗方法是手术治疗。

手术治疗

- 实施开放或闭合踝上楔形截骨术(SMO)可以同时矫正踝关节冠状面和矢状面畸形。
- SMO能立刻使畸形得到矫正。但该技术要求高,且相对具有侵袭性,并要求一段时间的限制负重或避免负重和制动。

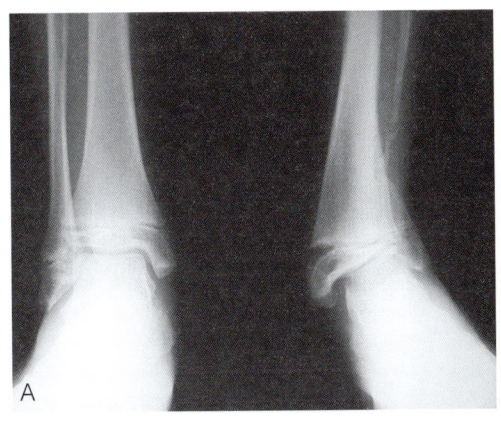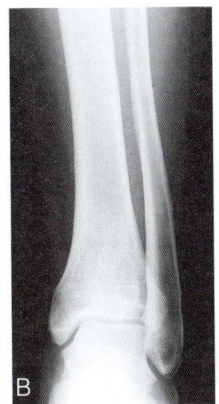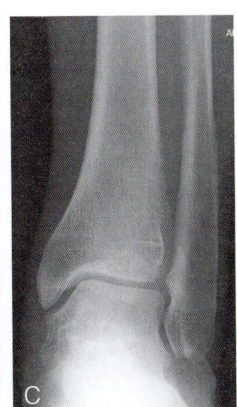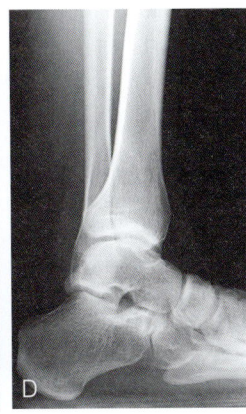

图1 A. 14岁男孩双踝的站立前后位X线片,胫骨先天性假关节导致的左胫骨远端外翻畸形。B. 16岁男孩左踝的站立前后位X线片,显示出胫骨远端骺板骨折愈合后的内翻畸形并伴随内侧骺板停滞。C. 同一患者左踝的站立侧位X线片。D. 同一患者左踝的站立斜位X线片,显示出胫骨远端骺板骨折愈合后的内翻畸形并伴随内侧骺板停滞。

- 矫正踝关节内翻或外翻畸形的主要困难是在矫正畸形的同时不再诱发新的畸形,胫骨机械轴应该穿过踝关节中心并垂直于关节面。
- 某些SMO技术可能导致继发性畸形。例如,靠近关节面近端4 cm处实施的横行闭合性楔形截骨术以矫正外翻畸形,会引起踝外侧移位及内踝突出。
- 一个还在生长的儿童,可以采用由8字形钢板、穿骺螺钉或U形钉进行的半骨骺阻滞术来调整骺板,矫正胫骨远端外翻畸形。
- 半骨骺阻滞术的矫正作用逐步产生。所以,对于那些要求快速矫正的患者来说是不理想的,例如那些具有皮肤破损或疼痛显著的患者。半骨骺阻滞术后需密切随访以避免过度矫正。
- 目前,若无充足生长的情况下,半骨骺阻滞术不能有效矫正畸形,这种情况下可选择SMO矫正踝关节外翻。

技术决策

- 以下介绍使用的几种技术,包括穿骺SMO、横行平移SMO和Wiltse SMO。
- 斜行踝上开放或闭合楔形截骨术
  - Lubicky和Altiok描述了一种斜行胫骨远端截骨术,用以矫正胫骨远端内翻和外翻畸形[3]。
  - 该技术呈现了如下优点,截骨术的铰链放置于畸形的水平位置,然后在畸形位点实施矫正术,目的是在不产生继发性平移畸形的情况下,可以获得最大的矫正。
- 横行平移踝上截骨术:同时实施腓骨截骨术以便使胫骨截骨断端加压并平移。
- Wiltse截骨术
  - Wiltse[10]指出,一个简单的矫正胫骨远端外翻畸形的楔形切除术,将导致内踝畸形和隆突。
  - 作者开展并报道了一种手术方法的治疗结果,该手术自胫骨远端切除三角形骨块,并旋转截骨远侧端使踝关节外观正常,改善踝关节的负重排列。
  - 该手术确切有效,因为它截骨稳定,并迫使医生在矫正外翻畸形时采用侧面截骨。因此,该手术将踝关节移至胫骨骨干之下,并防止了内踝内侧隆突。
- 使用螺钉进行半骨骺阻滞术治疗儿童外翻畸形,这些儿童有充足的剩余生长以矫正畸形。
- 笔者发现,斜行截骨术能够矫正畸形,并且具有提高骨愈合的优点。因为斜行截骨术需要剥离的骨膜最少,并使用铰链沿着畸形的二等分线上的一点实施截骨术以矫正畸形。

术前计划

- 手术矫正胫骨远端畸形需要处理的最主要问题是畸形的大小和方向、任何旋转情况及长度。医生应该通过全面的计划处理所有这些情况。
- 长度差异尤其关键,这是因为当肢体长度差异>2 cm时,应该联合使用胫骨远端矫正术和延长或缩短术。应该计划对侧肢体的骨骺阻滞术或缩短术,或者患侧肢体的延长术,推荐在整个手术操作中使用环形外固定器技术。
- 踝关节负重前后位和侧位X线片对于确定畸形程度是必不可少的。此外,对后足和前足的情况进行全面评估也是非常重要的。
- 术前应该计算出需要处理的畸形的大小和平面并在术前计划中加以标记(图2A)。
- 使用Paley和Tetsworth描述的方法[4,5]评价畸形后,确定成角旋转中心的位置(CORA),并确立其二等分线。

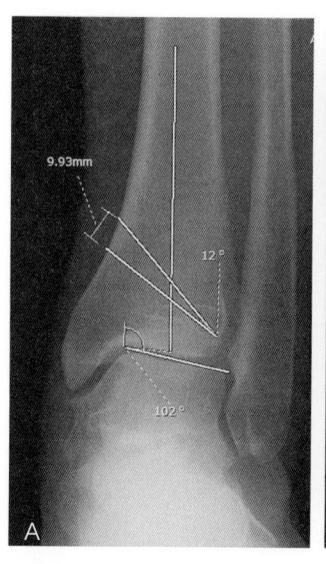
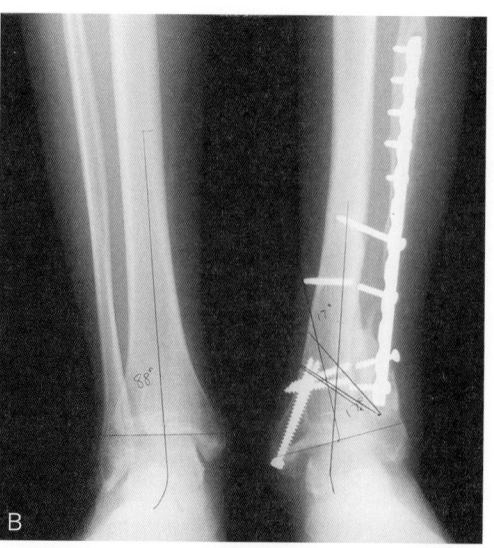

图2 A. 左踝的站立垂直位X线片显示术前计划。显示12°内翻畸形,需计划12°开放斜行楔形截骨术,于基底部做10 mm开口。B. 不同患者的双踝站立前后位X线片表明术前计划,显示17°外翻畸形,计划实施17°闭合性楔形截骨术。沿着胫骨皮质内侧于楔形基底部打开14 mm。

- 通常,该点非常接近骺板和关节面(图2B)。
- 虽然截骨术可以在符合骨生物学条件的情况下进行,允许充分的固定,但是畸形的矫正应该沿着二等分线发生。
- 手术矫正的目标应该达到LDTA 90°左右,胫骨机械轴穿过踝关节中心。
- 注意评价术前后足运动情况。
  - 后足僵硬性内翻或外翻的患者可能需要额外的手术治疗,如跟骨截骨术,或者医生选择通过保留踝关节轻度内翻或外翻排列使后足的轻度僵硬性畸形得到代偿,由此使后足呈中立位。

体位

- 患者仰卧于可透视的手术台上,将一个靠垫置于同侧髋下。将一个衬垫良好的无菌止血带放置于同侧大腿近端。
- 术中X线透视检查是必要的。C臂机应该置于手术台的对侧,C臂机检测影像增强器应该置于放置矫正肢体手术台的对侧。

入路

- 胫骨远端截骨术可通过以内踝为中心的内侧切口或偏胫前肌外侧的前内侧切口完成。

内侧入路

- 根据闭合性楔形截骨术中需切除的楔形骨大小,或开放性楔形截骨术中需要固定的范围确定近端剥离范围。
- 沿着胫骨内侧缘做一个内侧切口,从骺板近端开始,向近端延伸。长度根据外翻畸形矫正术中需移除的楔形骨块大小来决定(技术图1A)。
- 注意保护隐静脉和神经(技术图1B)。胫骨远端暴露至恰好接近骺板,若胫骨远端骺板闭合,延伸剥离越过骺板,可根据需要延伸至干骺端。锐性分离骨膜,向前和向后暴露骨膜下区域。
- 胫骨内侧暴露后,斜行向下至胫骨远端骺板的外侧面,向前和向后实施限制性骨膜下切开术(技术图1C)。然后,放置Crego或Chandler拉钩以保护软组织。

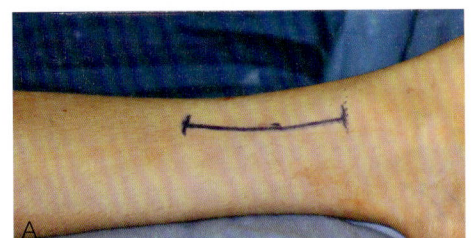 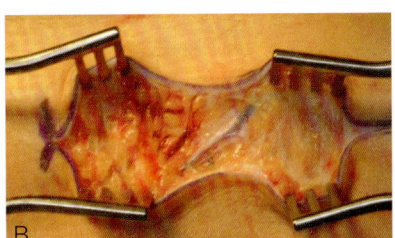 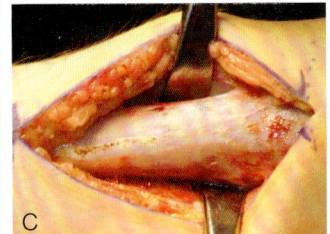

技术图1 A. 胫骨旋转截骨术前在胫骨内侧切开的轮廓。B. 胫骨内侧浅表解剖显示隐静脉的分支。C. 胫骨远端内侧骨膜下剥离。

前入路

- 在踝前面做一纵行切口,远端延伸至踝关节,近端延伸约5 cm。应该剥离至胫前肌腱外侧,保护外侧的胫前动脉和腓深神经(技术图2)。
- 在胫骨远端周围实施骨膜下切开术,直至骺板水平。然后,在其内侧和外侧放置Crego或Chandler拉钩,以保护软组织。
- 若需要,通过一个平行于腓骨的单独的2 cm的切口实施腓骨截骨术,该切口以截骨点为中心。

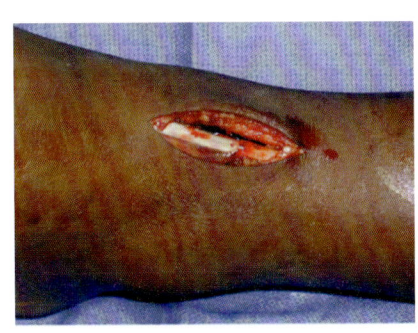

技术图2 胫骨远端的前切口显示胫骨前肌腱外侧间隙。

踝上斜行开放或闭合楔形截骨术

- 若采用内侧入路实施截骨术,使用摆锯对胫板实施预先计划的截骨术,保留外侧皮质完整。

外翻畸形

- 对于外翻畸形,根据术前计划中需切除的骨量,实施二次截骨于第一次成角。使用电锯完成,终止于第1次截骨的外侧延伸部分,移除楔形骨块(技术图3A、B)。
- 然后,足和踝旋转至内翻,闭合楔形截骨端,保留外侧铰合部完整,使用影像增强器评估矫正术,根据需要可使用X线平片评估。若矫正量不充足,从骨段近端追加骨移除。
- 一旦截骨端闭合后,在骺板闭合的患者中将电钻穿过内踝,固定截骨端。若患者骺板没有闭合,则使用一个斜行的骨段间螺钉穿过截骨部位,螺钉开始于骺板的近端,螺钉应该位于矢状面的中心。
- 若腓骨阻碍矫正术的实施(通常不是),实施腓骨斜行截骨术,若需要可使用钢板和螺钉固定。

内翻畸形

- 对于内翻畸形,沿着相同的线做开放楔形截骨。一旦截骨完成,使用椎板撑开器分开截骨部位至预先计划的距离,以矫正畸形(技术图4A～C)。
- 然后,使用楔形三皮质髂嵴移植物保持打开状态,或使用内侧钢板和螺钉简单固定(技术图4D～H),螺钉由内向外穿过截骨部位。
- 闭合伤口后,应用短腿非负重石膏固定。

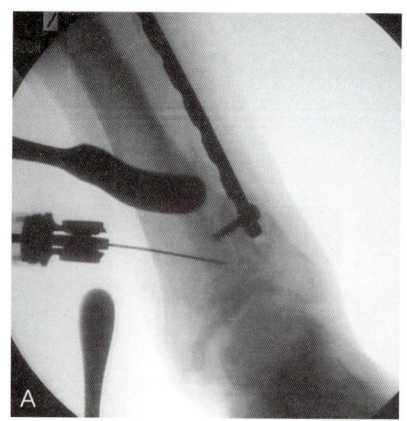
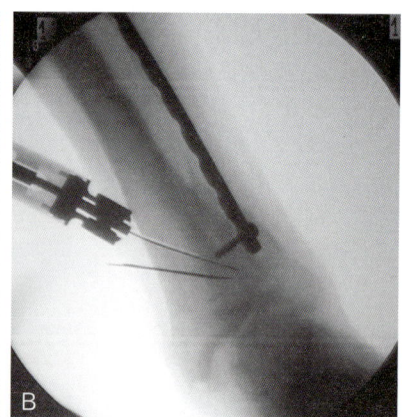

技术图3 A. 踝关节前后位,显示Crego剥离器,并使用锯片进行初始截骨术。B. 踝关节的术中前后位,其中一枚锯片放置在初始截骨线,完成第二次截骨。

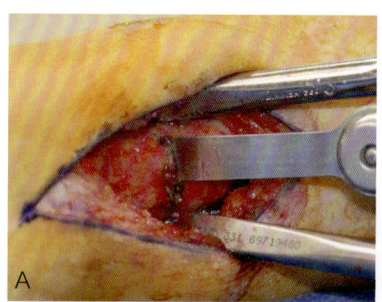
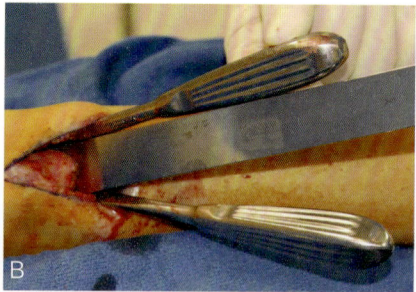
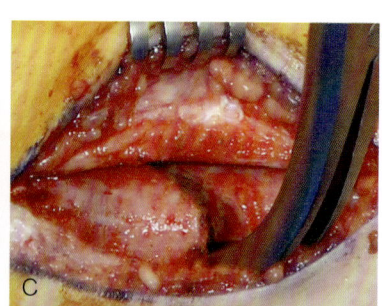
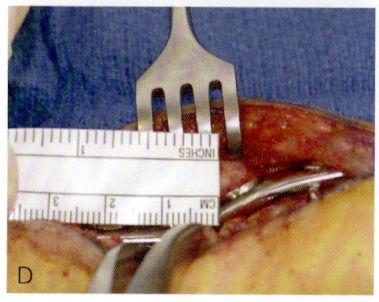

技术图4 A. 斜行截骨术中,用于保护软组织的两个Crego拉钩的位置。使用摆动锯来完成斜行截骨术。使用X线透视检查确认截骨的角度,并确保外侧面皮质保持完整。B. 将一把较大的骨刀放置于截骨部位,使截骨部位开放。C. 使用椎板撑开器保持截骨部位呈开放状态。D. 确认实施畸形矫正所需的内侧打开量,测量并以毫米表示。

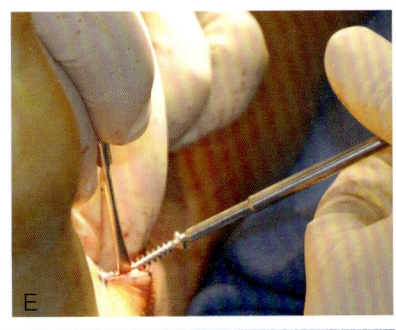
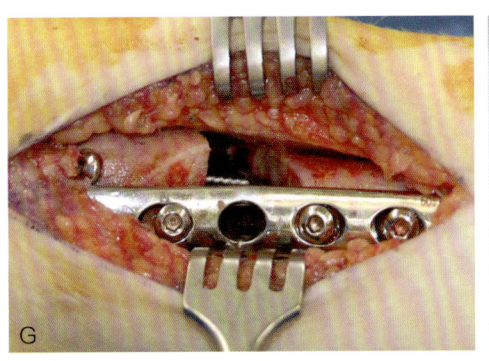
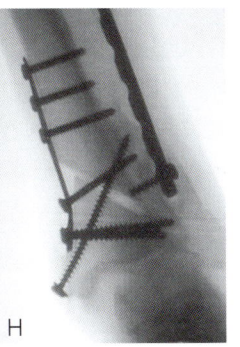
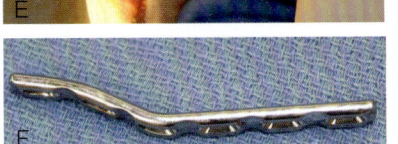

技术图4（续） E. 从近端骨段向远端骨段插入一个3.5 mm螺钉（皮质），保持截骨部位呈打开状态，允许移除椎板撑开器。F. 将一块3.5 mm的动力性加压钢板根据胫骨远端内侧的轮廓进行塑形。G. 使用3.5 mm骨皮质螺钉将该加压板安全固定于胫骨远端。H. 术中前后位放射显影显示开放楔形截骨并内固定。

横行平移踝上截骨术

- 手术时，应该将胫距关节矫正至中立位。
- 切除一个楔形骨块，踝外翻顶点在内侧，踝内翻顶点在外侧。楔形的角度据于术前放射显影图。获得楔形骨块因此保持截骨部位顶点的连续性，并将其作为一个铰链。
- 在胫骨远端干骺端上方做一个前内侧纵向切口，从胫前肌腱的内侧切开骨膜。医生应该避免切入远端骺板软骨膜环。将Crego拉钩置于内侧和外侧，提起并牵开骨膜。使用X线透视检查胫骨远端骺板的水平。
- 对于外翻畸形，在干骺端靠近踝关节3 cm处，实施闭合性楔形截骨术。首先做近端截骨，其垂直于胫骨长轴。斜向做第2个远端截骨。两处截骨形成以内侧为基底的三角形。移除足够的骨，矫正术前的LDTA至中立位。
- 术前，应用一张纸和一个量角器准备一个消毒的模板三角形。将纸置于胫骨上，并使用骨刀标记，然后使用摆锯截骨。
- 若需要，在胫骨截骨同水平线上实施腓骨截骨术。之所以实施腓骨截骨术是因为腓骨截骨能够使胫骨截骨部位产生足够的压力，并使胫骨远端骨段位于中心以改善足排列。
- 可以使用小型钢板或克氏针固定胫骨截骨部位。
- 通过第2个切口实施腓骨截骨术，该切口位于腓骨的外侧。截骨形态为三角形。近端为斜行截骨，止于内侧皮质近端。远端截骨垂直于腓骨骨干。
- 使用术中放射显影检查矫正的程度。
- 固定截骨部位时，注意避免对胫骨远端骺板造成损伤。
- 内旋畸形或外旋畸形可以同时处理。
- 可以于骺板近端2~3 cm处实施开放楔形截骨术。截骨平行于踝关节，进行开放楔形矫正，以骨移植物填充。

Wiltse截骨术

- 在胫骨远端干骺端交界处通过前方入路实施截骨术。
- 从胫骨远端干骺端交界区域移除一个三角形骨片。截骨顶点位于胫骨纵轴的中心。
- 三角形骨片外侧角的大小应该等于需矫正畸形的大小。
- 应该使用钢板、螺钉或克氏针固定截骨部位，关闭伤口。石膏按照下述方法放置。
- 若生长接近完成，简单的畸形矫正应该满足。但是，若儿童存在剩余生长，可以过度矫正畸形以避免畸形复发。

去旋转截骨术

- 如果计划实施去旋转截骨术,则切口应稍微倾斜于肢体的长轴,以使去旋转后的闭合切口呈纵向。
- 将板放置在胫骨远端,板的远端恰好在骺板的近端。尽可能在干骺端-骨干端交界以远截骨,并可以充分固定远端。
- 取下板,用摆锯垂直于胫骨长轴的截骨(技术图5A)。
- 将钢板再次沿胫骨放置并固定至胫骨干(技术图5B)。
- 将胫骨远端旋转到大腿-足底角度为中立的位置(技术图5C)。
- 使用螺钉将远端固定至钢板。如果已选择锁定板来稳定截骨术,则应使用锁定螺钉将远端固定(技术图5D)。
- 应使用足够的固定件来支撑承重。
- 伤口以常规方式闭合,并且使用短腿石膏或步行靴固定。

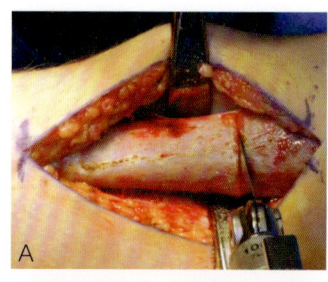
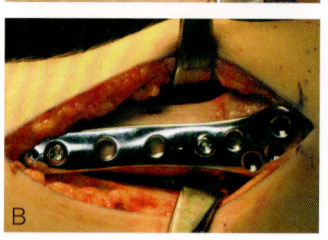
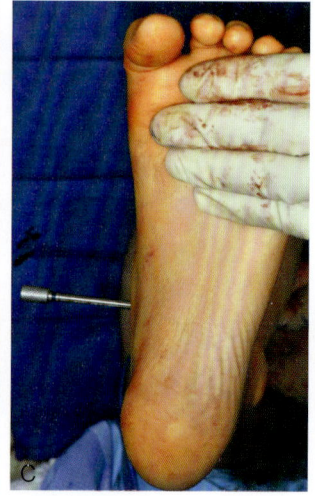
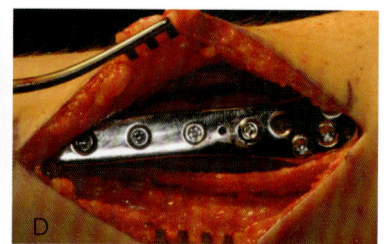

技术图5 A. 在干骺端-骨干端交界处通过胫骨远端施行横行截骨术。B. 在远端胫骨旋转之前将锁定板固定到近端。C. 纠正外旋至截骨大腿-足角度正常,固定远端。D. 胫骨旋转纠正后,用锁定和非锁定螺钉的将锁定板固定到胫骨远端。

螺钉半骨骺阻滞术

- 使用影像增强器,通过3 mm穿刺切口将钻头放置于内踝尖端。
- 在C臂机的导引下,钻头向近侧以及内侧穿过胫骨远端骨骺。避免损伤后侧血管神经束,其走行于内踝尖下方。
- 通过透视前后位片及侧位片来确定钻头的位置。在前后位片上,导针应尽可能靠近内侧。矢状位上导针应位于中线。
- 退出钻头后,将1枚50~60 mm全螺纹骨松质螺钉置入胫骨远端。如果需要的话也可以置入第2枚螺钉(技术图6)[6]。
- 关闭切口,放置柔软敷料。在可以忍受的情况下允许患儿完全负重。

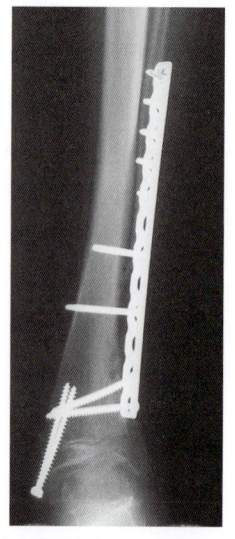

技术图6 图1A患者钢板固定及腓骨骨移植、胫骨远端内侧半骨骺阻滞术后前后位片。

U形钉或8字钢板半骨骺阻滞术

- 目前,笔者倾向在半骨骺阻滞术中使用8字孔钢板,原因在于退出及断裂的发生率较低。
- 胫骨远端骺板内侧上方直接做一个1～2 cm的切口。
- 在骺板上方实施骨膜外分离术。
- 使用影像增强和克氏针定位骺板。
- 选择大小合适的两孔8字钢板,远端孔打入导针进入骨骺。
- 平行于进入骨骺的导针经近端孔打入干骺端。
- 选择最长的螺钉,与解剖结构一致。注意不要穿透关节面。
- 不进行钻孔直接拧入螺钉,或在导针上实施攻丝,然后拧入螺钉。

要点与失误防范

被动后足运动	术前对后足被动运动进行完全评估很重要。当后足活动不足时,在完成胫骨远端内翻或外翻畸形的矫正后,还要求追加后足部手术或改良手术
骨膜剥离	在任何时候,术者尽可能避免剥离骨膜。可能的情况下采用有限暴露,能保护软组织附着、促进愈合及稳定
外侧铰链	当采用斜行截骨时,无论是开口截骨或闭口截骨,术者必须保持外侧骨铰链完整。完整的铰链是截骨后稳定的关键因素。如果原则受到破坏,稳定固定会非常困难

术后处理

- 闭合伤口后,应用短腿非负重石膏固定。维持非负重4～6周。
  - 闭合楔形截骨术通常稳定,允许患者4周后完全负重。
  - 开放楔形截骨的稳定性取决于固定和骨移植,患者保持非负重6周。
  - 4～5周后,当开始负重,移除石膏并使用CAM助行器。
- 应该开始实施物理治疗,以便在重新活动前,重新获得行动能力、体力和本体感觉。
- 密切随访未成熟患者的肢体长度差异状况非常重要,可以通过对侧下肢的骨骺阻滞进行治疗。

结果

- Lubicky和Altiok报道了26例接受斜行截骨术的患者,发现愈合快速且并发症极少,所有患者的行动能力重新回到术前水平[3]。
- 他们提出,术前后足外翻的患者通过胫骨远端内翻过矫正,其后足部排列获得改善,建议这类患者实施5°过矫正。
- 正常后足部排列的患者不进行过度矫正,尤其是那些创伤后畸形患者。

并发症

- 多种相关因素导致术后骨不连、伤口愈合问题和矫正丧失。
- 在创伤肢体,胫骨远端容易出现软组织和硬组织的愈合困难。同时,由于神经支配减少及生理压力影响导致组织发育和生长受损,也妨碍正常愈合。
- 生长期儿童在开放和闭合楔形截骨术后,可见肢体长度差异。
- 延迟愈合可能需要在可以耐受的情况下延长制动时间。可通过改善固定、自体骨移植和进一步的非负重石膏固定治疗骨不连。
- 不合理固定或生长缓慢、固定丢失会引起畸形愈合。
- 持续性生长伴随部分骨骺阻滞会导致畸形复发。
- 早熟性生长板闭合可能伴随斜行截骨术发生。这可能是手术的计划内部分,或者是由于骺板水平的骨膜剥离或穿越骺板的固定引起。
- 腓骨截骨术后可发生腓骨假关节,这些通常无症状并被观察到。若存在疼痛,应该考虑实施切开复位、钢板固定和骨移植治疗。

(马焕芝 译,秦晖 审校)

参考文献

[1] Davids JR, Valadie AL, Ferguson RL, et al. Surgical management of ankle valgus in children: use of a transphyseal medial malleolar screw. J Pediatr Orthop 1997;17:3-8.

[2] Kärrholm J, Hansson LI, Selvik G. Changes in tibiofibular relationships due to growth disturbances after ankle fractures in children. J Bone Joint Surg Am 1984;66(8):1198-1210.

[3] Lubicky JP, Altiok H. Transphyseal osteotomy of the distal tibia for correction of valgus/varus deformities of the ankle. J Pediatr Orthop 2001;21:80-88.

[4] Paley D, Tetsworth K. Mechanical axis deviation of the lower limbs. Preoperative planning of multiapical frontal plane angular and bowing deformities of the femur and tibia. Clin Orthop Relat Res 1992;(280):65-71.

[5] Paley D, Tetsworth K. Mechanical axis deviation of the lower limbs. Preoperative planning of uniapical angular deformities of the tibia or femur. Clin Orthop Relat Res 1992;(280):48-64.

[6] Stevens PM, Belle RM. Screw epiphysiodesis for ankle valgus. J Pediatr Orthop 1997;17:9-12.

[7] Takakura Y, Takaoka T, Tanaka Y, et al. Results of opening-wedge osteotomy for the treatment of a post-traumatic varus deformity of the ankle. J Bone Joint Surg Am 1998;80(2):213-218.

[8] Ting AJ, Tarr RR, Sarmiento A, et al. The role of subtalar motion and ankle contact pressure changes from angular deformities of the tibia. Foot Ankle 1987;7:290-299.

[9] Wagner KS, Tarr RR, Resnick C, et al. The effect of simulated tibial deformities on the ankle joint. Foot Ankle 1984;5:131-141.

[10] Wiltse LL. Valgus deformity of the ankle: a sequel to acquired or congenital abnormalities of the fibula. J Bone Joint Surg Am 1972;54(3):595-606.

第62章 多处经皮截骨及Fassier-Duval伸缩式髓内钉治疗成骨不全性长骨畸形

Multiple Percutaneous Osteotomies and Fassier-Duval Telescoping Nailing of Long Bones in Osteogenesis Imperfecta

Paul W. Esposito and François Fassier

定义

- 患有成骨不全症（OI）和先天性脆骨综合征的儿童常发生反复性骨折及畸形，因这会造成慢性疼痛，并限制其功能[24,25]。
- 复合型经皮截骨术和经皮伸缩式髓内钉较以前的治疗方法可提高患儿舒适度及功能，并降低发病率。
- 在制订手术方案时，骨病的严重程度、骨折发生率、畸形程度和患儿功能，以及其对药物治疗的反应，比OI或脆骨病特异性诊断类型更为重要。

解剖

- 在不同类型的OI和其类似的脆骨病中，解剖结果存在着显著差异。
- 一些患儿有蓝巩膜、明显的牙本质发育不全、三角脸和韧带松弛，但这种表现差别甚大，即使在同一家族，很多患儿却没有这些表现。
- OI患儿特异性特征为不同程度的脆性骨质以及复发性骨折。
- 特别对于中、重度患儿，进行性长骨的前弓畸形相当常见；甚至也见于那些早期使用二膦酸盐治疗的患儿（图1）。
- 当明显、真性髋内翻发生后可进一步恶化[1,9]。

发病机制

- 在大多数情况下，OI是由Ⅰ型胶原蛋白基因显性突变引起的。
- 而在余下的病例中，患儿可能患有类似临床表现和症状的脆骨病，但并不是由Ⅰ型胶原蛋白基因突变导致[24,25]。
- 屈肌，如腓肠肌和腘绳肌，可导致前弓畸形进行性加剧。
- 继发性关节挛缩可能是长期畸形的结果。
- 关节周围的骨畸形类似关节挛缩，关节外截骨可使关节充分活动。

自然病程

- 历史上，严重的OI患儿，尤其沉默Ⅱ型，很少能从婴儿期幸存下来，Ⅲ和Ⅳ型常由于经常性骨折、骨疼痛继发严重的功能障碍和畸形[30,31]。
- 在二膦酸盐治疗问世之前，对那些严重的OI，下床活动，甚至是达到功能位、较舒适的坐姿也非常困难。
- 甚至对于那些不太严重的OI患儿，当发生一些明显骨折后，也会导致其舒适度、功能及生活质量的下降。
- 脊柱侧弯和继发于椎体压缩性骨折的脊柱后凸畸形也较为常见。
- 脊柱滑脱和脊柱前移也相当多见，尤其是对于那些非卧床的患儿。

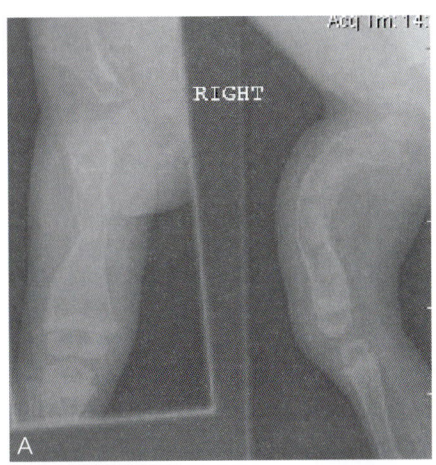
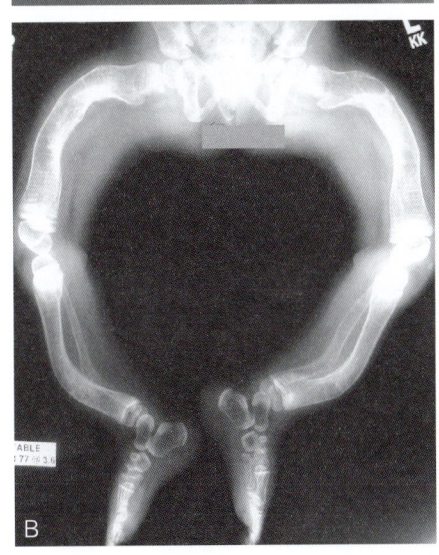

图1 A. 中重度成骨不全患儿的X线片。典型的前外侧弓在转子下区最严重。B. 患儿在16月龄时，骨强度得到改善，但畸形并未见改善。

- 患儿亦有可能发生进行性颅颈畸形,且与OI整体严重程度无必然联系。

病史和体格检查

- 根据OI的类型和严重程度,临床表现差异很大。此外,随着儿童对双膦酸盐治疗的反应,体检结果可能会发生显著变化。
- 可能的查体结果包括蓝巩膜、三角脸、牙质形成不全、关节松弛、手臂和腿屈曲畸形、颅骨扁平,特别是严重受累的患儿。但这些表现即使在同一个家庭内也有很大的差异,许多患儿没有这些典型的临床表现。
- 柔韧性扁平足、关节松弛和下肢外旋畸形很常见。
- 该疾病临床表现多种多样,患有轻微OI的患儿在体格检查时可能完全正常,但却出现多发性和复发性骨折。
- 典型的脆骨质、蓝巩膜和耳聋三联征在婴儿期很少出现。

影像学和其他诊断性检查

- 没有特定的OI检查,诊断主要基于临床和放射学检查。
- 平片是评估儿童是否可能患有成骨不全的首选检查手段。
- 包括髋关节和踝关节的双下肢全长片是评估骨折区域和畸形程度的理想方法。
- 进行下肢X线摄片时,应确保髌骨朝前并保持双腿最大限度外旋。这有助于评估疾病的严重程度,预测骨折发生的风险,并有助于截骨治疗的术前计划和器械准备(图2)。
- 脊柱的标准后前路(PA)和侧位平片可显示脊柱骨折、脊柱侧凸畸形、峡部裂和脊椎滑脱。
- 骨密度双能X线吸收测定法(DEXA)扫描,虽然不完美,但使用年龄匹配的Z评分,并始终使用相同的技术和机器类型,可用于监测骨密度的变化。然而,DEXA扫描不能单独用于诊断,特别是在婴儿中,因为还没有建立标准化经过验证的Z评分。
- 患儿骨折和疼痛发生率相关的临床过程,比特定的Z评分更能验证治疗的成功与否。

鉴别诊断

- 虐待儿童。
- 代谢性骨病(如低磷酸酶、佝偻病)。
- 特发性青少年骨质疏松症。

非手术治疗

- 早期诊断和使用二膦酸盐治疗明显改善了成骨不全患儿的生活质量[26]。这种治疗有效增加了患者骨骼的机械性能,降低了骨折发生率和疼痛,并增强了患儿的智力发育[16,27]。
- 骨密度和强度的改善可帮助患儿通过降低骨骼脆弱性和减少疼痛来达到以前无法达到的肢体功能水平[2,6,13,16]。
- 目前对这些患儿的手术治疗是可能的,而以前很多病情严重的患儿,没有手术可选择。
- 然而,有学者认为帕米膦酸盐治疗可能与截骨术的延迟愈合有关,但不会导致OI患儿的骨折延迟愈合[20]。
- 目前尚不清楚通过减量双膦酸盐治疗或术后暂停使用一段时间,是否会降低延迟愈合的发生率。
- 支具、夹板固定及吊带治疗对OI患儿应作为短期的姑息治疗措施,因为残余畸形不会重塑,且长期固定会加重骨质疏松症。

手术治疗

- 使用传统长骨髓内固定技术治疗OI患儿时,需进行广泛的软组织破坏[32]。
- 可伸缩和非可伸缩棒的插入技术需要广泛的暴露和关节切开,且再手术率高[3,4,6,10,34,35]。
- 经皮治疗技术[17,18,29],以及现有髓内钉的改进和新型髓内钉的问世,包括可伸缩和非伸缩的髓内钉技术,促进了外科治疗手段的提高。

手术治疗原则

- 外科治疗的主要适应证包括复发性骨折、疼痛和畸形。
  - 当患儿开始尝试站立或爬行时,应考虑外科治疗。尚未见在患儿行走之前进行有效手术治疗的文献报道。
  - 等待患儿年龄较大后再进行手术并没有益处。
  - 畸形骨的急性骨折应考虑手术治疗,即使是不太严重的成骨不全。

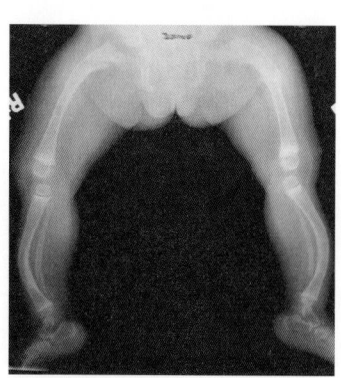

图2 由于畸形及继发骨折引起的典型股骨胫骨屈曲畸形,屈肌拉力亢进,包括有腘肌腱、腓肠肌、比目鱼肌。图中可见位于右侧骨髓腔中的硬化灶

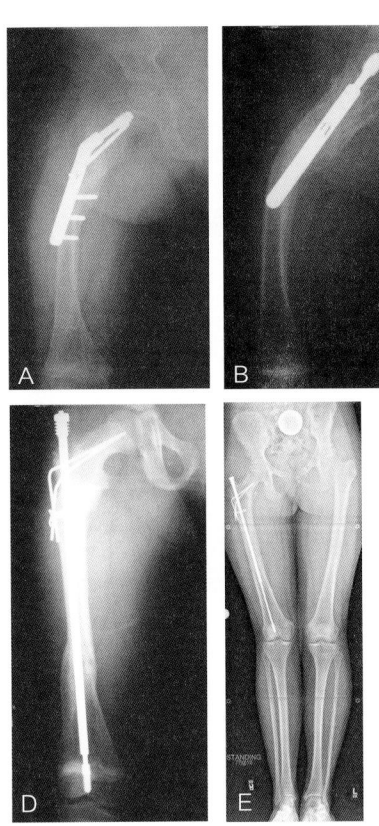

图3 A、B. 幼儿的股骨近端钢板，伴有进行性弯曲疼痛和钢板末端复发性骨折。C. 8岁患儿接受成人髓内钉治疗，有远端外移、髋内翻和近端骨生长抑制。D. 同一患儿行外翻截骨术 Fassier-Duval 髓内钉治疗术后6个月。E. 随访至接近成熟期，显示髓内钉的可伸缩性，维持外翻颈干角，残余的双下肢不等长与初次手术有关。

- 矫正畸形和轴线对位。
  - 残余弯曲不可能随生长而矫正，并可能导致进一步骨折发生。
  - 确保安全的前提下，一次手术应尽可能多地将受累和有症状的骨骼矫正。
- 尽量减少软组织剥离和创伤。
  - 经皮穿刺技术提供更稳定固定、更少瘢痕和早期愈合。
- 尽量减少固定。
  - 仅使用轻型夹板。
  - 情况允许时，可进行早期负重和运动。
  - 长骨的支具固定的疗效尚不确切，支具还可能抑制患儿的功能。
- 尽可能使用可伸缩的髓内装置。
  - 钢板可能会导致应力反应、进行性畸形加重和骨折（图3A、B）。
  - 使用相对较小的弹性钉可分散压力。
  - 过硬的钉子可能导致骨丢失（图3C、D）。
  - 无需取出髓内钉。
- 前臂的手术指征更为有限。
  - 前臂固定治疗效果不易预测，并具有更高的风险和并发症发生率。
  - 固定器械和骨骼质量均不理想。
  - 只有当畸形导致严重不适、运动和功能明显受限时，才应考虑手术固定治疗。

术前计划
- 手术成功的关键是精心选择有足够骨强度的患儿、钉子尺寸匹配，以及一个有经验的团队和合适的手术设备（图4A）。
- 必须使用模板，以确保每个适当尺寸和类型的固定装置可用（图4B）。
- X线片可用于估计髓内钉的长度和直径，以及确定截骨部位（图5）。
- 测量 Fassier-Duval 髓内钉。
  - 从大转子到股骨远端的距离可以用来估计内钉的长度。
  - 内钉应该比这个距离短约1 cm。
    - 使用数字软件和模板，以确定钉子的长度和直径。
    - 也可以在数字射线照片上进行估计角度校正，但由于角度的多平面性，它们可能不准确。
  - 外钉可以在术前剪短，但笔者更喜欢在截骨术完成后在术中剪短外钉，这样可以在矫正畸形后进行更精确的测量。长螺纹的外钉用于股骨，不需要切开膝关节来放置。短螺纹外钉不需要切开踝关节就可插入胫骨，也可以用于肱骨。

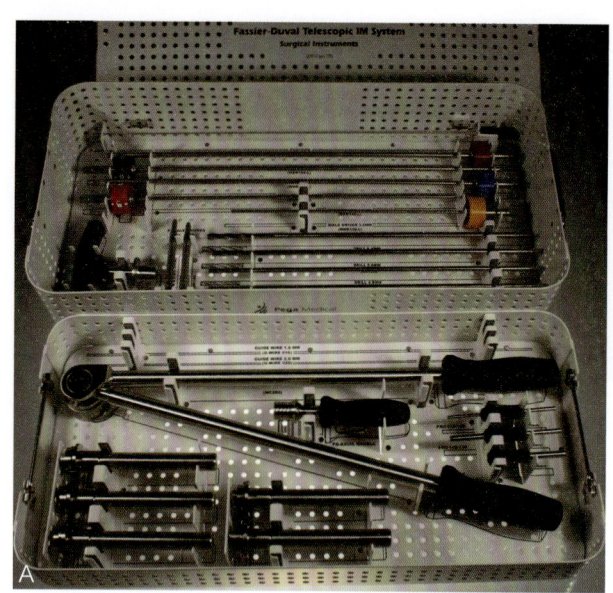
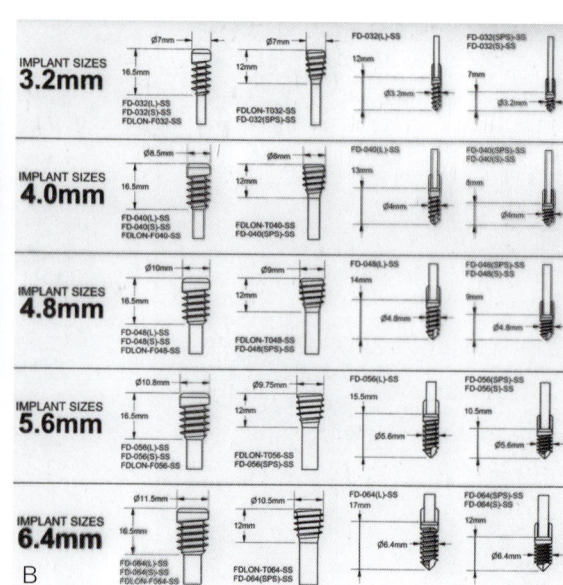

图4　A. Fassier-Duval钉手术器械盒。B. Fassier-Duval钉模板（版权：Pega Medical, Inc., Montreal, Canada）。

体位

- 治疗胫骨和股骨骨折和畸形时，患者置半侧卧位于可透视手术床，患者腋下垫一软枕和背后放置一个长的手术单卷。
- 注意手术台的金属部件不要影响术中透视。
- C臂机放置在手术者对侧，通过旋转患腿可以方便地透视到股骨的正侧位（图6）。
- 一次手术准备只能进行单侧下肢手术，如果同侧股骨和胫骨均需手术，可一次完成。

入路

- 治疗股骨时，从大转子顶端开始向近端延伸做约1.5 cm切口（图7A）。
- 然后切开阔筋膜张肌，露出大转子（图7B）。
- 治疗胫骨时，取髌周内侧切口，尽可能在髌腱后面直接解剖，而不破坏滑膜。如有必要，关节切开可暴露胫骨棘前方的胫骨钉进钉点。
- 通过劈开三角肌的小切口暴露肱骨，如果肱骨近端严重弯曲，可通过Neviaser锁骨上窝关节镜入路。

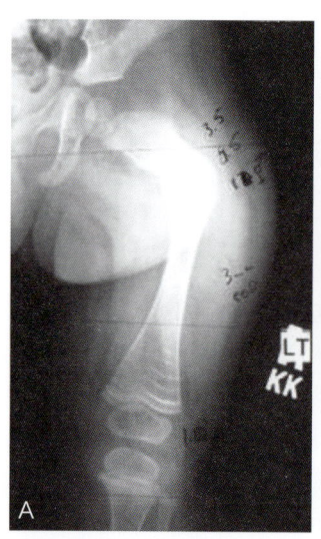
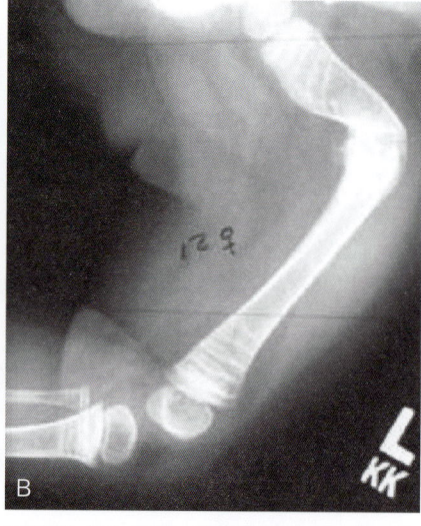

图5　常见的严重股骨前侧（A）和外侧（B）弯曲，表现为髋内翻，但不是真的髋内翻。

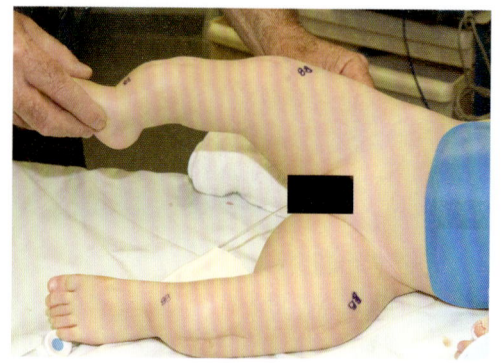

图6　下肢手术的体位。

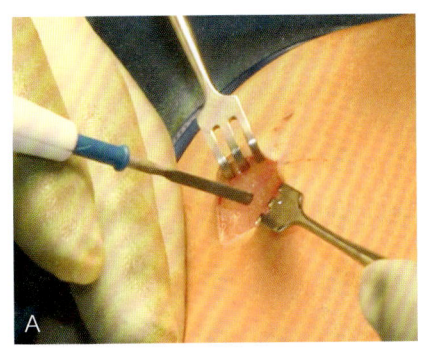
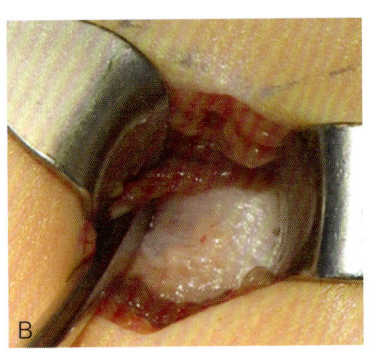

图7　A. 大转子近端1.5cm切口。B. 暴露大转子。

成骨不全的手术方法

经皮截骨Fassier-Duval伸缩式髓内钉固定术

- 本章所述的经皮技术是在Fassier和Duval[8,9]所述基础上，根据目前的经验和设备改良，仅做了少量改进。
- 对于严重畸形，切开技术是必要的。本章未对其进行描述，但以下情况除外：
  - 在截骨术或骨折部位需要一个较大的切口。
  - 置入逆行导针和近端片段扩孔。
  - 在直视下，将导针插入股骨远端。

股骨截骨和导针放置

- 根据股骨的长度，选择短导针和长导针。
- 理想情况下，导针的尖端正好位于大转子中心的内侧，与股骨轴成一直线（技术图1A）。
  - 在骨密度低且年龄较小的患儿中，可能很难看到大转子，进针点选在梨状窝，以避免外侧皮质过度扩髓，并使导针在股骨髓腔呈直线。
  - 选择位于大转子的外侧进针点，将导致髓内钉的外侧和进行性内翻。
  - 应用该技术后未证明有发生缺血性坏死的可能。
  - 进针点选择、髓内钉的使用与髋内翻的进展之间的关系尚未确定[1]。
- 然后，导针穿到第1个截骨部位。
  - 一般情况下，有必要在导针插入前，即进行一个向前和向外的预弯，因为股骨转子下区常见严重的前弓和侧弓畸形。
- 根据术前模板和术中透视（技术图1B），在皮肤上标记截骨部位。
- 在前外侧畸形顶点上直接做一个1 cm的切口。
- 使用止血钳进行钝性剥离，直至骨膜（技术图1C）。
- 用小骨刀纵行切开骨膜，然后将其旋转90°（技术图1D）。
- 维持腿部稳定的同时进行不完全截骨，再使用轻柔的手法折断截骨部位，将导针延伸到下一个截骨部位，并继续该操作，直到所有畸形都得到矫正。对于严重畸形，在畸形顶点部行开放截骨术，并行骨段切除，以避免软组织过度紧张，如坐骨神经（图2和图5）。很少需要两次以上的截骨。
- 导针随后进入股骨远端（技术图1E）。
  - 使用较长的导针，从而防止丝攻将之带出。
  - 在股骨和胫骨的远端经常出现轻微的屈曲畸形，这在术前X线片上有时不能明显显示，因此导致髓内钉远端偏向前侧。股骨远端的截骨可确保髓内钉放置于股骨远端骨骺的中心。

扩髓和放置内钉

- 扩髓直径要大于相应的髓内钉直径0.25～0.35 mm。
- 经导针扩髓至股骨远端干骺端，在正位和侧位片确认，扩至远端骨骺中心点近侧1 cm左右（技术图2A～C）。
- 保持牵引患肢，确认远端内钉螺纹长度后，移除导针插入内钉打入器和内钉。如果没有预剪的话，内钉打入器会锁定外钉，这样可以更安全地操作。在取出内钉打入器之前，必须将其解锁（技术图2D）。
  - 避免弯曲髓内钉和打入器，防止撞击损坏髓内钉。
  - 髓内钉和打入器在截骨或骨折部位操作时不要太用力。
- 将内钉和打入器放置到远端干骺端的中心（技术图2C）。
  - 如果预剪的内钉需要更改方向，则应缓慢收回，同时轻柔逆时针旋转，以防止打入器与内钉脱离，髓内钉并未与打入器锁定（技术图2E）。
  - 有时，可能需要移除髓内钉并重新定位。
- 内翻和外翻的对线异常可通过远端截骨和股骨远端的中心位置正确放置髓内钉矫正。
- 将内钉穿过骺板的中心位置前，使用C臂机正位和侧位确认位置正确。

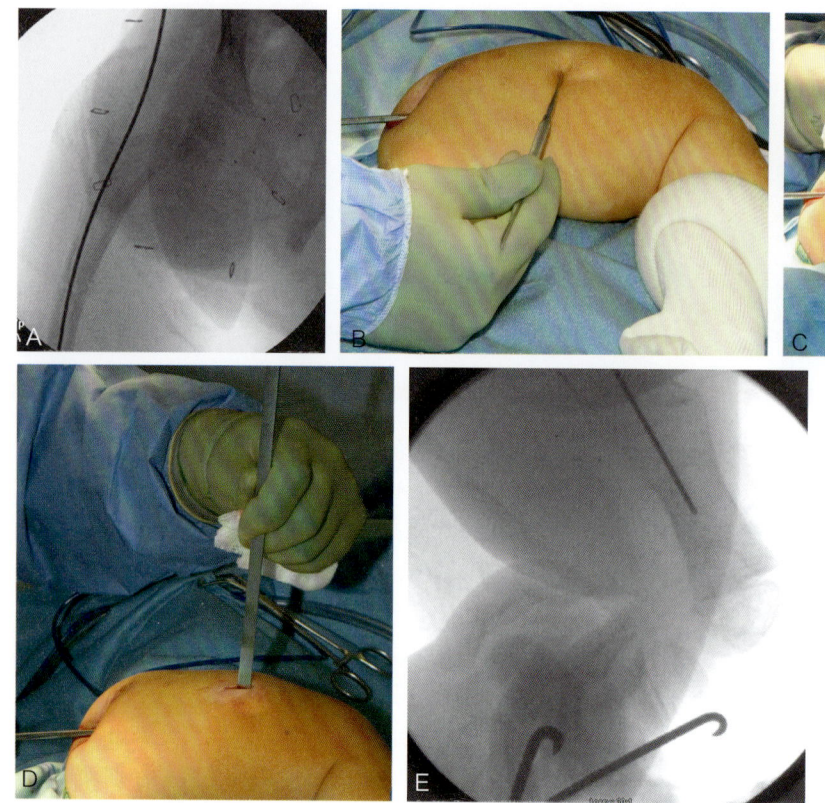

技术图1 A. 大转子开口处置入导针直至第1截骨位置。B. 截骨位置。可以在截骨位置进行开窗以固定近端。C. 在需要进行截骨的位置最高点行一1 cm的皮肤切口，分离软组织直至暴露骨膜。D. 使用骨刀进行截骨术。在进行这一过程时手法需要尽量柔和，可以借助于骨锤以更好地完成整个截骨过程。E. 远端股骨中的导针。

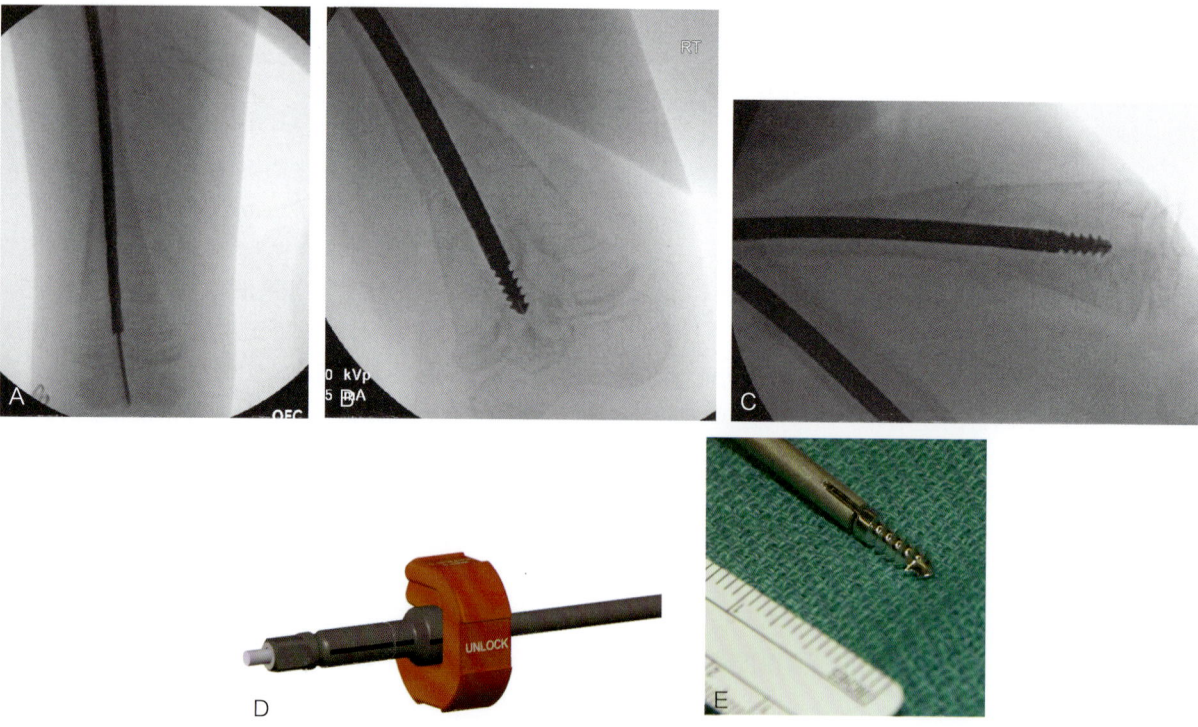

技术图2 A. 导针和扩髓器必须在正、侧位片上都达到远端干骺端中心。扩髓器可以较为方便地套入导针并向远端进行扩髓。B、C. 将内钉插入远端干骺端的中心位置。此时，外翻、内翻和远端屈曲畸形可以矫正。D. 如果外钉没有预剪，则在取出新的锁定内钉之前，必须先解锁内钉置入器。无论是预剪过还是原长，都必须使用长探针或另一个内钉来防止内钉脱落。E. 外螺纹导钉必须与Male钉置入器接合。

- 将螺纹轻轻拧入骨骺，直到杆的圆形部分接近穿过远端骨生长板。
  - 避免重复穿透损伤骺板。
- 然后，将推杆放入打入器的空心部分，通过T形手柄向后的用力撞击取出打入器。C臂机透视检查内钉是否仍在骨骺中。

剪断和插入外钉

- 为了在术中测量外钉的长度，将有螺纹部分放在骨化的大转子的上方，并在骺板上方约1 cm处放置金属标记物用C臂机透视确认（技术图3A）。
- 外钉外层涂有K-Y胶（Johnson & Johnson, New Brunswick, NJ），用磨石切断后用无菌生理盐水冷却。
- 检查空心部分，冲洗掉所有金属碎片，以确保没有金属残留，影响延长（技术图3B、C）。
- 制造商还提供圆锯和杆架，用于切割内钉（技术图3D）。
- 取出内钉打入器，将外钉套在内钉上。
- 用T形手柄螺丝刀将内钉拧入大转子，直至部分螺纹进入股骨近端大转子的骨质（技术图3E）。
- 检查外钉远端，确保其和内钉的导翼之间有一定的空隙，以防外钉在剧烈的截骨的冲击下，从远端打入关节（技术图3F、G）。
- 如果外钉置入太浅会造成退钉，但如果太深，会由于股骨发育最终进入股骨髓腔。
- 使用内钉切割器原位切割内钉（技术图3H）。
- 在外钉顶部上方约1 cm处剪断内钉，这样很少引起持续症状，并允许更多生长。
- 探头用于确保剪过的内钉光滑且不弯曲，以防无法延长。
- 有时，可能需要金刚石磨钻来磨平内钉的尾端，但必须防止损伤软组织。

髋内翻

- 如果存在髋内翻，应用此股骨髓内钉技术结合Fassier等[9]描述的外翻截骨术进行矫正（技术图4）。髋内翻可以在有或没有负重下或在截骨术和髓内钉治疗后继续进展。

翻修

- 当该系统达到最大伸缩状态后需要翻修，通常可通过近端切口进行操作。
- 在透视控制下，将导针放置于大转子，并插入外钉的空心部分。
- 将比被移除的钉子大一号的扩髓器在导针上推进，一直到外钉的顶部。
- 如图所示，特制的内、外钉取出器可以将其从髓内取出（技术图5A～D）。

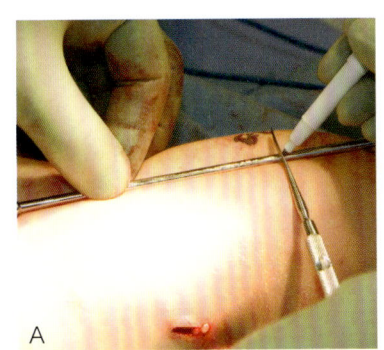
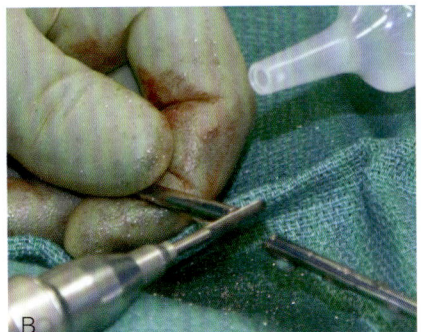
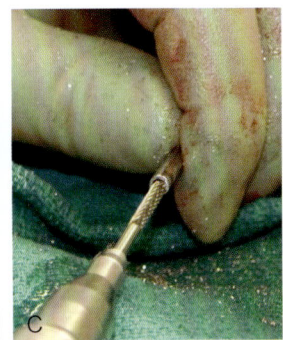
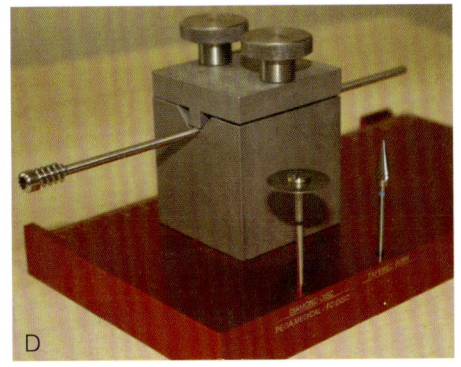

技术图3　A. 术中用透视法测量外钉长度。B、C. 用金刚石磨钻切断外钉。D. 制造商的外钉固定器，带有环形切割锯和磨钻，以便在切割后打磨粗糙的内边缘。

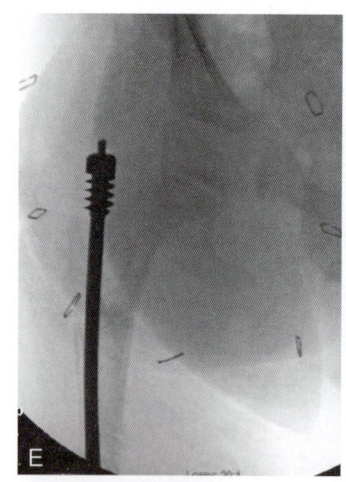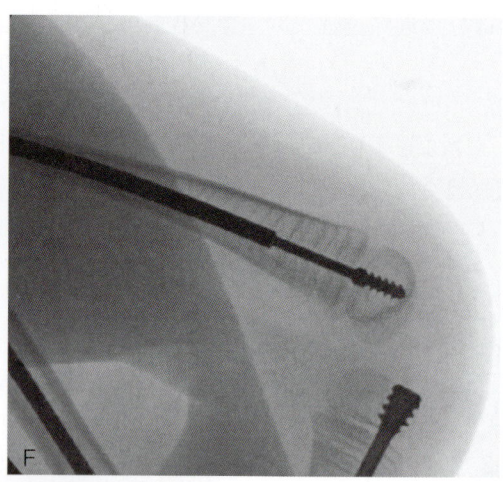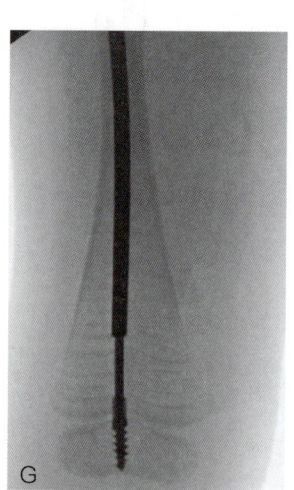

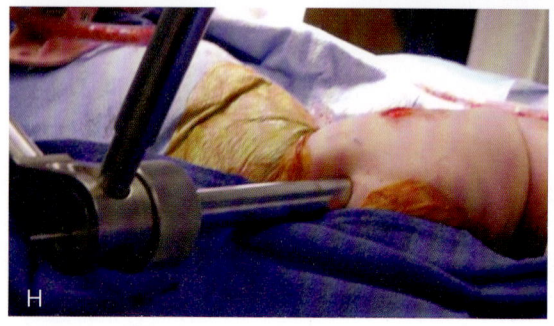

技术图3（续） E. 显示外钉螺纹拧入股骨近端大转子下骨质，以限制大转子处的过度生长。F、G. 内钉打入器和内钉在股骨远端的中心位置。螺纹穿透股骨远端的骨骺，而圆的、光滑的部分则穿过骺板。理想情况下，外钉的远端尽可能靠近内钉的导翼，以确保固定强度和可延长，但在截骨处要留有压缩空间。H. 用内钉切割器原位切割内钉（D版权：Pega Medical, Inc., Montreal, Canada）。

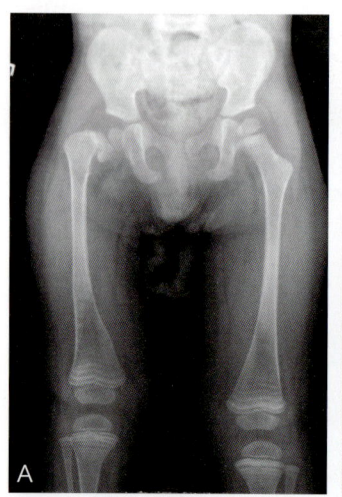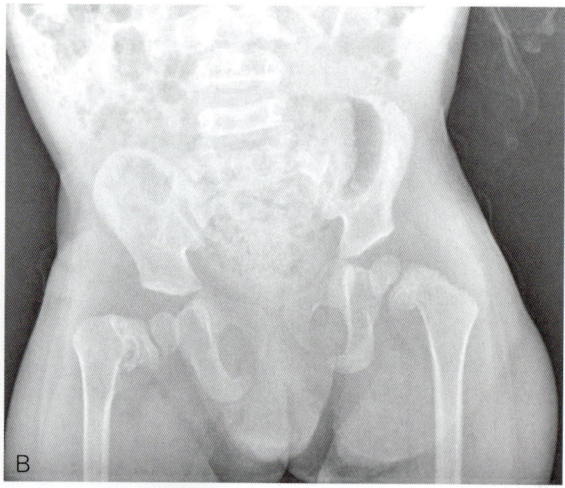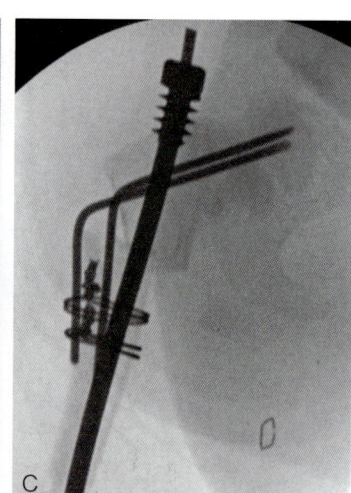

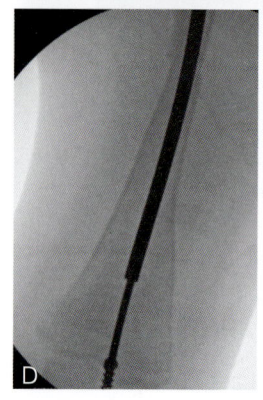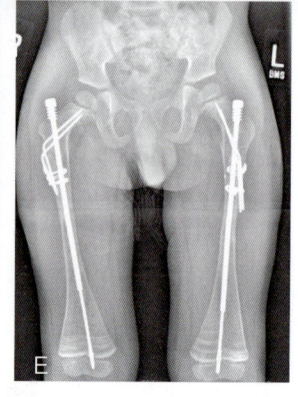

技术图4 A. 一名2岁半患有成骨不全的男孩，在行走过程中出现右侧进行性疼痛髋内翻。B. 3岁时，左髋内翻，右髋进展。C. 3岁时，行双侧外翻截骨。注意外翻矫正，近段外侧皮质与股骨干髓腔对齐。D. 股骨远端截骨矫正相关的骨干内翻。E. 随访13个月，证实了矫正效果。股骨头离钢丝越来越远，内翻可能复发。

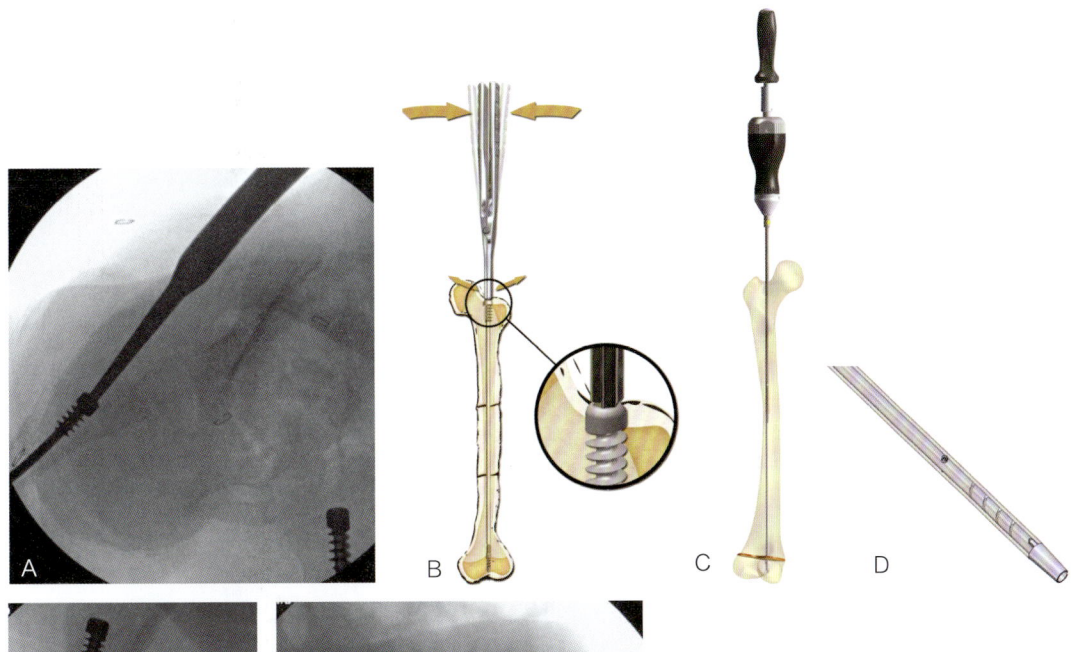
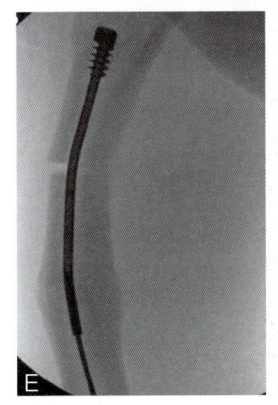
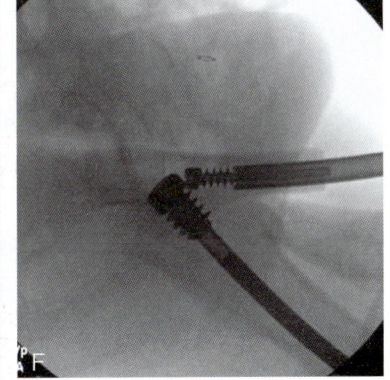

技术图5 A. 通常可以将导针插入髓内钉，将外钉周边扩孔，并使用改良的、更细的外钉拔取器来取出外钉。即使钉子有点弯，通常也能起作用。B. 外钉取出器。C. 内钉取出器。D. 在逆时针转动外螺纹拔钉器的转头之前，必须在外螺纹拔钉器的孔上方套住内钉。E. 严重弯钉伴内钉长入髓腔。F. 切开截骨，切断髓内钉，使用Michele环钻扩大骨道，将钉向远端拔出（B~D版权：Courtesy of Pega Medical, Inc., Montreal, Canada）。

- 开放截骨、剪短钉子并节段骨去除，可能有必要取出断裂或弯曲的髓内钉或横行和远端移动的髓内钉。如果髓内钉已经长到骨头里，可以进行开放性截骨术，可以切断棒，然后将其取出。必要时使用Michele环钻，取出外钉钉头（技术图5E、F）。

胫骨技术

- 使用小骨钉。这些钉的外钉的螺纹部分较浅，可以避免穿透胫骨近端骨骺。
- 应避免损伤内侧半月板的前角，必要时行关节切开。
- 将0.62 in（1.57 cm）的克氏针置于内侧半月板前角外侧，胫骨棘的正前方的非负重区。软组织保护器有助于导针进针。
  - 如有必要，可将导针尖端稍微弯曲，以帮助推进导针。通常将导针放在正位片上胫骨骨骺中部，侧位上为前、中1/3交界处。
- 膝关节保持弯曲大于90°，导针通过近端干骺端和骨干的中心。
  - 通常情况下，导针容易偏外侧和外侧，因此导针进针需偏前并稍偏向内侧。
  - 此外，可手动将导针推入骨骺，这样可以方便控制和透视。
- 当导针仍在胫骨近端干骺端时，通过C臂机监测导针的方向，避免重复损伤骨骺。
- 保持髋关节和膝关节屈曲，通过外展和外旋腿部可完成侧位透视。
- 将导针向下插入至第1截骨端，通常位于胫骨中下段，尽管也可能出现胫骨近端弯曲。
- 做一个1.5 cm的切口胫骨截骨，暴露骨膜并部分剥离，可能需要多处截骨。然而，在绝大多数患者中，单切口节段骨切除优于多处截骨术（技术图6A）。
- 胫骨截骨术的关键是将胫骨轻度后弓以使前方压缩。
- 任何残留的前弓都会增加不愈合、前弓进展的风险，并阻碍髓内钉的伸缩。
- 单纯闭合技术在胫骨更危险。
  - 当髓腔因复发性骨折和屈曲畸形闭塞时，需要在截骨部位逆行钻孔打通髓腔。

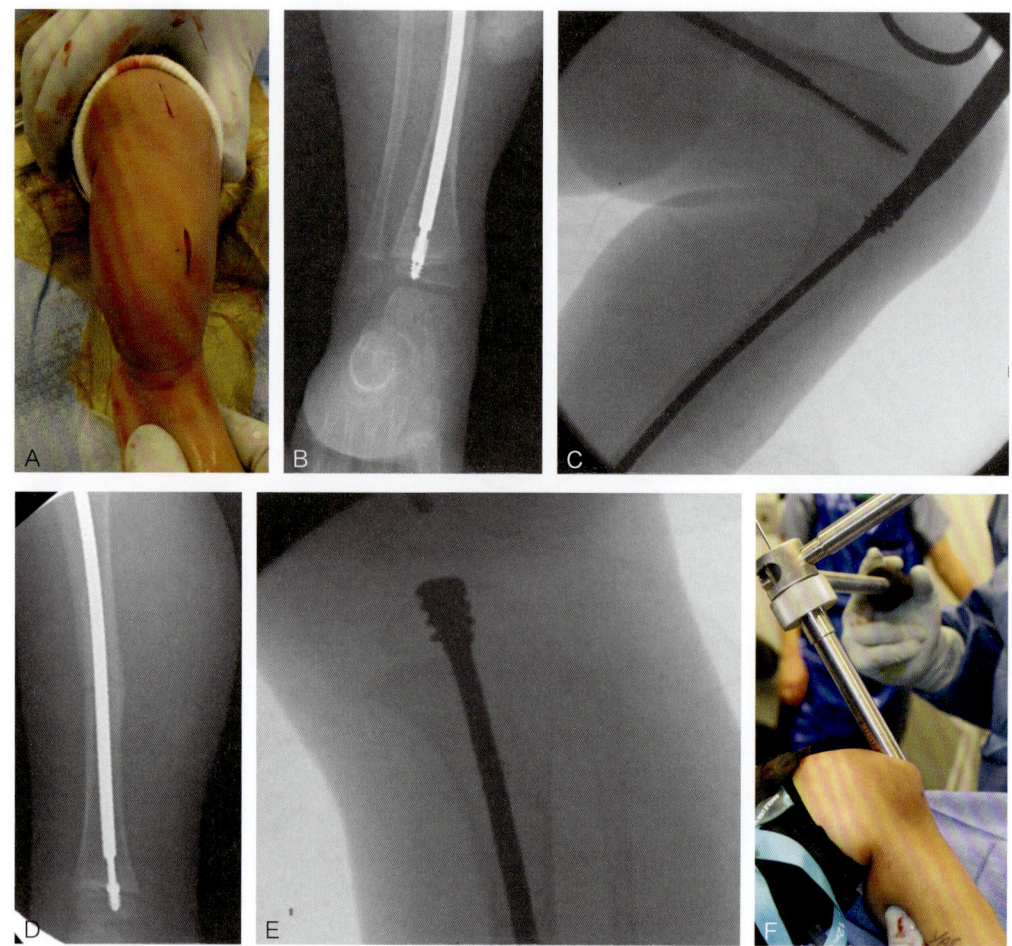

技术图6 A. 矫正胫骨畸形的切口。B、C. 注意内钉上的孔,以便在必要时用克氏针交锁固定。完全矫正前外侧屈曲畸形后,正确放置远端内钉。D、E. 正确放置胫骨近端髓内钉。F. 原位剪断内钉,这可能需要一个更偏前的进针点以容纳内钉切割器,特别是在较小的儿童中。

- 导针穿过截骨位置。
  - 理想情况下,胫骨远端骨骺的进针点在侧位片上看略偏后侧,在正位上略偏外侧。这有助于避免外翻和向前切割。
- 胫骨截骨后,通常可以进行腓骨闭合性截骨,尤其是在较年轻的儿童中,但腓骨开放性截骨术有时也是必要的。
- 保持膝关节屈曲,扩髓器向下通过远端干骺端。
  - 扩髓要慢,经常会在成角畸形的顶点部受阻。反复骨折的骨密度较高。
  - 在扩孔时伸展膝关节,可能会损伤股骨髁。
- 用C臂机透视确定长度,或插入内钉后测量长度,然后剪短内钉(技术图6B~D)。
  - 此外,内钉也可以按照标准方式放置并原位剪断。然而,这需要一个稍微更前的进针点,以容纳内钉切割器。
  - 如果需要额外的稳定性,内钉远端有一个小孔,可以使用小克氏针进行交锁固定。如有必要,可使用阻挡钉或阻挡钢针,但经常会发生阻挡钉移动,而需要提前取出。
- 外钉剪断长度与股骨技术相同,插入直到螺纹部分完全进入骨骺。
  - 即使C臂机提示钉突出进入关节,但其在直视下只是进入关节软骨几毫米(技术图6D、E)。
  - 如果使用内钉切割器原位切割时,内钉突出在外钉上方,则必须确保膝关节完全伸直时,不会撞击股骨。随着生长,内钉会向外钉远端移动(技术图6F)。

肱骨髓内钉
- 胸部下方有垫起。在对侧进行气管插管麻醉方便手术操作。
- 通过一个1.5 cm的切口将三角肌沿纤维分离,暴露大结节。

- 将导针钻入肱骨干中。
- 或者，通过开放性截骨术逆行放置导针。
- 对于严重近端屈曲畸形的患儿，经皮后上入路可以允许更内侧的进针点，从而与肱骨近端的轴一致[19,21]。
- 典型的肱骨干畸形是累及肱骨中、下段。肱骨远端骨不连是一个很难解决的问题。
- 使用远端前外侧入路治疗中远端畸形，在行截骨前要识别并保护桡神经。
- 如果存在近端畸形，可以考虑开放或经皮截骨术。

- 矫正内翻和前弯后，将导针钻入骨化的肱骨小头。
- 扩髓的直径为外钉的直径，长度达到远端干骺端。
- 然后放置内钉放至肱骨小头部，出现轻微内翻是可以接受的（技术图7A）。
- 年龄较大的儿童，髓内钉可放入骨化的滑车中央，这样可以更好地矫正远端内翻畸形。
- 使用小型外钉，插入前切割至适当长度。外钉上端应深入关节软骨，以避免撞击。通过活动整个肩部运动范围来验证这一点（技术图7B～D）。

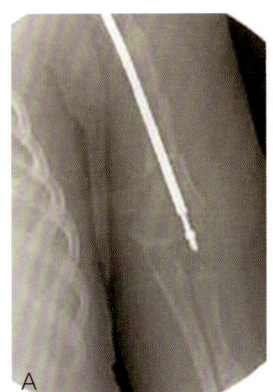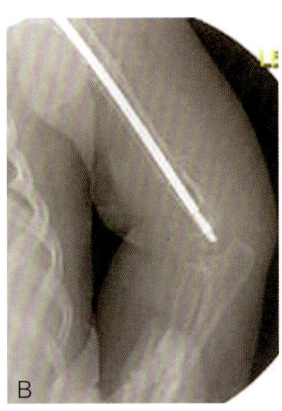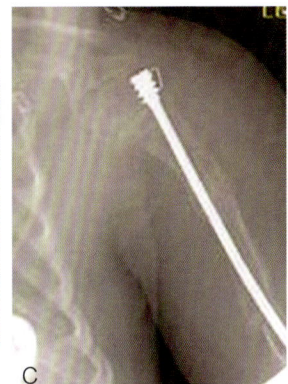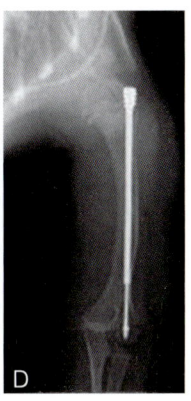

技术图7　A、B. 肱骨小头部内钉的正侧位片。C. 外钉在X线上看似突出，但实际上是位于关节软骨深层，并没有造成撞击。D. 术后2年。注意片中可见钉子嵌入而没有临床损伤。

要点与失误防范

多处骨畸形	• 对大多数儿童来说，一个经验丰富的团队可以用相同装置安全处理多处骨畸形 • 输血可能是必要的，尤其是两个以上的骨头要处理。明智地使用止血带可减少输血的可能性
术后制动	• 轻型玻璃纤维夹板外侧或后方固定3周。很少需要石膏 • 旋转制动3周 • 大部分儿童出现外旋，通常在12～24个月内改善
髓内钉尺寸	• 最小直径为3.2mm。髓腔较小的儿童可以用克氏针或Rush钉 • 对于一些更小的儿童而言，Male钉远端螺纹的长度也限制了髓内钉的使用
团队合作	• 要求有丰富工作经验的麻醉、手术室、物理治疗、职业治疗及营养学、代谢和护理队伍，可以安全和有效地治疗患儿 • 如果血压不高于新生儿的血压，使用氨羟二膦酸二钠治疗时需进行血压监测 • 在治疗时，经验丰富的麻醉师可不使用光纤插管，只需手术医生稳定患儿头部和颈部
疼痛处理	• 硬膜外镇痛安全有效，尤其是一次治疗多个下肢骨畸形时 • 手术后充足的镇痛是必要的，以避免挥舞和断裂 • 地西泮（安定）治疗痉挛非常有效 • 很多儿童手术大量暴露后短时期麻药量要求高

术后处理

- 术后制动,可以用轻巧透亮的玻璃纤维包裹足以防止马蹄足产生,并避免后跟压迫。
- 可以将夹板延长至臀部并用橡皮圈松散缠绕,以支持股骨。
- 在极少数情况下使用经皮跟腱部分切断术。
- 当儿童感觉舒适的情况下可以增加下地活动。
- 大约4周后,截骨术达到早期愈合和旋转控制后,可以在水中开始练习承重。
- 当孩子感觉舒适后尽快开始髋关节、膝关节和踝关节被动活动。
- 髋、膝、踝和足矫形器是一个历史悠久的治疗方式,被一些中心于术后使用。
  - 矫形器能否避免经常性骨折和畸形的有效性还没有被证明,但是,在笔者中心不使用矫形器。
  - 许多患儿不使用矫形器后行动更灵活,且并不影响愈合。
- 笔者建议限制矫形器的使用,只有那些具有显著的软组织松弛的儿童足部需要这种支撑以维持稳定。

结果

- 大多数儿童能提高舒适度,减少骨折率,提高活动水平。
- 长期监测这些患者和不断调整装置是必要的,以确保这些人群的理想发育、舒适性和功能。
- 当孩子长大或钉损坏时,翻修依然是必要的。但这些翻修装置无论对患者还是医师而言,都需要较少创伤。

并发症

- 并发症包括杆的伸缩失效、大转子过度生长、髓内钉弯曲和断裂,以及延迟愈合和不愈合。
- 即使矫正后对线良好,骨折也会发生,但恢复快速,只需要短期限制活动,而不是长期固定。

(阮洪江 译,秦晖 审校)

参考文献

[1] Aarabi M, Rauch F, Hamdy RC, et al. High prevalence of coxa vara in patients with severe osteogenesis imperfecta. J Pediatr Orthop 2006;26:24-28.

[2] Amako M, Fassier F, Hamdy RC, et al. Functional analysis of upper extremity deformities in children with osteogenesis imperfecta. J Pediatr Orthop 2004;6:689-694.

[3] Bailey RW. Further clinical experience with the extensible nail. Clin Orthop Relat Res 1981;(159):171-176.

[4] Bailey RW, Dubow HI. Evolution of the concept of an extensible nail accommodating to normal longitudinal bone growth: clinical considerations and implications. Clin Orthop Relat Res 1981;(159):157-170.

[5] Birke O, Davies N, Latimer M, et al. Experience with the Fassier-Duval telescopic rod: first 24 consecutive cases with a minimum of 1-year follow-up. J Pediatr Orthop 2011;31(4):458-464.

[6] Engelbert RH, Helders PJ, Keessen W, et al. Intramedullary rodding in type Ⅲ osteogenesis imperfecta. Effects on neuromotor development in 10 children. Acta Orthop Scand 1995;66:361-364.

[7] Esposito PW. Multiple osteotomies and telescoping intramedullary rodding in osteogenesis imperfecta. Presented at the Pediatric Orthopaedic Society of North America 2006 Annual Meeting, San Diego, May 3-6, 2006.

[8] Fassier F, Esposito P, Sponseller P, et al. Multicenter radiological assessment of the Fassier-Duval femoral rodding. Presented at Pediatric Orthopaedic Society of North America 2006 Annual Meeting, San Diego, May 3-6, 2006.

[9] Fassier F, Sardar Z, Aarabi M, et al. Results and complications of a surgical technique for correction of coxa vara in children with osteopenic bones. J Pediatr Orthop 2008;28(8):799-805.

[10] Gamble JG, Strudwick WJ, Rinsky LA, et al. Complications of intramedullary rods in osteogenesis imperfecta: Bailey-Dubow rods versus nonelongating rods. J Pediatr Orthop 1988;8:645-649.

[11] Hatz D, Esposito P, Schroeder B, et al. The incidence of spondylolysis and spondylolisthesis in children with osteogenesis imperfecta. J Pediatr Orthop 2001;31:655-660.

[12] Hsiao CM, Mormino MA, Esposito PW, et al. Distal humerus atrophic nonunion in a child with osteogenesis imperfecta. J Pediatr Orthop 2013;33:725-729.

[13] Huang RP, Ambrose CG, Sullivan E, et al. Functional significance of bone density measurements in children with osteogenesis imperfecta. J Bone Joint Surg Am 2006;88(6):1324-1330.

[14] Joseph B, Rebello G, Chandra K. The choice of intramedullary devices for the femur and tibia in osteogenesis imperfecta. J Pediatr Orthop B 2005;14:311-319.

[15] Laidlaw AT, Loder RT, Hensinger RN. Telescoping intramedullary rodding with Bailey-Dubow nails for recurrent pathologic fractures in children without osteogenesis imperfecta. J Pediatr Orthop 1998;18:4-8.

[16] Land C, Rauch F, Montpetit K, et al. Effect of intravenous pamidronate therapy on functional abilities and level of ambulation in children with osteogenesis imperfecta. J Pediatr 2006;148:456-460.

[17] McHale KA, Tenuta JJ, Tosi LL, et al. Percutaneous intramedullary fixation of long bone deformity in severe osteogenesis imperfecta. Clin Orthop Relat Res 1994;(305):242-248.

[18] Metaizeau JP. L'embrochage centro-médullaire coulissant. Application an traitement des formes graves d'ostéogenèse imparfaites.

Chir Pédiatr 1987;28:240-243.
[19] Meyer M, Graveleau N, Hardy P, et al. Anatomic risks of shoulder arthroscopy portals: anatomic cadaveric study of 12 portals. Arthroscopy 2007;23:529-536.
[20] Munns CF, Rauch F, Zeitlin L, et al. Delayed osteotomy but not fracture healing in pediatric osteogenesis imperfecta patients receiving pamidronate. J Bone Miner Res 2004;19:1779-1786.
[21] Neviaser TJ. Arthroscopy of the shoulder. Orthop Clin North Am 1987;3:361-372.
[22] Pega Medical. Product instruction manual. Pega Medical website. Available at http://www.pegamedical.com. Accessed January 6, 2015.
[23] Pizones J, Plotkin H, Parra-Garcia JI, et al. Bone healing in osteogenesis imperfecta treated with bisphosphonates. J Pediatr Orthop 2005;25:332-335.
[24] Plotkin H. Syndromes with congenital brittle bones. BMC Pediatrics 2004;4:16.
[25] Plotkin H. Two questions about osteogenesis imperfecta. J Pediatr Orthop 2006;26:148-149.
[26] Plotkin H, Coughlin S, Kreikmeier R, et al. Low dose pamidronate in children with severe cerebral palsy: a pilot study. Dev Med Child Neurol 2006;48:709-712.
[27] Rauch F, Glorieux FH. Osteogenesis imperfecta. Lancet 2004;363(9418):1377-1385.
[28] Ruck J, Dahan-Oliel N, Montpetit K, et al. Fassier-Duval femoral rodding in children with osteogenesis imperfecta receiving bisphosphonates: functional outcomes at one year. J Child Orthop 2011;5(3):217-224.
[29] Ryöppy S, Alberty A, Kaitila I. Early semiclosed intramedullary stabilization in osteogenesis imperfecta. J Pediatr Orthop 1987;7:139-144.
[30] Sillence DO. Osteogenesis imperfecta: an expanding panorama of variants. Clin Orthop Relat Res 1981;159:11-25.
[31] Sillence DO, Senn A, Danks DM. Genetic heterogeneity in osteogenesis imperfecta. J Med Genet 1979;16:101-116.
[32] Sofield HA, Millare EA. Fragmentation, realignment, and intramedullary rod fixation of deformities of the long bones in children. A ten-year appraisal. J Bone Joint Surg Am 1959;41(8):1371-1391.
[33] Wilkinson JM, Scott BW, Clarke AM, et al. Surgical stabilization of the lower limb in osteogenesis imperfecta using the Sheffield Telescopic Intramedullary Rod System. J Bone Joint Surg Br 1998;80(6):999-1004.
[34] Williams PF. Fragmentation and rodding in osteogenesis imperfecta. J Bone Joint Surg Br 1965;47:23-31.
[35] Zionts LE, Ebramzadeh E, Stott NS. Complications in the use of the Bailey-Dubow extensible nail. Clin Orthop Relat Res 1999;(348):286-287.

第63章 Syme 和 Boyd 截肢术治疗腓骨发育缺陷症

Syme and Boyd Amputations for Fibular Deficiency

Anthony Scaduto and Robert M. Bernstein

定义

- 腓骨缺损，之前被称为腓骨半肢畸形，为腓骨的纵向缺失。腓骨缺损是最常见的长骨缺失，表现为腓骨部分或完全缺失[1]。
- 受累肢体会出现一系列相关畸形。肢体短缩程度及足畸形程度是决定治疗的最重要因素。治疗方案包括鞋垫、截肢和肢体延长。
- 应该尽量避免延迟截肢。理想情况下，截肢应该在患儿10~18个月、刚开始扶站时进行[4]。截肢的心理调节和假肢的调整在这个年龄段是最快的。
  - 父母及理疗专家很难在多次延长术和早期截肢之间进行选择。目前已达成共识，"先尝试延长术，如果失败就截肢"是治疗腓骨缺损疗效最差的方法。
- Syme 截肢术和 Boyd 截肢术是腓骨缺损截肢术的两种常用术式。
- Syme 截肢术是保留足跟垫作为承重面的一种踝关节离断术。这个术式相比起经胫骨截肢术能提供更好的能量效率，能自我悬吊，允许残端负重而非假肢，而且残端被软骨覆盖，防止末梢过度生长。
- Boyd 截肢术是改进型的踝关节离断术，其保留跟骨和足跟垫，并与胫骨远端融合。
- 截肢术的最佳手术指征是预计两下肢在骨骼发育成熟后存在巨大长度差异（长度相差>30%）和足部功能丧失[2]。
- 延长术的理想手术指征为预期两腿长度差异较小（相差<10%）、踝关节稳定以及足部功能良好。
  - 由于截肢术和延长术存在明显结果差异，所以必须个体化治疗。在两腿差异为10%~30%的患者中特别重要，因为在这些患者中截肢术和延长术都有良好的功能结果。

解剖

- 腓骨发育缺陷实际不只是影响腓骨，还会影响到整个下肢（图1A）。
- 小腿的外观从基本正常到严重畸形，存在较大差异（图1B）。
- 与腓骨发育缺陷相关的同侧潜在畸形如下：
  - 股骨：轻度股骨短缩，股骨后倾，股骨外侧发育不良。
  - 膝部：交叉韧带缺失，膝外翻，髌股关节不稳定。

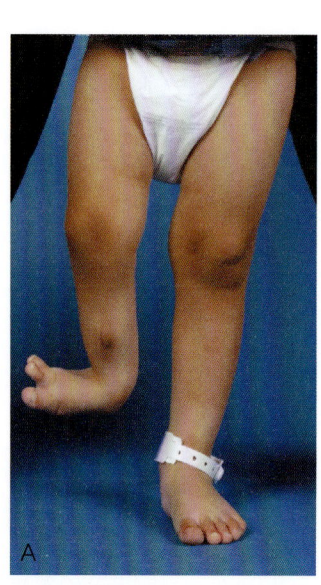
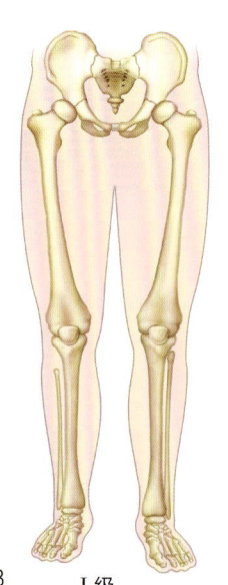
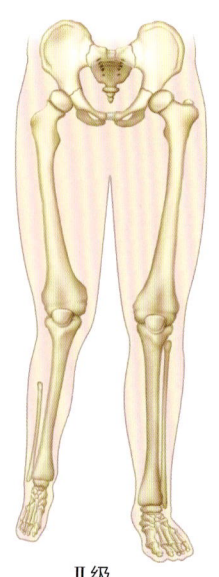
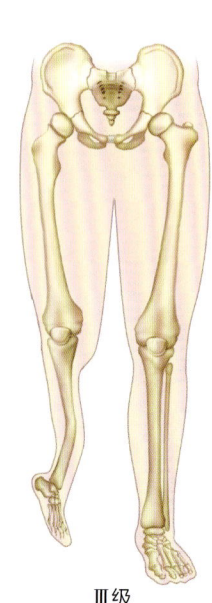

图1 A. 腓骨缺损肢体的临床外观。B. 腓骨缺损的分级。

- 胫骨：短缩，骨干前内侧弯曲。
- 踝关节：踝关节外翻，外踝缺失，杵臼型踝关节。
- 足部：跗骨缺失，跗骨联合，一条或多条外侧跖列缺失。
- 腓骨残余量不影响治疗计划。举例来说，有些腓骨完全缺失的患儿只有极少下肢长度差异和足畸形。
- 掌握踝关节和足跟的解剖对施行 Syme 和 Boyd 截肢术是必要的。
  - 胫后神经和动脉走行于内踝后方并分成足底内侧和外侧神经。必须保护这些结构，以维持足跟垫的感觉和血供。

发病机制

- 与胫骨发育缺陷不同，腓骨缺陷为散发性，并没有遗传性特征。
- 未发现腓骨发育缺陷患儿有基因缺陷及致畸源。
- 与腓骨发育缺陷相关的严重的肢体畸形，出现在胚胎发育的第7周。

自然病程

- 没有手术干预，患肢生长与正常肢体成一定比例。因此，最终的两腿长度差异是可以预测的。
  - 譬如，如果在两岁时短肢的长度是长肢的85%，那么预测成年后短肢的长度也是长肢的85%。
- 胫骨弯曲大多出现在腓骨完全缺失的病例中。在某些病例中，弯曲会随着年龄而改善。
  - 不像胫骨的前外侧弯曲，腓骨缺损导致的胫骨弯曲不会增加骨折或形成假关节的风险。
- 膝关节外翻在儿童期一般持续加重。当假肢塑形无法代偿畸形时，就需要手术治疗。

病史和体格检查

- 典型表现是肢体短缩，伴有马蹄外翻足和胫前中部皮肤凹陷。
- 由于临床表现差异很大，采用检查来评估长度、排列和功能对治疗至关重要。
- 髋关节活动度：常见内旋受限（<20°~60°），提示是股骨后倾。
- 下肢长度测量：大腿短缩应当极小。否则，应考虑近端股骨缺损。两腿长度差异较小可以通过高跟鞋或延长术矫正。
- Lachman 试验：严重前（后）交叉韧带松弛增加了延长术时半脱位的风险。
- 外翻排列和稳定性：成角较小时可以用假肢调节，但是成角较大时则需要手术矫正。
- 胫骨弯曲需要假肢的调节或矫正。
- 踝关节排列和稳定性：存在严重半脱位和不稳定时，优先考虑截肢术而不是延长术。
- 后足活动度：如果距下活动度减小，应考虑跗骨联合。
- 跖列缺失（缺失的数量）：当足部无功能时考虑截肢术。

影像学与其他诊断性检查

- 拍摄小腿的正、侧位片（包括股骨远端）。
  - 前交叉韧带缺失、股骨外侧髁结节发育不良伴随膝外翻很常见（图2A、B）。
  - 测量胫骨前弯曲（胫骨前凸）的程度（图2C）。
- 必要时获得患肢额外的X线检查（如股骨、踝和足）（图2D）。
- 对于可以站立的患儿，需要获得从髋关节到踝关节的站立位全长X线片来检查力线（图2E）。
- 获得骨扫描图像和骨龄来预判成熟期时两腿长度差异。
  - 成熟期两腿长度差异的期望值应该不少于3.5 cm，以适应假肢的高度。可能需要采用骨骺阻滞术来达到这个期望值，这需要合理的计划。
- 当踝关节或距下关节位置或活动异常、跖列缺失时，应做踝和足的系列检查。这些检查可能揭示杵臼踝关节（图2F）、跗骨联合、跗骨发育不全或缺失（图2G）。

鉴别诊断

- 股骨近端局灶性发育缺陷。
- 胫骨发育缺陷。
- 胫骨发育不良。

非手术治疗

- 如果双腿长度差异小，且踝关节稳定及跖行足，仅需要穿鞋垫或厚底鞋弥补。
- 当需要截肢术或肢体延长治疗但必须延迟手术时，可以使用一个能适合足部形态的非标准假肢。

手术治疗

Syme 截肢术

- 小心保护胫后神经和血管以维持残肢有感觉。
- 截肢时注意不要留下任何跟骨软骨残余。
- 不应切除患儿的踝部。
- 足跟垫可能位于踝关节近侧，即便在切断跟腱后，还难以移至残肢远端。
- Pirogoff 改良术保留部分跟骨，将其与胫骨远端融合能

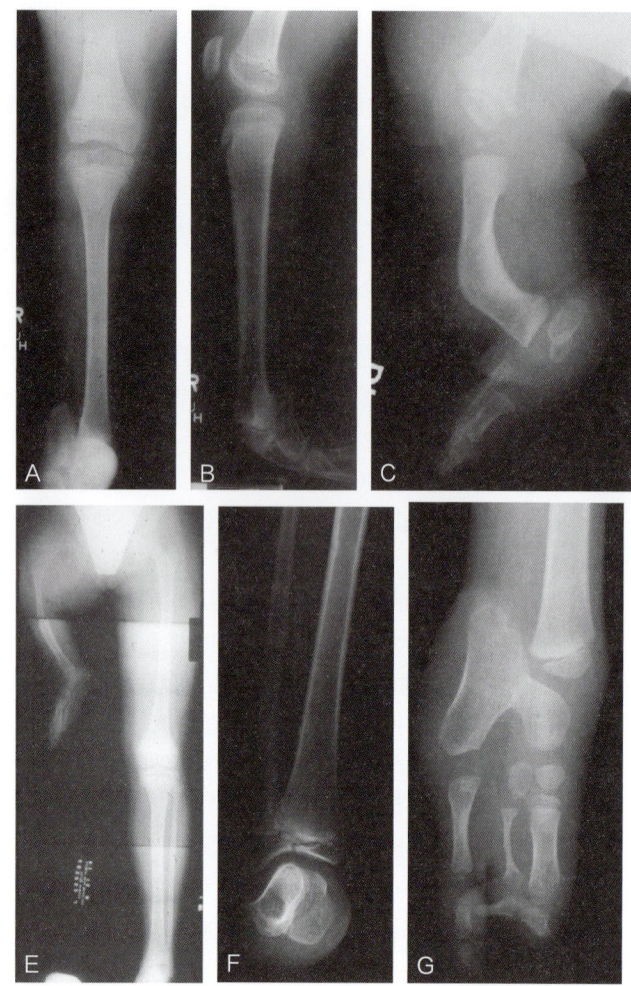

图2 A、B. 腓骨缺损儿童的正侧位片，股骨外髁发育不良，前交叉韧带缺损。C. 胫骨前弓。D. 同一患者足正位片，显示严重的马蹄内翻畸形和跟距融合。E. 近端股骨灶性缺损患儿的站立正位片，显示巨大的长度差异及患肢外展。F. 杵臼踝关节。G. 无功能足伴跗骨发育不全、跗骨联合及跖列缺损（图E版权：Hugh Watts, MD）。

更好地固定足跟垫。
- 在低龄患儿中，必须切除胫骨远端骺板来获得跟骨与胫骨的融合，这是准确的改良Boyd截肢术，因为胫骨远端的生长会消失。
- 优点。
  - 技术简单。
  - 快速适应假肢。
  - 残肢较短且经常为锥形，这有利于改善外观（但会限制末端负重）。
- 缺点。
  - 足跟垫移位（图3）。
  - 减少了末端负重潜力。

Boyd截肢术
- 优点。
  - 维持肢体的最大长度。
  - 消除足跟垫移位。
  - 残肢末端变宽可以改善假肢悬挂。

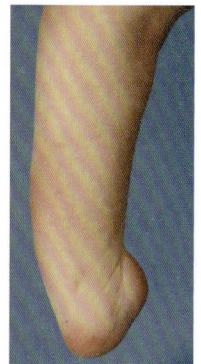

图3 Syme截肢术后足跟垫向后移位。

  - 使末端负重潜力最大化。保留末端负重能力对不戴假肢场合特别重要（如从床上移动到浴室可不必佩戴假肢）。
  - 需要使用髓内针做胫骨跟骨固定，当同时矫正胫骨弯曲时也可使用髓内针固定胫骨中段截骨。
- 缺点。
  - 推迟安装假肢数周以等待骨融合。

- 长度过长可能会减少预留给能量储备型假肢的安装空间，膨大的残端若位于对侧踝关节平面则难以隐匿。

术前准备

Syme 截肢术

- 如果预测患侧胫骨发育成熟时长度和健侧一样，需要考虑采用 Boyd 截肢术或定时的骨骺阻滞术来预留假肢高度，以达到成熟时双下肢等长的目的。
- 对于骨骼还未发育成熟的先天性骨发育缺陷的患儿，一般无需纠正轻度的（<30°）胫骨弯曲；弯曲超过 30°，则需要在截肢的同时行截骨矫正术[6]。

Boyd 截肢术

- 如果存在胫骨前凸，最好在进行 Boyd 截肢术的同时进行矫正。
- 婴儿期时，跗骨和胫骨远端骨骺基本上全是软骨。
  - 如果早期进行 Boyd 截肢术，需要切除跟骨上部相当部分及胫骨远端以达到骨与骨接触融合。
  - 如果治疗目标是保留胫骨最大长度（如允许偶尔不穿戴假肢而用残端负重），则考虑在骨骺充分骨化后进行，这可以避免切除远端骺板。
- 有些学者建议常规切除胫骨远端骺板。

- 他们观察到大多数患儿青春期早期停止不穿戴假肢在家周围行走，而理想的短肢残端应该在假肢小腿段的中间 1/5 位置，以获得理想外观且预留空间安装动力反应足–踝单位[2]。

体位

- 患者取仰卧位，大转子下垫一小枕，大腿上部绑止血带。
- 从膝关节到脚趾显露整条小腿非常重要（图 4）。

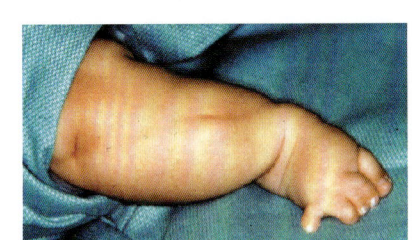

图 4　患者手术中体位的照片，大腿使用止血带（版权：Hugh Watts, MD）。

腓骨发育缺陷的截肢治疗

Syme 截肢术

切口

- 做足背侧切口，起自外踝尖，横跨踝关节止于内踝尖下方 1 cm 处。
  - 先天腓骨缺如的患儿，外踝不存在，第一切口的末端位置只能是粗略的。
- 可以通过独立的、后侧经皮切口松解跟腱（先天性腓骨缺失的患儿通常非常紧张）来改善暴露。
- 在跖骨中间部分做足底切口并向足内外侧往近端延长，分别与前方切口相连接（技术图 1）。
  - 足底切口可以直接切到骨头，注意刀片与皮肤垂直，结扎或电凝血管断端。

截肢术

- 将足跖屈（技术图 2A）。前方切口加深至骨面，仍旧保持刀片与皮肤垂直。
- 打开踝关节前方，锐性切断三角韧带及胫腓韧带，注意避免损伤内踝后侧走行的胫后神经与动脉。
- 加大足跖屈幅度以显露松解后的踝关节后方，显露跟骨后方和跟腱。
  - 打开关节后方，使用骨钩或尖锐的拉钩将距骨牵向远侧（技术图 2B）。
- 现在可从足跟垫骨膜外松解跟骨。注意不要将跟骨骨骺与跟骨体分离。
- 此时切断跟腱。
  - 遇到非常紧绷的马蹄足时，可以通过后方经皮切口松解跟腱。
  - 一旦可以轻易地看见跟腱，需要切除 1 cm 跟腱以防止足跟垫后期移位。
- 止血带放气，检查足跟垫的灌注并止血（技术图 2C）。
- 保留胫骨远端软骨面及踝部完整。
  - 可将斯氏针或 Rush 棒经足跟垫插入胫骨远端固定足跟垫与胫骨远端（技术图 2D）。
- 放置引流，间断缝合关闭切口。
  - 幼儿使用可吸收缝线以避免日后拆线。
- 伤口表面覆盖抗生素纱布，外裹松软的敷料。

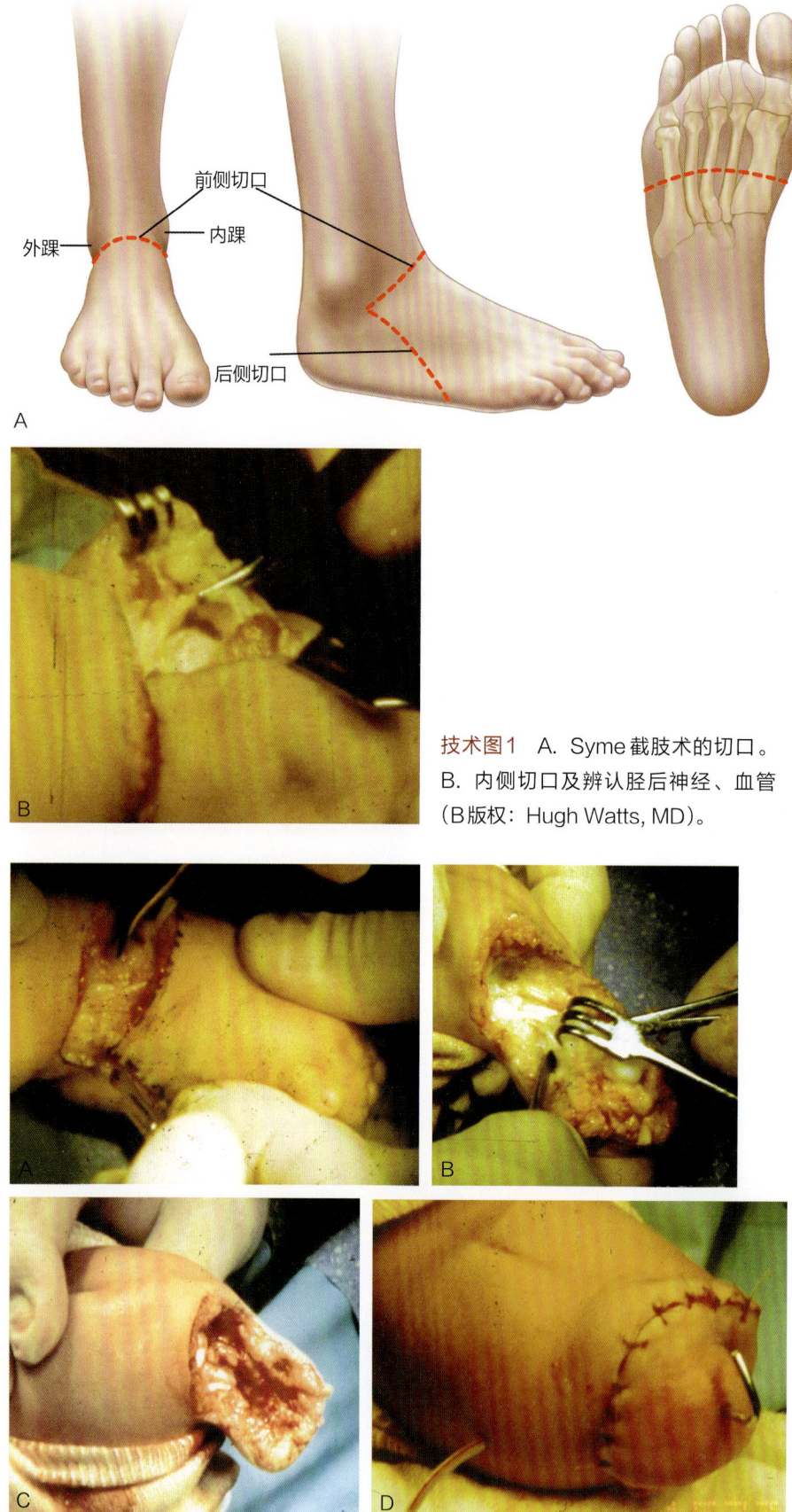

技术图1　A. Syme 截肢术的切口。B. 内侧切口及辨认胫后神经、血管（B 版权：Hugh Watts, MD）。

技术图2　A. 背侧切口完成后使足跖屈。B. 距骨上放置拉钩以暴露后方关节囊和跟腱。C. 止血带放气后的术中照片，显示足跟垫血运良好。D. 置入斯氏针以稳定足跟垫后，残肢用可吸收缝线间断缝合（版权：Hugh Watts, MD）。

Boyd截肢术

切口与分离

- 做一个鱼嘴状切口（技术图3）。
  - 足底切口在足跟垫的末端处横跨足底。
  - 背侧切口在踝关节水平横跨足背。
  - 两切口于内外侧相遇。内侧相遇点为内踝远端1 cm处；外侧相遇点为外侧对应的位置（腓骨发育缺陷患儿中外踝经常缺失）。

切除中足及前足

- 足底侧不需要层层分离。实际上可以直接锐性深切至骨面（技术图4A）。
  - 当血管被切断或关闭伤口前止血带放气后，血管需要结扎或电凝（取决于它的直径）。
- 当足跖屈达最大时，横断背侧神经和伸肌腱，断端会向切口近端回缩（技术图4B）。
- 这时不要切除中足及前足，它们可以在切断胫距关节囊及韧带时作为手柄来控制后足（技术图4C）。
- 切开前侧关节囊显露胫距关节，之后切断内侧的三角韧带和外侧的距腓韧带及关节囊（技术图4D、E）。
  - 切开后侧关节囊时注意保护胫后动静脉。
  - 在距骨穹顶上使用骨钩或皮钩有助于显露后面的胫距关节囊及跟腱。
- 辨认屈拇肌腱并保护好走行于肌腱内侧的血管神经束（技术图4F）。
- 切断跟距韧带后切除距骨（技术图4G）。
  - 低龄的患儿，因为他们的距骨基本上是软骨，或形状不规则，切除距骨可能更困难（技术图4D、E）。
- 现在可切除中足及前足。

完成截肢

- 使用摆锯（或在低龄患儿可用手术刀）来切除跟骨前结节及足够的上关节面直至显露骨松质（技术图5A～C）。
- 切断胫骨远端（技术图5D）。
- 对合骨松质面，将克氏针逆行穿过足跟垫及胫跟截骨面对合处（技术图5E、F）。

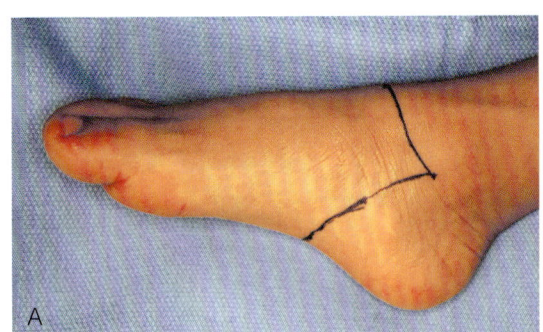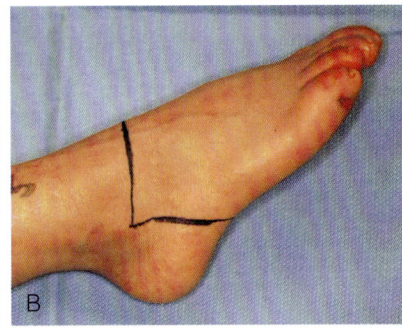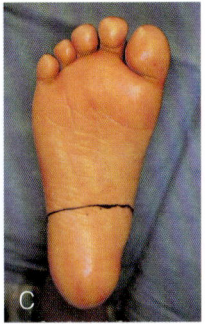

技术图3 A、B. 足背和足底的鱼口样切口正好在内外踝远端会合。C. 足底切口横跨足跟垫的远侧。

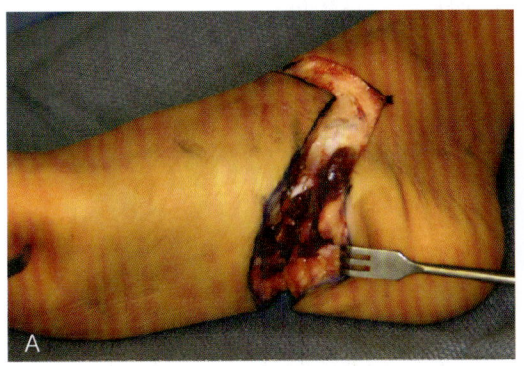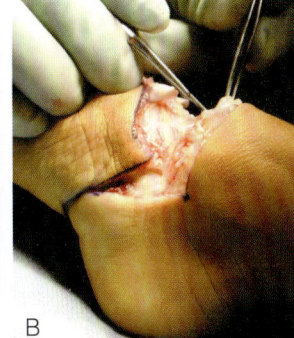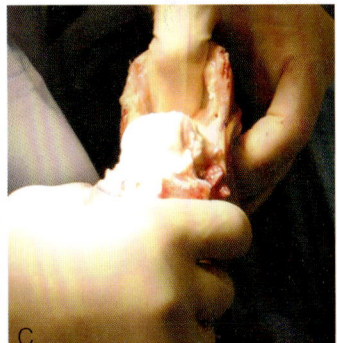

技术图4 A. 足底切口深入至骨。B. 在足跖屈时横断足背部结构。C. 用前足来控制后足。

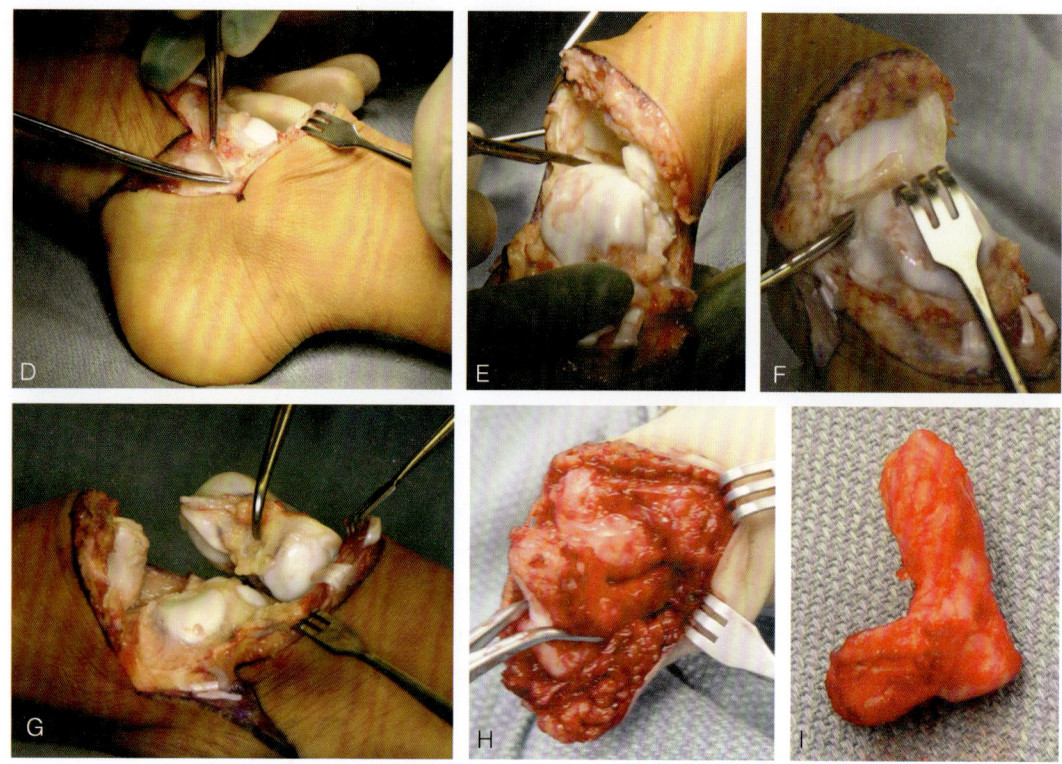

技术图4（续） D、E. 松解三角韧带和外侧关节囊。F、G. 小心分离后侧关节囊并移除距骨。H、I. 有时候距骨小而不规则，就像此病例，L形距骨钩在胫骨远端后方。

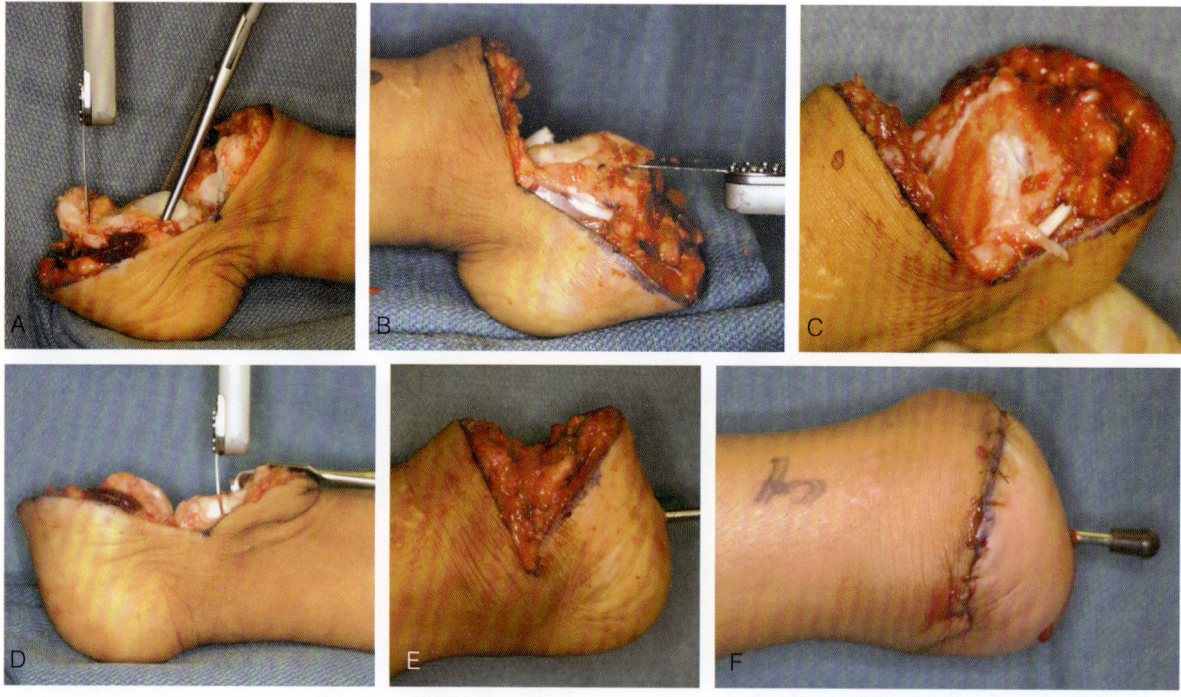

技术图5 A~C. 通过切除跟骨前侧及背侧关节面来进行准备。D~F. 通过平滑的克氏针稳定跟骨及胫骨末端。

纠正胫骨弯曲
- 在弯曲的顶点前方做一个纵行切口。
- 骨膜下暴露胫骨，放置 Chandler 或 Hohmann 拉钩来保护软组织。
- 上方切面与胫骨近端长轴垂直，而远端切面也与胫骨远端长轴垂直，造成楔形骨块，其最宽的部分位于前内侧（技术图 6A）。
- 在 Boyd 截肢术用来固定跟骨的斯氏针可以进一步延伸至胫骨近段，同时固定截骨部位。
  - 若用光滑的钢针固定不够稳定时，可考虑用头端带螺纹的钢针（技术图 6B）。

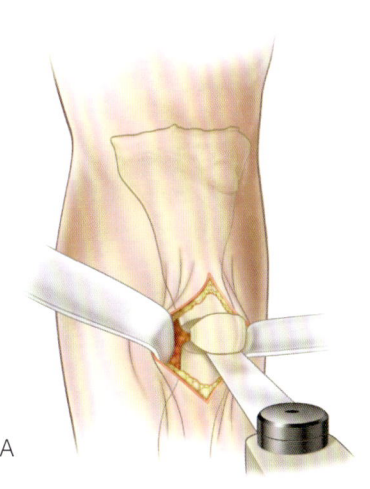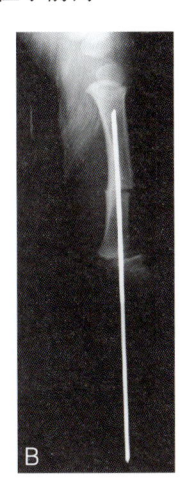

技术图6　A. 使用电锯移除一段楔形骨以纠正胫骨前内侧弯曲。B. 一根逆行斯氏针用维持跟骨与胫骨远端及胫骨中截骨稳定。

要点与失误防范

跟骨切除（Syme）	• 骨膜外移除跟骨。这需要仔细分离，但降低了跟骨重塑的概率。任何跟骨软骨的残留会导致足跟垫疼痛
胫骨弯曲（侧凸）	• 如果>30°，在截肢时同时纠正，并用贯穿的斯氏针或 Rush 棒固定
跟腱切断术	• 跟腱经常挛缩并可能导致暴露跟骨困难。使用小肌腱切断刀片从后方行经皮松解可使暴露较为简单且不损害皮瓣
距骨切除（Boyd）	• 仔细评估距骨和跟骨的位置和形状，保证事先了解距骨和跟骨存在的畸形 • 在少数病例中，因为跟骨极度靠后及靠向近端而无法实施 Boyd 截肢术。这样的话，则行 Syme 截肢术
胫跟融合	• 确保胫骨远端和跟骨上面的骨松质显露
皮肤缝合	• 未行走幼儿的足跟垫远端界限难以辨认。确保足底切口足够靠向远端并能无张力缝合 • 切除跟骨前突以减少前方突起及皮肤张力
小腿成角畸形	• 早期矫正胫骨畸形能更方便适应假肢 • 后期（如青春期）纠正进行性膝外翻

术后处理

- 使用长腿石膏管型固定于屈膝90°，以防止钢针移动及石膏脱落。
- 术后抬高患肢24小时。
  - 患儿不能负重。
- 术后4~6周于门诊拆除石膏和钢针。对于 Boyd 截肢患儿，放射影像学发现明显骨愈合后才能拆除（图5A）。
- 套上残端套或穿上弹力收缩袜。
- 当肿胀消退后，假肢师可以塑造个假肢窝（图5B、C）。

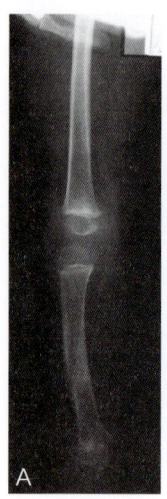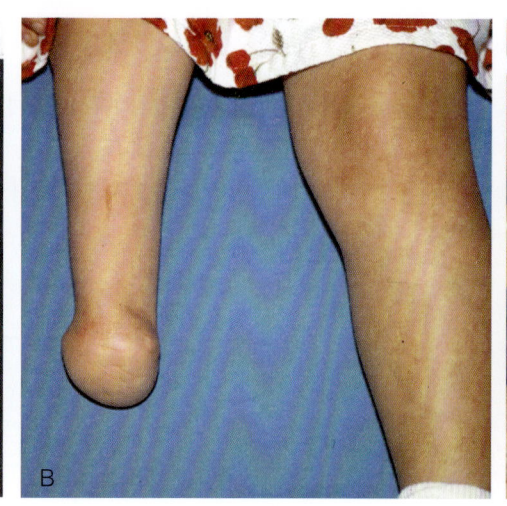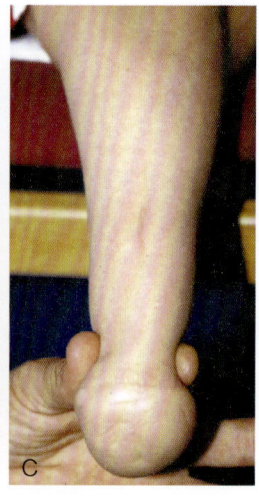

图5 A. 截骨处愈合，跟骨与胫骨远端融合。B、C. 术后照片显示Syme残端显示出良好的杵状末端，可提供自我支撑的假肢插口（B、C版权：Hugh-Watts, MD）。

结果

- McCarthy等[5]比较了截肢术和延长术在腓骨发育缺陷治疗中的效果。
  - 接受截肢术的患儿相比延长术患儿更有活力、疼痛更少、满意度更高且并发症较少。
- Fulp等[3]回顾总结了25个（31条肢体）接受Syme或Boyd截肢术的腓骨纵向发育缺陷的病例。
  - 接受Syme截肢术的患儿在假肢悬挂、跟骨再生及足跟垫移位方面问题更多。
- 29%~58%的病例出现后期进行性膝外翻畸形，并需要行股骨远端骨骺阻滞或截骨矫形术。

并发症

- 伤口结痂/开裂。
- 足跟垫移位。
- 胫骨远端呈削尖状。
- 感染。
- 钢针移位。
- 骨不连。
- 残肢过长。

（于晓巍 译，秦晖 审校）

参考文献

[1] Cummings D. General prosthetic considerations. In: Smith GS, Michael JW, Bowker JH, eds. Atlas of Amputations and Limb Deficiencies: Surgical, Prosthetic, and Rehabilitation Principles, ed 3. Rosemont, IL: American Academy of Orthopedic Surgeons, 2004:792-793.

[2] Eilert RE, Jayakumar SS. Boyd and Syme ankle amputations in children. J Bone Joint Surg Am 1976;58(8):1138-1141.

[3] Fulp T, Davids JR, Meyer LC, et al. Longitudinal deficiency of the fibula. Operative treatment. J Bone Joint Surg Am 1996;78(5):674-682.

[4] Krajbich JI. Lower-limb deficiencies and amputations in children. J Am Acad Orthop Surg 1998;6:358-367.

[5] McCarthy JJ, Glancy GL, Chang FM, et al. Fibular hemimelia: comparison of outcome measurements after amputation and lengthening. J Bone Joint Surg Am 2000;82-A(12):1732-1735.

[6] Morrissey RT, Weinstein SL. Boyd amputation with osteotomy of the tibia for fibular deficiency. In: Morrissey RT, Weinstein LW, eds. Atlas of Pediatric Orthopaedic Surgery, ed 4. Philadelphia: Lippincott Williams & Wilkins, 2006:872-876.

第64章 内收肌和髂腰肌松解术
Adductor and Iliopsoas Release

Tom F. Novacheck

定义

- 腰大肌和内收肌挛缩最常见于脑瘫患者,但在肌肉废用、肌平衡失调、肌肉挛缩等各种神经肌肉异常条件下也可发生。
- 挛缩的程度取决于患者的年龄及神经肌肉功能障碍的严重程度。
- 对髋关节(腰大肌)屈曲挛缩的程度进行检测较为困难。
- 内收肌的检查过程中,难度在于明确哪块肌肉需要延长、延长多少。

解剖

- 腰大肌是屈髋活动的主要肌肉之一,是髂腰肌的一部分。
- 腰大肌的起点位于腰椎横突。肌束通过骶骨进入骨盆(图1A)。
- 腰大肌肌腱位于真假骨盆分界线(耻骨上支)处。
- 此处腰大肌位于髂肌的深层,股血管神经束位于髂肌的浅层(图1B、C)。
- 腰大肌与髂肌的肌腱在真假骨盆界线下方形成一个共同的肌腱,并止于小转子。
- 长收肌、短收肌、大收肌和股薄肌在临床上被认为是髋关节内收肌群。这些肌肉起自耻骨、坐骨支、耻骨结节并且止于股骨中段(内收肌)和胫骨近端(股薄肌)(图1D)。
- 长收肌起始部分由肌腱结构组成,股薄肌具有肌膜,短收肌及大收肌起始部分由肌肉组成。
- 闭孔神经前支位于长收肌头深层及短收肌浅层的交界处,闭孔神经后支走行于短收肌头深层及大收肌浅层的交界处。

发病机制

- 髋关节屈曲和内收相关肌肉挛缩病情会随着时间的推移发展,原因如下:
  - 相关肌肉群功能障碍。
  - 髋关节屈曲肌肉群及内收肌群的拮抗肌群的力量减弱,或者由于拮抗肌群的强直状态导致相关肌肉群以及拮抗肌肉群力量不平衡。
- 髋关节屈曲挛缩在婴儿出生时症状明显,病情可能一直持续至幼儿开始站立及行走时期。一个没能获得站立与行走功能的大龄儿童,其髋关节屈曲挛缩实际是正常胎儿腿姿的持续。
- 刚出生的婴儿髋关节的正常外展范围为60°~90°,这个度数明显要大于成人。
- 由于儿童在成长过程中的正常活动如行走、跑步、玩耍,骨骼在这一阶段生长,肌肉也随之进行生长,相应的肌腱在这一时期长度也得到适当地增加。新生的机节结构使得肌腱的延长通常发生在肌肉与肌腱的交界处。
- 当这些结构发生挛缩时,关节无法满足日常活动中的运动需要。

自然病程

- 当发生严重、持续的挛缩时,可能会导致髋关节半脱位、髋关节发育不良及最终导致髋关节脱位。
- 髋关节发育不良尤其是髋关节脱位常伴有严重脑瘫(四肢瘫,有或无轻微自主活动,GMFCS评分Ⅳ和Ⅴ级)和髋关节肌肉力量严重不平衡导致的L2和L3脊髓发育不良(髋关节屈肌和内收肌紧张,外展肌和伸肌瘫痪)。
- 可以自主活动的脑瘫患儿(GMFCS评分Ⅰ、Ⅱ和Ⅲ级),腰大肌和内收肌挛缩导致骨盆位置前倾、骨盆活动度增加、站立末期伸髋丧失,最终导致爬行。
- 剪刀步态被认为是内收肌挛缩的一个特有病征,产生的原因主要是由于前倾角过大导致髋、膝关节同时屈曲伴髋关节内旋畸形。
- 髋关节发育不良长期发展有可能导致退行性关节炎。

病史和体格检查

- 查体方法如下:
  - 髋关节屈-伸活动度:正常行走过程中需要超过骨盆正常位置7°的伸展空间,因此,轻微的挛缩也可能导致活动受限、步幅减小以及代偿性动作形成。
  - 髋关节外展-内收活动度:在正常行走过程中,需要外展的最大度数仅为5°。因此中度的外展受限可能

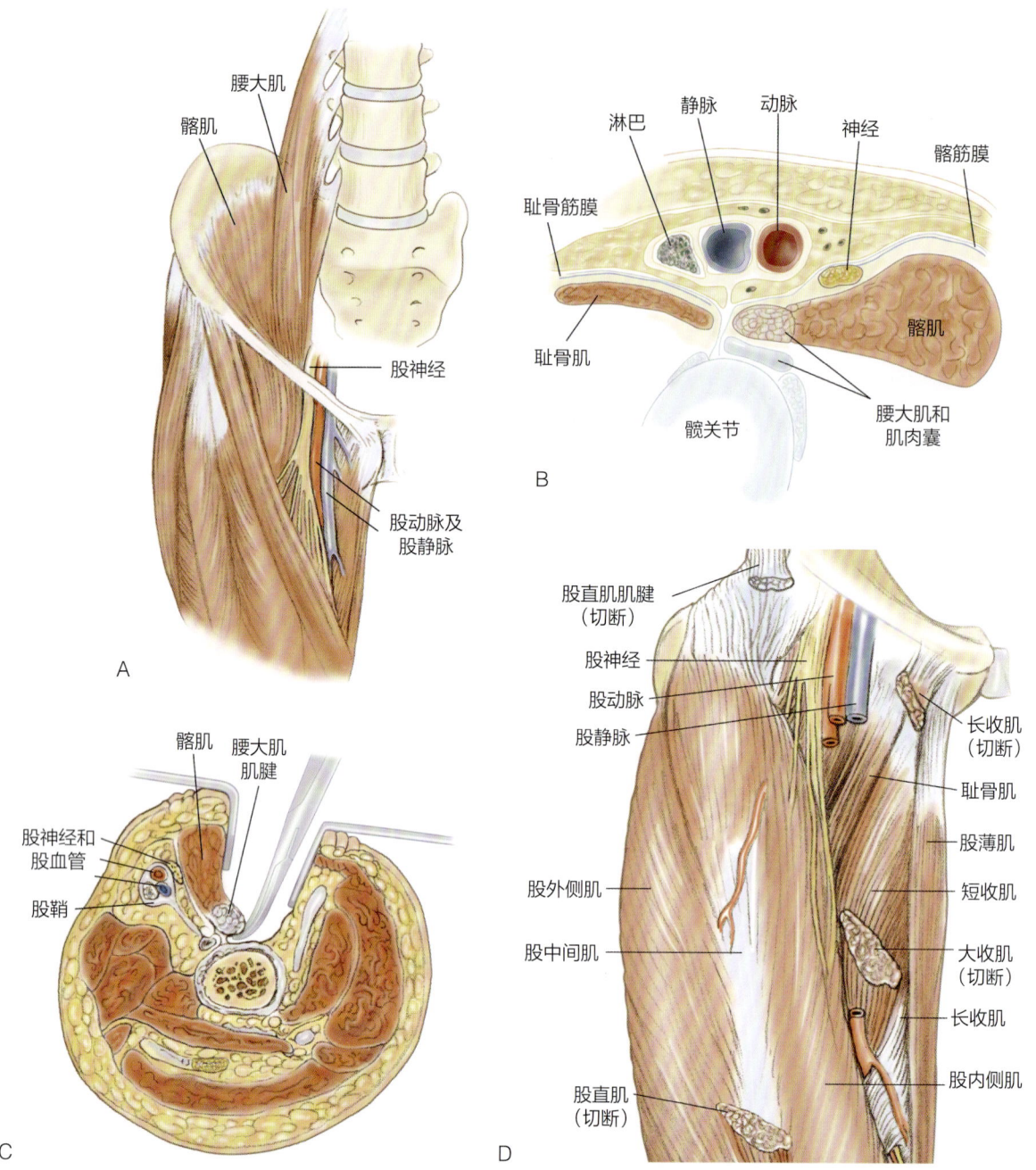

图1 A. 髋关节屈肌解剖。腰大肌起自腰椎横突。在耻骨支水平腰大肌的肌肉肌腱结构穿出骨盆。邻近结构有股神经与股动脉。B、C. 髋关节的横断面解剖。B. 此横断面虽距离耻骨支稍远,但可清晰观察到横断面中髂肌深层的血管结构。C. 髂肌向前向内侧牵引,这样其肌腹结构可以有效保护股神经血管结构。腰大肌的肌肉肌腱也可以清楚地暴露。D. 内收肌解剖。外科医生在手术过程中自行确认内收肌长头位置。耻骨肌位于外侧,股薄肌位于内侧。闭孔神经前支在耻骨肌后方穿出闭孔后走行于短收肌的前方(位于长收肌后方)。

并不会明显影响活动(存在痉挛状态时除外)。外展活动的受限可能不会影响髋关节发育。
- 当髋关节在做伸展和外展运动时可以明确感到阻力时表明有痉挛存在。随着痉挛严重程度的加重可能会发展为肌肉挛缩。在患者下床活动过程中,肌肉痉挛(即使不伴有挛缩时)也可能导致活动受限。
- 进行髋关节屈曲及内收肌力检测时,受检者保持仰卧位。增加活动受限或力量下降的肌肉长度可能会影响正常功能。拮抗肌群(髋关节伸展、外展活动)的力量减弱容易使得屈曲和内收痉挛,并导致肌肉力量不平均。
- 当对怀疑有髋关节屈曲挛缩的患儿进行检查时,检查者需要避免受到膝关节屈曲挛缩的影响从而影响对检查的判断。通过以下检查可以有效避免这种情况：将患者移至检查台的一侧，使得患肢可以自然垂下。
- 排除股骨前倾角的影响（详见第27章）。
- 正确判断及控制骨盆位置是测定髋关节伸直和外展活动的关键。
- 对于那些长期卧床患者，需要确认患者是否存在有脊柱过度前凸，髋关节是否存在有屈曲、外展、旋转。对可下床活动的患者，观察其步态可以判断是否存在脊柱过度前凸、步幅受限、剪刀步态或蹲伏步态。

影像学和其他诊断性检查

- 仰卧位骨盆正位片（图2）。
  - 骨盆倾斜度。
  - 髋关节内收度。
  - 脊椎前凸型骨盆。
  - 髋关节发育不良的程度。
- 步态分析可能的结果：
  - 骨盆倾斜，患侧抬高。
  - 站立后期及摇摆期，髋关节外展受限。
  - 过度骨盆前倾伴或不伴骨盆活动范围增大。
  - 站立后期髋关节伸直受限。

鉴别诊断

- 髋关节发育不良或脱位。
- 膝关节屈曲畸形。
- 髋关节外展或伸直无力。
- 股骨过度前倾。
- 继发性髋关节屈肌挛缩（脊椎过度前凸）。

非手术治疗

- 针对活动度及力量的物理治疗。
- 定位固定。
  - 支具。
  - 俯卧睡姿。
  - 髋关节外展枕，Scottish Rite支具联合胸腰段固定。
- 注射肉毒毒素。

手术治疗

术前计划

- 拍摄骨盆前后位片排除髋关节发育不良。
- 麻醉后按上文所述进行检查。全身麻醉下，肌肉过度紧张消失，可以有效鉴别高肌张力和肌腱挛缩的区别。
- 可对次级屈髋肌肉（阔筋膜张肌和缝匠肌）进行触诊以排除继发性挛缩的可能（脑瘫患者少见，脊椎过度前凸常见）。

体位

- 患者取仰卧位。
- 患肢自由下垂，允许髋、膝关节屈伸及髋外展。
- 必须注意铺巾范围在骨盆前方要到达腹股沟区以便允许手术暴露。

入路

- 腰大肌松解有众多方法。
  - 笔者推荐的切口为一个起于髂前上棘沿腹股沟韧带向内下方行走的3～4cm的斜行切口[3]。
  - 腹股沟韧带附近的腹部肌肉分离较为困难，因此可以选择更靠近髂嵴的切口，自此可以沿皮下髂嵴边缘分离肌肉。腰大肌肌腱位于同一平面，因此选择这个近端切口时暴露肌腱较为困难。
  - Sutherland选择股骨沟韧带远端切口进行暴露[5]。
- 所有手术方法选择相同的方法分离至腰部髂肌。
- 手术入路所涉及的股血管神经束需要注意充分保护[4]。
- 骨盆边缘腰大肌延长术的理论主要来源于Salter在行骨盆截骨术过程中对腰大肌肌腱的延长。

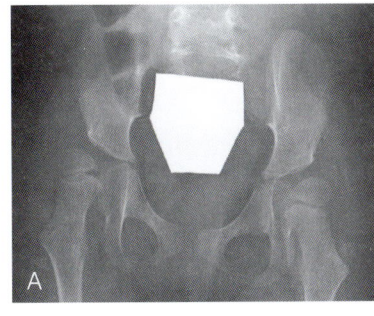 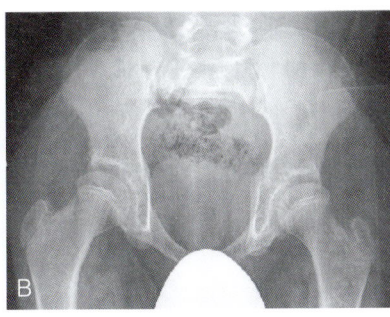

图2 骨盆前后位平片。A. 髋外翻（尽管无法排除股骨前倾的可能性）；Shenton线不连续提示髋关节半脱位、股骨头覆盖区不完整、骨盆倾斜（右侧升高）、轻度吹风样髋部畸形（右髋内收）及轻微髋关节发育不良（右侧较左侧严重）。B. 在此病例中，严重髋关节屈肌挛缩导致骨盆前倾。骨盆平片变为入口位片（无法显示闭孔）。

骨盆缘腰大肌延长术

切口及分离

- 切口起自髂前上棘,沿腹股沟韧带做斜行切口向远端、内侧延伸(技术图1A～C)。
- 确认及分离腹外斜肌筋膜,其附着于腹股沟韧带(技术图1D)。
- 于髂前上棘内侧,通过腹内斜肌和腹横肌进行钝性分离,直至髂骨骨膜外(技术图1E)。
- 股外侧皮神经常通过切口,需要对其进行确认及保护,有时其位于内侧不会受到干扰。

辨认及切断肌腱

- 屈曲髋关节,手指沿着髂肌及腰肌下方的耻骨上支辨认腰大肌肌腱(技术图2A)。
- 使用Army-Navy拉钩将髂肌拉向内侧,暴露腰大肌肌腱(技术图2B)。
- 使用直角钳通过腰大肌肌腱(技术图2C)。
- 从周围肌肉中分离腰大肌,并确认腰大肌肌腱。
- 牵拉肌纤维并使用电凝切断肌腱,保留肌肉完好(技术图2D)。
- 分离所有僵硬组织(肌腱或肌筋膜)。很多患者可见腰小肌肌腱,这也必须确认并分离。保留肌肉组织以维持屈髋功能。

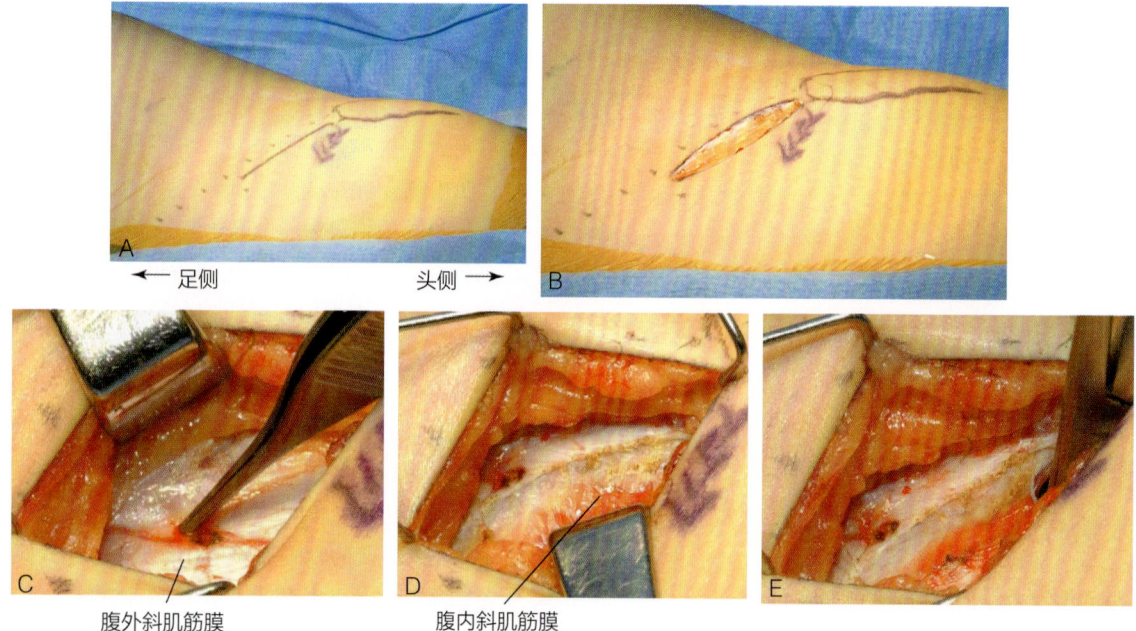

技术图1 腰大肌延长术的切口入路及分离。A. 右侧髋关节(患者取仰卧位,左足),标记髂骨及腹股沟韧带。B. 沿腹股沟韧带走行的皮肤切口,起自髂骨嵴上方并向远端延伸3～4cm。C. 通过腹外斜肌筋膜近侧及内侧,使用Adson钳辨认腹股沟韧带。D. 沿腹股沟韧带分离腹外斜肌筋膜,并用Army-Navy拉钩将其牵开以便暴露腹内斜肌。E. 在髂骨上棘内侧位置,使用血管钳直接刺穿腹内斜肌与腹横肌达到髂骨骨膜外(在此病例中,股外侧皮神经未触及)。

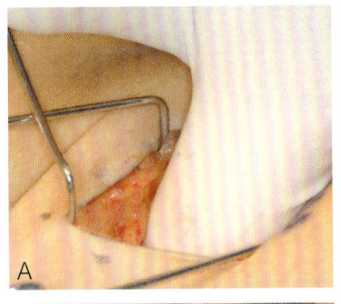 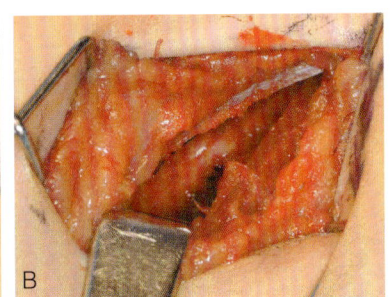 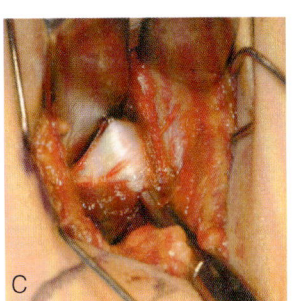

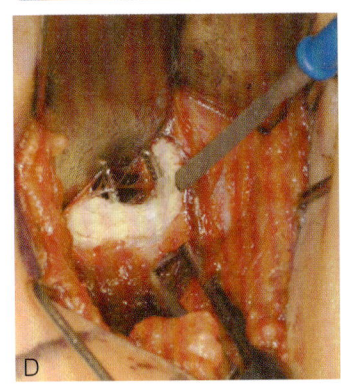

技术图2 A. 髋关节屈曲状态下,用手指钝性分离髂肌与耻骨上支之间的间隙并触及腰大肌肌腱。B. 使用Army-Navy拉钩将髂肌拉向内侧,暴露腰大肌肌腱。C. 使用直角钳穿过腰大肌肌腱。D. 使用电凝切断肌腱,保留肌肉完整。

内收肌延长术

- 行内收肌延长术时,通常采用一个可触及长收肌起点的短横行切口(常用)或纵行切口(技术图3A)。
- 将长收肌肌腱与周围组织分离[外侧的耻骨肌、内侧的股薄肌(技术图3B)、短收肌及闭孔神经前支]。
- 尽可能在近端切断长收肌肌腱(技术图3C、D)。对于能行走的患者,这通常为唯一需要延长的组织。
- 卧床患者及患有严重神经肌肉髋关节发育不良的患者,在必要时可以部分甚至完全切断短收肌或其他挛缩组织。

←近端　远端→

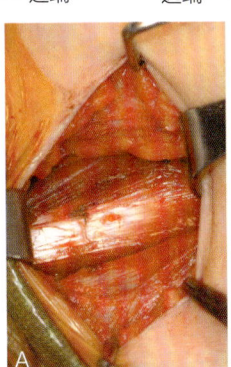 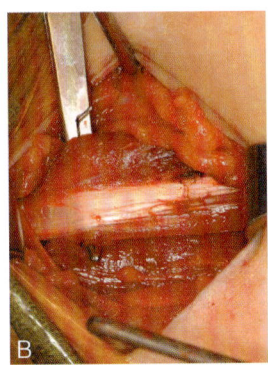 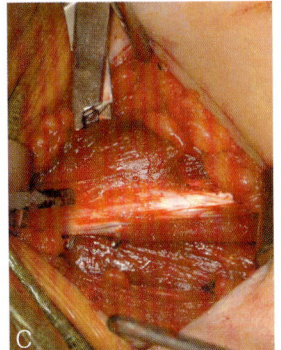 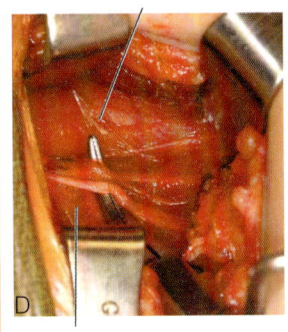

技术图3 长收肌腱切断术。A. 短横行切口(耻骨位于左侧,右膝)暴露长收肌肌腱起点(外侧为耻骨肌,内侧为股薄肌)。B. 直角钳牵引长收肌肌腱及肌肉组织。C. 尽可能于近端分离肌腱起始部。D. 保护位于短收肌上方的闭孔神经前支。

要点与失误防范

指征	• 对于不能下床活动的脑瘫患者,髋关节屈曲的病理学原因是被广泛认同的,从而在临床治疗时不容易被忽视。另一方面,使用腰大肌延长术来治疗可活动的患者并没有得到广泛共识。腰大肌延长术在很多时候未被考虑入治疗方案
手术部位	• 20世纪70年代,Bleck认为对小转子附近的髂腰肌进行松解会导致肌无力[1],可行走患者应避免在此平面上行松解术 • 卧床患者可从小转子处松解髂腰肌肌腱,但是必须要注意避免侵犯小转子隆起处,防止术后沿髂腰肌腱鞘的异位骨化
早期复发	• 如果存在明显痉挛,疼痛及痉挛会导致术后维持伸直、外展体位困难,导致髋关节屈曲或内收挛缩复发。手术时于髋关节屈肌及内收肌内注入肉毒毒素,能有效缓解疼痛,必要时术后避免屈髋、内收状态
闭孔神经切除	• 过度矫正后外展挛缩有较高发病率。由于受到医源性原因的限制,应该放弃使用这个方案。应选择更安全、侵袭性更小的方法
股神经或血管损伤	• 股神经、股动脉、股静脉距离腰大肌肌腱很近且位于髂肌前方。髂肌肌腹可以在手术过程中有效保护位于其深层的这些结构。屈曲髋关节放松神经血管结构后行肌腱延长术,直视下进行肌腹肌腱的延长,并且在电切之前首先对组织进行电灼(如果附近有神经,可将膝关节伸直)
不合适的髂腰肌延长术	• 股骨前倾与髋、膝关节屈曲畸形共同导致可下床活动脑瘫患者呈现剪刀步态,这种情况常常是行手术的一个原因。对于可行走患者仅仅需要进行长收肌切断术,并且很少施行 • 收肌群痉挛及挛缩可见于大多严重的脑瘫患者。因此,常常需要进行长收肌切断术

术后处理

- 腰大肌延长术。
  - 术后避免抬高下肢活动以避免屈髋体位。
  - 每天保持俯卧位2~3次,每次持续至少30分钟。
  - 膝关节制动装置不仅伸直膝关节,也伸直髋关节。
  - 术后3周后积极行髋关节屈肌康复运动。
- 内收肌延长术。
  - 外展支架在术后需要全程使用满3周,随后的3周间歇性使用,可以早期行功能恢复锻炼。
  - 3周后需开始进行内收肌力量恢复训练。
- 两项手术均可在患者耐受的情况下开始负重锻炼。这类手术通常和截骨手术相配合,在术后3~4周可以开始进行负重锻炼。

结果

- 治疗无法行走患者髋关节发育不良时,腰大肌延长术常与股骨截骨术伴或不伴骨盆截骨同时进行,对卧床患者有时需要行骨盆截骨术。预估术后再次脱位的概率<10%[2]。
- 对于可下床活动的脑瘫患者,对腰大肌进行手术后可以有效改善功能不良的髋关节活动。暂无证据表面腰大肌延长术会导致髋关节屈曲无力[3]。
- 肌肉力量(H3爆发力)得到了维持。
- 同时行腰大肌延长术及股骨旋转截骨术后,可能会改善原有过度骨盆前倾。

并发症

- 小转子处的肌腱松解会导致屈髋无力[1]。
- 股神经或血管损伤。
- 术后早期出现屈曲内收畸形。
- 髋关节屈曲畸形没有得到及时发现及处理,导致骨盆前倾恶化,股骨干前移。
- 若采用不合理内收肌手术治疗剪刀步态导致骨盆股骨不稳定。

(鲍琨 译,张彦 审校)

参考文献

[1] Bleck EE. Postural and gait abnormalities caused by hip-flexion deformity in spastic cerebral palsy. Treatment by iliopsoas recession. J Bone Joint Surg Am 1971;53(8):1468-1488.

[2] McNerney N, Murbarak S, Wenger D. One-stage correction of the dysplastic hip in cerebral palsy with the San Diego acetabuloplasty: results and complications in 104 hips. J Pediatr Orthop 2000;20:93-103.

[3] Novacheck TF, Trost JP, Schwartz MH. Intramuscular psoas lengthening improves dynamic hip function in children with cerebral palsy. J Pediatr Orthop 2002;22:158-164.

[4] Skaggs DL, Kaminsky CK, Eskander-Rickards E, et al. Psoas over the brim lengthenings. Anatomic investigation and surgical technique. Clin Orthop Relat Res 1997;(339):174-179.

[5] Sutherland DH, Zilberfarb JL, Kaufman KR, et al. Psoas release at the pelvic brim in ambulatory patients with cerebral palsy: operative technique and functional outcome. J Pediatr Orthop 1997;17:563-570.

第65章 股直肌转位术
Rectus Femoris Transfer

Jon R. Davids

定义

- 脑瘫（CP）患儿的步态经常受到股直肌动力性过度活动的干扰。
- 这种干扰的特点为患儿步态在摆动相中膝关节最大屈曲峰值延迟出现或峰值降低。
- 通常，选择用股直肌转位到内侧腘绳肌的手术和其他手术联合治疗软组织和骨骼障碍引起的脑瘫儿童的步态改变。
- 这种手术方案被称为单次多点手术（SEMLS），需要使用定量步态分析对异常步态进行综合分析。
- 在儿童时期适当的治疗（外科手术、矫形和康复）可以改善患儿步态模式，并在患儿成年后这种改善可以维持不变。

解剖

- 股直肌是股四头肌群的一部分，包括股外侧肌、股内侧肌和股中间肌。
- 股四头肌群中只有股直肌经过两个关节，其跨过髋关节和膝关节。而其他三条肌肉仅经过膝关节。
  - 股直肌受股神经支配。它起点位于髂前下棘（直头）和骨盆髋臼上缘的近端（复位头），止于髌骨上极。
    - 股直肌与其深层的股中肌在髌骨上极近端数厘米处融合。
    - 股直肌和股四头肌群中的其他三块肌肉包裹髌骨形成髌腱，髌腱止于胫骨近端胫骨结节。其作用为屈髋、伸膝。
    - 股直肌的生理横截面积相对较小，肌腱长度与肌纤维长度的比值也相对较大，这些特点适合用较小肌力产生最大收缩滑移距离[4,7]。
- 在正常的步态中，股直肌在从站立相转为摆动相时发挥作用；它可随行走速度的增加而控制膝关节屈曲程度[13]。它还在摆动相转为站立相时，控制摆动相末期膝关节的振荡吸收。
  - 股四头肌的其他三块肌肉在站立相发挥作用，它们可以在下肢负重时减少膝关节的振荡吸收[13]。
  - 从功能上讲，股四头肌可分为两组，一组是股直肌，而另外一组是其余三块肌肉[9]。

发病机制

- 脑瘫是未发育成熟大脑损伤的结果，可能发生在出生前、出生中或出生后不久。中枢神经系统（CNS）损伤的性质和位置决定了神经肌肉和认知障碍的类型。
- 常见的功能障碍与痉挛、运动控制障碍、平衡障碍和身体位置感觉障碍有关。
- 虽然中枢神经系统的损伤不是渐进性的，但由于肌肉骨骼系统的生长发育，脑瘫的临床表现会逐渐改变。
  - 6岁前，肌肉表现为单纯动力丧失，其特征是肌肉静息时长度正常和肌肉负重或拉伸时出现过度反应。
  - 随着时间的推移，6～10岁时肌肉发展为僵硬性或肌静力性短缩，导致永久挛缩。
- 因此，最好不要认为脑瘫是单一的特定疾病过程，而是多种病因造成的临床表现[18]。

自然病程

- 步态受股直肌过度活动干扰的脑瘫患儿，通常在步态周期的摆动相中出现膝关节屈曲延迟及减少。这可能伴有站立相转为摆动相时屈髋速度降低，摆动相踝关节跖屈增加，这称为"僵硬"步态[15,19]。
- 这些髋关节、膝关节和踝关节出现的步态异常影响了肢体协调性，造成摆动相肢体功能性短缩。因此，僵硬步态的脑瘫儿童在摆动相时出现下肢拖沓[15,19]。

病史和体格检查

- 患儿和家长提供的病史通常主诉尖足、跌绊、穿鞋异常，以及无法与其他儿童玩耍、运动。
- 全面体检应该包括股直肌牵伸试验（即Duncan-Ely试验）（图1）。
  - 慢速股直肌牵伸试验阳性提示僵硬性股直肌短缩。
  - 快速股直肌牵伸试验阳性提示股直肌痉挛。

影像学和其他诊断性检查

- 决定对脑瘫儿童进行股直肌转移手术来改善患儿的步态时,不需要放射学图像。
- 从定量步态分析获得的相关数据包括时空参数、膝关节和髋关节的矢状面运动学和股直肌的动态肌电图。
  - 行走速度应该是同年龄段正常水平60%以上[3]。行走速度严重降低的脑瘫儿童将表现为摆动相时矢状面运动障碍,这不能通过股直肌转位手术来纠正。
  - 膝关节矢状位运动学将显示,站立相转为摇摆相时屈曲范围及速度下降摆动相屈膝高峰延迟及降低,摆动相动力活动范围下轮状或丘状波形(图2A)[3,11,12]。
  - 在考虑股直肌转位手术时,应评估髋关节从站立相转为摆动相的矢状位运动学(图2B)。
    - 髋关节转相较差以屈曲范围和速度下降为特点,是股直肌转位手术的禁忌证[3]。
    - 站立相转为摆动相时屈髋功能差将导致摆动相屈膝高峰延迟及降低,这是无法用股直肌转位手术纠正的。
  - 股直肌动态肌电图将显示摆动相的中间相出现延迟和不协调活动(图2C)[3,11,12]。

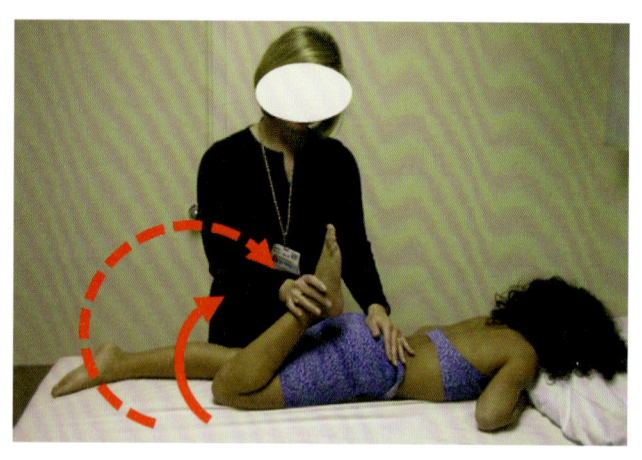

图1 Duncan-Ely或prone rectus测试。受试者取俯卧位,臀部和膝关节完全伸展。检查者用一只手稳定骨盆,另一只手抓住被检查者的一侧足踝。然后将膝关节快速地屈曲(实心箭头),直到感觉到一个"关节弹响"。此时的角度用量角器测量,称为R1或快速测试。然后膝关节慢慢地屈曲(慢速测试,虚线箭头),直到测试者感觉到骨盆上升。骨盆开始上升时的膝关节角度用量角器测量,称为R2或慢速测试。

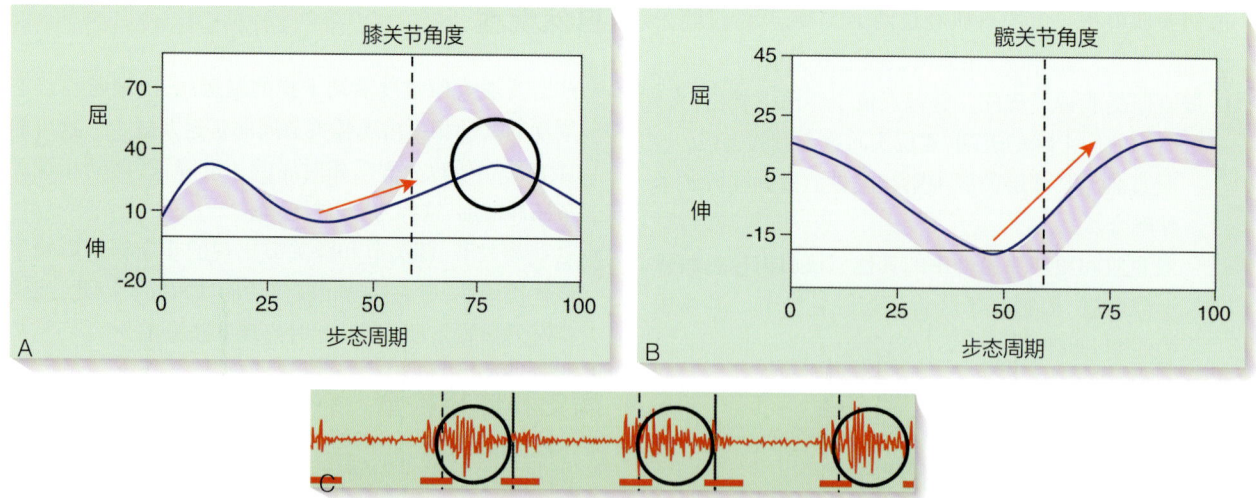

图2 儿童跨越步态膝关节(A)和髋关节(B)的矢状面运动学。水平轴为步态周期,垂直轴为运动方向。紫色带代表同年龄段的正常运动,蓝色线代表脑瘫儿童的数据。A. 运动学提示转位的股直肌在摆接相中期(圆形)屈髋高峰延迟及降低,从站立相到摆动相膝关节屈曲范围减少(如箭头所示)。B. 行股直肌转位术的髋关节禁忌证是从站立相转为摆动相时髋关节屈曲的范围减弱(如箭头所示)。C. 脑瘫儿童股直肌的动态心电图。三种步态周期如图所示,被实体黑线分开。每个周期的站立相和摆动相被黑色虚线分开。肌肉活动的正常时间在图的底部被水平红线标注。肌肉活动的实际时间在图的中部用振荡的红线表示。股直肌转位的动态肌电图指征是摆动相的延迟和不合适的活动(被显示在每个步态周期中)。

鉴别诊断

- 摆动相时屈膝高峰延迟和降低的原因为：
  - 摆动相出现的股直肌不合适活动，这种情况适宜行股直肌转位术。
  - 总体步态速度减缓，这种情况是股直肌转位术的禁忌证。
  - 站立相转为摆动相时屈髋功能差，这种情况是股直肌转位术的禁忌证。
  - 双下肢不等长。一侧下肢相对较短或对侧下肢相对较长。这种情况下，没有必要行手术纠正摆动相患肢的短缩。这种情况是股直肌转位术的禁忌证。

非手术治疗

- 对于<6岁且能行走的脑瘫儿童，神经发育治疗和步态训练有利于改善因摆动相股直肌不适当活动引起的僵硬步态。
- 对于6岁及以上能行走的脑瘫儿童，非手术治疗僵硬步态是无效的。

手术治疗

- 行股直肌转位术后要取得理想的效果，需要认真地选择患者、合适的手术技巧、合理的术后矫形和术后足够的康复锻炼（主要是针对功能和步态的物理治疗）。

术前计划

- 为改善脑瘫儿童的步态而进行正确的临床决定和术前计划需要综合考虑五个方面的情况：病史、体格检查、影响学检查、定量步态分析和麻醉下检查，这可以作为一种诊断顺序[3]。

体位

- 患儿在手术台上取仰卧位。
- 止血带放置于大腿最近端，肢体应认真消毒、铺巾，允许足够的手术入路来暴露股直肌。

入路

- 通过大腿远端1/3处的前侧入路通常可暴露股直肌。
- 这种手术入路特别适合股直肌转位术和内侧腘绳肌腱延长术共同实施。

软组织分离

- 在大腿远端1/3前侧做一8~12 cm切口，止于髌骨上极1~2横指处（技术图1）。
- 通过股四头肌上覆盖的筋膜和皮下组织进行分离。
  - 根据切口长短全长切开筋膜层，暴露近端股直肌肌肉肌腱部分及远端髌骨上极。

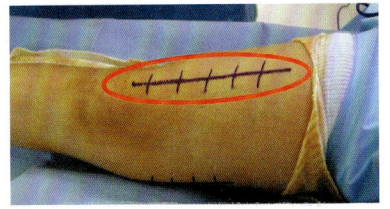

技术图1　右大腿内侧观，显示用于暴露股直肌的前侧皮肤。

股直肌肌腱分离

- 于近段股四头肌肌群（外侧的股外侧肌、内侧深部的股内侧肌和中部的骨中间肌）中辨认并分离股直肌出来（技术图2A）。
  - 从近端至远端分离股直肌，将它从周围的股四头肌中完全游离出来。
  - 在髌骨上极1~2 cm处切断股直肌，并完全松解股直肌在髌骨的止点（技术图2B）。

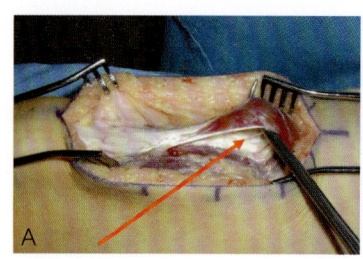 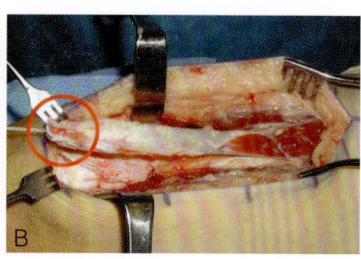

技术图2　右大腿内侧观（髌骨位于左侧）。A. 暴露股四头肌肌群。于近端将股直肌与股四头肌其他肌群分离（如箭头）。B. 股直肌在其髌骨（圆环）上极止点处游离。

股直肌肌腱转位和隧道建立

- 将股直肌远端缝扎，使用剪刀进行肌肉间分离，从远端至近端游离肌肉-肌腱单元。
  - 股直肌应被游离至大腿近端、中段1/3处（技术图3A）。
- 在切口近端、内侧缘做一皮下隧道，用于暴露股直肌；在远端、前侧切口边缘做一皮下隧道，用于暴露内侧腘绳肌（技术图3B）。
  - 这个隧道应该在股四头肌筋膜浅层，大腿内侧皮下脂肪深层，宽度为两指。
- 将股直肌肌肉-肌腱单元穿过皮下隧道并进入内侧腘绳肌切口（技术图3C）。
  - 通过缝线使股直肌获得张力，牵拉股直肌的力线位于近端大腿前侧切口下方。
  - 为使转位的股直肌拉力力线合适，必要时可对近端进行进一步松解。

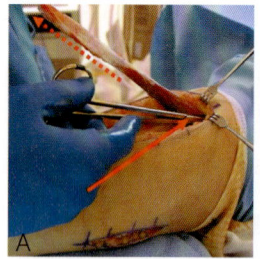 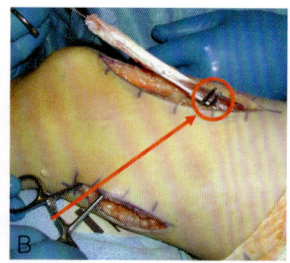 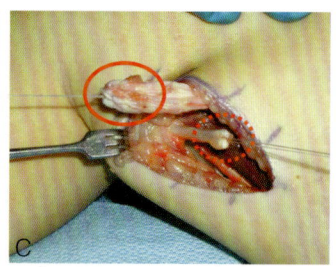

技术图3　右大腿内侧观。A. 髋关节位于右侧，向近端游离股直肌。使用缝线（虚线箭头）操控股直肌，并通过剪刀（实线）游离近端。B. 髌骨位于左侧。内侧与前侧切口之间隧道的方向（红色箭头）。从隧道远端、内侧至近端、前侧放置血管钳，用于将股直肌肌肉-肌腱引导至其转位止点（圆圈）。C. 将股直肌肌腱传送至内侧切口（实线圆圈），将其转位至半腱肌肌腱的远侧部分（虚线圆圈）。

股直肌转位

- 股直肌肌腱远端被转位至半腱肌肌腱的远侧部分，后者在内侧腘绳肌延长时已被松解（详见第63章）。
  - 使用单纯交叉编织缝合将股直肌转位至半腱肌（改良Pulvertaft技术）（技术图4）。
  - 转位时保持张力，所以当膝关节完全伸直时触及股直肌肌腹比其他三块股四头肌的肌腹稍紧。
  - 三根独立的不可吸收线分别用于固定这种转位。

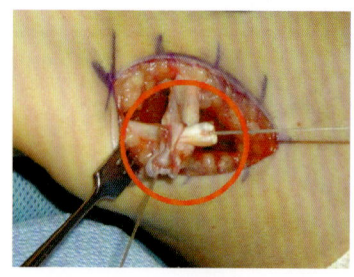

技术图4　右大腿内侧观（髌骨位于左侧）。显示使用3根不可吸收线采用单纯交叉编织缝合（改良Pulvertaft技术；圆圈标示）将股直肌转位至半腱肌。

要点与失误防范

患者选择	• 只有由于股直肌过度活动导致摆动相屈膝高峰延迟及减少的儿童适宜将股直肌远端转位到内侧腘绳肌。当步态速度低于正常的70%时，站立相转到摆动相时髋关节屈曲功能受限，或存在解剖或功能上下肢长度不等(患侧短缩)，摆动相屈膝高峰延迟及减少无法通过股直肌转位术得到改善 • 当运动学及动态肌电图正式存在股直肌痉挛时，而行股直肌转位术的同时若未施行腘绳肌延长术，将导致僵硬步态[2,21]
松解 vs. 转位	• 股直肌远端转位比其远端或近端松解更能有效地改善摆动相屈膝高峰的时间及大小[1,11,12,20]
内侧 vs. 外侧转位（横截面运动学）	• 股直肌转位至腘绳肌内侧或外侧对站立相髋关节或膝关节的动态转动排列没有影响[11]
内侧转位位置选择	• 股直肌转位到缝匠肌、股薄肌、半膜肌或半腱肌将使摆动相的膝关节矢状面运动学改善[1,8,11,12]。腘绳肌内侧肌肉中，半腱肌更合适，因为它的解剖构造和它止于胫骨近端，离膝关节中心最远(转位肌肉的力臂合适)[4]

肌腱转位原则	• 股直肌转位术要取得理想的效果，需遵守以下4条原则：
	  ○ 转位的肌肉和肌腱必须足够。股直肌是跨双关节的肌肉，必须转位到另一跨双关节的肌肉上(例如半腱肌)
	  ○ 转位的肌腱单位的力线应尽可能是直的。必须实行大腿前侧长切口及近端肌肉间股直肌松解术，小切口不能使股直肌得到充分松解
	  ○ 股直肌转位的路径应使瘢痕最小。转位的通道应在皮下脂肪层、股四头肌的表面
	  ○ 肌肉转位应有张力，所以肌腹应稍微牵张，以使转位的肌肉的长度和张力合适。股直肌转位应当有张力，因此股直肌应比其他三块股四头肌略紧

术后处理

- 脑瘫儿童很少仅实施单一股直肌转位术，而是SEMLS。
- 如果内侧腘绳肌延长及股直肌转位术后，膝关节可完全伸直，那么术后膝关节应用制动装置保护。全天使用膝关节制动装置且儿童在2周内避免负重。
- 术后1～2周开始膝关节被动活动。
- 术后2～6周开始负重及步态训练，取决于同时被实施的其他手术。
- 许多脑瘫儿童在接受内侧腘绳肌延长术和股直肌远端转位术后开始出现股四头肌麻痹步态，因此在有经验的理疗师的指导下行正确的康复训练是非常必要的。应在康复阶段早期通过合适的步态训练加以纠正。

结果

- 股直肌转位术的目的在于改善摆动相屈膝高峰时间及大小，从而纠正存在的僵硬步态或避免不合适的单纯腘绳肌延长后出现的步态发展。膝关节在步态摆动相的动态排列改善将使步态效率及摇摆肢体清除率得到改善。
  ○ 股直肌转位术后1年膝关节摆动相的运动学出现改善，并且其效果可以维持至术后5～10年[1,5,6,8,10,11,14,16,20,22]。
  ○ 股直肌远端转位至内侧腘绳肌腱的效果被证实要优于单独的近端或远端松解[1,11,12,20]。
  ○ 转位的位置对髋关节或膝关节在站立相的矢状面动态调整没有影响[11]。

并发症

- 理论上的并发症，如伸膝装置的髌上破裂、股直肌转位后过度紧缩造成站立期伸膝困难和股直肌转位后股四头肌肌力减弱等，还未见文献报道。
- 股直肌转位术后主要的功能并发症是永久性股四头肌无力步态，多发生在有明显痉挛和焦虑的脑瘫儿童中。
  ○ 在有经验的理疗师的指导下进行合适的康复能有效地解决这个问题。
- 股直肌转位术后主要的外观并发症是在大腿前侧的手术切口产生的瘢痕，这是由于切口与皮纹交叉产生的。
  ○ 术后康复阶段合适地处理伤口(加压按摩)可以减小瘢痕形成。

（胡承方　译，张彦　审校）

参考文献

[1] Chambers H, Lauer A, Kaufman K, et al. Prediction of outcome after rectus femoris surgery in cerebral palsy: the role of cocontraction of the rectus femoris and vastus lateralis. J Pediatr Orthop 1998;18:703-711.

[2] Damron TA, Breed AL, Cook T. Diminished knee flexion after hamstring surgery in cerebral palsy patients: prevalence and severity. J Pediatr Orthop 1993;13:188-191.

[3] Davids JR, Ounpuu S, DeLuca PA, et al. Optimization of walking ability of children with cerebral palsy. Instr Course Lect 2004;53: 511-522.

[4] Delp SL, Zajac FE. Force and moment generating capacity of the lower extremity muscles before and after tendon lengthening. Clin Orthop Relat Res 1992;(284):247-259.

[5] Dreher T, Wolf SL, Maier M, et al. Long-term results after distal rectus femoris transfer as a part of multilevel surgery for the correction of stiff-knee gait in spastic diplegic cerebral palsy. J Bone Joint Surg 2012;94:e142(1-10).

[6] Hadley N, Chambers C, Scarborough N, et al. Knee motion following multiple soft tissue releases in ambulatory patients with cerebral palsy. J Pediatr Orthop 1992;12:324-328.

[7] Lieber RL. Skeletal Muscle Structure, Function, and Plasticity: The Physiological Basis of Rehabilitation, ed 2. Baltimore: Lippincott Williams & Wilkins, 2002.

[8] Miller F, Cardoso Dias R, Lipton GE, et al. The effect of rectus EMG patterns on the outcome of rectus femoris transfers. J Pediatr Orthop 1992;12:603-607.

[9] Nene A, Byrne C, Hermens H. Is rectus femoris really a part of the quadriceps? Assessment of rectus femoris function during gait in able-bodied adults. Gait Posture 2004;20:1-13.

[10] Nene AV, Evans GA, Patrick JH. Simultaneous multiple operations for spastic diplegia. Outcome and functional assessment of walking in 18 patients. J Bone Joint Surg Br 1993;75(3):488-494.

[11] Ounpuu S, Muik E, Davis RB III, et al. Rectus femoris surgery in children with cerebral palsy. Part I: the effect of rectus femoris transfer location on knee motion. J Pediatr Orthop 1993;13:325-330.

[12] Ounpuu S, Muik E, Davis RB III, et al. Rectus femoris surgery in children with cerebral palsy. Part II: a comparison between the effect of transfer and release of the distal rectus femoris on knee motion. J Pediatr Orthop 1993;13:331-335.

[13] Perry J. Gait Analysis: Normal and Pathological Function. Thorofare, NJ: Slack Incorporated, 1992.

[14] Rethelefsen S, Tolo VT, Reynolds RA, et al. Outcome of hamstring lengthening and distal rectus femoris transfer surgery. J Pediatr Orthop B 1999;8:75-79.

[15] Rodda JM, Graham HK, Carson L, et al. Sagittal gait patterns in spastic diplegia. J Bone Joint Surg Br 2004;86(2):251-258.

[16] Saraph V, Zwick EB, Zwick G, et al. Multilevel surgery in spastic diplegia: evaluation by physical examination and gait analysis in 25 children. J Pediatr Orthop 2002;22:150-157.

[17] Saunders JR, Inman VT, Eberhart HD. The major determinants in normal and pathological gait. J Bone Joint Surg Am 1953;35-A(3):543-558.

[18] Stanley F, Blair E, Alberman E. Cerebral Palsies: Epidemiology and Causal Pathways. Clinics in Developmental Medicine, no. 151. London: MacKeith Press, 2000.

[19] Sutherland DH, Davids JR. Common gait abnormalities of the knee in cerebral palsy. Clin Orthop Relat Res 1993;(288):139-147.

[20] Sutherland DH, Santi M, Abel MF. Treatment of stiff-knee gait in cerebral palsy: a comparison of distal rectus femoris transfer versus proximal rectus release. J Pediatr Orthop 1990;10:433-441.

[21] Thometz J, Simon S, Rosenthal R. The effect on gait of lengthening of the medial hamstrings in cerebral palsy. J Bone Joint Surg Am 1989;71(3):345-353.

[22] Zwick EB, Saraph V, Linhart WE, et al. Propulsive function during gait in diplegic children: evaluation after surgery for gait improvement. J Pediatr Orthop B 2001;10:226-233.

第66章 腘绳肌近端和内收肌延长术
Proximal Hamstring and Adductor Lengthening

Freeman Miller and Kirk W. Dabney

定义

- 腘绳肌近端延长术主要是用于治疗痉挛性髋关节半脱位,该病主要发生在进入青春期前的儿童。
- 基于模型研究,腘绳肌是在痉挛性髋部疾病中增加肌肉张力,导致髋关节半脱位的。它可导致膝关节屈曲和继发髋关节痉挛屈曲。这些会导致膝关节内旋和内收,增强伴随的痉挛屈曲。
  - 髋关节屈曲、内旋和内收,伴随额外增加的肌力,会导致髋关节向后上方脱位。
- 髋关节痉挛患者的患病年龄为2~8岁,但是很多儿童在青少年发育期也有患此病的风险,需要长期监测。

解剖

- 腘绳肌在骨盆上的附着是广泛的肌肉附着,没有大量腱性组织。
- 例外的是半膜肌腱会有腱性止点,如果不注意的话会与坐骨神经相混淆。
- 股二头肌和半腱肌也有大量阔筋膜止点。

发病机制

- 髋关节痉挛性疾病是一种病理性张力,它有不正常的方向矢量和挛缩肌肉引起过度张力。
- 这些肌肉按其重要性有长收肌、股薄肌、腘绳肌近端止点和髂腰肌。
- 痉挛性髋关节半脱位的一个重要病因是儿童日常姿势中髋关节明显处于内旋、屈曲和外展位。

自然病程

- 异常髋关节半脱位一般发生在2岁左右,如果发生进展的话,进展速度是每6个月进展10%。
- 因此,体检、髋关节外展监测及拍摄骨盆前后位平片测量Reimer迁移指数,可帮助早期发现髋关节痉挛疾病。

病史和体格检查

- 髋关节痉挛疾病主要发生于有痉挛症状的儿童,虽然一些青少年也有患病危险。
- 主要体检结果是髋关节外展受限,伴髋关节和膝关节过伸。
- 此外,儿童在坐姿和躺姿时常保持髋关节屈曲内收及内旋也有较高发病率。

影像学和其他诊断性检查

- 首要的放射学检查是平卧时前后位骨盆平片,可测量Reimer迁移指数。
  - 在所有年龄段中,正常值为<25%,>30%为异常。
- 如果怀疑髋关节半脱位是否发生在髋臼的后上方,那么可以行CT检查确定髋关节的位置。但是这不是常规必需的。

鉴别诊断

- 髋关节发育不良继发髋关节半脱位。
- 先天性髋关节脱位。
- 低张性髋关节脱位。

非手术治疗

- 目前没有证据证明保守治疗有效。
- 有些尝试用肉毒杆菌注射来治疗痉挛性髋关节半脱位,但初期证据表明失败率很高,与手术治疗相比更需要后期重建。

手术治疗

术前计划

- 手术指征是迁移指数为30%~60%小于8~10岁的儿童,有髋关节外展受限,即髋关节外展<30°伴髋关节和膝关节过伸。

- 这些检查都要在麻醉状态下进行。
- 治疗目的是在手术后儿童处于卧位时,无任何张力伴两侧髋关节外展>45°。
- 腘绳肌近端延长的指征是儿童在麻醉下屈膝角度>45°。

体位

- 进行腘绳肌近端松解伴内收肌延长术时患者取仰卧,在其腹股沟处铺巾。

入路

- 腘绳肌近端松解有两种入路。
- 一种是后路直切口。然而,这种方法会对坐姿时的负重部分造成不良后果。
- 为此,最好的办法是做切口穿过腹股沟内侧,作为穿过股薄肌筋膜室内收肌延长术的一部分。
  - 这里只描述完全内收肌延长术的部分操作——股薄肌延长术的入路。

暴露

- 长收肌前缘,横断面上后侧2cm处做一切口(技术图1A)。
- 纵行切开筋膜重新调整长收肌的位置,暴露长收肌并将其横断,注意保护并看见闭孔神经前支(技术图1B)。

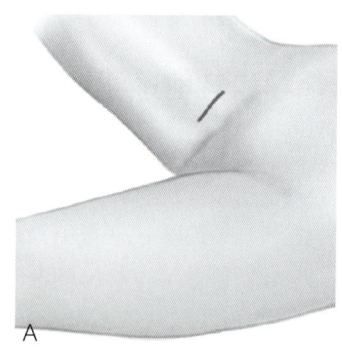
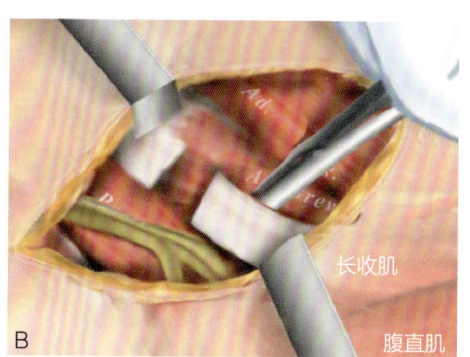

技术图1 A. 切口位于长收肌前缘,横断面后方2cm处。B. 暴露长收肌并将其完全横断,确保闭孔神经前支受到保护(经允许引自Miller F. Cerebral Palsy.New York: Springer-Verlag, 2005. 版权: Springer Science and Business Media, Inc.)。

肌切开术

- 切开股薄肌筋膜后进行股薄肌切开术(技术图2A)。
- 如果髋关节伸直且在最小外力下髋关节外展<45°,需保护闭孔神经前支;辨认短收肌并将其切开直至髋关节外展>45°。
- 如果儿童不能步行或是髋关节迁移指数>50%,那么需要切断闭孔神经前支(技术图2B)。

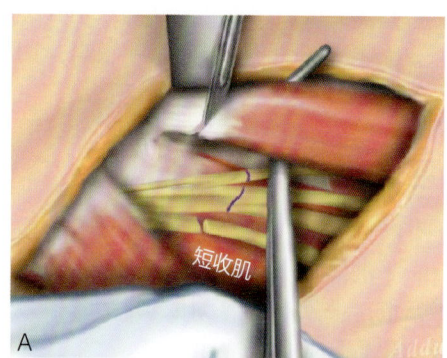
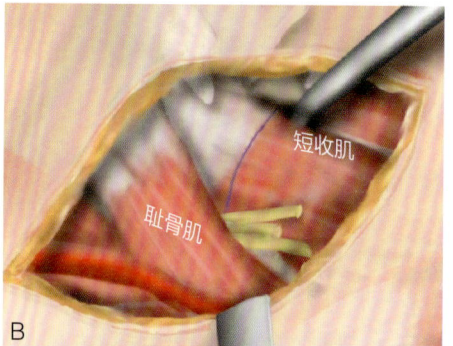

技术图2 A. 辨认股薄肌,并将其完全切断。B. 保护闭孔神经前支,并辨认短收肌。切开短收肌直至用较小的力就可以外展>45°。如果儿童不能步行或髋关节的迁移指数>50%,那么需要切断闭孔神经前支(经允许引自Miller F. Cerebral Palsy. New York: Springer-Verlag, 2005. 版权: Springer Science and Business Media, Inc.)。

髂腰肌腱切断术

- 打开短收肌与耻骨肌的间隙或耻骨肌与神经血管束的间隙，以暴露髂腰肌肌腱。

- 如果儿童不能步行，那么要将髂腰肌肌腱完全切断。如果儿童能够步行，仅切断腰大肌筋膜后，将肌腱牵向近端而保留完整的髂肌（技术图3）。

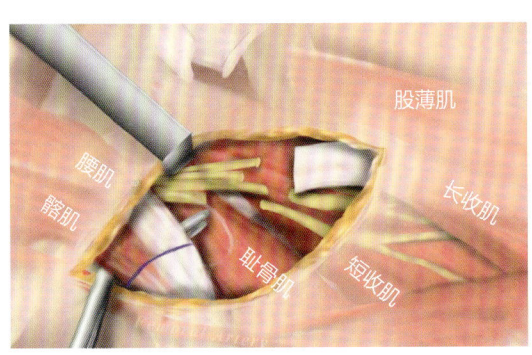

技术图3　打开耻骨肌与神经血管束之间的间隙以暴露髂腰肌肌腱。如果儿童不能步行，要进行髂腰肌肌腱切除术（经允许引自 Miller F. Cerebral Palsy. New York: Springer-Verlag, 2005. 版权：Springer Science and Business Media, Inc.）。

腘绳肌延长术

- 于后侧打开股薄肌筋膜室，并采用手指分离，分离腘绳肌后间室（技术图4A）。
- 从半膜肌和半腱肌之间分离出大收肌间隙，其在膝关节屈-伸时不会收缩（技术图4B）。
- 用手指触及股骨后，分离半膜肌、半腱肌及股二头肌，保留坐骨神经（技术图4C）。
  - 沿着股骨线可在其后侧触及坐骨神经。
- 为了看到伸髋和屈膝，将直角钳放置于周围肌肉组织内，并将其向前推至切口处（技术图4D）。
  - 使用电刀切断肌肉。
  - 仔细检查所有的筋膜和肌腱组织，并用神经刺激仪进行刺激以确保不是坐骨神经。
  - 必须明确的是麻醉师没有将儿童置于肌肉麻痹状态，而且麻醉师要很好地记录肌肉抽搐情况。

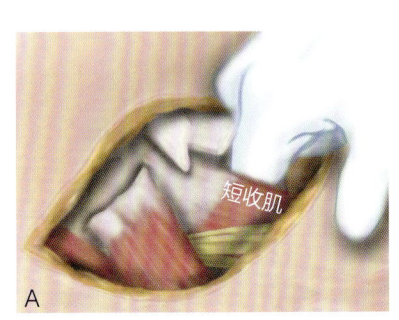
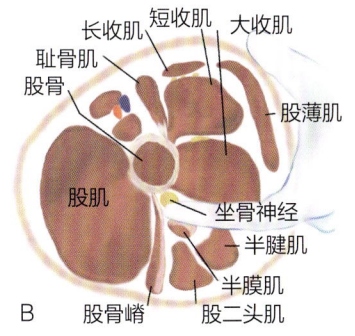
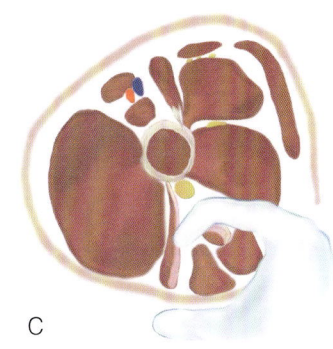
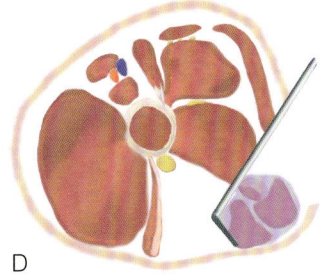

技术图4　A. 于后侧打开股薄肌筋膜室，并采用手指分离腘绳肌后间室。B. 从半膜肌和半腱肌之间分离大收肌间隙，其在膝关节屈-伸时不会收缩。C. 用手指触及股骨后，分离半膜肌、半腱肌及股二头肌，保留坐骨神经。D. 为了看到伸髋和屈膝，将直角钳放置于周围肌肉组织内，并将其向前推至切口处。术中采用电刀将肌肉切断（经允许引自 Miller F. Cerebral Palsy. New York: Springer-Verlag, 2005. 版权：Springer Science and Business Media, Inc.）。

完成及关闭切口

- 再次检查膝关节屈曲的角度。
  - 治疗后弯曲的角度应比45°多20°～30°。
- 医生不应该未触到坐骨神经就伸直膝关节,因为坐骨神经会变得很紧,必须仔细操作避免腘绳肌过度伸展而造成坐骨神经麻痹。
- 纵行缝合筋膜,横向缝合皮下及皮肤以关闭切口。

要点与失误防范

避免麻痹麻醉	明确患儿没有处于肌肉麻痹状态,这样可用神经刺激仪来测试坐骨神经,或者在使用电刀时知晓离神经很近
肌肉松解	确定松解了足够的肌肉
手术完成指征	手术完成后,髋部应保持外展45°,髋、膝关节无须用力就可完全伸直
避免异位骨化形成	避免经小转子嵴松解髂腰肌,这会导致异位骨化形成
腘角	彻底松解腘绳肌放松使腘角至少达到20°,但不要用力拉伸,因为这会导致坐骨神经过度紧张

术后处理

- 患者处于膝关节制动位。
- 采用口服或直肠给药,用吗啡来镇痛,用地西泮(安定)来控制痉挛。地西泮按照常规的方法给药48小时。
- 注意不要使腘绳肌过度伸展,特别是在最初的2～3周内,避免坐骨神经麻痹,尤其是严重挛缩的患者。
- 每天使用8～12小时可移除的Velcro膝关节制动装置。

结果

- 手术治疗的首要目的是用于改善儿童的站立能力,如果患儿可以站立,那接着治疗髋部痉挛疾病。2/3迁移指数在30%～60%、年龄在2～8岁之间的儿童,不需要进一步治疗髋部痉挛疾病,因为髋关节半脱位将会完全或有较大程度改善。
- 如果无法改善儿童的髋关节伴脱位,需要进行股骨和骨盆截骨来进行重建。
- 即使在初期恢复较好,在青少年成长过程中采用平片监测髋关节也是很重要的,因为复发性髋关节半脱位在青少年成长期中可能会发生。
- 生长发育结束后,髋关节迁移指数应<40%。骨骼发育停止之后,不需要继续监测或关注。

并发症

- 最主要的并发症是坐骨神经麻痹,这种并发症容易发生在术后神经过度拉伸时。
- 很少发生伤口感染,可通过局部处理解决。
- 可能发生异位骨化,尤其是在通过小转子嵴进行髂腰肌松解时。
- 青少年期行近端腘绳肌延长时,也会使近端肌肉松解处发生异位骨化的概率增高。

(胡承方 译,张彦 审校)

参考文献

[1] Elmer EB, Wenger DR, Mubarak SJ, et al. Proximal hamstring lengthening in the sitting cerebral palsy patient. J Pediatr Orthop 1992;12:329-336.

[2] Miller F, Cardoso Dias R, Dabney KW, et al. Soft-tissue release for spastic hip subluxation in cerebral palsy. J Pediatr Orthop 1997;17:571-584.

[3] Miller F, Slomczykowski M, Cope R, et al. Computer modeling of the pathomechanics of spastic hip dislocation in children. J Pediatr Orthop 1999;19:486-492.

[4] Presedo A, Oh CW, Dabney KW, et al. Soft-tissue releases to treat spastic hip subluxation in children with cerebral palsy. J Bone Joint Surg Am 2005;87(4):832-841.

第67章 腘绳肌远端延长术
Distal Hamstring Lengthening

Jon R. Davids

定义

- 脑瘫儿童的步态经常被内侧腘绳肌的过度活动和短缩所干扰。
- 这种干扰的特征是站立相膝关节屈曲增加,及摆动相末期膝关节伸直减少。
- 手术延长内侧腘绳肌通常和其他手术一起被用来解决这些影响脑瘫儿童步态的软组织和骨骼功能异常。
- 这种手术方案称为单次多点手术(SEMLS),需要使用定量步态分析综合评估步态异常。
- 儿童时期的合理治疗(手术、矫形器及康复治疗)可以改善步态,且一直维持到成年。

解剖

- 内侧腘绳肌包括三块肌肉:股薄肌、半膜肌和半腱肌。它们都是跨双关节肌肉,因为它们都跨髋关节和膝关节。
  - 股薄肌受闭孔神经支配,其起自耻骨下支,止于胫骨近端前内侧。它的作用是内收髋关节及屈曲膝关节。股薄肌生理断面相对较小、肌腱-肌纤维长度比率相对较大,表明它适合产生较大的舒缩滑行距离和较小的肌力[8,11]。
  - 半膜肌受坐骨神经支配,其起自坐骨外下侧部分,止于胫骨近端后内侧。其作用为伸髋关节和屈曲膝关节。半膜肌生理断面相对较大、肌腱-肌肉长度比率相对较小,表明它适合产生较小的舒缩滑行距离和较大的肌力[8,11]。
  - 半腱肌受坐骨神经支配,其起自坐骨内下侧部分,止于胫骨近端前内侧。其作用为伸髋关节和屈曲膝关节。半腱肌生理断面相对较小、肌腱-肌肉长度比率相对较大,表明它适合产生较大的舒缩滑行距离和较小的肌力[8,11]。
- 外侧腘绳肌由股二头肌构成,其受坐骨神经支配。此肌肉为单关节肌肉,仅跨过膝关节,起自股骨中1/3后侧,止于腓骨头。它的作用是屈曲膝关节。股二头肌生理断面相对较大、肌腱-肌肉长度比率相对较小,这些特点适合用较大肌力产生较小的舒缩滑移距离[8,11]。

发病机制

- 脑瘫是不成熟的大脑在出生前、出生时或出生后受到损伤的结果。中枢神经系统受损的性质和位置决定了神经肌肉和先天性失常。
- 通常功能缺陷与痉挛、运动失常、平衡失调和身体位置觉有关。
- 虽然中枢神经系统损伤不是渐进的,但由于肌肉骨骼系统的生长发育,脑瘫的临床表现却随时间而改变。肌肉在儿童6岁前的典型表现为单纯的动态失调,以休息位长度正常及负重或拉伸时反应过度为特征。在6~10岁,肌肉发展为僵硬性或肌静力性短缩,导致永久性挛缩。
- 因此,最好认为脑瘫不是单一特殊疾病进程,而是不同原因引起的临床状态[16]。

自然病程

- 能行走的脑瘫儿童的步态常受到内侧腘绳肌过度活动和短缩干扰,尤其是行走时站立相屈膝增加、摆动相伸膝减少。
  - 这通常伴有站立相踝关节跖屈增加,叫做"跳跃步态"[14,18]。
  - 跳跃步态的儿童内侧腘绳肌过度活动,外侧腘绳肌很少累及。
- 当儿童长大、长重时,将逐渐出现踝关节跖屈不足(由于肌肉乏力和足部排列不齐)。这将导致增加站立相踝关节背伸和膝关节屈曲增加,这叫做蹲伏步态[14,18]。
  - 有严重蹲伏步态的少年会累及到内、外侧腘绳肌。
- 由于在蹲伏步态的站立相中,膝关节后侧受到的地面作用力逐渐降低,故对伸膝肌肉的要求增加,渐渐导致疼痛性髌股关节超负荷。
  - 由于上述原因,蹲伏步态是很难忍受的,儿童进入少年后期或青年期时,常会失去行走能力。

病史和体格检查

- 儿童和家长提供的临床病史通常包含抱怨不能站直、不能和同伴玩及运动、不能远距离行走（如在杂货店或商场），行走活动后或晚上出现膝前疼痛。
- 直腿抬高试验＜60°提示内侧腘绳肌短缩。
- 膝关节＞45°提示内侧腘绳肌短缩。

影像学和其他诊断性检查

- 决定是否需要对脑瘫儿童进行内侧腘绳肌延长术来改善患儿的步态时不需要放射学图像。
  - 假如有膝关节侧位片，他们将经常显示高位髌骨伴有髌骨下极碎块；这是慢性及渐进性髌股关节超负荷的后遗症（图1）。
- 定量步态分析得到的相关数据包括膝关节矢状面运动学及动力学、内侧腘绳肌的动态肌电图。
  - 膝关节矢状面运动学将显示站立相开始时，接触负荷的最初反应为膝关节屈曲＞20°，摆动相结束时膝关节伸直减少（图2A）[5]。站立相中期膝关节排列具有多变性。

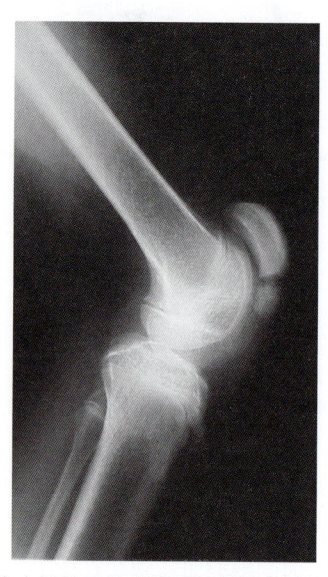

图1　蹲伏步态的脑瘫儿童的膝关节站立侧位片。存在高位髌骨和髌骨下极碎片，提示伸膝装置长期过载。

- 在跳跃步态中，站立相中期会出现膝关节完全伸直，这不是内侧腘绳肌延长的反指征。
- 蹲伏步态时，膝关节屈曲范围将大幅增加并存在于整个站立相。

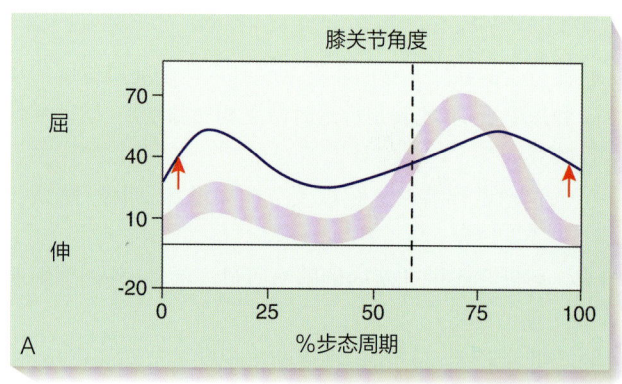 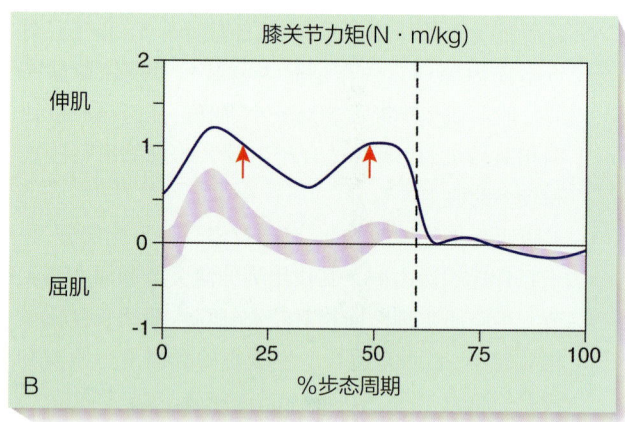

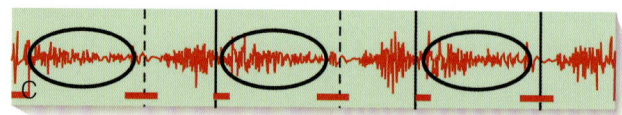

图2　跳跃步态儿童的膝关节矢状位运动学绘图（A）及蹲伏步态儿童的动力学绘图（B）。年龄相关的正常运动（平均±2标准差）用紫色条带表示，患者数据用蓝线表示。A. 水平轴表示步态周期，垂直轴表示运动方向。内侧腘绳肌延长后的运动学提示初期接触时屈曲增加、摆动相末期伸直减少（箭头）。B. 水平轴表示步态周期，垂直轴表示间隔力矩。蹲伏步态的特点是整个站立相膝关节内伸直增加（红色箭头）。C. 脑瘫儿童内侧腘绳肌的动态肌电图。显示三个步态周期，被垂直实线分开。每个步态周期的站立相和摆动相被垂直虚线分开。用图表底部的水平红线记录肌肉的正常激活时间，图表中部的齿状红线表示患者肌肉激活的正确时间。内侧腘绳肌延长术后的动态肌电图提示是站立相中期活动延迟（每个步态周期用圈表示）。

- 膝关节矢状面动力学将显示站立相膝关节内伸直力矩增加(图2B)[12]。
  - 跳跃步态时,增加的膝关节力矩将出现在承受负荷和站立相末期。
  - 蹲伏步态时,增加的膝关节力矩将大幅增加并存在于整个站立相。
- 内侧腘绳肌动态肌电图将显示进入站立相中间期和终末期时,肌肉群活动延迟(图2C)。

鉴别诊断

- 站立相膝关节屈曲增加应考虑:
  - 内侧腘绳肌过度活动或短缩。
    - 手术延长内侧腘绳肌是合适的。
- 踝关节跖屈不足,伴有踝关节跖屈-膝关节伸直紊乱。这可能是肌无力或足部骨骼不齐的后果,导致抬臂缺失[7,10,17]。
  - 必须矫正踝关节跖屈不足,以改善膝关节的步态偏斜。
- 运动障碍性脑瘫,伴有平衡及身体位置觉紊乱。在这种病例中,站立相轻度增加屈膝给儿童一种稳定的感觉,并会变成习惯。
  - 这种情况下,手术延长内侧腘绳肌不能纠正步态偏斜。
- 摆动相末期膝关节屈曲增加应考虑:
  - 内侧腘绳肌过度活动或短缩。
    - 手术延长内侧腘绳肌是合适的。
- 摆动相末期踝关节跖屈增加。膝关节屈曲增加将发生于摆动相,将有助于足离地和改善摆动相向站立相过渡时足的位置。
- 摆动相髋关节屈曲减少。摆动相膝关节屈曲增加将有助于足离地。

非手术治疗

- <6岁的儿童伴有腘绳肌动态畸形,基于社区或家庭的拉伸项目可能有效地在步态的有限时期内改善膝关节伸直。
- 内侧腘绳肌注射肉毒毒素,能通过神经肌肉通路阻断来减少肌肉痉挛,这可能对年轻儿童的动态畸形有效[3]。
- 系列膝关节伸展石膏表明能有效治疗轻度肌静力性内侧腘绳肌畸形,尤其在手术延长后[20]。
- 使用踝-足矫形器能有效治疗踝关节跖屈不足、伴踝关节跖屈-膝关节伸直紊乱所引起的站立相膝关节屈曲增加[6]。

手术治疗

- 内侧腘绳肌延长术后欲获得合适的结果,需要认真选择患者、合适的手术技巧、合适的术后矫形鞋管理及术后几个月内足够的康复资源(主要是步态训练的物理治疗)。

术前计划

- 合适的临床决定和术前计划需要综合五个方面数据——病史、体征、影像学诊断、定量步态分析和麻醉下检查——称为诊断流程[5]。
- 当考虑行内侧腘绳肌延长时,麻醉下这些检查应当包括上文描述的重复直腿抬高试验和屈膝角测量。
  - 脑瘫儿童包括存在明显痉挛,经常很难明确造成动态过度活动和肌静力性挛缩导致肌肉畸形和失功能的相关病因。当儿童在麻醉下,痉挛被有效移除,允许医生进行临床检查去判断是否存在肌静力性或僵硬性肌肉短缩。
  - 当存在明显肌静力性或僵硬性肌肉短缩时,最合适的是进行手术延长肌肉。
- 外侧腘绳肌延长对跳跃步态或蹲伏步态的儿童不是必需的。
  - 外侧腘绳肌延长术的指征仅是对严重蹲伏步态的青少年,在内侧腘绳肌延长后他们的屈膝角度不能得到充分改善(下文中描述)。

体位

- 儿童在手术台上取仰卧位。
- 在大腿的最近段放置止血带。认真地清理肢体并铺巾,允许充分暴露能到达内侧腘绳肌的手术入路。当施行SEMLS包括软组织和骨骼手术时,使用止血带能将出血最小化及手术暴露最大化。

入路

- 通常通过大腿远端1/3的后内侧入路能暴露内侧腘绳肌。
- 当内侧腘绳肌延长术和股直肌转位术作为SEMLS的一部分被同时实施时,这个入路特别合适。

内侧腘绳肌延长术（结合股直肌转位）

- 在大腿远端 1/3 后内侧缘做一 6~10 cm 切口，止于膝关节后侧皮肤皱褶近端 2~3 指处（技术图 1A）。
- 通过皮下组织分离切口，穿过大隐静脉和缝匠肌，暴露内侧腘绳肌的三块肌肉（技术图 1B）。
  - 于肌肉-肌腱联合处平面暴露股薄肌和半膜肌，于半腱肌远端肌腱平面暴露半腱肌。
- 使用两股非可吸收缝线，在股薄肌（在肌腱联合处）和半腱肌（在近端肌腱）之间进行近端腱固定（技术图 1C）。
- 距离股薄肌肌腱固定远端 1 cm 处将半腱肌完全切断（技术图 1D）。
- 使用两个之间间距为 2 cm 的横行切口，进行半膜肌部分延长，通过位于肌肉-肌腱腱联合处的跨肌肉的宽、窄肌腱（技术图 1E）。
  - 注意不要切断覆盖在肌腱平面上的肌肉。
- 在半腱肌腱固定远端 1 cm 处做单一横行切口，进行股薄肌部分延长（技术图 1F）。
  - 注意不要切断覆盖在肌腱平面上的肌肉。
- 内侧腘绳肌延长后再次评价膝关节屈曲角度。
  - 这个角度应能改善 30°~40°。

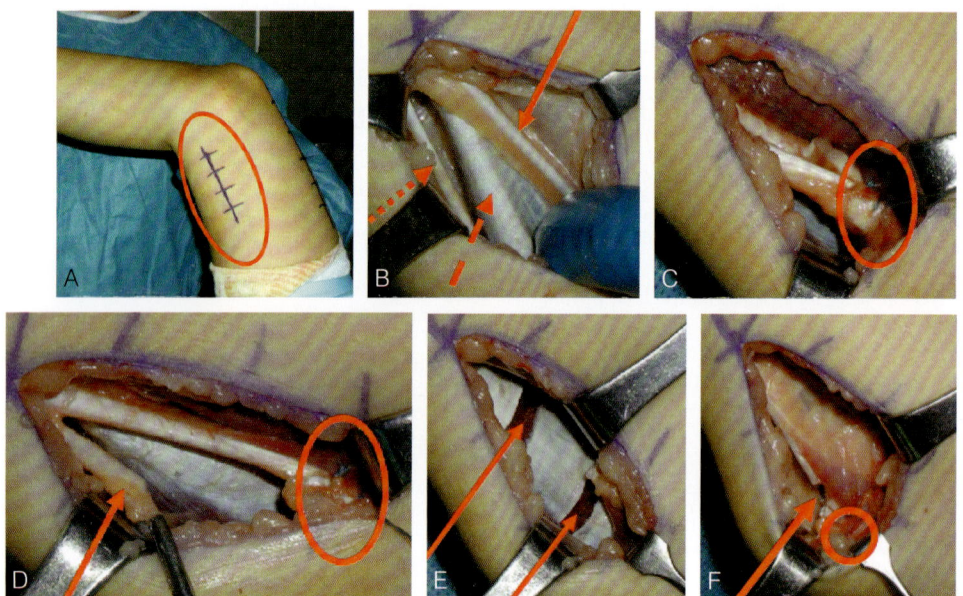

技术图 1 右侧膝关节内侧观。A. 使用后内侧皮肤切口暴露内侧腘绳肌。B. 内侧腘绳肌的三块肌肉：股薄肌（实箭头）、半膜肌（虚箭头）和半腱肌（点箭头）。每块都有不同的肌结构。C. 股薄肌和半腱肌近端腱固定（圆圈）。D. 于腱固定处（红圈）远端将半腱肌切断（箭头）。E. 进行半膜肌两部分延长。F. 于股薄肌、半腱肌腱固定远端（圆圈）行股薄肌部分延长（箭头）。

外侧腘绳肌延长术

- 大腿远端 1/3 处后外侧做一 3~5 cm 切口，位于髂胫束后缘后方，止于腓骨头近端 3~5 指处（技术图 2A）。
- 通过皮下组织分离切口，穿过髂胫束后缘，在肌肉-肌腱联合处平面暴露股二头肌（技术图 2B）。
  - 腓总神经在股二头肌后内侧缘附近，在延长前应确认并从肌肉中牵开。
- 使用单一横行切口行股二头肌部分延长术（技术图 2C）。
  - 注意不要切断覆盖在肌腱平面上的肌肉。

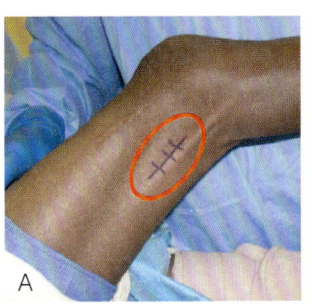 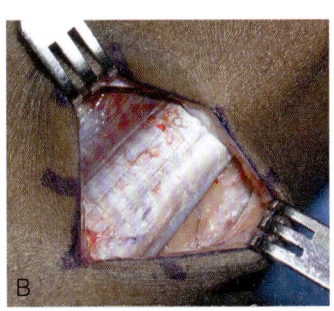 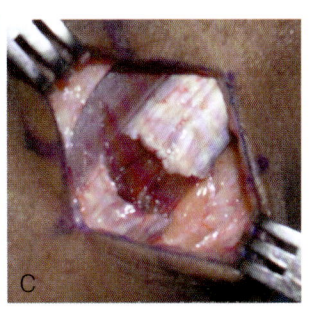

技术图2 右膝关节外侧观。A. 使用后外侧皮肤切口暴露外侧腘绳肌。B. 于肌肉-肌腱联合处暴露外侧腘绳肌，外侧腘绳肌相对较宽、长。股二头肌的肌肉结构与半膜肌相似。C. 实施单一平面股二头肌部分延长术。

内侧腘绳肌部分延长术（不伴股直肌联合转位）

- 在大腿中段和近段1/3交界处，大腿后内侧缘做6～10 cm切口（技术图3A）。
- 通过皮下组织分离切口，暴露内侧腘绳肌的三块肌肉。
  - 于各自的肌肉-肌腱交界处将半膜肌、股薄肌和半腱肌完全暴露（技术图3B）。
- 三块肌肉各自行部分延长，半膜肌延长时相距2 cm的两个横行切口；股薄肌和半腱肌各自做单一切口，通过位于肌肉-肌腱腱联合处的跨肌肉的宽、窄肌腱。
  - 注意不要切断覆盖在肌腱平面上的肌肉（技术图3C）。
- 内侧腘绳肌部分延长后再次评价膝关节屈曲角度。
  - 这个角度应能改善15°～30°。

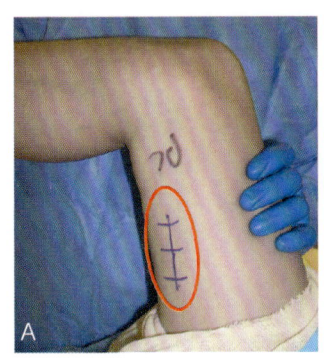 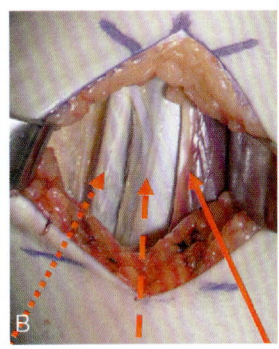 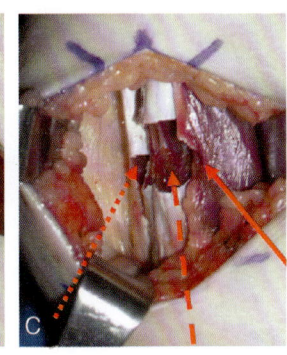

技术图3 A. 右侧膝关节内侧观，显示使用后内侧皮肤切口暴露内侧腘绳肌。这个切口比内侧腘绳肌延长联合股直肌转位的切口更靠近段。B. 右大腿切口内侧观，显示内侧腘绳肌三块肌肉：股薄肌（实箭头）、半膜肌（虚箭头）及半腱肌（点线箭头）。所有三块肌肉在它们肌肉-肌腱联合处暴露。C. 三块肌肉各自实施部分延长。股薄肌（实箭头）和半腱肌（点线箭头）实行单一水平部分延长是足够了。半膜肌（虚箭头）通常需要两水平部分延长。

内侧腘绳肌部分延长联合转位（不伴股直肌联合转位）

- 在大腿远端1/3后内侧缘做一6～10 cm切口，止于膝关节后侧皮肤皱褶近端2～3指处（技术图4A）。
- 通过皮下组织分离切口，穿过大隐静脉和缝匠肌，暴露内侧腘绳肌的三块肌肉。
  - 于肌肉-肌腱联合处平面暴露股薄肌和半膜肌，于半腱肌远端肌腱平面暴露半腱肌。
- 将一把钳子夹在半腱肌肌腱近端，于远端切断肌腱（技术图4B）。
- 于肌肉-肌腱联合处近端切断股薄肌，肌肉近端部分松解（技术图4C）。
- 将股薄肌和半腱肌牵开以暴露半膜肌的肌肉-肌腱联合处，在此处进行两水平的部分延长（技术图4D）。
- 将半腱肌肌肉-肌腱单位近端转位至股薄肌远端，用两根不可吸收线缝合（技术图4E）。
- 内侧腘绳肌部分延长及转位后，再次评价屈膝角度。
  - 这个角度能改善30°～40°。

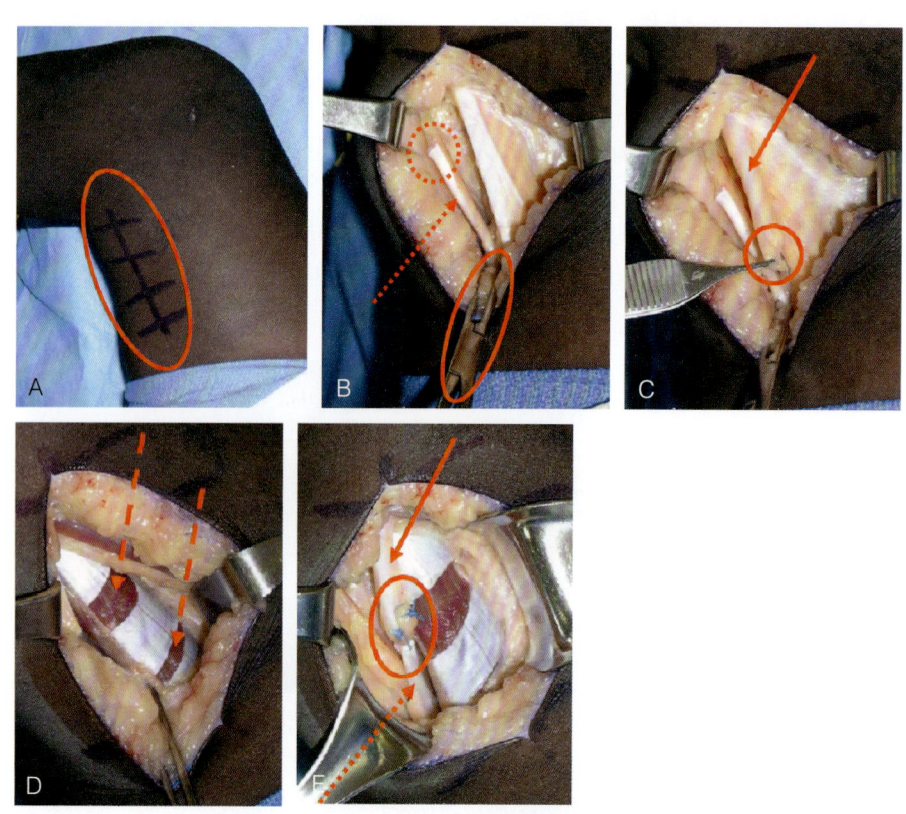

技术图4 右膝关节内侧观。A. 后内侧皮肤切口暴露内侧腘绳肌。B. 在半腱肌肌腱的近端（实圈）放置手术钳，并在远端（点线圈）松解肌腱（点线）。C. 于肌肉-肌腱联合处（圆圈）近端松解股薄肌（箭头）。D. 进行半膜肌的两平面部分延长（箭头）。E. 半腱肌肌肉-肌腱单位（点线箭头）的近端被转位到股薄肌肌腱的远端（实箭头）。通过两根非可吸收缝合线（圆圈）将转位肌腱缝合。

要点与失误防范

患者选择	• 腘绳肌延长仅适用于由于腘绳肌过度活动和僵硬性缩短而造成站立相膝关节屈曲增加的儿童。由于踝关节跖屈不足(最好是通过足、踝部合适的软组织和骨骼手术,及合适的矫形器械处理)而造成的屈膝增加不会因腘绳肌延长得到改善
过度延长	• 内侧腘绳肌延长术后,检查屈膝角度应改善30°～40°。极度延长以改善屈膝角度至0°可能导致过度延长及继发性内侧腘绳肌无力。手术延长的目的不是绝对值大小,而是合适的屈膝角度
外侧腘绳肌延长的指征	• 外侧腘绳肌延长对跳跃步态或蹲伏步态的儿童并不是必需的。腘绳肌外侧延长术的指征仅是针对严重蹲伏步态青少年,他们在接受内侧腘绳肌延长后屈膝角度并没有得到改善。由于肌纤维的结构,股二头肌对延长很敏感。不合适的外侧腘绳肌延长可能导致过度肌无力,导致反张步态(站立相膝关节快速及广泛高张力为特点)
腘绳肌延长术后膝关节残余屈曲畸形	• 在长期跳跃和蹲伏步态的大龄儿童及青少年中,当髋关节伸直时,单纯腘绳肌延长可能不能导致膝关节完全伸直。这个发现提示存在挛缩,这是由关节囊及韧带结构变形和神经血管短缩造成的。松解关节囊及韧带结构以达到完全伸直可能导致坐骨神经牵拉伤(神经失用)和膝关节不稳定。这些手术不被推荐。在这种情况下最好使用系列拉伸石膏
腘绳肌延长术避免神经失用	• 腘绳肌延长后将膝关节固定于伸直位会使儿童感到不适,并可能造成坐骨神经失用。腘绳肌延长术后膝关节不稳定将导致神经失用。这种疼痛且恢复缓慢的损伤,将明显扰乱和延迟SEMLS后的康复阶段。将膝关节固定于正好能抵抗重力的伸膝位是避免神经失用的最好方法,在术后的数周拉伸石膏可使膝关节完全伸直[20]

术后处理

- 腘绳肌延长很少在脑瘫儿童中单一使用;相反,它是SEMLS的一部分。
- 假如术后可以立即达到膝关节完全伸直并能抵抗重力,则使用膝关节稳定装置是合适的。
- 术后1～2周开始膝关节被动活动。
- 术后2～6周开始进行负重和步态训练,这取决于另外的被实施的SEMLS手术。
- 如果膝关节无法完全伸直,使用长腿纤维玻璃石膏将膝关节固定于能抵抗重力的伸膝位。
- 手术室里将石膏破开,以便适应术后水肿及促进石膏延伸性。
- 使用逐渐拉伸系列石膏,以每周5°的矫正速度来矫正残余膝关节屈曲畸形[20]。

结果

- 腘绳肌手术延长的早期目的是改善站立相及摇摆相末期开始接触的伸膝状态。
- 步态(运动学)的动力排列改善应该能导致站立相膝关节(动力)负荷改善[1,9,10,13,15,19]。
- SEMLS术后10年随访显示,尽管体检能发现静力性恶化,但术后运动学及动力的改善能得到维持[2]。

并发症

- 腘绳肌延长术后最常见及早期明显并发症为坐骨神经失用,这是由矫正动力性及静力性屈膝畸形时过度拉伸神经造成的。
  ○ 坐骨神经失用的特征是足部疼痛及过度敏感。如果术后遇到这种问题,需要朝屈膝的方向调整膝关节制动位置以放松神经。
  ○ 如果在采用系列拉伸石膏治疗残余屈膝挛缩时出现神经失用,则需要停止拉伸石膏1～2周,之后恢复但放缓速度。
  ○ 如果神经失用首次出现在康复阶段,使用药物如加巴喷丁(机制不明)及物理治疗来降低敏感度是合适的。
- 可能由于各种原因,在术后几年站立相中屈膝畸形及膝关节屈曲的复发率增加出现在手术后几年内。
  ○ 随着儿童长大,他们经历生长加速期,那时骨的长轴生长要多于肌肉生长。
    - 可能再次出现肌肉短缩,通常通过一段时间的家庭或社区拉伸锻炼能有效缓解。
  ○ 随着儿童长大,他们的体重得到增加,在步行时需要使用更大的力来平衡外力。踝关节跖屈、伸膝及伸髋肌肉无力比较常见,这可能导致SEMLS术后多年发展为蹲伏步态。

- 避免肥胖、进行肌肉力量训练及心血管训练对于维持脑瘫儿童的理想步态是非常重要的。

(胡承方 译,张彦 审校)

参考文献

[1] Abel MF, Damiano DL, Pannunzio PI, et al. Muscle-tendon surgery in diplegic cerebral palsy: functional and mechanical changes. J Pediatr Orthop 1999;19:366-375.

[2] Bell KJ, Ounpuu S, DeLuca PA, et al. Natural progression of gait in children with cerebral palsy. J Pediatr Orthop 2002;22:677-682.

[3] Corry IS, Cosgrove AP, Duffy CM, et al. Botulinum toxin A in hamstring spasticity. Gait Posture 1999;10:206-210.

[4] Dagge B, Firth GB, Palamara JE, et al. Biomechanics of medial hamstring lengthening. ANZ J Surg 2012;82:355-361.

[5] Davids JR, Ounpuu S, DeLuca PA, et al. Optimization of walking ability of children with cerebral palsy. J Bone Joint Surg Am 2003;85:2224-2234.

[6] Davids JR, Rowan F, Davis RB. Indications for orthotics to improve gait in children with cerebral palsy. J Am Acad Orthop Surg 2007;15:178-188.

[7] Delp SL, Statler K, Carroll NC. Preserving plantar flexion strength after surgical treatment for contracture of the triceps surae: a computer simulation study. J Orthop Res 1995;113:96-104.

[8] Delp SL, Zajac FE. Force- and moment-generating capacity of the lower extremity muscles before and after tendon lengthening. Clin Orthop Relat Res 1992;(284):247-259.

[9] Dreher T, Vegvari D, Wolf SL, et al. Development of knee function after hamstring lengthening as a part of multilevel surgery in children with spastic diplegia: a long-term outcome study. J Bone Joint Surg 2012;94:121-130.

[10] Gage JR. Surgical treatment of knee dysfunction in cerebral palsy. Clin Orthop Relat Res 1990;(253):45-54.

[11] Lieber RL. Skeletal Muscle Structure, Function, and Plasticity: The Physiological Basis of Rehabilitation, ed 2. Baltimore: Lippincott Williams & Wilkins, 2002.

[12] Lin CJ, Guo LY, Su FC, et al. Common abnormal kinetic patterns of the knee in gait in spastic diplegia of cerebral palsy. Gait Posture 2000;11:224-232.

[13] Nene AV, Evans GA, Patrick JH. Simultaneous multiple operations for spastic diplegia. Outcome and functional assessment of walking in 18 patients. J Bone Joint Surg Br 1993;75:488-494.

[14] Rodda JM, Graham HK, Carson L, et al. Sagittal gait patterns in spastic diplegia. J Bone Joint Surg Br 2004;86:251-258.

[15] Saraph V, Zwick EB, Zwick G, et al. Multilevel surgery in spastic diplegia: evaluation by physical examination and gait analysis in 25 children. J Pediatr Orthop 2002;22:150-157.

[16] Stanley F, Blair E, Alberman E. Cerebral Palsies: Epidemiology and Causal Pathways. Clinics in Developmental Medicine, No. 151. London: MacKeith Press, 2000.

[17] Sutherland DH, Cooper L, Daniel D. The role of the ankle plantar flexors in normal walking. J Bone Joint Surg Am 1980;62:354-363.

[18] Sutherland DH, Davids JR. Common gait abnormalities of the knee in cerebral palsy. Clin Orthop Relat Res 1993;(288):139-147.

[19] Thometz J, Simon S, Rosenthal R. The effect on gait of lengthening of the medial hamstrings in cerebral palsy. J Bone Joint Surg Am 1989;71:345-353.

[20] Westberry DE, Davids JR, Jacobs JM, et al. Effectiveness of serial stretch casting for resistant or recurrent knee flexion contractures following hamstring lengthening in children with cerebral palsy. J Pediatr Orthop 2006;26:109-114.

第68章 腓肠肌筋膜延长术
Lengthening of Gastrocnemius Fascia

James J. McCarthy and David A. Spiegel

定义

- 腓肠肌筋膜延长术通常适用于在站立位或行走时出现马蹄足畸形的患者。
- 马蹄足表现为背屈受限,原因可能由于肌肉肌腱单元的真性短缩(肌静止性挛缩)和/或肌张力增高或痉挛性瘫痪(动力性收缩)。
- 该术式最常用于治疗脑瘫,也用于治疗其他一些功能障碍,包括特发性足趾尖行走步态、创伤或手术后遗症如胫骨延长术,以及其他各种神经肌肉功能障碍。
- 有些神经肌肉功能紊乱的患者,如Charcot-Marie-Tooth病(进行性神经性腓骨肌萎缩症)也可能出现马蹄足畸形,但真正的畸形是中足相对于后足的跖屈变形(弓形足)。其他不太常见的导致马蹄足的原因包括中足损伤出现明显的背屈畸形,随着中足损伤的矫正,就会出现明显的跖屈畸形。
- 马蹄足和弓形足也可能在一些特定情况下发生。

解剖

- 腓肠肌内侧头和外侧头、比目鱼肌和跖肌构成了小腿三头肌。尽管这些肌肉组成同一肌群,但结构和功能各不相同。
- 腓肠肌较大的内侧头起自股骨远端腘面股骨内侧髁上缘,外侧头起自股骨外侧髁的上外侧面。
- 内、外侧头的肌腹延伸至中线腱缝,逐渐增宽右在小腿中上段形成腓肠肌腱膜。
- 此肌腱与比目鱼肌融合形成联合腱,以跟腱止于跟骨。一项40个尸体骨的研究发现,此联合腱或者说腓肠肌肌腱与比目鱼肌腱膜的结合区域有五种形态学类型,包括:横行(25%),向远端、内侧斜行穿过(45%),向远端、外侧斜行穿过(5%),倒"U"形(17.5%),"U"形(7.5%)[5]。
  - 有关联合腱的位置,Elson[5]等发现内侧腓肠肌肌腱位于跟骨上缘至腓骨头距离的36%~46%,中线处为45%~58%,外侧为48%~51%。
- Pinney[12]等发现腓肠肌肌腱大约位于腓肠肌肌腹远端体表标志远端平均18 mm(20~57 mm)。
- 由于腓肠肌横跨踝关节和膝关节,因此可以跖屈踝关节和屈膝关节。腓肠肌具有典型的快收缩二型肌纤维,从而允许重要的短而有力的爆发性运动,如跑和跳。
- 比目鱼肌位于腓肠肌深部(前方),起自胫骨近端、腓骨、骨间膜,其筋膜与腓肠肌肌腱相混合,从而形成联合腱和三头肌。其收缩会使踝关节跖屈。比目鱼肌主要由慢收缩的一型肌纤维组成。比目鱼肌在站立期的第二个摇摆期偏心作用使得胫骨相对足减速前进,然后在步态的推出期同心作用。
- 跖肌起自腓肠肌外侧头上方,止于跟骨,并且大多数都退化,手术时可予以剥离。

发病机制

- 出现马蹄足通常由于以下原因:
  - 小腿三头肌肌张力过高或者痉挛。
  - 部分或者全部肌肉短缩。
  - 关节挛缩。
  - 骨畸形。
- 明确马蹄足的病因很重要,因为不同情况下治疗的方式不同。
- 这种畸形的初始原因各不相同:痉挛、肌力减退、肌群短缩可能继发于神经肌肉障碍例如脑瘫;三头肌相对短缩(如胫骨延长或者长时间将足固定于跖屈位例如长时间石膏固定)可能引起马蹄足;由于创伤或者先天疾病引起的骨畸形也会发生马蹄足。

自然病程

- 自然病程根据每种疾病不同的病程和既往治疗经过而表现多样化。
- 脑瘫患者的马蹄足如果不经治疗多会加重,从开始的肌张力增高而减低活动度发展到肌静止性挛缩。收缩的肌肉会限制骨的正常增长从而发生骨畸形。
- 大多数神经肌肉障碍也会导致马蹄足加重。
- 其他疾病,如特发性足趾尖行走步态,通常会随患者长大而缓解。

病史和体格检查

- 患者可能会主诉在摆动相不能很好控制肢体从而发生绊倒或摔倒,由于前足应力分布增加造成距骨头或前足疼痛。
- 踝关节活动度需在后足内翻锁住距下关节情况下评估,以避免踝关节横行移动造成的假性背屈。
- Silfverskiöld试验检验在膝关节屈伸情况下踝关节被动背屈的度数。如果屈膝时踝关节背屈受限,则考虑比目鱼肌挛缩;如果在伸膝条件下踝关节背屈受限,则考虑腓肠肌挛缩。
- 观察和分析步态对于将体格检查结果和患者的功能缺陷联系起来至关重要,对患者在行走和跑步状态下均要进行评估。
- 略微的背屈受限并不会显著影响功能。
  - Silfverskiöld试验:踝关节需至少背屈10°。
  - 步态分析:摆动相。
    - 第一阶段(足跟):负重下首先接触。
    - 第二阶段(踝):脚掌着地的中间期。
    - 第三阶段(前足):终末期。

影像学和其他诊断性检查

- 尽管不是常规检查,足站立位侧位片可以帮助评估马蹄足尤其是伴有中足凹的患者(图1)。
- 跟骨跖侧面切线和水平面之间的夹角应该为15°(0°~30°)。
- 胫骨远端关节面切线和胫骨轴线应向前成角80°(远端关节面背屈)。
- 中足骨可以通过测量距骨–第一跖骨角评估(Meary角)。

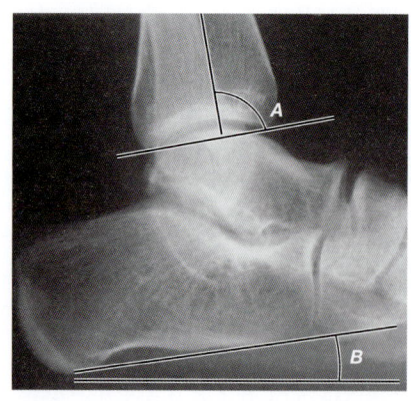

图1 X线测量。足标准站立侧位X线片。角度A:胫骨远端关节面应向前成角10°(胫骨远端关节面切线和胫骨轴线之间向前成角80°,或者在78°~82°)。角度B:跟骨跖侧面切线和水平面之间的夹角应该为15°(0°~30°)。

鉴别诊断

- 脑瘫、杜氏肌营养不良,以及其他神经肌肉功能紊乱。
- 特发性足趾尖行走步态。
- 先天性肢体缺如。
- 骨畸形(创伤后、力线不良、非对称性生长停止)。
- 先前的制动处理。
- 先前的胫骨延长术。

非手术治疗

- 物理治疗和牵引是治疗轻度畸形的最常使用的手段,也用于维持其他治疗方法获得的关节活动范围。当牵引踝关节时膝关节处于伸膝位、后足处于内翻位。
- 支架和夜间夹板疗法可以和其他技术手段一并使用,主要用于维持活动范围,防止畸形进一步加重。
- 肉毒毒素(BTX)通过阻断神经肌肉接头乙酰胆碱释放可逆性阻滞神经肌肉活动,可作为物理治疗、石膏固定的辅助治疗,尤其是有痉挛的患者。疗效可持续3~8个月[1]。
- 连续性矫形石膏治疗[10,13]多采用短腿石膏,每周或每两周更换一次,每次加大背屈角度。
  - 通常需要更换3~4次石膏,直到获得满意的活动度。
  - 复发比较常见,不恰当的处置还会导致皮肤坏死。

手术治疗

- 腓肠肌–比目鱼肌复合体可以采用许多方式延长(图2)[2-4,6,7,9,11,14,15],取决于以下因素:
  - 固定短缩程度。
  - 是单独腓肠肌挛缩,还是腓肠肌与比目鱼肌同时挛缩。
- 单独延长腓肠肌筋膜适用于:
  - 腓肠肌有选择性的肌力紧张。
  - 引发功能障碍。
  - 非手术治疗失败。
- 腓肠肌可以从其股骨髁起点游离(Silfverskiöld手术),但是此手术很少见。
- 本章将着重介绍单独的腓肠肌退缩术。此手术多在1区采用Baumann-Koch技术[3,9,14]或者Strayer技术[12,14,15]实施。Baumann技术是一种肌内延长术,而Strayer技术属于腓肠肌远端退缩术。
- 当腓肠肌和比目鱼肌同时发生挛缩时,应该同时延长两块肌肉,此种术式被称作腓肠肌比目鱼肌腱膜延长术。当仅轻度挛缩时,2区的退缩术如Baker、Vulpius技术或者改良Strayer技术(1区的跖筋膜也切断)均能实现延长的目的。

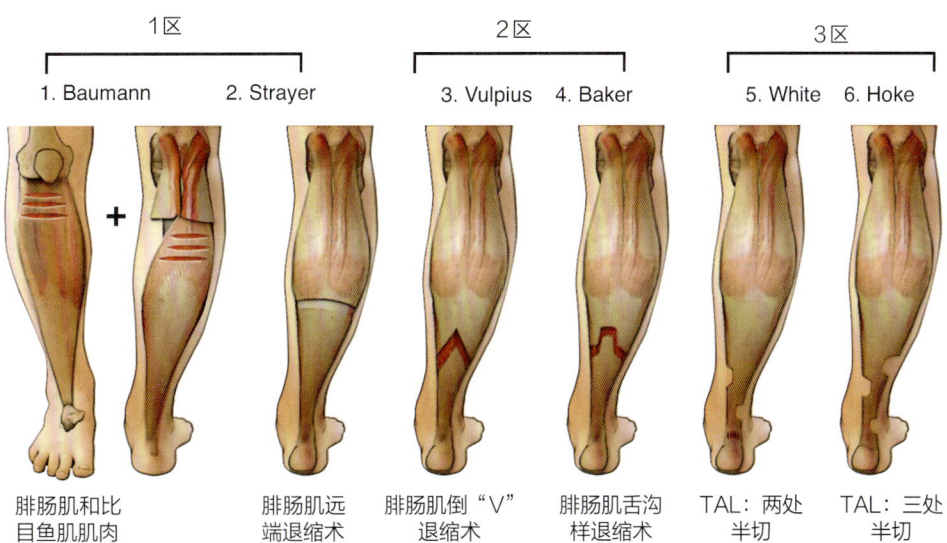

图2 腓肠肌-比目鱼肌复合体的手术可以根据区域进行描述。单纯腓肠肌退缩术是在1区,包括Baumann、Strayer手术。同时进行腓肠肌、比目鱼肌退缩术是在二区,其中包括选择性延长术(改良Strayer)和非选择性延长术(Vulpius, Baker)。跟腱延长术时在3区,其中包括经皮手术和开放性手术(经允许引自Firth GB, Passmore E, Sangeux M, et al. Multilevel surgery for equinus gait in children with spastic diplegic cerebral palsy: medium-term follow-up with gait analysis. J Bone Joint Surg Am 2013;95:931–938)。

- 在联合腱水平或以下延长3区可以延长整个三头肌。这些技术纠正的效果最明显但是存在过度延长的风险,尤其是单独进行这些手术。
- 2区的手术过度延长的风险略低,但再挛缩风险更高。
- 1区的手术过度延长风险很低,但再挛缩风险较高。
- 所有的这些延长腓肠肌含或不含比目鱼肌的退缩手术,多属于单时间多级手术(SEMLS)的一部分。
- 术中的目标是增加踝5°背屈。适当的延长再合并其他多级手术应当显著地降低跟腱延长术后蹲伏步态并发症的发生率。

术前计划
- 整体评价患者,尤其是存在潜在神经肌肉病变的患者。下肢的疾病多涉及多个层次,最合适的术前计划往往是单次麻醉下找出所有的异常情况。
- 脑瘫患者和腘绳肌紧张的患者进行单纯的腓肠肌筋膜延长术会导致蹲伏步态,因此需要避免。
- Silfverskiöld应该在麻醉状态下反复进行。如果腓肠肌筋膜延长术不能获得满意的足背伸活动,外科医生应该准备其他的处理措施。

体位
- 患者可采用俯位或卧位,这取决于其他的手术计划以及术者的喜好。
  - 取仰卧位时,患者下肢必须外旋以暴露小腿的后内侧,采取后内侧入路比采用直接后侧入路更方便。
- 同样地,是否采用止血带取决于术者的喜好。

入路
- Baumann手术的切口位于小腿中段以上,胫骨后内侧缘偏内2横指处(图3)。
- Strayer手术一般在小腿中段以上行后内侧或者后正中切口,切口中心位于腓肠肌远端可触摸到肌纤维处再远端2 cm。
- Vulpius与Baker切口类似,但切口中心应位于Strayer远端几厘米。

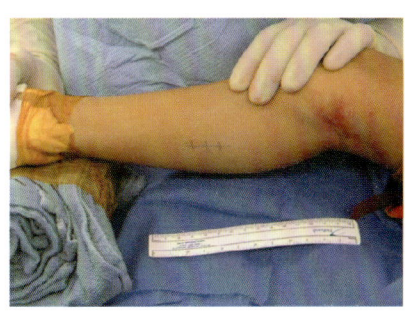

图3 患者仰卧位时采用的切口。

Baumann 手术

- 切开深筋膜，暴露腓肠肌，钝性分离腓肠肌和比目鱼肌的肌间隙（技术图1A）。
- 将踝关节背屈，横行切开腓肠肌表面筋膜，直到达到令人满意的延长程度（技术图1B）。
- 逐层缝合皮下组织和皮肤。

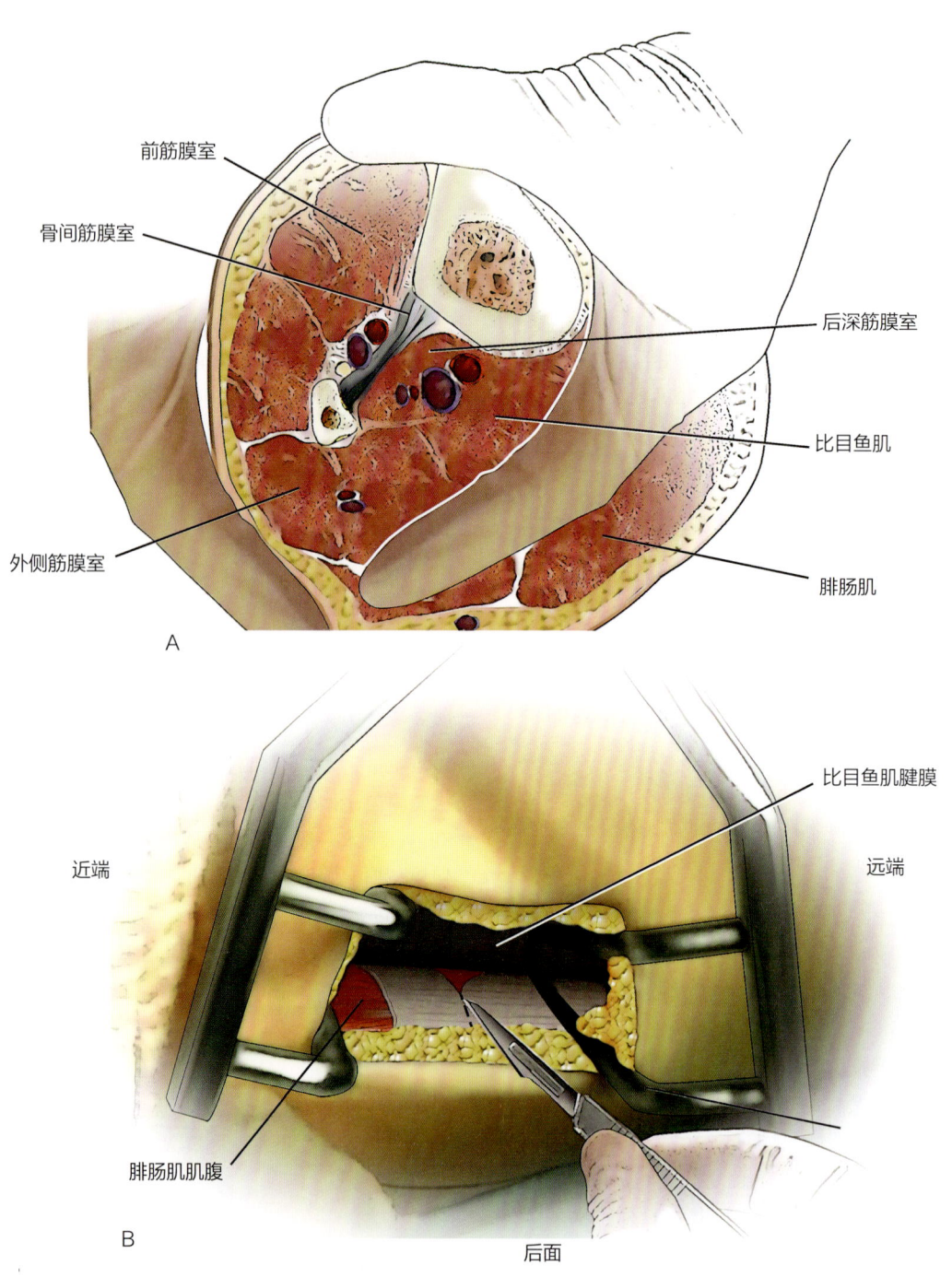

技术图1　A. 用手指分离腓肠肌和比目鱼肌平面。B. 保持踝关节背屈直到Silfverskiöld试验结果正常，横行切开腓肠肌表面后侧筋膜（经允许引自Herzenberg JE, Lamm BM, Corwin C, et al. Isolated recession of the gastrocnemius muscle: the Baumann procedure. Foot Ankle Int 2007;28:1154-1159）。

Strayer 手术

- 向下剥离至筋膜,不要和腓肠肌肌腱相混淆。
- 分别向内、外侧牵拉,保护隐静脉和腓肠神经(技术图 2A)。
- 切开后方筋膜室表面的筋膜,显露下面的肌腱。腓肠肌内、外侧头肌腹覆盖在肌腱表面,需小心牵拉(技术图 2B)。
- 辨明联合肌腱近端的腓肠肌肌腱,小心地钝性分离,避免伤及下方的比目鱼肌(技术图 2C~F)。
- 踝背屈到足够的纠正角度,在比目鱼肌筋膜拉伸状态下缝合肌腱,保证膝关节伸直位,踝关节背屈 5°~10°。
- 如果比目鱼肌肌肉张力过大,需要进行改良 Strayer 手术(或者 Strayer 手术辅以比目鱼肌筋膜延长术),在 1 区切割比目鱼肌筋膜[7,8,11]。在此种情况下,需分别延长腓肠肌和比目鱼肌筋膜。
- 修补深筋膜,然后逐层缝合皮下组织和角质层。患足处于中立位予以短腿石膏固定。

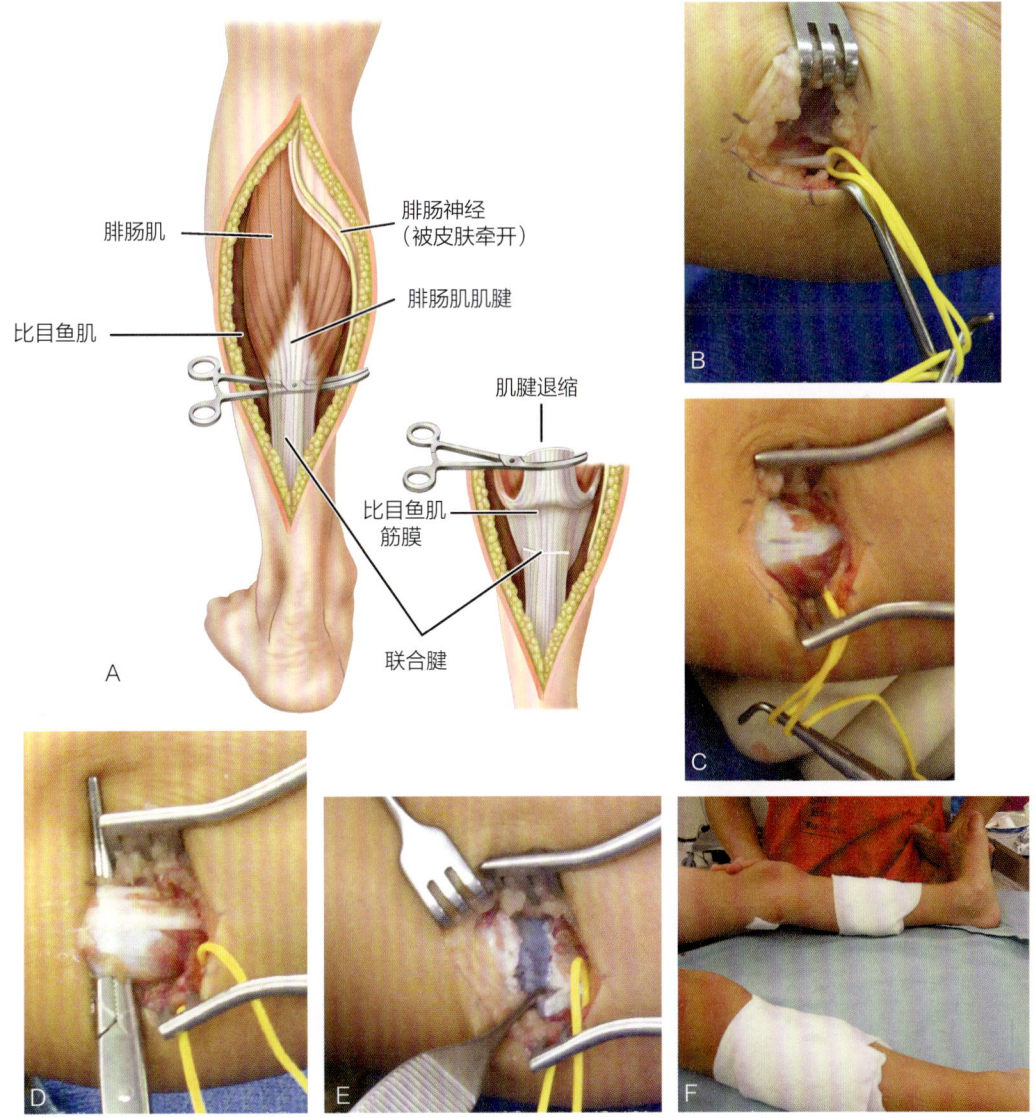

技术图 2　Strayer 技术。A. 外科解剖(切口精确的大小如图 3 和技术图 3A 中所示)。B. 显露腓肠神经。C. 在腓肠肌肌腹以远显露腓肠肌筋膜,应用止血钳(D)将腓肠肌腱和比目鱼肌分离,保持后者表面筋膜完整(E)。F. 保持膝关节伸直位时,踝关节背伸活动范围增加 10°~15°。

Baker 手术

- 该技术是在2区行腓肠肌肌腱和比目鱼肌筋膜的联合筋膜退缩术(技术图3A)。
- 将腓肠肌腱膜以U形切开。内外侧部分与下方的比目鱼肌保持完整(技术图3B)。
- 将踝关节背屈达到合适位置,将中间部分"舌形瓣"从比目鱼肌表面剥离下来(技术图3C)。
- 延长后将肌腱重叠部分四角缝合(技术图3D)。
- 切口缝合和术后处理同Strayer技术。

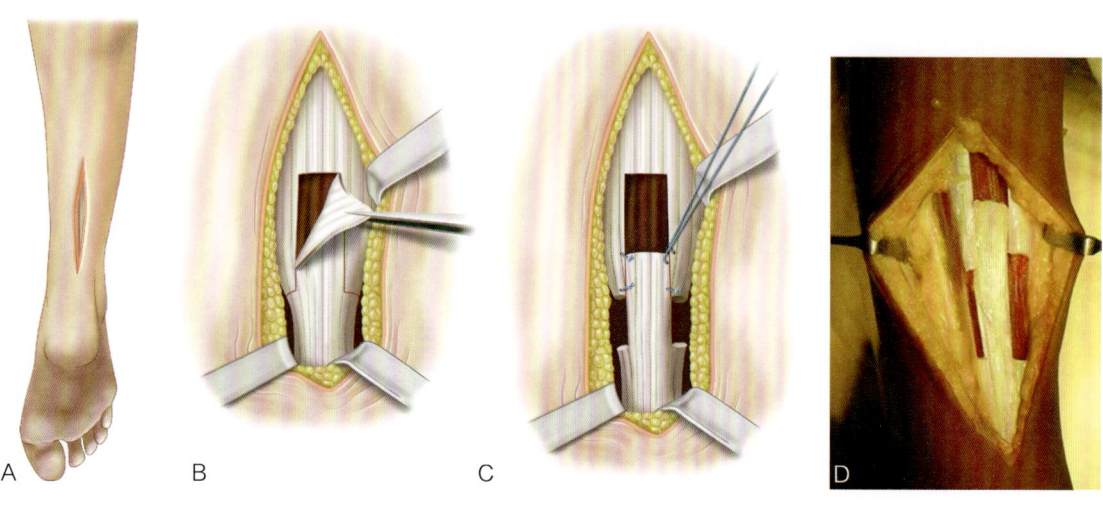

技术图3 Baker技术。A. 切口。B. 在腓肠肌筋膜表面框形切开筋膜。C. 延长肌腱及缝线位置。D. Baker手术,分离腓肠肌、比目鱼肌筋膜,暴露比目鱼肌。

Vulpius 手术

- 该技术同Baker技术类似,不同之处在于采用倒V形切口分离腓肠肌腱膜(技术图4A)。
- 如有需要可采用多个切口(技术图4B)。

技术图4 Vulpius技术。A. 外科解剖(精确的切口大小如技术图3A)所示,腓肠肌切口如图中虚线所示。B. 分离腓肠肌筋膜,显露比目鱼肌。

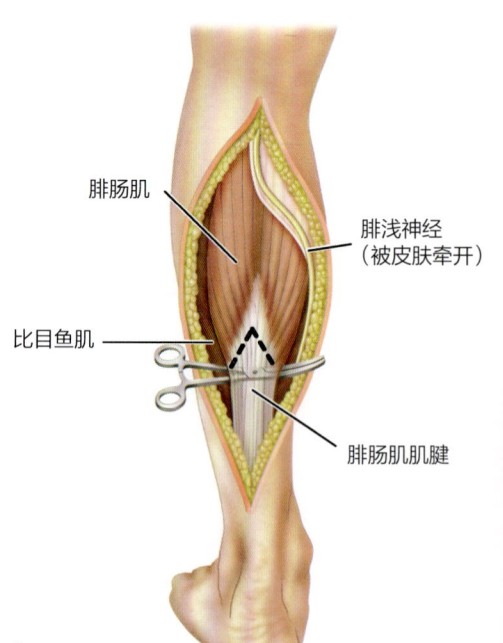

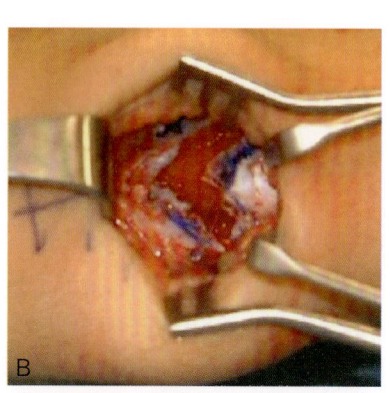

要点与失误防范

指征	• 应仔细检查患者以确认只存在单纯的腓肠肌紧张 • 评估髋、膝关节软组织情况，同时多层次治疗伴有的病变，以防止蹲伏步态
体位	• 患者采取的体位要依据医生的喜好和其他可能需要进行的手术处理 • 应用止血带控制有一定作用
避免过度延长或延长不足	• 目标是在伸膝位踝关节被动背屈5°。如果不能获得满意的背屈活动，可能需要额外的处理措施

术后处理

- 尽管Strayer和Baker最初认为术后应该给予从足趾到腹股沟的石膏固定，但更具代表性的还是应用短腿负重石膏4~6周，卧床时辅助应用膝关节固定器械以保持膝关节伸直位。
- 在足背屈时应小心避免皮肤激惹，尤其是在踝关节前方和跖骨头区域。
  - 可以考虑在踝关节前方、跖骨头、足跟处放置泡沫衬垫。
- 矫形支具和夜间夹板疗法有助于保持足的正确位置。

结果

- 关节活动度、关节动态活动、肌电图检测均可获得显著的改善。
- 不同的手术技术对腓肠肌筋膜的延长效果差异不大。

并发症

- 腓肠肌筋膜延长术通常情况下比较安全，少有并发症。
- 这些技术一般不会导致小腿三头肌过度延长，而在远端实施跟腱延长术更有可能出现过度延长的现象，过度延长可能会出现蹲伏步态很难治疗。
  - 治疗马蹄足同时结合多种其他手术，多层级解决软组织和骨性疾患可有效避免过度延长。
- 可能损伤腓肠神经和隐静脉，但并不常见，一般也不会带来长期的功能缺陷。
- 复发多发生于患有硬瘫的生长期儿童。

（贾伟涛 译，张彦 审校）

参考文献

[1] Baker LD. A rational approach to the surgical needs of the cerebral palsy patient. J Bone Joint Surg 1956;38-A(2):313-323.

[2] Baker LD. Triceps surae syndrome in cerebral palsy; an operation to aid in its relief. AMA Arch Surg 1954;68:216-221.

[3] Baumann JU, Koch HG. Lengthening of the anterior aponeurosis of the gastrocnemius muscle [in German]. Operat Orthop Traumatol 1989;1:254-258.

[4] Dreher T, Buccoliero T, Wolf SI, et al. Long-term results after gastrocnemius-soleus intermuscular aponeurotic recession as a part of multilevel surgery in spastic diplegic cerebral palsy. J Bone Joint Surg Am 2012;94:627-637.

[5] Elson DW, Whiten S, Hillman SJ, et al. The conjoint junction of the triceps surae: implications for gastrocnemius tendon lengthening. Clin Anat 2007;20:924-928.

[6] Etnyre B, Chamber CS, Scarborough NH, et al. Preoperative and postoperative assessment of surgical intervention for equinus gait in children with cerebral palsy. J Pediatr Orthop 1993;13:24-31.

[7] Firth GB, McMullan M, Chin T, et al. Lengthening of the gastrocnemius-soleus complex: an anatomical and biomechanical study in human cadavers. J Bone Joint Surg Am 2013;95:1489-1496.

[8] Firth GB, Passmore E, Sangeux M, et al. Multilevel surgery for equinus gait in children with spastic diplegic cerebral palsy: medium-term follow-up with gait analysis. J Bone Joint Surg Am 2013;95:931-938.

[9] Herzenberg JE, Lamm BM, Corwin C, et al. Isolated recession of the gastrocnemius muscle: the Baumann procedure. Foot Ankle Int 2007;28:1154-1159.

[10] Kay RM, Rethlefsen SA, Fern-Buneo A, et al. Botulinum toxin as an adjunct to serial casting treatment in children with cerebral palsy. J Bone Joint Surg Am 2004;86-A(11):2377-2384.

[11] Novacheck T. Orthopaedic treatment of muscle contractures. In: Gage JR, Schwartz MH, Koop SE, et al. The Identification and Treatment of Gait Problems in Cerebral Palsy, ed 2. London: MacKeith Press, 2009:458.

[12] Pinney SJ, Sangeorzan BJ, Hanson ST Jr. Surgical anatomy of the gastrocnemius recession (Strayer procedure). Foot Ankle Int 2004;25:247-250.

[13] Pohl M, Rückriem S, Mehrholz J, et al. Effectiveness of serial casting in patients with severe cerebral spasticity: a comparison study. Arch Phys Med Rehabil 2002;83:784-790.

[14] Shore BJ, White N, Graham HK. Surgical correction of equinus deformity in children with cerebral palsy: a systematic review. J Child Orthop 2010;4:277-290.

[15] Strayer LM Jr. Recession of the gastrocnemius; an operation to relieve spastic contracture of the calf muscles. J Bone Joint Surg 1950;32-A(3):671-676.

第69章 股骨远端截骨术治疗蹲伏步态
Distal Femoral Osteotomy for Crouch Gait

Tom F. Novacheck

定义

- 蹲伏步态是指在站立行走时膝关节过度屈曲。
- 是神经肌肉障碍的表现,特别是脑瘫患者的常见步态。
- 许多潜在的骨性结构力线排列和关节伸屈度的异常均会伴发或导致蹲伏步态。
- 成年人持续的蹲伏步态会导致膝关节屈曲位强直畸形和高位髌骨。
- 潜在的发病因素包括腘绳肌腱挛缩、髋关节屈曲畸形、足部畸形、跖屈-伸膝偶联丧失、过度的股骨颈前倾,以及胫骨外旋扭转畸形。对运动控制能力的减弱和损伤也是发病因素之一。对有些患者来说,平衡和感觉功能的缺失是主要致病因素[1]。
- 膝关节屈曲强直畸形通常和高位髌骨相关。在治疗这类疾病时,膝关节强直挛缩和高位髌骨是发病基础。

解剖

- 典型的膝关节伸展范围是0°,即膝关节完全伸直。
- 后方关节囊挛缩通常是由于痉挛或挛缩的腘绳肌腱和伸膝装置功能障碍不平衡导致的(通常和高位髌骨有关)。
- 尽管神经肌肉障碍,特别是脑瘫患者通常出现股骨远端扭转畸形(股骨过度前倾),但其股骨远端解剖结构基本正常。

发病机制

- 脑瘫患者膝关节屈曲畸形和蹲伏步态的发病机制会被详细介绍,因为这是需要采用这种技术治疗的最常见状况。然而,其他原因导致的膝关节屈曲畸形和持续蹲伏可以采用同样的方法治疗。
- 早产的、围生期的或婴幼儿的脑病损伤可导致静态性脑病。
- 这种神经系统紊乱可导致肌张力亢进(通常是痉挛状态)、运动控制中枢损伤。
- 正常的骨骼生长以及与年龄相当的粗大和精细运动所产生的肌张力,会促进肌肉生长。
- 脑瘫患儿的肌肉肌腱生长发育会延迟,因为痉挛肌肉不会对肌肉伸展作出反应而正常发育,导致运动功能发育迟缓。
- 由于缺乏正常的运动功能刺激,以及肌肉痉挛和肌肉肌腱挛缩,骨骼生长和关节发育会受到不利的影响。

自然病程

- 蹲伏步态常见于5~7岁儿童,主要原因是肌肉痉挛、张力减弱,以及中枢平衡机制的损伤。
- 如果在儿童后期持续存在蹲伏步态,那么跨越两个关节的肌肉(如腰大肌、腘绳肌、股直肌和腓肠肌)会发生挛缩,而跨越一个关节的肌肉(如臀大肌、股四头肌和比目鱼肌)会过度伸长,这些肌肉主要负责正常直立姿势[1]。
- 比目鱼肌主要作用是当足踝跖屈时限制胫骨向前运动(也称为跖屈-伸膝偶联)[1]。在站立中期,地面反作用力作用于膝关节附近,它极大地降低了对股四头肌在维持伸膝方面的需求。
- 如果踝关节跖屈肌减弱或延长,则不再能当足踝跖屈时限制胫骨前向运动(丧失了正常的跖屈-伸膝偶联机制)。
- 随着进一步生长,膝关节活动性丧失,后方关节囊发生挛缩。
- 对一些青少年患者,由于应力骨折或髌骨关节本身应力过高带来的疼痛可以导致蹲伏步态进一步加重。
- 膝关节疼痛、活动能力降低或步行能力丧失在成年期脑瘫患者中比较常见[3]。

病史和体格检查

- 物理检查方法包括:
  - 膝关节活动度:伸膝障碍表明后方关节囊挛缩;屈膝障碍表明股四头肌挛缩,而在仰卧位时可以屈膝的话则说明股直肌痉挛或挛缩。正常直立姿势需要完全伸膝范围的活动度。
  - 需要对髌骨下极和胫骨结节进行触诊测量,两者之间的距离应等于髌骨长度。从内侧向外侧推挤髌骨以检查其稳定性。高位髌骨可以引起膝关节疼痛,或导致伸膝功能障碍,出现以下情况应考虑为高位髌骨:
    - 髌骨下极和胫骨结节之间的距离超过髌骨高度。
    - 从内侧向外侧推挤髌骨时出现不稳定。
    - 髌韧带位于髌股关节凹。

- 伸膝时髌骨上极位于内收肌结节近端一指宽位置。
  - 伸膝滞后试验：膝关节正常伸直滞后为0°。在负荷反应期需要通过伸膝终末力量来控制膝关节屈曲。
  - 腘绳肌腱挛缩：正常的腘角在青春期前可高达30°。通常男孩比女孩的角度大。为明确鉴别诊断，必须搞清楚所有的潜在致病因素。
  - 在评估屈膝角度时如出现抵抗，表明是腘绳肌腱痉挛。如果患者在俯卧位伸髋时出现膝关节屈曲，则说明股直肌痉挛。
    - 痉挛是最主要的致病因素之一，最终导致蹲伏步态，严重病例有必要进行解痉治疗。
- 完整的检查应该对伴随的异常情况进行全面评估，以明确所有的潜在致病因素，包括髋关节屈曲畸形、腘绳肌腱挛缩、股骨前倾、胫骨扭转、足畸形或不稳定、平衡功能紊乱以及视觉或感觉障碍。

影像学和其他诊断性检查

- 拍摄膝关节在最大伸直位时侧位X线片，以评估膝关节屈曲挛缩和高位髌骨的程度（图1）。
- 膝关节处于最大伸直位时，侧位X线片上股骨-胫骨之间的夹角即是准确的膝关节屈曲畸形的角度。
- 将一枕垫置于髌骨下方使膝关节最大限度伸直，来评估高位髌骨的真实程度。也可应用Insall比率或Koshino指数来记录高位髌骨[2]。
- 痉挛性脑瘫患儿容易出现髌骨下极的肌袖撕脱损伤，通过侧位X线片可以证实。应力性骨折后通常出现疼痛，导致短期内蹲伏现象迅速加重。
- 计算机辅助的步态分析通过确定上述大量其他导致蹲伏的因素，使我们获得了解一揽子病因所必需的洞察力，帮助指导治疗决策。

鉴别诊断

- 伸膝滞后，伴或不伴高位髌骨。

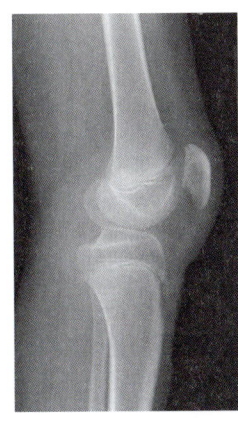

图1　膝关节在最大伸直位时侧位X线片，评估髌骨位置和膝关节挛缩程度。

- 腘绳肌腱痉挛或挛缩。
- 屈髋肌肉痉挛或挛缩。
- 股骨前倾。
- 胫骨扭转（典型的是外旋）。
- 踝关节跖屈功能不全。
  - 足畸形。
  - 过度中足不稳定。
  - 比目鱼肌无力：主要源于之前的医源性跟腱延长。

非手术治疗

- 物理疗法（拉伸和强化）可最大限度减缓由于肌肉肌腱痉挛和张力减弱导致的挛缩。
- 注射肉毒杆菌毒素或口服解痉药以解决痉挛问题。
- 对和蹲伏步态相关的肌肉群（踝关节跖屈肌、伸膝肌和伸髋肌）的功能进行强化有助于矫正肌力不平衡。
- 夜间伸膝夹板疗法结合膝关节固定器或石膏夹板有助于预防膝关节在夜间进一步屈曲，可最大限度地减少关节囊挛缩程度。

手术治疗

术前计划

- 拍摄膝关节最大伸直位时侧位X线片以评估膝关节挛缩程度、髌骨高度、髌骨下极是否存在应力骨折，以及骨骼成熟度（图1）。
- 综合步态分析数据以评估有无膝关节伸直迟缓、蹲伏程度、髋关节有无屈曲挛缩、股直肌有无痉挛或挛缩、腘绳肌腱长度，以及有无胫骨扭转、股骨前倾、足部畸形。
- 放置体位前，在麻醉下检查有无股骨前倾，以及膝关节在冠状面上有无力线不良。
- 同样，在麻醉下也可检查有无其他畸形。

体位

- 如果存在严重的股骨前倾畸形，则除需要股骨远端截骨之外，还要进行股骨近端截骨，单纯行股骨远端截骨很难矫正＞25°～30°的远端旋转不良。
- 首先要解决胫骨扭转和足部畸形问题，这些均可在仰卧位下进行，笔者倾向于俯卧位，因为这可以精确测量和矫正旋转畸形，这和临床物理检查方法一致。
- 仰卧位下行伸直截骨和髌骨前移术（图2）。

入路

- 股骨远端伸直截骨采用股骨远端外侧切口。
- 髌骨前移术采用以胫骨结节为中心的膝前切口。

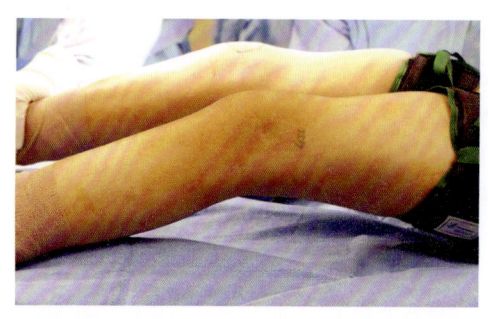

图2 股骨远端伸直截骨体位。仰卧位以便行双侧伸直截骨和髌骨前移术。术中应用止血带。图中示膝关节挛缩和高位髌骨。

股骨远端伸直截骨术

- 应用止血带以控制出血。
- 采用股骨远端外侧切口,切开筋膜,将股外侧肌从其后缘向上翻转牵开,经骨膜下显露股骨远端。
- 拉钩放置在周围骨膜下。
- 最常采用AO青少年90°角钢板来固定。如果不需要矫正内、外翻畸形,骨凿导针在胫骨平面的正位图像上垂直于股骨放置(因为这将反映最终的冠状面力线排列)(技术图1A)。
- 导针插入点位于股骨外侧髁前部,并与股骨干力线一致,以免造成远端截骨块前后翻转,如果患者未发育成熟,则插入点正位于股骨远端骺板近侧,如果已发育成熟,则恰位于骨骺痕迹处。
- 横断面部位要和股骨远端经外髁到内髁的轴线一致。
- 骨凿要平行于导针,并恰位于其近侧准确插入,并给出一角度以导引AO骨凿平行对齐胫骨(技术图1B)。AO骨凿导向器和股骨干之间的夹角等于膝关节挛缩度数和希望达到的伸直角度。
- 根据术前评估,在截骨部位近侧插入第2枚导针以辅助控制旋转。可以在水平面上按照预期的恢复度数将其放置成一定角度。
- 首先行股骨远端截骨,在骨凿近端10~15 mm处,将摆动锯平行对齐股骨进行操作(技术图1C)。
- 垂直于股骨干行第2次截骨,在后方皮质处和第1次截骨交汇(当存在严重的畸形时,移除后方几毫米的楔形骨块以避免过度牵拉神经血管)。
- 移除前方楔形截骨块(技术图1D)。
- 通过调整冠状面上的导针或者塑形接骨板以匹配期望恢复的矫正角度,从而矫正内、外翻畸形。
- 必要的话通过扭转截骨面和伸直膝关节来重新排列截骨力线。

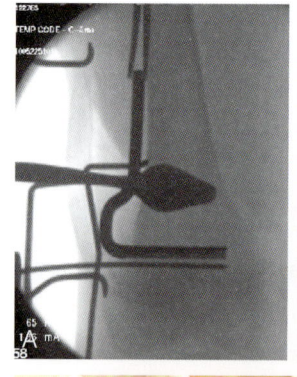
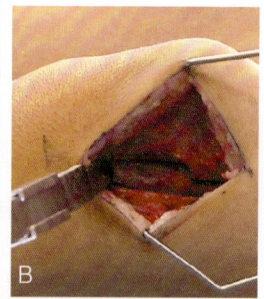
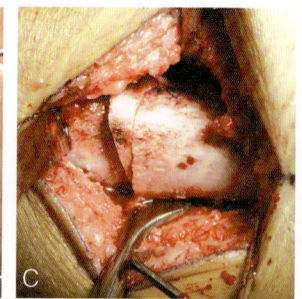
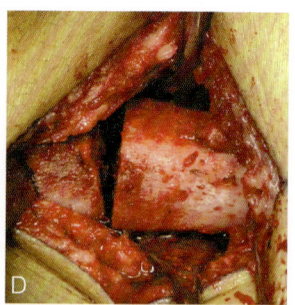
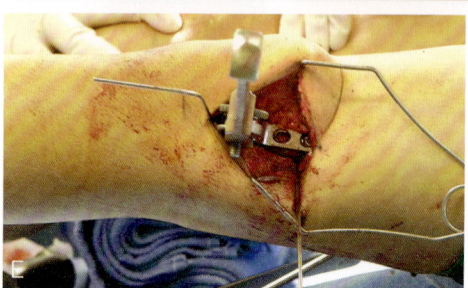

技术图1 股骨远端伸直截骨术。A. 角钢板固定于大腿前方,与股骨干呈90°放置导针(C臂机应垂直于胫骨而不是股骨)。B. 骨凿导引器平行于胫骨放置。C. 远端截骨平行于骨凿,近端截骨垂直于股骨干。D. 移除前方楔形截骨块。E. 复位接骨板贴紧股骨干后,完全伸直膝关节。

- 置入Synthes AO角钢板以替换骨凿。
- 复位股骨干贴紧钢板，用Verbrugge钳固定（技术图1E）。
- 拧入第1枚加压螺钉以控制力线排列，评估最终的冠状面力线。如果电刀线能同时经过髋、膝和踝关节中心，则说明获得了正确的机械轴力线。
  - 如果必要的话，通过压紧接骨板或相应地调整其角度来侧向改变截骨远端的位置，从而调整冠状面力线排列。
- 拧入剩余的螺钉。
- 用摆动锯切除所有明显的后方突出骨块。
- 后方放置一根Hemovac引流。
- 逐层关闭切口。

髌骨前移术

- 如果患者骨骼未发育成熟，胫骨结节骨块移位会导致前方生长阻滞。作为替代，髌韧带前移不会损伤其附着部位（技术图2A）。
- 在胫骨结节远端T形切开骨膜。
- 牵开内、外侧骨膜瓣（技术图2B）。
- 在髌韧带纤维和软骨结合处，使用手术刀将髌韧带从其胫骨结节软骨隆突处锐性分离（技术图2C）。最好残留一些韧带纤维，不要损伤软骨。注意保留充分的韧带厚度（约2 mm），而不要使其缺损。
- 下一步是在髌骨和胫骨之间使用张力带技术以保护修复。经皮将导针横穿髌骨中部，以导引2.7 mm直径的AO空心钻。
- 空心钻要从髌骨外侧向内侧钻洞，移除导针，留置钻头。
- 将缝线传送器从内向外逆行穿过骨洞，移除钻头。
- 将2 mm纤维缝线穿过骨洞。
- 使用长直角镊，经皮下隧道将纤维缝线末端穿过髌韧带边缘，直到前方切口处。
- 使用上述类似技术，胫骨横行钻洞，缝线穿过（技术图2D）。
- 拉紧纤维缝线，将髌骨向远端迁移，直到髌骨下极位于

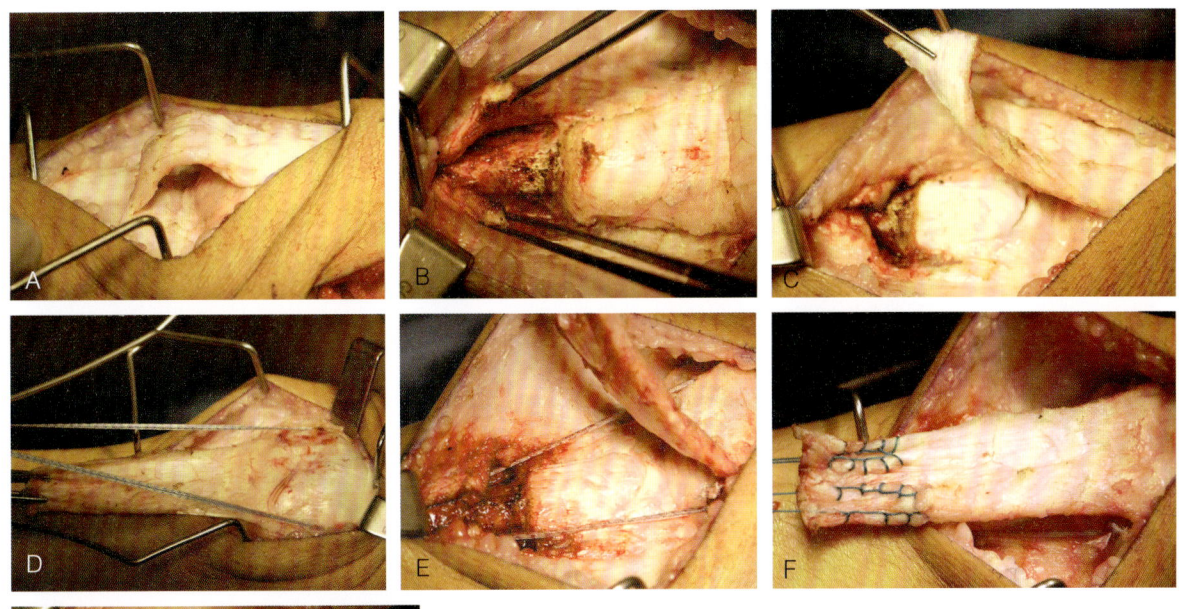

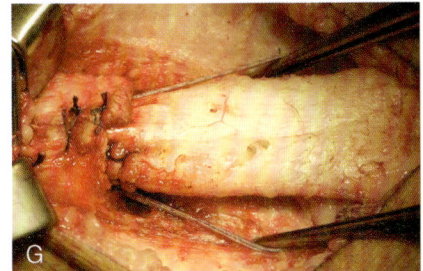

技术图2 髌骨前移术。A. 伸直截骨后髌韧带会相对过长。B. 胫骨结节远端骨膜瓣。C. 从髌韧带软骨隆起处锐性切开髌韧带。D. 纤维绳张力带横穿髌骨固定（图示切开固定，亦可闭合经皮固定）。E. 纤维绳将髌骨拉下下方并打结固定。F. 用Krackow缝线缝合髌韧带内、外侧。G. 韧带远端置于骨膜瓣下方并缝合，纤维绳位于韧带内、外侧边缘。

关节平面，打结固定（技术图2E）。
- 使用两根Krackow缝线缝合于髌韧带两侧（技术图2F）。
- 缝线打结固定于骨膜瓣深面。
- 将骨膜瓣缝合于髌韧带上表面（技术图2G）。
- 常规逐层缝合切口。

胫骨结节前移术

- 对于骨骼发育成熟的患者，显露髌韧带和胫骨结节。
- 应用摆动锯和骨刀截出一块有髌韧带附着的小骨块，宽度和髌韧带一致，长2～2.5 cm，厚7～10 mm。
- 按照前面描述的操作用2 mm的Fibertape张力带固定。
- 在适当水平切除一骨块，作为胫骨结节骨块前移固定部位。
- 将该切除的骨块压紧固定至最初的胫骨结节截骨的位置。
- 将胫骨结节前移，用一枚4.5 mm AO螺钉加压固定，螺钉尾部作埋头处理。
- 通常需要将胫骨结节前移2～2.5 cm。
- 胫骨结节截骨骨块在长度上要相对短一些，完整的前侧小皮质骨桥可以提供近端支撑以防止术后出现胫骨结节骨块向近端移位。
- 膝关节应能屈曲到60°，在这个位置上不会出现张力过高或固定失败。
- 常规逐层缝合切口。

要点与失误防范

膝关节屈曲畸形复发和持续蹲伏步态	单纯行股骨远端伸展截骨术，而不行髌骨前移术，则容易出现这些术后并发症
单纯髌骨前移术	该技术可有效地治疗存在膝关节伸直迟缓而不伴有膝关节屈曲挛缩的蹲伏步态
避免坐骨神经麻痹	术后急性肿胀期（前3日）膝关节屈曲位制动，切除股骨远端后方的突出骨块有助于减少这种并发症
髌骨固定失败	应用Fibertape张力带技术作为髌骨前移术的辅助措施可最大限度减少该并发症
骨盆前倾加重	检测到并同时治疗股直肌痉挛和挛缩，以及髋关节屈曲畸形（同时做股直肌转位）会有所帮助，这一发现似乎在该年龄段需行外科手术的病例中非常普遍
膝内翻和外翻	• 股骨远端截骨术需要精确操作以确保术后达到最佳的力线排列 • 10°～25°的挛缩更适合这种代偿性的股骨远端截骨术 • 对于处于生长期、畸形相对较轻的儿童，可考虑在股骨远端前侧应用8字钢板 • 对屈曲挛缩≥30°的治疗包括明显的股骨远端畸形 • 水平面上的中度畸形可以得到矫正，但这需要更加精细的操作 • 旋转不良＞30°则很难通过该技术来矫正 • 术前冠状面畸形可以得到矫正，但需小心以免术后出现内、外翻畸形

术后处理

- 拍摄正、侧位X线片以评估力线排列是否正确（图3）。
- 应用Robert-Jones敷料将膝关节置于屈曲20°～30°，固定3日，以避免牵拉坐骨神经。
- 然后应用膝关节固定器固定6周。
- 术后第3日开始关节的持续被动运动（CPM装置）；活动范围从最初的0°～30°到术后6周达到90°。
- 术后3周开始关节主动活动锻炼和负重运动。一旦股四头肌肌力和运动控制能力恢复，即可停用膝关节固定器。

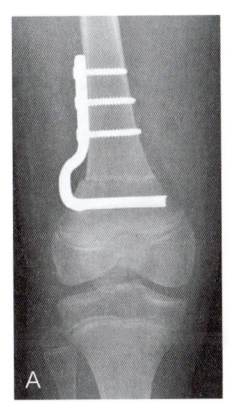
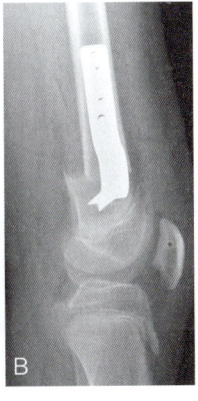

图3 术后X线片。A. 正位片显示接骨板远端刃板正好位于骺板近端，并且和截骨平面相平行。B. 侧位片显示远端刃板是从股骨远端偏前方插入股骨，以避免截骨远端向前翻转；截骨远端后方突出的骨块（这个病例中后方突出骨块不是很明显，不用切除）；髌骨位置矫枉过正（下极位于股骨-胫骨关节线）以及髌骨和胫骨上用来张力带固定的钻洞。

结果

- 膝关节屈曲畸形和高位髌骨可以得到确实地矫正[5]。
- 大多数患者的术前应力性骨折和膝关节疼痛可以得到改善或治愈。
- 骨盆前倾常常加重，但这似乎不是由于持续挛缩或肌力减弱导致的。
- 结合应用伸直截骨和髌骨前移手术可以有效地解决患者蹲伏步态。对于不存在膝关节挛缩，以及其他肌肉肌腱挛缩和骨关节畸形并存的患者，应用髌骨前移术即可有效地解决蹲伏步态。
- 单纯采用股骨远端伸直截骨术而不结合髌骨前移术有很高的挛缩复发率，只能部分改善患者蹲伏步态。
- 过度矫正髌骨位置可以代偿肌力减弱、运动中枢控制功能损伤，以及痉挛状态，该方法被认为是一种安全有效的解决蹲伏步态的治疗方法（术后持续的膝前疼痛发病率较低）。
- 蹲伏步态的自然预后较差，通过上述治疗，步态分析和功能活动度测量显示患者步行能力可以得到维持或者改善[4]。

并发症

- 坐骨神经麻痹。
- 髌骨固定作用丧失。
- 畸形复发。
- 伤口裂开或感染。
- 骨盆前倾加重。

（贾伟涛 译，张彦 审校）

参考文献

[1] Gage JR, ed. Treatment principles for crouch gait. In: Treatment of Gait Problems in Cerebral Palsy. London: MacKeith Press, 2004:382-397.

[2] Koshino T, Sugimoto K. New measurement of patellar height in the knees of children using the epiphyseal line midpoint. J Pediatr Orthop 1989;9:216-218.

[3] Murphy KP, Molnar GE, Lankasky K. Medical and functional status of adults with cerebral palsy. Devel Med Child Neurol 1995;37:1075-1084.

[4] Novacheck TF, Stout JL, Tervo R. Reliability and validity of the Gillette Functional Assessment Questionnaire as an outcome measure in children with disabilities. J Pediatr Orthop 2000;20:75-81.

[5] Stout JL, Gage JR, Schwartz MH, et al. Distal femoral extension osteotomy and patellar tendon advancement for the treatment of persistent crouch gait in cerebral palsy. J Bone Joint Surg Am 2008;90(11):2470-2484.

第70章 单房性骨囊肿、动脉瘤性骨囊肿和非骨化性纤维瘤的手术治疗

Operative Management of Unicameral Bone Cyst, Aneurysmal Bone Cyst, and Nonossifying Fibroma

Alexandre Arkader

单房性骨囊肿

定义

- 单房性骨囊肿(UBC)或简单骨囊肿是一个良性的、活动性的或潜在的、孤立的充满液体的囊性病变,同时被认为是一个简单的骨囊肿,多发于长骨干骺端。

发病机制

- 发病机制尚未明确,其理论涉及反应性或发育过程到肿瘤。最可能的原因可能是组织间液引流受阻,在压力下导致液体积聚。
- 一些孤立的报道指出细胞遗传学的异常,包括在复发性UBC的t(16;20)(p11.2;q13)和t(7;12)(q21;q24.3)移位与TP53突变。
- UBC的特点为无明显衬细胞的薄壁液性囊泡。然而,因为囊肿相关的骨折发病率较高,可能会出现一些非特异性的变化。例如出血、含铁血黄素沉积、肉芽组织增生、成骨以及其他改变。

自然病程

- 活动性的囊肿主要分布在生长板附近,并且通常是无症状的。大约85%的囊肿是在病理性骨折时诊断出来的。
- 无活性或潜在囊肿倾向于远离生长板的远处"迁移"从而纵向生长,集中于中段和干骺端区域。
- UBC可能在骨质成熟后自愈。

病史和体格检查

- UBC通常是无症状的,它的主要表现为微小创伤的病理性骨折。
- UBC通常男孩多见(男女比例3∶1),特别是20岁之前。最常见的发生位置在肱骨近端和股骨,占所有病变的50%~70%。然而跟骨UBC发病年龄稍晚。

影像学和其他诊断性检查

- 平片通常显示一个中心性的、边界清楚的透亮病灶,也许伴随有皮质变薄和轻度的扩张(图1)。
  - 当UBC与骨膨胀有关时,通常不会超过最近生长板的宽度。
  - 当发生病理性骨折时会有骨膜反应,有时可看到典型的骨片降落征(一片骨折的骨皮质在髓腔内浮动)。多数病理性骨折移位小且稳定。
- 平片上难以看清的病灶(如脊柱、骨盆)可行CT检查,同时CT可以排除骨折(无移位的或微小移位的骨折)。
  - 无创定量CT已被应用于评估骨囊肿及其他良性骨病损的病理性骨折的风险。
- MRI通常仅仅用非典型UBC的鉴别诊断。
  - 虽然表现可能有所不同,但它们在T1加权图像上表现为低至中间信号,在T2加权图像上表现为明亮且均匀的信号。

鉴别诊断

- 动脉瘤性骨囊肿(ABC)。
- 非骨化性纤维瘤(NOF)。
- 纤维异常增生症(与潜在的、干骺端的UBC鉴别)。
- 甲状旁腺功能亢进的棕色瘤(通常表现为骨质疏松和皮质吸收)。

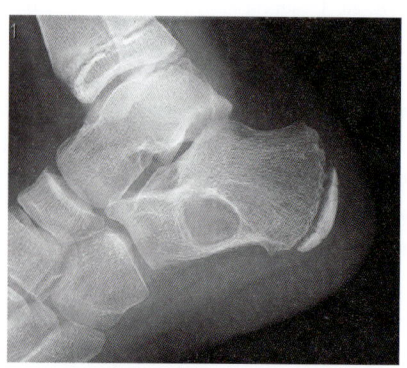

图1 12岁男孩足侧位片显示了一个边界清晰、透亮的病灶,与单房性的骨囊肿相一致。

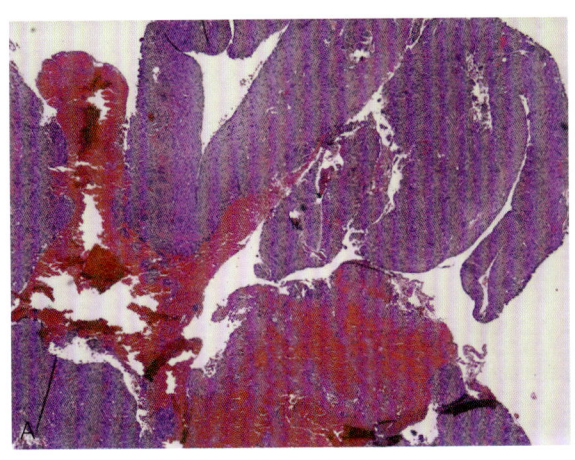 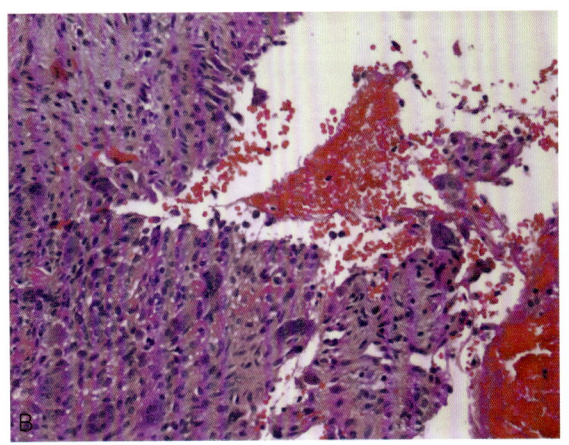

图2 高倍显微镜（200倍；A）和低倍显微镜（40倍；B）病变照片显示血液充盈区周围有几个巨细胞，同时也显示了充盈区周围壁上排列着梭状细胞。有些空间是裂隙状的，有些空间是扩张状的。同时也可以看到含铁血黄素。

- 骨脓肿（通常出现骨膜反应）。
- 对于跟骨病灶，还需和软骨母细胞瘤和巨细胞瘤鉴别。

非手术治疗

- 在非负重骨上的病灶，特别是缺乏明显皮质变薄的典型X线表现的病灶可通过X线片随访。
- 骨折机会小的负重骨上的小病灶（不超过骨宽度1/3到一半的病灶）也可以随访观察。
- 对于病理性骨折，15%的UBC有自愈性，因此要尽量尝试保守治疗。例外情况包括较大的病变和下肢不稳定或移位性骨折，尤其是年龄较大的儿童。

动脉瘤性骨囊肿

定义

- 动脉瘤性骨囊肿是一种良性的、活动性的、潜在的、有时局部侵犯性的、孤立的、偏心的膨胀性的血液性的囊性变。常见于长骨的干骺端或脊柱的后侧。

发病机制

- 原发性的ABC形成的基础，至少是部分被认为是t(16;17)(q22;p13)染色体易位，使泛素蛋白酶（CDH11）受监控，从而影响具有高度活性的、在骨上强表达的成骨细胞黏蛋白11基因（CDH11）。ABC的特征为大小不一、内层无血管内皮细胞的血性囊泡。中间被含有巨细胞和不成熟骨细胞的纤维组织分隔。17号染色体短臂的异常似乎是复发性的。
- 病变包含充血的囊性空腔，不内衬血管内皮，由含有巨细胞和未成熟骨的纤维隔分隔（图2）。

自然病程

- ABC可以表现为一种活跃的或局部侵袭性的病变，往往会继续增长，需要干预。
- 它们也可能发生在其他病变，如巨细胞瘤、成骨细胞瘤、成软骨细胞瘤或纤维异常增生。

病史和体格检查

- ABC常伴有疼痛，有时会出现肿胀或肿块。
- 病理性骨折并不像UBC那样普遍，但它可能发生在轻微创伤之后。
- 最常见的位置是长骨干骺端，尤其是股骨和胫骨，以及脊柱的后部。

影像学和其他诊断性检查

- 平片显示一个偏心的、多分叶的、膨胀性的（通常膨胀性超过最近的生长板的宽度），放射状病变有狭窄的过渡区。
  ○ 皮质变薄、破坏和骨膜反应是常见的。
- CT有助于更好地描述轴向病变并制订治疗计划（图3A、B）。
  ○ CT显示囊肿内部典型的脊状突起。
  ○ 软组织扩张是可以接受的，但没有明确的软组织肿块。
- MRI有助于了解病变的分叶性和囊性空腔的超声表现；T2加权信号的fl水平具有特征性，但不具有特异性（图3C、D）。
  ○ 由于囊肿内容物的性质，T1和T2加权像均有不同的信号强度（新鲜血液，与退化血液制品混合）。

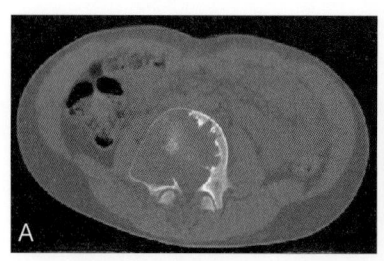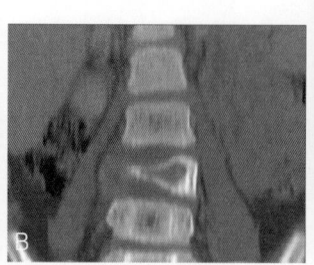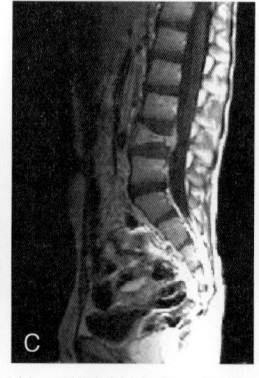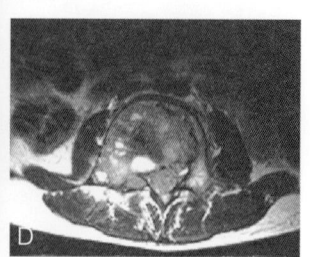

图3　L4动脉瘤样骨囊肿。A. 轴向CT显示下腰椎上的破坏性、溶骨性、膨胀性病变，累及L4椎体及后柱并有椎管破坏。B. 三维重建显示椎体不对称破坏。C. 矢状位MRI T1加权像显示肿瘤破坏L4椎体后部。D. 轴向T2加权像MRI显示特征性的液面水平和髓腔破坏。

鉴别诊断

- UBC。
- NOF。
- 巨细胞瘤。
- 成骨细胞瘤。
- 毛细血管扩张性骨肉瘤。

非手术治疗

- ABC的保守治疗空间很小。建议至少进行切口活检诊断。
- 对于小的、无症状的病变位于非负重骨，可以随访观察。
- 对于难以进入/接近的病灶，另一种选择是连续栓塞或硬化治疗。

非骨化性纤维瘤

定义

- NOF是一种良性的潜伏性、囊性、偏心性、皮质性病变，常在长骨干骺端偶然发现。NOF是最常见的良性纤维性病变，据估计，多达20%的儿童有NOF或较小的对应的纤维性皮质缺损。这些病变可以是多中心的，也可以是同步的。

发病机制

- NOF是一组异质性的良性结缔组织肿瘤的一部分，被许多学者认为是反应性的，而不是真正的肿瘤。通常，它们不含任何骨骼，以梭形细胞增殖为特征，细胞呈层状排列。理论围绕着NOF是生长板发育缺陷这一概念。目前仅有3例报道显示NOF的细胞遗传学异常，包括涉及染色体3、4、11和14的复杂易位。

自然病程

- 大部分的NOF和纤维性皮质缺损随着时间的推移会自发地骨化（愈合）。有时，它们可能与应力性骨折有关，特别是在非常活跃的儿童或多中心肿瘤。

病史和体格检查

- 最常见的表现是偶然的发现。有时，患者会主诉疼痛或不适，尤其是在进行体育活动时，这些病例通常是应激反应或病理性骨折的反映。大多数病变位于膝关节和肩膀周围。

影像学和其他诊断性检查

- 平片通常是诊断性的，并显示一个明确的、基于皮质的/偏心的、有泡状外观的溶解性病变，周围有尖锐的巩膜边缘（图4A、B）。
- 诊断通常不需要CT和MRI。然而，它们可能有助于充分评估病变的大小和范围，以及是否存在相关的应力性骨折（图4C、D）。

鉴别诊断

- UBC。
- ABC。
- 骨纤维结构不良。
- 软骨黏液样纤维瘤。

非手术治疗

- 由于NOF会随着时间的推移而愈合或骨化，大多数病变都适合保守治疗。在负重区域的大病变和/或与慢性疼痛或病理性骨折相关的可能需要手术治疗。
- 与UBC不同，与NOF相关的病理性骨折会愈合，但病变会持续。

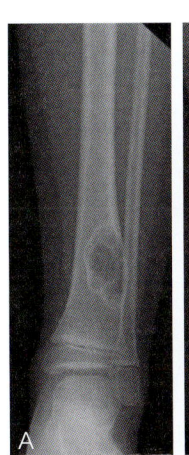
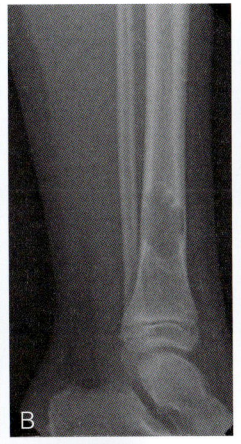
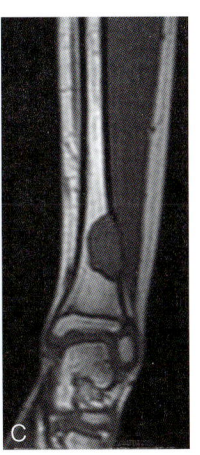
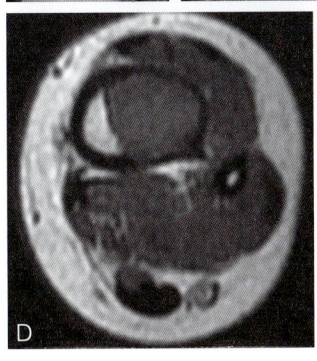

图4 胫骨远端NOF。胫骨远端干骺端的AP（A）和侧位（B）影像学表现为皮质性溶解性病变，周围有明显的硬化边界，与NOF一致。MRI（C、D）显示T1低强度，较好地确定了病变范围和皮质受累程度。无软组织扩张或骨膜反应。

单房性骨囊肿、动脉瘤性骨囊肿和非骨化性纤维瘤

手术治疗

手术指征

- 诊断：当临床和/或影像学表现不典型时，手术治疗这些良性骨病损的首选指征是确定诊断。
- 症状：虽然UBC和NOF通常是无痛的，但ABC可能与值得治疗的严重疼痛有关。
- 骨折风险：大的病变通常占骨宽的1/3～1/2以上，负重骨的病变有较高的病理性骨折风险，可能需要手术治疗。
- 病理性骨折：虽然不是手术治疗的绝对适应证（尤其是在上肢），但负重骨骨折，尤其是髋关节周围骨折，往往需要急性处理。一般来说，治疗前最好等待病理性骨折愈合。

术前计划

- 制订鉴别诊断方案，排除恶性病变是当务之急。如果计划活检，开放活检的效果最好，尤其是对ABC（血液活检）。
- 由于大多数病变是靠近干骺端的，因此在介入治疗前排除干骺端受累是很重要的。
- 在经皮穿刺过程中，图像增强器有助于准确定位病灶，并在术中确认整个病灶正在处理中。
- 由于大多数病变是通过微创或有限的方法切除的，因此建议使用照明灯和放大镜。
- 非必要骨（如肋骨、腓骨）的病变，尤其是局部侵袭性ABC，可广泛切除以避免复发。

体位

- 定位取决于病变的位置。对于所有的肢体损伤，整个受影响的肢体应该是自由的。重要的是要确认肢体可以被图像增强器正确成像，特别是对于近端病变，如肩关节和髋关节周围。

入路

- UBC和NOF通常是潜在的病变，因此适合经皮技术。
- ABC通常具有局部侵袭性，推荐一种正式的开放方法，使用广泛的刮除和佐剂。
- 由于髋关节周围存在病理性骨折和畸形愈合的风险，该区域的病变需要更积极的治疗方法，通常需要切开复位和内固定（图5）。

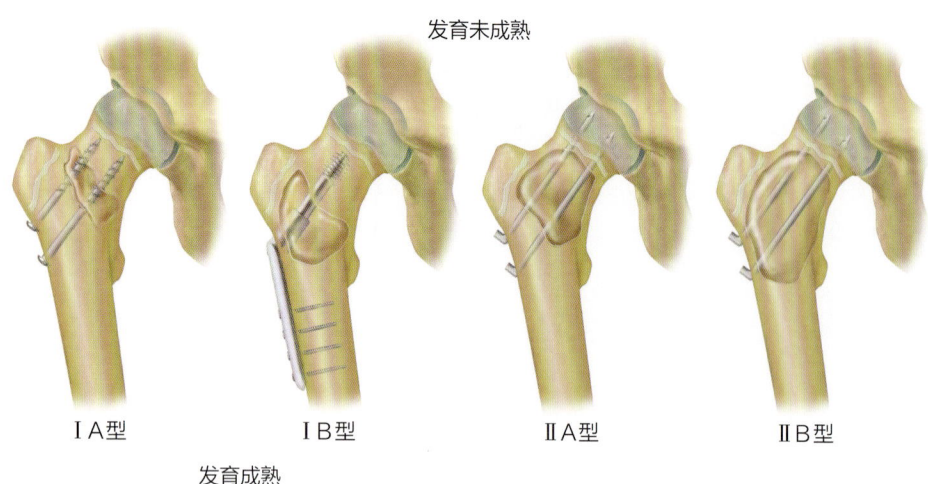

图5 股骨近端骨囊肿病理性骨折的分型和治疗。ⅠA型：股骨颈中间的小囊肿，外侧壁完整，可使用空心钉避免打到骨骺。ⅠB型：较大的骨囊肿，累及到外侧壁，可使用DHS固定。ⅡA型和ⅡB型：生长板和病灶之间没有足够的骨质；因此，患者需行持续牵引或石膏固定直到初期愈合，也可以穿过干骺端打两根平行的斯氏针。ⅢA型：生长板已闭合，空心钉可打到头下。ⅢB型：由于失去外侧支撑，建议使用儿童型DHS。一般手术治疗后建议使用SPICA支具（经允许改编自Dormans J, Flynn J. Pathologic fractures associated with tumors and unique conditions of the musculoskeletal system. In Beaty JH, Kasser JR, eds. Rockwood and Wilkins' Fractures in Children, ed 5. Philadelphia: Lippincott Willams & Wilkins, 2001:151）。

经皮髓内减压、刮除、用医用级硫酸钙球团植骨

- 在透视指导下，经皮将Jamshidi套管针（Cardinal Health, Dublin, OH）插入囊肿腔/病灶。
- 抽吸囊肿以确定是否存在稻草色液体，这是以前未经治疗或未骨折的UBC的典型特征，这一步不是针对NOF完成的。
- 注射3～10 mL 50% 稀释的雷诺格拉夫染料（E.R. Squibb & Sons，普林斯顿，NJ）或类似的试剂，进行膀胱造影术并确认单个充满液体的腔体（NOF不做此步骤）（技术图1A）。
- 沿着吸引处做一0.5 cm纵行切口，并使用6 mm关节镜套管针通过同一皮质孔深入囊腔，对皮质入口处（皮质窗口）手动进行扩大（技术图1B）。
- 在透视指导下，经皮切除囊肿假内层或肿瘤内容物，并使用垂体钳和不同大小的角度的刮勺进行刮除（技术图1C）。
- 对于UBC，建议行髓内减压，可通过一个角度的刮除器或灵活的髓内钉在一个方向（向骨干）或两个方向（当生长板足够远，避免植骨穿透）来实现（技术图1D、E）。
  - 对于NOF，刮除不需要超出周围的硬化骨进入髓腔，因为这是骨骼的结构支持。
- 医用级硫酸钙微丸（Osteoset, Wright Medical Technology, Arlington, TN）通过相同的皮质孔置入，并部署到完全填补腔（技术图1F、G）。
  - 有角度的刮匙可用于将小球推进髓管。
  - 囊腔最好紧密填塞。
- 逐层缝合伤口。

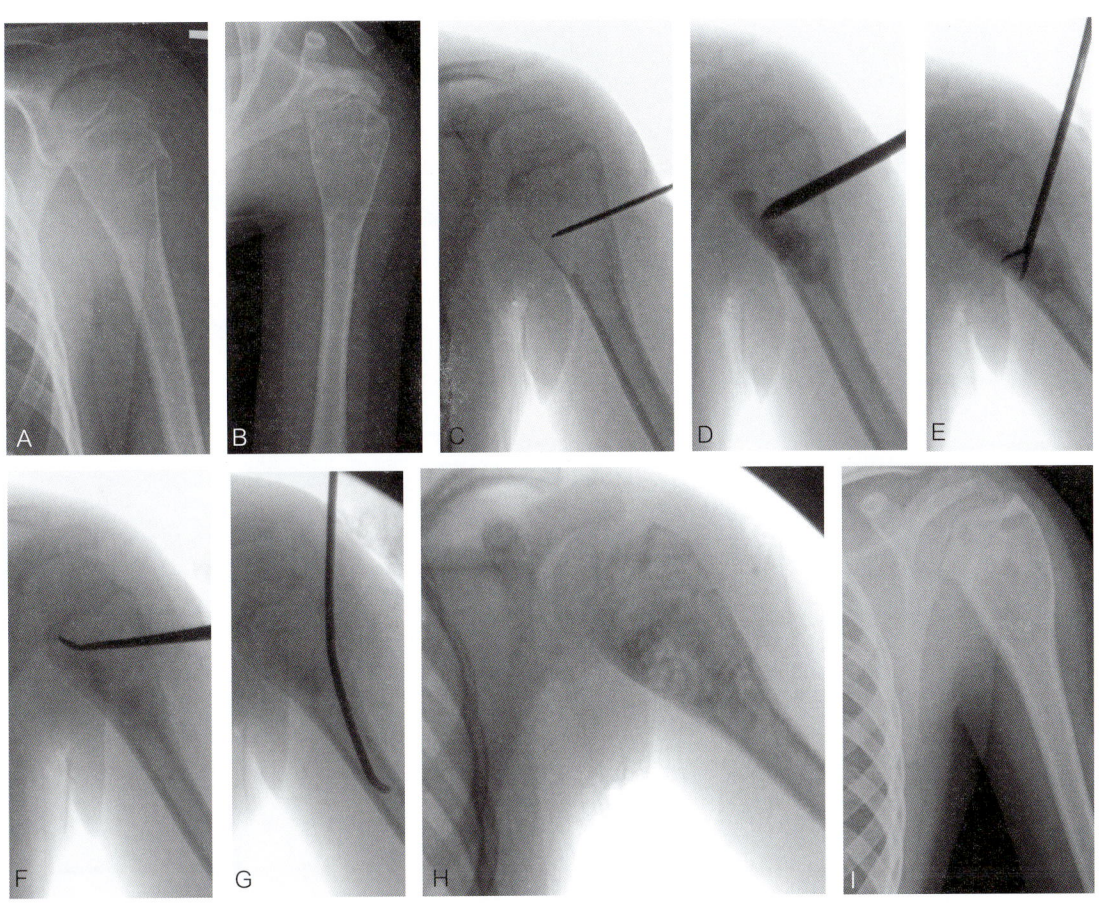

技术图1 UBC。A. 前后位（AP）X线片显示一个局限的、溶解性的、中心性病变的6岁男童肱骨近端干骺端的病理性骨折。B. 4周时，骨折已经愈合，但囊肿仍然存在。C. 置入Jamshidi针的透视图像。D. 膀胱造影后切口0.5 cm，可见充盈不均，为典型的骨折后囊肿。关节镜套管针用于打开皮质窗。E、F. 囊肿用小镊子和垂体钳切除，然后将材料送去做病理分析。G. 囊肿的髓内减压是用灵活的髓内钉或有角的铁片进行的。H. 囊肿内充满医用级硫酸钙颗粒。I. 随访3个月，X线片显示完全愈合。

采用开放刮除和植骨四步法

- 对于ABC和曾经皮治疗过的复发性UBC，更广泛、开放的方法是首选。
- 在透视引导下，经皮将雅姆希迪套管针插入囊腔内。
- 抽吸囊肿以确认是否存在ABC典型的血腔或软组织分隔。
- 做一个与囊肿大小大致相同的纵行切口，保护神经血管结构，切开并剥离骨膜。
- 在囊壁最薄处用刮匙、尖锥或电钻开口。
- 完全刮除病变内的纤维膜。打开并切除、分隔、暴露整个囊肿。
  ○ 建议使用头灯照明和放大镜放大，以确保彻底切除。图像增强器可能有助于确保所有的孔洞都被打开。
- 高速磨钻用于改善刮除，并帮助切除任何肉眼可见的肿瘤（扩大边缘）（技术图2A、B）。
- 然后用电灼法烧灼空腔，在选定的病例中（如远离生长板和主要神经血管结构的病变），用棉签点药器将5%苯酚溶液涂于囊壁，以扩大边界。
  ○ NOF通常不需要佐剂。虽然复发是不常见的，不完全切除将导致肿瘤的持续存在。
- 现在腔内充满了选择的植骨片。对于不累及软骨下骨的病变，通常首选松质或皮质与松质同种异体骨移植和脱矿骨基质糊剂联合使用（技术图2C~F）。对于关节旁和涉及软骨下骨的病变，特别是负重骨，建议使用合成的移植物材料，如硫酸钙/磷酸盐复合物，作为额外的和急性的结构支持。伤口分层缝合。

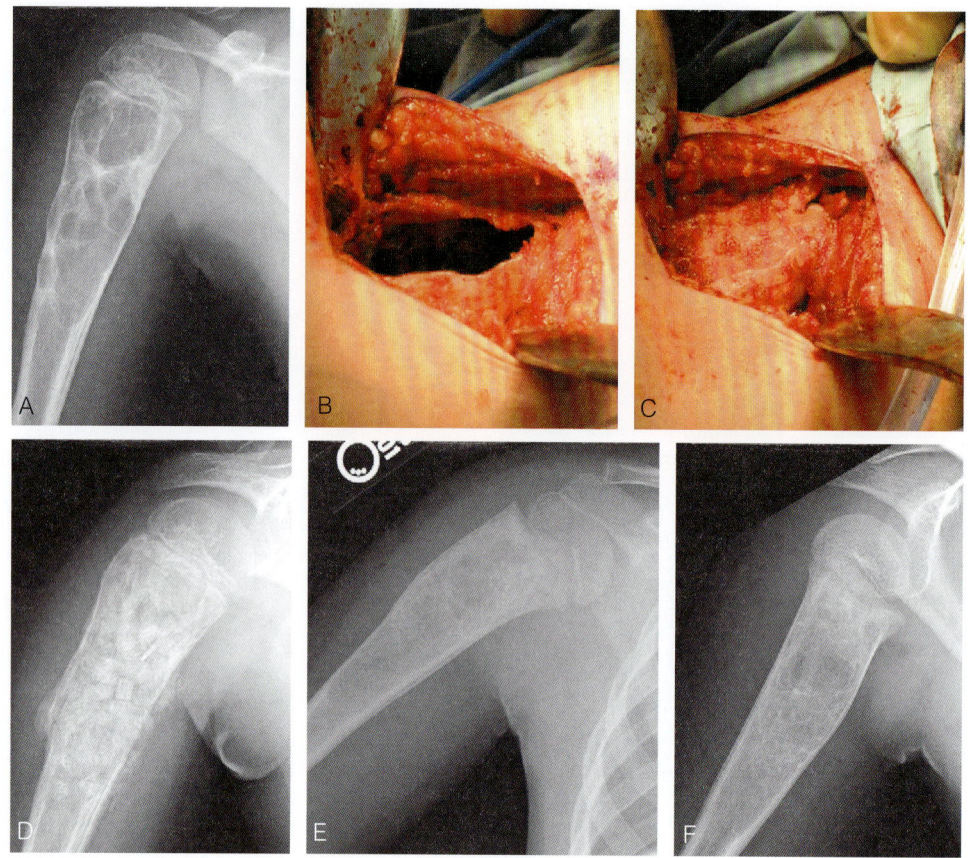

技术图2 A. 前后位平片显示肱骨近端膨胀性、溶骨性、包裹性动脉瘤样骨囊肿。B. 囊肿彻底被刮除,高速磨钻是用来去除残余的囊肿内壁。C. 用同种异体骨片及脱钙骨基质填塞囊肿。D. 平片显示,术后两周囊肿被彻底清除,囊腔有骨生长。E、F. 术后4个月随访,右肱骨近端内旋和外旋前后位X线片显示病灶完全愈合,内部植骨生长良好。

要点与失误防范

诊断	• UBC和NOF的诊断完全可以根据影像学诊断 • 外科医生应始终活检ABC,以排除恶性肿瘤和其他相关病变
生长停滞	• 生长停滞可以在没有治疗时或治疗前发生。治疗前如怀疑有生长板损伤,应告知家属。MRI有助于证实骨骺受累
病理性骨折	• 骨折后UBC可能会自行消退,因此应采取保守治疗(如果可能的话)
自然病程	• UBC倾向于远离生长板生长,在骨骼成熟后不会生长。ABC在骨骼成熟后继续生长。NOF会随着时间的推移而愈合,并且最易于观察
复发性损伤	• 骨囊肿可能会升级。UBC的复发可能与ABC成分有关,复发的ABC可能比最初的病变更具侵袭性。NOF可能会继发ABC • 治疗后的复发大多发生在术后24个月

术后处理

- 在大多数情况下,肢体在 4~6 周的时间内不要负重。在患者被允许恢复体力活动之前,骨愈合的影像学证据是必要的,这可能需要长达 3 个月的时间。

结果

- UBC 的微创技术在短期评估中显示出良好的效果,报道的成功率(如完全或部分愈合或混浊)约为 95%。一项手术干预后中期至长期结果(2 年)显示,完全或部分愈合达 80%。
  - 尽管如此,在重复手术后,成功率提高到 94%,经历了两次以上重复手术的患者达到了 100% 的愈合率。
  - 这些结果优于其他手术治疗 UBC 后的结果。
- 根据报道的结果,任何手术治疗 ABC 的复发率为 10%~59%。在一个包括 45 名原发性 ABC 患儿的队列中,采用上述四步骤技术治疗并随诊至少 2 年,复发率仅为 18%。
  - 虽然 10 岁以下儿童的复发率略高,但差异无统计学意义。

并发症

- 持久性或复发性:对所描述的所有技术,其值为 10%~20%。
- 感染。
- 移植物过敏反应(5%)。
- 骨折(术中或术后)。
- 术中出血:对于具有侵袭性的 ABC 和骨盆、脊柱等不同部位的病变,术前栓塞是有帮助的。

(余洪平 译,张彦 审校)

参考文献

[1] Althof PA, Ohmori K, Zhou M, et al. Cytogenetic and molecular cytogenetic findings in 43 aneurysmal bone cysts: aberrations of 17p mapped to 17p13.2 by fluorescence in situ hybridization. Mod Pathol 2004;17(5):518-525.

[2] Boriani S, De Iure F, Campanacci L, et al. Aneurysmal bone cyst of the mobile spine: report on 41 cases. Spine 2001;26:27-35.

[3] Brassesco MS, Valera ET, Engel EE, et al. Clonal complex chromosome aberration in non-ossifying fibroma. Pediatr Blood Cancer 2010;54:764-767.

[4] Campanacci M, De Sessa L, Trentani C. Scaglietti's method for conservative treatment of simple bone cysts with local injections of methylprednisolone acetate. Ital J Orthop Traumatol 1977; 3: 27-36.

[5] Cohen J. Etiology of simple bone cyst. J Bone Joint Surg Am 1970;52(7):1493-1497.

[6] Dormans JP, Hanna BG, Johnston DR, et al. Surgical treatment and recurrence rate of aneurysmal bone cysts in children. Clin Orthop Relat Res 2004;(421):205-211.

[7] Dormans JP, Sankar WN, Moroz L, et al. Percutaneous intramedullary decompression, curettage, and grafting with medical-grade calcium sulfate pellets for unicameral bone cysts in children: a new minimally invasive technique. J Pediatr Orthop 2005;25:804-811.

[8] Garg S, Mehta S, Dormans JP. Modern surgical treatment of primary aneurysmal bone cyst of the spine in children and adolescents. J Pediatr Orthop 2005;25:387-392.

[9] Mankin HJ, Hornicek FJ, Ortiz-Cruz E, et al. Aneurysmal bone cyst: a review of 150 patients. J Clin Oncol 2005;23:6756-6762.

[10] Mik G, Arkader A, Manteghi A, et al. Results of a minimally invasive technique for the treatment of unicameral bone cysts. Clin Orthop Relat Res 2009;467(11):2949-2954.

[11] Oliveira AM, Perez-Atayde AR, Inwards CY, et al. USP6 and CDH11 oncogenes identify the neoplastic cell in primary aneurysmal bone cysts and are absent in so-called secondary aneurysmal bone cysts. Am J Pathol 2004;165:1773-1780.

[12] Ramirez AR, Stanton RP. Aneurysmal bone cyst in 29 children. J Pediatr Orthop 2002;22:533-539.

[13] Richkind KE, Mortimer E, Mowery-Rushton P, et al. Translocation (16;20)(p11.2;q13). sole cytogenetic abnormality in a unicameral bone cyst. Cancer Genet Cytogenet 2002;137:153-155.

[14] Shimal A, Davies AM, James SL, et al. Fatigue-type stress fractures of the lower limb associated with fibrous cortical defects/non-ossifying fibromas in the skeletally immature. Clin Radiol 2010;65:382-386.

[15] Sullivan RJ, Meyer JS, Dormans JP, et al. Diagnosing aneurysmal and unicameral bone cysts with magnetic resonance imaging. Clin Orthop Relat Res 1999;(366):186-190.

第71章 简单并指畸形的松解
Release of Simple Syndactyly

Donald S. Bae

定义

- 并指是指相邻手指未能分开，又称"蹼状指"。
- 先天性并指畸形可根据并指的累及范围及共用组织的特征来分类。
  - 完全并指延伸至指尖（图1B），而不完全并指止于指尖近端（图1A）。
  - 简单并指是指手指之间仅有皮肤和软组织连接。复杂并指则共用骨性结构。
  - 复杂并指间可存在附属指骨或异常骨。

解剖

- 了解正常的指蹼解剖可指导手术重建。
- 通常示指长、环指短的并指畸形是U形的，而环指长的指蹼则呈V形。
- 非光洁面皮肤处的正常指蹼有约呈45°的斜坡，从近端背侧到远端掌侧，延伸至近节指骨中点附近。
- 蹼间韧带（或掌浅横韧带）帮助形成指蹼外形并且连接相邻侧方手指。
- 通常情况下手指由指总动脉分出的桡侧及尺侧指动脉供血。
- 简单并指毗连的手指由数量不等的皮肤和软组织连接。
  - 甲板可融合，也可不融合。
  - 通常受累手指的关节、韧带及肌腱都正常。
- 并指畸形患者指动脉及神经的分支在远端常有异常，这在手术时极其关键。

发病机制

- 并指畸形是指手指未能分开，国际手外科联合会常采用胚胎的先天异常来分类。
- 胚胎学上，手指在上肢形成过程中，由中胚层发育形成。
- 妊娠5～6周时，从指尖处由远及近开始细胞凋亡或程序性细胞死亡，逐渐形成指间裂口。
- 顶端外胚层嵴联合成纤维细胞生长因子、骨形态发生蛋白、转化生长因子、同源框基因产物及SONIC HEDGEHOG（SHH）蛋白共同调节这个胚胎发育的过程。
- 这个高度精确的过程被阻断就会产生并指畸形。

自然病程

- 此病无自愈可能。
- 目前除少数例外，一般手术松解是简单完全并指畸形的推荐治疗方案，可恢复独立的手指功能。
- 当长短不一的手指桥接在一起时，并指可导致畸形和生长受限，较长的手指会屈曲挛缩，并向较短的手指处偏移。
- 年轻患者能忍受环指间隙较长的简单完全并指畸形，且对生长和功能无明显危害。
- 简单不完全并指畸形仅影响美观，几乎不影响功能。这种情况下可考虑观察。

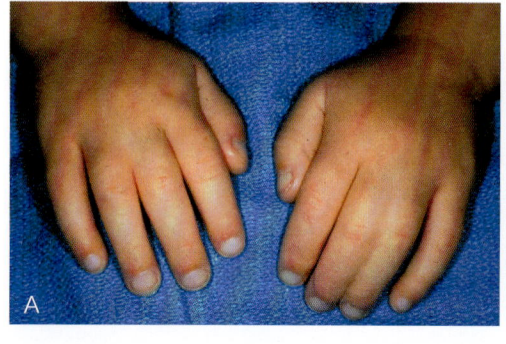 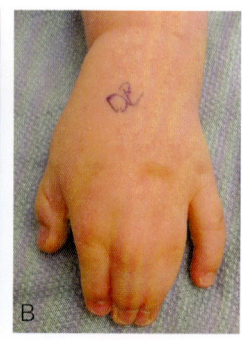

图1 A. 双侧第3指蹼的简单非完全性并指，左手影响更重。B. 另一患者的第2、3指蹼的简单完全性并指。可观察到相连的指甲（中指环指并甲）（版权：2006 Children's Orthopaedic Surgery Foundation）。

病史和体格检查

- 并指畸形的诊断通常不难,手指受累的程度也是显而易见的。
- 并指畸形是最常见的先天性手畸形,其发生率为1/2 500~1/2 000。
  - 并指畸形的确切发生率尚不清楚,部分原因是程度较轻的简单并指畸形和正常指蹼的区分较为困难。
- 第3指蹼最常受累(50%),其后依次为第4指蹼(30%)、第2指蹼(15%)、第1指蹼(5%)。
- 男性比女性、白种人较黑种人和亚洲人更容易发生。
- 为常染色体显性遗传,但外显率不完全,表达变异。
- 受累手指缺乏差速运动可提示为复杂并指畸形。
- 因为关节和肌腱多正常,故患者在指骨间关节处可有屈曲和伸展的皱褶,手指亦有主动运动。
- 并指畸形可单独存在,亦可伴随其他疾病,如Poland综合征、Apert综合征和缩窄带综合征。因此,术前应仔细评估患者的患侧上肢、对侧上肢、胸壁及双足。

影像学和其他诊断性检查

- 受累手指或手应常规行平片检查,可精确地对并指畸形进行分类,且可了解是否存在共用骨性结构或附骨(图2)。
- MRI、血管造影术及其他一些诊断方法不常用,因其对手术决策或治疗没有帮助。

非手术治疗

- 非手术治疗常用于较轻的、简单的不完全并指畸形。
- 非手术治疗也常运用在复杂多指并指畸形,如"超级手指"或手术松解后恢复功能困难的病例。
- 然而,独立的手指运动非常重要,特别在键盘驱动的数字时代,非手术治疗不推荐用于简单完全并指畸形。

手术治疗

- 总的手术原则包括以下几点。
  - 不同长度的并指畸形应尽早分离,可防止手指变形和生长受限。
  - 一次手术只可松解单个手指的一侧,防止血运障碍。
  - 局部皮瓣需重建缝合,避免瘢痕挛缩和"指蹼瘢痕疙瘩"。
  - 应使用锯齿形外侧皮瓣预防长轴瘢痕挛缩。
  - 适当地切除皮瓣下脂肪便于关闭皮肤,降低皮瓣张力,使重建手指更美观。
  - 全厚皮瓣通常用于覆盖并指畸形松解后的裸露区域(简单完全并指畸形的患者,分离后手指总的圆周长度较分离之前长22%)[7,8]。

术前计划

- 术前准备时必须考虑手术时机。
- 松解手术的手术时机目前尚存在较大分歧。
  - Flatt写道"患者不应问手术最早何时能施行,而应关注手部功能要求最多能延迟手术多长时间"[8]。
  - 一般而言,松解手术通常在6~24个月施行。
- 如前所述,不同长度的手指并指畸形(如拇指示指并指)应尽早松解,以免继发畸形。
- 一些证据表明,18个月后施行松解术可获得更好的长期效果,且指蹼瘢痕疙瘩率较低[9,10]。

体位

- 患者取仰卧位,患肢置于搁手台上。
- 消毒或有菌止血带应尽可能靠近肘窝,有时需在此处行全层皮瓣移植。
- 如从腹股沟区移植皮瓣,需提前准备同侧腹股沟区皮肤,铺巾时亦需为取皮瓣做准备。
- 铺巾前,屈髋后用手术笔标记腹股沟区皮肤皱褶。沿此线取皮瓣可使皮肤切口更美观。
- 在股动脉旁取皮瓣时应特别注意,勿移植长毛皮肤。

入路

- 简单完全并指畸形的分离原则已被广泛接受。但是该

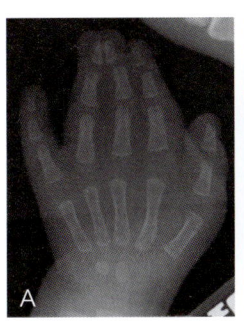 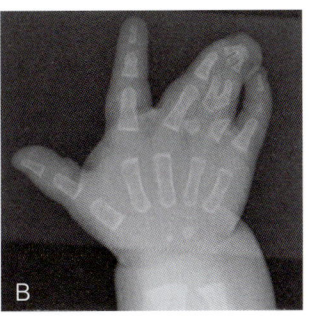

图2 A. 图1B患者的前后位摄片。可观察到示、中指间简单完全并指和中、环指复杂完全并指。B. 另一位多发复杂并指病例的前后位摄片。

手术的切口和皮瓣设计仍存在巨大差异。
- 一般都使用局部组织来重建指间连接,都使用指间侧方锯齿状皮瓣。由于背侧皮瓣的柔顺性更适合于重建正常近背侧到远掌侧的接合处。
- 当背侧皮肤被用来重建连接处时,背侧皮瓣的长度应该达到近节指骨长度的2/3,从而重建合适的接合处。

近端延长的掌侧切口将成为新的掌指间皱褶(图3A)。
- 此外,皮瓣的设计应该适合指间伤口的关闭。为获得此效果,掌侧三角形皮瓣的基底部应该与背侧皮瓣的顶部相适应。这些皮瓣通常横行经过并指的中线。
- 图3B显示的是简单完全并指畸形松解术的皮肤切口[17]。

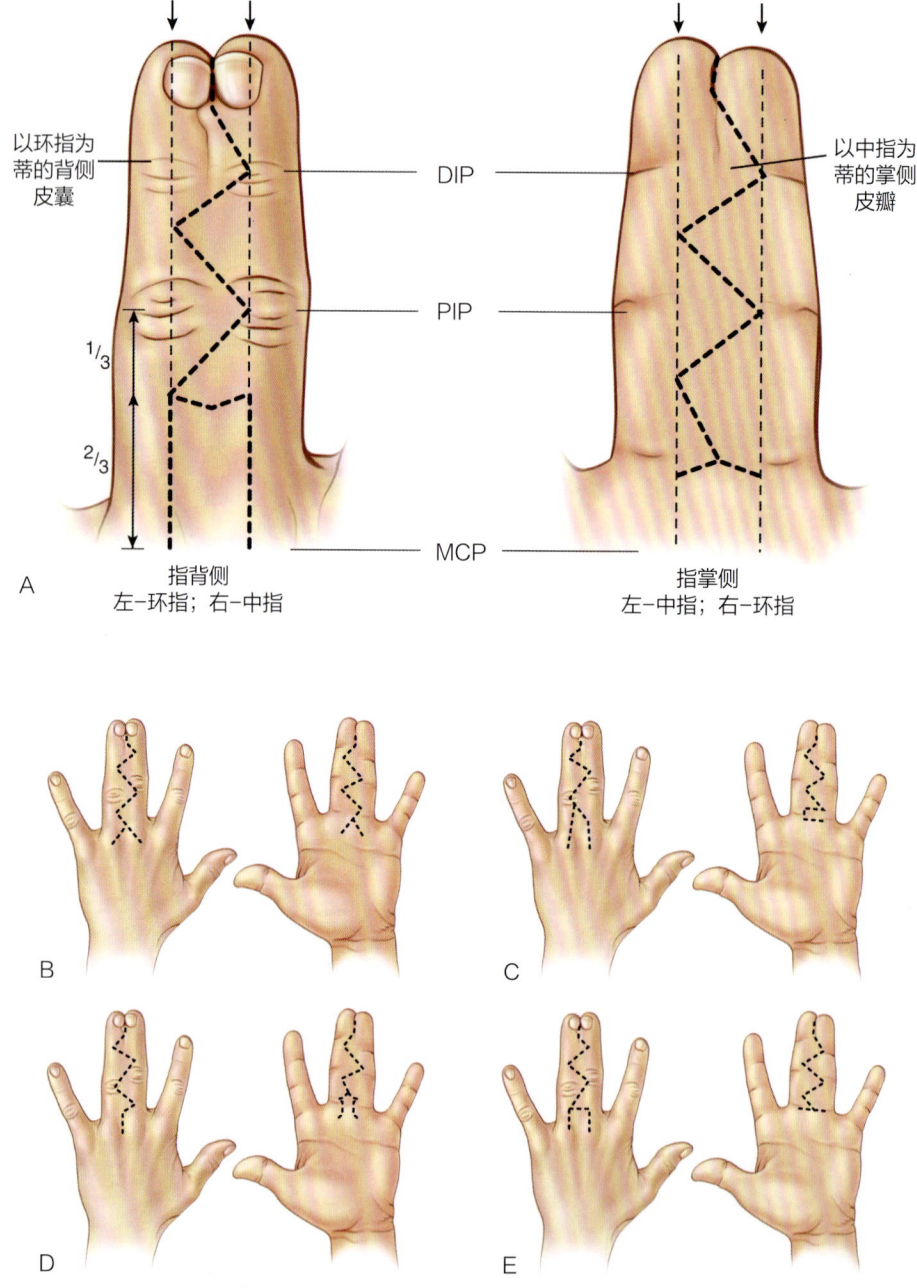

图3 A. 皮肤切口设计。背侧皮瓣测量应相当于2/3近节指骨长度,Z形切口应在2个并指手指的中线处。B~I. 松解简单完全并指的皮肤切口(B版权:Cronin, 1943;C版权:Flatt, 1962;D版权:Blauth, 1970;E版权:Hentz, 1977)。

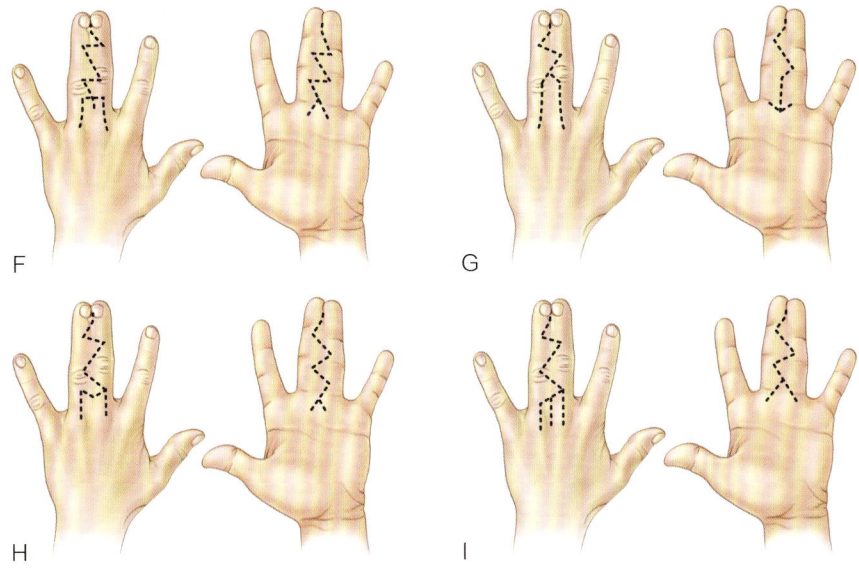

图3（续） F 版权：Upton, 1984；G 版权：Gilbert, 1986；H 版权：Wood, 1998；I 版权：James, 2005。

简单并指畸形的松解

使用全厚皮肤移植松解简单并指畸形

- 止血带充气后做皮肤切口，使用双极电凝止血（技术图 1A、B）。
- 首先提起背侧皮瓣，保护伸肌腱旁组织。
- 然后提起掌侧皮瓣，辨别神经血管束。
- 将手指从远及近仔细分离，松解并指间的指间筋膜（技术图 1C）。不分离横向掌骨韧带。
- 首先辨别指总动脉和神经的分叉处，如果存在阻碍利用背侧皮瓣重塑连接处的远端分叉，就可能考虑分开指总神经的筋膜或者结扎一侧指固有动脉。
  - 对于单一的并指畸形松解，需切除更小管径或非显性动脉。

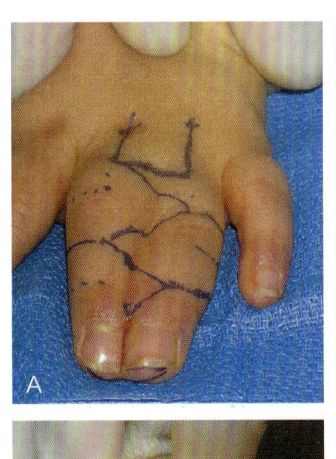 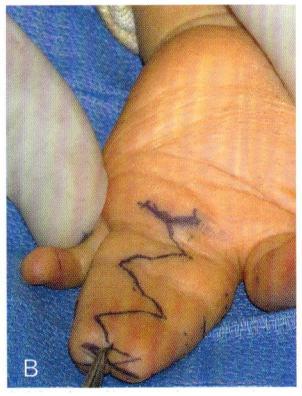 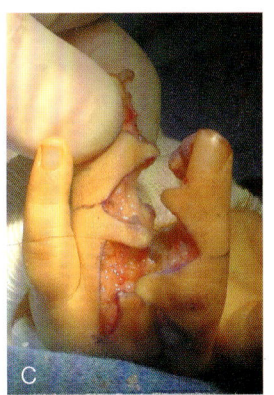

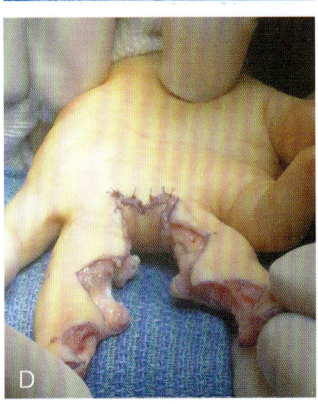 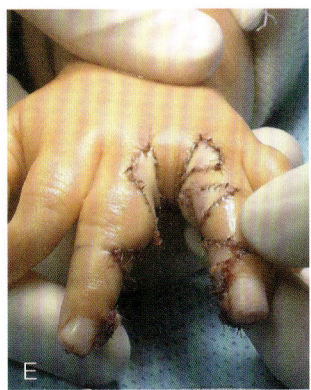

技术图1 背侧（A）及掌侧（B）切口计划进行中环指简单完全并指松解。C. 手指被分开。D. 背侧皮瓣缝合重建指间连接。E. 全厚皮瓣移植完成松解术（版权：2006 Children's Orthopaedic Surgery Foundation）。

- 如手指的另一侧亦需行并指畸形松解，则同侧指动脉需妥善保留。
- 为了便于皮瓣嵌插，需将皮瓣去脂肪。
- 接着将背侧皮瓣用5-0的可吸收缝线固定到掌指侧皱褶（例如，Chromic或Polyglactin缝线；技术图1D）。
- 指间皮瓣同样用5-0可吸收缝线间断缝合。
- 皮肤缺损可从小鱼际隆起、肘窝或腹股沟区取全厚皮移植（技术图1E）。
- 松开止血带，确认手指和皮瓣的血运。
- 重建的指蹼间放置非粘连、湿润的棉纱垫，用来对植皮部位加压。
  - 为防止愈合过程中再出现并指的情况，在连接处放置敷料需小心。
- 在肘关节屈曲90°位进行超肘支具固定，并保护手术敷料。

重建甲周表皮

- 在简单完全并指畸形中，受累手指的指甲板相互连接，这个现象称为并甲。
- 尽管在指甲板中部切开很简单，但重建甲褶时仍需小心。
  - 理想的做法是从指垫处取局部组织[2]。
  - 侧方基底的皮瓣通过合并的切口取自指尖部共享的甲床（技术图2）。
- 皮瓣长度和指甲板一致。
- 一旦皮瓣成功掀起且手指分离后，该类皮瓣很容易旋转并靠近邻近的新甲板，从而再形成甲沟皱褶。
- 其他解决的方法，包括皮肤移植、大鱼际或小鱼际皮瓣，或游离足趾组合移植，大都牵涉较多且提供较差的美学结果。

"无移植"技术并指松解

- 简单完全并指畸形松解无须全厚皮瓣亦可施行[1,5,11,12]。
- 总的来说，并指畸形松解术的原则是尽早手术治疗。
- 在"无移植"技术中，背侧皮肤在手背部掀起后进一步重建指间连接。所导致的缺损一般由V-Y推进皮瓣覆盖（技术图3）。
- 因为近端皮肤常用于重建指蹼，皮瓣常需去脂肪使得切口能顺利关闭，尽量避免皮肤移植。
- 并指松解手术前通常建议扩张组织，可避免皮肤移植。因其结果的不确定性，故目前未被广泛认同。

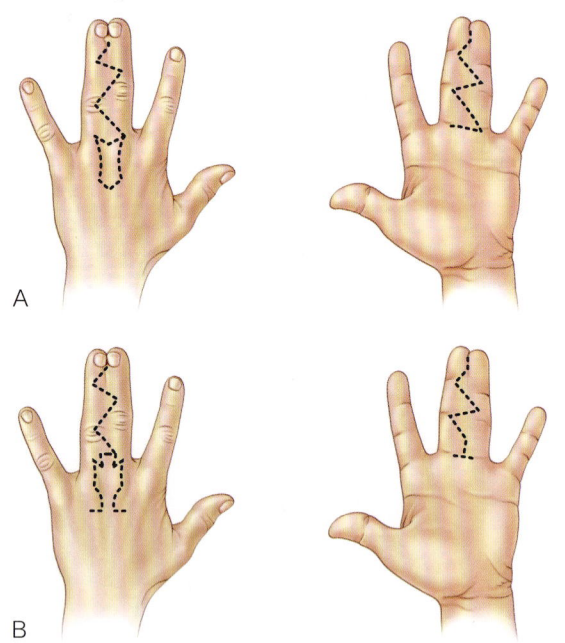

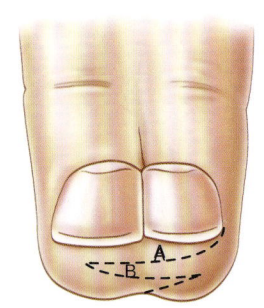

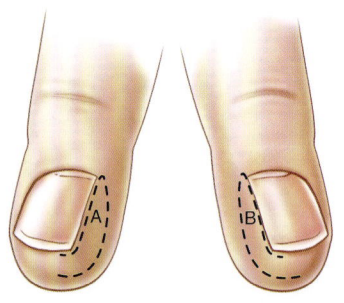

技术图2 并甲松解手术的切口，运用局部组织重建皱襞。

技术图3 "无移植"并指松解手术的切口（A版权：Sherif MM. V-Y dorsal metacarpal flap: a new technique for the correction of syndactyly without skin graft. Plast Reconstr Surg 1998;101:1861-1866; B版权：Niranjan NS, DeCarpentier J. A new technique for the division of syndactyly. Eur J Plast Surg 1990;13:101-104; Ekerot L. Syndactyly correction without skin-grafting. J Hand Surg Br 1996;21:330-337）。

局部皮瓣治疗简单不完全并指畸形

- 在简单的非完全性并指病例中,指蹼不会延伸超过近侧指间关节(例如:并指长度不会超过需要重建的指间连接部的深度),松解时可能只需要使用局部皮瓣而非需要全厚皮肤移植。
- 多种皮瓣设计被建议,总的来说都是双向 Z 字成形术的演化(技术图 4)[13,15]。
- 在这些情况下,推荐术后简单石膏制动直到皮瓣愈合。

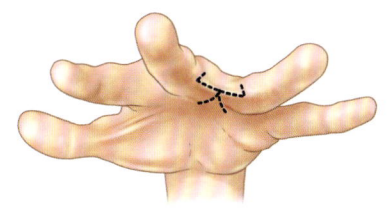
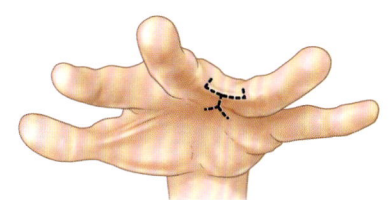
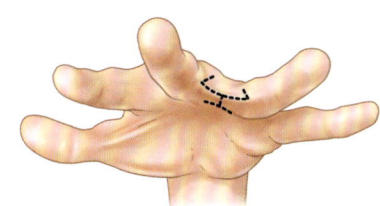
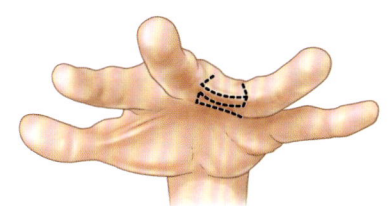
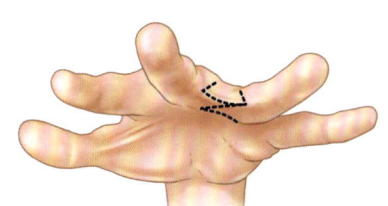
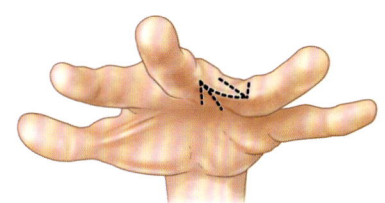

技术图 4 松解简单非完全性并指的切口示意图。

要点与失误防范

患者选择	• 手术的指征应谨慎,因为超级手指或并指的松解术后的功能情况不一,也可能术后继发二次畸形
手术入路	• 掌侧切口的近端切缘应在掌指皱褶的近端,以减少术后发生指蹼瘢痕疙瘩的可能
手指结合处重建	• Z 字成形术相比于横行切口,可以避免瘢痕挛缩及继发的指蹼狭窄
指间皮瓣	• 对于三角皮瓣适当的修薄既可以达到无张力缝合,又可以减少植皮的面积
植皮获取	• 若在腹股沟区取皮,则应注意不应取到带毛的皮肤。这对于年龄较小的儿童可能不好把握。一个方法是在股动脉的外侧取皮
术后护理	• 术后敷料和制动的作用不应被夸大。在植皮处和重建的结合处放置无接触性纱布及合适的支具可以最大限度地有利于植皮存活,也可以减少愈合过程中再并指的可能

术后处理

- 支具固定2～4周。
- 结痂干燥脱落前保持伤口干燥。
- 为了减少肥大瘢痕的形成,缝合时可使用硅胶片、弹性体或者瘢痕塑形器。
- 无须常规的运动以及力量训练,因为大多数患儿在日常生活中就会使用双手。

预后

- 关于并指畸形松解术长期预后的报道较少。
- 此外,现有的文献翻译很难给出关于临床表现、手术技巧、评估方式等资料。
- 一般而言,根据本章所述原则施行的并指畸形松解术通常能获得极好的独立手指运动功能以及可接受的美容效果。
- Colville[3]报道了对57例超过10岁的简单并指畸形松解术后至少2年的随访。
  - 2例患者因早期皮瓣移植失败而需再手术,3例因瘢痕挛缩致轻度成角畸形,但无须再次手术。
- D'Arcangelo等[4]报道了50位患者施行122例松解术后最短随访时间8年的随访。
  - 大多数患者对功能和美容效果满意,但有指蹼瘢痕疙瘩8例,瘢痕挛缩3例。
- DeSmet等[6]报道了24位患者的50例并指松解术。
  - 正常或接近正常的指蹼占74%,美容满意率为64%。
- Percival和Sykes[14]回顾了100位患者的218例松解术,其中42位患者因指蹼爬移(22%)和挛缩(26%)需二次手术。
- Toledo和Ger[16]报道了对61位患者施行了176次松解术,平均时间为14年的随访结果。
  - 30%简单并指畸形的患者施行了二次手术。
  - 年龄<18个月、使用全厚皮瓣移植及复杂并指畸形常需二次手术。

并发症

- 严格遵守本章所述原则以及手术操作精细,可将并发症降至最低;但仍有最多1/3的简单完全并指畸形松解术患者需二次手术。
- 手指坏死是并指畸形松解术最严重的并发症。术中应仔细辨别保护指动脉,此外手术时应避免对单个手指的尺、桡侧同时松解——这对避免血运障碍和手指坏死非常重要。
- 在愈合过程中,如在移植皮下形成血肿或移植处加压过大可导致皮肤移植失败。
  - 在那些术后制动困难及很难保持合适移植张力的年轻患者中风险相对较大。
  - 如伤口二次愈合或继发肥厚性瘢痕,可导致外观不良和功能不佳。
- 虽然因血运不良而导致的皮瓣移植失败较少见,但亦可导致瘢痕形成及继发性挛缩。
  - 三角形皮瓣设计时指间角度应>45°以防指尖坏死。
  - 皮瓣仔细去除脂肪,关闭切口时无过度张力;此外,当松开止血带时应评估皮瓣生存力,可进一步帮助预防皮瓣相关并发症。
- 手指松解术后可因桡侧或尺侧的线性瘢痕而导致挛缩或成角畸形。
  - 使用锯齿状切口和指状突皮瓣设计可减少该并发症的发生率。
- 甲板畸形常发生于表现为并甲的简单完全并指畸形松解术后。
  - 尽管使用远端的牙髓组织重建甲褶可取得良好外观,但需提前与患者及其家属协商。
- 指间接合处重建远端的持续生长可导致指蹼瘢痕疙瘩,是并指畸形松解术后较常见的并发症,其发生率为7%～60%。
  - 一些证据表明在患儿18个月前施行松解术可减少指蹼瘢痕疙瘩的发生率。
  - 其他可导致指蹼瘢痕疙瘩的因素包括:接合处重建时不恰当的皮瓣设计、使用非全厚皮瓣、皮肤植片缺失和再造指蹼间隙存在横行线性瘢痕。
  - 如指蹼爬移较严重,则需二次手术松解。

(吴天一 译,张彦 审校)

参考文献

[1] Aydin A, Ozden BC. Dorsal metacarpal island flap in syndactyly treatment. Ann Plast Surg 2004;52:43-48.

[2] Buck-Gramcko D. Congenital malformations: syndactyly and related deformities. In: Nigst H, Buck-Gramcko D, Millesi H, et al, eds. Hand Surgery. New York: Thieme Medical Publishers, 1988:12.

[3] Colville J. Syndactyly correction. Br J Plast Surg 1989;42:12-16.

[4] D'Arcangelo M, Gilbert A, Pirrello R. Correction of syndactyly using a dorsal omega flap and two lateral and volar flaps. A long-term review. J Hand Surg Br 1996;21:320-324.

[5] D'Arcangelo M, Maffulli N. Tissue expanders in syndactyly: a brief review. Acta Chir Plast 1996;38:11-13.

[6] DeSmet L, Van Ransbeeck H, Deneef G. Syndactyly release: results of the Flatt technique. Acta Orthop Belg 1998;64:301-305.

[7] Eaton CJ, Lister GD. Syndactyly. Hand Clin 1990;6:555-575.

[8] Flatt AE. The Care of Congenital Hand Anomalies, ed 2. St Louis: Quality Medical Publishing, 1994:228-275.

[9] Keret D, Ger E. Evaluation of a uniform operative technique to treat syndactyly. J Hand Surg Am 1987;12:727-729.

[10] Kettelkamp DB, Flatt AE. An evaluation of syndactylia repair. Surg Gynecol Obstet 1961;113:471-478.

[11] Niranjan NS, Azad SM, Fleming AN, et al. Long-term results of primary syndactyly correction by the trilobed flap technique. Br J Plast Surg 2005;58:14-21.

[12] Niranjan NS, DeCarpentier J. A new technique for the division of syndactyly. Eur J Plast Surg 1990;13:101-104.

[13] Ostrowski DM, Feagin CA, Gould JS. A three-flap web-plasty for release of short congenital syndactyly and dorsal adduction contracture. J Hand Surg Am 1991;16:634-641.

[14] Percival NJ, Sykes PJ. Syndactyly: a review of the factors which influence surgical treatment. J Hand Surg Br 1989;14:196-200.

[15] Shaw DT, Li CS, Richey DG, et al. Interdigital butterfly flap in the hand (the double-opposing Z-plasty). J Bone Joint Surg Am 1973;55(8):1677-1679.

[16] Toledo LC, Ger E. Evaluation of the operative treatment of syndactyly. J Hand Surg Am 1979;4(6):556-564.

[17] Upton J. Congenital anomalies of the hand and forearm. In: McCarthy JG, May JW, Littler JW, eds. Plastic Surgery. Philadelphia: WB Saunders, 1990:5279-5309.

第72章 前、后轴多指畸形
Preaxial and Postaxial Polydactyly

Robert Carrigan

定义

- 多指畸形指的是具有大于正常位数的手指。
- 前轴多指畸形是拇指的重复或分裂。
- 中央多指畸形是中央手指的重复(示指、中指和环指)。
- 后轴多指是指小指的重复。

解剖

- 在手指重复的情况下,可以观察到手指的部分或全部组成(骨头、指甲、关节和肌腱)的重复。复指的形状可能很好,外观接近正常,也可能是发育不良。
- 根据医学博士 Adrian Flatt 的研究,Wassel 发表了复拇畸形的分类方法(表1)。
- 轴后多指分类。
  - A型:形状良好的复小指,带骨骼或肌腱组织(图1)。
  - B型:带蒂小结节。

发病机制

- 手指重复发生在胚胎早期。
- 肢体的形态表现在3个轴上:远近轴[由顶端外胚层脊(AER)调节]、前后轴[由极化活动区(ZPA)调节]和背轴[由 Englraided 1蛋白(EN1)决定]。
- sonic hedgehog 蛋白异常或异位存在与轴前多指畸形有关。
- *GLI* 3基因缺陷表现为家族性轴后多指畸形。

表1 复拇畸形的 Wassel 分型

类型	描述
I	指骨远端裂
II	复远端指骨
III	指骨近端裂
IV	复近端指骨
V	掌骨裂
VI	重复掌骨
VII	拇指三节指骨

经允许引自 Wassel HD. The results of surgery for polydactyly of the thumb. Clin Orthop Res 1969; 64:175-193。

病史和体格检查

- 多指畸形的诊断很简单,临床检查和X线片足以辅助诊断。

影像学和其他诊断性检查

- 手部和受影响手指的标X线片(前后位、侧位和斜位3个视图)足以确定受累范围(图2)。
- 很少需要高级的成像技术,如MRI和CT。

鉴别诊断

- 应筛查相关综合征,包括唐氏综合征、Rubinstein-Taybi、Apert 和 Russell-Silver 综合征。

非手术治疗

- 可考虑继续观察不影响手功能的复指。

手术治疗

术前计划

- 手术时机各不相同。
- 患儿几周时,B型轴后多指畸形可在诊室局部麻醉下切除。
- 轴前多指重建和A型轴后多指重建是择期手术,一般在1岁后和开始上学前进行。

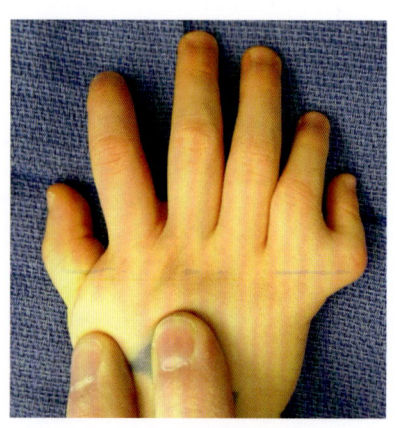

图1 A型轴后多指畸形。

第72章 前、后轴多指畸形 643

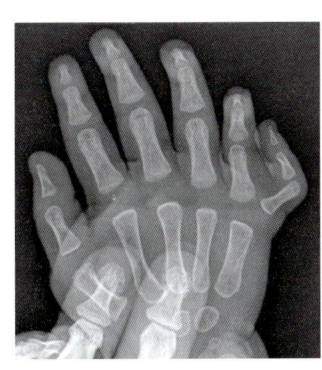

图2 图1患者的术前X线照片，A型轴后多指，可见双关节面掌骨头。

体位
- 患者仰卧在手术台上，身体被拉到畸形一侧。
- 将手臂放在透光手术桌上，使用上肢止血带。

入路
- 多指的切除不是简单的截指，还需要进行重建。外科医生应注意保护并保留重要结构，如副韧带和肌腱，重新连接到保留的手指上。
- 可考虑采用几种方法来治疗轴前和轴后多指畸形。
- 皮肤切口必须考虑在适当的情况下保存指甲褶皱。

A型轴后多指畸形

- 在要切除的手指周围做一个球拍状切口，掀起皮瓣。
- 识别出小指收肌（ADQ），从止点上分离下来，进行标记。
- 掌指关节（MCP）的尺侧副韧带（UCL）连带附着的骨膜从近端指骨上分离下来，并做标记。
- 识别并结扎手指神经和血管。
- 切除多指（技术图1）。
- 用4-0不可吸收缝合线（Ethibond）重建ADQ和UCL。
- 用可吸收线缝合皮肤（5-0快速吸收线）。
- 包扎手指并用石膏固定2周，注意露出指尖。

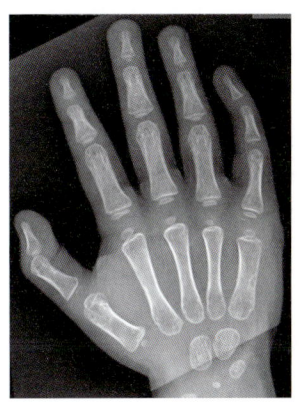

技术图1 图1和图2中患者的术后射线X线片显示MCP关节排列良好。

B型轴后多指畸形

- 这些多指可以通过简单的结扎或切除来解决。
- 多指的切除可以通过外科结扎来完成，如2-0丝线或血管夹。
  - 结扎应足够紧，来阻断指动脉。一个松散的结扎只会阻塞静脉流出而引起充血，这对孩子来说是痛苦的，并且会延长手指缺血和脱落的时间。
- 应该贴蒂柄末端结扎，否则会留下残端，且常会出现神经瘤造成疼痛。
- 手术切除可在诊室局部麻醉下进行。
- 孩子被放在一个婴儿床上。对手指进行阻滞和术前准备。
- 外科医生将多指的底部夹在食指和拇指之间，用虹膜剪剪断蒂部。识别并烧灼血管。
- 然后用可吸收5-0快速吸收线间断锁定缝合基底。
- 软敷料加压包扎，留出指尖让家长观察。
- 3天后取下敷料，可以开始洗澡。
- 一般不需要随访。

Wassel Ⅰ或Ⅱ型前轴多指

- 复拇指重建远端指骨可以通过以下两种方式之一完成。

Bilhaut-Cloquet术

- 在历史上，Bilhaut-Cloquet术一直被提倡用于治疗Wassel Ⅰ或Ⅱ型复拇畸形。
- 这包括中央楔形切除和桡尺侧结构重构（技术图2和技术图3）。
- 由于残留的指甲不规则，已很少采用这种手术。

切除复拇指

- 拇指的重复很少是对称的，两个重复的拇指部分中的一个通常较大，切除较小的拇指更可行。
- 在拇指周围做球拍状切口，以切除目标拇指。注意保留指甲组织。
- 掀开皮瓣，识别屈伸肌腱。切下连接在目标指上的肌腱，标记后准备重新缝合。
- 连带骨膜一起分离下指间关节（IP）的副韧带。
- 切除多指。如果近端指骨的头部有两个关节面，可能需要用15号刀片进行软骨成形（头部整形）。
- 重建副韧带，测试关节稳定性。
- 重新平衡屈、伸肌腱。
- 用5-0快速吸收线缝合皮肤。
- 无菌敷料包扎伤口，长臂拇指石膏固定。
- 2周后随访并拆除石膏。

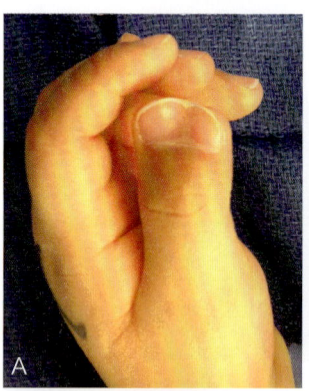
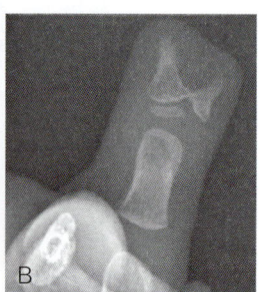
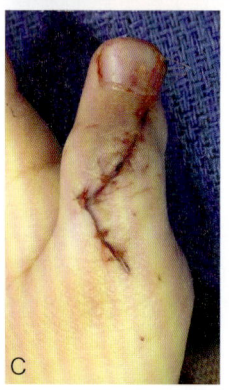

技术图2　A. Wassel Ⅰ型拇指连体指甲的外观照。B. 术前影像学照片。C. 较小侧复拇指切除术后可以看到指间关节对位恢复正常且甲褶形态正常。

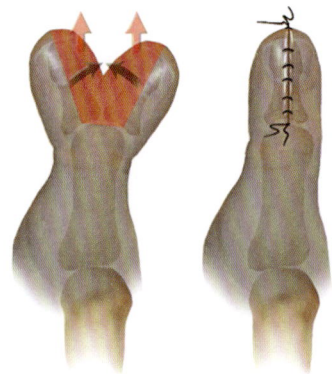

技术图3　描述Bilhaut-Cloquet术的示意图（经允许引自Waters PM, Bae DS. Preaxial Polydactyly. In: Pediatric Hand and Upper Limb Surgery: A Practical Guide. Philadelphia: Lippincott Williams & Wilkins, 2012:32-42）。

Wassel Ⅲ型或Ⅳ型前轴多指

- 拇指的重复很少是对称的，两个重复的拇指部分中的一个通常较大，切除较小的拇指更可行（技术图4）。
- 在大多数情况下，桡侧手指是两个手指中较小的一个，切除是有利的，因为它保留了原本的UCL，这对内收很重要（技术图5A、B）。
- 在拇指周围做球拍状切口，以切除目标拇指。
- 掀开皮瓣，识别屈伸肌腱。
- 切下连接在目标指上的肌腱，标记后准备重新缝合。

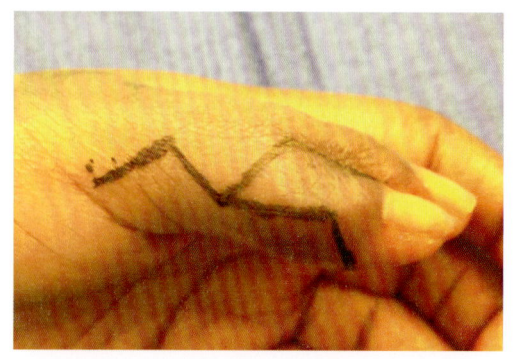

技术图4　Wassel Ⅲ型复拇切除的手术切口。

- 内在肌从止点处剥离并标记。
- 连带骨膜一起分离下MCP关节的副韧带。
- 切除多手指；如果掌骨头有两个关节面，可能需要15号刀片行软骨成形术（头部整形）。
- 如果MCP关节存在成角畸形，可能需要在掌骨颈部行闭合楔形截骨术来矫正拇指。可用一个小的咬骨钳完成截骨，去除掌骨桡侧的骨，保持尺侧骨皮质完整，闭合截骨克氏针固定。
- 重建副韧带，检查关节稳定性。重建内在肌止点（技术图5C）。
- 重新平衡屈、伸肌腱。
- 用5-0快速吸收线缝合皮肤（技术图5D）。
- 无菌敷料包扎伤口，长臂拇指石膏固定。

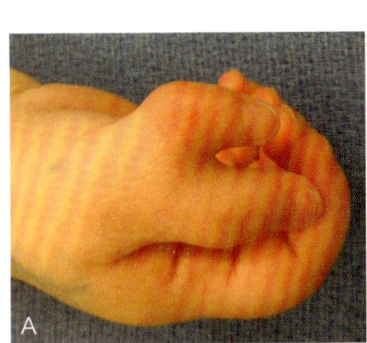
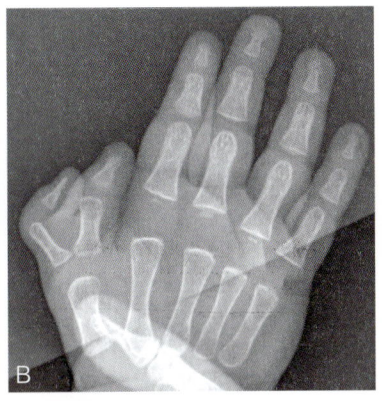
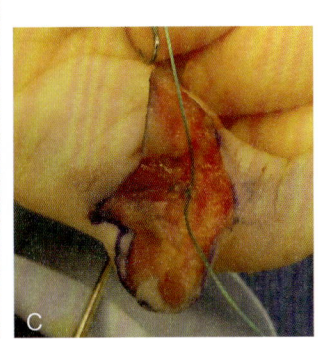
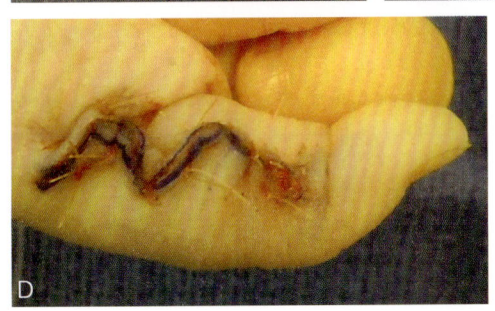

技术图5 A、B. Wassel Ⅳ型复拇指的术前外观照和影像学照片。C. 术中照片看到桡侧复拇指切除后重建内在肌。D. 切除桡侧复拇指后的皮肤缝合。

要点与失误防范

持续性关节成角	未能识别畸形原因，如肌腱错位和残余骨畸形
持续性关节不稳定	必须正确重建副韧带
疼痛性神经瘤（图3）	必须识别并剪短指神经，使其从皮肤表面缩回

术后处理

- 第一次术后随访为术后2周。若行截骨术，则为4周。
- 拆除石膏并检查手指。
- 进行影像学检查以评估截骨术愈合情况。
- 拔除克氏针。
- 家庭成员接受关于伤口护理和瘢痕按摩的指导。
- 除非有持续性的关节僵硬，否则不进行职业治疗。

结果

- 多指重建矫正的结果通常是好的，大多数患者表现出良好的功能和外观。

并发症

- 在拇指重建术后,指甲皱褶和残余IP关节角度不规则是常见的。
- 神经瘤有时发生在轴后多指关节缝合结扎后(图3)。
- 未重新插入副韧带或固有肌腱可分别导致关节功能不全或虚弱。

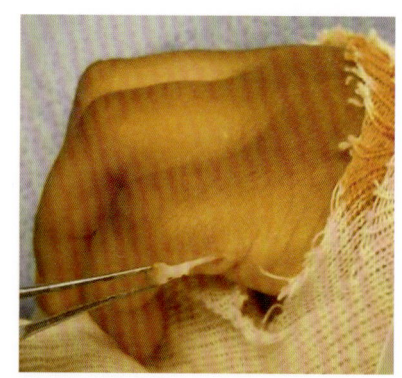

图3 轴后多指关节疼痛性神经纤维损伤。

(黄圣闵 译,张彦 审校)

参考文献

[1] Al-Qattan MM, Kozin SH. Update on embryology of the upper limb. J Hand Surg Am 2013;38:1835-1844.

[2] Dobyns JH, Lipscomb PR, Cooney WP. Management of thumb duplication. Clin Orthop Relat Res 1985:(195):26-44.

[3] Ezaki M. Radial polydactyly. Hand Clin 1990;6:577-588.

[4] Ganley TJ, Lubahn JD. Radial polydactyly: an outcome study. Ann Plast Surg 1995;35:86-89.

[5] Goldfarb CA, Patterson JM, Maender A, et al. Thumb size and appearance following reconstruction of radial polydactyly. J Hand Surg Am 2008;33:1348-1353.

[6] Manske PR. Treatment of duplicated thumb using a ligamentous/periosteal flap. J Hand Surg Am 1989;14:728-733.

[7] Mih AD. Complications of duplicate thumb reconstruction. Hand Clin 1998;14:143-149.

第73章 羊膜束带综合征
Amnioitc Band Syndrome

Joshua M. Abzug and Scott H. Kozin

定义

- 羊膜束带综合征是一种非遗传性先天性变异。胎儿的整个或部分肢体被羊膜缠绕,导致部分或完全的环形收缩、畸形或整个肢体截断。
- 这种情况还有许多别称,如收缩带综合征、Streeter发育不良和羊膜中断生长序列等(表1)。
- 影响上肢的束带从轻微的只有外观问题,到严重的畸形和功能受限(图1)。最坏的情况是完全切除或部分截肢。每个病例都不同,需要个体化治疗。

表1 用于描述羊膜束带综合征的术语

收缩带综合征
Streeter发育不良
羊膜中断生长序列
收缩环综合征
肢体–躯干壁畸形复合体
环形带综合征
羊膜畸形、粘连和突变复合体
Simonart带
早期羊膜打断生长序列
宫内或胎儿截肢

解剖

- 束带可能影响软组织,使皮肤、皮下组织、肌腱/肌肉、神经或骨骼等结构(部分结构/整个组织)环形受压(部分/完全收缩)。
- 束带可能缠结上肢或下肢的任何部分。近端狭窄可导致整个手臂或腿的缺失。远端受累更为常见,表现随受压程度而异。
- 末端并指(指/趾连接)且近端有间隙可诊断为羊膜束带综合征,因为这代表正常的细胞凋亡导致了网状结构的发育,随后由于束带的瘢痕而发生并指化(图2)。

发病机制

- 关于羊膜束带综合征的潜在病因有许多理论。最常见的理论是羊膜破裂后产生环绕肢体的束带(自由漂浮的膜束),束带环向收缩,从而扼死受累肢体或手指[5]。破裂还会导致羊水过少,从而对发育中的肢体造成外部压迫。
- 突出的胎儿结构更易被束带缠绕而受累。
  - 最常见的位置是指/趾(56%),其次是手/手腕(24%),然后是足/足踝(10%)[3]。
  - 最常受影响的是中间长的较长的手指–中指(28%)、无名指(27%)和食指(23%)。

自然病程

- 羊膜束带综合征不是进行性的。
- 该病可通过宫内超声发现,或出生时即可明显识别。
- 超声波显示束带远端的手指逐渐增大(Francisco)。
- 外周神经麻痹、远端麻木、血管功能不全、静脉充血或淋巴水肿可能发生,因为存在影响神经血管结构的束带[8,10]。

病史和体格检查

- 出生时对儿童进行检查,可看到束带(单/多)的位置和范围。
- 临床表现由指/趾挛缩情况而定。
  - 轻度至中度损伤启动胚胎修复过程,并产生不同程度的环状狭窄,伴或不伴有远端淋巴水肿。
  - 炎症反应可导致相邻手指合并在远端。

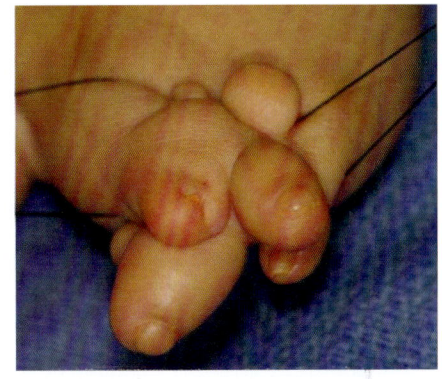

图1 严重的羊膜束带综合征,导致严重畸形和功能受限(版权:Shriners Hospital for Children, Philadelphia, PA)。

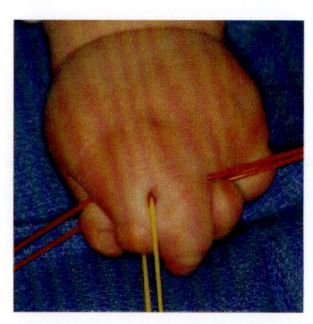

图2　由羊膜束带综合征引起的短指并指畸形。近端出现间隙，即血管环可横穿，羊膜束带综合征的典型诊断表现（版权：Shriners Hospital for Children, Philadelphia, PA）。

- 可能发生较大范围的融合，使其难以辨别本来指/趾的精确位置。
- 严重收缩可导致手指/肢体截肢。
- 可发生环底溃疡或手指背部有坚硬的皮肤突起。

影像学和其他诊断性检查

- 简单或近端束带不需要进行影像学检查。
- 当多个指/趾融合时，平片足以评估。
  - 一般情况下，只需要后前位(PA)摄片即可(图3)。

鉴别诊断

- 短指。
- 横向发育不良。
- Albert综合征。
- 新生儿的血管皮肤突变(也称为新生儿坏疽、新生儿沃克曼挛缩)。

非手术治疗

- 观察是羊膜束带综合征的非手术治疗。
- 与所有先天异常一样，功能优先于外表。换句话说，功能重于形态。因此在某些特殊情况下，如果指/趾并在一起的功能比分开更好，让指/趾维持并指可能是更好的选择。

手术治疗

- 手术是羊膜束带综合征最常见的治疗方式，手术可最大限度地恢复功能和外观。再次强调，手术计划中功能重于外观，切除一个/多个手指可能是最佳的手术方案(图4)。
- 治疗策略是将拇指、虎口和手指按照适当的间隔、活动和长度进行排序。
  - 束带依次从最远端开始分阶段松解[3,11]。
- 松解术需要完全切除内陷的束带和皮下组织。
  - 利用周围的组织，以Z字成形术覆盖缺损[11]。
  - 传统的治疗方法是一次松解一半的环形束带。如果外科医生确定动脉和静脉得到了保护，则可以安全地进行完整的环形束带切除[7,11,12]。
- 手术时机由束带的内陷程度决定。
  - 轻至中度的束带和束带收缩引起的手指团可择期治疗。但是，根据传统的并指松解原则，应尽早松解会导致相邻手指融合的束带(图5)。
  - 对于会导致肢体坏死的深层束带，如果肢体可以存活，需立即松解。
  - 曾成功进行过子宫内松解，但也存在一些需注意的风险，如自然流产等[9]。

术前计划

- 必须与患者家属讨论分期重建的可能性和植皮的必要性。
  - 对于并指，一次只分离手指的一侧。

体位

- 患儿仰卧于标准手术台上。
  - 岁数大/体型大的患儿可加用上肢板。
- 上臂使用止血带。

入路

- 没有标准入路，因为束带是环形的，切除需要环行切口。
  - 该区域的解剖学知识对于避免损伤可能被拴住的神经血管结构至关重要。
- 合并手指的松解采用了与传统并指松解相类似的技术，通常采用Z字形皮瓣或普通皮瓣来重建。
- 并指松解术需要用Buck-Gramcko皮瓣来重建甲沟褶。

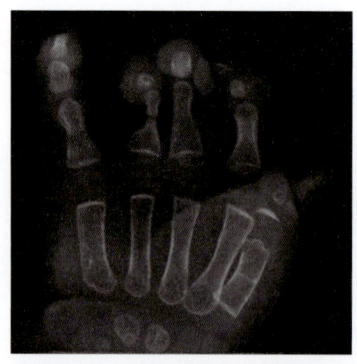

图3　由于羊膜束带综合征而出现多指并指的手部后前位X线片。注意环指的近节指骨和中指因束带而受压（版权：Shriners Hospital for Children, Philadelphia, PA）。

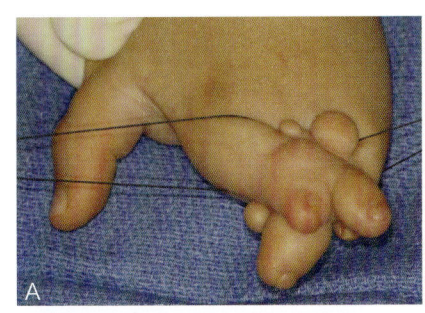
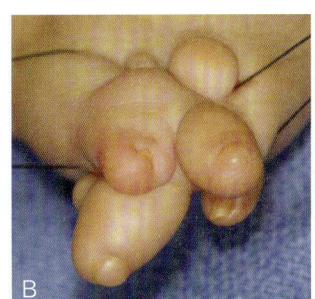
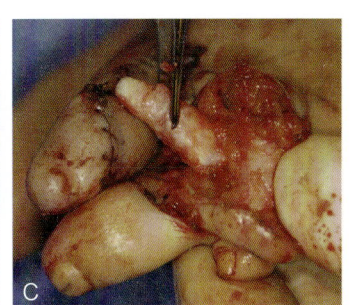
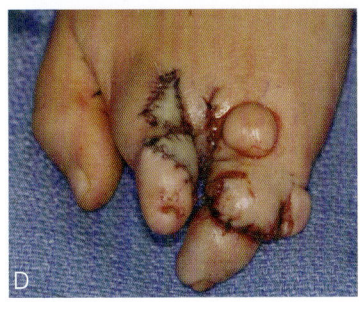

图4 3岁男孩，左手复杂束带，需要截去中指并联重建指蹼。A. 术前背侧外观。B. 手指融合的特写。C. 截去中指。D. 用皮瓣和邻近皮肤移植重建指蹼（版权：Shriners Hospital for Children, Philadelphia, PA）。

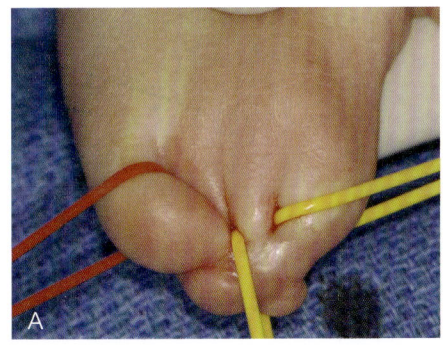
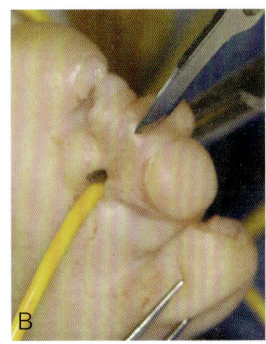
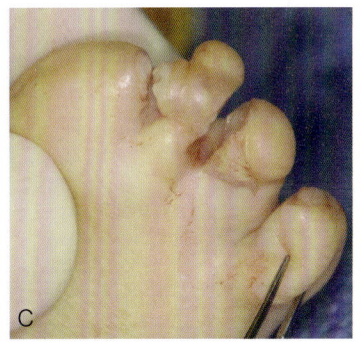

图5 男孩，3个月，左手束带需要提前松解以防止长在一起。A. 术前背侧外观。B. 用手术刀片分离连接的指尖。C. 分离手指，使生长不受限（版权：Shriners Hospital for Children, Philadelphia, PA）。

简单收缩带松解

- 做环形切口切除束带（技术图1A、B），包括皮肤和皮下脂肪组织。
  - 用记号笔在束带的远近端边缘分别做记号，标记之间的区域就是需要切除的皮肤。
  - 若无法完整切除束带及异常的皮下组织，可能导致瘢痕挛缩和"复发"。
- 转移周围皮肤和皮下脂肪组织（技术图1C）。
  - 保留皮下深静脉和神经血管束，防止术后静脉充血。
- 重建肌肉/筋膜上的脂肪组织。
- Z完成形缝合伤口（技术图1D）。

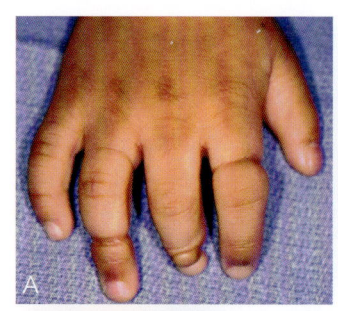
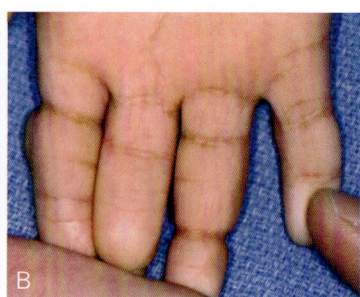
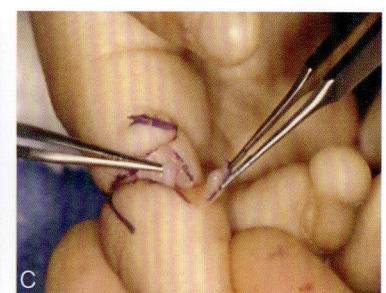
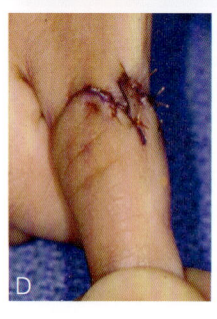

技术图1　简单的收缩环出现在多个手指上。A. 背侧照。B. 掌侧照。C. 束带切除后推移皮瓣。注意含脂肪组织的皮瓣厚度。D. Z字成形缝合伤口（版权：Shriners Hospital for Children, Philadelphia, PA）。

并指松解术

- 设计皮瓣。
  - 使用背侧皮肤创建新的指蹼，背侧皮瓣末端大约位于从掌指关节到近节指间关节之间的近节指骨的2/3处（技术图2A）。
  - Z字形切口可以减少植皮量。Z字形的顶点应与另一边的底相对。
  - 在掌侧，设计一个类似三边形盒子的切口，以容纳背侧指蹼皮瓣（技术图2B）。
  - 如果是连在一起的普通指甲，则需要用Buck-Gramcko皮瓣来重建甲沟褶。
- 肢体放松去血后打上止血带。
- 先做背侧皮肤切口，掀起指蹼皮瓣。
  - 远端皮肤，皮肤厚度从薄（全层真皮）逐渐增厚（全层

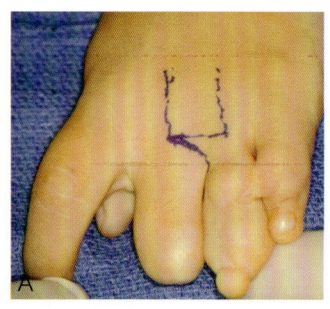
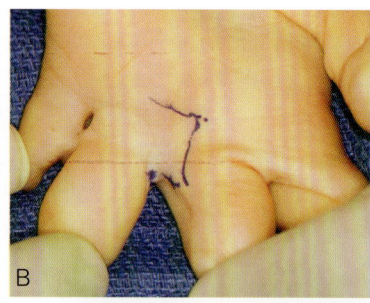
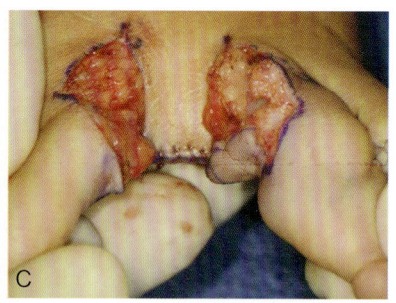
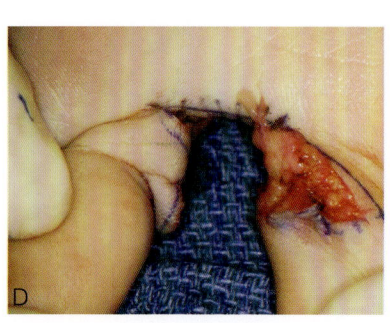
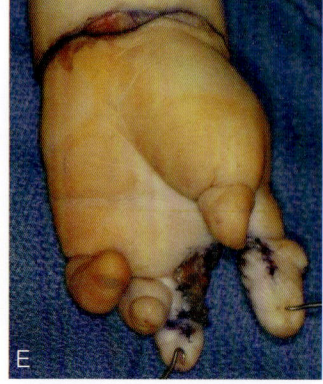

技术图2　A. 运用背侧皮肤给并指设计皮瓣。B. 指蹼皮瓣设计缝合在掌侧。注意三边形盒子的设计，可以把皮瓣包裹在无名指上。C、D. 背侧观和掌侧观，分别显示指蹼皮瓣的缝合。E. 手腕屈曲折痕处取皮。缝合后留下的瘢痕不易被观察到（版权：Shriners Hospital for Children, Philadelphia, PA）。

包括皮下脂肪)。
- 背侧Z形切开全层皮肤。
  - 尽量减少此处皮肤的脂肪。
- 掀起皮瓣,横行分开手指。
- 从背侧辨别神经血管束。
- 掀起掌侧皮瓣,尽量少含脂肪。
  - 解剖远端时确保不要损伤Buck-Gramcko皮瓣。
- 掀起Buck-Gramcko皮瓣。
- 必要时用手术刀分开骨/并甲。
- 缝合皮瓣时首先处理指蹼皮瓣(技术图2C、D)。
- 使用5-0普通肠线缝合皮瓣。
- 全厚层皮肤移植覆盖剩余创面。
  - 椭圆中心置于手腕弯曲折痕。
  - 只切开皮肤,提起皮瓣。
  - 刀片平行于皮肤分离,可以减少脂肪。
  - 皮下和角质层下闭合供区(技术图2E)。
- 松止血带,确保毛细血管快速充盈。
  - 如果毛细血管充盈缓慢,则拆除一些缝线。
- 用大块敷料,防止石膏产生剪切。
- 技术图3显示了完整的并指松解术。

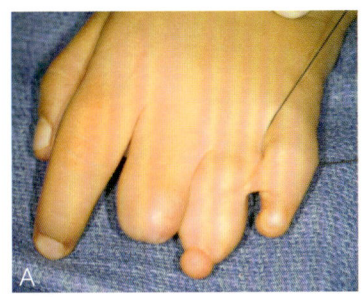
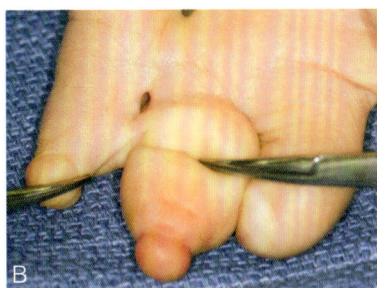
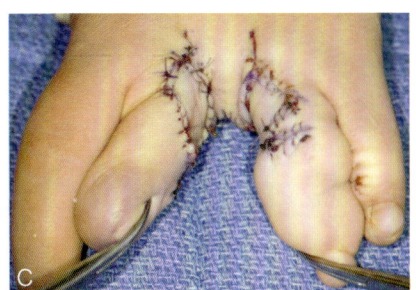
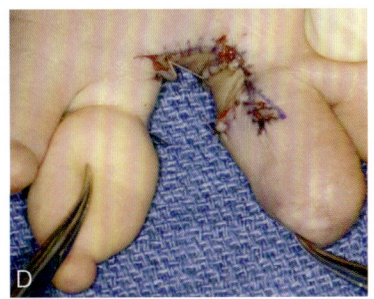
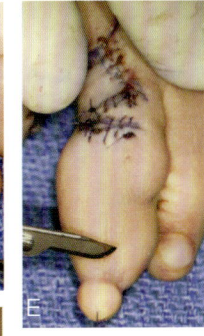
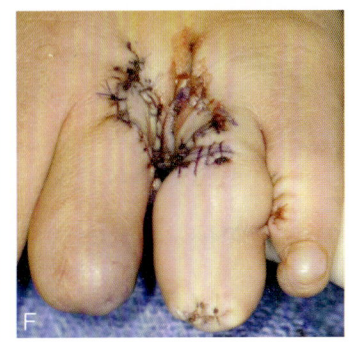
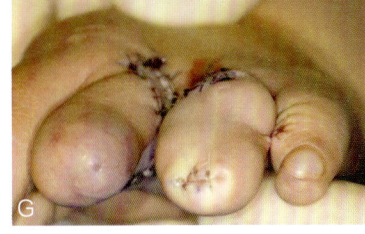

技术图3 5岁男孩,左手患有羊膜束带综合征。A. 背侧照。B. 掌侧照。C. 并指松解植皮术后背侧照。D. 并指松解植皮术后掌侧照。E. 无名指远端无功能部分。F. 切除远端无名指以改善外观。G. 无名指尖切除后的远端外观(版权:Shriners Hospital for Children, Philadelphia, PA)。

无血管蒂趾骨移植

- 肢体去血后打止血带。
- 患指背侧Z字切开至伸肌腱水平。
- 纵行切开伸肌腱。
- 轻柔地纵向延伸,使软组织形成口袋样来容纳脚趾。
- 接着注意足部,做人字形或纵行切口来暴露第二趾的近节趾骨(技术图4A)。
  - 若需要,可使用第三和第四趾近端趾骨。
- 纵向切开趾伸肌腱。
- 从趾远端松解侧副韧带。
- 从远端向近端行骨膜下分离。
- 松解跖板,再松解滑车。
  - 注意保护并保留足趾屈肌腱及神经血管束。
- 接着松解趾骨,注意保留附着到距骨上的近端副韧带和跖板(技术图4B)。
- 趾伸肌腱缝合至屈肌腱以闭合缺损并对齐和保持长度。
- 在切除趾骨的脚趾上纵向置入光滑克氏针(技术

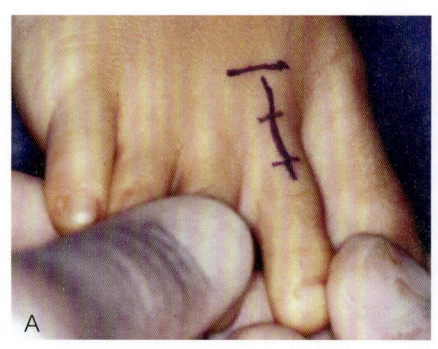 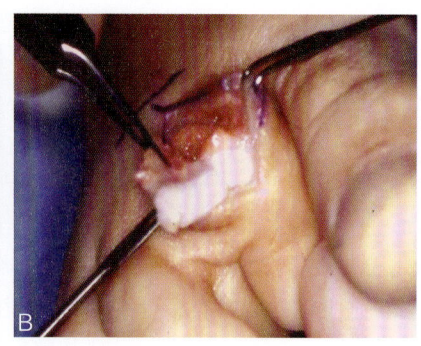 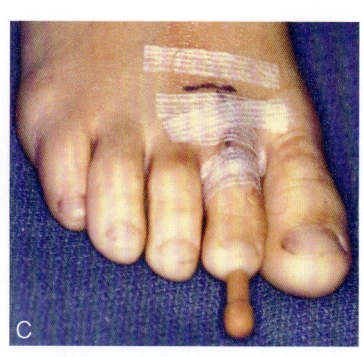

技术图4　A. 行无血管蒂趾骨移植术，用来取第二趾近端趾骨的切口。B. 骨膜外切除近节趾骨。C. 近节趾骨切除后置入光滑克氏针（版权：Shriners Hospital for Children, Philadelphia, PA）。

图4C）。
- 将趾骨置于手指软组织袋中，顺行置入克氏针从软组织尖穿出。
- 克氏针逆行穿入掌骨头。
- 侧副韧带和跖板附着于掌指关节囊，伸肌腱附着于趾骨。
- 简单间断缝合关闭伤口。
- 大块敷料覆盖并打上长臂连指石膏。

要点与失误防范

时机	• 如果连在一起的手指长度不等，为了避免影响发育，应尽早将指尖分离
移植皮肤	• 使用掌侧手腕弯曲折痕处皮肤可隐藏伤疤，也可避免使用腹股沟皮肤后可能出现的毛发生长
皮瓣设计	• 如果可能的话，将掌侧三边形盒状皮瓣包裹在无名指上，这样可以避免疼痛性瘢痕，以允许配戴戒指（技术图2B、技术图3C和D）
术后护理	• 术后2周使用whirlpool取下敷料

术后处理

- 儿童通常住院24小时进行疼痛控制和观察，包括定期进行神经血管检查，以确保手指存活。
- 抬高肢体48小时，有助静脉回流。
- 切除束带或松解并指/趾术后2~3周，取下石膏和敷料。
- 无血管蒂的脚趾移植术后4~6周，去除石膏和克氏针。

结果

- 完成切除和Z字成形后，成功松解束带是可预期的结果。束带切开和并指松解术的具体效果与缩窄程度直接相关。目前发表的结果有限。
- 在较小年龄（12~18个月之前）行无血管蒂趾骨移植取得了良好的结果，显示为骺板开放，允许纵向和外向生长[1,5]。
- 带血管的足趾移植到手部已用于治疗羊膜束带综合征，在经验丰富的医生中可达到95%或更高的存活率[4,6]。
- 然而，这是一个技术上极具挑战性的过程，需要丰富的经验。

并发症

- 皮瓣/移植皮肤坏死。
- 血肿形成。
- 静脉充血。
- 感染。
- 蹼挛缩。
- 循环衰竭。
- 僵硬。
- 难看/疼痛的瘢痕。

（梁慕天　译，张彦　审校）

参考文献

[1] Buck-Gramcko D. The role of nonvascularized toe phalanx transplantation. Hand Clin 1990;6:643-659.

[2] Emmett AJ. The ring constriction syndrome. Handchir Mikrochir Plast Chir 1992;24:3-15.

[3] Flatt AE. Constriction ring syndrome. In: The Care of Congenital Hand Anomalies. St. Louis: CV Mosby, 1977:214.

[4] Foucher G, Medina J, Navarro R, et al. Toe transfer in congenital hand malformations. J Reconstr Microsurg 2001;17:1-7.

[5] Goldberg NH, Watson HK. Composite toe (phalanx and epiphysis) transfers in the reconstruction of the aphalangic hand. J Hand Surg Am 1982;7:454-459.

[6] Jones NF, Hansen SL, Bates SJ. Toe-to-hand transfers for congenital anomalies of the hand. Hand Clin 2007;23:129-136.

[7] Miura T. Congenital constriction band syndrome. J Hand Surg Am 1984;9A(1):82-88.

[8] Moran SL, Jensen M, Bravo C. Amniotic band syndrome of the upper extremity: diagnosis and management. J Am Acad Orthop Surg 2007;15:397-407.

[9] Soldado F, Aguirre M, Peiró JL, et al. Fetoscopic release of extremity amniotic bands with risk of amputation. J Pediatr Orthop 2009;29:290-293.

[10] Uchida Y, Sugioka Y. Peripheral nerve palsy associated with congenital constriction band syndrome. J Hand Surg Br 1991;16:109-112.

[11] Upton J, Tan C. Correction of constriction rings. J Hand Surg 1991;(1695):947-953.

[12] Wiedrich TA. Congenital constriction band syndrome. Hand Clin 1998;14:29-38.

第 74 章 弯曲指
Clinodactyly

Robert Carrigan

定义

- 弯曲指是指桡尺角度异常（>15°）的手指畸形。
- 最常见于小指。
- 这种情况通常发生于双侧。

解剖

- 手指由 3 个指骨（近端、中间和远端）组成。
- 正常的指骨干骺端位于每个指骨的近端部分。

发病机制

- 异常角度通常是由于其中一节指骨[最常见的是中节指（p2）]发育异常的结果。
- 指骨的异常发育可能是由于不规则的骺板（纵向夹形骺），这也可以称为 Delta 指骨。
- 夹形骺在手指桡侧的束缚效应导致指骨的异常生长，形成三角形或梯形。
- 可能会遇到多余骨。

自然病程

- 由于大量病例无症状且不需要治疗，临床上的自然病程多样化且记录不完全。
- 随着年龄的增长，手指弯曲的角度可以是稳定的或快速进展的，这取决于骺板异常的程度和/或多余指骨的存在。

病史和体格检查

- 弯曲指可以发生于出生时或生长期间（图1）。
- 弯曲指通常见于双侧小指。
- 弯曲指是一种具有多种突变的常染色体显性病症。
- 拇指的畸形通常罕见，并且与其他综合征相关。

影像学和其他诊断性检查

- 全手及畸形手指的标准 X 线片[三个视图：前后（AP），外侧（LAT）和倾斜（OBL）]足以确定畸形区域。
- 对侧图像可用于比较。
- 很少需要进一步的成像检查，如 CT。MRI 可用于显示夹形骺的形状。

鉴别诊断

- 临床诊断很简单，临床检查和 X 线片足以做出诊断。
- 应该筛选相关综合征，包括唐氏综合征、Rubinstein-Taybi、Apert 和 Russell-Silver。

非手术治疗

- 对于不影响正常功能的弯曲畸形，可以考虑观察随访。夹板治疗是无效的。
- 大多数病例可以考虑非手术治疗，对于明显影响手部功能的弯曲畸形可考虑手术治疗。

手术治疗

术前计划

- 手术的时间取决于弯曲畸形的程度和剩余的生长潜力。
- 当孩子年龄较大时，对于生长潜力低的较小角度畸形可以观察随访。
- 成角畸形严重或成角畸形进展风险高的患儿则需要考虑早期干预。

体位

- 患者仰卧在手术台上，身体牵拉到患侧。
- 将手臂放在透光的手术台上，并使用手臂止血带。

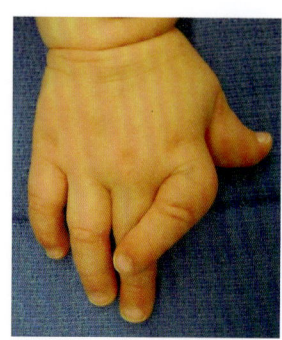

图1 多发遗传性外生骨软骨瘤患儿的弯曲食指。

- 以标准方式进行消毒铺巾。

入路
- 可以考虑使用多种方法进行临床矫正,但无论手术方法如何,原则都保持一致。
- 皮肤切口必须解决畸形凸侧上的多余皮肤和凹侧缺少的皮肤。
- 首选可延伸的切口。
- 畸形矫正可通过截骨术,夹形骺的骨骺分离,多余指骨的切除或三者的组合来实现。

骨骺开放
- 该技术对于具有显著增长潜力的年幼儿童是有利的。
- 在手指的桡侧做皮肤切口。
- 识别并保护屈、伸肌腱。
- 透视确认骨骺位置。
- 骨骺用15号刀片横行切开,用小刮匙除去骨骺的中心部分。局部脂肪可以放在空隙中,但也不是必需的。
- 皮肤缝合后用石膏固定。

指骨切除术
- 建议采用沿畸形凸侧的椭圆形皮肤切口。这样的切口可以切除多余的皮肤,在手术完成时获得美容的外观(技术图1)。
- 保护伸肌腱,识别出多余的指骨。
- 切除指骨并保留侧副韧带。
- 探查关节并复位。
- 通过间断缝合来收紧侧副韧带,并沿着关节的长轴用单根克氏针固定关节。
- 用可吸收缝线缝合皮肤,术后石膏固定。

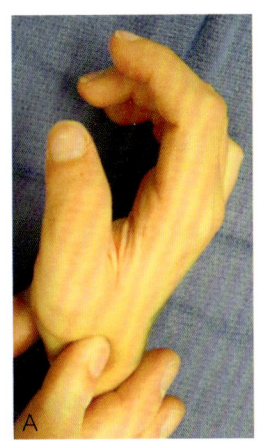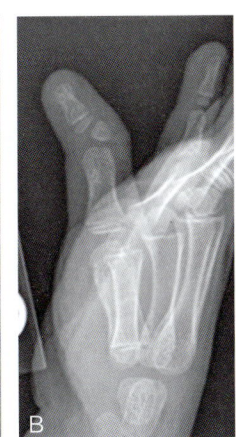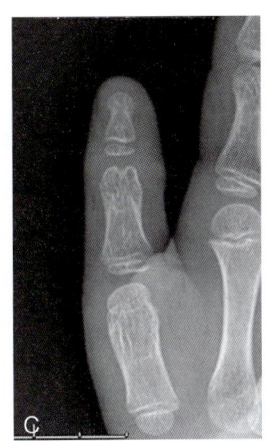

技术图1 弯曲的拇指。A. 外观照片。B. X线显示三角形指骨。C. 切除三角形指并用克氏针固定后的术后照片。

截骨术
- 对于接近或已经骨骼成熟,并且畸形角度较大的患者,可以考虑闭合楔形、开放楔形或反向楔形截骨术(技术图2)。
- 行闭合楔形截骨时在凸侧(手指的尺侧)做切口,行开口楔形截骨时在凹侧(手指的桡侧)做切口。
- 掀起皮瓣。
- 注意保护手指的神经血管束及伸肌腱。
- 剥离指骨上的骨膜并截骨。
- 闭合楔形截骨可以用细窄的咬骨钳或摆锯进行。
  - 对于骨骼较小的儿童来说,咬骨钳是有利的。
  - 使用这种方法保留对侧皮质,并以对侧皮质为铰链将手指复位至中立位。
  - 用1根或2根克氏针固定截骨处。
- 开口楔形截骨与闭合楔形截骨的手术方式相似,不同之处仅在皮肤切口做手指桡侧,没去除楔形骨块。

- 在指骨的桡侧行单一截骨术,保持尺侧皮质完整。
- 张开截骨处,并用1根或2根克氏针固定。
- 幼儿通常不需要骨移植。
- 当需要行较大畸形角度校正时,反向楔形截骨非常有用。该技术允许在维持长度的情况下校正角度。
- 这种截骨术是用摆锯进行的。
- 将侧的楔形截骨块翻转并插入到对侧。
- 用1根或2根克氏针固定截骨处。

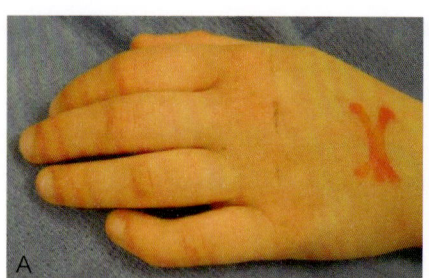
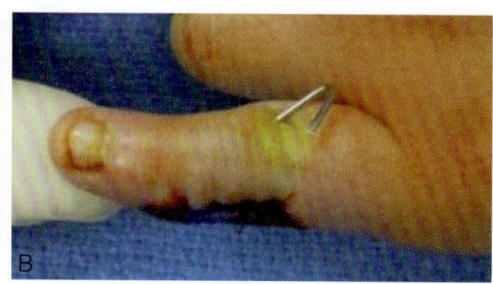
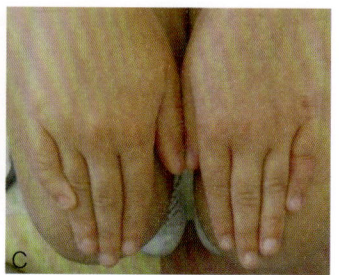

技术图2 弯曲的小指。A. 术前外观。B. 截骨并固定后的术中照片。C. 术后照片看到左侧已手术矫正,右侧未矫正。

要点与失误防范

畸形矫正不足或矫正过度	• 精确的手术计划,良好的X线片和校正角度测量
多余的皮肤在指骨切除后导致手指外观不均匀	• 当切除指节时,椭圆形皮肤切口可以减少凸面上的多余皮肤
角度校正后功能受限	• 过度的骨膜剥离导致肌腱粘连,减少软组织的切除

术后处理

- 作业治疗在术后第一次就诊后开始。指导父母洗手并清洁手。需要逐渐开始进行主动或被动的关节活动。
- 在进行了截骨术的情况下,患者需石膏固定直至截骨处愈合(通常为4周)。此时,取出克氏针并开始作业治疗。
- 随访患者直至达到正常活动范围,通常为6~8周。

结果

- 临床矫正的结果通常很好。
- 患者满意度与术前角度和矫正程度相关。

并发症

- 残余的弯曲畸形可能持续存在,通常是由于最初的矫正不足或持续的异常生长。这通常不是一个问题,特别是当角度很小并且校正的幅度很大时。
- 可能会遇到手指僵硬。肌腱和瘢痕组织粘连通常是主要原因。作业治疗和父母帮助有助于解决手指活动度的丢失。

(杨前昊 译,张彦 审校)

参考文献

[1] Ali M, Jackson T, Rayan GM. Closing wedge osteotomy of abnormal middle phalanx for clinodactyly. J Hand Surg Am 2009;34:914-918.

[2] Al-Qattan MM. Congenital sporadic clinodactyly of the index finger. Ann Plast Surg 2007;59:682-687.

[3] Bednar MS, Bindra RR, Light TR. Epiphyseal bar resection and fat interposition for clinodactyly. J Hand Surg Am 2010;35:834-837.

[4] Strauss NL, Goldfarb CA. Surgical correction of clinodactyly: two straightforward techniques. Tech Hand Up Extrem Surg 2010;14:54-57.

[5] Ty JM, James MA. Failure of differentiation: part II (arthrogryposis, camptodactyly, clinodactyly, Madelung deformity, trigger finger, and trigger thumb). Hand Clin 2009;25:195-213.

第75章 脑瘫拇指掌心畸形的矫正
Correction of Thumb-in-Palm Deformity in Cerebral Palsy

Thanapong Waitayawinyu, Carley Vuillermin, and Scott N. Oishi

定义

- 痉挛性脑瘫患者的患肢呈固定的屈曲内收位，称为拇指掌心位畸形。不仅影响手部功能，还影响个人卫生。

解剖

- 拇指的屈曲内收肌处于痉挛状态，而拇伸肌无力，导致力量失衡而出现拇指掌心位畸形（图1A）。
- 拇内收肌（AP）是致畸最主要的肌肉，但是与拇短展肌（APB）通常无关[17]。
- 痉挛的拇内收肌、背侧第1骨间肌，或两者使拇指及示指掌骨内收，导致虎口挛缩。
- 如果拇短屈肌（FPB）处于痉挛状态，可致拇指掌指关节屈曲畸形。
- 拇内收肌和拇短屈肌同时受累时，可致拇指处于屈曲内收位而横躺于掌心。
- 拇长屈肌（FPL）痉挛可使拇指指间关节更加屈曲（图1B）。
- 拇指伸肌及拇长展肌无力亦在畸形形成中起一定作用。
- 有功能的拇长伸肌和拇短伸肌可使拇指掌指关节过度伸展。

发病机制

- 脑瘫是运动和姿势发育的永久性障碍，引起活动限制，归因于发育中的胎儿或婴儿大脑中发生的非渐进性神经紊乱。脑瘫紊乱往往伴有感觉、感知和认知的干扰[11]。
- 先天性脑梗死、核黄疸、脑室内出血、头部创伤以及缺氧等病因所致的上运动神经元病变，可使肌肉-肌腱单位短缩并继发挛缩。
  - 当痉挛性肌肉遇到对抗肌肉瘫痪时可导致畸形更加严重。最终的畸形取决于上述的不平衡。

自然病程

- 新生儿出生后1年内拇指弯曲位于掌心是正常的。但拇指紧贴掌心超过1年则是异常的，需要评估[3]。
- 这种畸形早期是可纠正的，随着肌肉静止性挛缩而使畸形变得僵硬。
- 受累肢体进行性及不同程度的变形，可导致拇指短小[1]。
- 伸拇和外展受限可影响手的握力、功能、外观以及个人卫生。

病史和体格检查

- 需仔细全面地采集脑瘫患儿的完整病史和体格检查。
- 其他专业人士如神经科专家和职业治疗师的加入通常很有帮助。
- 要评估其他伴随的上肢痉挛性畸形如腕和指关节屈曲、前臂旋前、肘关节屈曲和肩关节内收内旋。手术治疗拇指掌心位畸形可能只是对患肢外科治疗的一部分。
- 制订治疗计划前需评估造成畸形的拇指肌肉及其运动和稳定性。
  - 通过观察拇指体位及触诊痉挛或挛缩的肌肉来评价各自受累的肌肉（表1）。因为脑瘫痉挛的率相关性特征，缓慢逐渐牵张能够克服痉挛力量，这与肌腱、关节固定短缩引起的挛缩并不相同。
  - 通过被动和主动地拇指外展、屈曲、掌外展和对掌的范围来评估其运动和稳定性。

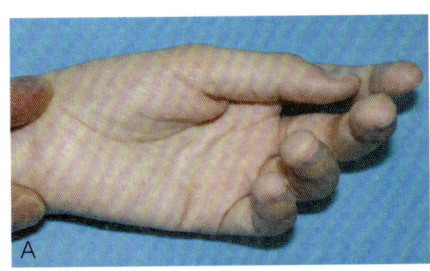
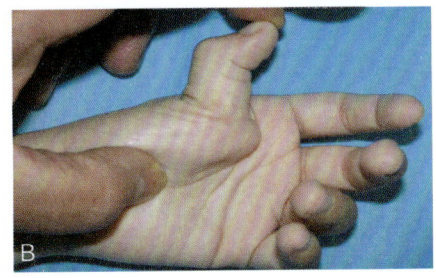

图1 拇指掌心位畸形（A）提示掌指关节松弛及过伸（B）。

表1　拇指掌心位畸形的分级

畸形程度	外观	分型		描述
		House 分型(1981)	Tokin 分型(2001)	
简单畸形		Ⅰ型		拇收肌或(和)第1骨间背侧肌痉挛或挛缩
手内肌畸形		Ⅱ型	1型	拇收肌或(和)第1骨间背侧肌痉挛或挛缩拇短屈肌痉挛或挛缩。
		Ⅲ型		拇收肌或(和)第1骨间背侧肌痉挛或挛缩拇长伸肌和拇短伸肌由于掌指关节不稳代偿性收缩拇长屈肌痉挛
手外肌畸形			2型	拇长屈肌痉挛或挛缩拇长伸肌轻瘫
更严重;手内肌畸形合并手外肌畸形		Ⅳ型	3型	拇收肌或(和)第1骨间背侧肌痉挛或挛缩拇短屈肌及拇长屈肌痉挛或挛缩

- 自主地抓握及放开较大物体和处理较小物体的能力可通过观察患儿功能性活动决定。
- 感觉缺失影响功能。感觉的评估应包括实体觉。
- 对于患儿的各种活动应多次观察或录像以帮助准确评估。这对于发现肌张力障碍尤其有用。
- 较差的肢体功能及需要手术干预都应该考虑并合理安排。

影像学和其他诊断性检查

- 电生理试验及选择性神经阻滞可帮助定位受累肌肉，辨认可用于转位的肌腱。
- 选择性神经阻滞有助于区分肌肉的痉挛、薄弱和纤维化。
- 动态肌电图分析可为肌腱转位术的制订提供重要信息[5]。

- 摄片可发现拇指关节的不稳定或发育障碍。

鉴别诊断

- 扣指畸形。
- 末梢关节挛缩。
- 拇指伸肌缺失(假性伸肌发育不良)。

治疗原则

- 治疗的目标应明确。
- 外周的干预很难彻底解决中枢神经损伤导致的症状。
- 对于大多数患者,治疗的目标是改善拇指的位置和功能。然而,对于受累严重的患者,单单改善卫生状况这一项就是治疗目标。

非手术治疗

- 非手术治疗可对拇收肌使用减张药物（诸如肉毒杆菌毒素）来减轻畸形的程度，改善关节的活动度[4]。
- 畸形程度较轻、非僵硬的患者，可采用矫形支具来维持拇指外展、提高拇指功能[13]，但是过硬的夹板可致拇指活动度受限。

手术治疗

- 拇指掌心位畸形手术治疗原则如下[2]：
  - 肌肉痉挛或挛缩松解。
  - 增强麻痹肌肉的肌力。
  - 稳定拇指关节。
- 松解挛缩伴或不伴增强肌力的目的是重建拇指肌肉平衡，其取决于拇指运动功能障碍的类型及患者的自主控制程度。
- 挛缩肌肉或肌静止性挛缩的松解可通过松解内在肌如拇收肌、拇短屈肌、拇短展肌和第1背侧骨间肌来完成。
  - 外在肌如拇长屈肌受累，亦可考虑松解。
  - 第1指蹼处的继发性皮肤和筋膜挛缩需行四瓣法或双瓣对合Z字成形术。
- 可通过组合肌腱固定术及肌腱转位术来加强麻痹拇指外展和伸直功能，具体根据是否存在特殊缺损，可根据肌肉的情况或自主控制肌肉的范围决定。
- 关节不稳定时，可使用关节融合术或籽骨关节囊固定术来稳定拇指掌指关节[2]。
  - 这些稳定关节手术亦可增强肌腱转位术后的伸直外展活动。
- 当肌腱转位术未能纠正畸形或籽骨关节囊固定术未能控制拇指掌指关节过伸时，可考虑使用拇指掌指关节融合术[1]。
- 当不能控制掌骨内收时，可施行拇指腕掌关节稳定术。拇指腕掌关节稳定术比僵硬的掌骨间融合更好，可保护舟大多角骨间的运动[2]。
- 拇指指间关节融合术通常不是必需的，但可用于严重拇指指间关节屈曲挛缩或罕见的拇长屈肌延长术后断裂时[2]。
- 对于手失去主动活动、被动活动也受限的紧握拳畸形，神经切断术可以作为一种额外的术式；然而，这种手术的效果一般较差。
- 表2所列为拇指掌心位畸形手术选项[14]。

术前计划

- 手术大体计划包括多专业综合性评价。
- 在患儿中枢神经系统发育成熟，且能很好地配合术后治疗时才能进行手术。一般至少5~6岁[6]。
- 术前应积极处理相关异常情况，如癫痫发作、心理问题等。
- 术前应取得患者的理解，进行情绪准备，同时要取得家庭和社会的支持。
- 麻醉下体格检查非常重要，能辨别是否为静力型挛缩，且能准确地评估拇指关节的稳定性。

表2 拇指掌心位畸形手术选择

松解
拇收肌手掌处松解
收肌切断术
第1骨间背侧肌松解
拇短屈肌松解
拇长屈肌滑移
第一环状皮肤和筋膜松解
拇长收肌、拇长伸肌、拇短伸肌放大术，使用：
肱桡肌
指浅屈肌
掌长肌
拇长伸肌代拇短伸肌
桡侧腕屈肌或尺侧腕屈肌
桡侧腕长伸肌
拇长收肌肌腱固定术
从桡骨到肱桡肌、桡侧腕长伸肌、桡侧腕屈肌到第1背侧肌间隔。
关节稳定术
腕掌关节融合术
掌指关节籽骨关节囊固定术
掌指关节融合术
指间关节融合术

经允许引自 Tonkin MA. Thumb deformity in the spastic hand: classification and surgical techniques. Tech Hand Up Extrem Surg 2003;7:18-25.

体位

- 患者取仰卧位，全身麻醉，止血带控制出血。

入路

- 拇指掌心位畸形的手术入路取决于所需进行手术的具体肌肉或肌腱等。
- 为时甚久的内在肌挛缩通常可在掌褶痕线处做弧形切口，松解拇收肌起点，包括或不包括拇短屈肌起点[8]。
- 单个的内在肌挛缩松解可通过虎口来松解拇收肌和第1骨间背侧肌，可结合四瓣法或双反Z字成形术松解第2指蹼挛缩[2]。
- 如需要的话，可在前臂远端掌侧做小切口来松解拇长屈肌肌腱。
- 拇指背侧入路和腕桡背侧入路常被用在加强拇伸肌肌力，同时桡掌侧入路被用在加强拇外展肌肌力。

挛缩松解

静力性内在肌挛缩松解

- 掌褶痕线旁做弧形切口，向远端延伸至腕管区域（技术图1A）。
- 辨认并保护掌浅弓及正中神经，包括其进入鱼际肌、远端进入腕横韧带的运动支。必须仔细分离，因为运动支经常穿过腕横韧带而不是位于其远端（技术图1B）。
- 辨认指浅屈肌及指深屈肌并将其与血管神经束一起牵向尺侧。
- 辨认拇收肌横头，并从第3掌骨其起点处将其分离（技术图1C、D）。
- 辨认并保护尺神经运动支及掌深弓。
- 从第2、3掌骨基，以及头状骨和小多角骨上松解拇收肌斜头起点。
- 拇短屈肌起自腕横韧带及大多角骨，如果其限制拇指外展及伸直时可将其松解。
- 如果需要获得拇指合适的被动外展及伸直，于第1掌骨尺侧，第1骨间背侧肌肌肉远端将其松解。

简单内在肌挛缩松解

- 于挛缩的虎口处设计4叶Z形皮瓣（技术图2A、B）。
- 切开皮肤后，保护神经血管束并切开背侧筋膜。
- 于第1掌骨第1背侧肌起点处将其松解。
- 通过斜行切断拇收肌肌腱对其进行延长；术者应留部分内收功能（技术图2C）。
- 重新排列4叶皮瓣来增加虎口面积（技术图2D）。

外在肌挛缩松解

- 做前臂远端掌侧纵行小切口。
- 暴露拇长屈肌腱，并于肌肉肌腱部分将其切断。
- 将拇指指间关节伸展，直至确认拇长屈肌腱向远端滑移1 cm。
- 可Z字形延长拇长屈肌腱，每度延长0.5 cm[1]。

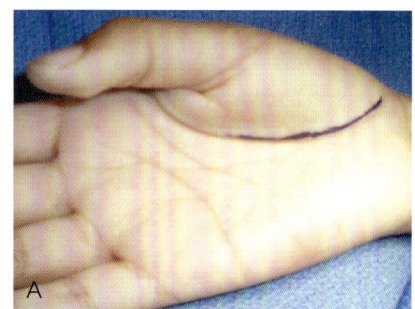 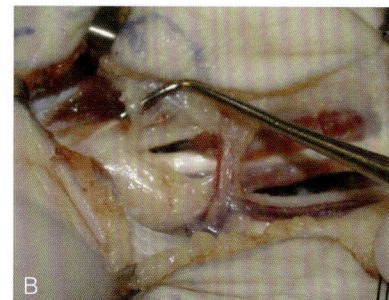 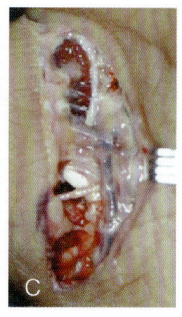

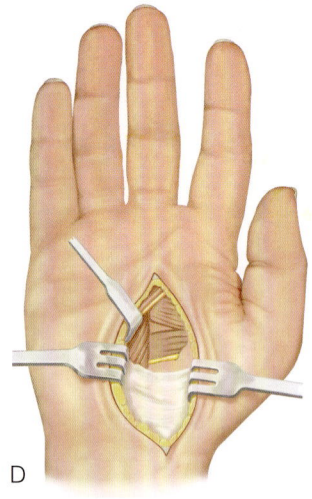

技术图1　内在肌松解。A. 掌褶痕线旁做弧形切口。B. 鱼际松解显示运动支。C、D. 松解拇指内在肌。

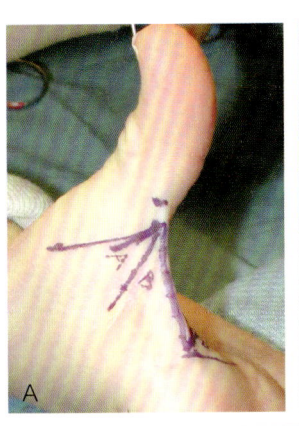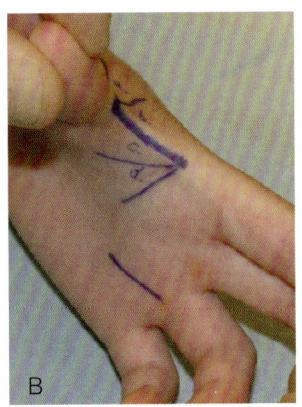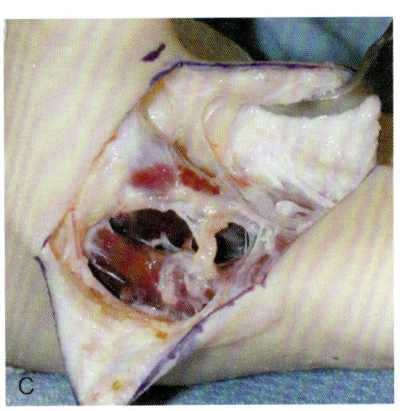

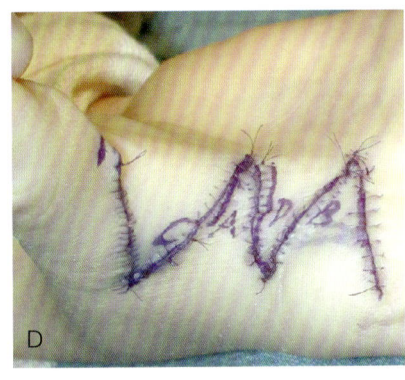

技术图2　虎口处4叶Z形皮瓣。A、B. 皮肤标记。C. 掀开皮瓣并暴露内收肌。D. 旋转皮瓣之后。

肌力加强

拇长展肌肌力加强

- 于掌腕纹及第1伸肌间室处做2个横行小切口，目的是各自暴露掌长肌或桡侧屈腕肌和拇长收肌。
- 辨认及保护桡神经浅支。
- 打开第1伸肌间室，辨认拇长收肌。每束拇长收肌都要拉动至合适张力处，以明确掌指关节外展时的最佳拇长收肌滑动位置。
- 在掌侧切口位置，辨认正中神经掌支。之后分离掌长肌。
- 将选择的拇长收肌肌腱转位至掌侧直至达到可以接受的拇指掌指关节外展程度。
- 掌长肌通过皮下隧道到达掌桡侧切口。
- 将掌长肌端-边缝合于转位的拇长展肌上，缝合时保持足够张力以获得合适的拇指外展（技术图3A）。
- 此外，也可以将拇长收肌腱切断，远端部分常规位于掌侧与掌长肌端-端缝合或与桡侧屈腕肌端-边缝合。拇长展肌腱近端可与拇短伸肌端-边缝合来加强拇指掌指关节伸直（技术图3B）。

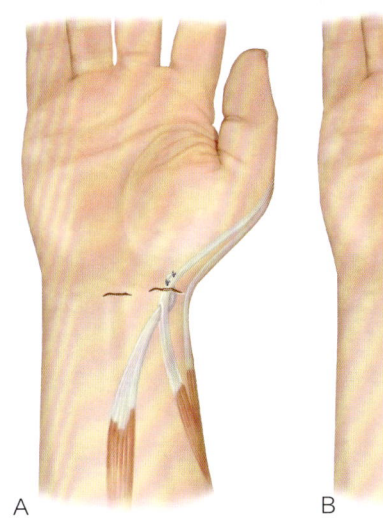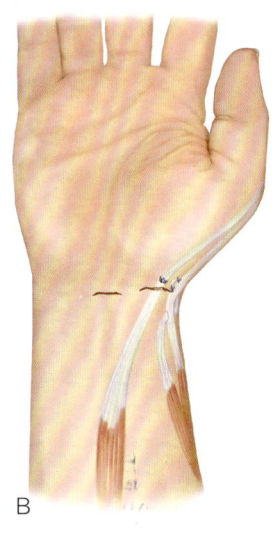

技术图3　A. 掌长肌与转位的拇长展肌端-边缝合。B. 拇长展肌腱加强可通过其远端部分与掌长肌端-端缝合或与桡侧屈腕肌端-边缝合来实现。拇指掌指关节伸直的加强可通过拇长展肌腱近端与拇短伸肌端-边缝合来实现。

拇长伸肌走行重建

- 此法采用一跨越拇指掌指关节及指间关节的背侧皮肤切口和另一位于Lister结节尺侧的纵行小切口[7]。
- 辨认拇长伸肌腱,并于掌指关节远端处10 mm将其切断。之后将肌腱牵至第2切口处(技术图4A)。
- 改变拇长伸肌腱走行至Lister结节桡侧,并于拇长收肌与拇短伸肌周围穿过皮下隧道(技术图4B)。
- 之后将肌腱穿过掌指关节关节囊(技术图4C)。
- 将拇指放置于合适的外展位及指间关节伸直位。改变走行的拇长伸肌腱缝回伸肌装置远端10 mm缺损处。
- 可通过掌长肌、桡侧腕屈肌或肱桡肌来加强改变走行的拇长伸肌。
- 于Lister结节近端分离拇长伸肌,使肌腱附着于止点处。之后可以从远端至近端改变走行(技术图4D)[10]。
- 拇长伸肌的走行可以通过伸肌支持带中新的滑车得到改变(技术图4E、F)[1]。

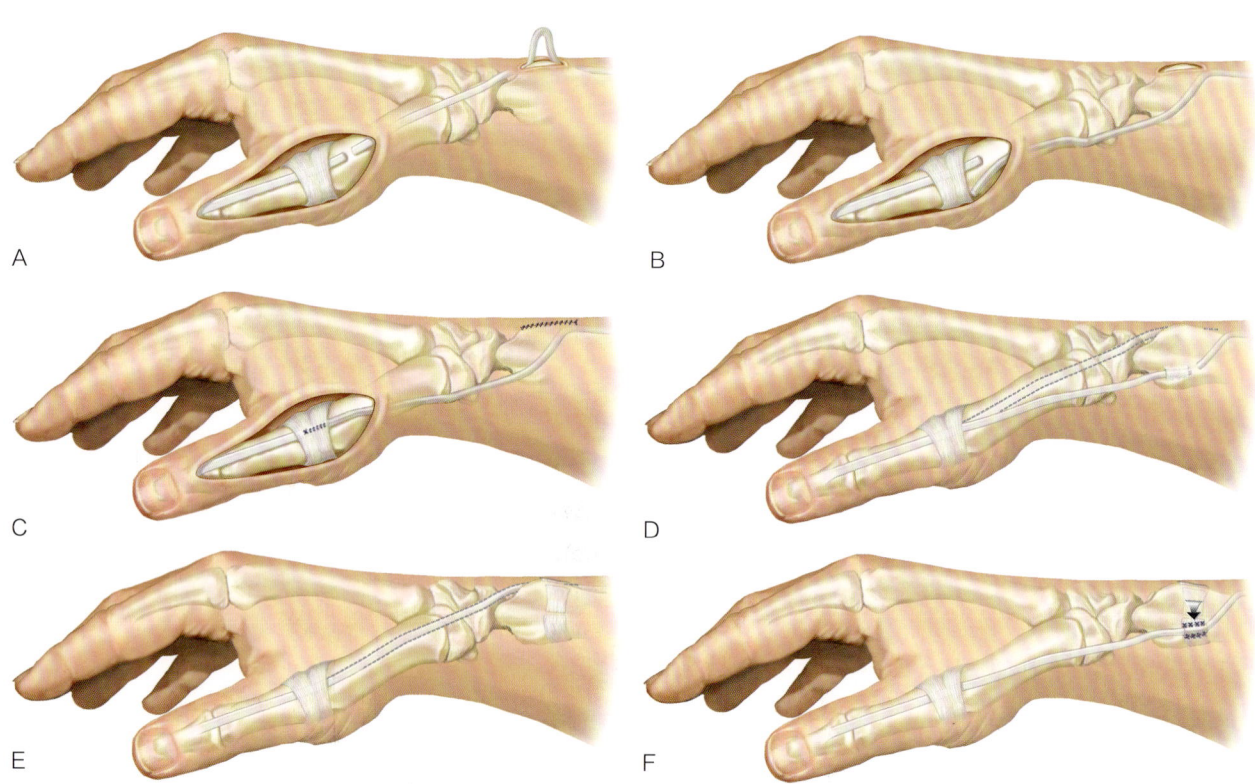

技术图4 拇长伸肌走行重建。A. 于远端切断拇长伸肌并将其拉动。B. 改变拇长伸肌腱走行至Lister结节桡侧,并于拇长收肌与拇短伸肌周围穿过皮下隧道。C. 改变走行的拇长伸肌腱缝合回伸肌装置。D. 改良拇长伸肌走行重建技术。于Lister结节近端切断拇长伸肌,改变走行至第1伸肌间室后,重新缝合回近端断端。E、F. 于支持带中改变拇长伸肌走行。E. 于第3伸肌间室内松解拇长伸肌,并将其牵向桡侧。F. 伸肌支持带中重建拇长伸肌滑车。

拇指掌指关节稳定术

拇指掌指关节融合术

- 做跨越拇指掌指关节的背尺侧切口。
- 纵行劈开伸肌装置,从掌骨头处剥离尺侧副韧带,暴露关节(技术图5A)。
- 用刀片去除掌骨头关节软骨,并刮除近节指骨骨骺,直至暴露二级骨化中心(技术图5B)。允许骨骺融合并保留骺板。
- 将关节屈曲10°、外展10°、轻度旋前位,1根小的(直径1 mm)平滑克氏针穿过关节中心以减少骨骺损伤(技术图5C)。

籽骨关节囊固定术

- 做跨越拇指掌指关节的背桡侧弧形切口[15]。
- 于掌板处切断侧副韧带止点。
- 移动掌板暴露桡侧籽骨。
- 裸露籽骨关节软骨。造成掌骨头-颈交界处皮质缺损。

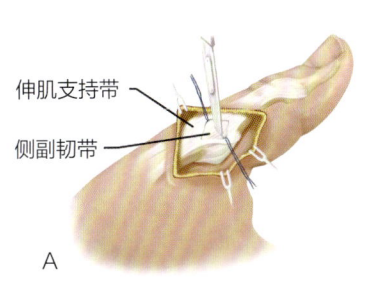
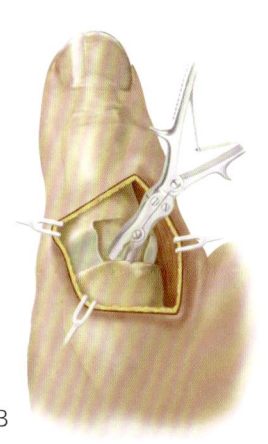
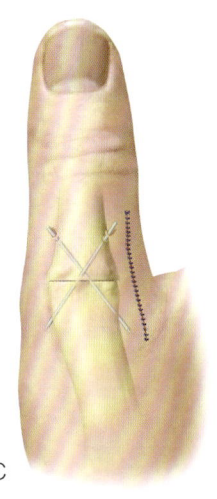

技术图 5　拇指掌指关节融合术。A. 纵行劈开跨越掌指关节的伸肌装置后，从掌骨头处剥离尺侧副韧带。B. 去除掌骨头关节软骨，保留近节指骨骺板。C. 关节放置完成后，使用平滑克氏针保持关节位置。

- 克氏针钻孔后，将带缝线的直针穿过籽骨-掌板及掌骨缺损处（技术图 6A）。
- 将掌指关节放置于屈曲 30°位置。于掌骨背侧、伸肌腱下打紧骨间缝线，使籽骨缝于掌骨颈处。
- 1 根克氏针穿过关节以维持关节位置 6 周（技术图 6B）。

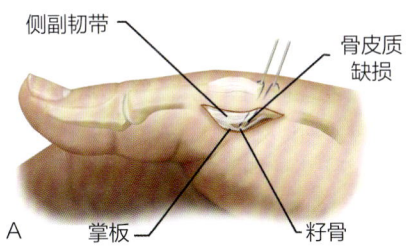
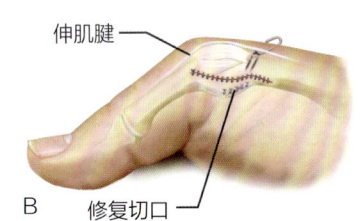

技术图 6　籽骨关节囊固定术。移动掌板暴露桡侧籽骨。裸露籽骨关节软骨，与其对应的是造成掌骨头-颈交界处皮质缺损。A. 将缝线穿过籽骨-掌板及掌骨缺损处。B. 于掌骨背侧、伸肌腱下打紧骨间缝线。一根克氏针穿过关节以维持关节位置。

要点与失误防范

常规注意事项	• 详细的病史问询及体格检查，包括与其他专家交流意见，有助于获得最适合的诊断及治疗方案
指征	• 对于拟选用的肌肉有良好的自主活动，这常常意味着术后手部有着更好的活动能力，是外科手术的重要指征
术式选择	• 术式选择应个性化，因每个患者的畸形都是不同的
松解麻痹或挛缩的肌肉	• 对牵扯拇指的异常力量选择性、分期地松解，以期最终获得一个合适的、有功能的拇指位置 • 应仔细保护周围的血管神经结构
轻瘫肌肉放大	• 转位肌肉的选择取决于自主活动的存在及程度 • 在延长术之前应评估其相关掌指关节的稳定性
关节稳定性	• 关节稳定性是最终成功纠正拇指畸形的关键 • 近节指骨的骺板应仔细保护

术后处理

- 挛缩松解术后应使用短臂拇指人字形石膏维持拇指在桡侧充分外展及掌外展20°的位置，一般需固定4周。
- 可拆卸夹板再固定4～6周。
- 如行肌腱转移，固定需延长至6周，再使用可拆卸夹板固定6周。建议使用活动夹板。
- 拇指掌指关节融合术后应使用人字形石膏固定，直到影像学提示愈合后才能去除固定。

结果

- 拇指掌心位畸形的功能预后应在术前和术后由内科医生、手术医生、家长和患者共同评价。
- House 等[2]报道了56例行该手术患者术后功能等级都得到提升。
- Tonkin 等[16]对32例拇指掌心位畸形患者施行矫正手术均取得良好效果。平均随访时间32个月（10～88个月）。
  - 32例患者中有29例（30/33根拇指）其拇指固定维持于掌外。
  - 33根拇指中有26根可侧捏。
  - 许多患者的功能得到改善，但没有从非自主功能改善为自主功能。

并发症

- 收缩的或纤维变性的肌肉如松解不充分，可导致拇指从掌心位松解不充分。
- 肌腱转移术后粘连可导致术后活动范围减小。
- 不正确的手术技术如过度延长或不正确的力线转位可导致拇外展和伸展活动受限。
- 一个未治疗或治疗不充分的不稳定的掌指关节会导致肌腱转移失败。
- 避免神经血管损伤至关重要，整个手术过程中仔细辨别并保护神经血管束。
- 不正确的康复计划和社会支持会导致治疗失败。

（徐铮宇　译，张彦　审校）

参考文献

[1] Goldner JL, Koman LA, Gelberman R, et al. Arthrodesis of the metacarpophalangeal joint of the thumb in children and adults. Adjunctive treatment of thumb-in-palm deformity in cerebral palsy. Clin Orthop Relat Res 1990;(253):75-89.

[2] House JH, Gwathmey FW, Fidler MO. A dynamic approach to the thumb-in-palm deformity in cerebral palsy. J Bone Joint Surg Am 1981;63(2):216-225.

[3] Jaffe M, Tal Y, Dabbah H, et al. Infants with a thumb-in-fist posture. Pediatrics 2000;105(3):E41.

[4] Koman LA, Mooney JF III, Smith B, et al. Management of cerebral palsy with botulinum A toxin: preliminary investigation. J Pediatr Orthop 1993;13:489-495.

[5] Kozin SH, Keenan MA. Using dynamic electromyography to guide surgical treatment of the spastic upper extremity in the brain-injured patient. Clin Orthop Relat Res 1993;(288):109-117.

[6] Lawson RD, Tonkin MA. Surgical management of the thumb in cerebral palsy. Hand Clin 2003;19:667-677.

[7] Manske PR. Redirection of extensor pollicis longus in the treatment of spastic thumb-in-palm deformity. J Hand Surg Am 1985;10(4):553-560.

[8] Matev IB. Surgical treatment of flexion-adduction contracture of the thumb in cerebral palsy. Acta Orthop Scand 1970;41:439-445.

[9] Pappas N, Baldwin K, Keenan MA. Efficacy of median nerve recurrent branch neurectomy as an adjunct to ulnar motor nerve neurectomy and wrist arthrodesis at the time of superficialis to profundus transfer in prevention of intrinsic spastic thumb-in-palm deformity. J Hand Surg Am 2010;35(8):1310-1316.

[10] Rayan GM, Saccone PG. Treatment of spastic thumb-in-palm deformity: a modified extensor pollicis longus tendon rerouting. J Hand Surg Am 1996;21(5):834-839.

[11] Rosenbaum P, Paneth N, Leviton A, et al. A report: the definition and classification of cerebral palsy April 2006. Dev Med Child Neurol Suppl 2007;109:8-14.

[12] Swanson AB. Surgery of the hand in cerebral palsy. In: Flynn JE, ed. Hand Surgery. Baltimore: Williams & Wilkins, 1982:476-488.

[13] Ten Berge SR, Boonstra AM, Dijkstra PU, et al. A systematic evaluation of the effect of thumb opponens splints on hand function in children with unilateral spastic cerebral palsy. Clin Rehabil 2012;26(4):362-371.

[14] Tonkin MA. Thumb deformity in the spastic hand: classification and surgical techniques. Tech Hand Up Extrem Surg 2003;7:18-25.

[15] Tonkin MA, Beard AJ, Kemp SJ, et al. Sesamoid arthrodesis for hyperextension of the thumb metacarpophalangeal joint. J Hand Surg Am 1995;20(2):334-338.

[16] Tonkin MA, Hatrick NC, Eckersley JR, et al. Surgery for cerebral palsy part 3: classification and operative procedures for thumb deformity. J Hand Surg Br 2001;26(5):465-470.

[17] Zancolli EA, Zancolli E Jr. Surgical rehabilitation of the spastic upper limb in cerebral palsy. In: Lamb DW, ed. The Paralyzed Hand. Edinburgh: Churchill Livingstone, 1987:153-168.

第76章 松解A1滑车矫正小儿扳机指
Release of the A1 Pulley to Correct Pediatric Trigger Thumb

Roger Cornwall

定义

- 儿童拇指扳机指多在以下两种情况下发生,拇指A1环状滑车过紧和拇长屈肌肌腱肿胀或形成结节从而影响拇指指间关节正常的活动。
- 虽然疾病是按临床表现命名且病理表现都相似,这种症状出现可使我们区别儿童扳机指和成人扳机指。
- "先天性拇指扳机指"这个名字并不确切,三个国家共同展开的包含14 581名新生儿的大样本联合前瞻性研究发现该疾病发生在出生时[14,19,22,24]。

解剖

- 拇长屈肌肌腱穿过的拇指屈肌腱鞘包含一系列的滑车,在拇指屈曲时防止肌腱弓弦。
- 最近端的滑车称为A1滑车,其为横行环状结构。切断此滑车不会引起拇指屈曲时肌腱弓弦。下一个滑车为斜行滑车,虽然有些作者描述手指上明显插入的第2环状滑车与A2滑车不同[2]。这些滑车对于限制肌腱弓弦非常重要。
- 拇指神经靠近拇长屈肌腱鞘。桡侧指神经在A1滑车近端斜穿腱鞘,尺侧指神经在A1滑车旁平行于肌腱。手术松解A1滑车时可能会损伤这些结构,所以了解精确的解剖结构很重要。

发病机制

- 虽然最近的证据表明,在生长过程中肌成纤维细胞的良性增殖可能与之有关,但儿童拇指扳机指发病机制尚不清楚。
- 成年人扳机指发病机制中,炎症占主导地位。然而,在儿童扳机指中,活检后大体形态学或光镜或电镜检查都没有发现炎症的迹象[3]。
- 一直以来都认为拇指扳机指有遗传倾向,尤其是双侧拇指扳机指,但事实上其遗传条件并不成立[28]。
- 有学者已提出外伤性的病因,但没有明确的数据支持这一理论。

自然病程

- 儿童拇指扳机指的发病过程是近期关注焦点。早期报道表明症状自行缓解的概率非常小,但最新报道表明自行缓解的概率占24%~63%[1,5,20]。
- 大多数最新研究报道[1]认为儿童拇指扳机指的自然发病过程中,有63%的患者能后自愈,尽管自愈的定义是指间关节被动伸直至中立位,而不是正常过伸位。另外,自愈的平均时间是诊断后48个月。
  - 因此,当考虑通过观察治疗儿童拇指扳机指时,医生应当告知家长,拇指的活动度会改善但不会恢复到正常范围,并且改善的过程平均耗时4年。

病史和体格检查

- 儿童通常在婴儿晚期到5岁间发病,伴有无痛性指间关节活动受限。"扳机征"在儿童中并不常见。
- 家长通常无法确定起病时间。有些家长会把起病情况描述成一次拇指所受的外伤,但拇指扳机指可能早已存在,而外伤只是让家长意识到疾病的存在而已。
- 功能障碍和疼痛并不常见,除外活动性扳机指的病例。
- 典型的体检结果是发现屈曲挛缩的拇指指间关节,因为拇长屈肌肌腱上的小结节通常位于A1滑车近端,阻碍了肌腱向远端滑动及指间关节背伸(图1A)。
- 某些病例的结节位于A1滑车远端,从而使拇指指间关节处于伸直位,主动屈曲指间关节受限。这些病例的被动指间关节屈曲正常,但伸腕腱固定后不会出现指间关节屈曲。
- 极少数患儿可主动屈曲和被动伸直来活动拇指扳机指。
- 无论拇指间关节在哪个位置,在掌指纹处的拇长屈肌肌腱上可轻易摸到(甚至可以看到)小结节(图1B)。即使极小幅度地移动指间关节也可以感到小结节。
- 对于长期屈曲畸形固定的病例,拇指掌指关节过伸松弛很常见。在另一些病例中,可能存在冠状面畸形类似于手指弯曲变形,尽管其因果关系并没有被确立。
- 由于可能累及到双侧,应该检查双侧拇指。

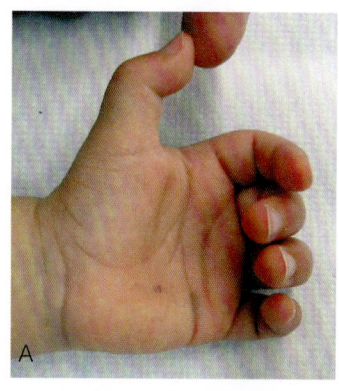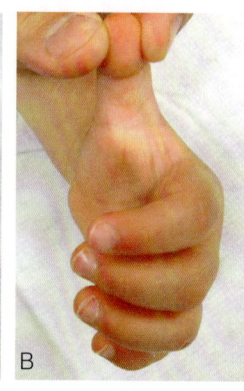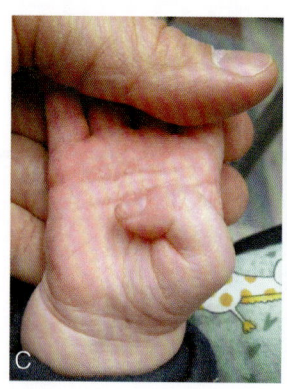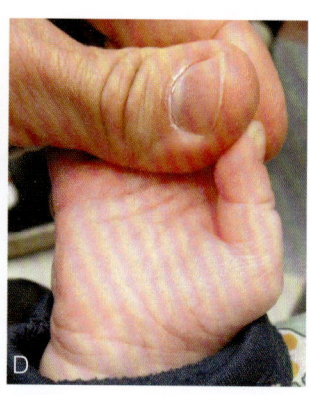

图1　A. 一例典型的儿童拇指扳机指屈曲畸形。注意指间关节无法被动伸直。B. 一例典型拇指扳机指屈曲畸形。注意在掌指缝纹水平拇长屈肌肌腱上可见突起的小结节。C、D. 先天性钩状拇指。C. 指间关节和掌指关节皆处于屈曲休息位。D. 典型的先天性钩状拇指是指间关节被动活动不受限，同时掌指关节固定屈曲僵硬，从而能够鉴别先天性钩状拇指和儿童拇指扳机指。

- 应行上肢神经系统检查，包括评估手内肌肌力，因为扳机指需和脑瘫造成的拇指掌心位畸形相鉴别。
- 儿童拇指扳机不应与先天性钩状拇指（congenital clasped thumb）相混淆，后者掌指关节固定于屈曲位，但指间关节活动正常（图1C、D）。

影像学和其他诊断性检查

- 对临床症状明显病例，平片检查并不是必需的；如果拍片也只能确定拇指指间关节休息位位置。
- 由于其过度伸展的姿势，平片可能被错误解读为掌指关节背侧脱位，导致医生试图去"减少"脱位。通常，这些试图减少脱位的错误尝试包括拇指牵引力，这可能通过延长指间关节使结节通过滑车，从而让医生和家长认为问题已经解决。屈曲的姿势通常会在第2天早上恢复，继而会被诊断为复发性脱位。熟悉扳机拇指的诊断及其影像学和临床表现可以预防这种干预和焦虑的循环。
- 如果检查发现后创伤迹象（如肿胀、瘀斑），需要考虑摄片排除骨骼损伤。
- 不需要进一步影像学检查。

鉴别诊断

- 先天性钩状拇指。
- 拇指掌心位畸形（脑瘫）。
- 关节挛缩。
- 拇指发育不全。

非手术治疗

- 儿童拇指扳机指非手术治疗包括简单观察[1]、家长每日帮助伸展关节[30]、夹板[16,21]及石膏固定[4]。但是非手术方法治疗是否能够转变疾病的自然病程尚不清楚。
- 一项最近的系统综述[7]将儿童扳机拇指的保守治疗结果总结如下。在4项研究中[15,16,21,26]，138例扳机指使用夹板治疗后2.9~30个月的时间里，整体成功率为67%，尽管夹板存在依从性差和如接触性皮炎等夹板并发症。许多接受夹板治疗的患者中途选择手术治疗从而放弃夹板治疗。据报道，在3个研究中，108例扳机指通过21~24个月的被动伸展拇指锻炼后，总体成功率为55%[8,12,30]。此外，将拇指固定于屈曲位成功率更低。因此，笔者不鼓励使用非手术治疗，因为尽管需要经历长期痛苦的治疗，它似乎没有改变自然病程。
- 在一系列夹板治疗的研究中，Lee和其助手[16]报道了用夹板治疗可被纠正的拇指扳机指（无锁定屈曲或伸展畸形），发现相比简单观察用夹板固定改善症状（扳机指发生的频率）的机会要大得多。其他一些报道[21]如夜间夹板固定，平均10个月治疗扳机指。但在一项包含扳机指的系列研究指出，夹板约有24%脱出率并且之前研究没有对照组。
- 在一系列被动活动关节治疗的研究中，Watanabe及其同事[30]报道了58名患儿接受其母亲每日被动伸展患儿关节10~20次，平均44个月的结果。尽管宣称有"96%的满意度"，但只有25%的固定屈曲畸形有改善，且没有患儿指间关节的过伸度恢复正常。这样，也无法明确他们的结果是否与其他自然病程的报道有区别，甚至是数年伸展锻炼之后。
- 门诊小手术局麻下经皮穿针松解A1滑车可以用来治疗儿童拇指扳机指，但其成功率低于切开手术松解。报道的并发症包括松解不完全和患儿无法耐受手术[29]。

手术治疗

- 手术松解A1滑车很早以来就被认为是治疗儿童拇指

扳机指安全且有效的方法。
- 提出手术指征时，医生必须考虑现有数据包括疾病的自然进程和前文已列出的保守治疗预后，并就治疗方案与家属讨论。几乎所有手术治疗拇指扳机指的报道都称能在术后立即改善全部症状，并且并发症发生率低，使手术治疗成为一项有吸引力的选择。
- 手术的治疗时机存在争议。大多数学者建议1岁以后进行手术；有些建议延迟至3～5岁；另一些建议术前先观察一段时间。尽管有学者提出可能出现代偿性掌指关节过伸松弛、永久性关节囊挛缩及冠状面畸形，建议3岁内手术，但没有研究明确指出延迟至3岁或以后手术会有危害。麻醉风险与年龄的关系虽然未被完全阐明，但其也应被列入考虑范畴。

术前计划
- 除了儿童术前药物准备、麻醉准备、家属准备及术后早期恢复，术前计划很少需要。

体位
- 患儿仰卧位于手术台上，并将患肢（单侧或两侧）置于手部手术台或扶手台上。
- 上肢放置充气止血带。止血带远端肢体准备并消毒。
- 用Esmarch绑带驱血，调整止血带压力至高于收缩压100 mmHg。
- 另外，Esmarch绷带也可以在驱血后用作前臂周围的止血带，尽管使用这种技术需要一定的经验来避免过度压力对前臂造成伤害。

入路
- 通往A1滑车的最佳入路是在掌指关节折痕处或平行于掌指关节折痕做横行切口。纵行切口会造成纵行瘢痕挛缩从而损害掌指关节的活动度[18]。
- 如前所述，掌侧入路需万分小心，不要损伤位于A1滑车近端的指神经。

暴露
- 在掌指关节折痕区域做一7～10 mm的横行切口。切口的确切位置由A1滑车相对折痕位置决定。在拇指屈曲位固定的病例中，指间关节最大限度伸直时，A1滑车近端边缘刚好在体表触及的小结节远端。
  - 切口不需要位于指间关节折痕上，伤口愈合后几乎看不见瘢痕。
  - 必须注意切口要直接位于拇指屈肌腱鞘上方，腱鞘相对于手掌处于旋后位（技术图1A）。
- 驱血并上完止血带后再做切口。必须要小心避开相邻的指神经。
- 接着钝性分开皮下组织暴露A1滑车。无需常规分离指神经，只要能在高倍放大镜下清晰看到滑车的横行纤维（技术图1B）。

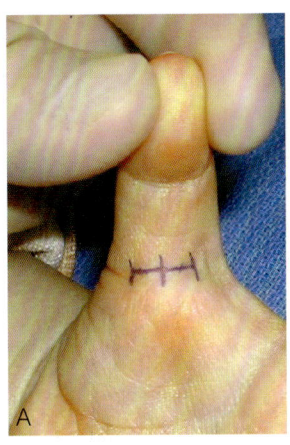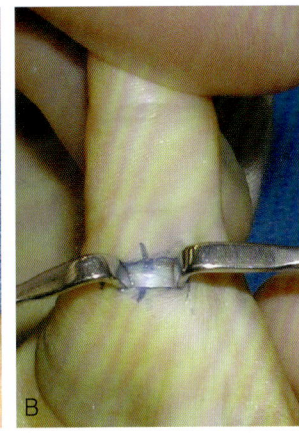

技术图1 A. 切开松解儿童拇指扳机指的切口位置。B. 暴露A1滑车。注意横行的无皮下组织覆盖的纤维。两端的拉钩可向远近端调节以直视下看到整个A1滑车。

切开松解A1滑车
- 确定A1滑车远近端边缘。锐性纵行切开A1滑车全长（技术图2A）。辨认斜行滑车并拉至远端保护。轻柔地用一把钝头剪刀或止血钳分离进入鱼际的腱鞘近段，切断可能成为扳机指复发源的纤维束。
  - A1滑车上最初的切口提供了一个椭圆形的窗口可允许指间关节完全伸直（技术图2B），但是手指在术后还是呈扳机状，除非将整个滑车切除。
- 充分松解后，将A1滑车远端边缘分离数毫米以清晰看到拇长屈肌肌腱全宽（技术图2C）。

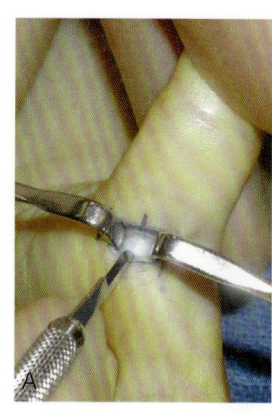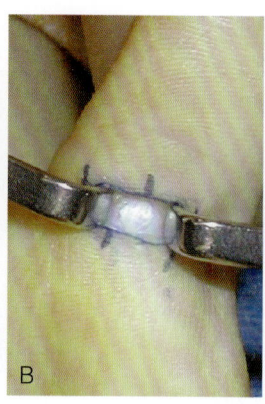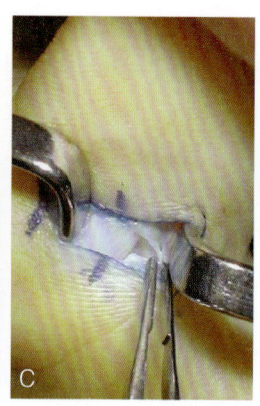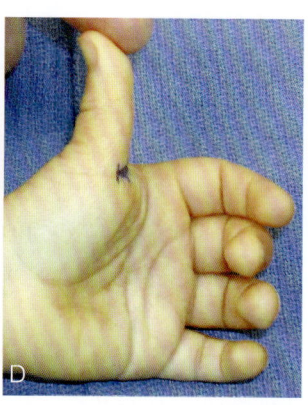

技术图2 A. 用一把6700 Beaver刀片在直视下纵行切开A1滑车。B. 未完全松解的A1滑车的外观。注意滑车的椭圆形切缘并完全伸直指间关节。远近端完整滑车断端会成为扳机指的复发源，除非滑车完全松解。C. 完全松解A1滑车。可见拇长屈肌肌腱的全宽。镊子正钳夹滑车的一侧切缘。D. 图1患者滑车完全松解后，指间关节立刻达到完全被动伸直。

- 充分松解后，拇指指间关节活动度应该完全恢复（技术图2D）。在长期病例中，活动度可能并没有超过中立位很多。
- 如果在韧带松解前拇指锁定在伸直位，可通过完全伸腕及加压前臂远端掌侧以对拇长屈肌肌腱产生近端牵引力来证实是否完全松解。
  - 如果检查中拇指指间关节没有达到完全屈曲，则松解不完全。

伤口关闭和包扎

- 伤口冲洗，单纯可吸收线缝合伤口。
- 伤口已用长效局麻药浸润麻醉，无需肾上腺素做术后麻醉。
- 无菌纱布和数层绷带覆盖伤口，并用胶布粘贴固定，防止患儿移动绷带（技术图3）。

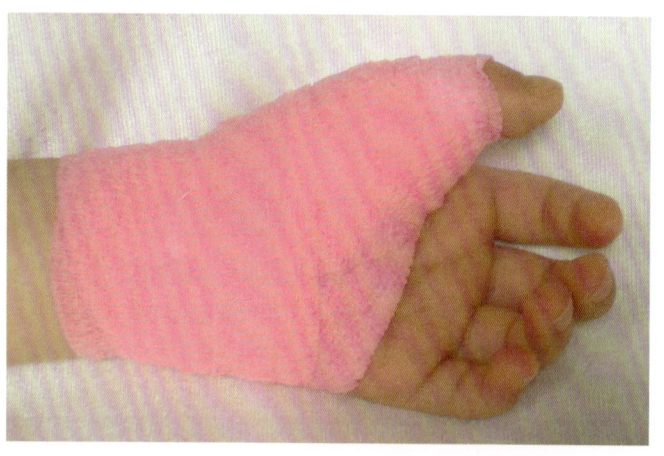

技术图3 扳机指松解术后包扎，用纱布松松地包裹伤口，并用黏性绷带固定。必须注意保持敷料宽松，以防止过度肿胀甚至远端缺血。

要点与失误防范

适应证	• 根据最近关于自然进程和可能自愈的文献,即使手术能安全、有效、更快、更可靠地恢复正常活动度,也需要在手术前告知家长保守观察这种治疗方法
麻醉	• 由于指神经靠近屈肌腱鞘,患儿需要在整个手术过程中保持不动。因此,即使熟练的医生能在5分钟内完成整个手术,仍需要全身麻醉和镇静,并由一名麻醉师管理麻醉
切口位置	• 当手掌和拇指放平时,拇指相对手掌平面旋后,当手在术中维持这个姿势时,切口容易偏向屈肌腱鞘桡侧。因此,请助手将拇指维持在垂直位有助于方便术者做屈肌腱鞘中心切口
未完全松解	• 手术松解后扳机指复发的主原因是松解未完全。完全松解A1滑车远端后断端应指向掌侧而不是指向对侧。近端,大鱼际肌中的纤维束会导致持续性的扳机指,在A1滑车切开后,可用钝头剪刀或止血钳在屈肌腱鞘处轻柔撑开
指神经	• 只要切口在A1滑车的正上方且皮下组织分离干净,A1滑车暴露清楚没有软组织覆盖,就不需要分离并单独探查指神经

术后处理

- 术后无需石膏或夹板固定。然而,保护伤口7天可使少许炎症切口愈合并使可吸收缝线降解。缝线会在患儿好奇想要触碰前分解。
  - 多层纱布、弹力绷带等包扎是可靠且易于被患者接受。
  - 必须非常小心防止任何由于过度收紧弹性绷带造成的血管压迫。
- 7天后去除敷料。如果发现患儿设法移除敷料,可用胶布绷带包扎直到术后7天。
- 除了常规伤口护理外,术后没有活动限制。
- 虽然8~10岁以上的患儿在术后会要求更大剂量的镇痛,然而术后镇痛药物通常不需要超过单一剂量的对乙酰氨基酚。
- 术后门诊随访一般安排在术后1~2周。敷料移除后1~2周拇指通常可恢复全部活动。如果父母发现在这段时间之后患儿在使用拇指时有些犹豫,简短的儿童作业疗法可能会有所帮助。

结果

- 切开手术松解拇指扳机指的预后非常好。
- 在多项系列研究中,均报道所有患者恢复全部活动度[6,9,10,23,25,31]。
- 一项最近的系统回顾报道,在12个研究中心,759例扳机指治疗的成功率高达95%[7]。
- 一些报道称手术治愈率未达到100%,复发是因为滑车松解不完全,这也是不能达到满意预后的主要原因[11,17]。然而在这些报道中,成功率达到93%,未完全松解病例再手术成功率达100%。
- 手术矫正之后通常立即能恢复全部活动度。在长期病例中,尽管术后立刻就能达到中立位,但指间关节完全伸直位可能需要数月。这个现象可能提示之前长期处于锁定屈曲位导致掌板或指间关节关节囊挛缩。
- 近期的一项长期研究指出,尽管在术后可获得正常活动度,但约有23%的患儿平均术后15年会有中度指间关节活动度丧失[18]。

并发症

- 虽然少见,但复发屈曲畸形或扳机指是报道的最常见的并发症[11,17,27]。它源于未完全松解滑车,手术时精细操作可防止这项并发症。一旦复发,需行翻修手术来完全松解滑车。
- 纵行切口患儿会有长期主诉及瘢痕挛缩[18]。一篇系统综述报道扳机拇指手术中,伤口并发症是最常见的并发症[7],尽管没有对这些并发症的具体细节进行描述。
- 指神经损伤极其少见,在一篇最近的系统回顾中报道759例患者中只有1例发生[7]。
- 有报道发生浅表伤口感染[26],但通过口服抗生素可轻易治愈。

(徐铮宇 译,张彦 审校)

参考文献

[1] Baek GH, Kim JH, Chung MS, et al. The natural history of pediatric trigger thumb. J Bone Joint Surg Am 2008;90:980-985.

[2] Bayat A, Shaaban H, Giakas G, et al. The pulley system of the thumb: anatomic and biomechanical study. J Hand Surg Am 2002;27:628-635.

[3] Buchman MT, Gibson TW, McCallum D, et al. Transmission electron microscopic pathoanatomy of congenital trigger thumb. J Pediatr Orthop 1999;19:411-412.

[4] Conners JJ, Obi LJ. Conservative treatment of trigger thumb in infants and children. J Fla Med Assoc 1968;55:819.

[5] Dunsmuir RA, Sherlock DA. The outcome of treatment of trigger thumb in children. J Bone Joint Surg Br 2000;82:736-738.

[6] Eyres KS, McLaren MI. Trigger thumb in children: results of surgical correction. J R Coll Surg Edinb 1991;36:197-198.

[7] Farr S, Grill F, Ganger R, Girsch W. Open surgery versus nonoperative treatments for paediatric trigger thumb: a systematic review. J Hand Surg Eur Vol 2014;39(7):719-726.

[8] Forlin E, Kaetsu EY, Vasconcelos JEE. Success of conservative treatment of trigger thumb in children after minimum follow-up of five years. Rev Bras Ortop 2012;47:483-487.

[9] Ger E, Kupcha P, Ger D. The management of trigger thumb in children. J Hand Surg Am 1991;16:944-947.

[10] Herdem M, Bayram H, Togrul E, et al. Clinical analysis of the trigger thumb of childhood. Turk J Pediatr 2003;45:237-239.

[11] Hudson DA, Grobbelaar AO, Bloch CE. Trigger thumb in children—results of simple surgical treatment. S Afr J Surg 1998;36:91-92.

[12] Jung HJ, Lee JS, Song KS, et al. Conservative treatment of pediatric trigger thumb: follow-up for over 4 years. J Hand Surg Eur Vol 2012;37:220-224.

[13] Khoshhal KI, Jarvis JG, Uhthoff HK. Congenital trigger thumb in children: electron microscopy and immunohistochemical analysis of the first annular pulley. J Pediatr Orthop B 2012;21:295-299.

[14] Kikuchi N, Ogino T. Incidence and development of trigger thumb in children. J Hand Surg Am 2006;31:541-543.

[15] Koh S, Horii E, Hattori T, et al. Pediatric trigger thumb with locked interphalangeal joint: can observation or splinting be a treatment option? J Pediatr Orthop 2012;32:724-726.

[16] Lee ZL, Chang CH, Yang WY, et al. Extension splint for trigger thumb in children. J Pediatr Orthop 2006;26:785-787.

[17] Marriott FP. Trigger thumb in infancy and childhood. A survey of 80 patients. Ulster Med J 1967;36:53-61.

[18] McAdams TR, Moneim MS, Omer GE Jr. Long-term follow-up of surgical release of the A(1) pulley in childhood trigger thumb. J Pediatr Orthop 2002;22:41-43.

[19] Moon WN, Suh SW, Kim IC. Trigger digits in children. J Hand Surg Br 2001;26:11-12.

[20] Mulpruek P, Prichasuk S. Spontaneous recovery of trigger thumbs in children. J Hand Surg Br 1998;23:255-257.

[21] Nemoto K, Nemoto T, Terada N, et al. Splint therapy for trigger thumb and finger in children. J Hand Surg Br 1996;21:416-418.

[22] Rodgers WB, Waters PM. Incidence of trigger digits in newborns. J Hand Surg Am 1994;19:364-368.

[23] Skov O, Bach A, Hammer A. Trigger thumbs in children: a follow-up study of 37 children below 15 years of age. J Hand Surg Br 1990;15:466-467.

[24] Slakey JB, Hennrikus WL. Acquired thumb flexion contracture in children: congenital trigger thumb. J Bone Joint Surg Br 1996;78:481-483.

[25] Sprecher EE. Trigger thumb in infants. Clin Orthop 1953;1:124-128.

[26] Tan AH, Lam KS, Lee EH. The treatment outcome of trigger thumb in children. J Pediatr Orthop B 2002;11:256-259.

[27] Taylor BA, Waters PM. A case of recurrent trigger thumb. Am J Orthop 2000;29:297-298.

[28] Vyas BK, Sarwahi V. Bilateral congenital trigger thumb: role of heredity. Indian J Pediatr 1999;66:949-951.

[29] Wang HC, Lin GT. Retrospective study of open versus percutaneous surgery for trigger thumb in children. Plast Reconstr Surg 2005;115:1963-1970.

[30] Watanabe H, Hamada Y, Toshima T, et al. Conservative treatment for trigger thumb in children. Arch Orthop Trauma Surg 2001;121:388-390.

[31] White JW, Jensen WE. Trigger thumb in infants. AMA Am J Dis Child 1953;85:141-145.

第77章 尺侧腕屈肌转移治疗腕关节屈曲畸形
Transfer of Flexor Carpi Ulnaris for Wrist Flexion Deformity

Ann E. Van Heest

定义

- 脑瘫是一种原发性中枢神经系统功能失调,由于继发性上肢周围神经表现可导致显著的功能障碍。
- 大脑上运动神经元损伤将导致正常张力抑制丧失(例如肌痉挛),肢体活动失去调控(例如肌力减弱),或是肌肉活动协调性损害(例如手足徐动症)。
  - 最常见的临床表现是肌痉挛。
  - 痉挛性偏瘫是脑瘫中最主要的一类,是上肢手术的适应证。
- 在脑瘫导致的痉挛性偏瘫中,最常见的上肢外周症状是肩关节内旋、肘关节屈曲、前臂旋前、腕关节屈曲并尺偏,手指紧握或鹅颈样畸形和钮孔样畸形。
  - 肌肉强直状态的升高会引起关节周围肌肉不平衡,这会导致功能损害,长期如此可导致骨骼畸形的关节挛缩。
  - 最容易受到影响的是腕关节,这将是本章讨论的重点。

解剖

- 5个主要腕动力肌控制腕关节位置。
- 3条腕伸肌包括桡侧腕短伸肌(ECRB)、桡侧腕长伸肌(ECRL),以及尺侧腕伸肌(ECU)。
- 2条腕屈肌包括桡侧腕屈肌(FCR)和尺侧腕屈肌(FCU)。
- 指屈肌和拇屈肌(指深屈肌、指浅屈肌、拇长屈肌)越过腕关节并施加屈腕的力量。指伸肌和拇伸肌(拇长伸肌、指总伸肌、食指固有伸肌、小指固有伸肌)同样越过腕关节并施加伸腕的力量。
- 每条跨越腕关节的肌肉施加矢向力使腕部伸直和屈曲,同时使腕部尺偏或桡偏[3]。绘制这些矢向力的图表有助于确定哪条肌肉在腕关节伸直畸形中起到主导作用。
- 在脑瘫患者中,最常见的畸形是腕部屈曲畸形伴尺偏。
  - 具有最强的使腕部屈曲和尺偏力量的肌肉是尺侧腕屈肌。
  - 尺侧腕屈肌是最常见的变形力来源,特别是因为它可能伴随较弱的腕部伸直和桡偏的力量(桡侧腕长伸肌和桡侧腕短伸肌)。

发病机制

- 在痉挛性偏瘫早期,关节和肌肉可以屈曲,具有完全的被动活动度。
- 随着骨骼发育,关节周围肌肉不平衡导致肌肉-肌腱单元短缩及关节挛缩,最终导致骨骼畸形。
- 升高的尺侧腕屈肌张力超出了桡侧腕长伸肌和桡侧腕短伸肌降低的肌力,导致腕关节屈曲畸形。

自然病程

- 脑瘫导致的痉挛性偏瘫中,尺侧腕屈肌是最常见的变形力,将腕关节拉向屈曲和尺偏位。
  - 随着时间的推移,尺侧腕屈肌的过度牵拉引起肌肉挛缩,这会导致腕关节僵硬性挛缩。
  - 最终,当骨骼完全发育成熟时产生僵硬性骨骼畸形。
  - 最初的处理措施包括通过锻炼使尺侧腕屈肌保持伸直同时防止肌肉挛缩。
- 如果肌肉挛缩进一步发展,则需要用夹板固定以防止腕关节挛缩恶化。
- 肌腱转移手术最好在僵硬性挛缩形成之前进行。
- 如果僵硬性关节和肌肉挛缩已经存在,则可能需要做肌肉延长,腕关节融合或是合并两者的姑息手术。

病史和体格检查

- 对患者的评估开始于询问患者病史时对患肢功能的观察。
- 通常情况下,痉挛性偏瘫的患儿,甚至在6月龄时就会呈现出不成熟的健侧优势手。
  - 根据这个现病史可以给出脑瘫诊断。
- 正常捏握功能延迟至1岁以后才开始形成。
- 上肢满足日常生活的基本功能与年龄相称,这个需要与家属和患者讨论。临床医生也需要注意到双手的功能,如拉拉链、系纽扣,切割食物及绑鞋。
- 患儿手部功能的评估可以采用House上肢功能分级系统。
  - 在这个9个等级的分级系统中,功能运用评估如下:废用,被动辅助(差,一般,好),主动辅助(差,一般,好），以及主动使用（部分，完全）。
- 这为医生与家长交流制订治疗目标提供了一个指南。
- 在患儿肢体功能现状上与家属达成的共识将作为和治疗后效果相对比的基线。
- 检查和测验包括：
  - 每个关节的被动活动度。如果关节是被动僵直的，则存在关节挛缩。肌腱转移术最好是在那些每个关节都具有完全被动活动度的患者身上进行。
  - Volkmann角度试验。这个试验提示肌肉挛缩，因为指屈肌是跨过腕关节和指间关节两个关节的。
  - 腕关节主动活动度。这可以提示患者是否可以控制主动伸腕。如果主动活动度缺失，肌腱转移手术可以提供更好的主动伸腕功能。
  - 腕关节中立位时检查手指的主动活动度。这项检查可以提示伸腕肌腱转移术是否有用。如果患者腕关节处于伸直位时能较好地控制手指，那么做伸腕肌腱转移术是有用的。如果患者不能伸直手指，则需要考虑将尺侧腕屈肌转移至指总屈肌处。如果在腕部中立位时处于握拳状态，那么就不适合做腕伸肌转移术。
  - 如果患者有完全被动关节活动度且没有屈指肌肉挛缩、但存在明显腕关节屈曲，导致抓握和松开或是精细动作功能损伤，则可以进行做伸腕肌肌腱转移术来改善腕关节位置。
  - 实体辨别测试。实体辨别力损伤并不妨碍手术干预，但可用于术前评估功能损伤情况。

影像学和其他诊断性检查

- 运动试验分析有助于确定活动中上肢关节的位置。
- 细针电极可用于确定在抓握和释放的过程中是否存在肌肉的局部控制。
  - 当肌肉在可以有效地控制局部活动，并且没有明显或持续的痉挛状态时，是肌肉-肌腱转移术的最佳适应证[6]。

鉴别诊断

- 腕伸肌功能不良导致的腕关节屈曲状态。
- 屈肌挛缩或痉挛。
- 腕关节或腕骨异常。

非手术治疗

- 职业疗法包括使用夹板、牵伸或肌力的训练计划以及主动的功能应用活动。
- 两种类型的夹板可以使用：供夜间使用的静态夹板系列治疗肌肉或关节挛缩，以及供日间使用的手腕功能位夹板改善主动功能。
  - 夜间夹板的适应证是肌肉挛缩。
    - 如果不存在关节或肌肉挛缩，就不需要夜间夹板，对患儿和家长来说是浪费时间和金钱。
    - 如果存在腕部或手指和拇指的挛缩，就需要做基于前臂的手腕部夜间矫正支具。
  - 日间夹板通常是将腕部预先固定于中立位，或轻度背伸位置以提高抓握功能，同时使拇指从手掌分开以提高捏物能力。
    - 如果夹板过大或过重，则会影响功能而不是增强功能，起不到效果。
    - 需要注意的是夹板必须得到恰当的安装以起到应有的效果。
    - 一方面由理疗师进行牵伸和增强肌力训练计划，以及主动性功能运用活动；另一方面需要作为家庭作业教会家长和患儿。
- 对于有更多局灶性肌张力失衡的患儿来说，注射肉毒毒素A对降低相关肌肉的痉挛以及提高手的功能方面具有良好的效果[1,5,9]。
  - 肉毒毒素可在局部阻断神经肌肉接头处的乙酰胆碱的释放，该作用可逆，一般持续3～4个月。在这期间，可增强拮抗肌，牵伸痉挛肌，由此获得的益处会持续更长时间，超过药物的直接作用时间。
  - 对于病情较轻的患儿，用肉毒毒素治疗可以替代手术治疗。

手术治疗

- 最常见的腕部畸形是屈曲畸形，常伴有尺偏。这在偏瘫中是功能损伤最严重的畸形，由于它明显影响了抓握和释放的功能。
  - 有几种手术方式可供选择，根据畸形程度和每条受累肌肉的控制力来进行选择。
- 腕关节屈曲畸形的3种手术方式如下：
  - 松解或延长变形痉挛的肌肉（尺侧腕屈肌，桡侧腕屈肌）
  - 肌腱转位加强伸腕无力
  - 对严重、僵硬、无功能的腕关节进行融合术以稳定关节
- 如果腕关节屈曲畸形很明显并且患者没有主动伸腕的功能，则需行肌腱转移术来加强伸腕功能。

- 用尺侧腕屈肌转移来实现伸腕,其优点在于能将痉挛性腕屈肌和尺偏的肌力转移至伸腕力量。
- 需要注意的是,如果畸形不严重,或是转移的肌腱过度紧张特别是在年龄较小的儿童中,就要避免过度矫正。

术前计划

- 在转移至腕伸肌的所有病例中,术前必须对腕关节处于中立位,即术后所要达到的位置时,手指的功能情况进行评估。
- 如果当腕关节位于中立位时指伸肌过于紧张,则需要在术中做指伸肌延长术。
- 如果患者不能控制指伸肌来释放所持握的物体时,则需将肌腱转移至指总伸肌处。

体位

- 患者取仰卧位,上肢放置于搁手台上(图1)。
- 肘关节以上使用止血带。

入路

- 通过前臂掌尺侧入路来切断尺侧腕屈肌腱,然后再通过前臂远端和腕背侧入路来嵌插转移的肌腱。

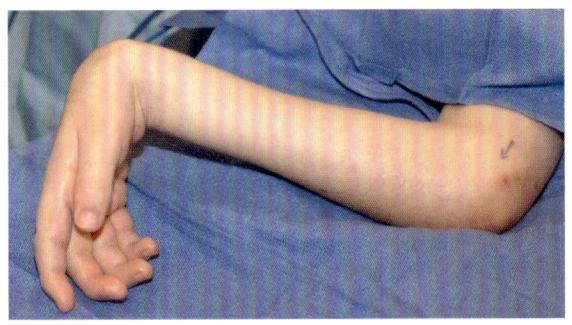

图1 患者在手术台上取仰卧位,上肢放置于搁手台上。肘关节以上使用止血带。

游离尺侧腕屈肌

- 暴露尺侧腕屈肌需要做掌尺侧纵行切口,从前臂近端1/3处直到远端豌豆骨止点处(技术图1A)。
- 沿皮下组织和前臂筋膜分离,直到近端肌腹和远端肌腱止点。
  - 尺神经和尺动脉位于肌腱桡侧,需要小心分离并加以保护,包括切口远侧的尺神经背侧感觉支。
  - 在豌豆骨止点处横行切断肌腱,并用缝线牵开(技术图1B)。
  - 然后游离尺侧腕屈肌周围的筋膜直到切口最近端,以允许肌肉完全游离至背侧的位置(技术图1C)。
  - 完全游离尺侧腕屈肌肌肉至前臂近端1/3处,除了能作为伸腕的力臂外,还可以作为一条前臂旋后肌来提高其矢向力[8]。

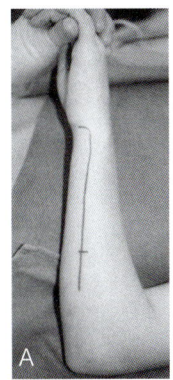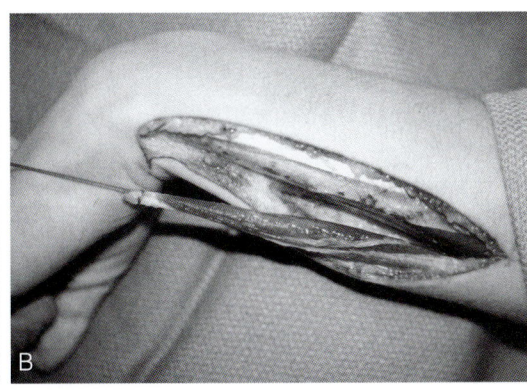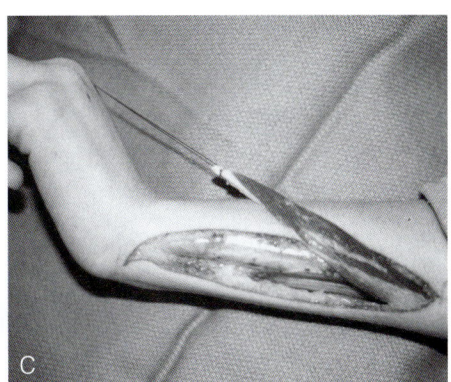

技术图1 A. 在前臂尺侧从前臂近端1/3处直到豌豆骨做纵行切口,切口末端做微小弧度以允许直视下看到位于豌豆骨水平尺侧腕屈肌桡侧的尺神经和尺动脉。B. 在豌豆骨止点处横行切断尺侧腕屈肌腱,并在肌腱末端用缝线牵开。C. 完全游离肌腱至肌腹近端1/3处以允许肌肉可以直接通过腕背侧通道转移过来。

转移尺侧腕屈肌至桡侧腕短伸肌

- 在腕桡背侧做第2个切口斜跨腕部第2背侧间室（桡侧腕短伸肌，桡侧腕长伸肌）（技术图2）。
- 在第1背侧间室内肌腱（拇外展肌和拇短伸肌）跨过第2背侧间室处的远端，打开一个较宽的筋膜窗以完全暴露桡侧腕短伸肌和桡侧腕长伸肌肌腱。
- 然后做一皮下通道直接连通尺侧切口近侧末端和桡侧切口以允许将转移的肌腱牵拉过来。
- 然后将尺侧腕屈肌肌腱与桡侧腕短伸肌肌腱用Pulver-taft编织法缝合起来并收紧，这样腕关节就可以在静止时对抗重力而处于中立位。
- 松开止血带后常规缝合切口。

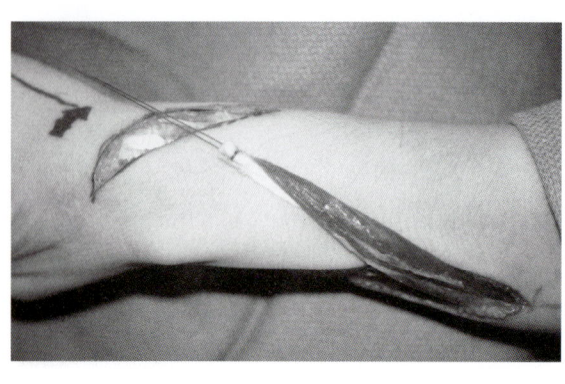

技术图2 在背侧做第2个切口以允许离断桡侧腕短伸肌作为接头肌腱。尺侧腕伸肌通过皮下通道转移至桡侧腕短伸肌处。

要点与失误防范

转移肌腱的张力	• 如果转移肌腱张力过高，腕关节在休息位时会处于背伸位，同时在主动活动时会产生过度伸腕。有必要仔细评估转移肌腱的张力以避免隐患 • 如果转移肌腱张力过低，就不能达到所要求的伸腕。即使误差难以避免，宁可张力小一点也不要过大，因为转移肌腱会随时间的推移逐渐变紧，尤其在有明显生长潜力的低龄患儿

术后处理

- 术后康复计划对于最大限度的发挥手术效果来说是必不可少的。
- 肌腱转移术后，肢体需要用支具固定1个月。
- 1个月后，移除支具并用常规夹板将腕关节固定于中立位（同时保护附随的任何其他手术处理）。
- 继续用夹板全程固定1个月，但在此期间每日移去夹板3～5次以进行主动活动和轻度的功能锻炼。
- 1个月的全程夹板固定期后，患者可只戴夜间夹板，同时在白天进行手部的主动功能锻炼，包括举和力量训练。
- 与有丰富的肌腱转移术后康复经验的治疗师进行单独交流，对于最大化地运用肢体及将腕部功能融入日常生活中是非常必要的，但预后结果会受到整体的脑瘫程度的限制。

结果

- 无论是否行转移，上肢手术中功能收益最大的仍是腕关节屈曲畸形矫正术。
- Beach等[2]报道了矫形术后5年随访结果，获得了以中立位轴线为中心的50°的活动弧度，在5年随访期中有明显改善。
  - 90%的患者外观有明显的改善。
  - 134例脑瘫患者的手术预后研究显示平均功能提高程度为从被动协助用手到较差的主动协助用手[7]。这篇文章提出在一台手术中同时采用多个手术步骤来矫正肘关节、前臂、腕关节以及拇指。

并发症

- 所有的手术均存在一定风险，必须与手术通常所能达到的潜在收益相权衡。

- 患儿必须术前检查以防以下麻醉并发症：
  - 对长期使用双丙戊酸钠（Depakote）等抗癫痫药物患儿需做出凝血检查。
  - 排查膀胱和肺部感染，特别是泌尿控制和呼吸功能差的患儿。
  - 营养状况（年龄的身高体重百分位数）。
- 术中注意保护伤口很重要，可以避免伤口愈合问题。
- 术后伤口内放置引流以防止血肿的形成。
- 在恰当的层面进行解剖，同时熟悉相关解剖知识以避免神经血管损伤。
- 夹板或支具应留有足够空间以备术后肿胀，当遇到过度肿胀时应予剖开。
  - 很多痉挛儿童可能术前感觉或运动检查不正常，同时也可能心理状态异常，所以常规的参数不能被用来监测骨筋膜室综合征。
  - 过早地去除石膏或支具，以及过度剧烈的活动会导致肌腱断裂或扯松掉。
  - 过久制动会导致广泛粘连的形成，降低最终的功能性使用。
- 最常见的长期问题包括肌肉丧失由手术取得的平衡性[4]。
  - 很多儿童早在七岁时就做了肌腱转移术，随着骨骼发育，畸形可能会复发。
  - 也可能发生过度矫正，出现"反面"畸形的状况。"微调"手术对处理原发畸形矫正术后的并发症是很有必要的。
- 一些原则有助于预防这些并发症。
  - 不要过度矫正畸形，特别是对于低龄的患儿。
  - 保留在需要时逆转手术矫正的可能性。
  - 将手的抓握和释放功能作为手术计划的最优先考虑事项。
  - 应避免融合腕关节，因为这会妨碍腕关节腱固定术对改善手指功能的作用。

（徐铮宇 译，张彦 审校）

参考文献

[1] Autti-Rämö I, Larsen A, Peltonen J, et al. Botulinum toxin injection as an adjunct when planning hand surgery in children with spastic hemiplegia. Neuropediatrics 2000;31:4-8.

[2] Beach WR, Strecker WB, Coe J, et al. Use of the Green transfer in treatment of patients with spastic cerebral palsy: 17-year experience. J Pediat Orthop 1991;11:731-736.

[3] Brand PW, Hollister A, eds. Operations to restore muscle balance to the hand. In: Clinical Mechanics of the Hand, ed 2. St. Louis: Mosby, 1993:179-222.

[4] Carlson MG. Cerebral Palsy. In: Green DP, Hotchkiss RN, Pederson WC, et al, eds. Green's Operative Hand Surgery, ed 5. Philadelphia: Elsevier Churchill Livingstone, 2005:1197-1234.

[5] Van Heest AE. Applications of botulinum toxin in orthopedics and upper extremity surgery. Tech Hand Up Extrem Surg 1997;1:27-34.

[6] Van Heest AE. Functional assessment aided by motion laboratory studies. Hand Clin 2003;19:565-571.

[7] Van Heest AE, House JH, Cariello C. Upper extremity surgical treatment of cerebral palsy. J Hand Surg Am 1999;24(2):323-330.

[8] Van Heest AE, Murthy NS, Sathy MR, et al. The supination effect of tendon transfer of the flexor carpi ulnaris to the extensor carpi radialis brevis or longus: a cadaveric study. J Hand Surg Am 1999;24(5):1091-1096.

[9] Wall SA, Chait LA, Ternlett JA, et al. Botulinum A chemodenervation: a new modality in cerebral palsied hands. Br J Plast Surg 1993;46:703-706.

第78章 桡骨发育不良的重建
Radial Dysplasia Reconstruction

Carley Vuillermin, Marybeth Ezaki, and Scott N. Oishi

定义
- 桡骨发育不良表现为桡骨纵向生长缺损。
- 桡骨发育不良基于桡骨缺损程度的不同可轻可重。

解剖
- 由于多种类型的桡骨缺失,腕关节的桡侧解剖关系会发生改变
  - 桡骨发育不良的程度越高,与正常解剖的差别也就越大。在进行外科干预时这一点极为重要。
  - 血小板减少–桡骨缺失(TAR)综合征是局部有一组高度异常的腕臂肌[14]。这种肌肉横跨三角肌以远以及腕桡侧,并且类似腱膜一样止于腕骨、关节囊和腕桡侧肌腱。
- 许多病例还伴发拇指发育不良[10]。
- Bayne和Klug[2]基于影像学特征提出了桡骨发育不良的分型(表1)。
  - 许多学者对此分型提出了改进,以更好地描述分型。James等加入了N型和0型。N型代表患者桡骨和腕骨发育正常但拇指发育不良,0型代表腕骨畸形但桡骨长度正常[12]。Goldfarb等提出了V型以代表发生在更近端的畸形[9]。

表1 Bayne和Klug桡骨发育不良分级

类型	平片	描述
I		桡骨远端短小;远端骨骺存在但发育迟缓;轻度桡偏
II		桡骨远端及近端均发育不全;桡骨短小
III		桡骨局部缺如;腕关节不稳
IV		桡骨完全缺如

经允许引自Bayne CG, Klug MS. Long-term review of the surgical treatment of radial deficiencies. J Hand Surg Am 1987;12(2):169-179。

发病机制

- 桡骨发育不良发生在胚胎时期。在胚胎时期，其他器官系统也处于发育阶段，且可能受累，具体的内容将在本章后面讨论。

自然病程

- 桡骨发育不良患者的病史主要取决于发育不良的类型及伴随情况。
  - 单纯Ⅰ型或者Ⅱ型发育不良不需要手术。
  - 严重的发育不良通常可得益于手术治疗。
- 很多时候桡骨发育不良只是某些综合征的部分表现，而这些疾病本身对患者的影响更加严重。最常见的相关疾病有Holt-Oram综合征、血小板减少-桡骨缺失综合征、Fanconi贫血和VACTERL（脊柱畸形、肛门闭锁、心血管畸形、气管食管瘘管、食管闭锁、肾畸形及四肢畸形）[10,11]。
- 与多种颅面部综合征的相关性已被充分证明[8]。
- 无论采取什么措施来治疗桡骨发育不良，当患者长大后复发率都很高[2,4,17]。

病史和体格检查

- 最重要的体征是腕关节桡偏（图1）。
- 如果患者年龄偏大，还会出现患侧前臂短缩。
- 评估邻近关节的情况是必要的。一般来说，患者常伴有拇指发育不良或缺如，而且在严重病例中（尤其是Holt-Oram综合征）还可能存在其他的指关节僵硬。肘关节的活动范围很重要，需要测量当患者腕关节处于正确位置时手是否可以触及嘴唇。有时在儿童尤其是伴随Holt-Oram综合征者，还会出现桡尺骨桥。
- 由于常常伴有全身症状，所有患者都需要接受进行心脏、肾、血液及脊柱系统的全面检查。

影像学和其他诊断性检查

- 需要拍摄双侧前臂平片来评估桡骨发育不良的程度（表1）。
- 除此之外，所有患者都要进行Holt-Oram综合征、血小板减少-桡骨缺失综合征、Fanconi贫血和VACTERL疾病及相关症状的检查。
  - 需要超声心动图、肾脏B超、血液学检查[全细胞计数（CBC）和染色体脆性研究]及脊柱检查。
  - 每次查体都应该考虑这些可能伴发的情况而不是假定这些检查已经检测，尤其是准备进行外科手术的患者更应详细检查。

非手术治疗

- 所有患者在手术治疗之前先进行牵引和夹板疗法。
  - 情况严重的病例，需要外固定技术来牵拉软组织。

手术治疗

- Ⅰ型或Ⅱ型发育不良患者不需要手术治疗。
- 手术治疗方法通常从单纯软组织平衡术到腕关节中心重排术伴或不伴外固定。
  - 在制订手术方案之前，外科医生必须认真考虑手术的可行性，以确保患者在手术后能够利用腕部的活动将手指放到自己的嘴里。
  - 严重桡骨发育患者，如果肘关节功能或手指功能差，存在手术禁忌。患者需要依赖桡偏来触及嘴或者通过桡腕的夹持代替功能。
- 许多外科术式都有报道（图2）。
  - 之前软组织的处理都是与骨组织矫形一期进行。局部旋转皮瓣使腕部尺侧的软组织重新分布。Evan最早在1995年首先报道了二叶皮瓣[7]。Manske等学者之前描述的方法是单纯切除尺侧的多余组织（而不

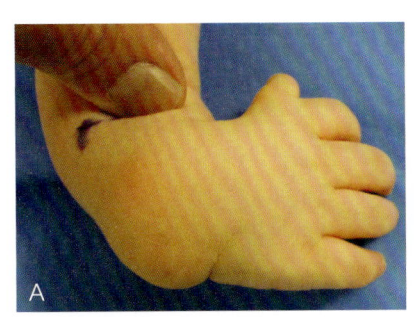 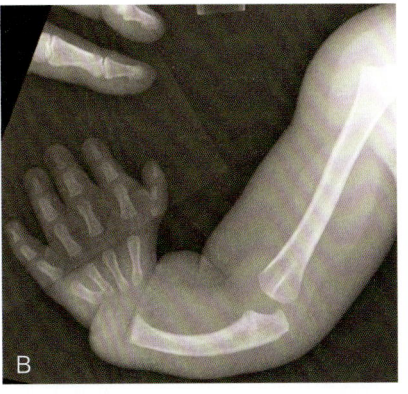

图1　A. 手术前照片显示腕关节桡偏。B. 同样的患者腕关节正位平片显示桡骨Ⅳ型缺如。

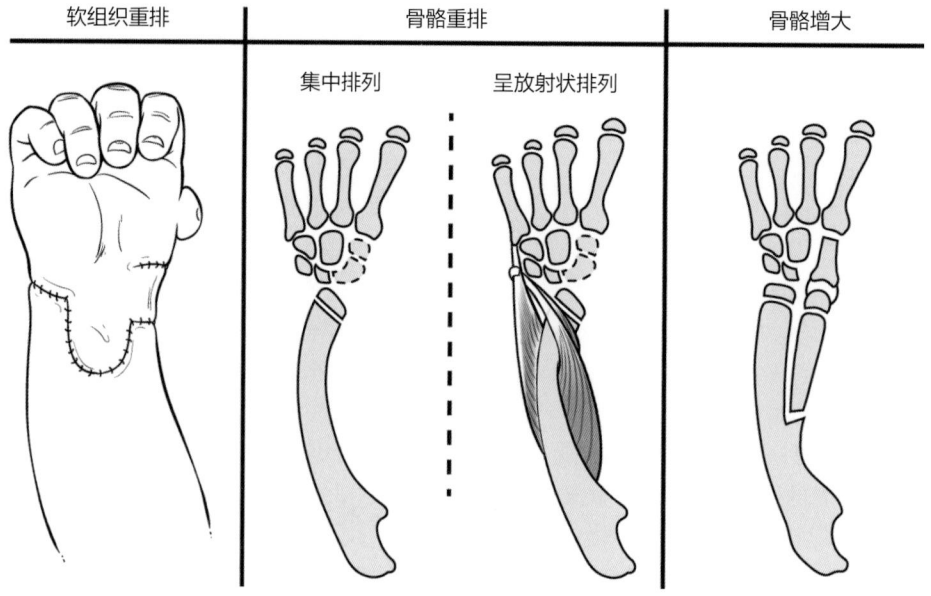

图2 矫正桡骨发育不良的手术方案

将软组织转移到桡侧)[13]。

- 中置术是采用最广泛的术式,在1893年由Sayre首先提出[15]。这些术式将腕骨与尺骨近端对齐,并做一切迹,稳定关节。Buck-Gramcko[3]描述了桡化术,将腕骨置于尺骨的尺侧缘,然后将桡侧腕屈肌(ECR)和桡侧腕伸肌(FCR)转位。这是为了增强平衡性,并减少在中置术常见的复发现象。
  - 在进行中置术的患者中,越来越多表现出尺骨生长受损[16]。
- 不带血管蒂骨移植的应用在带或不带有骨骺搬运的病例中都有探索[1,18],但由于移植骨缺乏持续生长的特性会导致畸形复发,因此这种术式之后应用较少。
- 一些特殊病例中,可以采用带血供的骨移植来提供桡侧腕关节的稳定性[19]。De Jong[5]和Vilkki[20]描述的带血管的第2跖趾关节移植或近端腓骨移植,可以为腕关节桡侧提供结构支撑,还可以随着患儿发育而继续生长。这些方法可能在限制复发的同时保持腕关节的活动性。
- 任何手术的长期问题是复发率。
- 干预的主要目的应该是减少由于生长所致的畸形并保留活动度。手指和腕关节的活动范围比腕关节形成的畸形对日常生活更为重要[6]。选择任何术式都应该将保留活动范围作为目标。
- 笔者对于处理桡骨发育不良的多种术式都很有经验,包括中置术、游离第2跖趾关节移植稳定腕关节桡侧以及单纯软组织松解。笔者一般较少采用常规的中置术,因为我们发现中置术的术后复发率与我们单纯的松解类似。此外,中置术还会损害尺骨骨骺,进而导致前臂短缩。还需一提的是,中置术经常导致活动范围降低。
- 在笔者的患者中,软组织松解伴双叶皮瓣重建是最行之有效的手术方式。不仅可以保持活动范围、改善位置,还可以尽可能减少对尺骨骨骺的损伤。且此术式不会妨碍带蒂游离关节移植或其他二期矫形。

术前计划

- 手术时机。年幼的患者可以从软组织松解伴双叶皮瓣重建的手术中获益更多。笔者更倾向于在12个月到2岁的患者之间开展,当然年长的患者也会从中获益。
  - 可以联合其他有指征的术式,如指浅屈肌对掌成形术。
  - 笔者对于伴发ⅢB~Ⅴ型拇指发育不良者,更倾向于做拇化或拇指重建术。
  - 其他病例可行中置术联合双叶皮瓣。
- 放射学检查可以对应并确认临床发现(图1B)。
- 处理伴发的其他畸形——正确会诊并着重排除有无心血管和血液系统疾病等会严重影响麻醉安全和术后并发症的情况。
- 手术前,患者必须已经进行了充分的软组织拉伸治疗。
  - 在最初的几个月内,主要是采用夹板治疗。严重病例需要采用系列石膏。

- >6个月的小孩,父母通过夜间采用夹板开始主动拉伸。
- 外固定联合软组织牵张可以用作治疗极严重的病例,笔者的经验是,在进行双叶皮瓣手术前很少应用;这种技术可能对年长儿童有利。

体位

- 患者采用标准仰卧位,所有患者采用全身麻醉。
- 笔者不使用标准止血带,因为这对小年龄儿童不合适。实际上,笔者在上臂使用弹力绷带作为止血带。

入路

- 双叶皮瓣的设计应尽可能地利用到尺侧的多余软组织。
- 使用背侧入路,尽管最近掌侧入路也被描述,认为能更好地提供软组织松解的暴露。

掌侧双叶皮瓣

- 全麻后,前臂常规准备及铺巾。
- 用标记笔仔细勾画出设计好的双叶皮瓣(技术图1)。
  - 关键点是皮瓣的设计:
    - 在桡侧设计皮瓣的关键点是在覆盖凹陷最明显处。这一点也是腕关节尺偏时张力最大处。
    - 在腕关节掌侧标记皮瓣的第一叶,尖端指向近端(在内侧皮瓣起始),皮瓣的整体与前臂方向垂直。
    - 皮瓣的第二叶与第一叶形状相同并与之方向垂直,位于腕关节尺侧。这一叶皮瓣使用多余的尺侧皮肤。
    - 最后,标记桡侧切口的位置,对应皮瓣的高度。
  - 使用Esmarch绷带驱血;之后在上臂处缠绕3圈,以此作为止血带。

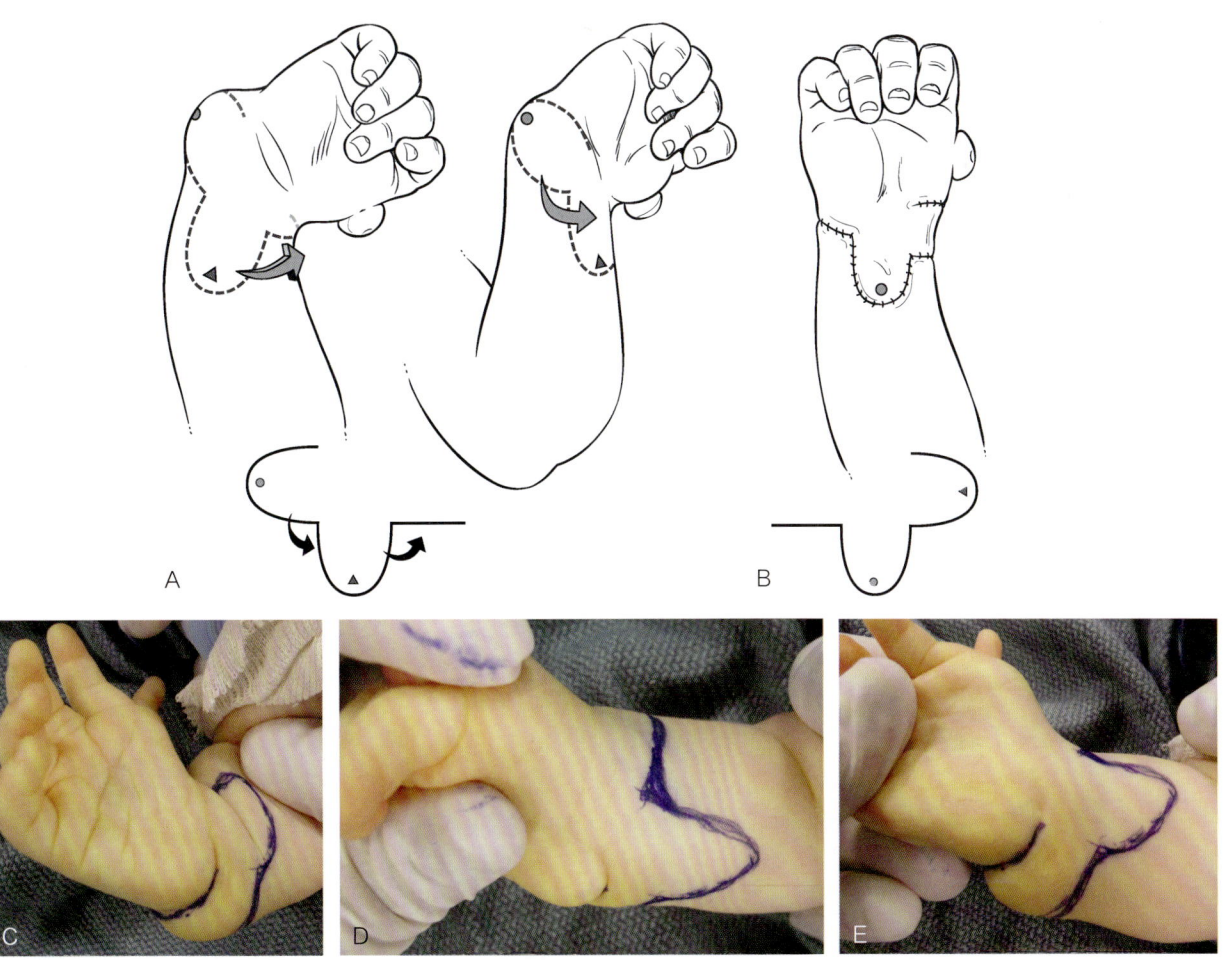

技术图1 A. 皮瓣设计。B. 皮瓣旋转及最终效果。C~E. 标记双叶皮瓣。

腕部桡偏畸形的松解

- 仔细切开并掀开皮瓣后,仔细辨认并保护手指、屈肌腱、正中神经及桡神经浅支。使用血管套将其保护(技术图2A)。
- 松解其余所有桡腕侧组织,包括使腕关节桡偏的筋膜束带和肌腱。
  - 重新平衡桡侧腕屈肌和尺侧腕伸肌肌力。
  - 应注意避免在尺骨骨骺附近过度地剥离,以免损伤此处的血供。
- 松解完成后,将腕关节摆放在中立位,然后打入1根0.062 in(0.157 cm)克氏针。
  - 克氏针只是临时穿过腕关节,2个穿入方向都可以(进口和出口的位置没有特别要求)。我们推荐的路径是要避开尺骨骨骺。
- 旋转皮瓣并将其缝合(技术图2B~E)。
- 去除止血带以确认手指循环恢复,并使用长臂石膏。

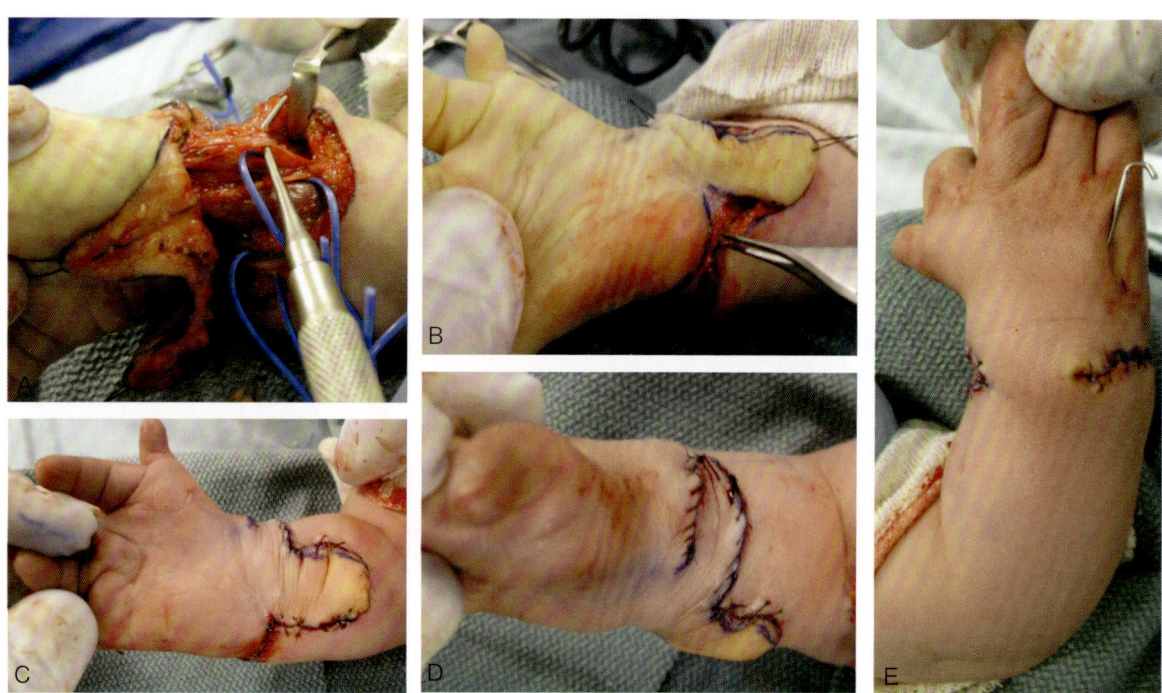

技术图2　A. 松解桡侧束带样组织后,保护指伸肌、指屈肌和血管神经结构。B. 旋转皮瓣。C、D. 缝合皮肤。E. 背侧观显示制动的克氏针。

要点与失误防范

术前充分拉伸软组织	若拉伸不充分,可能达不到最佳手术结果
术中应仔细辨认正中神经、肌腱,因其走行可能变异	若不如此,在术中软组织松解的过程中有损伤神经和肌腱的可能
尺骨远端仔细剥离	若剥离过于激进,则可能会损伤尺骨骨骺,进而影响尺骨后续的发育
松解后尺侧腕关节穿针	若不制动,会因关节活动造成皮瓣部分坏死

术后处理

- 保留长臂石膏3~4周。
- 之后移除克氏针，并改用可移除夹板。

结果

- 双叶皮瓣是治疗桡骨发育不良的一种有效手段（图3）。
- 畸形可能复发，其复发率与其余治疗桡骨发育不良的治疗方法相近。

并发症

- 这种手术的并发症很少。
- 术后可能发生皮瓣部分坏死，合理设计皮瓣、克氏针固定及术后制动能够将皮瓣坏死风险最小化。

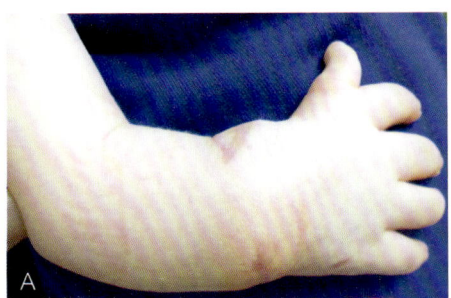 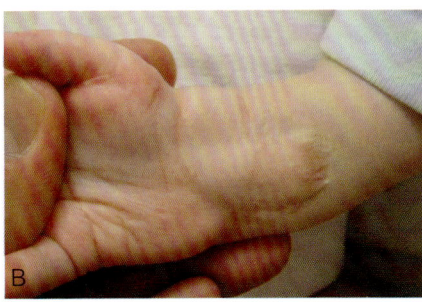 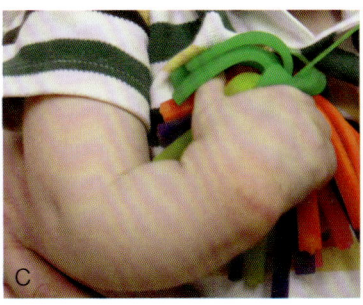

图3 术后结果。A. 术后愈合早期腕关节休息位外观。B. 掌侧双叶皮瓣，二期拇指重建手术。C. 拇指重建术后对掌功能。

（徐铮宇 译，张彦 审校）

参考文献

[1] Albee FH. Formation of radius congenitally absent: condition seven years after implantation of bone graft. Ann Surg 1928;87(1):105-110.

[2] Bayne LG, Klug MS. Long-term review of the surgical treatment of radial deficiency. J Hand Surg Am 1987;12(2):169-179.

[3] Buck-Gramcko D. Radialization as a new treatment for radial club hand. J Hand Surg Am 1985;10(6 pt 2):964-968.

[4] Damore E, Kozin SH, Thoder JJ, et al. The recurrence of deformity after surgical centralization for radial clubhand. J Hand Surg Am 2000;25(4):745-751.

[5] De Jong JP, Moran SL, Vilkki SK. Changing paradigms in the treatment of radial club hand: microvascular joint transfer for correction of radial deviation and preservation of long-term growth. Clin Orthop Surg 2012;4(1):36-44.

[6] Ekblom AG, Dahlin LB, Rosberg HE, et al. Hand function in children with radial longitudinal deficiency. BMC Musculoskelet Disord 2013;14:116.

[7] Evans DM, Gateley DR, Lewis JS. The use of a bilobed flap in the correction of radial club hand. J Hand Surg Br 1995;20(3):333-337.

[8] Goldberg MJ, Bartoshesky LE. Congenital hand anomaly: etiology and associated malformations. Hand Clin 1985;1(3):405-415.

[9] Goldfarb CA, Manske PR, Busa R, et al. Upper-extremity phocomelia reexamined: a longitudinal dysplasia. J Bone Joint Surg Am 2005;87(12):2639-2648.

[10] Goldfarb CA, Wall L, Manske PR. Radial longitudinal deficiency: the incidence of associated medical and musculoskeletal conditions. J Hand Surg Am 2006;31(7):1176-1182.

[11] James MA, Green HD, McCarroll HR, et al. The association of radial deficiency with thumb hypoplasia. J Bone Joint Surg Am 2004;86-A(10):2196-2205.

[12] James MA, McCarroll HR Jr, Manske PR. The spectrum of radial longitudinal deficiency: a modified classification. J Hand Surg Am 1999;24(6):1145-1155.

[13] Manske PR, McCarroll HR Jr, Swanson K. Centralization of the radial club hand: an ulnar surgical approach. J Hand Surg Am 1981;6(5):423-433.

[14] Oishi SN, Carter P, Bidwell T, et al. Thrombocytopenia absent radius syndrome: presence of brachiocarpalis muscle and its importance. J Hand Surg Am 2009;34(9):1696-1699.

[15] Sayre RH. A contribution to the study of club-hand. Trans Am Orthop Assn 1893;6:208-216.

[16] Sestero AM, Van Heest A, Agel J. Ulnar growth patterns in radial longitudinal deficiency. J Hand Surg Am 2006;31(6):960-967.

[17] Shariatzadeh H, Jafari D, Taheri H, et al. Recurrence rate after radial club hand surgery in long term follow up. J Res Med Sci 2009;14(3):179-186.

[18] Starr DE. Congenital absence of the radius: a method of surgical correction. J Bone Joint Surg Am 1945;27(4):572-577.

[19] Vilkki SK. Distraction and microvascular epiphysis transfer for radial club hand. J Hand Surg Br 1998;23(4):445-452.

[20] Vilkki SK. Vascularized metatarsophalangeal joint transfer for radial hypoplasia. Semin Plast Surg 2008;22(3):195-212.

第79章 前臂截骨术治疗多发性遗传性外生骨疣
Forearm Osteotomy for Multiple Hereditary Exostoses

Carley Vuillermin, Carla Baldrighi, and Scott N. Oishi

定义

- 外生骨疣遗传性多发性（MHE）是一种家族遗传性常染色体显性疾病，由 Boyer[3] 在1814年首先描述，有非常高的外显率和表现变异性[12]。
- 也称为多发性骨软骨瘤、多发性软骨骨疣、骨干续连症或干骺续连症[5,23]。

解剖

- 了解未成熟个体前臂的正常解剖及生物力学，有助于更好地了解畸形的发病机制，从而制订合理的治疗计划。
- 尺骨和桡骨的位置随着前臂旋前-旋后而发生改变。这个旋转动作需要尺骨和桡骨精确排列，同时需要近段和桡尺远侧关节周围韧带及骨间韧带保持完整。最小的轴向或旋转畸形、非对称性骨缩短，或韧带不稳定都会影响功能。
- 尺骨就像一个旋转铰链，桡骨围绕着它旋转。前臂的旋转轴是倾斜的。

发病机制

- 最常见的遗传突变是在 *EXT-1* 和 *EXT-2* 基因[6]。
- 大约有10%具有多发性骨疣表现的个体没有MHE家族史[22]。
- 普通人群中MHE的发病率估计至少为1/50 000，初诊时平均年龄为2~3岁（在2岁之前很少出现骨疣）[22]。在第一次诊治时一般发现5~6个骨疣，分布在双侧上下肢[9]。
  - 12岁时大多数骨疣较为明显。
- 骨软骨瘤发生在未成熟骨骼的多个部位，它们可能会影响除颅骨以外的任何骨骼。它们最常影响长骨的末端和扁骨（包括肩胛骨和骨盆）。
- 骨软骨瘤由被软骨帽覆盖的基部或茎部组成。它们起自骨生长板周围并进行软骨内成骨[14]。
  - 它们的形成是由于软骨细胞的异常增殖和随后的长骨干骺端异常重塑所致。这使得其存在两种特点：骨骼干骺端骨疣和纵向骨生长迟缓。
  - 它们可以通过纵向生长离开骨骺[14]。
- 在MHE中，骨疣的数目、位置、大小和结构相差很大。与单独的骨软骨瘤相比，它们的形状更加不规则、更奇怪。
  - 病变一直与其原发处的髓腔相通。
  - 当骨骼发育成熟后，病变也随之停止[22]。在骨骼成熟后仍继续增大的病灶应进一步排除恶性可能。

自然病程

- 在患有MHE的人群中，30%~60%可表现为前臂畸形[22]。前臂的畸形可为进展性并导致不同程度的无力、疼痛[4]、功能障碍和外表畸形。
  - 前臂的畸形主要表现为尺桡骨不等长。前臂尺桡骨的非同步增长导致解剖畸形。尺骨的大多数纵向生长发生在远端骨骺[15]，而这个部位也是最容易被累及的（30%~85%的病例）[22,23]。
  - 受累尺骨的典型表现是相对较短、稍弯曲，而这通常导致桡骨明显弯曲。当尺骨短缩时，尺侧的软组织的牵拉导致桡骨的弯曲变形。此外，外生骨疣的存在本身也会通过抑制半骺生长导致桡骨弯曲[15]。
- MHE最大的风险在于可能从骨疣恶变为软骨肉瘤。恶性变全年龄段都可能发生，但在儿童时期极为少见[22]。
- MHE的患者大多数预期寿命正常，除非发生恶变和转移[9]。成人MHE恶变率报道为0.57%~5%[12,22,31]。
- MHE对于患者的生活质量影响很大，严重影响了患者的体育活动、职业和日常活动[8]。

病史和体格检查

- 诊断通常容易，90%的患者都有明确的家族史，因此初始病史的采集应关注存在的症状和功能障碍。
- 上肢的检查应评估疾病处受累程度及常见的伴随症状。
  - 常见的体征为不对称性畸形。一侧的肢体可能严重受累，而另一侧可能是正常的。
- 可发现前臂的短缩，尤其是尺骨的相对短缩，以及渐进性的桡侧弯曲，可能存在桡骨头脱位。
- 肘关节常出现轻度的屈曲畸形。

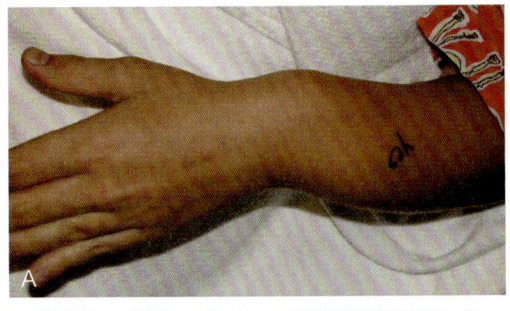
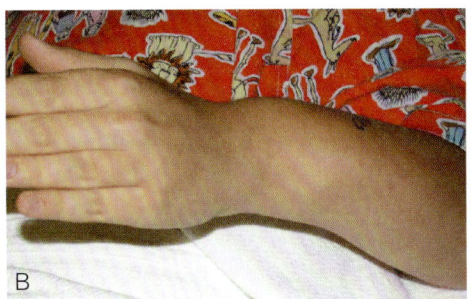
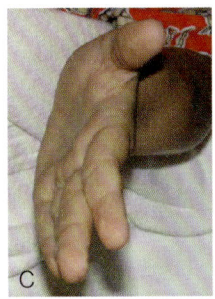
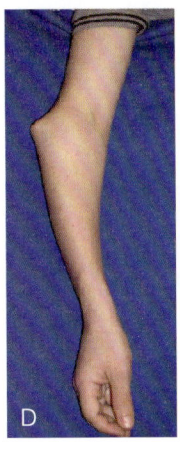
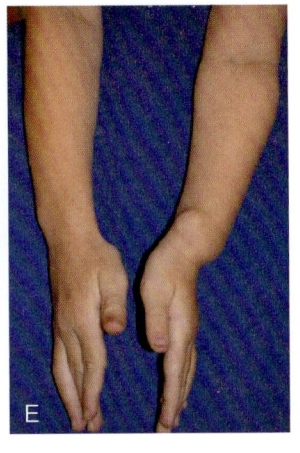

图1　A. 腕关节明显尺偏，这类患者中常出现。B、C. 患者旋前-旋后受限。D. 桡骨头明显脱位。E. 左前臂严重畸形。

- 在腕关节水平，可发生桡骨干骺端尺偏、手腕尺偏，以及手腕进展性尺侧位移。这些畸形最终都会导致手腕桡偏降低以及前臂旋前、旋后屈伸功能丧失(图1)。
- 前臂的旋前旋后丧失可以在早期出现，并在儿童期即可进展至较为严重的程度[26]。旋前旋后首先可能是由于力学排列改变、骨软骨瘤阻挡或者是桡骨头脱位所致。骨软骨瘤数目越多、尺骨越短缩，活动受限越严重[10,32]。
- 报道发现患侧前臂的桡骨头脱位的发生率为22%[23]。症状可表现为疼痛、肘关节外侧肿块、提携角改变、肘关节活动范围减少以及前臂旋前旋后障碍、肘关节交锁。
- 很可能出现神经症状，可能由于骨软骨瘤的直接压迫，或者是畸形所致，如桡骨头脱位。

影像学和其他诊断性检查

- 平片已足够能明确诊断并了解骨疣的数目、位置及外形(图2)。
- 和单纯性骨软骨瘤一样，骨疣活动度差、有蒂、呈菜花样；它们几乎总是朝向离开骨骺的方向，但在手部可能不是如此。在MHE中，骨疣的破坏性更大、外形更加奇怪。特征的表现是尺骨远端变窄，形成尖端(pointed end)(图2)。
- 至少需要两个不同角度的平片(包含肘关节和腕关节在内的标准前后位片和侧位片)来评估尺骨的改变、桡骨关节面角(RAA)、腕骨滑移及桡骨弯曲度。这些影

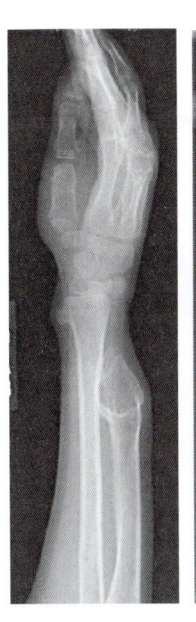
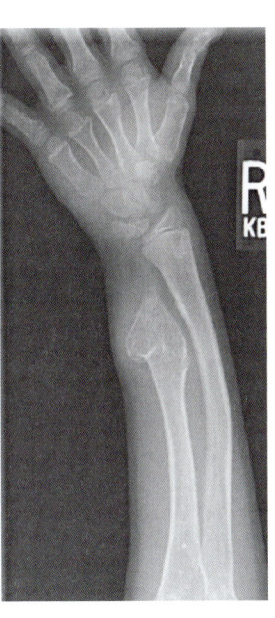

图2　平片示尺骨远端巨大骨软骨瘤，影响骨骺并导致明显桡骨牵拉。特征是尺骨远端变窄，形成尖端。

像学检查有助于制订手术计划(图3)[2]。

- 对影像学上的桡骨头的改变必须进行评估。它们常从肥大、扁平变为桡骨头完全脱位。
- Masada形态学分型将MHE前臂受累分为三型(图4)[15]。这个分型也用于制订治疗计划。
- CT、MRI和MRA常用来检查特殊及有症状的病变。它们对于明确相对于软组织的解剖部位，或怀疑恶变特别有帮助[27]。

- 在年长儿童和青少年中，软骨帽的钙化区域可表现为不规则。钙化区域的扩大伴随着软骨帽形状、厚度的改变，或者是病变进展迅速，超过了儿童正常生长规律时，应考虑到软骨肉瘤变的可能。

鉴别诊断

- Langer-Giedion综合征。
- Madelung畸形。
- 软骨肉瘤。

非手术治疗

- MHE可以通过保守治疗得到良好的预后。
  - 骨疣本身一般可以被良好耐受，最终对功能的影响也较小[26]。有报道称MHE未治疗的成人，患者主观感受其前臂的功能比客观测量的功能要好[17]。
  - 当病变数量巨大，但是没有临床症状时，要谨慎考虑是否需要手术。
  - 对于无症状的桡骨头脱位，不应处理。
    - 研究证明对于脱位桡骨头复位的处理很难有效[2,19]。

手术治疗

- 手术治疗MHE患者的前臂畸形仍有争议。许多手术方式被提出[5,10,15,20,24]。
- 主要的手术指征：
  - 改善前臂功能（旋前-旋后）[2]。
  - 减轻由外伤或是周围软组织刺激引起的疼痛[4]。
  - 改善外观[10]。
  - 当病变快速增大时，去除恶变因素[18]。
- 当评估患者的手术指征时，区分功能缺陷和外观表现非常重要。
  - 手术后的前臂外观与功能被证实预后没有相关性[17]。
- 尽管有些患者前臂功能良好且不用治疗[2,17]，但还是有一部分患者因为手臂变短、成角或者畸形影响了美观而闷闷不乐。如果手术只是为了改善美观而不是功能，笔者希望患者及家属能够慎重考虑。
  - 尽管肿块和畸形可能去除，但会留下瘢痕。
  - 如果主要是为了改善功能，那么手术目的就是保持

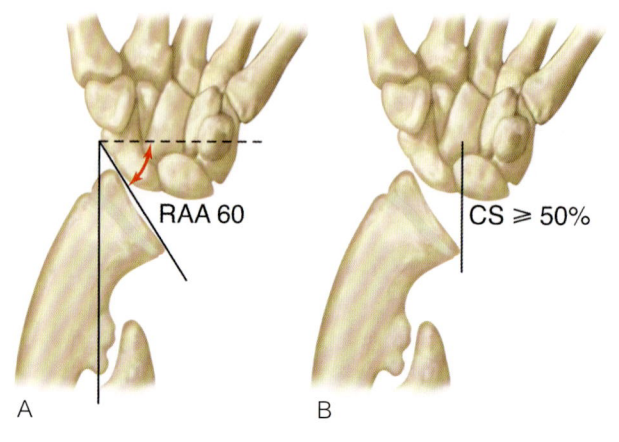

图3 桡骨关节面角（RAA）与腕骨滑移（CS）。A. RAA是指经桡骨关节面的直线，与经桡骨头中点和桡骨远端骨骺（成熟个体中为桡骨茎突）桡侧缘连线所做垂直线之间的夹角。正常范围在15°~30°。B. CS用来测量与桡骨接触的月骨的百分率。首先，从鹰嘴中心至桡骨骨骺（成熟个体为桡骨关节面）尺侧缘做一直线[1]。所做直线在正常情况下将平分月骨。异常CS指的是月骨尺偏>50%（经允许引自Akita S, Mursae T, Yonenobu K, et al. Long term results of surgery for forearm deformities in patients with multiple cartilaginous exostoses. J Bone Joint Surg Am 2007; 89A:1993-1999）。

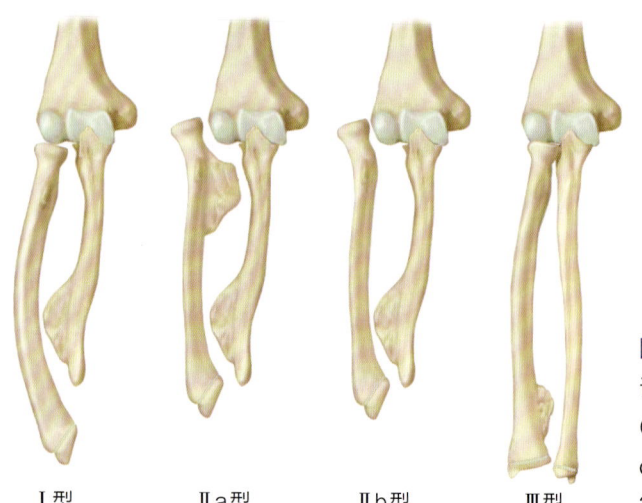

Ⅰ型　Ⅱa型　Ⅱb型　Ⅲ型

图4 外生骨疣遗传性多发性前臂畸形的Masada分型（经允许引自Masada K, Tsuyuguchi Y, Kawai H, et al. Operations for forearm deformity caused by multiple osteochondromas. J Bone Joint Surg Br 1989;71B:24-29）。

及改善功能直到骨骼成熟,而不是防止畸形[2,11]。
- 有些学者[5,15,18]基于前臂畸形等同于功能损坏,尤其是发生桡骨头脱位时功能受损更重的理论,提出了一个大胆的手术方式[2,26]。这种手术方式包括骨疣切除及尺骨延长,同时进行桡骨半骨骺阻滞或截骨。他们认为这是上肢阻止畸形发展的唯一方法。
  - X线可明确手术指征,包括尺骨相对短缩(伴或不伴弯曲)至少1.5 cm,RAA>30°,腕骨滑移部超过60°,桡骨或尺骨(或双侧)弯曲[5]。
  - 预防桡骨头脱位依然是MHE前臂治疗中最困难的方面。
    - 最常与桡骨头脱位伴发的是孤立的尺骨骨软骨瘤[7]。
  - 但是,笔者和另外一些学者认为,单纯前臂畸形与功能破坏之间并不存在关联[2,17,26],因此笔者不推荐手术矫正畸形来防止可能出现而非一定出现的将来功能损害。
- 有症状的桡骨头脱位表现为影响关节的活动或导致明显疼痛。

手术步骤

- 单纯骨疣切除的指征是病变引起症状或是限制前臂旋前-旋后。
  - 单纯的这种手术不能纠正前臂畸形。
  - 切除尺骨远端的骨软骨瘤可能需要重建尺骨[11]。
- 尺侧松解的指征是尺骨短缩导致了严重的腕部畸形。
  - 当尺骨远端骺板已经失去生长潜能并很可能进一步导致桡骨弯曲发生,我们推荐扩大尺侧松解,以改善腕关节位置并减少桡骨头扁平化、脱位的风险。延长可以暂时性的纠正关节平面,但由于骺板失去生长特性,畸形复发十分常见。
  - 可能需要同时行骨软骨瘤切除或桡骨截骨。
  - 若患者仍有较大的生长潜能,单纯尺侧松解就可以纠正桡骨畸形。
- 尺骨延长伴或不伴桡骨截骨仍然是最常规的术式。
  - 即时[10,30]以及逐渐延长[1,13,16,20,28]都有应用。
  - 尺骨延长矫正了关节水平,并减少了尺侧软组织张力。
  - 解剖结构、排列以及未来DRUJ重建的可能性均应在尺骨延长前充分考虑。
  - 延长不会恢复尺骨远端的生长能力,尺骨遗留的生长潜能和畸形复发概率应充分考虑。
  - 尺骨延长也伴随风险。应全面地考虑手术的风险和获益。骨愈合和矿化的时间一般是2~3个月。
- 仅对骨发育成熟或接近成熟的患者行桡骨截骨。
  - 年长的患者不太可能出现明显的桡骨重塑。
  - 桡骨截骨可以立即纠正桡骨畸形。
  - 桡骨截骨术常与骨软骨瘤切除、尺骨延长同时进行。
  - 若桡骨与尺骨的手术平面接近,应进行分期手术矫正,以尽可能减少骨桥产生或矫正失败的风险。
- 过去常应用桡骨远端半骨骺阻滞术[15,25],但现在已很少使用。
- 症状性桡骨头脱位的治疗方法通常仅限于挽救性手术。
  - 外科切除仅在患者骨成熟后才可实施。骨成熟前进行切除,可能造成不稳定、生长受损并可能进一步增大腕和肘部的畸形。
- 单-骨前臂成形术已经在骨未成熟和骨成熟病例中成功开展[19,21,29]。
- 在少数病例中,外生骨疣切除术与截骨术、尺骨延长术联合可以使桡骨头有效复位[16]。

骨软骨瘤切除及尺侧束带松解

- 前臂远端的手术切口因骨软骨瘤生长位置的不同而不同。术前计划很重要,此外有必要评估远端尺骨来了解骨软骨瘤在远端尺骨或是桡骨。
  - 如果患者只是尺骨受累,切口位于尺骨皮下的尺侧伸腕肌与尺侧屈腕肌之间,注意辨认及保留尺神经背侧支。
  - 如果骨软骨瘤同时侵犯尺骨和桡骨,切口需要改良以能同时暴露尺骨和桡骨,特别是尺骨远端。
- 使用大小合适的止血带。
- 一旦切开后,仔细剥离基底部软组织,仔细暴露及切除骨软骨瘤,注意保证不要切开软骨帽。
  - 如果病变在骨骺附近,应在靠近骨骺的一侧开始切除并逐渐远离骨骺(技术图1)。应注意保留足够的骨皮质以维持稳定。
  - 在骨软骨瘤切除的基底部应用骨蜡以尽可能减少出血和骨疣复发。
- 接着,暴露尺骨远端并松解尺侧束带。
  - 通常通过骨骺截断远端尺骨,保留附着于远端骨片上的三角纤维软骨复合体。
  - 需要松解尺侧腕伸肌腱鞘以保证最大限度的矫形。
  - 使用桡腕克氏针以保证桡腕关节排列,此外术后早期应使用长臂石膏固定。

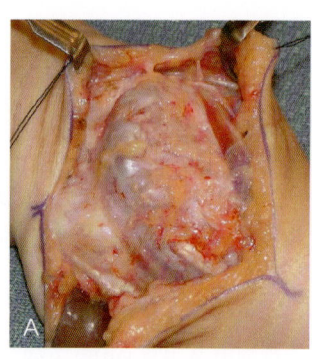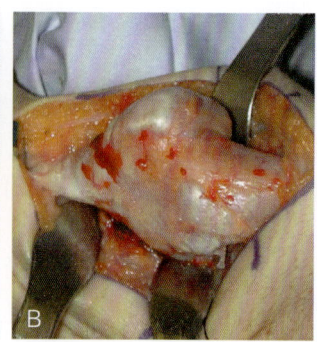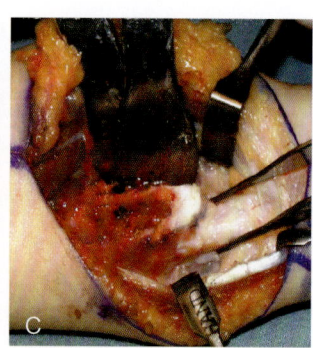

技术图1　A. 暴露尺骨远端巨大骨软骨瘤。B. 分离并暴露骨软骨瘤。远端可见明显束带。C. 切除骨软骨瘤且尺侧束带松解后。

桡骨远端截骨术

- 如果前臂严重弯曲及畸形，尤其是接近骨骼成熟时，可行桡骨截骨术（技术图2A）。
- 根据术前平片做截骨计划。确定矫形的位置及幅度，目标是恢复正常的RAA。
- 行掌侧的桡侧腕屈肌入路（除非在骨疣切除时用了其他合适的入路）。
- 切断旋前方肌，在桡侧边缘留下小部分组织以便后续缝合。
- 常使用闭口楔形截骨。闭口楔形截骨会缩短桡骨长度，但这不是问题，因为同时进行了尺骨短缩。
  - 当尺骨未明显短缩时，可采用穹顶截骨术。
  - 截骨后通常采用克氏针固定（使用2根大号粗克氏针或多根小号克氏针）。
    - 可在截骨完成前在桡骨茎突预置克氏针，桡骨茎突的克氏针经皮穿入。
  - 截骨复位后，继续打入克氏针获得双层皮质固定。
- 透视确认矫形及最终骨骼排列位置正确（技术图2B、C）。
- 旋前方肌使用可吸收线间断缝合。

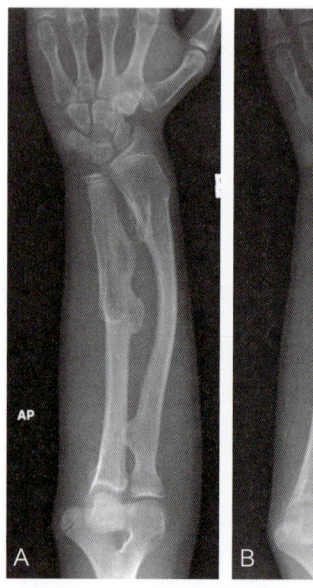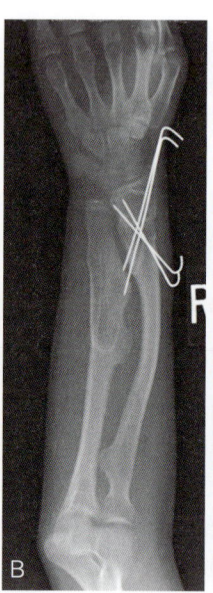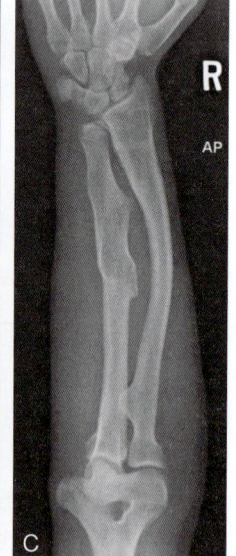

技术图2　A. 桡骨远端截骨术前。B. 术后早期X线片。C. 骨骼发育成熟后随访结果。

桡骨头切除术

- 于突出的桡骨头上做切口，将前臂旋前以保护骨间后神经。
- 沿着肘肌与尺侧伸腕肌之间进行分离。
- 暴露并切除桡骨头（技术图3）。
- 逐层关闭切口，肢体制动2周，然后进行活动训练。

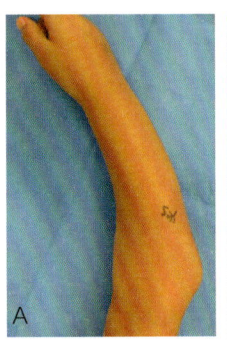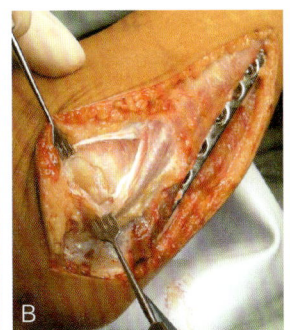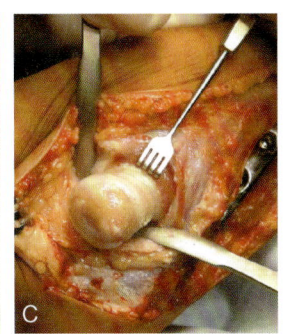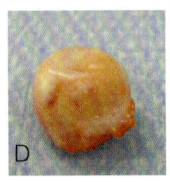

技术图3　A. 患者出现疼痛性桡骨头脱位。B. 暴露桡骨头。前臂旋前。C. 切除前暴露桡骨头。D. 切下的桡骨头。显示明显变性。

要点与失误防范

手术入路	• 应注意有造成骨桥的风险。若前臂的桡侧和尺侧都需要进行手术，则采用不同的入路或分期手术
骨软骨瘤切除	• 当切除带蒂的骨软骨瘤时，应注意蒂部周围的软组织应仔细分离，尤其是在桡骨近端处，此处桡神经经常被包裹。在手腕有症状的区域也常有皮神经在表面走行 • 在切除骨软骨瘤时应注意保护骨骺，避免造成额外的损害
尺侧软组织系带松解	• 确保尺侧腕伸肌腱鞘完全松解，以获得最大限度的矫形
桡骨截骨	• 几乎平行于桡骨皮质预置克氏针，使得截骨复位后获得正确对线 • 如果行穹顶截骨矫正增大的桡骨关节面倾斜，应使穹顶的正面朝向关节，以避免过度平移 • 如果进行了前臂截骨术，必要时行限性筋膜切开
桡骨头切除	• 畸形意味着桡神经/骨间后神经可能在一个术者意想不到的位置 • 避免后侧剥离及进一步损伤尺侧副韧带。尽可能地重建周围软组织，以尽量减少术后不稳定的发生

术后处理

- 无论采用哪种手术技术，术后鼓励锻炼以维持手指的活动。
- 对于骨软骨瘤切除及尺侧束带松解的患者，术后使用石膏4周，然后进行活动范围训练和夹板固定。
- 如果采用截骨，石膏一直使用至出现影像学愈合证据。

预后

- 很多MHE患者不需要手术。对于需要手术的患者，笔者发现尺侧束带松解，伴或不伴骨疣切除，伴或不伴桡骨截骨，能得到较可靠的结果且并发症较少（图5）。对于有些患者，这能极大地改善功能且能改善肢体的美观。
- 对于有指征的患者，仍可进行尺骨延长。
- 对于有症状的桡骨头脱位，桡骨头切除是结果统一、重复性强的手术；单骨前臂成形肯定是有益的，特别是对于骨骼发育未成熟的患者。

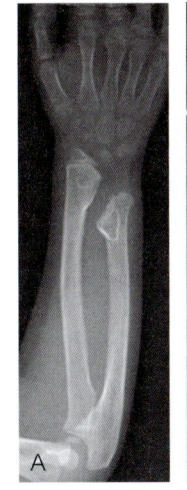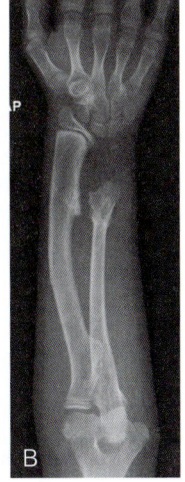

图5　A. 一例5岁患者尺骨栓系松解术前的X线片，可见桡骨弧度增加，尺骨远端骨骺受累严重。B. 尺骨栓系松解术后7年X线片。

（徐铮宇　译，张彦　审校）

参考文献

[1] Abe M, Shirai H, Okamoto M, et al. Lengthening of the forearm by callus distraction. J Hand Surg Br 1996;21:151-163.

[2] Akita S, Murase T, Yonenobu K, et al. Long-term results of surgery for forearm deformities in patients with multiple cartilaginous exostoses. J Bone Joint Surg Am 2007;89:1993-1999.

[3] Boyer A. Traite des Maladies Chirurgicales et des Operations qui Leur Conviennent. Paris: Chez l'Auteur, 1814.

[4] Darilek S, Wicklund C, Novy D, et al. Hereditary multiple exostoses and pain. J Pediatr Orthop 2005;25:369-376.

[5] Fogel GR, McElfresh EC, Peterson HA, et al. Management of deformities of the forearm in multiple hereditary osteochondromas. J Bone Joint Surg Am 1984;66:670-680.

[6] Francannet C, Cohen-Tanugi A, LeMerrer M, et al. Genotype-phenotype correlation in hereditary multiple exostoses. J Med Genet 2001;38:430-434.

[7] Gottschalk HP, Kanauchi Y, Bednar MS, et al. Effect of osteochondroma location on forearm deformity in patients with multiple hereditary osteochondromatosis. J Hand Surg Am 2012; 37:2286-2293.

[8] Goud AL, de Lange J, Scholtes VA, et al. Pain, physical and social functioning, and quality of life in individuals with multiple hereditary exostoses in The Netherlands: a national cohort study. J Bone Joint Surg 2012;94:1013-1020.

[9] Herring JA. Tachdjian's Pediatric Orthopaedics. ed 4. Philadelphia: WB Saunders, 2007.

[10] Ip D, Li YH, Chow W, et al. Reconstruction of the forearm deformities in multiple cartilaginous exostoses. J Pediatr Orthop B 2003;12:17-21.

[11] Ishikawa J, Kato H, Fujioka F, et al. Tumor location affects the results of simple excision for multiple osteochondromas in the forearm. J Bone Joint Surg Am 2007;89:1238-1247.

[12] Legeai-Mallet L, Munnich A, Maroteaux P, et al. Incomplete penetrance and expressivity skewing in hereditary multiple exostoses. Clin Genet 1997;52:12-16.

[13] Mader K, Gausepohl T, Pennig D. Shortening and deformity of radius and ulna in children: correction of axis and length by callus distraction. J Pediatr Orthop B 2003;12:183-191.

[14] Mansoor A, Beals RK. Multiple exostosis: a short study of abnormalities near the growth plate. J Pediatr Orthop B 2007;16: 363-365.

[15] Masada K, Tsuyuguchi Y, Kawai H, et al. Operations for forearm deformity caused by multiple osteochondromas. J Bone Joint Surg Br 1989;71:24-29.

[16] Matsubara H, Tsuchiya H, Sakurakichi K, et al. Correction and lengthening for deformities of the forearm in multiple cartilaginous exostoses. J Orthop Sci 2006;11:459-466.

[17] Noonan KJ, Levenda A, Snead J, et al. Evaluation of the forearm in untreated adult subjects with multiple hereditary osteochondromatosis. J Bone Joint Surg Am 2002;84:397-403.

[18] Peterson HA. Deformities and problems of the forearm in children with multiple hereditary osteochondromata. J Pediatr Orthop 1994;14:92-100.

[19] Peterson HA. The ulnius: a one-bone forearm in children. J Pediatr Orthop B 2008;17:95-101.

[20] Pritchett JW. Lengthening the ulna in patients with hereditary multiple exostoses. J Bone Joint Surg Br 1986;68:561-565.

[21] Rodgers WB, Hall JE. One-bone forearm as a salvage procedure for recalcitrant forearm deformity in hereditary multiple exostoses. J Pediatr Orthop 1993;13:587-591.

[22] Schmale GA, Conrad EU III, Raskind WH. The natural history of hereditary multiple exostoses. J Bone Joint Surg Am 1994;76: 986-992.

[23] Shapiro F, Simon G, Glimcher MJ. Hereditary multiple exostoses. Anthropometric, roentgenographic, and clinical aspect. J Bone Joint Surg Am 1979;61:815-824.

[24] Shin EK, Jones NF, Lawrence JF. Treatment of multiple hereditary osteochondromas of the forearm in children: a study of surgical procedures. J Bone Joint Surg Br 2006;88:255-260.

[25] Siffert RS, Levy RN. Correction of the wrist deformity in diaphyseal aclasis by stapling. Report of a case. J Bone Joint Surg Am 1965;47:1378-1380.

[26] Stanton RP, Hansen MO. Function of the upper extremities in hereditary multiple exostoses. J Bone Joint Surg Am 1996;78: 568-573.

[27] Vanhoenacker FM, Van Hul W, Wuyts W, et al. Hereditary multiple exostoses: from genetics to clinical syndrome and complications. Eur J Radiol 2001;40:208-217.

[28] Vogt B, Tretow HL, Daniilidis K, et al. Reconstruction of forearm deformity by distraction osteogenesis in children with relative shortening of the ulna due to multiple cartilaginous exostosis. J Pediatr Orthop 2011;31:393-401.

[29] Waters PM. Forearm rebalancing in osteochondromatosis by radioulnar fusion. Tech Hand Up Extrem Surg 2007;11:236-240.

[30] Waters PM, Van Heest AE, Emans J. Acute forearm lengthenings. J Pediatr Orthop 1997;17:444-449.

[31] Watts AC, Ballantyne JA, Fraser M, et al. The association between the ulnar length and the forearm movement in patients with multiple osteochondromas. J Hand Surg Am 2007;32(5):667-673.

[32] Wicklund CL, Pauli RM, Johnston D, et al. Natural history study of hereditary multiple exostoses. Am J Med Genet 1995;55:43-46.

第80章 改良Woodward术治疗高肩胛畸形
Modified Woodward Repair of Sprengel Deformity

J. Richard Bowen

定义

- 高肩胛畸形是一种先天性肩关节畸形,其特征为肩胛骨提高、肩胛下角内旋[6,7,22]。造成畸形的病因尚不清楚。
- 伴随的包括Klippel-Feil综合征、肋骨畸形、肩椎骨形成、肌肉异常、锁骨发育不全、气管食管瘘、肛门狭窄、肾畸形、脊髓纵裂和脊柱侧凸[1,2,5,14,17,25]。
- 1863年,Eulenberg[6,7]首次报道了3例先天性"肩胛骨高度脱位"。1880年,Willet和Walsham[25]首次描述了同椎骨——一组连接肩胛骨和C6棘突的骨条。

解剖

- 正常的肩胛骨在胎儿5周时形成,与C5毗邻,随后下降到胸背部,位于T2~T8。
- 高肩胛畸形的肩胛骨异常高位,垂直直径变短,形状畸形。
  - 肩胛冈在接近胸腔背侧凸面向前旋转。
  - 肩胛下侧内旋。
- 高肩胛畸形时肩胛骨通过纤维、软骨和骨(如肩椎骨)等异常组织,附着在下颈椎上(通常是C6)[25]。
- 肩带的肌肉组织可能发育不良、缺失或无力。
  - 斜方肌、肩胛提肌和菱形肌通常发育不良。
  - 斜方肌最常被影响,其他附着于肩胛骨上的肌群也会受到影响。
- 伴随的骨先天性畸形包括Klippel-Feil综合征、融合肋骨、颈肋、先天性脊柱侧凸、颈脊柱裂、锁骨发育不良和肱骨短缩[2,10]。

发病机制

- 正常肩胛骨形成于颈椎部位,在胎儿期第3个月末时下降至胸部后上方。
- 高肩胛畸形是由于胎儿时期肩胛骨发育时,尾部迁移被干扰所致[10]。
- 导致高肩胛畸形的原因并不完全清楚,但主要有下面几种假设[5,21,24]:
  - 脑脊液通过第4脑室顶部的一个"泡"渗透到邻近颈部组织,导致畸形。
  - 遗传性疾病(已报道有家族性发生)。
  - 子宫压力增加。
  - 与颈椎连接的关节面异常,肌肉组织形成缺陷。

自然病程

- 高肩胛畸形在出生时就存在,随着年龄增长,肩胛骨与颈部和背部的位置关系保持不变。
- 异常肩胛骨的生长和儿童的生长成比例。
- 伴随的先天性异常如先天性脊柱侧凸也可能发展,从而改变畸形的外观。

病史和体格检查

- 胎儿出生时,高肩胛畸形的肩部向上、向前移位。
  - 单侧畸形患者,肩关节明显不对称。
    - 左侧受累比右侧更常见(图1A)。
  - 双侧畸形的患者,两侧肩部都很高,颈部显得又短又粗。
- 肩胛骨可能向上倾斜。
- 肩部抬高和外展的最大角度下降(图1B)。
- 肩部周围肌肉萎缩或发育不良。
- 可能出现斜颈。
- 可出现脊柱侧凸、驼背及肋骨异常导致的胸部畸形。

影像学和其他诊断性检查

- 肩颈部的影像学检查显示骨畸形(图2)。
- 对于<4个月的患有先天性脊柱畸形的婴儿,采用超声检查是非常有利的。
  - 超声能够穿透椎板和棘突的软骨,但出生4~5个月后,骨化出现后影响了显像。
  - 先天性脊柱畸形和鞘内异常关系密切。
- 先天性脊柱畸形患者的肾脏超声检查有利于诊断。
- MRI能够清晰分辨肌肉与软组织的发育。
- CT(3D重建)有利于确定骨畸形的范围。CT能够清晰地观察到肩椎骨的结构。

- 照片和视频有助于记录术前和术后的外形变化和功能变化。

鉴别诊断

- 无其他异常类似于高肩胛畸形。

非手术治疗

- 对于婴儿和儿童,每天进行主动和被动的伸展运动,有利于保持肩部的运动。

手术治疗

- 手术治疗的目的是改善抬高的肩部的外观,同时在一定程度上改善功能[3,8,9,11-13,15,18-20,23]。
  - 畸形变形严重、肩关节功能受损的患者可以考虑手术治疗。
  - 轻度畸形且外观可以接受的儿童,可能没有手术指征。
  - 手术的最佳年龄是 3~8 岁。

术前计划

- 术前建议拍照对畸形的外形进行术前评估。
  - 笔者推荐需要前位、后位和双侧的全画幅照片。
  - 拍摄肩部伸展、抬高和外展动作的一系列照片并记录下来。
  - 通过观察患者肩部活动的视频,有助于明确畸形的程度及是否可以接受外观。
  - 上肢的"步态实验室"分析很有帮助,它量化了运动和运动功能、肌电图、姿势平衡和能量消耗。
- Cavendish 分级量表有助于评估外形[4]:
  - 等级 I(极轻度):肩关节水平,患者穿衣后畸形不明显。
  - 等级 II(轻度):肩部关节水平,患者穿衣后可见畸形。
  - 等级 III(中度):受累肩关节抬高 2~5cm,畸形明显。
  - 等级 IV(重度):受累肩关节抬高明显,肩胛上角接近枕骨。
- 术前评估肩关节活动度
  - 对双侧肩关节联合外展(盂肱关节及肩胛胸关节的联合运动)和其他肩部运动进行职业疗法测量。
  - 肩关节功能测试是有用的。
  - 笔者习惯于用前臂运动过程中拍摄的 X 线片来验证测量的程度。
- 用影像学技术来评估肩部、脊柱和胸廓的畸形。
- CT 和 MRI 有助于骨和软组织的畸形。
- 笔者习惯于用体感觉诱发电位和经颅电动诱发电位在手术过程中对臂丛神经功能进行评估。
  - 麻醉诱导后得到基础值,之后在手术中连续监视。

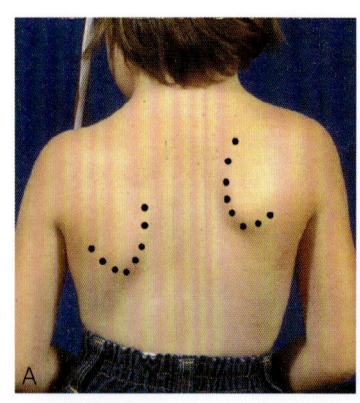
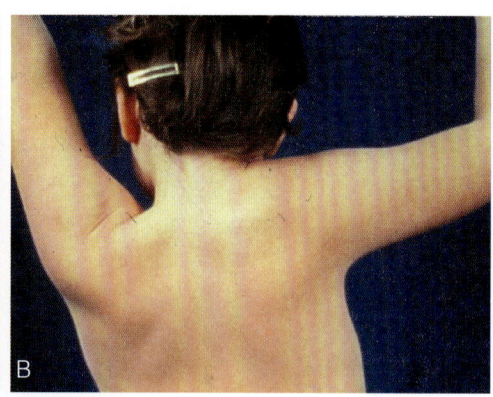

图1 A. 右肩高肩胛畸形。 B. 右侧手臂最大外展时高肩胛畸形外观。

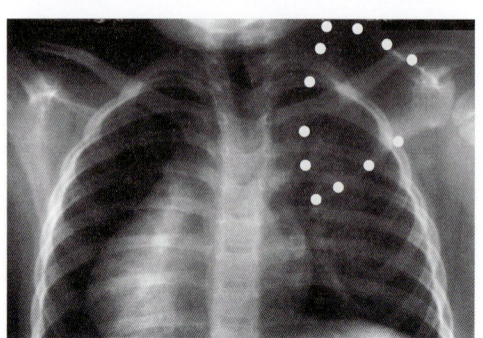

图2 儿童右肩高肩胛畸形的前后位平片。

体位

- 患者取俯卧位,面部朝前(先天性颈椎异常患者可能需要个性化的头部位置固定,以防止颈部过度紧张)。
- 对整个手臂、肩部和后背部(上界为高位颈椎,下界为腰部,两侧为双侧肩胛骨区域)进行消毒并铺巾。
  - 在手术过程中,手臂和肩胛带可自由活动。
- 体感诱发电位和经颅运动诱发电位的导线,以无菌方式放置在皮肤和肌肉上。

入路

- Woodward手术包括剥离棘突处斜方肌和菱形肌的起点,切除肩胛骨上的肩椎骨及所有条索状纤维后,将斜方肌和菱形肌下拉[21,26]。
- Green[8]描述的手术包括分离连接肩胛骨与躯干的肌肉、切除肩椎骨及肩胛骨的冈上部分重建、肌肉止点来维持肩胛骨。
- 笔者[2]照Woodward的描述[26],增加了对肩胛内侧缘的切除和冈上部分的切除。
  - 骨膜外掀开附着于肩胛骨内侧缘及上缘的肌肉,以利于切除骨组织。
  - 上方骨切除位于肩胛上切迹内侧,切除肩胛内侧缘约1 cm宽骨组织。
- 笔者并不推荐常规切除锁骨,但如果术中出现神经症状便有切除指征。手术医生决定是否行锁骨切除来减少神经损伤的风险。

改良Woodward术

切口与解剖

- C4棘突到T9棘突作中线切口(技术图1A)。
- 潜行分离患侧肩胛骨内、外侧缘和斜方肌外侧的皮肤和软组织。
- 从背阔肌下钝性分离斜方肌。
  - 为了做到这一点,需从背阔肌手术区域下缘钝性分离斜方肌外侧缘。
  - 继续向内侧分离至T9棘突水平的斜方肌起点。斜方肌肌纤维融入到起始于棘突的其余肌肉中去。
- 从远端剥离斜方肌,并向上剥离位于C4棘突水平的剩余斜方肌及菱形肌(技术图1B)。
- 向外侧牵开斜方肌和菱形肌。
  - 辨认肩胛提肌,其起自肩胛骨内上缘,并向颈椎棘走行。
  - 有时候肌肉呈纤维样,较难辨别及分离。
- 肩椎骨(可能是纤维、软骨或骨)位于肩胛提肌的下方。
  - 从骨膜外锐性切除肩椎骨。
  - 清除所有该区域内限制肩胛骨活动纤维条束。
- 在分离过程中,保护椎旁神经和进入菱形肌的神经,它们走行于斜方肌下面。
  - 椎旁神经与肩胛骨脊柱缘呈一直线。
  - 对于肌肉明显纤维化的病例,神经很难辨别,使用自发或诱发肌电图是有帮助的。
- 肩胛提肌于肩胛骨内上角分叉。
- 颈横动脉位于肩胛提肌深面,在肩胛骨内上区域需要被保护,因为通常会出现出血问题。

肩胛骨切除及复位

- 切除肩胛上切迹内侧缘1cm骨组织后,向上切除肩胛骨上方、肩胛上切迹内侧组织(技术图2)。
- 掀起肩胛骨,切除其下面和胸壁之间的所有纤维条索组织。
- 现在可以将肩胛骨拉下来并将其放置于正常解剖水平。

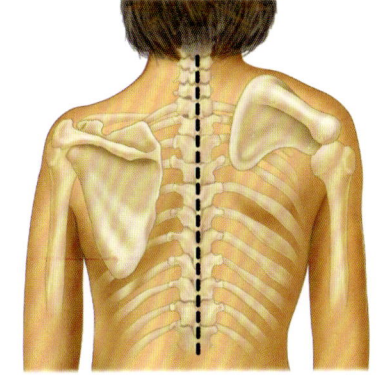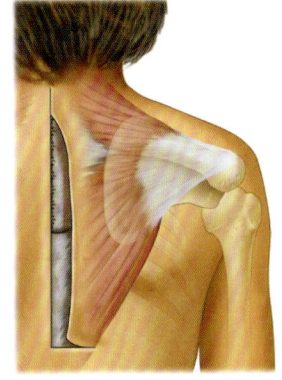

技术图1 A. 切口部位。 B. 从脊柱棘突处分离斜方肌和菱形肌。

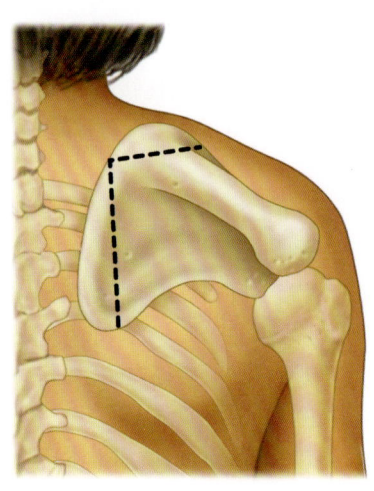

技术图2　肩胛骨被切除区域。

- 切除所有阻止肩胛骨下降的纤维组织。
- 当肩胛骨复位后,应当使用体感诱发电位和经颅电动诱发电位来明确手臂的神经功能。
  - 复位过程中,臂丛可能卡压于锁骨与胸壁之间。
  - 如果诱发电位异常,将肩胛骨重新放置于抬高位置,并推荐采用锁骨截骨术[16]。

锁骨截骨术[16]

- 在锁骨中部做一个2 cm的切口。
- 在颈阔肌下方,纵行切开骨膜,掀开骨膜,暴露锁骨。
  - 笔者在锁骨中部用一个隆氏器切开,在骨皮质片切下长约1 cm的骨片用作截骨术中的移植物。
- 逐层缝合骨膜和手术切口。
- 复位肩胛骨,菱形肌(和筋膜)和斜方肌在中线以更为尾端的位置重新连接到棘突之间的韧带。
- 掀起背阔肌,允许将肩胛下翼置于其下方。
- 将肩胛下翼缝合到背阔肌里。
- 逐层缝合手术切口,可在医生的建议下放置引流管。

要点与失误防范

体感觉诱发电位及经颅电动诱发电位有助于监测前臂的神经功能	• 可提示臂丛受损,需要锁骨截骨
切除肩胛骨上方突起部分和内侧缘	• 提供改善外观和功能的机会
锁骨截骨	• 防止臂丛麻痹

术后处理

- 手术后,用Velpeau绷带固定手臂约4周。
- 绷带拆除后,开始物理治疗,重点在于活动盂肱关节和肌力锻炼。

结果

- 手术治疗一般是为了改善肩部抬高的外观,并在一定程度上改善其功能[3,8,9,11-13,15,18-20,23]。
- 在笔者的病例中[2],术后平均随访8年,盂肱关节和肩胛胸关节的活动度为150°(100°~180°),较术前提高了45°。所有的患儿术后外观至少提高了一个Cavendish等级,而且大多数达到了Cavendish Ⅰ级或Ⅱ级。14例中有1例为Ⅲ级,该患儿存在多发性脊柱畸形和脊柱侧凸伴发性高肩胛畸形[2]。

并发症

- 臂丛麻痹。
- 神经麻痹。
- 持续性翼状肩。
- 矫正不完全。
- 血管问题。
- 伤口感染。
- 手术后瘢痕。

(徐铮宇　译,张彦　审校)

参考文献

[1] Banniza von Bazan U. The association between congenital elevation of the scapula and diastematomyelia: a preliminary report. J Bone Joint Surg Br 1979;61:59-63.

[2] Borges JL, Shah A, Torres BC, et al. Modified Woodward procedure for Sprengel deformity of the shoulder: long-term results. J Pediatr Orthop 1996;16:508-513.

[3] Carson WG, Lovell WW, Whitesides TE Jr. Congenital elevation of the scapula. Surgical correction by the Woodward procedure. J Bone Joint Surg Am 1981;63(8):1199-1207.

[4] Cavendish ME. Congenital elevation of the scapula. J Bone Joint Surg Br 1972;54(3):395-408.

[5] Engel D. Etiology of multiple deformities. Am J Dis Child 1940;60:562.

[6] Eulenberg M. Beitrag zur dislocation der scapula. Amtlicher Bericht über die Versammlung deutscher Naturforscher und Artze 1863;37:291-294.

[7] Eulenberg M. Casuistische Mittheilungen aus dem Gebiete der Orthopadie. Arch Klin Chir 1863;4:301.

[8] Green WT. The surgical correction of congenital elevation of the scapula (Sprengel's deformity). J Bone Joint Surg 1957;39A:1439-1448.

[9] Grogan DP, Stanley EA, Bobechko WP. The congenital undescended scapula. Surgical correction by the Woodward procedure. J Bone Joint Surg Br 1983;65:598-605.

[10] Horwitz AE. Congenital elevation of the scapula: Sprengel's deformity. Am J Orthop Surg 1908;6:260-311.

[11] Inclan A. Congenital elevation of the scapula or Sprengel's deformity: two clinical cases treated with Ober's operation. Circ Ortop Traum 1949;15:1.

[12] Jeannopoulos CL. Congenital elevation of the scapula. J Bone Joint Surg Am 1952;34-A(4):883-892.

[13] Khairouni A, Bensahel H, Csukonyi Z, et al. Congenital high scapula. J Pediatr Orthop B 2002;11:85-88.

[14] Pinsky HA, Pizzutillo PD, MacEwen GD. Congenital elevation of the scapula. Orthop Trans 1980;4:288-289.

[15] Ross DM, Cruess RL. The surgical correction of congenital elevation of the scapula. A review of seventy-seven cases. Clin Orthop 1977;(125):17-23.

[16] Robinson RA, Braum RM, Mark P, et al. The surgical importance of the clavicular component of Sprengel's deformity. J Bone Joint Surg Am 1967;49A:1481.

[17] Schrock RD. Congenital abnormalities at the cervicothoracic level. Instr Course Lect 1949;6:228.

[18] Schrock RD. Congenital elevation of the scapula. J Bone Joint Surg 1926;8:207-215.

[19] Shea KG, Apel PJ, Showalter LD, et al. Somatosensory evoked potential monitoring of the brachial plexus during a Woodward procedure for correction of Sprengel's deformity. Muscle Nerve 2010;41:262-264.

[20] Siu KK, Ko JY, Huang CC, et al. Woodward procedure improves shoulder function in Sprengel deformity. Chang Gung Med J 2011;34:403-409.

[21] Smith AD. Congenital elevation of the scapula. Arch Surg 1941;42:529.

[22] Sprengel O. Die angeborene Verschiebung des Schulterblattes nach oben. Arch Klin Chir 1891;42:545-549.

[23] Walstra FE, Alta TD, van der Eijke JW, et al. Long-term follow-up of Sprengel's deformity treated with the Woodward procedure. J Shoulder Elbow Surg 2013;22:752-759.

[24] Weed LH. The Development of the Cerebro-spinal Spaces in Pig and Man. Washington, DC: Carnegie Institute of Washington, 1916.

[25] Willet A, Walsham WJ. An account of the dissection of the parts removed after death from the body of a woman the subject of congenital malformation of the spinal column, bony thorax, and left scapular arch; with remarks on the probable nature of the defects in development producing the deformities. Med Chir Trans 1880;63:257-302.

[26] Woodward JW. Congenital elevation of the scapula. Correction by release and transplantation of muscle origins: a preliminary report. J Bone Joint Surg Am 1961;43A:219-228.

第81章 胸锁乳突肌松解术
Release of the Sternocleidomastoid Muscle

Gokce Mik, Denis S. Drummond, and B. David Horn

定义

- Torticollis（斜颈）一词来自拉丁语tortus（扭曲）和collum（颈部），指的是头部朝一个方向倾斜，颈部向另一个方向不由自主旋转的临床畸形。
- 伴有胸锁乳突肌（SCM）挛缩的先天性肌性斜颈（CMT）是婴儿期最常见的肌性斜颈。
- 先天性肌性斜颈是第三常见的先天性畸形，仅次于发育性髋关节发育不良（DDH）和先天性马蹄足，其发病率为0.4%~1.3%[4,6,10]。
- 胸锁乳突肌肌肉的肿块和挛缩导致的肌紧张是典型的临床表现，这在婴儿出生时或出生不久就可以检测出。
- Cheng等[4]将先天性肌性斜颈患者细分为3组：
  - 临床上可触及的胸锁乳突肌"肿块"。
  - 先天性肌性斜颈不伴可触及或可见肿块，但患侧胸锁乳突肌增厚或紧张。
  - 先天性肌性斜颈的所有临床特征不伴可触及的肿块或胸锁乳突肌紧张。

解剖

- 在颈部两侧，胸锁乳突肌斜向穿过颈侧面，并将颈部分为颈前三角和颈后三角。
- 它起源于以下两个骨的头部。
  - 胸骨头：胸骨柄的上部和前部表面。
  - 锁骨头：锁骨内侧1/3的上表面。两个头部汇合后，肌肉横向和向后上延升止于颞骨的乳突。
  - 胸锁乳突肌的锁骨起源大小可以变化。在一些情况下，锁骨附件的宽度可以延伸到锁骨的中点。
- 它插入乳突的侧面。
- 胸锁乳突肌的功能有多种：
  - 随着单边收缩：
    - 胸锁乳突肌会使头部和颈椎同侧弯曲。
    - 会使头部横向旋转至对侧。
  - 随着双边收缩：
    - 胸锁乳突肌会下拉头部。
    - 会延伸不完全伸展的颈椎。
- 胸锁乳突肌受以下神经支配：
  - 脊髓副神经（Ⅺ）。
  - 第二颈神经腹侧支（C2）。
- 欧勃点大致位于胸锁乳突肌肌肉后缘的中间。耳大神经的前分支通过这个点穿过胸锁乳突肌。
- 脊髓副神经穿透胸锁乳突肌肌肉的深层表面，发出供给它的分支。它深入到胸锁乳突肌后部的欧勃点。
- 颈外静脉位于近端部分中的胸锁乳突肌肌肉的前方。它在其中点倾斜地穿过胸锁乳突肌肌肉，并且下行穿过胸锁乳突肌注入锁骨下静脉。
- 胸锁乳突肌保护颈动脉和颈内静脉，两者都位于其深处。
- 胸锁乳突肌肌肉和重要的周围结构的解剖结构如图1所示。

发病机制

- 婴儿先天性肌性斜颈的病因是胸锁乳突肌肌肉的痉挛或缩短。

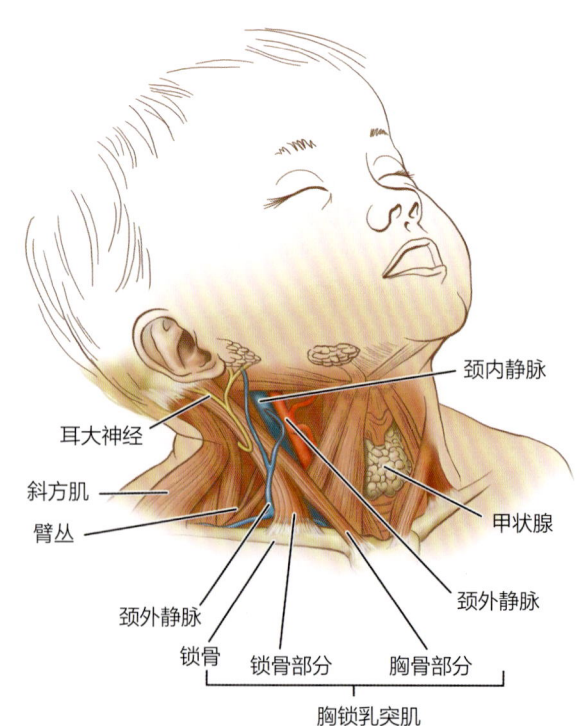

图1 胸锁乳突肌肌肉和重要周围结构的解剖。注意颈外静脉和耳大神经的走行，颈动脉和颈内静脉位于胸锁乳突肌肌肉深处。

- 患有先天性肌性斜颈的婴儿可能有难产史或产伤。
- Davids等[7]曾在报告中提到，在子宫内或分娩时头部和颈部的位置可能导致胸锁乳突肌肌肉的局部创伤。
- 进展性纤维化和胸锁乳突肌肌肉挛缩可能是宫内或围产期间隔综合征的后遗症[7]。
- 先天性肌性斜颈可能与羊水过少、多胞胎、和髋关节发育不良有关[9]。
  - 以上证据表明了先天性肌性斜颈与限制胎儿运动和头颈部错位相关的理论。这些情况也可能与难产和产伤相关。
- 大约50%的先天性肌性斜颈患者出生时就患有临床上可触及的胸锁乳突肌肿块（假瘤）。这种假瘤是一种血肿，随后经历了的纤维化，这种情况可能是产伤或宫内胎位不正造成的[1,3]。
- 先天性斜颈症也可能由许多其他疾病引起，例如眼科疾病（例如眼球后缩综合征），先天性颈椎畸形和神经系统疾病（例如后颅窝肿瘤）。

自然病程

- 先天性肌性斜颈的诊断通常在出生时或接近满月时进行。先天性肌性斜颈的其他原因通常在之后（4个月至1年）出现。
- 通常在分娩后数周或数月内胸锁乳突肌肌肉内出现肿块（胸锁乳突肌肿瘤）或丰满。
- 通常，肿块会变小并在6～12个月之间消失。
- 如果不治疗，可能会发生肌肉收缩和纤维化的问题。
- 颈部的屈曲和旋转畸形始于婴儿期。
  - 通常，头部朝向相关侧并且下巴指向相对的肩部。
  - 早期可能出现歪头畸形和面部不对称，它们会随着时间的推移而增加。
- 根据孩子的睡姿，颅骨和面部骨骼的扁平化可以在受影响的或正常的一侧发展。
- 在患有持续畸形的年龄较大的儿童中，也可能出现放射学表现异常。这些异常包括颈椎轴向关节面的不对称，齿状突向斜颈侧的偏斜，以及可能出现的颈胸椎侧凸。

病史和体格检查

- 对有先天性肌性斜颈的新生儿进行完整的病史和体格检查。
  - 患有先天性肌性斜颈的儿童臀位和出生创伤的发生率高于一般人群。
- 髋关节发育不良与先天性肌性斜颈可以是共存的。
  - 曾报道过的伴有髋关节发育不良的先天性肌性斜颈，其发病率占DOH 8%至20%不等[9,14,15]。
  - 因此，对于患有先天性肌性斜颈的儿童，髋关节的超声检查的临床检查是必要的。
  - 跖骨内收肌异常和马蹄内翻足与先天性肌性斜颈有关这一先前的观点是不受文献支持的。
- 通常，患有先天性肌性斜颈的儿童将其头部横向弯曲到受影响的一侧并旋转到相对侧。
- 患有先天性肌性斜颈的婴儿早期颈部运动范围是正常的。随着肌肉挛缩加重，运动范围逐渐缩小。之后，通常可以观察到典型的畸形。
  - 在检查过程中应注意颈部运动中任何受限制的表现。
- 观察面部骨骼和颅骨的不对称性。还应注意颅骨的任何扁平化。
- 通过触诊，在胸锁乳突肌肌肉的中下部1/3处可触及直径为1～2 cm的无压痛肿块。随着时间的推移，该肿块变为硬索状，最后，胸锁乳突肌变为抵抗校正的致密索带（图2）。
- 早期CMT可以通过温和拉伸运动进行矫正。

影像学和其他诊断研究

- X线片
  - 通过获得标准的颈椎前后位和侧位以及张口位，排除寰枢椎旋转半脱位，颈椎融合，颈椎侧凸和牙齿畸形等骨性畸形。
  - 在年龄较大的儿童中，可能观察到放射学的异常表现，例如颈椎轴关节面不对称，齿状突向斜颈侧偏斜，以及偶尔出现的颈胸椎侧凸[2,12]。

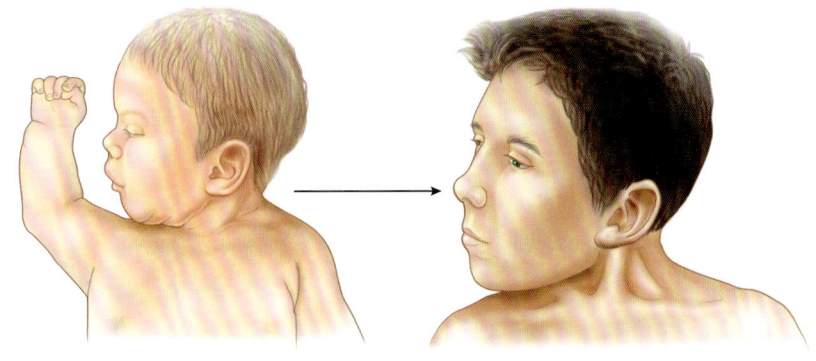

图2　在分娩后数周或数月内，可在胸锁乳突肌肌肉的中下部1/3处发现1～2 cm的软肿块。6～12月龄之后，肿块质地变为纤维束，然后胸锁乳突肌肌腱可以变为致密的索带。

- 对可触及胸锁乳突肌肿块的儿童进行超声检查,可以观察到胸锁乳突肌肌肉内的纤维化病变,并将肿块与颈部其他病变区分开来,如肿瘤、囊肿和血管畸形。
  - 在最近的一项研究中,Tang等[13]提出他们的观察结果,使用超声波进行先天性肌性斜颈的长期随访。他们注意到先天性肌性斜颈是一种多态和动态疾病,而不是有固定的表现。肌肉纤维化的改变可以影响治疗的类型。
- 对于出生时就患有先天性肌性斜颈的患者,应进行常规的髋关节检查,因为髋关节发育不良与先天性肌性斜颈共存的发生率很高[9,14]。
  - 小于6个月的患儿应进行髋关节超声检查;大于6个月的患儿应进行颈椎前后位和骨盆X线片检查。
- 一些研究者建议用MRI来评估胸锁乳突肌肌肉的增厚和纤维化,但仅此而已。此外,婴儿的MRI检查需要全身麻醉,这对于婴儿来说伴有相关风险。
  - 如果怀疑有后颅窝肿瘤,则需要进行MRI检查。

鉴别诊断

- 在一项多学科研究中,Nucci等[11]报道了65例头部姿势异常儿童的25例眼部和4例神经系统的病因。
- 先天性眼性斜颈病因在于眼球运动失调,通常在辐辏反射形成(3个月)后观察到。先天性眼性斜颈是由眼部肌肉麻痹引起的(典型多为上斜肌麻痹)。这种眼球斜视可以在手动纠正头部倾斜时被观察到(此操作有助于提供诊断)。其他原因包括斜视、眼球震颤和第Ⅶ脑神经麻痹,导致眼外直肌麻痹(Duane综合征)。
- 必须排除诸如颅后窝肿瘤等神经系统病因。
  - 大约10%的颅后窝肿瘤最初出现于斜颈。
  - 颅后窝肿瘤可能出现头部倾斜,这可能类似于残余性的先天性肌性斜颈。
- 先天性斜颈的其他原因包括先天性脊柱畸形(脊柱侧凸、Klippel-Feil综合征)和寰枢椎旋转半脱位。
- Grisel综合征是继发于颈部炎症的斜颈,与咽后脓肿或扁桃体切除后状态有关。
- Sandifer综合征(继发于回流的颈部姿势)。
- 其他神经系统疾病,如肌张力障碍。

非手术治疗

- 先天性肌性斜颈的初始治疗是非手术的,并且绝大多数成功的治疗都是婴儿在1岁之前就开始的。
- 一个温和的伸展运动计划应该包括颈部被动屈伸牵拉,头部向健侧屈曲远离患侧,反复轻柔转动。
- 伸展运动可以由物理治疗师或父母通过家庭计划治疗完成。
  - 根据我们的经验,由物理治疗师监督指导的家庭计划已经取得了成功。
- 应持续手动拉伸,直到实现完整的颈部旋转。
- 在1岁或1岁以下的儿童中,在孩子恢复颈部全方位运动后,斜头畸形和面部不对称通常会自发纠正。
- 对于侧向头部倾斜不能通过锻炼解决的,或者对于不能再忍受拉伸的年龄较大的儿童来说,颈椎矫形器可以作为儿童的辅助和支撑。然而,这些拉伸通常很难忍受。
- 患有胸锁乳突肌假瘤[5]的儿童可能需要更长时间的治疗,与没有胸锁乳突肌肿瘤的儿童相比,拉伸成功率较低。
- 对于顽固性畸形或在12~18月龄时未达到充分矫正的患者,建议手术治疗。
- 1岁以下(无论是否接受过治疗)的儿童如果有以下情况,均可接受手术治疗:
  - 严重的头部倾斜,胸锁乳突肌肌肉明显挛缩。
  - 被动头部旋转和侧向屈曲不超过10°~15°。

外科治疗

- 对手术治疗应用超过6个月没有反应的儿童以及12~18个月后出现严重畸形的儿童,需要进行外科治疗。
- 关于手术的最佳年龄是有争议的。
- 先天性肌性斜颈越早得到矫正,斜头畸形和面部不对称[10]的矫正机会就越大。
- 如果对先天性肌性斜颈的诊断存在疑问,则应在完成检查之前停止手术,因为先天性肌性斜颈可能是由胸锁乳突肌肌肉紧张以外的情况引起的,例如眼部或神经源性疾病。
- 先天性肌性斜颈手术技术是基于放松或延长紧张和缩短的胸锁乳突肌肌肉。
- 最常用的手术是胸锁乳突肌的单极松解或双极松解,伴有或不伴有胸骨头的Z字成形术。
  - 手术包括开放式、经皮和内镜技术。笔者对经皮或内镜技术没有经验,强烈推荐采用开放式方法。

作者的首选治疗方法

- 对于婴儿,由物理治疗师指导和监督,先行为期6个月的家庭伸展计划。
- 具有手术指征的儿童,施行开放的单极或双极松解(伴或不伴Z字成形术)。

术前计划

- 手术前应复查颈椎X线片,以发现骨异常或颈椎侧弯。

- 对于僵硬性畸形,由于头部体位的限制,可行纤维支气管镜插管。
- 耳廓向前方固定,并剃除乳突周围的毛发。

体位
- 全麻后,患者取仰卧位,沙袋置于后正中肩胛骨之间。
- 固定气管导管应置于健侧,以免干扰手术区域。
- 无菌单的垂挂应保证术中便于进行颈部弯曲来评估矫正效果,用来决定松解的是否充分。
- 颈部朝向健侧弯曲,并且头部旋转到患侧,使得胸锁乳突肌肌肉保持在张力下,并且可以清楚地识别起点和止点(图3)。

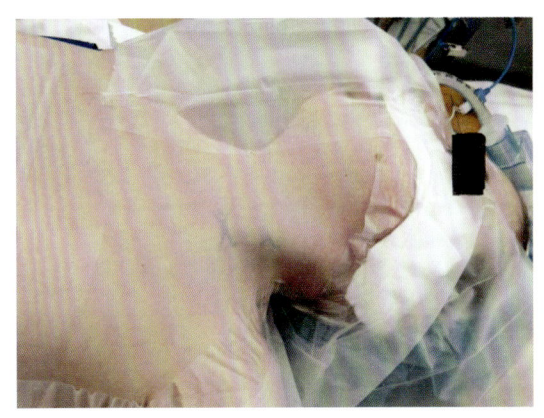

图3　颈部朝向健侧弯曲,并且头部旋转到患侧,使得胸锁乳突肌肌肉保持在张力下并且可以清楚地识别原点和插入点。

切口和入路
- 为了松解胸锁乳突肌肌肉的远端,在锁骨上方1 cm处和胸锁乳突肌肌肉的两个头部之间形成横切的3~4 cm长的切口(技术图1)。
- 将皮下组织和颈阔肌肌肉切开,露出锁骨和胸骨头的腱鞘。
- 对于近端暴露,在乳突突起的尖端附近进行2~3 cm的水平切口。
- 继续暴露,直到暴露乳突的骨膜。骨膜下暴露肌肉止点。

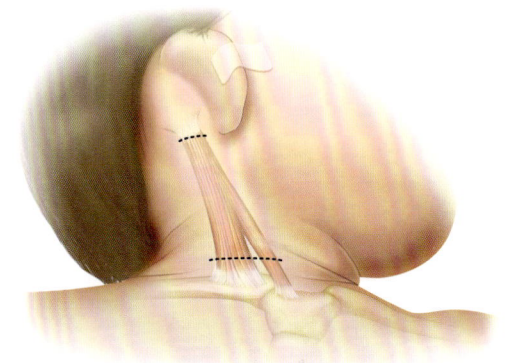

技术图1　近端和远端切口(虚线)。

远端单极松解
- 远端单极松解包括松解胸锁乳突肌肌肉的胸骨和锁骨头。它通常用于轻度畸形和较年幼的儿童。
- 在胸锁乳突肌的锁骨头和胸骨头之间做横行切口,长3~4 cm,距离锁骨上1 cm。
- 切口应遵循颈部朗格线。锁骨上的切口可能导致增生性瘢痕。较高的切口可能危及颈外静脉,也可能形成难看的瘢痕。
- 然后识别胸锁乳突肌肌肉的两个头。
- 清除周围的筋膜,将两个头部与颈深筋膜游离。
- 将肌肉钳夹抬起并使用电刀切断并分开(技术图2)。

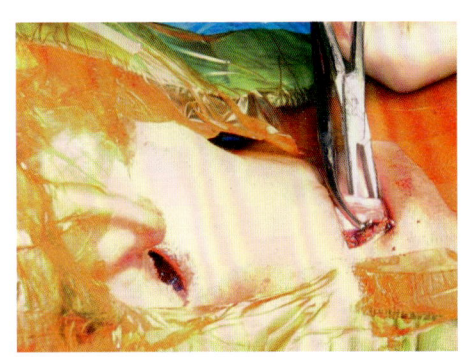

技术图2　借助于钳子将肌肉的起始部提起并使用电刀。切除5~10 mm的肌腱段以防止进一步的挛缩和纤维粘连。

- 切除5~10 mm的肌腱段以防止术后纤维粘连。
- 胸骨头部也可以通过Z字成形延长。
- 通过将颈部弯曲到对侧并将其旋转到同侧，同时用指尖触摸该区域以确定无任何残余的紧绷肌束来检查松解的充分性。应彻底松解残余紧绷肌束，手术后颈部应有全方位的运动。
- 在仔细止血后，切口予以皮内缝合。颈阔肌应作为单独层关闭，以保持颈部的外观。

双极松解

- 双极松解包括松解胸锁乳突肌肌肉的乳突止点以及前面提及的远端松解。
- 手术从远端切口开始（参见前面的内容）。
- 确定了胸锁乳突肌肌肉的两个头部后，一个小的潘氏引流管下方穿过并收紧。
- 潘氏引流管可用于轻柔地牵拉（完整的）胸锁乳突肌肌肉，并通过向肌肉施加张力显露近端，识别胸锁乳突肌的止点（技术图3A）。
- 重点放在近端止点，并做如前所述切口。
- 肌肉的止点分为前和后两个。于乳突周围的骨膜下开始显露，以避开前方的面部神经和耳大神经的前分支。
- 弯钳紧贴肌腱深层穿入，予以提起后安全分开肌腱（技术图3B）
  - 不需切除近端的肌肉。
- 在进行近端松解后，然后将注意力转移到远端切口，并如前所述完成远端松解。
  - 通过Z字成形术延长锁骨头适合于年龄较大的儿童，利于术后对称的外观（技术图3C）。
- 在麻醉师帮助下，颈部旋转并弯曲，同时依次触诊两个切口，以识别任何剩余的紧绷肌束；然后，完全松解剩余的紧绷肌束或筋膜。
- 止血后闭合，远端应该注意修复颈阔肌，有助于保持颈部的美观。

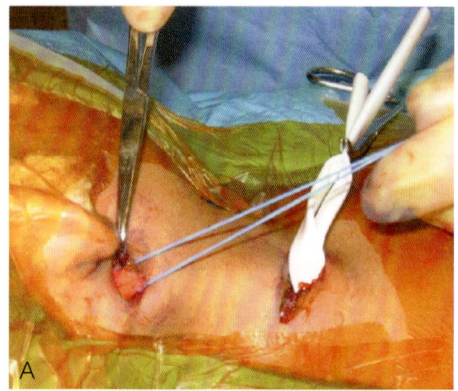
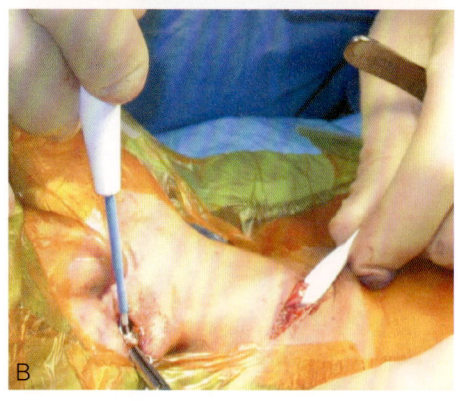
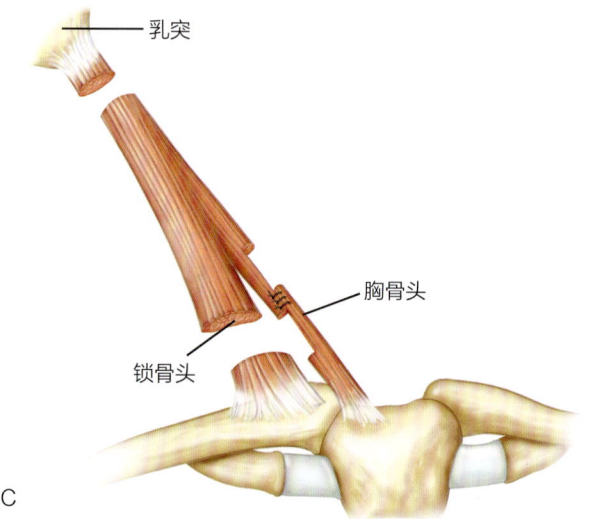

技术图3 A. 对远端肌腱施加张力，简化了止点的识别。此外，有限的暴露可以避开重要的解剖结构。B. 弯钳紧贴肌腱深层穿入，提起后完整切断。C. 通过Z字成形术延长胸骨头完成双极松解（C经允许引自Ferkel RD, Westin GW, Dawson EG, et al. Muscular torticollis. A modified surgical approach. J Bone Joint Surg Am1983;65:894-890）。

要点与失误防范

方法	• 远端切口大约在锁骨上1 cm且平行于锁骨 • 锁骨上切口可能导致肥厚性瘢痕和不可接受的外观 • 靠近胸锁乳突肌中点的切口可能会损害颈外静脉和神经结构,并可能导致不可接受的瘢痕 • 为了避免并发症,近端横行切口在乳突突起尖端的远端。对远端肌腱施加张力,简化止点的识别
单极松解	• 单极松解仅用于轻度畸形的低龄患者 • 双极松解可能更能避免残余和复发性畸形
双极松解	• 胸锁乳突肌肌腱首先暴露于远端伤口的起始处 • 胸锁乳突肌的两个起点予以提起提供张力,然后进行近端松解,最后完成远端松解

术后护理

- 术后处理包括将头部和颈部固定在轻微过度矫正的位置,使用刚性颈环、定制支架2~3周(图4)。
  - 支架固定的目的是避免术前习惯性姿势,这可能导致术后瘢痕形成。也可能有助于将矫正姿势重新制订成为儿童的标准。
- 支架在2~3周内取下,开始物理治疗,包括被动拉伸,以及主动强化练习。
  - 在家中继续锻炼3~6个月。

结果

- 对于年龄小于1岁[4-6]的患有先天性肌性斜颈的儿童,90%以上的早期保守治疗是成功的。
- 在保守失败的病例中,单极和双极松解之间仍存在争议。
- Cheng等报道中显示了6个月至2岁的儿童在使用单极松解的优异结果。
- Canale等发现双极松解后效果更好,但差异无统计学意义。
- Wirth等[16]报道55例接受双极松解的患者中有48例疗效满意,复发率低(1.8%)。
- Ferkel等[8]描述了一种改良的双极松解技术,包括松解胸锁乳突肌肌肉的乳突和锁骨附着物以及胸骨起源上的Z成形术延长,以保持颈部的V形轮廓向远端进行美容。他们报道了92%的使用这种技术达到令人满意的结果。
- Lee等[10]在报道中发现胸锁乳突肌手术松解后颅面畸

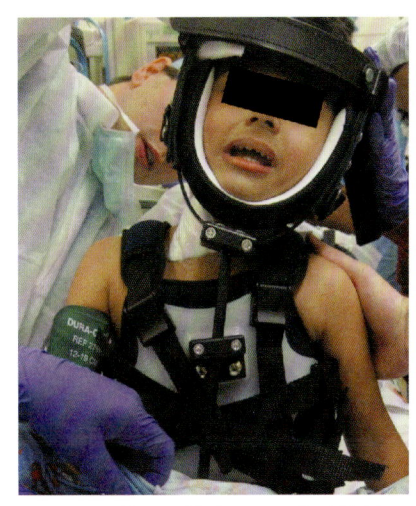

图4 无针晕环装置,用于术后管理。

形有所改善,5岁前进行手术时矫正度更高。

并发症

- 伤口破裂。
- 血肿。
- 纠正不完全。
- 神经与血管的损伤。
  - 副神经。
  - 耳大神经的前支。
  - 颈外静脉。
- 颈动脉。
- 肥厚性瘢痕。

(芮碧宇 译,陈博昌 审校)

参考文献

[1] Canale ST, Griffin DW, Hubbard CN. Congenital muscular torticollis: a long-term follow-up. J Bone Joint Surg Am 1982;64:810-816.

[2] Chen CE, Ko JY. Surgical treatment of muscular torticollis for patients above 6 years of age. Arch Orthop Trauma Surg 2000;120:149-151.

[3] Cheng JC, Tang SP, Chen TM. Sternocleidomastoid pseudotumor and congenital muscular torticollis in infants: a prospective study

of 510 cases. J Pediatr 1999;134:712-716.
[4] Cheng JC, Tang SP, Chen TM, et al. The clinical presentation and outcomes of treatment of congenital muscular torticollis in infants—a study of 1086 cases. J Pediatr Surg 2000;35:1091-1096.
[5] Cheng JC, Wong MW, Tang SP, et al. Clinical determinants of the outcome of manual stretching in the treatment of congenital muscular torticollis in infants. A prospective study of eight hundred and twenty-one cases. J Bone Joint Surg Am 2001;83:679-687.
[6] Coventry MB, Harris LE. Congenital muscular torticollis in infancy: some observations regarding treatment. J Bone Joint Surg Am 1959;41:815-822.
[7] Davids JR, Wenger DR, Mubarak SJ. Congenital muscular torticollis: sequela of intrauterine or perinatal compartment syndrome. J Pediatr Orthop 1993;13:141-147.
[8] Ferkel RD, Westin GW, Dawson EG, et al. Muscular torticollis. A modified surgical approach. J Bone Joint Surg Am 1983;65:894-900.
[9] Hummer CD, MacEwen GD. The coexistence of torticollis and congenital dysplasia of the hip. J Bone Joint Surg Am 1972;54:1255-1256.
[10] Lee JK, Moon HJ, Park MS, et al. Change of craniofacial deformity after sternocleidomastoid release in pediatric patients with congenital muscular torticollis. J Bone Joint Surg Am 2012;94:e93.
[11] Nucci P, Kushner BJ, Serafino M, et al. A multi-disciplinary study of the ocular, orthopaedic, and neurologic causes of abnormal head postures in children. Am J Opthalmol 2005;140:65-68.
[12] Oh I, Nowacek CJ. Surgical release of congenital torticollis in adults. Clin Orthop Relat Res 1978;(131):141-145.
[13] Tang S, Liu Z, Quan X, et al. Sternocleidomastoid pseudotumor of infants and congenital muscular torticollis: fine-structure research. J Pediatr Orthop 1998;18:214-218.
[14] Tang SF, Hsu KH, Wong AM, et al. Longitudinal follow-up study of ultrasonography in congenital muscular torticollis. Clin Orthop Relat Res 2002;(403):179-185.
[15] Walsh JJ, Morrissy RT. Torticollis and hip dislocation. J Pediatr Orthop 1998;18:219-221.
[16] Wirth CJ, Hagena FW, Wuelker N, et al. Biterminal tenotomy for the treatment of the muscular torticollis. J Bone Joint Surg Am 1992;74:427-434.

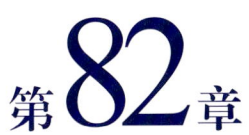

第82章 后路颈椎融合：枕-颈2和颈1-颈2

Posterior Cervical Arthrodeses: Occiput–C2 and C1–C2

Jaime A. Gomez and Daniel J. Hedequist

定义

- 枕颈关节由枕骨、寰椎（C1）和枢椎（C2）组成。它们通过强大韧带和杯状关节联系在一起，提供了颈部的活动度和活动范围。
- 超过50%的轴向旋转发生在C1、C2之间，而伸屈运动则主要发生在寰枕关节之间，其提供颈部约20°的伸屈活动[1]。
- 儿童后路枕颈关节融合后颈椎活动度显著下降。轴向旋转影响最大，各方向减少30°；伸屈活动各减少13°；侧向弯曲减少7°[25]。
- 由于骨性或韧带结构异常导致的过度活动会引起关节不稳定。此类结构的异常将导致上颈椎不稳定，如遗传性和先天性发育异常、创伤、肿瘤、炎症以及退变等。
- 不同程度的移位可导致椎管不稳定，引发脊髓压迫和脊髓变性。
- 常采用枕颈和C1-C2融合来治疗明显的不稳定。自从Foerster于1927年首次提出利用腓骨移植行枕颈融合的技术后，多种具有不同融合率和固定方法的技术得到了进一步发展。
- 本章节，将介绍上颈椎不稳定的主要特点，并讨论枕颈融合和C1-C2融合的基本原则，同时也将详细介绍各种后路枕颈融合的方法。
- 随着现代内固定技术的进展，椎弓根螺钉技术已取代了钢丝技术。这些技术减少了脊髓损伤的风险，增加了固定后的生物力学稳定，提高了融合率[13,16]。

解剖

- 理解儿童上颈椎并非成人相同部位的"微缩复制品"这一点非常重要。8~12岁时，颈椎的骨化中心融合且椎体由椭圆形或楔形变为长方形，达到成人的大小和形状。
- 上颈椎具有独特的发育、解剖和生物力学特点。
  - 寰椎具有3个骨化中心：1个位于椎体，2个位于椎弓部位，1岁后可观察到（图1A）。
  - 椎弓和椎体约于7岁时软骨融合，可能会在X线上被误认为骨折[18]。
- 枢椎具有5个初级骨化中心：2个位于椎弓或侧块，2个位于齿状突，1个位于椎体。
  - 还有2个次级骨化中心：末端小骨和下方环状突起（图1B）。
  - 齿状突的两个部分通常出生时即融合，但有时仍可存在，即为"双塔齿状突"[19]。
- 齿状突与椎体间的骨骺一般5~7岁时闭合（图1B）。直到骨化完成后，张口位X线片上齿状突才呈"瓶口的软木塞"的表现。
  - 齿状突的尖部3岁时出现，12岁时融合。
  - 有时仍会表现为分离的小骨[11,19]。
- 寰椎发育成熟后并无椎体，而是表现为环状结构。与枕骨髁之间平滑、杯状的关节面有助于伸屈及一些弯曲活动。齿状突与C1前弓的背侧关节面相关节。C1-C2间的关节有助于旋转活动[1]。椎动脉经横突孔走行。
- 在维持上颈椎稳定性的前提下，韧带结构有助于较大范围的活动。颅骨下方的短韧带如下（图1C）：
  - 覆膜（后纵韧带的延伸部分）提供较大的作用。
  - 十字韧带（包括横韧带）主要对抗寰枢椎的前后移位。
  - 翼状韧带和齿突尖韧带，连接枕骨大孔和齿状突，起到维持稳定的作用。
- 寰枕后韧带是黄韧带的延续。
- 与成人相比，儿童的椎动脉解剖结构也可能有所不同。低龄患者的椎动脉明显比大龄患者更靠近C1上缘中线。97%的椎动脉位于中线外侧1 cm以外[12]。

发病机制

- 一般而言，上颈椎不稳定可由获得性或先天性疾病引起的骨性或韧带异常导致。而不稳定将导致寰枕和寰枢关节过度活动和脊髓受压。

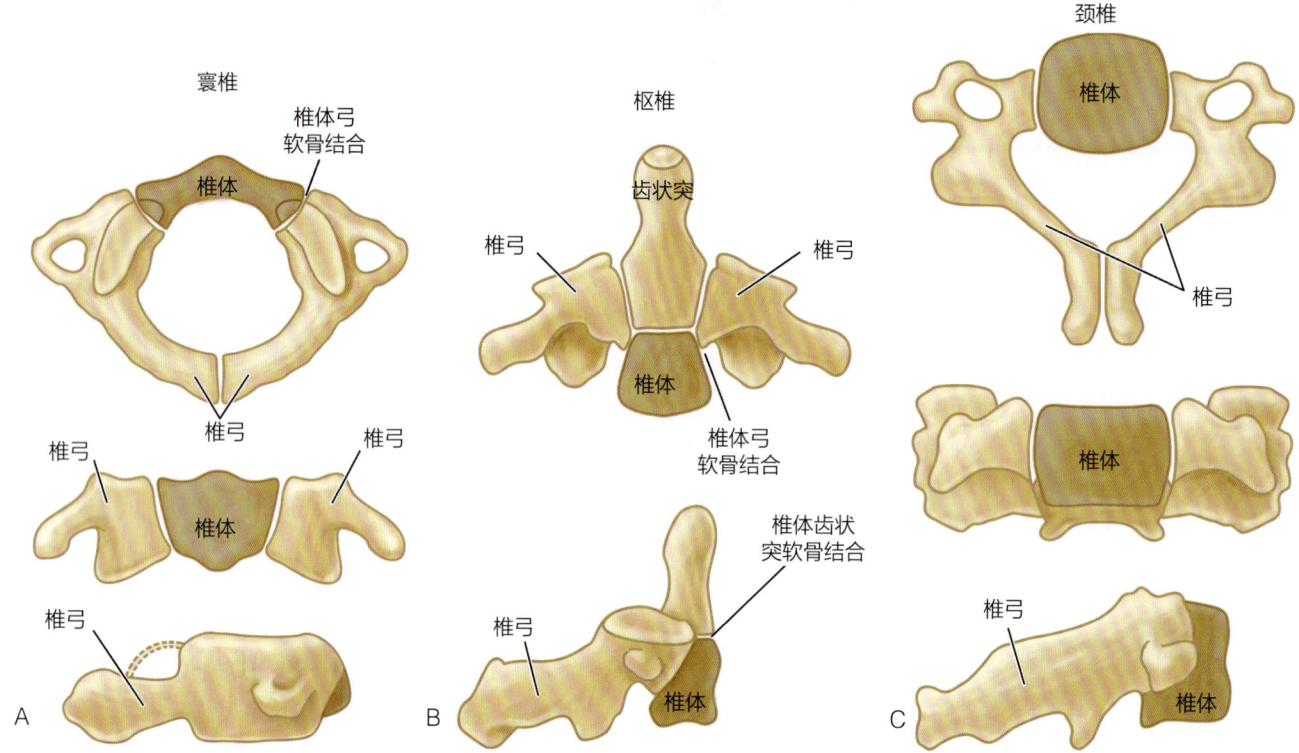

图1　A~C. 发育过程中寰椎和枢椎的骨化中心，以及翼状、齿突尖和横韧带。

- 非创伤情况下，韧带松弛（特别是横韧带）或齿状突的异常可以引起不稳定。
- Grisel综合征。寰枢椎旋转脱位的一种类型，由上呼吸道感染或扁桃体切除术导致的咽后壁感染引起，经咽和椎体间的静脉蔓延至上颈椎韧带，最终导致寰椎横韧带的异常和不稳定[27]。
- Down综合征。导致寰枢椎不稳定的最主要原因是横韧带的松弛，横韧带将齿状突和寰椎前弓的后侧边缘紧密地连接在一起。在Down综合征患者中，还可以发现齿状突的形成不良[8]。
- Klippel-Feil综合征也和先天性颈椎畸形有关，如枕颈骨性融合、颅底扁平症和齿状突畸形等，都可以表现为上颈椎的不稳定和/或椎管狭窄。
- 齿状突畸形包括缺如、发育不全、重复、第三隆突、末端小骨残留以及游离齿状突等。

自然病程

- 上颈椎不稳定的患者一般枕颈部位也会并发其他疾病，如椎管狭窄、颅底扁平症、颈椎融合、寰椎枕骨化、寰椎或枢椎（齿状突）的先天畸形以及神经中枢的畸形。
    - 如发现以上之一的表现，很可能会发现其他情况。
- 上颈椎不稳定和椎管狭窄是导致脊髓病变的两种最主要因素。
- 刚开始即有症状的患者常有神经系统症状进展的风险。一旦出现颈髓病变，很少能彻底恢复。
- 上颈椎不稳定的患者虽然很少但也可能出现瘫痪和死亡。

病史和体格检查

- 无创伤或诱因的患者很少出现上颈椎不稳定。
- 患儿患有累及骨骼肌肉系统的综合征和疾病时，检查颈部X线常可发现上颈椎不稳定[24]。因此当患儿患有此类疾病时，有必要请骨科医师会诊。
- 由于相关的综合征和畸形不同，因而临床表现也不同。
- 患儿可能表现出相关体征，如活动度受限、僵硬、头或颈部活动时疼痛及斜颈。
- 患儿的神经体征并不少见，但须区别小的感觉或运动受限还是脊髓病变。脊髓或神经根受压会导致神经症状或体征。
- 旋转或感染后寰枢椎不稳定可以表现为斜颈。
- 根据脊髓受压迫程度和部位，可表现出不同的症状和体征。包括身体耐力下降、步态异常、无力或脊髓前角受压出现的上位神经元症状（痉挛、反射亢进、阵挛、Babinski征）。
- 颈髓后角累及时可能表现为痛觉、本体觉和振动觉的缺失。
- 由于寰椎前脱位导致咽部空间减小,有可能出现鼻音加重的情况。
- 椎动脉迂曲和供血不足可能会导致晕厥、摔倒、行为改变和眩晕等。
- 累及小脑时将出现眼球震颤、共济失调和不协调。
- 也可出现神经源性膀胱和直肠、脑神经症状、截瘫、偏瘫和四肢瘫。有时候患者仅表现一种症状。

影像学和其他诊断性检查

- 标准X线检查包括颈椎正位、张口位和侧位(中立位和伸屈位)。
- 颈椎不稳定可通过伸屈侧位X线检查发现。根据增加的齿状突寰椎间隙(ADI)即可诊断寰枢椎不稳定。
  - ADI,指的是齿状突前侧与寰椎前弓后侧间的距离(图2A)。
  - 较大的儿童(>8岁)和成人,ADI应≤3 mm;较小的儿童,ADI则应≤4 mm(有学者认为4.5 mm和5 mm也可以接受)[14]。
  - 笔者认为儿童ADI≥4 mm时提示寰枢椎不稳定。然而,此指标并不一定与脑干或颈髓受压程度相关。无症状患者也可能有颈椎不稳定。
- 脊髓所占空间(SAC),通过测量齿状突后侧边缘和后侧椎弓前方边缘间的距离获得。根据Steel三分原则[22],SAC应该是寰椎环直径的1/3(图2A)。
  - 安全区域内允许少量的病理性脱位。脱位超过直径的1/3时将导致脊髓受压。
  - 此指标直接描述了脊髓所在的空间,与神经症状发生的紧密联系。
- 枕骨大孔,寰椎和齿状突的关系可通过侧位片观察。
- McRae线连接枕骨大孔的前后缘(图2A)。
  - 齿状突的尖端应比枕骨大孔的前方边缘低1 cm。
  - 如果枕骨大孔的有效矢状径(此线的长度)小于19 mm,则将出现神经体征。
- Chamberlain线连接颚骨后缘和椎骨大孔后侧边缘(图2)。
  - 齿状突的尖端应比此线低6 mm。颅底扁平症患者此线被齿状突尖部一分为二。然而,通过平片观察这些指标确诊一般较为困难。
- McGregor线连接颚骨后侧边缘和枕骨最低点(图2)。
  - 此线是检查颅底扁平症的最佳方法,任何年龄均可观察到此线连接的骨性标志。假如齿状突的尖端高于此线4.5 mm,则可确诊颅底扁平症。
- Wackenheim线平行于斜坡的表面(图2A)。
  - 此线往下的延伸应与齿状突尖端的后侧部分相接。颅底扁平症患者齿状突的尖端高于此线。
- Wiesel-Rothman线连接寰椎的前后弓。做两条线垂直于此线,一条经过寰椎前弓的后缘,另一条经过枕骨大孔前缘(图2B)。
  - 如果伸屈位此两条线间的距离的变化(X)大于1 mm

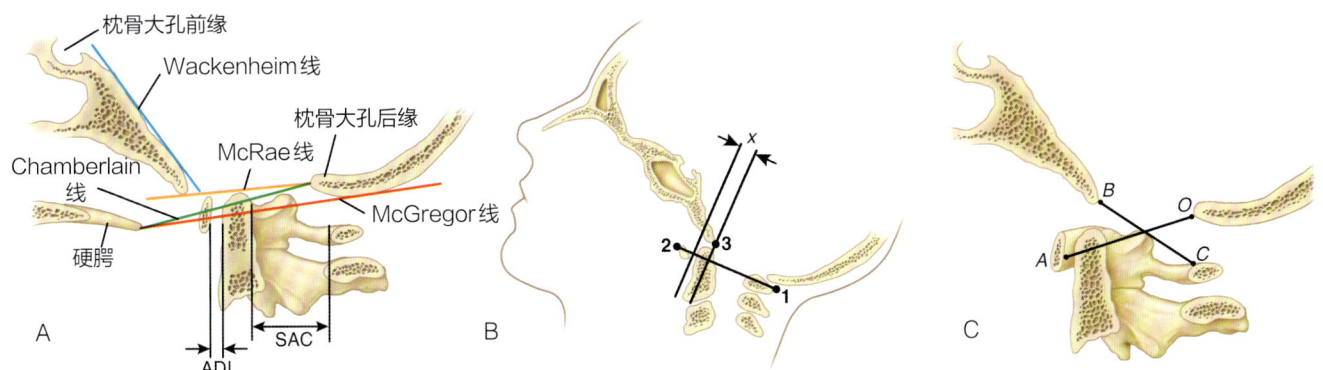

图2 A. 侧位颅骨,标有骨性标志,常用测量线和检测寰椎、齿状突和枕骨大孔间关系的方法,检测SAC的方法。ADI指的是齿状突前侧与寰椎前弓后侧间的距离。McRae线连接枕骨大孔的前后缘。Chamberlain线连接颚骨后缘和椎骨大孔后侧边缘。Wackenheim线平行于斜坡的表面。Wiesel-Rothman线连接寰椎的前后弓。B. 通过计算Wiesel-Rothman线评估寰枢不稳定。连接寰椎的前后弓做一条直线(线1-2)。作两条线垂直于此线,一条经过寰椎前弓的后缘(线3),另一条经过枕骨大孔前缘。如果伸屈位此两条线间的距离的变化(X)>1mm则提示异常的移位。C. Power比率通过两条线的长度相除所得,一条连接枕骨大孔前缘(B)和寰椎的后缘(C),另一条连接寰椎的前缘(A)和枕骨大孔后缘(O)。前一条长度÷后一条长度=Power比率。

则提示异常的移位。
- Power比率通过两条线的长度相除所得,一条连接枕骨大孔前缘和寰椎的后缘,另一条连接寰椎的前缘和枕骨大孔后缘(图2C)。前一条线的长度÷后一条线的长度=Power比率。
  - 比率<1.0,正常。
  - 比率≥1.0,表示不正常,可诊断寰枕前脱位。
- MRI有助于辨别硬脊膜和脊髓病变,以及周围的软组织病变。
  - 屈伸位下的MRI功能检查用于评估脑干或脊髓受压情况。
- CT扫描有助于制订置钉计划并可提供骨畸形的进一步信息。
  - 二维(2D)和三维(3D)重建可以明确椎动脉的走行,应注意经C2横突孔处的椎动脉位置,此处最易损伤。
  - 寰枢椎旋转畸形,可通过左右旋转头部的动力位薄层CT扫描来确定病理解剖。
- 可在C1-C2内固定前,通过CT或MRA来评估椎动脉解剖走行。

鉴别诊断

- 假性脱位。
- 游离齿状突。
- 先天性肌性斜颈。
- 强直性脊柱炎。

非手术治疗

- 具有上颈椎不稳定风险的患儿需仔细检查评估。特别是对可能伴发上颈椎不稳定的先天性综合征患儿,需定期做临床和影像学检查,直至成人[24]。
- 定期检查上颈椎正侧位和张口位,评估有无变化。
- 需对患儿及家长宣教本病的诊断和自然史,鼓励他们报告新发现的体征。
- 由于骨和韧带畸形,因此上颈椎不稳定的患儿即使遇到很小的外伤,都有较高的脊髓损伤的风险。
- 如前所述,需定期随访,一旦出现任何进展,有手术指征时即需手术固定。
  - 笔者认为儿童ADI≥4 mm时提示寰枢椎不稳定。寰枕或寰枢椎明显的不稳定是后路枕骨-C2和C1-C2融合的适应证。
- 有些先天性综合征(如Morquio综合征),表现出上颈椎不稳定,很容易进展。这类疾病可以考虑进行预防性融合,有助于避免出现神经症状[24]。
- 然而,患Down综合征的患儿即使上颈椎不稳定,也常无症状,而且多数进展缓慢,只需限制相关高风险的活动。如果存在明显不稳定,且伴持续的临床症状或出现神经症状,则提示需要手术治疗[8,21]。
- 先天性颈椎融合患儿(多见于Klippel-Feil综合征)需严格避免高风险体育运动。进展性节段不稳定,且伴症状或神经受累的患儿需手术固定[23]。

手术治疗

- 寰枕或寰枢椎不稳定是后路枕骨-C2和C1-C2融合的主要适应证。
- 有很多寰枕融合的方法,如采用钢缆、经关节螺钉、钢板和骨移植物等。
- 如单纯处理寰枢椎不稳定,笔者更倾向于Gallie法、Mha改良Gallie法和Brooks椎板下钢丝捆扎法。
  - 笔者目前更倾向的内固定方法包括:枕骨钢板固定,Harms法(C1侧块螺钉,C2椎弓根螺钉)或Magerl法(C1-C2经关节螺钉)。

术前计划

- 术前回顾患者的X线和CT,注意任何骨性结构的改变。
- 推荐采用MRI评估脊髓受压程度。
- 采用CT扫描和MR图像评估椎动脉的走行、C1侧块的大小、C2椎弓根的方向和大小及枕骨隆突的厚度。
- 枕骨螺钉可能导致硬脑膜窦损伤。枕骨螺钉置入的安全区域是一个三角形区域,由枕外隆突(EOP)远端中线左右旁开2 cm处的两个点与EOP中线下方2 cm处的点相连接形成[9,17](图3)。
- 测量头环的大小。
- 建议监测体感诱发电位、皮层运动诱发电位和肌电图。
- 建议使用纤支镜下插管,减少插管时颈椎的活动。

体位

- 仰卧位下麻醉诱导完成后,安装头环,再将患者小心地翻身至俯卧位。
- 使用头部定位器联合halo架来调整头部位置,能使其

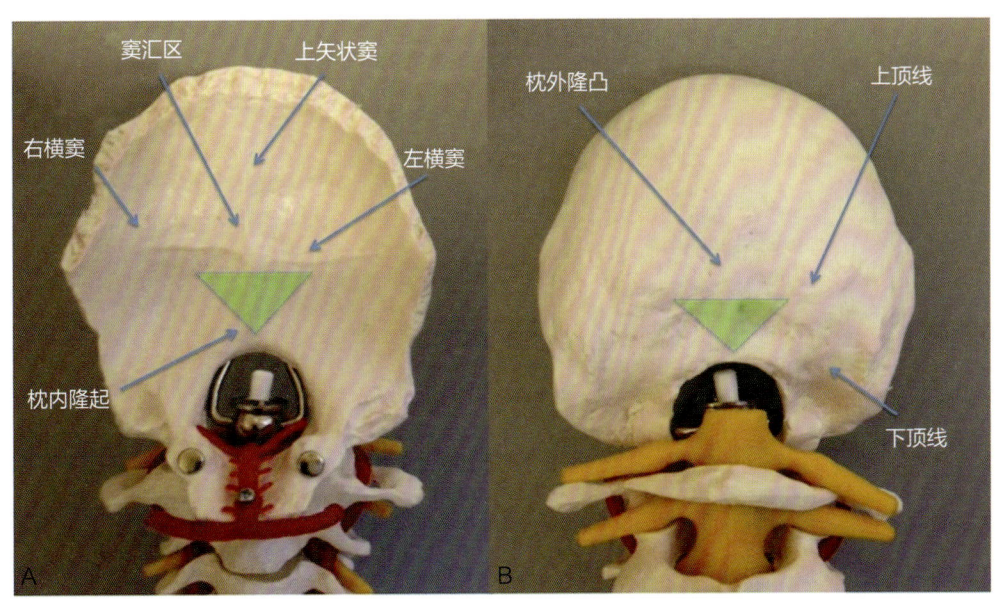

图3 相关的颅内和颅外的枕骨解剖。绿色标记处为螺钉置钉的安全区（经允许引自Roberts DA, Doherty BJ, Heggeness MH. Quantitative anatomy of the occiput and the biomechanics of occipital screw fixation. Spine 1998; 23:1100–1108）。

安全地固定于手术台上。可配合Mayfield装置（图4）。

- 手术台放置于轻微反向的Trendelenburg位，利于静脉回流，减少面部肿胀。
- 肩部用胶带固定，利于透视，患者的头发剃光至EOP上方2 cm处。
- 手术切皮前需行侧位透视或X线检查，确认枕颈位置。
- 准备好取骨部位（肋骨或髂骨）。

入路

- 沿后中线从枕骨延伸至最远端融合部位（通常是C2）。
- 沿中线精确地切开颈项韧带，使用电刀和骨膜剥离器分离椎旁肌。避免过度剥离侧方的组织，防止损伤邻近C2迂曲走行的椎动脉。
- 枕颈融合时，近端从枕骨隆突显露，至计划融合的最远端椎体。
- 寰枢融合时，近端从枕骨下方开始暴露，术中确认寰椎后弓和棘突的位置，直至枢椎的椎板。避免暴露C2-C3间隙。
- 应注意避免紧贴着C1弓上方剥离，儿童的椎动脉位于C1弓上方中线外侧1 cm处。
- 手术显露仅限于计划融合的节段，避免意外融合邻近的节段。

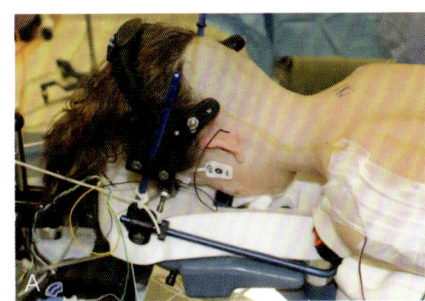 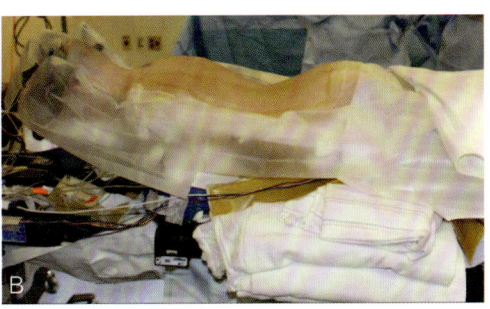

图4 A. 患者头部通过头环与Mayfield装置来固定，Mayfield装置与手术台已牢固连接。
B. 俯卧位放置在透光手术台上，肩部远端用胶带固定，以提高透视质量。

枕骨钢板和寰枢椎Harms螺钉固定术

- 近EOP平面行骨膜下剥离,可以用骨蜡来控制骨出血。
- 在如前所述的枕骨安全区置入4.5 mm螺钉。选择预先塑形的钢板,并将其适当地放置在EOP下方。
- 用手钻配合一个可以限位深度(从6 mm深度开始)的导向器,通过钢板在枕骨上钻孔(技术图1A)。
- 4.5 mm螺钉可以选择单皮质固定,术前CT扫描测量有助于计算螺钉长度,因为小儿枕骨厚度是不同的。枕骨底部中线位置可以让骨科医生置入更长、更坚固的螺钉。
- 如果需要双皮质固定(骨质差或枕骨薄的情况下),应以2 mm为增量进行手钻,反复钝性探查,直到穿透内层。应避免穿透硬脑膜,造成脑脊液漏。
- 由于枕骨皮质比较坚硬,螺钉孔应攻丝。
- 如果大孔减压术与内固定一起进行,应注意留出足够的枕骨安全区置入螺钉。
- 用4.5 mm螺钉,单皮质或双皮质固定枕骨钢板(技术图1B)。

C1侧块螺钉

- C1侧块被C2背根神经节所覆盖。
- 用尖头的双极小心地从C1后弓下侧分离神经节旁组织,以显露C1侧块。
- 从C1到C2的硬膜外静脉丛经常发生出血(技术图2A),应使用双极电凝和含凝血酶的无菌明胶海绵(辉瑞)控制出血。用Penfield 4号撑开器轻轻牵开C2背侧神经根,向尾端显露侧块的下边界(技术图2B)。
- C1螺钉入口点位于C1侧块的中心(技术图2C)。有时需要用Kerrison咬骨钳去除从C2后弓突出的骨块,同时不能破坏C1椎弓的完整性(技术图2D)。
- 可使用2 mm高速磨钻标记入口点,并使用手钻避免打滑。冠状面上螺钉朝向内侧0°~5°,矢状面上平行C2侧块下缘(朝向头端20°~30°)(技术图2E、F)。
  - 笔者建议双皮质置入适当长度3.5 mm的多轴螺钉。虽然侧块深度为10~15 mm,但C1螺钉应为较长的部分螺纹螺钉,使无螺纹的部分突出在后方,与C2神经根接触,从而避免刺激枕大神经。
  - C1螺钉的多轴头应该与C2螺钉相对齐,以便在两个节段之间安装固定杆。

C2椎弓根螺钉

- 虽然有各种有效和可用的C2内固定技术,但骨科医生应根据个体解剖选择合适的内固定技术。可以选择在C1椎弓根峡部置钉,但儿童峡部通常很小,笔者更倾向使用椎弓根型螺钉。
- 可以选择C1-C2间经关节螺钉固定,但需要做远端显露或经皮切开,以达到插入螺钉的陡峭角度。基于这些原因,笔者倾向使用C2椎弓根螺钉。
- 显露至C2侧块的外侧边缘,但不能超过边缘,因为椎动脉位于其外侧。对于儿童患者,完全显示背峡部及其内外侧缘是必要的。鉴于其较小的解剖结构,有必要通过彻底显露来确保置钉的安全性。
- C2椎弓根螺钉的进钉点是,穿过椎板中点的水平线和穿过椎弓根峡部中心的垂直线的交点(技术图2C)。
- 用Penfield 4号骨剥探查椎弓根内侧缘和C2上关节突,用2 mm磨钻标记进钉点。使用手钻,螺钉孔的方向应朝向头内侧20°~30°,应根据患者的CT扫描结果来确定该角度(技术图3A)。

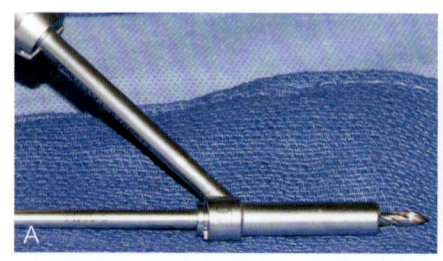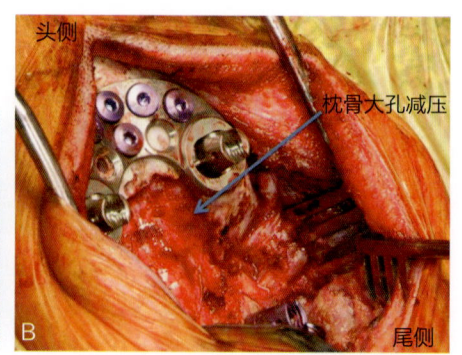

技术图1 A. 用手钻配合一个适当的固定深度(从6 mm深度开始)的导向器,通过钢板在枕骨上钻孔。B. 枕骨钢板的合适放置。在这个病例中,在钢板固定远端进行枕骨大孔减压。

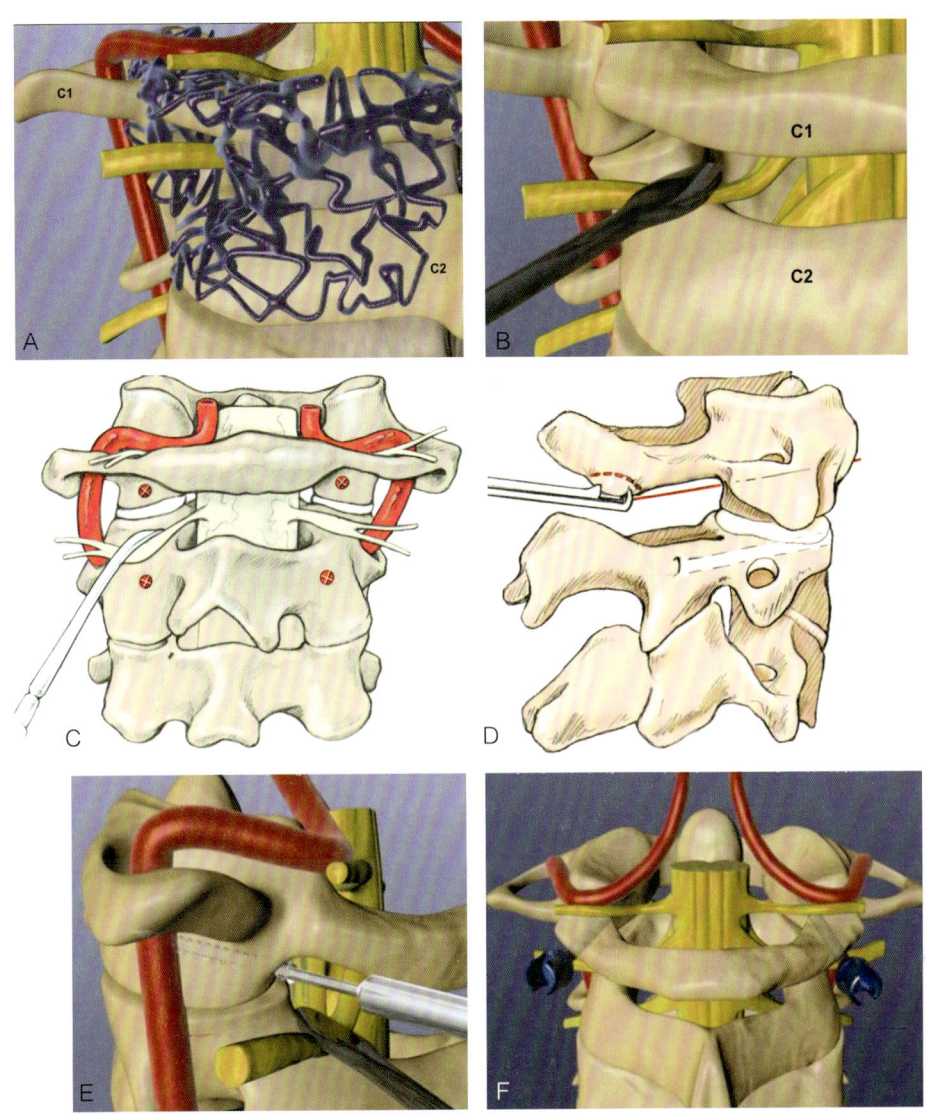

技术图2 A. 示意图显示了C1-C2硬膜外的静脉丛。此处容易出血，需要用双极止血来控制。B. 用Penfied 4号撑开器轻轻地牵开枢椎背侧神经根，向尾端显露侧块的下边界。C. C1和C2螺钉的后侧进钉点。D. 有时需要用Kerrison咬骨钳去除从C2后弓突出的骨块，同时不能破坏C1椎弓的完整性。E、F. C1侧块螺钉方向。冠状面上螺钉朝向内侧0°～5°，矢状面上平行C2侧块下缘（朝向头端20°～30°）（C和D经允许引自Melcher RP, Harms J. C1-C2 posterior screw rod fixation In: Bradford DS, Zdeblick T, eds. Master Techniques in Orthopaedic Surgery: The Spine, ed 2. Philadelphia: Lippincott Williams & Wilkins, 2004:129-145）。

- 螺钉孔应为双皮质，可使用球头探针探查前侧壁。攻丝螺钉孔，用测深器测量螺钉长度，并透视确认。
- 去除C2椎板和峡部皮质，然后置入适当长度的3.5 mm螺钉。C2螺钉的多轴头应与C1螺钉头方向一致。
- 置入C1-C2螺钉后，选用3.5 mm或4.5 mm棒，按中立矢状位上枕颈排列进行塑形。必须小心地对棒进行塑形以避免脊柱后凸。最后用透视或X线片进行评估（技术图3B）。
- 如果需要进一步复位（偶尔通过体位复位），可用螺钉头使后脱位的小关节向前移。对于小龄儿童，C1和C2的骨质不允许进行大幅度的操作，应注意不要拔出螺钉。牵引和轻柔的操作有助于复位。一旦成功复位，置入杆并拧紧。
- 生物力学证明，用6枚枕骨螺钉固定的枕骨钢板，与C2椎弓根或C1-C2跨关节结构相连接，是最坚固的枕颈固定方式（技术图3C）[10]。
- 枕骨，C1和C2去皮质。
- 融合区置入自体骨（髂后上棘取髂骨）和同种异体骨。

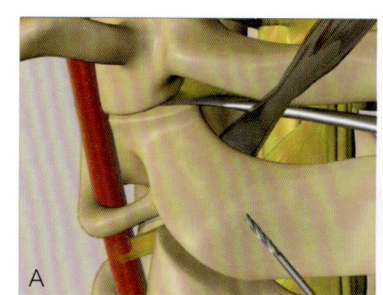
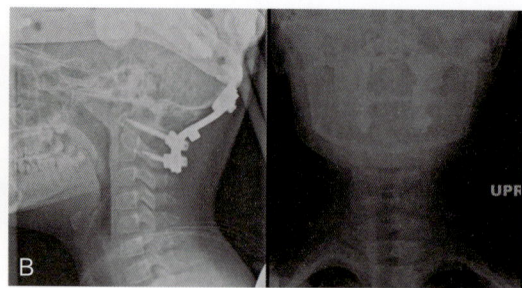
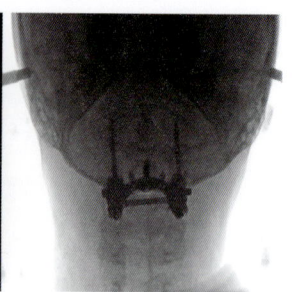
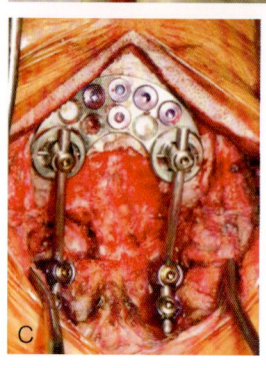

技术图3　A. 用Penfield 4号骨剥探查椎弓根内侧缘和C2上关节突，用2 mm磨钻标记进钉点。使用手钻，螺钉孔的方向应朝向头内侧20°～30°。B. 术后的X线片显示了最终的枕寰枢椎内固定。C. 最终的枕寰枢椎内固定。该病例在Chiari减压结合内固定的情况下，进行枕骨大孔减压。

- 冲洗手术区，止血，切口分三层闭合：棘上韧带与C2棘突缝合，1-0 Vicryl线紧密缝合筋膜；3-0 Vicryl线间断缝合皮下组织；皮肤使用3-0 Monocryl线连续缝合。
- 只有当患者骨质差或担心因突出的枕部内植物引起伤口并发症时，才需要额外的头环固定。

C1-C2经关节固定钉或C2经椎板固定钉

- 这项技术类似于椎弓根螺钉。空心系统有助于提高这种内固定技术的精度。
- 椎弓根内置入1根带螺纹导针，助手帮助确认边界位置。
- 反复透视侧位，因为螺钉沿头尾方向的倾斜是最重要的。置钉中最常见的错误是打向前方而没有打到C1，或仅仅打到C1的前方边缘。
- C1-C2关节处放置一个Penfield，通过直接感觉和透视来帮助确认位置。当接触到导针时，移除Penfield，导针继续打入C1（技术图4A、B）。
- 确认位置正确后，沿导针钻孔。去除C2椎板和峡部皮质，然后置入长度32～40 mm、直径4.0 mm的螺钉（技术图4C、D）。
- 在此不细述C2经椎板固定钉技术，但当其他固定方法都失效时，它可以作为一种补救方法（技术图4E、F）。

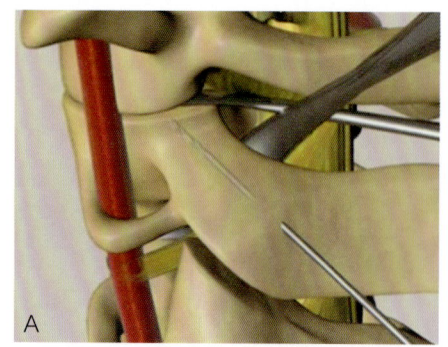
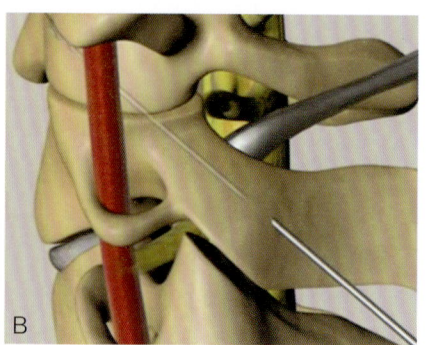

技术图4　C1-C2经关节螺钉。A. 在C1-C2关节处放置Penfield，通过直接感觉和透视来帮助确认位置。B. 当接触到导针时，移除Penfield，导针继续置入C1。

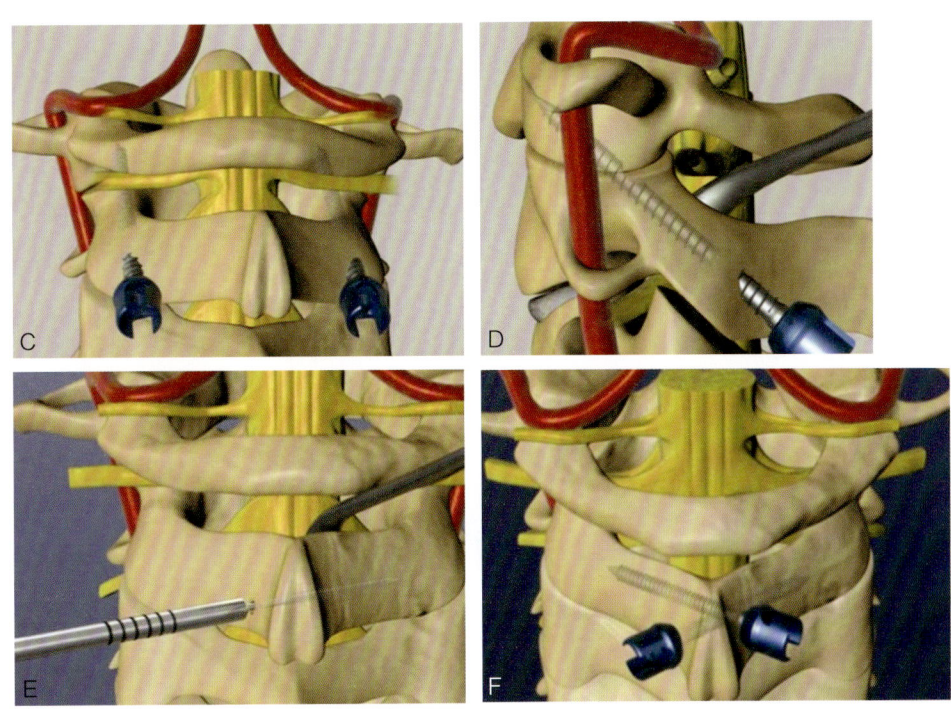

技术图4（续） C. C1-C2经关节螺钉的前后方向。D. C2螺钉的万向头部应该与C1螺钉的头部在矢状位和冠状位保持一条直线。E、F. 置入经椎板螺钉。

枕颈髂骨块融合术

- 在横窦平面以下，用高速钻经双层皮质钻4个横行排列的孔。
    - 4个孔横行排列，按中线划分一边两个。两孔间距离至少1 cm，防止钢缆切穿颅骨（技术图5A）。
    - 操作时推荐使用头灯和手术放大镜。
- 使用高速磨钻在枕骨基底部磨出一个横向的槽，与髂骨移植物的上方部分匹配。
- 经后外侧斜行切口，取全层自体髂骨（3 cm×4 cm）。
- 将髂骨修剪成长方体形状。术者进一步在髂骨移植物的底部开个凹槽，与第2或第3节椎体的棘突相匹配（技术图5B）。
- 将16或18号钢丝各穿入两侧所钻孔内，绕成圈（技术图5C、D）。
- 经C2或C3椎板下（如果可以或者如果椎管狭窄的话，经棘突底部）绕过钢丝。
    - 移植物的左侧与钢丝的左侧末端相连，移植物的右侧与钢丝的右侧末端相连（技术图5E）。
- 修剪移植物的外形以匹配枕骨的槽和下方的棘突（技术图5F）。
- 呈8字形在移植物表面系紧钢丝，系紧后剪掉多余的钢丝，并将末端弯向不顶皮肤的方向（技术图5G、H）。
- 术中透视或摄X线片确认枕颈部位的排列、稳定性以及移植物和钢丝的位置。
- 手术结束时再次确认移植物结构稳定。
- 可通过屈伸头架、修剪移植物以及系紧钢丝等达到调整复位和排列的目的。

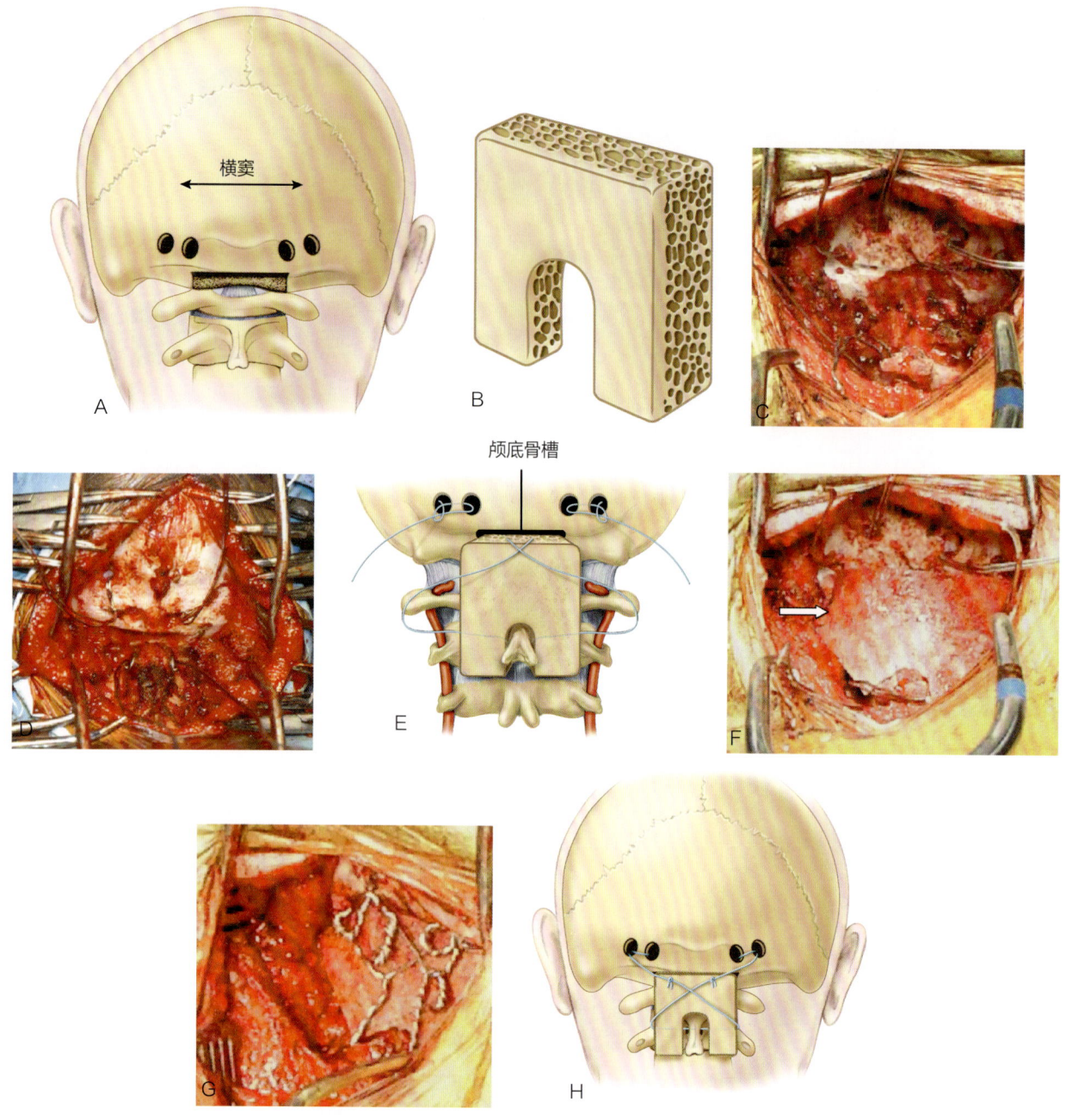

技术图5 A. 钻4个横行排列的孔和长方形的凹槽。B. 长方体状的全厚移植物，底面修成匹配棘突的凹槽。C. 将Luque钢丝穿入所钻的孔内，另一根钢丝穿入C2椎板或棘突下方。D. 枕骨钢丝绕成圈。E. 示意图显示枕骨钢丝绕成圈状，另一根钢丝经C2棘突基部穿过。F. 移植物（箭头所指）嵌入枕骨和C2间。G. 钢丝呈8字形在移植物表面系紧，扭转后剪去多余部分。H. 示意图显示嵌入并系紧钢丝固定后的移植物。

采用肋骨移植物行枕颈融合

- 经后侧做斜行切口暴露肋骨[3]。
  - 分离肌纤维,骨膜下剥离显露肋骨。
- 显露并切取足够的肋骨。
  - 肋骨移植物的大小要大于融合部位的面积,因为部分肋骨要剪碎用以融合。
  - 使用肋骨剪切取肋骨(技术图6A)。
- 在术野灌注水以检查有无胸膜损伤。
- 如发现胸膜损伤,可使用吸引器吸除空气。
- 如果胸膜损伤较大,则必须留置胸腔引流管。
  - 取肋骨术后所有患者均需检查胸片。
- 制备2个全厚骨移植物匹配融合部位。
- 胸肋骨移植物可跨过大的缺损部位,完美匹配异常的颅骨,笔者发现尤其适合婴儿。
- 将16或18号钢丝各穿入两侧所钻孔内,绕成圈(技术图5C)。
  - 孔的排列和钻的方法与前述髂骨移植物方法类似。
  - 无需在枕骨底部开槽。
- 可使用钢缆或5号Mersilene缝线代替钢丝。
  - 使用Mersilene缝线可降低骨质量不佳时钢丝切割的风险。
- 之后,将两条钢丝分别穿过中线两边最远端的椎体的椎板。
- 然后将合适的移植物用钢丝固定在枕骨和远端椎体的椎板上。
  - 透视和X线检查移植物的稳定性,扭紧并剪断钢丝(技术图6B、C)。
- 通过屈伸头环,修剪移植物以及系紧钢丝,做进一步调整。
  - 术中透视或摄X线片确认复位,稳定性和移植物的位置是否满意。
- 两种方法,均需使用剪碎的移植物植入融合部位,分层闭合切口。
- 两种方法术后均需头颈支具背心固定8～12周,直至术后稳定(技术图6D、E)。

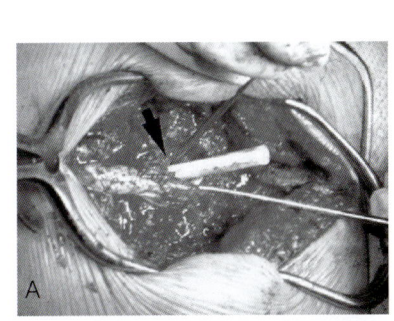
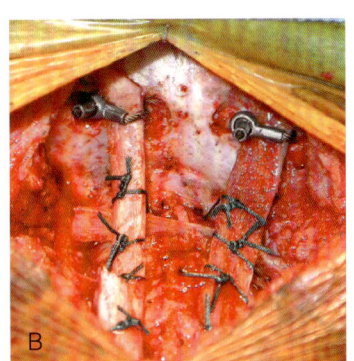
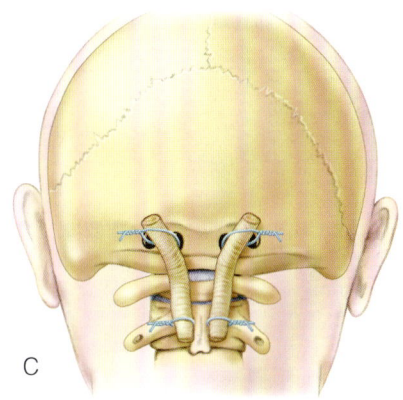
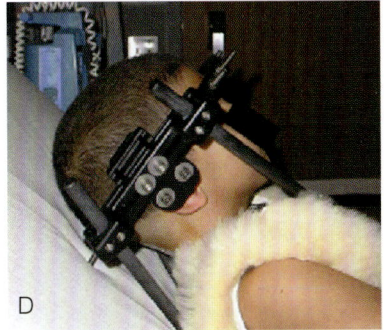
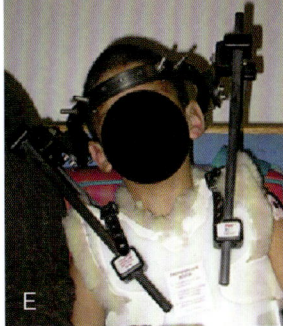

技术图6 A. 暴露并切取足够的肋骨。B. 放置肋骨移植物并使用钢缆和5号Mersilene缝线固定。C. 示意图显示钢丝固定肋骨移植物。D、E. 一名5岁男孩术后使用头颈支具背心制动(经允许引自Cohen MW, Drummond DS, Flynn JM, et al. A technique of occipitocervical arthrodesis in children using autologous rib grafts.Spine 2001; 26: 825-829)。

后路 C1-C2 融合

- 术前计划与本章前面枕颈融合的相关方法类似。

Gallie 法

- 显露寰椎后弓和枢椎棘突后，将16或18号钢丝由上至下穿过寰椎的后弓[10]。
- 将钢丝两头穿过寰椎后弓后形成圈状。
- 经后路取长方体状自体全层髂骨。
  - 在移植物的底部开一个凹槽，与枢椎的棘突相匹配。
- 将开过槽的移植物置于寰椎后弓和枢椎棘突之间。
- 再将圈状的钢丝绕过移植物套在枢椎棘突上。
- 在移植物表面系紧并扭转钢丝（技术图7）。
- 使用剪碎的移植物植入融合部位有助于融合。
- 术中有必要透视或摄X线片，确认寰枢椎复位和排列是否满意。

Mah 改良 Gallie 法

- 1989年，Mah 提出了改良的 Gallie 法[15]。
- Mah 法所有的步骤都与 Gallie 法相似，除了在枢椎棘突部位横行置入了1枚克氏针，克氏针两侧末端均已剪掉，留下约2.5 cm。
- 钢丝的圈套于克氏针的下方（技术图8）。
- 在移植物表面系紧并扭转钢丝。

Brooks 法

- 采用标准的后正中切口显露C1后弓和C2椎板[2]。
- 中线两侧每侧均用钢丝穿过C1和C2椎板。
- 与 Gallie 法不同，本技术需要两块全厚移植物。取单块长方体状髂骨，切成相同的两半。
- 每块髂骨切成梯形（一端比另一端窄），因而可嵌入C1和C2后弓之间（技术图9A）。
- 移植物紧紧契合。在移植物表面系紧钢丝并扭转剪掉多余部分（技术图9B）。

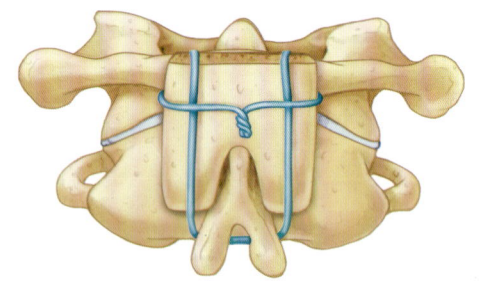

技术图7　Gallie法融合寰枢椎。

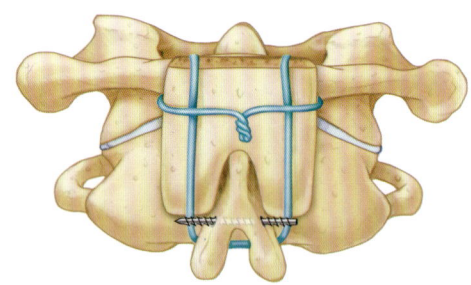

技术图8　Mah改良Gallie法融合寰枢椎。

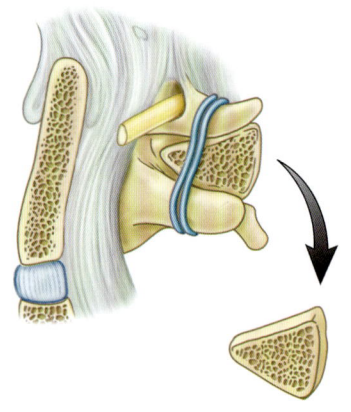

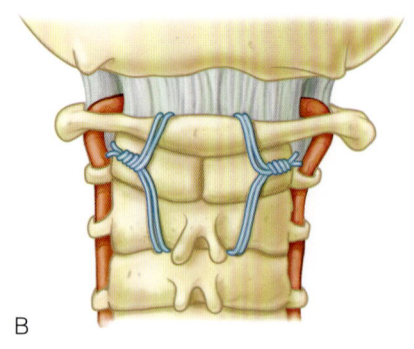

技术图9　Brooks融合法。A. 侧位显示棘突间楔形的移植物可防止过伸，一头窄一头宽的形状有利于嵌入。B. 移植物紧紧楔合在C1和C2间，表面系紧钢丝。

要点与失误防范

入路	• 避免过度显露侧方的组织,防止损伤椎动脉和主要的静脉 • 后弓未闭合的患者,需仔细钝性分离,避免损伤硬脊膜和脊髓 • 避免过度的显露 • 过度显露有可能导致邻近节段融合
枕骨钢板、C1-C2 Harms 螺钉固定术	• 必须进行椎动脉解剖的CT成像和评估 • 大多数并发症可控制的患儿都可以使用内固定器械[7] • 报告显示,该技术在6岁以上患儿中使用是安全可行的 • 临床愈合率报道为90%～100%[26]
采用髂骨移植物行枕颈融合	• 此法内固定牢固,融合率高[3,11]
采用肋骨移植物行枕颈融合	• 可融合较长的部位 • 肋骨较软,较易塑形 • 最佳使用对象是婴儿、幼儿或者颅骨畸形的患儿
Gallie 法融合 C1-C2	• 此法适用于棘突已发育的较大的儿童 • 并不一定要经枢椎椎板下穿钢丝或钢缆 • 此法有利于伸屈时的稳定性,但对于旋转时的稳定性还不够
Mah 改良 Gallie 法融合 C1-C2	• 可在棘突发育较差时通过克氏针牢固固定钢丝
Brooks 法融合 C1-C2	• 此法比Gallie法提供更好的旋转稳定性 • 缺点在于需要将钢丝从C1、C2椎板下穿过

术后处理

- 术后处理包括头颈支具背心固定8～12周。在螺钉固定的情况下,头环不是必需的。如果担心结构的稳定性,对于骨质较差或内植物突出的患者可以在术后通过头环固定。
- 使用标准的头颈支具背心将降低儿童使用头颈支具的并发症的发生率[4]。
  - 儿童长时间使用头颈支具背心时钉道感染的发生率与成人类似。采用相关措施保证钉道清洁[5]。
    - 短期应用抗生素有利于降低钉道感染发生率。
- 当影像学发现骨性融合时,可去除头颈支具背心。
  - 患儿可逐渐回归日常活动。
  - 需采取措施避免颈部过度伸屈。
- 须长期随访评估融合节段以下部位发生不稳定的潜在可能。
  - 随着时间推移,作用于融合节段以下相邻椎体的额外应力可能会导致不稳定[7]。

结果

- 螺钉固定技术在儿童中显示出良好的治疗结果。
- 数篇报道显示术后影像学检查有超过90%的融合率和矫正率[26]。
- 用钢板和螺钉行枕颈融合术治疗患儿已被证实是相对安全和有效的[26]。
- 本文报道了一组病例,采用钢丝技术行枕颈融合,共38例,随访超过2年。
  - 38例患儿采用自体骨移植物和后路钢丝。
  - 34例患儿骨性融合,3例患儿纤维融合,1例未融合。
  - 97%的患儿(37例)最近一次随访显示神经症状改善或未加重。
  - 并发症包括:
    - 浅表感染,术后肺炎(1例),头环钉道感染。
    - 共11例患儿(29%)融合部位向远端延伸,7例增加融合了1个椎体,4例增加融合了2个椎体。

并发症

- 移植物或钢丝断裂。
- 未融合或融合不充分。
- 融合过多节段,活动度受限。
- 融合部位以远出现不稳定。
- 感染。
  - 深部感染。
  - 脑膜炎。
  - 钉道感染(头颈支具)。
- 神经损伤。
- 取骨部位相关并发症。

致谢

- 感谢第一版本章的作者 John P. Dormans、Gokce Mik 和 Purushottam A.Gholve，为本次修订提供了基础。

（芮碧宇　张彦　译，陈博昌　审校）

参考文献

[1] Bogduk N, Mercer S. Biomechanics of the cervical spine. I: normal kinematics. Clin Biomech 2000;15:633-648.

[2] Brooks AL, Jenkins EB. Atlanto-axial arthrodesis by the wedge compression method. J Bone Joint Surg Am 1978;60:279-284.

[3] Cohen MW, Drummond DS, Flynn JM, et al. A technique of occipitocervical arthrodesis in children using autologous rib grafts. Spine 2001;26:825-829.

[4] Copley LA, Dormans JP, Pepe MD, et al. Accuracy and reliability of torque wrenches used for halo application in children. J Bone Joint Surg Am 2003;85-A(11):2199-2204.

[5] Dormans JP, Criscitiello AA, Drummond DS, et al. Complications in children managed with immobilization in a halo vest. J Bone Joint Surg Am 1995;77:1370-1373.

[6] Dormans JP, Drummond DS, Sutton LN, et al. Occipitocervical arthrodesis in children: a new technique and analysis of results. J Bone Joint Surg Am 1995;77:1234-1240.

[7] Dormans JP, Wills B. Junctional instability and extension of fusion mass associated with posterior occipitocervical arthrodesis in children. Presented at POSNA 2004 Annual Meeting. St. Louis, MO, April 2004.

[8] Doyle JS, Lauerman WC, Wood KB, et al. Complications and long-term outcome of upper cervical spine arthrodesis in patients with Down syndrome. Spine 1996;21:1223-1231.

[9] Ebraheim NA, Lu J, Biyani A, et al. An anatomic study of the thickness of the occipital bone. Implications for occipitocervical instrumentation. Spine 1996;21:1725-1729; discussion 9-30.

[10] Gallie WE. Skeletal traction in the treatment of fractures and dislocations of the cervical spine. Ann Surg 1937;106:770-776.

[11] Ganey TM, Ogden JA. Development and maturation of the axial skeleton. In: Weinstein SL, ed. The Pediatric Spine, ed 2. Philadelphia: Lippincott Williams & Wilkins, 2001:3-54.

[12] Goldstein R, Sunde C, Assad P, et al. Location of the Vertebral Artery at C1: How Far Out Laterally Can You Safely Dissect? In: POSNA Annual Meeting. Los Angeles, CA, 2013.

[13] Hwang SW, Gressot LV, Rangel-Castilla L, et al. Outcomes of instrumented fusion in the pediatric cervical spine. J Neurosurg Spine 2012;17:397-409.

[14] Locke GR, Gardner JI, Van Epps EF. Atlas-dens interval (ADI) in children: a survey based on 200 normal cervical spines. Am J Roentgenol Radium Ther Nucl Med 1966;97:135-140.

[15] Mah JY, Thometz J, Emans J, et al. Threaded K-wire spinous process fixation of the axis for modified Gallie fusion in children and adolescents. J Pediatr Orthop 1989;9:675-679.

[16] Melcher RP, Harms J. C1-C2 posterior screw rod fixation. In: Bradford DS, Zdeblick T, eds. Master Techniques in Orthopaedic Surgery: The Spine, ed 2. Philadelphia: Lippincott Williams & Wilkins, 2004:129-145.

[17] Nadim Y, Lu J, Sabry FF, et al. Occipital screws in occipitocervical fusion and their relation to the venous sinuses: an anatomic and radiographic study. Orthopedics 2000;23:717-719.

[18] Ogden JA. Radiology of postnatal skeletal development. XI. The first cervical vertebra. Skeletal Radiol 1984;12:12-20.

[19] Ogden JA. Radiology of postnatal skeletal development. XII. The second cervical vertebra. Skeletal Radiol 1984;12:169-177.

[20] Puttlitz CM, Goel VK, Traynelis VC, et al. A finite element investigation of upper cervical instrumentation. Spine 2001;26:2449-2455.

[21] Segal LS, Drummond DS, Zanotti RM, et al. Complications of posterior arthrodesis of the cervical spine in patients who have Down syndrome. J Bone Joint Surg Am 1991;73:1547-1554.

[22] Steel HH. Anatomical and mechanical considerations of the atlantoaxial articulation. J Bone Joint Surg Am 1968;50:1481-1482.

[23] Tracy MR, Dormans JP, Kusumi K. Klippel-Feil syndrome: clinical features and current understanding of etiology. Clin Orthop Relat Res 2004;(424):183-190.

[24] Wills BP, Dormans JP. Nontraumatic upper cervical spine instability in children. J Am Acad Orthop Surg 2006;14:233-245.

[25] Wills BP, Jencikova-Celerin L, Dormans JP. Cervical spine range of motion in children with posterior occipitocervical arthrodesis. J Pediatr Orthop 2006;26:753-757.

[26] Wills BPD, Drummond DS, Schaffer A, et al. Posterior occipitocervical arthrodesis in children: intermediate and long-term outcomes. Presented at AAOS 2005 Annual Meeting, Washington, DC, February 2005.

[27] Wilson BC, Jarvis BL, Haydon RC III. Nontraumatic subluxation of the atlantoaxial joint: Grisel's syndrome. Ann Otol Rhinol Laryngol 1987;96:705-708.

第83章 颈椎后路侧块螺钉融合术
Posterior Cervical Fusion with Lateral Mass Screws

Jonathan H. Phillips and Lindsay Crawford

定义

- 侧块是椎板外侧的一块四边形骨区，位于上、下小平面的边界之间。在三维空间中，侧块是一个倾斜的盒子。其在X线平片上表现为前上角点为头的平行四边形(图1)。
- Roy-Camille首先描述了侧块螺钉固定用于颈椎稳定的方法。颈椎后路植骨融合术具有较好的畸形矫正和关节稳定功效。
- 颈椎不稳定和/或畸形是儿童后颈椎关节融合术的适应证。

解剖

- C3–C7的每个节段由一个椎体和两个椎板组成，椎板由沿神经盆两侧迁移的间充质组织形成。
  - 后侧椎板2～3岁时向后融合，3～6岁时和椎体融合。
  - 继发性骨化中心的上、下环突骨化在儿童期末至25岁才与椎体融合。
  - 横突和棘突的其他骨化中心一般在3岁前融合。
- 颈椎部分的小关节突平面最初相对水平，在生长过程中逐渐向垂直方向发展，增强了屈伸稳定性。椎体最初呈椭圆形或楔状，但逐渐在矩形的结构中完全骨化[4]。脊神经通过椎弓根间孔离开椎管。腹支沿横突向前走。脊神经位于上突前内侧。背支向后延伸到上关节突基部的前外侧角。当外侧块被分成象限时，上外侧象限远离脊神经。
- 椎动脉进入第六颈椎横孔，并通过椎孔向头部伸展。椎动脉在侧块的前面，但也在脊神经的前面(图2)。
- Al-Shamy等[1]对儿童颈椎CT扫描的研究发现，在4岁及以上的儿童中，侧块的大小允许侧块螺钉固定在C3–C7。

发病机制

- 创伤。
  - 虽然脊柱损伤在儿童中很少见，但颈椎损伤是儿童脊柱损伤的主要原因。
  - 小于10岁的儿童更容易遭受上颈椎损伤(枕骨C2)，而较大的儿童更容易遭受下颈椎损伤(最多为C4或C5)。
- 肿瘤：动脉瘤性骨囊肿、成骨细胞瘤和累及后部的骨软骨瘤是最可能在20岁前发生的肿瘤。
- 医源性：肿瘤减压或椎板切除术后的后不稳定。
- 先天性/症候群：颈椎解剖异常可与VACTERL(椎体、肛门闭锁、心脏、气管食管瘘、肾脏异常、肢体缺陷)和Klippel-Feil综合征一起出现。

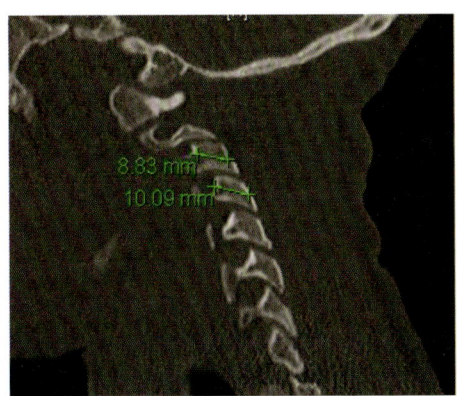

图1 矢状位重建CT扫描一名12岁男孩的侧块结构，该男孩身材矮小，骨发育不良，颈椎狭窄导致侧裂。注意术前计划的模板线（详见正文）。

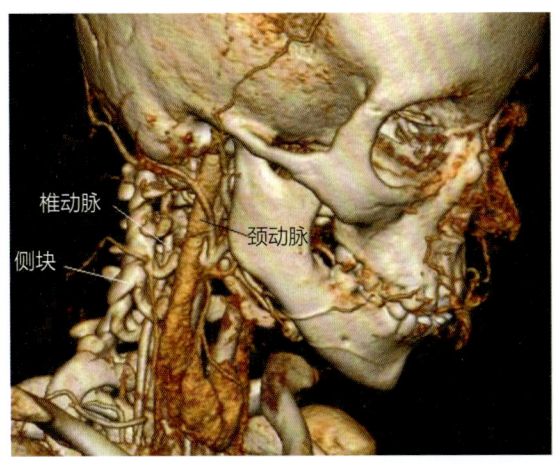

图2 一名11岁女童术前因C1–C2不稳定而出现唐氏综合征及旁瘫的CT血管造影。注意椎动脉与侧块的关系。

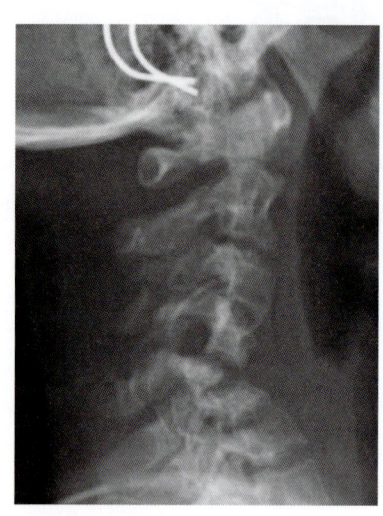

图3 一位患有神经纤维瘤病的11岁男孩的侧位X线片。尽管脊柱后凸程度严重,但除了下肢反射亢进外,他的神经系统完好无损。

- 颈椎后凸畸形。
  - 这可以是创伤后、椎板切除术(肿瘤减压)或综合征。
  - 先天性或发育性颈椎后凸与拉森综合征、异型增生、软骨发育不良(孔拉迪综合征)、弯曲发育不良和神经纤维瘤病有关(图3)。

自然病程

- 轴向脊柱不稳定可伴有或发展为脊髓病。
- 有进展性神经症状和/或进展性颈椎畸形的风险。
- 瘫痪或死亡很少见,但也可能发生。

病史和体格检查

- 外伤史、颈椎不稳相关情况或颈椎后路手术史。
- 患者可能会抱怨颈部疼痛或活动范围缩小。患者可能表现出神经症状,可能是由于颈神经根受压引起的神经根性症状,也可能是脊髓受压引起的脊髓病症状。
- 检查应包括彻底的神经学评估,包括运动和感觉检查以及脊髓病(反射亢进、阵挛、病理反射)的评估。
- 评估可能的相关异常,包括心脏检查(先天性/综合征病因)。

影像学和其他诊断性检查

- 标准X线片包括正位(AP)和侧位(中性、屈曲和伸展)。还应采取开口观察,以确保不存在O/C1/C2不稳定的伴生现象。
- 侧位视图允许评估假半脱位的真实不稳定性,这种不稳定性最常见于第2和第3颈椎之间,以及第3和第4颈椎之间。
- Swischuk的棘突椎板线有助于区分假半脱位和真半脱位。这条线是沿着后弓从第1颈椎到第3颈椎画的。前屈时应通过第2颈椎后弓前皮质1.5 mm以内。只要保持Swischuk线,椎体半脱位可达4 mm。
- 颈椎细切CT扫描评估颈椎解剖异常,包括椎动脉位置及术前计划螺钉长度和轨迹。
- MRI评估脊髓或神经根受累情况。

鉴别诊断

- 创伤后不稳定。
- 涉及颈后部的感染/肿瘤。
- 椎板切除术后不稳定/后凸(肿瘤减压后)。
- 先天性/综合征宫颈异常。
  - 颈椎后凸畸形[Larsen综合征、弯曲变形性发育不良、点状软骨发育不良(Conradi综合征)、弯曲发育不良、神经纤维瘤病]。
  - 颈椎分割/形成异常(VACTERL、Klippel-Feil综合征)。

非手术治疗

- 无神经系统损害的稳定型脊柱畸形,可通过观察和影像学检查随访。
- 颈椎不稳、神经系统受累或进行性畸形是手术治疗的适应证。

手术治疗

- 已经介绍了颈椎后路融合的许多技术,包括缝线捆扎、钢板与螺钉、钉棒结构。
- 与非刚性固定相比,侧块螺钉固定具有许多优点,包括椎板部分缺失的患者,固定后能立刻提供稳定性,并允许更大程度的畸形矫正。

术前计划

- 术前精细CT评估计划螺钉长度和轨迹,注意任何异常解剖情况,评估椎动脉位置。
  - CT血管造影可以同时进行骨解剖评估。
  - 弯曲和伸展CT也有帮助。
- 技术图1A中所示的测量角度为35.9°,这是在该特定患者中,以更内侧的起始点可以实现的最极端的侧倾角。可最大限度地保护椎动脉,但冲击棘突在钻位。在实践中,需权衡椎动脉安全与钻孔的便利性。
- MRI评估脊髓或神经根受压情况。
- 神经监测,包括躯体感觉诱发电位和上下肢皮质运动诱发电位。
- 纤维插管使颈椎运动最小化。

体位

- 仰卧位,放置HALO或Mayfield钳,然后小心地将患者变成俯卧位,同时外科医生稳定颈椎(图4)。
- 将Mayfield器械固定在手术室(或)手术台上,注意颈椎屈伸。
- 所有骨突起填塞,上肢定位,避免拉伤或压迫神经,确保患者安全地躺在手术台上。
- 采取AP和横向透视图像,以确保所有解剖可以看到,并评估颈椎对齐。
- 准备自体移植物供体部位。
- 一旦定位,确保良好的基线神经监测。

入路

- 采用标准的颈椎后入路。

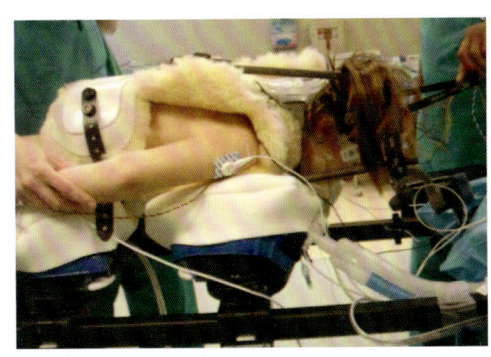

图4 在这个唐氏综合征和旁倾症患者身上放置了一个光环背心,以最大限度地控制脊柱转向俯卧位。取出背心的后半部分以便手术进入。

- 后正中入路,从正中切开沿肌肉中线向下至棘突。
- 骨膜下剥离,使后侧椎板完全暴露至侧块的外侧边界。

侧块螺钉定位

识别进钉点

- 定义侧块的内侧边界和外侧边界,以及根据切面定义的上边界和下边界。把侧块轮廓描绘成一个长方形的盒子。
- 将侧块矩形框划分为四等分,确定中心点。
- 进钉点[2,5,6]。
  - Roy-Camille技术:进钉点在四个象限的中心点。
  - Magerl技术:进钉点在中心点上1 mm,中间1 mm。
  - Anderson技术:进钉点距中心点1 mm。
  - 笔者的方法:对于较小的儿童,通常最简单的起始点是侧块的中心(Roy-Camille)。最小的螺钉(通常为3.5 mm)填充了大部分侧方块,最大的包容是最理想的技术目标。

置入侧块螺钉

- 在进钉点打一个小毛刺洞。如果有很多先天性畸形或骨发育不良,通过AP透视中确认这个起点。
- 使用手动开孔器,利用深度制动开孔。开孔至一个保守的深度停止,然后加深孔道,并用探棒探索开孔周边的骨完整性。
  - Roy-Camille技术:将钻刃向外侧10°方向垂直于侧块的后皮质。
  - Magerl技术:侧钻30°,平行于关节突关节。
  - Anderson技术:在关节突关节的侧面和平行方向上引导钻头10°。
  - 笔者的技术:在平行于侧面透视投影小平面的矢状面上直接开孔,与中线成一定角度,接近术前CT扫描模板线(技术图1A)。这通常导致较大的横向角度(超过10°)(技术图1B)。

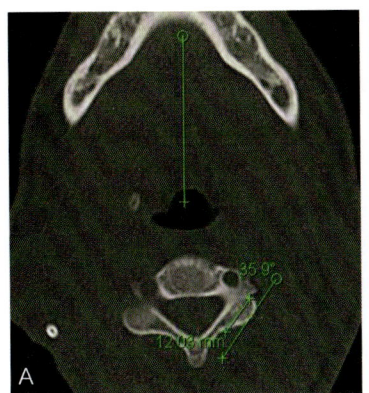
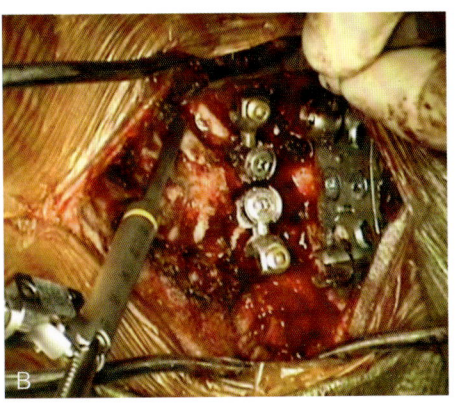

技术图1 A、B. 与图1患者相同。A. 轴向CT扫描。螺钉插入的深度和角度由这两种CT模式和术中实时荧光透视横向投影得到。在C2处放置了枕骨板和带有横向连接器的跨层螺钉。

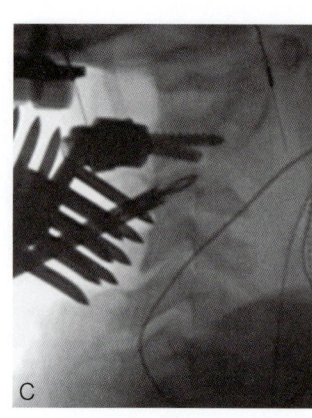 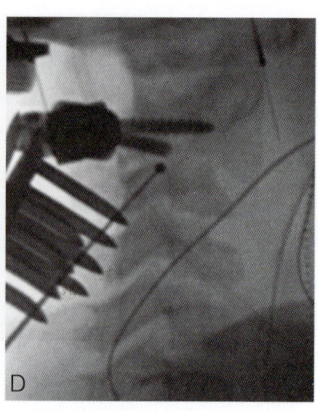

技术图1（续） C、D. 与图1中的患者相同。C. 左侧C3侧块被开孔的侧位透视图。探头在钻孔的前壁已经探底。深度C和D的测量，紧跟着螺钉的放置。

- 头在右边。注意测量深度止动套和开孔器导轨。开孔器侧向角度大于10°，接近术前模板夹角36°。越内侧的开孔器点需要越大的外侧角度，而越外侧的开孔器点允许越直的后部入路，但会使椎动脉处于更大的风险中（技术图1C）。
- 在侧面视图中使用透视检查轨迹，以确定位置（技术图1）。
- 一旦完成开孔，应检查螺丝孔道，确保四周都有完整的墙壁（技术图1D）。

置入螺钉

- 轻敲背皮层可以帮助硬骨，然后放置一个3.5 mm多轴螺钉。
- 螺杆长度通常在10～14 mm。考虑到螺钉孔的运动轨迹，螺钉头不会与骨头齐平，而是成一定角度。多轴螺钉的特性允许在螺钉置入后，尽管钉尾不齐，也能安置固定棒。
- 侧位透视检查螺钉位置。

置入棒

- 测量和切割棒到合适的长度。
- 使用弯棒钳预弯固定棒，将固定棒置入钉尾的棒槽内，安装固定螺栓（技术图2）。
- 执行任何压缩或拉伸，然后最后拧紧。

融合床准备

- 用小锉轮在融合区打磨。
- 取自体髂骨后植骨，沿融合处放置。
- 执行标准逐层关闭。

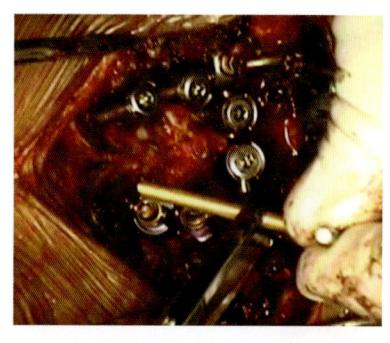

技术图2 将左棒弯曲放置于C3-C4的两个侧块螺钉中，C2处放置一个跨层流螺钉，并连接到C2枕板处的一个侧连接器上。右边的杆被操纵到合适的位置。最后收紧。

要点与失误防范

体位	• 小心地定位颈椎，以避免脊髓受压，并使融合在适当的位置，这可以通过临床和侧位透视得到证实
入路	• 避免侧切，以免增加出血 • 确保已经足够延长切口的尾部，以允许适当的手的位置，以达到最低的仪器水平的轨迹

螺钉入路	• 螺钉放置有几种解剖学结构的危险：螺钉放置过高会使关节突处于危险中，螺钉放置过低会使脊神经处于危险中，螺钉放置过外侧(直背)会使神经和椎动脉处于危险中。然而，一种更折中的方法(扩大的Magerl或Anderson)使钻头导向器接触棘突 • 应检查待测水平的CT，以确定合适的螺钉轨迹和长度
C7水平	• C7椎体侧块较薄，已有研究提倡螺钉的放置更向上和侧面 • 如果不能在C7处放置侧块螺钉，可以用椎弓根螺钉代替
螺钉长度	• 研究支持单皮质和双皮质螺钉。虽然双皮质具有生物力学上的优势，但螺钉的长度必须仔细评估，以避免螺钉过长可能会危及神经和血管结构。斜视图可以帮助评估螺钉的长度(图5)

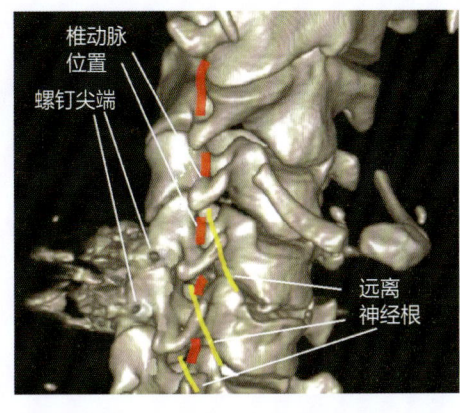

图5　一名15岁女性在C4-C5处受屈牵张损伤。进行侧块的固定和融合，实现双皮质固定超过一个水平。注意螺钉的尖端要远离神经和血管结构

棒的置入	• 小心地完成棒的预塑形，以避免螺杆松动或拔出期间的棒放置

术后处理

- 术后CT扫描评估螺钉定位(图6)。
- 固定在光环背心或刚性颈椎矫形器，直到骨愈合。
- 长期随访与X线片，以评估任何发展的交界矢状面不平衡。

结果

- 对不同螺钉放置技术的放射学和尸体学研究表明，Magerl技术比Roy-Camille技术具有更长的螺钉长度和安全性更佳。研究表明，改良的Anderson技术20°～30°侧角是安全的，可避免损伤神经根和动脉。笔者的技术与此类似。标准的Roy-Camille技术在C4-C7水平对神经血管结构造成了风险，而Magerl在C7水平对脊神经造成了风险。
- Hedequist等[3]报道了36例颈椎后路椎体融合侧块螺钉内固定的病例。术后CT扫描发现，100%螺钉均位于侧块内(笔者的技术偶尔导致双皮质抬高，但前外侧穿透安全远离神经根和椎动脉。参见图5)。

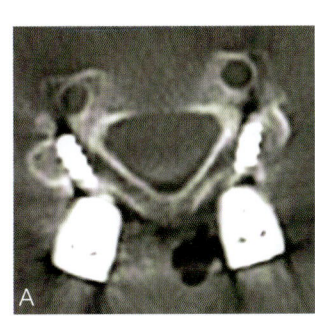
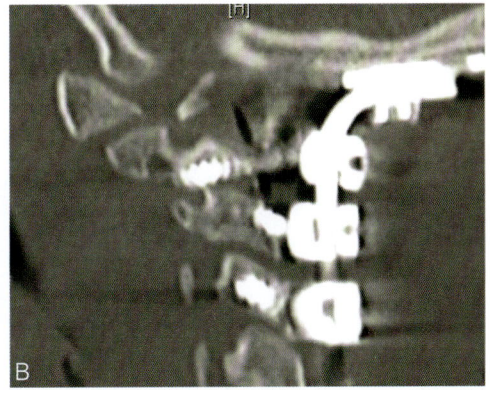

图6　与技术图1、2相同的患者。A. 术后轴位CT扫描。两个侧块螺钉放置在C3处，具有明显的侧倾角，它们是单皮质的。椎动脉是安全的。B. 矢状位重新格式化CT扫描。注意C3和C4侧块螺钉的头侧轨迹。螺钉的多轴特性允许调节轮廓棒而不产生拉出应力。再次注意枕板和C2椎板螺钉。

- 并发症包括1次感染、1次血肿和1次假关节。没有神经并发症,也没有手术修正。
- 成人颈椎侧块固定的研究结果显示,融合率为85%～100%。

并发症

- 脊髓或脊神经损伤。
- 椎动脉损伤。
- 螺钉穿透小关节。
- 感染。
- 置入失败(螺钉松动或拔出)。
- 假关节。
- 矢状面不平衡(后凸/前凸)。

(余洪平 译,陈博昌 审校)

参考文献

[1] Al-Shamy G, Cherian J, Mata JA, et al. Computed tomography morphometric analysis for lateral mass screw placement in the pediatric subaxial cervical spine. J Neurosurg Spine 2012;(17):390-396.

[2] Ebraheim N. Posterior lateral mass screw fixation: anatomic and radiographic considerations. Univ Penn Ortho J 1999;12:66-72.

[3] Hedequist D, Proctor M, Hresko T. Lateral mass screw fixation in children. J Child Orthop 2010;4(3):197-201.

[4] Lustrin ES, Karakas SP, Ortiz AO, et al. Pediatric cervical spine: normal anatomy, variants, and trauma. Radiographics 2003;23(3):539-560.

[5] Merola AA, Castro BA, Alongi PR, et al. Anatomic consideration for standard and modified techniques of cervical lateral mass screw placement. Spine 2002;2(6):430-435.

[6] Stemper BD, Marawar SV, Yoganandan N, et al. Quantitative anatomy of subaxial cervical lateral mass: an analysis of safe screw lengths for Roy-Camille and magerl techniques. Spine 2008;33(8):893-897.

第84章 经后路显露胸腰椎
Posterior Exposure of the Thoracic and Lumber Spine

Wudbhav N.Sankar and John M.Flynn

定义

- 脊柱侧凸是脊柱和肋骨的三维畸形。
- 脊柱侧凸的特征是脊柱冠状面、矢状面(例如青少年脊柱前凸)弯曲,并且水平面椎体旋转的畸形。
- Cobb角>10°即可诊断为脊柱侧凸而非脊柱不对称。
- 后路经椎旁肌可显露胸腰段脊柱后侧结构。
- 后方入路是脊柱侧凸行脊柱融合和内固定手术治疗时最常用的入路。

解剖

- 俯卧位时的体表标志:
  - 隆椎(C7)棘突是颈部触诊时最明显的骨性结构。
  - 肩胛上角位于T3棘突水平。
  - 肩胛冈位于T4棘突水平。
  - 肩胛下角位于T7棘突水平。
  - 患者俯卧位时,其余手指触诊髂嵴最高点时,双手拇指在后中线的交汇处正好位于L4-L5椎间隙上方。
  - 髂骨后方与脊柱的交点位于L5-S1椎间隙。
- 脊柱后侧肌肉分为浅层和深层。浅层为竖脊肌,由髂肋肌、最长肌和骶棘肌构成。深层包括短回旋肌(多裂肌和回旋肌)、横突间肌和棘突间肌(图1A、B)。
- 椎旁肌的节段神经支配。
  - 由胸腰段脊神经根的背侧支支配。
- 节段血供。
  - 主动脉发出的后侧肋间动脉分出背侧支进入椎旁肌。经椎间孔时发出脊髓动脉进入椎管,再分为前后根动脉,最终营养脊髓前后角。因此在电凝关节突外侧的血管时一定要小心(图1C)。
- 脊柱侧凸时,椎体在水平面上有旋转,棘突指向脊柱侧凸的凹侧。
- 脊柱侧凸时,凹侧椎弓根缩短,且椎弓根直径减小[5]。
- 脊柱侧凸时,硬脊膜囊紧靠椎管的凹侧,而主动脉比正常位置更靠后外侧[8]。

发病机制

- 特发性。
- 先天性。
  - 脊柱分节不良或生长不对称造成侧凸。
- 神经肌源性。
  - 多种病因,例如大脑瘫、肌营养不良、小儿麻痹症、椎旁肌萎缩和脊髓脊膜膨出等。
  - 与肌肉无力而无法支撑脊柱相关联。

自然病程

特发性

- 婴儿型(0~3岁)。
  - 所有特发性脊柱侧凸患者中仅占1%以下。
  - 男童更常见。
  - 左胸弯多见。
  - 大多数自行矫正。
- 儿童型(3~10岁)。
  - 所有特发性脊柱侧凸患者中占8%~16%。
  - 患病女童比重增加。
  - 部分侧凸可经支具矫正。
  - >30°的侧凸常需手术治疗。
- 青少年型(10~18岁)。
  - 最常见的特发性脊柱侧凸类型。
  - 病因和发病机制尚不明确。
- 30%的患者有家族史,但家族史与疾病的进展和严重程度不相关。
- 女孩多见。侧凸度数为11°~20°时,男女比例为1:1.4。侧凸度数>20°时,男女比例上升至1:5。
- 侧凸度数在骨骼系统生长发育高峰时进展的可能性最大(女性月经初潮前),初潮后进展潜力明显降低[1]。
- 侧凸度数<20°则进展风险较小。
- 侧凸度数>50°时成年阶段进一步进展的可能性较大(每年约进展1°)[9]。

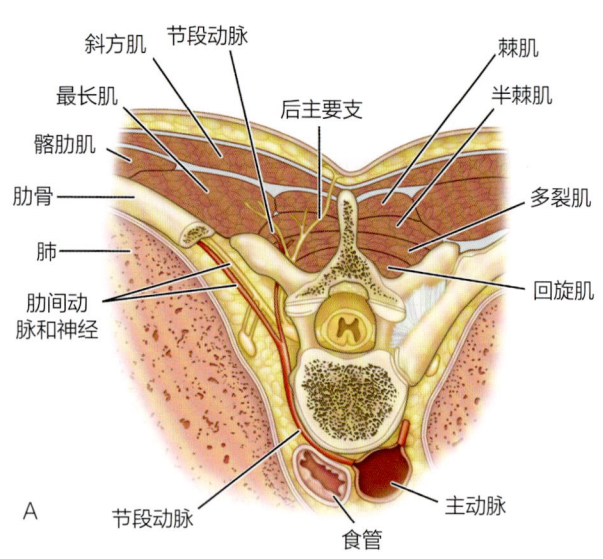
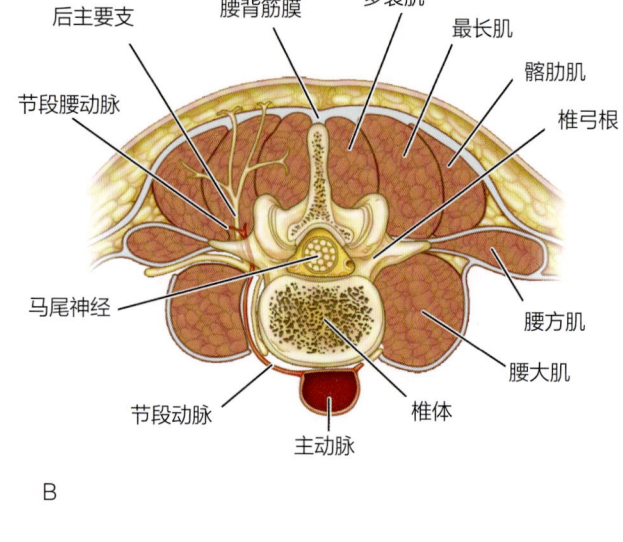
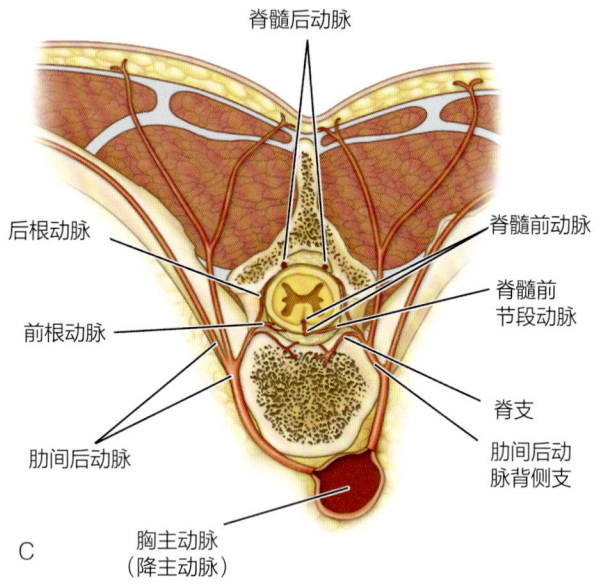

图1 A、B. 椎旁肌截面。C. 腰椎概况。节段动脉向后走行,经椎体进入椎旁肌。经过椎间孔时,发出分支进入椎间孔营养脊髓。血管继续于椎旁肌内走行,手术时于横突处易伤及此血管,导致出血。

- 成年脊柱侧凸患者与正常人相比发生背痛的概率没有明显差别[7,10]。
- 侧凸度数>100°时,影响心肺功能的可能性明显增加(例如肺心病,限制相关性肺病等)[6]。

先天性

- 畸形的严重程度与侧凸的类型和部位有关。
- 如单侧椎体分节不良而对侧有半椎体畸形则进展的可能性最大(接近100%),单侧椎体分节不良进展的可能性其次,然后是双凸半椎体和单凸半椎体,可能性最低的为融合椎[3]。

神经肌源性

- 大多数侧凸会进展,且保守治疗更为困难。
- 侧凸会导致瘫痪患者发生骨盆倾斜和坐姿问题。

病史和体格检查

- 需采集完整病史,包括疾病初发年龄、开始发育年龄、月经史、背痛史、家族史以及神经和(或)肌肉系统疾病史。
- 完整的体格检查对于诊断非常重要,因为伴发某些疾病预示着手术治疗的风险将增加(例如马凡综合征患儿的心脏畸形)。
- 检查皮肤是否有咖啡牛奶斑,腋窝是否有色素斑,腰骶部是否有窦道、毛发或凹陷。腋窝色素斑和多发咖啡牛奶斑与神经纤维瘤病相关。腰骶部窦道、毛发或凹陷与椎管畸形相关。
- Adams前屈试验可检查脊柱侧凸。脊椎的旋转导致肋骨不对称、突起或饱满，能较易辨别患者是否患有脊柱侧凸。
- 需注意双肩或双肩胛骨不对称的情况，并需要向患者家长指出手术不一定能校正此类不对称。
- 骨盆倾斜预示着双下肢有可能有不等长，而双下肢不等长会导致腰椎侧凸。
- 注意躯干侧移和矢状位形态。它们提示着脊柱的冠状面和矢状面的失平衡。

影像学和其他诊断性检查

- X线平片，包括站立位脊柱全长正侧位，用以测定侧凸度数，发现脊柱畸形（例如半椎体）和评估椎体排列。
  - 拍摄正位X线时需减少对女孩的辐射剂量，降低对乳腺组织的影响。
  - 仰卧位胸腰段侧屈位摄片对于评估原发弯和继发弯的柔软度有重要的作用，同时对术前选择融合节段和入路方式也有重要意义。
- Risser分级系统评估骨骼成熟度（图2）。
  - 髂嵴自前上往后下逐渐出现骨化中心。当骨化完成时，髂嵴即与髂翼融合。
    - Risser 0/5 没有骨化。
    - Risser 1/5 骨化25%。
    - Risser 2/5 骨化50%。
    - Risser 3/5 骨化75%。
    - Risser 4/5 骨化100%。
    - Risser 5/5 髂嵴和髂翼融合。
  - 女孩Risser征4时脊柱停止生长。
  - 男孩Risser征4时，脊柱仍可生长。
- 以下患者需行MRI检查：10岁前出现侧凸（左胸弯，后凸畸形），侧凸进展迅速，有中到重度背痛的患者，先天性或神经肌源性脊柱侧凸，以及体格检查发现其他异常的患者。

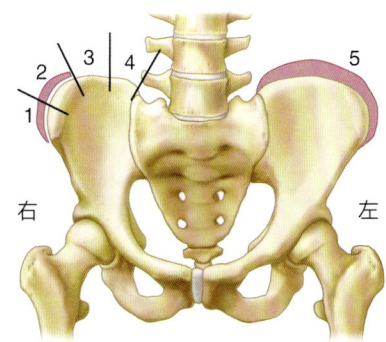

图2 Risser分级系统，髂嵴自前上往后下逐渐出现骨化中心。

鉴别诊断

- 脊柱侧凸。
  - 特发性。
  - 先天性。
  - 神经肌源性。
- 肢体不等长。
- 骨样骨瘤。
- 先天性高肩胛症。

非手术治疗

- 0°～20°侧凸患者定期随访，行相关临床和影像学检查，观察进展。
- 20°～40°侧凸患儿，如骨骼发育未完成，可行支具治疗。支具无法矫正侧凸，只能预防侧凸进展。

手术治疗

术前计划

- 术前根据仰卧侧方屈曲位X线，按照Lenke标准选择融合节段。
- Cobb角（图3A）。
  - 度量侧凸程度。
  - 方法。
    - 确认侧凸顶椎。
    - 选取顶椎上方最倾斜的椎体（上端椎），作一条经此椎体上终板的直线。
    - 选取顶椎下方最倾斜的椎体（下端椎），作一条经此椎体下终板的直线。
    - 分别作这两条线的垂线。
    - 两条垂线的夹角即为Cobb角。
    - Cobb角观察者内偏差为5%，观察者间偏差为7%[4]。
- 骶骨正中垂直线（图3B）。
  - 用以确认远端融合部位。
  - 椎体被该线平分的脊椎骨即为稳定椎。
  - 融合范围需包括至稳定椎或稳定椎上方一椎体。

体位

- 患者仰卧于担架床上接受麻醉插管。
- 头部、肋间、腹部和四肢放置神经监护电极。
- 静脉留置针便于输液。动脉置管便于术中血压监测。
- 将患者翻身呈俯卧位置于衬垫好的专用手术床上，例如Jacson支架床（Orthopaedic Systems, Union City, CA）。
- 注意髋关节屈伸程度，因为会影响到腰椎的前凸。

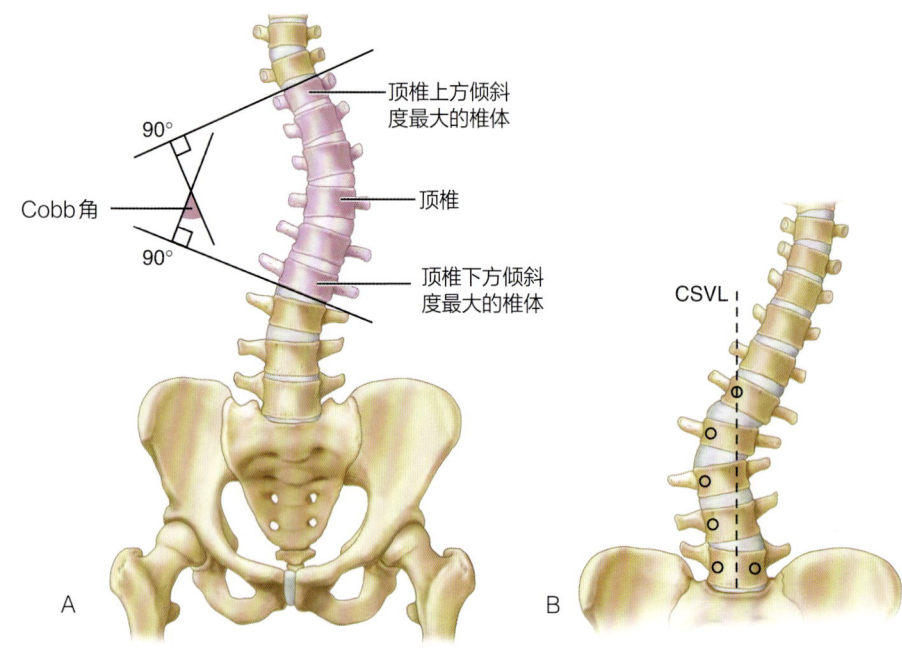

图3 A. Cobb角测量冠状面侧凸程度。经上下端椎上下终板作两条直线，经每条直线作一垂线，两条垂线的夹角即为Cobb角。B. 骶骨正中垂直线（CSVL）是正位片上经过骶骨中央的一条垂线，一般第1骶椎为判断标志（SRS标准）。椎体被该线平分的脊椎骨即为稳定椎。

- 胸部和两侧髂骨下的枕垫可以防止腹部受压，从而不影响硬膜外静脉丛的回流，减少硬膜外的出血。
- 所有骨性突出均须仔细保护，包括肘关节内侧、膝关节、胫骨前方和踝关节。
- 避免肩关节外展和前屈超过90°，避免肘关节屈曲超过90°（图4）。
- 如必要行皮肤准备。
- 用无菌贴膜（3M Steri-Drape Towel贴膜）保护术野及周围，范围自发际线至臀纹（不管融合哪个节段均需贴膜）。

- 如术中进行唤醒试验，唤醒时术野需用干净手术单覆盖保护。
- 将测量椎弓根探子长度用的一次性塑料尺固定在患者臀部上，表面贴上无菌贴膜。

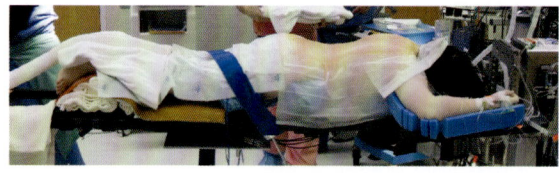

图4 患者体位。所有骨性突起均需衬垫，注意上肢的体位。

切口

- 根据棘突和臀纹定位，将电刀线绷直成线，用记号笔沿此线在皮肤上正中画出切口线（技术图1A）。
- 用手术刀锐性切开皮肤，再用电刀逐层切开皮下组织和脂肪直至胸腰筋膜。

- 用Weitlaner拉钩拉开软组织。
- 触诊确认脊柱棘突（技术图1B）。
- 用电刀切开棘突尖端，血管钳逐一分离棘突（技术图1C～E）。
  ○ 连续切开（技术图1F）。
  ○ 切口全长内均须切开。
- 头端和尾端切开时注意保留棘突间韧带。

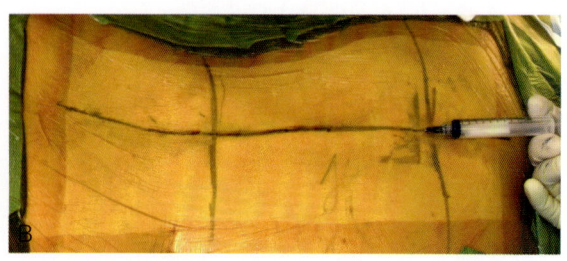

技术图1 A. 根据棘突和臀纹定位，将电刀线居中放置，用记号笔沿此线在皮肤正中画出切口线。B. 丁哌卡因混合肾上腺素于切口部位局部注射。

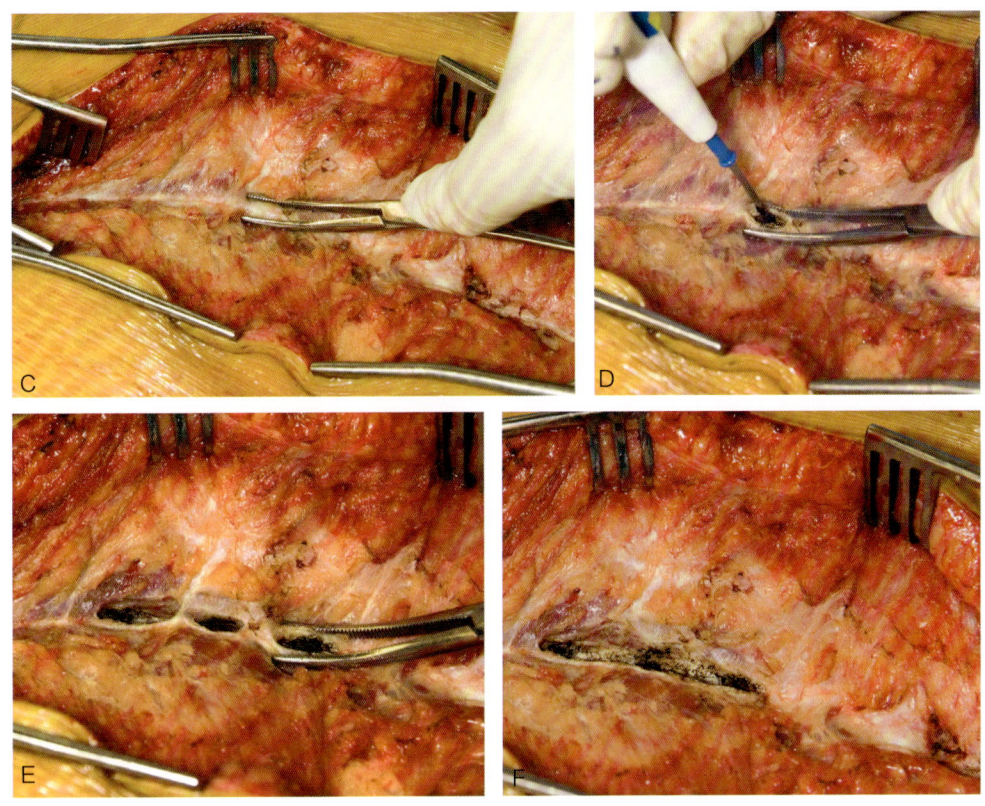

技术图1（续） C. 切开至胸腰筋膜后触诊确认脊柱棘突。D. 经棘突旁切开胸腰筋膜。E. 将3个相邻的棘突切开暴露。F. 连接前述3个相邻的棘突。

骨膜下剥离

- 经骨膜下剥离。
- 骨骼发育未成熟的患儿，可用Cobb推开棘突顶部进行显露。用电刀骨膜下剥离棘突/椎板处软组织，Cobb辅助剥离保持软组织张力（技术图2A、B）。
- 沿棘突用电刀进一步剥离软组织直至椎板，重新放置拉钩（技术图2C）。

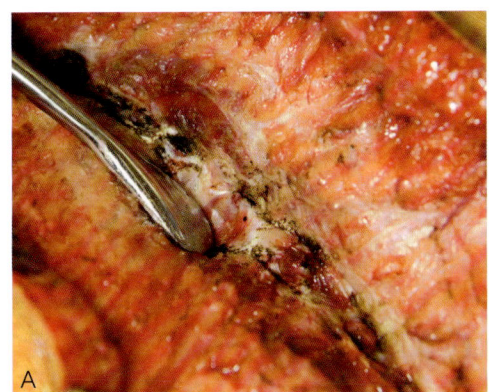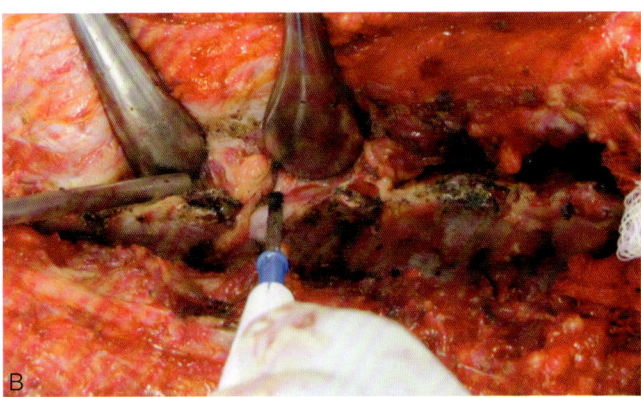

技术图2 A. 用Cobb将棘突顶部全层推开剥离。B. 将Cobb放在各个节段的棘突/椎板上，牵开周围软组织，用电刀剥离。

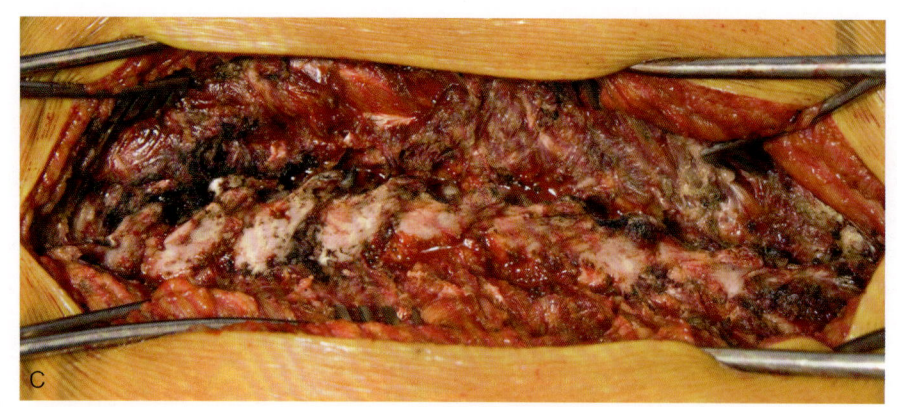

技术图2（续） C. 暴露出椎板和横突。

- 胸椎段，暴露直至横突顶部完全显露。
- 腰椎段，暴露直至关节突，椎弓峡部和横突完全显露。
- 暴露完成后，再次检查以确保节段显露正确。
- 按照惯例，笔者通常将椎弓根标记物放置在我们认为是T12左侧椎弓根的位置，并用C臂机确认是否已经暴露了正确的节段。重要的是要将C臂机图像上T12肋骨的位置大小与术前影像进行比对，以减少错误。如果T12不包含在融合节段中，则可以选择其他节段进行标记。
- 此时可进行脊柱内固定和矫正（参见第85章）。

切口闭合

- 切口闭合前需确认无活动性出血。
- 用磨钻对所有显露节段行去皮质操作，以促进融合。
- 用3 L生理盐水冲洗切口并留置引流。
- 自体和同种异体骨松质混合植骨。
- 在笔者单位，所有患者的植骨中都混合有万古霉素。对于一些神经肌肉性患者，还会使用庆大霉素。
- 用可吸收线（1号Vicryl线）连续缝合筋膜，防止液体漏出。
- 在切口下方，筋膜表层放置中号引流管。
- 皮下组织用可吸收线（0号和2-0 Vicryl线）间断缝合，降低切口张力。
- 表皮下用4-0可吸收Monocryl线连续缝合，力求美观。
- 皮肤用免缝胶带加强固定。
- 含银敷料覆盖伤口（Mepilex Border, Mölnlycke Health Care, Göteborg, Sweden）。

要点与失误防范

减少失血	- 骨膜下剥离 - 调高电刀功率 - 自动拉钩拉开软组织 - 外用凝血酶（FloSeal） - 暴露时平均动脉压控制在60~70 mmHg，矫形和内固定时平均动脉压升至大于70 mmHg，保证脊髓血供
术中判断椎体节段	- 将椎弓根标记物放置在我们认为是T12左侧椎弓根的位置，并用C臂机确认是否已经显露了正确的节段。重要的是需要将C臂机图像上T12肋骨的位置大小与术前影像进行比对，以减少错误
显露	- 应用肌松药可减少术中椎旁肌的收缩

术后处理

- 多节段固定后的患者无须术后制动。
- 术后须限制的活动包括举物、弯腰和扭转。
- 按当地标准静脉使用抗生素。
- 术后第1个8小时,每2小时检查神经血管功能1次,然后每8小时检查1次。
- 术后第1天患者即可下床。
- 术后第2天拔除导尿管和负压引流。
- 遵医嘱进食。
- 患者采用自控镇痛给药。第1个24小时持续静脉给药镇痛,第2个24小时则按需给药,进食后改为口服镇痛药。
- 进行3～4天的院内宣教。
- 术后6周、6个月,以及1、2、5年常规随访。
- 根据融合情况逐步增加活动量。

结果

- 妥善处理内固定和融合方法后可获得良好的矫形和融合效果。
- 长期随访结果不一致,与初始疾病和脊柱保留的活动度有关。

并发症

- 早期或晚期感染:低于5%。
- 切口裂开。
- 血肿。
- 内固定失败。
- 假关节形成:根据融合类型和判定方法发生率为1%～12%。
- 神经损伤:
  ○ 脊髓损伤:类固醇冲击疗法。
  ○ 神经根损伤。
- 手术节段错误。

致谢

- 感谢第一版的编者James T. Guille 和 Reginald S. Fayssoux。

(芮碧宇 译,张彦 审校)

参考文献

[1] Dimeglio A. Growth in pediatric orthopaedics. J Pediatr Orthop 2001;21:549-555.

[2] Liljenqvist UR, Allkemper T, Hackenberg L, et al. Analysis of vertebral morphology in idiopathic scoliosis with use of magnetic resonance imaging and multiplanar reconstruction. J Bone Joint Surg Am 2002;84-A(3):359-368.

[3] McMaster MJ, Ohtsuka K. The natural history of congenital scoliosis. A study of two hundred and fifty-one patients. J Bone Joint Surg Am 1982;64:1128-1147.

[4] Morrissy RT, Goldsmith GS, Hall EC, et al. Measurement of the Cobb angle on radiographs of patients who have scoliosis. Evaluation of intrinsic error. J Bone Joint Surg Am 1990;72(3):320-327.

[5] Parent S, Labelle H, Skalli W, et al. Thoracic pedicle morphometry in vertebrae from scoliotic spines. Spine 2004;29:239-248.

[6] Pehrsson K, Bake B, Larsson S, et al. Lung function in adult idiopathic scoliosis. Thorax 1991;46:474-478.

[7] Ramirez N, Johnston CE, Browne RH. The prevalence of back pain in children who have idiopathic scoliosis. J Bone Joint Surg Am 1997;79(3):364-368.

[8] Sucato DJ, Duchene C. The position of the aorta relative to the spine: a comparison of patients with and without idiopathic scoliosis. J Bone Joint Surg Am 2003;85-A(8):1461-1469.

[9] Weinstein SL, Ponseti IV. Curve progression in idiopathic scoliosis. J Bone Joint Surg Am 1981;65(4):447-455.

[10] Weinstein SL, Zavala DC, Ponseti IV. Idiopathic scoliosis: long-term follow-up and prognosis in untreated patients. J Bone Joint Surg Am 1981;63(5):702-712.

第85章 脊柱后路融合术治疗特发性脊柱侧凸
Posterior Spinal Fusion for Idiopathic Scoliosis

Peter O. Newton and Vidyadhar V. Upasani

定义

- 特发性脊柱侧凸是一种无任何先天性脊柱异常或相关肌肉骨骼疾病的进行性三维脊柱畸形。
- 分为早发型（5岁之前）或晚发型（5岁之后）。

解剖

- 脊柱畸形分为3个区域：上胸段、主胸段和胸腰段/腰段。
- 上胸段弯曲顶点在T2-T5，主胸段弯曲顶点在T5-T12，胸腰段/腰段弯曲顶点在T12-L4。
- 椎体的定义（图1）：
  - 端椎定义了每个弯的范围，在冠状面上水平方向倾斜最大。
  - 稳定椎是指最接近被骶骨正中垂线（CSVL）平分的椎体。
  - 基于椎弓根影像的对称情况，中立椎是指轴面上旋转最小的椎体。

发病机制

- 双胞胎研究和家族聚集性观察提示遗传因素对畸形进展有显著影响。
- 在进行性脊柱侧凸畸形患者中发现钙调蛋白（调节肌肉和血小板的收缩特性）水平增加和褪黑素（一种钙调蛋白拮抗剂）水平降低。椎节前后生长速度不同可能引起脊柱在矢状面上生长不均衡，进而导致脊柱出现屈曲。

自然病程

- 畸形进展的危险因素包括女性、脊柱生长潜力、侧弯的位置和侧弯的程度。
- 骨骼成熟度（Y形软骨状态、Risser征、腕关节骨化、肘部周围生长中心）的放射学标志可用于确定患者的生长潜能。
- 骨骼成熟后，弧度小于30°的侧凸畸形一般不会进展，而大于50°的侧凸畸形每年一般会进展1°～2°。
- 胸椎前凸和侧凸弧度严重畸形（>80°）会导致限制性肺疾病和肺功能下降。

病史和体格检查

- 记录病史、发育标志、生长史和家族史。
- 观察应评估颈部、肩部、肋骨、腰部和臀部的不对称性。皮肤如有毛发的斑块或窦口，可能提示椎管闭合不全，而咖啡斑或腋窝雀斑可能提示神经纤维瘤病。
- Adams身体前屈试验用于判断由于脊柱轴向旋转而引起的"剃刀背"或腰椎旁肌肉的单侧突出。
- 冠状面失代偿可被认为是C7棘突相对于骶骨中部的侧向移位。
- 临床成熟度评估基于Tanner分期。生长高峰出现在女孩月经、男孩腋毛和面部毛发生长开始前6～12个月。
- 通过分析步态、姿势、运动和感觉功能以及反射来评估功能程度。

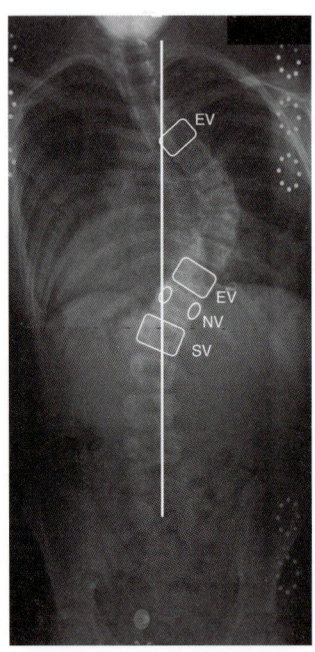

图1 椎体定义：端椎（EV）定义了每个弯的范围，在冠状面上水平方向倾斜最大；稳定椎（SV）是指最接近被骶骨正中垂线（CSVL）平分的椎体；基于椎弓根影像的对称情况，中立椎（NV）是指轴面上旋转最小的椎体（版权：SD PedsOrtho）。

影像学和其他诊断性检查

- 脊柱全长正位（图2A）和侧位（图2B）X线片适合于常规检查。
- 利用先进的低辐射成像技术（EOS）进行三维重建，可以对真性脊柱侧弯畸形提供重要依据（图3）[4]。
- 站立Bending位X线片对术前计划确定脊柱活动度很重要，仅在确定手术病例进行。
- 进一步影像学研究包括计算机断层扫描和磁共振成像，用于识别神经源性或先天异常。

鉴别诊断

- 先天性脊柱侧凸（椎体形成或分裂障碍）。
- 神经肌肉源性脊柱侧凸（脑瘫、脊柱肌萎缩、杜氏肌营养不良）。
- 混合性脊柱侧凸（骨软骨发育异常、神经纤维瘤病、马方综合征）。

非手术治疗

- 定期观察监测适用于骨骼发育未成熟的患者，其弧度为11°～25°。在生长高峰期，应更频繁进行检测和评估（4～6个月/次）。
- 骨骼发育未成熟的患者（Risser 2以下），当侧凸弧度进展至25°或30°时，可使用刚性胸腰椎矫形支具治疗[2]。

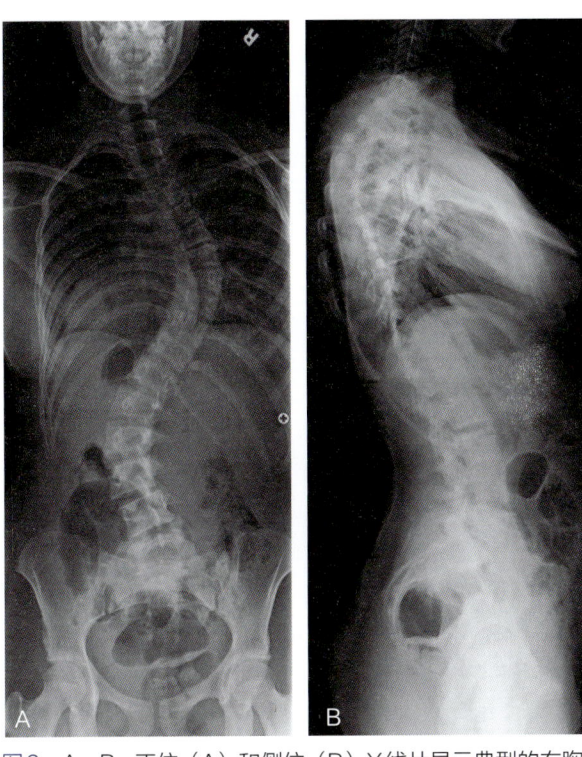

图2 A、B. 正位（A）和侧位（B）X线片显示典型的右胸廓畸形伴顶椎前凸（版权：SD PedsOrtho）。

- 应评估腹部反射以排除髓内病变。单侧反射消失提示需要进行脊柱磁共振成像（MRI）检查。
- 肢体长度差异可导致明显的脊柱侧凸。

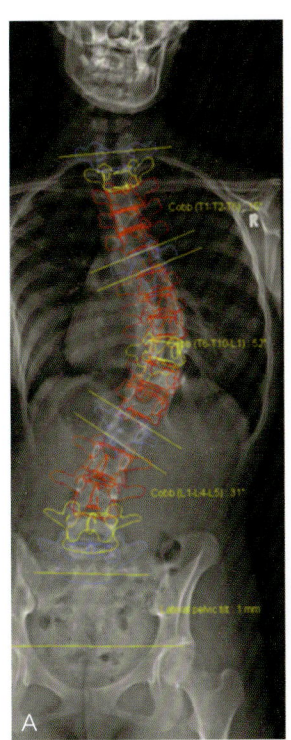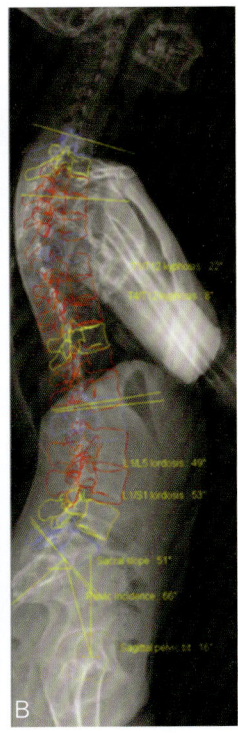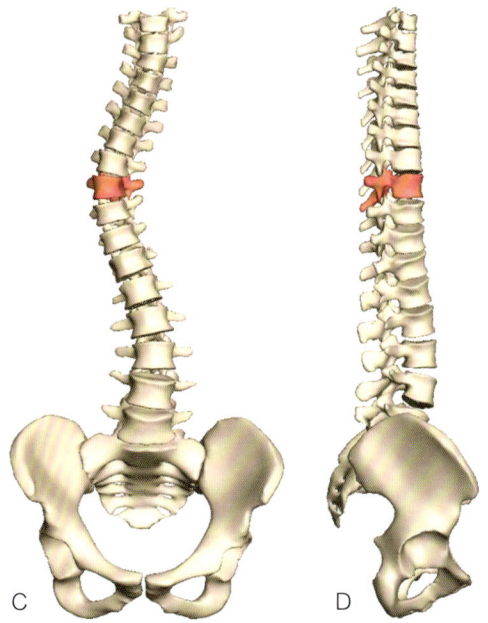

图3 A～D. 典型的三维重建：冠状位（C）和矢状位（D）的正位（A）和侧位（B）EOS图像（版权：SD PedsOrtho）。

- 支具已被证明能够降低青少年在生长激增期的弧度进展风险。支具磨损时间与支撑成功率的剂量依赖关系已被证实[16,20]。
- 需要患者、治疗师和矫正师之间的协调努力来优化支具的成功率。

手术治疗

- 手术目标如下：
  - 在尽可能少地融合运动节段的条件下，实现三维平衡的畸形矫正。
  - 实现坚强的关节融合术，以防止畸形进展。

适应证

- 手术治疗标准取决于弯曲程度、临床畸形和进展风险。
- 一般来说，侧凸弧度＞45°或50°的骨骼发育未成熟患者或弧度＞50°的骨骼成熟患者可考虑手术干预。

术前计划：融合节段

- 脊柱侧凸畸形的最初驱动因素是胸弯或胸腰弯/腰弯。
- 代偿弯出现在原发畸形（主弯）附近，是为了保持冠状或矢状面的平衡。

胸主弯

- 主要抉择是选择性融合胸椎或融合胸椎和腰椎。Lenke分型系统可用于指导这一决定[8]。
  - 对于1A型右弯（L4向右倾斜的胸主弯），下端融合椎（LIV）应为凹侧最后一个接触CSVL椎弓根的椎体（图4A）。
  - 对于1A型左弯/1B型弯（L4向左倾斜的胸主弯），LIV应为稳定椎或稳定椎近端的椎体，但不得短于下端椎（图4B）。
  - 1C型弯。
    - 对选择性胸廓融合，下端融合椎应为稳定椎或稳定椎远端的椎体。
    - 对于明显旋转的代偿性腰弯，应尽可能去旋转至远端，以允许最大限度的腰弯自发性矫正。
- 胸弯上端融合椎（UIV）的选择。
  - 如果左肩高于右肩，则上端融合椎应为T1或T2。
  - 如果肩部水平，上端融合椎应为T3。
  - 如果左肩较低，上端融合椎应为T4或T5。
  - 在选择上端椎时，还应结合矢状面情况。融合应考虑是否包括局灶性后凸的全部近端区域。

胸腰弯/腰弯

- 对于胸腰弯/腰弯和结构胸腰弯/腰弯伴胸主弯（双主弯）的，下端融合椎应为下端椎。

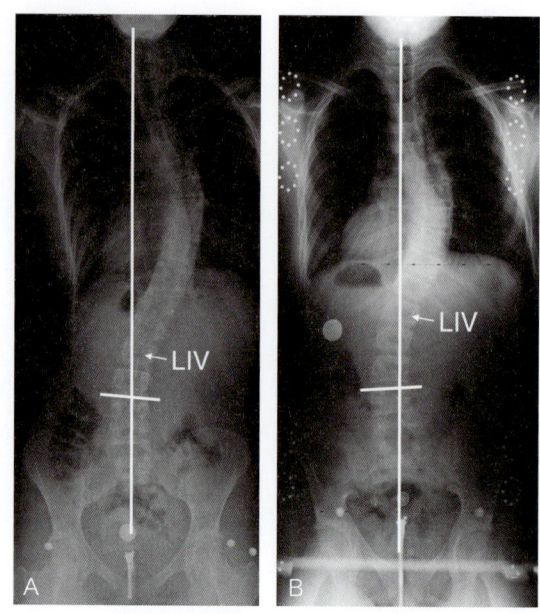

图4 A. L4向右倾斜的Lenke 1AR曲线与L2的LIV（最后被CSVL接触的椎弓根）。B. Lenke 1B曲线（L4向左倾斜）与L1的LIV（稳定椎）（版权：SD PedsOrtho）。

- 决定是否融合到L3或L4。
  - 如果L3/L4间隙平行或楔形开口反向弯曲顶点，融合下端椎应为L3。
  - 如果L3/L4间隙楔形开口朝向弯曲顶点（即L4是下端椎），则下端融合椎应为L4（图5）。
- 如果存在胸腰椎交界性后凸，下端融合椎应该是下端椎或下端椎的近端椎体。如果胸弯和腰弯一起融合，则参考胸弯的下端融合椎标准。

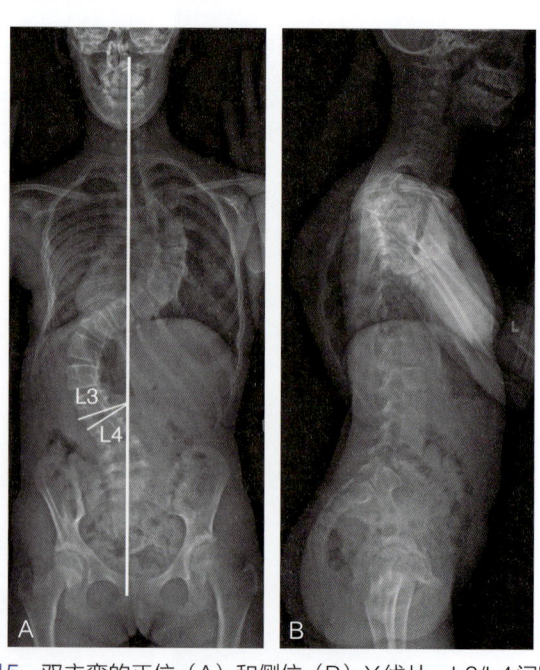

图5 双主弯的正位（A）和侧位（B）X线片，L3/L4间隙楔形开口朝向弯曲顶点（版权：SD PedsOrtho）。

后路显露和内固定

- 采用节段性小关节切除和椎弓根螺钉置入的标准后入路(技术图1A~C)。
- 近端的4个固定点。
  - 笔者更倾向使用横突钩来固定上端椎,这样可以较少的剥离软组织,同时也可降低非融合区的刚性过度,从而减少近端交界性后凸。
- 凹侧予以高密度螺钉固定,以抵抗矫正胸椎前凸时涉及后方负荷。
  - 凸侧可部分置钉,因为畸形矫正力是前向指向顶点的力(技术图1D、E)。
- 远端的4个固定点。
- 因解剖畸形或无法置钉导致近端椎弓根置钉受限怎么办?
  - 可以利用横突钩的朝向和向下形成"抱钩"结构,向上也可采用椎板钩。

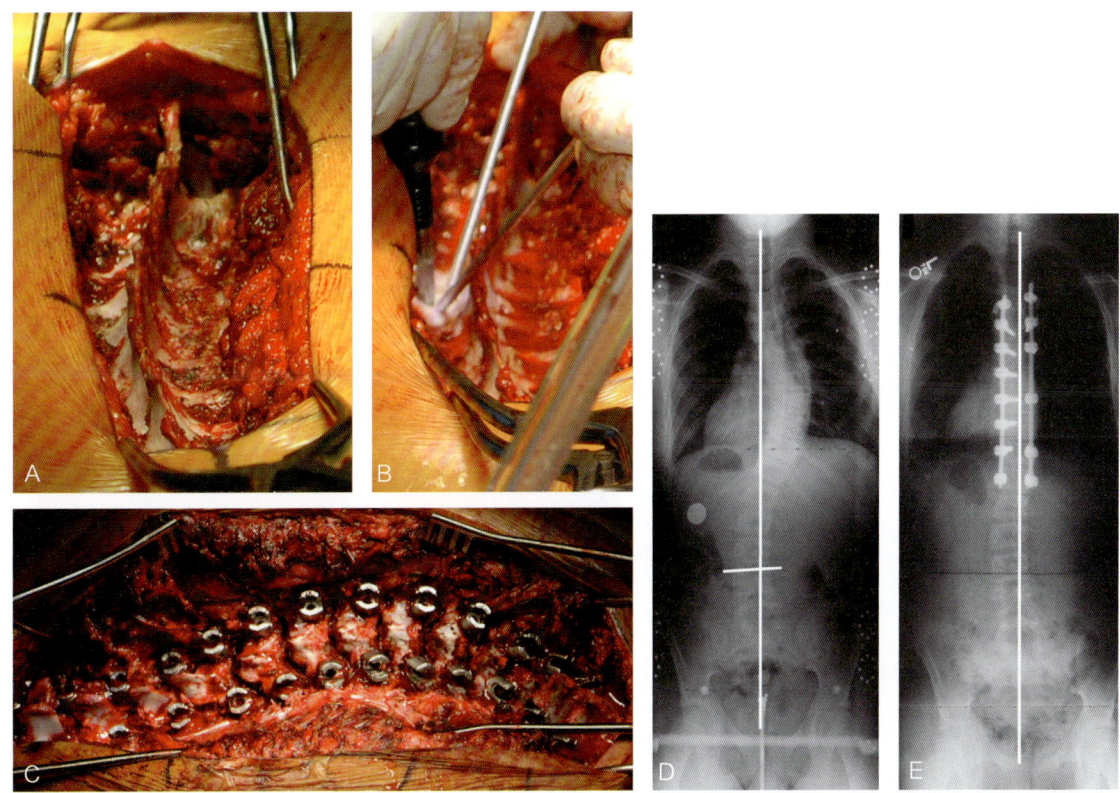

技术图1 A. 脊柱后方暴露。B. 超声骨刀(Misonix, Inc., Farmingdale, NY)用于关节突截骨。C. 使用徒手操作法分节段置入单平面椎弓根螺钉。D. Lenke 1AL曲线的后前位X线片(L4向左倾斜)。E. 从T5到T12的后路融合内固定术后。下端融合椎选择稳定椎的近端椎体。畸形的凹侧应高密度固定,而低密度固定于凸侧(A~C版权:SD PedsOrtho)。

畸形矫正

- 脊柱后部可以通过截去椎板关节突（Ponte 截骨），切除棘间韧带和黄韧带在需要进行矢状位矫正的节段进行松解（技术图2）。

弯棒技术

- 凹侧棒过度预弯，凸侧棒予以轻度预弯（技术图3A、B）。
- 棒的形变（在上棒过程中不被屈服）决定矫形力（技术图3C）。
- 棒的形状、材料和直径是矫正的主要决定因素（技术图3D）。
  - 高强度杆：不锈钢或钴铬。
  - 低强度杆：钛。

上棒

- 首先凹侧上棒并旋转到位以获得初始畸形矫正（技术图4A）。对凸侧肋骨隆起施加向前的反作用力以限制增加的旋转畸形（技术图4B）。
- 凸侧棒从近端开始，以杠杆作用逐个连接远端螺钉（技术图4C）。第二棒对凸侧施加前向的作用力，从而实现

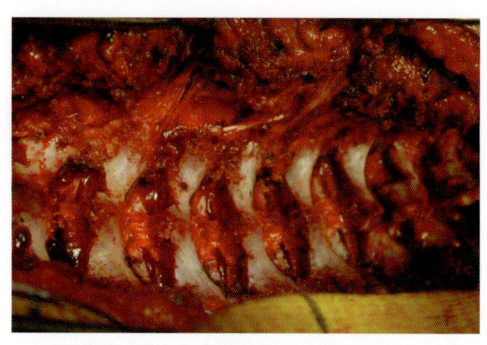

技术图2 Ponte 截骨，切除棘突、棘间韧带、上下关节突、关节囊和黄韧带（版权：SD PedsOrtho）。

椎体去旋转（技术图4D）。

椎体节段性处理

- 仅对中立椎以合适的矢状面位置进行钉棒锁定。
- 从中立椎开始，在三维空间中对每个节段进行处理（依次逐个向近端移动，直到畸形的顶点），以恢复棒的原始形状（技术图5）。
- 凹侧撑开凸侧加压，以增加后凸改善冠状面畸形。
- 后结构去皮质，局部喷撒万古霉素粉末，自体骨和同种异体骨植骨，以实现中轴区关节融合。

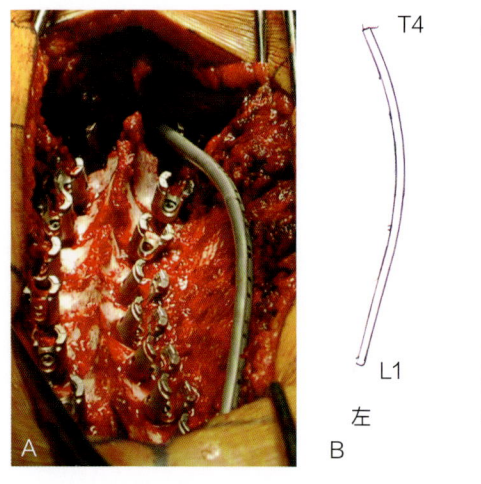

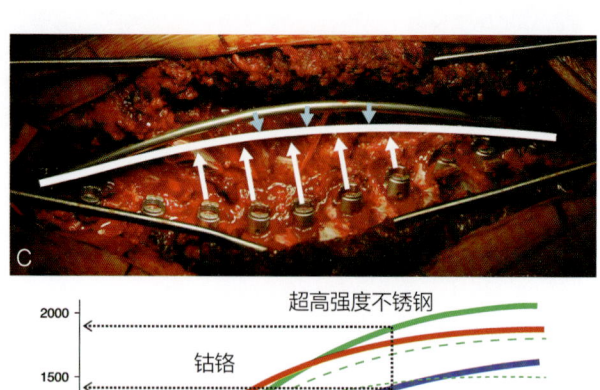

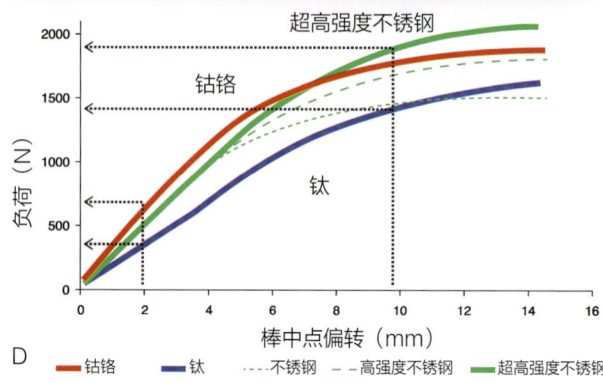

技术图3 A. 差异弯棒技术，过度折弯的凹侧棒。B. 两根棒分别为凹形（左）和凸形（右），提示曲度差异。C. 棒的形变（蓝色箭头）决定矫形力（白色箭头）。使用超高强度不锈钢棒将凹侧向后拉，以矫正顶椎前凸。D. 不同材料棒抗形变能力比较（A、C：SD PedsOrtho）。

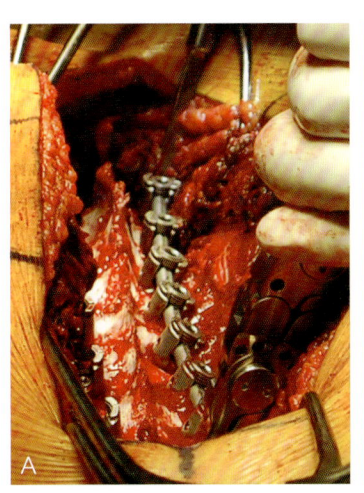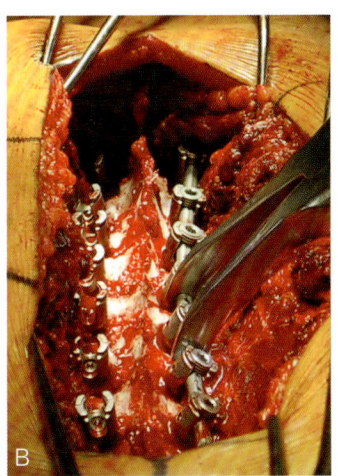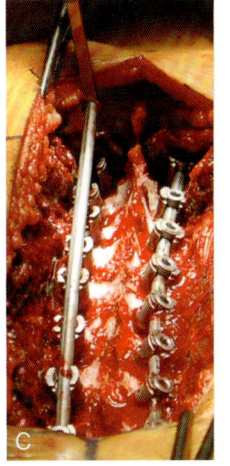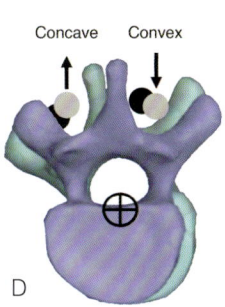

技术图4　A. 先凹侧上棒，旋棒至合适位置从而对凸侧肋骨施加前向的力。B. 撑开器用于延长后柱，矫正顶椎前凸，并允许棒回弹部分恢复至预弯形状。C. 凸侧上棒从近端开始，以杠杆作用逐个连接远端螺钉。D. 差异弯棒技术间接促使椎体以其后方的某个点进行去旋转（特定的轴向旋转中心）（版权：SD PedsOrtho）。

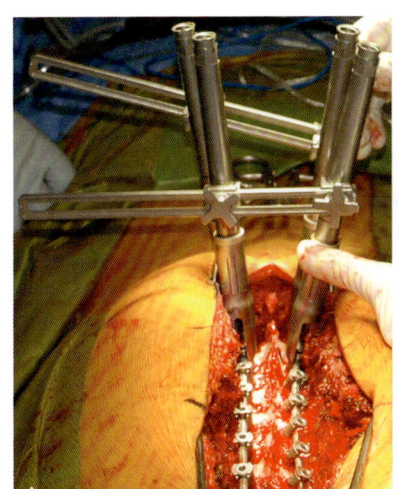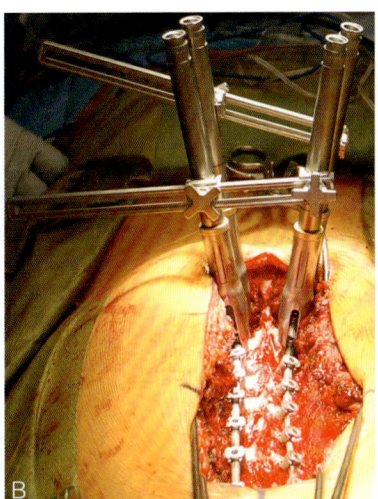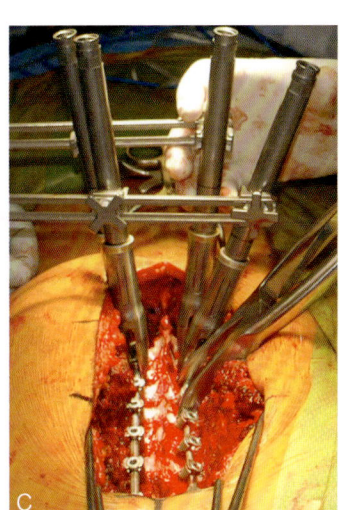

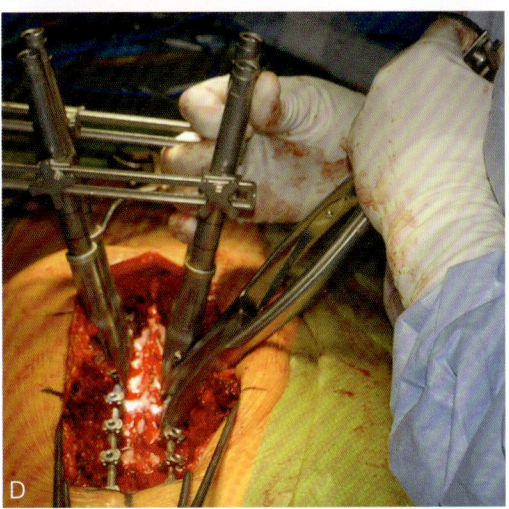

技术图5　从中立椎开始处理椎体，依次逐个向近端移动，直到畸形的顶点。A. 处理前的T11-T12（中立椎）。B. 处理后的T11-T12椎体。C. 处理前的T10-T11椎体。D. 处理后的T10-T11椎体。凹侧的同步撑开可获得进一步的三维畸形矫正（版权：SD PedsOrtho）。

要点与失误防范

执行关闭超时以确保完成所有重要步骤	• 最终将螺钉固定拧紧、去皮质、植骨、喷撒抗生素粉和畸形矫正后的神经监测
胸弯矫正过度	• 左肩可发生医源性抬高 • 根据Lenke分型的非结构性上胸弯（弯曲后小于25°）可能也需要固定和融合，从而控制术后肩膀的高度
Y形软骨未闭的未成年患者	• 可能发生畸形进展和（或）躯干偏移的并发症 • 可考虑同时行前融合手术以避免这种并发症
轴向矫正（椎体去旋转）	• 在不延长后柱的情况下，可发生医源性平背 • Ponte截骨术可矫正胸前凸，以实现三维畸形矫正
广泛后路松解（Ponte截骨）	• 可用长条形自体骨条植骨，以避免植骨进入椎管，保护神经

术后护理

- 患者术后返回骨科病房。
- 患者术后使用自控镇痛，可进流质后改为口服药物。
- 术后第一天即可开始理疗，在协助下可坐起或站立。在随后的几天内可开始步行。
- 术后不需要佩戴支具。
- 术后的站立位X射线片可用于评估三维畸形矫正情况（图6）。
  - 可通过正位片[18]双侧椎弓根螺钉尖端相对于棒的位置，或侧位片上椎弓根螺钉尖端相对于棒的投影来评估矫正情况。

结果

- 预期冠状面畸形矫正率为50%～70%。可以考虑在胸椎选择性融合中进行非全矫正，以平衡腰椎冠状面畸形。
- 尽管先进的技术可以使椎体去旋转（可能继发于肋骨畸形），但预计肋骨隆起矫正率约为50%。
- 更多数量的运动节段的保留，使得功能性运动在非融合节段能更好地分配[12]。
- 最近对3种常用的后路脊柱内固定和融合技术后的中

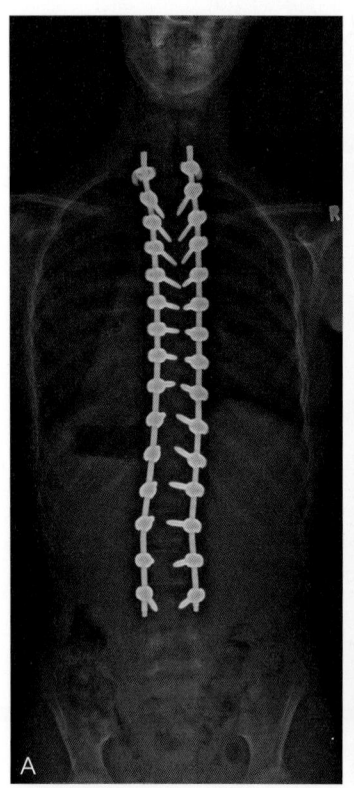
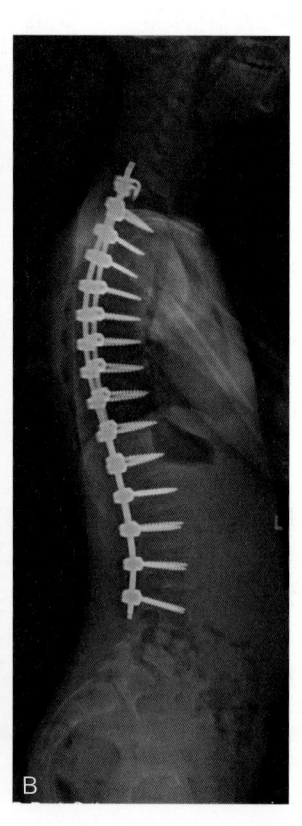

图6 该患者为图5中行T2-L4后路融合内固定术后的正位（A）侧位（B）X线片（版权：SD PedsOrtho）。

长期疗效(平均随访14.9年)进行的荟萃分析表明,哈氏棒对矢状面序列有不利影响。CD系统在冠状面和矢状面上可获得较好的矫正。全椎弓根螺钉技术的术后的并发症或翻修的风险较低[10]。

并发症

- 特发性脊柱侧凸后路手术最常见的并发症分为内固定相关(1.6%)和切口相关(1.2%)。
- 内固定并发症:棒/螺钉断裂、错误置钉、近端交界性后凸、螺钉松动、假关节。
- 切口并发症:红斑、增生性瘢痕、疼痛、开裂、血肿、浆膜瘤、脓肿/深部感染。
- 躯干平衡并发症:畸形进展、畸形范围增加、躯干倾斜。
- 内科并发症:失明、死亡、心肌梗死、声带麻痹、胃肠道并发症。
- 肺部并发症:误吸、肺不张、血气胸、肺炎、胸腔积液。
- 神经系统并发症:神经监测信号降低,感觉异常,股神经痛,下肢无力,疼痛。
- 血液系统并发症:需要输血、过度失血、输血反应。

(芮碧宇 译,陈博昌 审校)

参考文献

[1] Andersen MO, Thomsen K, Kyvik KO. Adolescent idiopathic scoliosis in twins: a population-based survey. Spine 2007;32:927-930.

[2] Blount WP. Use of the Milwaukee brace. Orthop Clin North Am 1972;3:3-16.

[3] Dickson RA. Conservative treatment for idiopathic scoliosis. J Bone Joint Surg Br 1985;67:176-181.

[4] Glaser DA, Doan J, Newton PO. Comparison of 3-dimensional spinal reconstruction accuracy: biplanar radiographs with EOS versus computed tomography. Spine 2012;37:1391-1397.

[5] Guo X, Chau WW, Chan YL, et al. Relative anterior spinal overgrowth in adolescent idiopathic scoliosis: results of disproportionate endochondral-membranous bone growth. J Bone Joint Surg Br 2003;85:1026-1031.

[6] Karol LA, Johnston CE II, Browne RH, et al. Progression of the curve in boys who have idiopathic scoliosis. J Bone Joint Surg Am 1993;75:1804-1810.

[7] Kindsfater K, Lowe T, Lawellin D, et al. Levels of platelet calmodulin for the prediction of progression and severity of adolescent idiopathic scoliosis. J Bone Joint Surg Am 1994;76:1186-1192.

[8] Lenke LG, Betz RR, Harms J, et al. Adolescent idiopathic scoliosis: a new classification to determine extent of spinal arthrodesis. J Bone Joint Surg Am 2001;83:1169-1181.

[9] Liu RW, Yaszay B, Glaser D, et al. A method for assessing axial vertebral rotation based on differential rod curvature on the lateral radiograph. Spine 2012;37:E1120-E1125.

[10] Lykissas MG, Jain VV, Nathan ST, et al. Mid-to long-term outcomes in adolescent idiopathic scoliosis after instrumented posterior spinal fusion: a meta-analysis. Spine 2013;38:E113-E119.

[11] Machida M, Dubousset J, Imamura Y, et al. Melatonin. A possible role in pathogenesis of adolescent idiopathic scoliosis. Spine 1996;21:1147-1152.

[12] Marks M, Newton PO, Petcharaporn M, et al. Postoperative segmental motion of the unfused spine distal to the fusion in 100 patients with adolescent idiopathic scoliosis. Spine 2012;37:826-832.

[13] Ogilvie JW, Braun J, Argyle V, et al. The search for idiopathic scoliosis genes. Spine 2006;31:679-681.

[14] Pehrsson K, Bake B, Larsson S, et al. Lung function in adult idiopathic scoliosis: a 20 year follow up. Thorax 1991;46:474-478.

[15] Peterson LE, Nachemson AL. Prediction of progression of the curve in girls who have adolescent idiopathic scoliosis of moderate severity. Logistic regression analysis based on data from The Brace Study of the Scoliosis Research Society. J Bone Joint Surg Am 1995;77:823-827.

[16] Rowe DE, Bernstein SM, Riddick MF, et al. A meta-analysis of the efficacy of non-operative treatments for idiopathic scoliosis. J Bone Joint Surg Am 1997;79:664-674.

[17] Sanders JO, Little DG, Richards BS. Prediction of the crankshaft phenomenon by peak height velocity. Spine 1997;22:1352-1356.

[18] Upasani VV, Chambers RC, Dalal AH, et al. Grading apical vertebral rotation without a computed tomography scan: a clinically relevant system based on the radiographic appearance of bilateral pedicle screws. Spine 2009;34:1855-1862.

[19] Weinstein SL. Idiopathic scoliosis. Natural history. Spine 1986;11:780-783.

[20] Weinstein SL, Dolan LA, Wright JG, et al. Effects of bracing in adolescents with idiopathic scoliosis. N Engl J Med 2013;369:1512-1521.

[21] Weinstein SL, Ponseti IV. Curve progression in idiopathic scoliosis. J Bone Joint Surg Am 1983;65:447-455.

[22] Winter RB, Lovell WW, Moe JH. Excessive thoracic lordosis and loss of pulmonary function in patients with idiopathic scoliosis. J Bone Joint Surg Am 1975;57:972-977.

第86章 后路脊柱截骨术
Posterior Osteotomies of the Spine

Daniel Grant, Leok-Lim Lau, and Suken A. Shah

定义

- 脊柱截骨术指一系列矫正小儿脊柱僵硬性畸形和实现脊柱柔软性的截骨技术。这些截骨术可以切除畸形骨或使脊柱产生更大的活动性来为畸形矫正创造条件。
- 脊柱截骨术的类型包括：
  - Ponte 截骨术。
  - Smith-Petersen 截骨术（SPO）。
  - 椎弓根减影截骨术（PSO）。
  - 脊柱切除术（VCR）。
- 矫正的目的可以是平衡矫正，也可以是冠状面、矢状面和轴向平面的完全矫正。
  - 平衡矫正是在脊柱不直的情况下将颅骨和躯干保持在骨盆上方同时保持脊柱处于可接受的矢状位置，从而来改善畸形。
  - 完整的矫正旨在在冠状平面中实现脊柱直立，同时使冠状和矢状平面中头颅和躯干位于骨盆上方。
- 实现良好的矢状位矫正可提高成年后患者的生活质量。在儿童中，其有效性是可能存在的，但不太明显，因为儿童和青年患者可以通过代偿局部排列不齐来保持平衡。
- 脊柱截骨术具有相当的风险，特别是神经损伤和出血。
  - 神经损伤可以直接或间接地发生；必须注意避免在截骨术和去稳定术过程中导致直接的脊髓挫伤或脊柱半脱位。过度撑开或显著的脊髓缩短可导致缺血和神经功能损伤。
  - 应注意预防脊髓圆锥下方的神经根损伤。
  - 应采用多模态术中神经系统监测（IONM）实时检测可能发生的神经功能损伤，并通过适当的术中干预来降低永久性神经损伤的风险。
  - 并发症的风险很高，这点应与患者家属讨论以控制期望。
  - 术中可能有大量失血，可能会涉及血液和/或血液组分的输注。使用抗纤溶药物如氨甲环酸（TXA）可减少术中失血。
  - 经颅运动诱发电位（TcMEP）监测能够直接监测前角运动神经通路，而体感诱发电位（SSEP）能够监测后柱感觉神经通路。据报道，SSEP信号正常而MEP信号丢失的发生率高达20%[2]。
- Ponte 截骨术：广泛切除后部骨块，包括切除上下关节面、棘突间韧带、向头侧的棘突和一部分椎板及黄韧带。考虑以后纵韧带（PLL）作为矫正的支点进行铰接并且可以向前打开椎间盘空间。对于进行此操作的每个平面，可以进行高达5°~10°的角度校正。
  - 最初由Alberto Ponte描述用于脊柱后凸矫正，由于其多功能性，该技术现在广泛用于脊柱侧凸和脊柱前凸以及脊柱后凸。
- SPO：通过先在前路融合或自动闭合脊柱的后路楔形脊柱截骨术。
  - 通常该术语可与Ponte截骨术互换使用，但定义清楚。
- PSO：三柱切除术，需要切除后部椎板、椎弓根和椎骨楔，并且支点位于椎体的前部。这允许产生大约30°的脊柱前凸，通常用于修复矢状面不平衡或局灶性僵硬性脊柱后凸。
- VCR：在椎体上下方环周切除整块椎骨，导致三柱不稳定，用于通过任何其他方式无法获得矫正的显著畸形。
- 脊柱截骨术的分类（表1）可帮助了解脊柱释放程度、不稳定性和矫正效力。
  - Ponte截骨术或SPO是2级脊柱截骨术。
  - PSO评分为3或4，而VCR评分为5或6，具体取决于切除范围。

解剖

- 正常胸椎后凸通常为10°~40°[6]。
- 脊柱腰段的正常前凸平均为40°~60°[6]。
- 脊柱前弯也可以发生在颈椎。
- C7铅垂线是衡量整体矢状平衡的一条直线，这条线垂直穿过C7椎体中心的直线，应穿过S1椎体后上缘[6]。这称为矢状垂直轴（SVA）。
- 椎骨解剖学
  - 胸椎的棘突呈层叠状并覆盖椎间隙。腰椎的棘突在轮廓上更加水平，特别是在脊柱的尾部。这使得腰椎的椎间隙更容易被打开和进入。
  - 椎板的外侧比内侧更厚。

表1 脊柱截骨术分类

类别	切除的解剖部位	描述
1	部分椎间关节	切除下关节面和关节囊
2	完整的椎间关节	切除脊髓节段的上下关节面,完全切除黄韧带;可以切除其他后部骨块,包括椎板和棘突(Ponte截骨术)
3	椎弓根/部分椎体	部分楔形切除椎体后部和后部椎弓根(PSO)
4	椎弓根/部分椎体/椎间盘	更大范围地楔形切除椎体大部分,带有椎弓根的后部骨块,并包括切除一个底板和相邻的椎间盘
5	完整的椎骨和椎间盘	完全切除椎骨和相邻椎间盘(VCR)
6	多个椎骨和椎间盘	切除一个以上的整个椎骨和相邻椎间盘(VCR+)

改编自 Schwab F, Blondel B, Chay E, et al. The comprehensive anatomical spinal osteotomy classification. Neurosurgery 2014;74:112-120。

- 胸椎中的椎间关节方向(俯卧位)更加水平,以便于侧向弯曲和旋转;在腰椎中,椎间关节方向是垂直的以更好地进行屈曲和伸展。
- 黄韧带起源于椎板的上缘并且向头部延伸以附着于其上方的椎板的内表面。与尾部椎板上的附着点相比,头部椎板的附着点更加偏外侧。黄韧带在中线缺乏,因为左右两侧在中缝处相遇。
- 胸椎椎弓根的起源和方向因其在脊柱中的位置而异[8]。
  - 近端胸椎(T1-T2):起始点位于横突的中点与椎板外侧的交界处。存在25°~30°的内侧角。
  - 中位胸椎(T7-T9):椎弓根的起源位于近端横突与上一关节面基部中部外侧的交界处。存在约5°的内侧角。
  - 低位胸椎(T11-T12):椎弓根从横突的中点开始,到达骶骨外侧面的内侧。它们与椎体的横向平面垂直。
  - 在诸如脊柱侧凸的畸形中,能看到胸椎椎弓根有相当大的旋转度和形态畸形。
- 腰椎上下关节面与冠状面平面约45°,关节面分别面向后内侧和前外侧。腰椎椎弓根起始点位于关节突下缘的横突中点。
  - 高位腰椎椎弓根在横断面上垂直于椎体,但椎弓根在低位腰部逐渐向内侧倾斜,在L5平面达到25°~30°的横向椎弓根角[17]。
- 脊髓和脊柱的生长
  - 脊柱和脊髓之间存在生长差异。在胎儿发育的大部分时间里,脊髓终止于低位腰椎,但脊柱比脊髓生长得更快。出生后2个月,脊髓终止于最终位置——L1椎骨水平。
  - 胎儿还在子宫内时脊椎生长最快。出生后,脊柱的第一个生长高峰期在出生后的前5年。第二个生长高峰期出现在青春期之前,包括青春期。
  - 在男孩中,青春期开始前5岁时的脊柱剩余生长长度为18 cm,青春期开始时为13 cm。
  - 在女孩中,青春期开始前5岁的脊柱剩余生长长度为14 cm,青春期开始时为12 cm。
  - 在5岁时,脊髓管达到其成人尺寸的95%和椎体高度的70%。神经中枢同步在9岁时结束[1,4]。
- 后路脊柱融合对未成熟脊柱的影响。
  - 肺部生长持续到9岁。肋骨-胸骨-椎骨外壳支撑这一生长过程。胸椎高度至少为18~22 cm是避免胸腔功能不全综合征的必要条件[7]。
  - 假设女孩的生长停止于14岁,男孩的生长停止于16岁,每个胸椎骨每年纵向生长0.7 mm,腰椎水平每年保持增长1.2 mm,若是未成熟的脊柱接受脊柱融合术,那么这些生长将无法实现[4]。
  - 曲轴现象-融合后的脊柱后部停止生长,而前部椎体继续生长,可能导致融合节段的脊柱出现旋转,形成曲轴样畸形。
  - 据推测,脊柱后路融合术后植入矫正物移除失败并不是一个大问题,因为术后前柱生长有助于支撑脊柱以对抗脊柱后凸[3]。

发病机制

脊柱侧弯

- 脊柱侧凸指脊柱弯曲,在冠状平面中测量的Cobb角>10°。它通常是一种涉及冠状面、矢状面和横向平面的三维(3D)畸形。
- 先天性。
  - 这是由于成形障碍、分化障碍或两者共同导致的椎骨畸形的结果。
  - 成形障碍包括半椎体和楔形椎骨。
  - 分化障碍包括双侧融合椎和单侧融合椎。

- 可能存在混合畸形,可能存在上述所述情况的各种情况组合发生形成奇怪的形状,同时可能伴有肋骨畸形。
- 特发性。
  - 詹姆斯描述了三种不同的亚型:
    - 婴儿型脊柱侧凸发生在2个月至3岁。
    - 少儿型脊柱侧凸发生在3~10岁,并且通常与脊柱内病理变化相关。
    - 青少年型[青少年特发性脊柱侧凸(AIS)]发生在10岁之后至骨骼成熟之前发展。
  - 这种分型现已被早发型(通常在5岁之前)和晚发型特发性脊柱侧凸所取代,能够反映5岁前的生长速度。
  - 特发性脊柱侧凸似乎是一个多因素作用的结果,其病因尚未被清楚地理解,可能与遗传、骨骼生长异常或神经系统发育异常、生物力学或生物化学因素以及环境因素有关。
- 神经肌肉。
  - 这是一个代表多种病因的广泛类别,具有痉挛和瘫痪状况的各种表现。
  - 包括脑瘫、Freidreich共济失调、脊髓脊膜膨出和脊髓损伤。
- 综合征性脊柱侧凸包括神经纤维瘤病、骨骼发育不良、成骨不全症和唐氏综合征等病因。
- 神经源性脊柱侧凸包括诸如Chiari畸形、脊髓空洞症和脊髓栓系等原因。

脊柱后凸

- 脊柱后凸描述了胸椎在矢状平面内的屈曲超过40°。
- Scheuermann脊柱后凸包括三个连续椎骨至少5°前楔、Schmorl结节和终板不规则(Sorensen标准)。
- 椎体形成障碍、前椎体分离障碍或两者的组合,可能会导致先天性脊柱后凸。

自然病程

- 特发性脊柱侧凸。
  - 病程进展与患儿生长有关,在生长高峰期或在高速生长之后具有最高风险。
  - 脊柱发育成熟后,胸椎小于30°的弯曲通常不会继续发展。
  - 脊柱发育成熟后,50°~75°的弯曲,尤其是胸段的弯曲,会以约每年1°的速度持续进展。成年期的严重畸形可引起疼痛、冠状和/或矢状面不平衡、对外观的担忧和严重的残疾。
  - 成人AIS患者存在背痛增加的趋势,尽管大多数患者表示这种疼痛只是轻中度疼痛[14]。
- 先天性脊柱侧凸:病程进展最快的是患有单侧侧块与对侧半椎体,其次是单侧侧块,然后是两侧单侧半椎体。
- Scheuermann脊柱后凸:与年龄相匹配的队列相比,患者在成年后出现脊柱后凸的危险度有增加的趋势,背痛也会增加[16]。
- 先天性脊柱后凸:这些椎体畸形有可能迅速发展并导致神经系统出现受损的可能,尤其是形成障碍类型中的后外侧象限形成障碍。

病史和体格检查

- 脊柱畸形的初发情况对于评估病症的病因(即先天性、婴儿型、少儿型或青少年型脊柱侧凸)是非常重要的。
- 疼痛等症状可能与脊柱畸形有关,也可能是其他脊柱内病变的征兆,因此应予以评估。
- 重要的是评估神经损害的症状,如大小便失控、麻木、刺痛,不对称反射或肌无力。
- 评估躯干移位,肩高不对称和腰部不对称,以及通过患者的矢状位来判断是否存在脊柱后凸或脊柱前凸。
- Adams前屈测试可以评估腰部或胸部突出部分,提示是否存在脊柱旋转畸形。
- 在评估这些手术的风险和目标时,了解患者的基础医疗条件至关重要。例如先天性心脏病或既往胸廓切开术或放射线的存在会增加脊柱侧凸的风险。

影像学和其他诊断性检查

- 患者直立时的后前位(PA)和侧位脊柱全长X线对脊柱畸形的评估和手术计划至关重要。
- 弯曲、牵拉和/或支撑时的脊柱X线片有助于确定脊柱的柔韧指数,从而决定是否需要进行截骨术。
- 对于复杂的先天性畸形,使用CT三维重建可以提供更多关于脊柱形态的信息。
- MRI能够提示脊柱内病理变化和进一步的解剖学细节。计划接受脊柱截骨术的患者通常需要接受MRI检查,以明确其是否存在椎管内病变(如脊髓栓系)。
- 如果担心潜在的骨质减少,双能量X线吸收测定(DEXA)扫描可能是有价值的。
- 对于先天性脊柱侧凸患者可以进行超声心动图和肾脏超声检查。

鉴别诊断

- 先天性脊柱侧凸或先天性的脊柱后凸。

- 特发性脊柱侧凸：婴儿型、少儿型或青少年型。
- 神经肌肉性脊柱侧凸。
- Scheuermann脊柱后凸畸形。
- 既往脊柱融合。

非手术治疗

- 非手术治疗通常包括观察或支具。
- 对于骨骼未成熟并且脊柱侧弯＜25°、胸椎后凸＜60°的患者来说，通常继续观察。
- 在骨骼未成熟并且脊柱侧弯为25°～40°的患儿，通常推荐支具疗法。每天使用13～22小时可避免手术干预，成功率达90%～93%[15]。
- 支具和物理治疗可以帮助减轻Scheuermann脊柱后凸患者的疼痛。

手术治疗

- 脊柱截骨术的主要目标是增加脊柱的活动性，以帮助矫正畸形。
- 矫正的目的可以是平衡矫正，也可以是冠状面和矢状面的完全矫正。完整的矫正旨在使冠状平面中实现脊柱直立，同时在冠状和矢状平面上颅骨位于骨盆上方。在平衡矫正中，冠状平面上脊柱并非直立而是处于可接受的矢状位置，同时通过保持颅骨位于骨盆上方来改善畸形。
- 采用哪种截骨术在很大程度上取决于解剖结构、畸形程度、脊柱畸形的根本原因以及手术医生的经验。
- 累及较少脊椎节段的局灶性畸形通常需要截骨术例如PSO或VCR这类手术来实现更加精确的矫正。
- 使用Ponte截骨术可以充分解决累及更多椎体平面的广泛畸形。
- 术前头颅重力牵引可以改善一些严重的脊柱畸形，达到可以不用实施VCR的程度。
- 脊柱截骨术通常涉及学习曲线。掌握学习脊柱截骨术技能组的途径如图1所示。

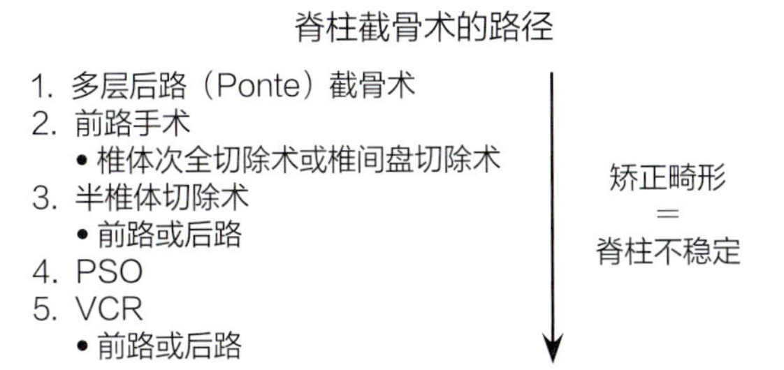

```
脊柱截骨术的路径
1. 多层后路（Ponte）截骨术
2. 前路手术
   • 椎体次全切除术或椎间盘切除术
3. 半椎体切除术
   • 前路或后路
4. PSO
5. VCR
   • 前路或后路
```

矫正畸形 = 脊柱不稳定

图1 脊柱截骨术的渐进分级。随着箭头方向，脊柱不稳定增加，矫正力（和风险）也随之增加。

术前计划

- 回顾所有医学影像资料并了解患者的脊柱畸形和解剖结构是至关重要的。
- 确定要进行的截骨术术式、手术平面以及脊柱固定的类型和水平。术中识别脊椎平面可能会有一定的困难。
- 记录术前血红蛋白和血细胞比容。可以准备自体血回输。应对患者进行血型分型和相关血液检查以备术中输血。自体血回输可以减少输血。术中使用TXA来减少失血。
- 活动性尿路感染术前应做尿液分析。
- 还应评估代谢指标和凝血指标。
- 术前评估背部皮肤可能存在的皮肤病（如痤疮或湿疹）。对于脊髓脊膜膨出的患者，可能需要整形外科医生帮助进行软组织闭合。
- 术前预防性抗生素应根据当地医院指南进行给药。

定位

- 对于后部暴露，患者应取俯卧位；气管插管；放置胃管，食管温度探头和Foley导管；应用血压袖带，心电图（ECG）导联和脉搏血氧仪；并插入神经监测针。患者俯卧在手术台上之前应先获得神经监测信号基础值。
- 将卷起的海绵放在口腔上作为防护装置，以防止在Tc-MEP肌肉刺激期间舌头撕裂。
- 将患者俯卧位置于的半透明桌上，使得放射线成像不会受到阻碍（图2）。
- 在胸部、髂前上棘（ASIS）、髌骨垫上减压垫。胸部枕垫放置在预期的矢状顶部区域，同时确保腹部自由垂下。
- 必须细心定位面部。在整个过程中都要检查眼睛以确保没有外力施加在它们上面。
- 手臂位于外旋90°，肩部外展小于90°，肘部屈曲。

入路

- 通常，这些截骨术是采用后中线入路来到达脊柱的，尽管也会与前后入路结合使用。

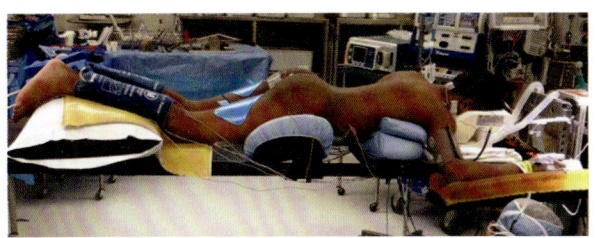

图2 接受脊柱截骨手术的患者应在射线可透的支架上呈俯卧位。保护面部和眼眶，并且胸部、臀部、膝关节和足都有衬垫。腹部应自由悬吊以减少硬膜外静脉出血。

- 在要暴露的椎骨水平上做后中线皮肤切口。
- 解剖标志
  - 在大多数患者身上髂嵴划分L4～L5。
  - T4处于肩胛骨嵴的水平。
  - C7是隆椎,是脊柱中棘突最突出的。
- 沿着皮肤切口的长度在中线处切开胸腰段背侧筋膜。
- 确定了棘突。可以使用Kelly夹钳或止血钳轻松识别未成骨的隆起。用手术刀或Bovie一直向下切割直至到达骨面。用Cobb将多裂肌从棘突和椎板下骨膜下横向分离到椎间关节的侧边缘。保持手术区域干燥以更好地识别解剖标志。
- 确保头部椎间和椎管内韧带保存完好,以尽量减少近端交界性脊柱后凸畸形的风险。
- 术中透视确认脊柱水平,剥离椎间关节囊。
- 使用骨凿或超声骨手术刀进行部分椎骨关节面切除术。

Ponte 截骨术

- 这种截骨术最先由Alberto Ponte于1987年提出。
- 截骨术通常用于Scheuermann脊柱后凸患者,可以短缩脊柱非骨化性的后柱,闭合楔形截骨术分段进行截骨,利用椎间盘的轴向扭动和前纵韧带张力带作用,协助脊柱后部结构的闭合。闭合力由所使用的器械的力臂产生,其包括椎弓根螺钉、椎弓根钩、椎板钩或横突钩。改进的椎弓根螺钉扩张器可以指数级地放大矫正力。在儿科患者中,可以观察到椎间盘向前"打开",同时前柱延长[13]。
- 这种术式能在矢状平面对每个脊柱单位进行大致5°～10°的矫正。在广泛性、长期渐进性、彻底的畸形病例中,推荐使用这种手术。对于矢状面上的局灶性畸形,这种术式的作用较小。
- 它也被用于AIS患者,以反向方式重建正常的脊柱后凸[11]。
- SPO类似于Ponte截骨术,有时可互换使用。这种术式通常适用于伴有脊柱前韧带骨化和融合的强直性脊柱炎患者。其更多用途包括对后部组织融合的任何相邻椎骨中的后部截骨术。
- 适应证:
  - 僵硬性AIS,柔韧性小于50%。
  - 脊柱后凸型AIS。
  - Scheuermann后凸畸形。
  - 交界性脊柱后凸的修补手术。

椎弓根部分切除截骨术/半椎体切除术

- PSO的类型:
  - 单边PSO。
  - 不对称性PSO。
  - 对称性PSO。
- 适应证:
  - 半椎体切除术在技术上类似于单侧PSO,并且最常见于先天性脊柱侧凸(图3A、B)。
  - 不对称PSO常适用于僵硬性脊柱侧凸(柔韧性为20%～40%),Cobb超过90°。
  - 对称PSO适用于以下情况:
    - 严重的僵硬性Scheuermann后凸畸形(图3C、D)。
    - 翻修脊柱侧凸伴有明显的胸椎后凸畸形或腰椎前凸畸形,并且伴有固定的矢状面失衡的病例。

脊柱切除术

- 适应证:
  - 僵硬性脊柱侧凸,弯曲严重(超过80°),柔韧性小于25%[12]。
  - 完全分离的半椎体,需要通过切除整个半椎体、上下椎间盘和凹盘(图4)来达到完全矫正。
  - 周围融合的脊柱(先天性或医源性)。
  - 切除单发转移肿瘤或原发肿瘤。

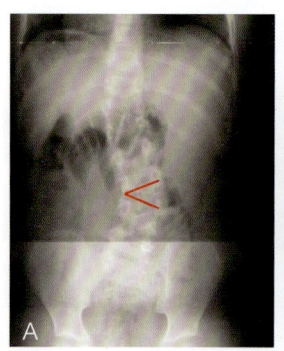
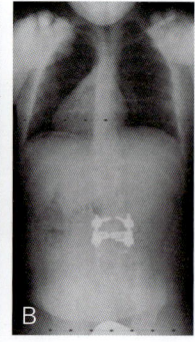
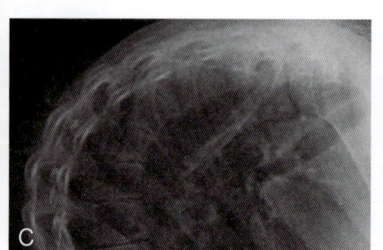
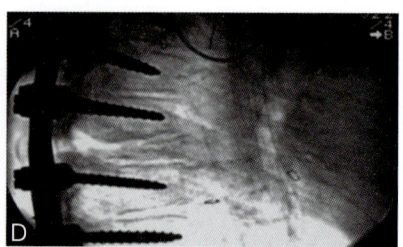

图3　A、B. 分别为先天性脊柱侧凸患者行半椎体切除术术前和术后X线片。C、D. 分别为严重僵硬性后凸畸形的患者进行PSO和仪器矫正和融合的术前和术后X线片。

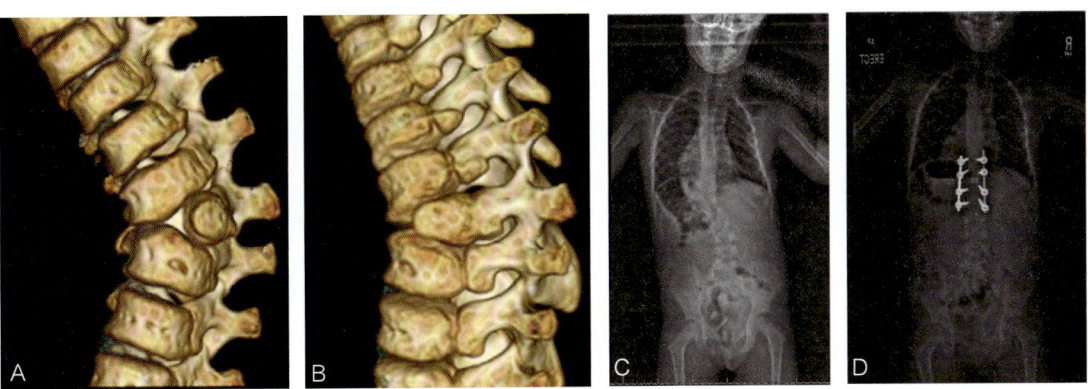

图4　A、B. 患有完全分离半椎体和脊柱后凸的患者的3D CT重建。C、D. 术前及术后直立位X线片，该患者接受了后路半椎体切除、重建和短节段融合术。

Ponte 截骨术

- 使用标准中线入路（技术图1A）。
- 使用超声刀或凿子切除双侧下关节面。然后沿着下层椎板切除以产生人字形截骨术（技术图1C~E）。
- 通过去除椎间和脊柱内韧带创建椎板间手术窗（技术图1B）。
- 用骨刀切除棘突以暴露椎板间隙。保留这块骨头用作自体移植骨。
- 用复动式Leksell咬骨钳和/或Kerrison咬骨钳切除黄韧带，露出下面的硬膜外脂肪。
- 将Woodson硬脑膜分离器放置在上关节面的深处，以保护离开椎间孔的神经根。使用超声波骨凿或Kerrison咬骨钳对上关节面进行截骨。
- 硬膜外静脉通常存在于关节面切面的外侧缘。通过双极烧灼，凝血酶浸泡的垫巾或明胶海绵的组合来控制出血。
- 使离开椎间孔的神经根完全减压。
- 完全切除双侧关节面和棘突，形成多个对称的V形檐槽（技术图1F~J）。在患有脊柱侧凸的患者中，凹面处的结构拥挤将导致不对称的V形檐槽，这将有助于通过分离进行冠状面上的矫正。
- 在患有脊柱后凸畸形的AIS患者中，胸段通常具有更多的前凸表现（技术图1K）。
- 在截骨术闭合期间切断椎板边缘以避免硬脑膜撞击。
- 在Ponte截骨术的所有水平置入椎弓根器械。使用骨钻创建入口点。在笔者的实践中，常使用徒手置入椎弓根螺钉的技术。
- 在Scheuermann脊柱后凸畸形的病例中用到了悬臂减少技术。策略性地最尾部的水平放置复位椎弓根螺钉。在复位期间遵循负载分散原则。

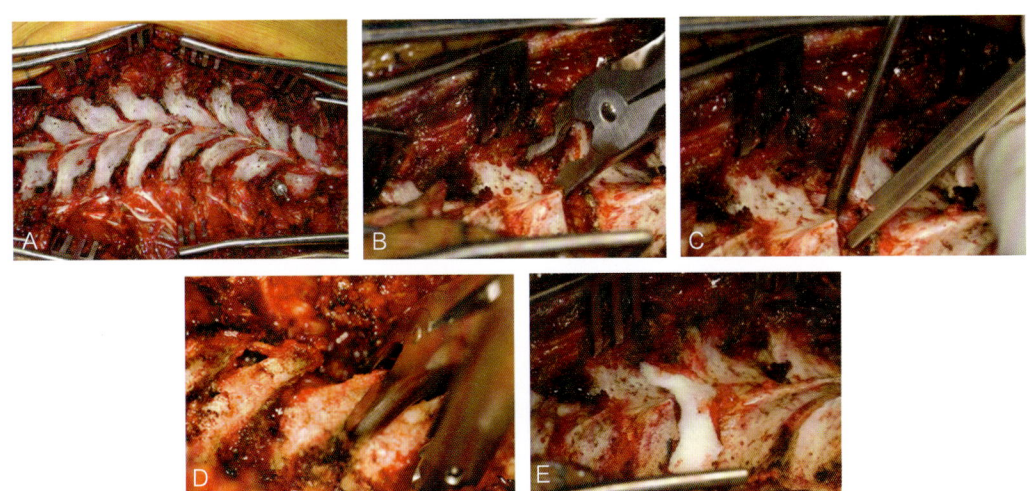

技术图1　Ponte截骨术。A. 在暴露软组织和止血后暴露脊柱的后部骨块。B. 在Ponte截骨术中创建椎板间手术窗。C. 用Kerrison咬骨钳去除黄韧带。D. 用窄的复动式Leksell咬骨钳去除关节面。E. 在椎间隙中填塞明胶海绵。

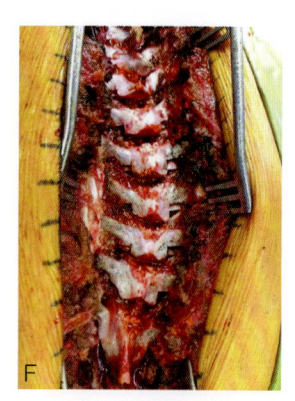
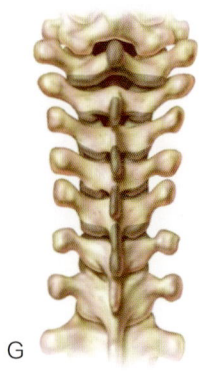
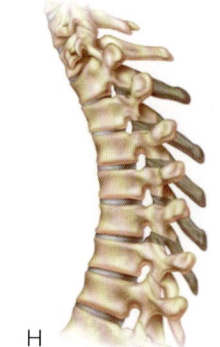
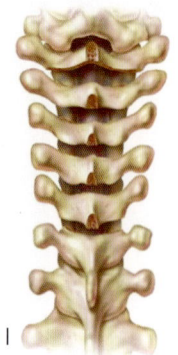
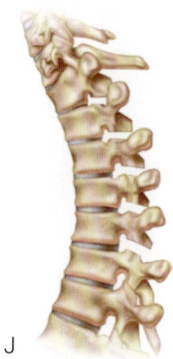
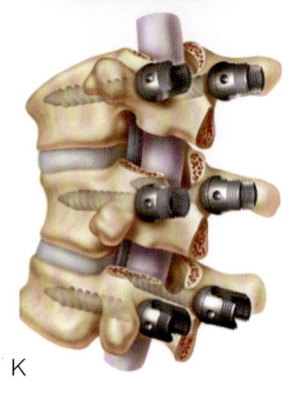

技术图1（续） F. 在Scheuermann脊柱后凸病例中使用的多个人字形Ponte后柱截骨术。G、H. 棘突和下关节面切除术。I、J. 完成关节面切除术、上关节突切除术和峡部切除术。K. 当一个典型的AIS病例在进行多次Ponte截骨术和分离术后的斜视图，显示椎弓根螺钉的排列（G~K版权：James Millerick）。

- 在患有低位胸段后凸的AIS患者中，首先通过插入凹形杆来实现复位，所述凹形杆在脊椎前凸时成形。杆通过椎弓根螺钉捕获。通过悬臂技术将凸形杆复位，所述凸形杆其在脊椎后凸时成形。不同轮廓的杆能帮助恢复矢状对齐，同时实现扭转矫正。如果需要的话，可在轴平面施行节段性扭转矫正以进一步矫正。
- 将带负电荷的磷酸三钙二氧化硅骨移植物替代物置于Ponte截骨部位以防止椎管中发生预期之外的骨化，同时促进后部骨块外部融合。
- 进行剩余棘突和后部骨块的剥除，然后进行骨移植。将万古霉素粉末与骨移植物混合。
- 逐层关闭以达到防水封闭。
- 引流的放置是有争议的，我们实践中并没有放置引流。

半椎体切除术

- 患者摆好体位并采用后侧中线入路。
- 根据适应证，使用徒手技术将椎弓根螺钉置入到半椎体头端和尾端一至两个节段的椎骨，直到需要重点矫正的平面（对侧棒状椎骨形成和肋骨骨性关节的病患者需要更长融合以跨越畸形）。
- 使用凿子或超声波骨凿在半椎体上方和下方的水平进行部分骨关节面切除术，以暴露下方的上关节面。
- 在进一步减压之前，用椎弓根探针对需要切除的半椎体测深。
- 在需要纠正的水平以及其上方和下方的一个或两个水平面施行Ponte截骨术。
- 去除上方半椎体的尾侧部和下方半椎体的头侧部。
- 通过用小的咬骨钳和电钻减薄椎板并最终用Kerrison骨钳剪碎它，从而在半椎体水平完成偏侧板切除。
- 在进一步去稳定之前，将临时杆插入相对的椎弓根螺钉阵列上。
- 椎弓根与所有后部骨块断开。
- 在胸部水平，根据半椎体的大小对一个或两个平面进行肋骨横突切除术。
  - 在肋横突关节外侧2~3 cm，在肋骨表面上沿肋骨轴线锐性切除2~3 cm。
  - 使用Alexander骨膜剥离器在肋骨段周围进行骨膜下剥离，注意保留肋下缘的神经血管束。
  - 用Giertz-Stille肋骨切割器或超声波骨凿切除肋骨。

- 使用超声骨凿或常规骨凿切除胸肋的横突。
- 肋横突关节和肋椎关节通过锐性分离和钝性分离相结合的方式来分离。
- 胸腔外入路使得胸膜外侧入路能够到达椎弓根侧面和椎体外侧部分。
● 在腰部区域，在椎体基底部截断横突。注意保护从半椎体水平离开椎间孔的神经根。用骨膜剥离器将腰大肌与椎体分离。腹膜后平面变成腹侧。用一对固定角度牵引器或可延展牵引器保持这一平面打开。
● 使用蛋壳技术将椎体的骨松质去除
- 在保持椎弓根壁的完整性的前提下通过一系列刮匙扩张椎弓根洞道，这样能到达椎体。运用蛋壳技术用各种尺寸和角度的刮匙去除椎体的骨松质，并且避免破坏皮质。
- 故意破坏椎弓根的外侧壁。这有利于侧向成角的刮匙触及半椎体的内侧边界。
- 畸形的凹面是闭合的轴心。将刮匙尽可能向内侧放置在半椎体内。通过术中透视确认其位置。
● 注意保持椎体后侧皮质和椎弓根的内侧壁及下壁直到手术的最后阶段。前两者保护硬脑膜，而后者保护从椎间孔离开的神经根。
● 将半椎体头尾两侧的椎间盘移除。
● 保护神经根的前提下用Kerrison咬骨钳移除椎弓根的下壁，随后是内侧壁。
● 在后部用捣棒使椎体背侧皮质向前塌陷，从而使椎体脱出。然后移除破碎的骨壁。
● 将1根临时棒置于同侧椎弓根螺钉处。
● 在截骨部位进行逐渐加压以闭合。
● 用永久棒替换临时棒，并进行最后的压缩/撑开以进行校正（图4C、D）。

对称性及非对称性椎弓根楔形截骨术

● 如前所述，患者摆好体位，暴露手术区域。
● 在畸形的顶点施行Ponte截骨术。
● 采用徒手技术在需要矫正平面的头端和尾端2~3个节段置入椎弓根螺钉。
● 如前所述，将需要矫正平面的椎弓根与后部骨块断开。可以切除头侧椎板以避免在闭合期间产生冲击。
● 在胸部水平，进行以PSO水平为中心的两级肋骨横突切除术。现在已有胸腔外入路。
● 在腰部区域，在基底部截断横突。注意保护头侧离开椎间孔的神经根。用骨膜剥离器将腰大肌与椎体分离。该平面变成腹侧。用固定角度牵引器或可延展牵引器保持这一平面打开。
● 通过一系列不同尺寸的刮匙的在椎弓根双侧进行椎体骨松质去除。用反向刮匙将后壁修薄。
● 在双侧用小骨凿取出对称或不对称的骨楔。第一次切割位于与上一级椎体底板平行的椎间孔的顶部。第二次切割是楔形的。在并发冠状畸形的患者中可产生不对称骨楔。
● 在后部用捣棒向前捣碎椎体后壁。
● 用刮匙、反向刮匙和垂体咬骨钳逐块去除骨楔。
● 临时棒被顺序压缩。对硬脑膜进行视诊和触诊。
● 临时棒被依次更换为全长、预先成形的永久棒。
● 覆盖硬脑膜。
● 桥接自体肋骨移植物横跨切除部位。
● 逐层闭合。

脊柱切除术

● 如前所述，对患者进行体位摆放和暴露。
● 如前所述，在畸形的顶端区域进行Ponte截骨术。
● 使用徒手法在重点矫正平面头侧及尾侧3~4个平面的椎弓根置入空心椎弓根螺钉。注意保护椎弓根的内侧壁，尤其是在将要进行VCR的水平。
● 在胸椎水平，进行以VCR水平为中心的三级肋骨横突切除术（技术图2A）。
● 在腰椎区域，在基底部截断横突。注意保护头侧离开椎间孔的神经根。用骨膜剥离器将腰大肌与椎体分离。
● 在切除平面头侧和尾侧置入椎弓根螺钉。
● 在手术区域进行完整的椎板切除术。上椎板的尾部和下椎板的头部也被切除（技术图2B）。
● 可以牺牲胸椎根部并结扎，以改善手术操作空间。

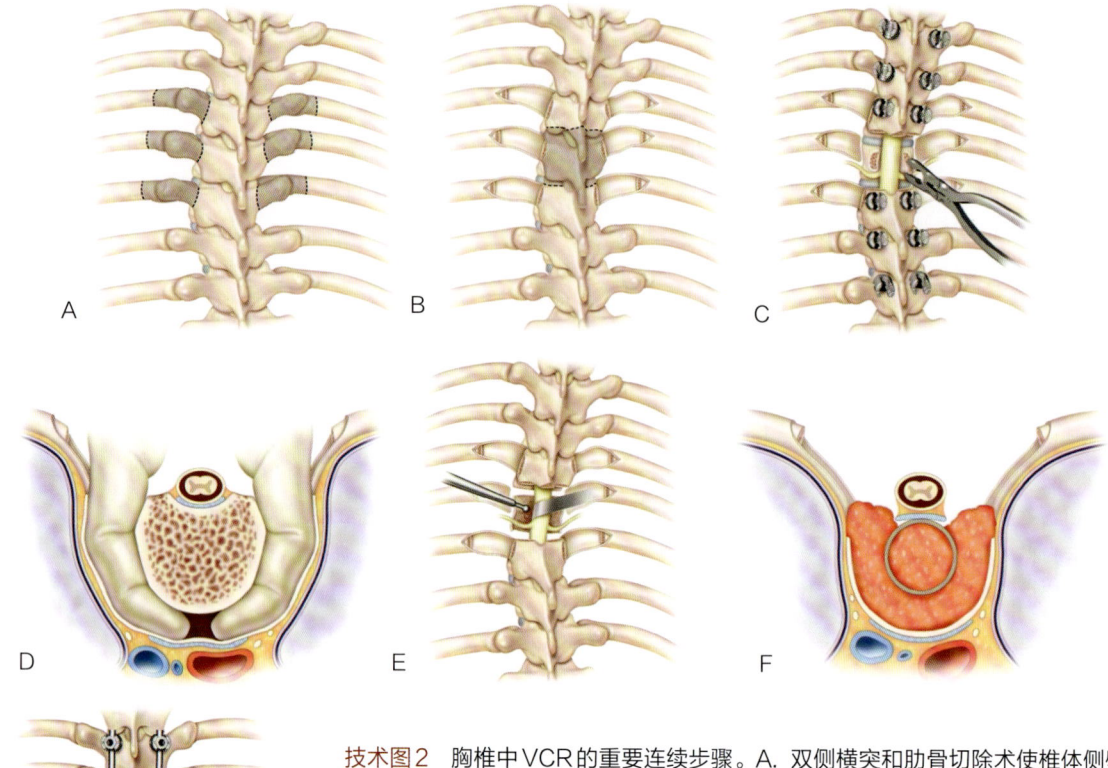

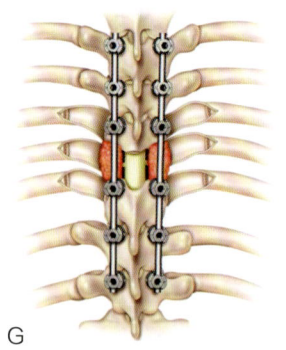

技术图2　胸椎中VCR的重要连续步骤。A. 双侧横突和肋骨切除术使椎体侧壁暴露。B. 阴影区域表示需要进行椎板切除术以暴露硬脊膜。C. 切除椎弓根并结扎相应胸神经根。D. 在牵引器放置之前对用手指对椎体外侧和前部进行钝性分离。E. 保护硬脊膜并植入临时棒以防止脊柱不稳定，用骨钻、咬骨钳或超声波装置切除椎体。F. 将填充有自体移植骨的笼状结构向前放置以支撑前柱并防止脊柱过度短缩；剩余的自体移植骨松质放置在笼子周围和外侧。G. 用最终棒替换临时稳定棒，并根据需要进行加压/撑开以进行矫正；要进行压缩或屈曲时应检查硬脑膜（版权：James Millerick）。

- 椎弓根与后部骨块断开连接（技术图2C）。重新确认TcMEP，并且平均动脉压（MAP）升至80 mmHg以上。
- 将1个临时棒放置在凸面上以保持稳定性。
- 分离椎骨外侧壁。
  - 在骨膜下平面用示指进行钝性分离，目的是在椎体的腹侧触及指尖（技术图2D）。
  - 用专用的牵引器保持这个平面打开。
- 通过椎弓根用一系列刮匙、反向刮匙和垂体咬骨钳对椎体进行解除（技术图2E）。用反向刮匙将椎体后壁变薄。然后移除椎弓根，保持其椎弓根内侧壁和椎体后壁完好无损以保护硬脑膜和脊髓。
- 在双侧头侧和尾侧进行椎间盘切除术。
- 用2 mm Kerrison咬骨钳仔细移除椎弓根内侧壁，在后方用捣棒将后壁向前推。
- 压缩凸形临时棒。
- 将填充有颗粒状自体移植物的笼子插入空隙中（技术图2F）。来自切除的肋骨的额外的三维自体移植物也可以放置进去。
- 加固两个临时棒。
- 依次压缩临时棒。对硬脑膜进行视诊和轻触诊。
- 将临时棒依次更换为全长永久棒（技术图2G）。
- 覆盖硬脑膜。
- 桥接自体肋骨移植物横跨切除部位。
- 逐层闭合（技术图3）。

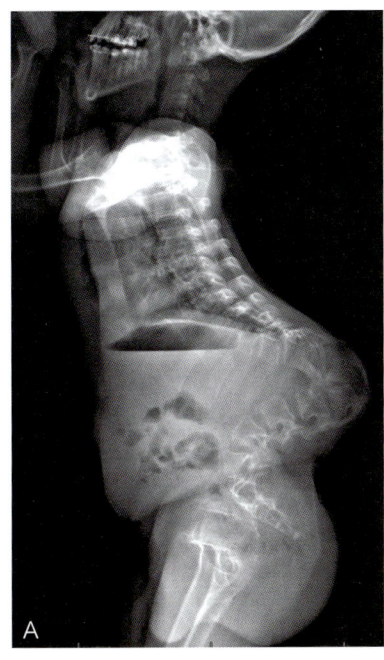 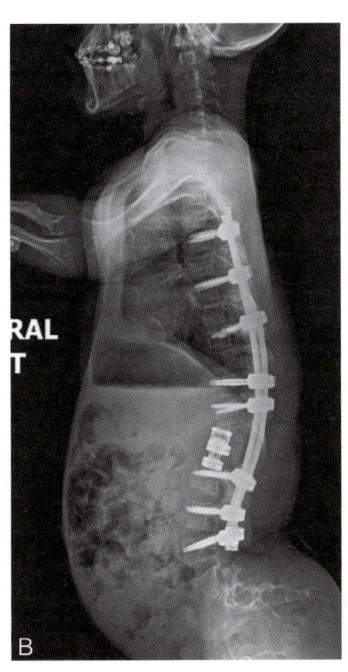

技术图3 A. 软骨发育不良患者伴有严重胸腰椎后凸畸形。B. 在T12、L1和L2（6级截骨术）通过后路VCR和后路器械置入和融合术进行矫正。

要点与失误防范

所有脊柱截骨术	• 在儿科患者身上，如果在错误的脊椎平面进行暴露可能会导致过早自动融合 • 在截骨术期间保持正常血压麻醉，MAP至少为75～80 mmHg • 使用牵引床上使用颅骨钳和股骨皮肤/骨骼牵引来帮助脊柱复位 • 整个过程中，神经监测是必不可少的。畸形严重的患者需要术前预先定位基线。直到皮肤闭合后才能停止监测
Ponte截骨术	• 超声骨切除术可减少切除关节面时的硬膜外出血风险。它在脊柱侧凸的凹陷部分特别有用，因为这些部分通常挤满各种发育不良的结构 • 对称地切除关节突对于保持Scheuermann脊柱后凸的冠状平衡至关重要
椎弓根减压截骨术-单侧	• 临时棒可以在凹面处折弯，以增加手术空间
VCR	• 胸椎部分离开椎间孔的神经根可以切去以创造更多的手术空间。需要对神经根紧密结扎 • 临时棒是必需的，防止在脊柱不稳定期间发生平移 • 在牵引期间要注意避免脊柱平移。尾段通常向后平移，头侧段通常向前平移
神经监测信号消失后该怎么做？	• 检查神经监测设备 • 退回到牵引的上一步 • 提高患者的血压 • 确保患者体温正常 • 输血，维持患者的血红蛋白含量 • 确保截骨部位充分减压 • 松开固定螺钉 • 如果需要，可以拆下牵引板(在稳定的脊柱中) • 确保适当减压并避免硬脑膜屈曲 • Stagnara唤醒测试

术后处理

- 术后护理可能因患者的术前状况和术中发现而异。
- 通过稳定的脊柱器械支撑和融合,通常不需要支具。最终的护理计划应根据患者的需求和情况个体化制订。
- 围手术期抗生素持续至术后24小时。
- 在术后第1天将患者转移椅子上,并在术后第2天开始行走。允许患者在耐受的情况下进行负重并且行走。
- 在6个月时,患者可以进行大多数运动。

结果

- Geck等[5]报道,在2年的随访中,接受Ponte截骨术的患者的平均矫正度为9.3°。没有因不愈合或置入器械而再次手术的报道。没有发生神经系统并发症。在一份包含17例患者的队列研究中报道了一例延迟感染的病例。两名(12%)患者有交界性脊柱后凸。
- 在半椎体切除术中,1~6岁儿童有70%的预期弧度矫正率[10]。Ruf和Harms[10]一份在28例患者队列研究中报道了1例感染、2例椎弓根骨折、3例植入内植物出现问题。
- 最近由Lenke等[9]报道了一组多中心由经验丰富的外科医生评估VCR并发症的研究。平均手术时间为545分钟,估计失血量平均为1 610 mL。147例患者中有6例发生伤口感染接受了清创手术。总体而言,并发症发生率为58%,1/3的病例发生IONM变化;幸运的是,没有出现永久性神经缺陷。
- 应当由熟悉手术流程和潜在并发症的医生来进行这些手术。

并发症

- 神经损伤。
- 假关节。
- 内植物出现问题。
- 矫正效果丢失。
- 感染。
- 近端或远端交界性脊柱后凸或进行性脊柱侧凸。
- 气胸。
- 大血管损伤。
- 胰腺炎。
- 上肠系膜综合征。

(LIM THOU 译,陈博昌 审校)

参考文献

[1] Canavese F, Dimeglio A. Normal and abnormal spine and thoracic cage development. World J Orthop 2013;4:167-174.

[2] Cheh G, Lenke LG, Padberg AM, et al. Loss of spinal cord monitoring signals in children during thoracic kyphosis correction with spinal osteotomy: why does it occur and what should you do? Spine 2013;33:1093-1099.

[3] Cook SM, Asher M, Lai S, et al. Reoperation after primary posterior instrumentation and fusion for idiopathic scoliosis. Toward defining late operative site pain of unknown cause. Spine 2000;25:463-468.

[4] Dimeglio A. Growth of the spine before age 5 years. J Pediatr Orthop B 1992;1:102-107.

[5] Geck MJ, Macagno A, Ponte A, et al The Ponte procedure: posterior only treatment of Scheuermann's kyphosis using segmental posterior shortening and pedicle screw instrumentation. J Spinal Disorders Techniques 2007;20:586-593.

[6] Joseph SA Jr, Moreno AP, Brandoff J, et al. Sagittal plane deformity in the adult patient. J Am Acad Orthop Surg 2009;17:378-388.

[7] Karol LA, Johnston C, Mladenov K, et al. Pulmonary function following early thoracic fusion in non-neuromuscular scoliosis. J Bone Joint Surg Am 2008;90:1272-1281.

[8] Kim YJ, Lenke LG, Bridwell KH, et al. Free hand pedicle screw placement in the thoracic spine: is it safe? Spine 2004;29:333-342.

[9] Lenke LG, Newton PO, Sucato DJ, et al. Complications after 147 consecutive vertebral column resections for severe pediatric spinal deformity: a multicenter analysis. Spine 2013;38:119-132.

[10] Ruf M, Harms J. Posterior hemivertebra resection with transpedicular instrumentation: early correction in children aged 1 to 6 years. Spine 2003;28:2132-2138.

[11] Shah SA, Dhawale AA, Oda JE, et al. Ponte osteotomies with pedicle screw instrumentation in the treatment of adolescent idiopathic scoliosis. J Spine Deformity 2013;1:196-204.

[12] Suk SI, Chung ER, Kim JH, et al. Posterior vertebral column resection for severe rigid scoliosis. Spine 2005;30:1682-1687.

[13] Tsutsui S, Pawelek JB, Bastrom TP, et al. Do discs "open" anteriorly with posterior-only correction of Scheuermann's kyphosis? Spine 2011;36:E1086-E1092.

[14] Weinstein SL, Dolan LA, Spratt KF, et al. Health and function of patients with untreated idiopathic scoliosis: a 50-year natural history study. JAMA 2003;289:559-567.

[15] Weinstein SL, Dolan LA, Wright JG, et al. Effects of bracing in adolescents with idiopathic scoliosis. N Engl J Med 2013;369:1512-1521.

[16] Wood KB, Melikian R, Villamil F. Adult Scheuermann kyphosis: evaluation, management, and new developments. J Am Acad Orthop Surg 2012;20:113-121.

[17] Zindrick MR, Knight GW, Sartori MJ, et al. Pedicle morphology of the immature thoracolumbar spine. Spine 2000;25:2726-2735.

第87章 脊柱裂的后凸截骨
Kyphectomy in Spina Bifida

Richard E. McCarthy

定义

- 脊髓脊膜膨出患者后凸畸形发生于脊柱胸腰段、腰椎中段或腰骶段。
- 不同类型的后凸对于修复有一定影响,然而无论是先天性、发育性或者瘫痪导致的后凸都会对患儿产生严重影响。
- 顶椎部位的后凸皮肤受压坏死会引起深部感染,甚至导致中枢神经系统感染。
- 其他器官的继发改变会累及胃肠道和泌尿系统,甚至腹部高度的减少可能造成大血管的扭转。胃肠道吸收减少,而尿潴留引发肾结石形成。
- 腹部器官上抬进入胸腔,造成限制性肺通气障碍,影响肺功能。同时腰部的后凸畸形会引起继发性的胸椎前凸。
- 支具常常会导致皮肤问题,而且也无法治愈本病。

解剖

- 后凸角度可逐渐或突然变大。
- 胚胎时由于后侧椎旁肌发育差于侧面的肌肉,因此在神经支配下椎旁肌处于屈曲状态,引起脊柱的前屈。
  - 在脊柱裂的部位,仅侧方有少量骨块融合在一起。
- 脊柱裂的中间缺损区深层为柔软的硬脊膜,然后是很薄的软组织,表面为增生的皮肤组织。
  - 软组织由于缺乏营养生长欠佳。
- 骶骨翼是分化最稳定的结构。
- 大血管并不随脊柱后凸而凸向后方。

发病机制

- 胚胎阶段脊索的背侧逐渐由闭合的外胚层从头端至尾端覆盖闭合,脊髓脊膜膨出患者,外胚层未完全闭合,一般位于尾端。
- 颈段和胸段脊柱较少出现脊髓脊膜膨出。由于脊索缺乏外胚层的覆盖,胸腰段、腰段和腰骶段脊髓脊膜膨出较为常见,造成脊神经不受保护,出生时外露。
  - 膨出部位先天性骨缺损引起早发的脊柱后凸,影响神经外科医生对患儿出生时修补缺损。因此部分专家建议鼓励新生儿阶段即矫正后凸。
- 随着生长和开始坐立,位于前方和侧面的椎旁肌的收缩力量和重力作用造成后凸进一步加重。
  - 将进一步引起后凸部位皮肤和软组织张力升高受压。
  - 后凸部位的皮肤病损会导致严重的问题。
- C7侧方铅垂线显示,前屈位时躯干失去平衡,腹部脏器向上压迫横膈引起胸腔容积受限。
  - 这将造成患儿"功能性四肢瘫",因为患儿需利用上肢支撑身体,保持平衡,减小膈肌向上移位,维持呼吸(木偶姿势;图1)。
  - 有观点认为,这种姿势将影响患儿上肢的功能,对智能发育影响重大。

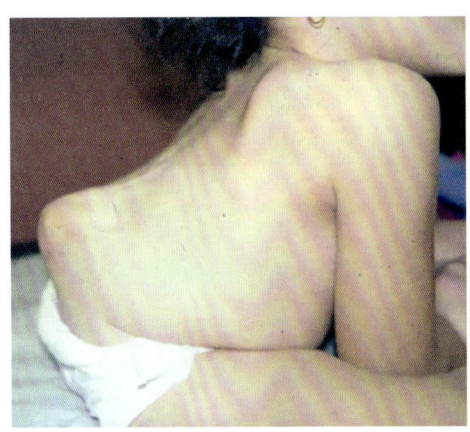

图1 脊椎后凸的"功能性四肢瘫痪";腰椎后凸以及胸椎前凸。

自然病程

- 严重的脊柱后凸未经治疗将导致限制性通气障碍,肺功能低下乃至死亡。

病史和体格检查

- 需采集完整病史,检查是否有相关其他畸形,包括:
  - Chiari畸形。
  - 脊髓栓系。
  - 呼吸受限。
  - 胃肠吸收功能障碍。
  - 尿潴留和泌尿系结石。
- 体格检查包括后凸部位柔韧性的检查,方法是托住两侧腋窝举起患儿,对抗体重的影响。将患儿仰卧于检查床上也可观察腰椎的柔韧性。

影像学和其他诊断性检查

- X线平片,包括全脊柱正侧位,患儿呈正常坐位,观察重力对后凸的影响(图2A、B)。
  - 卧位平片对于观察骨结构有帮助。
  - 牵引、外力牵拉或仰卧位下伸直拍摄的X线片,对观察柔韧度也很有帮助。
- CT扫描,特别是三维CT扫描对于描述解剖形态效果最佳。
- MRI观察髓内结构最有效,有助于评估Chiari畸形、脊髓空洞症和脊髓栓系(图2C)。

鉴别诊断

- 先天性和发育性脊柱后凸。
- 骶骨发育不全。
- 继发于脊柱后凸的Charcot关节。

非手术治疗

- 支具对于治疗本病无任何帮助。
- 间断牵引对于拉长后凸有帮助,特别是进展性后凸手术时可辅助矫形。
- 可经颈部或颅骨牵引,部分作者建议手术时牵引可以辅助矫形。

手术治疗

术前计划

- 术中进行血管情况监护非常重要,无论是行双足动脉置管还是血氧饱和度监测对于了解矫形术中下肢血供非常重要。
- 矫正后凸时可能会对主动脉产生较大张力。因此,应留置动脉和中心静脉导管,便于监测中心静脉压和快速补液。
- 后凸截骨时应先行处理皮肤问题。
  - 术前计划应包括整形科医生会诊,必要时于腋窝后外侧置入皮肤扩张器,利于闭合皮肤伤口(图3)。
- 术前计划还包括,复习所有X线片,评估脊柱柔韧性、椎弓根钉植入可行性和需截掉的节段。
  - 术前计划制作成"蓝图"贴在手术室墙上,内容包括内固定部位、截骨方法和手术步骤。

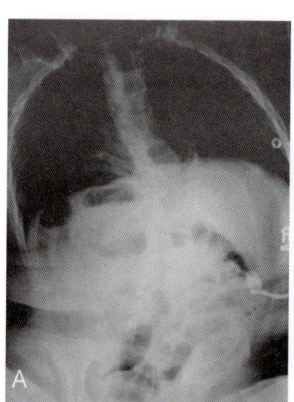
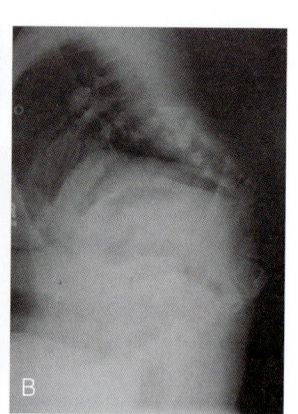
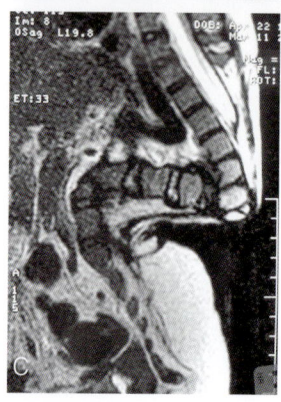

图2　A、B. 一位13岁脊柱裂患儿,T6部位缺损,后凸角度127°。C. 9岁脊髓脊膜膨出患儿的术前MRI,患儿将接受后凸截骨和生长棒固定。

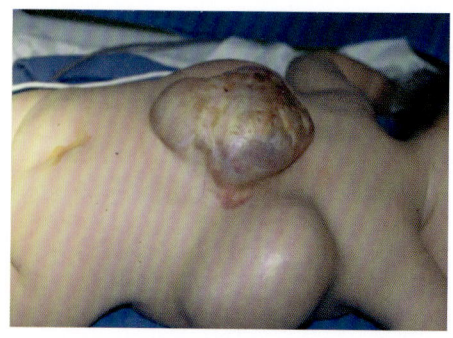

图3　一名11月龄的脊髓脊膜膨出患儿,双侧腋下植入软组织扩张器,有利于二期重建软组织和后凸截骨。

- 术前必须由神经外科会诊,阅读MRI,排除相关禁忌。
- 预防使用抗生素很重要,药物需覆盖所有引发尿路感染的革兰阴性细菌。术后须继续使用6~12周。
- 加强营养状况,必要时术前1月余胃部造瘘置管以加强营养,使患儿处于营养过度状态,有利于术后恢复。

体位

- 摆体位时,注意用泡沫衬垫保护皮肤,防止手术时间过长压坏皮肤。
- 术中注意保护好眼睛,防止眼科并发症。患者置于脊柱支架上,防止腹部脏器受压,减少硬膜外静脉丛的压力。
- 术前评估髋关节功能对于术中摆放体位非常重要,如果髋关节屈曲挛缩非常严重,则有必要在矫形术前几周先行髋关节松解术。

入路

- 手术切口可能包括切除坏死皮肤或瘢痕,当然在术前是处理这些问题的最佳时间。
- 脊髓脊膜膨出患者前次的手术切口不一定位于后背正中或比较理想的位置。
  - 后凸矫形术的手术切口最好沿着上次的皮肤切口,这样可将对皮肤血供的影响减少到最小。要确保有足够的皮肤和软组织闭合切口。
- 如果先前已植入皮肤扩张器,则可在术中利用扩张的皮肤和软组织覆盖切口,并可经切口取出皮肤扩张器。
- 有时以前神经外科处理相关问题遗留的手术切口瘢痕愈合不佳或赘生的话,容易导致术后外源性感染。因此术前常规请整形外科会诊切除前次手术的瘢痕有利于预防术后的感染。

腰椎切口及暴露

- 根据前次手术,可行直切口或弯曲的切口,切口深至脊柱棘突。
  - 切口靠近尾端的部分可至硬脊膜,注意不要损伤硬脊膜。
- 术野在硬脊膜表面分为左右两侧,触诊以确认两侧的骨性结构。进一步沿着骨性结构显露。
  - 有必要保留合适的组织瓣厚度。
- 如损伤了硬脊膜,最好立即修复,如硬脊膜较薄可利用附近的软组织覆盖,注意避免脑脊液漏。必要时可以使用Duragen补片修补,防止脑脊液漏。
  - 一般使用4-0的带针Neurolon线连续缝合修补硬脊膜。
- 由尾端向头端利用电刀沿着两侧残留的骨性结构进一步显露,直至剥离全部的软组织。
- 进一步剥离腰椎两侧表面的软组织,显露深面的骨性结构,这些骨性结构本该在胚胎阶段发育成为后方的椎板和关节突(技术图1A~C)。
  - 沿着缺损部位每个节段的横突可以观察到残留的骨性结构。
- 内侧的神经基板原封不动,可作为填充物或者植入物的衬垫。
- 有时神经基板需要游离,先松解无功能的神经根,再将硬脊膜囊拨向一侧,暴露椎间盘和椎体(技术图1D)。

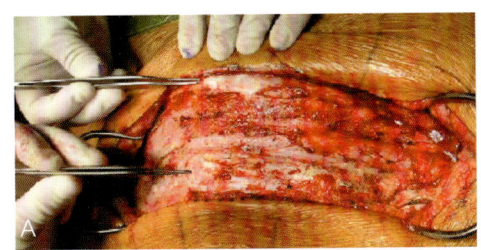
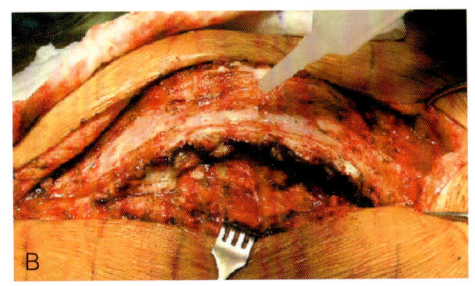
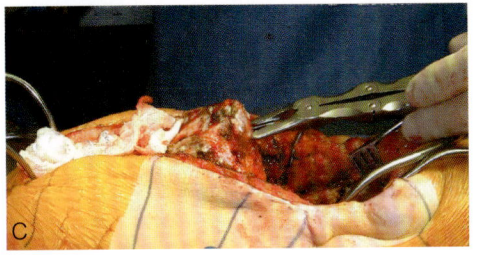

技术图1 A. 术中可见神经基板原封不动,两侧止血钳的位置为骨性结构。B. 后凸部位的椎旁肌已经剥离,图中示神经外科冲洗器。C. 另一位患儿,后凸部位已经显露。

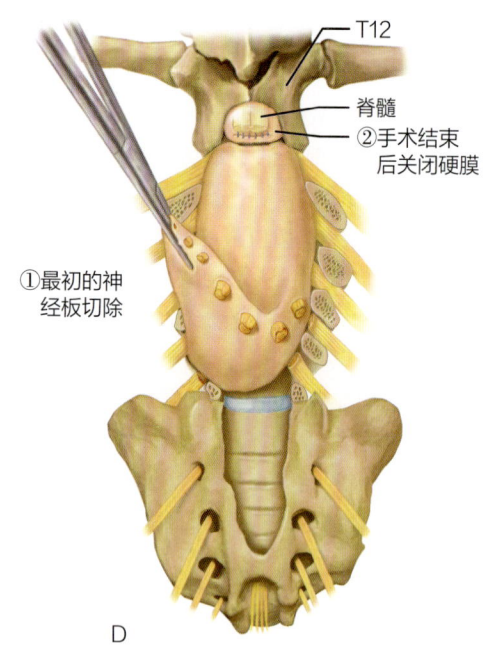

技术图1（续） D．利用神经外科镊子分离4个节段无功能的神经根或者分离至脊柱闭合的节段。

胸椎显露

- 一旦腰椎部位显露完成后，开始胸椎部位的显露。
  - 如计划进行胸椎融合，例如8岁以上的患儿，则需显露至胸椎横突尖。
- 如使用生长棒固定，例如<8岁的患儿，注意减少创伤，尽量少显露，有利于脊柱生长。
  - 应用生长棒的时候，沿棘突剥离肌肉和软组织直至暴露关节突。
- 使用Luque棒时，椎板下张力钢丝的牵引时需能清楚地看见黄韧带。
  - 一般情况下，钢丝固定4个节段胸椎就足够了。
- 腰椎部分，尽量清除骨表面的软组织，便于与两侧骨结构和骶骨融合。

椎弓根钉置入

- 术中应用C臂机有助于植入椎弓根钉。
- 椎弓发育不良的腰椎植入椎弓根钉时，置钉点位于偏侧面，经椎弓根斜向椎体（技术图2）。
  - 双侧斜向置入椎弓根钉。
- 可利用多种固定装置固定骨盆，包括S棒、S钩和髂骨螺栓。
  - 和骶骨的融合非常重要，有助于生长棒牢固地固定于骨盆上，并允许生长棒近端的胸椎进一步生长。
- C臂机正侧位透视确认椎弓根钉位置满意。由于螺钉坚强的三角固定，因此不需要行双皮质固定。
- 尽量在腰椎节段运用万向螺钉。

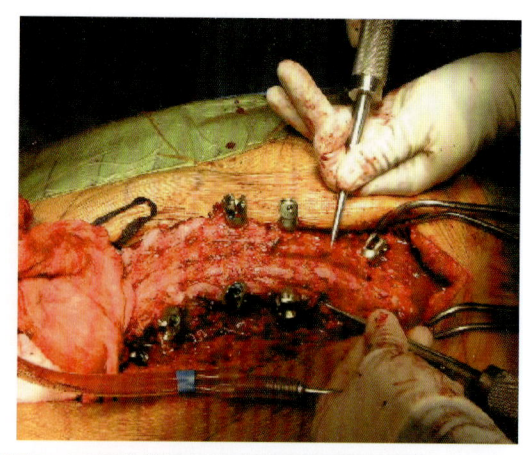

技术图2 L3置入椎弓根钉之前两侧先用刮匙去骨松质，正确置入螺钉，重复T12时一样的过程。

去除骨松质

- 可多节段去除骨松质，留下合适的节段用于固定或矫形。最理想的情况是先去除1或2个节段的骨松质，留下足够多的中段腰椎用以固定，重建腰椎脊柱前凸。
  - 根据术前计划，在置入螺钉后显露去骨松质的腰椎节段。
- 利用磨钻在椎弓入口部位开口，再用刮匙扩大，注意保留骨松质，用以融合。
- 刮除椎体内所有的骨松质，假如有出血点，可以用FloSeal填塞椎弓，有必要时还可以使用卷起来的明胶海绵止血。
- 过程中小心避免伤及椎体的后侧皮质，因为此处紧邻血供最为丰富的硬膜外血管。
  - 去除椎体的侧方部分，包括横突和后外侧骨性结构。
- 骨松质必须彻底清除，仅留下皮质部分。从两侧使用Epstein刮匙刮除骨松质（技术图3）。
  - 仔细止血。
- 大多数情况下，在选择的节段去除骨松质有助于矫形。

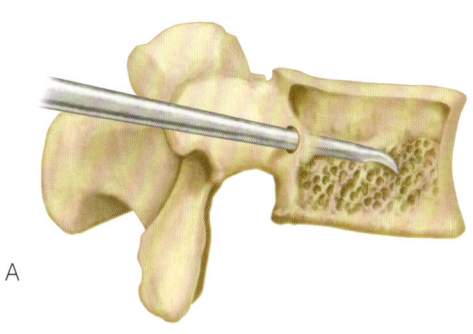
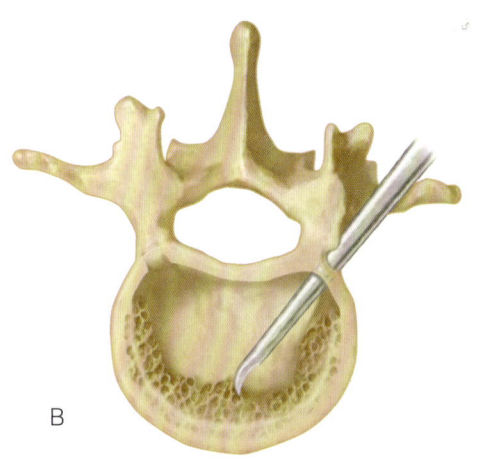

技术图3 去骨松质。A. 侧位。B. 水平位。

水平切除

- 有时需要切除部分脊柱节段，切除时注意保留神经基板。
- 切除脊柱节段时一般切除头端至后凸顶点的水平节段（技术图4）。

技术图4 A. 如果要切除部分脊柱（非常僵硬），应该切除后凸顶点近端的水平节段，而非顶点部位。B. 切除水平节段后，重建脊柱序列。C. 内固定和重建序列完成。

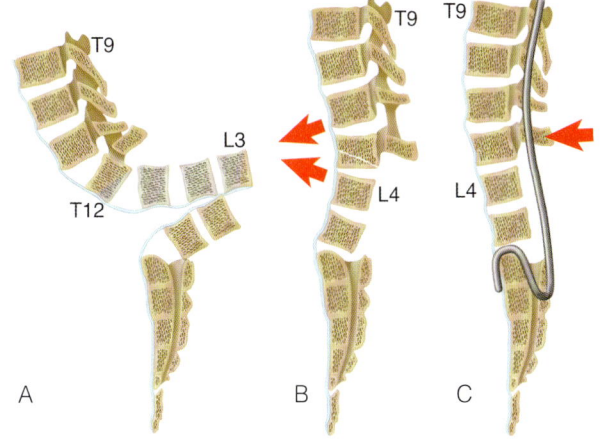

置棒

- 一旦上述矫形步骤完成后，可进行置棒，棒和两侧骶骨连接将腰椎往前顶变直或形成正常的腰椎前凸（技术图5A）。
- 在棒渐渐靠近胸椎固定部位的过程中，腰椎逐渐变直，然后将棒和胸椎利用钢丝牢固固定（技术图5B、C）。
- 可利用棒的胸椎部位矫正胸椎前凸，形成生理性胸椎后凸。
- 一般情况下，胸椎部位的棒要长一个节段，有利于胸椎的生长。
- 最后加固时会在腰椎固定的最低点和骶骨钩之间产生牵引力，将骶骨翼往前推（技术图5D、E），更有利于骶骨钩的固定。
- 如需要的话可利用原位折弯器获得更大的腰椎前凸。

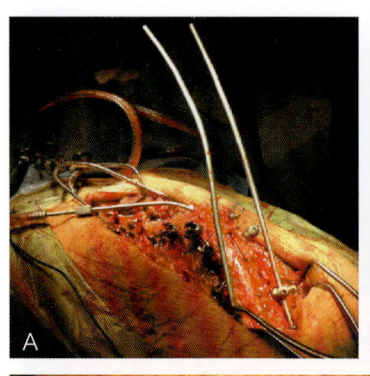
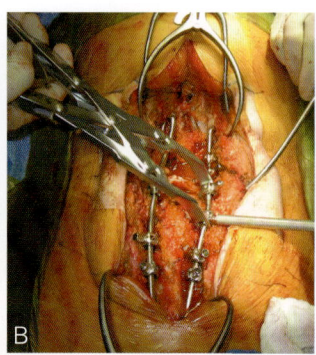
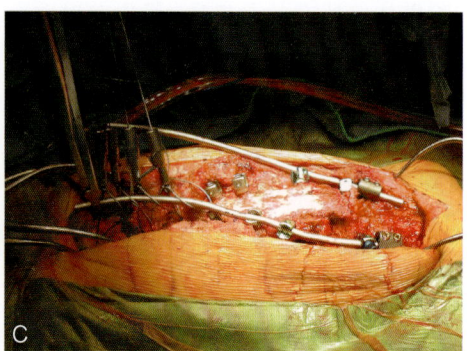
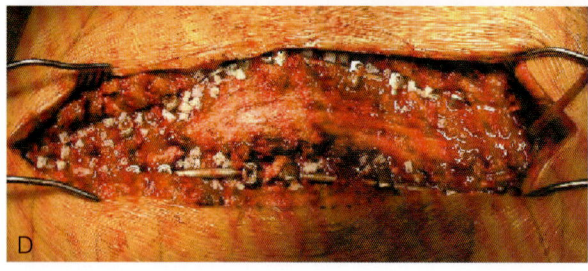
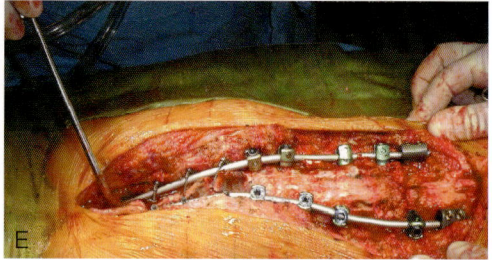

技术图5 A. 两侧棒已固定在L4和骶骨钩上，准备开始复位。B. 通过加压相邻的椎弓根钉，压缩去骨松质的节段。C. 另一个患儿，利用生长棒逐渐复位。D. 患儿（A和B所示）已完成复位。利用自体和异体骨融合去皮质后的部位。E. 患儿（C所示）已完成生长棒复位。

评估和处理下肢血流灌注不足

- 通常情况下，在矫正后凸的过程中会减少下肢的血供，因此，必须循序渐进地矫正畸形。
- 主动脉的压力感受器会适应矫形过程中压力的改变。如果矫形后双足的血供减少，则需要进一步去骨松质或去除部分椎体。
  - 根据足部的氧饱和度和动脉压监测决定是否需要进一步措施。

关闭切口

- 关闭切口时，利用Cobb剥离子提起椎旁肌尽量向中线靠拢。
  - 有时有必要松解深筋膜，最佳的位置是在腋后线部位松解。
- 两侧椎旁肌尽可能拉向中线缝合（技术图6）。
- 至少要置入一个Hemovac引流，最好是两个，一个放在深层，另一个放在浅层，一般要保留7～10日。
- 可采用皮内缝合，但最好在表面再加强缝合，如采用皮钉或者临时的间断尼龙线加强缝合等。

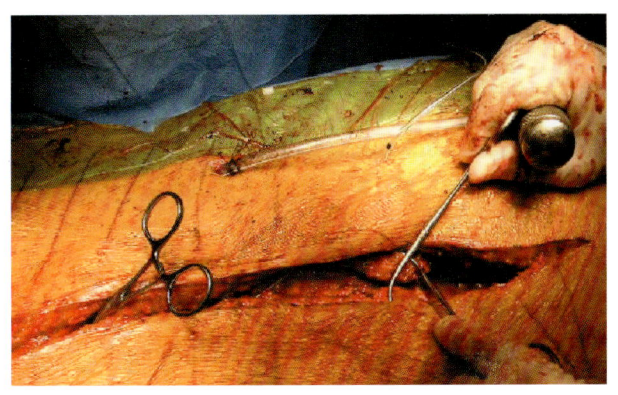

技术图6　关闭切口时将椎旁肌拉至切口正中。

要点与失误防范

评估	• 手术医生通过体格检查评估后凸部位柔韧性，方法是竖直托住两侧腋窝举起患儿，对抗体重的影响，观察柔韧性。将患儿仰卧于检查床上也可观察腰椎的柔韧性
术前准备	• 应于后凸手术之前处理皮肤问题
术中监护	• 术前预防用抗生素非常重要，抗菌谱要覆盖引起尿路感染的革兰阴性菌
术前准备	• 术前使用抗生素，包括对尿路病原体的革兰阴性菌覆盖。术后持续6～12周
处理硬脊膜损伤	• 一般使用4-0的带针Neurolon线连续缝合修补硬脊膜。有时也可以用Duragen和Tusseal等材料加强
预防硬膜外血管丛出血	• 去骨松质过程中小心避免伤及椎体的后侧皮质，因为此处紧邻血供最为丰富的硬膜外血管丛
骶骨钩的固定	• 最后加固时会在腰椎固定的最低点和骶骨钩之间产生牵引力，将骶骨翼往前推，更有利于骶骨钩的固定
术后护理	• 术后采取一切可以避免切口及下肢受压的措施。注意保护所有无感觉的皮肤，经常变换体位。切口表面的敷料应具有防水性，防止二次污染

术后处理

- 利用加厚的泡沫置于患儿和床垫之间，有助于降低对皮肤的压迫，利于愈合。
- 术后6小时后翻身一次，然后每2小时翻身一次。
- 在病情稳定前患儿应留置ICU内监护观察。
- 虽然术后无须制动，但最好将患儿置于有Plastizote衬里的护套内。

结果

- 改善坐姿。
- 改善肺功能。
- 改善皮肤血供。

并发症

- 皮肤坏死。
- 浅层或深层感染。
- 牵拉主动脉造成足部血供受影响。
- 脊柱内固定松动。
- 假关节形成。

（芮碧宇　译，陈博昌　审校）

参考文献

[1] McCarthy RE. Myelokyphosis. Shriners Hospitals for Crippled Children, Symposium on Caring for the Child with Myelomeningocele. Rosemont, IL: American Academy of Orthopaedic Surgeons, 2002.

第88章 前路椎间融合加内固定治疗脊柱侧凸
Anterior Interbody Arthrodesis with Instrumentation for Scoliosis

Janay E. Mckie and Daniel J. Sucato

定义
- 胸椎侧凸和胸腰椎-腰椎侧凸是典型的特发性脊柱侧凸，可行前路治疗。
- 前路融合术是指用内固定器械固定椎体前部进行融合和矫正侧弯弧度。

解剖
- 胸椎特发性脊柱侧凸的最高点通常在T8或T9，最常见的是右凸畸形、轴面旋转畸形以及后凸畸形。
- 胸腰段-腰椎侧凸在T12及以下有一个侧弯的最高点，最常见的是有或没有胸廓代偿曲线的左凸畸形。
- 椎体形态基本正常，但可见变形的椎体和椎弓根，凹侧上有细长的椎弓根，凸侧上有较短宽的椎弓根。

发病机制
- 特发性脊柱侧凸的原因尚不清楚。

自然病程
- 特发性脊柱侧凸随着脊柱的不断生长而发展，特别是在脊柱生长高峰期和在生长完成时脊柱侧凸的曲线幅度最大。
- 当胸弯Cobb角大于45°～50°，骨骼成熟后胸弯仍会进展。
- 对于胸腰弯-腰弯的患者，在骨骼成熟后，如果胸弯角度大于35°～40°时，往往也会出现进展。

病史和体格检查
- 胸弯和胸腰弯的患者应评估其对脊柱和身体畸形的感知，包括不对称的肩高、躯干移位、腰线不对称和肋骨或胸廓突出。
- 通过病史询问，确定有无脊柱轴向疼痛和下肢的放射痛，如有此类症状者需要完善MRI检查。
- 相关的神经症状，如感觉异常、感觉过敏、肠或者膀胱症状，均需进一步完善MRI检查。
- 体格检查通过单独的胸椎或胸腰椎弯曲曲线观察，来评估冠状面躯干是否存在不平衡。
- Adams前弯试验描述脊柱侧弯中所见的轴向平面畸形，用于评估胸廓隆起或侧突的旋转畸形，使用脊柱侧弯仪对患者向前弯曲时的胸腰椎旋转畸形进行分级，患者及其家属可以看见非常突出的脊柱侧弯旋转畸形。
- 还应分析脊柱闭合不全导致的皮肤表现。

影像学和其他诊断性检查
- 脊柱正位和侧位X线可以检查冠状面和矢状面畸形（图1）。
- 在正位片上，应用Cobb法对冠状面畸形进行测量，躯干不平衡可以用Floman法来测量［取两侧肋缘连线的中点，并将此点与骶骨中点垂直线（CSVL）进行比较］。
- 头部相对于骨盆的失代偿是由C7铅垂线与CSVL之间的距离所确定的。
- Risser征可通过评估髂翼的骨化程度来评价，其评分在0～5级之间。
- Y形软骨状态应评估为开放或闭合。
- 侧位片用于测量胸椎后凸（T5-T12）和腰椎前凸（L1-S1）、矢状位平衡（比较C7铅垂线与S1前缘）。

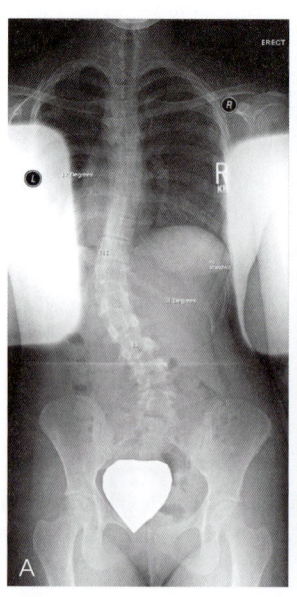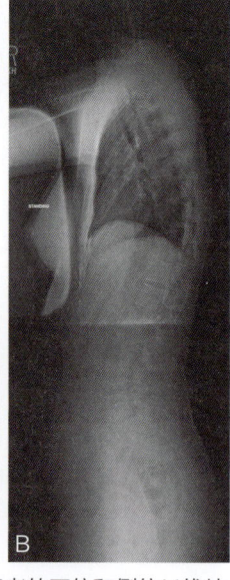

图1　A、B. 为51°左腰弯患者的正位和侧位X线片。

- 仰卧位Bending X线片可用于确定脊柱的柔韧度，尤其有助于确定当存在主胸弯时，胸腰弯的柔韧与否，或当存在主胸腰弯时，胸弯是否为代偿弯。

鉴别诊断

- 特发性脊柱侧凸应与其他类型的脊柱侧凸相区别，在这些类型的脊柱侧凸中患者常不存在先天性畸形。该列表包括但不限于神经纤维瘤病、马凡综合征、3型脊柱肌肉萎缩、脊柱侧凸伴脊髓空洞症或脊髓栓系等。

非手术治疗

- 青春期是胸腰段脊柱侧凸的生长高峰期，Cobb角为25°～45°时，可采用支具矫正治疗。
- 支具矫正治疗主要用于Risser 0～2级的患者，以防止弧度的加重。
- 非手术治疗主要的指标是患者的外观能被外界所接受。

手术治疗

- 胸椎特发性脊柱侧凸的手术指征是Cobb角超过45°～50°，畸形严重影响美观。
- 胸腰椎侧弯的手术指征是Cobb角超过40°～45°，伴有不可接受的胸廓畸形和代偿性曲线。
- 青少年胸腰椎侧弯可在弧度生长高峰期间即Cobb角为25°～45°时用支架治疗。
- 支架治疗用于这些曲线幅度，以防止曲线进展，并在Risser 0～2级患者中显示。
- 非手术治疗的基础是患者能够接受可预期的外观。

术前计划

- 必须进行仔细的体格检查，以确保没有神经系统症状或体征，如果有，则需进一步进行神经系统MRI检查。
- 应使用X线成像来确保弧度具有特发性侧凸的特征，对于胸弯，应该显示出顶端前凸。对于不典型弧度，如左胸弯，或虽仅有轻微的畸形但有明显失代偿的曲线，或有过度胸部后凸的患者，应做MRI进一步评估。
- 应使用正位片、侧位片和仰卧位Bending X线片来确定Lenke分型。
- 应对代偿弯进行详细的分析，以确定手术计划，确保术后不会出现失代偿。这对于确定腰弯和主胸弯的腰椎修正以及主胸腰弯-腰弯的代偿胸弯的弧度尤为重要。
- 脊柱侧凸的前路融合节段一般包括上端椎至下端椎。偶尔，远节段会出现平间盘，这个椎间盘是否应该包括在融合范围中是有争议的。当弧度相对较小（50°～60°），且可代偿（＞50%的灵活性指数），并且患者骨骼成熟（Y形软骨闭合，Risser等级为1或更高）时，通常不需要包括平间盘（图2A、B）。
- 胸腰椎前路融合术一般为上端椎至下端椎。下端椎远端椎间盘楔形开口朝向腰骶弯者，术后楔形会被纠正；相反，下端椎远端椎间盘是平间盘者，通常在术后出现楔形开口（图2C、D）。

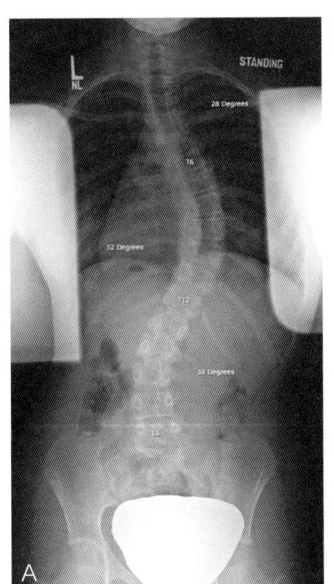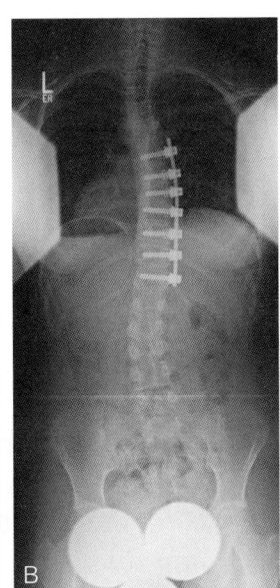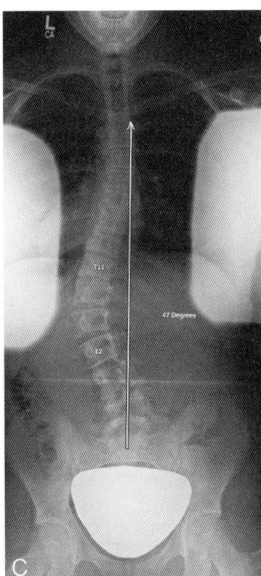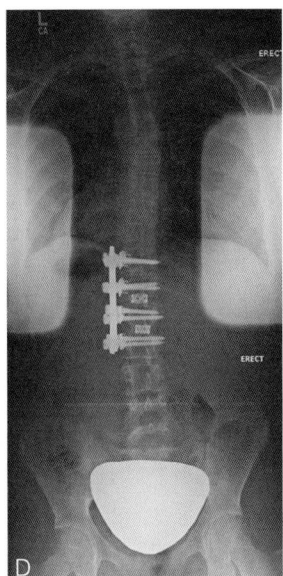

图2 A. 一例13岁女孩的术前X线片，右胸弯从T6-T12，52°。T11-T12椎间盘开口朝向右胸弯，而T12-L1是平间盘。B. 胸腔镜下T6-T12脊柱前路融合内固定术后，获得良好的胸弯矫正，近端胸椎和腰曲均有良好的自发性代偿。C. 一例左胸腰弯（T11-L2）伴躯干向左倾斜患者。D. 双钉棒前路融合术后2年，做了T12-L1和L1-L2间隙融合，X线片显示冠状面矫正效果良好。

体位

- 无论是胸弯还是胸腰弯,前路手术的体位都是相当相似的,患者均取侧卧位,凸侧向上。
- 上肢使用腋枕保护神经(图3)。
- 采用充气垫固定患者,可增加体位摆放器进一步固定。
- 对于胸腰弯,使用可折叠手术床以承重腹部和脊柱,摆放时以曲线的顶点为中心。
- 对于胸弯手术,患者可以置于水平可透视手术台。

入路

- 前入路用于胸椎侧弯患者。

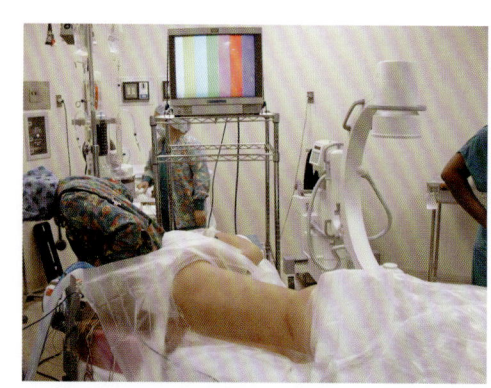

图3 胸腔镜下脊柱前路融合术,左侧卧位的体位。手臂的位置保持在90°,左腋窝放置腋枕,充气垫固定。

胸前路融合内固定术

- 在近端肋骨上做与近端融合节段相对应的弧形切口(通常为T5和第5肋),切至胸腔和腹部肌肉组织到达肋骨膜。
- 从外周对肋骨行骨膜下剥离,切断肋骨前后方。
- 在目标融合节段椎体表面纵行切开胸膜壁层。
- 节段血管做临时结扎,临时结扎时应进行脊髓监测。
- 节段血管在脊髓监测持续正常20分钟后进行永久性结扎。
- 进行椎间盘切除术(见胸腔镜技术部分)。
- 放置内固定(见下文)。
- 其余步骤详见胸腔镜入路。

胸腔镜下前路融合内固定术

体位和铺巾

- 取侧卧位,正位X线片确定的透视融合节段体表投影并标记。皮肤标记用来识别近端椎体的角度(技术图1)。
- 侧位X线片标记椎体的前后边缘。
- 标准无菌铺单方式覆盖。

胸腔镜操作孔和导丝置入

- 前操作孔开口于腋前线、融合节段中点,用于放置镜头(技术图2A)。

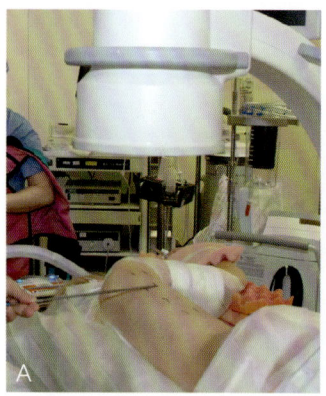 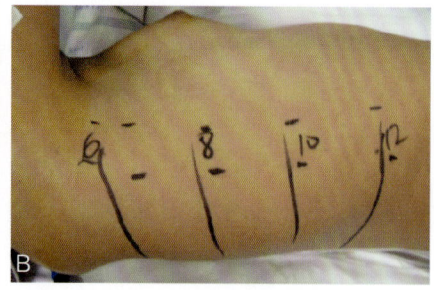

技术图1 术前透视定位。A. 侧位X线片用于定位椎体的前缘和后缘。B. 正位片进行皮肤标记融合节段,用于操作孔位置参考,这是一名需行T6-T12融合的患者。

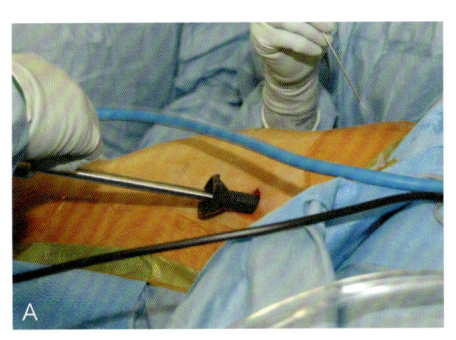
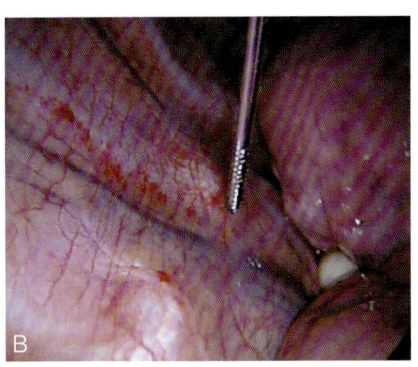

技术图2　A. 前操作孔开口于腋前线、融合节段中点，并置入镜头。患者左侧卧位：近端朝右和远端向左。B. 在后外侧操作孔之前先放入导丝，导丝直接指向肋骨头前方，提示后外侧操作孔位置良好。

- 然后将导丝置于预定椎体上，并通过前操作孔胸腔镜观察确定（技术图2B）。
- 将导丝放置好后（直接置于肋头上方），在肋骨正中做横行切口并放置操作孔，该操作孔置入胸腔镜可视化辅助放置其余操作孔。
- 放置后外侧第二个操作孔后，再放置最近端的后外侧操作孔，以确保近端操作孔的准确位置。最近端操作孔位置最重要，因为最近端的两颗螺钉通常需放置在小的椎体中，并且有明显的冠状位成角，肩胛骨的回缩会阻碍操作孔的放置。
- 其余的操作孔放置在后外侧线上。
- 这些操作孔包括了镜头、肺组织的扇形撑开器、吸引器、工作通道以及一个自由操作孔。

椎间盘切除

- 胸膜沿椎体中线纵行切开，保证节段血管完整（技术图3A）。
- 然后，将节段血管一次结扎2～3根（前路手术采用常压麻醉）。
- 胸膜壁层向前牵开，尽量往对侧，显露前纵韧带和对侧纤维环（技术图3B）。
- 向后牵开暴露肋骨头部（技术图3C）。
- 沿凹侧肋头切开椎间盘至对侧纤维环（技术图3D）。
- 切开近端和远端椎体的骨膜，以便在椎间盘切除术时进行骨膜下剥离。

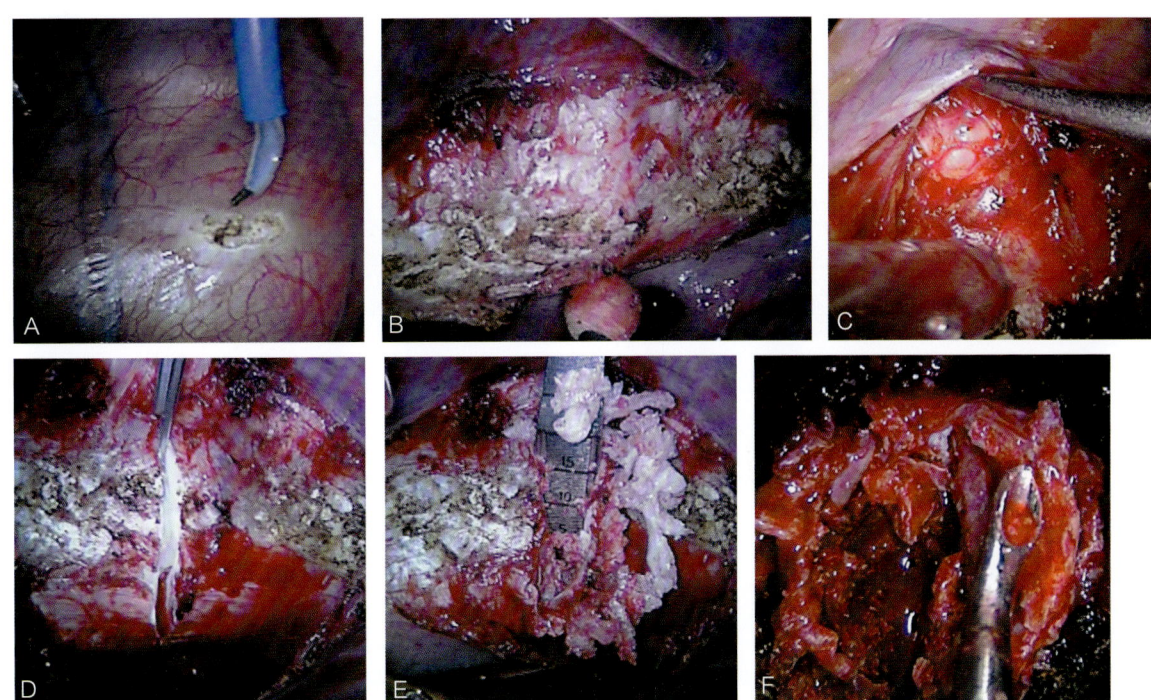

技术图3　A. 电刀纵行切开壁层胸膜，从椎间盘开始以避开节段性血管。在这一步操作中保持节段血管完整。B、C. 结扎节段血管后，钝性牵开胸膜。B. 沿胸膜向对侧向前方显露。C. 向后牵开壁层胸膜显露肋骨头。D. 尖刀沿凹侧肋头切开椎间盘至对侧纤维环，这里显示的是尖刀先紧贴肋骨头再切开纤维环和前纵韧带。E. 刮刀处理椎间盘组织。F. 用弯头刮匙处理上、下终板，并挑起骨膜充分显露骨质。

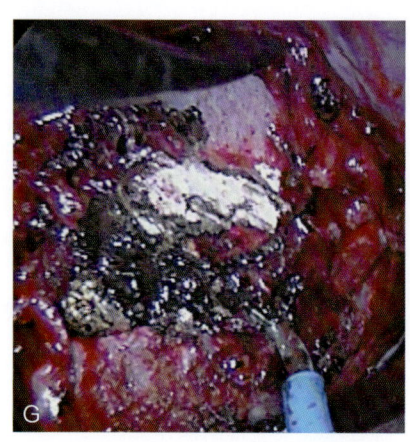

技术图3（续） G. 肋骨头部的最前端被移除。电刀松解肋骨头和椎体连接处的软组织，图中部分肋骨头已被切除。

- 依次用不同型号刮刀处理椎间盘组织（技术图3E）。
- 咬骨钳去除纤维环和髓核。
- 弯头刮匙处理上下终板（技术图3F）。
- 切除T4～T7节段的肋骨头。因为这些位于椎体前方，切除后便于椎间盘切除术和置入螺钉（技术图3G）。
- 椎间盘切除术后，将明胶海绵或可吸收止血纱布置于椎间隙内以防止终板出血。

内固定和植骨

- 从弧度的顶点开始置钉。
- 螺钉的合适位置是从肋骨头的正前方开始，并且与椎体的中轴平面成一定角度（在顶点处向前成角，向两端角度依次减小）（技术图4A）。
- 螺钉位置应平行于终板，并且使两端水平方向朝向弧度的顶点倾斜，以便在矫形时都不会出现螺钉松动；相邻螺钉的序列应确认良好（技术图4B）。
- 置钉后，确定螺钉的高度以确保可以顺利上棒（技术图4C）。
- 去除明胶海绵或可吸收止血纱布，将自体骨填充到椎间隙中。
- 开始上棒，远/近端开始都可以，根据棒的柔韧性和尺寸，从一段中先上棒并拧紧螺帽（技术图4D）。
- 进行加压以改变冠状面和矢状面畸形并锁紧（技术图4E）。
- 根据杠杆原理依次连接剩余的螺钉，并依次进行加压。通常，不能一次性连接所有螺钉，因此需要逐个依次进行（技术图4F）。
- 通过透视评估矫形结果，根据需要决定是否继续加压，

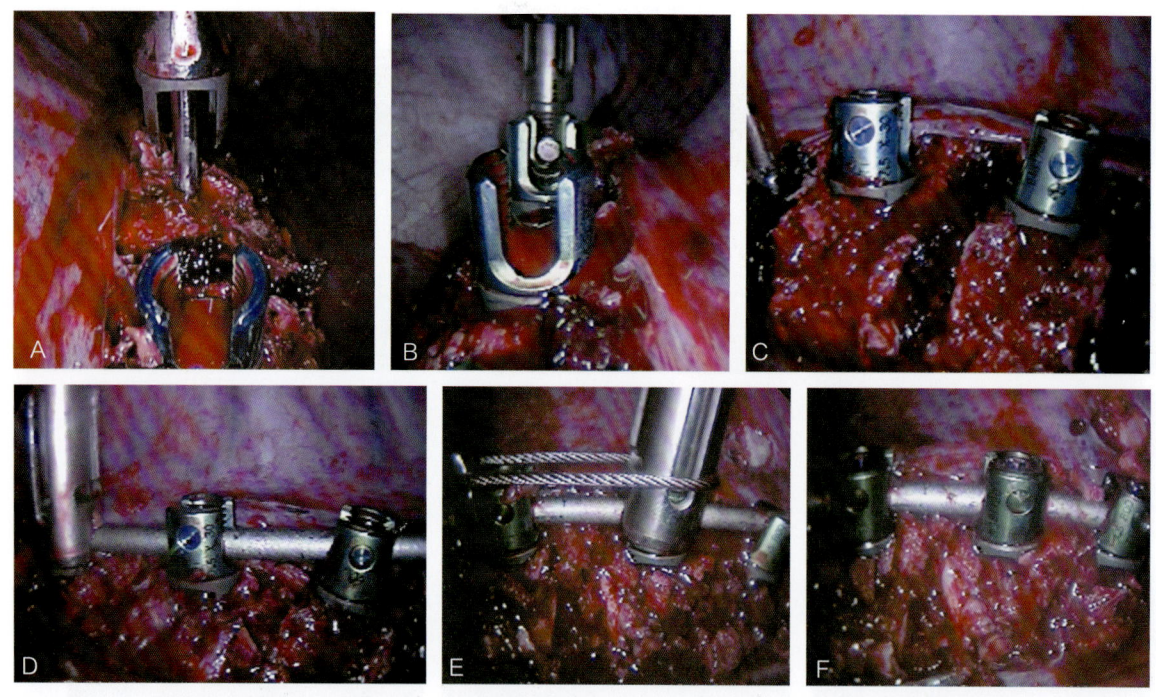

技术图4 A. 在螺钉尾部置入上钉器，起点位于图中肋骨前方。B. 置入最远端的螺钉并观察相邻螺钉，背景为横膈膜。C. 螺钉放置后，钉尾的高度应保持一致以便于上棒。D. 将棒连接最远端的螺钉。E. 首先对最远的节段进行加压。F. 在远端加压之后，依照杠杆原理依次连接剩余的螺钉。

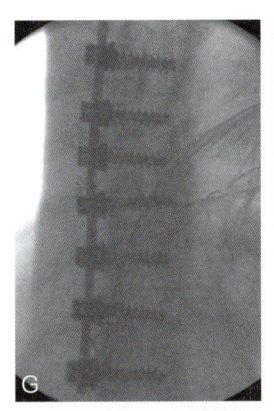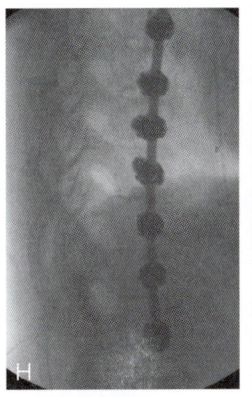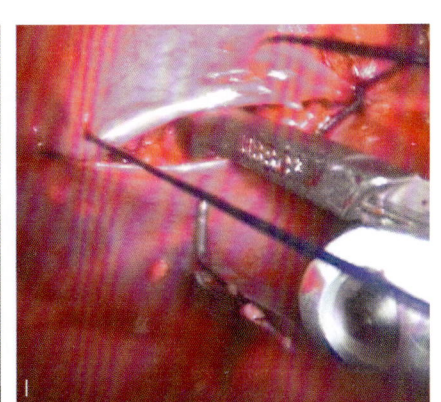
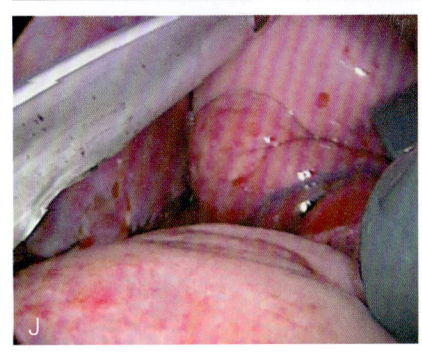

技术图4（续） G. 术中前后位X线透视，确认脊柱的良好矫正并保持螺钉位置。H. 侧位荧光透视，显示螺钉的良好位置与胸椎后凸的恢复情况，在肋骨边缘对称的情况下也可以看到旋转校正。I. 在内固定表面缝合壁胸膜。J. 直视下放置胸管，以便引出胸腔残留气体。

- 确保无螺钉切割或松动（技术图4G、H）。
- 固定螺钉并完全锁紧螺帽。
- 在内固定表面缝合壁层胸膜以确保植骨在位、降低引流量，改善远期肺功能（技术图4I）。
- 直视下进行鼓肺。
- 胸管通过远端操作孔置入，并穿通至近端操作孔（技术图4J）。
- 常规关闭切口。

胸腰弯内固定和植骨融合术

准备和显露

- 取侧卧位，脊柱凸侧向上。
- 放置腋枕。
- 应用折叠手术床可更容易显露侧方（技术图5A）。
- 弧形切口与目标融合节段的肋缘相一致（技术图5B）。
- 切口通过皮肤深达肋骨表面，切口远端外侧可至脐部。
- 沿肋骨行骨膜下剥离，横行切断肋骨后部与脊柱交界处（技术图5C）。
- 切开肋软骨交界处，将标记缝合线放置在肋软骨交界处以便稍后重新接合（技术图5D）。
- 通常在第10肋软骨水平，进入后腹膜间隙非常容易，腹膜后脂肪明显，然后沿腹膜内容物直接从腹壁和隔膜的下表面钝性分离（技术图5E）。
- 然后在其止点的近端切开隔膜，并放置标记缝合线以确保适当的重新接合（技术图5F）。
- 沿椎体纵行切开胸膜，节段血管保持完整（技术图5G）。
- 然后进行节段血管结扎，维持良好的血压以确保良好的脊髓灌注（技术图5H）。

椎间盘切除

- 椎间盘切除先切开纤维环（技术图6A）。
- 用Cobb剥离器处理终板，以在必要时去除整个纤维环至后纵韧带（对于严重的侧弯；技术图6B）。
- 使用咬骨钳和刮匙完全除去椎间盘组织（技术图6C）。
- 间隙填充可吸收性止血纱布。

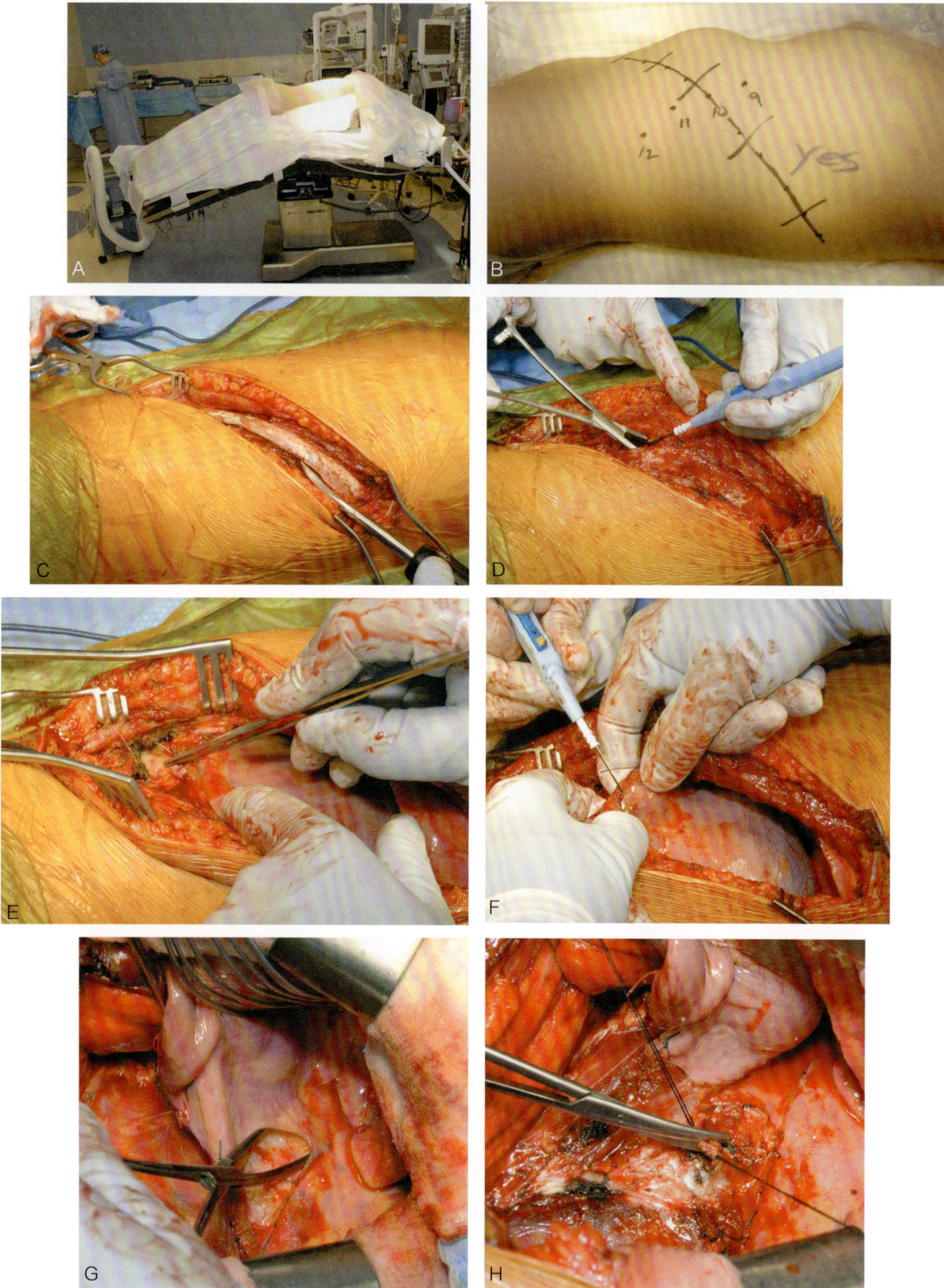

技术图5 A. 胸腹联合入路的体位，折叠手术床辅助暴露。B. 标记皮肤切口，此示例标记于第10肋骨上，进行T11～L3融合。C. 在肋骨表面切口，切至骨膜并行骨膜下剥离。D. 然后切开骨膜的后部并进入胸腔。E. 切开肋软骨交界处后，可及腹膜后脂肪并进入腹膜后间隙。F. 在距离近端止点一指宽处切开横膈膜。G. 壁层胸膜近端切开。H. 缝线结扎节段血管。

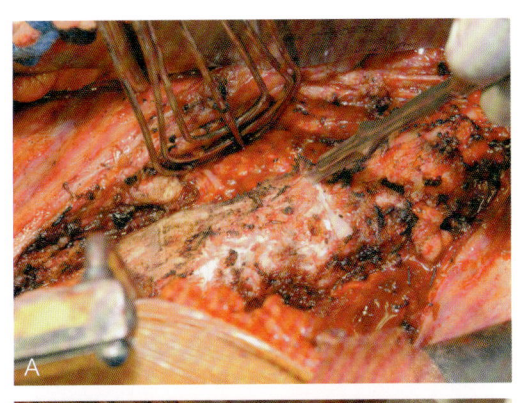
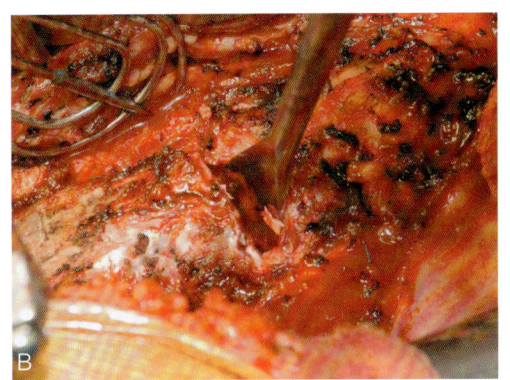
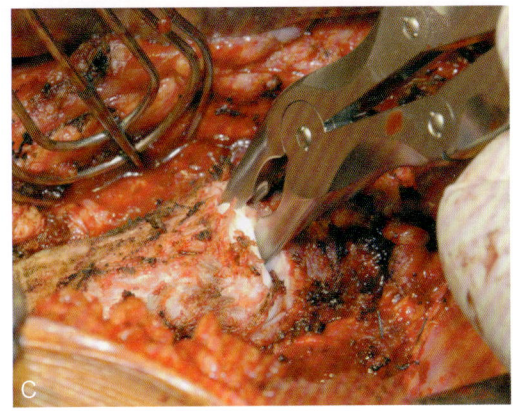

技术图6　A. 用尖刀切开纤维环。B. 用Cobb拉钩去除软骨终板。C. 咬骨钳去除椎间盘组织。

内固定、矫形和融合

- 内固定可选择单钉棒［0.25 in（6.35 mm）］系统或双钉棒（5.5 mm）系统（如图所示）。
- 螺钉置于椎体中轴线顶点中1/2至后1/3处（技术图7A）。
- 当使用双棒系统时，后方螺钉与中轴成一定角度，而前方螺钉稍微向后成角，这两种系统均需要使用U形钉（技术图7B）。
- 一旦放置螺钉，将骨移植物材料尽可能放至后纵韧带或纤维环的后缘。

- 将手术台抬起以矫正脊柱。
- 双棒系统先置入后侧棒，并进行90°的支撑棒翻转（技术图7C）。
  - 或者，直接在前方螺钉上施加力进行冠状面和轴向的矫形，再置入后侧棒（技术图7D）。
- 支撑棒翻转后，或用前方螺钉矫正固定后，进行锁定即完成前路固定，常用于T12远端的患者（技术图7E）。
- 然后进行加压以进一步矫正冠状面畸形。
- 融合器应偏前放置并偏凹侧，以确保脊柱前凸和冠状

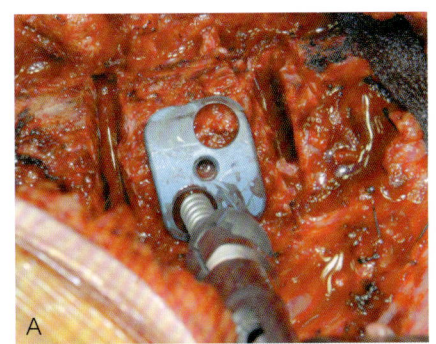
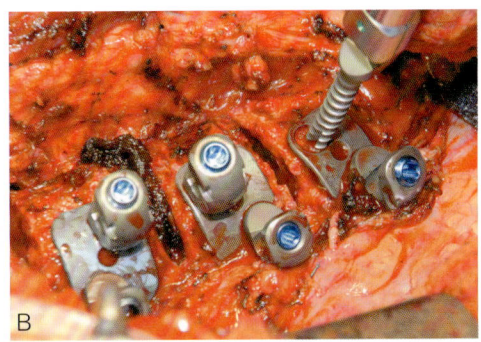

技术图7　A. 置入后方螺钉略微向前成角，可观察到间隙充分处理后的终板。B. 再置入前方螺钉，前方螺钉略微向后成角。

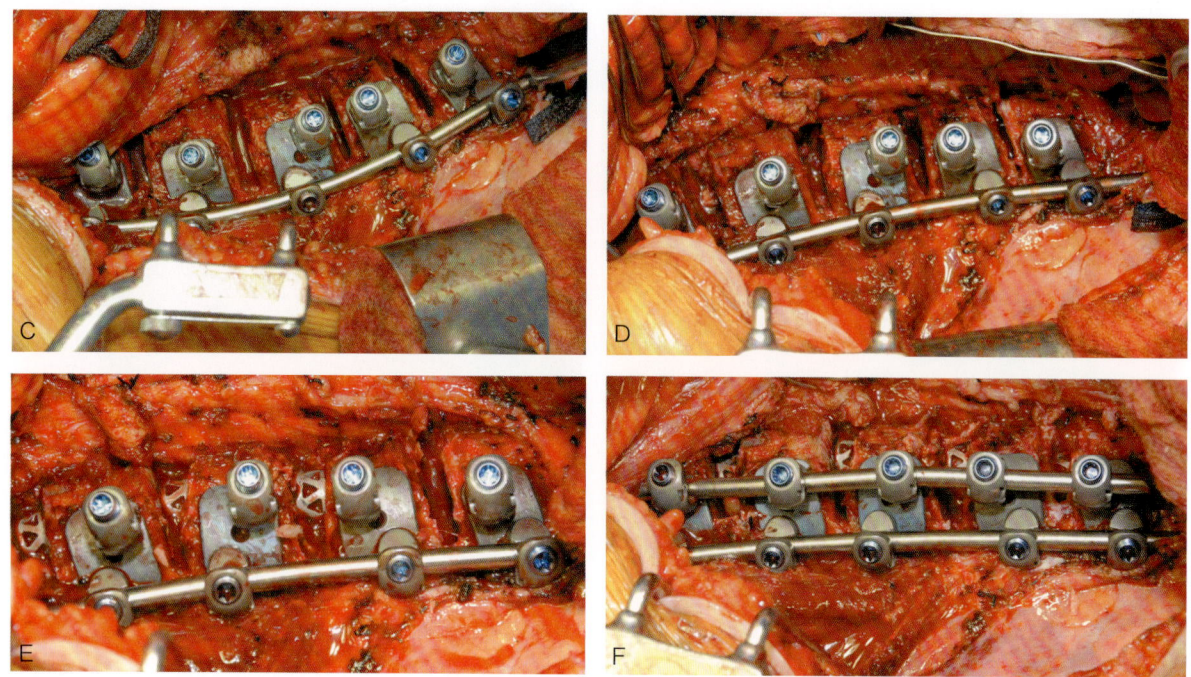

技术图7（续） C. 置入预弯符合腰椎前凸的后侧棒。D. 如图，进行90°旋棒后，在恢复腰椎前凸的同时实现脊柱侧凸矫正。E. 旋棒后，偏前植入融合器并偏向凹侧。F. 置入前侧棒。

面矫形。
- 然后再置入第二根棒，并且锁紧所有螺钉（技术图7F）。
- 最后将剩余的骨移植材料填充椎间隙。

切口闭合
- 胸膜尽可能向远侧闭合（技术图8A）。
- 用尼龙缝线间断缝合膈肌（技术图8B）。
- 重新接合肋软骨交界处和肋骨膜（技术图8C）。
- 然后放置大直径的胸管。
- 缝合腹膜壁层（技术图8D）。
- 闭合剩余的肌肉层以及皮肤和皮下层（技术图8E）。
- 术后X线片见技术图8F、G。

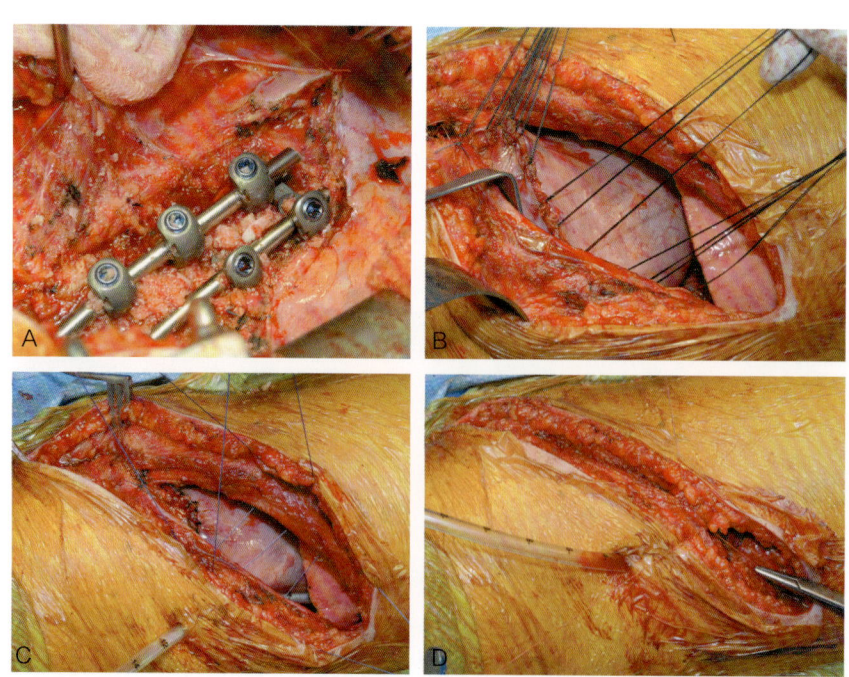

技术图8 A. 从内固定远端开始缝合壁层胸膜。B. 用尼龙缝线间断缝合膈肌。C. 首先缝合肋软骨交界处和肋骨膜。D. 肌肉和软组织层的顺序闭合。

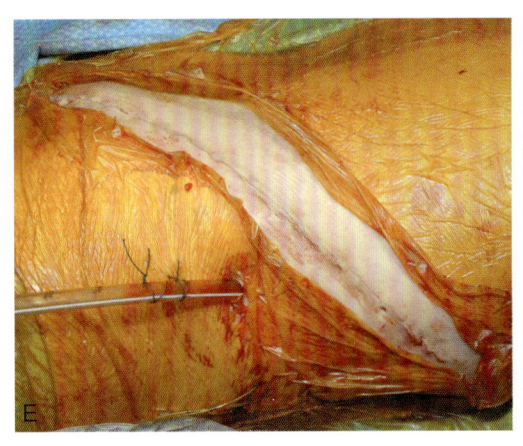
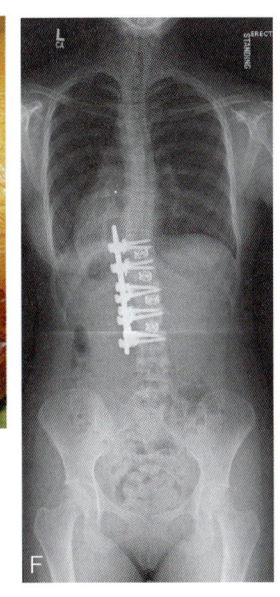
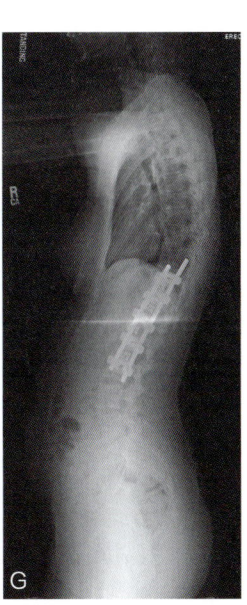

技术图8（续） E. 皮肤闭合。F、G. 为图1中的患者，术后1年的X线片。

要点与失误防范

麻醉	• 在前路手术中，为了维持脊髓灌注，尤其在进行节段血管结扎时，应采用常压麻醉 • 完全切除椎间盘是实现融合的必要手段，因为前路手术的假关节发生率仍高于后路手术
内镜系统	• 胸腔镜需要出色的可视化和摄像性能，以确保安全和有效的椎间盘切除术以及内固定
肋骨头去除	• 从T4～T7的胸椎内固定过程中，为了确保螺钉放置在足够靠后的位置以达到良好的置入效果，有必要切除肋骨头
椎间盘切除术	• 这是手术中最重要的方面，目的是促进矫正，并实现坚固的融合术
螺丝钉的放置	• 螺钉的放置在近端和远端总是具有挑战性。钉道应与终板平行，或向弧度的顶点倾斜，以便在矫正过程中，不会发生切割导致螺钉松动
畸形矫正	• 胸腰椎弧度：借助直棒的杠杆作用先按顺序压缩，再进一步压缩 • 胸腰椎-腰椎弧度：先90°翻转棒，再压缩

术后护理

- 胸管应放置在胸壁处吸引，当排水量减少至每周期80 mL以下并且变为稻草色时，通常可在48～72小时移除胸管。
- 应在最初的48小时内连续监测血红蛋白和血细胞比容水平。
- 活动：术后第一天坐在椅子上，术后第二天行走，确保术后肺部状态良好，肠功能正常。
- 使用单钉棒前路术后使用术后支具3个月，双钉棒融合系统仪器不需要术后支具。
- 当观察到完全融合后，恢复正常活动（最好在侧位X线片上观看）。

结果

- 胸腔镜下前路内固定融合术能取得良好的X线和功能效果。
- 胸腔镜下前路内固定融合术有相对高的假关节形成率（5%～6%）。
- 前路手术后早期肺功能有所下降，但随后可在1～2年内恢复到基线水平。
- 胸腰椎-腰椎前路内固定融合术可实现良好的冠状、轴向和矢状面重新排列，尤其是当辅助使用前路融合器时。

并发症

- 急性并发症。
  - 前路脊柱畸形手术中感染很少见。
  - 可以看到肺不张和黏液栓,尤其是单肺通气的前路手术。积极的肺部盥洗和复健措施可以最大限度地降低这种风险。
- 晚期并发症。
  - 假关节:胸弯的发生率为4%~10%(通常发生在弧度线的顶点),胸腰弯的发生率为4%~12%(通常发生在远端融合水平)。
  - 当不使用前部融合器时,对于胸腰弯-腰弯,会出现脊柱后凸矫正失败。

(芮碧宇 译,张彦 审校)

参考文献

[1] Bernstein RM, Hall JE. Solid rod short segment anterior fusion in thoracolumbar scoliosis. J Pediatr Orthop B 1998;7:124-131.

[2] Betz RR, Shufflebarger H. Anterior versus posterior instrumentation for the correction of thoracic idiopathic scoliosis. Spine 2001;26:1095-1100.

[3] Bitan FD, Neuwirth MG, Kuflik PL, et al. The use of short and rigid anterior instrumentation in the treatment of idiopathic thoracolumbar scoliosis: a retrospective review of 24 cases. Spine 2002;27:1553-1557.

[4] Bridwell KH. Indications and techniques for anterior-only and combined anterior and posterior approaches for thoracic and lumbar spine deformities. Instr Course Lect 2005;54:559-565.

[5] Bullmann V, Halm HF, Niemeyer T, et al. Dual-rod correction and instrumentation of idiopathic scoliosis with the Halm-Zielke instrumentation. Spine 2003;28:1306-1313.

[6] Fricka KB, Mahar AT, Newton PO. Biomechanical analysis of anterior scoliosis instrumentation: differences between single and dual rod systems with and without interbody structural support. Spine 2002;27:702-706.

[7] Kaneda K, Shono Y, Satoh S, et al. New anterior instrumentation for the management of thoracolumbar and lumbar scoliosis. Application of the Kaneda two-rod system. Spine 1996;21:1250-1261.

[8] Lenke LG, Newton PO, Marks MC, et al. Prospective pulmonary function comparison of open versus endoscopic anterior fusion combined with posterior fusion in adolescent idiopathic scoliosis. Spine 2004;29:2055-2060.

[9] Lonner BS, Kondrachov D, Siddiqi F, et al. Thoracoscopic spinal fusion compared with posterior spinal fusion for the treatment of thoracic adolescent idiopathic scoliosis. J Bone Joint Surg Am 2007;89(suppl 2, pt 1):142-156.

[10] Lowe TG, Alongi PR, Smith DAB, et al. Anterior single rod instrumentation for thoracolumbar adolescent idiopathic scoliosis with and without the use of structural interbody support. Spine 2003;28:2232-2242.

[11] Newton PO, Parent S, Marks M, et al. Prospective evaluation of 50 consecutive scoliosis patients surgically treated with thoracoscopic anterior instrumentation. Spine 2005;30:S100-S109.

[12] Ouellet JA, Johnston CE Ⅱ. Effect of grafting technique on the maintenance of coronal and sagittal correction in anterior treatment of scoliosis. Spine 2002;27:2129-2135.

[13] Picetti GD Ⅲ, Pang D, Bueff HU. Thoracoscopic techniques for the treatment of scoliosis: early results in procedure development. Neurosurgery 2002;51:978-984.

[14] Reddi V, Clarke DV Jr, Arlet V. Anterior instrumentation thoracoscopic instrumentation in adolescent idiopathic scoliosis: a systematic review. Spine 2008;33:1986-1994.

[15] Sanders AE, Baumann R, Brown H, et al. Selective anterior fusion of thoracolumbar/lumbar curves in adolescents: when can the associated thoracic curve be left unfused? Spine 2003;28:706-713.

[16] Saraph VJ, Krismer M, Wimmer C. Operative treatment of scoliosis with the Kaneda anterior spine system. Spine 2005;30:1616-1620.

[17] Satake K, Lenke LG, Kim YJ, et al. Analysis of the lowest instrumented vertebra following anterior spinal fusion of thoracolumbar/ lumbar adolescent idiopathic scoliosis: can we predict postoperative disc wedging? Spine 2005;30:418-426.

[18] Sucato DJ, Kassab F, Dempsey M. Analysis of screw placement relative to the aorta and spinal canal following anterior instrumentation for thoracic idiopathic scoliosis. Spine 2004;29:554-559.

[19] Sucato D, Kassab F, Dempsey M. Thoracoscopic anterior spinal instrumentation and fusion for idiopathic scoliosis: a CT analysis of screw placement and completeness of discectomy. Scoliosis Research Society, Cleveland, Ohio, 2001.

[20] Sweet FA, Lenke LG, Bridwell KH, et al. Prospective radiographic and clinical outcomes and complications of single solid rod instrumented anterior spinal fusion in adolescent idiopathic scoliosis. Spine 2001;26:1956-1965.

[21] Watkins RG Ⅳ, Hussain N, Freeman BJ, et al. Anterior instrumentation for thoracolumbar adolescent idiopathic scoliosis: do structural interbody grafts preserve sagittal alignment better than morselized rib autografts? Spine 2006;31:2237-2342.

[22] Wong HK, Hee HT, Yu Z, et al. Results of thoracoscopic instrumented fusion versus conventional posterior instrumented fusion in adolescent idiopathic scoliosis undergoing selective thoracic fusion. Spine 2004;29:2031-2039.

第89章 胸腔镜下脊柱前路松解融合术
Thoracoscopic Release and Fusion for Scoliosis

Daniel J. Sucato and Matthew D. Abbott

定义

- 胸腔镜可以通过小切口（操作孔）到达胸椎。
- 前路松解包括去除纤维环、前纵韧带、髓核，必要时去除肋骨头。
- 脊柱侧弯是脊柱在轴向发生旋转而引起的侧方弯曲。
- 融合是指将两个椎体融合在一起，通常通过植骨或骨移植替代材料实现融合。

解剖

- 胸椎指从第1胸椎（T1）到第12胸椎（T12）。
- 胸椎近端肋骨头比远端更靠前接触椎体。
- 纤维环是指环绕髓核周围的环状纤维组织，髓核位于椎间盘中央。
- 前纵韧带位于椎体的另一侧，是连接全部脊柱的一种强纤维组织。节段动脉和静脉分别起源于主动脉和下腔静脉，并穿过椎体。胸膜壁层环绕胸椎，覆盖节段血管、椎间盘和椎体。腋前、中、后线位于腋窝的前、中、后三个方向（相对于腋窝而言）。胸椎的脊柱侧凸畸形是轴向旋转导致的横向弯曲，同时伴有平背畸形（特发性脊柱侧弯）。
- 主动脉弓和奇静脉弓一般位于T4～T5水平。

发病机制

- 脊柱侧弯可根据发病机制分为多种类型。
- 脊柱侧弯最常见的类型为特发性脊柱侧凸，其病因和发病机制尚不清楚。
- 发病理论包括激素影响、生长紊乱、遗传因素、肌肉失衡、本体感觉和平衡异常。
- 脊柱侧弯的其他类型包括以下几种。
  - 先天性：形成不良或分节不良造成的椎体异常。
  - 神经肌肉性：如脑瘫、杜氏肌营养不良、脊髓型肌萎缩。
  - 神经性：如神经纤维瘤病、脊髓损伤等。

自然病程

- 特发性脊柱侧弯可能以两种方式进展：
  - 脊柱持续生长。
  - 骨骼发育的侧凸角度大于50°。
- 在脊柱生长过程中，侧凸角度的发展可能很快，在骨骼成熟后，角度发展可能会变慢（大约每年1°）。
- 胸椎侧凸角度在80°～90°以上可能导致有症状的肺部问题。
- 成年后的严重侧凸可造成疼痛。

病史和体格检查

- 脊柱畸形的检查应包括脊柱站立位视诊，以发现肩高差异、腰部不对称、整体躯干平衡在冠状面的失平衡（图1）。
- 通过对疼痛的性质（如钝痛、锐痛、持续性疼痛）、疼痛发生时间（如活动时、入睡前、醒来时）、疼痛部位（如上、中、下背部）以及是否放射到下肢，进行判定可以获得进一步的信息。
- 其他病史应包括排便失禁或尿失禁等其他泌尿系统症状的所有信息。
- 可引起感觉异常症状，尤其是胸壁、上肢或下肢的感觉过敏。
- 应分析脊柱闭合不全的皮肤表现。

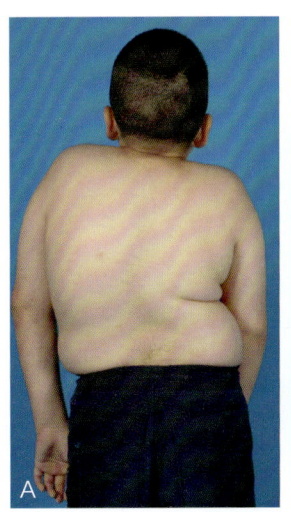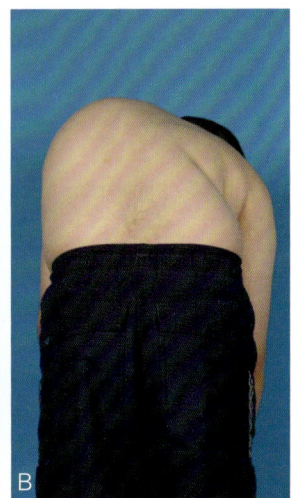

图1 A、B. 这个9岁的男孩，有严重的左侧胸椎侧凸，但术前MRI并未提示神经轴异常。

- 神经检查应包括运动强度检查和上肢、下肢感觉检查。
- 腹壁反射是最重要的神经功能评估方法,指在脐周的上下左右4个象限划动,并且反射应该对称性地存在或不存在。当反射不对称时,MRI是评估神经功能异常的必要手段。
- 应仔细检查下肢的大小和腿部力量是否不对称,以及足部畸形(如高弓足畸形),以判断是否存在神经轴异常。
- 应检查深腱反射、Babinski反射。

影像学和其他诊断性检查

- X线片应包括脊柱站立正位和侧位片,拍摄应包括颈椎至骨盆、髋部。
- 后前位X线片(图2A)评估标准如下:
  - 采用Cobb法评估冠状面的畸形。
  - 骶椎中线(CSVL)的定位。
  - 采用Floman法(CSVL距离两侧肋缘中线的距离)评估躯干移位程度。
  - 对任何先天性异常的评估(如半脊椎畸形、分节不全)。
  - Risser分级(0~5级)。
  - Y形软骨的状态(开放或闭合)。
- 分析侧位片(图2)以确认是否有如下表现:
  - 胸椎后凸、腰椎前凸。
  - 伴有滑脱或腰椎峡部裂。
  - CSVL的定位。
  - 矢状面平衡(C7铅垂线与S1椎体后缘的距离)。

- Stagnar像是患者的斜视图,其与冠状面垂直,用于评估严重脊柱畸形,可更好地显示脊柱。
- MRI适应证包括神经系统异常、与脊柱侧弯相关的明显背部疼痛、非典型侧凸类型(如左侧胸椎侧凸、幼年先天性脊椎侧弯、神经纤维瘤病、马方综合征)。
- CT可能有助于全面明确骨解剖,特别是对严重侧弯和先天性侧弯。

鉴别诊断

- 特发性脊柱侧凸。
- 先天性脊柱侧凸。
- 脊柱侧凸伴马方综合征。

非手术治疗

- 对于严重畸形,非手术治疗几乎或根本不起作用。
- 患有中度畸形的年轻患者可以用支架治疗,为患者发育争取时间。
  - 对于较小的特发性侧凸(即25°~40°),支架治疗可以有效防止侧凸进展。

手术治疗

- 脊柱畸形前胸腔镜松解术有很多技术方面的要求,本章稍后将讨论。
- 前路松解/融合术的适应证。
  - 严重脊柱畸形:脊柱侧弯大于80°~90°,有明显的旋转畸形或后凸大于100°,柔韧性指数小于50%
  - 骨骼未成熟,为避免曲轴现象。通常用于Y形软骨未闭和Risser 0级的10岁以下儿童。在体重不足20 kg的儿童中,胸腔镜检查已被证明是安全的。
  - 后路组织缺损导致的后路融合困难。这样的缺陷继发于肿瘤的椎板切除术后或神经轴索异常术后。

术前计划

- 应该仔细分析每个要进行前路松解术的患者的侧凸情况。
- 术前X线片用于定位松解水平,一般包括顶端水平以及Cobb法评估的所有水平。
- 对于严重的侧凸,手中牵引可以帮助矫正侧凸。

体位和方法

侧卧位

- 优点。
  - 更加常见和传统的方法。
  - 转为开放手术的过程更简单。

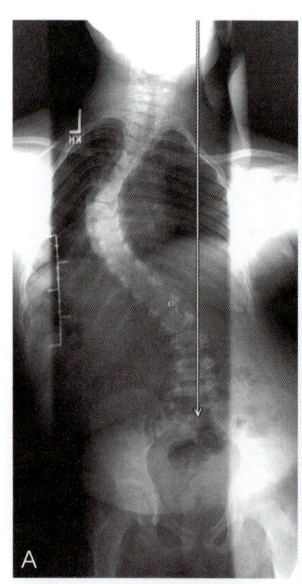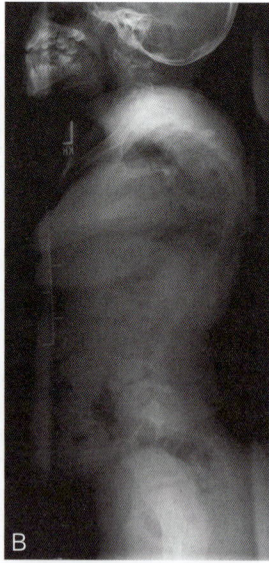

图2 A、B. 术前前后位和侧位片显示患者左侧胸椎侧凸93°,并伴有严重的躯干移位,Y形软骨呈开放状态,如图1所示。

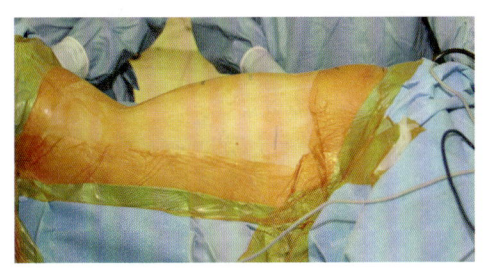

图3 侧卧位。患者位于侧卧位,手术侧朝上(本例中左侧)。放置腋枕,并让患者处于正侧位利于外科医生定位。

- 所有胸椎水平都可涉及。
- 可以有效地进入T1-T5水平,这在患者俯卧位时是无法进入的。
- 缺点。
  - 后路手术需要重新定位。
  - 需要单肺通气。
  - 如果左肩较低,下端融合椎应为T4或T5。
- 方法。
  - 单肺通气采用双腔气管内插管或单通气管。
  - 将患者置于侧卧位。
  - 检查气管导管位置及单肺通气情况。
  - 准备好并且在胸部和侧面铺单(图3)。
  - 在腋前线开4个口。

俯卧位
- 优点。
  - 无需对患者进行后路复位。
  - 无需单肺通气。
  - 显著减少呼吸并发症,采用双肺通气。
- 缺点。
  - 难以达到T5附近的前路松解。
  - 较难转为开放手术。
- 方法。
  - 放置常规气管导管。
  - 双肺通气,减少潮气量(为正常的50%~60%),增加通气量,使得肺组织可以离开脊柱。患者俯卧于脊柱架上(图4A、B)。
  - 确认侧面和胸部的开口位置。
  - 准备好并在背部、胸部和侧面铺巾。

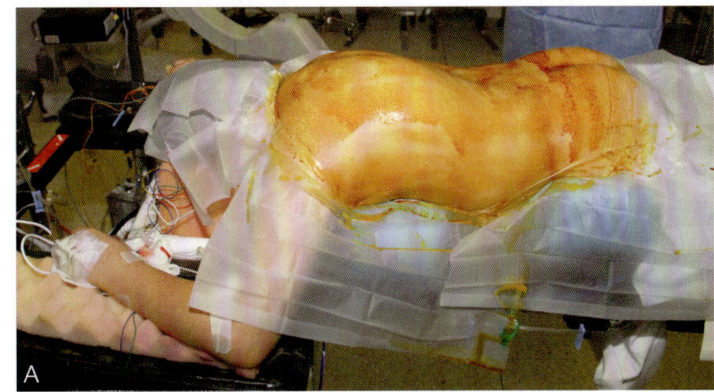
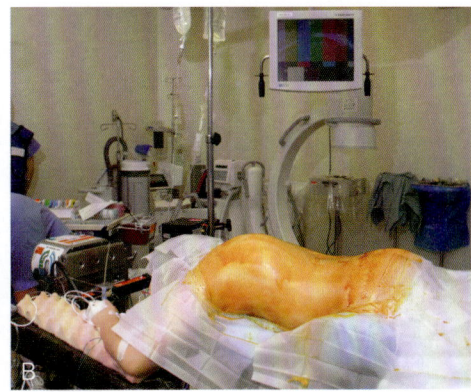
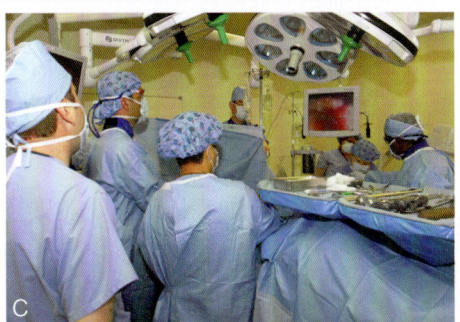
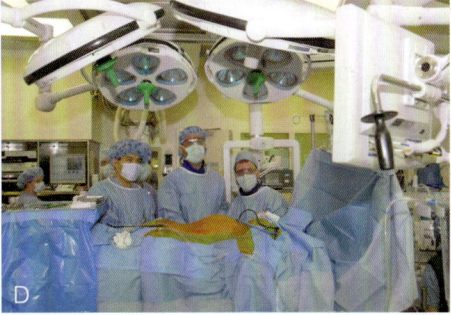

图4 俯卧位。A. 一例左侧胸椎侧凸患者的近摄图。左侧和胸椎已经暴露。B. 可以看到显示屏在患者的对面位置。C、D. 内镜松解手术装置。C. 从医生背后看,手术助手和显示屏在手术台的对面,手术医生们和一助在患者的侧凸侧。在此例中则为左侧。D. 从对侧看,手术医生们正在看显示屏,主刀医生和两名助手正在手术。

胸腔镜下脊柱前路松解融合术

操作孔和可视化

- 操作孔尽可能靠前,通常位于腋中线(技术图1A、B)。
- 将内镜置入初始操作孔,镜头朝后(技术图1C)。
- 在胸壁后壁与肺之间找一个清晰的视野,置入胸腔镜。
- 放置小号钝角脑棉并牵开肺组织,显露脊柱和其他解剖结构。
- 必要时,使用扇形撑开器以完全牵开肺组织(技术图1D)。
- 将吸引器置入胸腔。
- 放置工作操作孔。
- 水平观察脊柱,保证节段血管完整(技术图1E)。

椎间盘暴露和摘除

- 沿着椎体中线切开胸膜(技术图2A)。
- 分离节段血管,保证脊髓灌注。
- 钝性剥离胸膜并向前后方牵开(技术图2B)。
- 用手术刀沿着一侧外侧肋骨头周围切开纤维环至对侧(技术图2C)。
- 用椎间盘刮刀切开椎间盘(技术图2D)。
- 用咬骨钳去除椎间盘组织(技术图2E)。
- 用弯头刮匙处理终板(技术图2F)。
- 置入可吸收止血纱布(Ethicon, Inc., Somerville, NJ)或者其他止血材料。
- 处理各融合节段椎间盘。
- 如有需要,植入移植骨(技术图2G)。
- 使用镜下缝合器(US Surgical, Warsaw, IN)缝合胸膜,远近端同时进行连续缝合。(技术图2H~J)
- 留置胸管(技术图2K)。
- 关闭操作孔。

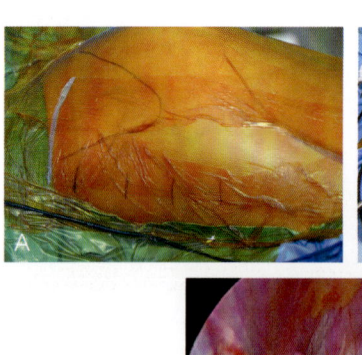
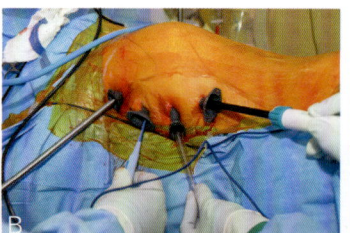
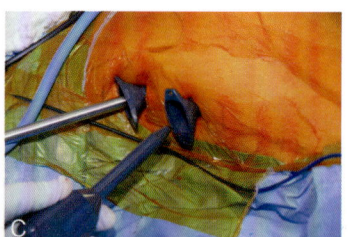
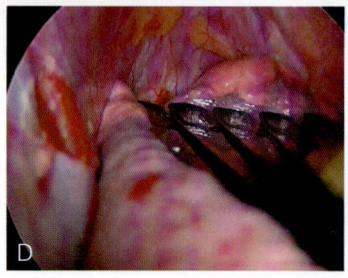
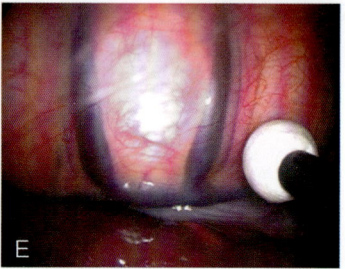

技术图1 俯卧位前路松解术。A. 皮肤标记出左肩胛骨和4个侧方开口。左侧是近端。如图所示,当开口在肩胛中部时,最近端的操作孔可到达T5-T6椎间盘。B. 继续开放4个操作孔后,胸腔镜置于在最近端操作孔,电刀置于第二孔,吸引器置于第三孔,扇形撑开器置于第四孔。C. 如图所示,放置第一操作孔。此图中左侧为最近端操作孔。第二孔在与第一孔直线距离大约两指宽。D. 置入扇形撑开器,轻轻向下推移萎陷的肺组织,可看到胸腔的顶部。E. 水平方向为脊柱,可见节段血管。

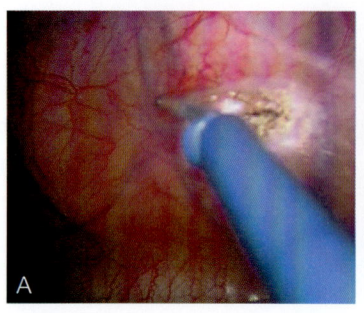
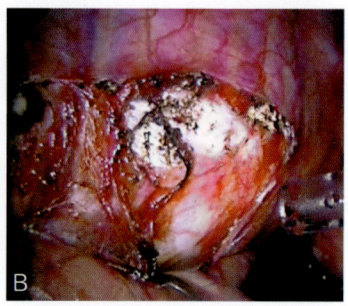

技术图2 A. 使用弯头电刀,纵行切开胸膜,保留节段血管。B. 如图所示,胸膜壁层向前牵开,显露前纵韧带和相对应纤维环。后方胸膜也同样被牵开。

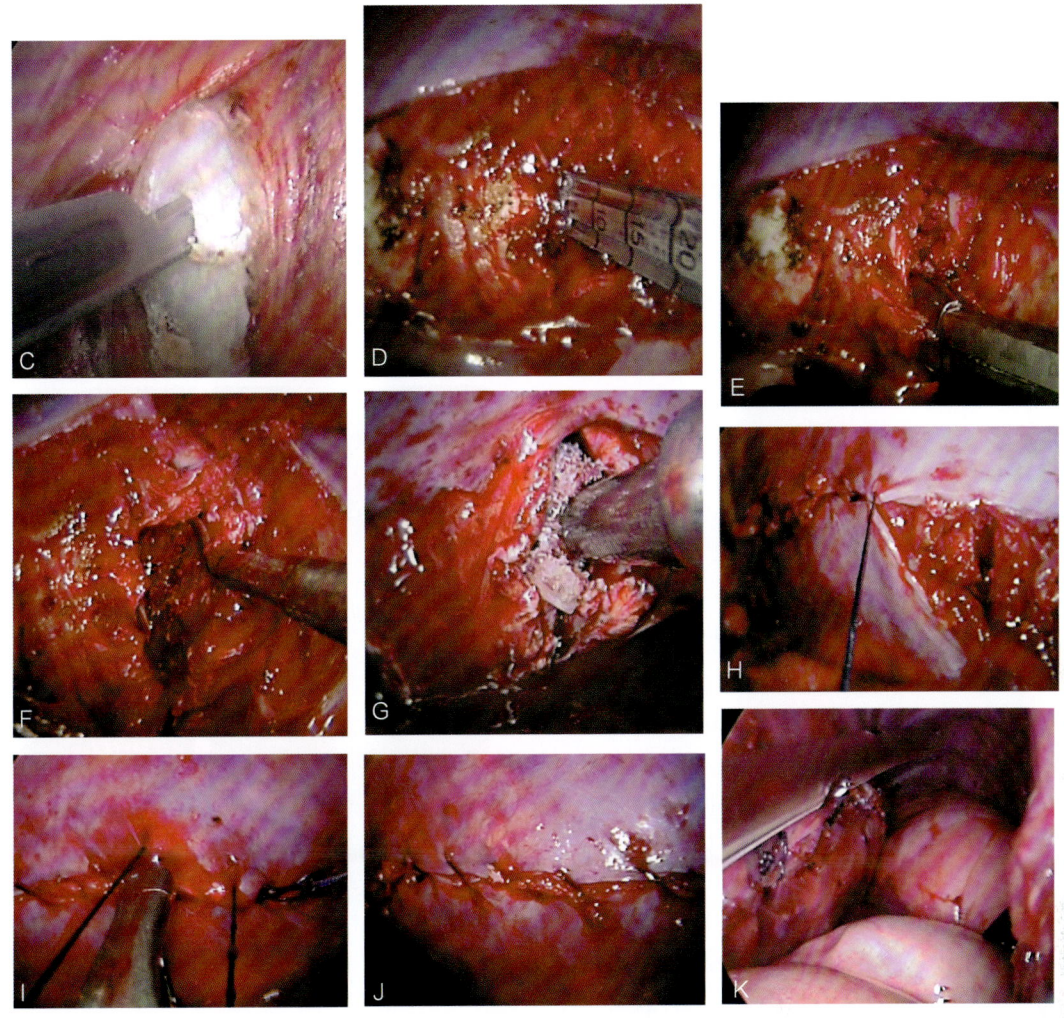

技术图2（续）　C. 平行间盘切开纤维环。D. 用椎间盘刮刀切开椎间盘。E. 用咬骨钳去除椎间盘组织。F. 用弯头刮匙处理终板。G. 植骨。H~J. 胸膜通过镜下缝合器缝合。H. 从远端开始进行缝合。I. 胸膜最后的缝合是将近端缝合线和远端缝合线连接。J. 胸膜腔被完美缝合。K. 手术完成时，从远端至近端放置胸管，肺仍未予以通气，可以缝合完整的胸膜。

要点与失误防范

选择操作孔	<ul><li>操作孔的位置是可视化和完成椎间盘摘除术的关键</li><li>皮肤切口位于肋骨上方，确保肋骨的上下均可置入（每个切口包含两个孔）</li><li>确保操作孔既不太靠后也不太靠前</li></ul>
保留节段血管	<ul><li>纵行切开胸膜，在节段血管上层操作</li><li>使用弯头超声刀或者电刀</li><li>切开椎间盘表面附着的胸膜组织，游离出胸膜壁层</li><li>钝性牵开胸膜暴露椎间盘</li></ul>

续表

彻底去除椎间盘	• 采用相同顺序进行椎间盘摘除 • 用尖刀切开椎间盘纤维环 • 用刮刀处理椎间隙 • 摘除松动的椎间盘组织 • 用弯头刮匙处理椎体终板 • 取出残余的终板组织
缝合胸膜	• 用 2-0 Vicryl 缝线和镜下缝合器 • 使用2根缝线：第一根缝线从近端开始向远端缝合，第二根缝线从远端开始向近端缝合

术后护理

- 胸管管理。
  - 将胸管和壁式引流器连接。
  - 每日复查胸片。
  - 引流液少于 80 mL，持续 12 小时以上，出现血性返流时，可拔除胸管（胸膜闭合良好时，通常第一天拔除）。
- 鼓励患者术后第一天可坐起。
- 拔下胸管后（通常是术后第二天），鼓励患者走动。
- 术后第一天和第二天复查血红蛋白和血细胞比容。
- 在最初 6 周内，在日常活动允许的情况下提前恢复活动。
- 在接下来的 6 周，根据不同患者的情况，身体活动可提前。

结果

- 胸腔镜前路松解融合术后 6 周肺功能会有所下降。然而，在术后 1~2 年，会比平均基线提高 30%~45%。与胸廓成形术相比，胸腔镜对肺功能的影响较小。
- 前路松解增加了脊柱的柔韧性，允许进行冠状面、轴向和矢状面矫正。
- 通过良好的手术技术，可完成充分的前路松解，并可通过后路融合内固定实现脊柱的三维矫正（图 5）。

并发症

- 单肺通气
  - 术中并发症：由于通气灌注失衡、气道高压和气压性创伤以及潜在的肺部问题，导致无法充分通气。
  - 术后并发症：气压伤或黏液栓导致的继发肺不张。
  - 持续胸腔导管引流，尤其是胸膜壁层未闭合时。

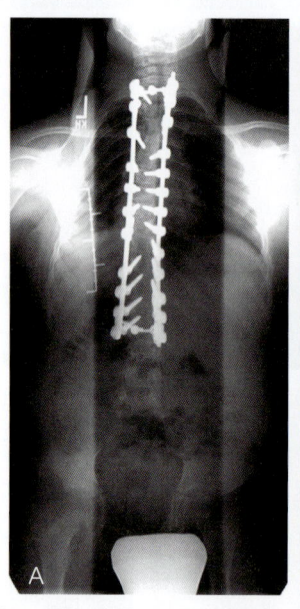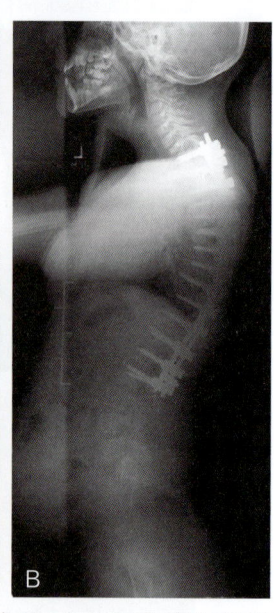

图 5　图 1 和图 2 所示的患者术后 2 年的正位（A）和侧位（B）X 线片表明：俯卧位胸腔镜下前路松解融合，后路脊柱融合，T2-L2 内固定后，冠状面和矢状面矫正效果显著。

- 胸导管取出后出现气胸。
- 术中对节段血管或大血管造成损伤。
- 术中胸导管损伤，多发生于右侧 T11-T12 区。这可以通过对胸膜壁层的深入解剖来避免。
- 乳糜胸采用完全肠外营养治疗，避免高脂肪饮食。
- 术中因意外血管损伤导致的过度出血，可进行血管电凝处理。
- 胸腔镜前路松解融合术后远期并发症是有限的。

（张彦　译，陈博昌　审校）

参考文献

[1] Al-Sayyad MJ, Crawford AH, Wolf RK. Video-assisted thoracoscopic surgery: the Cincinnati experience. Clin Orthop Relat Res 2005;(434):61-70.

[2] Cheung KM, Wu JP, Cheng QH, et al. Treatment of stiff thoracic scoliosis by thoracoscopic anterior release combined with posterior instrumentation and fusion. J Orthop Surg Res 2007;2: 16.

[3] Crawford AH. Anterior surgery in the thoracic and lumbar spine: endoscopic techniques in children. Instr Course Lect 2005;54: 567-576.

[4] Huang EY, Acosta JM, Gardocki RJ, et al. Thoracoscopic anterior spinal release and fusion: evolution of a faster, improved approach. J Pediatr Surg 2002;37:1732-1735.

[5] Lefevre Y, Ilharreborde B, Huot O, et al. Thoracoscopy in children less than 20 kg for the management of spinal disorders: efficacy of long-term follow-up. J Pediatr Orthop 2011;31:170-179.

[6] Newton PO, Cardelia JM, Farnsworth CL, et al. A biomechanical comparison of open and thoracoscopic anterior spinal release in a goat model. Spine 1998;23:530-535.

[7] Newton P, Shea K, Granlund K. Defining the pediatric spinal thoracoscopy learning curve: sixty-five consecutive cases. Spine 2000;25:1028-1035.

[8] Niemeyer T, Freeman BJ, Grevitt MP, et al. Anterior thoracoscopic surgery followed by posterior instrumentation and fusion in spinal deformity. Eur Spine J 2000;9:499-504.

[9] Picetti GD III, Pang D, Bueff HU. Thoracoscopic techniques for the treatment of scoliosis: early results in procedure development. Neurosurgery 2002;51:978-984.

[10] Sucato DJ, Elerson E. A comparison between the prone and lateral position for performing a thoracoscopic anterior release and fusion for pediatric spinal deformity. Spine 2003;28:2176-2180.

[11] Sucato DJ, Erken YH, Davis S, et al. Prone thoracoscopic release does not adversely affect pulmonary function when added to a posterior spinal fusion for severe spinal deformity. Spine 2009;34:771-778.

[12] Sucato DJ, Welch RD, Pierce B, et al. Thoracoscopic discectomy and fusion in an animal model: safe and effective when segmental blood vessels are spared. Spine 2002;27:880-886.

[13] Verma K, Lonner BS, Kean KE, et al. Maximal pulmonary recovery after spinal fusion for adolescent idiopathic scoliosis: how do anterior approaches compare? Spine 2011;36:1086-1095.

第90章 神经肌肉型侧凸的脊柱融合治疗
Spinal Fusion for Neuromuscular Scoliosis

Kirk W. Dabney and Freeman Miller

定义

- 神经肌肉疾病是由大脑、脊髓、外周神经和肌肉等大量病理改变引起的。
- 神经肌肉型脊柱畸形是因为患者在儿童期患神经肌肉型疾病导致,包括脑瘫、肌营养不良、脊髓性肌萎缩等。它的发病可能与肌张力的改变、运动神经通路控制的异常、肌无力或其他多种因素的相互影响有关。
- 神经肌肉型脊柱侧凸(冠状面上的侧方弯曲)是最常见的神经肌肉型脊柱畸形,但矢状面生理曲度的异常(脊柱前凸和脊柱后凸)也有可能发生。

解剖

- 神经肌肉型脊柱侧凸畸形最常见的侧凸模式为腰椎和胸椎生理弧度的异常伴骨盆倾斜(图1)。
- 通常该病的患儿无法站立行走,所以相应的骨盆倾斜会影响坐姿平衡。
- 而那些具有行走能力的患儿会有躯体平衡失调,不能将头部的重心放在骶骨中心线上。

发病机制和自然病程

- 神经肌肉型疾病所致的脊柱冠状面和矢状面畸形模式的生物力学基础因具体不同的疾病而异。但一般来说,大多数神经肌肉型脊柱畸形主要是由于肌肉不对称发育(肌张力降低或增高)和脊柱异常的肌肉支持造成的。
- 神经肌肉型脊柱侧凸的自然病程是持续进展的,通常于婴幼儿期柔韧性较好的脊柱侧凸起病,到青春期快速发展为较为僵硬的侧凸畸形。而一些进展更快的脊柱侧凸与具体的神经肌肉型疾病相关。
- 以下是一些临床表现为脊柱畸形或其可以导致畸形发生的神经肌肉型疾病的发病机制和自然病程。

脑瘫

- 脑瘫是一种大脑未成熟运动皮层静态损伤(如损伤、先天性缺陷)所致的器质性疾病。
- 脑瘫性神经肌肉型脊柱侧凸的自然病程是持续进展的,其中以手足徐动型脑瘫最为常见。到达青春期后其进展速度可能更快(平均每月进展2°~4°)。
- 骨骼发育成熟之后脊柱侧凸也可能继续加重,Cobb角>40°的脑瘫性脊柱侧凸患者平均每年可能进展2°~4°。
- 脊柱畸形进展到Cobb角60°~90°时会开始影响患者坐姿、双上肢平衡和头部稳定性。进一步的发展可能会影响患者直立时的身体平衡。
- 脊柱矫形支具的使用只是一种保守治疗方法,它本身不能阻止脊柱畸形的进展。支具治疗较适用于脊柱侧凸患儿来暂时性维持坐姿平衡,这样有助于脊柱的正常生长发育(直至发育到最大坐姿高度),从而最终自行融合以矫正畸形,并且对患儿的生长发育不产生任何影响。

肌营养不良

- 杜氏肌营养不良是一种X连锁隐性遗传病,与X染色体p21.2位点基因的缺失有关,该基因缺陷导致肌营养不良,肌纤维明显减少或缺失。
- 随着年龄的增长患儿肌萎缩和无力也进行性加重,最终完全丧失自主行走能力。
- 患者通常死于病程进展二三十年后肌无力所致的呼吸循环衰竭。
- 当患儿病情发展到不能自主活动时,往往伴随着脊柱侧凸的畸形,同时脊柱畸形的弧度进展与呼吸功能的下降紧密相关。
- 过去肌营养不良导致脊柱侧凸的发病率接近100%,因

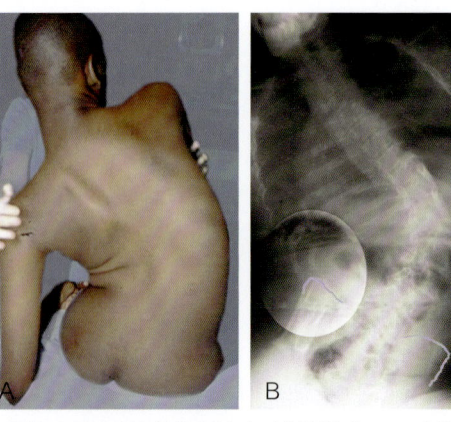

图1 手足徐动型脑瘫患儿典型的畸形曲线模式。A. 坐姿平衡不稳的患儿。B. X线片显示长节段的胸腰椎畸形弧度与骨盆倾斜。

此建议患者在肺活量出现不可逆的下降而无法自主活动以前进行手术治疗。现在随着糖皮质激素的使用,杜氏肌营养不良患儿的预期寿命得以延长,据报道,长期使用糖皮质激素可在一定程度上延缓或预防脊柱侧凸的畸形进展。如果脊柱侧凸在肌营养不良患者14岁后才开始出现,那么畸形进展的风险会降低。由于肺功能会随着疾病的自然病程和脊柱侧凸程度的进展而进行性降低,因此应在肺活量下降到30%之前进行手术干预。

脊髓脊膜膨出
- 脊髓脊膜膨出是先天性神经管缺陷导致的一系列感觉和运动障碍的神经系统疾病。
- 虽然脊髓缺损的程度不同会产生不同的临床表现,但由于脑积水、迷路积水、Arnold-Chiari畸形和脊髓栓系综合征这些并发症的发生,使得任何年龄段的该病患者都可能出现神经系统功能恶化的情况。
- 一般来说,缺陷程度越高,脊柱侧凸的发生率越大。几乎100%的胸椎截瘫患者会发生脊柱侧凸。
- 高位截瘫常导致长C形弧度模式的畸形发生且通常于疾病早期出现。
- 脊髓积水和脊髓栓系综合征也可能与脊柱侧凸的出现相关,如果脊柱侧凸起病急骤,并伴随着急性神经系统恶化的其他症状,则应高度怀疑此病。
- 年龄较小的患儿可以尝试通过支具治疗来延缓疾病的发展,但这也不能阻止病程最终的进展。

脊髓性肌萎缩
- 脊髓性肌萎缩是一种常染色体隐性遗传病,病理特点为脊髓前角细胞的变性。染色体5q位点上的两个基因与这种疾病的病因有关:运动神经元存活基因(*SMN*)和神经元凋亡抑制基因(*NAIP*)。
- 临床上,进行性肌无力使呼吸肌受累最终导致呼吸衰竭的情况比较常见。
- 这种疾病可分为3种类型:
  - Ⅰ型:婴儿型,急性Werdnig-Hoffman病。
  - Ⅱ型:中间型,慢性Werdnig-Hoffman病。
  - Ⅲ型:青少年型,Kugelberg-Welander病。
- 婴儿型病死率较高,通常来不及治疗。
- 而大多数存活到青春期的中间型患儿会发展成进行性的脊柱畸形。其脊柱畸形模式通常在病程进展10年后形成,以胸椎和腰椎畸形最常见。
- 1/3患儿的脊柱在矢状面也会有一定的弯曲畸形。支具治疗在防止脊柱畸形的进展方面无效,但对于年幼的患儿有一定的作用,可以帮助其脊柱正常生长发育。

Freidreich共济失调
- 这是一种常染色体隐性遗传病,病理改变为小脑退行性改变。9号染色体上的一个基因缺陷发现与该病的发病有关。
- 这种疾病脊柱侧凸畸形的发病率为100%,病程进展与发病年龄有关。10岁之前发病且脊柱畸形在15岁之前出现,那么畸形通常会进一步发展至Cobb角>60°。
- 大约50%患者的进行性脊柱侧凸需要手术治疗。
  - 这种脊柱畸形的弧度模式类似于特发性脊柱侧凸:双主弯、单胸弯和胸腰弯。
- 同样,支具矫正治疗可以延缓病程,但不会阻止其病程进展。

Rett综合征
- 这是一种X染色体连锁遗传病,几乎只发病于女性。研究发现,一些患儿的*MECP2*基因发生了突变,可能与该病的发病有关。
- 从出生到6~18个月,患儿的生长发育都是正常的,但随后其认知和运动功能会迅速恶化。
- 当患儿出现认知和运动功能恶化后,神经系统的影像学检查结果上可能不会有任何改变。但在临床上,该病的表现因人而异,在同龄的患儿中,有些患儿可能还可以行走,而有些患儿则只能依靠轮椅来活动。
- Rett综合征很可能被误诊为脑性瘫痪。
- 研究数据表明,该疾病高达80%的患者会发生脊柱侧凸畸形。
- 长C形胸腰段畸形是常见的类型。支具治疗通常是无效,该疾病的脊柱畸形很容易进展。而通过外科手术可以使患者术后维持坐姿平衡。

脊髓损伤
- 骨骼生长发育尚未成熟的儿童因脊髓损伤导致脊柱侧凸的发生率接近100%
- 导致脊髓损伤的畸形弧度模式通常是长C形。患儿年龄越小,脊柱侧凸发生率越大。
- 预防性的支具治疗在较小的畸形弧度(20°以下)中可能有效,而对于大于20°的畸形,没有具体研究数据表明支具治疗能有效阻止其进展。

病史和体格检查
- 准确的病史采集对神经肌肉疾病的诊治十分重要。
  - 脑瘫患者的内科并发症与术后并发症的发生密切相关。杜氏肌营养不良、脊髓性肌萎缩和其他神经肌肉疾病患者似乎也有类似情况。

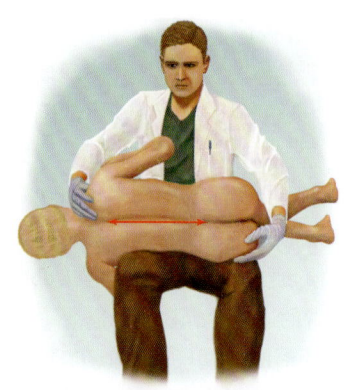

图2 侧弯试验。患者弯曲在检查者的大腿上。如果患者的畸形曲线反转并且骨盆水平垂直于躯干,则畸形曲线仍有韧度,可仅通过后路融合术和器械进行矫正,否则需要进行前路松解术。

- 患者重要的病史信息包括呼吸功能、心脏功能、消化道功能(如胃食管反流、营养摄入)、骨骼健康(骨质疏松和骨折史)和癫痫发作史。
- 体格检查应评估坐姿或站姿平衡、骨盆倾斜度、脊柱弯曲度和柔韧性(包括冠状面畸形平衡的评估、矢状面畸形平衡的评估及轴状面椎体旋转度的评估)。
  ○ 冠状面的平衡最好通过侧方弯曲试验来评估(图2)。
- 临床医生应评估患者髋关节是否有半脱位或脱位,因为在许多神经肌肉疾病中这种并发症很常见。
- 此外,还应对患儿进行完整的神经系统体格检查。

影像学和其他诊断性检查

- 临床医生应通过X线正位和侧位片来评估冠状面的Cobb角和骨盆倾斜度以及矢状面的腰椎前凸和胸椎后凸情况。
- 如果怀疑有椎管内病变,特别是对于门诊患者,应进行MRI扫描。
- 如果怀疑患者有严重的骨质疏松(多发骨折史),建议使用双能X线骨密度仪来评估骨密度并决定是否需要干预。

鉴别诊断

- 一些神经系统疾病和此病的临床表现比较相似。
- 重要的是与进行性神经系统疾病相鉴别,因为该病的病死率比进行性脊柱畸形高。

非手术治疗

- 最初人们积极使用支具矫形治疗神经肌肉性脊柱侧凸,但后来发现这种物理治疗基本不能阻止脊柱畸形的进展。
- 较年幼的患儿脊柱侧凸可能需要塑形座椅(骨盆托和偏置的侧向座椅靠背支具)或一些胸腰椎矫形器来保持坐位平衡,直至发育成熟到最佳坐位高度。

手术治疗

手术指征

- 神经肌肉性脊柱侧凸的脊柱融合术指征主要取决于特定的神经肌肉疾病史以及该病导致的脊柱侧凸进展史。
- 以下是两种不同神经肌肉疾病的手术适应证:杜氏肌营养不良和脑瘫。

杜氏肌营养不良

- 杜氏肌营养不良的主要并发症是严重的胸廓畸形使肺脏受压变形,随着脊柱侧凸的进展,肺的膨胀受限,肺活量严重下降。
- 该病的自然病程不断进展,因此融合术的指征是脊柱侧凸弯曲度大于25°,并且肺活量高于35%。

脑瘫

- 脑瘫儿童脊柱融合术的指征是年龄较大的患儿脊柱侧凸弧度接近60°,特别是经过检查后脊柱弯曲已经稳固定型。
- 当患儿不能忍受物理支具的痛苦时可以进行外科手术矫正。通常在畸形弧度达到70°之前完成,因为大于70°时,手术风险会随之增加。
- 还有一种少数情况,脊柱矢状面的畸形、脊柱前凸和脊柱后凸会导致患者坐姿不稳或背痛,这种脑瘫患者畸形达到或超过70°时导致的坐姿不平衡或背痛可以通过手术治疗来缓解。
- 通常在青春期生长发育的中期,脊柱侧凸弧度变大,柔韧性变差,此时建议联合矫形支具的使用和融合术来进行治疗。

术前计划

技术考虑

- 有3项主要的技术因素需要仔细考虑:
  ○ 骨盆是否需要融合?
  ○ 脊柱侧凸冠状面上是否有导致患者坐姿不平衡的旋转畸形?
  ○ 是否需要进行前路松解术(切除脊柱畸形部分的椎间盘、前纵韧带等软组织)?
- 对神经肌肉型脊柱畸形有明确影响的治疗手段是器械矫形和融合术。
- 如果患者有明显的骨盆倾斜,那么神经肌肉型脊柱侧凸的标准手术方式为后路脊柱融合术,从T1-T2一直到骨盆置入内植物。
- 此前,即使是骨盆没有受累或者具有行走能力但"翻正反射"较弱的门诊患者,外科医生的手术也要考虑融合节段应选择从整个脊柱到骨盆以防止后期发生骨盆倾斜。但是，现在椎弓根螺钉的使用可以在矫正到L5时就能够有效防止骨盆倾斜的发展，而早期由于没有椎弓根螺钉，只有通过椎板下张力钢丝来进行矫正。
- U形棒技术实现了将以上概念融入到一套内固定系统中，还包括了杠杆矫形原理（图3）。
- 通过将骨盆螺钉、预弯棒和近端连接器的结合，U形棒技术和杠杆原理滋生了新的内固定方法（图4）。
- U形棒和预弯棒（在U形棒组合装置结构中）都有术前预弯的矢状轮廓。
  - U形棒的长度从250～450 mm不等。
  - U形棒直径从3/16 in到1/4 in不等。应尽可能使用1/4 in的棒，为薄骨盆患者预留3/16 in的U形棒。
  - 对于U形棒组合装置结构，除了直径（7～10 mm）和长度（65～100 mm）的螺钉根据患者骨盆尺寸选择之外，预弯棒都应先与近端连接器连接。
- 当脊柱或骨盆有严重的旋转畸形时，一些外科医生习惯使用椎弓根螺钉代替钢丝进行节段固定。患者有严重骨质疏松时需要注意，螺钉可能会从骨质疏松处拔出，必要时可以用椎板下钢丝来防止这种情况发生。
- U形棒（图5A～C）和组合装置结构（图4）作为固定系统对于矫正骨盆倾斜有显著的效果。
- 侧方弯曲试验示脊柱侧凸畸形僵硬（通常＞90°）的患者需要行前路松解术（图5D）。
  - 患者如果有严重的脊柱前凸和后凸畸形，也建议行前路松解术。

其他术前评估
- 首先应该评估患儿的一般健康状况。许多患有神经肌肉疾病的儿童会伴有肺脏疾病、心脏病、癫痫、营养不良等合并症。
  - 所有术前病情复杂的患者都应进行适当的术前检查。
- 手术医生和麻醉医生应该考虑到术中可能有大量失血的可能性。
  - 术前应完善患者血型和交叉配血（备血量为患者血容量的2倍）、准备新鲜冷冻血浆和血小板。此外，可以考虑自体血的回输。
  - 抗纤溶药物如氨甲环酸或氨基己酸的应用，可以降低患者失血量。
  - 需要提前建立良好的血管通路，通常是选择中心静脉通路。
- 另一个需要注意的是脊髓功能的监测。大多数患有神经系统疾病、肌肉疾病和轻中度脑瘫（没有严重运动皮质受累）的儿童可以使用体感和运动诱发电位相结合的方法进行监测。另一方面，只有大约40%患有严重手足徐动型脑瘫和运动功能不良的儿童可以实现脊髓功能的监测。此外，如果有运动能力孩子的监测电位发生变化，这时很难判断是否应该移除植入物，因为在该类患儿体内重新植入器械的操作风险非常高。
  - 一般来说，对具有步行能力或能站立（能够帮助站立）的儿童都应该进行体感和运动诱发电位的监测。在监测感觉神经、肠道及膀胱神经系统功能完好的神经肌肉疾病患者方面也可能也有一些疗效。
  - 任何患有神经源性膀胱的儿童应在术前仔细评估尿路是否存在感染，如果有应在术前进行治疗并排空膀胱。
- 最后需要检测手术患儿的骨密度。不能行走、营养不良和有癫痫史的儿童发生骨质疏松的风险最高。骨密度低的患儿估计难以进行MRI检查，因为可能会导致

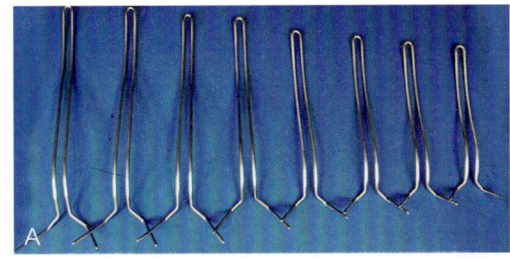

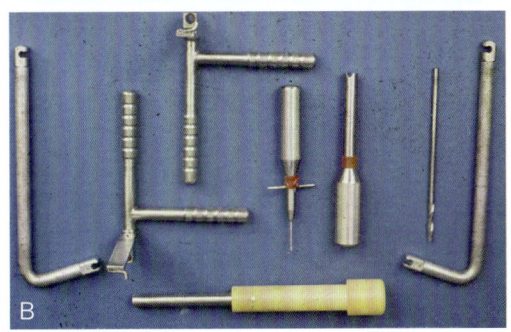

图3　A. U形棒的尺寸不等。B. 钉道导向器用来放置U形棒骨盆支及压棒器。

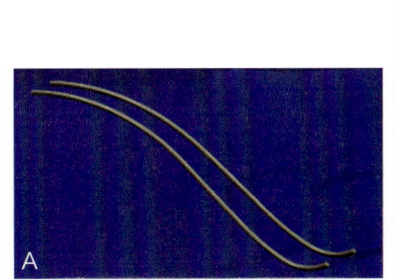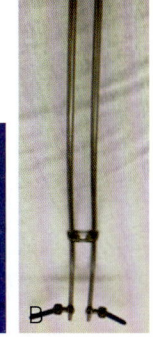

图4　A. 胸椎后凸和腰椎前凸的预弯棒侧面图。B. 通过横向连接器连接髂骨螺钉的预制棒正面图（B版权：DePuy Synthes Spine）。

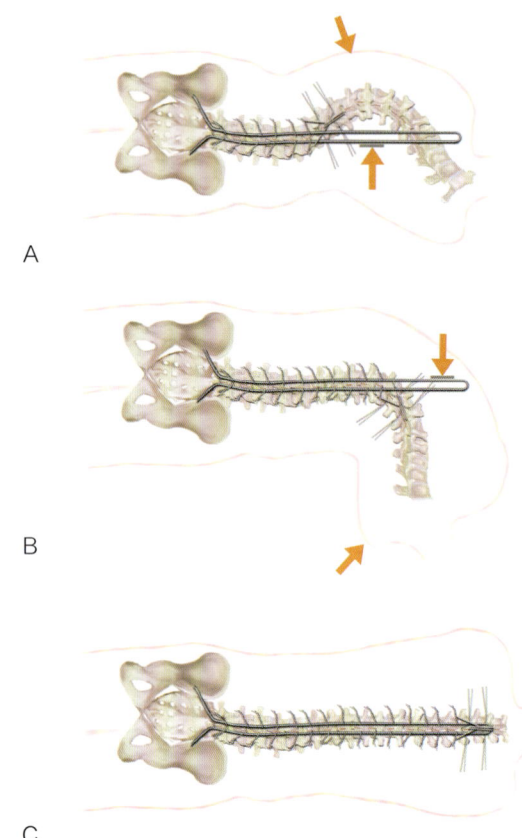

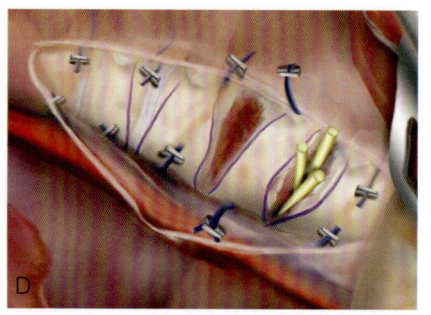

图5 A~C. 利用棒的悬臂效应矫正骨盆倾斜和脊柱侧凸。将棒逐渐连接每节椎体，并且将每根钢丝拧紧，使用横向力量逐渐矫正畸形。D. 前路松解。如果脊柱畸形僵硬，则在顶椎区进行椎间盘的楔形切除。

椎板下张力钢丝或椎弓根螺钉从骨质疏松部拔出。
- 任何有外力撞击至骨折而丧失行动能力的儿童都应使用DEXA检测骨密度。
- 服用抗癫痫药的患儿应该检测钙、磷和维生素D的水平。
- 骨密度低于平均值2个或2个以上Z值的患者应考虑静脉使用帕米膦酸盐来提高骨密度。

体位
- 患者俯卧在Jackson手术床上（也可以使用Relton-Hall四脚架），腹部悬空（图6）。
- 我们为操作台配置了特殊的X线透视仪，与标准透视仪相比其间距更窄。

- 根据手术医生自己的偏好和经验，一些医生习惯在术中结合使用皮牵引、颅环（Halo）支撑牵引或Halo-股骨髁上牵引。通过术前的牵引建立良好的畸形矫正可以显著改善手术效果，尤其是当骨密度非常低时，这种间接矫正的方法更为安全。
- 置入U形棒时，患者髋关节和膝关节应尽量弯曲使腰椎的前凸幅度变小从而使U形棒更容易插入骨盆，操作过程中应将患者全身骨性突出部位垫上衬垫。
- 许多脑瘫患儿因为明显的肌肉挛缩使他们四肢的摆放变得困难，对于这种情况，应该取使四肢关节张力最小的体位进行手术操作。
- 导尿管随时保持通畅，特别是做了膀胱造口术或其他膀胱重建术的神经源性膀胱儿童。

手术方法
- 融合部位从T1开始到T2再到骶骨的脊柱后路节段性固定融合技术。
- 充分暴露需要融合的脊椎节段，再扩大暴露髂嵴外翼至坐骨切迹和髂后上棘（PSIS）的下端。
- 如果使用髂骨螺钉，应暴露S2椎板，为S2髂骨入路做准备。

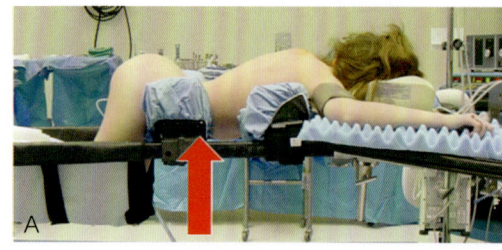
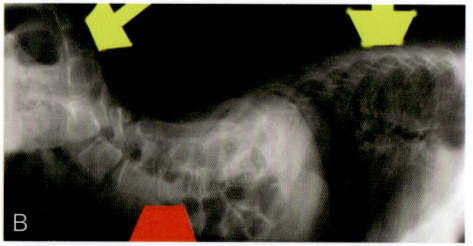

图6 A、B. 患者腹部悬空，并通过髋关节和膝关节尽量弯曲使腰椎的前凸幅度变小。必要时，未洗手的助手可以向上推患者腹部（A图箭头所示），使髂骨钉更易于插入有严重脊柱前凸的骨盆。

骨盆准备

脊柱-骨盆固定技术

- 用骨锥在髂骨的外皮层和内皮层之间形成孔道。在此之前,对于体重低于45 kg的患者,钻头上标记的距离比坐骨切迹长10 mm,体重超过45 kg的患者,钻头上标记的距离比坐骨切迹长15 mm。
- 接下来将左右钻头导向器分别插入左右两侧坐骨切迹。
  - 钻头引导器的横向手柄平行于骨盆(髂嵴),而轴向手柄平行于骶骨。
- 沿骨盆髂后上棘到坐骨切迹形成的髂骨钉道通过坐骨切迹的前上方,孔道内存在骨密度较高的区域。
  - 为了确保髂骨钉置入有效,可以使用钻头或探针进入针道进行X线透视观察(技术图1)
- 孔道建立过程中,应用探针探测以确保骨盆内皮质或坐骨切迹未被穿透。
- 如果使用骨盆螺钉,所形成的孔道口应是埋头孔,以防止螺钉突出。
- 将最大直径的骨盆螺钉(通常直径为7~10 mm)固定在该孔道中,并且至少位于坐骨切迹上方1 cm,该处可以使螺钉获得牢固的锚定。
  - 临床上多使用闭式多轴螺钉来使棒-骨盆螺钉结构达到最大化的稳固。
  - 通常,如果我们只使用骨盆螺钉,但需要额外固定以提高骨盆固定的稳定性时,会加用S1螺钉。临床多采用这种方法而不单用骶骨螺钉是因为骨盆螺钉固定可以产生更大的力量来矫正骨盆倾斜和矢状面的骨盆畸形。
- 放置U形棒时,可以用可吸收明胶海绵临时填充针道来止血。

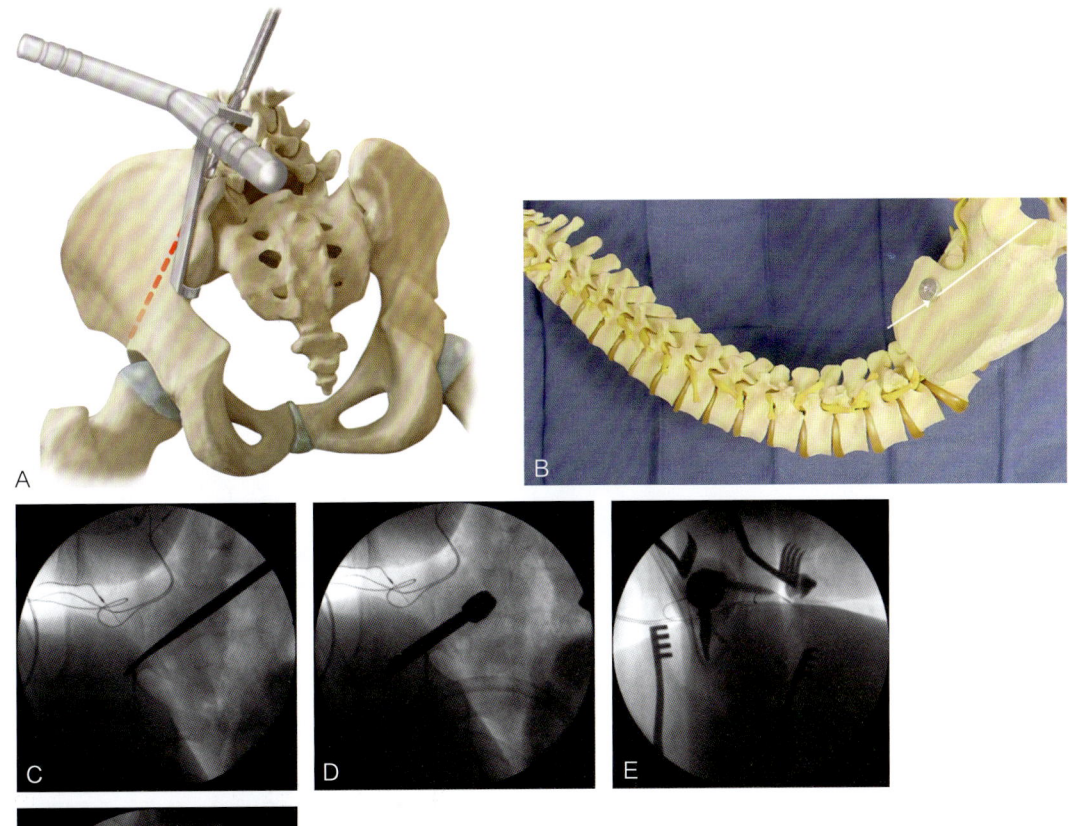

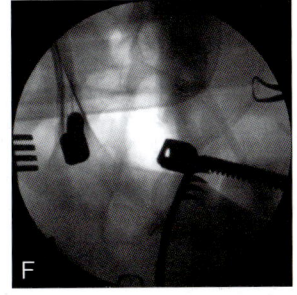

技术图1 髂后上棘入路。A. 坐骨切迹前上方为最佳进针位置。B. 伴有严重的脊柱前凸,进针点应更靠前,进针方向更靠后。C~F. 术中正、侧位透视显示骨盆螺钉的正确位置。C、D. 正位片显示钉道位于从髂后上棘到坐骨切迹的上方,骨盆螺钉最终位于坐骨切迹上方不少于1 cm处。E、F. 与探头方向平行的X线片显示探头在内外皮质之间和最终螺钉位置,恰好位于坐骨切迹上方,该切迹为泪滴(C~F版权:DePuy Synthes Spine)。

S2髂骨翼固定术

- 笔者还采用过Chang和Sponseller提出的S2AI钉技术，从内侧入路置入髂骨钉。进针点比传统的髂后上棘入口深约1.5 cm。
  - 该技术的支持者表示，S2AI钉技术的使用较其他螺钉技术的手术暴露时间较短，出血较少，并且可以减少螺钉尾部突出的发生。此外，由于进针点与L5和S1椎弓根螺钉位于同一直线，因此可以使用椎弓根螺钉来代替钢丝固定，不再需要横向连接器。
- 进针点定为S1背孔外侧2～4 mm，下方4～8 mm（技术图2A～E），最低程度剥离骨盆肌肉组织。
  - 用一小尖锥标记这一位置并穿破骨皮质。
  - 然后，使用骨锥或把椎弓根开路器往深部开路进入骶骨的骨松质区，指向髂前上棘并穿入髂骨。
- 针道角度是横向的（与水平面大约成40°），针道指向尾端的角度为20°～30°（取决于骨盆倾斜程度），术中X线透视有助于引导该针道，如上述髂后上棘入路法所述。一旦骨锥进入髂骨，可见该针道位于髂前下棘和坐骨切迹连线上方1～2 cm处。（技术图2F、G）
- 同样，钉道形成过程中，应用探针探测针道以确保骨盆皮质或坐骨切迹未被骨锥穿透。
- 最后根据术中情况选择合适的髂骨钉拧入（通常长度为65～100 mm长；直径7～10 mm的多轴螺钉）。

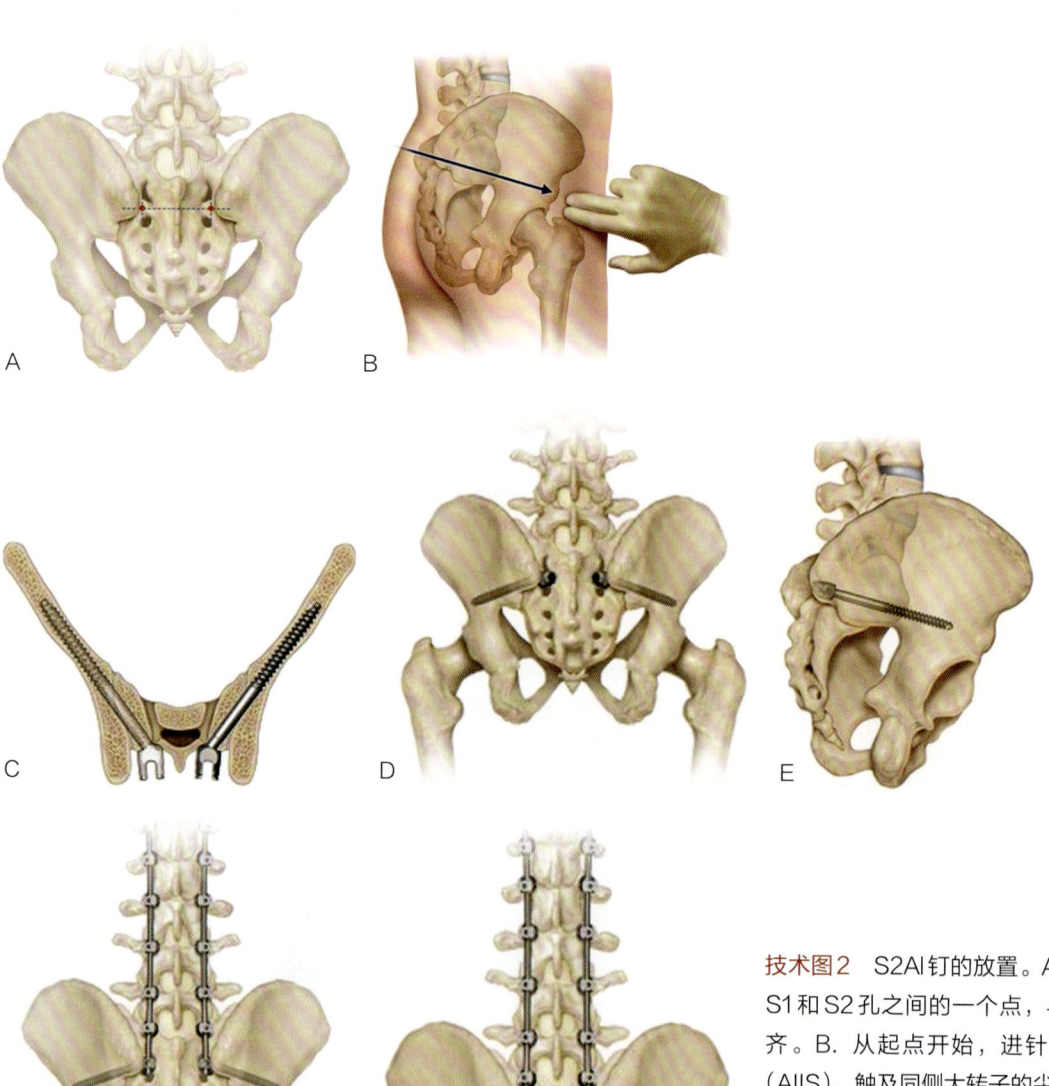

技术图2 S2AI钉的放置。A. S2AI钉的起点是S1和S2孔之间的一个点，与S1椎弓根螺钉对齐。B. 从起点开始，进针方向指向髂前下棘（AIIS），触及同侧大转子的尖端。C～G. 髂骨中螺钉髂骨后、侧位视图（该放置位的X线成像类似于技术图1C～F）。S2AI螺钉可获得髂骨螺钉与腰椎和骶椎椎弓根螺钉对齐（F），因此髂后上棘放置固定纵向杆时不需要偏移连接（G）（版权：DePuy Synthes Spine）。

Luque 钢丝内固定

- 充分暴露脊柱并完成骨盆的固定后，彻底清除棘突并小心地切除黄韧带以暴露下层空间。
- 将准备好的双股 Luque 钢丝弯成弧形（也可以使用预弯的钢丝），并从 L5 的椎板间隙伸入沿椎板内面滑行至 T1 或 T2 椎板处。
  - 钢线弯成的弧形曲率半径必须接近椎板的宽度，以便钢线安全穿过椎板内面。
- 如果使用双股钢丝那么只需要在 L5 和手术近端椎骨（T1 或 T2）内面通过，而单股钢丝则需要从每个椎板下方通过（技术图 3A～E）。
- 将两股钢丝提拉至相等长度，然后向下弯曲到脊柱中线上，末端向下弯曲紧贴棘突肌肉（技术图 3F）。
  - 这样操作方便钢丝无意中进入椎管，钢线也更容易固定。

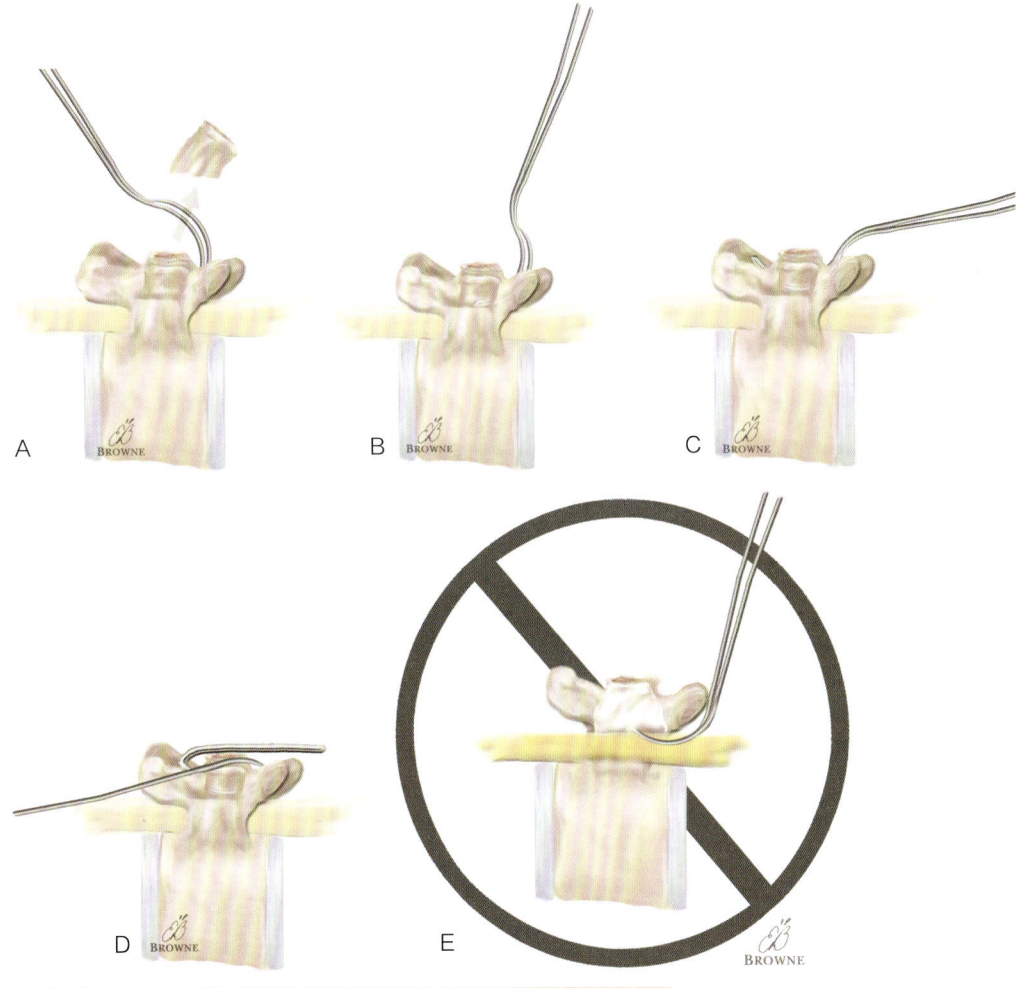

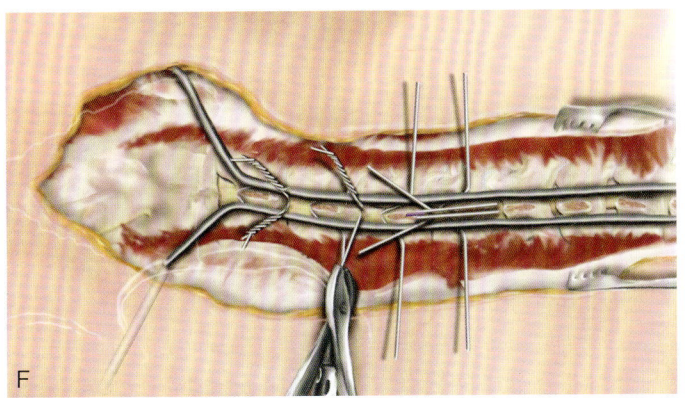

技术图 3　当椎板下穿引钢丝时，重要的是将钢丝紧贴椎板下方（A～D），注意不要将椎板下方的钢丝尖端卡住（E），这会将钢丝拉入椎管并对脊髓产生压迫。F. 钢丝向下弯曲到脊柱中间的中线水平，并且末端向下弯曲紧贴椎旁肌。

U形棒的选择和置入

U形棒

- 钢丝固定于椎板下方后再选择U形棒的长度。
- 将棒倒置并将弯曲处置于骨盆升高侧钉道口来决定U形棒实际长度(技术图4A)。
  - 棒的长度应达到T1或T2处为宜(所选择的手术近端点)(技术图4B)。
  - 如果是严重的脊柱后凸,应选择较短的U形棒,因为脊柱会随着畸形的矫正而缩短。
  - 而严重的脊柱前凸,则应选择较长的U形棒,因为脊柱会随着畸形的矫正而变长。
  - 最好使U形棒的侧面偏短,因为如果需要,可以将钢丝拉到棒上2~3层。
- 如果置入的U形棒长度超过2 cm,看起来会显得该处皮肤十分突出。
  - U形棒过长的情况下,可以使用钢棒剪修剪或使棒交联。
- 将椎板凿毛,彻底清理横突软组织,然后嵌入同种异体移植骨(骨碎片)(180~240 mL)。
- 将U形棒置入骨盆并将其插入先前凿出的骨盆孔(技术图4C)。
- 在伴有骨盆倾斜的患者中,先将棒的骨盆段放入骨盆倾斜低侧的孔道中,使该侧支柱位于另一支的下方。
- 手术医生使用锤子先将棒的1/2~3/4长度插入孔中,然后再将对侧U形棒插入同样长度,使用持棒钳将其引导至先前钻孔的正确方向。
- 接下来用使用锤子将棒敲进髂骨,或者敲击骨盆并确保将左右两支引导至先前钻好的孔中。

矫形棒组合装置结构

- 放置右侧和左侧骨盆螺钉后,将固定的横向连接器连

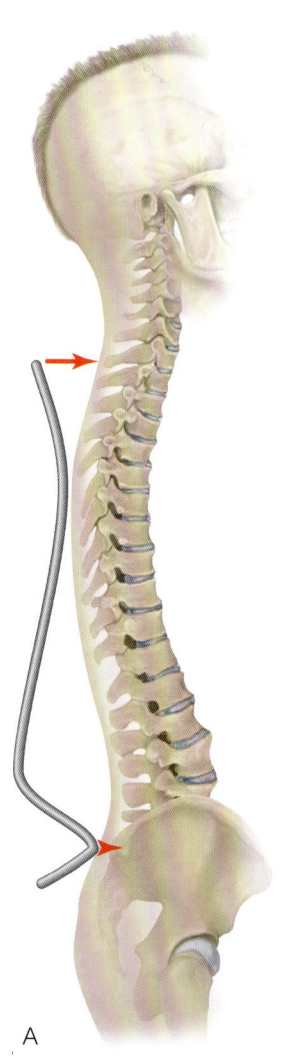

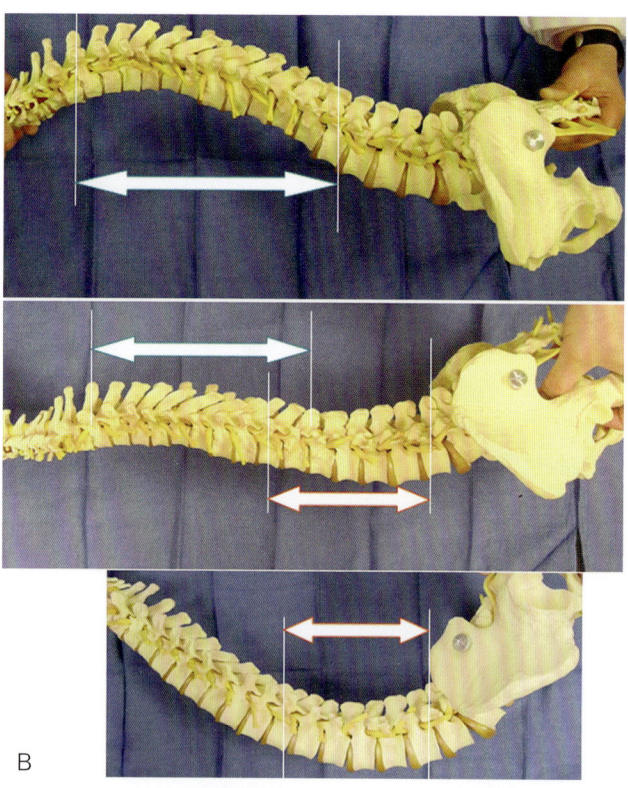

技术图4 A. 测量出合适的支撑棒长度是手术中最困难的操作之一,通过将棒倒置并将棒的顶部置于T1并将弯曲处置于骨盆口来完成。B. 随着脊柱畸形被矫正(中),前凸矫正,脊柱缩短(上),脊柱后凸矫正,脊椎变长(下)。

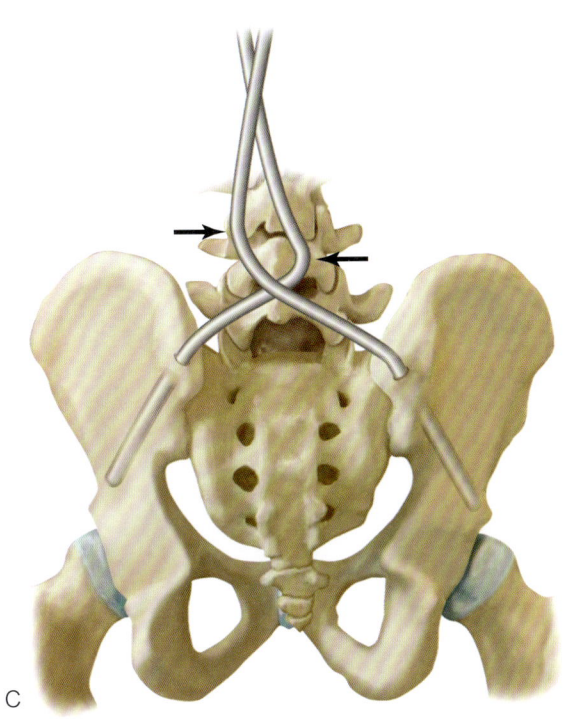

技术图4（续） C. 将棒的骨盆支交叉后插入骨盆孔中，左右交替使两侧棒每次进入孔道1 cm，直到双侧完全进入。

接每个骨盆螺钉，将钢丝穿过，使预先连接的U形棒连接到固定的横向连接器，并且将近端闭合的连接器放置在近端的骨盆螺钉上（技术图5A）。

- 矫正的关键是将每个预弯的U形棒连接并固定已经与连接器固定好的髂骨螺钉上，使得每个杆棒的长径完全垂直于骨盆的水平轴线，矢状轮廓与骶骨对齐。
- 每个U形棒的矢状弯曲角度（技术图5B、C）应相同且左右对齐，使其轮廓从近端到远端与骨盆匹配。如果不仔细地完成以上操作，则不能通过悬臂操纵完全矫正骨盆倾斜度。完成后，将每个连接处（骨盆螺钉、横向连接器和近端连接器）的固定螺帽拧紧固定到棒上。
- 如果Luque棒过长，可以用钢棒剪剪除一段并调节近端连接器。可以在胸腰椎交界处置入嵌入式交叉连接器以增强该装置的稳定性。从骨盆螺钉到近端连接器的组合装置结构完全固定好之后就可以产生悬棒力量来矫正脊柱畸形。

悬棒矫正

- 不应该试图通过将棒完全推入钉道来探测钉道是否合适，因为这可能导致杆的骨盆支或骨盆螺钉拉出骨盆甚至使髂骨骨折。
- 应该将棒压至与椎板对齐（技术图6A、B），然后拧紧钢线，注意不要过度拧紧（建议使用喷射式捻丝机）。剩余的棘突置于脊柱中线上也至关重要，将钢线切割长10～15 mm为宜。
- 将U形棒推至L4位置并将钢丝拧紧然后剪去多余部分。
  - 或者，将U形棒推至L3位置并将钢丝拧紧再剪去多余部分。
- 就这样一步一步推动U形棒直到T1或T2（技术图6C、D）。

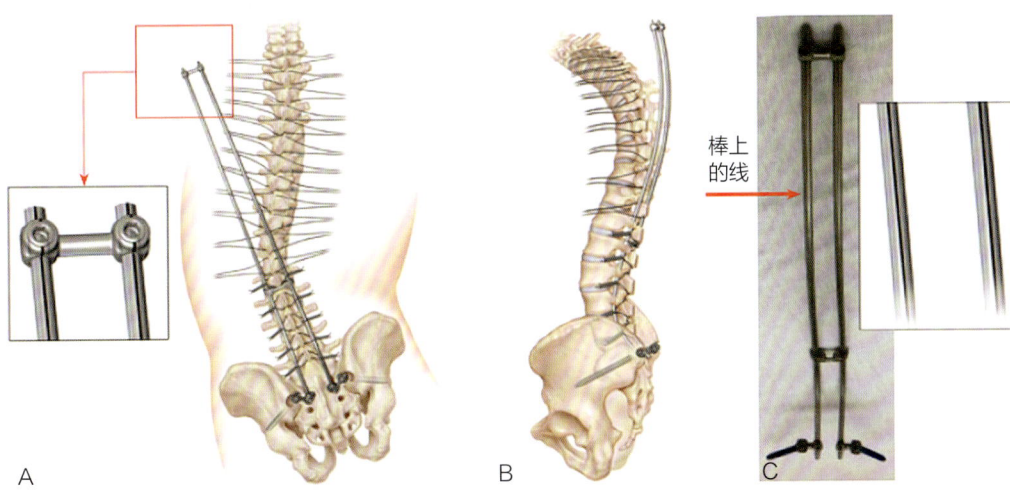

技术图5 A. U形棒组合装置的正面图，其中预弯的棒连接到髂后上棘上的骨盆螺钉（S2AI钉也可在钢丝穿过后连接）。连接时应使棒垂直于骨盆的水平轴线，以获得最大化的悬臂矫正力量。远端交叉连接器和近端闭合连接器使构造变的稳固。在最终拧紧连接器之前，棒的长度和脊柱轮廓，旋转应匹配。B. 预弯棒的横向轮廓与骶骨的矢状轮廓一致。C. 在棒的后部轮廓上有一条线，以帮助将其与骶骨对齐（版权：DePuy Synthes Spine）。

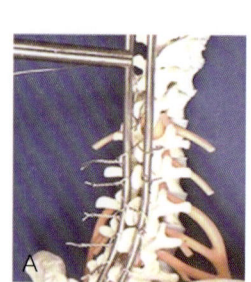 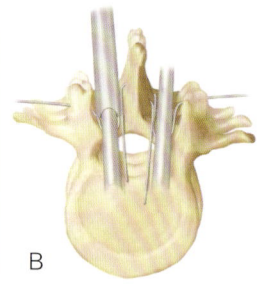 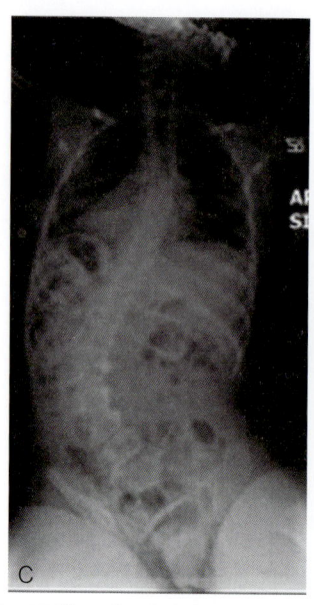 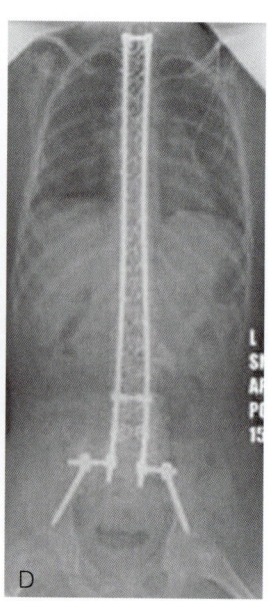

技术图6　A. 一旦装置连接完成，在拧紧钢丝之前（如果要使用底层钢丝），则在每个水平用压棒器（类似于U形棒）在每个水平位置手动向下推动装置。B. 在拧紧钢丝之前，用压棒器将棒向下推至相同高度。这可以防止钢丝断裂或被椎板切断。将U形棒的中心保持在棘突是很重要的。C、D. 术前和术后X线正位片（A、C、D版权：DePuy Synthes Spine）。

胸椎侧凸和脊柱后凸矫正

- 胸弯较难通过悬臂结构来矫正。
- 因为采用上述方法来解决这种情况，从骨盆或腰椎的远端开始，当U形棒到达胸椎位置固定时，在棒的近端只留下一个短臂，使得头部重心很难固定于躯干上方。
- 这种类型的畸形很难用传统的U形棒来矫正，因为U形棒需要首先将远端固定到骨盆中（技术图7A）。
  - 对于这样的畸形，可以采用反向置入悬臂结构的方法（从近端到远端）（技术图7B~D）。
- 暴露脊柱和骨盆后，如前所述放置骨盆螺钉和椎板下张力钢丝。
- 然后通过首先将预弯的棒与顶部闭合的近端连接器连接并将交叉连接器放在腰部来组装U形棒组合装置。

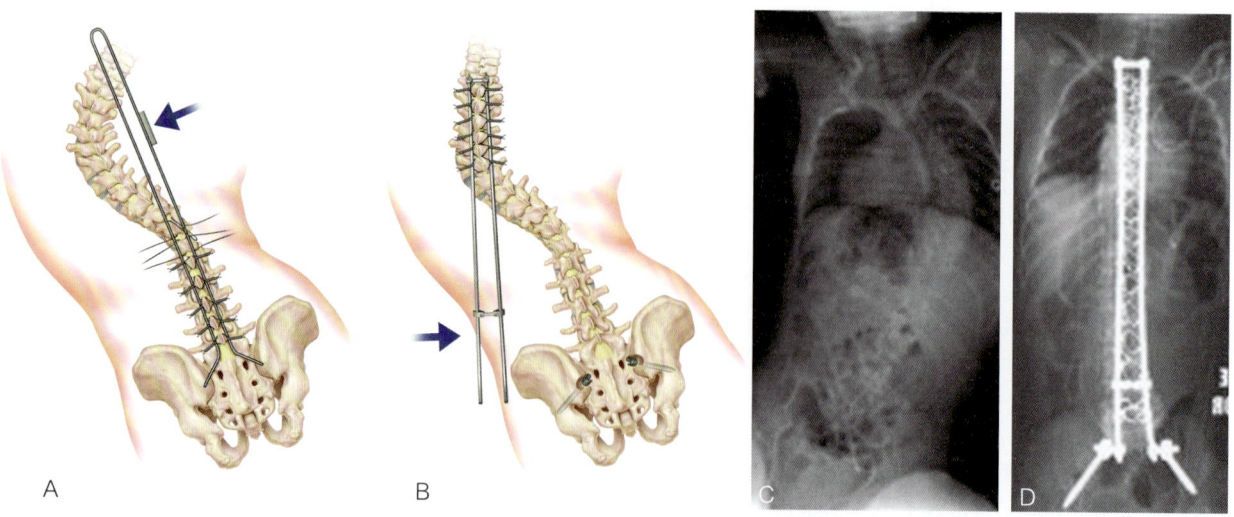

技术图7　A. 由于棒不够长，很难使用U形棒矫正这种类型的胸椎弯曲。B. 该图显示了可用于矫正胸椎侧凸的近端至远端悬臂技术。C、D. 术前和术后X线正位片（版权：DePuy Synthes Spine）。

- 棒的长径应该从近端到远端与其轮廓平行。
- 接下来，使用椎板钢丝从T1到装置的弯曲顶点来固定组合装置。
- 将顶端椎骨固定到棒上之后，逐渐将棒推到下一个远端椎骨，拧紧下层钢丝，再推到下一个远端的椎骨，继续拧紧下层钢丝进行悬臂矫正，顺着脊柱往下逐步进行以上相同的操作，直到骨盆螺钉。
- 然后使用固定的横向连接器将U形棒连接到骨盆螺钉上。
- 通过这种"近端到远端"的悬臂技术进行矫正可以更好地矫正胸椎侧凸以及后凸畸形（技术图8），并将头部重心固定于躯干上方。

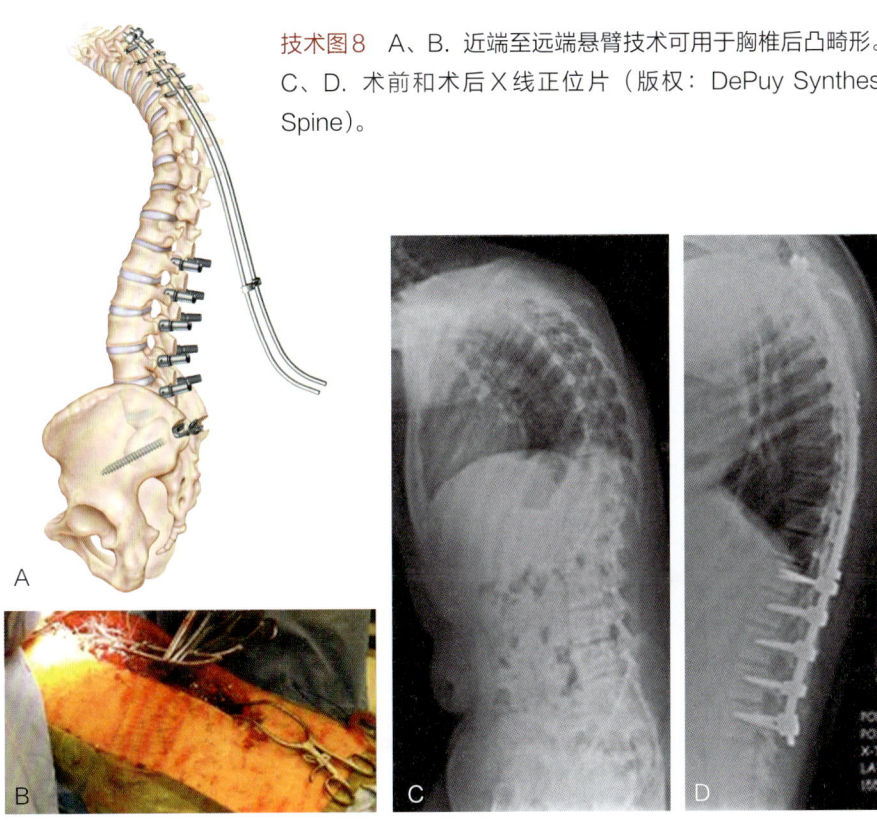

技术图8　A、B. 近端至远端悬臂技术可用于胸椎后凸畸形。C、D. 术前和术后X线正位片（版权：DePuy Synthes Spine）。

完成手术并闭合切口

- 将所有钢丝都向下折弯至U形棒中线上，因为如果需要再次手术，这样可以使U形棒和钢丝更容易被暴露。
- 最后将剩余的骨质移植在棒两侧（技术图9A）。
  ○ 通常把剩余的60 mL同种异体移植物与庆大霉素（80 mg，3~4瓶）或者目前使用较多的万古霉素[较小的患儿使用500 mg，较大的患儿（>50 kg）使用1 000 mg]混合。这样能降低术后感染率。
- 如果患儿体型较瘦，骶骨处肉眼看上去很突出，可以修剪骶骨棘突和外侧突。
  ○ 如果骶骨椎板和外侧突隆起较严重，可以将其完全切除。
- 必须保证筋膜紧密闭合（任何渗漏都可能导致感染，尤其是在脊柱的下部，患儿大小便失禁时）。
  ○ 一般不建议使用引流管。
- 皮下组织和皮肤需要紧密闭合。
- 术后拍摄X线照片以确认冠状和矢状面畸形被矫正（技术图9B~D）。
- 在脊柱前凸患者中，使用带复位柱椎弓根螺钉有助于矫正矢状面弯曲顶点。
- 如果可以的话，让整形外科医生团队帮忙缝合皮肤可能会降低伤口破裂和深度感染的概率。

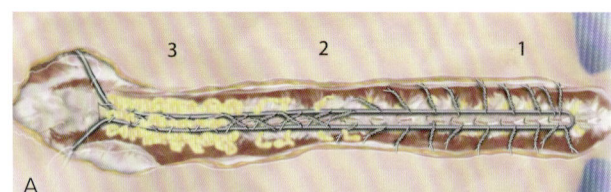
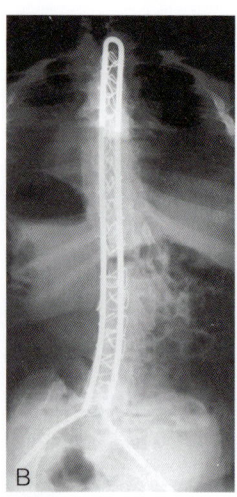
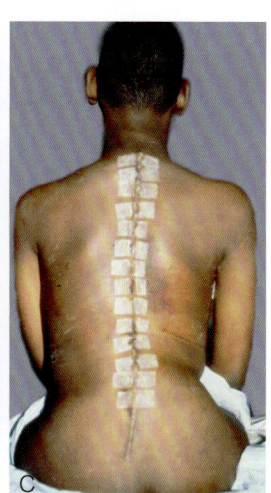
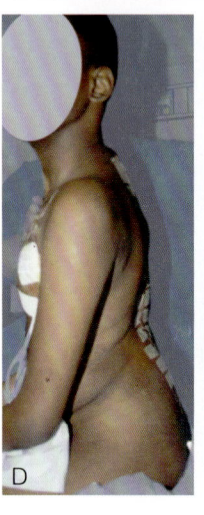
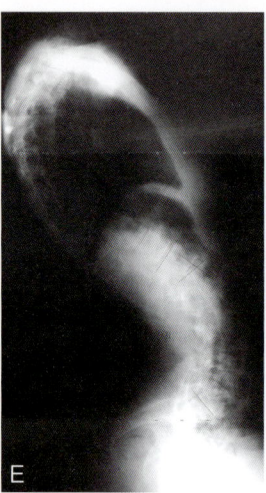
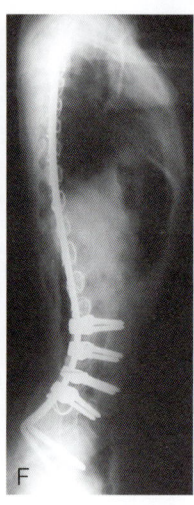

技术图9　A~D. 钢丝穿过然后沿顺时针方向拧紧（1）。将钢丝切割至断端约1cm，然后折弯至中线上（2）。同种异体移植骨（黄色）横行放置，植入椎间隙中（3）。图1中患者的X线正位片显示了术后冠状面畸形的矫正。治疗示意图显示骨盆倾斜被矫正（C）和良好对称的矢状面生理曲线（D）。E、F. 严重高位脊柱前凸患者的术前和术后侧位X线侧位片用U形棒组合装置和椎弓根螺钉矫正，用于矫正畸形尖端的脊柱前凸。

要点与失误防范

术中可能突然发生严重低血压，特别是去皮质后	• 手术医生和麻醉师之间的持续沟通至关重要。术前应该准备好血型和交叉配血红细胞（1.5~2倍患者的血容量），新鲜冰冻血浆和血小板
低热	• 保持室温并使用加热的呼吸机，静脉输液和血液加温器以及气流加热装置可以避免体温过低
过度僵硬的脊柱侧凸或伴有矢状面畸形（过度后凸或过度前凸）	• 手术医生应在术前检查躯体僵硬或让患者拍X线片以考虑是否需要进行前路松解术
棒的置入	• 使用张力钢丝将U形棒向下拉至椎板可能导致钢丝切割椎板 • 在矫正畸形弧度的同时放松在保持两侧水平的压棒器可能会导致"解开"效应，数条钢丝因为穿过椎板时断裂或因椎骨末端产生过大力量被割断 • 当接近杆的顶部时，外科医生应该使用持棒器来防止压棒器从杆上滑落 • 压棒器力量过大会使患者通气障碍或血压下降。如果发生这种情况，外科医生应松开压棒器以保证患者正常通气，恢复血压
严重脊柱前凸的骨盆固定	• 当外科医生发现将U形棒的骨盆段插入钉道比较困难或不能使其完全置入时，可以使U形棒穿入坐骨切迹或穿过内骨盆 • 术中行透视检查置入的正确位置。如果穿破骨盆，应切断穿透的部分再插入，并重新连接两端或两侧横向连接器 • 如果存在严重的脊柱前凸，可以采用具有单独插入骨盆螺钉的装置代替一般的U形棒，这种装置的螺钉部分可以更容易地放置器械的骨盆部

U形棒的长度	• 如果U形棒太长过于突出,则两棒可以交叉连接在一起,然后在T1处切除多余部分。如果长度误差超过两个水平,则另一个U形棒的顶部很可能固定到末端连接器上。这一点对于脊柱后凸过多,防止脊柱在U形棒顶部滑脱时尤为重要
钢丝穿过椎板	• 只有清除足够的骨组织才能使张力钢丝穿过椎板下层。不应把钢丝拉至椎板上。这可能是因为严重畸形时没有进行前路松解
椎弓根螺钉拔出	• 可以使用较大直径的螺钉,或者可以在螺钉拔出水平处添加钢丝以加强固定

术后护理

- 通常情况下,神经肌肉型脊柱侧凸患者术后都应进入ICU进行护理。
- 如果失血量不多或者麻醉师评估可以拔管后,可以移除氧气管。一些患儿术后仍需保持氧气管2~5天,这一部分患儿需要加强呼吸管理。
- 术后疼痛护理包括短效药物(芬太尼)的滴注和使用地西泮治疗痉挛。口腔的疼痛护理可在术后第3天或第4天开始。
- 患者体温应维持在37℃。体温低于33℃会影响凝血功能,这种情况在术后患者中很容易发生。
- 通过保持增加的液体摄入量和循环血压支持来避免低血压。尿量应保持在最低0.5 mL/(kg·h)。
- 大多数患儿需要积极的术后营养支持。
  - 一旦出现肠鸣音,就可以开始用胃管提供营养。
- 如果没有出现肠鸣音,可通过鼻饲管或造瘘的方法提供营养。
- 如果肠道进食不耐受,可以用静脉营养支持。手术时放置中心静脉导管(Hickman)。一旦不再需要应拔出,降低感染率。
- 术后监测胰酶水平,因为淀粉酶和脂肪酶水平升高是常见的情况,通常预示着亚临床胰腺炎。
  - 监测水平超过正常值,应延迟患儿营养支持。
  - 为使伤口愈合最佳,营养摄入量通常为术前正常需求的1.5倍,并维持到术后1个月。
- 术后适当评估轮椅的使用很重要。

结果

- U形棒的使用的实现了70%~80%的脊柱侧凸矫正率和80%~90%的骨盆倾斜矫正率。
- 在24例门诊脑瘫患者中,采用U形棒进行后路脊柱融合术治疗的所有患者均保留了行走能力。
- 矢状面脊柱畸形也可以用U形棒获得很好的矫正。Lipton等研究显示,24例脑瘫患者在U形棒内固定术后脊柱前凸和后凸都得到缓解,矢状面畸形得以矫正。
- 一项对190例手术患者家长和监护人进行的术后功能改善情况的回访调查显示,95.8%的家长和84.3%的监护人会再次推荐该手术。对于术后的效果反馈包括患儿躯体外观、整体功能、生活质量和易于照顾的提高与改善。
- 脑瘫患儿在后路脊柱融合术后的总体预期寿命至关重要。生存分析表明,在评估了多个因素后,严重的术前胸椎后凸畸形存在和术后在重症监护病房的天数与预期寿命的降低相关。

并发症

- 手术并发症很常见,但通常不会危及生命,严重程度从轻微到严重都可能发生。包括术中出血过多、神经系统并发症、肺不张、肺炎、术后肠梗阻、伤口感染等。
- 还可能出现手术器械或技术所致的并发症,包括棒或钢丝的突起、假关节、U形棒穿透骨盆、融合后的曲轴畸形进展等。
- 一项研究表示,畸形弧度、术前肺功能状态和神经受累程度与术后并发症的相关性最高。
- 每个患者感染率各不相同,即使所有条件都得到优化,感染率估计约为10%。应针对围手术期高发的一些情况,积极做好家长解释及相应准备。

(张彦 译,陈博昌 审校)

参考文献

[1] Alman BA, Raza SN, Biggar WD. Steroid treatment and the development of scoliosis in males with Duchenne muscular dystrophy. J Bone Joint Surg Am 2004;86-A(3):519-524.

[2] Aprin H, Bowen JR, MacEwen GD, et al. Spine fusion in patients with spinal muscular atrophy. J Bone Joint Surg Am 1982;64:1179-1187.

[3] Bell DF, Mosely CF, Koreska J. Unit rod segmental spinal instrumentation in the management of patients with progressive neuromuscular spinal deformity. Spine 1989;14:1301-1307.

[4] Borkhuu B, Borowski A, Shah SA, et al. Antibiotic-loaded allograft decreases the rate of acute deep wound infection after spinal fusion in cerebral palsy. Spine 2008;33:2300-2304.

[5] Borkhuu B, Nagaraju D, Miller F, et al. Prevalence and risk factors in postoperative pancreatitis after spine fusion in patients with cerebral palsy. J Pediatr Orthop 2009;29:256-262.

[6] Chang TL, Sponseller PD, Kebaish KM, et al. Low profile pelvic fixation: anatomic parameters for sacral alar-iliac fixation versus traditional iliac fixation. Spine 2009;34:436-440.

[7] Dearolf WW Ⅲ, Betz RR, Vogel LC, et al. Scoliosis in pediatric spinal cord-injured patients. J Pediatr Orthop 1990;10:214-218.

[8] Dhawale AA, Shah SA, Sponseller PD, et al. Are antifibrinolytics helpful in decreasing blood loss and transfusions during spinal fusion surgery in children with cerebral palsy scoliosis? Spine 2012;37:E549-E555.

[9] Dias RC, Miller F, Dabney K, et al. Surgical correction of spinal deformity using a unit rod in children with cerebral palsy. J Pediatr Orthop 1996;16:734-740.

[10] DiCindio S, Theroux M, Shah S, et al. Multimodality monitoring of transcranial electric motor and somatosensory-evoked potentials during surgical correction of spinal deformity in patients with cerebral palsy and other neuromuscular disorders. Spine 2003;28:1851-1855.

[11] Karol LA. Scoliosis in patients with Duchenne muscular dystrophy. J Bone Joint Surg Am 2007;89:155-162.

[12] Keret D, Bassett GS, Bunnell WP, et al. Scoliosis in Rett syndrome. J Pediatr Orthop 1988;8:138-142.

[13] King WM, Ruttencutter R, Nagaraja HN, et al. Orthopedic outcomes of long-term daily corticosteroid treatment in Duchenne muscular dystrophy. Neurology 2007;68(19):1607-1613.

[14] Labelle H, Tohme S, Duhaime M, et al. Natural history of scoliosis in Friedreich's ataxia. J Bone Joint Surg Am 1986;68:564-572.

[15] Lebel DE, Corston JA, McAdam LC, et al. Glucocorticoid treatment for the prevention of scoliosis in children with Duchenne muscular dystrophy: long-term follow-up. J Bone Joint Surg Am 2013;95(12):1057-1061.

[16] Lipton GE, Letonoff EJ, Dabney KW, et al. Correction of spinal plane deformities with unit rod instrumentation in children with cerebral palsy. J Bone Joint Surg Am 2003;85:2349-2357.

[17] Lipton GE, Miller F, Dabney KW, et al. Factors predicting postoperative complications following spinal fusions in children with cerebral palsy. J Spinal Disord 1999;12:197-205.

[18] Maloney WJ, Rinsky LA, Gamble JG. Simultaneous correction of pelvic obliquity, frontal plane and sagittal plane deformities in neuromuscular scoliosis using a unit rod and sublaminar wires: a preliminary report. J Pediatr Orthop 1990;10:742-749.

[19] Miller F, Moseley C, Koreska J. Pelvic anatomy relative to lumbosacral instrumentation. J Spinal Disord 1990;3:169-173.

[20] Rinsky LA. Surgery of spinal deformity in cerebral palsy. Twelve years in the evolution of scoliosis management. Clin Orthop Relat Res 1990;(253):100-109.

[21] Smeets E, Schollen E, Moog U, et al. Rett syndrome in adolescent and adult females: clinical and molecular genetic findings. Am J Med Genetics A 2003;122:227-233.

[22] Smith AD, Koreska J, Moseley CF. Progression of scoliosis in Duchene muscular dystrophy. J Bone Joint Surg Am 1989;71:1066-1074.

[23] Sponseller PD, Zimmerman RM, Ko PS, et al. Low profile pelvic fixation with sacral alar iliac technique in the pediatric population improves results at two-year minimum follow-up. Spine 2010;35:1887-1892.

[24] Sucato DJ. Spinal deformity in spinal muscular atrophy. J Bone Joint Surg Am 2007;89:148-154.

[25] Thometz JG, Simon SR. Progression of scoliosis after skeletal maturity in institutionalized adults who have cerebral palsy. J Bone Joint Surg Am 1988;70:1290-1296.

[26] Trivedi J, Thompson JD, Slakey JB, et al. Clinical and radiographic predictors of scoliosis in myelomeningocele. J Bone Joint Surg Am 2002;84:1389-1394.

[27] Tsirikos AI, Chang WN, Dabney KW, et al. Comparison of parents' and caregivers' satisfaction after spinal fusion in children with cerebral palsy. J Pediatr Orthop 2004;24:54-58.

[28] Tsirikos AI, Chang WN, Dabney KW, et al. Life expectancy in pediatric patients with cerebral palsy and neuromuscular scoliosis who underwent spinal fusion. Dev Med Child Neurol 2003;45:677-682.

[29] Tsirikos AI, Chang WN, Shah SA, et al. Preserving ambulatory potential in pediatric patients with cerebral palsy who undergo spinal fusion using unit rod instrumentation. Spine 2003;28:480-483.

[30] Tsirikos AI, Lipton G, Chang WN, et al. Surgical correction of scoliosis in pediatric patients with cerebral palsy using unit rod instrumentation. Spine 2008;33:1133-1140.

[31] Yamashita T, Kanaya K, Yokogushi K, et al. Correlation between progression of spinal deformity and pulmonary function in Duchenne muscular dystrophy. J Pediatr Orthop 2001;21(1):113-116.

第91章 神经肌肉型侧凸的骨盆固定治疗
Pelvic Fixation for Neuromuscular Scoliosis

Jaysson T. Brooks and Paul D. Sponseller

定义

- 神经肌肉型脊柱侧凸（NMS）是一种在冠状面出现异常的肌神经性脊柱侧凸患者的脊柱畸形。
- 骨盆固定是指将脊柱固定到骶骨或髂骨，或两者兼而有之。

解剖

- 骨盆可以容纳大螺钉，这有助于骨盆倾斜的矫正，同时也在长融合结构中提供了一个稳定的基础。
- 在青少年中，骶髂（SAI）螺钉通路的平均长度为106 mm，而髂后上棘（PSIS）至髂前下棘（STA）的平均长度（对于标准的髂骨螺钉）为123 mm（图1）。
- 右侧或左侧髂骨最窄的平均宽度为12 mm，表明SAI径路可以容纳大直径螺钉来增加对于骨骼的把持。
- SAI螺钉插入点的平均深度为皮下52 mm，而PSIS插入点的平均深度为皮下37 mm，这种1.5 cm的差异对于神经肌肉畸形患者来说是很重要的，因为这些患者大多数时间是仰卧的。
- 研究表明，在NMS患者中，左右两侧骨盆内不对称是常见的[12]，牢固掌握正常解剖的同时考虑患者解剖的个体差异，对在正确的通道内置入螺钉至关重要。
- 骶髂关节向后由透明软骨、前软骨和纤维软骨组成。SAI螺钉60%的跨度穿过骶髂关节的透明软骨[21]。

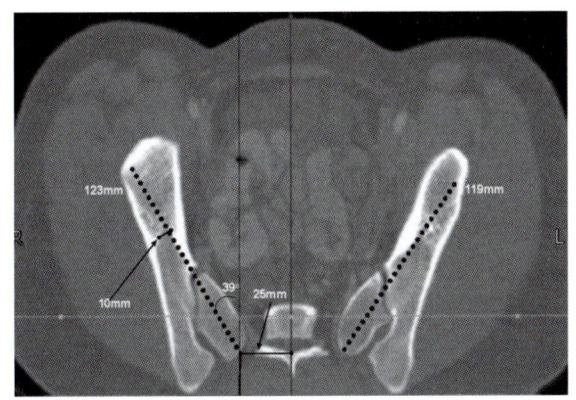

图1 在空间上，SAI通路的三维CT成像（经允许引自Chang TL, SponsellerPD, Kebaish KM et al. Low profile pelvic fixation: anatomic parameters for SAI fixation versus traditional iliac fixation. Spine 2009;34:436–440）。

发病机制

- 脊柱侧凸研究协会将导致NMS的异常肌神经通路分为以下类别[6]：
  - 神经病学说。
    - 上运动神经元：脑瘫、脊髓小脑变性（Friedreich共济失调、Charcot-Marie-Tooth病、Roussy-lévy病）、脊髓空洞症、脊髓肿瘤、脊髓损伤、Rett综合征。
    - 下运动神经元：脊髓灰质炎、创伤性下运动神经元损伤、脊髓性肌萎缩、自主神经功能障碍。
    - 混合型：脊髓脊膜膨出。
  - 肌病学说。
    - 关节挛缩。
    - 肌营养不良。
    - 肌纤维比例失调。
    - 先天性肌张力低下。
    - 肌强直性萎缩。

自然病程

- NMS患者的脊柱畸形率很高，包括20%～70%的脑瘫患者（取决于躯干控制量）、60%的Friedreich共济失调患者、80%的脊髓肌萎缩患者、86%的家族性自主神经功能障碍患者、50%～90%的杜氏肌营养不良男性患者、在骨骼发育成熟之前，几乎100%的外伤性四肢瘫痪或胸廓截瘫患者[4]。
- 与青少年特发性脊柱侧凸不同，NMS患者的大多数弧度线趋向于进展。
- 骨盆倾斜15°或以上的NMS患者，如果不将骨盆内固定作为器械结构的一部分，则脊柱融合术后可能会发生恶化[18]。

病史和体格检查

- 了解患者的基础功能至关重要。
- NMS患者具有广泛的运动和感觉功能，了解这一事实对于术后比较非常重要，该基线应记录在图表中，患者应在手术前即刻重新检查，患者的脚趾是自主移动还是仅仅是自发的？患者有能力行走吗？这些问题应该在手术开始前通过检查弄清楚。

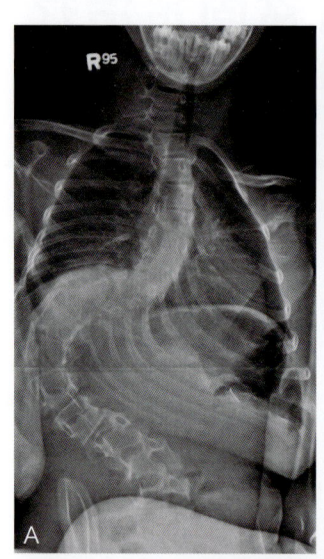
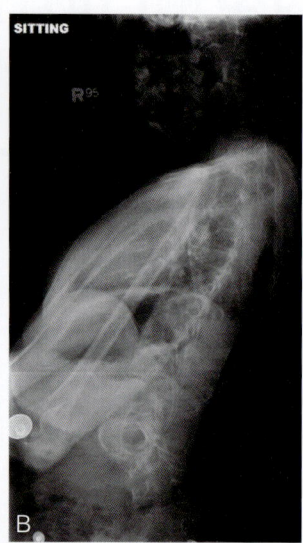
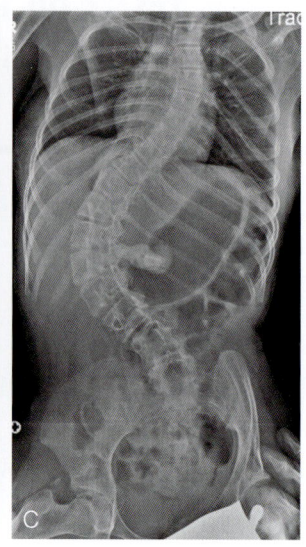
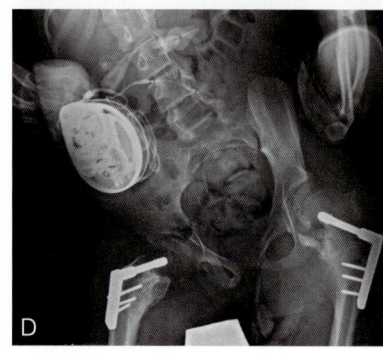

图2　NMS 畸形矫治前的标准术前 X 线片。A. NMS 弧度的前后位站立摄片。B. 侧位站立摄片显示后凸和前凸。C. 患者牵引中的前后位 X 线片。请注意与 A 的前后位 X 线相比，冠状面上的弧度提高到近 75°。D. 骨盆正位摄片显示骨盆倾斜程度及巴氯芬泵的位置。

影像学和其他诊断性研究

- 常规拍摄标准的后前位和侧位脊柱全长 X 线片（图2A、B）。
- 弧度的僵硬程度是通过牵引或支点 X 线片（图2C）来评估的。
- 对患者臀部的状态骨盆倾斜：骨盆矢状位状态进行评估，可以帮助患者在手术当天的体位摆放（图2D）。
- 如果存在巴氯芬泵，则应识别其所在的一侧，以帮助手术入路。

鉴别诊断

- 重要的是确保患者的脊柱侧凸是神经肌肉性的，不属于其他类别，如先天性、特发性、或综合征性脊柱侧凸。
- 先天性脊柱侧凸是由妊娠第4~5周椎体发育或分化失败引起的；综合征性脊柱侧凸是通过某些病理特征来识别的，如韧带松弛、蜘蛛样趾，以及马方综合征中所见的小泡症。

非手术治疗

- 矫形支具。
  - 矫形支具对于防止 NMS 患者的弧度进展及骨盆倾斜进展是无效的[22]。
  - 如果使用矫形支具，它通常是一个软的胸腰椎矫形器，是帮助坐姿平衡的灵活的矫形器；其他非手术干预措施包括坐姿、定制座位和功能性坐姿[9]。

手术治疗

- 脊柱后路融合术虽未被证实能延长 NMS 患者的寿命，但常通过改善躯干平衡、坐姿和舒适度，矫正骨盆倾斜和防止其曲线的进一步进展来提高患者的生活质量[20-24]。
- 过去，骨盆融合术因为其并发症被认为是困难的；如今，脊柱融合技术的重大进展已经很大程度上解决了这些问题。
  - 在20世纪80年代，Luque[14]引入了节段性脊柱器械，使用椎板下张力钢丝来更好地控制脊髓灰质炎后脊柱侧凸患者的畸形进展。
  - Cotrel-Dubousset 系统通过在脊柱畸形的器械中加入钩子和椎弓根螺钉，延伸了 Luque 的作用，并引入了脊柱畸形去旋转的概念。
  - 1988年，Allen and Ferguson[1]引进了 Galveston 技术，其中包括用一根 L 形的棒将骨盆固定在 PSIS 上，并

放置在髂骨的内板和外板之间。Galveston的技术改进了长融合内固定术,突出了骨盆内固定的重要性。
- 1989年,Bell等[3]提出U形棒技术,这是一个预弯成形的棒,用于脊柱后凸和骨盆的固定,是为悬臂矫正而研制的。
- 髂骶部螺钉[11]在进入S1椎弓根之前穿过了髂骨的2个皮质,因此顺理成章地增加了尾部的把持力,其主要缺点在于将其置于正确位置需要穿透广泛的软组织。
- 骨盆内固定新进展:SAI螺钉。
  - 它的起点在骶骨,与PSIS的起点相比,避免了穿越广泛的软组织。
  - 正如McCord等所述[17]连接到SAI螺钉尾侧的结构,由于螺钉向前明显超过了腰骶支点,其强度获得了极大增加。
  - SAI螺钉的起始点比U形棒深1.5 cm,避免了许多与后者有关的并发症,如突出和后退。
  - 用于SAI固定的植入物包括标准大螺钉、空心螺钉和偏角螺钉,有的有光滑的柄,有的是双螺纹。

术前计划

- 是否骨盆融合取决于弧度的类型和患者术前躯干控制程度,顶点在胸腰椎交界以上,末端椎体高于L4的弧度可能不需要融合骨盆;NMS患者如能独立保持与骨盆平衡的坐姿,可能不需要骨盆融合术,特别是如果它会限制患者功能的时候。
- 术前牵引X线片有助于确定弧度的柔韧度,但很多尾端未融合的NMS患者都可能发生进展,故下至S2是常见的。
- 另一个变量是顶部融合的距离。一般情况下,主弯在冠状和矢状位上的所有椎体,以及任何大于30°~35°的上胸弯弧度,均应包括在融合范围之内。
- 应在术前计划决定是否使用Gardner-Wells颅骨牵引器,通过Gardner-Wells颅骨牵引器近端牵引,是所有NMS患者接受一期脊柱后路融合术的首选。
- 近端牵引,还可一定程度地矫正盆腔倾斜的某些程度。如果需要远端牵引,专家们更倾向于使用皮肤牵引,远侧肢体牵引的一个先决条件是髋关节或膝关节没有超过30°的屈曲挛缩。
- 应术前决定是否使用抗纤溶药物如氨甲环酸、抑肽酶或氨基己酸:
  - 经证明,氨甲环酸可减少患者失血量,减少患者输血制品的需要,以矫正其畸形[19]。
  - 氨甲环酸通过竞争性结合和抑制纤溶酶原和纤溶酶发挥作用,而纤溶酶是体内血凝块形成的主要成分。

体位

- 从高于耳廓1 cm处开始,经皮肤到颅骨,注射大约1 mL利多卡因。患者仰卧时,将Gardner-Wells颅骨牵引器放置在麻醉部位,螺钉紧固至合适扭矩。
- 将患者翻身,垫子在改良的Jackson床上进行调整,使上垫位于胸骨切口下方3个手指宽度处,中垫位于髂前上棘下,下垫位于大腿中部(图3A)。
- 患者的腿可以放在带衬垫的吊带中,吊带可以收紧或放松,以影响术中后路松解后的前凸程度(图3B)。
- 患者正确摆放位置后,重量将会附着在Gardner-Wells颅骨牵引器上(图3C)。

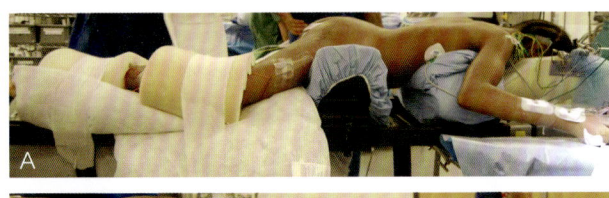
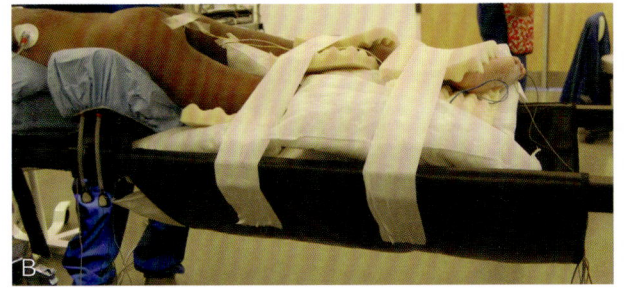
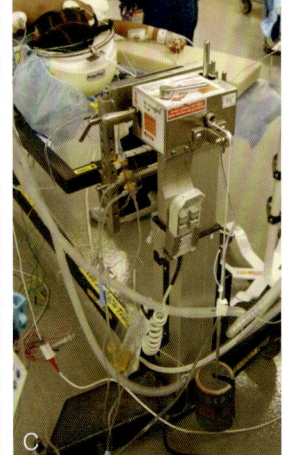

图3 患者手术定位。A. 当将患者放置在改良的Jackson检查床上时,手术室护士应将上垫置于胸骨切口下方3个指头处,中间垫置于髂前上棘下方,下垫置于大腿中部下方(图中未显示)。B. 患者的腿可以放在带衬垫的吊带中,吊带可以收紧或放松,以影响术中后路松解后的前凸程度。C. 患者转到俯卧位后,所需的重量就会加载到颅骨牵引器的绳子上。

手术方法

- 入路采用标准技术，中线切口下至棘突，骨膜下解剖。
- 当暴露骶骨时，通常将电灼器弯曲，以帮助去除骶骨表面的软组织；临床医生应该警惕骶骨内有隐匿性脊柱裂，约占人口的12.4%。
- 在放置任何椎弓根螺钉之前，重要的是决定患者畸形的矫正，将采用从远端到近端还是从近端到远端的方式。专家更倾向于从远端到近端纠正；但是，如果患者有僵硬性上胸段畸形，可采用从近端向远端矫正。

S1螺钉放置

- 骶骨暴露后，撑开器被放置在L5和S1的棘突之间。如果在正确的水平，骶骨将作为一个完整的单位移动。
- S1螺钉的起始点在S1上关节突的底部（技术图1A）。
- 先用开口器开出孔道，然后用扩张器扩张，钉道的角度应为25°，正中指向骶骨角，其置入扭矩增加99%[13]。螺钉前端的理想位置是位于前骶骨角的骨皮质及其终板，这一水平的螺钉通常直径为7~8 mm（技术图1B）。
- 最后，插入S1椎弓根螺钉，并将头旋转，直到开口方向与棒的末端一致（技术图1C）。

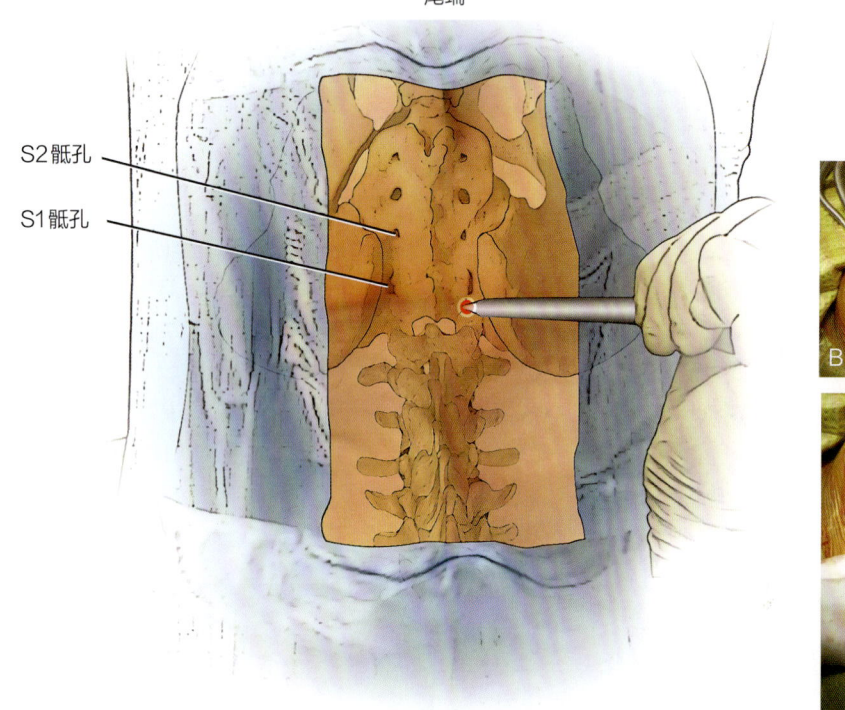
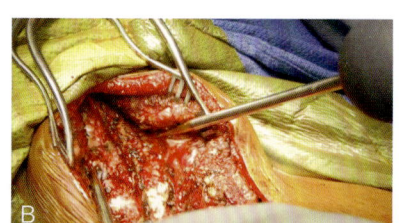
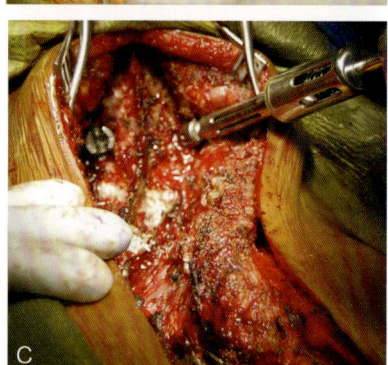

技术图1 S1螺钉的放置技术。A. S1螺钉（红点）的起始点在S1上关节突的底部。B. 在S1上关节突底部有一个起始点，一个起始锥被用来创建螺钉通路，瞄准25°中位，指向骶骨角。C. S1螺钉的最终位置。

SAI螺钉放置

- SAI螺钉的典型起始点在S1终板下25 mm，距S2体中点22 mm（技术图2A）。
- 开口器和扩孔器向侧面倾斜40°，尾端倾斜40°，即为所需的钉道指向（技术图2B）。
- 横穿骶髂关节与椎体将感到轻微的阻力，如果在经过骶髂关节后又感觉到阻力增大，很可能是髂骨外侧的骨板。如果发生这种情况，应及时退回开孔器，调整钉道更加垂直，以避免撞到侧壁。
- 用透视来确认开口器理想的位置在髂骨，开口器应穿过骶髂关节和髂骨到坐骨切迹(技术图2C)。
- 用深度计测量螺钉孔道的长度，专家建议把螺钉的长度调为90 mm，直径为8、9或10 mm，这样做可以使骨盆在矫正骨盆倾斜时，即使在骨质疏松的情况下，骨盆也可以被控制。
- 插入1根导针被插入，并透视证实它仍然在预期的螺钉孔道内(技术图2D、E)。
- 空心螺钉插入导针上，并获得另一个透视图像，以确认导针不是弯曲的(技术图2F、G)，在螺钉完全向前推进之前，使用电钻拔出部分导针。
- 向前拧入SAI螺钉，直到螺钉的顶部与S1和L5椎弓根螺钉的高度一致。

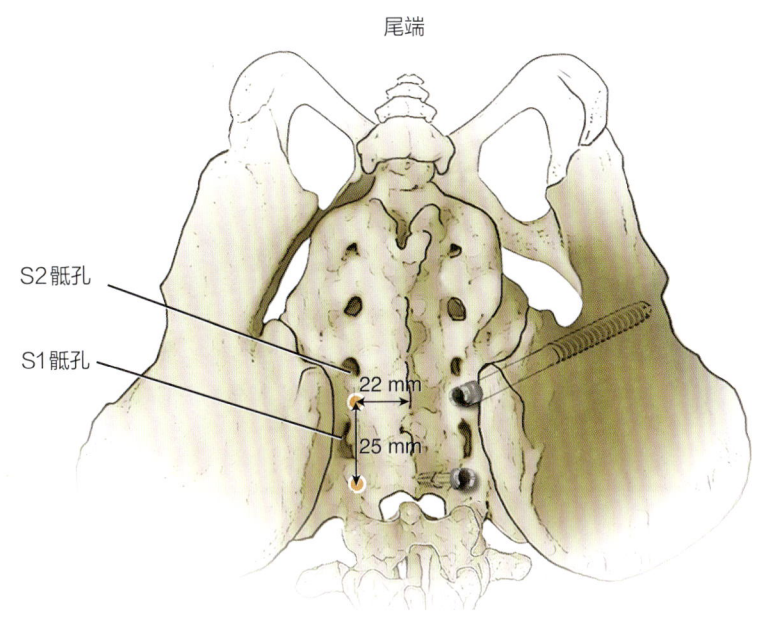
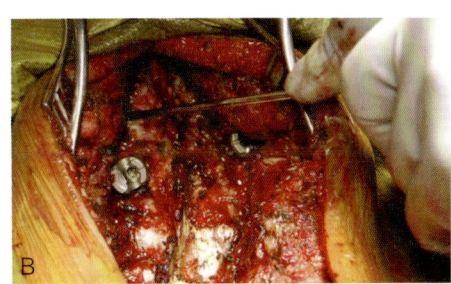
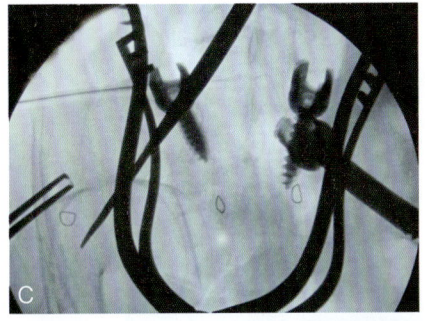
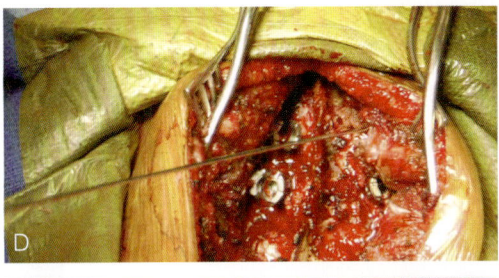
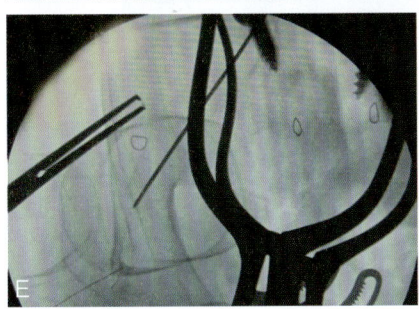
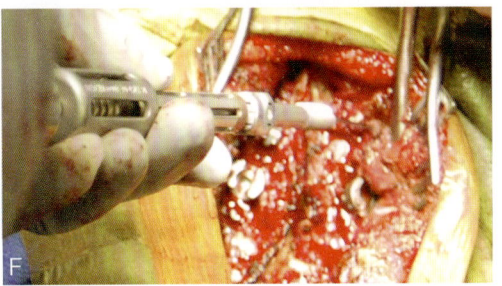
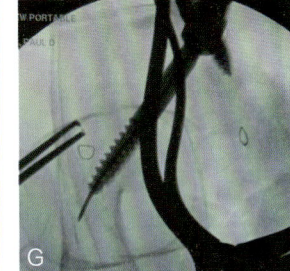

技术图2 SAI定位技术。A. SAI螺钉（红点）的起始点比S1端板低25 mm，距S2体中点外侧22 mm。B. 开口器用于创建所需的螺钉孔道，其轨迹横向倾斜40°，尾端倾斜40°。C. 在透视下，在推进开路器的同时，确定所需的轨迹。D. 导针插入SAI螺钉孔道的前外侧骨，并将其转到SAI螺钉通路的前外侧骨中。E. 透视证实导针仍在所需的轨道上。F. SAI螺钉插入导针上，进入骶骨和髂骨。G. 用荧光证实，SAI螺钉孔道无弯曲。

SAI螺钉位置确定

- 随操作经验累积,通过触觉可以知道SAI螺钉在髂骨柱内。
- 如果需要透视确认,C臂机应该摆放在"泪滴显示位置"。
  - C臂机应比患者相应平面高30°。
  - 随后,放射技师把C臂机的顶部降低到离患者身体近30°的位置(技术图3)。

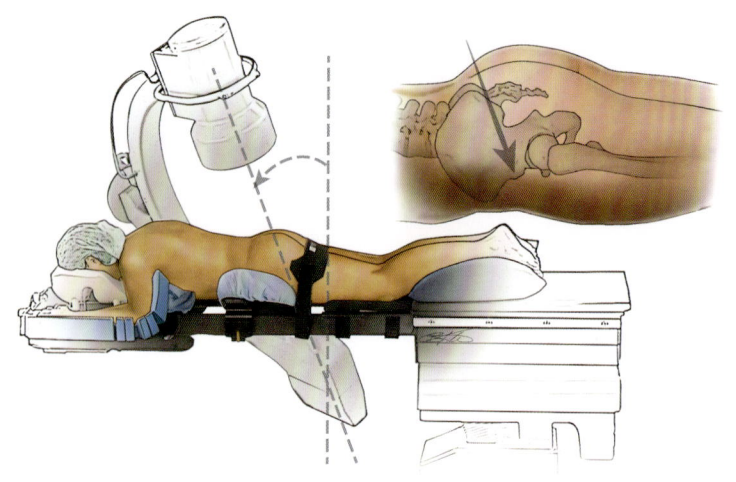

技术图3 获取一个泪滴显示来确定SAI螺钉的位置,将C臂机超过患者的顶部30°,使其与SAI螺钉的头部共线。然后把C臂机的顶部降低到离患者身体近30°的位置。

骨盆倾斜矫正

- 测量脊柱的长度,并相应地裁剪支撑棒。
- 支撑棒的远端必须长过SAI螺钉远端至少2 cm,以便为所需的牵张或压缩留出空间。
- 将T-square量尺放置在脊柱顶部,与髋臼上穹顶平行,垂直臂与骶骨中心脊椎骨平行(技术图4A),如果平衡恢复,T-square量尺的顶部将通过T1椎体[2]。
- 如果存在骨盆倾斜,T-square量尺的顶部将不会通过T1椎体。应进行透视检查,确认T-square量尺处于适当的位置。
- 一旦透视证实了骨盆引导脊柱的方向,凹侧就应被撑开,或凸侧可直接从SAI螺钉开始进行压缩,以获得完整的纠正,其他的选择是在原位撑开、压缩或恢复脊柱原位轮廓。
- 矫正后,应再次使用T-square量尺重新检查脊柱是否在骨盆恢复平衡。

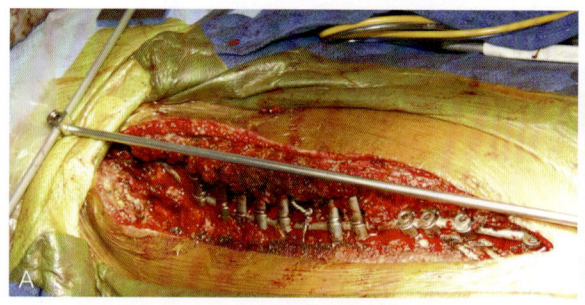 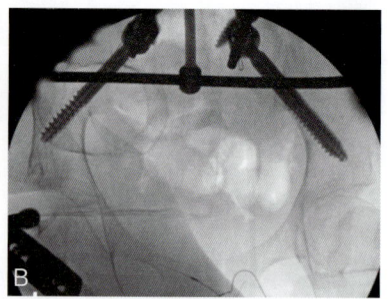

技术图4 A. T-square量尺的水平臂放置在与骨盆平行,垂直臂与假定的骶骨中央脊线相一致。B. X线透视证实T-square量尺水平臂与髋臼上穹顶平行,C臂被移动到脊柱的顶端,如果畸形得到充分矫正,T-square量尺顶部将通过T1椎体。

运行巴氯芬泵

- 许多NMS患者伴随肌张力增高,需要巴氯芬泵以保证功能,重要的是,在这些泵周围工作,同时能达到预期的畸形矫正效果。
- 术前评估应注意巴氯芬泵位置。
- 当到达棘突时,软组织骨膜下应用巴氯芬泵应从侧面开始。
- 一旦巴氯芬泵导管被识别出来,它的效用就会从周围的软组织中释放出来,其目的是使导管有足够的松弛,以安全地放置椎弓根螺钉,并将杆滑动在导管下面(技术图5)。

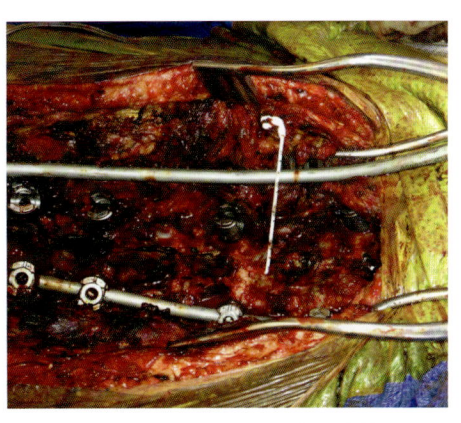

技术图5 巴氯芬泵是分离的,当它离开脊柱后从周围的组织导出,以允许插入椎弓根螺钉和相应的棒。

要点和失误防范

方法	长段融合结构的NMS患者有近端交界后凸的风险,应该通过不破坏头部的软组织附着来避免这种并发症
选择工具级别	• NMS患者的L5水平通常很难测量,仅次于该患者群体的严重弯曲和发育异常的椎弓根 • 在这种情况下,专家倾向于测量L4、S1和S2水平 • S1螺钉在骨质疏松性骨中更有用,在骨质疏松性骨中需要更多的固定点,S1螺钉很好地实现了骶骨的"三皮质"固定
SAI螺钉的放置	• 剪裁支撑棒时,应该在SAI螺钉的远端留长2 cm的棒,以允许任何随后的撑开或压缩 • 当在导针上推进SAI螺钉时,应通过透视检查螺钉头开始进入骶骨时,导针没有弯曲 • 推进SAI螺钉时感觉到明显的阻力,这通常表明螺钉正撞击髂骨的外侧皮质,螺钉应该反转,轨迹应该更垂直,不要倾斜 • 在试图纠正骨盆倾斜度之前,应完全拧紧SAI螺钉
融合	• 在剥离脊柱皮质以确保融合的同时,剥离骶骨翼与髂骨交界处的皮质是很重要的 • 我们的做法是从髂结节的下表面部分释放肌肉,放松椎旁后肌并使闭合变得容易,它还允许融合块桥接髂骨和骶骨,加强SAI螺钉水平的融合

术后护理

- 患者拔管时应保持警惕,反复进行神经系统检查,以确保术前评估水平没有出现恶化。
- 如有需要,应输入红细胞,输血指征是血红蛋白低于7 g/dl。
- 如果患者行动不便,可以做床旁仰卧位脊柱侧凸的X线片。
- 术后第二天应更换敷料,后根据需要更换。

结果

- 在一项研究中,对接受SAI骨盆内固定的NMS患者进行了脊柱融合治疗,并与对照组采用骨盆内固定治疗的结果进行了比较,包括骶髂螺钉通过PSIS插入[23]。
  - SAI组与对照组的Cobb角比较无显著性差异($P>0.05$)。
  - SAI组骨盆倾斜度的改善程度明显优于对照组($P<0.05$)。
  - SAI组无深部手术部位感染发作,对照组3例。
  - 在SAI组中,没有出现螺钉突出、皮肤破裂晚期或锚定移位等情况。
- 迄今为止,我们已有200多例患者使用SAI螺钉行骨盆固定术,与使用髂骨螺钉和其他形式的骨盆固定术的患者相比,螺钉突出导致的皮肤破裂总的来说有减少的趋势,螺钉退出的病例更少,深部手术部位感染的病例也更少[23]。

并发症

- 据估计,NMS患者手术部位感染的风险在3.7%~8.5%之间[15]。
- 在我们的机构,采取了许多措施来防止感染:

- 脊柱完全复位后，将聚维酮碘倒入切口，等待20秒（图4A）。
- 在切口关闭之前，将万古霉素粉末喷洒到硬组织和周围的软组织上（图4B）。
- 如果采用同种异体移植，则将其浸泡在庆大霉素中[5]。
- 一个1/4英寸的Hemovacx引流管（Zimmer, Warsaw, IN）通常被顺畅放入，以防止血液聚集。
- 切口用8字缝合法缝合，以确保密封性。
- 由于体位的改变，临床医生应该在患者第一次坐下时观察坐骨或尾骨的压力集中情况。

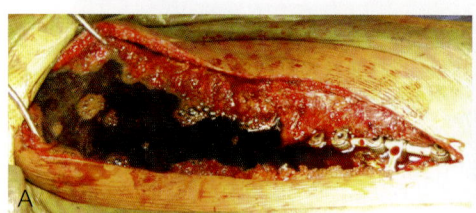
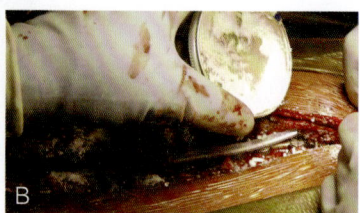

图4 A. 除了标准方法外，聚维酮碘溶液在切口内注入，预防外科手术深部感染。B. 将万古霉素粉末注入外科手术部位，以预防手术部位感染。

（张彦 译，陈博昌 审校）

参考文献

［1］ Allen BL Jr, Ferguson RL. The Galveston experience with L-rod instrumentation for adolescent idiopathic scoliosis. Clin Orthop Relat Res 1988;(229):59-69.

［2］ Andras L, Yamaguchi KT Jr, Skaggs DL, et al. Surgical technique for balancing posterior spinal fusions to the pelvis using the T square of Tolo. J Pediatr Orthop 2012;32:e63-e66.

［3］ Bell DF, Moseley CF, Koreska J. Unit rod segmental spinal instrumentation in the management of patients with progressive neuromuscular spinal deformity. Spine 1989;14:1301-1307.

［4］ Berven S, Bradford DS. Neuromuscular scoliosis: causes of deformity and principles for evaluation and management. Semin Neurol 2002;22:167-178.

［5］ Borkhuu B, Borowski A, Shah SA, et al. Antibiotic-loaded allograft decreases the rate of acute deep wound infection after spinal fusion in cerebral palsy. Spine 2008;33:2300-2304.

［6］ Bradford DS. Neuromuscular spinal deformity. In: Bradford DS, Lonstein JE, Moe JH, et al, eds. Moe's Textbook of Scoliosis and Other Spinal Deformities, ed 2. Philadelphia: WB Saunders, 1987:271.

［7］ Chang TL, Sponseller PD, Kebaish KM, et al. Low profile pelvic fixation: anatomic parameters for sacral alar-iliac fixation versus traditional iliac fixation. Spine 2009;34:436-440.

［8］ Cotrel Y, Dubousset J. A new technic for segmental spinal osteosynthesis using the posterior approach［article in French］. Rev Chir Orthop Reparatrice Appar Mot 1984;70:489-494.

［9］ Driscoll SW, Skinner J. Musculoskeletal complications of neuromuscular disease in children. Phys Med Rehabil Clin North Am 2008;19:163-194.

［10］ Eubanks JD, Cheruvu VK. Prevalence of sacral spina bifida occulta and its relationship to age, sex, race, and the sacral table angle: an anatomic, osteologic study of three thousand one hundred specimens. Spine 2009;34:1539-1543.

［11］ Farcy JP, Rawlins BA, Glassman SD. Technique and results of fixation to the sacrum with iliosacral screws. Spine 1992;17(6 suppl):S190-S195.

［12］ Ko PS, Jameson PG II, Chang TL, et al. Transverse-plane pelvic asymmetry in patients with cerebral palsy and scoliosis. J Pediatr Orthop 2011;31:277-283.

［13］ Lehman RA Jr, Kuklo TR, Belmont PJ Jr, et al. Advantage of pedicle screw fixation directed into the apex of the sacral promontory over bicortical fixation: a biomechanical analysis. Spine 2002;27:806-811.

［14］ Luque ER. The anatomic basis and development of segmental spinal instrumentation. Spine 1982;7:256-259.

［15］ Mackenzie WGS, Matsumoto H, Williams BA, et al. Surgical site infection following spinal instrumentation for scoliosis: a multicenter analysis of rates, risk factors, and pathogens. J Bone Joint Surg Am 2013;95:800-806.

［16］ McCarthy RE. Management of neuromuscular scoliosis. Orthop Clin North Am 1999;30:435-449.

［17］ McCord DH, Cunningham BW, Shono Y, et al. Biomechanical analysis of lumbosacral fixation. Spine 1992;17:S235-S243.

［18］ Modi HN, Suh SW, Song HR, et al. Evaluation of pelvic fixation in neuromuscular scoliosis: a retrospective study in 55 patients. Int Orthop 2010;34:89-96.

［19］ Newton PO, Bastrom TP, Emans JB, et al. Antifibrinolytic agents reduce blood loss during pediatric vertebral column resection procedures. Spine 2012;37:E1459-E1463.

［20］ Obid P, Bevot A, Goll A, et al. Quality of life after surgery for neuromuscular scoliosis. Orthop Rev (Pavia) 2013:5:e1.

［21］ O'Brien JR, Yu WD, Bhatnagar R, et al. An anatomic study of the S2 iliac technique for lumbopelvic screw placement. Spine (Phila Pa 1976) 2009;34:E439-E442.

［22］ Olafsson Y, Saraste H, Al-Dabbagh Z. Brace treatment in neuromuscular spine deformity. J Pediatr Orthop 1999;19:376-379.

［23］ Sponseller PD, Zimmerman RM, Ko PS, et al. Low profile pelvic fixation with the sacral alar iliac technique in the pediatric population improves results at two-year minimum follow-up. Spine 2010;35:1887-1892.

［24］ Watanabe K, Lenke LG, Daubs MD, et al. Is spine deformity surgery in patients with spastic cerebral palsy truly beneficial?: a patient/parent evaluation. Spine 2009;34:2222-2232.

第92章 早发性脊柱侧凸的石膏治疗
Casting for Early-Onset Scoliosis

James O. Sanders

定义

- 早发性脊柱侧凸指5岁前被发现和诊断的脊柱侧凸。这个名词的出现是因为它可能与长期肺损害相关,而不是与晚发性脊柱侧凸相关[2,16]。
- 婴儿期脊柱侧凸是另一个术语,指3岁前发现的脊柱侧凸。它通常指特发性脊柱侧凸。而"早发性脊柱侧凸",通常包括先天性和神经肌肉型侧凸。有时,婴儿期脊柱侧凸这一术语也会包括有症状的侧凸儿童,主要是在确定儿童侧凸分类上对存在的一些症状有不同的认识。实际上,婴儿期和早发性脊柱侧凸常被视作同义词。

解剖

- 婴儿期脊柱侧凸是一种椎体、椎间盘及胸廓的复合畸形。包含了肋骨与椎体在横突(肋间横突关节)和椎体(肋间和椎体关节)连接处的畸形。
- 脊柱通常沿纵轴扭转,凸侧比凹侧更显得后凸(图1)。

发病机制

- 特发性或大多数综合征性早发性脊柱侧凸的发病机制尚不清楚。早发性脊柱侧凸可能有潜在的神经或肌肉异常。

自然病程

- 婴儿出现脊柱侧凸,其弧度并不稳定。可以呈逐渐变轻变直,也可以呈愈发加重。而逐渐变轻变直更常见。
- 侧凸在出生后第1年出现,其自行消退的可能性很大,而在1岁后出现,则预后较差[12,13]。
- 两侧肋骨-椎体角差值(RVAD)和肋骨分期是两个预测侧凸是否会进展的重要指标(图2)。
  - RVAD指侧凸顶椎两侧肋骨与相应椎体夹角的差值。测量凹侧、凸侧肋骨与水平夹角的差值。
  - 根据脊柱旋转是否导致肋骨头与椎体重叠,肋骨分期可分为1期和2期,(1期肋骨头宇椎体无重叠;2期,有重叠)。
  - 83%呈变轻变直型患儿,RVAD<20°。83%呈加重型患儿,RVAD>20°。
  - 在加重型患儿,随着RVAD增大,肋骨分期也由1期过渡到2期。
  - 纵观两类病例的发展,2期肋骨是加重型的特征。
  - 有患者存在侧凸渐重后渐轻,或渐轻后渐重现象,这类患者的侧凸畸形多数是呈进展性的。
  - 这些呈双向曲线型患儿,虽然RVAD可能较低,但若第11或第12肋骨呈现斜型,并伴有腰椎旋转,提示侧凸将进展。
- 通常,RVAD和肋骨分期预测是否进展是可靠的,但测量误差可能会使边缘病例的识别有困难[4]。在这种情况下,密切观察(通常3个月重复一次X线片)是最好的方法。

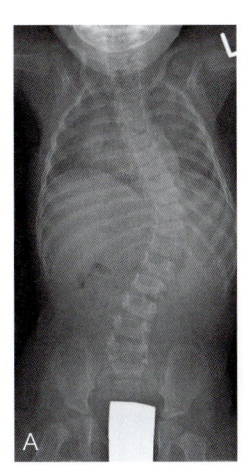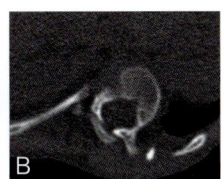

图1 A. 患儿,12个月,典型左下胸椎脊柱侧凸的正位平片。B. 侧凸患儿的顶端CT显示脊柱向前、向凹侧扭转。

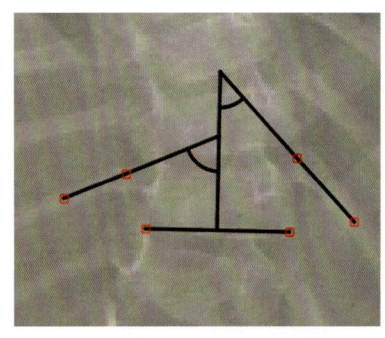

图2 图1A所示为同一儿童的RVAD。

- 如果不进行治疗,进展型侧凸的预后肯定很差。5岁时,57%未经治疗的患儿,侧凸弧度将超过70°[15]。这些胸段大弧度的侧凸可以导致限制性肺病或胸腔功能不全综合征(TIS),其特征是胸廓发育受限胸廓容量下降,抑制了肺泡发育和肺功能,可导致呼吸衰竭和过早死亡[7]。胸廓畸形还可导致肺动脉高压和肺心病,在较晚的年龄发生呼吸衰竭和死亡[3,10,15,18]。侧凸弧度大于70°,可以引发肺心病,且病死率高于小弧度侧凸[10,16]。
  - 加重型患者每年约进展5°,10岁时达到70°或以上[9,17]。与畸形较小的患者相比,青春期侧凸大于70°的患者,其每秒呼气量(FEV1)和最大肺活量(FVC)值将显著降低。
  - EOS患者的肺功能测试(PFT),其损伤程度高于青少年特发性脊柱侧凸患者[11]。

病史和体格检查

- 通常情况下,父母在医生之前就已经注意到了这种畸形。询问神经或肌肉疾病的家族史很重要。与青少年脊柱侧凸不同,早发性脊柱侧凸通常不属于家族性疾病,除非是神经肌肉性疾病。由于幼儿无法配合运动检查或Adams前屈试验,必须依靠密切观察来确定侧凸和任何神经或肌肉病症的证据。
- 神经学检查包括步态评估、上肢和下肢运动强度评估、张力评估、深肌腱前屈(包括腹部前屈、阵挛、霍夫曼和巴宾斯基征)。足部畸形,特别是任何马蹄足、高弓足、内翻足或足部大小的差异可能是唯一能被看到的神经学迹象。
- 与早发性脊柱侧凸相关的常见症状包括以蛛网膜下腔炎为特征的马方综合征(图3),以及以韧带松弛为特征的埃勒斯-丹洛斯综合征(Ehlers-Danlos syndrome),前者在儿童中常伴更严重的主动脉受累。

影像学和其他诊断性检查

- 婴儿型脊柱侧凸的诊断主要依据站立位脊柱的前后位平片(AP)或后前位平片(PA)和侧位平片。不能站立的婴幼儿,X线摄片取仰卧位。儿童一旦能稳固的站立,就能获得站立的姿势的X线摄片。
- 平片显示先天性椎体异常,如椎弓根不配对、肋骨异常、脊柱裂等。由于脊柱没有完全骨化,幼龄时的AP视图中可能无法完全显示脊柱后部。
- 脊髓空洞症(syringomyelia)和Arnold-Chiari等疾病相当常见,应该通过MRI来确诊[6,8]。

鉴别诊断

- 特发性脊柱侧凸。
- 综合征性脊柱侧凸,尤其是马方综合征、Prader-Willi和Arnold-Chiari综合征。
- 先天性脊柱侧凸。
- 脊髓异常,尤其是脊髓栓系、脊髓脊膜炎和Arnold-Chiari综合征。
- 肌病和神经病,如先天性近视和脊髓性肌萎缩。
- 脑瘫。

非手术治疗

- 支具是早发性脊柱侧凸最常见的非手术治疗方法,治疗效果不一。支具也是早发性脊柱侧凸石膏治疗中的一种重要辅助治疗方法,对延迟手术时间具有重要作用。低龄患者佩戴支具是困难的。儿童的肋骨比青少年柔软,而支具是采用在肋骨上向脊柱推顶的三点支撑原理,从而造成胸壁变形。要适合儿童圆柱形的胸廓的每次佩戴,要求制作出既能灵活地穿上和脱下,又能使支具充分发挥作用,支具制作的过程确很困难。

手术治疗

- 石膏在特发性小弧度的低龄患者中效果最好,但在大弧度和综合征侧凸的大龄患者中仍有帮助。要警惕神经肌肉和先天侧凸。
- 由于可延长器械呈现的效果递减问题,如果忽略石膏治疗对侧凸弧度的控制,理想情况下,石膏治疗可以使生长棒手术的开始至少延迟到6~7岁。
- 石膏治疗应从孩子被诊断为进展型脊柱侧凸时就开始,麻醉是安全的,石膏治疗的目的是延缓侧凸进展和拖延手术时机。
- 家长应该答应至少1年的石膏治疗,并理解既是弧度并没有降低,但拖延了手术的开展是非常值得的。

术前计划

- 因为需要对每个弧度进行去旋转处理,仔细研读摄片,判定每个弧度的顶椎非常重要。这样才能决定采用怎

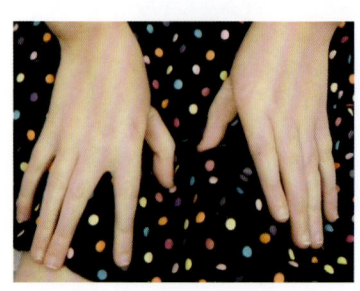

图3 2岁儿童蛛网膜下腔积液合并婴儿脊柱侧弯和马方综合征。

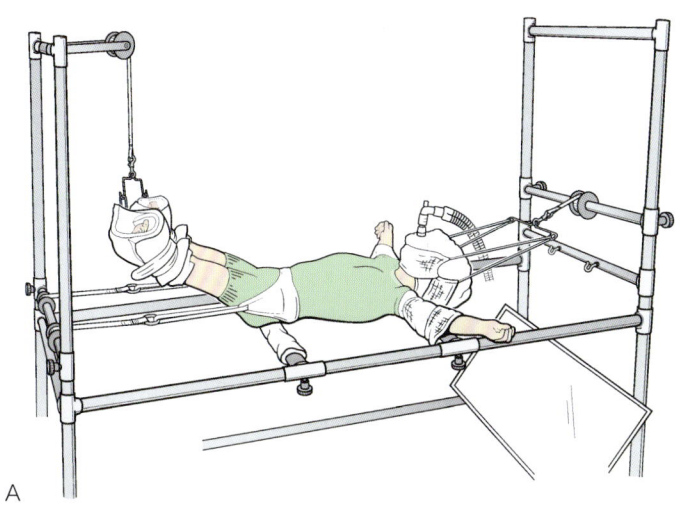 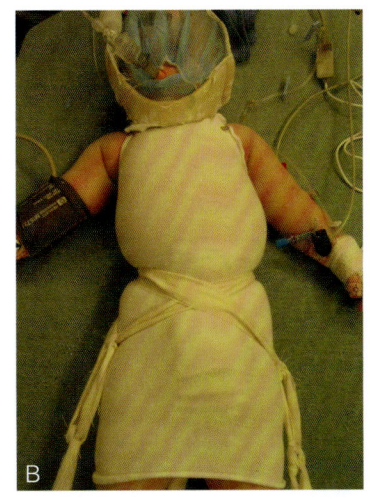

图4 A. 完成插管的病孩抬放到Mehta石膏床上，并施行头盆牵引。B. 上石膏床之前，遮住嘴和面部，穿戴Boston支具、安置腹垫和头盆牵引带（经允许引自Sanders JO, D'Astous J, Fitzgerald M, et al. Derotational casting for progressive infantile scoliosis. J Pediatr Orthop 2009; 29: 581-587）。

样的手法，对抗骨盆同时保持两侧肩部平衡。

体位

- 准备一张合适的桌子，让头盆牵引的患者能够安全平卧，并能从容安置骨盆、肩袖和躯干。
  - 可以采用Risser或Cotrel成人石膏床进行，但对于儿童来说，这种石膏床太大，现在也已很少看到。
  - 桌子下方放置一面倾斜的镜子，有助于观察后侧肋骨的凸起和石膏形态。
  - 我们采用Min Mehta专为儿童设计的石膏床，它可以支撑头部、手臂和腿部，同时保持肩膀、躯干和骨盆的自由活动（技术图4A）。
  - 盐湖城Shriners儿童医院设置了一张专门的石膏床，它能在维持牵引的同时，让孩子的躯体自由活动，以满足打石膏时的应用。
- 患者需要进行插管而不是使用喉罩（LMA），因为打石膏过程中胸腔压力会使通气暂时困难。防咬块可以防止牵引中的患儿牙齿咬到插管。遮住头部和颈部，防止打石膏时弄脏。
- 最内层建议穿上带银的衬套。可以定制，也可以是Boston支具的衬垫。
- 腹部衬垫可以用袜子替代，用来防止打石膏过程中腹部压力过大（图4B）。

入路

- 矫形的首选是传统石膏，因为它具有很高的可塑性，与高分子纤维绷带不同，后者在固化过程中有轻微膨胀。
- 在一些特殊病例，特别是在仰卧位时弧度已被矫正到不足20°，或者那些已经过石膏治疗仅在维持的患者，笔者使用高分子石膏绷带以允许患儿洗澡和游泳。为髋人字石膏设计的Gore-Tex裤可以很好地充作衬垫，而裤腿可以用来衬垫手臂。

头盆牵引

- 头盆牵引有助于稳定身体，缩窄躯干。使用牵引时还可以纠正侧凸弧度，但是一旦牵引解除，除非石膏也支撑后枕骨或下颌骨，否则石膏无法保持这个位置（技术图1）。
- 如果腰部侧凸的患者，屈曲髋关节可以减少腰椎前凸，帮助侧凸的矫正。

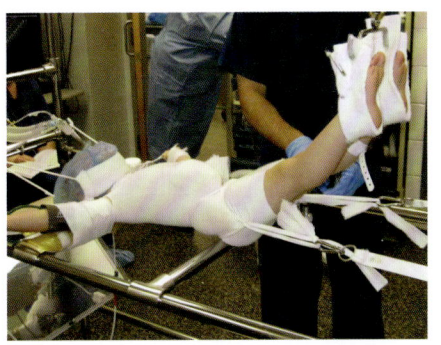

技术图1 体位在铸件框架上的子组件。

衬垫和石膏绑缚

- 采用薄层棉垫,偶有毛毡在重要的骨突起处,如髂嵴或肋骨(技术图2A)。
- 对于顶点在T8以上的弧度,肩部要尽量靠拢;而上胸弯侧凸,石膏可能需要打到下颌。
- 一个塑形良好、穿戴舒适的石膏,远远胜过为了防止压疮胡填乱垫,罔顾塑形、松懈垮脱的石膏。
- 绑缚石膏时,重要的是要能很好地控制住髂棘,因为骨盆是整个石膏的基座(技术图2B)。

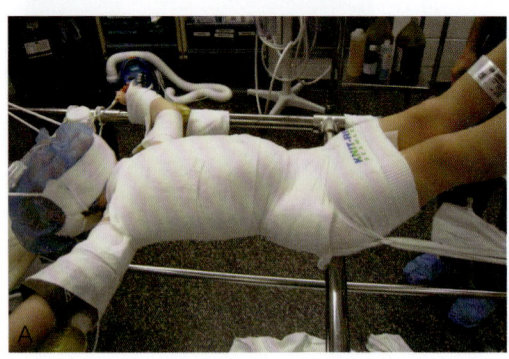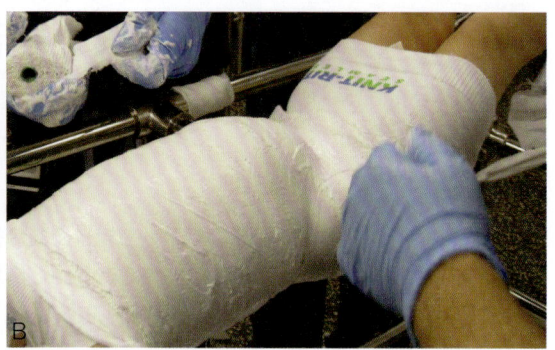

技术图2 A. 只使用了一层薄薄的填充物,因为它是只需防止皮肤和衬垫的磨破。B. 骨盆需要在髂翼上方进行良好的塑形,因为骨盆是整个石膏抵抗其他旋转的基座。

曲线校正

- 尽管Cotrel和Morel[5]牵伸旋转屈髋(EDF)技术和Mehta[14]都使用过肩式石膏,但笔者采用肩部以下石膏也取得了极佳的成功。因为大多数患儿侧凸顶端较低,通常在T10-T11处,其结果几乎与Mehta相同。
- 对于典型的左胸弯型侧凸,骨盆塑形、稳定的同时,通过左后胸向前旋转,右前胸向后旋转的手法操作,在石膏固化时使它维持在这个位置。
  - 重要的是,石膏不是推顶肋骨挤压脊柱,进而缩小肺的空间。相反,它通过将向后旋转的肋骨旋回向前,使胸腔更加趋于正常。通过反向旋转作用于骨盆和躯干(技术图3)。
- 正确的石膏是通过旋转和向中线的移动来校正侧凸,而不是迫使肋骨向脊柱变形。
  - 如果发现石膏将肋骨推向脊柱,笔者建议将其拆除并重新绑缚或放弃。
- 笔者在传统石膏上覆盖了一层高分子绑带,以保证丰富颜色和保证强度。

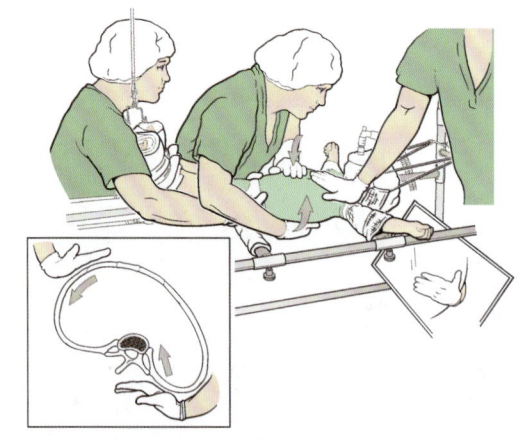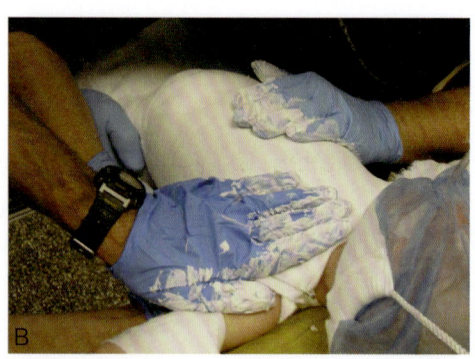

技术图3 A. 侧凸手法技术:通过向后旋转脊柱,对抗骨盆和和胸廓,重要的是不要把肋骨侧向移向脊柱和胸腔。B. 塑形石膏模(A经允许引自Sanders JO, D'Astous J, Fitzgerald M, et al. Derotational casting for progressive infantile scoliosis. J Pediatr Orthop 2009; 29: 581-587)。

开窗、装饰和修边

- 前窗的设计是为了缓解胸部和腹部的不适，以允许腹胀和呼吸，因为年幼的孩子是膈肌（腹部）呼吸，同时仍然防止低位肋骨的旋转。
  - 不时地扩大前窗，修剪到下肋骨水平。由于腹部不提供额外的支撑，这样可以允许更好的呼吸（技术图4A）。
- 凹侧设置后窗，允许凹侧肋骨、横突和脊柱向后移动（技术图4B）。
- 对于肩下型石膏，较好的修剪线在胸骨柄部。因为过肩石膏，只要抓住上胸腔即可。
- 下修剪线应足够低，以保证骨盆得以很好的控制。同时，又要有足够高度保证髋关节屈曲能够达到90°。
  - 下修边能防止髋部摩擦，使石膏平顺，坐着的时候要能站起来。
- 一旦孩子苏醒后，应重新评估石膏。患儿应该感到舒服，之后就容易到处走动了（技术图4C）。

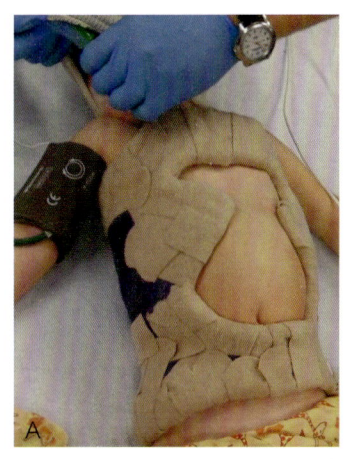 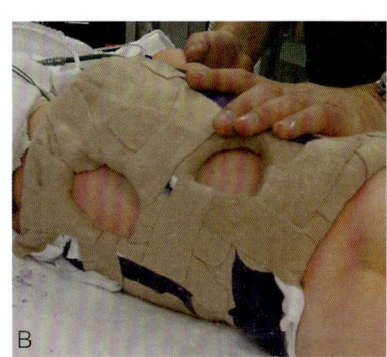 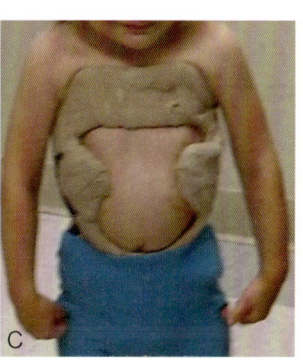

技术图4　A. 前窗应扣住下肋，防止下肋突出，使腹部尽可能自由。B. 后窗允许脊柱旋转，帮助缓解过度的压力。这个患者有双重弧度。C. 患者直立时石膏固定良好。

要点与失误防范

术中通气困难	• 确保患儿插管并且有牙垫
修剪问题	• 与石膏技师合作，石膏技师可以在儿童机体恢复常态醒着的时候进行最终的修剪
石膏去除后的皮肤刺激	• 再次打石膏之前的夜间去除石膏可以起到明显作用，少量的皮质醇也可以起到减轻的作用
患者有时候因为哮喘或者其他呼吸系统问题需要去除石膏	• 在有可能发生此问题的患者，可以在急需去除石膏的时候，使用根据术中模型制作的支具
当身体侧凸减小或者稳定的时候患者想要治愈此疾病	• 必须教育患者，他们所能期待的是什么
石膏酸痛	• 在矫正的时候采用分散压力的方法并且不要留有尖锐的边缘

术后处理

- 年龄较小的孩子比年龄较大的孩子更容易更换石膏，因为他们长得更快。笔者通常给2岁及以下的孩子每2个月更换一次石膏。3岁及以上的孩子每3个月更换一次石膏，4岁及以上的孩子每4个月更换一次石膏。
- 在进行石膏固定之前，查看儿童之前石膏固定的位置，并让他们游泳和沐浴。
- 持续使用石膏，直到弧度消失（小于10°）或稳定。X线检查并非每次都有必要，因为这些儿童往往累积了大量的辐射剂量。
- 一旦孩子被决定使用支具，首个支具应该在麻醉下取模，就像打石膏一样。

结果

- 在笔者的患者中，发现27%的石膏治疗患者脊柱侧凸得到了解决；56%的患者得到了改善，但没有得到解决；14%的患者保持稳定；3%的患者在石膏治疗过程中病情进展。
- 只有10%的患者做过手术，但如果在石膏开始时只考虑50°或50°以上的弧度，这一比例将升至28%。
- 在接受过手术的患者中，因为石膏治疗，平均延迟了2.7年。

并发症

- 石膏过程中，主要并发症为石膏塑形和固化过程中的肺部压力增加。通常在石膏绑缚结束就消失了，这是采用插管的重要原因。麻醉医生在石膏绑缚处在塑形和固化的时候，必须经常施加正压。
- 石膏后压疮虽然罕见，但却是主要并发症。
- 许多患者有轻微的皮肤刺激，石膏拆除后，一夜之间就会消失。
- 有些患者，特别是哮喘或其他肺部疾病的患者，可能需要紧急取出石膏，以便扩大胸围和进入胸腔。

（刘沛　译，陈博昌　审校）

参考文献

[1] Akbarnia BA, Yazici M, Thompson GH. The Growing Spine: Management of Spinal Disorders in Young Children. New York: Springer, 2010.

[2] Branthwaite MA. Cardiorespiratory consequences of unfused idiopathic scoliosis. Br J Dis Chest 1986;80(4):360-369.

[3] Ceballos T, Ferrer-Torrelles M, Castillo F, et al. Prognosis in infantile idiopathic scoliosis. J Bone Joint Surg Am 1980;62:863-875.

[4] Corona J, Sanders JO, Luhmann SJ, et al. Reliability of radiographic measures for infantile idiopathic scoliosis. J Bone Joint Surg Am 2012;94(12):e86.

[5] Cotrel Y, Morel G. The elongation-derotation-flexion technic in the correction of scoliosis [in French]. Rev Chir Orthop Reparatrice Appar Mot 1964;50:59-75.

[6] Dobbs MB, Lenke LG, Szymanski DA, et al. Prevalence of neural axis abnormalities in patients with infantile idiopathic scoliosis. J Bone Joint Surg Am 2002;84-A(12):2230-2234.

[7] Ferreira JH, de Janeiro R, James JI. Progressive and resolving infantile idiopathic scoliosis. The differential diagnosis. J Bone Joint Surg Br 1972;54(4):648-655.

[8] Gupta P, Lenke LG, Bridwell KH. Incidence of neural axis abnormalities in infantile and juvenile patients with spinal deformity. Is a magnetic resonance image screening necessary? Spine 1988;23(2):206-210.

[9] James JI. Idiopathic scoliosis. The prognosis, diagnosis, and operative indications related to curve patterns at the age of onset. J Bone Joint Surg Br 1954;36-B(1):36-49.

[10] James JI. The management of infants with scoliosis. J Bone Joint Surg Br 1975;57(4):422-429.

[11] Johnston CE, Richards BS, Sucato DJ, et al. Correlation of preoperative deformity magnitude and pulmonary function tests in adolescent idiopathic scoliosis. Spine 2011;36(14):1096-1102.

[12] Lloyd-Roberts GC, Pilcher MF. Structural idiopathic scoliosis in infancy: a study of the natural history of 100 patients. J Bone Joint Surg Br 1965;47:520-523.

[13] McMaster MJ. Infantile idiopathic scoliosis: can it be prevented? J Bone Joint Surg Br 1983;65(5):612-617.

[14] Mehta MH. Growth as a corrective force in the early treatment of progressive infantile scoliosis. J Bone Joint Surg Br 2005;87(9):1237-1247.

[15] Mehta MH. The rib-vertebra angle in the early diagnosis between resolving and progressive infantile scoliosis. J Bone Joint Surg Br 1972;54(2):230-243.

[16] Pehrsson K, Larsson S, Oden A, et al. Long-term follow-up of patients with untreated scoliosis. A study of mortality, causes of death, and symptoms. Spine 1992;17(9):1091-1096.

[17] Scott JC, Morgan TH. The natural history and prognosis of infantile idiopathic scoliosis. J Bone Joint Surg Br 1955;37-B(3):400-413.

[18] Thompson SK, Bentley G. Prognosis in infantile idiopathic scoliosis. J Bone Joint Surg Br 1980;62-B(2):151-154.

第93章 早发性脊柱侧凸的生长棒治疗
Growing Rod Instrumentation for Early-Onset Scoliosis

Christine M. Goodbody and John M. Flynn

定义

- 早发性脊柱侧凸(EOS)是指在5岁或5岁以前被诊断出的脊柱侧凸。
- EOS的病因包括以下内容。
  - 先天性椎体或脊柱异常:如椎弓融合、半椎体。
  - 神经肌肉疾病:如脑瘫、椎管闭合不全、肌肉萎缩。
  - 与脊柱侧凸相关的综合征:如神经纤维瘤病。
  - 特发性原因。
- 进展性的严重侧凸可能与胸腔功能不全、限制性肺病、肺动脉高压、心脏病和病死率增加有关。

解剖

- 侧凸进展的发生与两个时期的生长速度增加有关。从出生到5岁,T1-S1的生长速度最快(每年超过2 cm),到5岁时,达到最终坐高的2/3。生长速度在5~10岁逐渐减慢(每年1 cm),然后在青春期生长速度再次增高(每年1~2 cm)[5,14]。
- 出生后的最初几年,随着脊柱生长,胸廓与肺容量也在增长。出生时胸廓容量约为成人容量的5%。5岁时,达到成人容量的30%。5~10岁,胸廓容量增长较慢,但此时已达到成人容量的50%。剩余50%是在10~15岁的青少年快速增长期完成的。

发病机制

- 早发性脊柱侧凸的发病机制取决于其致病因素。
  - 脊柱异常导致脊柱侧凸的原因是骨骼生长不平衡,半椎体导致一侧骨过度生长,融合椎导致一侧骨延迟生长。
  - 对于神经肌肉性和中枢神经系统疾病,肌肉力量不平衡是致病因素,可能遵循Heuter-Volkmann原则,即肌腱的生长速度与它所受的力有关,压力抑制生长,张力促进生长。
  - 婴儿型特发性脊柱侧凸(IIS)(0~3岁)的病因和致病因素不明,可能存在遗传易感性。导致脊柱侧凸的外部因素尚不清楚,可能与子宫内塑型以及婴儿期姿势有关。婴儿型特发性脊柱侧凸的病因很可能与青少年特发性脊柱侧凸(AIS)不同。

自然病程

- 自然病程同样取决于病因。
  - 因特发性因素导致的早发性脊柱侧凸的病程发展优于晚发性脊柱侧凸。大多数患者会自发性愈合。先天性侧弯的发展趋势取决于脊柱异常的类型和生长潜力。
  - 神经肌肉性疾病导致的早发性脊柱侧凸通常随着疾病的发展而发展,并随着侧凸进展而出现特有的问题。
  - 无论何种致病因素,脊髓内脊柱侧凸的进展会影响生长和肺功能。
    - 早发性脊柱侧凸患者到中年期有较高的心肺失代偿风险,这可能导致严重的甚至致命性的呼吸功能衰竭。

病史和体格检查

- 对早发性脊柱侧凸患者的评估应包括一套完整的病史,包括家族史、妊娠史、出生史和发育史。
  - 婴儿特发性脊柱侧凸与臀先露和早产(男孩)有关。
- 体格检查包括观察步态(如果患者可行走)、呼吸、矢状面和冠状面上躯干与骨盆的平衡,皮肤伤口以及Adam前屈试验中是否有凸起。
- 任何运动、感觉或反射功能的异常,包括腹壁反射,都可能提示有中枢神经系统病变,应需要进一步诊断检查来评估。
- 侧凸脊柱的柔韧性可以通过手牵引颈椎或侧弯顶点的三点弯曲试验来评估。
- 早发性脊柱侧凸的特殊检查是拇指偏移试验,用来测量胸廓扩张和坐高。

影像学和其他诊断性检查

- 所有患者拍摄从颈椎到骨盆的站立位脊柱全长正侧位片(图1),包括整个胸部。对于无法站立的患者,应拍摄包括相同部位的仰卧位脊柱正侧位片。
  - 颈椎、腰骶椎、骨盆和髋关节都应研究,注意是否有

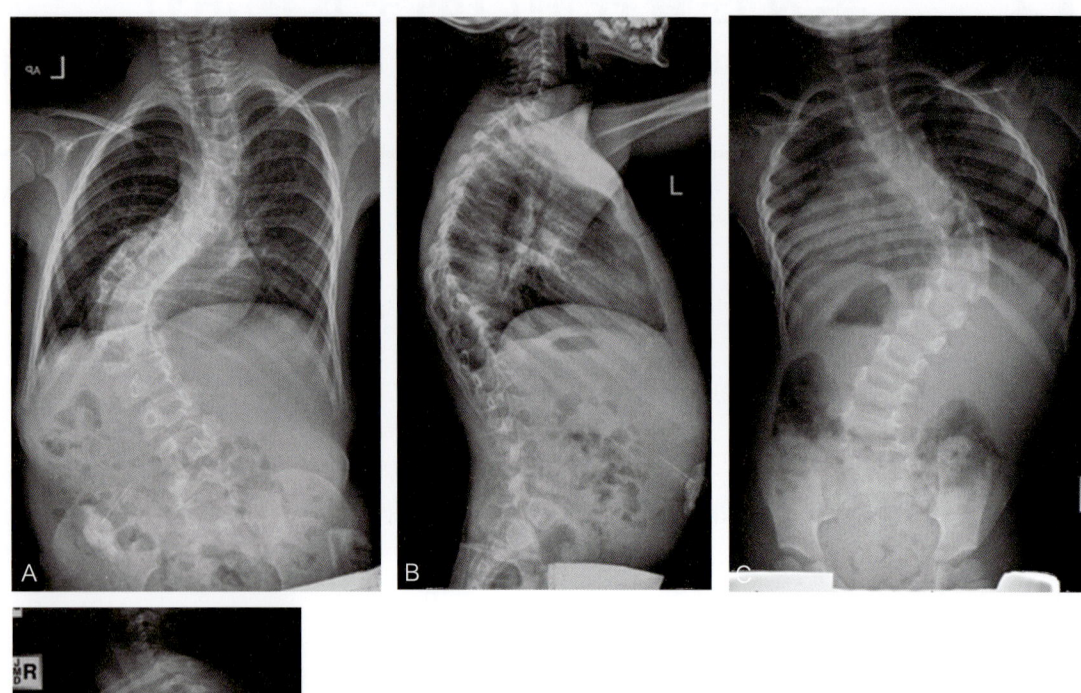

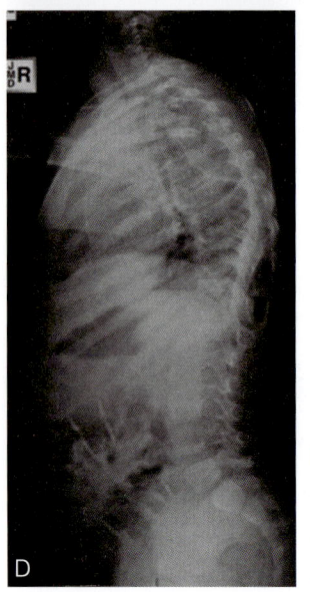

图1 A、B. 分别是在先天性膈疝的情况下，一名患严重EOS和脊柱后凸的5岁男孩的术前AP和侧位X线片，尽管尝试支撑脊柱，但侧凸弧度仍然进展至88°，凸侧在左。C、D. 分别是患严重EOS的3岁女孩的术前前后位和侧位X线片，其进展到76°，凸侧在右。

导致脊柱侧凸的髋关节发育异常或脊柱异常。
- 必要时，拍摄侧弯位、支撑Bending位或牵引位片，用来评估侧凸脊柱的柔韧性。
- Cobb角评估初始侧凸时的严重情况，并在后续跟踪评估侧凸弧度的进展情况。
- 脊柱高度的测量方法：脊柱正位片上T1顶端到S1顶端之间的距离。
- 从C7中心向S1划垂线，测量线长度，评估冠状面平衡。
- 从C7中心向S1划垂线，评估矢状面平衡。
- 应记录以上这些测量值并比较连续的随访结果，以发现脊柱侧凸弧度的改变或记住的生长变化。

● Mehta在1972年首次提出肋骨-椎体角度差（RVAD，图2），测量顶椎的总体旋转度，对于预测侧凸的预后有一定的价值[10]。

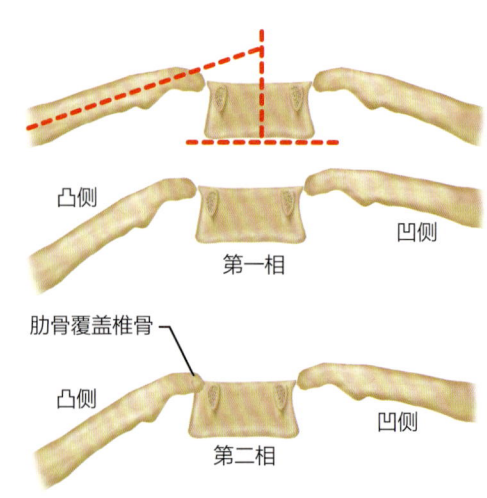

图2 RVAD是指先测量垂直于胸椎终板的线与沿凹凸肋的中心线的角度，再用凹角减去凸角得出的差值。

- 一条线垂直于椎体，另一条线通过肋骨中心，两条线形成的夹角为 RVA。RVAD 就是凸侧 RVA 和凹侧 RVA 的差值。如果 RVAD≤20°，则侧凸有 85%～90% 的机会可能自愈；如果 RVAD≥21°，侧凸可能进展的风险增大。
- 肋骨分期是通过观察凸侧肋骨头是否会覆盖椎体来判断的。
  – 如果肋骨头没有覆盖椎体（第 1 期），可以通过 RVAD 来判断预后。
  – 如果肋骨头覆盖了椎体（第 2 期），侧凸有很高的进展风险，不用考虑 RVAD。
- 肺部有效空间（space available for the lung, SAL）：分别测量凸侧和凹侧最靠头侧肋骨顶点到膈肌最高点之间的距离，两者相除得到的比值。
  - SAL 值的下降提示肺部功能。
- MRI 被推荐用于评估快速进展性脊髓畸形儿童的脊髓异常、异常脊髓或术前患者的临床表现。在考虑开展多次撑开治疗（如生长棒）之前，了解是否有脊髓栓系尤为重要。
  - 通过 MRI 也能测量肺容量及评估异常的胸廓结构。
  - 严重的先天性畸形，肋骨可能螺旋形围绕椎体生长，导致一侧胸廓容量严重减小，而另一侧相对较大，Campbell[4]称之为"吹风样胸廓"。
- CT 扫描不常规使用，尤其需要越来越关注年轻患者的医疗辐射问题。

鉴别诊断

- 先天性脊柱或脊髓异常。
  - 融合椎畸形。
  - 半椎体畸形。
  - 瘘管。
  - 脊髓栓系。
- 神经肌肉性疾病。
  - 脑瘫。
  - 骨髓发育不良。
  - 肌营养不良。
- 脊柱侧凸相关综合征。
  - Beel 综合征。
  - 三性体。
- 婴儿特发性脊柱侧凸。

非手术治疗

- EOS 非手术治疗的指征为：预期不会进一步进展的侧凸患者。
  - 侧凸＜25°且 RVAD＜20°的患者，应每 4～6 个月进行影像学检查，以发现任何进展。
  - 积极的治疗应包括如下：
    – 侧凸进展超过 10°。
    – 肋-椎体关系处于第 2 期，RVAD＞20°，或 Cobb 角＞25°的骨骼未成熟的患者。
  - 非手术治疗通常从石膏或支具开始。
    – 当侧凸严重或进展迅速时，应放弃使用支具治疗，及时改为手术治疗。

手术治疗

- EOS 手术治疗的目的是为了阻止侧凸进一步进展，并改善脊柱、胸廓和肺的生长。
- 对于进展性侧凸且 Cobb 角大于 45°的侧弯，建议手术。
- 不同年龄的患者选择不同手术方式。
  - 青少年和骨骼较成熟的患者能很好地进行脊柱融合，融合可以稳定脊柱，但也同时阻止了生长。
  - 如果具有生长潜力的幼龄患者在较早年龄通过单纯后路进行脊柱融合，会出现"曲轴"现象。如果采用前后路联合技术进行融合，患者在身高和胸廓容量会遭受严重的生长迟缓。
- 生长棒技术治疗 EOS 不仅能矫正脊柱畸形，还能允许脊柱继续生长，甚至促进其生长。

术前计划

- 仔细评估影像学资料有助于计划手术所需节段。典型的手术范围头端到 T2，尾端超过侧凸下端椎 2～3 个节段。
- 如果患者有相关内科疾病史，术前应请内科和其他相关科室会诊。
  - 对于存在胸廓异常且能配合的儿童，应行肺功能检测。

体位

- 患者全麻后置于平车上，然后移至手术台，取俯卧位放于两个纵向的胸垫或卷紧的毯子上。
- 神经系统未受损的患者，术中应进行神经监测。在放置俯卧位前应接好导联，并插入导尿管。
- 仔细确认所有骨性凸起和易压迫神经处都放置衬垫。

入路

- 生长棒技术的采用单个脊柱后正中长切口或脊柱头尾双小切口入路。

基点锚钩放置

- 与胸腰椎融合的传统暴露不同，生长棒的放置仅通过暴露两个锚定点开始，首先在远侧放置椎弓根螺钉，然后在近侧放置钩类装置和椎板下张力钢丝。
- 透视定位两个锚定点之后，在骨膜下暴露出远端锚定部位（技术图1A、B）。
- 在脊柱2个或3个相邻的椎骨上放置双侧椎弓根螺钉（技术图1C），通过透视确认螺钉放置合适，然后将切口包扎并开始放置近侧装置。
- 在骨膜下暴露近端锚定部位。上位椎体使用双侧横突钩，下位椎体使用双侧椎弓根钩，在椎弓根钩水平处用椎板下张力钢丝保护（技术图1D）。椎弓根螺钉常用于近端固定，但近期文献显示该技术可能会有严重并发症[12]。

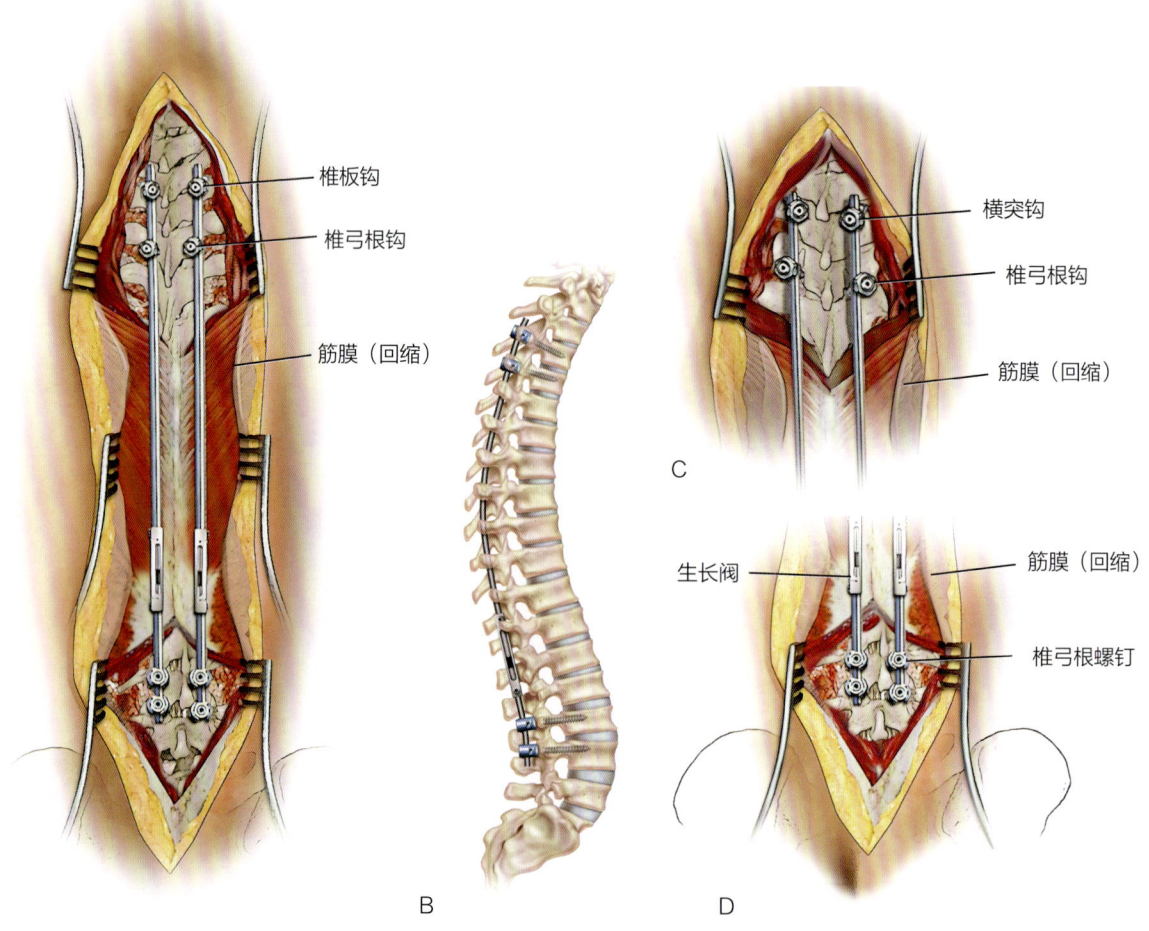

技术图1　A. 单个皮肤切口可用于脊柱一头一尾的骨膜下暴露。杆和生长阀放置在筋膜下的椎旁肌肉中。椎弓根钩被作为头端的基座和尾端的椎弓根螺钉。B. 侧视图显示了放置在胸腰段区域的生长阀。也可以看到椎弓根螺钉的轨迹，都因患者而异。C. 头端的特写分别显示两个横突钩和两个固定相邻椎体的椎弓根钩。D. 尾端的特写显示4个椎弓根螺钉固定腰椎的两个椎体。椎弓根钩也可用于此。

放置支撑棒和连接器

- 下一步是放置凹侧支撑棒。分开凹面上的筋膜，在脊椎旁肌肉中打开一个空间用于放置支撑棒。为避免不必要的自发融合，应注意避免暴露脊柱后部结构（如普通脊柱暴露的操作）。
- 两种类型的连接器都可以使用：一种是串联连接器（生长词），通过一个矩形的盒子把远近端的支撑棒头对头连接起来。另一种是双轨连接器（多米诺连接器），棒可以重叠连接。
- 串联连接器（生长阀）最常用。因为这种连接器是直的且不能塑形，所以棒要测量好，使其通过串联连接器连接的部位位于相对直的胸腰段。
- 安装在连接器内部的棒的末端也必须是直的。如果在头端和尾端相会的部位必须要塑形,则必须使用双轨连接器,这种连接器可以有2～4 in(5.08～10.16 cm)的重叠,以允许未来延长。
- 放置凹侧棒后,手动将脊柱矫正至最大限度,然后拧紧棒。首次置入时先矫正脊柱并让棒保持被动矫正,而不是在锚固部位尚未安装时用棒来驱动矫正。
- 接下来,放置凸侧棒。它沿脊柱增加的后凸而弯曲。
- 在将棒固定在钩或螺钉上后,头尾端棒之间安装横联,如果可能的话尽可能往两端安装。
- 如果需要撑开牵引,则拧紧尾端固定螺钉,撑开器通过连接器上的槽插入两棒之间,撑开后拧紧头端固定螺丝(技术图2A)。
- 同样的,如果使用双轨连接器或即使使用串联连接器,可以使用持棒钳来撑开(技术图2B)。
- 冲洗手术区域,在基点周围椎体间植入自体异体骨填充剂,进行有限性融合。
- 最后关闭切口之前,拍正侧位片以确认内植物的排列及其正确位置(技术图2C～F)。
- 按标准方式关闭切口。

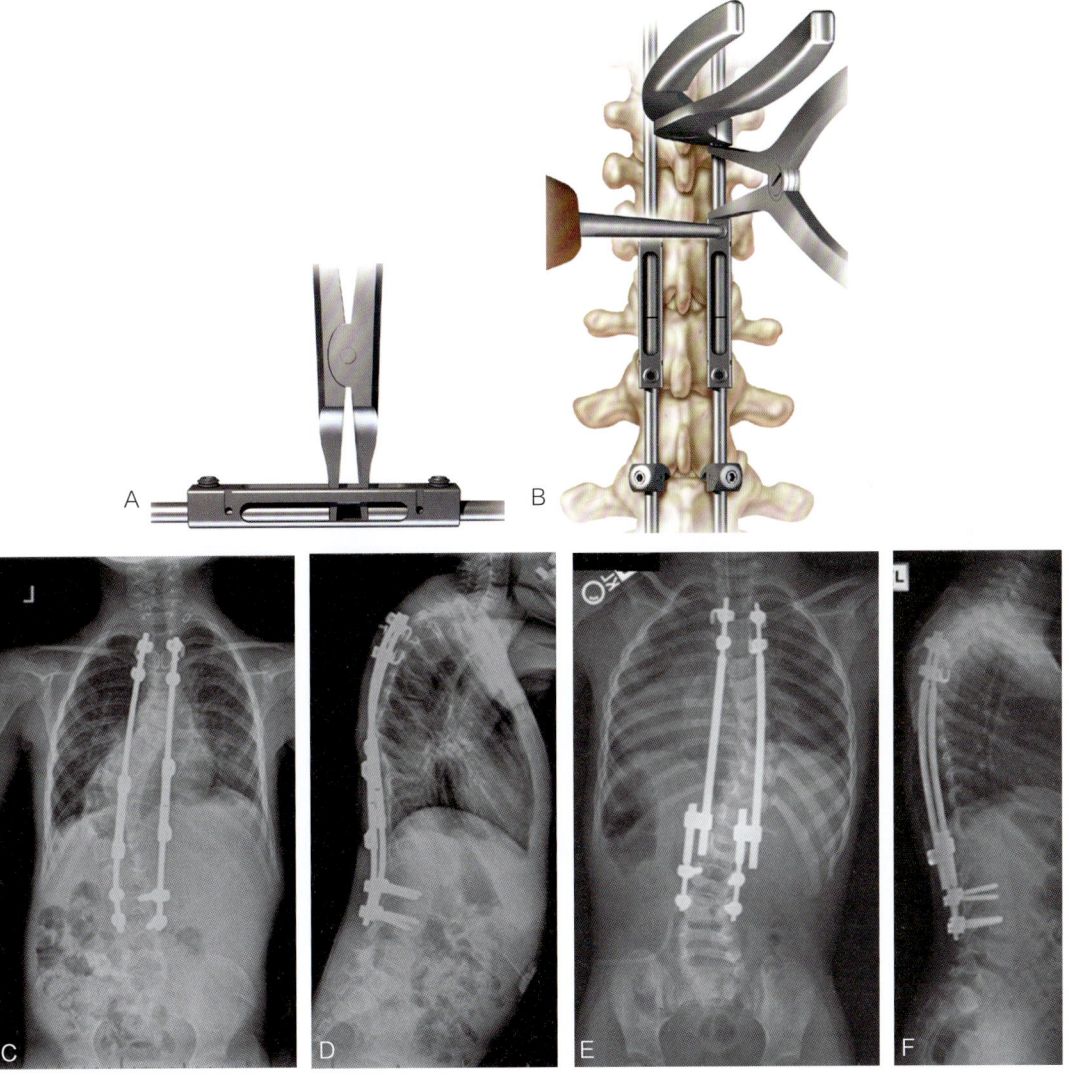

技术图2 A. 可以将撑开器插入生长阀的槽中而进行撑开。松开一个固定螺钉,进行撑开延长,再将螺钉固定。B. 此外,持棒器可以放置在离生长阀几厘米的棒上,将撑开器放置在持棒器和生长阀之间。然后松开最靠近杆夹的固定螺钉,使用撑开器进行延长,再重新拧紧螺钉。C、D. 在使用双侧生长阀生长棒之后,分别对图1A、B所示的患者进行前后位和侧位X线摄片。E、F. 在使用双侧双轨连接器双生长棒之后,分别对图1C、D所示的患者进行前后位和侧位X线照片(A、B经允许引自Bagheri R, Akbarnia BA. Pediatric ISOLA (DePuy Spine) instrumentation. In: Kim DH, Vaccaro AR, Fessler RG, eds. Spinal Instrumentation: Surgical Techniques. New York: Thieme, 2005:640,642)。

延长和调换

- 对于神经功能正常的患者,在进行双棒延长时,需要进行体内或体外的神经监测。
- 通过触摸或透视定位连接器,在其上方做一小切口。
- 分离出连接器,延长的方式和前面所述的步骤相同:松开固定螺丝(多数是头端的),两棒间撑开,然后再拧紧固定螺丝。
- 对具有长结构和柔韧脊柱的儿童,最初每6个月延长一次。随着时间的推移,由于生长逐渐减少,间隔时间会延长至8~12个月。
- 当不能再继续撑开时,要进行终末矫正和融合。

更换连接器或支撑棒

- 如果总的延长长度超过了最初生长阀的长度,就需要更换连接器或支撑棒。
  - 在这种情况下,两边的固定螺丝都应松开,将串联连接器向头侧滑动,直到整个尾端的棒都滑出来。
  - 将连接器从头端棒上取下,用更长的连接器代替,再把尾端的棒插入其中。
  - 很少使用超过70 mm的连接器,否则其反而会影响矢状平衡。
- 如果所需延长的长度超过最长的连接器或者最后的连接器太长,就必须更换棒。
  - 这需要暴露并移除串联连接器,露出节点并移除棒,换上更长的棒,按最初相同的步骤连接各结构。
  - 通常更换远端的棒。

要点和失误防范

暴露	基点以外的其他部位应避免在骨膜下剥离,以防治骨成熟融合
植入	• 如果需要置入椎弓根螺钉,请认真进行放射检查或使用图像导航 • 正确弯棒,矫正冠状位和矢状位畸形。也许最常见的失误是过度矫正脊柱后凸畸形。随着时间的推移,过度矫正会导致频繁的锚固失败,特别是在近端锚固处 • 串联连接器(生长阀)是直的,应放置在同样是直的胸腰段
延长	不要过度延长,特别是最初手术和首次延长时,以避免植入物脱出
指征	严重僵硬的侧凸脊柱,骨质量不佳,生长潜力不足的大年龄儿童,或者年龄太小而无法置入内植物,这些都非手术指征

术后护理

- 患者术后用胸腰椎矫形支具6个月,以促进基点处融合。根据患者的耐受性和能力进行康复。

结果

- 现有文献表明,EOS生长棒是一种安全有效的矫正脊柱侧凸同时保持生长的方法[1,2,6,13,15]。
  - 在23例各种病因的EOS患者的回顾性系列研究中,Akbarnia及其同事[2]证实,在首次植入术后,侧弯度数从术前82°可平均改善至38°。本研究中的患者T1-S1长度平均每年增加1.2 cm,肺容积比率从0.87增加到1。
  - Akbarnia及其同事[1]最近的一个系列研究表明,Cobb角在首次手术后从81.0°降低到35.8°,终末融合后达到27.7°。
- 并发症与其他保留脊柱生长的手术相似[11],但频繁发生的话[1,2,15],必须进行一定的预判和思考。随着手术次数的增加和首次手术时年龄的增高,并发症风险也会随之增加[3]。然而,频繁的延长也和侧凸的矫正程度和T1-S1的生长发育有关[1]。
  - 在一项对140例使用生长棒患者的研究中,Bess及其同事[3]发现至少有81例(58%)经历过一次并发症。双棒和肌肉下置棒相对单棒和皮下置棒,并发症的发生得以改善。
  - Watanabe及其同事[16]对88例利用生长棒的EOS患者进行的另一项研究发现,其中50例患者有并发症(57%)。538例手术中有119例出现并发症,包括86

例与置入器械有关的失败(72%),19例感染(16%),3例神经损伤(3%)和11例其他并发症。最常见的植入物相关并发症是锚钉的移位(71%),95%的移位发生在近端基点。
  - 同样值得关注的是反复手术的社会心理问题,治疗这些患者的医生应该警惕这一人群可能会产生不良心理问题[8,9]。
- 终末融合操作通常在儿童晚期或青春期早期进行,会融合到与生长棒相似的水平,其在大多数情况下可以得到额外的校正,具有与其他脊柱融合术相似的并发症发生率[7]。

并发症

- 伤口裂开。
- 感染。
- 交界性脊柱后凸。
- 曲轴现象。
- 侧凸进展。
- 内固定失败。
- 延长频率高的患者内植物问题少而伤口问题多,相反延长频率低的患者内植物问题多而伤口问题少。植入物的并发症通常可以在计划的延长期内进行治疗,但是伤口感染应该立刻治疗。

致谢

- 感谢第一版本章的编者Victor Hsu和Behrooz Akbarnia。

(张彦 译,陈博昌 审校)

参考文献

[1] Akbarnia BA, Breakwell LM, Marks DS, et al. Dual growing rod technique followed for three to eleven years until final fusion: the effect of frequency of lengthening. Spine 2008;33(9):984-990.

[2] Akbarnia BA, Marks DS, Boachie-Adjei O, et al. Dual growing rod technique for the treatment of progressive early-onset scoliosis: a multicenter study. Spine 2005;30(17 suppl):S46-S57.

[3] Bess S, Akbarnia BA, Thompson GH, et al. Complications of growing rod treatment for early-onset scoliosis: analysis of one hundred and forty patients. J Bone Joint Surg Am 2010;92(15):2533-2543.

[4] Campell RM Jr, Smith MD, Mayes TC, et al. The characteristics of thoracic insufficiency syndrome associated with fused ribs and congenital scoliosis. J Bone Joint Surg Am 2003;85-A(3):399-408.

[5] DiMeglio A. Growth of the spine before age 5 years. J Pediatr Orthop B 1993;1:102-107.

[6] Elsebai HB, Yazici M, Thompson GH, et al. Safety and efficacy of growing rod techniques for pediatric congenital spinal deformities. J Pediatr Orthop 2011;31(1):1-5.

[7] Flynn JM, Matsumoto H, Torres F, et al. Psychological dysfunction in children who require repetitive surgery for early onset scoliosis. J Pediatr Orthop 2012;32(6):594-599.

[8] Flynn JM, Tomlinson LA, Pawelek J, et al. Growing-rod graduates: lessons learned from ninety-nine patients who completed lengthening. J Bone Joint Surg Am 2013;95(19):1745-1750.

[9] Matsumoto H, Williams BA, Corona J, et al. Psychosocial effects of repetitive surgeries in children with early-onset scoliosis: are we putting them at risk? J Pediatr Orthop 2014;34(2):172-178.

[10] Mehta MH. The rib-vertebra angle in the early diagnosis between resolving and progressive infantile scoliosis. J Bone Joint Surg Br 1972;54:230-243.

[11] Sankar WN, Acevedo DC, Skaggs DL. Comparison of complications among growing spinal implants. Spine 2010;35(23):2091-2906.

[12] Skaggs KF, Brasher AE, Johnston CE, et al. Upper thoracic pedicle screw loss of fixation causing spinal cord injury: a review of the literature and multicenter case series. J Pediatr Orthop 2013;33(1):75-79.

[13] Thomspson GH, Akbarnia BA, Kostial P, et al. Comparison of single and dual growing rod techniques followed through definitive surgery: a preliminary study. Spine 2005;30:2039-2044.

[14] Tis JE, Karlin LI, Akbarnia BA, et al. Early onset scoliosis: modern treatment and results. J Pediatr Orthop 2012;32:647-657.

[15] Wang S, Zhang J, Qiu G, et al. Dual growing rods technique for congenital scoliosis: more than 2 years outcomes: preliminary results of a single center. Spine 2012;37(26):E1639-E1644.

[16] Watanabe K, Uno K, Suzuki T, et al. Risk factors for complications associated with growing-rod surgery for early-onset scoliosis. Spine 2013;38(8):E464-E468.

第94章 半椎体切除术
Hemivertebra Excision

Daniel J. Hedequist and Michael P. Glotzbecker

定义

- 半椎体是一种先天性脊柱畸形,形成于胚胎发育的8～12周。其特征为:由一个半椎体、一个相应的椎弓根和相应的椎板组成。
- 半椎体被归类为先天性结构缺陷。
- 半椎体可分为完全分节型(通过椎间盘与上下椎体分离)、部分分节型(通过椎间盘与一侧相邻椎体分离,与另一侧相邻椎体融合)、未分节型(与上下椎体融合)(图1)。
- 半椎体引起脊柱侧凸进展是由于不平衡的生长。完全分节型半椎体进展的概率更高,因为上下存在完整的椎间盘空间意味着生长板的存在和潜在的不对称脊柱生长。

解剖

- 半椎体由部分椎体、椎弓根和半椎板组成。
- 从解剖学上讲,半椎体与上下节段相连接的部分可以在椎体、椎板或两者都有。如果半椎体没有与相邻关节融合,潜在的脊柱不对称生长率就很高。
- 如果相关结构形成的缺陷前侧或后侧更严重,半椎体会引起脊柱的前凸或后凸。

发病机制

- 由半椎体引起的进行性脊柱弯凸是脊柱生长紊乱的结果。
- 侧凸的凸侧半椎体是个楔子。如果上、下有正常的生长板存在(完全分节型半椎体),凸侧脊柱的生长就会快于凹侧生长,导致进展性脊柱侧凸。
- 对于半椎体病例,如果椎体位于后外侧象限,则进行性脊柱后凸会伴脊柱侧凸出现。
- 生长紊乱最终可能导致脊柱弯曲到一定程度,引起脊柱正常节段侧凸,造成脊柱畸形和失平衡。

自然病程

- 半椎体的自然病程取决于其所处的位置、潜在生长能力及侧凸进展程度。
- 完全分节型脊柱侧凸,每年进展约2°,在骨骼成熟时侧凸可超过45°。这种情况需要治疗,以防止畸形出现邻近脊柱侧凸[3]。
- 部分分节型半椎体生长潜力较低(每年<1°),在骨成熟时很少超过40°。这种情况通常不需要治疗。未分节型半椎体通常不需要治疗。
- 腰骶交界处的半椎体通常需要治疗,因为腰椎会与骶骨发生倾斜,导致腰椎的正常节段出现长代偿侧凸,从而导致外观畸形和脊柱失平衡。

病史和体格检查

- 脊柱胚胎发育发生于妊娠第8～12周。因此,同时发育的其他器官系统也可能有先天性异常。
- 应进行全面的肌肉骨骼检查,以发现畸形足、发育性髋关节异常和四肢异常等疾病。
- 应进行全面的神经系统检查,因为40%的先天性脊柱侧凸患者有相应的椎管关闭不全。检查包括感觉、运动和反射。
- 椎管关闭不全有一些特殊的皮肤征象,如脊柱中线型血管瘤、骶穿穿透性凹陷或背部中线毛斑。足部异常,如垂直距骨或不对称高弓足,可能提示有椎管关闭不全。
- 应进行心脏听诊,因为20%的先天性脊柱侧凸患者存在先天性心脏异常。
- 观察肩、躯干位置和腰部是否对称。躯干不平衡是侧

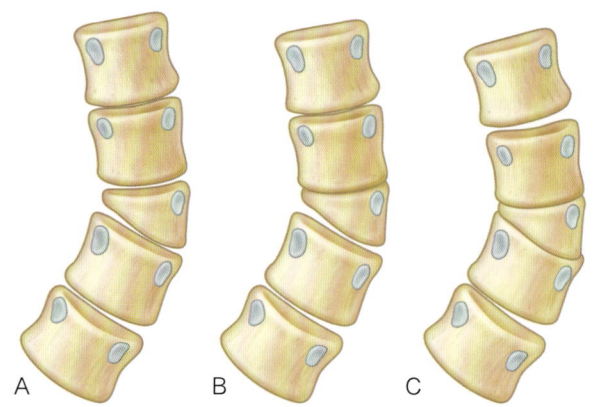

图1 半椎体示意图。A. 完全分节型半椎体。B. 部分分节型半椎体。C. 未分节型半椎体。

凸的一个指征。
- 观察患者脊柱的柔韧性。
- 向前进行弯曲试验并旋转脊柱能发现畸形及其位置。

影像学及其他诊断性检查

- 拍站立位的脊柱正侧位片是确定畸形和测量Cobb角的必要手段。对比仰卧位片，站立位片能看到明显的侧凸幅度增大（图2A）。
  ○ bending位片可用于评估半椎体上下方脊柱的柔韧性。拍片时，要求患者先往凹侧弯曲再往凸侧弯曲。
- 考虑到先天性脊柱侧凸有很高的概率（30%～40%）会伴有椎体关闭不全，任何手术干预前都必须对脑干和脊髓进行MRI扫描[1]。
- 三维CT扫描重建可以获得更详细的前后侧解剖结构图像，有助于术前计划，避免术中出现意想不到的后结构缺损或融合等问题（图2B）。
  ○ 应按儿童模块来进行CT检查，避免用成人模块造成过量辐射暴露。
- 考虑到先天性脊柱侧凸常伴有泌尿系统和心脏系统的异常，术前对之前没有进行过检查的患者用超声被评估上述系统是必要的。

鉴别诊断

- 椎体分化不良。
- 椎体分节不良。
- 感染引起的部分椎体破坏后遗症。
- 肿瘤。

非手术治疗

- 非手术治疗适用于非进展存在半椎体的脊柱侧凸。
- 侧凸进展缓慢或无进展的半椎体患者平均6～12个月进行一次拍片随访（未分节型半椎体和部分分节型半椎体），间隔时间的长短可根据畸形程度和患者年龄决定。
- 支具对于半椎体的治疗无效。

手术治疗

- 半椎体切除的标准指征为：胸腰椎、腰段或腰骶段的完全分段型半椎体，继发脊柱畸形并导致进展性侧凸。
- 笔者发现半椎体切除的最佳年龄为18个月至4岁。
  ○ 小于此年龄的患者很难进行内固定，如果等到上述年龄段再进行手术很少会发生不可改变的畸形。
  ○ 对大于此年龄段的患者进行切除手术是可行的；但笔者认为如果能早期诊断，没有理由等到4岁以后，造成进展性侧凸并影响正常脊柱节段再进行手术。
  ○ 在这些年龄使用内固定治疗技术上是成熟的。

术前计划

- 评估脊柱术前MRI。
  ○ 如果出现椎管关闭不全，必须转诊给神经外科医生。
  ○ 如果患者需要神经外科医生治疗椎管关闭不全，手术应在半椎体切除之前进行，根据脊柱外科医生和神经外科医生的意见，选择一次手术或分阶段手术。
- 评估三维CT。
  ○ 对半椎体解剖结构的全面了解对避免术中无措至关重要，尤其是因为相关的后侧椎体融合或缺失会使识别节段变得困难。
  ○ 考虑到这些患者的椎弓根往往小于正常，应研究上下节段的椎弓根解剖结构（长度和直径）。
- 神经监测很重要，应使用体感诱发电位和运动诱发电位进行监测。
  ○ 神经监测人员和麻醉师的交流有利于鉴别出是因为麻醉药、低血压或低血容量引起的任何神经功能变化。

体位

- 选取俯卧位进行半椎体切除。
  ○ 患者需躺在可透视手术床上，胸部及骨盆需要垫高，使腹部悬空。
  ○ 笔者还发现，轻度倾斜手术台或垫高患者，使凸侧略高于凹侧有助于手术。这样能更好地观察到前侧，控制出血，并有助于硬膜及其内容物的回缩（图3）。

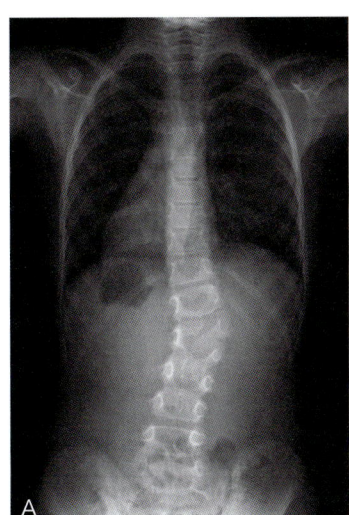 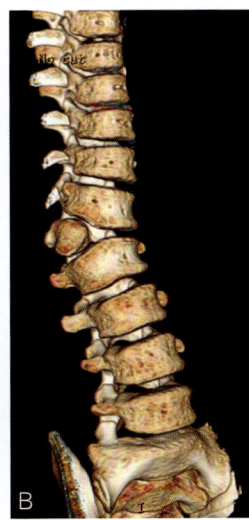

图2 A. 一例5岁胸椎半椎体全节段患者的直立前后位X线片。B. 不同患者半椎体全节段的三维CT扫描。

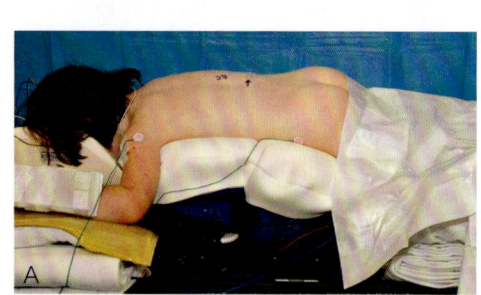
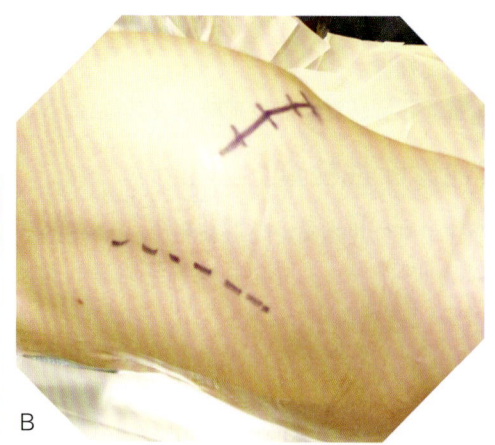

图3 半椎体切除的定位。A. 定位。放置回形针作为透视定位标记确定切口位置。B. 同时进行前后位切除时的定位。

- 铺巾前,笔者在半椎体区域放置标记物,并透视。
  - 这既确认了半椎体的位置,又有助于限制过度切开和剥离。
- 过去,对于半椎体切除,笔者曾建议前后侧联合手术[2]。
  - 如果医生选择这种手术方式,患者应放置侧卧位,同时准备前后侧。患者应放置在床边缘,易于后侧拉钩。
  - 前侧入路位于凸侧,应在患者进入手术室前标记好。
- 尽管笔者现在主张对大多数半椎体进行单一后路手术,但当患者伴有内科疾病(如先天性心脏病),不能过度出血;脊柱前凸,暴露椎体困难;以及手术医生不熟悉后路手术时,笔者仍建议考虑前后路联合手术。

入路

- 如果要做前后路联合手术,根据半椎体的位置,前路手术应该是标准的经胸腔、胸腔-腹膜后或腹膜后入路。前侧入路通常只需要暴露于半椎体和上、下椎间盘。
- 后入路为标准的后正中切口,骨膜下剥离至横突尖端。
  - 电凝有助于减少剥离时的出血。
  - 术前阅读CT能预先提示后侧结构融合及更重要的后侧结构缺失。
  - 在椎板缺失的部位剥离时应特别当心。
  - 一旦完成剥离,应进行局部X线片或透视,以确认节段正确。

置入椎弓根螺钉

- 在切除半椎体前先置入椎弓根螺钉,因为此时的失血量最小。
  - 在条件允许下,笔者更倾向双侧椎弓根螺钉作为固定的基础。椎弓根螺钉最小可用于1岁的患者。
  - 术前CT有助于评估螺钉置入的可行性。
- 植入物应为钛制,幼儿可使用3.5 mm或4.5 mm棒系统。
  - 螺钉的直径和长度可以根据术前CT选择。
- 螺钉应逐步置入,首先用开口器在骨松质正确的起始位置上开口。
  - 正常脊柱不同节段的开口起始位置文献已有很好的阐述。
- 接下来使用开路器从椎弓根扩口到椎体。
- 进入椎弓根后,需探查椎弓根四壁及椎体底壁,以确定位置正确。然后根据探针深度确定螺钉长度。
  - 使用小于螺钉0.5 mm的丝攻,重新探查椎弓根壁和底壁。
  - 然后拧入合适直径和长度的椎弓根螺钉(技术图1A)。使用椎弓根螺钉有助于减少内固定滑脱的发生。
- 使用椎弓根钉触发肌电(EMG)刺激确定螺钉位置正确(技术图1B),然后拍正、侧位片并透视(技术图1C)。

后路半椎体切除

- 切除的第一步是使用Cobb分离器和顶端弯曲的器械剥离到横突外侧并向下到椎体外侧壁,然后放置弯拉钩(技术图2A)。

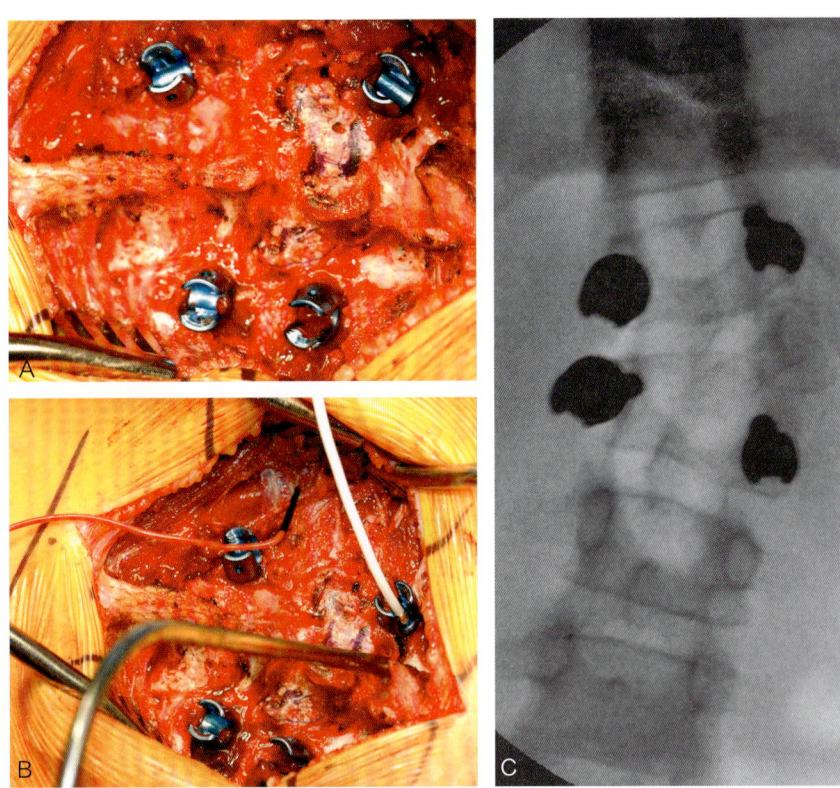

技术图1 椎弓根螺钉的置入。A. 暴露脊柱放置螺钉。B. 触发椎弓根螺钉的肌电图刺激。C. 透视检查确认螺钉正确放置。

- 这个步骤有助于保护半椎体外侧和前侧的结构。如果半椎体位于胸椎区,则需要先切除肋骨头。
- 应切除凹侧小关节关节面,以促进融合。
- 用Kerrison钳(技术图2B、C)从中间开始开始切除黄韧带,然后切除半椎板。
  - 切除范围应延伸至小关节面,同时对半椎体上下的神经根进行确认和保护。
  - 以相同的方式切除椎弓根上方的横突和背侧骨皮质,直到椎弓根的骨松质及周围的皮质显露出来(技术图2D、E)。
    - 应避开神经根仔细操作,特别在半椎体椎弓根壁的头尾端。
  - 明胶海绵(Pfizer Inc., New York, NY)被用于保护硬脊膜,使硬脊膜和要切除的骨之间留出空间。
- 用Cobb剥离器骨膜下剥离椎体和椎弓根的外侧面,并起到牵拉和保护的作用。使用神经根拉钩保护硬膜内容物。
  - 使用双极电凝凝固位于椎弓根内侧和椎体内侧壁下方的硬脊膜外血管,有助于控制失血和改善视野。
  - 使用磨钻继续向下切除椎弓根并进入半椎体内,有助于保护软组织结构不受损伤。
- 在椎弓根内并向下局限于椎体内逐步操作,有助于保护周围的重要软组织,并易于去除皮质外壳(技术图2F)。使用刮匙或垂体咬骨钳轻易地切除椎弓根的壁,同时保留椎体的壁。
  - 保护好半椎体外侧和前侧是必要的,以避免损伤主动脉等重要结构。通常,椎体的背侧皮层最后被切除(技术图2G)。
- 进行楔形切除,包括上下椎间盘及椎间盘盘的凹面。
  - 使用垂体咬骨钳和刮匙去除椎间盘。硬脊膜及其内容物由神经根拉钩保护。
  - 如果上下方的椎间盘材料不取出,矫正会受到限制,前侧融合效果会降低。

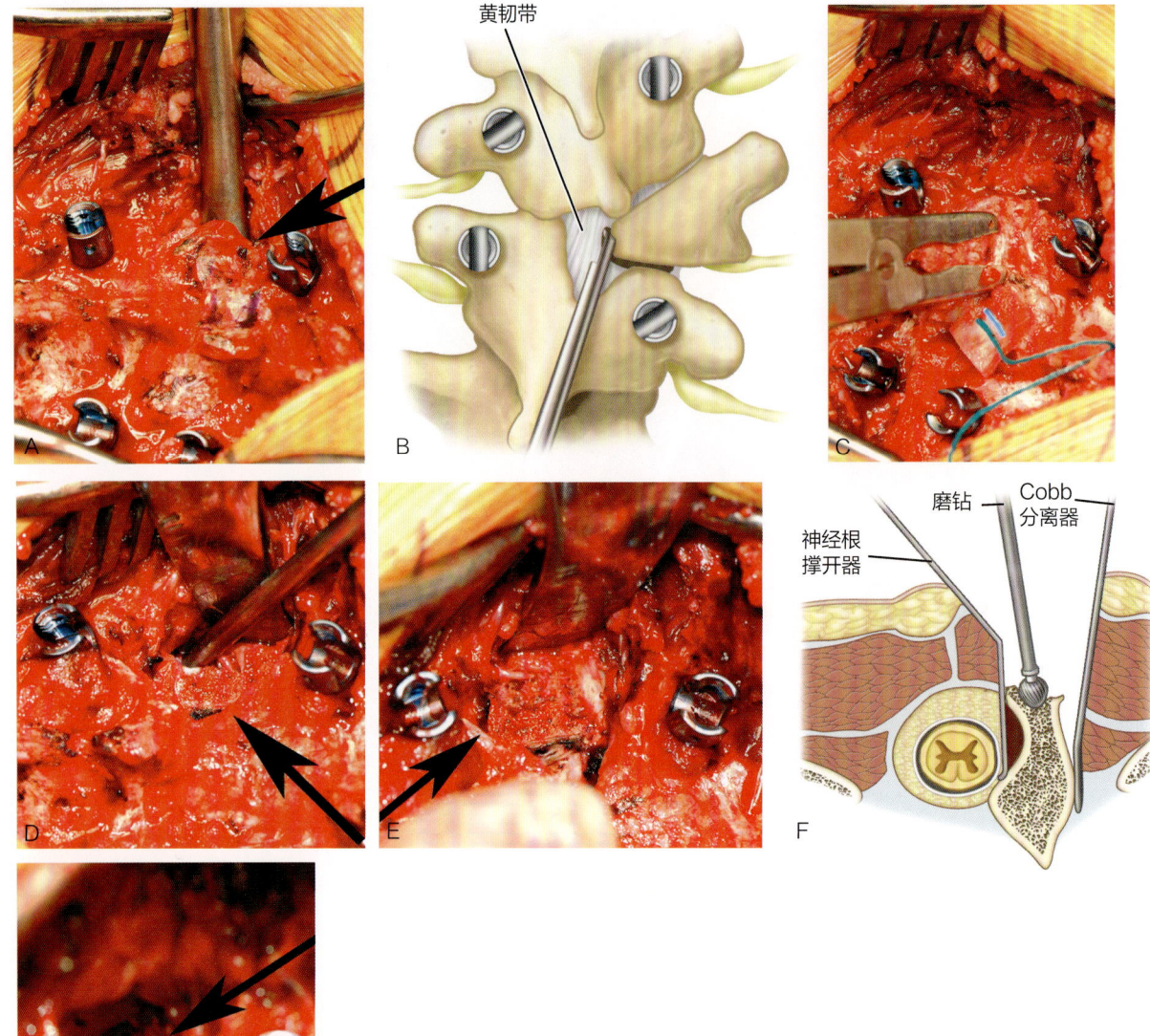

技术图2 半椎体切除术。A. 在半椎体侧缘放置Cobb分离器（箭头）。B. 使用Kerrison咬骨钳切除后侧半椎板。C. 用咬骨钳咬除椎弓根，并用明胶海绵保护硬脑膜。D. 在保护外侧结构的同时进一步切除椎弓根（箭头）。E. 完全显露椎体（箭头），保护前外侧结构。F. 椎弓根内外侧向下操作的轴向示意图。G. 在箭头所指区域做完整切除。

楔形切除处闭合

- 笔者把切除的椎体骨松质及同种异体骨植入楔形切除处的前方。
- 笔者发现，利用椎板钩并对椎体三点加压能有效地压缩并闭合半椎体切除处（技术图3A）。
  - 笔者在上下节段各放置一个向下及向上方向的椎板钩。
  - 安装短支撑棒，压缩闭合半椎体切除处，矫正畸形。

使用支撑棒可避免在椎弓根螺钉上施加过大的压缩力。这使得螺钉能够维持住矫正位置，避免螺钉穿透未成熟的骨或椎弓根。

- 应缓慢控制压缩，直接观察硬脊膜，保证其在后侧结构闭合时不被卡压（技术图3B、C）。
  - 如果矫正不足或相邻椎板未成熟，就需要沿椎板边缘进一步切除椎板。
- 再置入两根支撑棒，一根在脊柱对侧，固定相应螺钉。

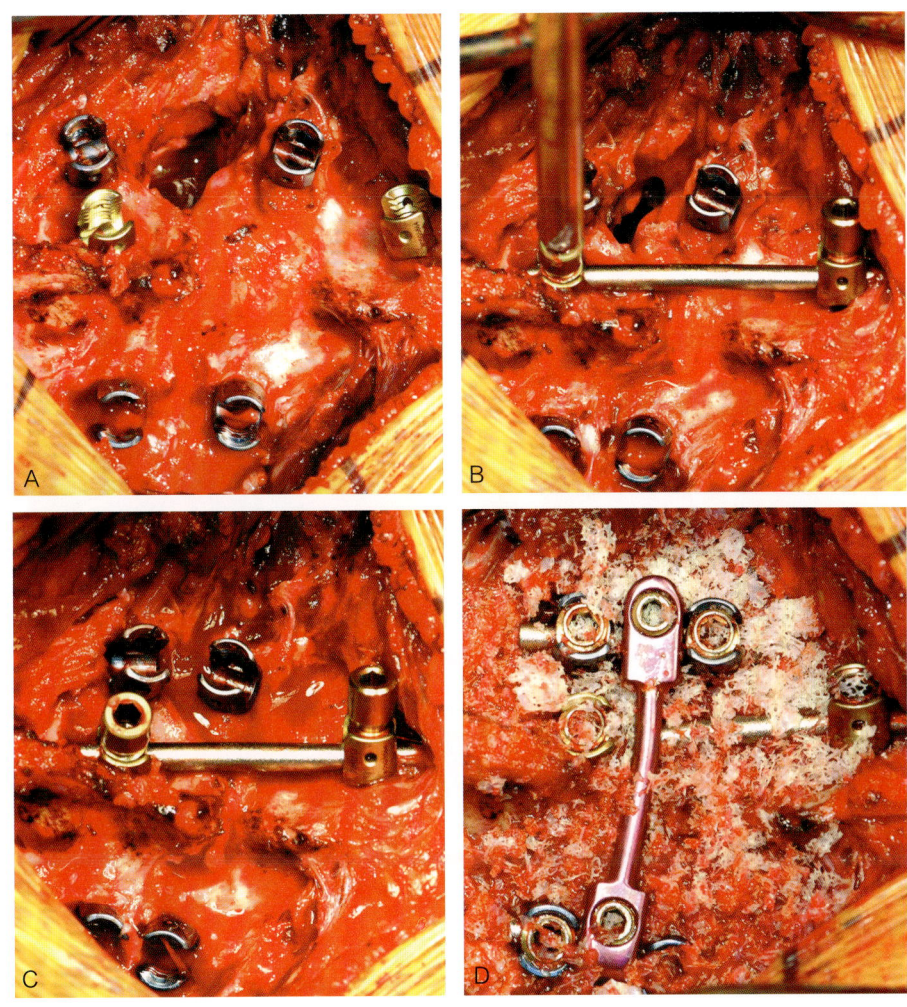

技术图3 楔形切除闭合。A. 正确放置椎体钩。注意椎弓根螺钉的间距。B. 椎体钩加压以关闭切除部位。C. 完全关闭切除部位。凸出的螺钉汇合在一起，表示楔形闭合。D. 放置三杆系统，如果技术可行，还应采用交联系统。

- 尽可能安装横联器（技术图3D）。
- 然后，对脊柱进行去皮质处理，笔者更倾向于植入含骨皮质带松质的同种异体骨，因为其有效并避免髂嵴取骨。

前后联合入路半椎体切除术

- 在进行任何切除手术之前，笔者按常规置入后侧螺钉。一旦（前侧和后侧）完全暴露（技术图4A），就置入后侧螺钉。
- 前侧切除应先确认半椎体位置，在其上方做一全厚的骨膜下瓣（技术图4B）。
- 从相邻上方椎体的下方终板和相邻下方椎体的上方终板间，笔者选择纵行切开全层骨膜。
  - 在终板位置，笔者前后切开骨膜，从前向对侧做一全厚骨膜瓣。
  - 笔者向后侧移动直到能看到半椎体椎弓根。

- 半椎体上下椎间盘全部切除至后纵韧带。
- 然后，笔者开始回到椎体后侧壁，使用咬骨钳和磨钻切除半椎体的椎体部分。
  - 后侧壁可以用咬骨钳从后纵韧带上剥离下来并切除，开始的位置可以位于半椎体切除平面。
  - 切除部分可以看到椎弓根。
- 然后开始后侧切除，从半椎板到椎弓根（技术图4C）。
- 当两侧切口打开，手术视野暴露好，椎弓根切除可同时通过两侧切口完成（技术图4D）。这样能获得很好的视野并最大化控制手术范围。
- 一旦半椎体被切除，畸形的矫正就像前面描述的一样，尽量使用三棒技术（技术图4E）。
  - 在采用这种技术时，通过放平工作台（或移除侧方支撑物）或辅助矫形，并推挤凸侧脊柱，来帮助闭合楔形切除处。

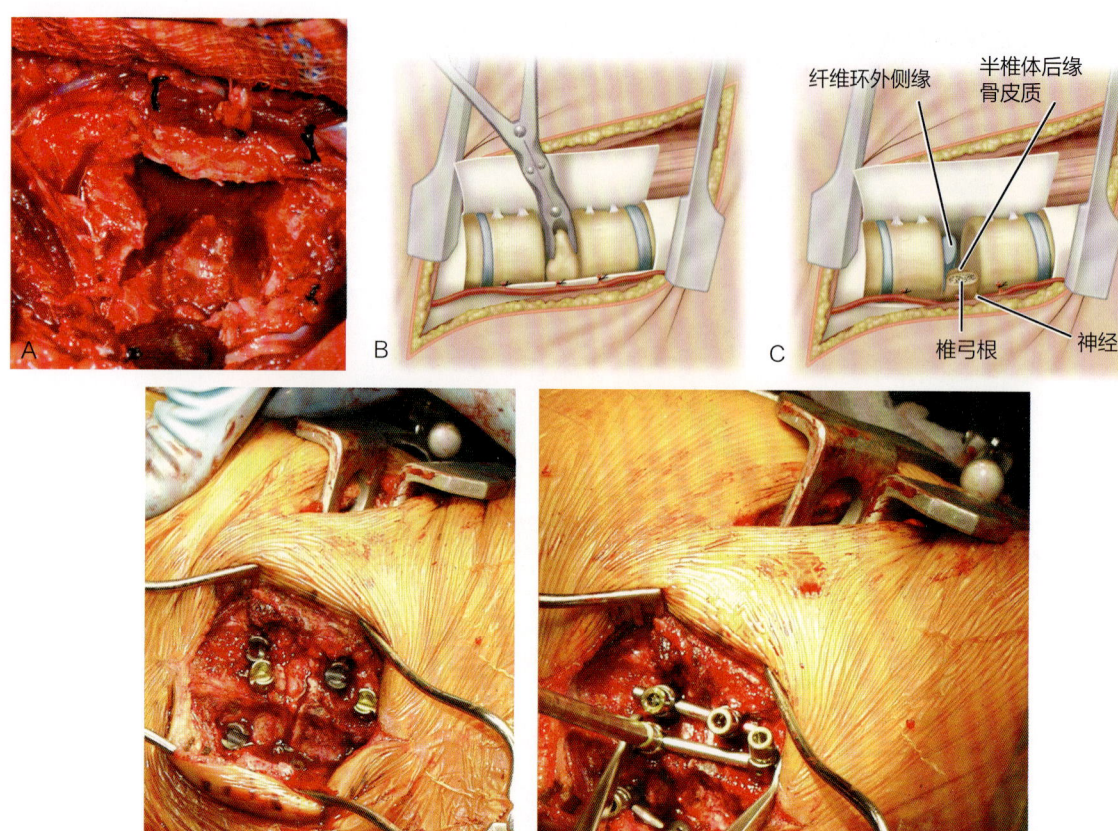

技术图4 前后路切除。A. 半椎体向前分离,上下椎间盘摘除。B. 前路切除。C. 椎弓根切除。D. 外科医生同时在2个手术切口操作的照片。E. 加压至关闭楔形切除部位。

要点和失误防范

半椎体的定位	• 术中解剖很可能不清楚。通过研究术前三维CT,可以全面了解患者的解剖结构
置入内植物	• 应先置入螺钉,因为切除时由于失血会增加置钉的难度,同时切除后可能出现脊柱不稳定
失血	• 使用双极电凝凝固半椎体内侧壁及椎弓根内的硬膜外静脉能有效控制出血
改进措施	• 通过切除较远的凹面椎间盘及完整切除半椎体可以避免矫正不充分

术后护理

- 术后即刻的住院治疗和护理与大多数接受脊柱畸形治疗的患者相似。
- 当固定牢靠时,笔者为患者戴上一个塑好形的胸腰骶矫形支具3个月。
- 对于<2岁或者固定不牢靠的患者,笔者建议采用术后Risser石膏固定2个月(固定一侧肩部或双侧大腿),接下来使用支具固定,固定时间总共6个月。
- 脊柱内固定不用强制拆除。然而,考虑到患者年龄偏小和个别体质的患者,偶尔有必要在术后1年以后拆除内固定。

结果

- 半椎体切除术既可采用单纯后路技术,也可采用前后

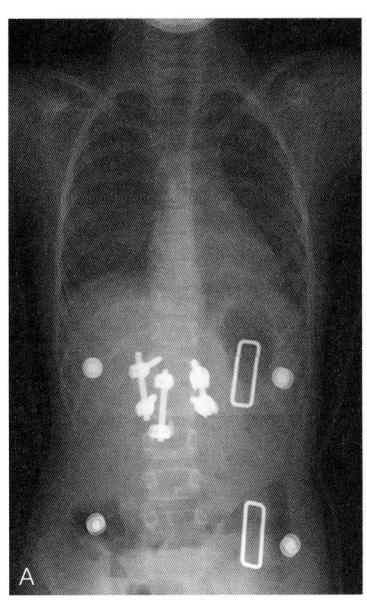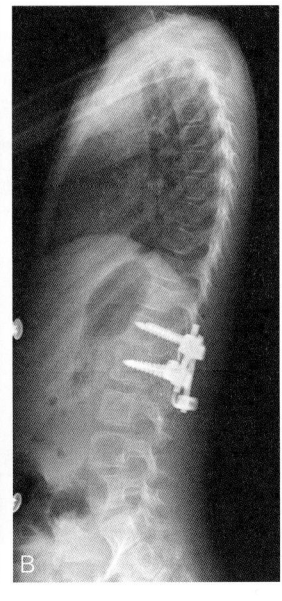

图4 畸形矫正。A. 术后立位X线片,患者切除后,弧度矫正,如图2A所示。B. 同一患者的站立侧位X线片显示半椎体切除后获得良好的矢状面平衡。

路联合技术,能获得约70%的弧度矫正率(图4)。
- 在儿童患者中,此手术融合率接近100%。
- 上述两种方法均可安全实施,且无神经并发症发生。

并发症

- 矫正不足。
- 硬脊膜损伤。
- 神经损伤。
- 固定效果丢失。
- 内植物失败。
- 大出血。
- 未融合。
- 感染。

(张彦 译,陈博昌 审校)

参考文献

[1] Hedequist D, Emans J. Congenital scoliosis. J Am Acad Orthop Surg 2004;12:266-275.

[2] Hedequist DJ, Hall JE, Emans JB. Hemivertebra excision in children via simultaneous anterior and posterior exposures. J Pediatr Orthop 2005;25:60-63.

[3] McMaster MJ, David CV. Hemivertebra as a cause of scoliosis. A study of 104 patients. J Bone Joint Surg Br 1986;68(4):588-595.

[4] Ruf M, Harms J. Hemivertebra excision by a posterior approach: innovative operative technique and first results. Spine 2002;27:1116-1123.

[5] Belmont PJ Jr, Kuklo TR, Taylor KF, et al. Intraspinal anomalies associated with isolated congenital hemivertebra: the role of routine magnetic resonance imaging. J Bone Joint Surg Am 2004;86-A(8):1704-1710.

[6] Hedequist DJ, Emans JB. The correlation of preoperative three-dimensional computed tomography reconstructions with operative findings in congenital scoliosis. Spine 2003;28:2531-2534.

第95章 重度腰骶椎滑脱的减压、复位及椎间融合

Decompression, Posterolateral, and Interbody Fusion for High-Grade Spondylolisthesis

Nanjundappa S. Harshavardhana, Dino Colo, and John P. Dormans

定义

- 腰骶椎滑脱(spondylolisthesis)源自希腊语单词脊椎滑脱(spondylo)和滑脱(olisthesis)。指一节椎体相对于相邻椎体向前位移。
- 儿童和青少年腰骶椎滑脱最常见的原因是峡部缺损(即关节间峡部不连接)。Wiltse 称这是一种峡部型脊椎滑脱。它也可能发生于先天性脊柱异常,如腰椎和腰骶椎小关节缺陷(即发育不良或先天畸形)[2,11,12,16,27,29]。
- 根据 Wiltse-Newman 分型,脊椎滑脱被分为5种不同的类型[28]。
  - Ⅰ型:发育异常。
  - Ⅱ型:峡部。
  - Ⅲ型:退行性。
  - Ⅳ型:创伤性。
  - Ⅴ型:病理性。
- 椎弓峡部是"两关节之间的地方",大多数腰骶椎滑脱是发育不良(先天性)、峡部裂和退行性类型。退化性滑脱在成人中很常见,最常见于L4-L5水平。发育异常和峡部类型最影响L5-S1水平,通常见于儿童(图1A)[17]。
- Meyerding 分型用于量化滑脱的严重程度(图1B),分为5型[19]:
  - Ⅰ型:0~25%。
  - Ⅱ型:26%~50%。
  - Ⅲ型:51%~75%。
  - Ⅳ型:76%~100%。
  - Ⅴ型:相当于脊椎前移。

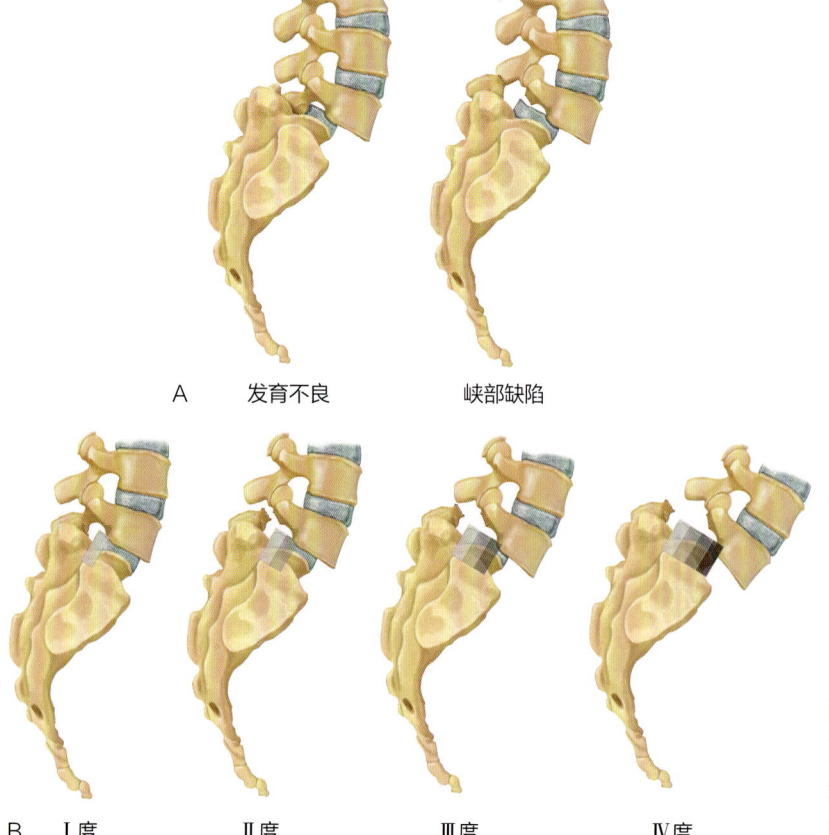

图1 A. 脊椎滑脱的发育不良和峡部型。B. Meyerding 的分型是基于滑脱度:Ⅰ型,0~25%;Ⅱ型,26%~50%;Ⅲ型,51%~75%;Ⅳ型,76%~100%。

- marchetti 和 Bartolozzi 将滑脱分为轻度滑脱和重度滑脱，而不考虑潜在的病因。向前滑脱超过远端节段前后直径50%或50%以上时（Meyerding 分型Ⅲ级或Ⅳ级），称为重度滑脱。

解剖

- 椎体的大小和尺寸由近端向远端逐渐增大。这种椎体的增大与腰骶椎承受逐渐增大的压力和负重有关。
- 腰椎的横径比前后径大。腰椎孔呈三叶草状。棘突粗大，呈矩形。横突呈细长形，朝向外侧，腰椎小关节的关节面更朝向矢状面，能增大屈伸活动的范围[24,30]。
- 腰椎的神经血管结构与胸椎的相似。节段血管直接起源于主动脉，并沿椎体外侧向背侧延伸。分支发生在椎弓根附近，其中一个分支供应椎管，另一个供应椎管旁肌肉组织。这些血管在横突之间走行，在做后外侧融合手术时易发生侧方剥离出血。
- 脊髓通常在L1或L1-L2椎间盘的上缘结束。圆锥状髓质从脊髓远端伸出，支配肠和膀胱。在圆锥下方，腰椎和骶神经根排列组成马尾[6]。神经根从相应椎弓根下方的神经孔穿出，形成支配下肢的腰骶神经丛。
- 椎弓根是具有皮质壳的圆柱形结构，连接脊柱后侧结构和椎体。
  - 从胸椎到腰椎，椎弓根的高度、直径和横径均逐步增大。T5的横截面直径最小，L5的横截面直径最大。
  - 椎弓根方向朝向前内侧，从L1到L5角度逐渐增大。
    - L2和L3腰椎椎弓根的矢状面方向为中立位。
    - 在L1和L4、L5有轻微的头倾和尾倾[24,30]。
- 脊髓和硬脊膜囊位于椎管内，受到椎体腹侧、椎弓根内侧和背部的保护。此处走行的神经根与椎弓根下侧面接近[24]。
- 腰椎和腰骶椎小关节关节面的方向与功能有关。在上部的腰椎，关节的方向允许多方向稳定。这与腰骶关节形成对比，腰骶关节平面更平，冠状面更大，可以抵抗通过关节的剪切力[10]。

发病机制

- 腰骶椎滑脱是一种与直立姿势有关的疾病，见于两足哺乳动物，由于作用于脊柱下段的应力越来越大。在四足动物和不能行走的个体中从未见过。
- 腰椎承受较大的剪切力和压缩载荷。"骨钩"由椎弓根、椎弓根峡部、椎间盘和关节突关节组成，通过防止向前滑动来抵抗这些剪切力，从而提供稳定性。
- 重力、椎旁和腹前肌与前凸腰椎和骨盆的相对，向尾腹侧方向对下腰椎施加压力。如果不加以控制，这些力量将导致下腰椎相对于骶骨向前滑动和旋转。
- 先天性脊柱裂后段异常（脊柱滑脱畸形）可显著损害其正常的支撑功能和关节突关节提供的稳定性。即使脊柱后部的结构完好无损，脊柱也有滑脱的倾向。这是由于关节突关节结构的异常，无法承受载荷和剪力造成。
- 峡部型滑脱是继发于峡部裂，其后部约束力丧失。发生在腰椎和腰骶关节的高剪切力和高压力使得腰骶部的阻力减小[11-13]。
- Marchetti和Bartolozzi通过观察这些发育不良因素导致的椎体滑脱范围，进一步将这一类别细分为低度和高度发育不良[17]。在高度腰椎滑脱症中，他们主要分为两种亚型：①延长型；②分裂型。
- 低度滑脱时，L5椎体保持矩形。骶骨上终板平坦，腰椎前凸仍在正常范围内。而高度滑脱时，L5椎体呈梯形，骶骨上终板呈圆形（圆顶状骶骨）。骶骨垂直，腰椎前凸消失（背部平坦）。这种高发育不良和低发育不良之间的区别也具有判定预后的价值，因为高发育不良可导致渐进性畸形和腰骶后凸的倾向，随着时间的推移症状会加重[17]。
- 高度滑脱的一些变化是椎体向前移位后的继发性变化，主要表现为椎间盘退变后终板的改变。严重的滑脱可能在青春期就已经发生，严重的残疾使这些青少年极有可能在没有症状恶化的情况下保持无症状或进入成年期。

自然病程

- Harris和Weinstein[13]回顾了38例经非手术治疗和原位融合治疗的高度脊柱滑脱患者，平均随访24年，结果显示，36%的非手术治疗患者无症状，55%有背痛，45%有神经症状。
- Beutler等对30例诊断为腰骶椎滑脱的患者进行了45年的随访研究。这些患者在20世纪50年代从500名一年级儿童的样本中筛选出，每10年观察一次滑脱进展[2]。结果显示，没有发现单侧峡部裂的患者发展为滑脱。他们还发现，双侧峡部裂并低度滑移的病例与普通人群有相似的过程。
- 在对峡部型滑脱和发育不良型腰骶椎滑脱患者的比较

中发现,发育不良型进展更快,Meyerding 评分更高。

病史和体格检查

- 在有症状的患者中,最常见的临床表现是下腰痛,伴有或不伴有 L5 或 S1 支配区的神经根放射性疼痛。疼痛的发作通常是慢性且隐匿的,但急性发作也会发生。没有背痛而有单纯的放射痛是不常见的。青少年和青年最常抱怨背痛,很少或没有腿痛[16]。
- 在有神经根症状的患者中,单侧受累更为常见。
- 物体格检查常见腰椎前凸变平(图2)。
- 在峡部型滑脱中常可见棘突明显突出。
- 屈髋、屈膝步态和腘绳肌紧张紧绷可能是非正常步态(Phalen-Dickson 步态)。
- 腘绳肌紧张也可能出现,可以通过测试腿后弯角度来评估。许多高度滑脱的患者会逐渐出现腘绳肌紧张,是由于腰椎异常生物力学的发展。
- 直腿抬高试验可以测试神经根受压或腘绳肌紧张。神经根疼痛的阳性检查提示 L5 或 S1 神经根受压。直腿抬高 30°～70°引起的根性疼痛提示神经根受压,直腿抬高在 70°以上引起的根性疼痛提示坐骨神经椎管外受压。大腿后部疼痛,提示腘绳肌紧张。
- 检查还应包括 Lasegue 试验。疼痛的加重提示神经根受压(尤其是 L5),股神经伸展试验在退变性滑脱中可

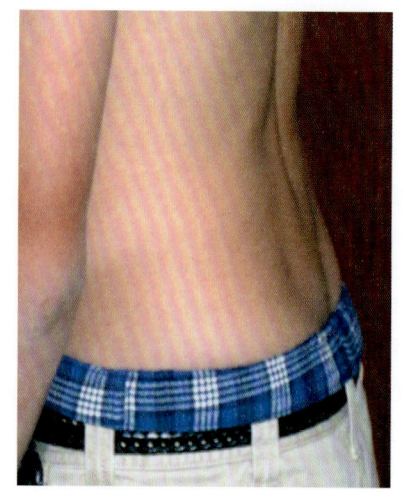

图 2　一名14岁男孩被诊断为腰椎滑脱,腰椎前凸变平。

能为阳性(L4 受影响最严重)。
- 对怀疑有膀胱和肠道功能障碍的患者应进行直肠指诊,其作为术前神经学评估的一部分。

影像学及其他诊断性检查

- 开始的影像学图像包括脊柱站立位正侧位片(图 3A、B)。斜位片(图 3C)在某些情况下可能提供额外的信息,但在青少年中用于诊断无滑脱的峡部裂是有争议的[1]。

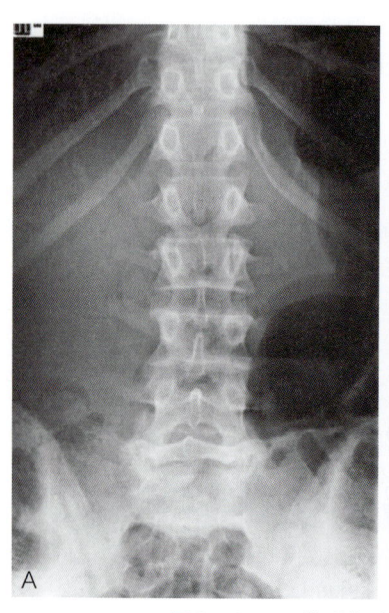
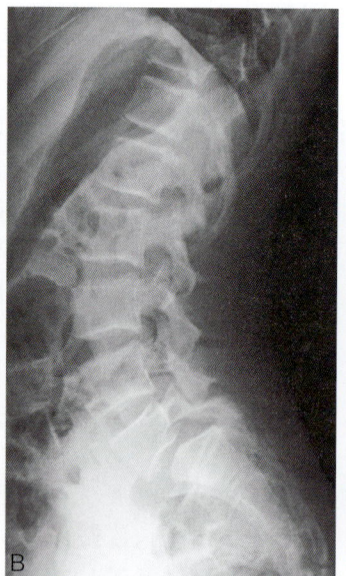
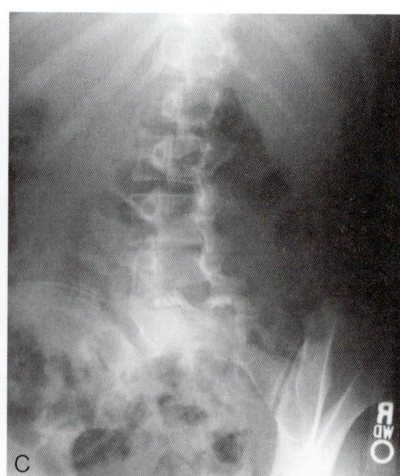

图 3　A～E. 前后位(A)、侧位(B)、斜位(C)椎体高度滑脱的影像学表现。

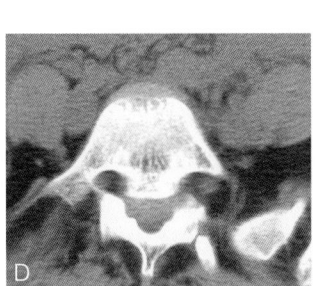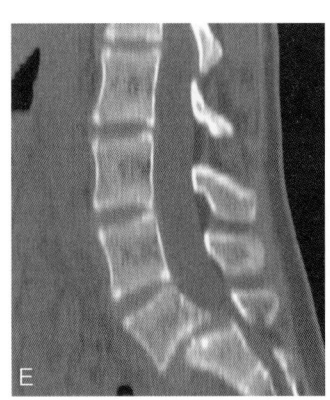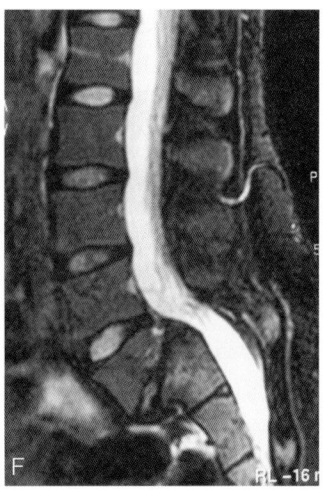

图3（续） 轴位（D）和矢状位（E）CT扫描显示骨畸形。F. MRI显示高度滑脱。

- X线片用于建立脊柱在冠状面和矢状面的整体排列。矢状面的排列要注意，特别是腰骶椎上方的脊柱腰段的前凸程度。除滑脱移位，还应注意脊柱的任何结构异常。这些异常包括隐性脊柱裂、脊柱侧凸或矢状面异常。其他脊柱问题应另外治疗。
- 腰骶关节椎俯视图和Ferguson视图（以腰骶关节为中心的20°倾角前后位X线）也可用于排除同时存在的远端综合征。
- 3D CT对确定确切的骨异常有价值，有助于术前制订手术计划（图3D、E）。
- MRI研究表明，当有证据表明神经功能受损时。MRI能很好地显示神经根、椎管狭窄和马尾受压（图3F）。

鉴别诊断

- 机械性：创伤、过度使用综合征、椎间盘突出、椎体隆起滑脱。
- 发育性：休门病后凸畸形。
- 炎症性：椎间盘炎、椎体骨髓炎、钙化性椎间盘炎、风湿病。
- 肿瘤。

非手术治疗

- 对于青少年中重度滑脱，一般推荐手术治疗。即使在无症状的情况下，病情可能进一步发展，或出现马尾综合征。
- 无症状的成人伴高度稳定滑脱，可在密切监护下保守治疗。据报道，滑脱可以在一个可接受的、良好的矢状面平衡位置自发融合。

手术治疗

- 外科治疗的首要目标是避免并发症。
- 手术治疗的指征：伴有或不伴有神经损伤的重度滑脱，或有顽固性症状患者。
- 高度腰椎滑脱的复位技术与并发症的高风险有关。畸形的解剖结构、伸长的神经根、长时间的手术以及具有较深或隐藏的L5椎弓根螺钉植入路径，具有挑战性的生物力学环境，增加了神经根损伤、不融合和其他围手术期并发症的可能性[21]。
- 越来越多的人认为高度滑脱的首要任务是恢复腰骶前凸（即减少滑移角），而不是完全纠正前后移位。虽然前后移位的解剖纠正提供了腰骶部生物力学的恢复，增加了椎体间融合的表面积（从而提高了融合率），但滑移平移减少与腰神经根损伤和马尾综合征的高发生率是相关的。
- 根据每位患者的需要选择合适的手术干预措施：
  - 对畸形全面评估。
  - 深入了解其病理学。
  - 了解治疗适应证。
  - 了解每种手术的局限性及其可能出现的并发症。

术前计划

- 应进行详细的病史评估和体格检查，以及神经系统检查。
- 必须仔细阅读并分析所有影像学资料，注意将体格检

- 查和神经系统发现互相关联起来。
- 对侧站立位脊柱侧位片上的滑移程度进行评估根据 Meyerding 分型来评估[2]。
  - 50% 或以上的滑移被认为是重度腰骶椎滑移。
- 测量滑脱角来评估腰骶椎后凸的程度。
  - 滑移角>50°意味着病程进展、不稳定和假关节（图 4A）。
- 骨盆入射角（PI）是一个固定的解剖参数，用于判断骶椎终板和整个骨盆形态之间的位置关系。它有助于确定脊柱的整体矢状面形态，并对特定个体保持不变。骨盆入射角定义为骨盆倾斜角和骶骨倾斜角之和[14,15]。
  - PI 随年龄增长而增加，成年后趋于稳定。
  - 儿童的 PI 平均为 47°，成人平均为 57°。
  - PI 增大提示腰椎前凸增大，剪切力增大（图 4B）。PI 增大可能导致滑脱的发生。
  - 当存在腰骶椎滑脱时，PI 增大可能提示骨盆不平衡，是滑脱进展的危险因素。在这些病例中，需要复位滑脱以恢复正常的脊柱骨盆生物力学并使脊柱稳定。对于脊柱平衡和 PI 小的病例，可行原位融合[15]。

体位

- 患者取俯卧位于手术台上。
- 脊柱后入路通常采用两种手术体位。
  - 第一种是胸-膝体位，髋关节和膝关节都要屈曲。
  - 第二种体位需要采用四柱床，使下肢与躯干平行。在这种体位下，患者由髂前下棘和两侧胸肌下方支撑。腹部悬空可以减少静脉充血和术中出血。
  - 笔者更倾向于将患者置于 Jackson 脊柱手术台上，髋、膝关节屈曲，以便更容易暴露腰椎。
- 脸部和手臂的位置很重要。
  - 脸应有充分的支撑，确保没有过度的压力，尤其是眼眶周围。
  - 颈部应处于中立位。
  - 上肢也应在 "90-90" 位置，上臂外展 90°，肘关节屈曲 90°。上肢应用衬垫充分垫好，保证动静脉通畅。避免过度外展，以尽量减少臂丛病变和牵拉损伤的风险。充分的衬垫、支持、放置体位和观察上肢，能防止因过度伸展或过度压力造成的不当神经损伤。

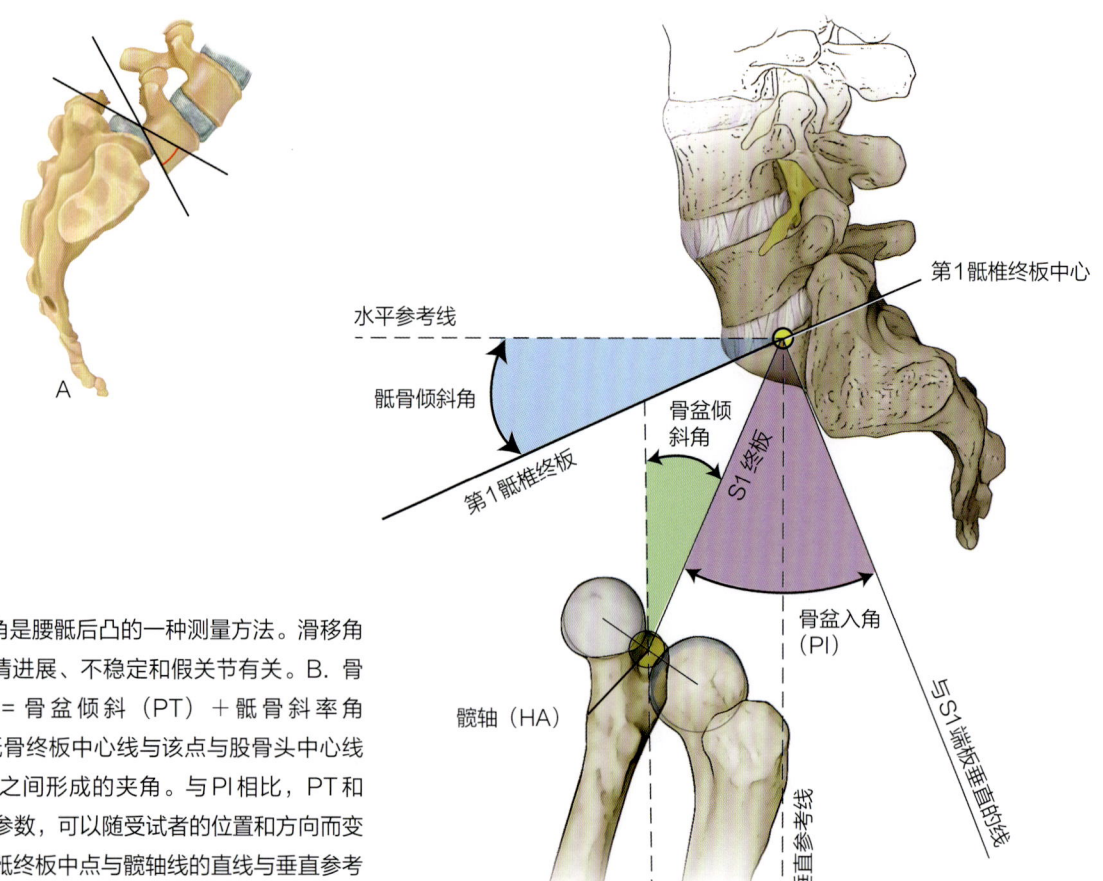

图 4 A. 滑移角是腰骶后凸的一种测量方法。滑移角大于 50° 与病情进展、不稳定和假关节有关。B. 骨盆入射角 [PI = 骨盆倾斜（PT）＋ 骶骨斜率角（SS）] 是指骶骨终板中心线与该点与股骨头中心线（等于髋轴线）之间形成的夹角。与 PI 相比，PT 和 SS 是位置棘突参数，可以随受试者的位置和方向而变化。PT 是连接骶终板中点与髋轴线的直线与垂直参考线之间的夹角。SS 是 S1 上终板与水平基准线的夹角。

切口与显露

- 取后侧L2-S2的正中切口暴露腰椎(技术图1A)。
- 沿正中切口锐性切开皮肤和皮下组织直到筋膜层。
- 进行骨膜下剥离,暴露脊柱后侧结构,注意保护最近端完整的小关节面(技术图1B、C)。
- 在峡部型椎体滑脱术中,需要去除游离体(残余的碎片组织)和L5的后侧结构。

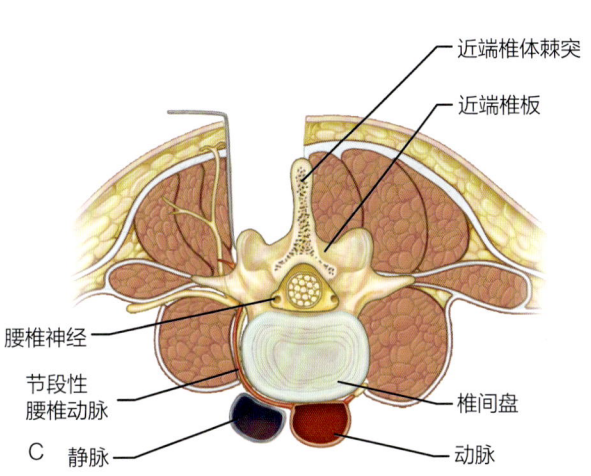
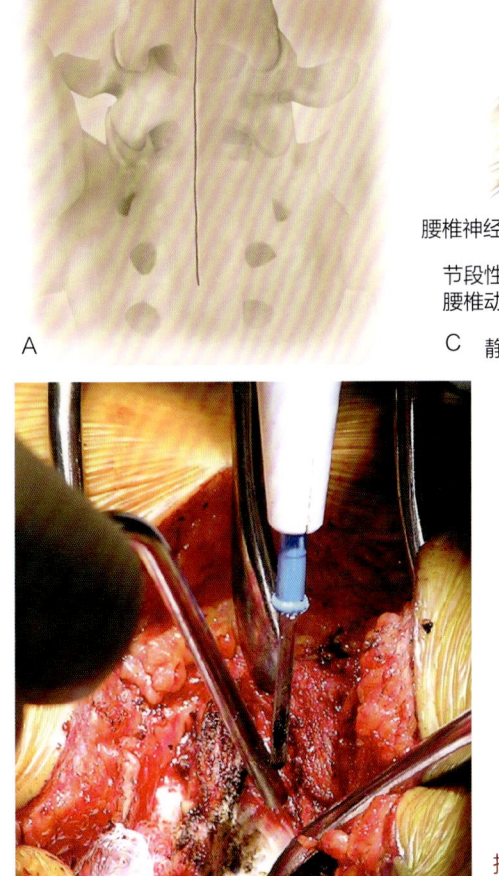

技术图1 A. 沿脊柱后正中切开皮肤,从第4腰椎延伸至第2骶椎。B、C. 筋膜和皮肤一起被切开,椎旁肌肉骨膜下剥离。

减压

- 确定L5和S1的神经根,进行两侧的广泛减压(技术图2A)。
- 轻轻拉开脊膜和骶骨上方的神经,用骨刀或高速磨钻进行骶骨成形术(技术图2B)。

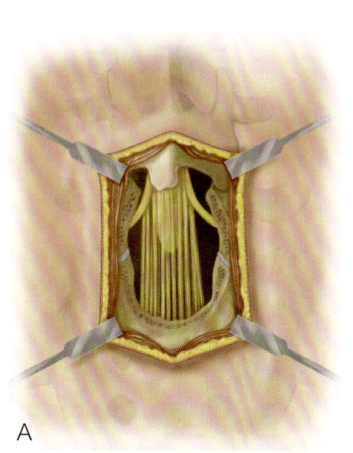
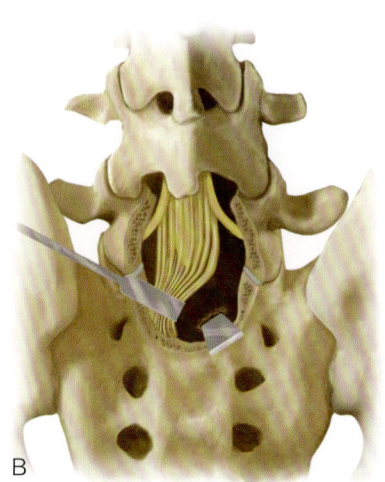

技术图2　A. 通过移除L5和S1的后部结构进行广泛的椎板切除,并对神经根进行充分的减压。B. 轻轻地将硬脊膜拉开,然后用骨刀进行骶骨成形,去除硬脊膜压迫。

复位与融合

- 于L4、L5、S1和S2置入椎弓根螺钉(技术图3A)。术中使用透视可以增加椎弓根螺钉一次植入的准确性和安全性,特别是在L5-S1连接的畸形解剖中。
- 另外,髂骨螺钉(7.5～8.5 mm直径的骨松质螺钉插入到髂骨翼中)可用于增强固定和抗拔出强度。
- 任何矫正操作进行前都应告知麻醉和脊髓监测人员。
- 复位在透视引导下进行,避免过度矫正。复位工具固定于椎弓根螺钉上,在透视引导下对腰椎椎弓根螺钉进行手法提拉操作,逐渐减小滑移角(技术图3B)。
  - 复位应缓慢进行,并维持一段时间,以拉伸软组织。一旦滑移角获得满意的矫正,施力于骶骨,其对抗力作用于腰椎可以逐步、部分使滑脱复位(技术图3C)。如前所述,这种滑移矫正与神经损伤有关,尤其是L5神经根。
  - 复位滑移角比复位滑移更重要。在整个复位过程中,频繁、准确的脊髓监测至关重要。
- 测量支撑棒长度,裁剪并折弯,然后与螺钉相连接以维持复位。
- 最后拧紧所有螺钉,透视或拍片检查(技术图3D)。
- 对L5-S1椎间盘进行识别和切除,然后进行融合,在L5-S1椎间盘的空隙内充填自体骨松质或同种异体骨。
- 前面放置相间融合器以提供足够的前柱支撑(技术图3E)。
- 作为一种替代方法,可以从骶骨向L5椎体植入腓骨支撑(改良Bohlman技术)[3,26],以增加前柱支撑。将硬脊膜轻柔地拉向一侧,并从骶骨往L5椎体插入一根导针(技术图3F)。
  - 使用6 mm空心钻扩大孔径。

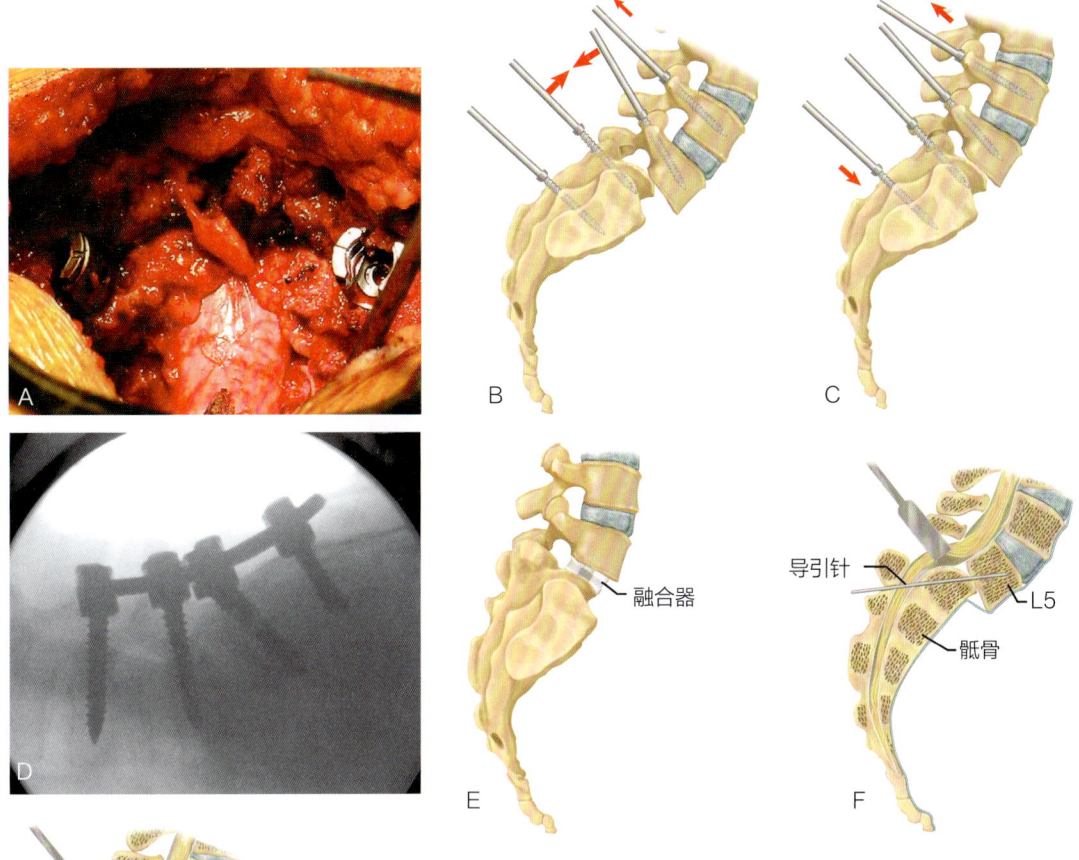

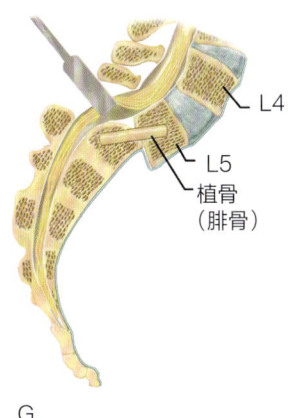

技术图3 A. 椎弓根螺钉从L4放置到S2。一旦所有的椎弓根螺钉都放置好了，就可以轻轻进行复位，以纠正滑脱角。B. 使用固定在椎弓根螺钉上的复位工具，对腰椎L4施加背侧的拉力，对骶骨施加反方向的力。这个动作可以轻微地矫正滑移角，恢复腰椎前凸。注意脊髓监测在L5操作中是至关重要的，以避免不必要的神经损伤。C. 在纠正滑移角后，通过对骶骨施加压力使滑脱逐渐复位，同时保持腰椎向相反方向施加一个轻微的力，使滑脱复位，应避免滑脱矫枉过正。D. 在透视下确保植入物放置正确，腰骶椎滑脱矫正到位，最后拧紧。E. 将硬脊膜轻轻拉开，并放置椎间融合器以增加前柱支撑。另外，腓骨支撑移植也可用于前柱支撑。F. 通过插入一个导引针通过骶骨到L5椎体。G. 把切断的腓骨通过塑形后埋到钻孔里。

- 通过钻孔置入自体或异体腓骨并埋头（技术图3G）。
  - 对侧重复上述操作。
- 最后沿L4横突到骶骨横突的外侧植骨。

- 仔细止血，逐层关闭手术切口，将万古霉素粉喷洒于内植物和软组织上，直至深筋膜。引流管位于浅筋膜至深筋膜处。

要点和失误防范

指征	• 手术前必须进行完整的病史询问、体格检查和神经系统检查 • 仔细评估所有需要和适当的影像学资料,以确定畸形的所有方面,包括畸形的程度和类型(如峡部型或先天性),以及可能存在的任何其他共存的脊柱畸形(如隐性脊柱裂)
手术暴露	• 进行仔细而精确地操作。应注意避免医源性神经损伤,特别是当出现隐性脊柱裂等病理情况时 • 对存在风险的神经根减压(即L5和S1)是暴露和手术的关键
内固定	• 内固定和复位之前应仔细准备 • 充分减压所有神经结构,防止医源性损伤 • 在内固定和复位过程中必须密切注意神经电生理的监测
复位	• 复位操作时,应缓慢而轻柔用力。这一操作应维持一段时间,以使软组织放松 • 避免过度复位。复位滑移角比完整复位滑脱更重要。过度复位可能导致神经损伤

术后护理

- 术后在患者出手术室前应立即施行高质量摄片以确保植入和内固定位置放置正确(图5)。
- 术后最初的一段时间内,使用枕头抬高髋部和膝部并使其弯曲来减轻疼痛并缓解L5神经根的张力。
- 可实施疼痛控制(如硬膜内镇痛和患者自控的静脉内镇痛),并为患者配备合适的胸腰骶支具。鼓励患者在可耐受的情况下站立和走动。出院前行术后脊柱立位正侧位片检查。
- 限制活动(即避免弯曲和旋转运动)直到完全融合(4~6个月)。
- 只要脊柱融合术被确认,患者可以在1年后恢复运动和剧烈的体力活动。在从事任何接触性运动前,应采取适当的预防措施。
- 应避免进行可能引起冲撞的接触运动。

结果

- 在采用原位融合技术治疗的高度脊柱滑脱中,74%~100%的被报道的病例背部疼痛症状得到改善,坚固融合率被报道为71%~100%[7,11,13,20,21]。
- 一项对于18例高度腰骶椎滑脱青少年进行内固定复位和融合治疗的研究报告显示,所有病例神经症状完全缓解,融合率为100%。至少随访2年,未发现内固定松动或与内固定相关失败[25]。
- 另一项[21]比较原位融合、减压复位并后侧内固定融合以及周围融合技术治疗重度脊椎滑脱的研究中显示:原位融合的患者假关节发生率为45%(11例中有5例),后侧减压复位融合治疗的患者中假关节发生率为29%(7例中有2例)。所有这些病例都有小的横突(表面积<2 cm^2)。周围融合技术达到了很高的融合率。在实现椎体融合的病例中观察到良好的功能恢复。然

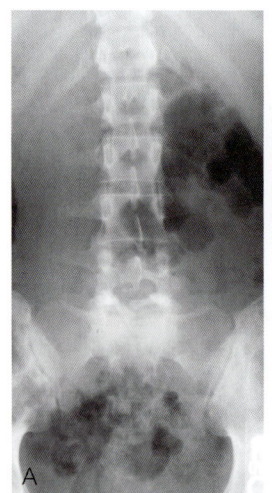
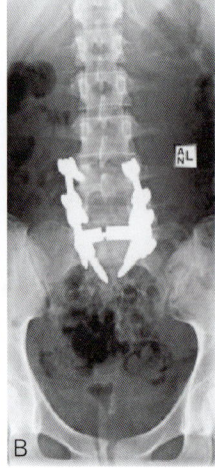
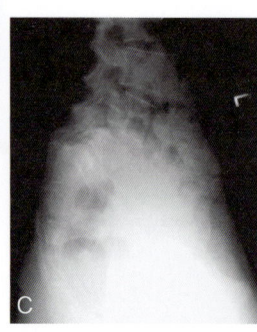
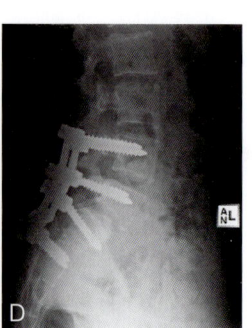

图5 一位17岁女孩的X线片,她患有高度峡部滑脱,接受减压、复位和器械融合手术。A、C. 初步PA和侧位片显示术前畸形。B、D. PA和侧位片显示使用CHOP技术纠正术后。

表1　SRS:高度腰骶椎滑脱(Meyerding Ⅲ～Ⅴ)的发病率和病死率数据库摘要

年龄	总体患者数	并发症率	神经功能缺陷	病死率	失明
儿童	127	10.4%	11.3%	0/605 例	0/605 例
成人	67	9.2%	22.9%	10/10 242 例(0.1%)	5/10 242 例(0.05%)

注:SRS从2007年起开始收集关于滑脱等级的信息。经允许引自 Fu KM, Smith JS, Polly DW Jr, et al. Morbidity and mortality in the surgical treatment of six hundred five pediatric patients with isthmic or dysplastic spondylolisthesis. Spine 2011;36(4):308-312; Sansur CA, Reames DL, Smith JS, et al. Morbidity and mortality in the surgical treatment of 10242 adults with spondylolisthesis. J Neurosurg Spine 2010;13:589-593。

而,三组患者的最终结果并无差异。
- 腰骶椎后路椎体间融合术(PLIF)是治疗高度椎体滑脱的理想方法。它可以通过单一入路实现满意的减压和周围融合。文献中对这一过程的结果褒贬不一。Cloward[5]对100例患者使用无内固定PLIF而没有后外侧融合。他发现了93%的融合率和90%的临床满意度。Fabris[7]等报道了12例采用内固定融合的患者达到100%的融合率。
- Poussa[22]等比较了22例儿童椎弓根螺钉后路固定和周围融合治疗的原位融合或复位患者。复位组对滑移角的影像学纠正较好,Meyerding 分级改善,但在功能和疼痛方面无明显差异。Boxall[4]等报道了39例采用原位融合、减压融合或复位后融合治疗的儿童患者。26%的植骨融合患者术前滑移角大于50°。作者的结论是,滑脱角度较大预示着滑脱将会继续发展,并建议对此类患者进行复位并且融合。Molinari[20,21]等对32例接受L4-骶骨原位融合、后路减压内固定复位融合或复位周围融合治疗的患者进行了研究。周围融合亚组无1例假关节形成,而原位融合组和内固定融合组假关节形成率分别为45%和29%。无论手术过程如何,在那些获得融合的患者中,结果都很好。

并发症

- 假关节。
  - 假关节是最常见的并发症。
  - 标志包括植入物周围透亮线、植入物断裂和滑脱继续进展。
  - 通过精细操作和植入位置的正确准备,可以尽量减少假关节出现。
  - 神经系统并发症。
  - 神经根损伤(L5神经根)。
    - 直接创伤、神经根操作或硬膜外血肿压迫所致。
  - 马尾综合征。
    - 自主功能障碍。
    - 慢性疼痛。
    - 必要时应立即松开矫正。
    - 必须使用适当的影像技术进行全面评估。
    - 通过良好的术前计划和细致的手术技术,以及采用多模式脊髓监测,可将其风险最小化。
- 脊柱侧弯研究会(Scoliosis Research Society,SRS)对605例小儿腰骶椎滑脱病例进行了回顾性分析,发现127例高度滑脱,76%的病例尝试复位。神经功能障碍的发生率为11.3%,而低度滑脱的发生率为1.4%。术后总神经功能缺损为5%(31/605例)。29例患者神经功能恢复(15例完全恢复,14例部分恢复)。硬膜撕裂发生率为1.3%(8/605)[8]。
- 对同一数据库10 242例成人滑脱病例进行回顾性分析,发现67例为高度滑脱,1 700例为低度滑脱。高度腰骶椎滑脱的总并发症发生率为22.9%,低度腰骶椎滑脱的总并发症发生率为8.3%。总病死率0.1%(10例死亡),视力下降0.05%(5例)。对于不同的手术入路和器械选择,即联合AP、PLIF和TLIF,以及前方融合,并发症发生率在7%～8%之间且相似(表1)。
- 内固定相关并发症。
- 切口感染。

(张彦　译,陈博昌　审校)

参考文献

[1] Beck NA, Miller R, Baldwin K, et al. Do oblique views add value in the diagnosis of spondylolysis in adolescents? J Bone Joint Surg Am 2013;95(10):e65.

[2] Beutler WJ, Fredrickson BE, Murtland A, et al. The natural history of spondylolysis and spondylolisthesis: 45-year follow-up evaluation. Spine 2003;28:1027-1035.

[3] Bohlman HH, Cook SS. One-stage decompression and posterolateral and interbody fusion for lumbosacral spondyloptosis through a posterior approach: report of two cases. J Bone Joint Surg Am 1982;64:415-418.

[4] Boxall D, Bradford DS, Winter RB, et al. Management of severe spondylolisthesis in children and adolescents. J Bone Joint Surg Am 1979;61(4):479-495.

[5] Cloward RB. Spondylolisthesis: treatment by laminectomy and posterior interbody fusion. Clin Orthop Relat Res 1981;(154):74-82.

[6] Ebraheim NA, Xu R, Darwich M, et al. Anatomic relations between the lumbar pedicle and the adjacent neural structures. Spine 1997;22:2338-2341.

[7] Fabris DA, Costantini S, Nena U. Surgical treatment of severe L5-S1 spondylolisthesis in children and adolescents. Results of intra-operative reduction, posterior interbody fusion, and segmental pedicle fixation. Spine 1996;21(6):728-733.

[8] Fu KM, Smith JS, Polly DW Jr, et al. Morbidity and mortality in the surgical treatment of six hundred five pediatric patients with isthmic or dysplastic spondylolisthesis. Spine 2011;36(4):308-312.

[9] Gill GG. Long-term follow-up evaluation of a few patients with spondylolisthesis treated by excision of the loose lamina with decompression of the nerve roots without spinal fusion. Clin Orthop Relat Res 1984;(182):215-219.

[10] Grobler LJ, Robertson PA, Novotny JE, et al. Etiology of spondylolisthesis. Assessment of the role played by lumbar facet joint morphology. Spine 1993;18:80-91.

[11] Grzegorzewski A, Kumar SJ. In situ posterolateral spine arthrodesis for grades Ⅲ, Ⅳ, and Ⅴ spondylolisthesis in children and adolescents. J Pediatr Orthop 2000;20:506-511.

[12] Hammerberg KW. New concepts on the pathogenesis and classification of spondylolisthesis. Spine 2005;30(6 suppl):S4-S11.

[13] Harris IE, Weinstein SL. Long-term follow-up of patients with grade Ⅲ and Ⅳ spondylolisthesis. Treatment with and without posterior fusion. J Bone Joint Surg Am 1987;69:960-969.

[14] Labelle H, Roussouly P, Berthonnaud E, et al. Spondylolisthesis, pelvic incidence, and spinopelvic balance: a correlation study. Spine 2004;29:2049-2054.

[15] Legaye J, Duval-Beaupère G, Hecquet J, et al. Pelvic incidence: a fundamental pelvic parameter for three-dimensional regulation of spinal sagittal curves. Eur Spine J 1998;7:99-103.

[16] Lonstein JE. Spondylolisthesis in children. Cause, natural history, and management. Spine 1999;24:2640-2648.

[17] Marchetti PC, Bartolozzi P. Classification of spondylolisthesis as a guideline for treatment. In: Bridwell KH, DeWald RL, eds. The Textbook of Spinal Surgery, ed 2. Philadelphia: Lippincott-Raven, 1997:1211-1254.

[18] McPhee IB, O'Brien JP, McCall IW, et al. Progression of lumbosacral spondylolisthesis. Australas Radiol 1981;25:91-95.

[19] Meyerding HW. Spondylolisthesis. J Bone Joint Surg Am 1931;13(1):39-48.

[20] Molinari RW, Bridwell KH, Lenke LG, et al. Anterior column support in surgery for high-grade, isthmic spondylolisthesis. Clin Orthop Relat Res 2002;(394):109-120.

[21] Molinari RW, Bridwell KH, Lenke LG, et al. Complications in the surgical treatment of pediatric high-grade, isthmic dysplastic spondylolisthesis. A comparison of three surgical approaches. Spine 1999;24:1701-1711.

[22] Poussa M, Remes V, Lamberg T, et al. Treatment of severe spondylolisthesis in adolescence with reduction or fusion in situ: long-term clinical, radiologic and functional outcome. Spine 2006;31(5):583-590.

[23] Sansur CA, Reames DL, Smith JS, et al. Morbidity and mortality in the surgical treatment of 10,242 adults with spondylolisthesis. J Neurosurg Spine 2010;13:589-593.

[24] Senaran H, Yazici M, Karcaaltincaba M, et al. Lumbar pedicle morphology in the immature spine: a three-dimensional study using spiral computed tomography. Spine 2002;27:2472-2476.

[25] Shufflebarger HL, Geck MJ. High-grade isthmic dysplastic spondylolisthesis: monosegmental surgical treatment. Spine 2005;30(6 suppl):S42-S48.

[26] Smith MD, Bohlman HH. Spondylolisthesis treated by a single-stage operation combining decompression with in situ postero-lateral and anterior fusion. An analysis of eleven patients who had long-term follow-up. J Bone Joint Surg Am 1990;72:415-421.

[27] Wiltse LL, Jackson DW. Treatment of spondylolisthesis and spondylolysis in children. Clin Orthop Relat Res 1976;(117):92-100.

[28] Wiltse LL, Newman PH, Macnab I. Classification of spondylolysis and spondylolisthesis. Clin Orthop Relat Res 1976;(117):23-29.

[29] Wiltse LL, Winter RB. Terminology and measurement of spondylolisthesis. J Bone Joint Surg Am 1983;65:768-772.

[30] Zindrick MR, Knight GW, Sartori MJ, et al. Pedicle morphology of the immature thoracolumbar spine. Spine 2000;25:2726-2735.

第96章 神经肌肉型脊柱侧凸的VEPTR治疗

Rib to Pelvis Vertical Expandable Prosthetic Titanium Rib Insertion to Manage Neuromuscular Scoliosis

Anish G.R.Potty and John M.Flynn

定义

- 在过去十年中,纵向胸腔支撑扩张术(VEPTR)作为一种有效的专门针对儿童危及生命的胸廓和脊柱畸形的治疗方法,在世界范围内得到了广泛的普及。
- 最初,VEPTR主要用于扩张先天异常的胸廓,特别是在肋骨有融合、缺损或发育不全的情况下。
- 随着骨科医生对该技术的熟悉,VEPTR装置作为一种非常有效的非融合方法,应用到了脊髓性肌萎缩症(SMA)、脊柱裂和脑性瘫痪等导致的严重早发性神经肌肉性脊柱侧凸的治疗中。
- 经过改良,双侧肋骨到骨盆VEPTR技术已经成为最常用的首选内固定方案之一。因为它可以通过几个小切口完成,不触碰脊柱,因此减少了脊柱自发融合的发生,同时延长操作简单。

解剖

- 胸廓由12对肋骨、胸骨和12个胸椎组成。肋骨与肋间肌间隔排列。肋间外肌起于上位肋骨下缘,以肋间外膜附着于下位肋骨上缘。肋间外肌内侧是肋间内肌,它的纤维与肋间外肌成直角,其内侧为肋间最内肌。
- 由肋间静脉、动脉和神经组成的神经血管束位于肋间内肌下方。重要的是要了解,静脉位于肋下沟上方,而动脉和神经位于肋下沟下方。神经支配邻近肋间肌。肋间最内肌位于肋间内肌与壁层胸膜之间,向前侧走行形成胸横肌。
- 正常的胸廓发育对于儿童时期肺部生长是必不可少的。呼吸功能将取决于肺的生长及胸腔作为一个动态泵来促进吸入和呼出的能力。
  - 胸廓生长过程依然未被完全探究清楚,但胸椎可能起着关键的作用,有助于胸廓的垂直生长。
- 胸椎从出生到5岁,每年生长1.4 cm,从6~10岁,每年生长0.6 cm,从11~15岁,每年生长1.2 cm[1,3]。
  - 在先天性脊柱侧凸或早期脊柱融合中,胸椎预期的缩短程度可以计算,但胸腔体积减小和胸椎缩短的复杂关系及其对肺容积和扩张的间接不利影响尚待量化,尚不清楚。
  - 然而,对脊椎胸廓结构不良(Jarcho-Levin综合征)[4]患者进行的研究显示,其胸椎仅为正常身高成人的1/4,大多数存活到成年的患者具有限制性肺病,其平均肺活量仅为27%。
- 肋骨的对称生长和正确的生长方向有助于最大限度地扩大胸廓体积,使呼吸更有效率。胸廓横切面容积与肋骨长度和肋骨倾角成正比。婴儿出生时胸廓横截面呈方形,成人呈长方形。
- 肋骨水平走向,其生长主要发生在前端骨骺。在出生时,胸腔体积仅为成人体积的6.7%。2岁时,肋骨向下倾斜,胸廓横截面变为椭圆形。到5岁时,胸腔体积增加到成人大小的30%,到10岁增加到成人的50%。10岁到骨骼成熟,胸廓生长迅速,并达到成人尺寸。
- 几乎85%的肺泡细胞在出生后立即形成,在生命的前2年仅有少量的增加。肺泡细胞形成的结束年龄是有争议的,肺泡细胞肥大的概念也是有争议的。即使肺泡细胞的形成由于肺牵张反射所引起的代偿性肺生长而停止,肺泡细胞仍在继续增加。在幼龄动物实验性肺切除后,以及30个月至5岁儿童的部分肺切除后的病例中,可以观察到肺泡细胞的增殖表现为代偿性肺生长。

发病机制

- VEPTR是目前广泛接受的治疗胸廓容积不足畸形(VDD)的方法。VDD可分为以下3种主要类型:
  - Ⅰ型:肋骨缺失合并脊柱侧凸。
  - Ⅱ型:肋骨融合合并脊柱侧凸。
  - Ⅲa型:胸椎发育不良,导致胸廓受限,如Jarcho-Levin综合征。
  - Ⅲb型:胸廓横向狭窄,如Jeune窒息性胸廓发育不良。

自然病程

- 最初患儿可能出现早期隐匿性呼吸不足,开始表现出肺容量受限,胸腔功能不全。他们游戏活动时容易疲劳,呼吸速率增加,强制休息,但不需要氧气支持。进展性胸腔功能不全综合征的最终结果是呼吸功能不全。
- 通气需求的增加反映了呼吸功能的恶化,对家庭和儿童有严重的影响。
- 神经肌肉疾病(如SMA)的早发性脊柱侧凸常发生于躯干力量薄弱的10岁以下儿童,若不进行手术干预则会持续进展,并可危及生命。当无法行走时,100%Ⅰ型SMA和大多数Ⅱ型SMA的患者会出现脊柱侧凸。

病史和体格检查

- 体格检查应仔细评估脊柱及胸廓畸形、骨盆倾斜、坐姿平衡和肩平衡。
- 通过确定呼吸速率,肺听诊异常呼吸音评估呼吸功能;测量身体(身高、体重、乳头周长、四肢长度)寻找是否存在生长发育不良;通过拇指偏移试验来评估呼吸过程中的胸壁扩张度。

影像学和其他诊断性检查

- 放射学评估包括带胸腔的脊柱标准后前位(PA)(图1)和侧位片。测量Cobb角评估脊柱侧凸程度,以及头-躯干失代偿程度。可用肺膨胀的空间是由凹侧高度与凸侧高度之比测量的。
- 如可能存在颈椎不稳,则需拍摄包括屈伸位的颈椎序列片。
- 儿童患者呼吸科医生会诊,包括肺功能测试,对于建立基线功能和与家属沟通术后肺部并发症的风险是非常有价值的。
- 脊柱全长MRI扫描,评估脊髓,对存在脊髓拴系体征的儿童尤其重要。
- CT扫描肺容积,与标准值进行比较以提供更多的信息,但这样的结果可能不可用。
- 动态MRI可用于评估横膈膜的功能,常规MRI检查以寻找异常,如脊髓拴系或脊髓空洞。
- 超声心动图可用来检测早发性肺源性心脏病。

非手术治疗

- 主要的非手术选择是观察,包括连续随访摄片和密切监测肺功能。
- 在某些情况下,可以进行支具或系列石膏治疗,但其对于易发生胸腔功能不全的神经肌肉性脊柱畸形患儿往往是无效的。

手术治疗

- 双侧肋骨至骨盆的VEPTR技术提供了一种相对微创的方法,用以治疗与胸腔功能不全相关的早发性神经肌肉性脊柱侧凸。该技术相对出血较少,损伤较小,对比标准的双生长棒技术自发融合风险非常低。
- 双侧肋骨至骨盆VEPTR技术在可行走儿童中通常是禁忌的,因为最新的研究报道显示,它会显著增加蹲伏步态的发生率,可能是由于腰骶交界处的机械因素[7]。

适应证

- 脊柱侧凸快速进展并伴有骨盆倾斜的不可行走患者,不论是否有胸腔功能不全的表现。
- 凹侧半胸廓高度比对侧减小10%以上(肺可利用空间<90%)。
- 进行性胸腔功能不全综合征。
- 年龄从至少6个月至骨骼成熟。患者年龄越小,胸廓扩张后越有利于肺部生长。
- 儿童骨科医师、儿童普外科医师和儿童肺科医师共同认定上述适应证。

禁忌证

- 软组织无法有效覆盖内固定器械。一般来说多见于体重低于标准体重25%的儿童。
- 肋骨骨质不足以安装内固定,如在严重成骨不全患者中。
- 头侧骨性肋骨缺失无法安装内固定。
- 由于心脏疾病、肺部疾病或其他医疗条件无法进行全

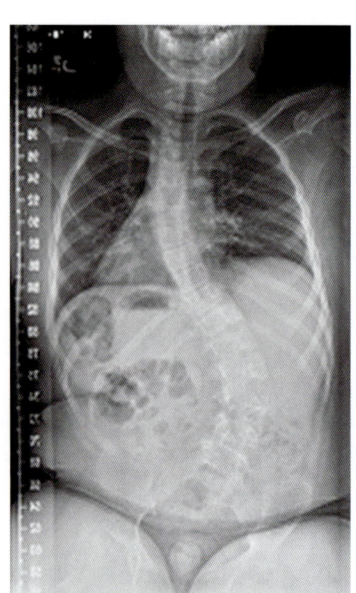

图1 1例进行性脊柱侧凸的SMA患者的术前X线片。术前Cobb角为56°,骨盆倾斜为3.5 cm。

- 身麻醉。
- 活动性肺部感染。
- 膈功能缺失。

术前计划
- 笔者所在单位,所有可能的胸腔功能不全综合征患者由一组多学科的临床医生共同进行评估,包括儿童骨科医师、儿童普外科医师和儿童肺科医师。
- 仔细回顾术前全长脊柱X线片,注意肋骨和骨盆的解剖结构,这将成为锚定部位。
- 术前营养评价对体重指数非常低的儿童是有价值的。

体位
- 患者俯卧位于凝胶垫上。上肢悬垂在外,肩部屈曲不超过90°。
- 术中进行上、下肢多模式脊髓监测。
- 在手术侧的手上放置脉搏血氧计。建立动脉和中心静脉通道。静脉注射预防性抗生素。

暴露
- 使用C臂机定位标记4个纵行切口。
- 在VEPTR手术的所有病例中,避免将实际切口直接放置在锚定点上是非常重要的。切口应始终在锚定点的内侧或外侧1~2 cm。
  - VEPTR手术的这一基本原则将显著降低患者术后伤口破裂的风险,尤其是营养不良和皮下组织较薄的患者。
- 两个近端纵向棘旁切口用于放置双侧上胸肋上的近端固定。
- 两个远端纵行切口用于放置双侧髂骨上的骨盆钩(技术图1)。

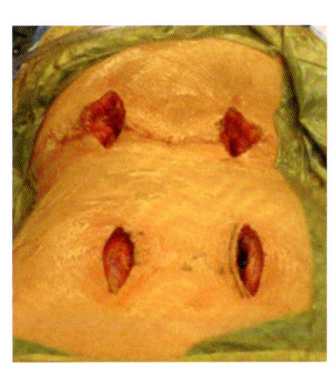

技术图1 10岁男孩,SMA病史,进行性脊柱侧凸。患者俯卧位于凝胶垫上,用C臂机定位标记切口部位。在图的上方可见两个近端切口在T4-T5肋骨的两侧,图的下方在双侧髂骨上有两个远端切口,用于放置骨盆钩。

肋骨环放置
- 首先放置两个上肋骨环。最佳定位是肋横突交界处外侧约2 cm。在斜方肌和菱形肌中形成一个窄窗,露出肋骨。
- 应注意不要过度剥离周围软组织,破坏肋骨的血供。
- 多数情况下,在两个相邻肋骨置入双肋骨环。根据矢状轮廓可选择T4-T5、T3-T4,在某些情况下可选择T2-T3。
  - 由于内植物移位在患儿经历长时间内固定支撑治疗中是常见的,所以如果发生移位,医生应有所准备。因此应更多使用远端肋骨(T4-T5),如果初始锚定失败,骨科医生可以将肋骨环固定到相邻近端肋骨上(T2-T3)。
  - 肋骨环移向近端比移向远端更容易,因为后者需要更换装置而不是简单的撑开装置。
- 不要固定在第一肋骨上,因为内固定若向头部移位会有臂丛损伤的可能。
- 暴露肋骨后,在相邻的软组织上放置一把巾钳(不要将巾钳放在肋骨上,它会损坏较小的脆弱的肋骨),通过透视来确认肋骨环放置的部位。
- 用弧形Freer剥离器在肋间隙开一个入口(技术图2A)。
  - 仔细地用剥离器为肋骨环开一个入口,并引导它沿着肋骨的弧度进入,可以保护深处的胸膜(技术图2B)。
  - 沿肋骨插入肋骨环,上肋骨环从内侧到外侧包绕肋骨。用锁扣将肋骨环固定在位(技术图2C)。

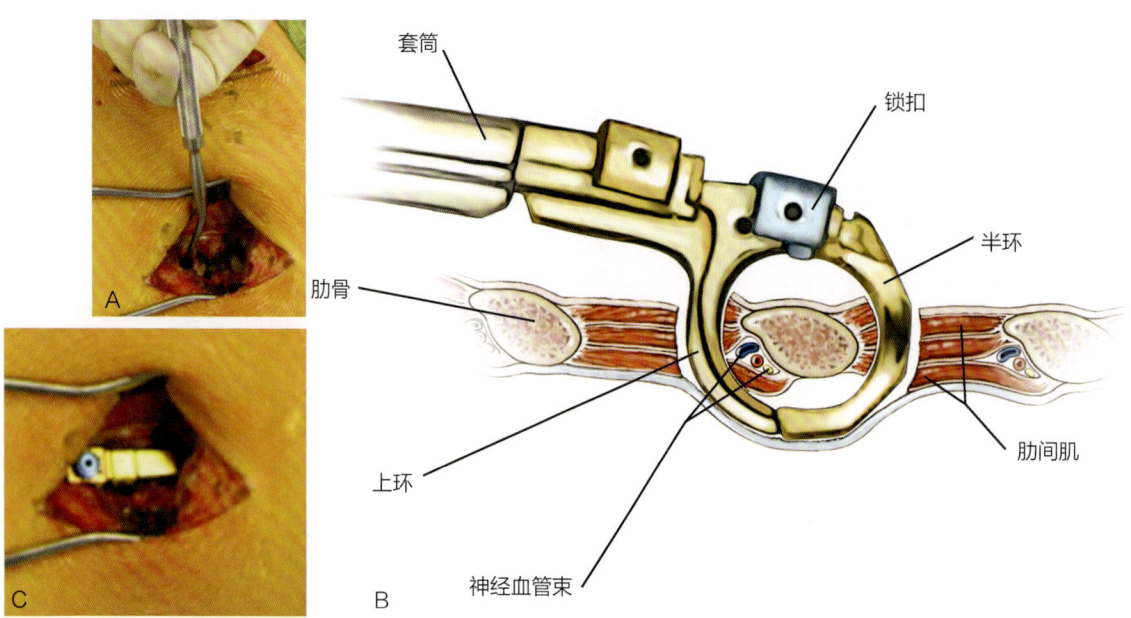

技术图2 A. 仔细地用剥离器为肋骨环开一个入口,并引导它沿着肋骨的弧度进入,可以保护深处的胸膜。B. 肋骨、肋间肌和神经血管束的横断面解剖,演示了肋骨环的放置。C. 头侧肋骨环放置在右侧T4肋骨段上,左侧同理。最后用C臂机检查位置。

插入骨盆钩

- 做一个纵行切口,从棘旁肌向下延伸至髂嵴。在髂嵴上方的棘旁肌和筋膜上开一个小窗口,在这个位置上沿着髂嵴的内板小心地剥离,这将是骨盆钩放置的内侧位置。
  - 应尽力让软组织窗口尽可能得小,有助于减少骨盆钩移位的风险。
- 骨盆钩的最佳位置是髂嵴最高点的内侧几毫米(技术图3A)。
  - 将钩放置到髂嵴外侧会导致钩从外侧边缘滑入软组织,位置太靠内侧则会危及骶髂关节和腰神经根。
- 然后将钩子插入筋膜上的小窗口,放置在髂嵴上,保持髂骨上软骨的完整。髂骨突起部分在钩的下方,可防止其下移进入骨盆。
- 在置入4个锚点后,透视确认肋骨环和两个骨盆钩位于最佳位置,然后再进行下一步(技术图3B、C)。

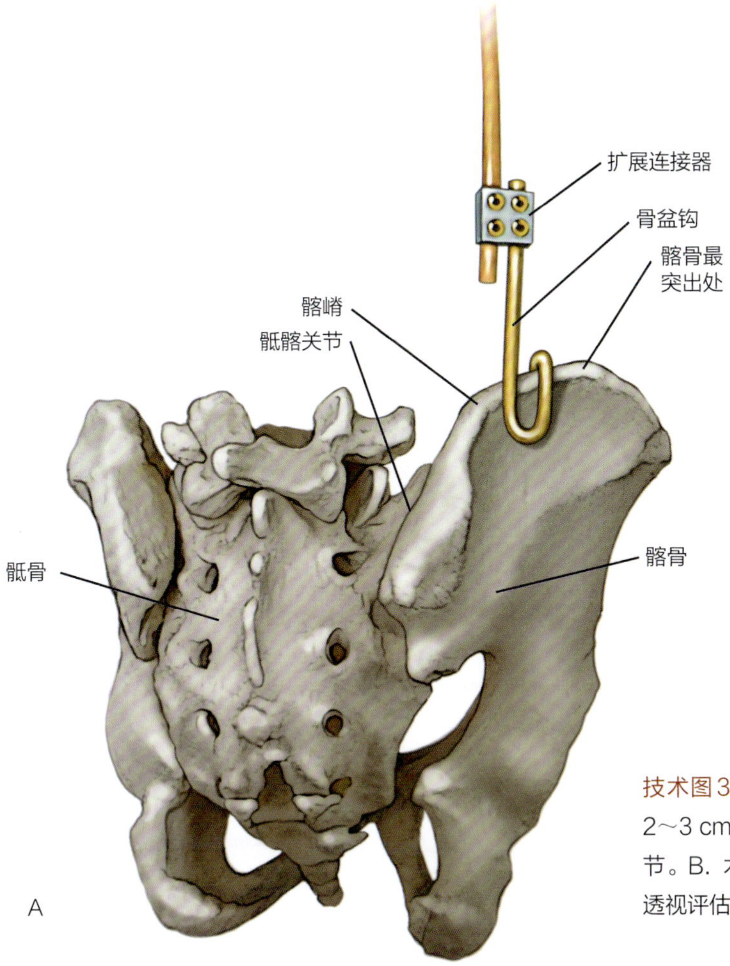

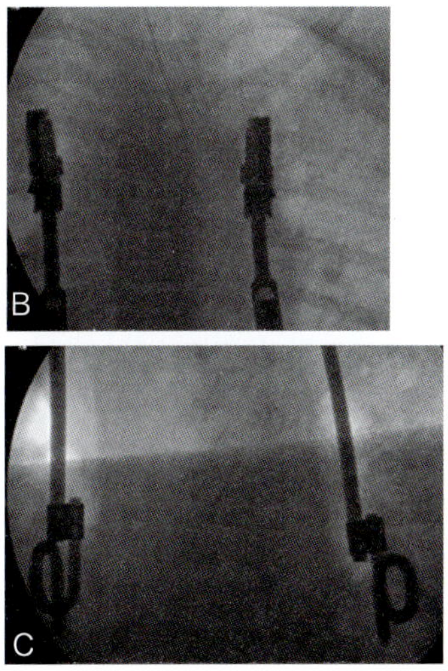

第96章 神经肌肉型脊柱侧凸的VEPTR治疗　831

技术图3　A. S钩的放置位置在髂嵴最高点后侧2~3 cm，骶髂关节外侧，防止了S钩滑入骶髂关节。B. 术中透视评估肋骨环的放置情况。C. 术中透视评估骨盆钩的放置情况。

凹侧装置的构建和放置

- 首先放置凹侧VEPTR。
- 仔细分离，并使用子宫钳在近端肋骨环和远端骨盆钩之间建立皮下隧道。
- 分离的方向，以及随后置入内固定的方向，应该从近端往远端，以避免意外损伤腹部或胸部，这可能是致命的（技术图4）。

尺寸

- 安装该装置中最具挑战性的是估计准确的长度。
  - 只有对畸形活动度有良好的理解和丰富的经验，外科医生才能准确估计出装置的大小。
  - 明智的做法通常是比使用模板棒测量的长度多几厘米，因为与由于装置太小而需要更换成更大的装置相比，去掉1 cm总是容易的。

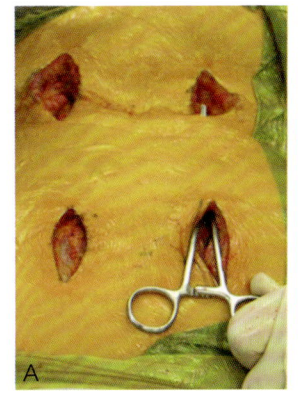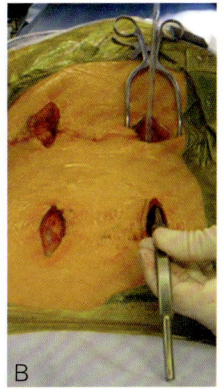

技术图4　A. 子宫动脉钳建立肌下隧道。注意血管钳的尖端始终朝向皮肤，在整个建立隧道过程中应不停触诊。B. 从尾端将20F的胸管夹在子宫动脉钳上，并从头端拔出。然后通过从尾端轻轻拉动并旋转胸管，将棒置于肌肉下的隧道内。

- 将模板棒放置在近端肋骨环中，穿过皮下隧道一直到骨盆钩处，来估计凹形棒的长度。
  - 确定骨盆钩完全固定在髂嵴上。
- 放置模板后，推顶脊柱最大限度地复位畸形，以更好地估计长度并预留几厘米。
- 选择VEPTR尺寸，使其延长部分与畸形的矢状轮廓匹配（避免VEPTR装置的延长部分位于后凸顶点）。
- 在VEPTR延长部分的近端留出2～3 cm的棒。
  - 明智的做法是使该近端部分轮廓与后凸匹配，减少近端应力，否则一段时间之后，肋骨环会逐渐切割肋骨。

预弯

- 远端，大部分的棒可以与腰椎前凸相匹配。
- 预弯适当的前凸是必要的，可以减少术后髋关节屈曲痉挛及其他问题，尤其是儿童神经肌肉性脊柱侧凸导致的痉挛。

置棒

- 通过延长夹连接装置，并对其进行适当的塑形，然后借助胸管将其穿过皮下隧道。将装置连接到近端肋骨环后，通过多米诺连接器将棒的末端与骨盆钩相连接。除非在置入凹侧棒时畸形已矫正，否则置棒会比较困难。在矫正畸形前，凹侧棒会显得太长，很难与远端相连接。
- 理想情况下，推顶脊柱获得最大程度的畸形校正并置入凹侧棒后，在多米诺连接器的远端仍留出2～3 cm的棒。这可以使初次手术时进一步矫正畸形。
  - 复位畸形后，将棒的远端棒插入多米诺连接器。
  - 在复位的过程中，必须与监测团队保持沟通。
- 在一侧棒置入并完全延长后，应检查两个锚定部位，以确保近端肋骨完整，骨盆钩不陷进入骨盆（罕见）。

凸形装置构建和放置

- 凹入装置放置到位后，可以使用相同的技术来放置凸侧装置。
- 对于凸侧装置，有两个重要的考虑因素：矢状轮廓和长度。
  - 凸侧装置的矢状轮廓可能需要更大的后凸，这在预弯棒的时候应注意。有时，这一侧延长的部分要稍短一些，以适应凸侧的后凸。
  - 凸侧装置应只比模板稍长一点，此时多数畸形已被矫正。
  - 不可避免地，骨盆钩可能还没有完全到位，并且近端肋骨有弹性。因此，骨科医生仍应使凸侧装置的长度比模板测量的长度稍长一点。
- 一旦两侧棒置入并完全到位，充分延长且监测正常时，则再次检查锚定点以确保其完整性。

完成并关闭伤口

- 最终固定后，使用Betadine溶液和生理盐水反复冲洗所有伤口。
- 对于体重超过30 kg的所有患者，笔者更倾向于使用万古霉素粉末，将其作为静脉注射抗生素的辅助手段，对于神经肌肉型患者抗生素应覆盖革兰阳性和阴性菌。
- 仔细处理软组织，闭合伤口至关重要。这些切口通常无明显渗血，因此不放置引流。这些患者有较高的伤口感染风险，笔者使用Dermabond和含银敷料来最大限度降低手术部位的感染。
- 离开手术室之前，应在手术室拍摄全长高质量的术中X线片（正侧位），并仔细检查（技术图5）。

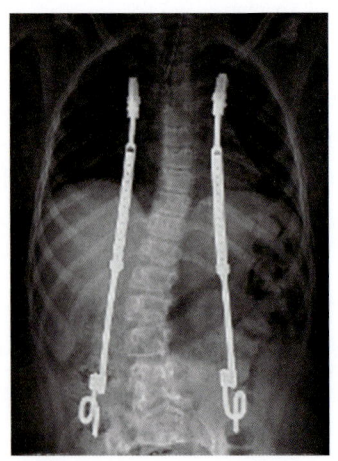

技术图5 图1患者的术后X线片显示脊柱侧凸得到了良好的矫正。Cobb角为16°，骨盆倾斜得到完全矫正。

要点与失误防范

适应证	• 避免使用这种技术治疗可行走的儿童
临床评估与术前评估	• 多学科协作,特别是肺内科和营养科,使手术更安全
锚定位	• 通过透视定位来获得更理想的切口位置 • 切勿在锚定点的正上方做切口。切口应在锚定点内侧或外侧1~2 cm • 避免在第二肋骨近端放置肋骨环以防止臂丛损伤 • 骨盆钩应放置在骨盆顶点内侧几毫米处
组装装置	• 凹侧装置应总是比畸形矫正后的模板长几厘米 • 不要将VEPTR的延长部分放置在后凸上方 • 将靠近肋骨环的棒预弯呈后凸 • 预弯出腰椎前凸
置棒	• 先置入凹侧棒,并在置入时最大限度推顶矫正脊柱畸形 • 使用20F的胸导管辅助将棒从近端往远端穿出

术后处理

- 大多数患者可拔管,不需要呼吸机支持,除非有明显的并发症。
- 在胸膜撕裂的情况下,使用胸管,当每天引流量少于20~25 mL时,将其拔除。
- 术后拍摄负重正侧位片。手术后无需额外支具固定。出院6周后允许患者恢复全部活动。

结果

- 由Smith[7]报道的肋骨到骨盆VEPTR的治疗结果表明,VEPTR可以很好地矫正脊柱侧凸:主弯和次弯的平均Cobb值,包括后凸畸形均得到了显著矫正。
- 在37例患者中,18例可行走患者接受了139次手术,19例不可行走患者接受了100次手术,平均随访时间分别为84个月和64个月。不可行走患者的治疗结果明显好于可行走患者,后者出现了蹲伏步态(7/18),并经常需要更换成肋骨-脊柱的结构(39%)。
- 据报道,每项手术的不良事件总发生率为13%。不可行走组不良事件发生率为15%。

并发症

- VEPTR的并发症包括感染、皮肤问题、肋骨固定环发生移位,以及疲劳骨折和神经系统问题包括臂丛麻痹或脊髓损伤。Sankar等[5]在一项回顾性研究中比较不同系统的并发症发生率。双侧生长棒每年平均发生0.52例并发症,"混合生长棒"每年发生0.36例并发症,VEPTR患者每年出现0.52例并发症。
- Campbell和Smith[2]对201例VEPTR患者(1412例手术)进行报道,每次手术的感染率为3.3%,皮肤问题的发生率为8.5%,27%肋骨环发生移位,并在3年内完全切割出来。
- VEPTR手术中上肢神经系统损伤比下肢更常见。VEPTR初次置入时潜在的神经系统损伤发生率为2.8%,而更换VEPTR时的发生率为1.3%[6]。

(张彦 译,陈博昌 审校)

参考文献

[1] Butler JP, Loring SH, Patz S, et al. Evidence for adult lung growth in humans. N Engl J Med 2012;367:244-247.

[2] Campbell RM Jr, Smith MD. Thoracic insufficiency syndrome and exotic scoliosis. J Bone Joint Surg 2007;89(suppl 1):108-122.

[3] Davies G, Reid L. Effect of scoliosis on growth of alveoli and pulmonary arteries and on the right ventricle. Arch Dis Child 1971;46:623-632.

[4] Ramírez N, Cornier AS, Campbell RM Jr, et al. Natural history of thoracic insufficiency syndrome: a spondylothoracic dysplasia perspective. J Bone Joint Surg Am 2007;89(12):2663-2675.

[5] Sankar WN, Acevedo DC, Skaggs DL. Comparison of complications among growing spinal implants. Spine 2010;35(23):2091-2096.

[6] Skaggs DL, Choi PD, Rice C, et al. Efficacy of intraoperative neurologic monitoring in surgery involving a vertical expandable prosthetic titanium rib for early-onset spinal deformity. J Bone Joint Surg Am 2009;91(7):1657-1663.

[7] Smith JT. Bilateral rib-to-pelvis technique for managing early-onset scoliosis. Clin Orthop Relat Res 2011;469(5):1349-1355.

第97章 开放楔形胸廓成形术和垂直可扩张假体钛肋植入术应用于先天性脊柱侧凸合并肋融合

Opening Wedge Thoracoplasty and Vertical Expandable Prosthetic Titanium Rib Insertion for Congenital Scoliosis and Fused Ribs

Robert M. Campbell, Jr.

定义

- 本手术通过纵向可撑开型钛制肋骨假体扩张胸廓来延长凹陷塌陷的半胸廓,并间接矫正先天性脊柱侧凸,以最大限度地增加脊柱生长潜力,从而促进肺的生长。

解剖

- 先天性脊柱侧凸合并肋骨融合是先天性脊柱侧凸的一种严重变异。
- 在侧凸的凹侧,对侧多个半椎骨存在常见的未分节融合(图1)。
- 肋骨融合的范围是广泛的,通常集中在侧凸的凹侧,当与脊柱相邻时,可通过系带促进侧凸的进展。
- 混合畸形也可见,肋骨缺损区与融合区相邻。
- 凹侧融合的胸廓的高度和宽度常常会减小,由于胸椎的多种先天性异常,通常会导致整个胸廓的高度降低。
- 所有这些异常都会导致胸腔容量减少。
- 这种变异被归类为Ⅱ型胸腔功能不全综合征[1]

发病机制

- 先天性脊柱侧凸与Notch信号通路基因[8]的单倍不足有关,更严重的变异性脊柱侧凸性骨发育不全与*DLL3*突变有关。
- 融合肋骨和先天性脊柱侧凸是一种广泛的"分节不良",涉及脊柱和肋骨,最常见于VACTERL综合征(椎体异常、肛门闭锁、心血管异常、气管食管瘘、食管闭锁、肾或桡骨异常、肢体异常)或脊椎发育不全,但也可作为孤立异常发生。

自然病程

- 严重的先天性脊柱侧凸合并肋骨融合往往在未经治疗的情况下进展迅速,肺生长抑制在侧凸的凹侧。
- 早期由于严重的脊柱和肋骨畸形产生的压力,外源性限制性肺病可能在临床上导致患者在休息时呼吸频率增加,而活动时机体氧化功能减少,但是随着患儿成长,高呼吸速率变得难以维持,并发展为早期呼吸衰竭。
- 在临床上,睡眠障碍通常首先出现,然后可能发展为症状明显的临床日间呼吸困难,导致患者需要辅助呼吸,如鼻导管吸氧,持续气道正压通气(CPAP)/双相气道正压通气(BIPAP),甚至呼吸机支持。未经治疗的婴儿脊柱侧凸患者在20岁后开始由于呼吸衰竭导致病死率的增加,到60岁时病死率为正常人群的3倍,但未经治疗的先天性脊柱侧凸合并肋骨融合患者的长期病死率尚不清楚。

病史和体格检查

- 临床评估应包括一般检查和心肺功能检查。
  - 根据放射学和临床症状确诊脊柱侧凸的发生,记录临床经过和治疗反应。

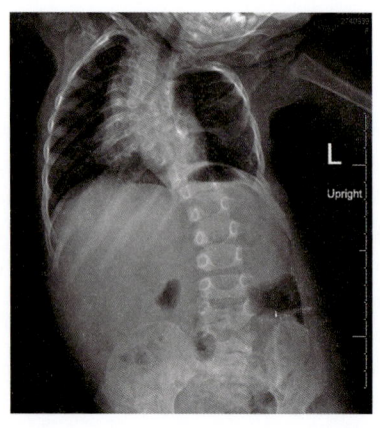

图1 一名2岁半女童,先天性脊柱侧凸及肋骨融合发展迅速。凹侧可见一长而单侧的未分化杆,凸侧可见多个半椎体。与凸侧相比,凹侧半胸高度明显降低。

- 任何先前脊柱手术的细节都需注意,因为这可能会影响脊柱的生长潜力。
- 呼吸史应包括确定由于细菌来源或病毒病因[如呼吸道合胞病毒(RSV)]引起的感冒、支气管炎和肺炎的频率。呼吸系统疾病的发病率增加,患者需要住院治疗,或需要呼吸机辅助从而恢复都是令人担忧的,并提示已经出现了呼吸功能不全。
- 儿童自愿减少游戏活动,逐渐降低到有最低氧需求的程度,也是呼吸功能不全的早期迹象。对相关的全身系统进行广泛的回顾是很重要的。
- 先天性心脏病可导致临床呼吸功能不全,肺心病可危及生命。
- 胃肠道(GI)异常,如胃食管反流病(GERD),可导致吸入性肺炎。
- 先天性肾异常见于1/3的先天性脊柱侧凸患者中。
- 应记录异常的大便失禁和尿失禁,并检查神经性原因。
- 体格检查应包括测量体重/身高百分比和静息呼吸频率。
  - 低体重常见于胸腔功能不全综合征患儿,可能与呼吸急促增加有关。
  - 正常呼吸速度在出生后1年内为每分钟60~80次,到4~6岁时下降至每分钟20~24次。
    – 鼻翼煽动提示呼吸困难。
    – 口唇发绀或杵状指提示缺氧。
  - 测量不等高肩的高度、头部和躯干失代偿以及任何下肢不等长。
  - Adams前弯试验用于观察侧凸凸侧背部的旋转。单独的肋骨突出和任何广泛的胸部异常形状都会被发现,包括鸡胸或漏斗胸。
  - 测量肋骨缺损,并根据呼吸时向内矛盾运动的塌陷程度评估临床不稳定性。测量融合肋骨上方的硬性胸壁区域并记录位置。测量乳头连线处的胸围并确定和正常比例的百分比。
  - 完成拇指偏移测试(图2)。双手从背部轻轻地放在胸部两侧,大拇指向中间伸展,与脊柱等距。患者深呼吸,胸部扩张,每只手向外移动,拇指尖远离脊柱。
    – 在正常人中,拇指以深呼吸对称地向外移动,但由于胸壁僵硬,拇指几乎不随呼吸而移动。
    – 运动分级:+3向外运动大于1 cm,+2为1~0.5 cm,+1为<0.5 cm,+0表示无移动。这种患者也被称为是有木偶征。
  - 随着呼吸节律,患者的头部上下摆动,很像牵线木偶。
    – 这是一个积极的信号,表明吸气时膈肌遇到阻力向下偏移,其在脊柱畸形中很常见,本质上,膈肌是做一个"俯卧撑"以对抗本身重力,以充分扩大肺部。
    – 这是一种高能量消耗,不能长期持续,可以导致呼吸衰竭。

影像学及其他诊断性检查

- 拍摄脊柱的站立位正侧位片,摄片应包括整个胸部,以及脊柱的卧位bending位摄片。
- 应拍摄C形脊柱侧方弯曲/伸展的正侧位片。扫描胸部和腰椎CT,以5 mm为间隔,以及扫描整个脊髓的MRI。
- 动态肺MRI(图3)有助于显示胸部功能缺损。
- 对6岁以上的患者进行肺活量测定以测试肺功能,对更年幼的患者进行婴儿肺功能测试(如有条件)。同时检验全血细胞计数、沉降率、C反应蛋白、电解质、凝血酶原时间和部分凝血活酶时间。

鉴别诊断

- 早发性脊柱侧凸。
- 先天性脊柱侧凸但无肋骨融合。
- 脊柱侧凸合并关节挛缩。

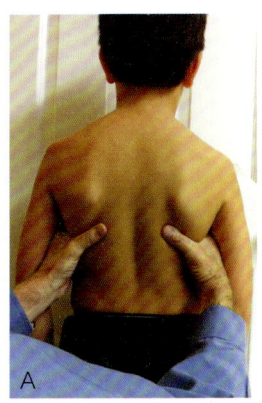
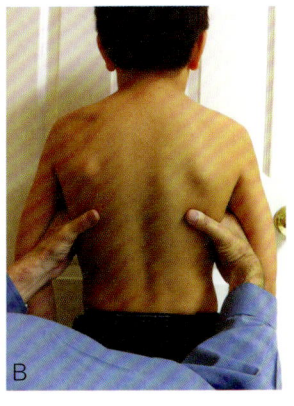

图2 A. 正常9岁男孩的拇指偏移测试。双手松弛地放在躯干周围,拇指与脊柱等距。B. 要求患者深呼吸,拇指内侧尖的向外运动分级为每侧:+3为向外运动超过1 cm,+2为1~0.5 cm,+1为<0.5 cm,+0表示无移动。评分越低,临床上胸部越僵硬,反映出呼吸功能减弱。注意这个正常的孩子大拇指离脊柱的移动。

非手术治疗

- 轻度或中度侧凸可X线片观察随访。
- 支具治疗对先天性脊柱侧凸无效。
- 进展性侧凸需要手术干预。

手术治疗

- VETPR扩张胸廓成形术适用于骨骼发育不全的患者，年龄6个月，当肺容量（SAL）小于90%时，有渐进性先天性脊柱侧凸伴融合肋骨。
- 不能耐受重复手术的患者可能不适合做这种手术。
- 无近端肋骨可供内植入锚连接也可能是该手术的禁忌证。

术前计划

- 强烈建议采用多学科参与治疗。不仅由儿童骨科医生，并且需儿科普外科医生和儿童胸外科医生进行评估，从而最好地确定复杂先天性脊柱侧凸病例常见的多系统异常。
  - 需要解决的核心问题是，胸廓扩张是否会带来肺生长的可能性，从而为患者带来临床获益。
  - 推荐术前麻醉医生会诊并且在术前处理麻醉医生提出的任何问题。
- 脊髓异常，如脊髓栓系和脊髓纵裂，应在VEPTR手术至少6周前进行神经外科处理，以尽量减少在VEPTR手术过程中对脊髓牵拉的风险。
- 严重胃反流患者可能需要接受胃底折叠术才能进行VEPTR手术。
- 任何凝血功能障碍的诊断均需在术前由血液科进行控制。上气道异常可能需要内镜辅助插管。

体位

- 将患者胸部纵行翻转置于俯卧位。膝关节和足踝处用衬垫填充。
- 将一条2 in（5.08 cm）宽的布胶带横绕在骨盆上（图4），将折叠的手术巾放在骨盆下方，以保护皮肤，并将胶带末端固定在手术台下方，以提供躯干的软性稳定。
- 手臂向前90°伸出，并用衬垫填充。

入路

- 入路采用改良开胸切口。

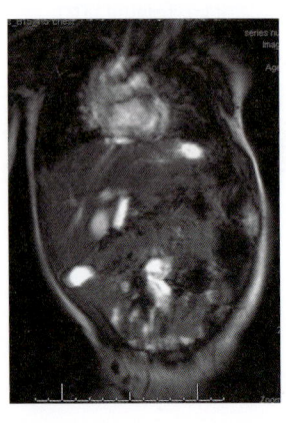

图3 动态肺MRI，显示吸气时完全没有胸腔扩张，呼吸时膈肌向下偏移明显减少。

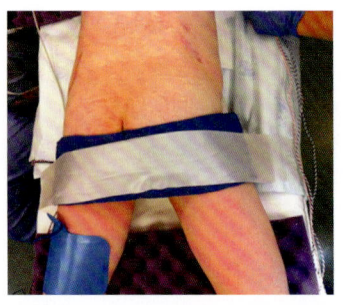

图4 将患者胸部纵行翻转置于俯卧位以支撑躯干。膝关节和足踝由卷轴和衬垫支撑。通过胶布带覆盖稳定臀部，并将手术巾固定在手术台下。

楔形开胸成形术

暴露

- 改良进胸切口，将远端前移至第10肋前方。
- 沿着皮肤切口通过肌肉进行电凝剥离。
- 钝性分离打开肋骨与肩胛骨之间的间隙。
- 确认第二肋骨处，中、后斜角肌交界处。神经血管束就在这个标志的前面，应该避开。
- 椎骨旁肌肉向内侧牵拉至横突尖端，注意不要损伤肋骨骨膜。
- 通过触摸评估用于肋环钩锚定的近端肋骨的强度，通常第二和第三根肋骨是足够的。

近端肋骨环植入

- 现在准备置入VEPTR Ⅱ（Depuy-Synthes Spine Co., Raynham, MA）的上肋骨环。
- 使用电刀，在肋骨环附着肋骨的上、下肋间肌中分别切开一个1 cm横行浅切口。
  - 为了获得最佳的机械性能，肋环应该被放置在脊柱横突的顶端，至少在2根肋骨或融合的肋骨块周围。
- 使用剥离器环行剥离内侧骨膜/胸膜层。扩大软组织通道。
- 将上肋骨环插入上切口，面向侧面，以避免纵隔结构，套入远端后转动。
- 再放置肋骨环的下环装置,合拢后将两者进行配对,然后用锁扣锁定。
  - 当两根肋骨或融合的肋骨较大时,可使用加长肋骨环。
  - VEPTR Ⅱ型"堆叠式肋骨环"多肋连接结构在此处不适合。
  - 对于非常小的儿童,可以使用体积小的肋骨环。
- 对放置锁定后的肋骨环进行稳定性测试。
- 如果有顾虑,在远处加一根肋骨环以增强强度。
- 切勿延伸至第一肋骨,因为这可能增加装置撞击臂丛的风险。

胸廓造口术

- 上锚定点完成后,可以在融合胸壁的顶点处进行开窗楔形胸廓切开术。
- 通常,在融合肋骨前方有一个纤维状裂缝,与计划中的胸廓切开方向一致。
  - 用电凝分离,使用一个4号神经剥离子保护下层胸膜,然后用Kerrison咬骨钳继续胸廓切开术。通过肋骨融合块处横行切开直至脊柱横突(技术图1A)。
- 然后用小的椎板撑开器扩大截骨间隔,用夹持的Kittner海绵轻轻地将胸膜从近端和远端剥离。
- 任何残留在内侧的骨桥都要小心地用咬骨钳切除,靠近脊柱的融合骨要小心地用弯曲的刮匙从侧面取出,以避免损伤脊髓。
- 融合肋骨很宽时,可能需要第二次楔形切开胸腔造口,与第一次切口更远且平行。
- 使用肋骨撑开器保持楔形胸廓开放,然后选择远端锚定点(技术图1B)。

远端锚定点的建立

- 对于>18个月的患者,椎管足以容纳椎板钩,因此,对于原发性节段侧凸,可以选择近端腰椎插入椎板钩,也可以在腰椎侧弯/骨盆倾斜时选择使用骨盆S钩。
- 对于18个月以下的患者,混合使用器械是不实用的,因为椎管太小,无法固定脊柱钩。因此,可以在靠近脊柱的远端肋骨上置入另一个肋骨环,形成肋骨-肋骨支撑。

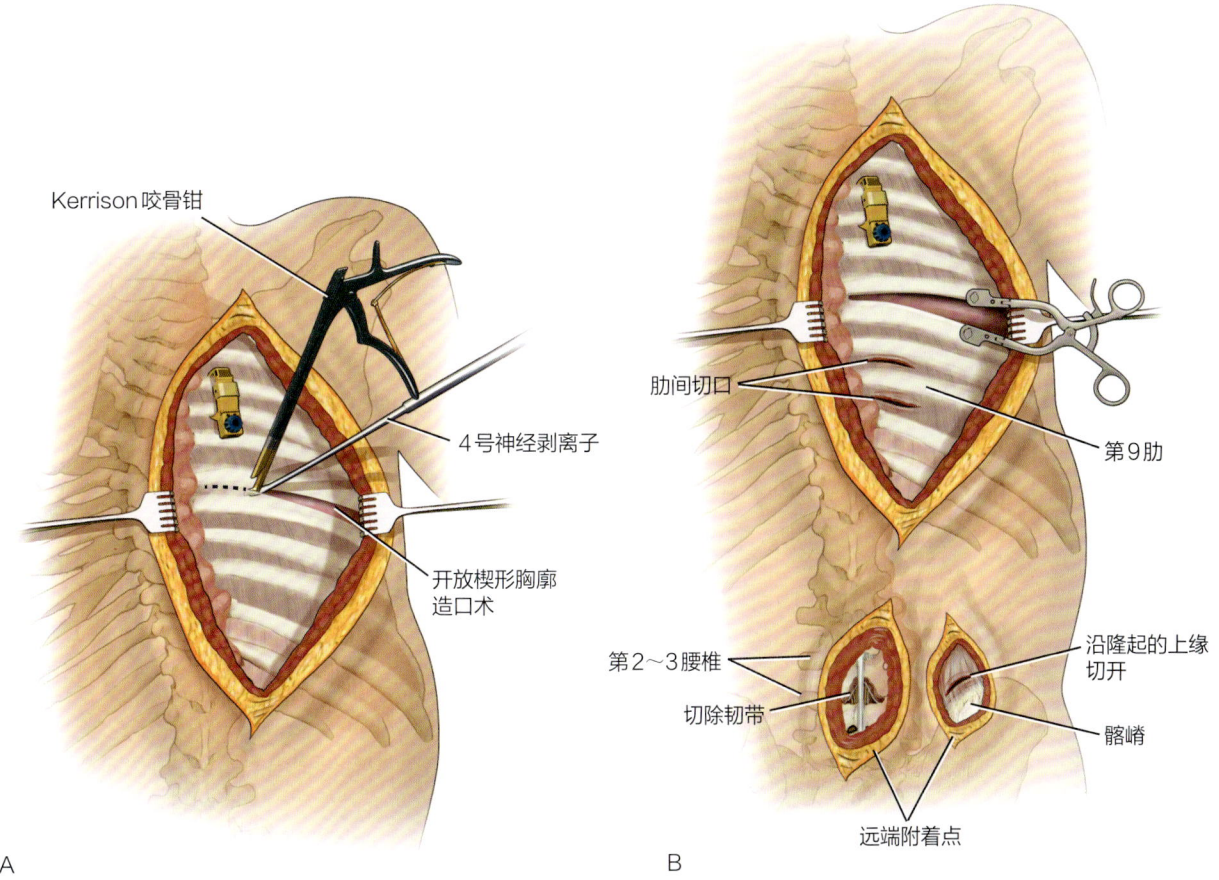

技术图1 A. 从外侧到内侧切开楔形胸廓切开术,在保护肺部的下方有4号神经剥离子。B. 远端锚定部位可以是肋骨到肋骨结构的下肋骨环,也可以是肋骨到脊柱或骨盆的混合结构。

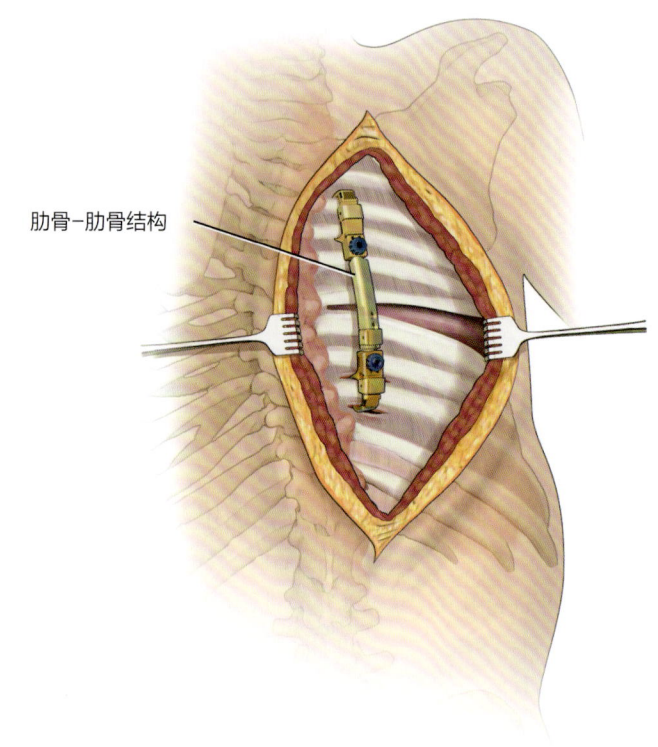

技术图2　VEPTR Ⅱ结构。

- 在稳定的相对水平的肋骨（通常为第9肋或第10肋）上选择下肋骨环锚定点，按前述方法置入下肋骨环（技术图2）。
- 在18个月以上的患者中，使用从肋骨到脊柱（腰椎近端）的混合型支撑能更有力地进行矫正。
- 对于远端脊柱的锚定位（通常为L2-L3）处纵行切开皮肤，单侧暴露两节椎体并插入单枚椎板钩。
- 注意椎板钩应位于任何交界性后凸区域的下方。
- 如果骨盆倾斜/腰椎弯曲较大，建议将混合型锚定延伸至骨盆。

肋骨套管与置入腰椎牵开装置

- 选择混合型VEPTR Ⅱ型支撑棒通过胸廓切开术的肋骨撑开器矫正半胸畸形。
- 一般情况下，需要2 cm的VEPTR Ⅱ肋骨套管近端杆与上肋骨环配合，但如果考虑到后凸，则需要更长的近端杆段，以便弯曲以适应变形。
- 混合肋骨套的可膨胀部分应在T12的下端结束，并且向腰椎钩的远端延伸1.5 cm再切断腰椎撑开杆。
- 用弯血管钳从近端切口穿到远端切口，然后将一根20号胸管拉回到近端伤口，从而在两个切开之间形成通过器械的椎旁肌通道。
- 将组装好的尺寸合适的VEPTR Ⅱ的牵开锁紧装置插入胸管的近端，并通过软组织通道将装置导入远端伤口。
- 将远端杆穿过闭合钩，将近端杆连接到上肋骨环，使装置牵开。
- 拆除肋骨撑开器。
  - 胸廓切开的间隔应保持分隔状态。
- 如果需要，第二个肋骨–肋骨装置通常放置在腋后线（技术图3A）
- 内侧混合型肋骨到脊柱/骨盆装置最后一次牵开。
- 以类似的方式将腰椎延伸至髂嵴（技术图3B）。

切口闭合

- 需要缝合开胸切口，首先，拉伸肌肉皮瓣，以消除缝合张力（技术图4A）。
- 如果在冲洗胸腔时出现因Valsalva动作而引起较大的胸膜漏，可以放置胸导管引流。但这种情况很少出现。
- 术后放置2个Jackson-Pratt引流管，并放置一根用于术后罗哌卡因输注的控制疼痛导管。
- 术后1周内行脊柱正侧摄片检查（技术图4B）。

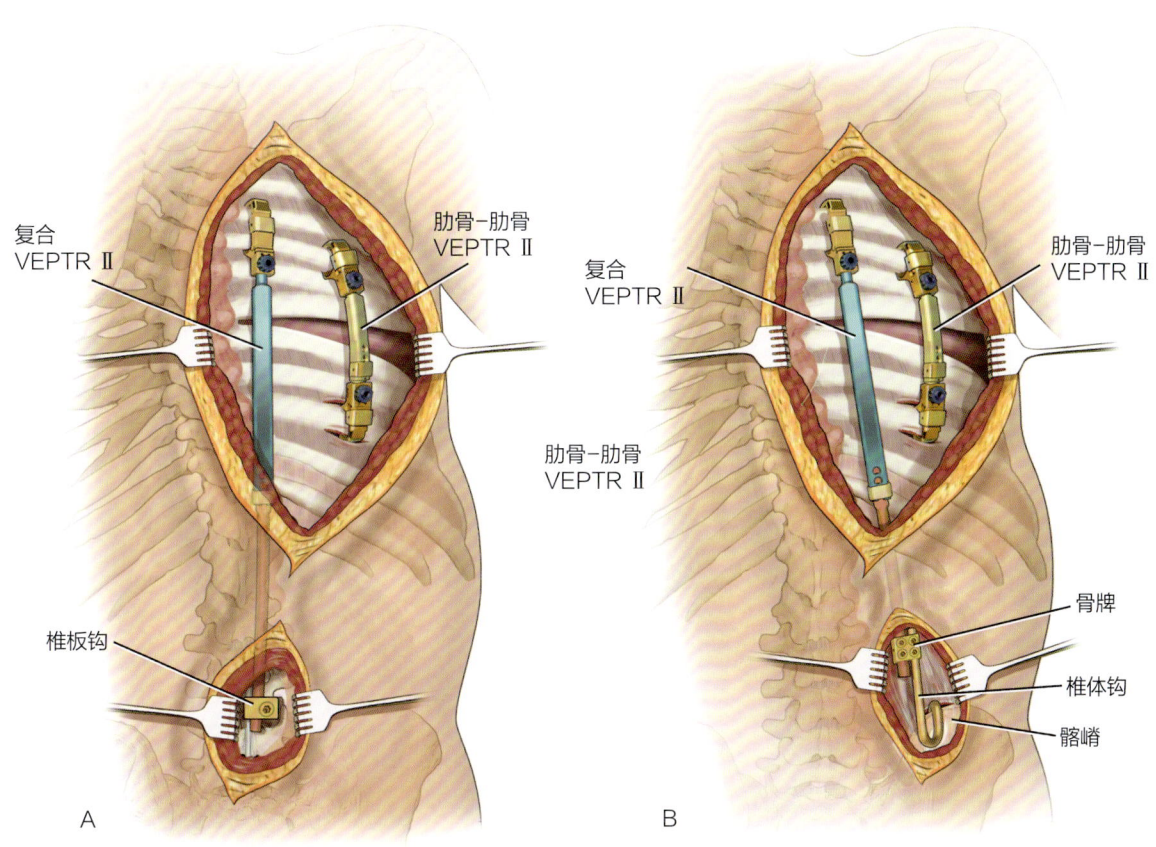

技术图3　A. 肋骨-脊柱混合型牵开装置。B. 肋骨-骨盆混合型牵开装置。

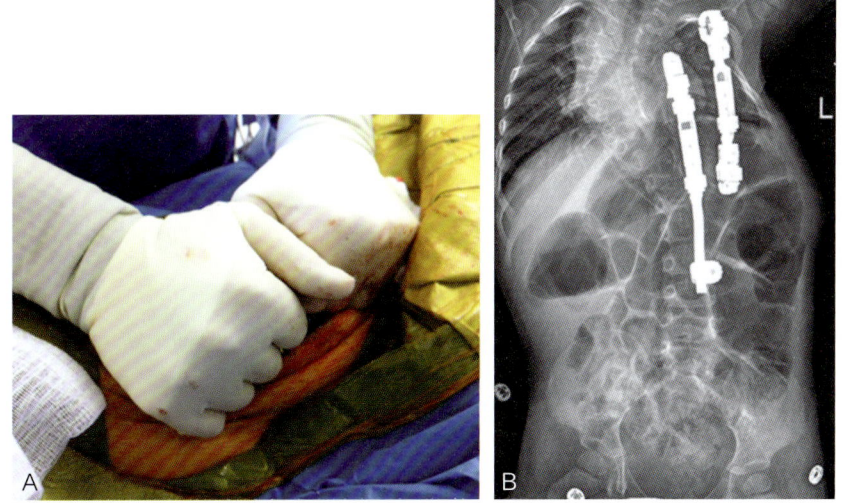

技术图4　A. 用力拉伸皮肤/肌肉瓣至少10秒。B. 一名2岁半的女性患者术后立即进行X线片检查，采用楔式开胸术和混合型VEPTR Ⅰ型装置，在有限的放置区域内，VEPTR Ⅰ具有比VEPTR Ⅱ更强的扩张能力，以及肋骨对肋骨的VEPTR Ⅱ。内侧混合型VEPTR由于骨量不足，不能放置在更近的位置。

VEPTR延长术

- VEPTR至少每年需要进行1~2次延长操作,可在门诊进行(技术图5A)。
- 通过3cm皮肤切口即可形成延长通道,取下锁扣,用撑开器缓慢撑开数分钟,在阻力过大时停止。
  - 插入新的锁扣。
  - 在一个非常狭窄的胸腔中,延长最小可达0.5 cm,当患者出现生长突增时,延长可达2.0 cm。
- 通过近端和远端的有限切口,根据需要更换无法再延长的器械,延长至骨骼完全成熟。
- 很少需要再次切开楔形胸廓(技术图5B)。

后凸矫形

- 当VEPTR Ⅱ的近端杆弯曲已经适应后凸时,在延长过程中,可以通过单独的切口操作杆,并通过原位弯棒器对近端杆弯曲做稍微矫直,以减少后凸(技术图6)。
  - 这个过程可以根据需要重复很多次。

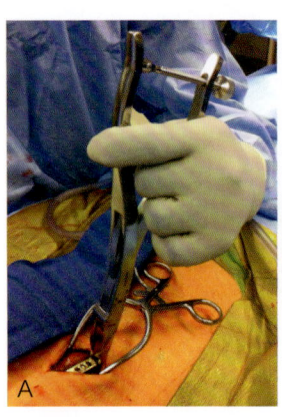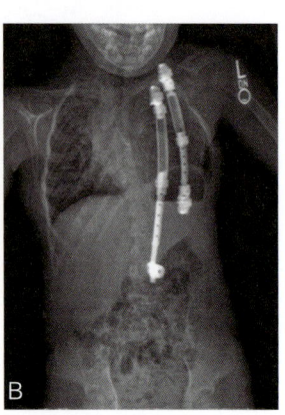

技术图5 A. VEPTR延长。与锁扣平行切开3 cm切口,取下锁扣,延长装置长度,直到阻力上升,重新装上锁扣。B. 5年的随访。为了改善缩窄的半胸廓的纵向扩张,在扩撑器械置入2年后,由于骨存量的改善,翻新肋骨环至更近端肋骨,进行第二次开口楔形开胸术。

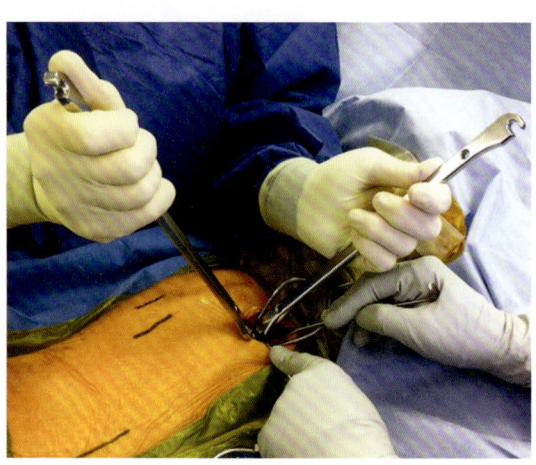

技术图6 后凸矫正。在延长手术过程中,在VEPTR Ⅱ的近端杆中间平行切开2 cm长的切口。弯曲成后凸的棒被轻轻地拉直,直到阻力显著增加。在每一次延长时均可操作,直到脊柱后凸大大减少。

要点和失误防范

胸廓畸形矫正不足	初始植入手术的矫正不能通过后期的扩张来解决,所以在初始的过程中要尽一切努力彻底矫正凹凸半胸之间的不对称
术后装置软组织覆盖不良	饮食补充和口服食欲刺激剂(如赛庚啶)可能就足够了。如果没有,管饲或经皮胃镜内造口术喂养是有用的。体重在正常水平的25%或更高,可以降低皮肤溃破的风险
医源性过偿弯曲	上肋骨环位置应置于侧凸的上端,但不应置于其上方的柔软脊柱内,可能会出现在医源性过偿弯曲的风险
急性胸廓出口综合征	由于近端胸廓解剖结构的改变,闭合时可能会遇到罕见的情况,脉搏、血氧计和上肢诱发电位都出现监测信号的丢失

术后护理

- 大多数患者术后不久即可拔管。
  - 由于在大皮瓣下形成的无效腔，存在50%的输血风险。
  - 引流液少于1 mL/(kg·d)时取出胸管（如有），引流液少于20 mL/kg时取出圆形Jackson-Pratt引流液。
- 无须支具。
- 鼓励患者在耐受后尽量走动。
- 术后评估应包括脊柱立位正侧位片。

结果

- VEPTR治疗先天性脊柱侧凸合并融合肋骨，术前脊柱侧弯平均74°，术后随访平均49°。
  - 凹侧肺的X线摄片高度除以凸侧肺的高度（SAL）的比率从63%提高到80%。
  - 胸椎高度平均每年增加0.71 cm。2岁前接受手术者在预测最大肺活量（FVC）的百分比中表现最好。
  - 并发症包括器械感染（1.9%）、皮肤破溃（18%）和无症状装置移位（32%）。
- 一旦患者骨骼发育成熟，控制脊柱畸形的VEPTR可以被移除，并进行终末脊柱融合。
  - 稳定肋骨畸形的VEPTR装置应保留。
  - 建议每年随访一次，进行X线片和肺功能检查。
  - VEPTR装置的扩张力大，就像广泛使用的生长棒，将来或许可以有更大的应用。

并发症

- 感染多数可以通过清创术来解决，也可采用使肉芽组织覆盖装置和伤口真空辅助闭合（VAC）治疗，直至伤口愈合。
  - 复发性感染最好通过暂时去除装置的中心部分来解决，一旦感染得到解决，再重新置入。
- 通过清创术和皮瓣转移治疗皮肤溃破。
  - 必要时使用软组织扩张器为器械提供皮肤覆盖。
- 上端肋骨环的向上移位，可以通过有限的暴露，将其重新锚定到原始锚定的肋骨来解决，可在定期安排的延长操作中完成。
  - 向远端移位的脊柱钩可以在更低的节段重新挂锚。向髂嵴的远端移位切除骨盆钩可以取出，然后重新锚定到新的髂嵴位置。

（许砚均　译，陈博昌　审校）

参考文献

[1] Campbell RM Jr, Smith MD. Thoracic insufficiency syndrome and exotic scoliosis. J Bone Joint Surg Am 2007;89(suppl 1):108-122.

[2] Campbell RM Jr, Smith MD, Mayes TC, et al. The characteristics of thoracic insufficiency syndrome associated with fused ribs and congenital scoliosis. J Bone Joint Surg Am 2003;85:399-408.

[3] Campbell RM Jr, Smith MD, Mayes TC, et al. The effect of opening wedge thoracostomy on thoracic insufficiency syndrome associated with fused ribs and congenital scoliosis. J Bone Joint Surg Am 2004;86:1659-1674.

[4] Maisenbacher MK, Han JS, O'Brien ML, et al. Molecular analysis of congenital scoliosis: a candidate gene approach. Hum Genet 2005;116:416-419.

[5] Oakes DF. Neonatal/Pediatric Respiratory Care: A Critical Care Pocket Guide, ed 2. Old Town, ME: Health Educator Publications, 1994.

[6] Pehrsson K, Larsson S, Oden A, et al. Long-term follow-up of patients with untreated scoliosis. A study of mortality, causes of death, and symptoms. Spine 1992;17:1091-1096.

[7] Skaggs DL, Sankar WN, Albrektson J, et al. Weight gain following vertical expandable prosthetic titanium ribs surgery in children with thoracic insufficiency syndrome. Spine 2009;34:2530-2533.

[8] Sparrow DB, Chapman G, Smith AJ, et al. A mechanism for geneenvironment interaction in the etiology of congenital scoliosis. Cell 2012;149:295-306.

第98章 后路全椎体切除术

Vertebral Column Resection for Severe Rigid Spinal Deformity through an All Posterior Approach

Michael P. Kelly, Lukas P. Zebala, and Lawrence G. Lenke

定义

- 后路全椎体切除术（VCR）指单纯通过后侧入路切除椎骨的前、中、后三柱。
- VCR通常在畸形的顶点进行，用于严重的、僵硬的脊柱侧凸和后凸畸形。

解剖学

- 准确细致了解椎骨节段和脊髓的解剖结构才能安全地进行这个手术。包括对严重脊柱侧凸畸形中旋转椎节段的特殊解剖结构的了解。必须了解后方结构的形态学和病理改变，以及脊髓和神经根的走行。

发病机制

- 畸形的起源是多种多样的，包括先天性、特发性、肿瘤性、创伤性和医源性等原因。

自然病程

- 严重脊柱侧凸、后凸或侧后凸畸形的疾病，其自然病程也是多种多样的。
- 进展为严重、僵硬脊柱畸形者可能会出现难以接受的外形和严重的疼痛，日常生活能力下降，出现脊髓病/脊髓压迫和肺功能障碍。
- 无症状的固定畸形患者（即身体达到平衡无不适主诉）可以采用非手术治疗。但必须密切随访，以评估随着时间推移可能出现的畸形进展。

病史和体格检查

- 观察患者站立位整体冠状面和矢状面是否平衡。
- 将患者平卧于检查台，检查俯卧位和仰卧位时脊柱的柔韧性。仰卧位也可以用来评估后凸畸形的柔韧性。通常情况下，我们可以将患者仰卧于检查台上，关灯离开，15~20分钟后返回进行重复评估。
- 病史应包括仔细评估目前的止痛药使用情况，因为术前麻醉药的使用可能会使手术期处理更加复杂。此外，也应注意任何可能增加出血风险的药物（如阿司匹林），并建议患者在手术前停止使用。
- 使用含尼古丁的产品，尤其是香烟，是这种手术的相对禁忌证，因为这会导致形成假关节的风险以及围手术期并发症增加。
- 患有糖尿病的患者在手术前，血糖必须得到良好的控制，因为血糖控制不佳与围手术期感染的风险增加有关。
- 应在手术前评估患者的营养状况并进行优化。此外，应进行骨密度测试以确定是否有骨质疏松症，并在术前就开始治疗。
- 应评估患者的步态是否有脊髓病的证据（例如，双腿分开的缓慢步态）。
- 必须进行详细的神经系统检查和记录，包括检查病理反射，如不对称的腹部反射、巴宾斯基症和持续的痉挛。病理反射提醒外科医生可能需要在畸形矫正之前先处理椎管内病变（例如，Chiari Ⅱ型畸形、脊髓空洞症、脊髓栓系综合征）。
- 术前必须由初级保健医师、心胸科医生（包括必要的压力测试）和麻醉师进行检查，以降低围手术期发病率和病死率的风险。
- 系统回顾应包括对呼吸系统的回顾，以及是否有呼吸损害或呼吸窘迫的任何病史。所有考虑行VCR的严重畸形患者，术前均应行肺功能检查。

影像学和其他诊断性检查

- 系列X线片检查，包括站立前后向和侧向脊柱全长片、左右侧弯位片、仰卧或俯卧位脊柱全长AP位和侧向片（图1）。
- 柔韧性评估，包括拍摄俯卧推位和轴向牵引位，有助于评估冠状面的僵硬度。
- 过伸位摄片（在后凸的顶点垫枕）和过屈位摄片（前凸的顶点垫枕）有助于评估矢状面的僵硬度。
- 三维CT成像，用于评估整个脊柱的前后柱，有助于识别重要的椎体标记（图2）。
- 颅骨到骶骨磁共振影像（MRI）是评估整个神经轴所必需的（例如Chiari畸形、脊髓空洞症、脊髓栓系综合征）（图3）。

鉴别诊断

- 严重的脊柱侧凸。

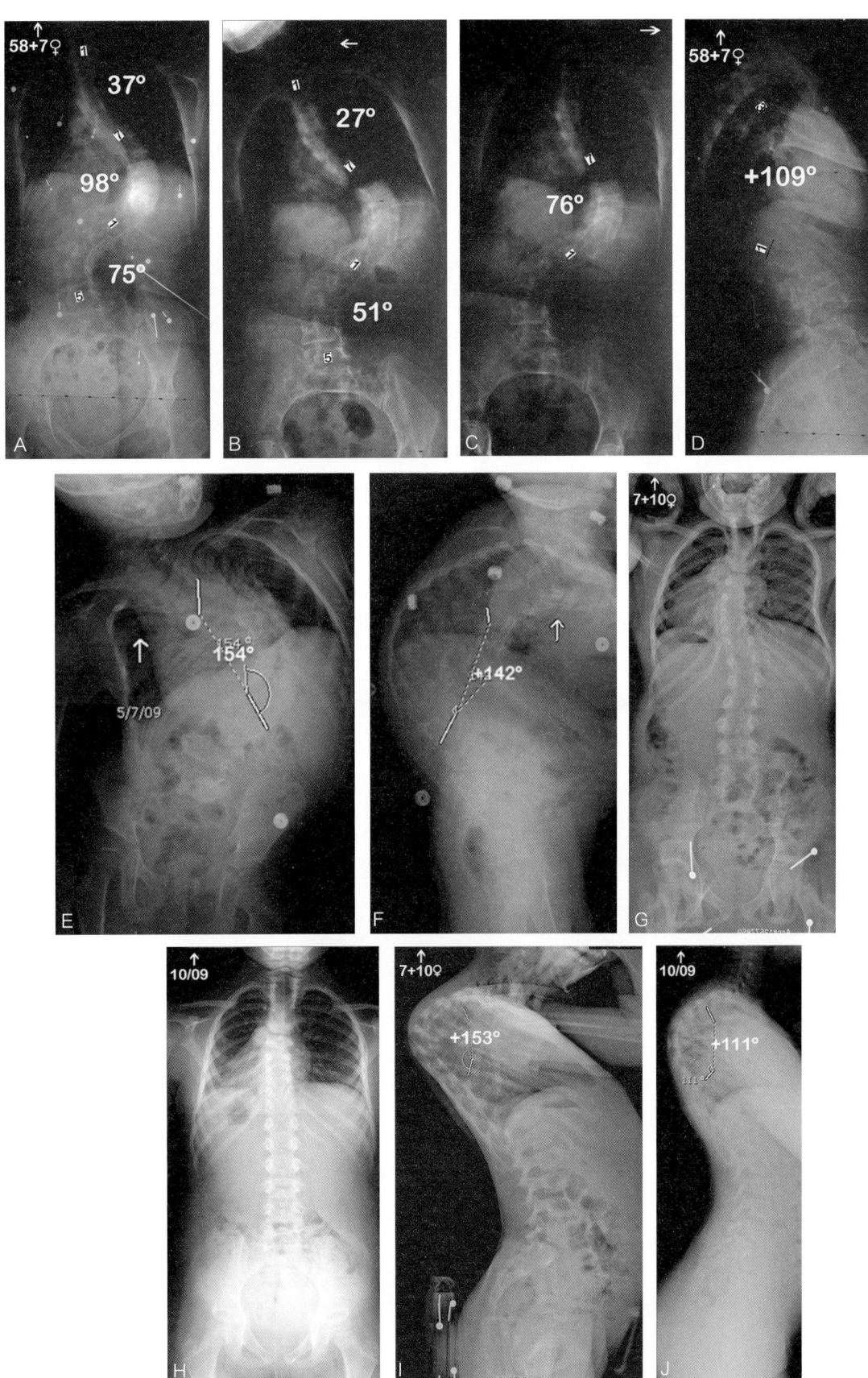

图1　A~D. 病例1，58岁女性，成人特发性胸椎侧后凸畸形。E、F. 病例2，6岁，男，严重的先天性脊柱侧后凸畸形的。G~J. 病例3，7岁，女，严重153°后凸畸形，拟行VCR。病例伴脊髓病，先行halo重力牵引治疗。

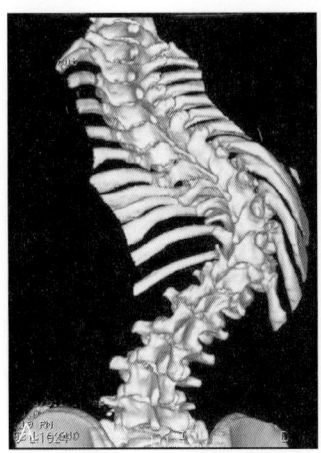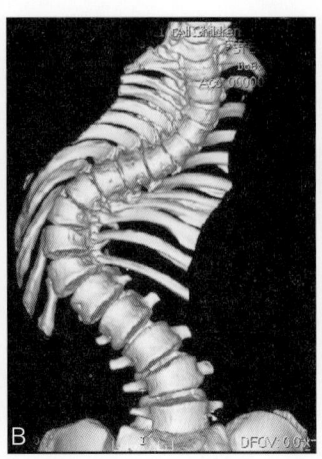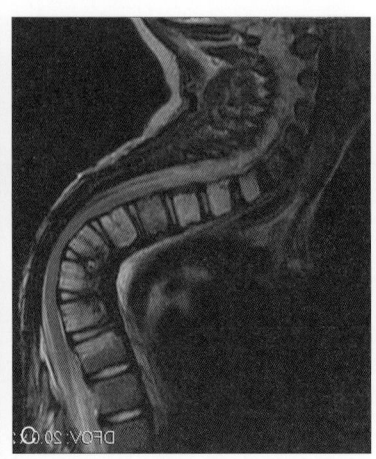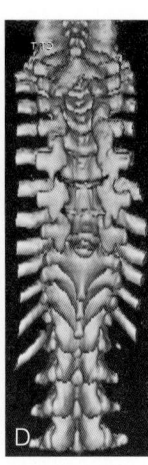

图2　A、B. 分别对患有严重特发性脊柱侧凸的患者进行后方和前方3D CT扫描。C. 病例3，术前矢状位MRI扫描显示存在椎板切除术后凸畸形伴脊髓栓系。D. 病例3，术前3D CT扫描显示椎板切除术引起的缺如。

- 角状后凸。
- 全脊柱后凸。
- 脊柱侧后凸。
- 固定后冠状和矢状面失平衡综合征（如Harrington棒固定后的状态）。

非手术治疗

- 静止的畸形且仅有轻微疼痛或生理功能障碍的患者首先考虑非手术治疗的尝试。
- 非手术治疗包括医生指导下的物理治疗计划，包括心血管功能调节，姿势训练和腹部肌肉训练。
- 对于那些患有中度至重度疼痛的患者，转诊至疼痛科，尤其是那些出现与其病理不一致的疼痛或其他非器质性原因导致的疼痛
- 与神经根压迫一样，硬膜外和经椎间注射孔类固醇是一种创伤较小的、潜在的诊断性治疗措施。

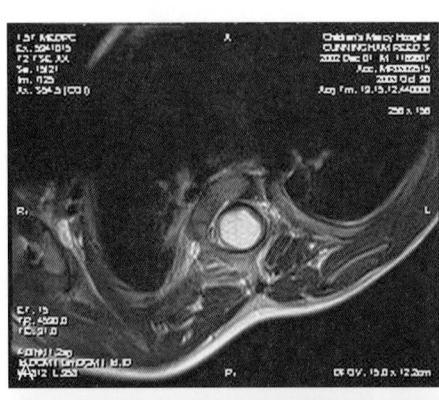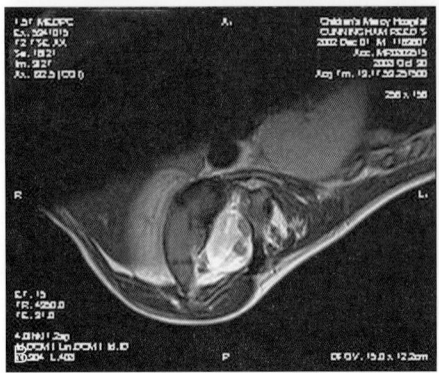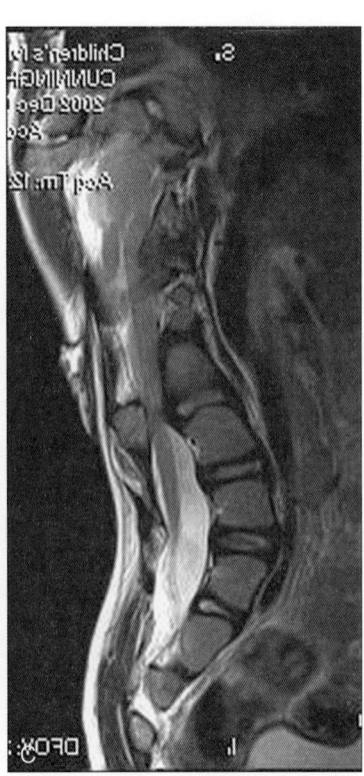

图3　A~C. 病例2，患者的全脊柱MRI显示出脊髓空洞症，出现脊髓纵裂和脊髓栓系。

手术治疗

- 过去，僵硬性畸形采用分期前路和后路手术治疗，切除僵硬节段并进行重建[2-4]。如今，后路VCR可以进行类似的一期畸形矫正，具有手术时间短、出血少的优点[6]。
- 畸形的位置通常决定采用VCR（胸椎）或经椎弓根截骨（腰椎）进行矢状面失平衡的矫正。对于严重程度低、椎间盘尚有活动度的柔韧性较好畸形，多级Ponté/Smith-Petersen截骨可能足以进行畸形的矫正[1]。
  - 柔韧性摄片将有助于确定是否需要进行三柱截骨或是单纯后柱截骨。后柱截骨术可能平均每个节段矫正10°脊柱后凸，具体矫正度数取决于截骨的平面。对于严重的角状畸形，三柱截骨可以在冠状面和矢状面上进行更大度数的矫正。
  - 我们采用VCR代替前后联合入路，选择通过单一后侧入路进行畸形矫正。
  - VCR几乎都是在畸形的顶点进行。

术前计划

- 对需要VCR治疗的复杂畸形，常需要多学科团队协作。
- 需要对患者的心血管、肺功能、营养、血液和代谢系统进行术前评估，以最大限度地完善患者的术前准备。
- 需要仔细研究术前CT扫描，警惕后方结构的骨缺损区域，防止意外切开硬脊膜（参见图2C、D）。

体位

- 患者俯卧于有6个垫的OSI Jackson手术床上，妥善摆放这些软垫让腹部悬空，以减少腹腔压力和术中出血。
- 我们更喜欢用一个带有5~15 lb（1 lb=0.45 kg）牵引力的halo或Gardner-Wells头环，在患者面部不受压的情况下对头颅进行骨性固定。
- 将手臂放置在90°-90°的位置，注意腋窝不能受压，并将肘部充分垫好，以减少臂丛或尺神经损伤的风险。
- 压迫部位需仔细衬垫，因为长时间手术操作增加了体位相关的并发症（如皮肤压疮、臂丛损伤）的风险。
- 髋部轻微后伸，膝部稍微屈曲，用多个枕头垫着。
- 连接脊髓监测导线以监测下肢的感觉和运动功能。

入路

- 采用标准后侧切口入路，骨膜下剥离。

显露

- 骨膜下剥离，显露拟行内固定融合的最头侧节段到最远端节段或髂骨（技术图1）。
- 在严重脊柱侧凸或侧后凸畸形的顶椎，可能需要施行胸廓成形以充分显露该部位的横突。
- 术中需要反复X线片或透视，以检查确认手术节段。
- 必须小心仔细地显露，以尽量减少术中失血。

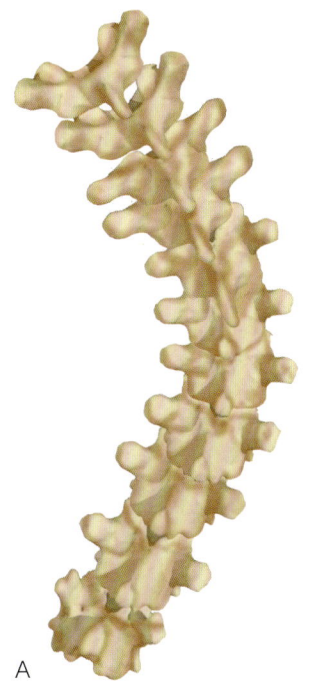
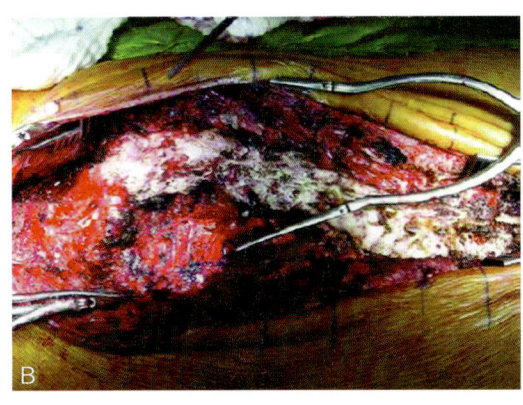

技术图1　A. 后方暴露示意图。B. 显示术中准备行后路VCR截骨的已融合在一起的脊柱。

关节突切除

- 在所有存在运动的节段行下关节突切除,大概切除下关节突3～4 mm。
- 在畸形的顶点周围行Ponté或Smith-Petersen截骨,通常是从上端椎到下端椎下方的一个节段。切除黄韧带和关节突关节。
  - 这些截骨术可以使矫形更加顺利地进行,并且可以显露椎弓根的内侧壁,有助于在畸形的凹侧置钉。
  - 在那些患有严重顶椎后凸畸形的患者中,我们将在所有截骨术之前先置钉。在任何截骨术之前安装临时固定棒预防截骨时造成脊柱错位,以防止出现脊髓损伤的风险。

椎弓根螺钉置入

- 笔者采用改良的解剖学徒手置钉技术,沿直线前进的螺钉轨迹,以增加椎弓根螺钉抗拔出强度[5]。术前影像学可以评估每个椎骨的椎弓根螺钉直径和长度(技术图2)。
- 椎弓根螺钉放置以从远端到近端的顺序方式进行。
- VCR截骨节段上下两端的螺钉对于确保VCR部位的坚强固定是非常重要的。
- 可用术中透视、CT扫描或导航辅助螺钉的置入,尤其在先前由于融合而解剖结构难辨的部位。
- 最常使用的是多轴螺钉(或多轴复位螺钉)。
  - 如果需要用悬臂折弯棒来矫形的时候,应该采用长尾复位螺钉。这通常位于矫形的远端和过度前凸的部位,因为这时候用棒复位比较困难。

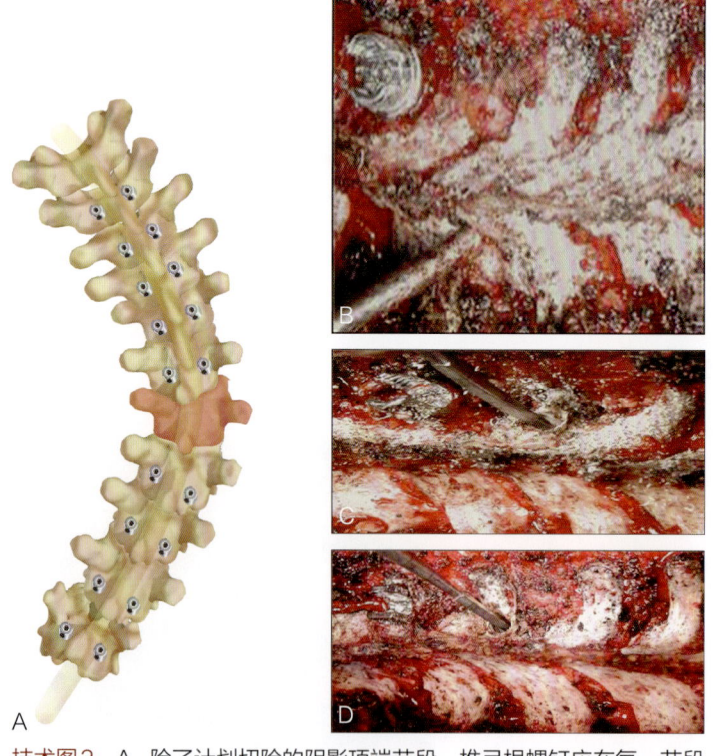

技术图2 A. 除了计划切除的阴影顶端节段,椎弓根螺钉应在每一节段上都置入。B～D. 徒手置钉。

脊椎切除

肋横突和椎板切除

- 胸椎节段,在拟切除节段进行两侧肋横突切除(技术图3A)。
  - 切除椎板之前切除5~6 cm的内侧肋骨以尽量降低椎管损伤的风险。
  - 骨膜下剥离后,切除内侧肋骨,最好是连附着的肋骨头一起切除。然而,通常肋骨头仍保持附着在椎体上,可以在行椎体切除术时一起切除。
- 切下来的肋骨尽量保持完整,而不是呈颗粒状,可用于椎板切除术后闭合时的结构性植骨来桥接上下椎板。接下来,从切除节段的椎弓根头侧向下位椎体的椎弓根尾侧做广泛的椎板切除(技术图3B、C)。
- 彻底的中央椎管减压是必要的,以防止截骨闭合时背侧硬脊膜受压。双侧出口的神经根通过切除关节突关节和椎弓根来分离松解。
- 截骨节段的神经根用牛头形血管钳暂时夹闭5~10分钟,并注意任何脊髓监测数据的变化。
  - 在胸椎,笔者更喜欢将神经根在背侧神经节内侧处予以结扎。
    - 如果脊髓监测数据保持稳定,则将神经根用两根2-0丝线结扎。
    - 根据我们的经验,在胸椎,可以切断单侧2个或3根连续的神经根而不至产生神经症状,除了偶尔会有胸壁麻木以外。
  - 在腰椎,神经根需要保留。

安装临时固定棒

- 在准备椎体切除术前,先在一侧临时安装连接棒,在切除节段上、下各固定2~3个椎弓根螺钉,以稳定脊柱(技术图4)。
  - 对于极端角状后凸畸形或脊柱侧后凸畸形,安装双侧连接棒以防止脊柱错位。

椎体和椎间盘切除

- 通过椎弓根外侧椎体窗口可以显露椎体的骨松质。通过钝性分离工具和电刀电凝相结合的方式对侧方椎体进行骨膜下剥离。小心剥离椎旁组织,直到前方椎体。特殊撑开器有助于在椎体切除期间保护这些结构(技术图5A)。
  - 然后将骨松质刮除并保存以用作局部植骨用。
  - 切除凹侧椎弓根具有挑战,因为它非常硬。
    - 在完全的脊柱侧凸畸形中,由于旋转关系硬膜囊和脊髓位于椎弓根内侧,其腹侧没有椎体。
  - 在以下这些情况下,笔者更喜欢使用火柴头磨钻去除骨皮质。
    - 大部分椎体需从凸侧切除的畸形。
    - 如果首先切除凸侧,可能会出血使视野模糊,侧面首先切除凹侧椎弓根。这会使脊髓向内侧漂移,远离大部分需要切除的区域。

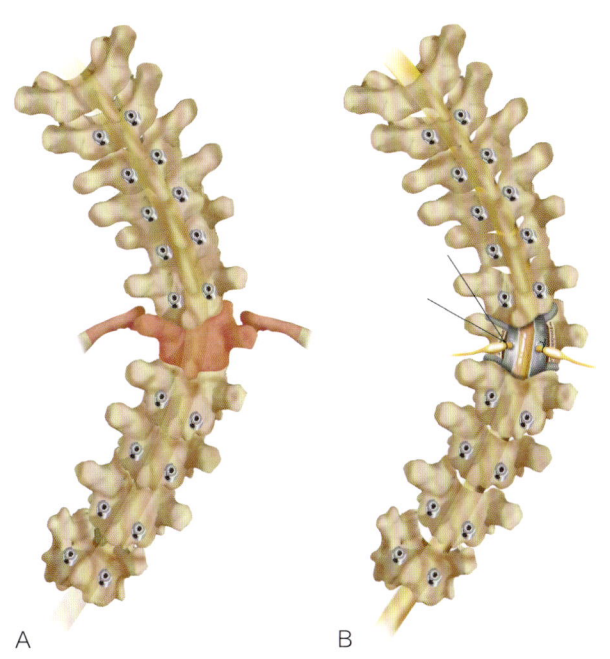

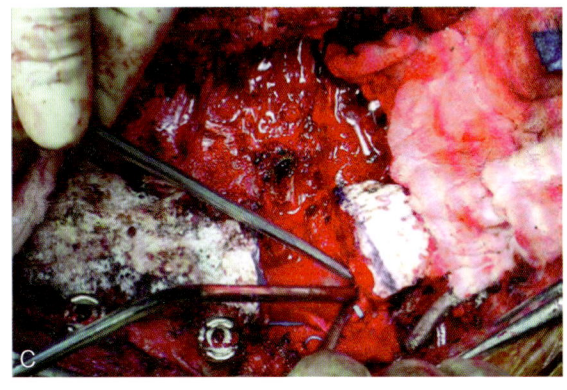

技术图3 A. 阴影部分显示通过两侧肋横突切除与椎骨相邻的肋骨部分。B. 椎板切除和神经根结扎。C. 椎板切除和融合区域腹侧的潜在减压。

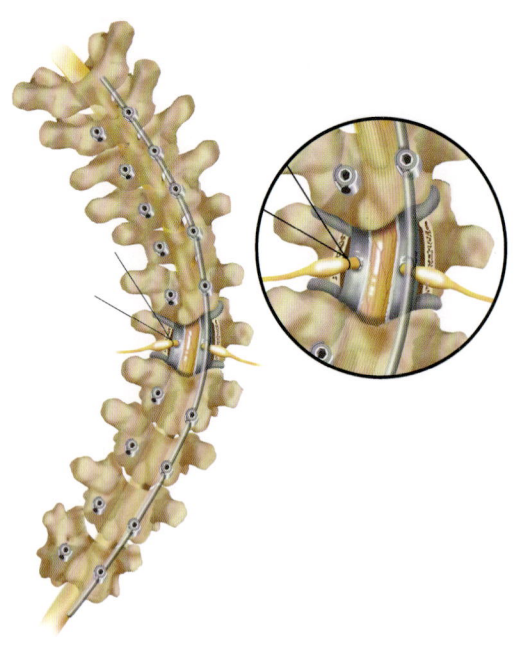

- 除了保留与前纵韧带相邻的一薄层外,切除整个椎体(技术图5B、C)。
- 切除上、下椎间盘(技术图5D、E)。
  - 必须小心保留用于放置植骨笼的终板。
  - 椎体的后壁或椎管的腹侧部分,是切除椎体时最后被切除的一部分,往往通过向下按压、折断再取出(技术图5F)。
  - 硬膜囊必须与后纵韧带分离。
  - 椎体后壁用反角刮匙、Woodson剥离器或专用的后壁切除器(PSO工具; Medtronic Spinal and Biologics, Memphis, TN)切除。
  - 在矫正过程中必须注意去除任何后方骨赘以防止脊髓损伤。

技术图4　安装临时用定棒。

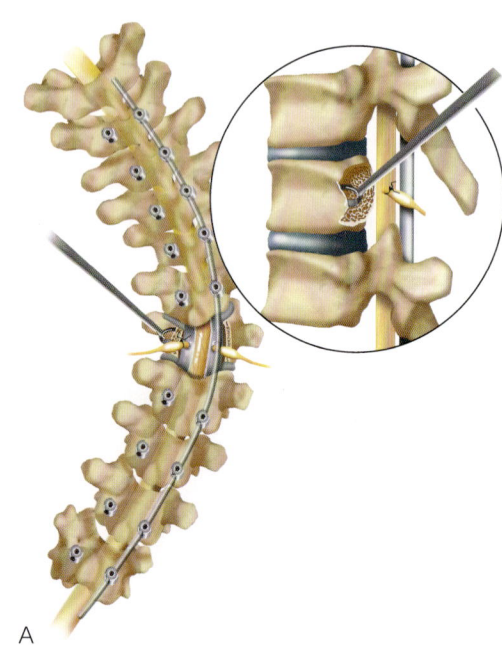
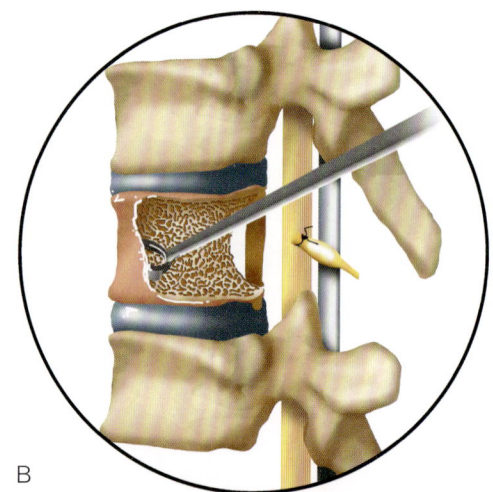
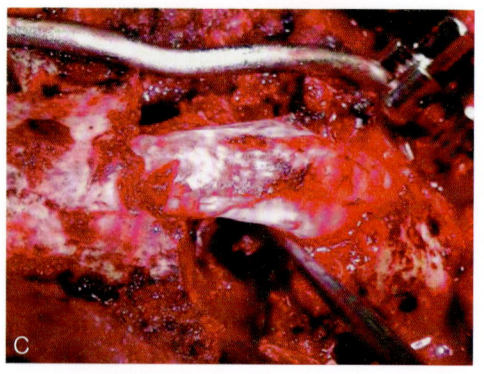

技术图5　A. 椎体侧方入路。B. 从椎体后外侧缘开始进行椎体切除。C. 继续行椎体切除。

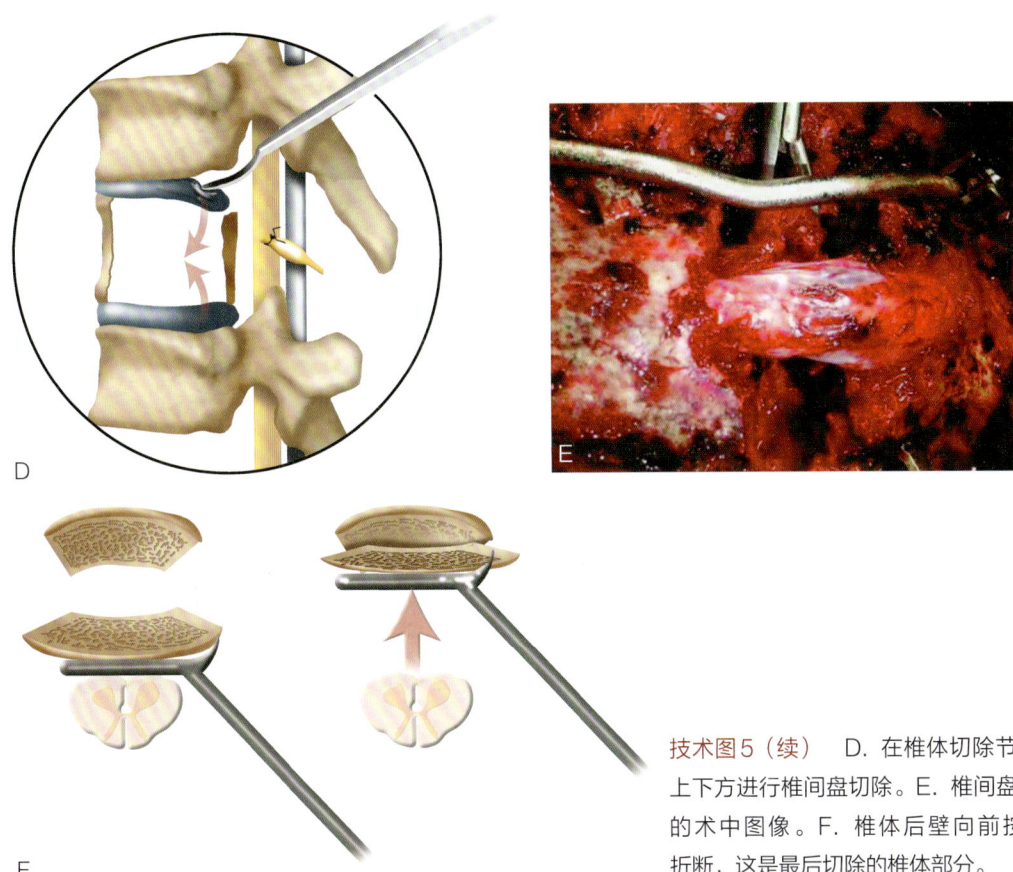

技术图5（续） D. 在椎体切除节段的上下方进行椎间盘切除。E. 椎间盘切除的术中图像。F. 椎体后壁向前按压、折断，这是最后切除的椎体部分。

切除部位闭合

- 现在，通过压缩来实现切除区域的闭合（图6A的技术）。凸侧加压可以缩短脊柱。交替渐进进行凸侧加压凹侧撑开，通过短缩脊柱的方法安全矫正畸形。第一步不要撑开，因为这可能会对脊髓造成牵拉并导致神经功能损伤。
  - 在脊柱后凸程度较大的情况下，将结构性植骨笼放在前柱，可以防止脊柱的过度短缩，并且在后凸畸形大角度矫正时可起铰链作用（技术图6B、C）。
    - 植骨笼高度选择，以截骨部位闭合约50%为宜。确保没有发生过度的硬膜皱褶，并且神经监测数据没有变化。根据试模大小选择植骨笼，放置在上下终板匹配的位置，植骨笼上下进行加压。
  - 椎弓根固定良好的情况下，通过螺钉进行加压。
  - 椎弓根固定不太牢固的情况下，在椎体切除的节段处采用多米诺技术进行闭合。
    - 闭合期间必须注意防止脊柱脱位或硬膜囊受压。
    - 为了匹配原来形状，将棒裁剪并折弯后分别装在椎体切除处的上下两端，然后用螺帽原位固定连接棒，上下连接棒通过多米诺连接头相互连接。然后，通过多米诺和持棒器进行加压和撑开，这样力就会分散到多米诺连接头上方和下方多个椎弓根螺钉上。
  - 闭合后，安装对侧棒。取出临时稳定棒，并安装最终需要的连接棒（技术图6D、E）
  - 进行棒的原位折弯塑形，同样的，需要注意防止脊柱脱位或硬膜囊受压。
- 术中行X线片透视，检查脊柱序列。
- 使用火柴头磨钻进行椎板背侧和横突的去皮质。
- 椎板切除部位的缺损用之前取下的肋骨覆盖（来自先前进行的肋横突切除术）（技术图6F）。
  - 肋骨纵行劈开，松质面朝下，从上向下放置在椎板上。
  - 如果空间允许，肋骨可以用缝合线或横连接进行固定。
  - 最后检查硬膜周围，以确保没有硬膜囊受压。

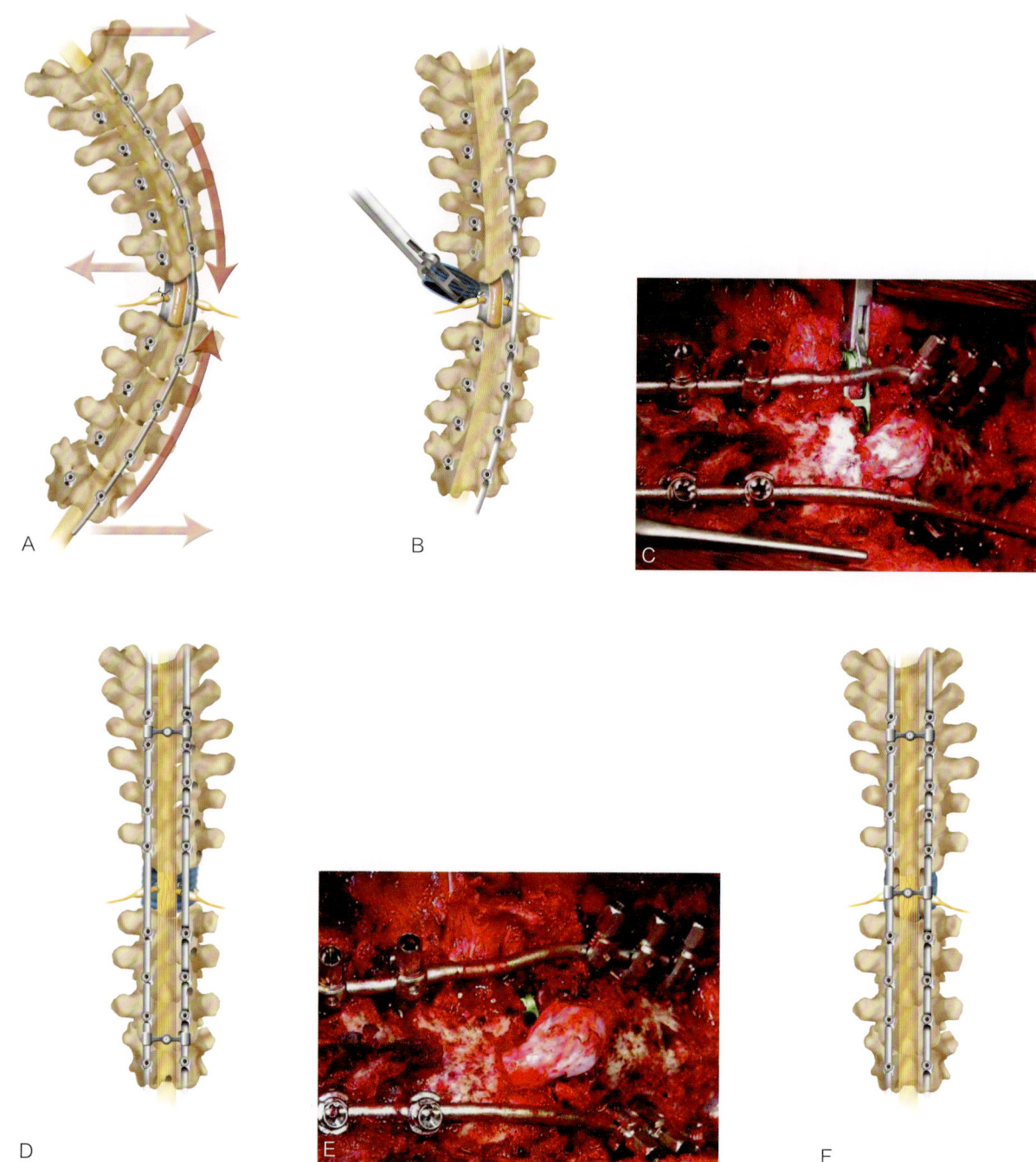

技术图6 A. 后方缩短一般是矫形的第一步。B、C. 在最终闭合之前放置植骨笼。D、E. 通过两个棒最后矫形。F. 在椎板切除后的缺损处植入肋骨。

伤口关闭

- 切口深部放置引流管，并用 0 号 Vicryl 线（Ethicon, Somerville, NJ）缝合筋膜层。筋膜层外再放置引流管并使用 2-0 Vicryl 缝线缝合皮下组织。使用可吸收的 3-0 Vicryl 缝线缝合皮肤。
- 在拔管前进行唤醒试验。不用术中做唤醒试验。
- 最后再进行透视，确认内植物的位置和脊柱的整体序列。

要点和失误防范

术前计划	• 多学科协同术前准备，应包括心脏、肺、血液和骨密度检查 • 必须使用包含运动和感觉通路的神经监测
脊椎切除	• 在开始 VCR 之前，平均动脉压应保持在 80 mmHg，以帮助脊髓灌注，血红蛋白应接近 30，且手术室应该保证暖和 • 对椎体侧壁进行骨膜下剥离，注意保留节段性血管，可以最大限度减少失血 • 在减压前临时安装稳定棒以防止脊柱脱位 • 从上节椎弓根到下节椎弓根做广泛的椎板切除术，完全切除小关节 • 识别双侧神经根。在胸椎中，通常只需要牺牲一个神经根。应该在背根节内侧扎断神经根 • 在一侧切除椎体时应该尽可能多地给予切除，以尽量减少临时稳定棒的交换次数 • 在切除椎体后壁之前，脊髓应该没有和后纵韧带/椎体后壁粘连 • 截骨闭合应该缓慢进行，并有持续的神经监测 • 限制截骨闭合至 2.0～2.5 cm，以防止脊髓过度短缩 • 前方放置植骨笼以限制脊柱短缩的程度，应在截骨初步闭合后再放置
切除完成后	• 在最终截骨加压后继续神经监测 1 小时，并在离开手术室之前进行正式的神经系统检查 • 自体肋骨移植应覆盖在椎板切除部位，桥接上下残余的椎板，以保护神经组织 • 深层和浅层的引流管可减少术后血肿/积液的形成

术后护理

- 患者通常被送往重症监护室进行密切监测（根据需要进行 24～48 小时），然后转入普通病房。
- 患者在术后第 1 天开始活动。
- 保留引流管，直到每 8 小时小于 30 mL。
- 随着肠鸣音的恢复，慢慢恢复饮食。
- 序贯加压装置和防血栓栓塞软管用于预防深静脉血栓形成。

结果

- 图 4 和图 5 显示了图 1 中 2 例患者的术后结果。
- 其中一位作者（LGL）已经连续做了 107 个后路 VCR 病例：

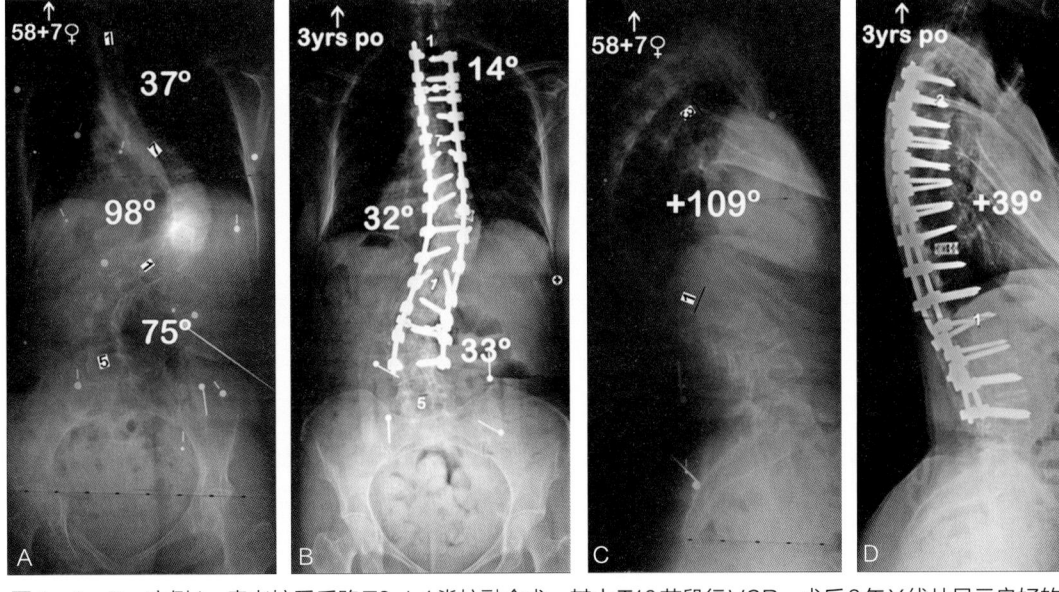

图 4　A～D. 病例 1，患者接受后路 T2-L4 脊柱融合术，其中 T10 节段行 VCR，术后 3 年 X 线片显示良好的脊柱序列。

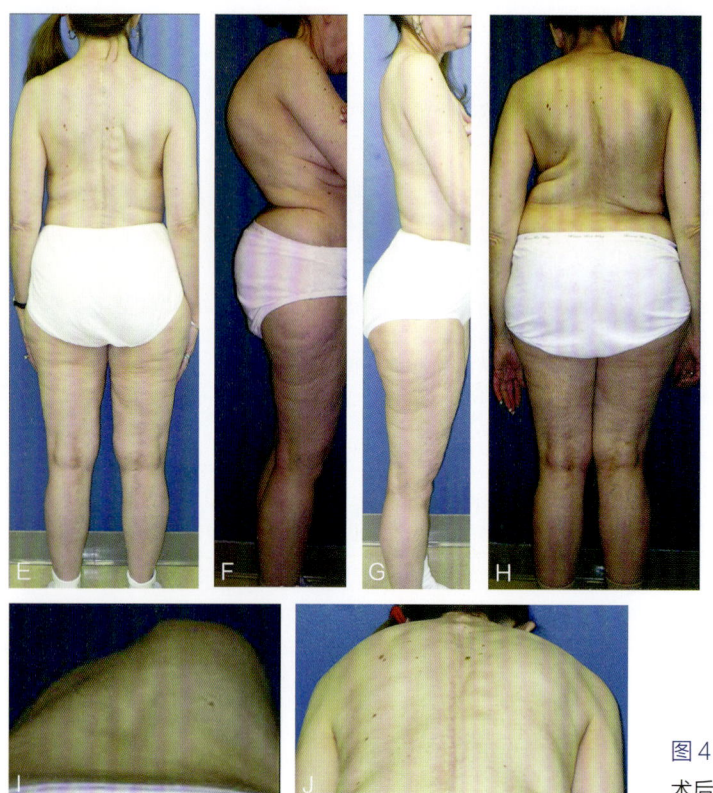

图4（续） E~J. 术前和术后的大体照片。

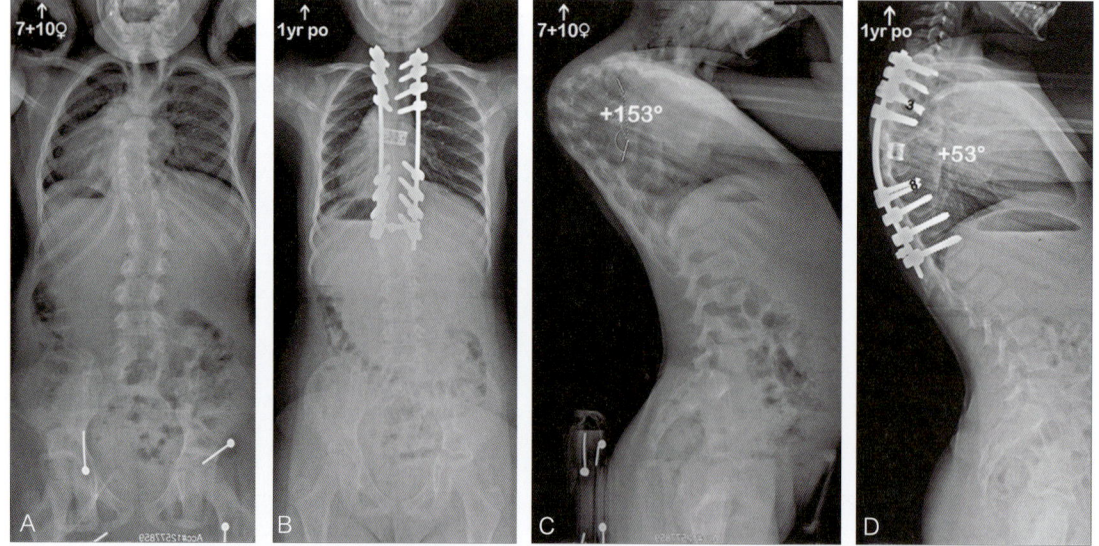

图5 A~D. 病例3，患者接受了双节段后路VCR和T1-T11的脊柱融合术，脊髓病完全缓解。

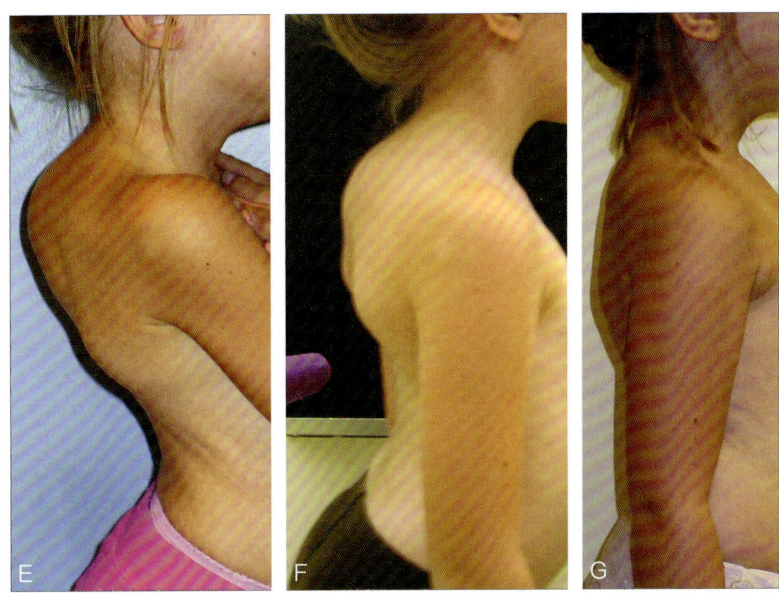

图5（续） E~G. 分别为术前、牵引后和术后1年的大体照片。

- 63例小儿和44例成人。
- 47个首次手术和60个翻修手术。
- 99个在脊髓区域，8个在腰椎。
- 73例是1个节段，28例是2个节段，6例是3个节段。
- 诊断：严重脊柱侧凸（29例），全脊柱后凸（16例），角状后凸（25例），脊柱侧后凸（37例）。
- 平均矫正：严重侧凸（69%），全脊柱后凸（54%），角状后凸（63%），脊柱侧后凸（56%）。
- 平均估计失血量：1 300 mL；平均手术时间：9小时37分钟。

并发症

- 12例脊髓监测改变：术中通过采取恢复脊髓血供措施全部逆转（平均动脉压增加，减压范围更广，椎间融合器增大，减少脱位）。麻醉苏醒后没有神经损伤的表现。
- 2例神经系统损伤：由于先前存在严重的脊髓病，因此无法进行脊髓监测。两者麻醉醒来后截瘫，但是感觉存在。后来两者都有所恢复，可以行走。

（唐千 译，陈博昌 审校）

参考文献

[1] Cho KJ, Bridwell KH, Lenke LG, et al. Comparison of Smith-Petersen versus pedicle subtraction osteotomy for the correction of fixed sagittal imbalance. Spine 2005;30(18):2030-2037.

[2] Dick J, Boachie-Adjei O, Wilson M. One-stage versus two-stage anterior and posterior spinal reconstruction in adults. Comparison of outcomes including nutritional status, complications rates, hospital costs, and other factors. Spine 1992;17(8 suppl):S310-S316.

[3] Johnson JR, Holt RT. Combined use of anterior and posterior surgery for adult scoliosis. Orthop Clin North Am 1988;19(2):361-370.

[4] Leatherman KD, Dickson RA. Two-stage corrective surgery for congenital deformities of the spine. J Bone Joint Surg Br 1979;61-B(3):324-328.

[5] Lehman RA Jr, Polly DW Jr, Kuklo TR, et al. Straight-forward versus anatomic trajectory technique of thoracic pedicle screw fixation: a biomechanical analysis. Spine 2003;28(18):2058-2065.

[6] Lenke LG, Sides BA, Koester LA, et al. Vertebral column resection for the treatment of severe spinal deformity. Clin Orthop Relat Res 2010;468(3):687-699.

第99章 腰椎间盘切除术
Lumbar Discectomy

Bradley K. Weiner and Ronald Mitchell

定义
- 临床上,腰椎间盘突出症的定义为椎间盘物质的正常解剖结构发生局灶性形变,导致腰部神经根的压迫及继发的神经功能障碍。

解剖学
- 组成椎间盘的功能单位有外周的纤维环(纤维同心环,Ⅰ型胶原)及被纤维环包裹的位于其中央的髓核(凝胶状、Ⅱ型胶原蛋白、蛋白多糖)和椎骨终板(透明软骨)。
- 腰椎解剖单元由椎体及其后方结构,以及椎体下方的椎间盘共同组成(图1A)。
- 神经根在硬膜囊内走行(马尾神经),在每一节段发出神经,并依据其走行的上方椎弓根对其编号命名。
- 椎管从内向外进行分区:中央区、关节突关节下区、椎间孔区、椎间孔外(极外侧)区(图1B)。
- 椎间盘突出根据以下方式分型:
  - 基于纤维环的完整性,突出物与椎间隙是否相连接(图2)
  - 基于突出物相对于椎间隙、椎管和受压神经根的解剖位置关系,使用前面提到的命名法(图3)
- 椎间盘突出准确的解剖分类有助于制订术前计划,并可最大限度地减少手术并发症的风险,如突出物残留和医源性神经损伤。
- 完整的脊柱解剖学知识和对特定患者病理解剖学理解的重要性不容小觑。

发病机制
- 正常椎间盘内髓核可吸收、释放水分以平衡机械负荷,纤维环将负荷转化为环向应力,从而包裹髓核物质,终板允许营养成分进入髓核并将代谢废物运出。
  - 它们共同构成了3种基本的脊柱节段的功能:活动功能、稳定功能和附近神经结构的保护功能。
- 随着早期或中期椎间盘退变(自然老化,伴或不伴有轻微的重复性创伤),终板弥散功能下降,髓核不能更换降解的蛋白多糖,纤维环支持作用减弱(纤维交连性降低,出现裂隙),发生力学功能下降以及髓核突出的可能。
- 许多椎间盘突出不会引起疼痛或神经症状。椎间盘突出、神经根压迫及炎症反应三因素同时存在时,才可能导致神经根功能障碍、相关的神经根病和坐骨神经痛。

自然病程
- 许多研究表明,首次发病的椎间盘突出症经过非手术治疗或随着时间推移,有超过90%的患者会得到改善而不需要手术治疗。因此,需要明确的手术适应证。

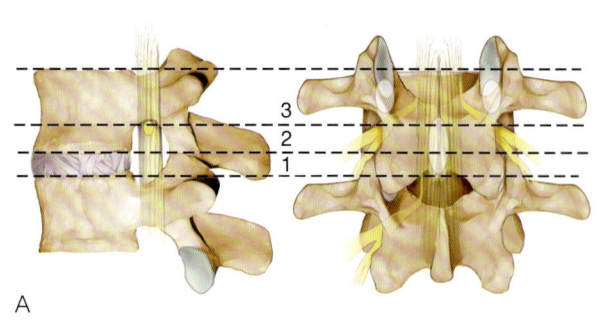

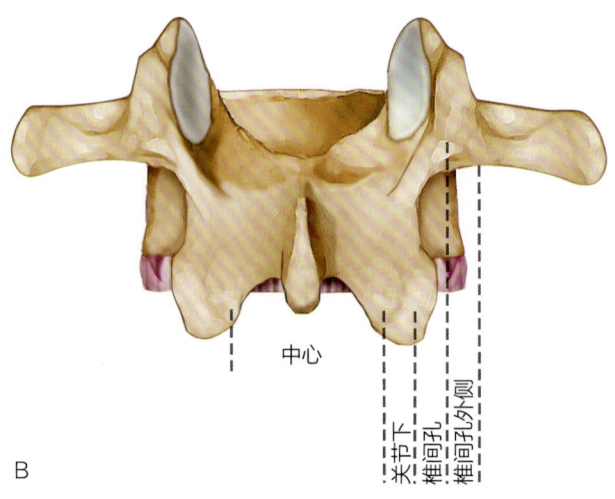

图1 A. 解剖单位。第一个水平为椎间盘水平,第二个水平为椎间孔水平,第三个水平为椎弓根水平。B. 间隙位置。

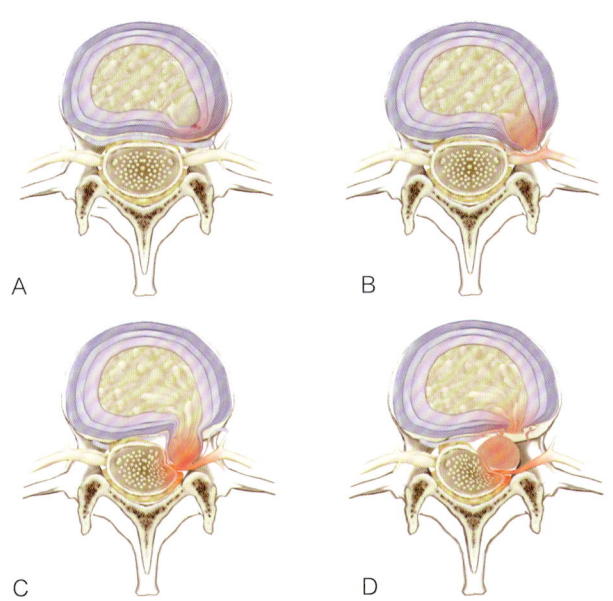

图2 基于与纤维环外层的关系，对椎间盘突出进行分类。A. 突出。B. 纤维环内脱出。C. 经纤维环脱出。D. 游离。

- 绝对指征
  - 巨大突出引起大小便功能障碍或马尾神经综合征：立即手术干预。
  - 进展性（逐渐加重）神经功能障碍：越早手术，预后越好。
- 相对指征
  - 6周到3个月的保守治疗无效。
  - 多次发作坐骨神经痛。
  - 明显的神经功能缺损。
- 对每一个患者，需准确地告知，使其清楚地了解当前的最佳证据：大多数患者在非手术治疗中快速好转。对于那些症状较重，在保守治疗6周不缓解的患者，与继续保守治疗相比，椎间盘切除术具有更好的短期和长期(8年)效果。

病史和体格检查

- 最常见主诉是特定单一神经根分布区域的疼痛，伴或不伴感觉减退和肌力下降。

影像学和其他诊断检查

- 可使用MRI对椎间盘突出进行诊断及解剖分型，它具有高度敏感性和特异性，结合临床表现，MRI可提供足够信息用于详细的术前计划。
- CT脊髓造影为侵入性检查手段，特异性不如MRI，但当没有或不能进行MRI检查时，其可提供高敏感性的诊断信息。
- X线片可显示椎间隙狭窄，早期骨赘增生或"坐骨神经痛性腰椎侧凸"。虽然X线片不能显示椎间盘突出的直接证据，但对那些保守治疗无效或病情危重的患者，X线片可以排除脊柱的破坏性疾病（如肿瘤、炎症、骨折）。同时可很好地显示骨性畸形如腰骶部移形椎、隐性脊柱裂等，对术前计划和术中定位很重要。

鉴别诊断

- 神经根水平的椎管内、外压迫或刺激。如椎管狭窄、椎间盘炎或椎体骨髓炎、神经肿瘤、硬膜外纤维化(瘢痕)。
- 神经根近端的椎管内、外压迫或刺激：马尾圆锥区域病变，如神经纤维瘤和室管膜瘤。
- 椎管内神经根本身的病变：神经病变(糖尿病，特发性、酒精性、医源性如化疗所致)、带状疱疹、蛛网膜炎、神经根肿瘤。
- 椎管外远离神经根的病变：骨盆或远端肿瘤伴有坐骨神经或股神经压迫、骶髂关节疾病(感染、骨性关节炎)、髋关节骨性关节炎、外周血管疾病。

非手术治疗

- 循证医学证据仍然不明确，但通常建议采用以下方法。
  - 休息：卧床休息(不超过2天或3天)，日常活动或工作调整，减肥。
  - 药物：止痛药(仅用于严重疼痛的短期治疗)，非甾体类抗炎药，逐渐减量的口服类固醇。
  - 运动：物理治疗(McKenzie计划)。
  - 注射：硬膜外或选择性神经根阻滞(起到暂时缓解作

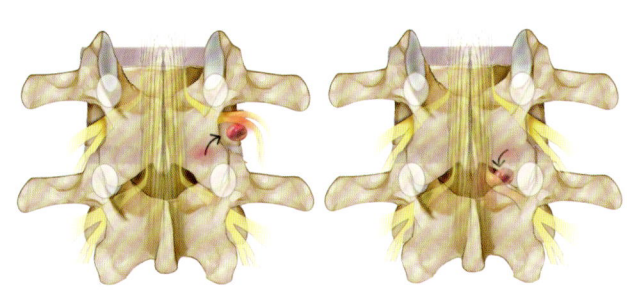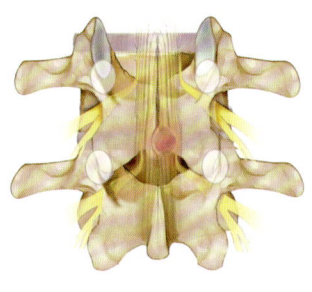

图3 可根据脊柱解剖单元，对椎间盘游离方式进行分类（如在椎间盘水平或在椎弓根水平）。可根据神经根的解剖，对神经根压迫位置进行描述（如在神经根的肩部、在神经根的腋下)

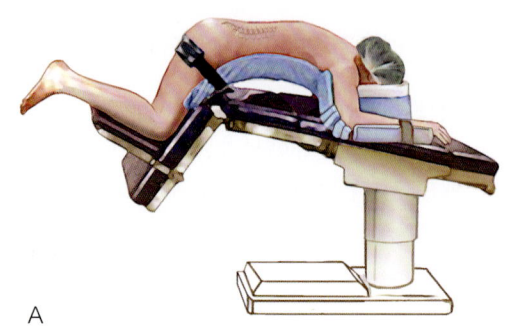
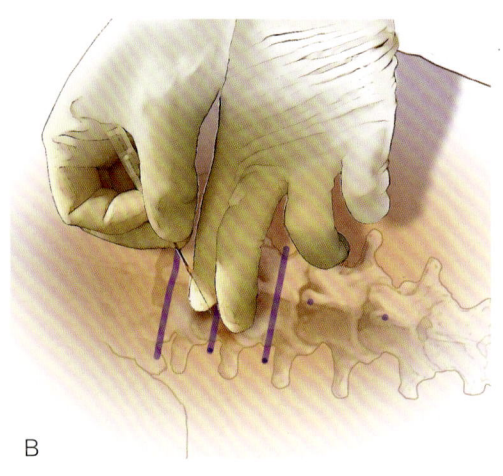

图4 A. 利用Andrews、Wilson或Jackson手术台与跪位的体位。B. 定位针。

用,之后恢复其自然病程),对长期结果无影响。
- 时间:6周至3个月(除非出现前面提到过的手术绝对指征)。

手术治疗

- 循证医学证据明确表明:开放椎间盘切除术或微创椎间盘切除术是治疗椎间盘突出近期和远期效果最好、最标准的手术方式。

术前计划

- 术前需回答3个问题,这点很重要:
  - 哪个神经根受累及(根据病史和体格检查进行确定)?
  - 突出物相对椎间隙、椎管、神经根的位置(根据MRI进行确定)?
  - 何种入路可提供最佳的手术视野及病灶显露,而对周围组织的损伤最小?

体位

- 通常采取跪姿体位,患者固定于Andrews架、Wilson架或Jackson架上(图4A)。
  - 髋、膝关节一定程度的屈曲位可减少腰椎前凸,有利于通过椎板间隙入路进行手术。
  - 腹部悬空以降低腹腔内压力、减少自Batson静脉丛回流至椎管内的血液。
- 肩关节外展<90°角,轻度屈曲位。颈部中立位或稍屈曲。
- 注意保护眼睛,并将肘、膝、足部用软垫保护。
- 于病灶的棘突间隙中线外侧放置定位针,C臂机透视定位(图4B),定位准确后取出定位针,在相应皮肤上做标记。
- 病灶侧主要根据术前患者主诉及MRI来确定,但此时也应当再次确认病灶侧并做标记。

入路

- 90%需要手术的椎间盘突出患者采用椎板间开窗入路,该入路适合于L1-S1节段的中央型突出和关节突下区域突出,以及L5/S1的椎间孔突出。
- 10%需要手术的病例采用横突间入路,该入路适用于L1-L5的椎间孔和椎间孔外突出。
- 手术的每一步骤,包括切开、切除、牵拉,动作要轻柔,做到彻底、安全地达到手术目的,而尽可能地减少对周围组织的损伤。

切开和分离

- 使用后正中皮肤切口,从头侧棘突到尾侧棘突,每一个病变节段约1.5 in(3.81 cm)。
- 轻柔、钝性分离皮下组织,向两侧牵开,显露腰背筋膜。
- 然后,根据突出椎间盘的位置,采用椎板间隙入路或横突间隙入路。

经椎板间开窗入路

- 在突出侧,从中线稍外侧弧形切开腰背筋膜,切开范围与皮肤切口长度相同。
- Cobb骨膜剥离器轻轻将肌肉(多裂肌)从棘突剥离,向外直至小关节中线外侧水平。
  - 肌肉剥离程度仅限于显露椎板以满足开窗的需要。
- 放置撑开器。我们习惯使用的撑开器:其内侧为钩状,以钩住棘间韧带,外侧为叶片状,可以轻柔地向外侧牵拉肌肉(技术图1A)。
  - 术中C臂机透视或者拍侧位片以确认手术节段。
  - 也可采用环形撑开器,使用逐级扩张技术从肌肉间置入,但需注意仔细确定椎板间开窗位置(该撑开器往往倾向于"挤"到靠外的位置)。

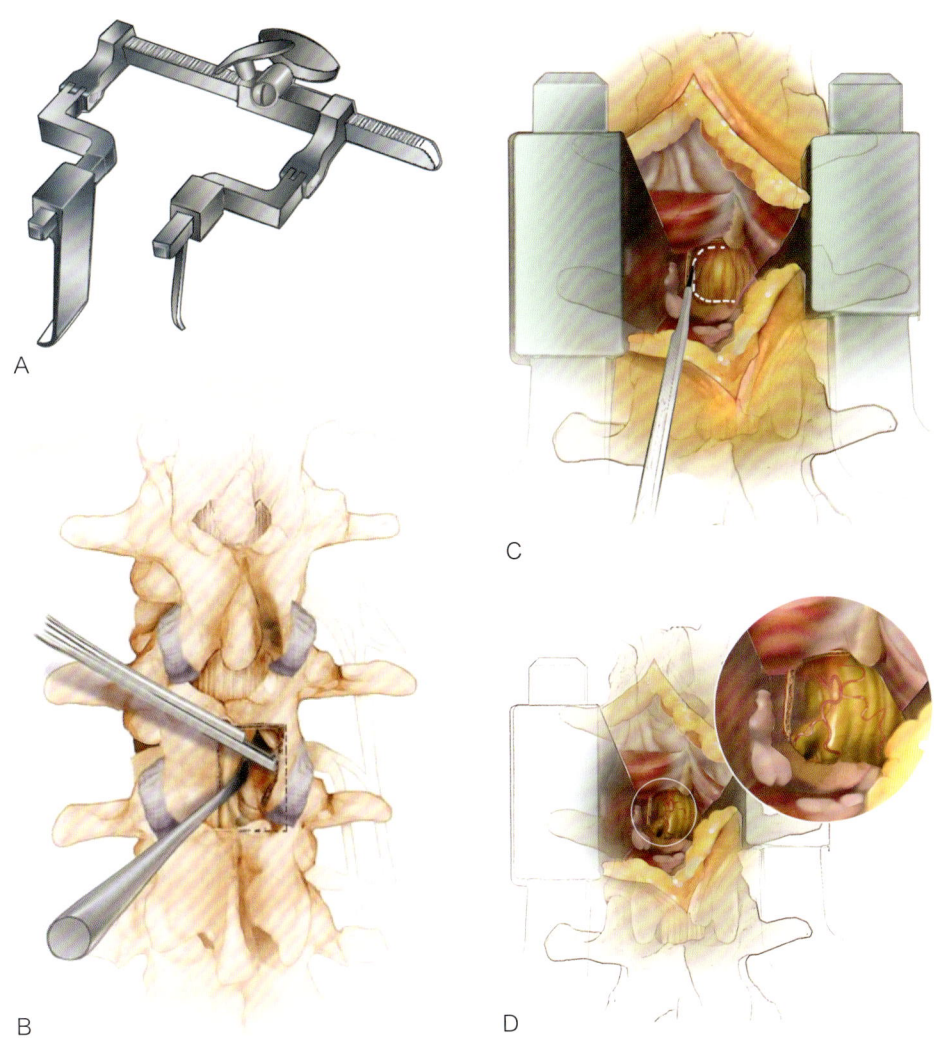

技术图1 A. 肌肉撑开器。B. 椎板切除开窗位置。C. 椎板切除开窗与黄韧带。位于椎管区和小关节下区的"典型椎间盘突出"的骨切除方式。对椎间盘向上突出至第二层的,应向头端延伸并向上切除;对椎间盘向下突出至第三层的,可能需向下延伸切除下位椎板的上缘部分。可用锐性刮匙将黄韧带从上方椎板下缘深面止点和外侧关节囊深面刮开,剥离子剥离,形成游离瓣,或切开黄韧带。D. 辨别神经根外侧缘,静脉纵行走行于神经根外侧,向上至神经根肩部,在神经根腋下形成静脉丛。在远端,神经根靠近椎弓根内侧缘。

- 此时,使用手术显微镜(笔者推荐)或带头灯的放大镜可以获得照明良好、放大、清晰的手术视野。
  - 两种方法效果基本相同,术者可根据个人喜好、经验及舒适度进行选择。
- 用枪钳咬除上椎板下方及关节突关节靠内侧部分(技术图1B)。
  - 椎板切除及小关节切除的程度以能充分显露深部受压的神经根,并可完全切除突出的椎间盘为度——不多也不少。
    - 椎管内和关节突下方区域较小的椎间盘突出(典型的椎间盘突出),在下腰椎水平仅需要切除很少的骨性结构。
    - 对于大的椎间盘突出或向头端移位至第二层(椎间孔层面)的椎间盘突出,需切除更多椎板,甚至切除半椎板,但是必须保留外侧椎弓根峡部至少5 mm的宽度,以及至少50%的内侧关节突。
- 通常不需要切除尾侧椎板上缘,除非椎间盘向下移至下方第三层(椎弓根层面)。
- 黄韧带的处理可采用 Rick Delamarter 和 John McCulloch 皮瓣法,或 Rob Fraser 劈开法(技术图1C)。
  - 前者保留黄韧带作为屏障减少后方瘢痕增生,后者处理后黄韧带覆盖较少但却保留了黄韧带的力学完整性。
- 辨认走行神经根的外侧缘。
  - 通过与其固定伴行的静脉及神经根与椎弓根的解剖关系,可容易辨认神经根(技术图1D)。
  - 然后可轻轻分离、牵拉这些伴行静脉显露下方纤维环。
  - 偶尔会存在变异,在走行神经根外侧可见异常神经根,同样也是靠位于纤维环表面的静脉进行辨别。然后通过此窗口进入椎间盘。

突出物显露

- 对位于椎管或小关节下的第一或第二层(85%位于该层面)的突出,轻轻向内拨拉行走根,可以显露突出的椎间盘。
  - 如果神经根不能移动,术者需切除关节下区域更多的骨质(内侧关节突关节切除),以显露、探测与神经根有毗邻关系的椎弓根内侧缘。
  - 椎间盘头侧的安全区域为走行神经根的外侧、出口神经根的腋下区。
  - 一旦较大的椎间盘碎片被摘除,神经根便可移动,从而有更大的空间处理椎间盘。

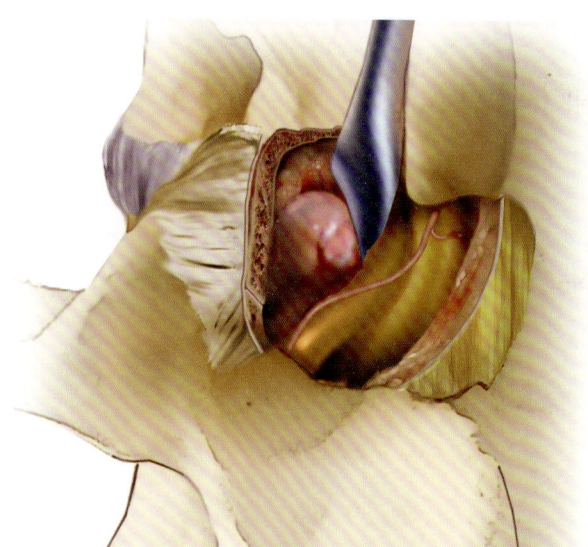

技术图2　神经根的牵拉最小且有间歇性。

  - 在上腰椎(L1-L3),由于靠近脊髓圆锥,牵拉神经要小心,限于40%的牵拉幅度,即牵拉幅度不超过单侧椎板一半的距离(技术图2)。
    - 当不在椎间盘附近区域操作时应放松对神经根的牵拉:髓核钳清理时应让神经得到休息,再用髓核钳时轻轻牵开神经,这样可以最大限度减轻对神经的损伤。
  - 在椎间盘的上、下方轻柔地填塞小块明胶海绵或止血纱布进行止血,手术结束时取掉。
    - 如用双极电凝,应小心操作不要损伤神经根。
- 突出椎间盘向尾端游离至第三层时(不常见,约5%),常位于走行神经根的腋下。通常不需要牵拉神经根,只需轻轻将其挑出即可(通常是游离的)。

椎间盘切除

- 任何游离的椎间盘都应该用髓核钳取出。用圆头带钩神经剥离子探查小关节下区域或硬膜囊、神经根下方,取出残留的椎间盘碎片。
- 切开纤维环(对于纤维环未完全破裂的椎间盘突出则为第一步),进入椎间隙。使用长柄15号神经拉钩顺着走行神经根的方向牵开神经根。
- 用髓核钳取出椎间隙内所有松动的髓核碎片(技术图3),冲洗椎间隙。
  - 更为激进的椎间盘切除术(椎间盘完全切除术)可以降低复发率,但存在腰痛加重及退变加剧的风险。
  - 应注意操作深度,避免穿破椎间盘前方引起血管损伤,术者需注意不要突破前方纤维环。

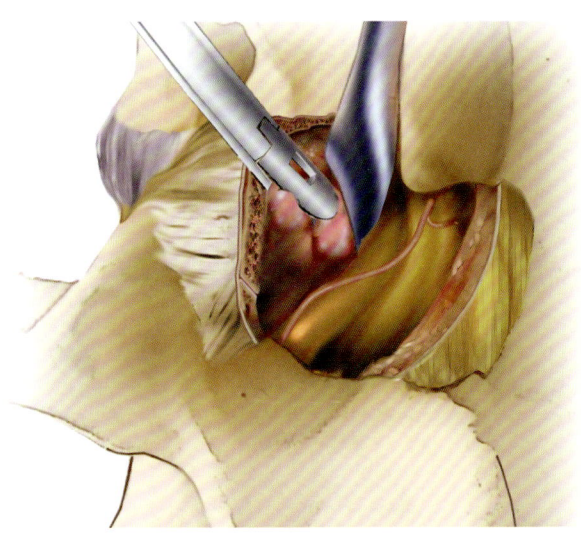

- 当取出所有松动的髓核碎片，神经根活动度正常后，即完成椎间盘切除术。
- 取出神经根拉钩以及明胶海绵。
- 彻底冲洗手术切口。冲洗并取出神经根拉钩一般可以止住硬膜外的出血。
  - 如果还有出血，可再次暂时置入明胶海绵，即可以止住出血。
- 除非有活动性出血，一般不放置引流管。关闭手术切口时分三层缝合［筋膜、皮下组织、皮肤（皮下使用可吸收缝线）］。

技术图3 椎间盘切除术。纤维环切开后，用髓核钳去除突出的椎间盘及椎间隙松动的髓核。

横突间开窗入路

- 距正中线1.5指宽纵行切开腰背筋膜（技术图4A）。
- 在多裂肌内侧与最长肌外侧之间，用手指钝性分开，触到关节突关节。
- 放入撑开器（技术图4B），术中C臂透视确定手术节段。
- 用电刀切开显露上关节突顶及关节突关节外侧部，并做部分切除（技术图4C、D）
- 用圆头带钩神经剥离子向外侧轻轻牵开横突间膜。
- 轻柔钝性分离，显露出口神经根及位于其下方的椎间盘。此时需要动作轻柔、耐心、良好的照明和放大镜（尽管手术效果相似，但这里笔者仍再次推荐使用手术显微镜）。在神经根的背侧神经节周围，有大量的脂肪组织和静脉丛，所以在髓核钳进入前，需清楚地辨认神经根。
- 用圆头带钩神经剥离子和髓核钳去除椎间盘碎片，尽量少或不牵拉神经根。然后进入椎间隙内，切除所有松动的髓核。
- 冲洗伤口，然后止血，并且如前所述进行切口缝合。

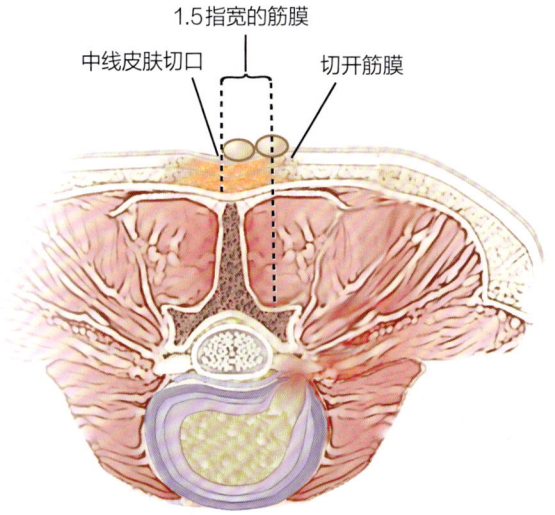
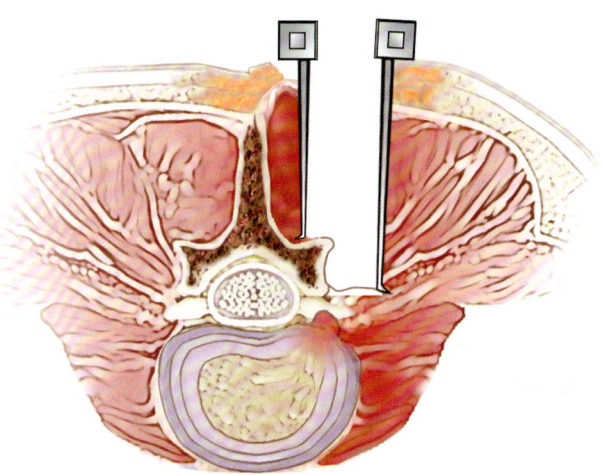

A

B

技术图4 A. 筋膜切口距中线1.5指宽。B. 收缩。

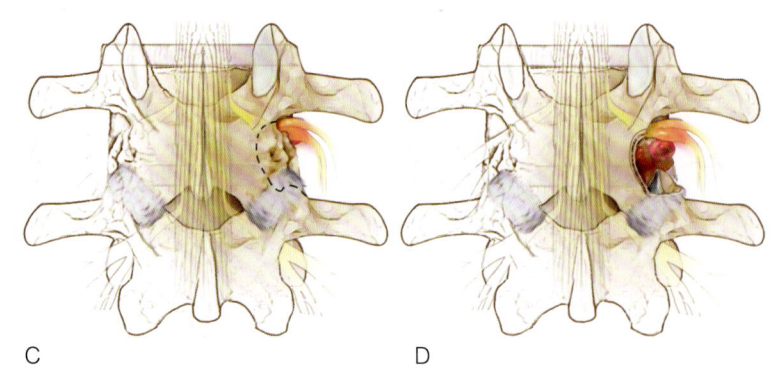

技术图4（续） C. 阴影区域代表椎间盘切除术中的骨切除区域。D. 横向移动横向膜，允许暴露和切除突出的椎间盘。

要点和失误防范

显露、探查或手术的节段错误，术前标记手术节段并在术中加以注意	• 肥胖患者前凸增大，即使皮肤切开位置正确也很容易显露错误的节段，因此在进入椎管前，应进行术中透视以确定正确节段 • 可能存在移行椎（腰椎骶化或骶椎腰化）。应随时将术中透视图像与术前MRI图像进行对比。MRI可清晰地显示突出的椎间盘及无退变的移行椎间隙（狭窄的椎间隙，T2高信号，有/或无发育不完全的关节突关节）
翻修和首次椎间盘切除术之间椎板间开窗术的区别	• 在翻修术中，向头侧及向外侧切除椎板及部分切除关节突，以显露"正常"的硬膜囊（在硬膜外瘢痕的上、外侧） • 显示走行神经根较困难（瘢痕形成及特征性伴行静脉的消失），但其与椎弓根的关系不变。椎弓根内侧缘容易辨认，轻轻分离椎弓根内侧的组织（瘢痕、神经根）以鉴别神经根和椎间隙 • 如神经根完全没有活动度，则需切除更多的内侧关节突关节，在下位椎弓根上缘水平切开椎间盘，以保证在出口神经根的内侧和走行神经根的外侧之间进入椎间隙
不建议在椎间盘翻修术中采用横突间入路切除椎间孔和椎间孔外侧型椎间盘突出，因首次手术会使该手术入路扭曲变形而增加手术困难	• 应使用椎板间入路，切除头侧椎体的下关节突内侧，进行/或不进行椎间融合，该方法比较安全并显露充分
在术前MRI上可以很好地识别神经根异常	• 术者需在MRI旁矢状位上的椎间孔区域、MRI横断面上的椎管区域，注意大的、特别圆的软组织团块。它看起来和其他神经根不一样（而像一个大的、圆形的突出的椎间盘组织），但却有着神经根组织的信号特点，应怀疑神经根畸形或共根畸形

术后护理

- 术后，在患者麻醉清醒、疼痛允许、轻便的腰围保护的情况下，即可鼓励患者下床走动。约85%患者当天出院。其余15%的患者为年纪大或有恶心呕吐反应的，需当晚留院观察24小时。
- 回家后，患者即可开始逐渐增加行走距离，后伸锻炼，带腰围。对改善缓慢的患者，可理疗。最初数周避免提重物、过度弯腰和扭腰。
- 如果一切恢复良好，患者可于术后1周开始开车，进行力所能及的轻体力工作。需避免重体力劳动6～12周，以保证充分的软组织愈合（皮肤、肌肉、纤维环）。远期活动不受限制。

结果

- 术后8年优良率达85%。
- 有明显医学或社会合并症的患者（糖尿病、烟瘾）、劳动赔偿或诉讼及心理性疾病（抑郁）的患者，手术疗效稍差。对于在术前未接受超过6个月保守治疗的患者，情况也是如此。
- 解剖学上，椎间盘突出较大（硬膜囊受压1/3或以上）和高位椎间突出（L2-L3或L3-L4）的患者预后较好。那些在L5-S1有反向滑脱的患者效果不如前者。
- 术前必须有如实的知情同意书。

并发症

- 与手术者有关的并发症：手术节段错误、左右侧错误、椎间盘残留、医源性不稳定、battered神经根综合征（battered root syndrome）、硬膜囊撕裂、出血、手术体位导致的损伤（眼睛、尺神经等）。
- 手术环境或与患者有关的并发症：伤口感染、椎间隙感染、尿潴留、血栓性静脉炎或肺栓塞。

（王启阳 译，陈博昌 审校）

参考文献

[1] Atlas SJ, Deyo RA, Keller RB, et al. The Maine Lumbar Spine Study, Part Ⅱ. 1-year outcomes of surgical and non-surgical management of sciatica. Spine 1996;21:1777-1786.

[2] Boden SD, Davis DO, Dina TS, et al. Abnormal magnetic-resonance scans of the lumbar spine in asymptomatic subjects. A prospective investigation. J Bone Joint Surg Am 1990;72(3):403-408.

[3] Lurie J, Weinstein J, Lurie JD, et al. Surgical versus nonoperative treatment for lumbar disc herniation: eight-year results for the spine patient outcomes research trial. Spine 2014;39:3-16.

[4] McCulloch JA. Microdiscectomy. In: Frymoyer JW, ed. The Adult Spine: Principles and Practice. New York: Raven Press, 1991:1765-1783.

[5] McCulloch JA, Weiner BK. Microsurgery in the lumbar intertransverse interval. Instr Course Lect 2002;51:233-241.

[6] Spangfort EV. The lumbar disc herniation. A computer-aided analysis of 2,504 operations. Acta Orthop Scand 1972;142:1-95.

[7] Weber H. Lumbar disc herniation. A controlled prospective study with ten years of observations. Spine 1983;8(2):131-140.

[8] Weiner BK, Dabbah M. Lateral lumbar disc herniations treated with a paraspinal approach: an independent assessment of longer-term outcomes. J Spinal Disord Tech 2005;18(6):519-521.

第100章 发育性髋关节脱位前侧入路切开复位

Anterior Approach for Open Reduction of the Developmentally Dislocated Hip

Richard M. Schwend

定义

- 髋关节发育不良或脱位无论在宫腔内或出生后都可能影响在生长关键期的髋关节的发育和稳定。
- 其可导致髋关节发育不良、半脱位或扁平髋。

解剖

- 髋关节的生长是由基因和机械因素决定的。
  - 最初的3个月间,髋关节由成骨胚组织逐渐演变,并在6周时出现软骨性的球状股骨头。
  - 怀孕8周时即胎儿期开始时,血管的长入导致软骨内成骨。
  - 怀孕7～8周时关节间隙逐渐形成,11周时关节结构较为明显。
  - 球形且在位的股骨头促进髋臼凹陷的形成。
- 髋臼的发育取决于间质组织、并列性的骨膜下新骨形成及次级骨化中心的成长。
  - 胎儿前6个月内,髋臼为半球形,深度为直径的50%。然而,出生时其深度仅为直径的40%,这可能导致出生时髋关节的不稳定。
  - 臼唇呈现O形(图1A),以增加髋关节的机械稳定性和本体感受反馈(图1B)。
  - 8岁时髋臼的形态基本定型,因此较少建议手术复位,尤其脱位为双侧时。
  - 青少年期髋臼可继续生长,女孩的三角软骨在13岁融合,男孩的三角软骨在15岁融合。
  - 三角软骨在髋关节发育不良时可提前融合。
  - 成人时髋臼深度是其直径的60%。
- 股骨近端最初由单一的软骨骨骺组成(图1C),其骨化中心在婴儿期的2～8个月出现。
- 可能出现两侧不完全相同。
- 女孩的大转子骨化中心在3岁出现,男孩在5岁出现,小转子的骨化中心在6～11岁出现。
- 股骨头的血供主要来源于内侧,部分来自旋股外侧动脉。由于其为关节内穹窿形结构,这些血供较易受损伤。

发病机制

- 围出生期,关节囊松弛、正常但浅的髋臼、异常的机械应力如臀位,可能导致髋关节松弛和脱位。
- 脱位或半脱位的股骨头最终会导致扁平的鸡蛋形的髋臼,这是对髋臼进行三维计算机模拟后的一个一致的发现(图2A)。
- 随着脱位时间的延长,由异常关节软骨形成的后盂唇

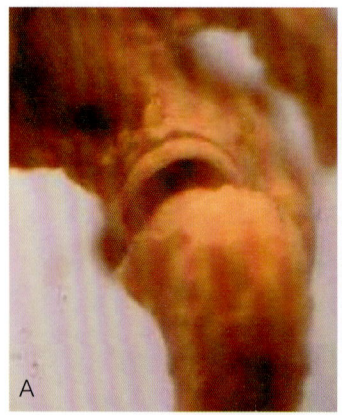 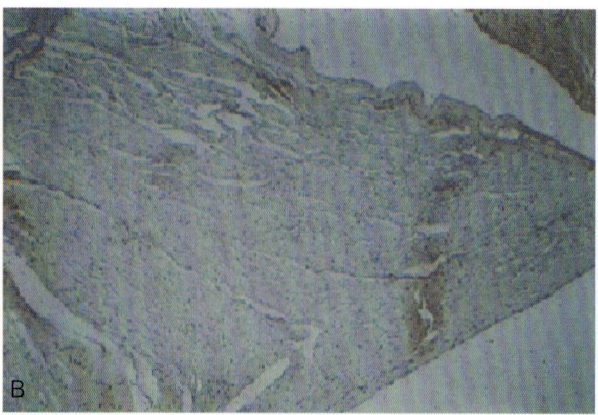 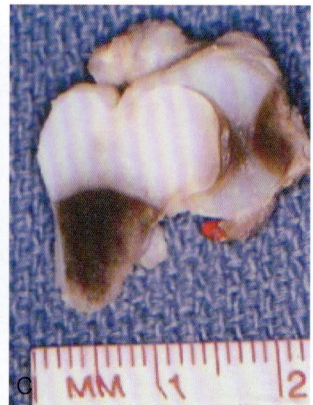

图1 A. 新生儿髋的股骨头和髋臼。注意臼唇的同心性,其外形及功能上类似O形环。B. 6个月胎儿的臼唇。S100染色显示神经组织延伸至臼唇边缘,这是臼唇本体感觉功能的证据。C. 胎儿髋关节的三维冠状位切面显示股骨软骨骨骺及髋臼软骨,其都具有广泛的软骨特性(A版权:Gene Mandell, MD)。

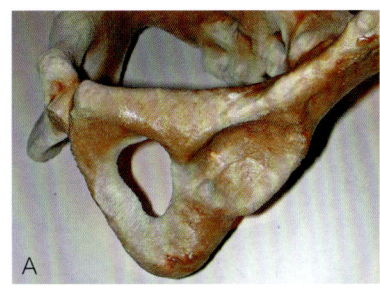

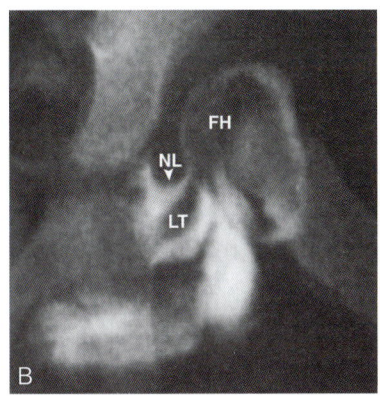

图2 A. 青少年长期站立的左侧髋关节发育不良的三维计算机髋关节模型。髋臼较浅，其上方延长形如鸡蛋。B. 左髋股骨头脱位的术中关节造影片（FH）。箭头处为后盂唇，其阻挡了股骨头复位。LT, 圆韧带。

会在髋臼边缘形成，其会阻挡关节的复位（图2B）[8]。
- 陡峭的、异常方向的生长板，关节内的阻碍，骨膜成骨的萎缩都会导致进一步的畸形。
- 复位的机械性阻碍包括前内侧的关节囊、圆韧带、髂腰肌肌腱、后盂唇、髋臼横韧带（髋臼盂唇的内下方延伸）以及关节内的软组织。
  - 倒置的盂唇偶尔亦可阻止复位。
- 人类和动物的关节软骨的平均单位负荷为25 kg/cm^2。
  - 髋臼发育不良，尤其是半脱位时，接触面减少约25%，接触面上的单位负荷会增加。
  - 接触面的大小与关节炎的出现呈负相关。

自然病程

- 新生儿阶段。
  - 1/60的婴儿出生时有髋关节不稳定，其中60%在第1周内解决，88%在2周内解决。因而，约1.5‰有真性脱位[2]。
  - 肌肉活动对恢复十分重要，其是Pavlik支具成功的基础。
- 未经治疗的髋臼发育不良伴有半脱位或脱位。
  - 伴有半脱位或脱位的髋关节发育不良的自然病程是可以预计的。其远期结果差于不伴有半脱位的髋关节发育不良[13]。
  - 发病症状和放射学表现与半脱位和发育不良的程度直接相关。
  - 临床症状，尤其是疼痛，可比放射学衰退早10年出现。
  - 如果髋关节完全脱位，常出现下肢不等长和背、膝部疼痛，而疼痛性关节炎与存在假髋臼有关，并会影响股骨头关节软骨。
- 髋臼发育不良不伴有半脱位。
  - 当没有半脱位或脱位时，髋臼发育不良的预后难以预测[13]。
  - 在儿童期，髋关节在位可使髋臼发育不良改善，但通常不能恢复正常，而且放射学上典型的偏心性表现得不到改善。
  - 如果发育成熟的髋臼的CE角＜20°，在患者生命的中的某一阶段髋关节很可能出现关节炎。然而，很难判断出多早会出现关节退变。
  - 虽然髋臼发育不良的髋关节可自行改善，但这些改善无法预测或必然完成[10]。
  - 在正位片上股骨头持续向外上偏移的髋关节通常会在成人期后段发展成关节炎[11]。

病史和体格检查

- 由于75%的DDH发生在无其他风险骨折的女婴中，对所有患儿进行临床检查是检测髋关节发育不良最重要的方法。
- 所有新生儿应接受轻柔且细致的髋关节检查，包括活动范围和Ortolani试验。
  - 新生儿通过体格检查，而不是影像学检查，来判断是否存在髋关节发育不良以及是否需要治疗。
  - Ortolani试验阳性的髋关节提示有脱位或半脱位，检查者在使下肢外展时可感觉到髋关节部分复位。数

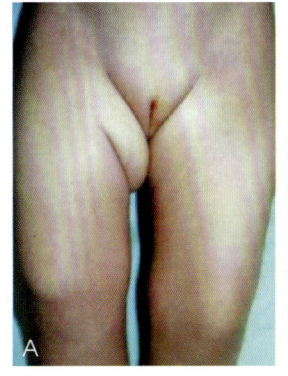
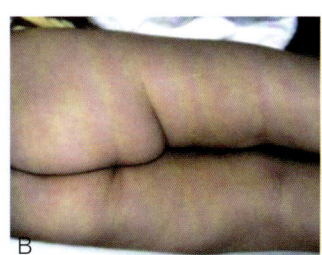

图3 A、B. 皮纹异常。

月后,髋关节在检查时可表现为稳定,但此时可能仍存在脱位。
- 检查儿童是否存在不正常的皮肤皱褶(图3)。近端皮肤皱褶可能意味着髋关节脱位或股骨短缩。检查者需注意腘窝平面的皮纹,膝关节的位置,以及髋关节的外移。
- 一个单一的、高音调并常感觉到的"髋弹响"并不是不稳定或脱位的征象。
- 髋关节的不稳定随着时间的推移会减轻,然而例如髋关节外展受限等畸形随时间的推移会加重。
  - 较小患有髋关节脱位的婴儿可能在几个月内仍有正常的外展功能。在发育性髋内翻的病例中可能有外展受限。如果双侧髋关节均脱位,外展可能表现为正常。
- 需检查上肢、脊柱和足以评估可能存在的全身情况,如关节挛缩或神经肌肉病症。
- 对于行走期的儿童,行走推迟可能是髋关节脱位的最初表现。
- 骨盆和肩的下沉(Trendelenburg步态),女性外形(骨盆因脱位而增宽),以及大腿短缩(Galeazzi征)是较大儿童髋关节脱位的典型征象。
  - 如果儿童患有先天性股骨短小症,Galeazzi试验可能是异常的。
  - Trendelenburg步态的其他征象包括两侧摇摆,提示髋外展肌无力,或可见蹒跚步态,提示髋伸肌无力。患儿站立或行走时可能存在脊柱过度前凸。这些是髋关节脱位后近端的代偿表现,是支撑骨盆的肌肉力量不足的结果。

影像学和其他诊断性检查

- 对于6个月内的儿童,超声是非常有用的检查方式(图4A)。
  - 超声检查最常见的两个指征是:对髋关节脱位高危的无症状婴儿(出生时为臀位的女孩有133/1 000的风险为DDH)进行超声筛查及对确诊髋关节脱位的婴儿进行随访,尤其是在Pavlik吊带治疗期间。
- 对于6个月以上的婴儿,前后位X线片检查非常有用。
  - >3岁的儿童,Shenton线是半脱位的可靠证据(图4B)。
  - 外展内旋位上的Von Rosen征象显示了股骨头复位的能力。
  - 对于青少年或成人髋关节,前后位片可用于测量CE角以及站立位假斜位片(图4C~E)。

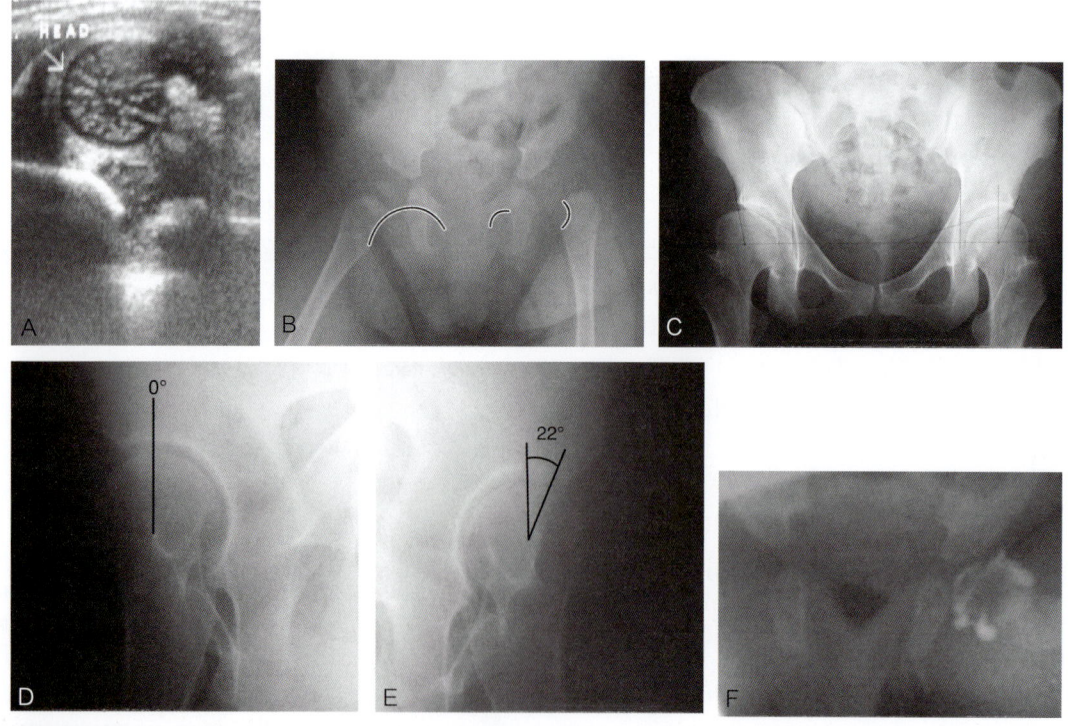

图4 A. 髋臼后方的冠状面超声显像,可清楚看到股骨头从髋臼脱出。B. 7个月大患儿的左髋关节脱位。髋臼陡直,股骨头骨化中心未显示。左侧Shenton线不连续,而右侧正常。C~E. 右侧髋关节发育不良的年轻成人的X线片。C. 骨盆正位片,左侧CE角低于正常值(26°),右边为10°。Shenton线完整,提示不存在半脱位。D、E. 右臀假斜位片。右髋CE角为0°,左髋CE角为22°。F. 左髋术中关节造影显示同心复位。内侧对照未见关节内造影剂滞留表现。

- 前后位骨盆片上正常CE角应>24°。
- 决策分析模型表明,在60岁前预防髋关节炎最有效的方法是对所有婴儿的髋关节进行体检筛查,对高危因素的婴儿进行选择性超声检查[5]。
- 术中关节造影可以通过对照显示关节内侧无造影剂滞留来判断股骨头是否完全复位(图4F)。
  - 如果股骨头无法轻易复位并在髋关节过度外展时稳定,需行切开复位以去除关节外和关节内的阻挡因素以使股骨头复位。
- CT扫描通常用于评估闭合复位或手术切开复位后复位是否充分,以及骨盆或股骨截骨的术前计划。
  - 然而,即使一个局部CT扫描的辐射量也超过日常可接受量或拍一次胸部X线片的100倍。如果对于孩子使用CT,使用儿童量的管电压和管电流,并且对指定的区域只进行一次扫描[11]。
  - 闭合复位和石膏固定后的影像学检查,MRI可以替代CT,显像清楚且没有辐射[3]。
  - MRI检查,尤其是关节内注射钆,可显示盂唇病变,关节软骨的情况,骨坏死,以及股骨髋臼撞击病变。

鉴别诊断

- 感染性髋关节脱位:这是小年龄婴儿中需考虑的最重要的诊断。
- 畸形性髋关节脱位(关节挛缩)。
- 神经肌肉性脱位(最常见于大脑瘫和脊柱裂)。
- 创伤性髋关节脱位。
- 发育性髋内翻:在骨化中心出现前较易误诊为DDH。
- 先天性股骨短缩。
- 与以下疾病相关的不稳定和发育不良(唐氏综合征,Ehlers-Danlos综合征,马方综合征);通常为双侧。

非手术治疗

- 治疗的基本原则是获得同心的稳定复位,同时避免骨坏死,并能促进髋关节的正常生长,获得正常的长期功能。
- DDH的治疗决定于患儿的年龄和髋关节发育的阶段。
  - 总的来说,治疗越早开始,需要手术治疗的可能性越小,并能获得更好的预后。
- 治疗包括:临床观察,在婴儿早期使用Pavlik吊带(图5)或其他支具治疗,闭合或切开复位结合髋人字形石膏固定,骨盆或股骨截骨,以及年龄较大患者的挽救性手术。
- 骨骼成熟前,需尽可能恢复髋臼的正常解剖结构。在儿童早期就接受重建手术较为理想,其手术效果较好且风险较低。

手术治疗

- 如果采用Pavlik支架或外展支架保守治疗后髋关节仍存在脱位或半脱位,或无法通过闭合复位石膏固定来获得同中心且稳定的复位,应实施手术复位。

术前计划

- 对于未到行走年龄的婴儿来说,切开复位不结合股骨短缩或骨盆截骨通常就足够了。
- 随着年龄的增长和行走,髋关节和周围的畸形变的较为固定,需要更积极的手术治疗。
- 与过去相比较,复位前牵引更少的应用于婴儿,对于年龄较大的患儿则不建议使用复位前牵引。
- 通常来说,一个伴有股骨头向近端移位的>2~3岁的儿童需行股骨缩短截骨[9]。
  - 硬膜外或骶丛麻醉可能是全麻的有益补充。
  - 需检测血型,但很少需要输血。
  - 由于手术操作多为骨盆内,术中需置导尿管。

体位

- 使用透光的手术床,术中需行X线检查。
- 患儿采用半侧卧位(图6)。
- 整个下肢暴露在术野中。

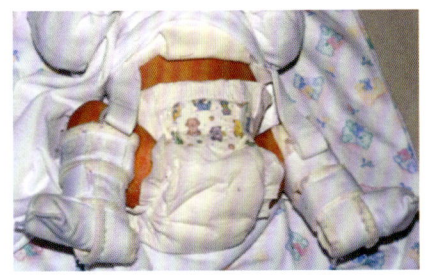

图5 Pavlik吊带。这名婴儿在吊带中很舒适,髋、膝关节屈曲并在重力作用下而非外侧带子作用下自然外展。

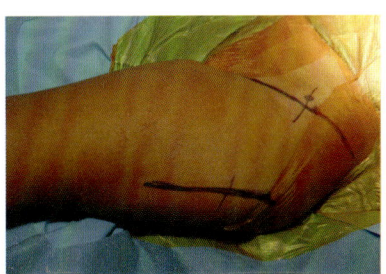

图6 半侧卧位。髋关节前方和大腿外侧切口基本平行,髋关节屈曲约30°。

入路

- 已有多种髋关节的内侧入路。对于股骨头不是太高和两侧手术需要同时完成的婴儿来说,这些入路非常有效。
- 对于年龄较大的患儿,髋关节前侧入路可获得更广泛的显露。
  - 前侧入路对于高位脱位伴有假臼形成,以及髋关节囊与髋外展肌和骨盆壁粘连的固定脱位患者尤其适用。
  - 前侧入路可以在同一切口内行相关的骨盆截骨。
- 根据患儿的年龄、病变的部位及严重程度,以及术者的经验来决定采用内侧入路或前侧入路。

经前路显露髋关节

- 从美观考虑推荐改良的前侧Smith-Peterson入路,切口正好位于髂前上棘下方的腹股沟皱褶处。
- 锐性分离至脂肪层下方。
  - 该层为深筋膜层,可用纱布在筋膜上向远端做进一步分离。
- 如果考虑进行股骨缩短,另作一个股骨近端的外侧切口。
  - 两侧的暴露应在截骨前完成,因为截骨后从骨头的出血会增加。
- 阔筋膜张肌和缝匠肌在远端分离明显,间隙容易辨认(技术图1A)。
- 经阔筋膜张肌稍外侧进入两块肌肉之间的脂肪间隔。找到股外侧皮神经并予以保护。
- 用甲状腺拉钩拉开阔筋膜张肌和缝匠肌,找到股直肌。
  - 继续向近端分离,在髂前上棘和髂前下棘之间暴露骨盆的前端。
- 将腹外斜肌轻柔地从髂嵴上剥离。
- 用15号刀片沿髂骨将髂嵴隆起从中间切开(技术图1B)。
- 用骨膜剥离器显露髂骨的内板和外板(技术图1C)。
- 应用剖腹术海绵以帮助坐骨切迹附近的深部分离及术区的填塞止血。
  - 内板上总是有进入髂骨的穿支血管,需要使用骨蜡来止血。
- 使用平滑的Lane拉钩以进一步显露坐骨切迹的内侧和外侧。
- 找到股直肌的直头和反折头(技术图1D)。

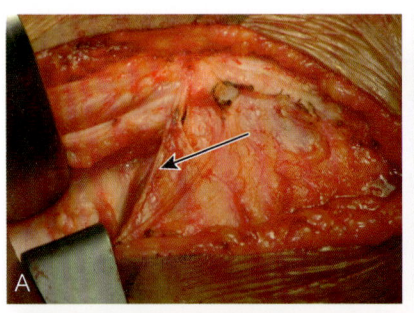
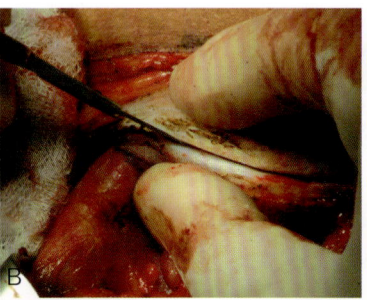
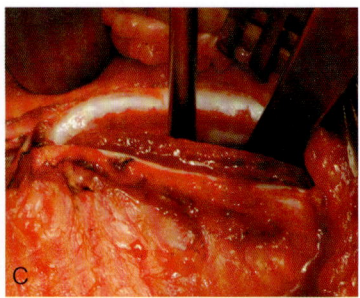
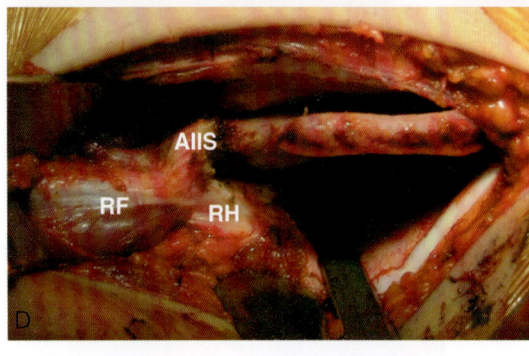
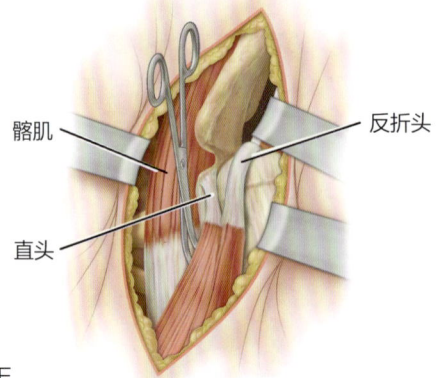

技术图1 A. 阔筋膜张肌-缝匠肌间隙。注意股外侧皮神经(箭头)。B. 腹外斜肌从髂嵴上剥离,用15号刀片将髂隆起分离。C. 骨膜下分离髂骨的内板和外板。D. 髋关节上方观(右侧)显示股直肌(RF),其直头附着于髂前下棘(AIIS),反折头附着于关节囊(RH)。E. 找到髂腰肌肌腱,向远端分离至髂耻隆起。

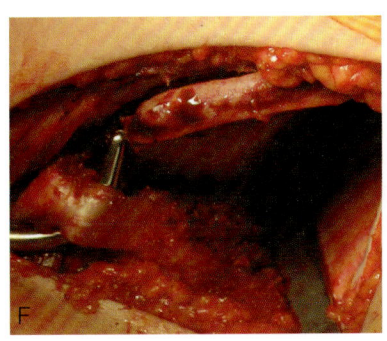
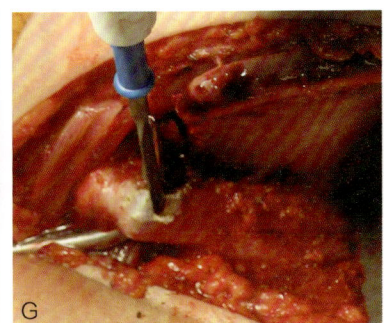
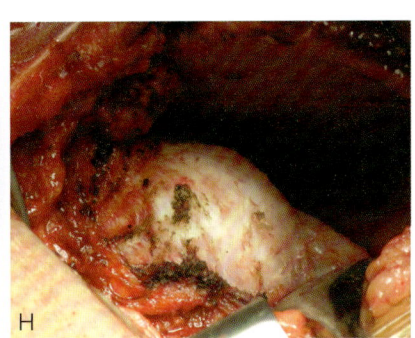

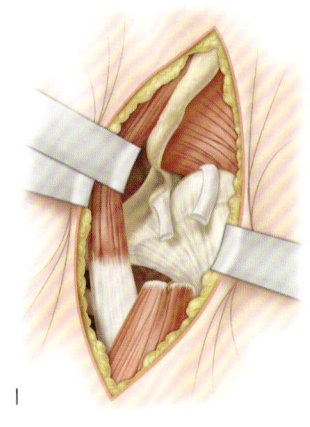

技术图1（续） 股直肌反折头从关节囊上分离提起（F）并切断（G）。 H. 髂肌的深层肌肉、股直肌、臀中肌从关节囊剥离。关节囊必须与外板上的假臼分离开。I. 显露关节囊，尤其是其内下方。

- 打开髂肌和股直肌之间的间隙，在内侧的耻骨上进一步分离非常重要（技术图1E）。
  - 打开耻骨平面的内侧骨膜，找到髂腰肌，其位于髂肌深面。
  - 沿肌腱向远侧，往更深处分离髂肌和股直肌之间的间隙。
- 用直角钳将髂腰肌肌腱拉至术区浅层，在耻骨上的髂耻沟水平切断。
- 股神经就在附近，位于腰大肌肌腱的浅面内侧。

- 找到股直肌的反折头和直头并予以分离，将髂肌、股直肌和髋外展肌从关节囊上分离以显露股骨头（技术图1F～H）。
  - 使用Cobb剥离器有助于将这些肌肉从髋关节囊上分离下来。
  - 对髋关节内下方进行深面分离非常重要（技术图1I）。
- 用Kocher钳抓住股直肌反折头的近端部分以进一步显露关节囊。如果存在假臼，关节囊必须从假臼上分离并暴露其上下方。

切开复位

- T形切开关节囊，去除近端多余的部分。
  - 切口与臼缘平行但距其1 cm以免损伤盂唇（技术图2A）。
- 检查股骨头有无畸形（技术图2B）。
- 将圆韧带自股骨头上切断（技术图2C）。
- 用Kocher钳抓住圆韧带的残端，并顺其进入髋臼的底部。
  - 术中必须看到整个髋臼和髋臼横韧带。
  - 圆韧带需从髋臼深部附着处用Mayo或者软骨剪去除。
  - 在直视下用垂体咬骨钳去除髋臼内多余软组织。
  - 切断髋臼横韧带。
- 这时，股骨头应当可以复位。
  - 对于>2～3岁的儿童，尤其是复位困难或复位后不稳定的，在闭合关节囊前应行股骨缩短[9]。
  - 如果进行髋臼截骨，其应在关节囊修补缝合前完成。
  - 长收肌和股薄肌肌腱切断术一般不需要进行，但如果感觉这些肌肉过于紧张时亦可进行。

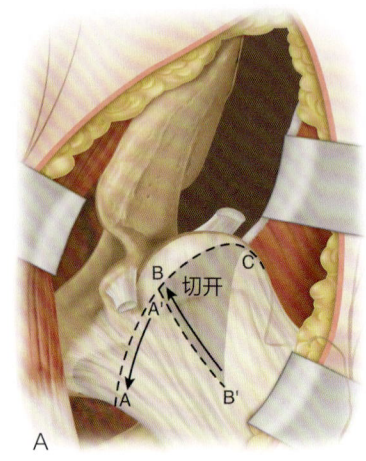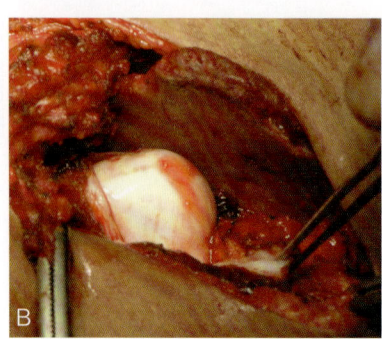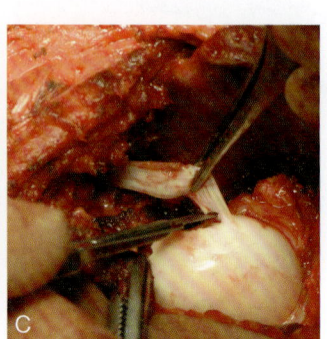

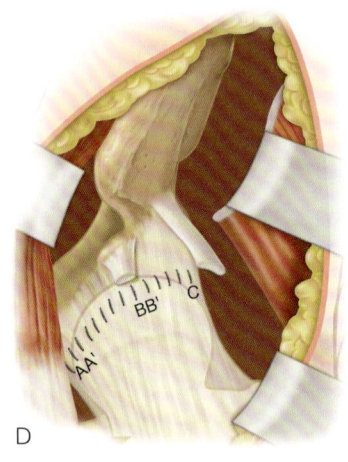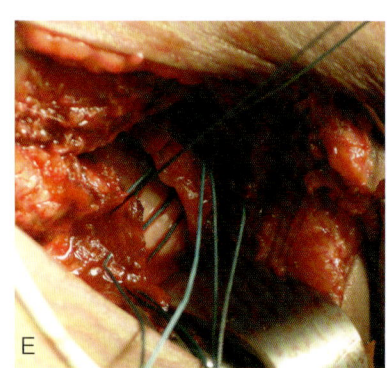

技术图2　A. T形切开关节囊。通常切除上侧部分。B. 关节囊已经打开，显露畸形的股骨头。C. 圆韧带从股骨头附着处切断，自圆韧带提供给股骨头的血供微不足道。D. 在进行相关的股骨和髋臼截骨后，将关节囊向内侧牵拉。E. 放置好不可吸收缝线，在截骨完成后打紧缝线。

- 关节囊缝合时将外上关节囊与耻骨上的内下方关节囊缝合（技术图2D）。
- 用0号不可吸收缝线缝合、标记并最终打结（技术图2E）。
- 髂嵴隆起用粗线重新对合修补，从而使腹外斜肌重新附着。
- 股直肌和髂腰肌不予修复。
- 无需放置引流。
- 髋关节至于安全的"人类"位置，屈曲和外展不超过30°，用髋人字形石膏固定。

股骨近端缩短截骨

- 股骨近端外侧做纵行切口。
- 纵行劈开阔筋膜张肌。
- 辨认臀中肌附着于大转子的前缘。
- 将数毫米的臀中肌从大转子上剥离。
  - 这样可以让术者触及股骨头的前面以评估股骨旋转程度（技术图3A）。
- 从股外侧肌近端附着处，转子嵴水平面上切断股外侧肌，将其从股骨上剥离，应保留足够的软骨使伤口关闭时能牢固地固定肌肉（技术图3B）。
  - 股外侧肌应从后侧肌间隔剥离，以确保肌肉的神经支配不受损伤。
- 将坚固的斯氏针置入股骨近端和远端以确保得到正确的股骨旋转。
- 第3枚钉置于股骨颈的前方以判断前倾，第4枚钉置于小转子下方以指导截骨。
- 对于较小的患儿，应用1/3管型钢板或2.7 mm动力加压钢板固定可提供足够的稳定（技术图3C）。3.5 mm动力加压钢板可应用于较大患儿。

- 将钢板近端临时固定。
  - 转子下截骨被认为比转子间截骨对髋关节血供的破坏小。
  - 股骨缩短的程度为股骨头复位时股骨截骨端刚好重叠(技术图3D)。
  - 股骨短缩的骨块可用于骨盆截骨的植骨。
- 钢板轻度预弯以确保应用时产生加压。
  - 应用斯氏针以判断所需的旋转。
  - 如果发现有过度的股骨旋转,可进行细微的矫正。
- 重建股外侧肌的张力带效应。
- 恢复股外侧肌张力带作用(技术图3E)。
- 用可吸收缝线关闭伤口,无需放置引流。

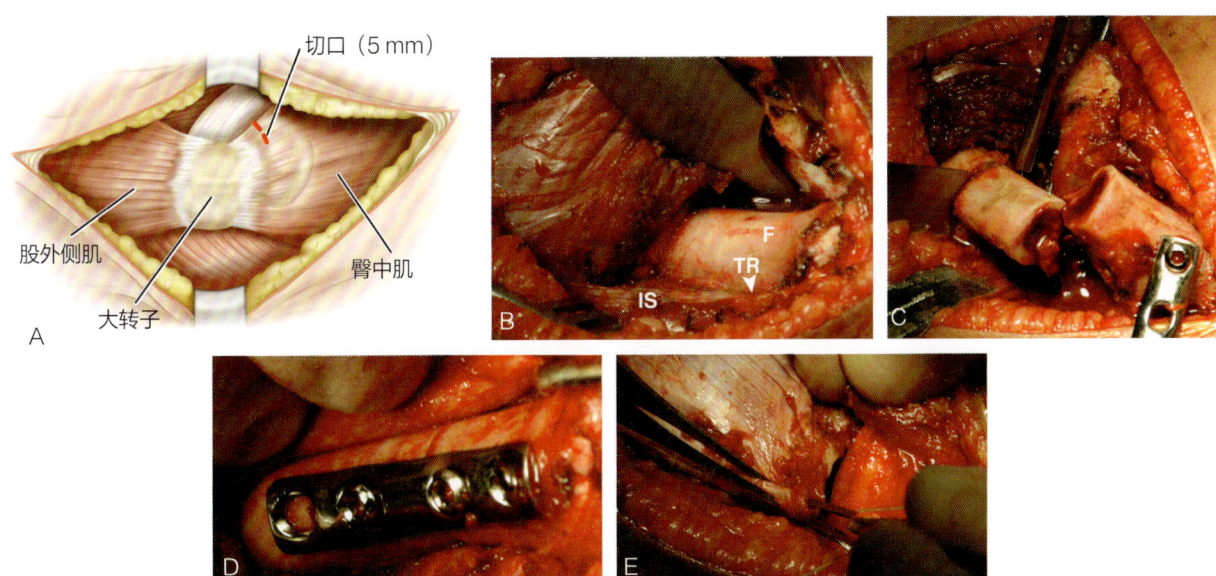

技术图3 A. 约5mm的臀中肌最前缘从大转子上剥离,可扪及并看到股骨颈(左髋)。B. 股外侧肌从转子嵴和后侧肌间隙剥离以显露整个近端股骨。C. 1/3管型钢板应用于股骨近端,股骨转子下移除了约2 cm的骨块。D. 股骨已缩短,并旋转以减少前倾,骨端予加压。E. 用0号可吸收线重建股外侧肌以恢复其张力带作用。

要点与失误防范

诊断	• 新生儿或较小的婴儿出现疼痛并髋关节脱位,可考虑感染性脱位 • 双侧髋关节脱位由于其对称性脱位而难以判断 • 青少年新近诊断为髋关节发育不良,尤其是双侧者,可能患有其他潜在疾病,如CMT病等
影像学检查	• 治疗不应基于影像学报告,术者需亲自查阅所有影像学资料 • 需拍摄骨盆正位片,以便对照对侧髋关节 • 3岁后儿童,Shenton线是判断半脱位的可靠征象
非手术治疗	• Pavlik吊带治疗3周无效,应当停止使用 • 患儿在Pavlik吊带或支具治疗时应感觉舒适。否则,可能会有神经麻痹或骨坏死的风险 • 闭合复位后没有完全复位,需要加大力度或极限位置才能保持稳定的复位,均可导致股骨头坏死
手术治疗	• 前侧入路手术中,术者需内侧充分显露并看到整个髋臼 • 对于高位脱位的患儿,如果需要过大的力量将股骨头复位时,需行股骨短缩 • 不应切除臼唇 • 年龄较大患儿,或由于髋臼过度发育不良,可能需同时行髋臼截骨以保持稳定 • 8岁以上的髋关节脱位患者,尤其是双侧脱位者,可能存在更多的畸形需要手术矫正
术后	• 石膏固定应保持髋关节在安全的人类生理位 • 术后立即行CT或MRI检查以证实复位成功 • 术后髋关节半脱位是不能接受的
长期随访	• 手术治疗患者需持续随访至骨骼成熟。后期的生长停滞可能会影响最终疗效 • 在实施治疗前,需告知家属股骨头坏死的风险,及进一步手术治疗的可能性 • 髋臼发育不良不会随着时间而改善,尤其是当伴有半脱位时,需要进一步的手术治疗和截骨

术后处理

- 术后应用髋人字形石膏固定。
- 应用衬垫以防止表皮剥脱。
- 6周后拆除石膏。
- 使用夜间支架直至髋臼重塑。
- 通常不需要物理治疗。
- 随访时拍摄X线片。
  - 大部分患者的髋臼会在术后第一年得到重塑。
  - 如果数年内髋臼外形未能恢复正常,可能需要行骨盆截骨术。

结果

- 使用Pavlik吊带治疗的患儿可能会在成年后仍有髋关节发育不良,应随访至骨骼发育成熟。
- 复位时年龄越小,骨骼成熟时Severin评分越好。其也能预测成人晚期是否需行全髋关节置换[1]。
- 约50%在儿童期行髋关节闭合复位的患者,成年后仍残留有髋关节发育不良[6]。
- 最佳的预后为没有股骨头坏死、股骨生长障碍或残留半脱位[12]。
- 超过7岁的持续的髋关节发育不良,晚期疗效不佳[4]。如果年龄较小的患儿存在持续的股骨头上移和同心异常,建议手术治疗[7]。
- 早期髋臼指数(AI)的测量也对骨骼成熟后的Severin评分有预测性。
  - 特别是,复位后5年或5年以上,髋臼指数大于或等于35°的患者,80%可在骨骼成熟期时Severin评分为Ⅲ级或Ⅳ级[1]。

并发症

- 股骨头坏死。
- 后期骨骺和外侧股骨生长停滞。
- 复位不完全,存在持续半脱位。
- 复位失败和再脱位。
- 关节僵硬。
- 复位后重塑欠佳。
- 感染。
- 关节炎。

(阮洪江 译,秦晖 审校)

参考文献

[1] Albinana J, Dolan LA, Spratt KF, et al. Acetabular dysplasia after treatment for developmental dysplasia of the hip: implications for secondary procedures. J Bone Joint Surg Br 2004;86(6):876-886.

[2] Barlow TG. Early diagnosis and treatment of congenital dislocation of the hip. J Bone Joint Surg Br 1962;44(2):292-301.

[3] Desai AA, Martus JE, Schoenecker J, et al. Spica MRI after closed reduction for developmental dysplasia of the hip. Pediatr Radiol 2011;41(4):525-529.

[4] Kim HT, Kim JI, Yoo CI. Acetabular development after closed reduction of developmental dislocation of the hip. J Pediatr Orthop 2000;20:701-708.

[5] Mahan ST, Katz JN, Kim YJ. To screen or not to screen? A decision analysis of the utility of screening for developmental dysplasia of the hip. J Bone Joint Surg Am 2009;91(7):1705-1719.

[6] Malvitz TA, Weinstein SL. Closed reduction for congenital dysplasia of the hip. Functional and radiographic results after an average of thirty years. J Bone Joint Surg Am 1994;76(12):1777-1792.

[7] Murphy SB, Ganz R, Müller ME. The prognosis in untreated dysplasia of the hip. A study of radiographic factors that predict the outcome. J Bone Joint Surg Am 1995;77(7):985-989.

[8] Ponseti Ⅳ. Morphology of the acetabulum in congenital dislocation of the hip. Gross, histological and roentgenographic studies. J Bone Joint Surg Am 1978;60(5):586-599.

[9] Schoenecker PL, Strecher WB. Congenital dislocation of the hip in children. Comparison of the effects of femoral shortening and of skeletal traction in treatment. J Bone Joint Surg Am 1984;66(1):21-27.

[10] Schwend RM, Pratt WB, Fultz JF. Untreated acetabular dysplasia of the hip in the Navajo. A 34-year case series follow-up. Clin Orthop Relat Res 1999;(364):108-116.

[11] The Alliance for Radiation Safety in Pediatric Imaging. One size does not fit all ... so when we image, let's image gently! Available at: http:// imagegently.dnnstaging.com/Home.aspx. Accessed March 20, 2014.

[12] Weinstein SL. Congenital hip dislocation. Long-range problems, residual signs and symptoms after successful treatment. Clin Orthop Relat Res 1992;(281):69-74.

[13] Weinstein SL. Natural history of congenital hip dislocation (CDH) and hip dysplasia. Clin Orthop Relat Res 1987;(225):62-76.

第101章 发育性髋关节脱位内侧入路切开复位

Medial Approach for Open Reduction of a Developmentally Dislocated Hip

Lori A. Karol and Jeffrey E. Martus

定义

- 发育性髋关节脱位（DDH）的发生率为出生婴儿的1.5‰。在新生儿阶段就明确诊断并采用Pavlik吊带闭合治疗，髋关节发育不良的治疗成功率为95%，髋关节脱位的治疗成功率超过80%。
- 当Pavlik吊带治疗失败，或就诊时已超过6个月，就有指征行闭合复位。
- 如果闭合复位无法成功或缺乏稳定，或诊断髋关节脱位时患儿已18～24月龄，可考虑行切开复位[16]。
- 内侧入路切开复位多应用于12月龄或12月龄以下，麻醉下闭合复位失败的小年龄儿童。

解剖

- 髋关节脱位复位的阻碍因素有：
  - 髂腰肌肌腱，由于股骨头移位，其绷紧于关节囊的下方。
  - 内下方关节囊挛缩。
  - 髋臼横韧带横跨在髋臼马鞍区的下方，阻碍了股骨头向髋臼内侧复位。
  - 纤维脂肪组织，填充于真臼内的纤维脂肪组织。
  - 髋臼盂唇翻卷，像门吸一样阻碍深部和内侧的复位。
- 内侧入路的解剖标志：
  - 起于耻骨的长收肌肌腱。
  - 耻骨肌位于短收肌前方（长收肌深面）。
  - 股动脉、股静脉和股神经成为一束位于耻骨肌的前方。
  - 旋股内侧动脉位于耻骨肌和股血管神经束之间，是股骨近端骨化中心的重要营养血管。

发病机制

- DDH多见于女婴，与宫内臀位、羊水过少和早产儿童相关。
- DDH与先天性膝关节过伸有关，并在患有斜颈、马蹄内翻足和跖骨内收的婴儿中更多见。
- 少部分DDH的患儿有阳性的家族史，最具代表的是家族性髋关节松弛症。
- 先天性髋关节脱位必须与婴儿畸形性髋关节脱位鉴别，后者多伴有如关节挛缩和Larsen综合征等异常。

自然病程

- 研究显示在新生儿中超声检查发现的轻度髋关节发育不良通常无需治疗而自发恢复，但是大部分可脱位或已脱位的婴儿，如不行治疗，其髋关节会由不稳定逐步发展成为固定脱位。

病史和体格检查

- 体格检查方法如下，患儿在检查时放松和安静十分重要。
- 活动范围检查时外展受限可能提示脱位，应行影像学检查。双侧脱位患者外展可能对称。
- 对患者行Galeazzi征检查。不对称即为异常，可能提示髋关节脱位或先天性股骨短缩。双侧脱位的患者外观上股骨长度相同。
- 单侧DDH可能出现过多的大腿皱褶，但不对称的大腿皱褶没有特殊意义。
- 对患者行Ortolani征检查，阳性体征代表脱位的髋关节复位。其通常在DDH的新生儿中出现，但在脱位固定后会消失。
- 阳性的Barlow征代表复位的髋关节会因不稳定而再脱位。当脱位固定后会消失。
- 除了对每个髋关节进行详细的检查，应对膝关节、足部和上肢进行检查明确有无挛缩以排除畸形性脱位。
- 检查脊柱有无闭合不全，其可能因肌肉不平衡导致髋关节脱位。

影像学和其他诊断性检查

- <4个月的患儿，建议行超声检查。
  - 可看到股骨头、髋臼及三角软骨。
  - 髋关节脱位时可见股骨头缺乏骨性髋臼覆盖，其相对位于骨盆侧方。
  - 在髋关节发育不良和髋关节脱位的患儿中，表示骨性髋臼倾斜角度的α角减小（正常>60°），表示软骨性髋臼的β角增加（正常<55°）（图1A、B）。

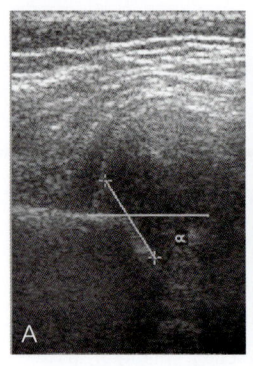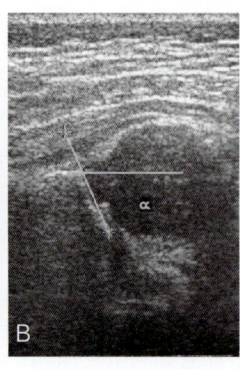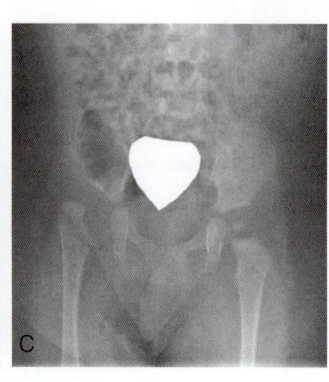

图1 A、B. 超声检查脱位的髋关节，其α角为56°（A），左侧正常髋关节的α角为66°（B）。C. 骨盆正位片显示右侧髋关节脱位，骨化中心变小。

- 4月龄或更大的患儿，骨盆正位片具有诊断意义（图1C）。
  - 沿着近端股骨内下方做Shenton线，其与闭孔上缘连线中断。
  - 股骨头骨化中心较对侧小或未出现。
  - 股骨近端内侧骨骺位于Perkins线外侧（通过髋臼外侧缘向下做垂线）。
- 髋臼指数，Hilgenteiner线（沿三角软骨做水平线）与沿骨性髋臼所做的线形成的夹角增大。
- 可能看到位于真臼近端外侧的假臼。

鉴别诊断

- 畸形性髋关节脱位（如关节挛缩）。
- 神经肌肉性脱位（如脊柱裂）。
- 先天性股骨短缩。
- 髋内翻畸形。

非手术治疗

- 出生至6个月的婴儿，髋关节发育不良或不稳定者，可行Pavlik吊带治疗。
- 对于固定性脱位患者来说，Pavlik吊带较少获得成功，但如果超声或X线片证实复位成功，可尝试治疗4周。
- 固定性髋关节脱位的婴儿如果>6月龄，不应采用非手术治疗。

手术治疗

- 如果患儿年龄太小，手术治疗可推迟至患儿成长到可以安全耐受麻醉并可行有效石膏固定时。笔者建议对健康且6月龄及以上患儿行手术复位（闭合或切开）。
- 对于推迟手术直至股骨头骨化中心出现的重要性仍存在争议[11]。一些研究认为如果骨化中心未出现，股骨头缺血性坏死的概率增加，另一些研究报道了延迟手术致使手术操作复杂化。笔者建议尽早手术，而不是等待骨化中心的出现[7]。

术前计划

- 术前牵引有助于增加闭合复位成功的可能性，尽管目前美国国内术前使用牵引有逐渐减少的趋势。

体位

- 患儿平卧位置于透光床上。
- 会阴部用黏性铺巾固定。
- 缝合手术铺巾，允许肢体自由活动。
- 由于会影响髋关节的透视，应避免在腹股沟周围使用布巾钳。

入路

- 髋关节脱位内侧入路最适用于12月龄以内的患儿，但也有成功应用于24月龄患儿的报道。
- 由Ludloff[8]描述的内侧入路经由耻骨肌和短收肌间隙暴露髋关节。
- 笔者建议采用Weinstein[13,14]描述的入路，经前方股血管神经束、后方耻骨肌之间暴露髋关节，该间隙允许更广泛地直视髋关节囊和旋股内侧动脉。

切开及内侧分离

- 患髋屈曲外展,扪及长收肌并以此为中心在腹股沟皮纹外侧做横行切口(技术图1A)。
- 打开内收肌群表面的筋膜(技术图1B)。
- 长收肌肌腱予单独游离并切断(技术图1C)。肌腱可用两把钝性拉钩与下方的短收肌相分离。
- 短收肌通过其前方的闭孔神经予确认。耻骨肌位于短收肌前方(技术图1D)。用钝性拉钩确认耻骨肌的前缘。

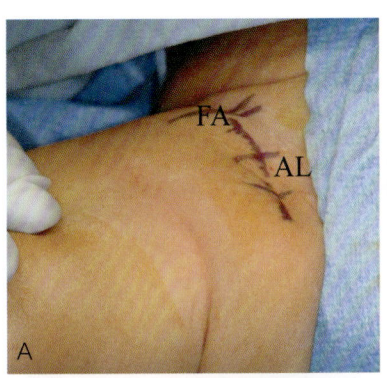
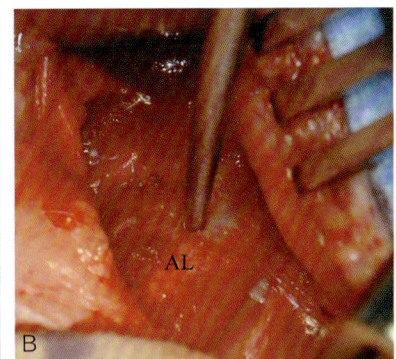
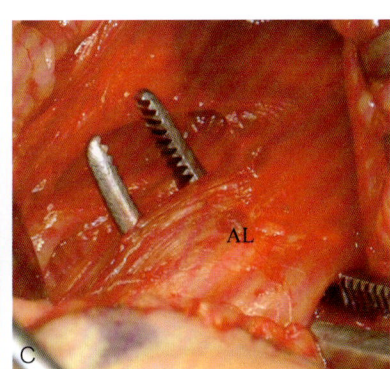
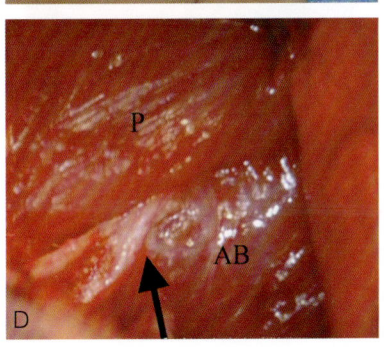

技术图1　A. 计划在可扪及的长收肌上做横行切口(AL)。标记股动脉搏动(FA)。B. 纵行切开下方筋膜后暴露长收肌(AL)。C. 长收肌(AL)用直角钳游离并切断。D. 拨开长收肌并拉向远侧。可见闭孔神经前支(箭头)、短收肌(AB)和耻骨肌(P)。

深层分离

- 股血管轻柔地向前拉开,耻骨肌向后方拉开(技术图2A)。
- 确认髂腰肌肌腱。术者可通过旋转髋关节感觉其位于小转子上的止点。分离出髂腰肌肌腱并切断(技术图2B)。
- 术者仔细确认自上而下横过髋关节囊的旋股内侧动脉。如果可能的话,使用血管套予以保护。除此之外,在整个术中都应保证看到该血管。
- 在旋股内侧动脉下方扪及股骨头。使用Kidners钝性暴露髋关节囊(技术图2C)。

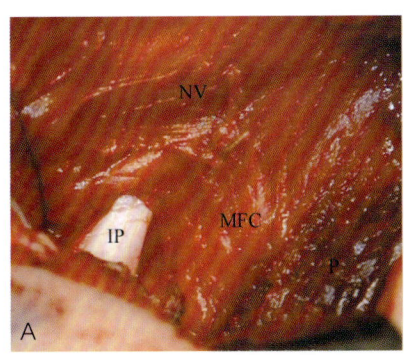
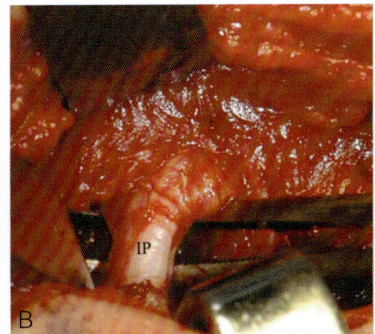
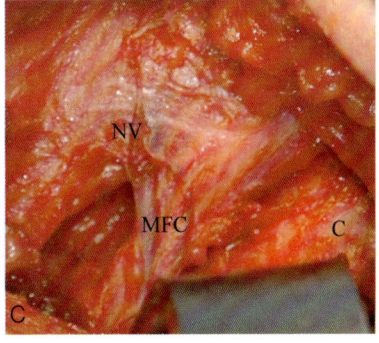

技术图2　A. 向后拉开耻骨肌后可确认髂腰肌肌腱(IP)、股血管(NV)、旋股内侧血管(MFC)。B. 用直角拉钩分离出髂腰肌肌腱(IP)并切断。C. 钝性暴露髋关节囊(C)、股神经血管束(NV)、旋股内侧血管(MFC)。

关节囊切开和髋臼的暴露

- 用手术刀沿髋臼边缘切开关节囊。
- 看到白色软骨包裹的股骨头(技术图3A)。旋转髋关节以确认圆韧带止于股骨头上部的位置(技术图3B),将其于止点切断(技术图3C)。
- 沿着圆韧带残端分离进入真臼(技术图3D)。
- 完全切开关节囊直至进入髋臼。
- 用剪刀将圆韧带于臼底处切断。
- 用垂体咬骨钳去除髋臼内纤维脂肪组织。术中需注意保护髋臼下方的软骨(技术图3E)。
- 通过用剪刀松解髋臼底部的髋臼横韧带来完成对髋臼的松解。
- 术中不应切除或切开髋臼盂唇:其是髋臼重要的生长中心,应予以保留。

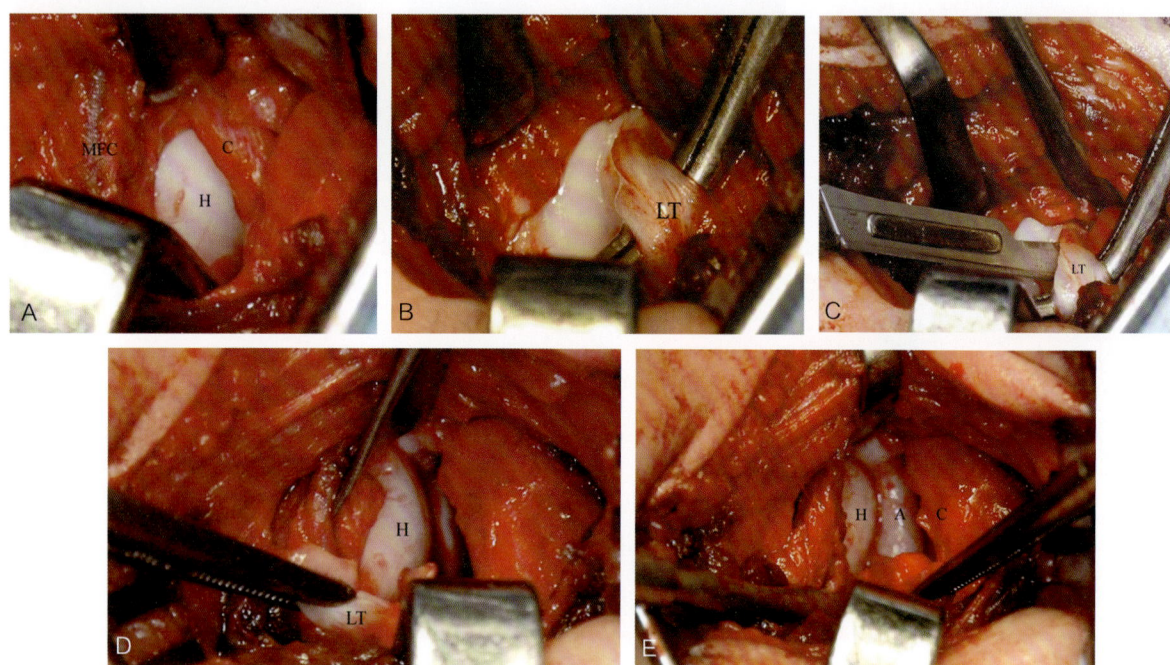

技术图3 A. 在盂唇远端沿髋臼边缘切开髋关节囊、股骨头(H)、髋关节囊(C)和旋股内侧血管(MFC)。B. 用直角钳分离出圆韧带(LT)。C. 于股骨头止点处锐性切断圆韧带(LT)。D. 从股骨头上切断圆韧带后,用Kocher钳夹住圆韧带并分离进入髋臼。E. 切除圆韧带和纤维脂肪组织、股骨头(H)、髋臼(A)、髋关节囊(C)。

髋关节复位和关闭伤口

- 外展髋关节、向前提起大转子(Ortolani操作)使髋关节在直视下复位。髋关节应当较容易的复位并且屈曲时稳定。髋关节内收时可向后脱位。复位后的髋关节相对较浅,股骨头在伤口内可见。
- 这时需在透视下确认复位。如果由于股骨头骨化中心不可见而难以评估复位,可在髋臼内滴入一小滴造影剂进行对照。
- 如果髋关节无法复位或需用力将股骨头推入髋臼才能复位,术者需再次检查关节囊的松解程度及髋臼横韧带。
- 如果髋关节无法轻柔复位,偶尔需另做外侧切口行股骨缩短。对于1岁以内的患儿,如果其他情况均正常,通常不需采用此操作。伴有假性髋臼形成的近端脱位可能需要行股骨短缩术,可通过前侧入路行股骨短缩术。
- 自此,髋关节需保持屈曲90°和轻度外展以维持复位。需指定助手观察髋关节的体位。
- 将血管套从旋股内侧动脉上移除,在整个手术过程中该动脉都受到保护。
- 髋关节囊保持打开状态。通过髋关节内侧入路进行复位不能常规行关节囊缝合术。这一点明显区别于前侧入路切开复位手术。
- 缝合皮下组织和皮肤。不一定需要放置引流。
- 伤口予敷料覆盖。应用封闭绷带以防止尿布污染伤口。

石膏固定

- 将患儿移至婴儿髋人字形操作台，应用双人字形石膏将髋关节固定在屈曲90°和轻度外展位，外展不超过60°（技术图4A）。
- 手术医生需注意臀部的后部覆盖和大转子下方的塑形，以防止患儿从石膏内滑出（技术图4B）。

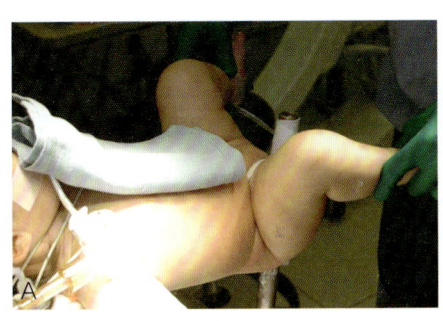
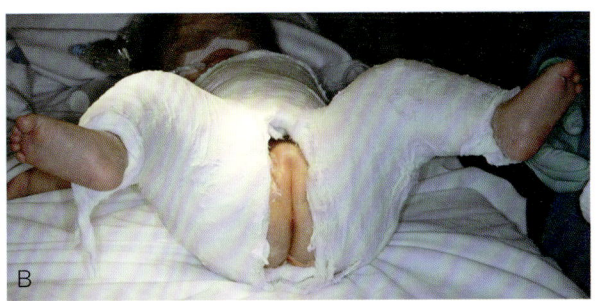

技术图4　A. 应用双人字形石膏固定，需注意肢体的位置和髋关节复位的维持。B. 肢体在髋人字形石膏内处于屈曲90°且外展不超过60°的位置。

要点与失误防范

适应证	• 1岁内的闭合复位后不稳定或固定性脱位的患儿。该手术最大实施年龄不超过2岁，但在笔者单位通常不超过1岁。笔者通常不进行关节囊修复，年龄较大的患儿术后股骨头缺血性坏死风险较高
手术技术	• 缝合铺巾以免在术中透视髋关节时铺巾移动 • 通过圆韧带用来寻找真臼 • 旋股内侧动脉需持续保护 • 在小切口内使用含光源的吸引装置对改善视野非常有效 • 如果不易对复位进行评估，可在髋臼内滴入一小滴造影剂，然后再将髋臼复位 • 术中绝不能暴力复位，可能会引起股骨头缺血性坏死
术后治疗	• 患儿清醒后即应行X线片、CT或MRI检查评估复位情况[1,4,5] • 如果髋关节仍脱位，需立即去除石膏，并评估再次脱位的原因

术后处理

- 在患儿麻醉清醒前即行X线片检查以证实髋人字形石膏内髋关节已复位（图2A）。
- 在患儿随同髋人字形石膏移动后，限制性CT扫描或MRI检查可在术后24小时内进行以确认髋关节已复位（图2B）[1,4,5]。
- 6周时在麻醉下更换石膏。这时，可使用半髋人字形石膏固定。
- 在内侧切开复位后需应用第3个石膏。

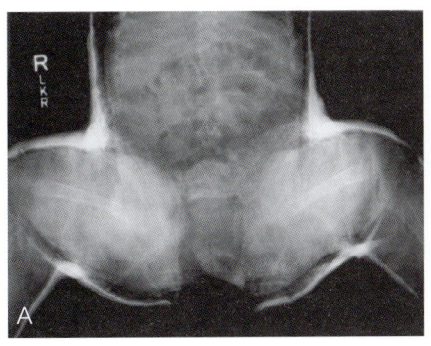
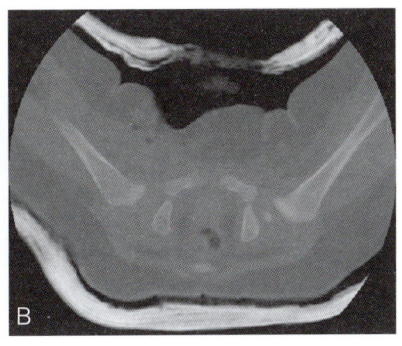

图2　A. 石膏固定后拍术中骨盆正位片以确认复位。B. 患儿随石膏移动后行限制性CT扫描以确认复位的维持。

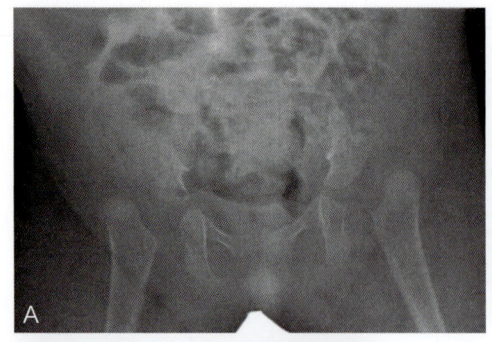
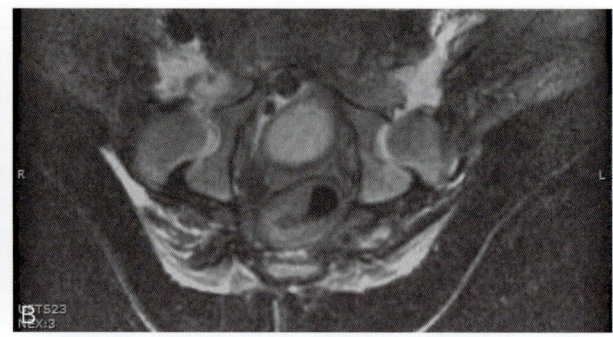
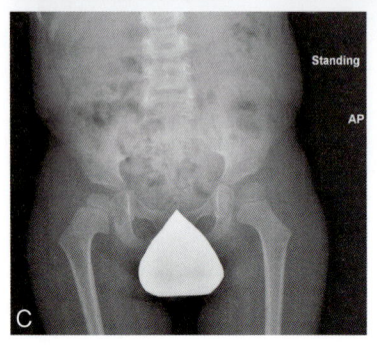

图3　A. 6月龄双侧难复性髋关节脱位男孩采用Pavlik吊带治疗后无效，术前骨盆前后位平片。B. 术后行MRI检查确认复位情况。C. 接受双侧内侧入路切开复位后，随访4年X线片。

- 去除石膏后，由术者决定是否使用外展位矫正支具。
- 定期拍片检查以监测骨化中心的生长和髋臼发育不良的恢复情况。

技术发展（圆韧带固定术）

- Bache[2]和Wenger[15]等阐述了短缩圆韧带，并通过缝合将其重新固定至髋臼横韧带位置的方法。
- 通过肌腱固定术可以降低髋关节再脱位风险。
- 笔者所在单位没有实施圆韧带固定术的相关经验。

内侧入路的优势

- 术中组织剥离范围有限，手术失血量最小，术者可对双侧髋关节脱位患者同时进行手术[17]。
- 相较其他手术方法能够更直接暴露阻碍髋关节复位的结构。
- 未暴露髂骨，对骨盆生长没有影响。

结果

- 在婴儿期行内侧切开复位髋关节的患儿，75%～87%可获得满意的效果[3,7,10]。基本都能得到复位，内侧入路术后再脱位罕见。由于分离较少，术后长期僵硬很少发生。
- 如果内侧入路切开复位后疗效不佳，通常与术后股骨头坏死的发生或残留髋关节发育不良相关。

缺血性坏死

- 有报道内侧切开复位后，9%～43%的髋关节发生缺血性坏死[6,7,10,12]。其发生率存在巨大差异是由于诊断标准的差异和随访时间不同造成的。
- 缺血性坏死的严重程度差异较大，有些表现为一过性的骨骺内不规则骨化（Bucholz-Ogden Ⅰ型），有些为完全性的缺血坏死，伴有股骨头非球形改变及短髋畸形（Bucholz-Ogden Ⅳ型）。
- 在骨骼发育成熟时，Ⅰ型的缺血性坏死可能会有较好的预后，而整个股骨头缺血性坏死的髋关节，尽管行联合的手术治疗，但注定预后较差，下肢将会发生不等长。
- 许多研究不包含具有不规则骨化中心的髋关节，因此当务之急是比较并发症发生率时应确定术后股骨头坏死组中是否包含这些病例。尽管已报道的研究显示内侧入路切开复位后股骨头坏死的发生率有所不同，但旋股内侧动脉与内侧关节囊比邻的解剖关系使内侧入路比前侧入路发生股骨头缺血性坏死的风险更高。
- 由于各项研究中随访时间的不同，Ⅱ型的缺血坏死发生率差异较大。Ⅱ型缺血坏死通常发生于幼儿晚期和青少年早期，此时由于外侧骨骺生长阻滞而使股骨近端逐渐外翻[6,10]。
  ○ 在随访时间较短的研究中，小年龄患儿的Ⅱ型缺血坏死发生率相对于骨骼发育成熟的患儿较低。回顾

DDH文献可以看到Ⅱ型缺血坏死的发生与髋关节内侧入路并没有特异性的关系，其亦可见于前侧入路切开复位甚至闭合复位后。

髋关节发育不良

- 内侧入路切开复位髋关节后仍可以看到存在髋关节发育不良。与前侧入路暴露髂嵴不同，该入路不利于同时进行骨盆截骨。而且内侧入路适宜的年龄较小（1岁或更小的年龄），手术医生可以预期大部分髋臼发育不良随着生长可以逐步恢复。
- Mankey等[9]发现，接受内侧入路切开复位的患儿中，有1/3需再次行骨盆截骨治疗残留的髋臼发育不良。

并发症

- 再脱位。
- 缺血性坏死。
- 感染。
- 由于髋臼发育不良得不到改善，后期需要行骨盆截骨术。

（吴天一 译，秦晖 审校）

参考文献

[1] Atweh LA, Kan JH. Multimodality imaging of developmental dysplasia of the hip. Pediatr Radiol 2013;43:S166-S171.

[2] Bache CE, Graham HK, Dickens DR, et al. Ligamentum teres tenodesis in medial approach open reduction for developmental dislocation of the hip. J Pediatr Orthop 2008;28:607-613.

[3] Citlak A, Saruhan S, Baki C. Long-term outcome of medial open reduction in developmental dysplasia of hip. Arch Orthop Trauma Surg 2013;133:1203-1209.

[4] Gould SW, Grissom LE, Niedzielski A, et al. Protocol for MRI of the hips after spica cast placement. J Pediatr Orthop 2012;32:504-509.

[5] Grissom L, Harcke HT, Thacker M. Imaging in the surgical management of developmental dislocation of the hip. Clin Orthop Relat Res 2008;466:791-801.

[6] Koizumi W, Moriya H, Tsuchiya K, et al. Ludloff's medial approach for open reduction of congenital dislocation of the hip: a 20-year follow-up. J Bone Joint Surg Br 1996;78(6):924-929.

[7] Konigsberg DE, Karol LA, Colby S, et al. Results of medial open reduction of the hip in infants with developmental dislocation of the hip. J Pediatr Orthop 2003;23:1-9.

[8] Ludloff K. The open reduction of the congenital hip dislocation by an anterior incision. Am J Orthop Surg 1913;10:438-454.

[9] Mankey MG, Arntz CT, Staheli LT. Open reduction through a medial approach for congenital dislocation of the hip. A critical review of the Ludloff approach in sixty-six hips. J Bone Joint Surg Am 1993;75(9):1334-1345.

[10] Morcuende JA, Meyer MD, Dolan LA, et al. Long-term outcome after open reduction through an anteromedial approach for congenital dislocation of the hip. J Bone Joint Surg Am 1997;79(6):810-817.

[11] Roposch A, Stöhr KK, Dobson M. The effect of the femoral head ossific nucleus in the treatment of developmental dysplasia of the hip. A meta-analysis. J Bone Joint Surg Am 2009;91:911-918.

[12] Tumer Y, Ward WT, Grudziak J. Medial open reduction in the treatment of developmental dislocation of the hip. J Pediatr Orthop 1997;17:176-180.

[13] Weinstein S. Anteromedial approach to reduction for congenital hip dysplasia. Strategies Orthop Surg 1987;6:2.

[14] Weinstein SL, Ponseti IV. Congenital dislocation of the hip. J Bone Joint Surg Am 1979;61(1):119-124.

[15] Wenger DR, Mubarak SJ, Henderson PC, et al. Ligamentum teres maintenance and transfer as a stabilizer in open reduction for pediatric hip dislocation: surgical technique and early clinical results. J Child Orthop 2008;2:177-185.

[16] Willis RB. Developmental dysplasia of the hip: assessment and treatment before walking age. Instr Course Lect 2001;50:541-545.

[17] Zamzam MM, Khoshhal KI, Abak AA, et al. One-stage bilateral open reduction through a medial approach in developmental dysplasia of the hip. J Bone Joint Surg 2009;91:113-118.

第102章 儿童化脓性髋关节炎的前路引流
Anterior Drainage of the Septic Hip in Children

Richard M. Schwend

定义

- 从新生儿至青少年，所有年龄的儿童均可罹患髋关节化脓性关节炎。治疗原则包括早期准确的诊断、及时的手术引流、适当的抗生素应用和正确的晚期后遗症的处理。一旦诊断延误会造成极其严重的后果。

解剖

- 关节囊衬有富含血供的滑膜。
- 髋关节的血供来源于旋股内、外侧血管(图1)。
- 关节内系膜血管沿股骨颈向上行走进入股骨头。这些血管进入股骨近端骺板但不跨越。
- 由于股骨近端是关节内的干骺端，该处的骨髓炎原发病灶可排压破入髋关节。
- 许多贴近髋关节的肌肉，包括髂腰肌、梨状肌，以及闭孔内、外肌，可形成脓性肌炎或脓肿，近似于化脓性髋关节炎。

发病机制

- 细菌可通过血源途径进入关节囊的滑膜下层，直接进入髋关节腔，或通过股骨近侧干骺端间接进入髋关节腔。偶尔也可通过邻近髋臼部感染进入。
- 多形核粒细胞伴随血浆蛋白和炎性液体进入关节腔。
- 由感染所致的渗出增加了关节内压力。
- 滑膜细胞产生的蛋白溶解酶和单核细胞产生的白介素1可导致软骨细胞和滑膜细胞释放蛋白酶破坏关节软骨。
- 动物研究显示，在感染发生后5日糖蛋白基质消失，9日后胶原消失[4]。如果错过了最佳治疗时机，单纯应用抗生素无法完全阻止此降解过程。

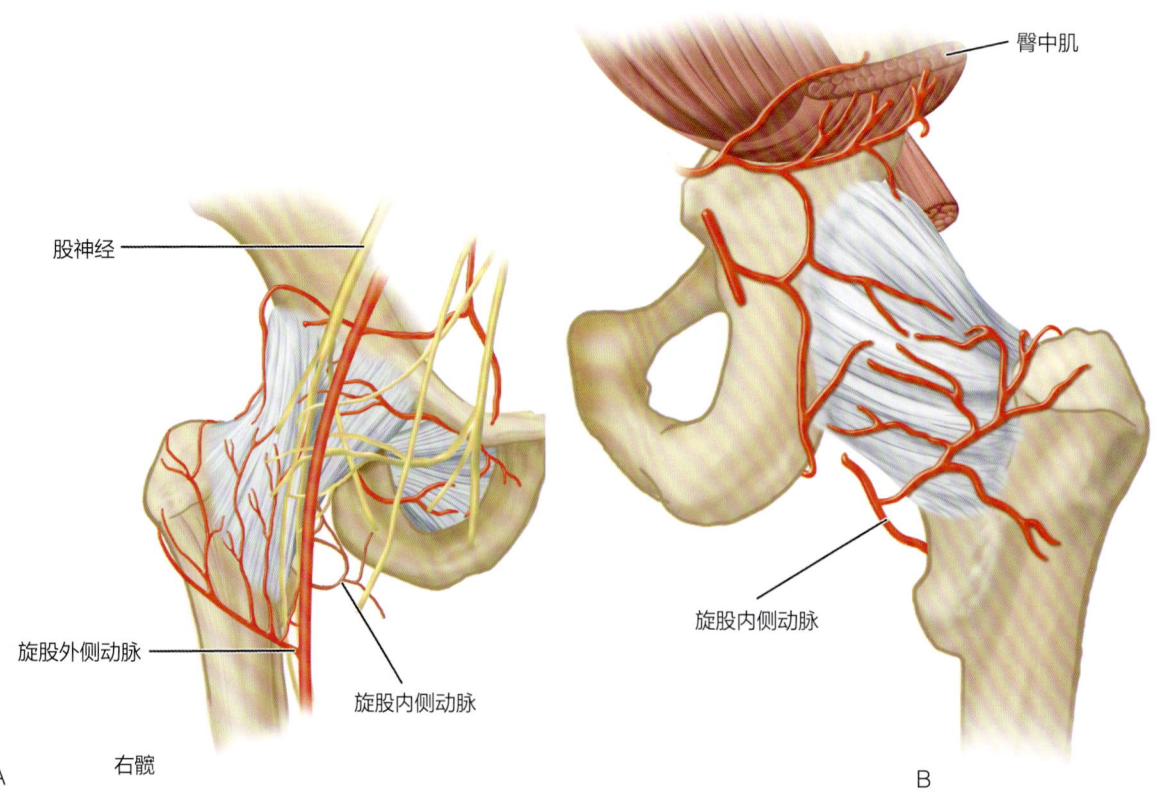

图1　A. 髋关节前方血管结构。股骨头血供由股深动脉发出的旋股内侧动脉和部分旋股外侧动脉提供。B. 髋关节后方血管结构。发自旋股内侧动脉的关节内系膜血管穿过关节囊沿股骨颈后方上行。

自然病程

- 尽管大部分患者预后良好,在所有预后不良的化脓性关节炎中,髋关节所占比例仍高达75%。
- 预后不良多见于以下情况:<6个月的婴儿,治疗延迟超过4日,合并有股骨近端骨髓炎以及由金黄色葡萄球菌引起的感染[6]。
  - 在过去几十年里,骨骼肌肉系统感染的发病率和严重程度都有所上升。通常情况下,化脓性关节炎可能合并以下感染:骨髓炎、化脓性肌炎、深部或浅表的脓肿形成。
  - 在此期间,耐甲氧西林金黄色葡萄球菌(MRSA)的感染率也有所升高,进而导致严重并发症的发生,如深静脉血栓、脓栓以及致死性多器官衰竭[11]。
- 最严重的后遗症多见于新生儿和婴儿。
- 预后不良的常见情况是漏诊化脓性髋关节炎,要么没有认识到疾病的严重性,要么未能及时进行充分的手术引流并静脉使用恰当的抗生素。

病史和体格检查

- 病史内容应当包括从发病到就诊期间详细的病情发展时间表。
- 最近的前瞻性研究评估了化脓性髋关节炎的临床预示因素,体温超过38.5℃是最强的预示因素[1,8,9]。
- 疼痛的程度,尤其是静息痛和夜间痛,提示感染。
- 相关的疾病和感染,髋部的创伤史,近期的牙科手术,以及潜在的内科疾病或激素使用可能使易感宿主发生感染。
- 临床医生通常应询问患儿近期抗生素的使用情况,因为它可能掩盖化脓性髋关节炎的临床表现,并改变作影像学检查和髋关节穿刺抽吸术的指征。
- 临床医生应让患儿平卧床上做检查,观察髋关节是处于外展、屈曲和外旋(图2)。
  - 髋关节会采取使关节内压力最小的体位。
  - 临床医生应检查是否有皮疹、红斑、皮温升高、肿胀和髋关节及其表面肌肉压痛。
  - 临床医生应触诊骨盆和下肢以检查是否有局部的肿胀和压痛。
- 临床医生应检查患儿行走状况。避痛跛行提示患侧髋关节不能长时间负重。患儿早期疼痛可能轻微,也可能疼痛严重得无法行走。
- 临床医生应观察髋关节的活动度。当感染加重和髋关节的压力增加时,髋关节运动会渐进性受限。伸髋和内旋时疼痛提示髂腰肌受累及。

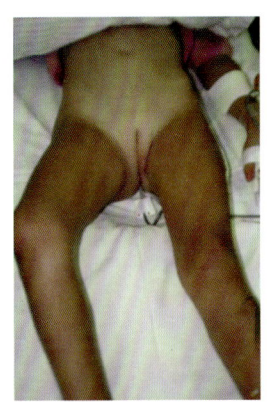

图2 右髋采取屈曲、外展、外旋位。

- 临床医生应望诊和触诊脊柱。小儿的化脓性椎间盘炎可表现得类似于化脓性髋关节炎而不愿行走。

影像学和其他诊断性检查

- 根据临床症状、是否确诊感染性髋关节炎以及能否排除其他疾病来决定是否需要行影像学和实验室检查。
- 平片(图3A)。
  - 化脓性髋关节炎的主要特征包括髋关节外展,软组织密度增高,髋关节关节内侧间隙增宽;如果感染时间较长可出现骨质疏松,股骨或髋臼出现溶骨性病灶。
  - 新生儿疼痛性的髋关节脱位尤其需要引起重视(图3B)。通常骨质损伤和破坏会延后1~2周出现。
- 可行双侧超声成像检查,以股骨颈前缘为轴线进行成像,可以特异性发现髋关节内积液。
- 由于骨盆位置深检查较为困难,MRI可以有效对髋关节周围或骨盆内软组织进行影像学检查(图3D~F)。
  - 如果患者实际髋关节活动度优于化脓性髋关节炎,但在骨盆内或骨盆附近存在化脓性肌炎或脓肿的症状,建议行影像学检查[7,13]。
  - 如果化脓性髋关节炎治疗48小时后疗效不佳,提示存在持续性髋关节感染、骨盆骨髓炎或髋关节周围肌肉感染,MRI具有诊断价值。
  - 随着临床肌肉骨骼系统感染的病原菌改变,感染严重程度加剧。MRI由于可以显示详细解剖结构、提供临床诊断分类、协助前期手术计划构建,正逐渐成为首选影像学检查手段[5]。
- 一般不建议行全身骨扫描。化脓性髋关节炎患者应进入手术室,而并非收入核医学科进行治疗。
- 常规对化脓性髋关节炎患者行白细胞计数(WBC)检查,但患者白细胞总数不常规上升。
- 40%~50%的患者血培养呈阳性。

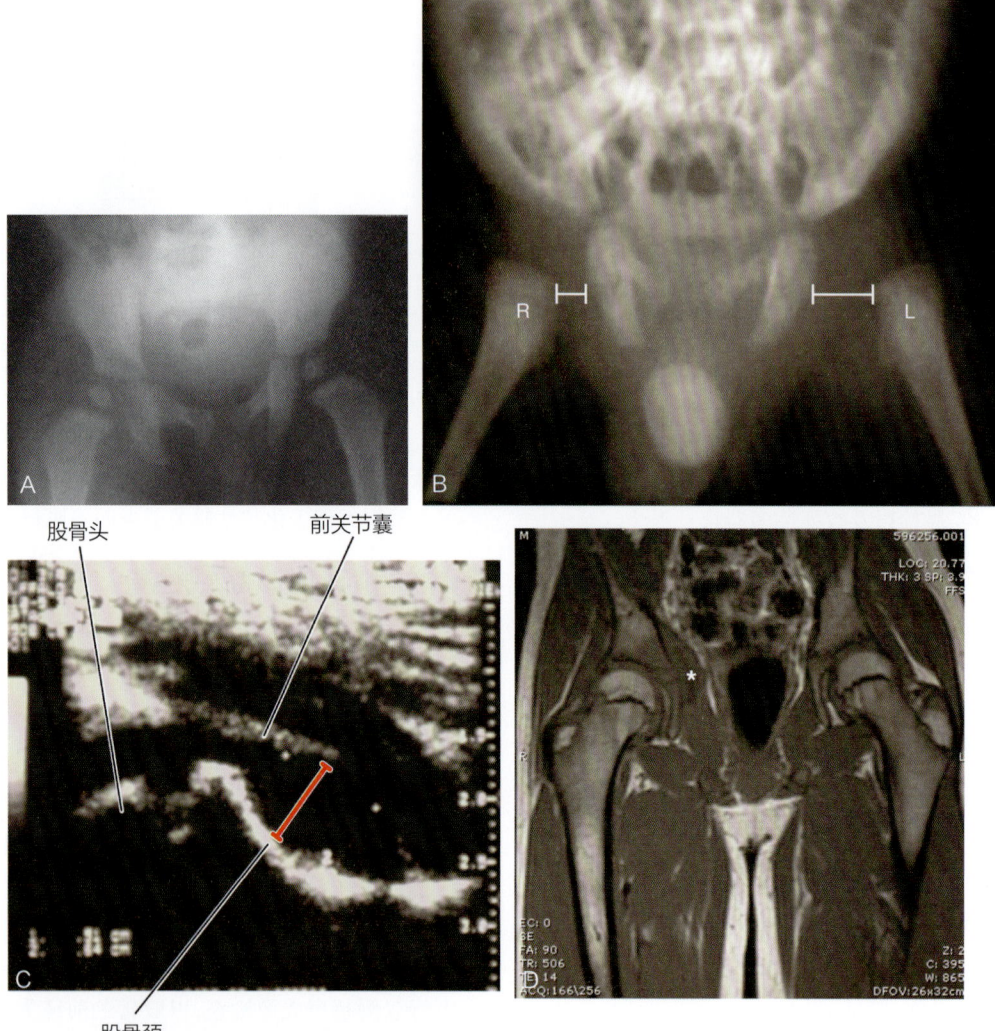

股骨头　　前关节囊

股骨颈

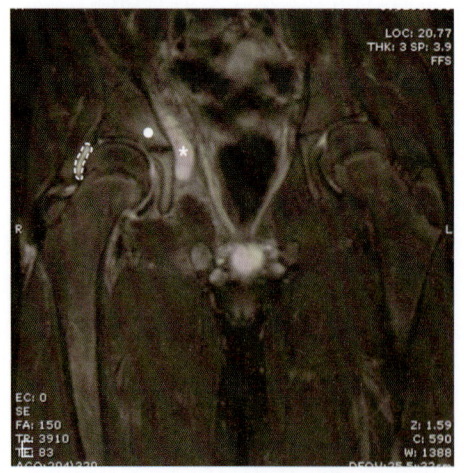

图3　诊断性影像。A、B. 前后位X线片。A. 右髋外展，软组织影密度增高，股骨头轻度外侧移位。B. 一名婴儿的左髋因化脓性髋关节炎而急性移位。相比右侧，左侧股骨近端向外移位。C. 沿股骨颈轴线的髋关节超声影像。股骨颈和头的距离以红线显示。关节囊内液体增多。D~F. 11岁男孩的MRI影像。患者发热伴髋关节内旋时疼痛。他能行走但有跛行。红细胞沉降率为50 mm/h，C反应蛋白为5.8 mg/L。X线片显示正常。D. 骨盆的冠状位T1加权像。闭孔内肌内有脓肿（*）。E. 骨盆冠状位T2加权像。脓肿（*）更明显，可见髋臼受累（实点）及少量髋关节积液（虚线）。

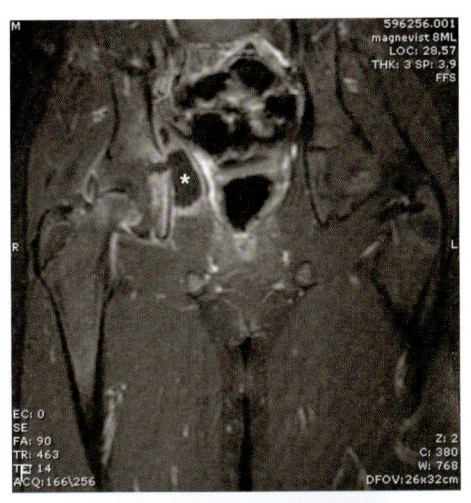
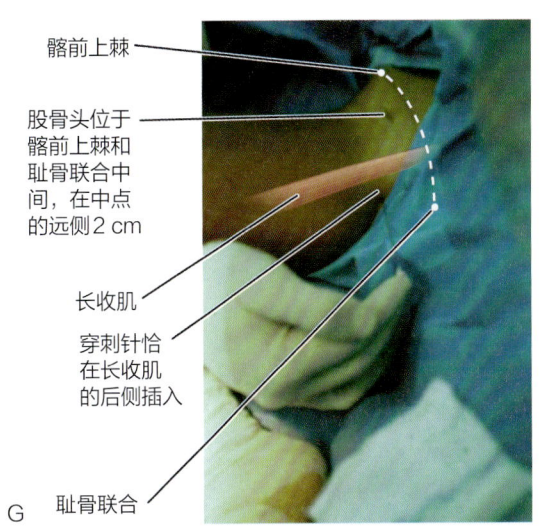
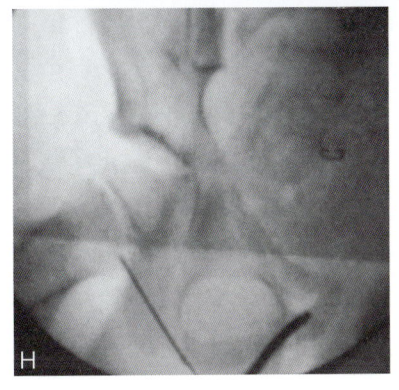

图3（续） F. 用钆增强的冠状面T1加权像，脓肿（*）的腔囊更明显。患儿曾两次接受介入放射下经皮置管引流并静脉应用抗生素治疗对甲氧西林敏感的金黄色葡萄球菌的感染。G、H. 髋关节抽吸。G. 经收肌入路抽吸右髋。在长收肌后方向股骨头刺入粗针头。H. 透视影像显示针尖位于股骨头和近侧干骺端的结合部位（A 经允许引自 Sucato DJ, Schwend RM, Gillespie R. Septic arthritis of the hip in children. J Am Acad Orthop Surg 1997; 5: 249-260. D~F 版权：Mark Sinclair, MD, Children's Mercy Hospital, Kansas City, MO）。

- 红细胞沉降率（ESR）对炎症的反应较慢。
- 化脓性髋关节炎患者C反应蛋白（CRP）升高，其在治疗后较ESR更快恢复正常水平。
  - CRP可以有效反映疾病进程和治疗效果。
  - CRP>20 mg/L需要高度怀疑存在化脓性髋关节炎。
- 对于幼龄儿童，如果难以确诊又无法排除化脓性髋关节炎时，可在超声引导下或放射学引导下进行髋关节穿刺，可有效诊断是否存在化脓性髋关节炎（图3G、H）[9,12]。
  - 如果在放射学引导下穿刺未抽到液体，需通过关节造影证实穿刺针头位于在关节腔内。
  - 任何穿刺获得的液体均应送实验室进行细胞计数、革兰氏染色和细菌培养检测。白细胞计数>50×10⁹/L，高度提示化脓性髋关节炎；<25×10⁹/L的计数提示反应性关节炎。化脓性髋关节炎确诊病例中，革兰染色和细菌培养阳性率>50%。
- 多项近期研究表明，临床和实验室检查与儿童化脓性髋关节炎确诊率存在一定关系。
  - 口腔测量体温>38.5℃是化脓性髋关节炎的最佳诊断要素；CRP升高、ESR加快、患侧不能负重以及血白细胞升高也能够作为确诊因素[1]。
  - 另一项前瞻性研究结果表明：同时具备发热、患肢不能负重、ESR>40 mm/h、血白细胞计数>12×10⁹/L这些情况时，髋关节感染发生率为86%[8]。
  - 但其他医疗机构验证该研究结果时存在确诊率偏低的现象[7]。

鉴别诊断

- 一过性滑膜炎。
- 创伤。
- 骨盆或股骨近端骨髓炎。
- 内收肌、腘绳肌、闭孔肌或梨状肌化脓性肌炎。
  - 症状上类似化脓性髋关节炎的关节囊周围化脓性肌炎，可能更为常见[10]。
- 朗格汉斯组织细胞增多症。
- 白血病，骨尤因肉瘤，转移性神经母细胞瘤。
- 其他类型的关节炎，包括莱姆病、结核病、真菌性或儿童慢性关节炎。
- 髂腰肌或髂肌脓肿。
- 阑尾炎或卵巢囊肿。
- 虐童伤。
- 股骨头坏死及镰状细胞病。

非手术治疗

- 基于循证医学治疗指南，对儿童肌肉骨骼感染进行多学科联合治疗正受到越来越多的关注。这可加快诊断评价过程，提高微生物培养检出率，改善抗生素治疗效果[3]。
- 确诊化脓性髋关节炎即具备手术指征。
- 非手术治疗是手术治疗的辅助治疗；包括早期特异性的细菌学诊断、正确适量静脉应用抗生素、根据细菌培养和药敏试验调整抗生素的使用。
- 当患儿明显好转时（感觉良好、无发热、恢复行走、髋关节活动范围内仅感到轻微疼痛、实验室检查结果改善），可由静脉应用改为口服使用抗生素。抗生素治疗的时间通常较治疗骨髓炎短，取决于感染的严重程度和致病菌的毒力情况。
- 如果需静脉使用抗生素数周，应采用中心静脉留置导管（PICC）给药。如果遇到罕见的病原微生物、宿主或感染部位，可以请感染科会诊寻求帮助。

手术治疗

- 化脓性髋关节炎一旦确诊即为外科急症，应及时行髋关节引流术。
- 如果在手术室行关节穿刺术，可同时行关节切开引流术。
- 手术治疗的原则包括关节切开、脓液冲洗和清除坏死的组织。

术前计划

- 可透射线的手术床。
- 如果诊断不明，行关节切开术前应行髋关节穿刺术。治疗小儿患者时，可使用腰穿针进行髋关节穿刺，穿刺点位于长收肌下方，穿刺方向指向股骨头（图3G、H）。

体位

- 侧卧或半侧卧位，常规消毒铺巾并暴露整个髋部和下肢（图4）。

入路

- 小儿髋关节引流可选择如下多个入路：内侧入路、前侧入路、改良的S-P入路、前外侧入路和后侧入路。
  - 后侧入路由于可能会影响股骨头血供并引起髋关节后侧不稳定，故不建议采用后侧入路。

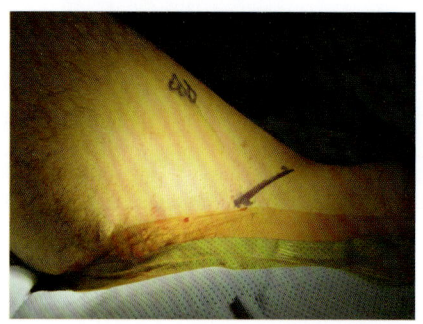

图4　侧卧位或半侧卧位，消毒髋部和整个下肢，铺巾以便术中随意摆放患肢。

改良的Smith-Peterson前侧入路

- 患侧髋关节及患侧下肢悬空，以便术中可全范围活动髋关节。
- 切口通过改良传统的Smith-Peterson切口，切口位于腹股沟可兼顾美观及有限切开，切口位置位于髂前上棘（ASIS）正下方（技术图1A）。
- 使用手术刀锐性分离至深筋膜。切开全层脂肪组织直至显露深筋膜。
- 使用纱布分离深筋膜与远端切口瓣。
- 在阔筋膜张肌和缝匠肌之间，髂前上棘远端数厘米处可见一狭窄的脂肪组织间隙（技术图1B），可沿该间隙稍外侧的脂肪浅层切开阔筋膜张肌。
- 用甲状腺拉钩分离并牵开突触间隙，暴露股直肌。
  - 将Kittner纱布垫于股直肌外侧缘，术者沿此边缘向近端解剖直至显露股直肌反折头（技术图1C）。
  - 髋关节囊位于股直肌反折头外侧，其上覆盖有脂肪组织。
- 掀开脂肪组织以暴露髋关节关节囊。股直肌反折头可切断以便更好地显露髋关节关节囊。
  - 在切开关节囊前，充分暴露髋关节囊以便进行准确定位。
- 用15号刀片切开关节囊。
  - 用3 mm的45° Kerrison咬骨钳咬除几毫米前侧关节囊，可以达到术后持续减压的效果（技术图1D）。
- 将大口径静脉导管置入关节深处，用生理盐水冲洗髋关节。
- 保留负压引流装置至术后数日，直至仅有极少量引流液体量。
- 用尼龙缝线间断疏松缝合伤口，可以发挥潜在引流作用。
  - 关闭深筋膜会增加渗出液积液风险。

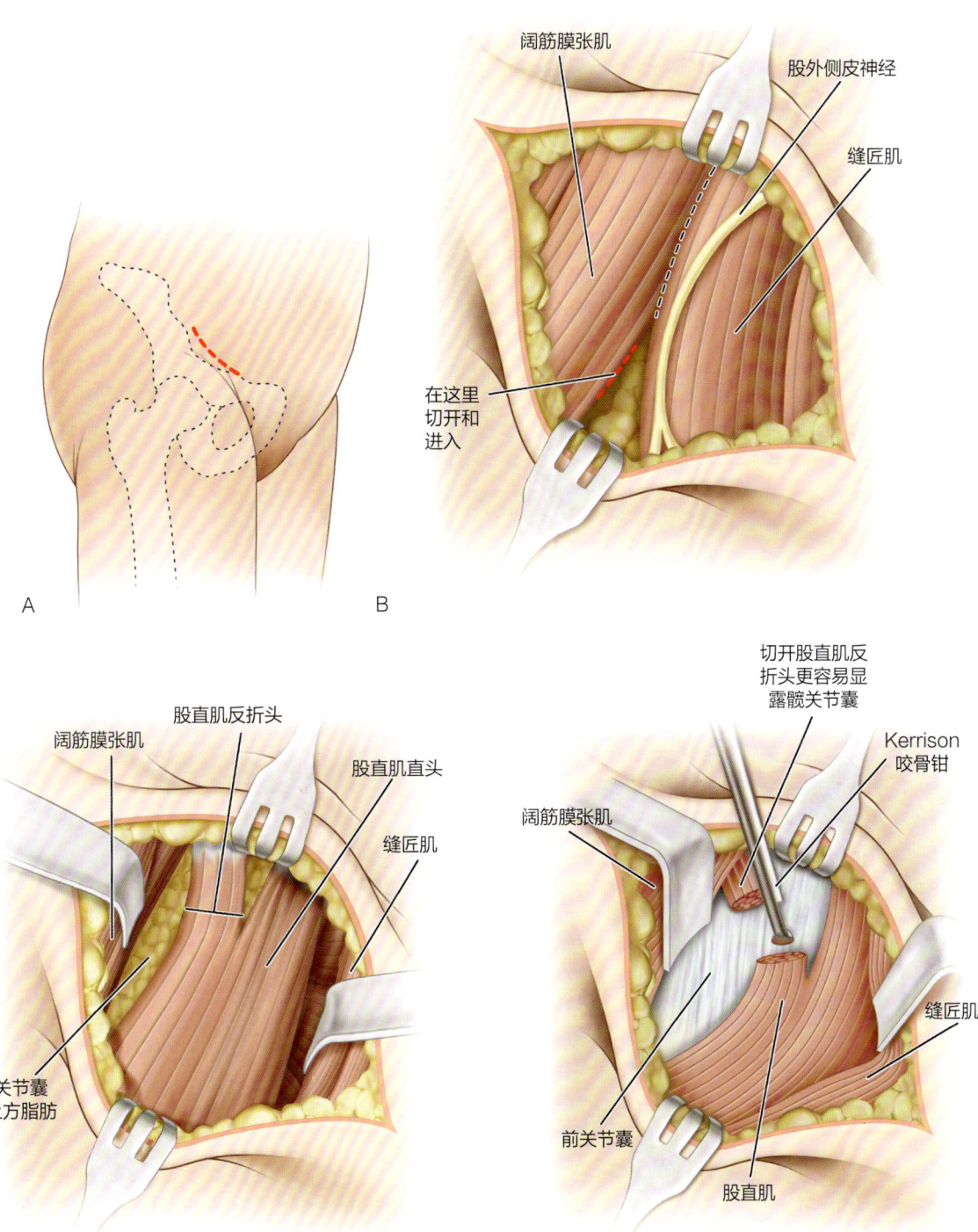

技术图1 改良的右髋Smith-Peterson前侧入路。A. 为美观起见，在腹股沟皮纹前做切口。B. 在阔筋膜张肌和缝匠肌远侧互相分离处辨认其间隙。C. 可切断股直肌反折头以暴露下方的髋关节囊。D. 使用45°的Kerrison咬骨钳以扩大前关节囊紧缩范围。

前方直接入路

- 前方直接入路在伴有髂腰肌滑囊感染时特别有用，可将滑囊连同髋关节囊一并切开。
  - 该入路还便于在伴发髂腰肌腱紧张时，如脑瘫或与髂腰肌腱相关的弹响髋，于骨盆缘切断髂腰肌腱。
    - 类似前侧入路切口，位于髂前上棘下方，中心更偏内侧，位于股血管神经束和髂前上棘之间。
- 锐性解剖至深筋膜，所有浅层脂肪都被分离。
- 用纱布将两侧皮瓣从深层脂肪分开。
- 找到缝匠肌内侧缘。其内侧稍深面即髂肌，其筋膜已切开（技术图2A）。
- 找到股神经，向内侧牵开并保护（技术图2B）。这一操作确保了位于神经内侧的股动静脉远离术野。
- 沿髂肌内缘继续解剖，直到耻骨的髂耻隆起。
- 髂肌深面是巨大的髂腰肌滑囊（技术图2C）。将其切开，向近远端作腰肌肌腱游离。
- 腰大肌的深面和外侧是髋关节囊。
  - 用小骨膜剥离器暴露关节囊的表面，然后用15号刀片将其切开。
  - 用3 mm的45°Kerrison咬骨钳扩大关节囊的切口。
- 冲洗关节，放置引流。如果该入路用于治疗感染，深筋膜不应缝合。

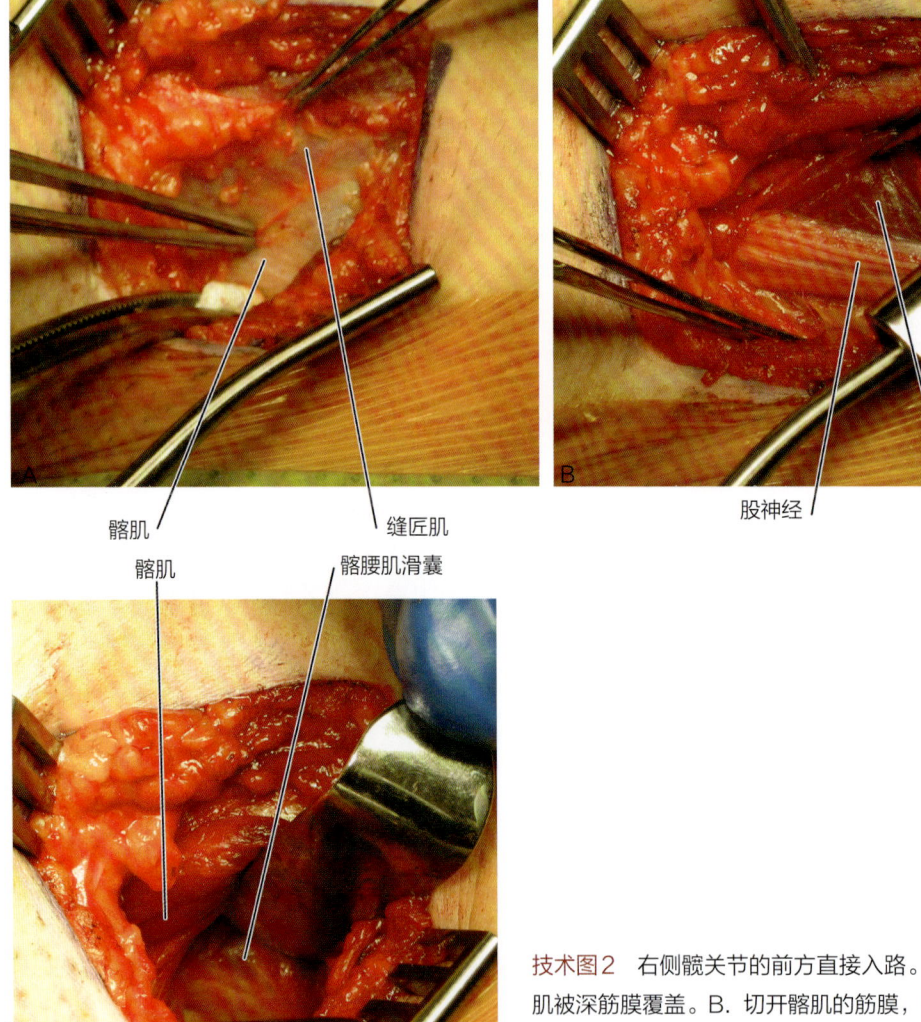

技术图2 右侧髋关节的前方直接入路。A. 缝匠肌和髂肌被深筋膜覆盖。B. 切开髂肌的筋膜，找到股神经并予以保护。C. 将股神经向内侧牵开，沿髂肌内缘分离直至找到髂腰肌滑囊。切开髂腰肌滑囊，显露髂腰肌肌腱。

前外侧入路

- 以大转子为中心做纵行皮肤切口。
- 沿皮肤切口纵行切开阔筋膜。
- 找到附着于大转子的臀中肌的最前缘和股外侧肌之间的间隙(技术图3A)。
- 切开数毫米臀中肌于大转子的附着。这便于扪清股骨颈前方直至股骨头。
- 将臀中肌向近端牵开,切开髋关节囊前方(技术图3B)。可使用Kerrison咬骨钳扩大切口。
- 冲洗和清创后,于髋关节内留置引流数日。
- 用尼龙线间断缝合伤口数针,不缝合深筋膜。

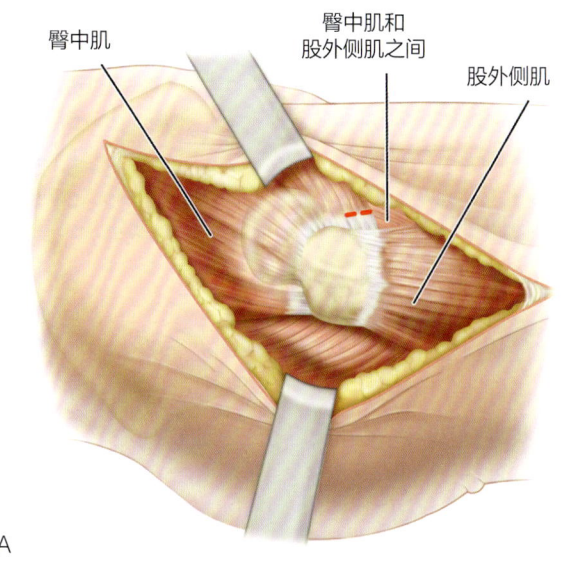 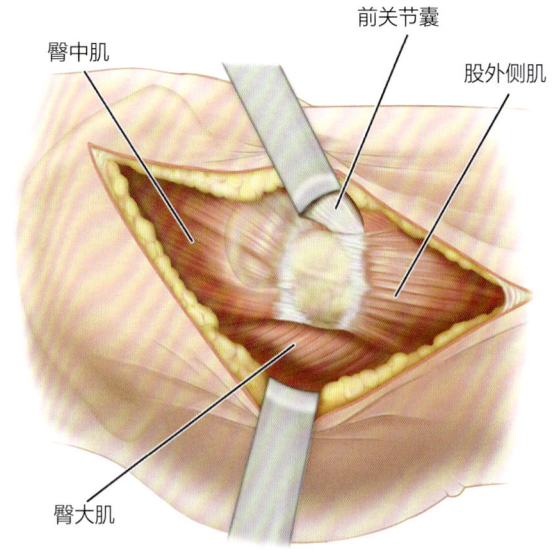

技术图3 A. 臀中肌最前缘附着在大转子和股外侧肌上的肌纤维切断(虚线)。B. 牵开臀中肌,可扪及和看到关节囊前方。

要点与失误防范

新生儿和婴儿	• 患儿可能属全身性疾病,几乎没有与髋关节有关的临床表现 • 70%的病例伴有其他部位的感染 • 髋关节感染可导致疼痛性髋关节脱位 • 许多不同的致病微生物菌均可导致感染 • 如果考虑髋关节炎感染,应作超声影像检查并行双侧髋关节的抽吸 • 婴儿较年龄较大儿童更容易合并相关的股骨近端骨髓炎
注意髋关节抽吸阴性结果	• 穿刺针可能未进入髋关节 • 关节抽吸时使用较粗的针头 • 如有怀疑,行髋关节造影以证实针头确已进入关节 • 髋关节穿刺抽吸阴性可提示感染位于髋臼、股骨近端或骨盆,病灶尚未减压进入关节 • 相比于化脓性关节炎,关节周脓性肌炎关节内渗出较少,更难以抽吸出液体[10]
骨扫描	• 此检查对髋关节感染诊断并非必需 • "冷区"提示血供不足和存在股骨头缺血性坏死危险。应事先作髋关节引流
治疗无效	• 临床医生需考虑合并骨髓炎可能,见于15%的病例 • 细菌对所选的抗生素耐药,或剂量不足 • 引流不充分,脓液重新积聚 • 感染或脓肿可能向邻近组织扩散 • 可能存在罕见的宿主因素,如免疫缺陷

术后处理

- 留置引流数日。失效时拔除。
- 患儿家属需理解如果症状反复或改善不充分的话，可能需再次做引流术。
- 如摄片提示存在关节松弛和外侧移位，尤其是婴儿，通常需要使用髋人字形石膏固定。
- 停用抗生素前需再次摄片以确认没有骨髓炎的征象。
- 4~6个月后再次摄片以证实骨骺正常生长。
- 当生长期孩子患髋关节感染时，需告知家长该部位骨骼的生长可能会受到影响。

结果

- 有关预后差的感染性关节炎的报道中，75%累及髋关节。
- 由股骨头破坏所致严重的后遗症最常见于新生儿和婴儿，多与诊断和治疗延迟相关（图5）。
- 患病的婴儿应随访数年以证实髋关节发育充分
- 简单的晚期重建术应注重于维持无痛的髋关节活动范围，若股骨头形态尚可者可行力线重建治疗和简单的肢体等长治疗[2]。
- 除非能明确阐述功能目标且治疗方法有相当把握能达到预期目标时，否则极少采用复杂的晚期重建。

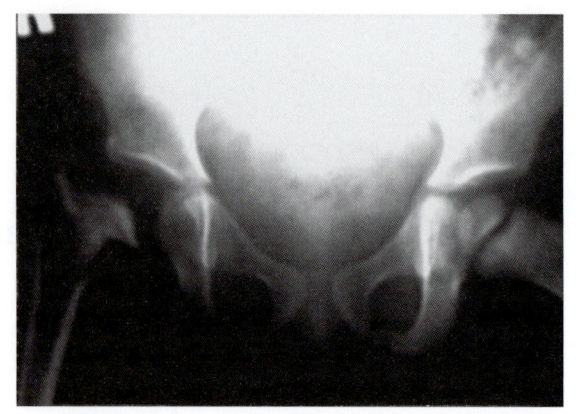

图5　3岁患儿，婴儿时感染性髋关节炎延迟治疗1周，致使右侧股骨头坏死。

并发症

- 髋部缺血性坏死可导致股骨头的完全破坏（图6）。
- 感染性髋关节脱位。
- 股骨近端骨骺完全分离。
- 股骨近端生长阻滞，肢体不等长[12]。
- Y形软骨的早闭。
- 晚期关节炎。

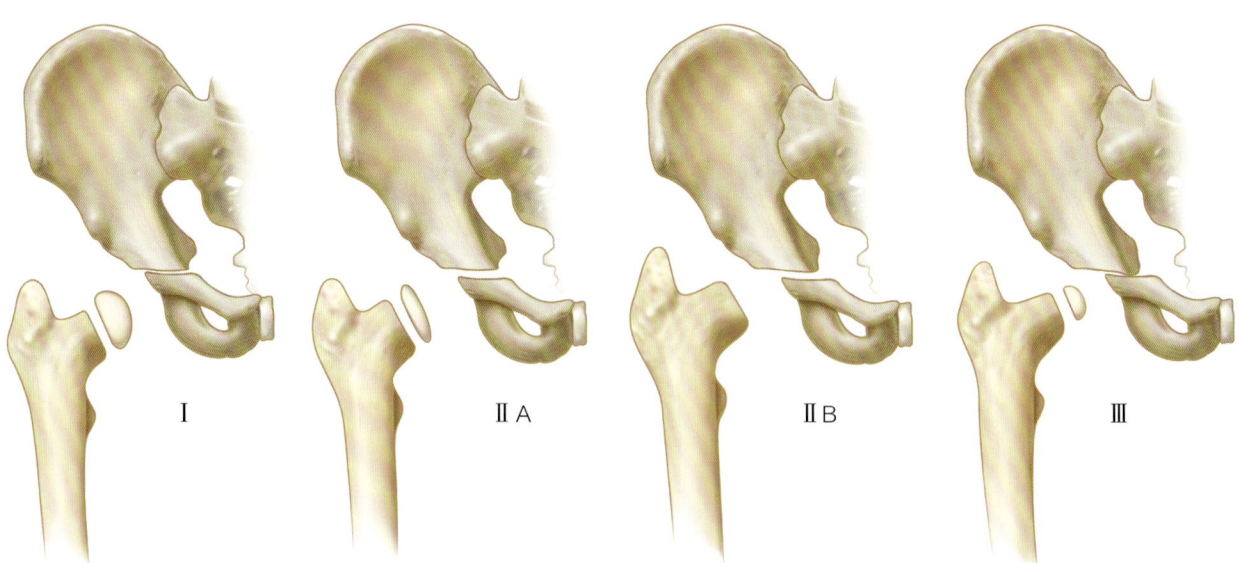

图6　Hunka等提出的感染性髋关节炎后遗症的影像学分型（经允许引自Hunka L, Said SE, MacKenzie DA, et al. Classification and surgical management of the severe sequelae of septic hips in children. Clin Orthop Relat Res 1982; 171: 30-36）。

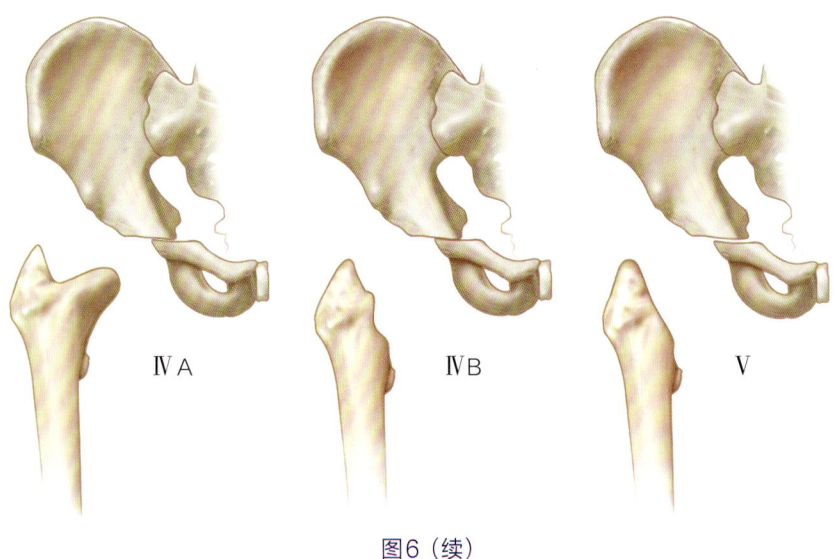

图6（续）

（吴天一 译，秦晖 审校）

参考文献

[1] Caird MS, Flynn JM, Leung YL, et al. Factors distinguishing septic arthritis from transient synovitis of the hip in children: a prospective study. J Bone Joint Surg Am 2006;88(6):1251-1257.

[2] Choi IH, Shin YW, Chung CY, et al. Surgical treatment of the severe sequelae of infantile septic arthritis of the hip. Clin Orthop Relat Res 2005;(434):102-109.

[3] Copley LA, Kinsler MA, Gheen T, et al. The impact of evidence-based clinical practice guidelines applied by a multidisciplinary team for the care of children with osteomyelitis. J Bone Joint Surg Am 2013;95(8):686-693.

[4] Daniel D, Boyer J, Green S, et al. Cartilage destruction in experimentally produced *Staphylococcus aureus* joint infections: in vivo study. Surg Forum 1973;24:479-481.

[5] Gafur OA, Copley LA, Hollmig ST, et al. The impact of the current epidemiology of pediatric musculoskeletal infection on evaluation and treatment guidelines. J Pediatr Orthop 2008;28(7):777-785.

[6] Gillespie R. Septic arthritis of childhood. Clin Orthop Relat Res 1973;(96):152-159.

[7] Karmazyn B, Kleinman MB, Buckwalter K, et al. Acute pyomyositis of the pelvis: the spectrum of clinical presentations and MR findings. Pediatr Radiol 2006;36:338-343.

[8] Kocher MS, Mandiga R, Zurakowski D, et al. Validation of a clinical prediction rule for the differentiation between septic arthritis and transient synovitis of the hip in children. J Bone Joint Surg Am 2004;86-A(8):1629-1635.

[9] Luhmann SJ, Jones A, Schootman M, et al. Differentiation between septic arthritis and transient synovitis of the hip in children with clinical prediction algorithms. J Bone Joint Surg Am 2004; 86-A(5):956-962.

[10] Mignemi ME, Menge TJ, Cole HA, et al. Epidemiology, diagnosis, and treatment of pericapsular pyomyositis of the hip in children. J Pediatr Orthop 2014;34(3):316-325.

[11] Morrison MJ, Herman MJ. Hip septic arthritis and other pediatric musculoskeletal infections in the era of methicillin-resistant Staphylococcus aureus. Instr Course Lect 2013;62:405-414.

[12] Peters W, Irving J, Letts M. Long-term effects of neonatal bone and joint infection on adjacent growth plates. J Pediatr Orthop 1992;12:806-810.

[13] Song KS, Lee SM. Peripelvic infections mimicking septic arthritis of the hip in children: treatment with needle aspiration. J Pediatr Orthop B 2003;12:354-356.

第103章 Salter 骨盆截骨术
Innominate Osteotomy of Salter

Simon P. Kelley and John H. Wedge

定义

- Salter骨盆截骨术常结合髋关节开放复位手术，可用于治疗大于18月龄的发育性髋关节发育不良（DDH）的患儿。
- 该截骨术也可用于治疗髋关节对合良好在位的髋臼发育不良的患者[6]。

解剖

- Salter骨盆截骨术，通过耻骨联合旋转来增加股骨头的前外侧覆盖。
- 除旋转外，髋关节中心还有轻微的远端、后端和内侧移位[4]。
- 在截骨部位插入30°骨楔，可使股骨头增加前向25°、外侧15°覆盖[4]。

发病机制

- 髋臼发育不良常有以下原因：
  - 髋臼生长过程中缺乏球形的关节在位的股骨头刺激。
  - 髋臼软骨异常间质生长或膜下生长。
  - 髂骨、耻骨和坐骨副骨化中心发育异常。
- 发生发育性髋关节脱位时，髋臼盂唇扁平、肥大、外翻，称为边缘。
- 婴幼儿髋臼发育不良以髋臼前外侧发育不良为主[7]。

自然病程

- 髋臼发育不良伴半脱位者的自然病史较单纯髋臼发育不良者差。
- 髋部半脱位畸形的患者会出现疼痛、残疾和骨关节炎的影像学表现。症状的发病年龄取决于半脱位的程度，严重的半脱位可导致在20岁之后出现症状[10]。
- 髋臼发育不良无半脱位者在60岁之后可出现骨关节炎的影像学表现，一部分会出现疼痛和残疾。这些症状的发生取决于髋臼发育不良的程度[10]。

病史和体检检查

- 发育性髋关节脱位者可能有家族史，常发生于初产女婴。
- 可能有臀位生产史。
- 发育性髋关节脱位患儿能按时达到相应的运动发育指标。
- 双侧髋关节脱位患儿走路常推迟到出生后16~18个月。
- 对学步期患儿（在手术治疗的时间窗内）的体检结果如下：
- 臀中肌倾斜：双下肢站立时，躯干倾斜为阳性。躯干俯卧于站立阶段的腿部为阳性，这是由髋关节脱位、内翻或疼痛引起的非特异性的髋部病理征。
- Trendelenburg征：如果单肢姿势时骨盆从受影响的腿上倾斜，测试是阳性的。就像臀中肌的倾斜一样，阳性测试是髋关节病理的一个非特异性征象，它是由髋关节脱位、髋内翻或髋关节疼痛引起的。
- Galeazzi征：膝不等高为阳性，这提示单侧髋关节脱位或先天性股骨短缩。
- 髋外展受限：新生儿和婴儿在屈曲位的正常外展运动范围为70°~80°。不对称外展提示单侧髋关节发育不良、半脱位或脱位。双侧外展减少提示双侧患病。
- 腘绳肌紧张试验：正常情况下，被动伸膝时腘绳肌会紧张，不可能出现膝过伸。阳性则提示髋关节脱位或腘绳肌松弛性麻痹。
- 腹股沟皮皱检查：正常的腹股沟皮肤皱褶是对称的，并终止于肛门后附近。不对称皮皱是髋关节脱位的一个相对非特异性的体征。

影像学和其他诊断性检查

- 可采用站立前后位（AP）、仰卧蛙式位、仰卧外展内旋位和站立假斜位的骨盆X线片。
  - 在AP位X线片上，诊断髋臼发育不良应测量髋臼指数。其正常值在出生时35°，1岁时25°，2岁时20°（图1）[8]。
  - 此外，Shenton线不连续提示髋关节半脱位（图1）。
- 因髋臼内侧壁负荷不足，持续性髋臼半脱位可引起泪滴增宽。
- 髋关节假斜位片可识别较轻度的髋臼发育不良，尤其对于已行走的患儿。
- 外展内旋位可显示Salter截骨术后可能的矫正位置。
- 进一步的影像学检查(髋臼三维CT和髋关节MRI)对评估大龄儿童髋臼形态可能有价值。

鉴别诊断

- 先天性股骨缺损。
- 发育性髋内翻。
- Legg-Calvé-Perthes病。

非手术治疗

- 未满18个月的患儿成功闭合复位后,应观察12～18个月以上,以确定髋臼指数得以改善。
- Salter截骨术适应证包括:伴髋臼指数增加、泪滴变宽、Shenton线断裂和临床检查内收肌紧张等情况的残余髋臼发育不良。
- 未满18个月的患儿若不能闭合复位,可单独切开复位脱位的髋关节,观察12～18个月以上,确定髋臼指数得以改善。Salter截骨术只应用于前述的每项标准。

手术治疗

手术指征

- 年龄在18个月至9岁[5]。
- 外展内旋位片显示髋关节同心圆复位(切开复位术前或术中)[5]。
- 无或轻度髋关节炎。
- 至少髋关节屈曲100°和外展30°。
- 髋臼前外侧发育不良。

术前计划

- 对于髋关节脱位,先尝试闭合复位。
- 如果髋关节同心圆闭合复位成功,且患儿为18个月以上,则可行Salter截骨术,包括肌内腰大肌延长而不切开复位。
- 术前透视来评估股骨前倾角,以确定是否需要同时行股骨去旋转截骨。
- 如果股骨前倾大于60°,需要行股骨去旋转截骨术,这会提高髋关节稳定性。

体位

- 患者仰卧于手术台,一侧胸(非骨盆)下垫凝胶卷,使患侧倾斜。
- 髋部消毒准备要从中线前后部到下胸腔近端,至踝远端(图2)。

入路

- 应用髋部前方Smith-Petersen入路(图3)。
- 斜切口以髂前上棘远端1～2 cm处为中心。
- 避免垂直肢体切口,因为这并不美观,也不会改善显露。

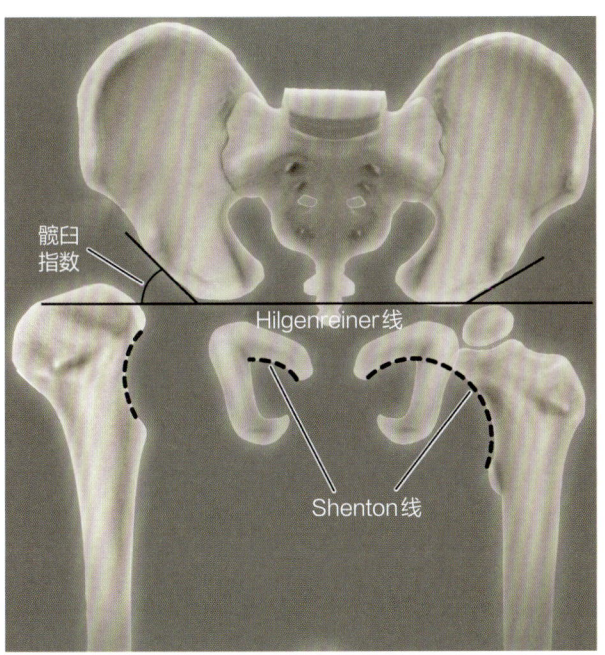

图1 髋臼指数的测量及Shenton线的位置。这张骨盆正位X线示意图显示右侧髋关节脱位。Hilgenreiner线连接Y形软骨的顶端。第2条线起自髋臼骨性下缘与Hilgenreiner线交点至髋臼骨性外侧缘。此两条线的夹角即为髋臼指数。在正常髋关节,Shenton线是股骨颈内侧缘和闭孔上缘形成的连续性弧线,但在髋关节脱位时该线不连续。

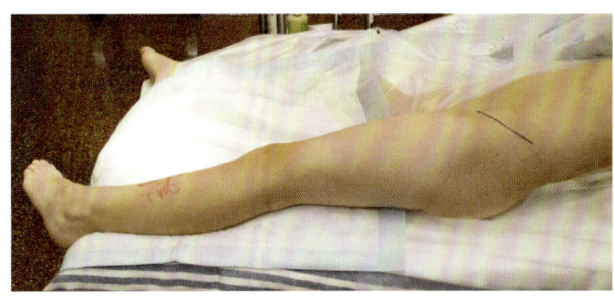

图2 患者体位。患儿左侧胸下垫纵向凝胶卷,抬升左侧骨盆。无菌准备区域从胸腔近端、中线前后部至下肢远端。

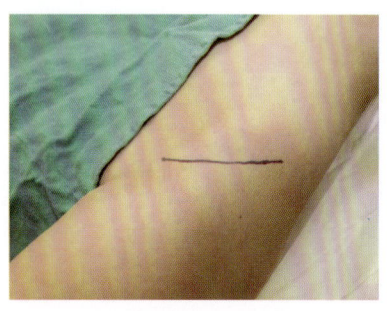

图3　手术切口。以髂前上棘远端2 cm处为中心，近端至髂嵴远端。因儿童皮肤松弛，切口很容易被移动以显露髂嵴和髋前部，而不是直接停留于髂嵴上。这也允许在髋关节上方做切口。垂直远端肢体的切口对显露是不必要的，只会留下一个难看的瘢痕。

髋前部和髂骨的显露

- 显露髋前部方法同第87章介绍的切开复位。
- 在牵拉回外斜肌近端和内侧时，用10号刀片从髂嵴中点至髂前下棘切开髂骨突起。
- 采用宽骨膜剥离器骨膜下分离髂骨的内侧和外侧壁以暴露坐骨切迹。
- 使用海绵辅助骨膜下分离并止血。
- 在骨盆边缘实施腰大肌肌内肌腱延长术。
- 股直肌肌腱仅在切开复位时才会暴露并分离。

Salter匿名截骨术

- 环状撑开器放置在坐骨切迹内外侧的骨膜下。
- 内侧的撑开器放置在切迹处的外侧撑开器的上面。
- Gigli锯放置在弯血管钳中，并且从内到外穿过坐骨切迹（技术图1A）。
- 要施加推力而非拉力使Gigli锯通过坐骨切迹，因为牵拉会导致锯子开始作用，从而阻止其顺利通过。
- 降低手术台，双手尽可能宽地使用Gigli锯在髂前上棘之上进行截骨（技术图1B、C）。
- 关键是使切口垂直于髂骨，而非患者的长轴。

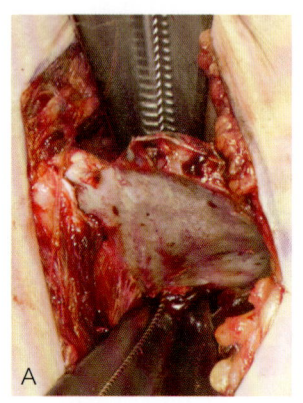 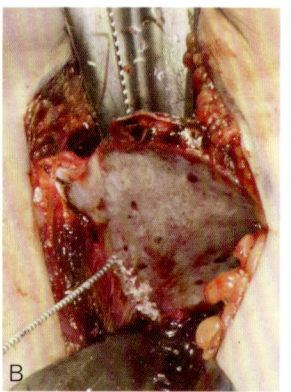 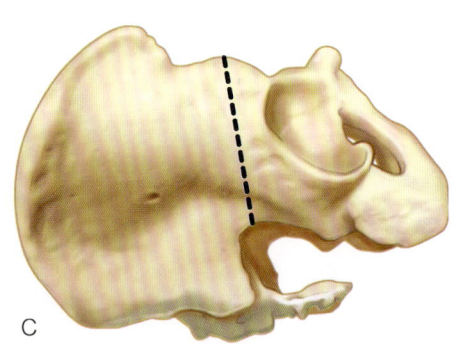

技术图1　A. Gigli锯置于Rang拉钩顶部，后者置于坐骨切迹骨膜下。B. 使用Gigli锯从坐骨切迹至髂前上棘近端边缘进行截骨，后者垂直于髂骨面。C. Salter截骨位置。

获得移植骨

- Kocher钳夹持三角形髂部移植骨，用摆锯从外至内、从髂前上棘至髂嵴取下移植骨（技术图2A、B）。
- 移植骨为30°的三面骨皮质的楔形骨块。

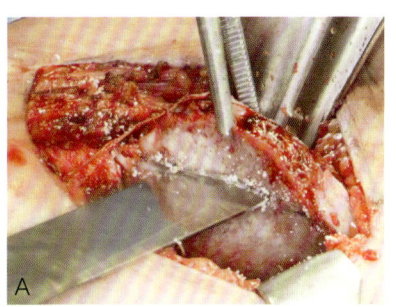
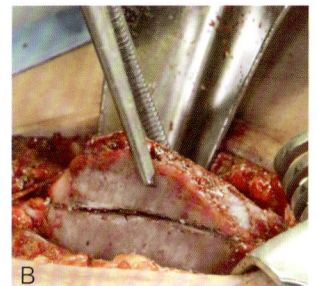

技术图2　A. 用摆锯从髂前上棘至髂嵴中点获取。B. 用Kocher钳取出髂嵴移植骨。

植入移植骨

- 用巾钳将远端骨块向前外侧旋转，与髂骨方位一致。将远端骨块向前牵拉以防止后脱位，并与截骨后部一致（技术图3A）。
- 如果是单独操作，按图4摆放腿可便于打开截骨位置。
- 将移植骨插入截骨间隙凹面内侧，内侧皮质与近端和远端骨块内侧皮质齐平（技术图3B）。
- 用两根2.8 mm或3.2 mm的螺纹Steinmann针固定移植骨，从移植骨近端穿至内侧。移植物由两根2.8 mm或3.2 mm螺纹的Steinmann针固定，从近端骨块穿移植骨至远端骨块后内侧，直达三角软骨（技术图3C）。
- 估算Steinmann针长度：Steinmann针可沿截骨和移植骨内侧面固定，以估算针插入深度（技术图3D）。
- 通过髋臼触诊（如果该术伴有切开复位）或髋部进行全方位运动（以果该术仅是一单独操作）以确保钉位于关节外。
- 术中行闭孔斜位X线片，以确保针不会进入三角软骨或髋关节内（技术图3E、F）。
- 任何突出的移植骨都要提前修平。

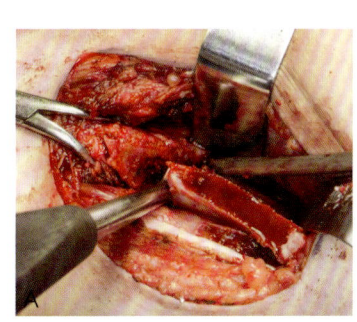
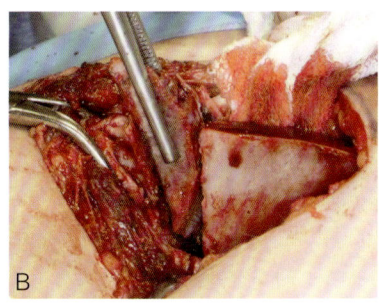
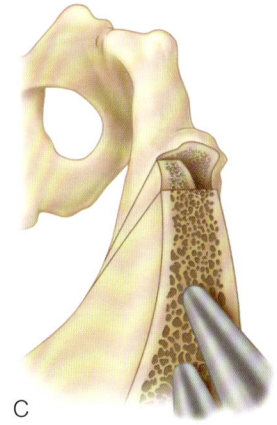

技术图3　A. 铰链式张开截骨间隙。巾钳夹持远端截骨骨块，稳固近端骨块，然后向前外侧牵拉远端骨块使之与髂骨相一致。可用铲状起子辅助截骨部铰接。B. 移植骨插入截骨处并偏于髂骨内侧皮质。近端骨块和移植骨与远端骨块的内侧皮质相互齐平。近端骨块（尤其远端骨块）宽于移植骨，意味着后者外侧皮质比前者会明显偏内。截骨后部保持闭合便于矫正成角，移植骨不需要被完全推至截骨顶端，因为这可能不利于通过截骨来矫正成角，而只是延长髂骨。C. 两根带螺纹的Steinmann针从近端骨块穿入，经移植骨的后半部分至远端骨块，深达内侧皮质。图中是术者顺着Steinmann针从近端外侧向远端内侧所见。

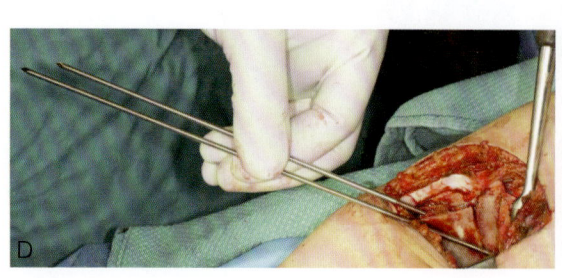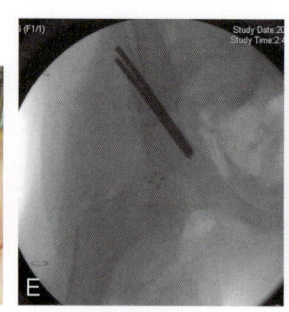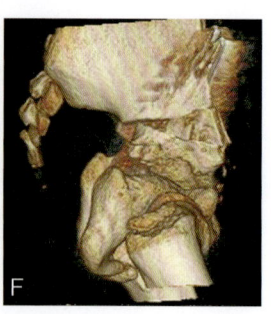

技术图3（续） D. 估算Steinmann针长度。Steinmann针可沿截骨和移植骨内侧面固定，以估算针插入深度。E. 术中闭孔斜位骨盆平片显示Steinmann针将移植骨固定于合适位置，止于三角软骨附近。F. 重建三维CT图像显示移植物的确切位置，采用最理想的铰接截骨术，同时尽量减少远端碎片的前平移。

关闭切口

- 巾钳夹持劈开的髂骨突起，并用可吸收缝线8字缝合（技术图4）。
- 8字缝合的第1个环环绕整个突起，第2个环绕于突起上半部。
- 在突起上方剪断Steinmann针，埋于皮下脂肪，以便后期取出。
- 如果切开复位时切开了股直肌肌腱，该肌腱的共同头部要原位修复。
- 皮下组织和皮肤按标准方式缝合。

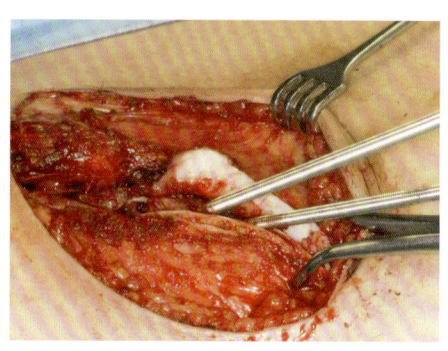

技术图4 巾钳夹持劈开的髂骨突起，可吸收缝线8字缝合。注意两根Steinmann针的最终位置。

要点与失误防范

手术指征	• 该截骨术仅适用于髋臼前外侧缺损的同心复位的髋关节 • 外科医生应避免对已知因素引起的髋关节后侧发育不良进行截骨术，如脊髓脊膜膨出或脑瘫等
显露髂骨	• 切断外斜肌并从髂骨突起牵拉回来，可避免不必要的出血 • Raytec海绵置于髂骨内外侧面的骨膜下，有助于骨膜剥离和减少出血
截骨操作	• 充分显露髂前上棘，以确定合适的截骨出口位置 • 截骨垂直于髂骨而非患者躯体
撑开截骨间隙	• 截骨应铰接式打开，向前拉远端骨块，且保持截骨后侧皮质相一致
固定问题	• 术中应用透视技术对优化Steinmann针位是非常必要的 • 如果该术伴髋部切开复位，应通过直接触诊来排除针进入关节内，或通过全方位活动髋关节以及感觉和听捻发音的方法

术后处理

- 患者术侧髋用单腿髋人字形石膏固定于最稳定位置，即屈曲30°、外展20°和内旋20°（图4）。
- 当该术作为一个单独手术或伴有切开复位术，儿童应用单腿脊柱石膏固定约6周。当早期影像学提示明显

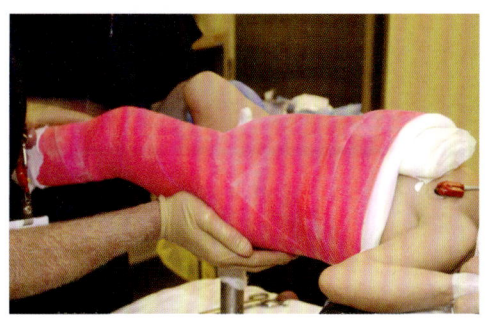

图4 患者术侧髋用单腿髋人字形石膏固定于最稳定位置,即屈曲30°、外展20°和内旋20°。

愈合时,通常不需要额外支撑。
- 7岁以上儿童如果可靠,可去除单腿脊柱石膏,扶拐使患侧触地负重。

结果

- 因后期发育性髋关节脱位而接受过切开复位和Salter截骨术的患者,在45岁以上时拥有较好关节功能和影像学表现[9]。

- 发育不良的髋臼初始就被矫正到接近影像学正常数值时,髋关节功能结果最好[1,3]。

并发症

- 坐骨切迹结构处神经或血管损伤。
- 术中股外侧皮神经损伤。
- 术前患者纳入指征不充分或术中髋臼旋转不足,导致髋臼发育不良矫正不到位[2]。
- 在肌内肌腱切开术中,因腰大肌长延长性收缩或对错误识别腰大肌肌腱而造成股神经损伤。
- Steinmann针穿入髋关节或三角软骨。
- 因固定不牢固导致移植物移位[2]。
- 股骨头骨骺缺血性坏死[2]。
- 三角软骨生长停滞。

致谢

- 感谢第一版本章的编者Richard E. Bowen 和 Norman Y. Otsuka。

(张弛 译,秦晖 审校)

参考文献

[1] Barrett WP, Staheli LT, Chew DE. The effectiveness of the Salter innominate osteotomy in the treatment of congenital dislocation of the hip. J Bone Joint Surg Am 1984;68(1):79-87.

[2] Gür E, Sarlak O. The complications of Salter innominate osteotomy in the treatment of congenital dislocation of the hip. Acta Orthop Belg 1990;56:257-261.

[3] Macnicol MF, Bertol P. The Salter innominate osteotomy: should it be combined with concurrent open reduction? J Pediatr Orthop B 2005;14:415-421.

[4] Rab GT. Biomechanical aspects of Salter osteotomy. Clin Orthop Relat Res 1978;(132):82-87.

[5] Salter RB. Innominate osteotomy in treatment of congenital dislocation of the hip. J Bone Joint Surg Br 1961;43-B(3):518-539.

[6] Salter RB. Role of innominate osteotomy in the treatment of congenital dislocation and subluxation of the hip in the older child. J Bone Joint Surg Am 1966;48:1413-1439.

[7] Sarban S, Ozturk A, Tabur H, et al. Anteversion of the acetabulum and femoral neck in early walking age patients with developmental dysplasia of the hip. J Pediatr Orthop B 2005;14:410-414.

[8] Scoles PV, Boyd A, Jones PK. Roentgenographic parameters of the normal infant hip. J Pediatr Orthop 1987;7:656-663.

[9] Thomas SR, Wedge JH, Salter RB. Outcome at forty-five years after open reduction and innominate osteotomy for late-presenting developmental dislocation of the hip. J Bone Joint Surg Am 2007;89(11):2341-2350.

[10] Weinstein SL. Natural history of congenital hip dislocation (CDH) and hip dysplasia. Clin Orthop Relat Res 1987;(225):62-76.

第104章 Pemberton 和 Dega 骨盆截骨术
Pericapsular Osteotomies of Pemberton and Dega

Tim Schrader and W. Timothy Ward

定义

- Pemberton[7]（图1）和 Dega[1,2]（图2）截骨术可用于治疗髋臼发育不良，这种疾病是因神经肌肉中肌肉失衡导致的发育性或后天性疾病的一部分。
- 无名截骨术不是重新定位手术，而是改变髋臼几何形状和体积的重塑手术[6,11]。
- 该手术可用于增加前外侧髋臼覆盖。

解剖

- 髋臼发育于髂骨、坐骨和耻骨生长中心的交汇。
- 髋臼正常生长不仅需要这些生长中心保持开放和功能正常，还需要股骨头在髋臼内保持同心圆性复位和稳定。
- 如果生长中心发生病理性或医源性损伤，或者股骨头在髋臼内不稳定，就会出现生长中心生长异常而导致髋关节发育不良。

发病机制

- 髋臼生长中心、骨膜生长或股骨头位置发生异常，导致髋臼发育不正常。
- 即使股骨头同心性复位，生长中心早期生长异常也可能阻止髋臼在成熟期达到正常形态。在复位时儿童年龄越大，更有可能需要行截骨术使髋臼外观正常化。

自然病程

- 许多髋臼发育不良患者会出现股骨头半脱位或脱位，成年后发生早期关节炎。
- 半脱位程度并不一定与症状出现的时间或关节炎变化的程度相关。

病史和体格检查

- 发育性髋关节发育不良是一种病理谱系，如果新生儿和幼儿存在髋关节不稳，可以通过体格检查来诊断，但对于没有临床不稳定的，可能需要通过超声或X线片来诊断。
- 危险因素包括臀位、女性、头胎和羊水过少。发育性髋关节发育不良与其他"包裹性疾病"有关。
- 有髋关节发育不良史的患者通常会在成年前接受X线

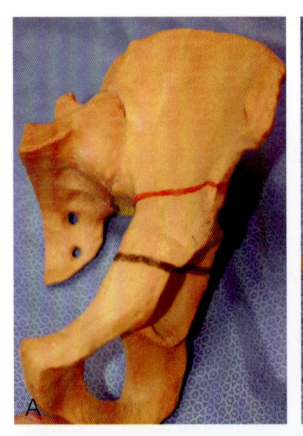 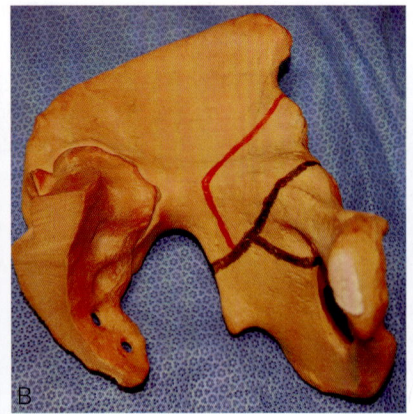 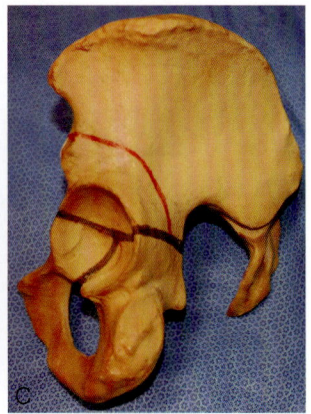

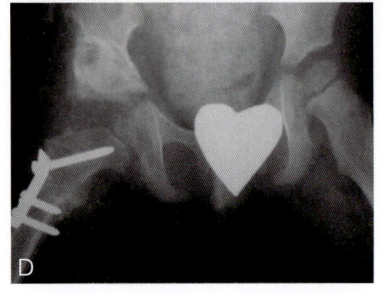

图1 Pemberton截骨术在骨模型上前面观（A）、骨盆内侧面观（B）和骨盆外侧面观（C）。截骨从髂前下棘开始，在插入关节囊并向后延伸。然后转向尾部，平分后柱至三角软骨水平。D. Pemberton截骨术在2岁儿童中的AP位像。

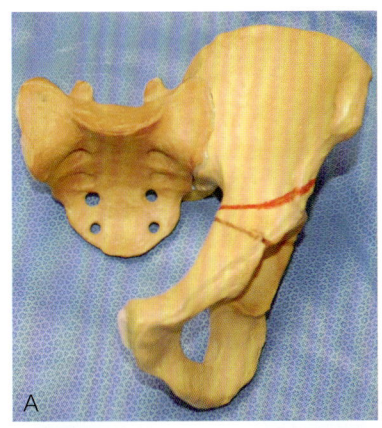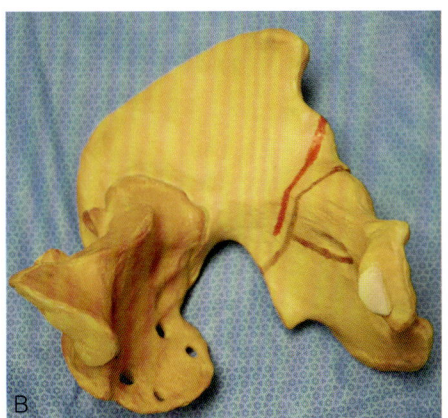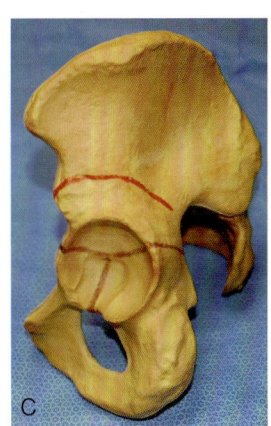
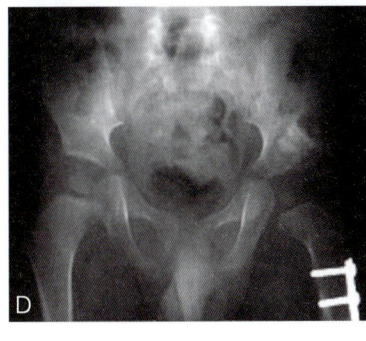

图2　Dega截骨术在骨模型上前面观（A）、骨盆内侧面观（B）和骨盆外侧面观（C）。同Pemberton截骨术，Dega截骨从髂前下棘开始，在插入关节囊并向后延伸。但是，在距坐骨切迹外侧面约1 cm处停止，内侧表面在三角软骨水平支上方切开。内侧面保留越完整，截骨提供的外侧覆盖就越多。D. AP位像。

检查，以确保髋臼正常发育。
- 既往无髋关节发育不良史和无症状的大龄儿童，在轻度髋关节发育不良情况下因其他原因拍摄X线片时偶然发现，或在有症状的儿童中，通过病史或临床检查来诊断。
- 有症状患者（尤其是有潜在神经肌肉疾病患者）在儿童期会出现一个或多个特征，包括髋部疼痛、跛行、肢体不等长或髋关节外展不对称。
- X线片是在神经肌肉条件下广泛用于髋关节发育不良的常规检查。
- 检查和测试包括以下内容：
  - Ortolani试验：如果在髋关节脱位复位时感觉到撞击声，则为阳性。
  - Barlow试验：如果在已复位髋关节脱位时感觉到撞击声，则为阳性。
  - 髋关节外展：正常髋关节外展应大于60°且双侧对称。这可能是婴儿唯一的异常症状。10°或以上的差异有意义。
  - Galeazzi征：双侧大腿不等长为阳性，提示髋关节脱位、股骨短缩或先天性髋关节畸形。
  - 异常皮肤褶皱可出现在正常儿童，但儿科医生可能会意识到潜在的髋部问题。这种情况既非高度灵敏性也非特异性。
  - 跛行，Trendelenburg征或肢体长度差异引起的跛行可能是大龄患儿的唯一异常症状。

影像学和其他诊断性检查

- 动态髋部超声可检测6个月以下婴儿的髋关节发育不良。
- X线平片通用于诊断大龄儿童的髋关节发育不良，包括骨盆前后位（AP）、蛙式侧位和假侧位。
  - 仔细评估影像学参数，包括髋臼指数、外侧CE角、前CE角、骨源位置和Shenton线等（图3）。
  - 脱位是指髋臼与股骨头之间缺乏接触。
  - Shenton线中断即可诊断为半脱位。
  - 发育不良是指骨盆AP位片上外侧CE角减少或髋臼指数增加，或假侧位片上前CE角减少。
- 下肢外展内旋的骨盆AP位片可提示股骨头复位，这意味着骨盆和股骨联合截骨有望增加髋臼覆盖范围。
- CT扫描尤其是三维重建，可用于详细评估髋臼前外侧覆盖范围。

鉴别诊断

- 股骨头骨骺滑脱。
- Legg-Calvé-Perthes病。
- 先天性髋内翻。
- 近端股骨灶性缺损。

非手术治疗

- 婴儿通常要全程佩戴支具，如Pavlik吊带。

- 幼儿可采用闭合复位和石膏固定治疗。
- 针对髋关节稳定或因不稳定治疗后残留髋臼不良的原发性髋臼发育不良,早期治疗是观察。
  - 只要髋臼指数持续改善,髋关节保持同心性复位,可以继续观察。
  - 如果髋关节发生半脱位或髋臼指数在12个月内没有改善,建议手术治疗。
- 神经肌肉性患者如果迁移指数小于25%,只要外展大于45°,可继续观察;如果迁移指数超过50%,手术治疗发育不良通常更有益,包括股骨或骨盆截骨术。

手术治疗

- Pemberton和Dega截骨术是不完全的经髂骨截骨术,用于治疗前外侧缺陷的髋臼发育不良。
- 髋臼指数需要矫正10°以上时可采用这种截骨术。
- 髋臼严重发育不良的患者切开复位时,该术可用来增加股骨头覆盖。

术前准备

- 术前应仔细评估髋、膝关节挛缩情况,以便在术中处理。
- 神经肌肉性患者的股骨头可能是畸形的。通过切口关节囊来观察关节软骨被证明可能是有益的。
  - 如果髋关节囊外侧关节软骨有明显损伤,可能需要切除加关节成形术,而不是复位。
- 先确定髋臼缺损的主要部位,以便制订截骨计划。
- 因截骨术铰接三角软骨,故应该打开三角软骨。一般来说,此手术可用于10～12岁患者。在该年龄之后,这种铰接很少发生于三角软骨,会明显移向耻骨联合,导致髋臼重塑减少而重新定位增多。
- 髋关节活动性必须很好,尤其是外展和内旋。
- 截骨前髋臼股骨头同心复位是前提条件。可通过髋关节外展内旋位片进行术前评估,也可以在切开复位或股骨近端内翻截骨术中评估。

体位

- 患者仰卧于便于透视的手术台上,腰骶部垫枕垫,使同侧髋部抬高约30°(图4)。
- 此时应进行透视评估,以确保影像可充分显示。
- 准备区域是整个肢体,从下胸腔到中线。

入路

- 采用标准的前外侧入路,即经阔筋膜张肌和缝匠肌间隙深入。

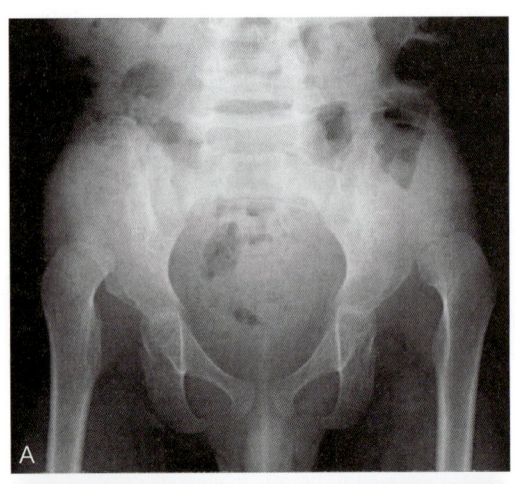

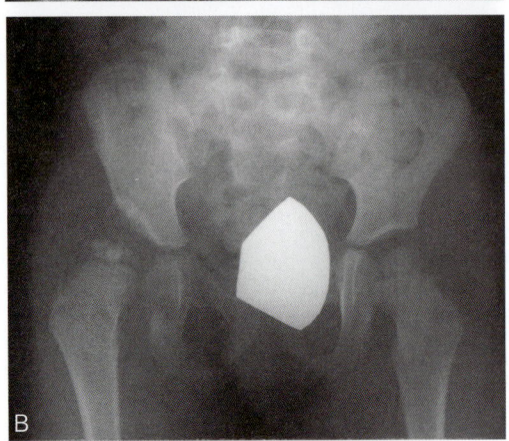

图3 A. 术前骨盆AP位片显示患儿双侧髋关节脱位。B. 术前骨盆AP位片显示患儿右侧髋关节发育不良,其在12月龄时行闭合复位和内收肌肌腱切开术,但髋臼半脱位伴持续性髋臼发育不良,且观察1年多未见改善。右股骨骨骺出现与缺血性坏死相应的改变。

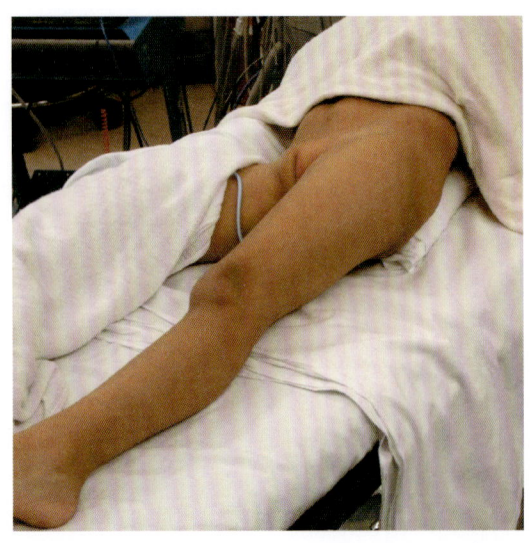

图4 患者体位。腰骶部垫枕垫,整个下肢不铺消毒单。

两种截骨术切口和表面显露

- 两种不同皮肤切口的选择取决于同时进行股骨截骨术的需要,但从根本上讲是外科医生的喜好。
    - 前外侧弧形切口起始于髂前上棘下后方1 cm处,向远端延伸至股骨近端大转子上方。此切口仅用于前路切开复位及股骨截骨术。切口可延长并为切开复位联合骨盆股骨截骨手术区域提供了良好的视野(技术图1A)。
    - 另外,也可以使用"比基尼"斜切口,尤其是在只进行Dega或Pemberton截骨术的情况下。如果只进行骨盆截骨,这种切口比前外侧弧形切口更具美容吸引力。如要行股骨截骨术,则需另做外侧切口(技术图1B、C)。
- 加深皮肤切口,显露髂嵴及缝匠肌和阔筋膜张肌之间的间隙。
- 在阔筋膜张肌外侧切开深筋膜,以避免损伤股外侧皮神经,并从髂前上棘游离出缝匠肌起点。
- 沿缝匠肌和阔筋膜张肌间隙向深处分离至髂前下棘股直肌直头起点。如果同时进行前路切开复位,股直肌起点常需要游离。如果只进行骨盆截骨,可保留股直肌起点,如果游离,关闭切口时则予以修复。

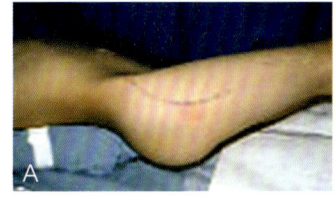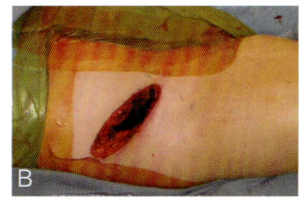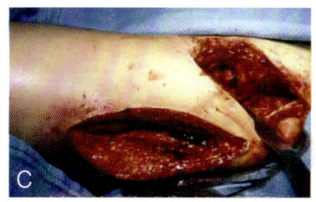

技术图1 皮肤切口。A. 前外侧弧形切口起始于髂前上棘下后方1 cm处,向远端延伸至股骨近端大转子上方。B、C. 较有限的比基尼切口为骨盆截骨提供充分显露,且瘢痕不明显,可联合外侧切口同时进行股骨截骨。

Pemberton 截骨

深层显露

- 显露在截骨术中很重要。手术切口前,术者应能够清楚地看到髂翼到坐骨切迹后部的内外侧部分以及整个髋关节囊前部。
- 髂骨外侧面的显露,可切开髂突,也可在其下方切开髂骨。后者需取下整块髂突,以减少对生长区域的损伤。
- 通过坐骨切迹骨膜下显露其内外侧面。
- 将Chandler拉钩置于坐骨切迹内外侧,以保护神经血管束(技术图2)。
- 游离并向后分离股直肌反折头,其可作为髋关节囊边缘的标记。

截骨

- 在髂后上棘上方1~1.5 cm处的外侧面进行第一刀截骨,平行于关节囊向后延伸。
- 在距坐骨切迹0.5~1 cm处,反转骨刀,沿坐骨向远端直达三角软骨的坐骨支水平(技术图3A)。
    - 截骨的最后步骤在透视引导下盲截,必须小心以避免伤到坐骨切迹、髋关节或三角软骨。
- 骨刀应置于关节囊附着处和坐骨切迹之间,将后柱一分为二,骨小体应位于关节囊附着物和坐骨切迹之间,将后柱一分为二至三角软骨水平。
- 内侧截骨起点和前表面外侧的相同,截骨线一般互相平行(技术图3B)。

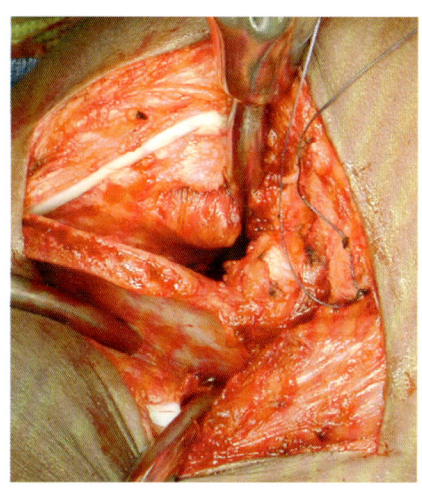

技术图2 深层显露。髂骨的内外侧通过劈分其骨骺进行显露。在坐骨切迹中放置Chandler拉钩。关节囊已显露。股直肌直头用缝线标记。

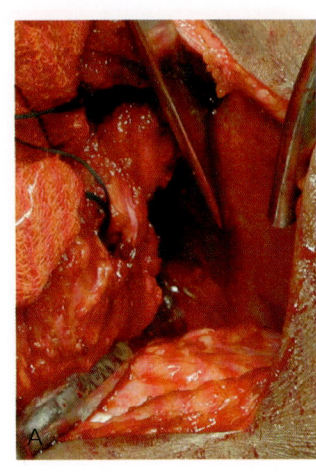
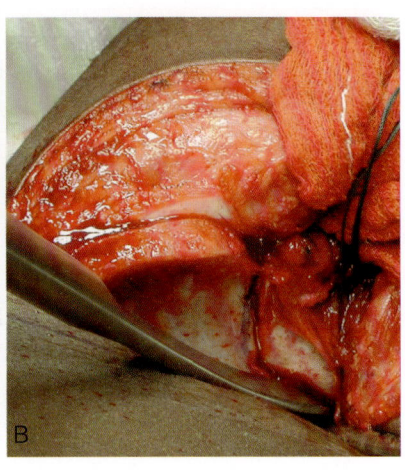

技术图3　A. 外侧壁截骨。在坐骨切迹处放置Chandler拉钩，用骨刀行外侧截骨。截骨线起于髂前上棘、下棘之间，平行于关节缘向后延伸。后侧部分截骨无法在直视下完成。B. 内侧壁截骨。坐骨切迹处放置Chandler拉钩，用骨刀行内侧截骨。截骨线起于与外侧截骨相同部位，即髂前上棘、下棘之间，并以和外侧壁截骨相同方向延伸。

截骨的变化

- 如果需要增加更多的外侧覆盖，内侧壁的截骨应更靠远侧并缩短截骨线呈斜行。
- 这样使旋转轴心从正后方移到后内侧，当截骨远端骨块往下翻压时便可增加更多的外侧覆盖（技术图4）。

分离截骨块

- 在截骨术中插入专用弧形骨刀以连接这两部分截骨块（技术图5A），用手逐步推进骨刀。
- 一旦骨刀置于三角软骨水平（技术图5B），可轻轻向下撬髋臼顶部（技术图5C）。

安放移植骨和关闭切口

- 一旦髋臼顶部在所需位置（通常为前方开口1～2 cm）将楔形骨安放于开口内，以保持截骨开放。可使用同种异体移植或楔形移植骨[5]。
- 自体移植楔形骨可通过直接切取髂骨获得（技术图6A）。
- 移植骨通常由前向后安放，用骨凿在髂翼和髋臼侧开槽以安放移植骨（技术图6B）。
  - 通常不需要内固定。
- 用缝线将肌肉重新固定于髂突，常规缝合切口。
- 最后使用髋人字形石膏固定（技术图6C）。

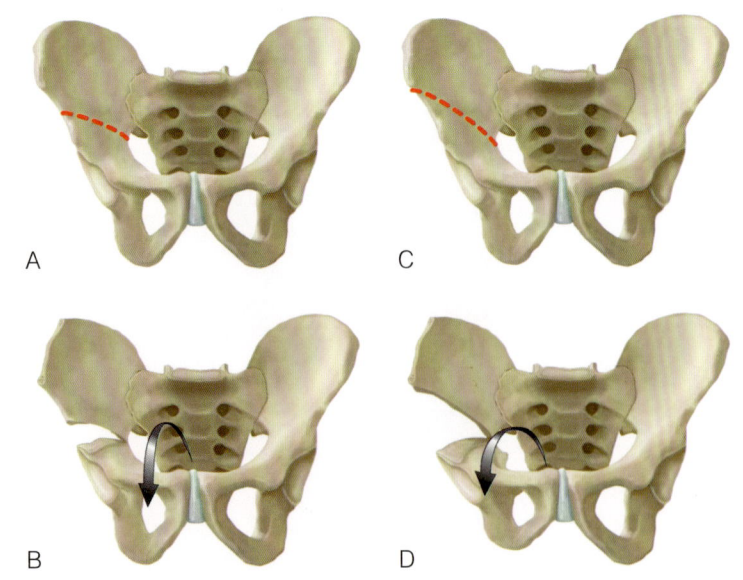

技术图4　Pemberton截骨术的变化。内外侧壁的截骨的不同决定了增加覆盖的方向和程度。A、B. 如果需要增加更多髋臼的前侧覆盖则内侧壁截骨线更为水平。C、D. 如果需要增加更多髋臼外侧覆盖，截骨应斜向外上方，两侧截骨都应起自离关节囊稍远处。

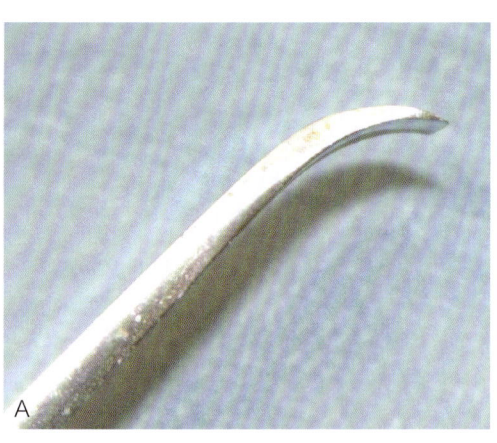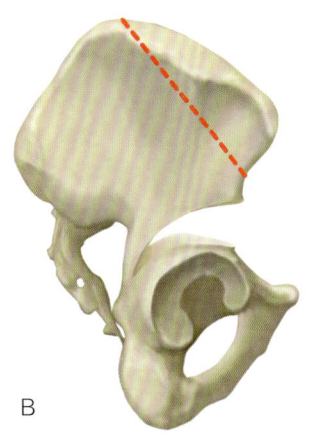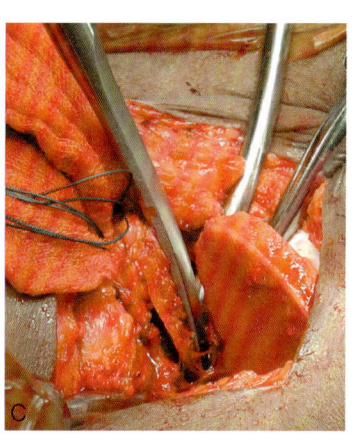

技术图5 A. Pemberton截骨刀。需要使用特殊的弧形Pemberton截骨刀连接内板和外板截骨线,并行后侧急转的弧形截骨。B. 连接截骨线。用特殊的弧形骨刀行后侧急转的弧形截骨,用手推进骨刀,贯通之前所做的内外板截骨线直至Y形软骨水平。图中虚线所示用于支撑截骨间隙用的髂前上棘自体植骨块。C. 压低截骨块。用骨刀压低截骨块,也可小心地使用椎板撑开器来压低截骨块。该患者同时接受了股骨短缩截骨和切开复位术,图中所示的缝线系准备用于在Pemberton截骨完成后做关节囊紧缩缝合。

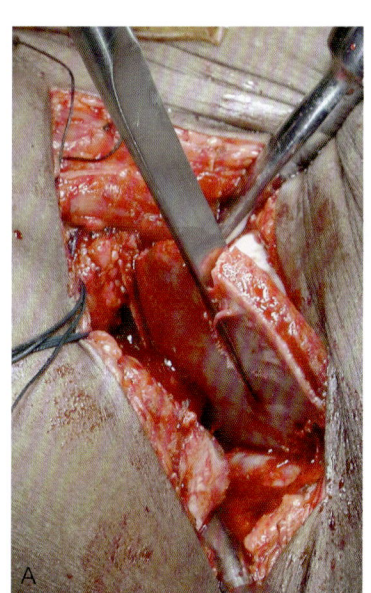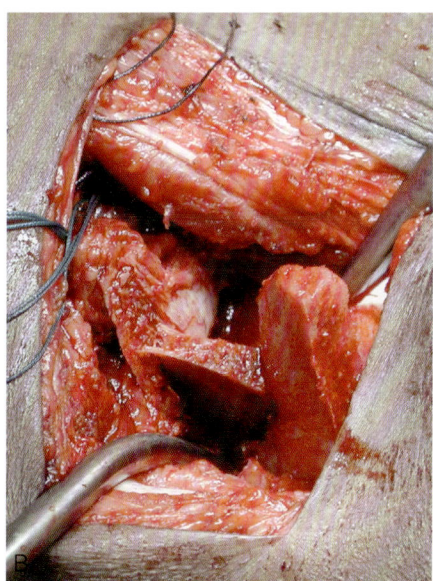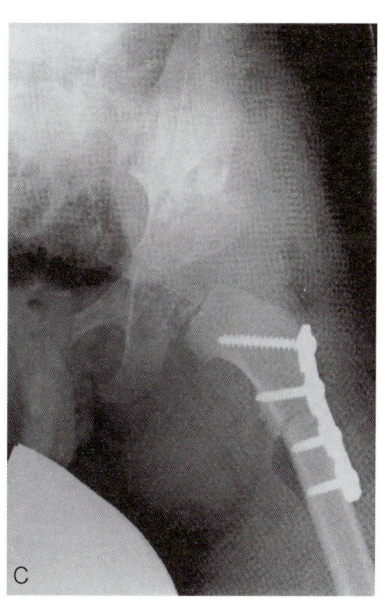

技术图6 A. 从髂前上棘处截取楔形植骨块。用骨刀截取髂前上棘处楔形自体骨块,骨块的高度取决于截骨远侧下翻的程度。B. 嵌入植骨块。可使用取自髂前上棘处楔形自体植骨块或者同种异体楔形骨块植入。移植骨由前向后嵌入,一旦打压植入后即获稳定性,很少需要做内固定。C. 左髋Pemberton截骨术后髋人字形石膏固定后的骨盆前后位片。同时采取了切开复位,关节囊紧缩缝合以及股骨短缩截骨术。

Dega截骨术

暴露

- 外展肌从髂骨外侧皮质反折至髂突远端。为了维持髂突正常生长,不能劈开和截取髂突。
- 向后显露外侧骨膜至坐骨切迹。将成人用的钝性Hohmann拉钩插入切迹外侧,以便在截骨中显示切迹。
- 不要剥离髂骨内壁的肌肉和骨膜,这有助于移植骨的固定(技术图7)。

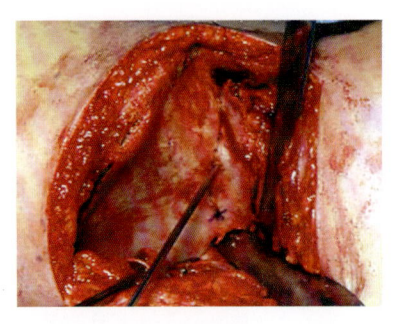

技术图7 右髋部术中照片，左侧为患者头部并完全显露外侧髂骨，Hohmann拉钩置于切迹后方，导丝于截骨上方，"x"标记于切迹前1cm。在用骨凿截骨和撬开截骨时，看清切迹很关键。

截骨

- 在髂骨外侧壁进行弧形截骨，起始于髂前下棘上方，止于坐骨切迹前方1~1.5 cm处，髂骨截骨的精确水平由髋臼陡度决定，通常位于关节囊上方1~2 cm处。
- 在截骨最头部插入1根导针，从三角软骨水平支上方穿出。导针在透视下插入，根据情况调整至三角软骨末端。根据导针在髂骨上画线，以便在截骨时指导骨凿截骨（技术图8A~D）。
- 用宽0.25 in或0.5 in（0.64 cm或1.3 cm）的直骨刀按导针导向进行髂骨内外侧斜行截骨，直达三角软骨髂耻支和髂坐支上方的内侧壁，但保留坐骨切迹和内侧壁后1/3完整性以作为旋转支点（技术图8E、F）。
- 用宽骨刀下撬骨皮质，以获得所需的覆盖范围，也可用一薄牵张器进行操作（技术图8H、I）。
- 前外侧覆盖范围取决于内侧皮质完好程度。
  - 越多的内侧壁保留完好，旋转支点将向前移动更多，并获得更多的外侧覆盖（技术图9A、B）。
  - 越多的内侧壁被切除，旋转支点将向后移动，可获得更多的前壁覆盖（技术图9C、D）。

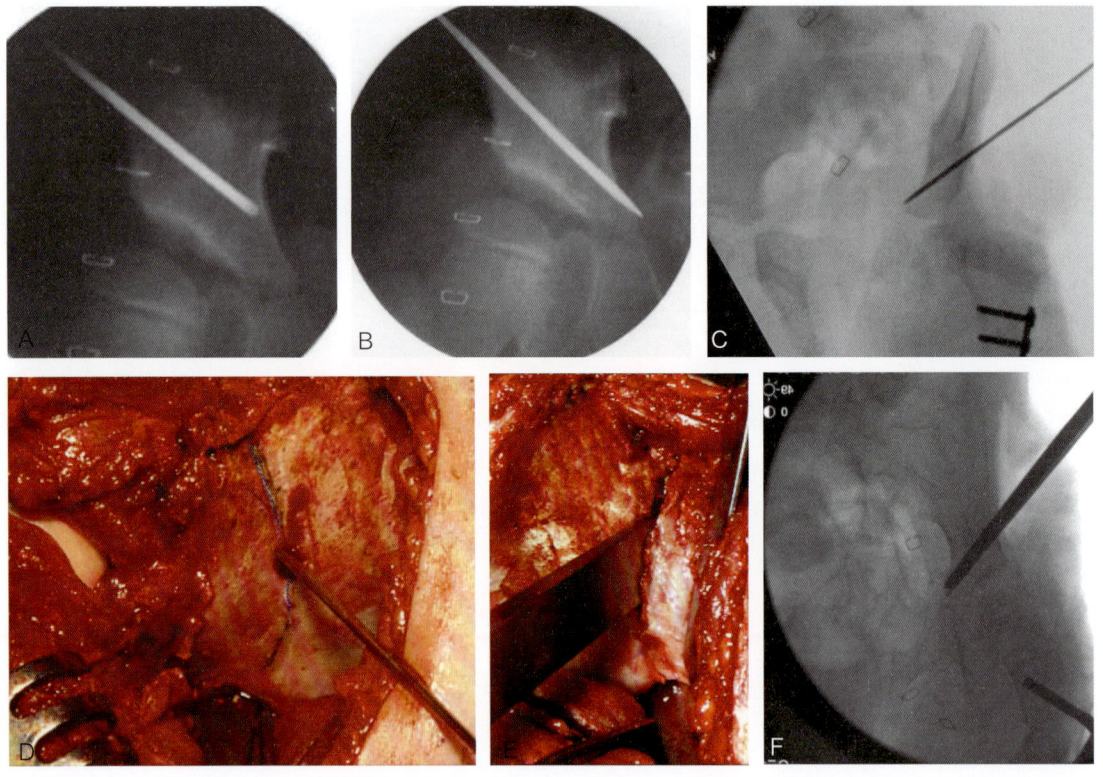

技术图8 A~D. 置入导针。A. 术中透视显示导针初始位置过高。B. 重新定向使导针更倾斜，止于三角软骨上方正确位置。C. 另一种正确的导针位置，是止于三角软骨上方。D. 导针位置和髂骨外侧截骨线（这是左髋关节，患者头部在右侧）。导针常置于截骨最头部，并通过C臂机透视将导针调整至正确平面。依据导针画截骨线，然后从导丝上画出映射线，在髂骨外侧壁进行弧形截骨，起始于髂前下棘上方，止于坐骨切迹前方1~1.5 cm处。E. 右髋部截骨面用1/2 in骨刀。一旦建立正确的截骨面，就要移除导针。通过透视或粗略观察以核对截骨进度。F. 术中透视显示移除导针之前骨凿的正确方向。

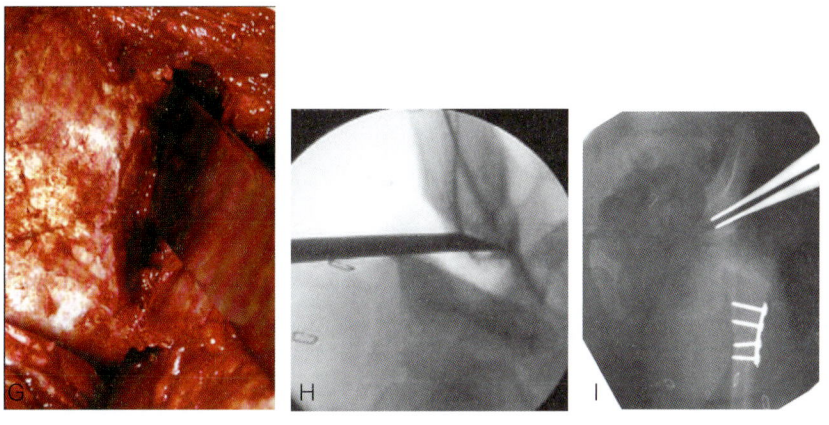

技术图8（续）　G. 右髋部骨刀撬开的截骨。注意图片底部完整的后坐骨切迹，作为旋转支点，为移植骨稳定提供后坐力。H. 术中透视显示骨刀撬开的截骨。I. 薄牵张器打开截骨的例子。

安放移植骨和关闭切口

- 源于自体或异体的三角形或梯形楔形骨用于保持截骨开放。自体楔形骨取自同时进行的股骨缩短截骨或髂嵴。而冰冻的腓骨同种异体骨更适合于需要较大块移植骨的情况（技术图10A～D）。
- 楔形骨插入的方式是将最大的移植骨置于最需覆盖处，然后根据需要插入更小的移植物来修复缺损（技术图10E～G）。
- 由于完整的坐骨切迹在截骨部位产生固有的反冲力，保持移植骨稳定，常不需要内固定。
- 用缝线将肌肉重新固定于髂突，常规缝合切口。
- 最后髋部用脊柱石膏固定。

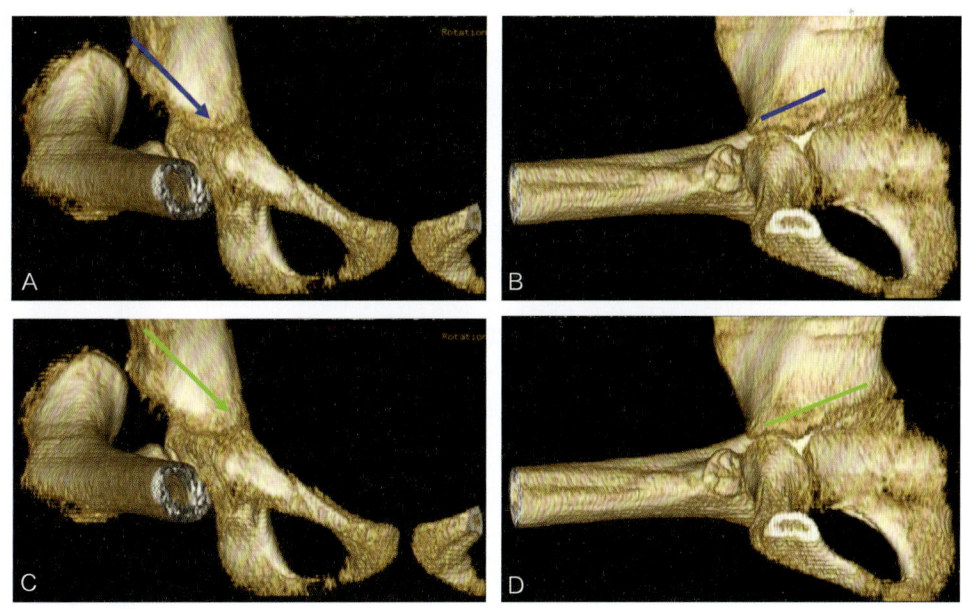

技术图9　术前三维CT重建。从前斜方向观，蓝色箭头表示截骨方向，使髂骨内壁的截骨前终点保留内壁后2/3完整，从而改善外侧覆盖（A）。从骨盆内侧观，蓝色线表示当强调外侧覆盖时内侧皮质截骨量（B）。当需要更多的前侧覆盖，更多内侧皮质被切断。绿色箭头在前视图上指向更后侧终点（C）。从内侧面观，绿色线表示当强调前侧覆盖时内侧皮质的截骨程度（D）。

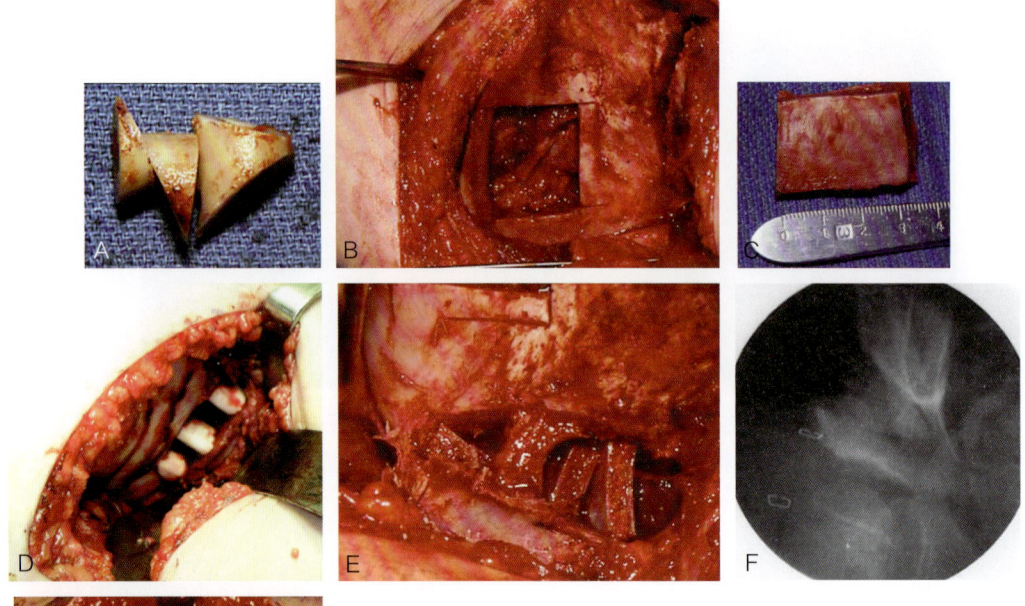

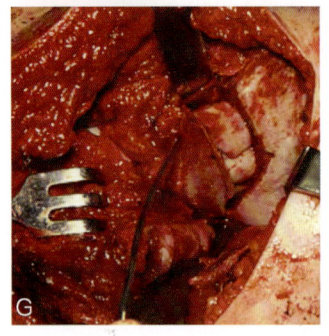

技术图10　骨移植。可用源于自体或异体的三角形或梯形楔形骨。其尺寸依赖于截骨移动量和剩余间隙大小。通过股骨缩短（A）或截取双皮质髂嵴（B、C）获得自体楔形骨。D. 冰冻腓骨切成梯形更适合于较大间隙的情况。最大的移植骨置于所需的最大覆盖处。只要坐骨切迹不被破坏，移植骨经打击后会较稳定，常不需要内固定。E～G. 其他移植骨病例。E. 右髋3个稳定的梯形双皮质髂嵴移植骨。F. 术中透视移植骨图像。G. 自体股骨移植的使用。

要点与失误防范

坐骨切口显露不充分	• Dega截骨术中如果不显露坐骨切迹，Hohmann拉钩未插入切迹，且未在距切迹至少1 cm处停止截骨，就可能导致移植部位不稳定和无法重塑髋臼等不良情况
外侧覆盖缺乏	• Dega截骨较斜行截骨，起始于髂骨更高位置，且内侧壁切口长度远小于外侧壁 • 这有助于截骨部分围绕于更内侧支点进行旋转，提供更多的外侧覆盖
前侧覆盖缺乏	• Pemberton截骨术中内外侧壁截骨应在同一水平面，且长度相同。Dega截骨术中内侧壁截骨可能略短（不小于外侧壁截骨长度的75%）。这有助于两种截骨围绕于更后侧支点进行旋转，提供更多的前侧覆盖
移植骨松动	• 用骨凿为移植骨开槽 • Pemberton：用Kocher钳检测移植骨的稳定性。如果不稳定，需要用克氏针临时固定截骨，且克氏针必须留在关节外 • Dega：最大块移植骨置于最需要覆盖的区域，其中移植骨的外侧皮质应埋于髂骨的外皮质下
髋臼受损	• 如果不在透视下仔细引导，骨刀可能直接进入髋臼，造成重大损伤
前侧覆盖过度	• 对于长期半脱位或明显后倾的患者，前侧覆盖在后期可能导致后侧髋臼更加不稳定

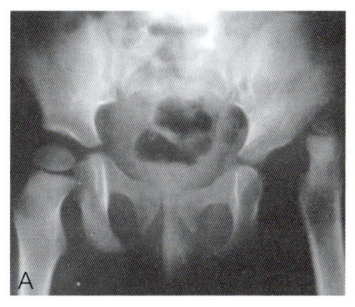 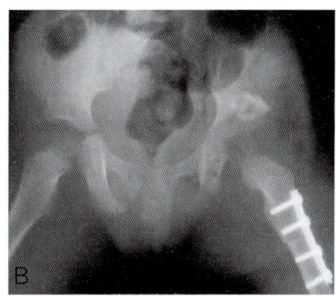 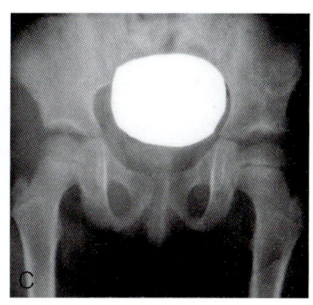

图5 Dega截骨术联合前方切开复位和股骨短缩的幼儿病历。A. 术前X线片显示髋关节完全脱位。B. 切开复位、股骨短缩和Dega骨盆截骨术后即刻拍摄X线片。C. 3年随访显示髋臼覆盖效果非常良好。

术后处理

- 患者几乎全部接受6～12周的髋人字形石膏治疗。如果这是一个分阶段的手术，在行二次手术时，患者应该保留一半的髋人字形石膏。
- 影像学检查以确保移植骨没有发生移位。
- 一旦影像学证实移植骨处良好愈合，可以开始4周以上的渐进性负重。
- 随访至患儿成年，以发现缺血性坏死，并确保股骨头有足够的髋臼覆盖。
- 在制动后，通常不需要物理治疗来恢复活动性。

结果

- Permberton截骨术可为儿童，尤其4岁以下儿童提供良好的长期髋臼矫正[3,7,8,12,13]。
  - 该截骨术对神经肌肉型发育不良的患者也很有效[10]。
- Dega截骨术已成功应用于治疗髋关节发育不良和神经肌肉型发育不良（图5）。
  - 几项研究发现，该手术对小于6岁的患儿有很好效果，但对较年长患儿的效果不确切[4,9]。

并发症

- 关节僵直。
- 半脱位或脱位。
- 股骨或髋臼发育不良的后期复发。
- 三角软骨闭合。
- 软骨溶解。
- 股骨头缺血性坏死。

（鲍琨 译，秦晖 审校）

参考文献

[1] Dega W. Osteotomis trans-iliakalna w leczeniu wrodzonej dysplazji biodra. Chir Narzadow Ruchu Ortho Pol 1974;39:601-613.

[2] Dega W, Krol J, Polakowski L. Surgical treatment of congenital dislocation of the hip in children; a one-stage procedure. J Bone Joint Surg Am 1959;41-A(5):920-934.

[3] Faciszewski T, Kiefer GN, Coleman SS. Pemberton osteotomy for residual acetabular dysplasia in children who have congenital dislocation of the hip. J Bone Joint Surg Am 1993;75(5):643-649.

[4] Grudziak JS, Ward WT. Dega osteotomy for the treatment of congenital dysplasia of the hip. J Bone Joint Surg Am 2001;83-A(6):845-854.

[5] Kessler JI, Stevens PM, Smith JT, et al. Use of allografts in Pemberton osteotomies. J Pediatr Orthop 2001;21:468-473.

[6] Ozgur AF, Aksoy MC, Kandemir U, et al. Does Dega osteotomy increase acetabular volume in developmental dysplasia of the hip? J Pediatr Orthop B 2006;15:83-86.

[7] Pemberton PA. Pericapsular osteotomy of the ilium for the treatment of congenital subluxation and dislocation of the hip. J Bone Joint Surg Am 1965;47:65-86.

[8] Pemberton PA. Pericapsular osteotomy of the ilium for the treatment of congenitally dislocated hip. Clin Orthop Relat Res 1974;(98):41-54.

[9] Reichel H, Hein W. Dega acetabuloplasty combined with intertrochanteric osteotomies. Clin Orthop Relat Res 1996;(323):234-242.

[10] Shea KG, Coleman SS, Carroll K, et al. Pemberton pericapsular osteotomy to treat a dysplastic hip in cerebral palsy. J Bone Joint Surg Am 1997;79(9):1342-1351.

[11] Slomczykowski M, Mackenzie WG, Stern G, et al. Acetabular volume. J Pediatr Orthop 1998;18:657-661.

[12] Vedantam R, Capelli AM, Schoenecker PL. Pemberton osteotomy for the treatment of developmental dysplasia of the hip in older children. J Pediatr Orthop 1998;18:254-258.

[13] Wada A, Fujii T, Takamura K, et al. Pemberton osteotomy for developmental dysplasia of the hip in older children. J Pediatr Orthop 2003;23:508-513.

第 105 章 髋臼上唇支撑（加盖）术治疗 Perthes 病

Labral Support (Shelf) Procedure for Perthes Disease

J. Richard Bowen

定义

- 髋臼上唇支撑（加盖）术已经应用于 Legg-Calvé-Perthes 病（Perthes 病）Waldenström 分期股骨头坏死或碎裂期，股骨头已发生变形或面临变形风险的患者[6,12]（图1）。
- 髋臼上唇支撑（加盖）术的概念包含以下几点[6,12]：
  - 通过将坏死的股骨骺减少到髋臼中来消除铰链半脱位并改善股骨头覆盖（遏制治疗）。
    - 在骶骨支撑架骨性成熟期间维持髋臼中坏死性股骨骨骺的收容，通常会在固定6周后成熟，并且需要1个月的白天拐杖行走和夜间外展支撑锻炼。
    - 长期遏制是必要的，直到股骨骺侧面的重新定位。成熟的拉力支架（架子）通常会保持长期遏制，但是任何遏制的损耗都需要进行修复。
  - 支撑髋臼上唇阻止髋臼变形（股骨头对髋臼的撞击）。
  - 准备架子（双侧支撑）为股骨头再骨化以后支撑骨的重吸收做准备。
  - 刺激髋臼的发育及股骨头的重塑形。
- 在 Waldenström 分期的重复化和重塑阶段，试验性支撑（架）不能有效地恢复变形股骨头的球形度[12]。

解剖

- 股外侧皮神经后支。
  - 股外侧皮神经起自第2、3腰神经，并且横过腰肌的外侧边缘，倾斜地穿过髂肌，在腹股沟韧带下通过，并且分成前后分支。
  - 后支横跨缝匠肌下方，并从髂前上棘下方1~2 cm处离开阔筋膜。
  - 支配自股骨大转子至大腿中部水平前外侧的皮肤感觉。
  - 用于髋臼加盖术的比基尼皮肤切口内侧段非常接近股外侧皮神经后支，需要注意保护。
- 上唇位于髋臼的外侧缘，包含髋臼内侧的软骨及外侧的纤维软骨和纤维组织。
  - 髋臼上唇的骨化中心的生长有助于髋臼深度的增加，所以在上唇支撑的过程中切勿损伤。
  - 成年人的髋臼平均宽度是5.3 mm（标准差2.6 mm）。
  - 髋臼的前方及上方较后方略宽。
  - 不包括臼唇的髋臼表面积是 $28.8\ cm^2$，包括臼唇为 $36.8\ cm^2$。

发病机制

- Perthes 病为未成年人髋关节的股骨头骨骺及骨化中心发生坏死致病。
  - 坏死组织逐渐被吸收并被新生骨所代替。
    - 在这个过程中，骨骺可能会发生变形，股骨近端的发育也可能会迟缓。
- Perthes 病的发病年龄一般在4~8岁，但从2岁至成年均有发生。
- 男女发病比例为4∶1，且双侧同时发病的占17%。
- 决定 Perthes 病预后的主要因素有以下几点：

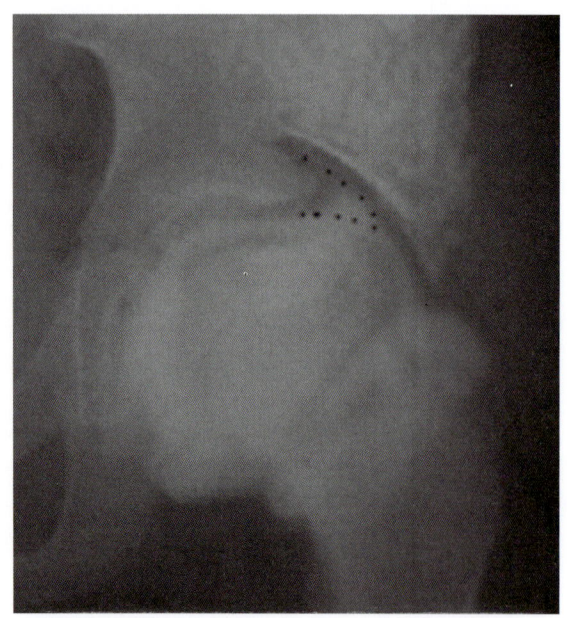

图1 髋关节后前位 X 线片显示，髋臼上唇支撑术应用于 Perthes 病患者。支撑骨通过支撑髋臼上唇增大髋臼角度，加大髋臼窝以阻止股骨头骨骺向上半脱位。

- 发病年龄：小于6岁者比年龄大的有更好的结果，11岁以后发病的结果最差[27]。
- 股骨头骨骺的坏死程度：股骨骺全部或接近完全坏死时结果较差[3,4]。
- 骨骺骨化中心的早闭合[1,2]。
- 股骨头的创伤性变形及髋关节持续的僵硬状态。
- 患儿髋关节发育成熟后，髋关节可能发育正常，也可能会发生下列4种畸形的一种：髋膨大、髋短小、不规则髋及关节内游离体形成。
- 患儿成年后，畸形的髋关节将逐步发展为退行性关节病。
  - 约50%的Perthes病患者在60～70岁时，均发展为严重的退行性关节炎[15-17,23]。

自然病程

- Waldenstrtim[25,26]描述Perthes病为连续的4期（后被改良为以下4期）：坏死期、碎裂期（再吸收期）、再骨化期及重塑形期。
- 坏死期发生于股骨头骨骺梗死形成后，并持续约6个月。
  - 股骨头骨骺梗死形成后，患儿一般没有不适症状，但骨坏死区发生软骨下骨折，髋关节敏感性增高[22]（图2）。
  - 髋关节内渗出逐渐增多，髋关节间隙开始增宽。
  - 髋关节开始感觉疼痛，并发生内收-屈曲-外旋挛缩畸形。
- X线片上坏死骨的吸收表明碎裂期（再吸收期）的开始。
  - 骨骺血管逐渐再形成，通常发生在骨骺的前外侧区。
  - 接下来的几个月，坏死骨被吸收，骨骺可能开始发生变形、股骨头发生半脱位及髋臼边缘头-臼撞击（交锁式半脱位）。
  - 在碎裂期，骨骺外侧柱的高度与疾病预后及成年后的退行性关节炎的发生概率密切相关（表1）[10]。
- X线片上新生骨的形成表明再骨化期的开始。
  - 梗死发生后12～14个月，骨骺内新生骨开始形成，一般在前外侧区开始出现。
  - 一旦骨骺前外侧柱完成再骨化，骨骺形变过程一般就停止进展了[24]。
  - 再骨化过程一直持续到整个骨骺骨化完成，约需4年。
- 重塑形期从再骨化过程结束一直到骨骼发育成熟。
  - 股骨头骨骺随着生长可能再次发育成球形。
  - 骨骺的过早闭合可能导致肢体短缩或股骨颈畸形。
- Perthes病导致的髋部畸形包括髋膨大、髋短缩（骨骺早闭）、不规则髋（非球形髋或头臼不匹配导致头臼创伤的发生）及关节内软骨性游离体形成[8,27]。
- Stulberg等[23]将Perthes病髋关节分为5类，以判断成年后髋关节炎的预后情况（表2）。

表1 外侧柱分类

组别	股骨头骨骺外侧柱丢失高度	预后
A	无	优
B	<原高度的50%	良
C	>50%	差

经允许引自Herring JA, Neustadt JB, Williams JJ, et al. The lateral pillar classification of Legg-Calvé-Perthes disease. J Pediatr Orthop 1992;12:143-150; Herring JA, Kim HT, Browne R. Legg-Calve-Perthes' disease. Part I: classification of radiographs with use of the modified lateral pillar and Stulberg classifications. J Bone Joint Surg Am 2004;86-A(10):2103-2120。

表2 Perthes病Stulberg髋关节分类

组别	髋关节描述	预后
I	正常	优
II	股骨颈高度丢失而股骨头骨骺仍保持球状	优
III	股骨头呈椭圆形	成年后发生关节炎
IV	股骨头扁平，头臼匹配	早期发生关节炎
V	股骨头扁平，且头臼不匹配	早期发生关节炎

经允许引自Stulberg SD, Cooperman DR, Wallensten R. The natural history of Legg-Calvé-Perthes disease. J Bone Joint Surg Am 1981;63(7):1095-1108。

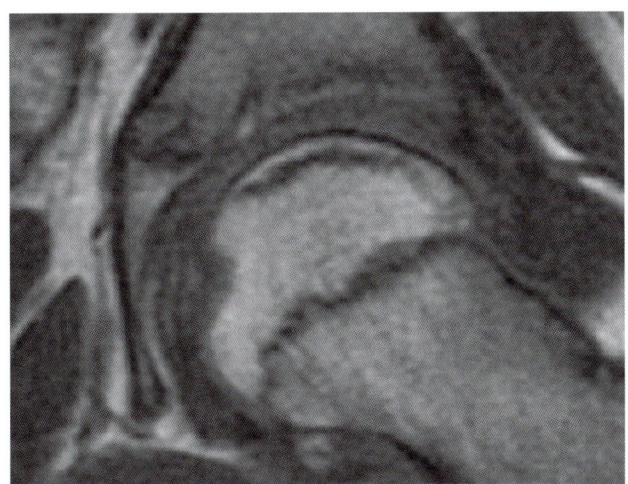

图2 Perthes病患髋的CT扫描显示骨骺的坏死骨及软骨下骨折。

病史和体格检查

- Perthes 病在儿童中常表现为髋关节、大腿或膝关节的急性或慢性疼痛。常伴有跛行和髋关节僵直。
- 疼痛轻微，常表现为晨起时或髋关节外展时出现，但行走时疼痛不明显。
- 发病的前几个星期时间常见疼痛性跛行步态，由于髋关节屈曲-内收挛缩畸形而呈髋关节僵硬步态。
- 髋关节屈曲-内收挛缩畸形导致外观上的患肢短缩、骨盆部的轻压痛及步幅减小。
- 臀部、大腿及膝关节常见肌肉萎缩。
- 临床体征包括托马斯征阳性（髋关节屈曲挛缩）及滚木试验阳性（髋关节内旋减少）。
- 发病早期身高生长减慢，但治愈后可恢复正常。

影像学和其他诊断性检查

- 确诊该病主要依靠后前位及蛙式位X线片。
- 发病早期（Waldenström分期法），X线片显示：
  - 关节腔内下方间隙增宽。
  - 股骨头向外侧移位[19]。
  - 软骨下骨折[22]。
  - 骨骺密度增高。
  - 股骨近端小的骨骺影。
- Waldenström分期的再吸收期（或碎裂期），坏死的硬化骨逐渐开始消除，股骨近端骨骺可能发生变形。
  - 随着再骨化过程的进展，股骨近端骨骺密度可恢复正常，而股骨颈变宽。
  - 股骨近端骨骺可能会提早闭合[2]。
- 在X线片无明显改变之前，骨扫描或MRI经常能明确诊断。
  - 在坏死早期，骨扫描显示股骨近端骨骺反应冷区。
    - 随着早期的血管再通（Waldenström碎裂期），骨扫描能比X线片更早的显示血管的长入。
  - MRI能清楚地显示该病早期骨骺坏死，但骨髓水肿与坏死区不能等同混淆。
    - 发病早期，可观察到滑膜炎、骨骺软骨的塌陷变形，还可确定股骨头半脱位的程度（图3）[18]。
  - 在碎裂期及再骨化期，可见明显的血管长入。
- CT扫描可清晰显示骨质情况，尤其是对观察后期的重塑形期及成年时的头-臼匹配情况更有帮助。
- 在发病的第1年，手骨骨龄较正常是减低的。

鉴别诊断

- 中毒性滑膜炎（应激性髋关节综合征）。

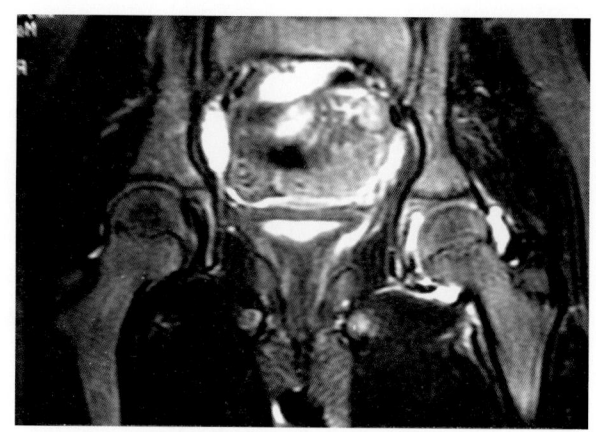

图3 Perthes病患髋的MRI显示股骨头外侧半脱位、滑膜炎及头-臼撞击区（交锁式半脱位）。

- 感染性关节炎，如莱姆病或结核病。
- 明确病因的缺血性坏死，如镰状红细胞病、血红蛋白病、Gaucher病、创伤性及激素性骨坏死。
- 关节炎，如风湿热。
- 多发性骨骺发育不良。
- 肿瘤，如成软骨细胞瘤、白细胞过多症及淋巴瘤。
- 股骨头骨骺滑脱（滑脱前期）。

非手术治疗

- <6岁的儿童，若股骨头骨骺尚未严重塌陷，预后良好，不需手术治疗[1]。
  - 应用非麻醉性镇痛药及扶拐可减轻疼痛。
  - 应用物理疗法可治疗髋关节强直，强调髋关节的外展、内旋及伸直运动。
- 股骨头骨骺坏死范围<50%的患儿通常预后也较好，一般不需手术治疗。
  - 年龄超过11岁的患儿除外，其股骨头骨骺即使坏死范围<50%，但骨骺变形可能继续进展（部分塌陷）[9,21,27]。

手术治疗

- 手术指征。
  - 股骨头骨骺坏死范围超过50%。
  - 6~11岁患儿：年纪小的患儿即使非手术治疗亦可恢复良好，而青少年则重塑已变形股骨头的能力差。
  - Waldenström分期的坏死期或碎裂期。理想的手术时机是在股骨头骨骺发生明显的变形之前。
  - 轻度半脱位伴交锁式撞击（头-臼撞击）。
- 相对指征。
  - 年龄超过11岁的患儿伴有轻微的股骨骨骺塌陷：这些大龄儿童没有足够的生长期来重塑股骨骨骺。

- 年龄<6岁的患儿伴有明显的股骨骨骺塌陷：一般<6岁的患儿无需治疗亦可恢复良好，但有此严重病例，治疗是有必要的。
- 股骨骨骺塌陷伴头-臼撞击的患儿：手术可能对重塑股骨头有利，但手术效果难以预测。
- 禁忌证。
  - 无法完全复位的半脱位。
  - <6岁的患儿（无需治疗亦可恢复良好）。
  - 股骨头骨骺坏死范围<50%（一般无需治疗亦可恢复良好）。
  - 患儿年龄太大无法完成髋臼的过度发育：11岁以上的患儿手术治疗有弊无利。

体位

- 患者采取仰卧位，患侧肩背部垫高以抬高患髋。
- 软垫只垫起肩背部即可，不要垫至患侧髋关节下方。
- 整个下肢及髋关节消毒，无菌巾前至前正中线，后至后正中线，上至肋弓下缘。

入路

- 髋臼上唇支撑术入路的肌间隙是阔筋膜张肌和缝匠肌、股直肌之间。
- 在髂前下棘水平，解剖出臀小肌起点（髂肌的臀下线）。
- 会发现一个髂翼为内缘、髋关节囊为下缘、臀小肌为外缘组成的三角形间隙。
- 采用该入路，不需从髂翼剥离髋外展肌止点，从而可保护髋关节的外展力量不受影响。
- 反折的股直肌腱拉向外侧，用来固定支撑髋臼上唇的骨移植块[20]。

关节造影术

- 关节造影术可用来确定股骨头半脱位的复位及头臼撞击情况。
- 由于关节腔被造影剂显示出来，通过影像增强器可观察到股骨骨骺的变形程度及半脱位。
- 下肢外展可观察到外展股骨头的交锁区。
  - 在许多病例中，变形的股骨头卡在髋臼上唇外缘，阻碍股骨头的复位（技术图1A～C）。
- 髋关节内下方间隙较宽造影剂聚集，且髋臼上唇外缘随着下肢的外展而向上变形。
  - 在这些病例中，可采用内收肌切口行内收肌切断术。
- 然后，反复地外展患肢以确定交锁式半脱位已矫正（即股骨头骨骺的承重面已复位到髋臼内）。
- 当股骨头的变形区（承重区）位于髋臼外缘下方（包含在髋臼内），就可认为关节已复位，关节内侧间隙恢复正常且髋臼上外侧缘无变形。
- 若髋关节已复位（技术图1D），可进行接下来章节介绍

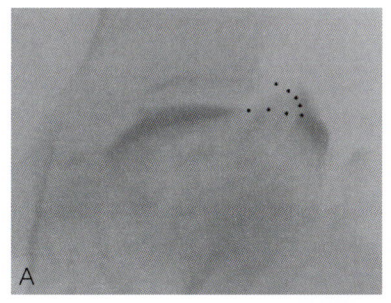
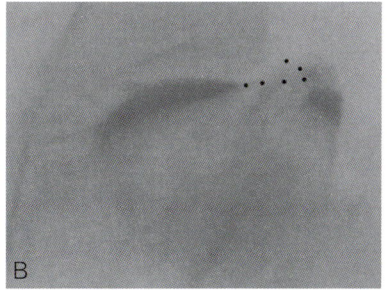
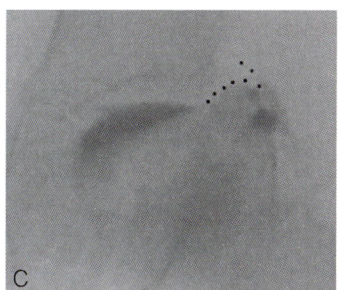
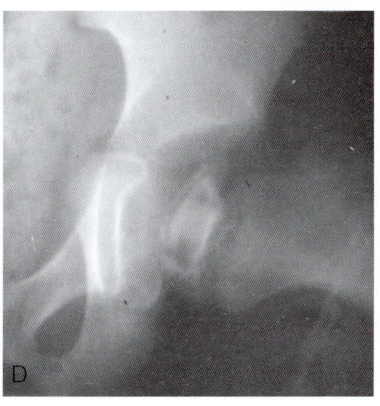

技术图1 A～C. Perthes病患髋造影术显示，在患肢逐渐外展过程中不规则的股骨头使髋臼上唇发生变形。D. Perthes病患髋前后位X线片显示，随着下肢的外展，股骨头骨骺包含在髋臼内。

- 的骨支架的操作。
- 若复位不完全，可采用内收肌切口行关节囊下方切开，然后再尝试复位。
- 若复位仍不成功，笔者推荐停止复位，术后患肢行皮牵引或双侧髋关节外展位石膏直到关节复位。
- 通过术后几日的患肢逐渐外展，直到髋关节的完全复位。
- 然后患儿再进入手术室进行骨支撑的手术。

切口及浅层解剖

- 切口起自髂前上棘下方1 cm处，沿皮肤Langer线向外侧延长约3 cm（技术图2）。
- 使用Cobb骨膜剥离器在阔筋膜张肌和缝匠肌、股直肌间隙分离。
  - 髋外展肌在髂嵴外侧壁的起点不予剥离，从而可保护髋关节的外展力量不受影响。
- 沿髂翼使用骨膜剥离器在骨膜下剥离宽约3 cm，向下可发现恰位于髋关节上方的臀中肌与臀小肌间隙，用影像增强器定位骨膜剥离器于髋臼外缘上方1 cm平面。

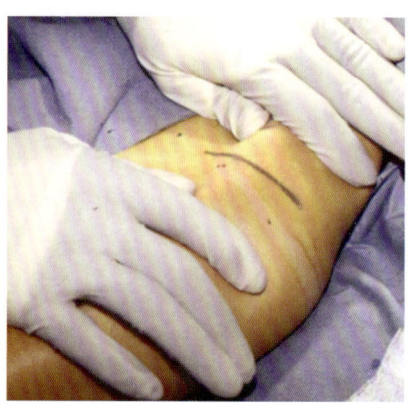

技术图2　比基尼切口。

深层解剖

- 若应用关节镜协助完成下面的操作是很有帮助的。
- 沿髂骨翼骨膜下剥离向下一直到髋关节囊，从髂前下棘显露至坐骨切迹。
  - 注意不要损伤髋臼外缘的上唇生长软骨。
- 将止于髋关节囊的股直肌腱反折头拉向外侧保护，以备后面用来固定骨支撑架。
- 显露髋关节囊：前面到髂前下棘水平，后面到坐骨切迹，向外侧约2 cm。
  - 显露髋关节囊时，不要损伤髋臼外缘的骨化中心（关节囊可能会增厚，但绝不会变薄）。

开槽与取骨

- 骨支撑架位置定位在髋臼外缘上唇骨化中心上方约3 mm处，相当于髋关节囊在髂骨的止点水平，术中可用X线透视机定位确认（技术图3A）。
- 应用Stahdi[20]报道的方法在定位的水平开槽，使用3.8 mm钻头在髋臼边缘钻一排1 cm深的小洞（技术图3B）。
  - 应向上约成20°角开洞，并向前后扩孔以开洞充分。
  - 一定注意不要损伤髋臼软骨边缘的骨化中心。
- 使用骨凿、窄咬骨钳或电动钻孔器（或联合应用）将前面开洞，连成一个深约1 cm向头侧呈15°角的骨槽。骨槽的下壁就是髋臼软骨下骨，应恰在髋关节囊止点水平（技术图3C）。
- 自体骨移植物是从先前暴露的髂骨外壁获得的，该外壁优于槽并且位于臀中肌下方。
  - 骨条一般约1.3 cm×1.3 cm×1.5 cm大小，并修剪成3根条形备用。

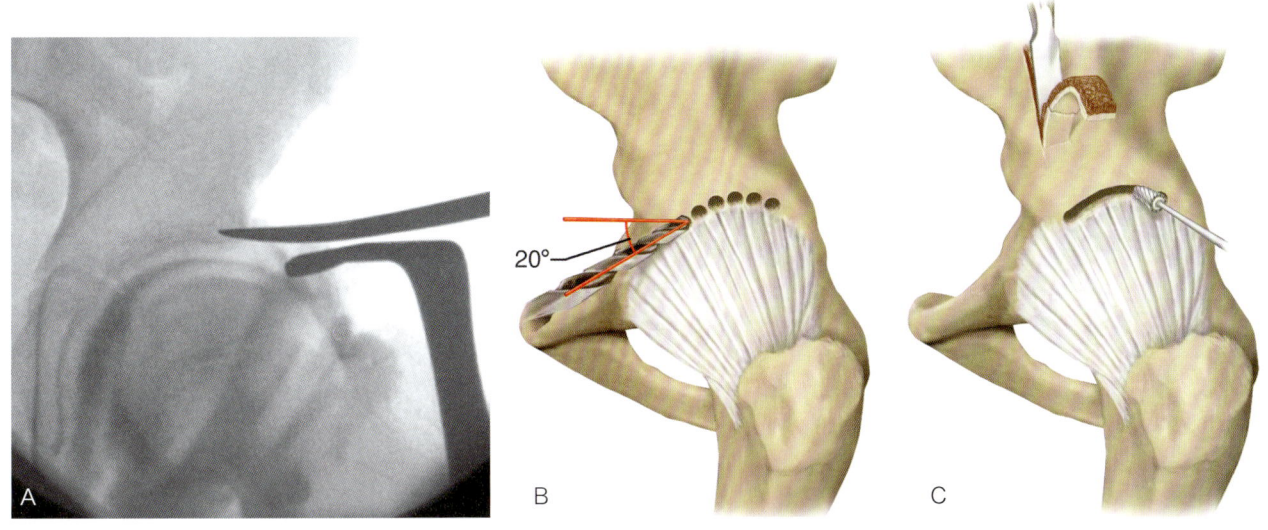

技术图3　A. 术中X线透视机使用金属标记物定位确认骨支撑架位置，该水平恰是髋臼上唇的骨化中心区上方。B. 开槽时，在股直肌腱（已反折）髋臼边缘止点处，钻一排1 cm深且向上倾斜的小洞。C. 使用钻孔器、骨凿或窄咬骨钳将前面开洞连成一个深约1 cm的骨槽，用骨凿在髂骨翼外侧壁取骨松质和骨皮质备用。

植骨支撑

- 在髋关节囊外部纤维上预置几根可吸收缝线（通常3根即可），用来固定移植骨块。
- 患肢外展45°，变形的股骨头再次复位至髋臼（完全包含在内），并应用影像增强器确认复位。注意：股骨头必须完全复位至髋臼内，没有交锁半脱位，没有髋臼上唇变形，没有头-臼撞击。
- 患肢保持外展45°、屈曲15°并旋转中立位一直到手术结束（包括术后的髋人字形石膏也是这个位置）。
- 将移植骨条均匀植入髋关节囊上方的骨槽内，股直肌腱的反折头覆盖在上方，打紧预置的缝线，将移植骨平整牢固的固定（技术图4A）。
- 股直肌腱的反折头固定在移植骨的表面，以加强固定。
- 30～60 mL的移植骨量移植于髋臼上唇上方的骨架内加压而产生额外的支撑作用（技术图4B）。
- 影像增强器观察移植骨应移植范围较大。
  - 支撑支架的作用就是支撑髋臼上唇，在股骨头-骨外侧柱再骨化过程中阻挡股骨头向前外侧半脱位。
  - 注意：由于骨盖仅作为靠臼唇支撑的阻挡并非指望其承重，故骨盖预期会在3年后吸收。
- 当切口分层闭合时，将腿保持在外展（如前所述）、股骨头处于复位的位置。
- 术后一个半髋人字形石膏固定，患肢固定于外展45°、屈曲15°并旋转中立位。

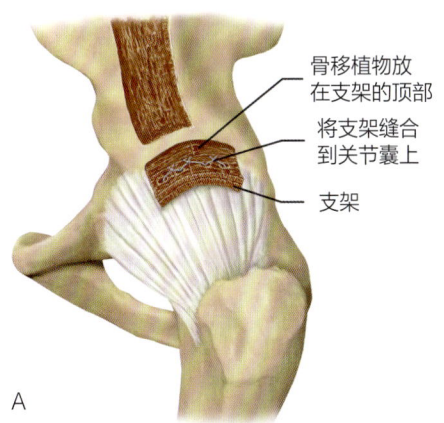

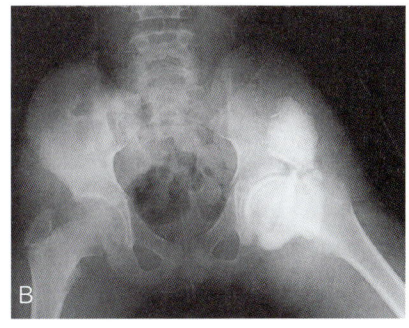

技术图4　A. 移植骨分两层植入关节囊上方的骨槽内，骨条纵行嵌入骨槽，碎骨块横向紧密摆放。将移植骨条均匀植入髋关节囊上方的骨槽内，外侧股直肌腱的反折头覆盖在上方，结实的不可吸收缝线用来固定移植骨至关节囊。B. 前后位X线片显示髋臼上唇植骨支撑术后。

要点与失误防范

创伤小,不需内固定	• 应用关节镜协助完成解剖及骨支架操作是很有帮助
带石膏行走	• 术后疼痛缓解后就可允许患儿在石膏保护下行走
无永久性畸形	• 手术过程对股骨及髋臼均不造成永久性的畸形,术后3年支撑骨架的移植骨可吸收
髋关节复位	• 股骨头完全复位至髋臼内,没有交锁半脱位,没有髋臼上唇变形,没有头臼撞击
不损伤髋臼上唇骨化中心	• 支撑骨架置于髋臼上唇骨化中心上方的髂骨外翼,移植骨的作用是在股骨头骨骺外侧柱再骨化以前阻挡骨头向前外侧半脱位的支撑作用。移植骨不用来承重,一般在术后约3年可吸收
髋关节活动	• 在石膏拆除以后,要保持髋关节良好的外展功能

术后处理

- 术后早期依靠石膏、随后外展挛缩,以及晚间髋外展位软垫来防止髋关节再脱位。后期则主要依靠上唇支撑骨架为主,阻挡股骨头再脱位及关节交锁,一直到股骨头骨骺外侧柱再骨化完成。
- 术后疼痛缓解后就可允许患儿在石膏保护下行走,术后石膏维持6周。
- 拆除石膏后4周内,患儿可拄拐部分负重行走和夜间外展支撑。4周后,可完全负重行走。
- 石膏固定形成的髋关节外展位挛缩,在拆除石膏后估计还能维持约6周。
- 拆除石膏的1个月,晚间应用髋外展位软垫维持外展。
- 应鼓励患儿行髋关节的屈伸及外展功能锻炼,但在拆除石膏后至少6~8周内,不允许患髋的内收运动。
- 髋关节外展功能锻炼来维持髋外展至少45°,一直到股骨头骨骺外侧柱再骨化完成。
- 长期遏制是必要的,直到股骨头骨骺外侧柱再骨化。成熟的唇部支撑(架子)通常会保持长期遏制,但是,任何遏制损失都需要进行修复。

结果

- Domzalski等[6]报道应用髋臼上唇支撑术治疗Perthes病49例。
  ○ 该手术可防止股骨头半脱位、刺激髋臼外缘在垂直方向上进一步生长,并提供临时的骨阻挡,直到移植骨随着时间被吸收,吸收后不会产生股骨颈和股骨大转子与骨支架的撞击(图4)。
- Willett等[28]报道应用髋臼成形术治疗Perthes病20例,并推荐该技术适用于Perthes病Catterall分期Ⅱ、Ⅲ及Ⅳ期。
- Van der Heyden和van Tongerloo[29]报道应用髋臼上唇支撑术治疗Perthes病25例,取得优良结果。
- Kadhim等[12]对观察性研究进行了分析,并得出结论:在坏死和碎裂的早期阶段,加盖关节置换术是一种令人满意的遏制方法,但在重新定位和重塑阶段对于重建是不能令人满意的。
- 其他一些学者也报道了应用类似手术取得令人满意的结果[5,7,9,11,13,14,21,27],但目前尚未见该技术与其他治疗方法的随机的前瞻性的对照研究。

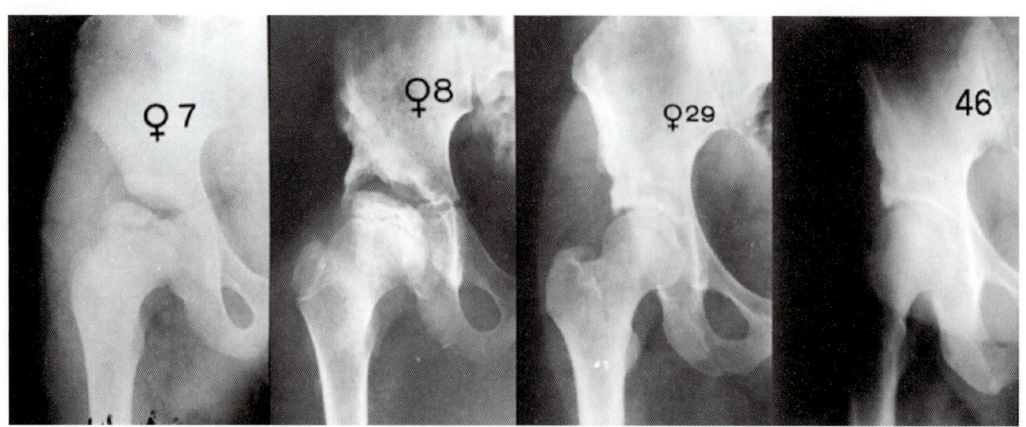

图4 Perthes病患髋前后位X线片显示髋臼上唇支撑术治疗后,股骨头骨骺重塑形,髋臼增宽,支撑骨架开始吸收。

并发症

- 在唇形支架骨性成熟之前,丧失对坏死性股骨骺的遏制(石膏固定后6周通常会成熟,另需1个月的白天拐杖行走和夜间外展支撑)。
- 感染。
- 损伤髋臼上唇生长软骨,将影响髋臼的生长发育。
- 唇形支架(加盖)、移植骨位置移位或放置不当。
- 神经或血管损伤。
- 石膏固定问题。

(阮洪江 译,秦晖 审校)

参考文献

[1] Bowen JR, Foster BK, Wein BK, et al. Legg-Calvé-Perthes disease in patients under six years of age. Orthop Trans 1981;5:446.

[2] Bowen JR, Schreiber FC, Foster BK, et al. Premature femoral neck physeal closure in Perthes' disease. Clin Orthop Relat Res 1982;(171):24-29.

[3] Catterall A. Adolescent hip pain after Perthes' disease. Clin Orthop Relat Res 1986;(209):65-69.

[4] Catterall A. Legg-Calvé-Perthes syndrome. Clin Orthop Relat Res 1981;(158):41-52.

[5] Daly K, Bruce C, Catterall A. Lateral shelf acetabuloplasty in Perthes' disease. A review of the end growth. J Bone Joint Surg Br 1999;81(3):380-384.

[6] Domzalski ME, Glutting J, Bowen JR, et al. Lateral acetabular growth stimulation following a labral support procedure in Legg-Calvé-Perthes disease. J Bone Joint Surg Am 2006;88(7):1458-1466.

[7] Gill AB. Plastic construction of an acetabulum in congenital dislocation of the hip: the shelf operation. J Bone Joint Surg 1935;17:48-59.

[8] Grzegorzewski A, Synder M, Koztowski P, et al. The role of the acetabulum in Perthes disease. J Pediatr Orthop Am 2006;26:316-321.

[9] Herring JA, Kim HT, Browne R. Legg-Calvé-Perthes' disease. Part I: classification of radiographs with use of the modified lateral pillar and Stulberg classifications. J Bone Joint Surg Am 2004;86-A(10):2103-2120.

[10] Herring JA, Neustadt JB, Williams JJ, et al. The lateral pillar classification of Legg-Calvé-Perthes disease. J Pediatr Orthop 1992;12:143-150.

[11] Heyman CH. Long-term results following a bone-shelf operation for congenital and some other dislocations of the hip in children. J Bone Joint Surg Am 1963;45:1113-1146.

[12] Kadhim M, Holmes L, Bowen JR. The role of shelf arthroplasty in early and late stages of Perthes disease: a meta-analysis of observational studies. J Child Orthop 2012;6:379-390.

[13] Kruse MRW, Guille JT, Bowen JR. Shelf arthroplasty in patients who have Legg-Calvé-Perthes disease. J Bone Joint Surg Am 1991;73(9):1338-1347.

[14] Love BR, Stevens PM, Williams PF. A long-term review of shelf arthroplasty. J Bone Joint Surg Br 1980;62-B(3):321-325.

[15] McAndrew MP, Weinstein SL. A long-term follow-up of Legg-Calvé-Perthes disease. J Bone Joint Surg Am 1984;66(6):860-869.

[16] Mose K. Methods of measuring in Legg-Calvé-Perthes with special regard to the prognosis. Clin Orthop Relat Res 1980;(150):103-109.

[17] Mose K, Hjorth J, Ulfeldt M, et al. Legg-Calvé-Perthes disease. The late occurrence of coxarthrosis. Acta Orthop Scand Suppl 1977;169:1-39.

[18] Quain S, Catterall A. Hinge abduction of the hip: diagnosis and treatment. J Bone Joint Surg Br 1986;68(1):61-64.

[19] Richards BS, Coleman SS. Subluxation of the femoral head in coxa plana. J Bone Joint Surg Am 1987;69(9):1312-1318.

[20] Staheli LT. Slotted acetabular augmentation. J Pediatr Orthop 1981;1:321-327.

[21] Salter RB. The present status of surgical treatment of Legg-Perthes Disease. J Bone Joint Surg Am 1984;66(6):961-966.

[22] Salter RB, Thompson GH. Legg-Calvé-Perthes disease. The prognostic significance of the subchondral fracture and a two-group classification of the femoral head involvement. J Bone Joint Surg Am 1984;66(4):479-489.

[23] Stulberg SD, Cooperman DR, Wallensten R. The natural history of Legg-Calvé-Perthes disease. J Bone Joint Surg Am 1981;63(7):1095-1108.

[24] Thompson G, Westin GW. Legg-Calvé-Perthes disease: results of discontinuing treatment in the early reossification stage. Clin Orthop Relat Res 1979;139:70-80.

[25] Waldenström H. The first stage of coxa plana. Acta Orthop Scand 1934;5:1-34.

[26] Waldenström H. The first stage of coxa plana. J Bone Joint Surg 1938;20:559-566.

[27] Wang L, Bowen JR, Puniak MA, et al. An evaluation of various methods of treatment for Legg-Calvé-Perthes disease. Clin Orthop Relat Res 1995;(314):225-233.

[28] Willett K, Hudson I, Cattarall A. Lateral shelf acetabuloplasty: an operation for older children with Perthes' disease. J Pediatr Orthop 1991;12:563-568.

[29] van der Heyden AM, van Tongerloo RB. Shelf operation in Perthes disease. J Bone Joint Surg Br 1981;63B:282.

第106章 骨盆三联截骨术
Triple Innominate Osteotomy

Dennis R. Wenger, Maya E. Pring, and Vidyadhar V. Upasani

定义

- 三联截骨术（TIO）是髂骨、坐骨及耻骨的联合截骨手术，使髋臼以股骨头为中心进行旋转（图1）。TIO比Salter截骨术可提供更大的旋转角度以覆盖股骨头，适用范围更广（严重病例，大龄儿童）。
- 由于这种手术不损伤Y形软骨，所以可以应用在骨骼未发育成熟患儿，而不必担心影响髋臼发育。虽然髋臼的大小和容积没有改变，但围绕股骨头改变了方向后，通过增加了股骨头的有效覆盖面，而增加了承重面积。
- TIO是治疗髋臼发育不良最为常用的一种术式。这种发育不良可能是原发的，或是发育性髋关节异常治疗不彻底的结果[5]。可见于脑瘫、脊髓脊膜膨出、唐氏综合征及Charcot-Marie-Tooth综合征等神经肌肉原因疾病。
- TIO还适用于提高畸形股骨头的覆盖，作为髋臼及股骨头发育不良的联合手术。Legg-Calvé-Perthes病[19]（Perthes病）、股骨头缺血性坏死、骨骺发育不良、败血症后遗股骨头发育不全等股骨头覆盖不良的患者，均可通过TIO来提高股骨头覆盖。
- TIO具有保护股骨头与髋臼间透明软骨的优点。虽然都适用于严重髋臼发育不良及不稳定，但TIO与其他一些通过修复组织（纤维软骨）来恢复关节面的手术大不相同（髋臼上唇支撑术、Chiari截骨术）。

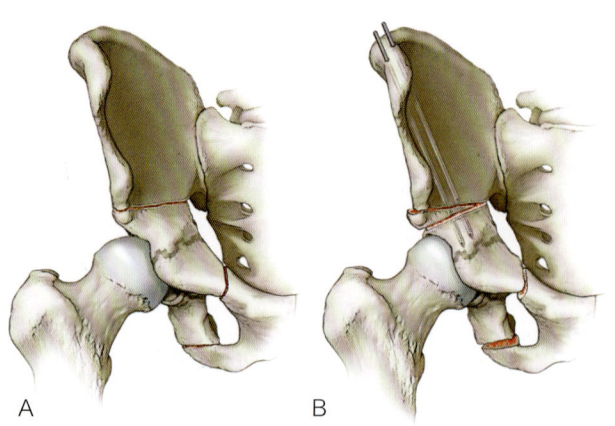

图1 A. 髂骨、坐骨、耻骨截骨术三维结构。B. TIO以股骨头为中心旋转整个髋臼，骨骼未发育成熟患儿也不会损伤Y形软骨。

解剖

- 髋臼是由髂骨、坐骨及耻骨发育而来的，未发育成熟的骨盆通过Y形软骨相连。这种复杂的三翼骨化中心结构，逐渐发育成为一个深凹的稳定髋关节。
- 髋臼顶应能覆盖股骨头。髋臼Wiberg角（股骨头中心至髋臼顶外缘的连线与通过股骨头中心的垂直线之间的角度）应＞25°。
- 股骨头外侧半脱位的程度可通过计算没有被髋臼覆盖的股骨头面积百分比来衡量。
- 髋臼呈半月形凹窝，股骨头周围横切面凹向内方。髋臼发育不良的髋臼呈扁平状，使髋关节内产生剪切力，导致早期的退行关节病。
- 正常髋关节的股骨头呈球形，与髋臼发育完全的凹面相匹配。应用Mose模板（同心圆）可以测量股骨头的球面。Perthes病或缺血坏死的股骨头与健侧对比，可测量出股骨头（外侧柱）塌陷的百分比。股骨头球状外形改变必将影响髋关节的发育，增加关节内的磨损。

发病机制

- 髋臼发育不良：髋臼发育不良的病因有很多。研究表明，父母或同胞患发育不良的儿童并不比一般儿童DDH的患病率高，双胞胎儿童患病高度一致性证实了该病的遗传因素。发育不良与机械因素也有关系。体重较重的婴儿相对发病率较高，考虑可能与其在子宫内发育期间没有足够空间有关。髋臼发育不良还经常并发斜颈畸形与内翻足畸形，这三种畸形均被认为是怀孕期间的发育空间问题。该病似与激素有关。女孩和关节囊过度松弛的婴儿髋臼发育不良发病风险更高。
- Perthes病：Perthes病的发病原因尚不明确，一般认为是儿童期髋关节的原发性缺血引起的。有假说认为是蛋白质C的缺乏导致了血液的高凝状态，被动吸烟等激发血栓因子形成血栓[11]。
- 因为Perthes病患儿均有骨骼发育迟缓，有些学者认为Perthes病可能是全身骨骺发育异常的一种形式。典型的Perthes病患儿肯定有骨骼成熟延迟，发育迟缓的股骨头骨化中心可能不足以保护由股骨颈至骨骺的血管，而诱发缺血性坏死。

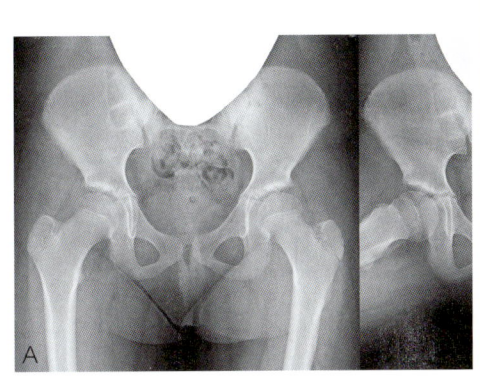
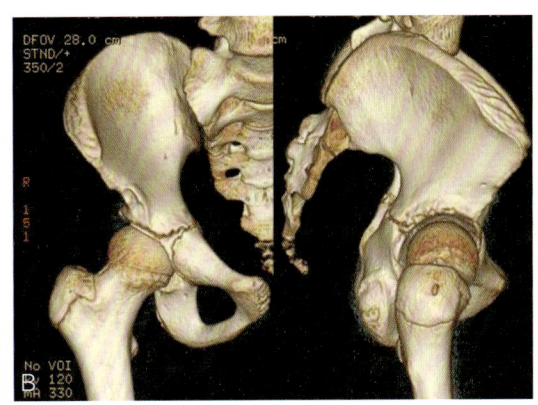

图2　A. 一名患有双侧髋臼发育不良的10岁女孩的骨盆正位和骨盆蛙侧位X线片。该患儿以右侧症状为主。B. 右髋CT三维重建的正侧面观。

自然病程

- 髋关节发育不良。
  - 未经治疗的髋关节发育不良是发生未成年髋关节炎导致早年行全髋关节置换的主要原因。
  - 髋关节异常的剪切应力可导致发生早年骨关节炎。发育不良越严重，发展为关节炎的可能性就越大（图2）。
- Legg-Calvé-Perthes病。
  - 患者的发病年龄早（<8岁）和发病程度轻（Herring分级A）预后良好，残留功能障碍较轻。
  - 发病年龄较大和发病程度较重（Herring分级B或C），其股骨头畸形可能性更大，最终更易发展成早期的骨性关节炎。

病史和体格检查

- 髋臼发育不良。
  - 髋臼发育不良在儿童期及青春期经常是没有症状的。体检时，患髋的外展范围可能减小，或患髋内旋引起疼痛。
  - 这些症状主要是髋关节内增大的剪切力造成的髋臼上唇的创伤和后期的骨关节炎引起。疼痛部位通常在腹股沟处，髋关节外侧或股骨转子部疼痛少见。
- Legg-Calvé-Perthes病。
  - Perthes病主要表现为患侧髋关节或膝关节疼痛，早期可能是间断性疼痛。
  - 严重病例可能伴股骨头半脱位和更严重的疼痛，可见Trendelenburg跛行步态。
  - 程度不等的外展活动范围减少。髋关节完全伸直时，外展功能明显受限（骨盆旋转而不是髋关节外展）表明髋关节交锁，也表明预后不良。

影像学和其他诊断性检查

- 平片：前后位片和蛙式侧位平片可以观察到股骨头的两个相互垂直平面。然而，要同样观察髋臼，必须拍摄髋关节模拟侧位片和前后位片（图3A）。每次均应拍摄双侧髋关节以便双侧对比。
- 笔者建议外科医生亲自参与关节造影，可以评估髋关节畸形及外展交锁，还可以确定术后下肢最佳固定位置（图3B）。
- 三维CT扫描及重建可以更好地显示异常的骨关节结构[2]。
- 髋关节MRI结合关节造影有助于评估髋臼上唇及关节腔情况（图3C）。

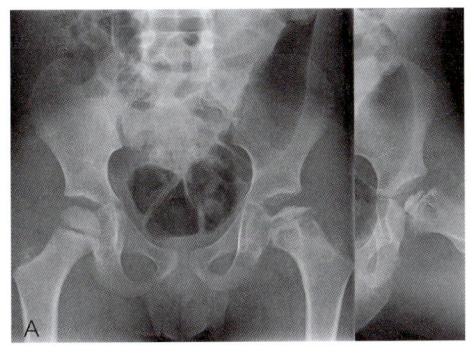
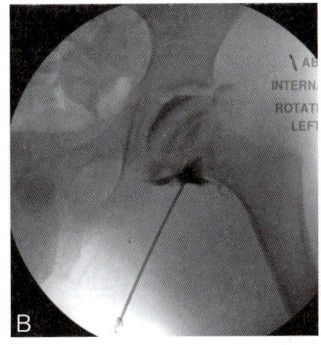
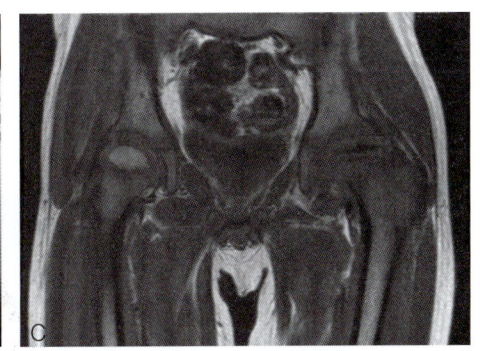

图3　A. 男孩，7岁，患严重的左侧Perthes病，伴半脱位和侧向挤压，曾尝试用包括Petrie石膏在内的保守治疗，图片为骨盆正位和蛙侧位X线片。B. 左髋动态关节造影显示股骨头畸形。C. 骨盆的MRI研究显示，左侧髋关节明显的股骨头挤压。

鉴别诊断

- 髋臼发育不良。
  - 发育性髋关节发育不良(DDH)。
  - 神经肌肉疾病继发的发育不良(如脑瘫、脊髓脊膜膨出及Charcot-Marie-Tooth综合征)。
  - 唐氏综合征等继发的发育不良。
- Legg-Calvé-Perthes病。
  - Perthes病继发的缺血性坏死。
  - 激素性、化疗后、代谢紊乱病、感染及镰刀形红细胞病继发的缺血性坏死。
  - 股骨头覆盖不良伴发的骨骺发育异常。

非手术治疗

- 髋臼发育不良。
  - 从婴儿期到儿童期(一直到18个月)的髋关节发育不良,可以应用Pavlik约束带或髋关节外展矫形器治疗[3]。
  - 对于18个月至5岁的患儿,尽管夜间外展支具偶尔可以应用,但外展支具对髋臼发育不良的改善作用不明显[14]。
  - 大龄儿童的髋臼发育不良一直到出现退行性变或髋臼上唇泪滴征出现一般都没有症状。应用抗炎药及减少活动量可以减轻疼痛,但这些办法不能解决潜在问题,反而可能会掩盖症状延误外科治疗时机。
- Legg-Calvé-Perthes病。
  - 8岁以下及Herring分类A级的患儿可采用保守治疗,预后良好。非手术治疗包括如下方法:减少活动量观察病情变化,髋关节外展功能锻炼,外展支具,经皮长收肌延长术并应用Petrie石膏或支具维持髋关节外展(图4)。
  - 大龄及Herring分类B、C级的患儿需要长时间的Petrie石膏(偶尔应用)或手术治疗。

手术治疗

- 髋臼发育不良。
  - 4岁以下的儿童可以采用非手术治疗,除非髋关节脱位需切开复位或非常严重的发育不良。
  - 4~10岁的患儿可应用改变髋臼方向的截骨术,如通过Y形软骨屈曲髋臼截骨[16]或通过耻骨联合旋转髋臼截骨[12]。
  - 10岁以上至Y形软骨闭合的患儿优先考虑行TIO矫正髋臼畸形。对于Y形软骨闭合后的患儿,TIO仍可应用,但应优先考虑行髋臼周围截骨术,因为该术式可保持髋臼后柱的完整,允许术后早期负重[4]。
- Legg-Calvé-Perthes病。
  - 6~8岁以上或病情严重的患儿可采用不同方式的手术治疗,因为在股骨头骨骺再骨化期间,在生物学上可塑形的股骨头发生半脱位、外展交锁及发展为永久性股骨头畸形之前,通过手术完成股骨头的覆盖。最简单的手术方式是内收肌延长术并Petrie石膏或支具,可单独应用于轻症患儿,或为髋臼限制手术做准备。
  - 髋臼限制性手术包括股骨近端内翻截骨,将股骨头骨骺内翻至髋臼窝内。Salter骨盆截骨术也可应用,但Rab[15]报道指出对于比较严重的Perthes病患儿,Salter截骨术的髋臼旋转角度不够,不足以完全覆盖股骨头。股骨联合Salter截骨术可能效果更佳。
  - TIO使整个髋臼围绕股骨头进行旋转,可以应用在比较严重的病例,且避免了股骨截骨的并发症(跛行或肢体短缩)。髋臼加盖术或Chiari骨盆内移截骨术对于股骨头已严重畸形与髋臼不匹配的患者是更佳的选择。

术前计划

- 髋臼发育不良。
  - X线片及三维CT扫描(如果有的话)能帮助更好地了解髋臼形态及骨髋臼发育不良的位置。
    - 典型的髋臼发育不良位置主要是在前外侧。
    - 神经肌肉障碍的患儿(如脑瘫),由于髋关节周围肌肉力量不平衡及屈曲挛缩,髋臼发育不良位置主要是在后侧[8]。
  - 髋臼发育不良的位置及程度确定后,可制订髋臼旋转截骨术计划。
    - 应避免髋臼旋转过度,因为过度旋转会导致髋臼前外侧的撞击。

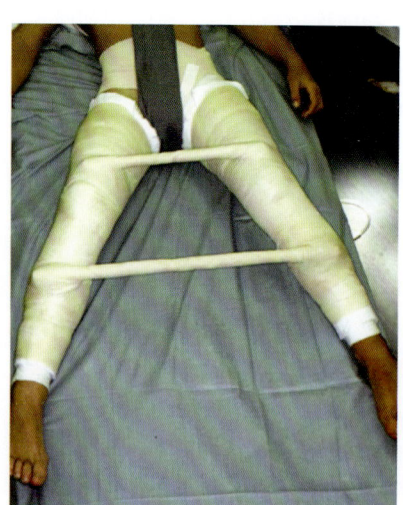

图4 Petrie石膏支具起到限制股骨头作用,常在Perthes病患者行TIO前使用。

- 同时,应避免髋臼外旋,以防髋臼发生后倾(髋臼后倾本身能引起髋关节炎)。
- Legg-Calvé-Perthes病
  - 术前关节动态X线片能帮助如何使髋臼更好地覆盖股骨头。笔者在行髋臼限制手术前,拍摄关节动态X线片及经皮内收肌延长术并用Petrie石膏固定(6周)。

体位

- 患者仰卧于透视床上(图5),导尿管能降低耻骨支截骨时膀胱损伤的风险。
- 患侧躯干下方垫一沙袋使患髋略倾向对侧,更好地暴露患髋。沙袋不要直接垫在骨盆下方,因为沙垫会影响术中透视效果。
- 患侧小腿用无菌巾包裹,内侧消毒过腹正中线,上至乳头水平,后侧至臀部周围,坐骨结节必须在手术消毒区内(图5)。
- C臂机及影像增强器显示屏置于手术者便于观察的最佳位置。

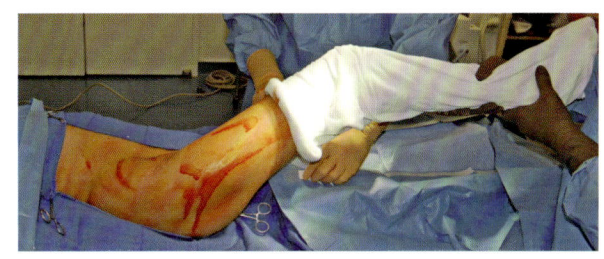

图5　TIO患者体位。

暴露

- TIO(技术图1A)一般做2个切口,一个前外侧切口,一个位于腹股沟区的内侧切口。也可使用3个更小的切口,可以更充分地显露每个截骨处,尤其是对年龄较大的患儿。
- 第1个切口位于髂嵴下方,即Salter截骨术切口(技术图1B)。第2个切口位于腹股沟远端,耻骨上支稍偏下,外侧至长收肌腱起点,内侧至神经血管束。通过该切口可行耻骨支截骨,切口向后延长也可行坐骨截骨。

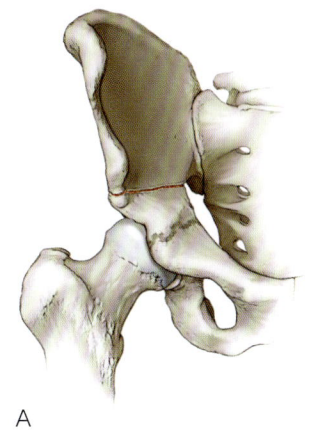 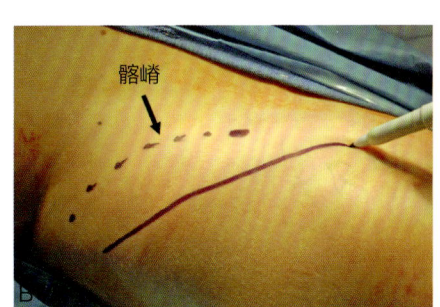

技术图1　A. 第1个截骨是髂骨截骨。B. 髂嵴下方1 cm行Salter截骨术切口。

截骨

髂骨截骨

- 髂嵴下方1 cm行Salter截骨术切口(技术图2A)。从髂前上棘劈开髂嵴软骨骨突向后6～8 cm。可以从髂前上棘向下至髂前下棘开始此操作。
- 使用Cobb骨膜剥离器在髂翼两侧骨膜下剥离至坐骨切迹。特别设计的环形拉钩(Jantek Engineering, Inc., Paso Robles, CA)安置在坐骨切迹可增加显露(技术图2B),经坐骨切迹穿过Gigli线锯(技术图2C)。
- 拉动Gigli线锯致髂骨前方行髂骨截骨,截骨线位于髂前下棘正上方。年龄较大或体胖患者,截骨面比Salter截骨术略向近端,可以留置空间安放Schanz钉以移动髋臼骨块。

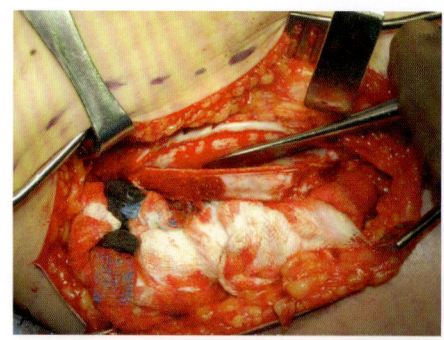
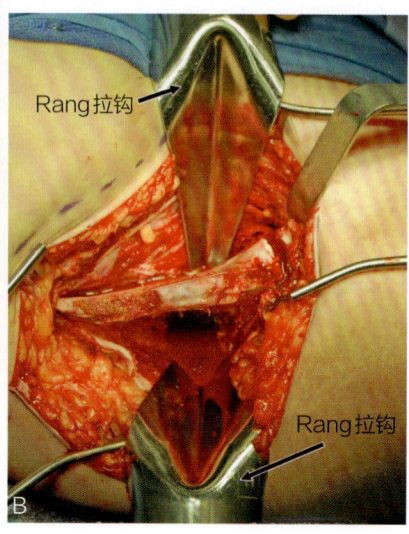
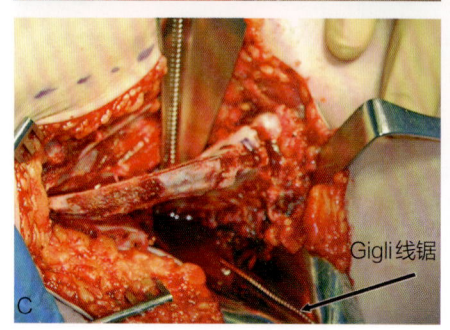

技术图2 右髋外侧观。A. 劈开髂嵴软骨骨突显露髂翼内、外侧至坐骨切迹。B. Rang拉钩安置在坐骨切迹，穿过Gigli线锯。C. Gigli线锯穿过坐骨切迹行髂骨截骨。

腰肌肌内延长术

- Salter切口的外侧端，骨盆内侧结构收缩较紧，分离并牵开髂腰肌，显露出腰肌肌腱，位于髂腰肌肌腹后内侧。
  - 因为股神经恰位于腰肌前方，所以分离腰肌肌腱一定要小心操作。在一把直角钳保护下切断腰肌肌腱，保持肌腹完整以肌内延长。
- 使用湿纱布填塞术口，巾钳临时拉拢切口至其余截骨完成。

耻骨截骨

- 早期的三联截骨技术建议在Salter切口前外侧行耻骨上支截骨。
  - 笔者最初也使用这种方法，但现在采用单独的内侧切口，暴露很容易，并降低血管神经束损伤的风险，前外侧入路过度牵拉所致（技术图3A）。
- 在长收肌外侧、腹股沟皱褶远端1 cm行4 cm的横行切口（平行腹股沟韧带）。
  - 该切口可向内侧及远端延长以显露坐骨（技术图3B）。
- 在长收肌起点外侧分离出耻骨肌，显露出耻骨上支（技术图3C），横跨手术区的大隐静脉应予以保留并向外侧牵开。分离出耻骨支，耻骨支上、下骨膜外安放Hohmann拉钩。
  - 对于初学者，笔者建议开始时行骨膜下耻骨支暴露。

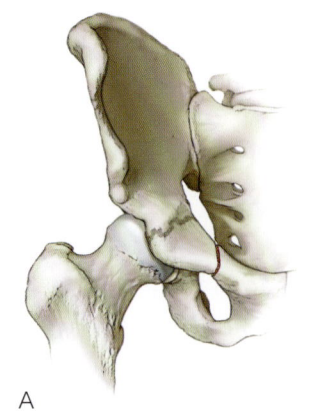
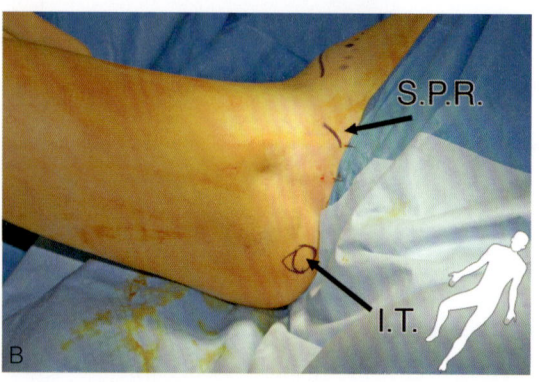

技术图3 A. 第2个截骨是耻骨上支截骨。B、C. 右腹股沟区内侧观。B. 腹股沟皱褶远端行耻骨截骨切口（S.P.R.：耻骨上支；I.T.：坐骨结节）。

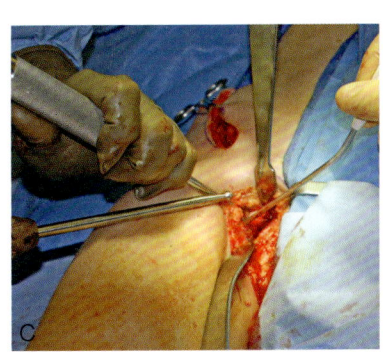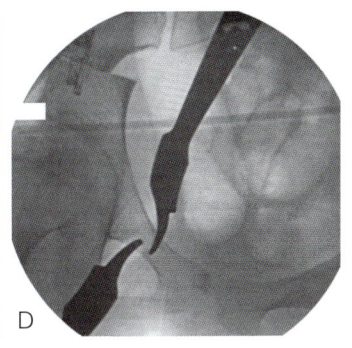

技术图3（续） C. 分离出耻骨支，耻骨支上、下骨膜外安放Hohmann拉钩。D. 术中X线透视确认适当的截骨位置。

- 行截骨前，可用X线透视确认Hohmann拉钩的安放位置，截骨面越靠近髋臼，则髋臼的旋转就越容易（技术图3D）。
- 位置确定后，使用窄咬骨钳或骨刀行耻骨支截骨。
  - 截骨要略成角度以允许髋臼的内上方移位。
  - 如果使用咬骨钳（最安全的方法），咬除的骨质要予以保留，可回植至截骨区以避免骨不连形成假关节。

坐骨截骨

- 位于肌肉深处的坐骨上段三维结构较难理解。
  - 第一次开展该手术的医生，在手术室应有一个骨盆的骨骼模型，需要时巡回护士可随时拿给医生参考（技术图4A）。
- 坐骨棘的近端有坐骨神经走行，必须先分离保护。
- 经内收肌切口，皮下钝性分离至坐肌棘（技术图4B）。
- 电刀切开位于腘绳肌腱近端起点前面的大收肌起点后

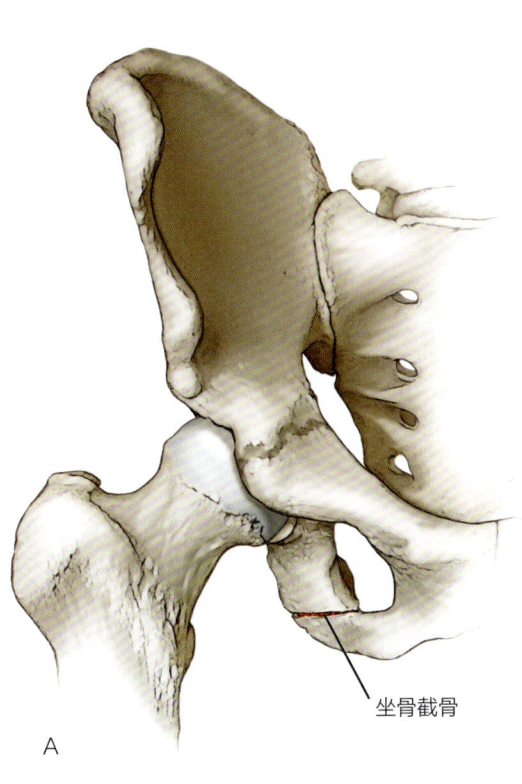

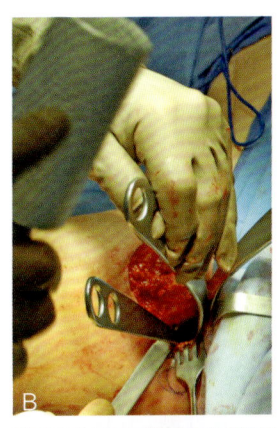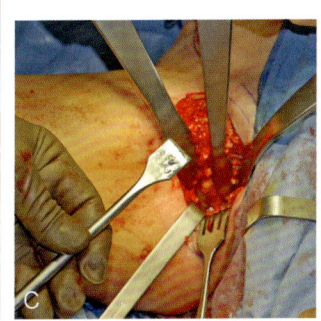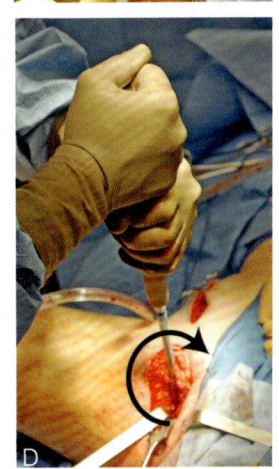

技术图4 A. 第3处截骨是坐骨截骨。B~D. 右坐骨术野内侧观。B. 坐骨周围安放钝性Hohmann拉钩，用锤轻敲Hohmann拉钩使放置牢固。C. 第3把锐性Hohmann拉钩插入坐骨（髋臼下方），方便向上方牵拉，现在可行坐骨截骨。D. 当骨刀切入后侧皮质后，可向内旋转坐骨。

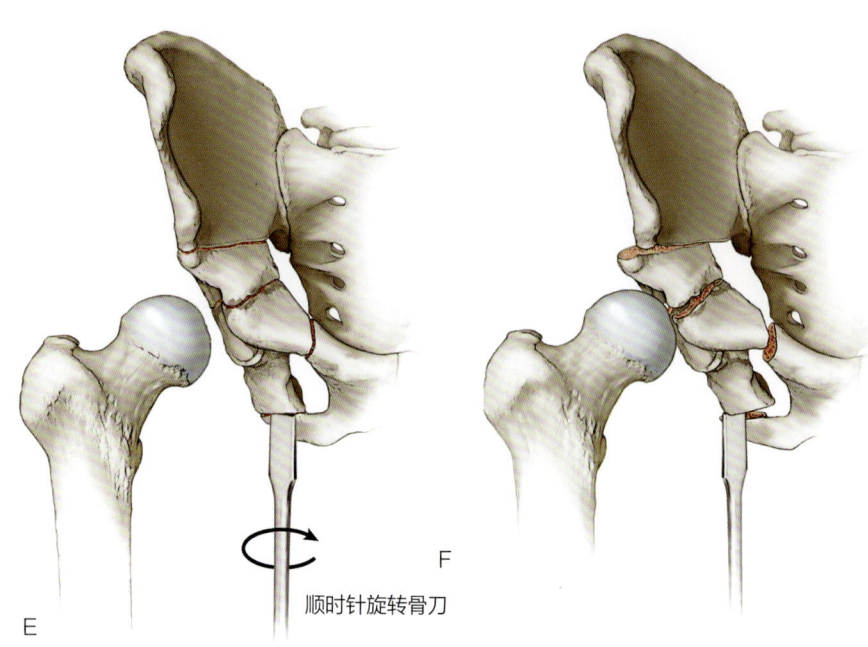

技术图4（续） E、F. 图D中描述的有效旋转操作的图示。该病例右髋在完全截断坐骨之后，骨凿以顺时针方式在内侧旋转以移位髋臼下方的髂骨。这有助于在执行TIO时将股骨头置于理想的生物力学环境中。

侧部分。
- 分离出坐骨结节，在闭孔内侧安放锐性的Hohmann拉钩。
- 坐骨外侧及闭孔内分别在骨膜外安放钝性Hohmann拉钩。
  - 用锤轻敲钝性Hohmann拉钩使放置牢固（帮助安全方便的剥离厚骨膜及肌腱起点）。手术显露及操作非常深，初学者甚至会惊讶坐骨的位置如此深。
- 最后，第3把Hohmann拉钩（锐性）插入髋臼下方的坐骨，方便向上方牵拉（技术图4C）。这样，一共有3把Hohmann拉钩于坐骨内：1把在内侧，1把在外侧，另1把在近端被敲入坐骨内。
  - X线透视确认位置。坐骨截骨应在髋臼下而不能在髋臼（约在"泪滴"下端下方1 cm）。
- 位置确定后，使用咬骨钳在坐骨表面咬出一条凹槽，以防骨刀截骨时滑移。
  - 插入一把长而直的截骨刀完成坐骨截骨。
- 提倡适当的移动截骨，在截骨完成之前使用骨刀的大木制手柄向内旋转髋臼骨块。
  - 这样可以得到想要的坐骨内侧移位（技术图4D）。
  - 木制手柄宽骨刀[约20 in(50.80 cm)]能使上述操作简便易行（技术图4E、F）。

髋臼旋转

- 从Salter切口内取出填塞纱布。
- 髋关节上方髋臼骨块拧入1枚临时Schanz钉方便髋臼旋转(技术图5A)。
- 在耻骨截骨面外侧的耻骨上支部放置球形复位器,前部尖端通过内侧切口打入骨质(技术图5B)。
  - 复位器向上向内推,Schanz钉为杠杆向下向外拉,使整个髋臼围绕股骨头旋转(技术图5C)。
  - Cobb骨膜剥离器放在Salter(髂骨截骨)切口,使髋臼外侧部在冠状面上旋转。
- 使用摆锯在Salter术口从髂嵴切取一楔形骨块,修剪楔形骨块基部与髂骨截骨间隙完全一致(技术图5D)。
  - 这个三角形骨移植块约为同样患者Salter截骨术时一半的大小,因为在耻骨及坐骨截骨面还要进行很大程度的旋转(技术图5E)。

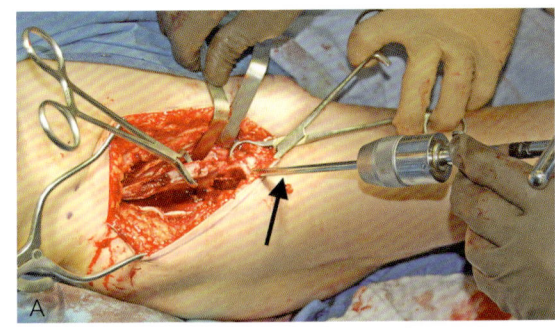
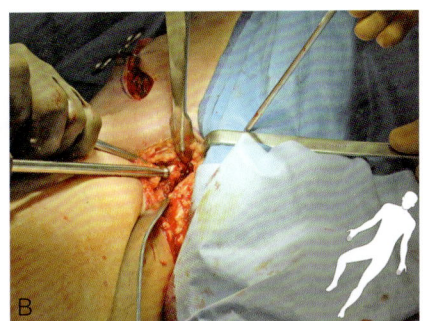
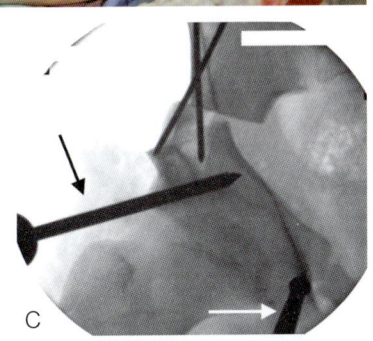
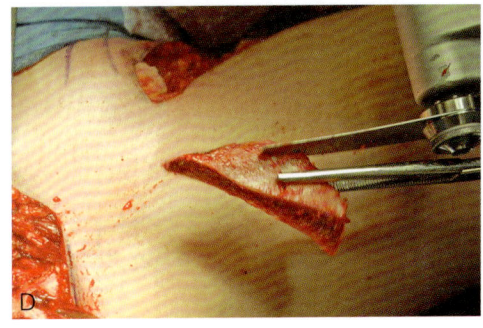
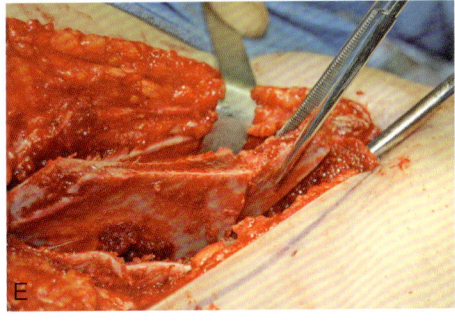

技术图5 A. 右髋外侧观。髋关节上方拧入1枚临时Schanz钉(箭头);可以作为杠杆帮助髋臼旋转。B. 复位器向上向内推,Schanz钉为杠杆向下向外拉。C. X线透视显示复位器(白色箭头)及Schanz钉(黑色箭头)。D、E. 从外侧观察到从髂嵴切取一楔形骨块,修剪楔形骨块基部与髂骨截骨间隙完全一致。

临时固定

- 临时用克氏针固定。
- 术中X线透视确认髋臼位置,以确保获得了一定程度的髋臼覆盖(技术图6A)。
- 注意不要过度前旋(产生前部撞击)而在射线照片上显示交叉征及坐骨棘过度突起(技术图6B)。
- 良好的TIO(技术图6C)应该具有以下X线特征:
  - 髂骨:髋臼髂骨块至内壁向外侧移位6~8 mm。
  - 耻骨:髋臼耻骨块应向上内方轻移位。
  - 坐骨近端截骨面向内侧错位约50%。
  - 泪滴旋转约20°(旋转前应垂直)。
  - 坐骨棘应比对侧(若突出)突出一点。
  - 髋臼承重面应为横向。

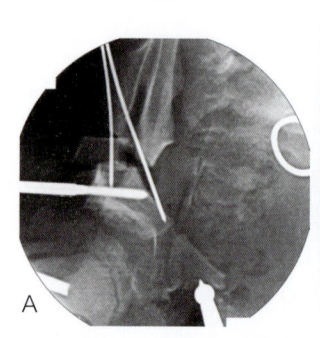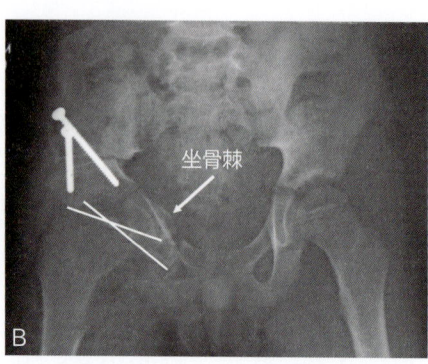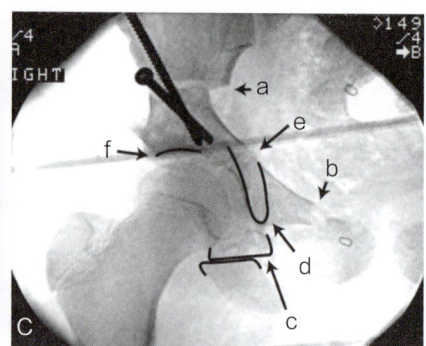

技术图6　A. 在用最终螺钉固定前，用克氏针临时固定X线透视确定位置。B. 髋臼向前外过度旋转，标记显示坐骨棘过度突起及交叉征。C. 理想的三联截骨术放射学特征。a. 髋臼髂骨块至内壁向外侧6~8 mm。b. 髋臼耻骨块应向上内方轻移位。c. 坐骨近端截骨面错位约50%。d. 泪滴旋转约20°（旋转前应垂直）。e. 坐骨棘应只略比对侧（若突出）突出一点。f. 髋臼承重面应为横向。

固定

- 4.5 mm全螺纹钉从髂嵴经楔形骨块固定到髋臼上方。
- 当使用半螺纹钉固定时，会过度压缩楔形骨块并将髋臼拉向上方，而使用全螺纹钉可最大限度地减少矫正角度的丢失趋势。螺钉应起到稳定固定并承受部分张力的作用[21]。
- 笔者使用2~3枚螺钉充分固定髋臼骨块。对于年龄较小患儿，其骨质不够强不足以固定4.5 mm螺钉，可采用带螺纹的克氏针。
- 对于年龄较大、体型较大的患者，笔者经常横跨耻骨截骨面从内向外固定1枚长螺钉，阻止髋臼骨块的进一步的旋转或耻骨骨不连(技术图7)。
- 剩余的碎骨均可植入耻骨或坐骨截骨面，以防止骨不连。

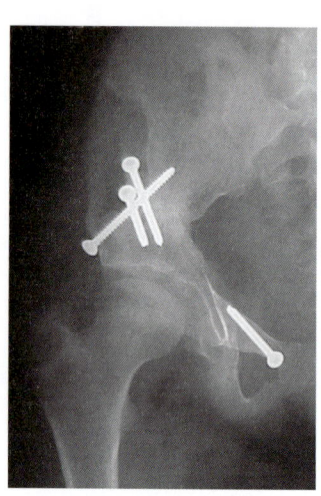

技术图7　用耻骨螺钉补充髂骨螺钉固定。

关闭术口

- 彻底冲洗各切口。复位髂嵴骨突并使用可吸收性缝线缝合。
- 每个截骨术伤口留置1根Hemovac引流管。
- 吸收性缝线逐层关闭各切口，无菌敷料包扎。大部分病例使用单髋人字形石膏固定。
- 如果髂骨及耻骨均固定牢固的患者，笔者有时考虑不行外固定。

要点与失误防范

术前关节造影	• 动态关节造影是确定髋关节功能、活动及稳定的最佳方式。并且能够直视髋关节盂唇以及可能存在的股骨颈与髋关节盂唇及髋臼的撞击
耻骨截骨术	• 从内侧切口进行耻骨截骨术可以让暴露容易并且可以避免前外侧入路因牵引过度而导致的神经血管束损伤风险 • 耻骨骨髓外的暴露可以使骨膜分离更容易,原因是骨膜在这些区域很强壮可以防止骨盆耻骨段的活动。必须注意保护行走在耻骨上支下面的闭孔神经
坐骨截骨术	• 当试图触及坐骨时,股骨应该内旋以避免错误地触及近端紧邻坐骨的大结节。一旦识别出骨性突起,股骨外旋可以保护坐骨截骨术中的坐骨神经 • 为了确定坐骨截骨术的完成,使用骨凿彻底向内旋转髋臼部分。这也同时会使附着髋臼的坐骨部分向内脱位
髋臼节段的旋转	• 必须注意不要外旋髋臼节段(这在三叉截骨术很容易发生,并且可以导致非预期的髋臼后倾)。临时的Schanz钉可以有助于控制髋臼的位置。为了避免非预期的外旋,Salter的建议是:即使在进行了截骨术之后,髂骨嵴前上和前下应当保持对齐
截骨术的固定	• 全螺纹螺钉用以固定髋臼节段并且维持分散力。这可以最低程度地减小矫正失败的倾向,这种情况可以发生在使用部分螺纹螺钉过紧固定,对移植物压力过大以及向上牵引髋臼边缘

术后处理

- 笔者推荐术后单腿人字形石膏固定4~6周,拄拐部分负重4周。如果在放射片上有足够的骨痂生长,可根据耐受程度适当活动。
- 物理治疗对恢复外展力量及范围有所帮助。
- 术后6~12个月可选择取出内植物。

结果

- 对于未发育成年患儿、青少年或青年患者,TIO是最常用术式,需要长期的随访研究以评价手术的终生效果,至少30~60年的随访时间。不幸的是,目前还没有这么长期的随访结果,只有一些短期的或中长期的随访研究。
- Guille等[6]报道三联截骨术治疗11例11~16岁症状性髋臼发育不良患儿,随访10余年,10例放射学上有改善,8例功能上有改善,1例需全髋关节置换。
- Faciszewski等[1]报道三联截骨术治疗44例56髋,随访2~12年。
  ○ 53髋效果良好,在疼痛及功能上有所改善。
  ○ 3例效果不佳。
- Peters等[13]报道三联截骨术治疗50例60髋。
  ○ 平均随访9年,12髋(20%)改行全髋关节置换术,4髋(7%)疼痛性功能障碍。
  ○ 放射学上,Wiberg OE角及Sharp髋臼角有明显改善。
  ○ 截骨失败与术前即存在的髋关节病的联系有统计学意义[13]。
- 髋臼发育不良的患者,适应证选择与手术效果间关系密切。TIO应用于股骨畸形(Perthes病、缺血性坏死、骨骺发育异常)时间较短,但该术式对适应证得当的患者效果明显[9,10]。

并发症

- 耻骨或坐骨骨不连。
- 前方或后方的撞击。
- 髋臼后倾。
- 闭孔神经或坐骨神经损伤。
- 固定或矫正失效。

(阮洪江 译,秦晖 审校)

参考文献

[1] Faciszewski T, Coleman SS, Biddulph G. Triple innominate osteotomy for acetabular dysplasia. J Pediatr Orthop 1993;13:426-430.

[2] Frick SL, Kim SS, Wenger DR. Pre- and postoperative three-dimensional computed tomography analysis of triple innominate osteotomy for hip dysplasia. J Pediatr Orthop 2000;20:116-123.

[3] Gans I, Flynn JM, Sankar WN. Abduction bracing for residual acetabular dysplasia in infantile DDH. J Pediatr Orthop 2013;33:714-718.

[4] Ganz R, Klaue K, Vinh TS, et al. A new periacetabular osteotomy for the treatment of hip dysplasias: technique and preliminary results. Clin Orthop Relat Res 1988;(232):26-36.

[5] Gillingham BL, Sanchez AA, Wenger DR. Pelvic osteotomies for the treatment of hip dysplasia in children and young adults. J Am Acad Orthop Surg 1999;7:325-337.

[6] Guille JT, Forlin E, Kumar SJ, et al. Triple osteotomy of the innominate bone in treatment of developmental dysplasia of the hip. J Pediatr Orthop 1992;12:718-721.

[7] Herring JA, Kim HT, Browne R. Legg-Calvé-Perthes disease. Part II: prospective multicenter study of the effect of treatment on outcome. J Bone Joint Surg Am 2004;86-A:2121-2134.

[8] Kim HT, Wenger DR. The morphology of residual acetabular deficiency in childhood hip dysplasia: three-dimensional computed tomographic analysis. J Pediatr Orthop 1997;17:637-647.

[9] Kumar D, Bache CE, O'Hara JN. Interlocking triple pelvic osteotomy in severe Legg-Calvé-Perthes disease. J Pediatr Orthop 2002;22:464-470.

[10] Kumar SJ, MacEwen GD, Jaykumar AS. Triple osteotomy of the innominate bone for the treatment of congenital hip dysplasia. J Pediatr Orthop 1986;6:393-398.

[11] Mehta JS, Conybeare ME, Hinves BL, et al. Protein C levels in patients with Legg-Calvé-Perthes disease: is it a true deficiency? J Pediatr Orthop 2006;26:200-203.

[12] Pemberton PA. Pericapsular osteotomy of the ilium for the treatment of congenitally dislocated hips. Clin Orthop Relat Res 1974;(98):41-54.

[13] Peters CL, Fukushima BW, Park TK, et al. Triple innominate osteotomy in young adults for the treatment of acetabular dysplasia: a 9-year follow-up study. Orthopedics 2001;24:565-569.

[14] Ponseti IV. Growth and development of the acetabulum in the normal child. Anatomical, histological, and roentgenographic studies. J Bone Joint Surg Am 1978;60:575-585.

[15] Rab GT. Containment of the hip: a theoretical comparison of osteotomies. Clin Orthop Relat Res 1981;(154):191-196.

[16] Salter RB, Dubos JP. The first fifteen year's personal experience with innominate osteotomy in the treatment of congenital dislocation and subluxation of the hip. Clin Orthop Relat Res 1974;(98):72-103.

[17] Steel HH. Triple osteotomy of the innominate bone. J Bone Joint Surg Am 1973;55:343-350.

[18] Wenger DR, Pandya NK. Advanced containment methods for the treatment of Perthes disease: Salter plus varus osteotomy and triple pelvic osteotomy. J Pediatr Orthop 2011;31(2 suppl):S198-S205.

[19] Wenger DR, Pring ME, Hosalkar HS, et al. Advanced containment methods for Legg-Calvé-Perthes disease: results of triple pelvic osteotomy. J Pediatr Orthop 2010;30:749-757.

[20] Wiberg G. Shelf operation in congenital dysplasia of the acetabulum and in subluxation and dislocation of the hip. J Bone Joint Surg Am 1953;35:65-80.

[21] Yassir W, Mahar A, Aminian A, et al. A comparison of the fixation stability of multiple screw constructs for two types of pelvic osteotomies. J Pediatr Orthop 2005;25:14-17.

第107章 Chiari骨盆内移截骨术
Chiari Medial Displacement Osteotomy of the Pelvis

Travis H. Matheney and Brian Snyder

定义

- Chiari截骨术最初是治疗髋臼发育不良引起疼痛及不稳定性髋关节的补救性截骨手术。
- 该术式一般只用于因为髋关节炎或股骨头变形而无法行比较标准的旋转截骨手术使髋关节复位的病例[1,4,5]。
- 该术式是经骨盆髂骨截骨行髋臼及髋关节内移的关节周围截骨术，以增加髋臼后侧及外侧覆盖。髂骨截骨面在发育不良及半脱位的髋关节上方形成假臼盖(图1)。
- 手术目的是增加股骨头覆盖、稳定髋关节，使髋关节囊化生为纤维软骨，改造成一个无痛、稳定的髋关节。
- 禁忌证包括严重髋关节炎、年龄＞45岁（相对的，关节成形术可能会更适合）、股骨头明显的向近端移位（近端髂骨较薄无法形成足够的覆盖）[5]。

解剖

- 发育性髋臼发育不良最常见的是髋臼前侧及前外侧的发育不足。
- 痉挛性髋关节发育不良，常见其髋臼外侧及后外侧的发育不足。
- 当术前计划截骨的形状、位置及髋臼上方髂骨假臼盖的部位时，必须考虑髋臼发育不足的部位。
- 股骨头发育不良包括髋短小、髋膨大或扁平髋。
- 股骨大转子肥大的病例，伴随着大转子的发育可能产生髋关节外展肌生物力学的改善（虽然这可能轻度增加异位骨化的风险）。
- 该术式对髋关节高位脱位伴晚期神经系统疾病（如脊髓脊膜突出，髋臼上方的髂骨非常薄）的病例不能提供

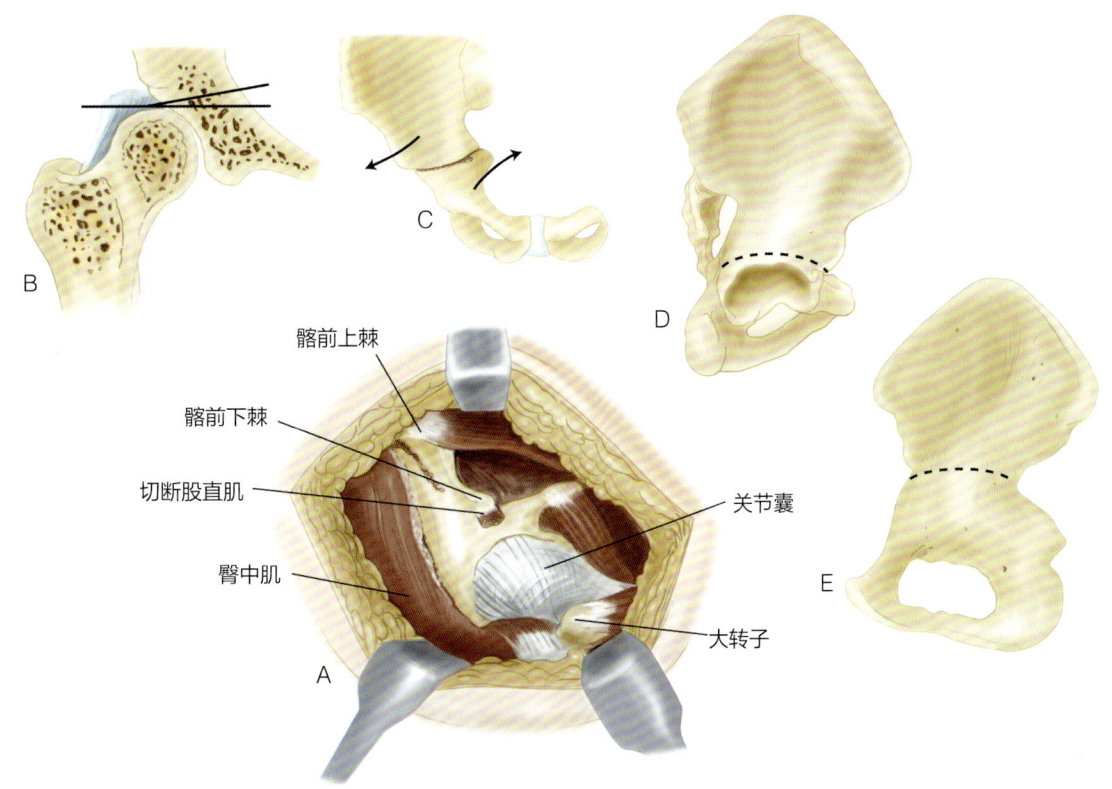

图1 截骨术内容及步骤。A. 截骨面。B. 冠状面截骨位置是髋臼上缘，恰在关节囊上方，向近端呈10°～15°。C. 髂骨远端髋臼骨块推向内侧，交锁在耻骨联合上方。D. 从侧面观建议的位置（虚线）。E. 从骨盆内面观截骨线，在Y形软骨的上方。

足够的覆盖,因此,在行Chiari骨盆内移截骨术前,要充分考虑髋臼周围是否有足够的骨质。
- 经常需要额外的骨移植来填充后侧、外侧,尤其是前侧的覆盖。
- 该术式不需将股骨头完全复位至髋臼中心。
- 该术式具有使股骨头内移、通过增加股骨头的覆盖面积减少髋关节内应力的优点。
- 外移的髂骨形成臼盖,必然会缩短臀肌长度及外展力臂而减弱肌肉力量,导致术后的Trendelenburg跛行步态。然而,前移的大转子能弥补一部分臀中肌的静息长度。Delp等[3]发现减少髋臼上截骨的倾斜角度能减少该术式对外展肌力臂的影响。

发病机制

- 髋关节疾病晚期需行补救性手术的原因很多,包括发现较晚的发育性髋关节发育不良(DDH)、痉挛性或神经肌肉性髋关节发育异常、髋关节手术失败后(复位、髋臼周围截骨)以及髋臼创伤。
- 股骨头原因引起的股骨头覆盖不全或不匹配,包括原发畸形、继发的缺血性坏死、骨骺滑脱、骨骺-干骺端发育不良,以及长期半脱位或关节撞击而继发的畸形。

自然病程

- 作为很多髋关节疾病的补救手术,该截骨术可以处理导致所有的关节退变、疼痛性关节病及关节不稳的挽救手段。
- 目前尚不清楚何种程度的髋臼发育不良能最终发展成髋关节炎。然而,当评估髋臼外侧覆盖不全时,Murphy[6]发现骨盆前后位片上髋臼CE角<16°,则65岁时需关节置换的风险明显增加。
- 30%~50%痉挛性髋关节发育异常患者能导致进行性髋关节半脱位和疼痛性脱位,这在卧床患者中更常见。

病史和体格检查

- 病史的重点包括:
  - 个人或家庭DDH的病史或治疗史。
  - 其他髋关节疾病史,包括Perthes病。
  - 创伤。
  - 骨骼发育异常。
  - 脑瘫病史。
  - 出生次序和出生体重。
  - 疼痛和力学症状描述,包括位置、持续时间、活动受限、肌力减弱、弹响、传染性及关节弹出。
- 体格检查应包括步态、肢体长度、辅助装置及肌力。
- 髋关节特有体征检查有:
  - Trendelenburg试验:表明外展肌力减弱情况。
  - 髋关节伸直外旋位的前脱位恐惧试验:患者主观有"恐惧感"或不稳定为阳性。
  - 臀中肌及臀大肌肌力。
  - 前方撞击试验(被动屈曲、内收并内旋髋关节时疼痛):检查髋臼前唇的状态,不一定是撕裂。
  - "自行车试验"检查健侧卧位髋关节外展疲劳度。
  - 关节活动度:随着股骨头和髋臼畸形的变化,多角度屈曲髋关节情况下内、外旋检查很重要,能帮助发现髋关节病理位置所在。
  - Galeazzi征:表明髋关节半脱位或全脱位。
- Chiari截骨术能增加髋关节外展,不一定能明显改善其他平面上的活动度。因此,术前髋关节活动需能达到屈曲90°、完全(或接近完全)伸直及至少10°~20°的内收。
- 术前步态评估。辨别出跛行是疼痛性、外展肌力弱或关节不稳定引起至关重要,经典Chiari截骨术能改善疼痛性及不稳定性跛行,然而要让患者清楚外展肌力减弱引起的跛行,术后不能改善。

影像学和其他诊断性检查

- X线片应包括负重前后位双侧髋关节片、髋臼应力位片及髋关节最大外展内旋前后位片(图2)。通过这些放射片来评估股骨头外侧和前侧的覆盖及髋关节匹配情况。还要注意是否有髋关节外展交锁。

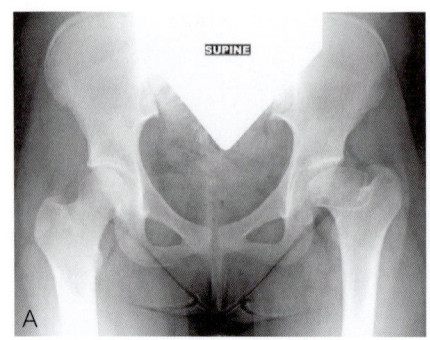
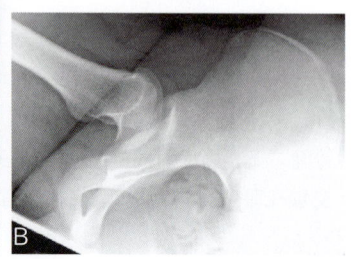

图2 A.双髋及骨盆前后位片示Perthes病。B. Perthes病左髋蛙式侧位片。

- CT扫描及三维重建可帮助评估髋臼发育缺陷的程度及方位。
- 以股骨头为中心髋关节MRI可帮助术前评估关节及臼唇软骨情况。

鉴别诊断
- 发育性髋关节发育不良。
- 痉挛性髋关节发育异常。
- Perthes病，缺血性坏死。
- 多发或单发性脊柱骨骺发育不良。
- 创伤性髋关节或股骨头发育不良。

非手术治疗
- 考虑行Chiari截骨术的患者通常表现为疼痛及关节炎。
- 改善活动及工种、减轻体重有利于延缓病程或减轻关节炎症状。
- 物理治疗对增大关节活动范围及肌力有一定益处。目前为止，尚没有证据表明哪一种物理疗法能彻底治愈髋臼发育不良引起的关节炎。

手术治疗
- 髋内收肌切断、延长术或肉毒毒素制剂可用来延缓痉挛性髋关节发育异常病程（如果在4~6岁前进行手术），也可治疗髋关节屈曲伸直状态外展均<45°的髋关节病。
- Chiari截骨同时行转子间内翻截骨术尤其重要。
- 疼痛、关节不稳定、伴或不伴有股骨头畸形的髋关节不匹配性严重髋臼发育不良常需手术治疗。
- Chiari截骨术的备选术式有关节融合术、髋臼加盖术及关节成形术。

术前计划
- 全面体格检查及完善放射学检查。
- 对于股骨头有明显向近端移位的患者，术前行2~3周牵引可改善股骨头相对髋臼的位置，从而增加截骨术后髂骨近端截骨面对股骨头覆盖。

体位
- 患者仰卧位于放射床上，患髋下垫一圆枕。若不放圆枕，很难看到完整的后柱，不方便沿后壁截骨。
- 注意不要压迫其他部位骨性突起。
- 留置导尿管并预防性使用抗生素。
- 根据情况实施硬膜外麻醉等方式。
- 消毒范围整个下肢，向上至肋膈下缘，包括腹股沟及臀部。

入路
- 髂腹股沟入路自髂嵴开始向内延伸约10 cm。
- 髂股入路不美观，但在体型较大的患者显露更充分，且在同一切口可同时完成骨盆及股骨手术。

手术显露
- 皮肤切口外侧起自髂嵴下方1~1.5 cm，向远端延伸至沿髂前上棘下方1.5 cm，然后至大腿外侧后方或向内横过腹股沟至髂前上棘内侧1.5~2 cm（髂腹股沟入路；技术图1A）。
- 由阔筋膜张肌间隔进入，缝匠肌向内侧牵开。
- 从肌间隔中钝性分离阔筋膜张肌，并在髂骨近端将其切断。这可清楚看到前侧髂骨，然后骨膜下剥离显露髂骨骨质（技术图1B）。
- 尽管股外侧皮神经一般不显露或游离，但在阔筋膜张肌与缝匠肌之间的肌间隔筋膜下常可看到它。因此，手术显露、牵拉内侧结构或关闭术口时，均要小心保护。
- 劈开髂骨骨突（较年轻患者）或骨膜下切开（骨骼发育成熟患者），剥开骨膜显露髂骨内外侧骨板。沿内侧骨板填塞湿纱布，起到牵引和止血作用。
- 从外侧髂骨板彻底骨膜下剥离外展肌，一直剥到较难剥离为止，说明已剥到股直肌反折头。
- 显露髋关节囊前侧及后侧，找出股直肌，从股直肌直头上分离出反折头及分叉处。沿着股直肌反折头边缘，切开髂骨外侧板骨外膜，从髋关节囊上游离出股直肌反折头。这样可以把外展小肌关节囊止点从关节囊上方由内向外剥离下来。
- 假臼可能会显露出来，感觉像髋关节囊的边缘，术中若有任何疑问，达到真臼边缘后，术中透视可帮助分辨。
- 最初Chiari介绍的半盲截骨术，充分显露从前侧髂骨至坐骨大切迹，沿髋臼后壁至坐骨棘的上关节囊非常重要。截骨位置必须在髋臼的关节囊边缘（技术图1C）。

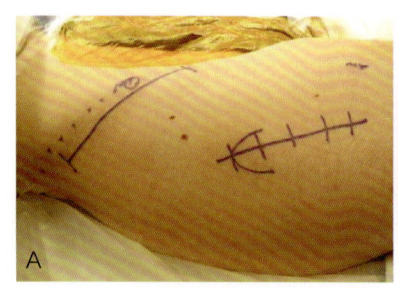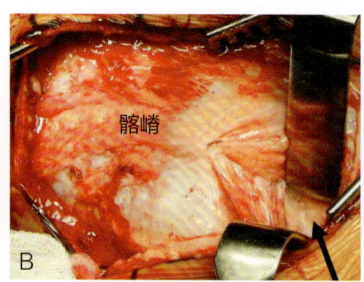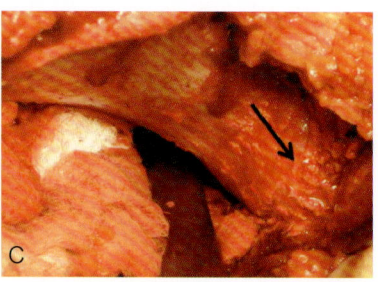

技术图 1 A. 计划联合髂腹股沟入路及用于股骨转子间截骨股外侧入路。B. 髂腹股沟入路显示髂嵴及阔筋膜张肌隔（阔筋膜张肌向后牵开）深处的股直肌直头（箭头）。C. 暴露出髂骨外侧板，一把 Lane 拉钩骨膜下放置在坐骨大切迹，更好地显示出髋臼缘（箭头）一直到坐骨棘。

截骨

- 一旦显露完成，可用许多种方法进行截骨。
- 髋臼上截骨是沿前侧髂骨髋关节囊边缘的弧形截骨，后侧至坐骨大切迹。笔者使用 Hall 推荐的改良方法，远端曲线截骨在髋臼顶形成圆顶，目的是最大限度地增加后侧覆盖。
- 截骨从髋关节囊边缘开始，向近端和内侧 10°～15°（图 1A），这方便沿髋关节的滑行截骨。当截骨完成，髂骨截骨表面将接近髋关节囊以及髋臼外侧骨边缘。

Chiari 常规方法

- 线锯经坐骨大切迹穿过髂骨，由后向前拉动进行截骨，注意保护坐骨大切迹内软组织。

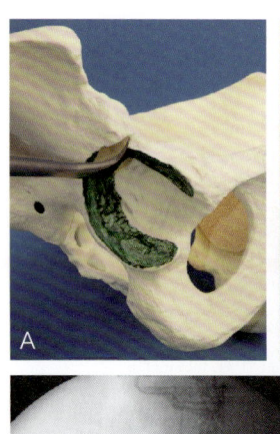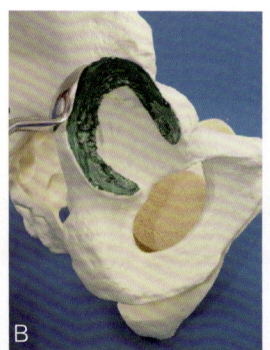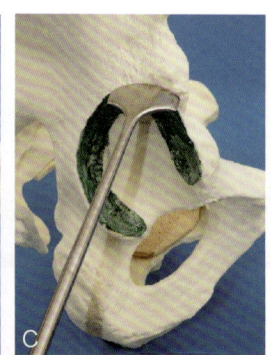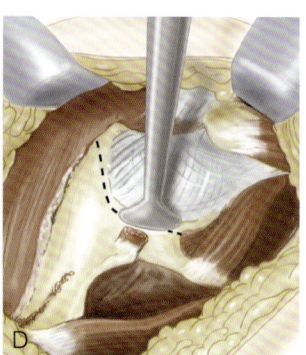
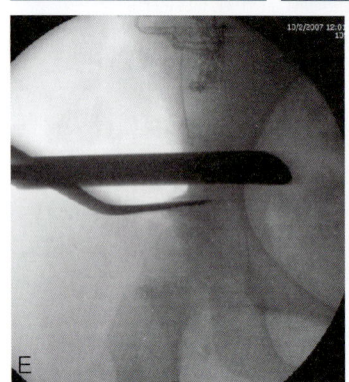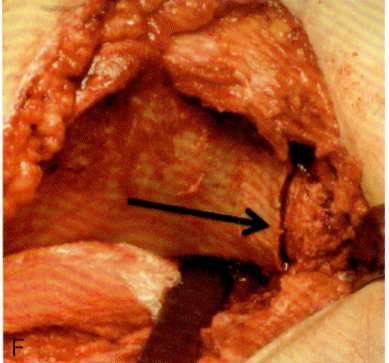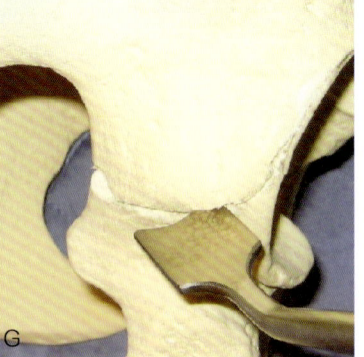

技术图 2 A～C. 骨模型演示计划联合弧形截骨及圆顶形截骨。D. 沿设计的截骨线在髂骨内板表面刻画凹槽，以减少截骨时劈裂。E. 截骨时右髋关节前后位片，截骨开始位置在髋臼边缘向上呈 10°～15°。F. 髋臼上截骨完成后（箭头）。G. 骨模型演示截骨后面观，标明要截骨的部位，正位于坐骨棘上方。

- 笔者发现截骨始点选择非常重要,在坐骨切迹部做一凹槽并在髂骨外板预想的截骨面上作上标记对截骨很有帮助。

笔者推荐方法
- 笔者推荐在术中透视引导下行弧形与圆顶状相结合的截骨法。
- 在髂骨内板沿设计的截骨线上做标记,对减少内板劈裂很有帮助(技术图2A~F)。
- 为了尽量增加髋臼后侧的覆盖,尽可能地沿髋臼边缘远端和后侧截骨。
  - 截骨水平恰位于坐骨棘的上方(技术图2G)。

髋臼移位

- 髋关节外展并用力向内侧推以移动远端骨块(技术图3A、B)。
- 截骨块移动的量一定程度上要根据需要增加的覆盖面积而定。100%的移动范围是可能的,而且术中也是必要的。特别是需要增加后侧的覆盖时,髂骨近端截骨面要移位到坐骨切迹的上方。要注意保护坐骨神经不要受到挤压或牵拉伤(技术图3C)。

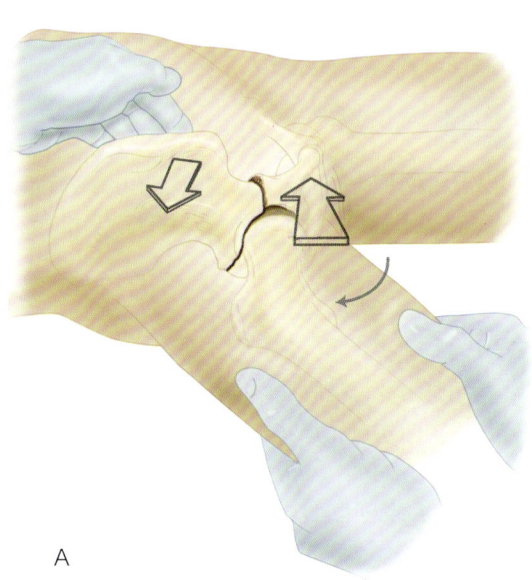

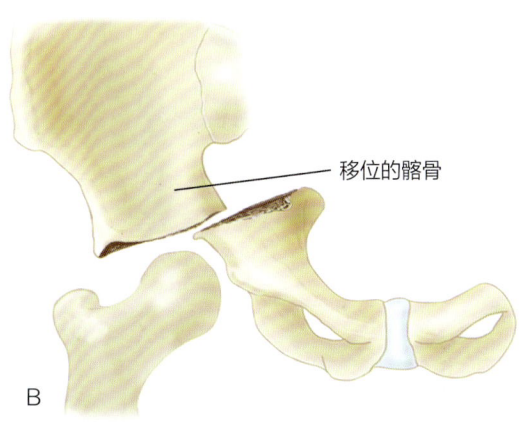
移位的髂骨

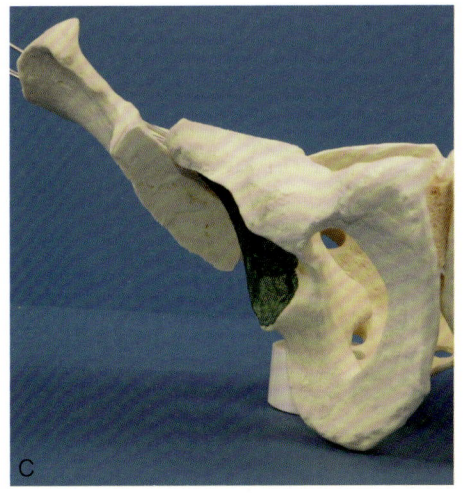

技术图3 截骨移位。A. 髋关节外展并用力向内侧推以移动远端骨块。B. 从上面观评估髂骨截骨后对后提供的覆盖。这也说明了为什么髋臼前侧需取髂骨移植以增加覆盖。下肢外展并用力向内侧推,以移动远端骨块至髂骨下方。C. 骨模型演示截骨后髂骨移位100%,增加覆盖的量。

固定

- 使用3.5 mm或4.5 mm骨皮质螺钉固定,可以沿髂骨嵴或髂骨外侧骨板,在透视机引导下,对侧固定至坐骨的后侧柱(技术图4A、B)。
- 或需要额外的覆盖(特别是前侧),可以从髂骨内侧板用锯或骨凿取髂骨皮质松质移植(技术图4C)。将植骨块插入髋关节囊和髂骨上截骨面形成的假臼顶之间(技术图4D)。
- 骨移植还可以植在远端髋臼上内方,以利于骨愈合。
- 关闭术口前,使用透视机通过活动关节来确认关节稳定性。
  - 多角度透视确认没有螺钉打入关节。

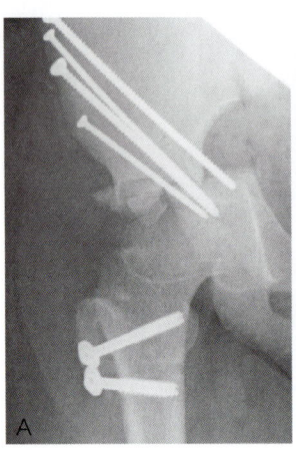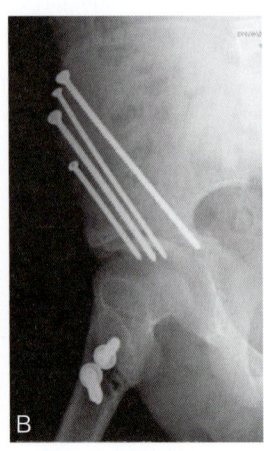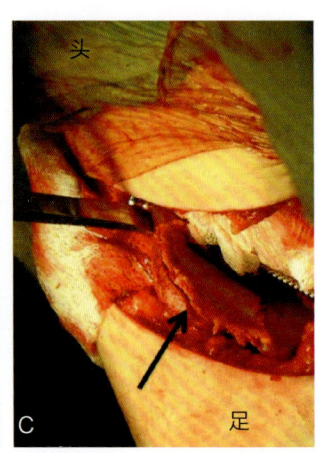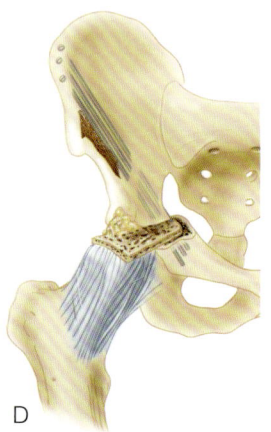

技术图4 A、B. 前后正位及蛙式侧位X线片显示髂骨截骨完成固定及额外的转子间截骨。C. 取髂骨内侧骨板骨移植用来增加前方覆盖(箭头)。D. 截骨完成后位置,髂骨块移植在髋关节囊及髂骨截骨面之间,以及行部分骨松质移植。

关闭切口

- 医生视情况使用引流管。
- 使用坚强的可吸收线间断缝合髂骨骨突。
- 逐层关闭伤口。

要点与失误防范

适应证	把握适应证。严重骨关节炎或髋关节近端脱位通过Chiari截骨术并不能彻底治疗。对年轻或患有神经肌肉系统疾病的患者实施Chiari截骨术要仔细考虑,因为他们的髂骨较薄可能无法提供足够的覆盖
截骨	远端和后侧弧形截骨至坐骨切迹能最大化增加后侧覆盖。截骨圆顶状截得越好,则前方的覆盖越好。后侧截骨沿髋臼后缘尽量远离坐骨棘,这样后侧则必须在坐骨切迹,出口近端靠近骶棘韧带,故一定要骨膜下牵引注意保护坐骨切迹内坐骨神经
螺钉固定	螺钉固定在髂嵴,但随着移位的增加,只能固定在髂骨外侧板,螺钉在术中透视机的引导下固定在坐骨后柱
额外的覆盖	取髂骨内侧骨板的骨皮质松质进行骨移植,以填补臼顶骨缺损(尤其是前方)
坐骨神经	坐骨切迹部骨膜下游离对保护血管神经组织有所帮助,笔者推荐截骨移位后触摸截骨后缘以确认无软组织(坐骨神经)嵌入

术后处理

- 术后足趾触地负重6周。
- 允许的活动范围可从完全伸直至屈曲70°。
- 6周内允许轻柔的肢体关节被动运动治疗。
- 放射学检查显示骨愈合后可负重。
- 若行转子间截骨术,6周内禁止主动髋关节外展运动。
- 神经肌肉系统疾病痉挛状态患者或同时行肌腱延长术患者,术后行具有横连接的双侧长腿外展石膏或膝限制支具及外展枕。
- 神经肌肉系统疾病患者限制活动3周,3周后轻柔地进行肢体关节被动运动,再过3周可沐浴。

结果

- 一般情况下随访11~34年,结果显示对疼痛缓解的效果优良[1,2,4,5,7,8]。
- 对关节活动良好(至少屈曲90°)及矫正后股骨头覆盖良好的年轻患者术后效果较好。

并发症

- 因截骨时坐骨神经的牵拉或损伤致坐骨神经功能障碍,或股外侧皮神经功能障碍。
- 矫正不足及再半脱位。
- 异位骨化。
- 感染。

(阮洪江 译,秦晖 审校)

参考文献

[1] Bailey TE Jr, Hall JE. Chiari medial displacement osteotomy. J Pediatr Orthop 1985;5:635-641.

[2] Debnath UK, Guha AR, Karlakki S, et al. Combined femoral and Chiari osteotomies for reconstruction of the painful subluxation or dislocation of the hip in cerebral palsy. A long-term outcome study. J Bone Joint Surg Br 2006;88(10):1373-1378.

[3] Delp SL, Bleck EE, Zajac FE, et al. Biomechanical analysis of the Chiari pelvic osteotomy. Preserving hip abductor strength. Clin Orthop Relat Res 1990;(254):189-198.

[4] Ito H, Matsuno T, Minami A. Chiari pelvic osteotomy for advanced osteoarthritis in patients with hip dysplasia. J Bone Joint Surg Am 2004;86-A(7):1439-1445.

[5] Migaud H, Chantelot C, Giraud F, et al. Long-term survivorship of hip shelf arthroplasty and Chiari osteotomy in adults. Clin Orthop Relat Res 2004;(418):81-86.

[6] Murphy SB, Ganz R, Müller M. The prognosis in untreated dysplasia of the hip. A study of radiographic factors that predict the outcome. J Bone Joint Surg 1995;77(7):985-989.

[7] Ohashi H, Hirohashi K, Yamano Y. Factors influencing the outcome of Chiari pelvic osteotomy: a long-term follow-up. J Bone Joint Surg Br 2000;82(4):517-525.

[8] Windhager R, Pongracz N, Schönecker W, et al. Chiari osteotomy for congenital dislocation and subluxation of the hip. Results after 20 to 34 years follow-up. J Bone Joint Surg Br 1991;73(6):890-895.

第108章 Bernese髋臼周围截骨术
Bernese Periacetabular Osteotomy

Travis H. Matheney and Michael B. Millis

定义

- 髋臼发育不良是骨关节病最常见的病因，常需要关节成形术治疗，最终关节置换[3]。
- 符合适应证的髋臼发育不良经外科综合治疗可以改善或消除症状多年，有时可以无限期地改善，即使是那些术前已有一定程度关节炎的患者[1,3,4,6-8]。
- 年龄限制在青少年（Y形软骨闭合）及以上（术前已有关节炎或行关节成形术可能更好的患者也受到限制）。

解剖

- 髋臼位于骨盆前柱与后柱之间。
- 发育性髋臼发育不良（DDH）的发育缺陷区域最常见是在前侧及外侧。
- Bernese髋臼周围截骨术（PAO）与三联截骨术的区别在于它保持骨盆后柱的完整。
- Bernese髋臼周围截骨术分5步将髋臼从骨盆分离下来，并可多角度调整。
- 重要的骨性标志：
  - 髂耻突（显示髋臼的最内侧限）。
  - 髋臼下沟（恰在髋臼远端，这里是闭孔内肌腱止点；是前坐骨截骨的部位）。
  - 髂前上棘。
  - 坐骨大切迹顶点。
  - 坐骨棘。
- 骨盆后柱呈三柱体且较厚，恰在髋臼后方；靠近坐骨切迹部位变得很薄。因此，后柱的最佳平面是呈角度倾斜至坐骨内侧皮质，垂直至坐骨后柱外侧皮质。

发病机制

- DDH与遗传及发育均有关。
- 神经肌肉性：Charcot-Marie-Tooth病及痉挛性瘫痪。
- 创伤性：Y形软骨损伤；婴儿髋边缘侵蚀。

自然病程

- 髋关节骨关节炎与髋臼发育不良有明确的关系。
- 髋臼发育不良及半脱位越严重，髋关节骨关节炎症状出现越早。
- Murphy等[5]发现髋关节外侧CE角<16°的患者，65岁均发展为骨关节炎。

病史和体格检查

- 病史重点应包括：
  - 发育性髋关节发育不良个人及家族发病及治疗史。
  - 其他髋关节病史，如Perthes病。
  - 创伤。
  - 骨骼发育不良。
  - 脑瘫病史。
  - 出生顺序及出生体重。
  - 疼痛和力学症状描述，包括位置、持续时间、活动受限、肌力减弱、弹响、传染性及关节弹出。
- 体格检查应包括步态、肢体长度、辅助装置及肌力。
- 髋关节特有体征检查：
  - Trendelenburg试验：表明外展肌力减弱情况。
  - 髋关节前脱位恐惧试验：患者主观有"恐惧感"或不稳定为阳性。
  - 前方撞击试验（被动屈曲、内收并内旋髋关节时疼痛）：检查髋臼前唇的状态，不一定是撕裂。
  - "自行车试验"检查髋关节外展肌疲劳度。
- 关节活动度：发育不良的髋关节因为髋臼前方覆盖不足而呈现前屈活动度相对增加，疼痛性活动度减低表明发生关节炎可能。

影像学和其他诊断性检查

- X线片应包括负重前后位双侧髋关节片（图1A）、髋臼应力位片（图1B）及髋关节最大外展内旋前后位片（von Rosen位，图1C）。通过这些放射片来评估股骨头外侧和前侧的覆盖及髋关节匹配情况。还要注意是否存在髋关节外展交锁，这是髋臼周围截骨术的相对禁忌证。
- X线片包括以下参数：
  - 髋关节前后位片上Wiberg外侧CE角（正常值>25°，图1A）。
  - Lequesne及de Seze前侧CE角（正常值>20°，应力

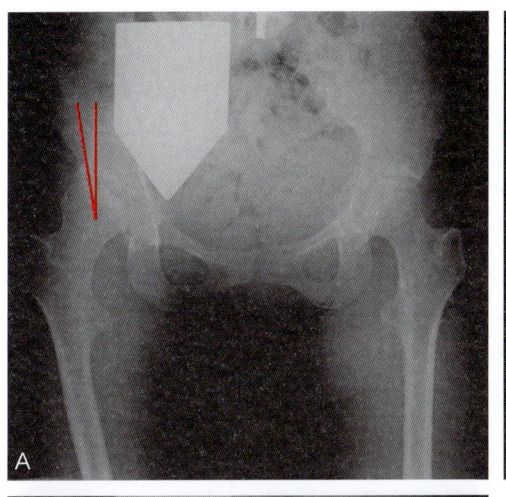
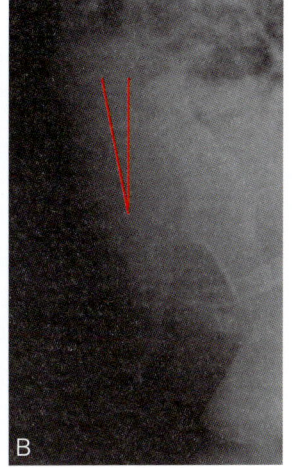
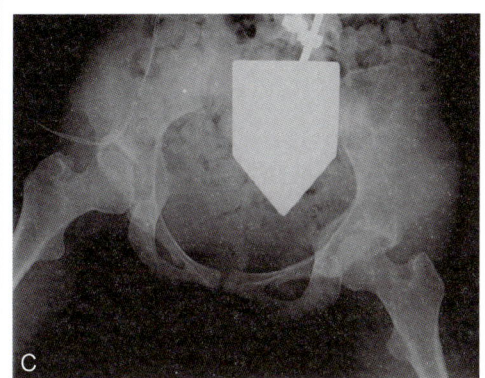
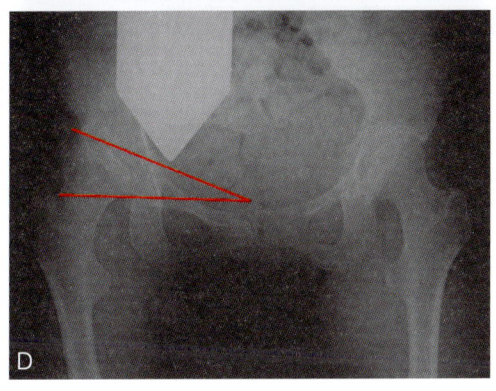

图1 A. 骨盆及髋关节前后位片,右髋标记出外侧Wiberg CE角。B. 右髋 False profile位片,标记为Lequesne及de Seze前侧CE角。C. 髋关节最大外展及内旋位Von Rosen前后位片。用来评估髋臼截骨矫形成关节的匹配及相似性。D. 骨盆及髋关节前后位片,标记为Tönnis髋臼顶角。

位;图1B)。
- 髋关节前后位片上Tönnis髋臼顶角(正常值<10°~15°;图1D)。
- 交叉征(髋关节前后位片上前壁与后壁的影像交叉)。
- Shenton线不连续表明股骨头半脱位。
- 双髋CT扫描及三维重建及经股骨髁轴位扫描可帮助术前评估术中需要矫正的量及方向,并可评估是否需联合转子间截骨术。
- 以股骨头为中心髋关节MRI可帮助术前评估关节及臼唇软骨情况。
  - 髋关节软骨的延时钆增强磁共振(dGEMRIC)是最近的评估关节软骨机械性损伤的新技术,它已证明了在髋臼周围截骨术的预后判断上明显优于X线片[2]。

非手术治疗

- 改善活动及工种有利于延缓或减轻关节炎症状。
- 物理治疗对增大关节活动范围及肌力有一定益处。目前为止,尚没有证据表明哪一种物理疗法能彻底治愈髋臼发育不良引起的关节炎。

手术治疗

- 适应证:有症状的,适当的髋臼发育不良(Y形软骨闭合)伴外侧及前侧CE角18°或更小。
- 禁忌证:Tönnis骨关节炎分型2度或以上(软骨下骨囊肿,明显的关节间隙变窄);关节炎继发严重关节活动受限;活动性关节感染。

术前计划

- X线及MRI评估下列内容:
  - 发育异常的角度及特征。
  - 恢复至Tönnis臼顶角正常(0°~10°)、复位半脱位并改善稳定性需要矫正的角度及方向。
- 行髋臼周围截骨术时,股骨近端的发育异常可能也要治疗。
- 髋臼关节或上唇的损伤(从MRI判断)也应考虑在手术方案中,为了远期效果,可经关节镜(截骨前)或术中关节囊有限切开进行有效治疗。
  - 针对髋臼发育不良患者的臼唇损伤进行单独的治疗是禁忌的,必须联合髋臼治疗。
  - 撕裂的臼唇经常与髋关节的其他异常有关(股骨与

- 髋臼撞击或DDH），为了最佳治疗效果也需要矫正[9]。
- 为术后功能活动做准备，术前便要教导患者部分负重锻炼技巧。
- 对于围手术期疼痛管理，笔者建议在术前采用硬膜外或腰丛导管放置，以及多模式围手术期镇痛。术后第1天或第2天早晨取出导管。

体位
- 患者仰卧位于放射床上。

- 患肢进行消毒及铺巾，向上至肋膈下缘；向后至少消毒至髂骨后1/3，向内侧至脐。

入路
- 标准的前方纵行Smith-Petersen切口及入路可充分暴露髋关节（图2A）。
- 另外，相近深度的髂腹股沟切口（bikini）也可行（图2B）。这个切口虽然相对美观，但坐骨前方截骨显露不充分。因此，笔者推荐对体型较大和肌肉发达患者采用标准前方切口。

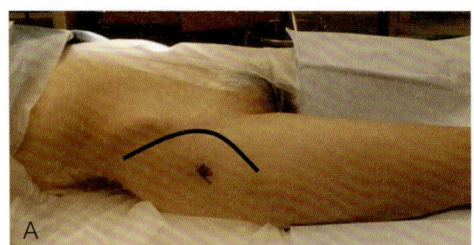 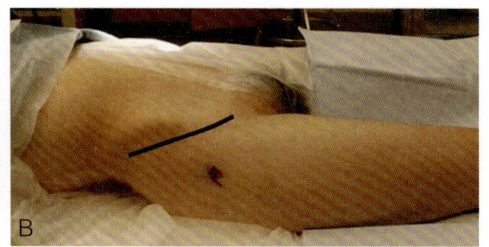

图2　A. 传统髋部纵行Smith-Petersen切口已标记。B. 髋部髂腹股沟切口已标记。

浅层分离
- 皮肤切开至皮下组织。
- 显露腹外斜肌及臀中肌表面筋膜，向后切开至髂前上棘，沿两肌间隙进入显露髂嵴骨膜。
- 锐性切开髂嵴骨膜，骨膜下剥离髂内侧骨板，纱布填塞止血。
- 进入阔筋膜张肌与缝匠肌间隔，避免损伤股外侧皮神经。阔筋膜张肌从肌间隔及近端隔膜钝性分离，直到可触摸到髂前。
- 止血完成后，使用2.5 mm钻头在髂前上棘周围钻孔，前部截骨截下一约1 cm×1 cm×1 cm的骨块，方便内侧显露及之后修补。
  - 或者，连同一薄骨片剥下缝匠肌，术后可原位缝合而不需螺钉固定。
- 骨膜下剥离至髂前下棘。

深层分离
- 在进行深层解剖之前，重要的是术前确定是否存在需要进行关节切开术以解决的关节内病变，如盂唇撕裂、盂唇旁囊肿和股骨头颈凸轮病变等。如果存在关节内病变，通常需要分离股直肌（参见下文）。然而，如果不需要进行关节切开术，则可以保持股直肌肌腱完好无损。
- 屈曲内收髋关节方便骨盆内深部及耻骨上支显露。
- 股直肌反折头从与直头连接处分离出来（技术图1A、B）。
- 股直肌直头和下面的关节囊髂肌一起分离并向内侧及远端反折，暴露出关节囊。
- 在保留股直肌的髋臼周围截骨术中，确定髂肌关节囊部分和股直肌之间的间隔比较困难。针对这个问题，笔者建议在骨盆内的髂肌下方开始切开，然后沿骨盆边缘向上切至关节囊。
- 髂肌、缝匠肌及腹部内脏牵向内侧。
- 纵行切开腰肌鞘，向内侧牵开腰肌，显露出耻骨上支至髂耻突。
- 打开内侧关节囊与髂腰肌腱间隙，用长柄Mayo剪扩大间隙，Lane骨膜剥离器尖端插入髋臼下的坐骨骨突下。
  - 剪刀及骨剥的位置有利于术中透视确认位置（技术图1C、D）。

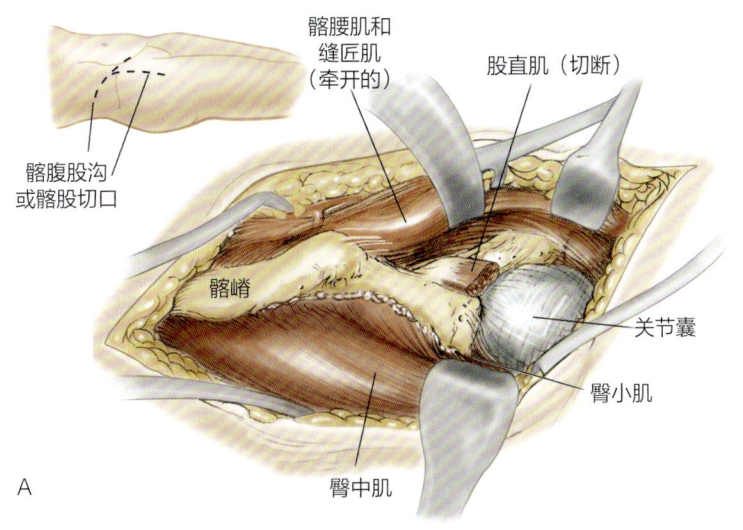
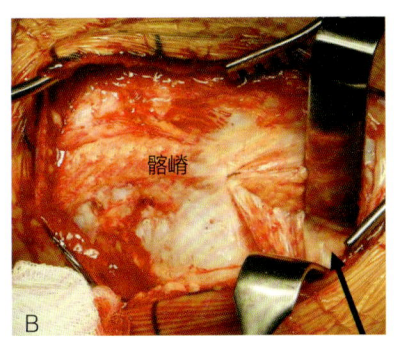
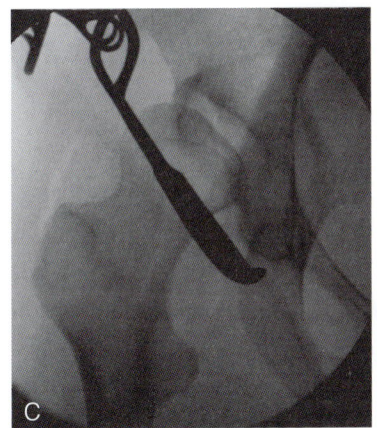
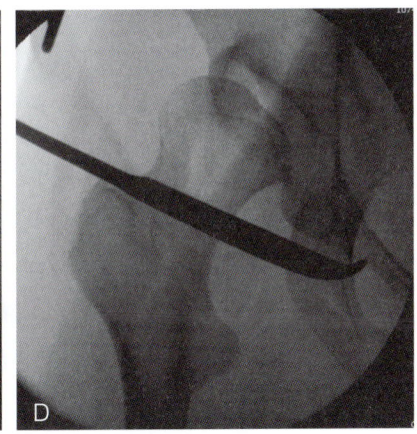

技术图1 A. 关节前方的深层解剖,股直肌反折头与直头分离出来。B. 前关节囊前方显露(箭头)。在髂肌骨膜下剥离前,在伤口右侧半标记出髂嵴。C、D. 右侧髋关节术中透视前后位片。Lane骨膜剥离器触探坐骨前侧内外侧骨板。

截骨

坐骨前方截骨

- 在进行第一次截骨术之前,建议与麻醉团队确认患者不再瘫痪。此时任何截骨术期间对坐骨神经或闭孔神经的直接接触都会引起肌肉反应,警告手术医生这个风险。
- 髋关节屈曲45°,轻度内收。30°角度骨刀(Synthes,美国;刀宽15 mm或20 mm)小心地插入上述内侧关节囊与髂腰肌腱间隙,其尖端放置在坐骨前侧髋臼下沟的上部,恰位于闭孔外肌腱的上方(技术图2A~C)。
- 靠近闭孔外肌腱近端放置以帮助保护附近的旋股内侧动脉。坐骨的内侧及外侧面应用骨刀轻柔地抵住,术中透视前后位及斜位以确认骨刀的位置(髋臼下唇下约1 cm)(技术图2D)。
- 骨刀向后方压紧15~20 mm深,穿过坐骨的内外侧骨皮质(技术图2E)。
- 经外侧骨皮质坐骨截骨时,不能深入太多,因为附近就是坐骨神经。

耻骨上支截骨

- 髋关节保持屈曲内收位,以放松髋关节前方软组织。
- 腰肌肌腱及内侧结构轻柔地向内侧牵开(技术图3A)。
- 耻骨上支沿圆周骨膜下剥离,尖Hohmann拉钩或粗Kirschner针打入髂耻突内侧至少1 cm处的上面(技术图3B)。
- 钝Hohmann拉钩、Rang拉钩或支的前后侧和下方,保护闭孔神经和血管。
- 从上方观察截骨垂直于耻骨支的长轴,但不能从前方观察从内远端向外近端截骨,可以使用Gigli线锯从拉钩周围向外锯,或使骨刀由外向拉钩或Kirschner针。过去的方法是使用Satinsky血管钳将线锯穿过耻骨支。
  - 截骨的关键是保证在髂耻突的内侧操作,以免进入髋臼内侧(技术图3C)。

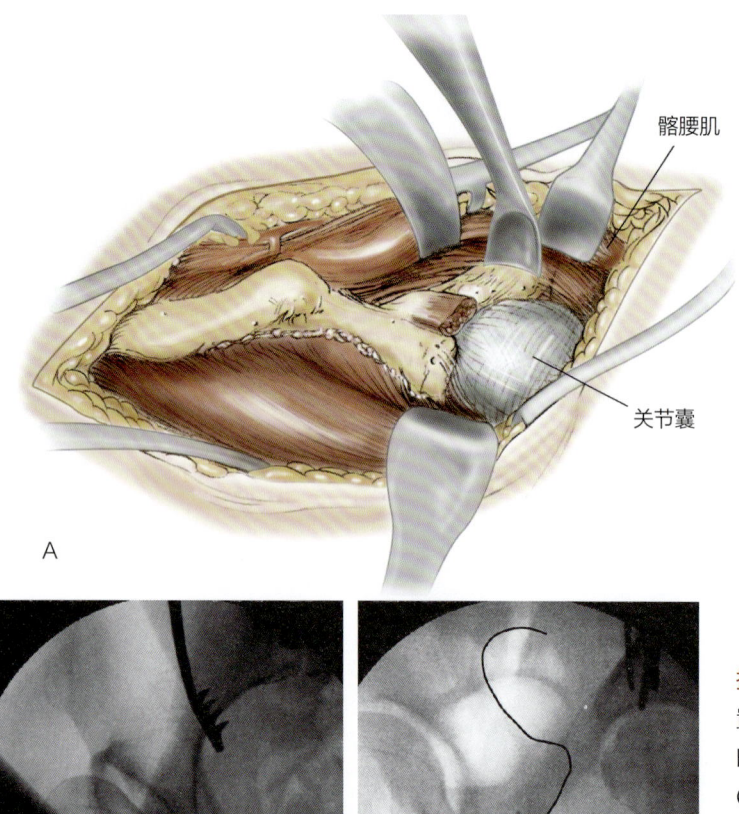
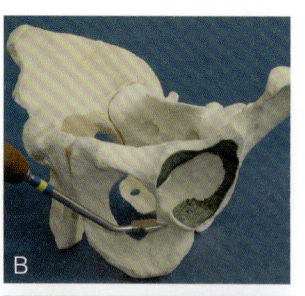
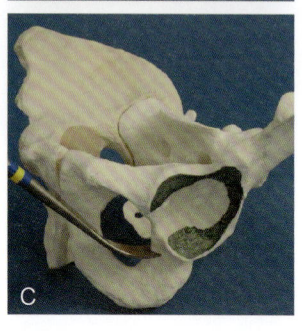
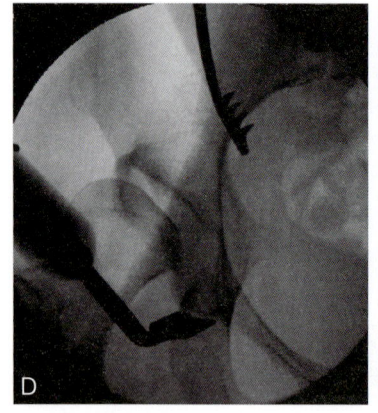
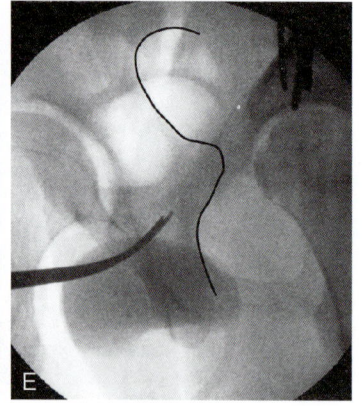

技术图2　A. 坐骨截骨的外科显露及截骨位置。骨刀放置在内侧关节囊与髂腰肌腱间隙。B、C. 骨模型演示计划坐骨截骨的位置：Ganz 角度骨刀（B）和 Mast 弯骨刀（C）。D、E. 术中透视右髋前后位显示前坐骨的 Ganz 30°角度骨刀（D）和右髋 False profile 位显示插入前坐骨的 Mast 弯骨刀（E）。黑线标出的是坐骨切迹和坐骨棘。截骨的定位也是通过应力位确认的。

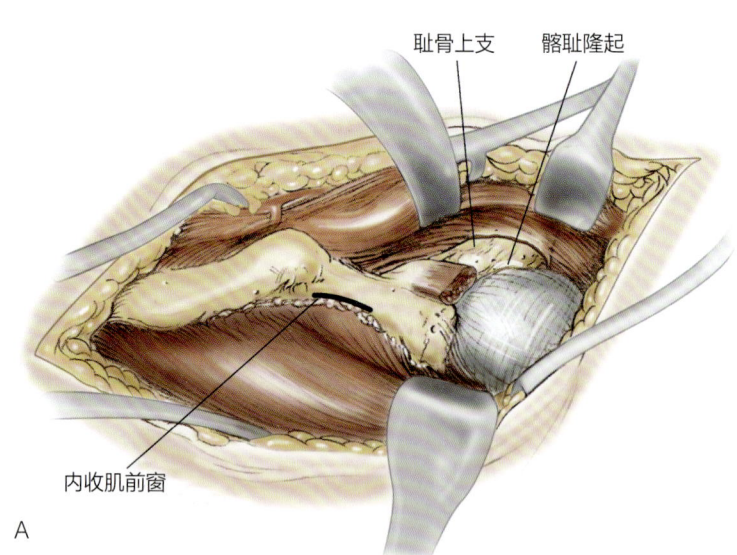
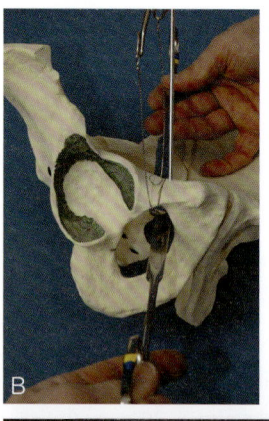
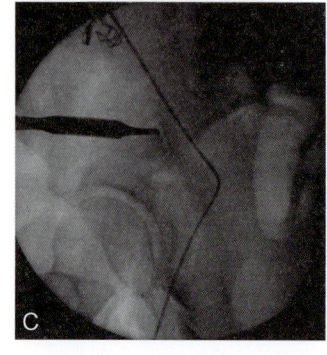
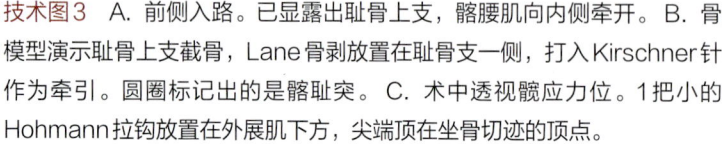

技术图3　A. 前侧入路。已显露出耻骨上支，髂腰肌向内侧牵开。B. 骨模型演示耻骨上支截骨，Lane 骨剥放置在耻骨支一侧，打入 Kirschner 针作为牵引。圆圈标记出的是髂耻突。C. 术中透视髋应力位。1 把小的 Hohmann 拉钩放置在外展肌下方，尖端顶在坐骨切迹的顶点。

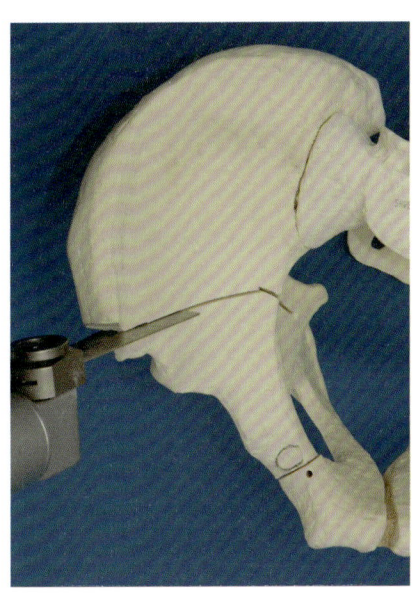

技术图4 骨模型演示髂骨截骨对准髂耻线上方1 cm处。

- 关节囊切开并囊内检查：在所有截骨完成之前，应行关节囊切开术检查并治疗关节内损伤，如臼唇撕裂或股骨头及颈的撞击损伤。
  - 在行其他截骨前，可用可吸收线简单、间断关闭伤口。

臼上髂骨截骨

- 前外展肌的下方骨膜下做一1.5～2 mm的小窗，恰在髂前上棘的远端，不干扰外展肌起点。
- 髋关节轻度外展伸直位，窄骨剥骨膜下向后坐骨大切迹方向剥离，但不进入大切迹。
- 窄长带尖的Hohmann拉钩放置在骨膜下小骨窗内，术中透视确认位置无误，从侧位像上观察Hohmann拉钩的尖端应顶在坐骨切迹的顶点（技术图3C）。
- 反转Hohmann拉钩的四边形宽边将髂肌向内侧牵引。
- 直视下摆锯截骨，与Hohmann拉钩一致方向，与冷水冲洗局部降温，一直截至髂耻线上方1 cm（最好前侧至切迹）。髂骨的截骨结束点正是髋臼周围截骨的后上角。这个角也是后柱截骨的开始点，也是在坐骨切迹和后臼之间（技术图4）。
- 在这一点上，髋臼骨块远端平行髂骨截骨线拧入1枚带T柄的Schanz钉，恰好是髋臼顶上方，之前用3.2 mm钻头钻孔。

后柱截骨

- 髋关节再次保持屈曲内收位，放松髋关节前方软组织。
- 反转Hohmann拉钩尖端放置在坐骨棘。坐骨切迹解剖是没必要的，也是不推荐的。
- 用1.5 cm宽的骨刀经内侧皮质截骨，向后达髂骨截骨面，经过髂耻线和内侧四边板，在髂骨斜位片透视上平行于坐骨切迹的前缘，向坐骨棘方向（技术图5A）。
- 当完成最后的后下方臼下截骨时，必须在髂耻线下方至少4 cm实施截骨，避免进入关节窝。后柱的截骨先

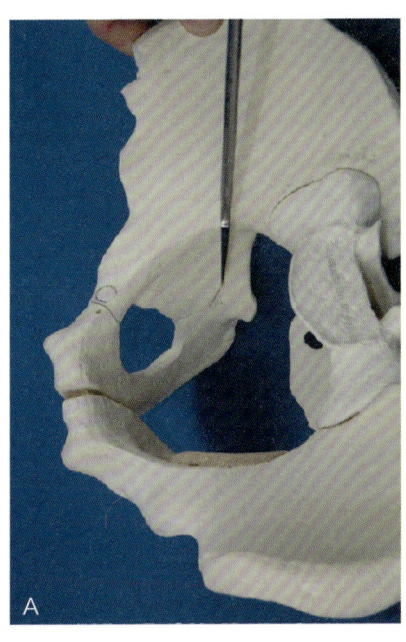
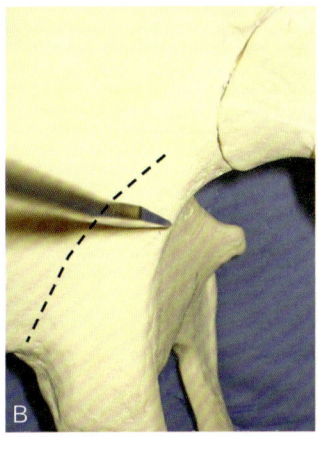
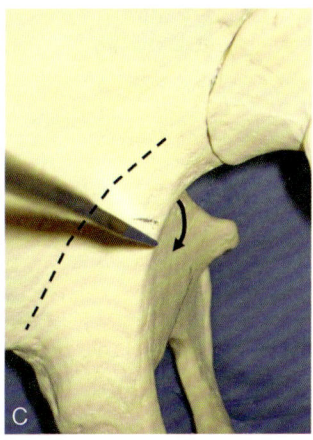

技术图5 A. 骨模型演示后柱的位置。B、C. 后柱截骨时骨刀不正确（B）和正确（C）的角度。虚线表示髋臼的相对位置和坐骨的外侧面。正确的角度是骨刀内侧边远离坐骨切迹方向倾斜10°～15°。

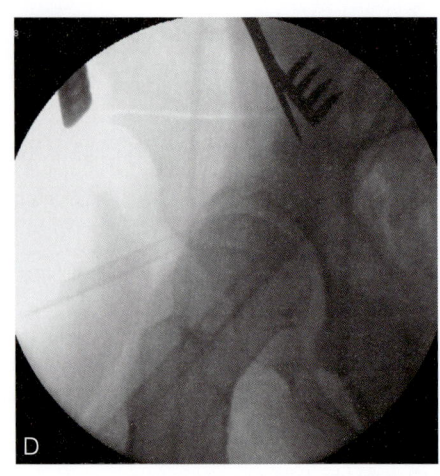

技术图5（续） D. X线透视右髋 False profile 位。解剖出后柱，截骨的边缘（前侧的髋臼和后侧的坐骨切迹）应能清楚显露，避免截骨进入关节内或切迹内。

骨类似三柱体，最窄的顶端位于坐骨切迹的前缘。因此，骨刀不应该垂直中间的四边形的骨板，相反地，骨刀内侧边远离坐骨切迹方向倾斜10°～15°，在标准的冠状面上，垂直于后柱的外侧皮质完成截骨（技术图5B、C）。

- 术中X线透视再次确认正确的截骨角度和部位（技术图5D）。
  - 若一开始进行的坐骨前方截骨位置足够深，则可能将后柱截骨合并于坐骨前方截骨中，并可能不需要进行在下一步中描述的"完成截骨"。

完成截骨

- 最后的截骨部位在连接前侧和后侧截骨面四边形骨板的后下内角。
- 30°长柄骨刀将上述的两个截骨面连成一体（技术图6）。
- 关键步骤：骨刀的刀刃放置在两截骨的连接处，刀面与四边形骨板不能＞50°角，以防止骨刀从前侧不小心进入髋臼内。

从内侧开始，再经坐骨外侧壁完成。
  - 坐骨后柱较前部的坐骨要宽，如果从上向下观察，坐

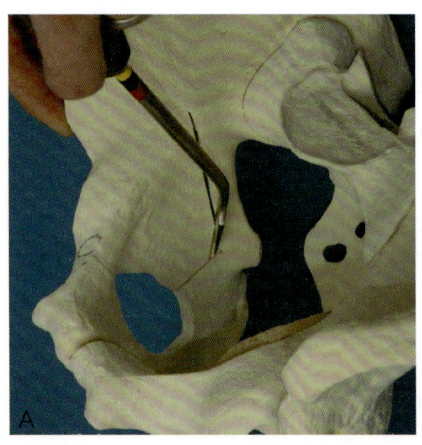 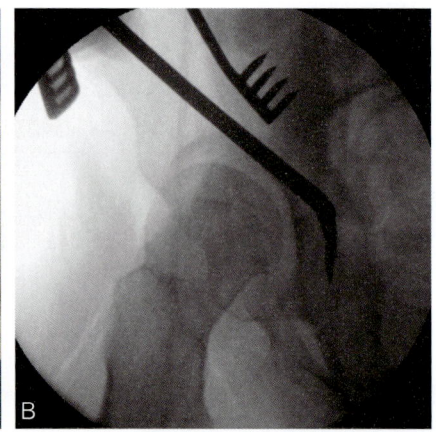

技术图6 A. 右侧半骨盆模型演示使用弯骨刀最后截骨连接前侧坐骨和后柱的截骨面。B. X线透视髋应力位示骨刀的正确位置。

髋臼移位

- 2.6 cm直Lambotte骨刀放置到臼上的髂骨截骨面，可确认外侧骨皮质截骨完成情况，同时还可在髋臼移位时保护髋臼上方的髂骨骨松质。
- 尖头的Weber骨钳放置到髋臼骨块的上支部，同样方法，在前方安装Schanz钉手柄（技术图7A）。
- 薄板撑开器放置到髂骨后上方完全截骨部与前侧Lambotte骨刀之间。
- 轻缓撑开撑开器，用Weber骨钳及Schanz钉同时移动髋臼骨块。确认后侧及前侧的截骨是否完全是很重要的，否则骨块就不能自由旋转，如果外侧骨皮质还完整

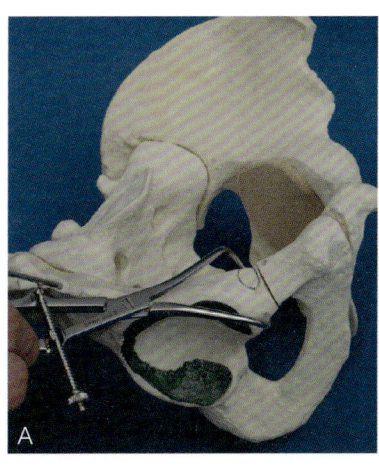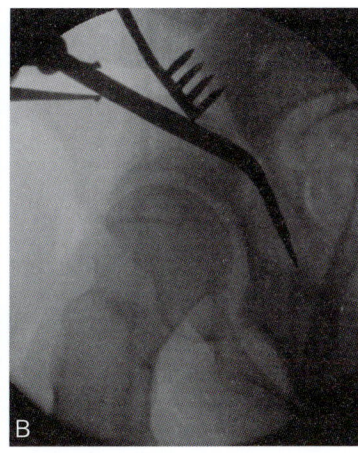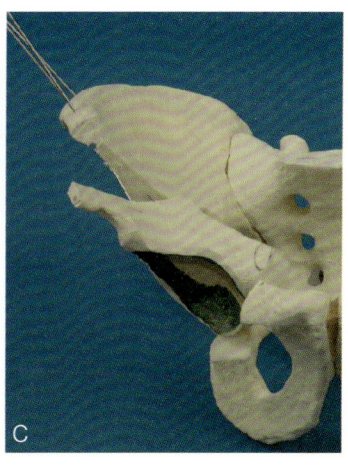

技术图7　A. 骨模型演示Schanz钉（左）和大骨钳控制髋臼骨块。B. X线透视右髋False profile位。在薄板撑开器（上）作用下，髋臼骨块已移位，用角度骨刀内侧向外侧试探截骨不完全的区域。C. 骨模型演示髋臼骨块位置，骨块的后下角应轻压缩进髂骨上完整的截骨面内，骨块上方骨突应与髂骨棘大体成一直线。

- 在外侧形成铰链，髋臼骨块会向远端及外侧移位。可以用窄骨刀或30°角宽骨刀检查截骨完成情况（技术图7B）。
- 一旦骨块完全游离，它就可以放置到想要的矫正位置和角度。如前所述，髋臼最常见的发育不良的位置在前侧及外侧，因此常规操作方法是先轻轻上提骨块至臼顶部增加覆盖，再向外、向远端及内旋分三步移动骨块。
  - 操作妥善，则髋臼骨块的后下角应轻压缩进髂骨上完整的截骨面内，髋臼骨块上方明显的骨突应与完整的髂骨棘大体成一直线（技术图7C）。
- 在髋臼骨块移位后，X线片的"泪滴"征及与股骨头的关系应上升，且向外侧倾斜的量与骨块向外矫正的量相等。
  - 预想的前外侧覆盖完成后，有必要再将髋臼骨块向内侧移动一点，以再重建股骨头与内侧骨盆的关系。这样能保持股骨头与骨盆间适当的生物力学关系。

髋臼固定

- 髋臼移位完成后，2.5 mm的Kirschner针（近似2.5 mm的钻头）从近端向远端穿过髂骨固定到髋臼骨块的分叉部。
- 这时，笔者通过前后位及应力位透视最后一次确认髋臼骨块的位置（技术图8A、B）。
  - 在应力位，笔者检查髋关节自完全伸直位到屈曲100°位间股骨头前方的覆盖是很重要的（技术图8C）。以前的观点认为，髋臼线应大致水平，股骨头应良好覆盖，且Shenton线应连续。通过应力位片，笔者主要是观察股骨头没有过度覆盖，也没有因股骨畸形产生撞击。
  - 如果查体或放射片上髋关节屈曲＜90°，有必要重新移动髋臼骨块或处理股骨侧畸形。
- 测量Kirschner针的深度和长度，用3.5 mm或4.5 mm的骨皮质螺钉重新固定。
- 术中透视确认关节外螺钉的位置（技术图8D、E）。
- 若要增强稳定性（尤其对韧带松弛、神经肌肉系统疾病或骨质较差的患者），可从前向后拧入另一枚"本垒打"螺钉，从髂前下棘后侧至髂骨下方，但这一步骤不是必需的。笔者认为骨愈合后，除非螺钉头部疼痛或需要磁共振检查时，可不取出该螺钉。
- 髋臼骨块的髂前骨突可取骨用于骨移植。
- 截骨面放置明胶海绵帮助止血。

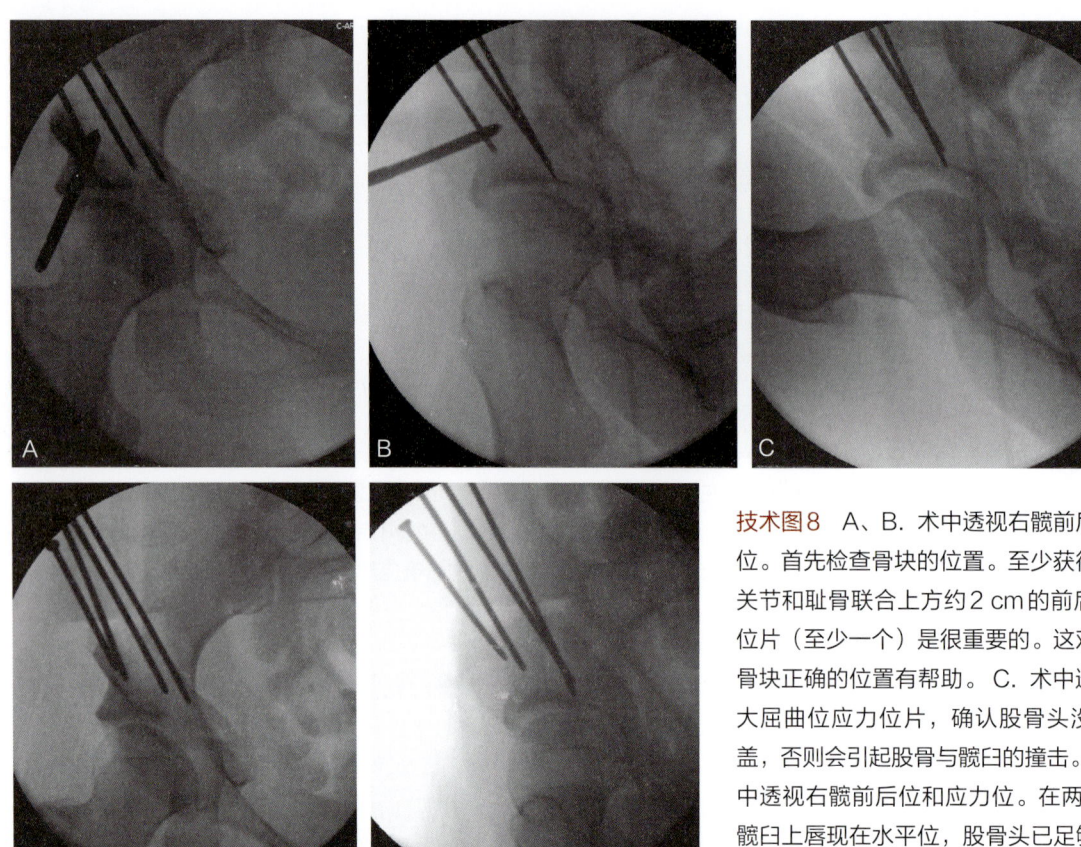

技术图8　A、B. 术中透视右髋前后位和应力位。首先检查骨块的位置。至少获得包括骶尾关节和耻骨联合上方约2 cm的前后位或应力位片（至少一个）是很重要的。这对确认髋臼骨块正确的位置有帮助。C. 术中透视右髋最大屈曲位应力位片，确认股骨头没有过度覆盖，否则会引起股骨与髋臼的撞击。D、E. 术中透视右髋前后位和应力位。在两个位置上，髋臼上唇现在水平位，股骨头已足够覆盖。股骨头已适应地内移。

关闭切口

- 取出伤口内填塞的纱布，彻底冲洗术口。
- 髂肌下放置引流管。
- 使用3.5 mm半螺纹骨松质螺钉及垫圈固定或坚强可吸收性缝线经薄骨片缝合髂前上棘截骨（若施行）。
- 注意在髂嵴上方一定要适当松紧地关闭术口，在髂嵴上可再钻孔，用坚强可吸收性缝线穿孔固定外展肌、髂肌及腹外斜肌的止点。
- 逐层关闭伤口。

要点与失误防范

病例选择	• 选择合适的病例是至关重要的 • 手术失败的危险因素包括：年龄大、关节不匹配、关节间隙减小（<2 mm）及严重关节炎 • 术前的臼唇撕裂可能是关节退变的表现，比X线平片更明显
耻骨截骨	• 耻骨截骨时，髋关节应屈曲40°~50°以放松髂腰肌，利于骨盆内解剖
坐骨截骨	• 坐骨截骨时，如果关节内侧已显露，可以打开腰肌鞘，经鞘底切开行第2个入路，这个技术对坐骨关节外解剖和截骨后重建时有很大帮助 • 操作太靠近内侧易伤及血管神经束
髂骨截骨	• 一般的，如果患者骨盆处于标准仰卧位时，髂骨翼的截骨大体是垂直地面的。这个直观技术能给截骨时提供第2个参考，结合术中透视，可以找到准确的截骨位置
不完全截骨	• 要完成坐骨下方（髋臼下）截骨与坐骨后侧截骨之间的连接，需要经连接处从内向外截骨。当这些截骨的外侧部截骨不完全、各计划的截骨已完成而髋臼骨块不能自由移动时，这项技术是非常有必要的
Schanz钉放置	• Schanz针（钉）应拧在髂骨截骨线下方1~1.5 cm。骨质较差时，要将螺钉靠近髋臼的软骨下骨放置。另外，移动髋臼骨块时，要用Schanz钉及把持骨块耻骨部骨锉同时用力

术后处理

- 术后2～3日硬膜外镇痛去除之后,可以在理疗师的指导下行部分负重锻炼。
  - 如果使用腰丛阻滞,术后第一天允许进行下床活动;如果使用硬膜外导管,则在第2天或第3天。
- 一般6～8周,放射学检查显示骨愈合且外展肌力量恢复后,可逐渐由部分负重至完全负重。
- 术后前6周,关节活动范围限制在90°屈曲、10°至完全伸直、10°的内收、外展和旋转。
- 3个月内避免抗阻力锻炼。
- 16岁以上患者给予低分子肝素或华法林治疗4～6周。
- 避免应用非甾体抗炎药。

结果

- 严格把握适应证,一般术后结果良好至优良。
- 依据Harris和Merle D'Aubigne髋关节评分标准,轻度关节炎(关节间隙>2 mm,没有明显半脱位)的年轻(<35岁)患者术后明显改善,且至少维持20年[1,3,4,6-8]。
- 中至重度髋关节炎的年长患者术后症状上也能明显改善。但这些症状缓解是短期的,最终可能需要关节表面置换或全髋关节置换术。

并发症

- 坐骨神经或股外侧皮神经损伤。
- 术后伤口血肿需要二次手术。
- 切口感染。
- 耻骨支截骨不愈合。
- 异位骨化。
- 血管损伤。
- 截骨进入关节内。
- 骨块位置不佳导致矫正不足或过度矫正。

(阮洪江 译,秦晖 审校)

参考文献

[1] Clohisy JC, Barrett SE, Gordon JE, et al. Periacetabular osteotomy for the treatment of severe acetabular dysplasia. J Bone Joint Surg Am 2005;87(2):254-259.

[2] Cunnigham T, Jessel R, Zurakowski D, et al. Delayed gadolinium-enhanced magnetic resonance imaging of cartilage to predict early failure of Bernese periacetabular osteotomy for hip dysplasia. J Bone Joint Surg Am 2006;88(7):1540-1548.

[3] Ganz R, Leunig M, Leunig-Ganz K, et al. The etiology of osteoarthritis of the hip: an integrated mechanical concept. Clin Orthop Relat Res 2008;466:264-272.

[4] Millis MB, Kim YJ. Rationale of osteotomy and related procedures for hip preservation: a review. Clin Orthop Relat Res 2002;(405):108-121.

[5] Murphy SB, Ganz R, Muller M. The prognosis in untreated dysplasia of the hip. A study of radiographic factors that predict the outcome. J Bone Joint Surg Am 1995;77(7):985-989.

[6] Peters CL, Erickson JA, Hines JL. Early results of the Bernese periacetabular osteotomy: the learning curve at an academic medical center. J Bone Joint Surg Am 2006;88(9):1920-1926.

[7] Steppacher SD, Tannast M, Ganz R, et al. Mean 20-year followup of Bernese periacetabular osteotomy. Clin Orthop Relat Res 2008;466:1633-1644.

[8] Trousdale RT, Ekkernkamp A, Ganz R. Periacetabular and intertrochanteric osteotomy for the treatment of osteoarthrosis in dysplastic hips. J Bone Joint Surg Am 1995;77(1):73-85.

[9] Wenger DE, Kendell KR, Miner MR, et al. Acetabular labral tears rarely occur in the absence of bony abnormalities. Clin Orthop Relat Res 2004;(426):145-150.

第109章 髋关节的外科脱位术
Surgical Dislocation of the Hip

Farshad Adib and Young-Jo Kim

定义

- 利用外科手术方法使髋关节脱位可以安全地治疗许多种髋关节疾病，包括股骨髋臼撞击综合征（FAI）、髋臼盂唇损伤、软骨损伤、股骨颈骨折复位、严重的急性股骨头骨骺滑脱（SCFE）复位，以及其他需要较大范围切开髋关节的病例[14,15]。
- 这种方法术后并发症发生率较低，几乎不会发生股骨头缺血性坏死[5]。
- 该技术还可以在术中进行运动评估，这对于股髋撞击症治疗尤为重要。多数再手术病例是由于纠正不足或者过度纠正造成[4]。
- 另外，外科脱位术入路对于同时处理关节外撞击也是足够的[16]。

解剖

- 股骨头的血液供应主要来自旋股内侧动脉（MFCA）（图1A）[17]。
- 在关节脱位时，完整的髋关节外旋肌群，特别是闭孔外肌，对旋股内侧动脉起到保护作用（图1B）[7]。

发病机制

- FAI的病例，解剖学的畸形导致股骨近端与髋臼边缘在活动范围极限时发生异常接触[3]。
- 凸轮型撞击伤的病例，异常的冲击力沿股骨颈传导至髋关节盂唇下方，对盂唇及髋臼的软骨造成机械性损伤。
- 钳夹型撞击伤的病例，在髋关节屈曲运动末期，髋臼边缘超出股骨头的部分与股骨颈头端或股骨头–颈交界处发生撞击造成损伤。
  - 凸轮型与钳夹型常同时存在于同一病例中。
- 机体生长活跃的儿童及年轻成人，如果发生软骨和髋臼盂唇损伤，病情可进一步发展并最终导致髋关节退行性疾病。
- 造成FAI的原因可以是先天的，也可继发于股骨头骨骺滑脱，或者由于髋臼后倾导致髋关节前方过度覆盖，或者Perthes病后遗症导致的畸形，或者外伤后改变。

自然病程

- 现已证实股骨头的手枪柄样畸形与幼年髋关节疾病有关[9]。
- 晚期髋关节骨性关节炎，过去曾被认为是先天的，而现在人们则认为它是由儿童时期的一些轻微的畸形如发育性髋关节发育不良股骨头骨骺滑脱或Legg-Calvé-Perthes病等造成的[1]。

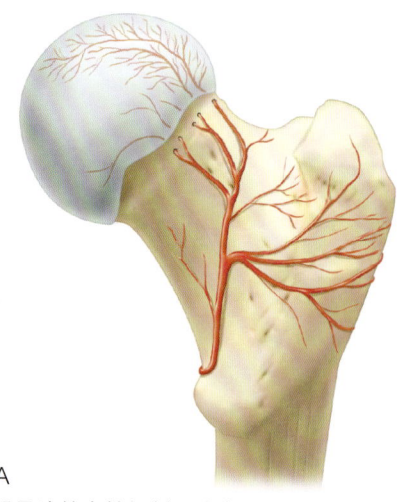 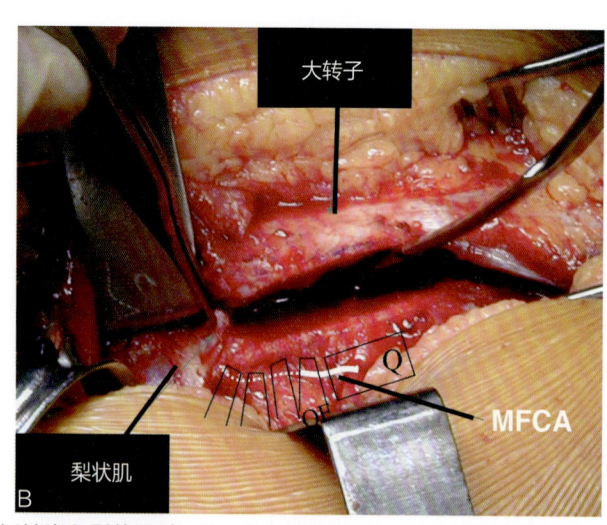

图1 A. 股骨头的血管解剖。注意MFCA终末分支的近端嵌入梨状肌腱。B. 术中照片显示MFCA越过完整的外侧回旋肌的后部，包括股方肌（Q）和闭孔外肌（OE）。

病史和体格检查

- FAI常发生于运动的青少年或年轻成人中,临床表现为慢性腹股沟疼痛,剧烈活动后加重。
- 很多患者不能长时间保持坐位,要通过改变坐姿来减少脊柱前凸,从而减少髋关节的屈曲。患者还经常主诉上、下车困难。
- 有些患者还有髋关节疼痛的家族史,或者有年轻时髋关节疾病或行髋关节置换的病史。
- 患者会出现减痛步态,喜欢偏向患侧,足前进角外旋则常提示慢性股骨头骨骺滑脱或股骨后倾。
- 可做撞击试验,患肢内旋时出现腹股沟疼痛,外旋疼痛减轻为阳性。
- 体格检查包括肢体屈曲的试验和内侧旋转范围测试。
  - 患肢髋关节屈曲<90°。
  - 患肢髋关节屈曲时的内旋程度小于伸展时的内旋程度,因为当髋关节屈曲时会有代偿性外旋。
- 健康人群也会出现髋臼撞击症的影像学表现,因此应特别注意影像学表现与临床表现的相关性。此外,还应排除引起髋部疼痛的其他疾病,如类骨样骨瘤、应力性骨折、骨坏死等。

影像学和其他诊断性检查

- X线平片需拍摄骨盆正位片(AP)及髋关节的侧位片(图2A、B)。FAI头-颈交界处的结构异常在45° Dunn位片中可得到最佳显示[10]。

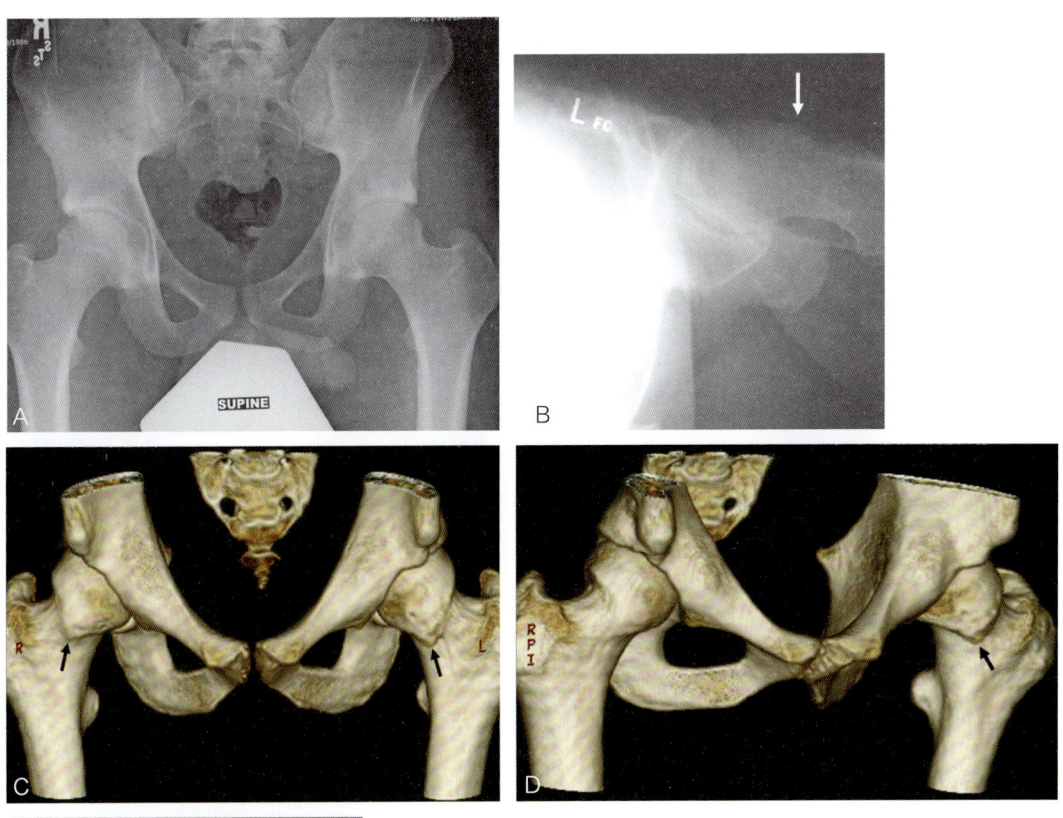

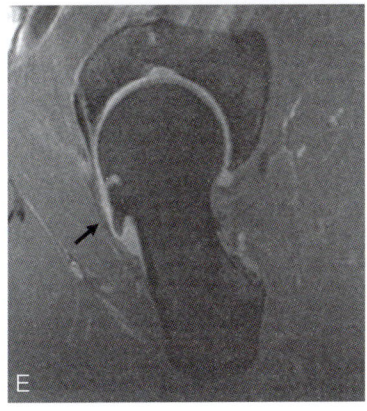

图2 骨盆正位片(A)侧位片(B)显示股骨头-颈交界处稍前方(B上的箭头)的缺损是由凸轮型撞击伤引起。骨盆(C)和小角度左旋(D)视角对相同的骨盆进行的三维重建。大的隆起(箭头)遮盖了股骨头-颈交界处的前方,这也解释了在B和E中无法看出偏移。T1加权矢状位MRI成像显示出一个大的骨刺(箭头)。

- CT二维和三维重建扫描可以检测到股骨头-颈交界处细微的突起,并有助于术前制订合适的手术计划(图2C、D)。
- MRI可以进一步显示髋臼关节盂唇和软骨的损伤(图2E)。如果使用矢状位或放射状高分辨率钆增强扫描(Gd增强扫描),可以检测到髋臼的细微损伤。

鉴别诊断
- 髋关节撞击综合征。
- 髋臼盂唇撕裂。
- 髋关节发育不良。
- 股骨头骨骺脱位。
- 髋臼后倾症。

非手术治疗
- 保守治疗策略包括避免剧烈活动,使用非甾体抗炎药改善症状。
- 以锻炼髋部肌群为目的的物理疗法无法改变FAI的机械撞击。

手术治疗
- 可在关节镜下对髋部病理进行定位,但在清创前后很难动态评估髋关节力学。
- 对未行髋关节脱位手术治疗的患者,可行前侧入路的股骨头-颈成形术,但髋臼和大部分股骨头的关节软骨情况无法在如此有限的手术入路中得到评估。

术前计划
- 回顾所有影像学资料。
- 评估股骨头-颈偏移减少的最佳鉴别方法是髋部标准侧位片(图2A、B)、轴位片或CT三维重建。
- CT扫描包括扫描至远端股骨髁,用于精确测量股骨前倾的角度[11]。
- 全身麻醉后,检查患者的髋部。记录髋关节屈曲角度以及髋部伸展、屈曲的内旋外旋角度,并与术前评估相比较。

体位
- 患者取侧卧位,妥善固定于小钉板上。手术侧的下方需要一个平顶垫子以在术中固定下肢,垫子下部要留出半圆形空间放置另一侧的下肢(图3A~C)。
- 髋部铺无菌巾,然后用一个气囊在手法脱位中用来固定腿部(图3D)。

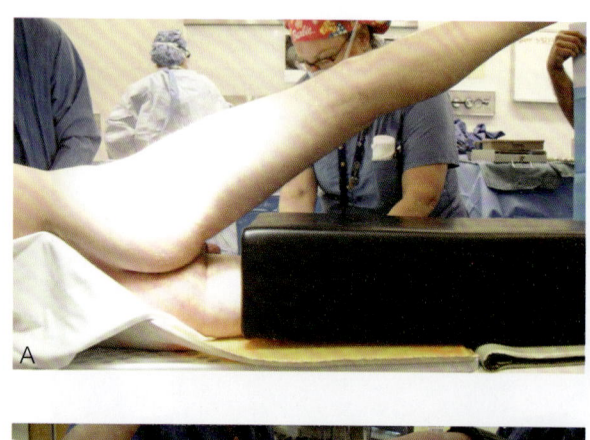
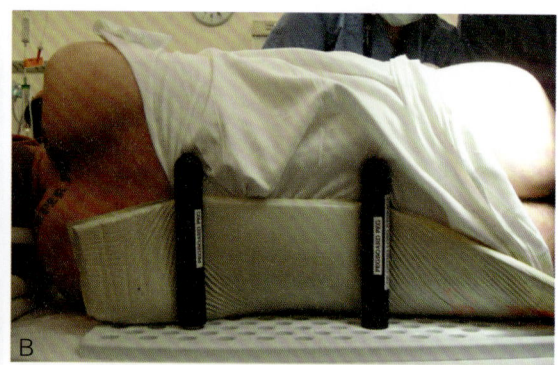
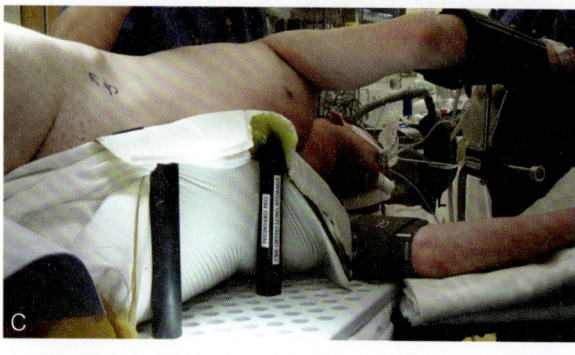
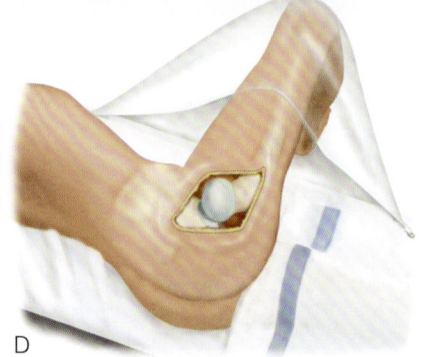

图3 A~C. 患者在小钉板上呈完全侧位。手术之前,术者应确保患者的下肢可以弯曲和完全内收,并且不被前下方的挡板限制。D. 在转位后将患者的腿放置在无菌的下肢支持器上。髋关节保持弯曲,内收、外旋位。

入路

- 该方法由经由 Kocher-Langenbeck 入路或 Gibson 入路的前脱位及转子部翻转截骨两部分组成（图4A、B）。
- 切开臀大肌后采用 Kocher-Langenbeck 入路。
- 通过 Gibson 入路将外展肌与臀大肌分离，这个手术过程是在臀中肌和臀大肌之间进行的（图4C、D）[8]。
  - Gibson 入路可能会造成少许伸臀功能障碍，但可能使前方暴露更为困难。
- Z形切开关节囊允许在进入髋关节的同时也保护了旋股内侧动脉的深支（图4E）[5]。

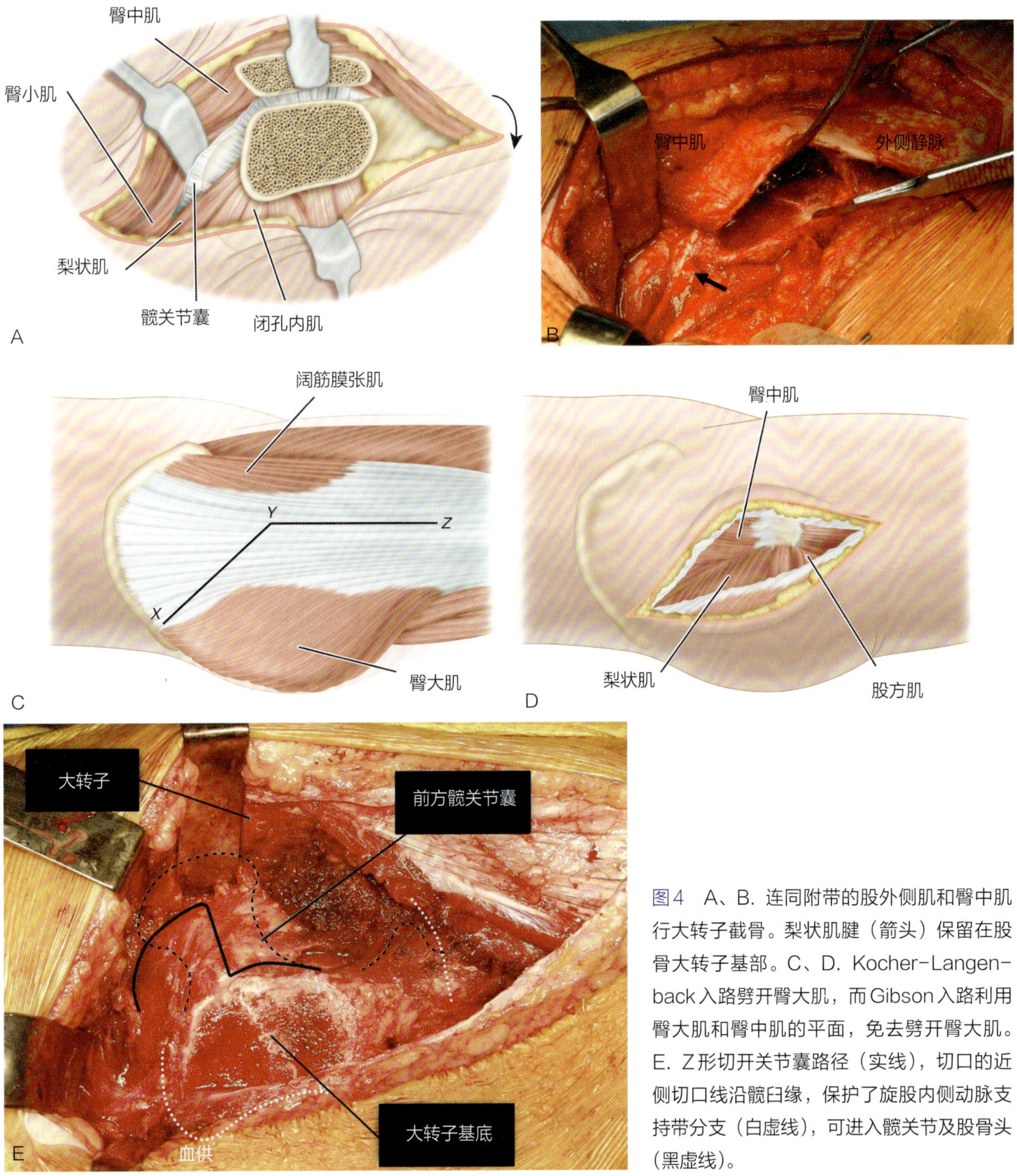

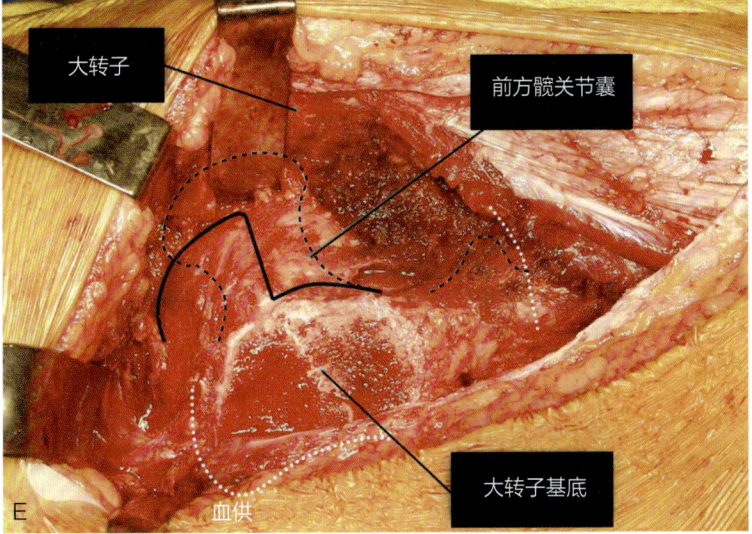

图4　A、B. 连同附带的股外侧肌和臀中肌行大转子截骨。梨状肌腱（箭头）保留在股骨大转子基部。C、D. Kocher-Langenback 入路劈开臀大肌，而 Gibson 入路利用臀大肌和臀中肌的平面，免去劈开臀大肌。E. Z形切开关节囊路径（实线），切口的近侧切口线沿髋臼缘，保护了旋股内侧动脉支持带分支（白虚线），可进入髋关节及股骨头（黑虚线）。

经股骨转子间入路髋关节手术脱位

关节囊入路

- 髋关节侧方纵行切口，股骨大转子位于切口中、上1/3处（技术图1A）。
- 沿切口远端切开阔筋膜，近端经臀大肌前缘与阔筋膜张肌间隙进入（技术图1B）。
- 切开股外侧肌筋膜近端4～5 cm处，股直肌向前反折。
- 沿着臀大肌下面左侧的臀中肌筋膜，将臀大肌拉向后侧显露臀中肌并游离。

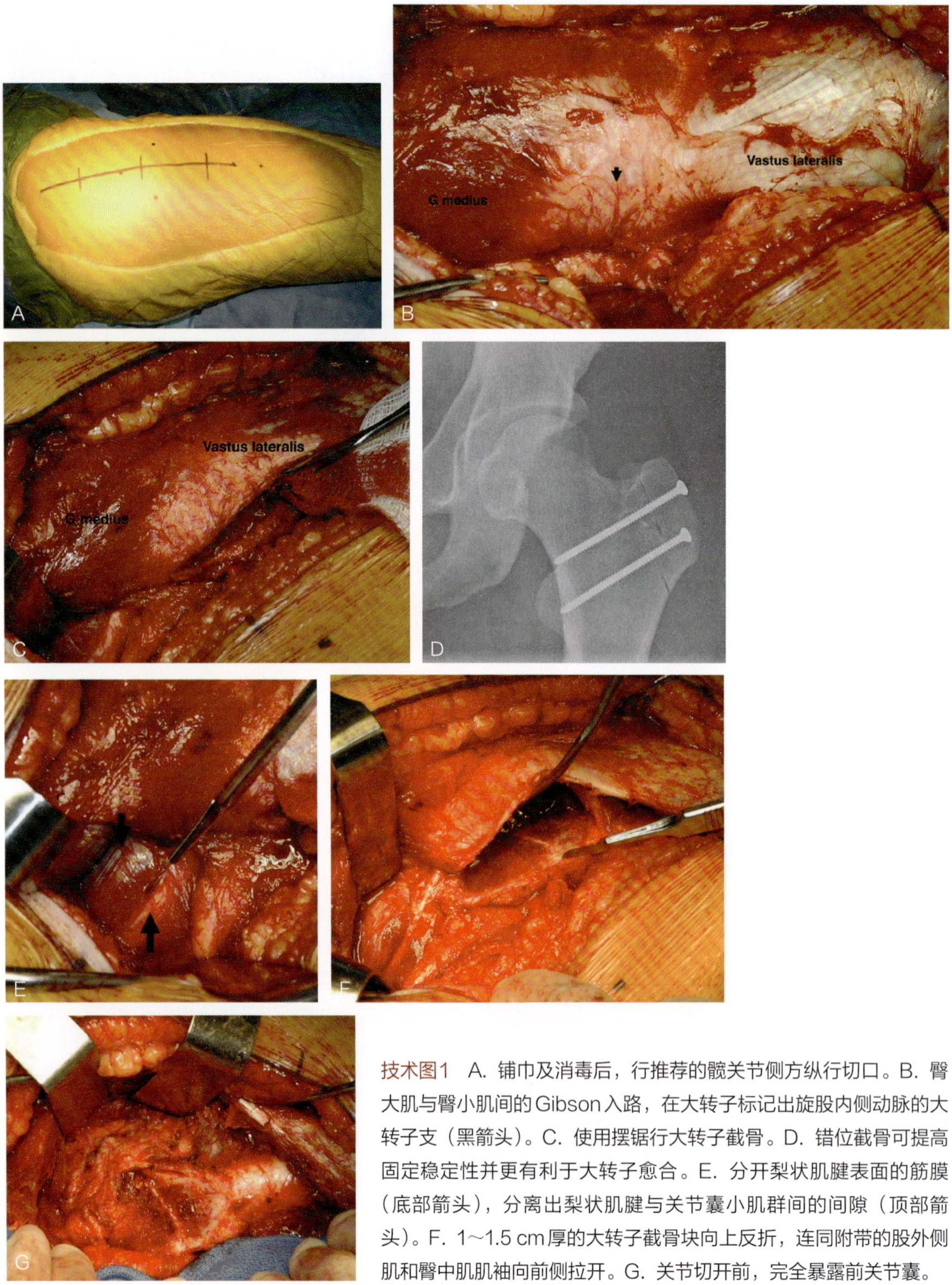

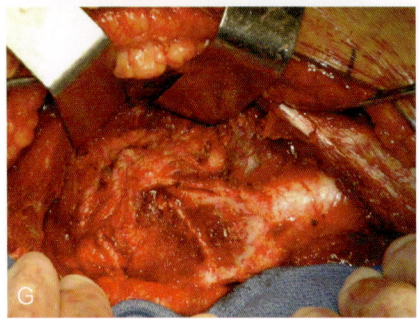

技术图1 A. 铺巾及消毒后，行推荐的髋关节侧方纵行切口。B. 臀大肌与臀小肌间的Gibson入路，在大转子标记出旋股内侧动脉的大转子支（黑箭头）。C. 使用摆锯行大转子截骨。D. 错位截骨可提高固定稳定性并更有利于大转子愈合。E. 分开梨状肌腱表面的筋膜（底部箭头），分离出梨状肌腱与关节囊小肌群间的间隙（顶部箭头）。F. 1～1.5 cm厚的大转子截骨块向上反折，连同附带的股外侧肌和臀中肌肌袖向前侧拉开。G. 关节切开前，完全暴露前关节囊。

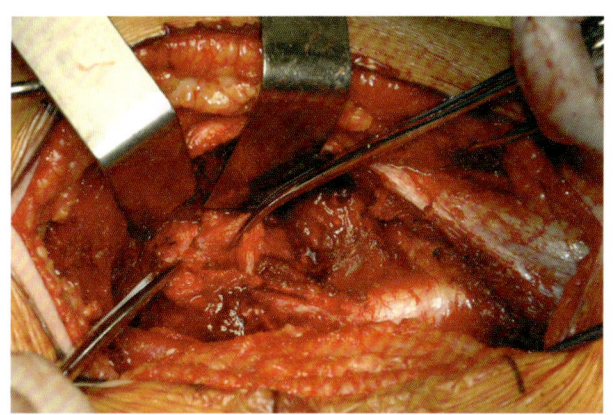

技术图2 首先纵行切开关节囊。这可直视关节内并防止关节囊切开的远侧切口伤及臼唇。

- 使用摆锯行1～1.5 cm厚的大转子截骨,梨状肌腱和小外旋肌群留在股骨大转子基部(技术图1C)。
- 如果无需进行股骨颈相对延长,大转子截骨时可采用双锯片,间隔6 mm进行错位截骨,此方法可提高大转子截骨后固定稳定性,降低骨延迟愈合的发生(技术图1D)。
- 切开覆盖梨状肌腱的筋膜,分离出梨状肌腱与关节囊小肌群间间隙(技术图1E)。
- 大转子骨块向上反折,连同附带的股外侧肌和臀中肌肌袖向前侧拉开(技术图1F)。
- 经梨状肌腱与关节囊小肌群间间隙,将关节囊小肌群从关节囊前方仔细游离下来(技术图1G)。
  ○ 助手使用直角拉钩帮助暴露关节囊。
  ○ 逐渐屈曲、外旋并内收髋关节帮助显露。
- 暴露关节囊至髋臼边缘。

髋关节切开及脱位
- Z形切开关节囊,Z形的纵行线与股骨颈前侧在一直线上。
  ○ 关节囊切开的远侧切口线延伸至小转子。
  ○ 近侧切口线沿髋臼缘向后延伸,恰位于髋臼唇的远端,于旋股内侧动脉支持带分支的近端,其从后侧进入关节囊营养股骨头(技术图2)。
- 依据髋关节病理学,关节的活动度决定了力学撞击的区域。
- 患肢放置在无菌垫枕上,屈曲外旋内收髋关节,经关节囊切口使关节半脱位。
  ○ 在股骨颈前置入骨钩,帮助髋关节半脱位。
  ○ 用弧形剪切断股骨头圆韧带,使髋关节完全脱位。

力学评估及骨成形术
- 评估整个股骨头及髋臼是否存在关节软骨损伤或臼唇撕裂,可使用缝合锚钉间隔7～10 mm修补或清创。
- 头-颈连接部的股骨头非球面部分,可以使用0.25 in (6.35 mm)的骨刀和咬骨钳进行切除(技术图3A、B)。
- 重建股骨头的球面结构后,复位髋关节,通过活动髋关节来评估清创的结果及确认关节撞击减轻及关节活动范围的改善。
- 术中透视示髋关节屈曲90°的关节外侧部来判定是否已重建股骨头-颈偏移(技术图3C)。

截骨固定
- 复位股骨转子骨块,并用巾钳维持骨块位置。
- 用3枚3.5 mm的小骨块螺钉固定大转子。术中透视确认骨块的位置及截骨固定情况(技术图4)。

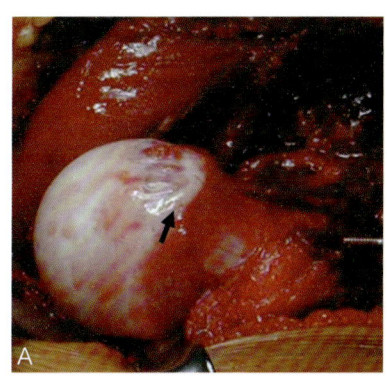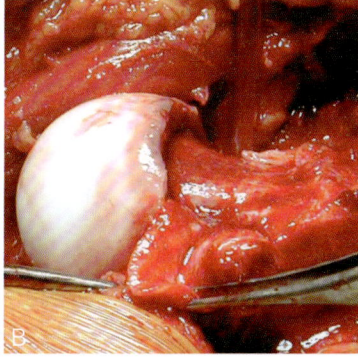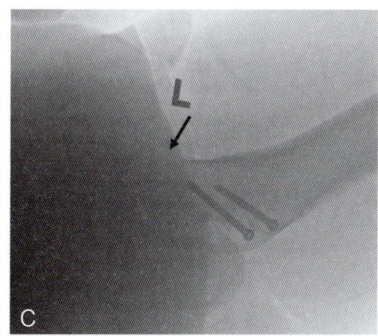

技术图3 A. 髋关节已脱位,股骨头-颈部偏置及软骨损伤已清楚显现出来(黑箭头)。B. 消除凸轮式头臼撞击。C. 黑箭头显示股骨头-颈部偏置已重建(与图2B比较)。

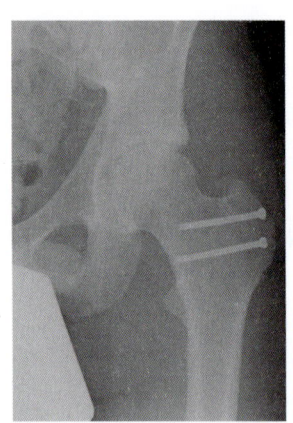

技术图4 用2~3枚3.5 mm的骨块螺钉固定大转子。

- 另外,4.0 mm的骨松质螺钉也可用于固定。置入螺钉前可用透视确认导针位置。

关闭切口

- 2-0可吸收缝线缝合关节囊切开的Z形切口(技术图5)。

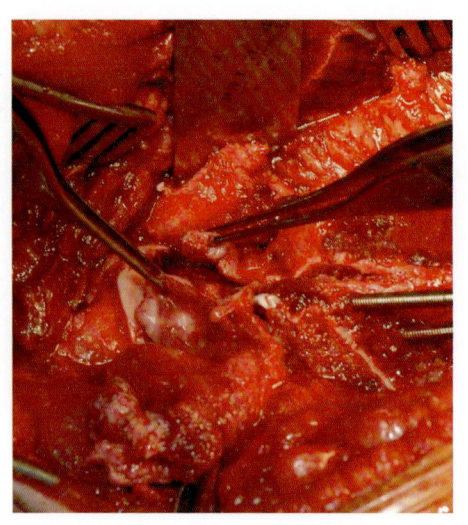

技术图5 可吸收缝线缝合关节囊切开的Z形切口。

- 用牢固的可吸收缝线关闭股外侧肌筋膜。缝合阔筋膜张肌与臀大肌间的筋膜。
- 逐层关闭切口。

要点与失误防范

适应证	• 完整病史及完善体格检查 • 注意伴随的相关疾病
入路	• 与Gibson入路不同,臀大肌掀开后暴露变得很容易
转子截骨	• 臀中肌的小肌袖留在股骨大转子基部,故没有破坏旋股内侧动脉的血液供应 • 标记出大转子后,整个大转子均应从前侧截下,以保证截下骨块足够大
异位骨化	• 如果分离时,关节囊小肌群的大部分保留在关节囊,则该患者可能发生会异位骨化
股骨颈骨折	• 股骨头-颈部的过度牵引会引起骨质强度减弱,在髋关节脱位与复位过程中,理论上就有骨折的可能

术后处理

- 在患肢下放置两个枕头,大转子下方放置一个枕头,使髋关节屈曲位且自然内旋位。
- 每天做被动活动功能练习6小时,设定屈曲范围30°~80°。
- 根据患者情况预防下肢深静脉血栓,但所有患者术后即应用机械性加压装置。
- 去除硬膜外镇痛后,可允许1/3体重的部分负重下床活动。
- 开始关节活动范围锻炼,限制髋关节内收至中线,以保护大转子截骨,且6周内避免髋关节抗阻力外展练习。
- 应用吲哚美辛预防异位骨化对部分患者有效。
- 术后6周摄骨盆或髋关节前后位及髋关节完全侧位片。髋关节可完全负重且开始肌力练习。

结果

- Ganz[6]行1200例髋关节手术脱位,无一例骨坏死。
- 一般术前无明显关节炎,术中操作得当,术后结果满意。
- Murphy等[12]依据Merle d'Aubigne评分,对成年人进行临床效果评估,结果髋关节功能改善明显。
- 近80%患者对于髋关节外科脱位术治疗股髋撞击症的中期疗效满意[13]。

并发症

- 如果操作不当和术中不注意保护支持带血管,可能发生股骨头缺血性坏死。
- 过度牵拉股骨头-颈部,有股骨颈骨折可能。
- 坐骨神经或股神经损伤。
- 股骨大转子骨不愈合。
- 异位骨化。
- 臼唇再撕裂。
- 关节炎加重。
- 疼痛性术后关节粘连[2]。

(金东旭 译,朱振中 审校)

参考文献

[1] Aronson J. Osteoarthritis of the young adult hip: etiology and treatment. Instruct Course Lect 1986;35:119-128.

[2] Beck M. Groin pain after open FAI surgery: the role of intraarticular adhesions. Clin Orthop Relat Res 2009;467:769-774.

[3] Clohisy JC, Kim YJ. Femoroacetabular impingement research symposium. J Am Acad Orthop Surg 2013;21(suppl 1):vi-viii.

[4] Clohisy JC, Nepple JJ, Larson CM, et al. Persistent structural disease is the most common cause of repeat hip preservation surgery. Clin Orthop Relat Res 2013;471(12):3788-3794.

[5] Ganz R, Gill T, Gautier E, et al. Surgical dislocation of the adult hip. J Bone Joint Surg Br 2001;83(8):1119-1124.

[6] Ganz R, Parvizi J, Beck M, et al. Femoroacetabular impingement: a cause for osteoarthritis of the hip. Clin Orthop Relat Res 2003;(417):112-120.

[7] Gautier E, Ganz K, Krügel N, et al. Anatomy of the medial femoral circumflex artery and its surgical implications. J Bone Joint Surg Br 2000;82(5):679-683.

[8] Gibson A. Posterior exposure of the hip joint. J Bone Joint Surg Br 1950;32-B(2):183-186.

[9] Goodman DA, Feighan JE, Smith AD, et al. Subclinical slipped capital femoral epiphysis. Relationship to osteoarthrosis of the hip. J Bone Joint Surg Am 1997;79(10):1489-1497.

[10] Meyer DC, Beck M, Ellis T, et al. Comparison of six radiographic projections to assess femoral head/neck asphericity. Clin Orthop Relat Res 2006;445:181-185.

[11] Murphy SB, Simon SR, Kijewski PK, et al. Femoral anteversion. J Bone Joint Surg Am 1987;69(8):1169-1176.

[12] Murphy S, Tannast M, Kim YJ, et al. Debridement of the adult hip for femoroacetabular impingement: indications and preliminary clinical results. Clin Orthop Relat Res 2004;(429):178-181.

[13] Naal FD, Miozzari HH, Schär M, et al. Midterm results of surgical hip dislocation for the treatment of femoroacetabular impingement. Am J Sports Med 2012;40:1501-1510.

[14] Spencer S, Millis M, Kim YJ. Early results of treatment for hip impingement syndrome in slipped capital femoral epiphysis and pistol grip deformity of the femoral head-neck junction using the surgical dislocation technique. J Pediatr Orthop 2006;26:281-285.

[15] Tannast M, Krüger A, Mack PW, et al. Surgical dislocation of the hip for the fixation of acetabular fractures. J Bone Joint Surg Br 2010;92(6):842-852.

[16] Tibor LM, Sink EL. Pros and cons of surgical hip dislocation for the treatment of femoroacetabular impingement. J Pediatr Orthop 2013;33(suppl 1):S131-S136.

[17] Trueta J, Harrison MH. The normal vascular anatomy of the femoral head in adult man. J Bone Joint Surg Br 1953;35-B(3):442-461.

第110章 股骨近端外翻截骨术
Valgus Osteotomy of the Proximal Femur

Wudbhav N. Sankar

定义

- 股骨近端外翻截骨术可用于多种不同的情况，包括先天性或后天性髋内翻、骨折不愈合、股骨头缺血性坏死（AVN）或Legg-Calvé-Perthes病（LCPD）。
- 髋内翻是一种股骨近端的畸形，伴颈干角（NSA）<110°[11]。它可以是先天性的，也可以是发育性的。
- 股骨颈骨折骨不连可能（部分原因）是由于骨折平面过于垂直造成的。外翻截骨可以改善骨折部位的机械负荷，有助于骨折愈合。
- AVN的部位通常在股骨头的前上方，股骨头的内侧和后侧仍相对完整。对于某些特定病例，外翻截骨术（屈曲）可以将股骨头的较完整的部分旋转到承重区。
- 在LCPD中，外翻截骨术可以改善那些由于外展铰链而无法达到正常包容的髋关节的活动。在这种情况下，外翻截骨术可以较少髋关节的铰链，提高关节的活动度。

解剖

- 外翻截骨在股骨近端产生了一个内侧成角顶点。
- 外翻截骨时，股骨头的内侧部分会更多地旋转进关节内，相应地，头的外侧部分也会旋转到关节外。
- 在截骨术部位增加屈或伸，同样的是将股骨头的后方（屈）或前方（伸）旋转到关节中。
- 外翻截骨术通过矫正内翻增加了患者的有效髋外展，外展增加的同时内收少了同样的度数。
- 外翻矫正后肢体长度会有所增加，这对于轻度肢体短缩的病例是有利的（如LCPD）。
- 外翻矫正后大转子下移，增加了外展肌的力量。

发病机制

- 通过外翻截骨术来治疗的畸形的发病机制各不相同，与造成畸形的基础疾病相关。
- 发育性髋内翻的确切原因尚不清楚，但有一种理论认为内翻畸形是由于股骨颈内侧的原发性骨化缺陷引起，导致骺板更垂直。负重时，生理性剪切应力作用于股骨颈内侧发育不良的部分，导致内翻逐渐加重[7]。

- AVN是一系列阻断股骨头血液循环疾病的最终表现，包括深海潜水、酒精、使用皮质类固醇、血红蛋白病、化疗、LCPD和髋部创伤[1]。
- LCPD中的外展铰链可能是骨骺碎裂和挤压的结果，骨骺碎裂和挤压会导致扁平股骨头和/或股骨头形成外侧嵴。结果，当髋外展时畸形的股骨头可能会撞击髋臼外侧。持续外展会产生一个外侧铰链，将股骨头的内下部从髋臼中撬出来[8]。

自然病程

- Weinstein等[11]描述了最可靠的判断进展的指标：Hilgenreiner-骨骺角（HEA），测量 Hilgenreiner 线与股骨近端骺板平行线之间的夹角（图1）。
  - HEA大于60°的患者一定会进展。HEA 45°~60°的患者预后不确切，必须对内翻畸形的进展或出现的新症状进行随访。
- AVN通常会出现进行性的股骨头塌陷、疼痛和关节僵硬，最终需要全髋关节置换术[1]。
- 成年后，存在外展铰链的LCPD患者通常被分级为Stulberg Ⅳ（扁平股骨头，髋臼形态与其匹配）或Ⅴ（扁平股骨头，圆形髋臼），这两种类型都被发现与早发性骨关节炎有关[10]。

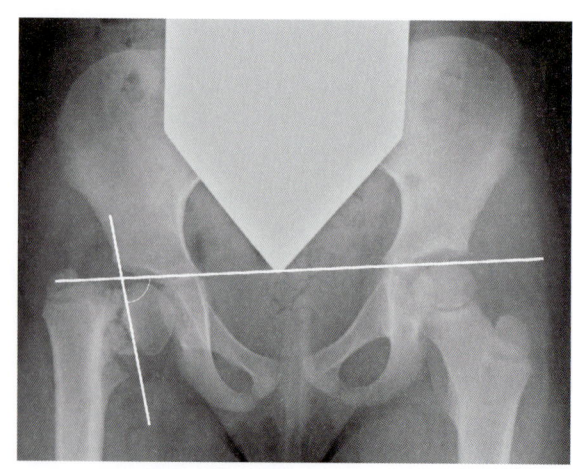

图1 Hilgenreiner-骨骺角。Hilgenreiner线与股骨近端骺板平行线形成的夹角。这个角度被认为是预测预后和术后复发率的最好指标。

病史和体格检查

- 根据不同的基础疾病进行病史询问和体格检查。
- 通常情况下,外翻截骨能改善那些通过休息能缓解髋关节疼痛的患者的症状。
- 通常一侧肢体会短缩1~2 cm。
- 外展肌力量减弱也会导致Trendelenburg步态。
- 外展受限是常见的,偶尔也有患者有明显的内收挛缩。

影像学和其他诊断性检查

- 普通X线片通常可诊断是否需要外翻截骨。
- 髋内翻的骨盆正位片上可以看到:颈干角显著减小,股骨近端骺板增宽且更垂直,股骨颈下方骺板周围出现1个三角形干骺端骨块,形成倒Y形(图1)。
- 股骨颈骨不连通常导致内侧塌陷和内翻畸形。可以通过CT扫描来确认不明显的骨不连。
- 正位片上看,AVN通常会导致股骨头的外上区域硬化和/或塌陷。蛙位片上看,股骨头前方更常受累。
- 动态关节造影是诊断LCPD中外展铰链的最佳方法。虽然出现内侧造影剂池通常可以诊断存在外展铰链,但这只是简单地反映出骨骺扁平的区域。最准确的方法是确定股骨头的外侧缘是否能够通过外展旋转被髋臼和盂唇完全覆盖(图2)。髋关节内收时,股骨头的包容通常能得到改善。
  - 应在外展、内收和内外旋位置上拍摄关节造影后的正侧位片,以确定可以减轻股骨头撞击,使其获得最大包容的位置。

鉴别诊断

- 先天性或获得性髋内翻。
- 股骨颈骨不连。
- 股骨头缺血性坏死。
- LCPD伴有外展铰链或股骨头包容不足。
- 导致髋内翻的病理性骨病(如骨纤维结构不良、成骨不全、肾性骨营养障碍)。

非手术治疗

- 轻度髋内翻、AVN未塌陷期、LCPD病程早期可以采取保守治疗。
- 视情况而定,短疗程的抗炎药、保护性负重和/或调整活动可能会有所帮助。
- LCPD患者,如果X线片显示存在外展铰链但无症状,截骨术能改善预后。在这种情况下,合理的做法是等到患者出现症状后再进行手术。

手术治疗

- 外翻截骨术适用于不可接受的内翻畸形、骨不连和某些特定的AVN病例。
- 外翻截骨是一种对晚期LCPD病例的补救手术,这些病例中股骨头已发展到外侧出现隆起,无法被髋臼完全包容(图3)。

术前计划

- 临床或影像学评估肢体长度,以确定是否有必要手术时一期短缩。
- 术前仔细评估关节活动度,包括屈伸和旋转。
- 术前特别评估患者的内收和外展角度,以指导矫正量。记住,截骨矫正多少角度,内收就会减少、外展就会增加相同的角度。一般来说,最好术后达到至少20°的外展。

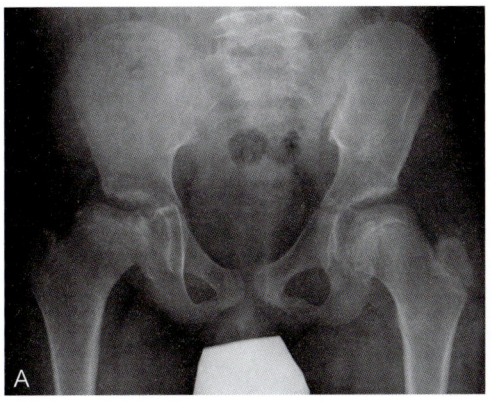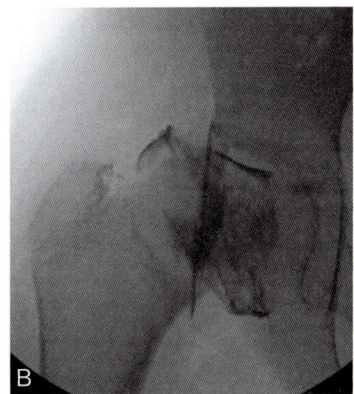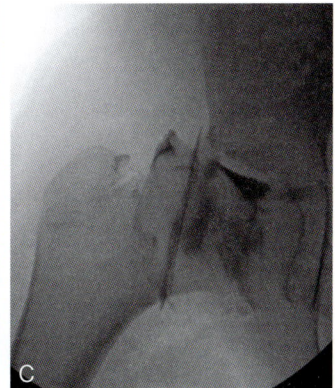

图2 A. 骨盆正位片上看到双侧Perthes病,右侧更严重。B. 右髋关节中立位造影显示股骨头包容差,股骨头存在外侧嵴。C. 当髋关节外展时,股骨头的外侧撞击髋臼的边缘,导致造影剂在内侧聚集(外展铰链)。在这个位置上,股骨头并没有真正位于髋臼软骨和盂唇下方。

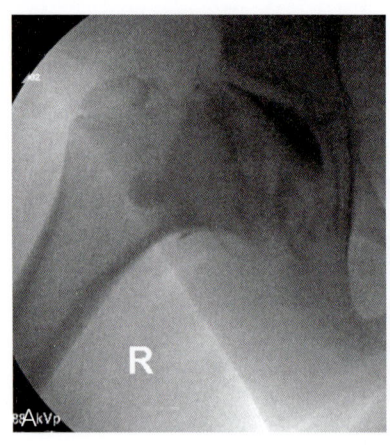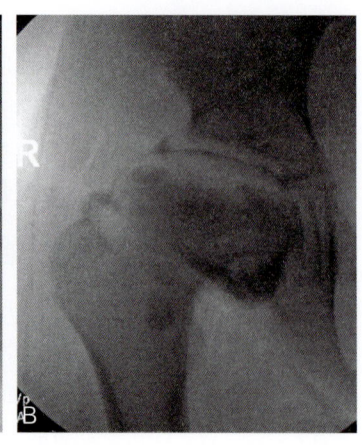

图3 A. LCPD愈合患者的髋关节造影，中立位上关节匹配不佳。B. 髋关节内收时，关节匹配得到改善。

- 如果进行了关节造影，应仔细评估。对于存在外展铰链的病例，除了需要外翻外，可能还需要伸直、屈曲或旋转，以完全减少撞击并使股骨头获得最大限度的包容。
- 回顾术前的正侧位和蛙位片，以确定颈干角和骨的大小。
- 根据术前运动范围的测量和影像学检查，来确定所需的外翻矫正度数。
- 内固定的选择是至关重要的，因为内固定的位置和形状将决定截骨的最终位置。
- 笔者更喜欢130°的非偏心角钢板，它能使股骨干外移，并保持头-干的偏心距（图4A）。
  - 使用标准的角钢板或股骨近端锁定钢板会使股骨干过度居中，使下肢像一个没有任何生理偏移的"柱子"（图4B）。
- 根据患者的大小和重量，有3.5 mm和4.5 mm两种规格的钢板可供选择（Orthopediatrics, Warsaw, IN）。3.5 mm角钢板的宽度为11 mm。4.5 mm角钢板的宽度为14 mm。
- 为了获得最佳的固定强度，角钢板应占据股骨颈外侧突出部分宽度的50%～75%。
- 从130°中减去计划校正的角度，就是角钢板相对于股骨干的插入角度。
  - 例如：计划外翻20°，就应与股骨干呈110°打入角钢板。当角钢板按110°打入时，那么股骨干必须外翻20°来贴合130°的角钢板。

体位

- 患者仰卧于可透视的手术台上，同侧骨盆下方放一个小衬垫，以便于股骨外侧的操作。过大的衬垫会影响术中成像。
- 外科医生应检查是否能透视正侧位和蛙位片。
- 整个下肢都应消毒，以便在手术过程中活动肢体。

入路

- 采用标准的股骨外侧入路。

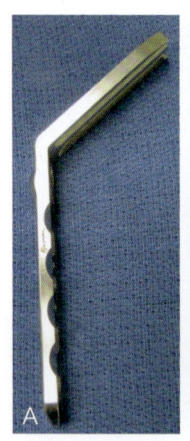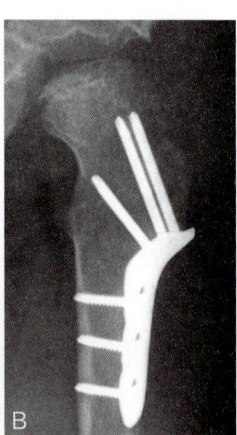

图4 A. 130°非偏心角钢板。B. 左髋正位看到一个LCPD患者使用设计用于外翻矫正的股骨近端锁定钢板进行外翻截骨。注意：股骨干过度内移，以致肢体像一根没有任何生理性偏心距的柱子。

暴露

- 股骨近端做一直切口,从大转子近端几厘米处开始,根据患者和内植物的大小,向远端延伸10～12 cm。
- 摸到股骨外侧缘,在其上方沿纤维走行纵行切开阔筋膜。
- 在肌间隔前方5～10 mm处纵行切开股外侧肌筋膜。
- 找到穿支血管后电凝止血。
- 近端,用电刀沿大转子下方从前往后切开股外侧肌筋膜,与远端切口连成"L"形(技术图1A)。
- 沿股骨前外侧切开骨膜,环股骨进行骨膜下剥离,近端接近小转子水平。远端应充分暴露,给骨骼缩短(如有必要)和放置钢板留下足够的操作空间(技术图1B)。

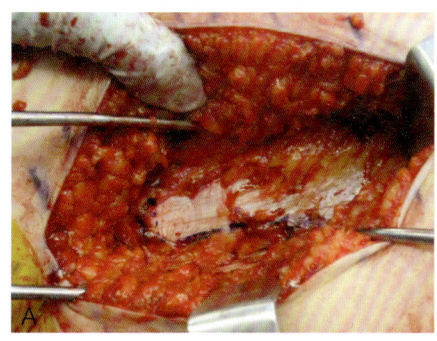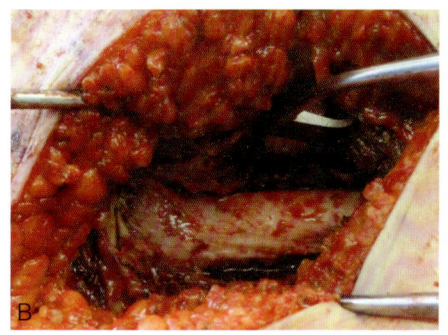

技术图1 A. L形(紫色)切开股外侧肌,近端垂直与大转子下方,远端在肌肉后缘前5 mm处。B. 骨膜下环行剥离股骨外侧。

使用空心角钢板行股骨外翻截骨

放置导针

- 在空心角钢板系统中,导针确定了骨凿的位置,进而确定了角钢板刃的位置和方向。因此,精确的定位至关重要。
- 为了提供参考,在准备截骨的平面(通常在小转子的近端),垂直于股骨干插入1枚克氏针。
- 空心角钢板导针的入口位置,根据其设计,位于截骨平面近端固定的距离。通常最后位于大转子远端。矢状面上,入口位置应在股骨外侧的中心(技术图2A)。
- 使用三角形模板引导方向(根据预期矫正角度选择),将导针打入股骨颈内。
  - 用前面的示例,如果需要20°的校正,且使用的是130°角钢板,导针应与股骨干呈110°打入。与股骨干呈110°角相当于与垂直股骨干的克氏针呈20°角。因此,使用20°三角形模板来确定两根导针之间的角度(技术图2B、C)。
- 侧位上,导针应平行于的钢板方向(即位于股骨颈中心)(技术图2D)。
- 导针不要穿过髋板,并测量长度。
- 导针打入的深度应比角钢板刃的长度更长,以防止打入骨凿时发生移位。

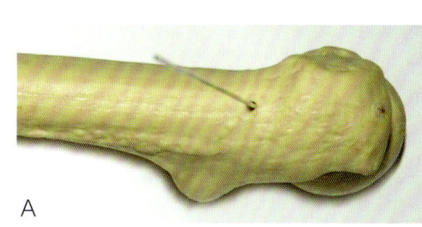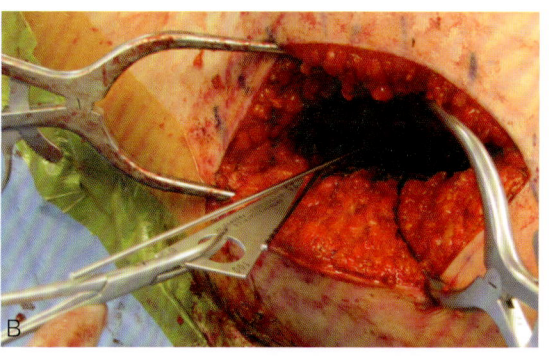

技术图2 A. 矢状面上,导针进入点位于股骨中心。垂直打入股骨干的参考克氏针。根据所需的校正度数,将空心角钢板的导针与第1根克氏针呈特定的角度打入股骨颈。B. 用三角形模板来测量2枚克氏针之间的夹角。

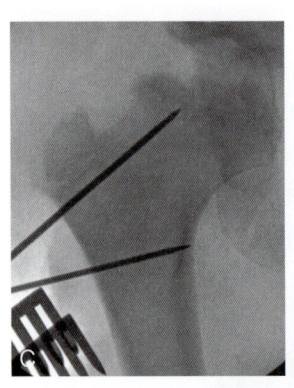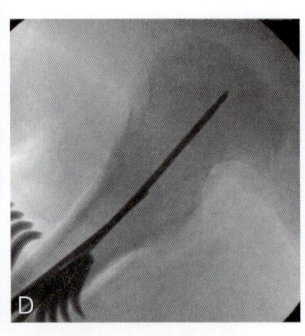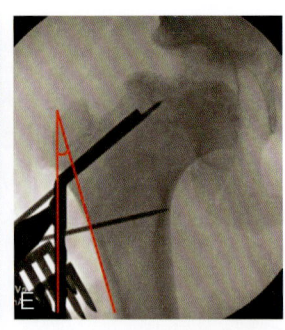

技术图2（续） C. 2枚克氏针之间的夹角也可以通过C臂机来确认。D. 蛙位上透视确认了导针位置正确。E. 为了再次确认刚刚放置的导针是能达到预期的矫正效果，将130°角钢板放置在患者皮肤上并调整其刃与导针平行，用C臂机透视。股骨干的侧面与钢板轴之间的角度就是需要矫正的角度。

- 为了再次确认刚刚放置的导针是否能达到预期的矫正效果，将130°角钢板放置在患者皮肤上并调整其刃与导针平行，用C臂机透视。股骨干的侧面于钢板轴之间的角度就是需要矫正的角度。这个角度可以目测或用量角器测量（技术图2E）。

打入骨凿

- 沿着导针方向打入空心骨凿（技术图3A）。
- 只需要外翻的话，骨凿应垂直于股骨干外侧。
- 为了增加伸或屈，骨凿相对垂直位置向后或向前旋转。需要屈或伸的角度应标记在股骨上（技术图3B、C）。
  ○ 使用一个可以在骨凿上滑动的导向臂有助于直观地观察曲或伸的角度。
- 打入骨凿时应频繁回敲，以防止卡住。

- 打入过程中透视以确定骨凿位置正确。
- 截骨前回拔骨凿，并使其松动。通过测量深度或C臂机透视确认骨凿已回拔。

截骨

- 截骨前，用电刀或摆锯在股骨上跨截骨平面做一纵行标记，或者在截骨平面远近端各打入1枚克氏针，以便截骨后控制股骨旋转（技术图3A）。
- 在开始打入的垂直定向克氏针的位置（通常在小转子的近端），使用摆锯进行横行截骨。克氏针可以留在原位，以帮助引导摆锯方向，使其垂直于股骨干，或者使用C臂机来引导方向。
  ○ 横行截断股骨是最简单的截骨方法，通常愈合良好，但它不能为骨愈合提供最大的表面积。

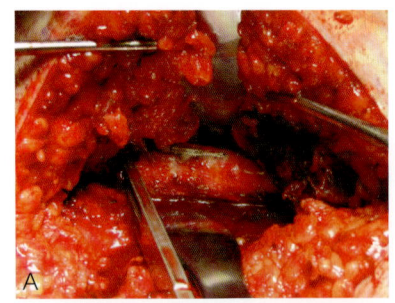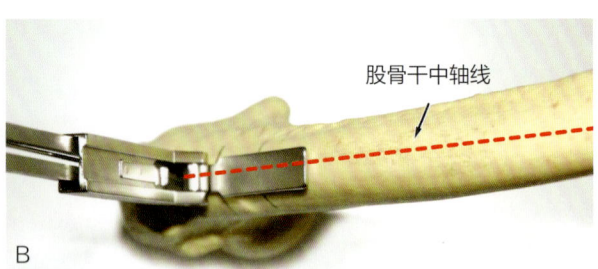

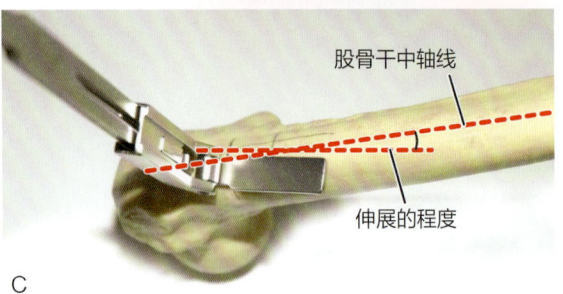

技术图3 A. 沿导针方向插入空心骨凿。截骨前，用摆锯在股骨上跨截骨平面做一纵行标记，以便截骨后控制股骨旋转。B. 安装导向臂。沿股骨干方向放置导向臂。C. 向后方旋转导向臂将增加伸直（相反，向前方旋转导向臂将增加屈曲）。

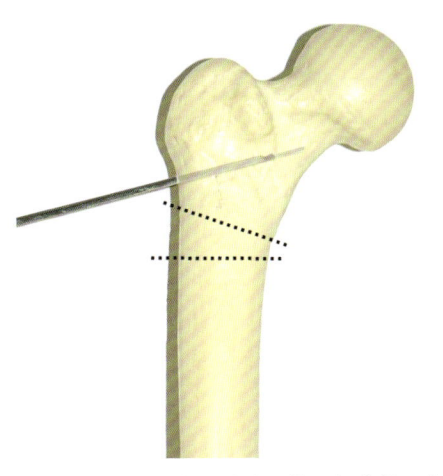

技术图4 一种可供选择的技术,楔形闭合截骨术。

- 如果截骨端需要更好的对位,可以在外侧皮质进行阶梯式截骨,或者楔形截骨(技术图4)。
- 截骨时,环股骨骨膜下放置Hohmann或其他拉钩,以保护周围软组织。
- 如果股骨需要缩短,可以将远端股骨从伤口中顶出。这使得外科医生可以根据需要进行测量、标记和截骨。

放置角钢板

- 在大转子周围放置一个持骨钳,以控制近端骨块。
- 拔出骨凿,空心角钢板沿导针打入。应尽快更换为角钢板,因为容易找不到正确的方向。
- 开始时,用手插入角钢板,防止偏离正确方向。接着用打击器逐渐打入。
- 角钢板打入后,应拍摄蛙位片,确认位置正确。
- 角钢板完全打入后,复位远端股骨使其贴合钢板,用复位钳固定(技术图5A)。
- 根据先前的方向标志线或克氏针来确认没有发生旋转。
- 使用标准的螺钉加压技术固定钢板与股骨(技术图5B)。
- 在特定的内固定系统中,可以在钢板近端再打入1枚锁定钉来固定近端骨块。

关闭伤口

- 在大转子下方用可吸收线间断缝合股外侧肌,然后再沿股外侧肌后缘缝合。
- 阔筋膜用可吸收缝线(如1-Vicryl)间断缝合,随后分层缝合皮下层(4-0 Moncryl)和真皮层(2-0 Vicryl)。

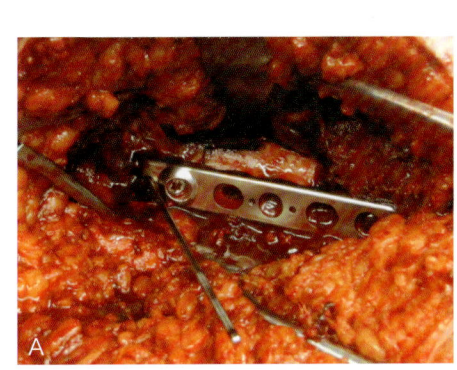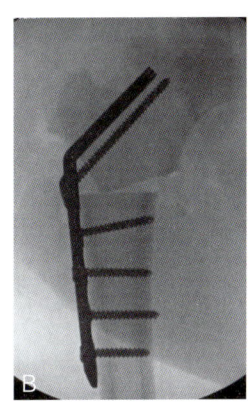

技术图5 A. 完全置入角钢板后,复位股骨干和钢板。B. 外翻截骨术后的最后正位透视图像。可以注意到股骨干向外侧平移。

要点与失误防范

骨凿嵌顿	• 通过频繁回拔骨凿可以防止其发生 • 手术医生应确认骨凿确实回拔了,可检查刻度或通过C臂机来确认,很容易弄错
导针松动	• 通常发生于骨凿打入时超过了导针末端 • 当取出骨凿后手术医生应透视证实导针仍在原位上
矫正不到位	• 精准的术前计划、准确的导针位置和使用三角模板可以防止错误 • 通过将130°角钢板放置在患者皮肤上并调整其刃与导针平行,C臂机透视再次确认导针位置。股骨干的侧面于钢板轴之间的角度就是需要矫正的角度
避免内固定拔出	• 尽可能用股骨干来靠近钢板复位。应避免角钢板上的扭矩过大 • 当骨凿底部与截骨面之间的距离不足时,角钢板刃可能从近端骨块中拔出 • 短缩股骨可以减少外翻后的张力

术后处理

- 患者可以扶拐，做脚趾接触式负重。可能无法适应拐杖的年轻患者和限制活动的患者使用单髋人字形石膏固定。根据截骨处的影像学愈合情况，通常4~6周时逐步增加负重。
- 选择性地拆除内固定存在争议。笔者倾向于在术后1年或对将来可能再次需要手术（包括关节置换）的骨愈合患者行内固定拆除术。这尤其适用于年轻患者，随着骨生长内植物可能被骨完全覆盖。

结果

- 髋内翻。
  - 如果外翻充分，几乎所有的患者在术后3~6个月三角形损伤区会自行消失。
  - 50%~89%的术侧髋关节会出现股骨近端骺板早闭，通常发生在术后1~2年，与患者年龄、手术创伤或外翻角度无关[6,9]。
  - 30%~70%的患者报道出现复发，但HEA矫正到小于38°的患者有95%的成功率[4]。
  - 这些患者应密切观察是否出现内翻畸形复发或明显的肢体不等长，如果出现上述情况可能需要进一步手术治疗。
- 股骨颈骨不连。
  - 一项研究报道，年轻股骨颈骨不连患者行外翻截骨术后平均20周愈合率为86%[5]。
- AVN。
  - 一个对6例创伤后AVN的患者行外翻截骨术的系列报道称：术后患者髋关节功能得到改善（基于Harris髋关节评分）[3]。
  - 比较这6例AVN患者外翻矫正前后的MRI图像，所有患者的股骨头坏死区域都出现了吸收和重塑[3]。
- LCPD/外展铰链。
  - 最近3项研究报道[2,8,12]，随访5~10年后66%~94%的患者获得主观上满意的结果（标准不同）。平均Iowa髋关节得分为86~93分。10%~20%的患者需要行进一步的髋关节手术。
  - 最近的3篇文章中有两篇提出Sharp角和覆盖率无显著性改变[2,8]。另一篇提出覆盖率和上关节空间有显著改变[12]。
  - Banks等[2]报道两项因素有利于重新塑形，这两项都与手术时机有关：Perthes病愈合期进行截骨和Y形软骨未闭时进行截骨。

并发症

- 健康的患者很少出现骨不连。
- 角钢板从近端骨块中拔出是最常见的内固定失败。
- 感染。

致谢

- 感谢第一版本章的编者Ellen M. Raney、Michael B. Millis和Joshua A. Strassberg。

（张彦 译，秦晖 审校）

参考文献

[1] Assouline-Dayan Y, Chang C, Greenspan A, et al. Pathogenesis and natural history of osteonecrosis. Semin Arthritis Rheum 2002;32(2):94-124.

[2] Bankes MJ, Catterall A, Hashemi-Nejad A. Valgus extension osteotomy for 'hinge abduction' in Perthes' disease: results at maturity and factors influencing radiographic outcome. J Bone Joint Surg Br 2000;82(4):548-554.

[3] Bartonicek J, Vavra J, Bartoska R, et al. Operative treatment of avascular necrosis of the femoral head after proximal femur fractures in adolescents. Int Orthop 2012;36(1):149-157.

[4] Carroll K, Coleman S, Stevens P. Coxa vara: surgical outcomes of valgus osteotomy. J Pediatr Orthop 1997;17:220-224.

[5] Ghosh B, Bhattacharjya B, Banerjee K, et al. Management of the nonunited neck femur fracture by valgus osteotomy—a viable alternative. J Indian Med Assoc 2012;110(11):819-820.

[6] Kehl D, LaGrone M, Lovell W. Developmental coxa vara. Orthop Trans 1983;7:475.

[7] Pylkkanen P. Coxa vara infantum. Acta Orthop Scand 1960;48(suppl 48):1-120.

[8] Raney EM, Grogan DP, Hurley ME, et al. The role of proximal femoral valgus osteotomy in Legg-Calvé-Perthes disease. Orthopedics 2002;25:513-517.

[9] Schmidt TL, Kalamchi A. The fate of the capital femoral physis and acetabular development in developmental coxa vara. J Pediatr Orthop 1982;2(5):534-538.

[10] Stulberg SD, Cooperman DR, Wallensten R. The natural history of Legg-Calvé-Perthes disease. J Bone Joint Surg Am 1981;63:1095-1108.

[11] Weinstein JN, Kuo KN, Millar EA. Congenital coxa vara. A retrospective review. J Pediatr Orthop 1984;4:70-77.

[12] Yoo WJ, Choi IH, Chung CY, et al. Valgus femoral osteotomy for hinge abduction in Perthes' disease: decision-making and outcomes. J Bone Joint Surg Br 2004;86:726-730.

第111章 经皮空心钉原位固定治疗股骨头骨骺滑脱

Percutaneous In Situ Cannulated Screw Fixation of the Slipped Capital Femoral Epiphysis

Richard S. Davidson and Michelle S. Caird

定义

- 股骨头骨骺滑脱(SCFE)是青少年常见的一种髋部疾病,股骨及股骨颈相对股骨近端骨骺向前外侧移位(最常见为内翻和伸直)。
- SCFE分为稳定型和不稳定型。稳定型SCFE的儿童会出现疼痛,可能伴有跛行但能负重;不稳定型SCFE的儿童即使使用拐杖也不能负重。稳定型滑脱股骨头坏死率接近0,但不稳定型滑脱股骨头坏死率接近50%[10]。
- SCFE也按症状持续时间分为慢性(超过3周),急性(<3周),或慢性急性发作(长期轻微症状,3周内明显加重)。后种分型股骨头缺血性坏死(AVN)和软骨溶解的风险较小。

解剖

- 股骨近端骺板和骨骺位于关节囊内。尽管股骨近端骺板的生长与股骨颈长度及形状有关,但大多数SCFE发生于青少年期,此时该骺板几乎不再生长。
- 股骨近端骨骺的血供来源于旋股内侧动脉,此动脉沿股骨颈走行。从旋股内侧动脉往上发出骨骺外侧血管,从后上方进入骨骺。圆韧带血管和从旋股内侧动脉往下发出的骨骺后下方血管提供很少的血供。损伤这些纤细的囊状血供会导致股骨头坏死。

发病机制

- SCFE时,骨骺在髋臼中,股骨颈和远端股骨发生滑脱(多数情况为伸直内翻)。
- SCFE男孩比女孩多发(60%的患者为男孩)。多数患者(超过75%)是青少年(平均男孩13.5岁,女孩12岁)。多数患者肥胖,处于此年龄段体重百分比的90~95位。双侧同时发生SCFE的患者约25%[9]。
- 生化因素可能起一定作用。青少年生长期激素水平改变可能影响骺板的强度[4]。
- 生物力学因素可能也起到一定作用。SCFE中骺板受到更大的剪切力。青少年期骺板倾斜度大及肥胖这两种因素增加了正常活动中的剪切力。很多SCFE的病例近端股骨相对后倾,这也会增加骺板的剪切力。近端骺板的增强软骨膜环也会随着年龄减弱直到骺板闭合。
- 如果对一个SCFE患者的骺板进行组织学研究,会发现其增宽,伴有异常软骨细胞成熟和软骨内成骨。滑脱主要发生于骺板的肥大区[6]。
- 对于未满10岁的患者应对潜在的内分泌异常进行评估,包括甲状腺功能减退,肾性骨营养不良和全垂体功能减退[11]。

自然病程

- 未经治疗的SCFE的疾病发展和最终结果很难预料,虽然成人重建领域广泛接受大多数退行性髋关节炎的病例都是继发于一个潜在性结构原因,例如SCFE。骺板未闭前存在继续进展的风险。随着症状持续时间的增长滑脱的严重程度逐渐增加[7]。
- 退行性关节疾病的发展与滑脱严重程度有关[3]。

病史和体格检查

- 体检方法如下:
  - 患者仰卧躺下,观察膝关节与足处于休息位时的外观,并与对侧相比较。滑脱可导致过度外旋。
  - 比较患侧和健侧的髋关节活动度。由于滑脱,患侧髋关节屈曲、外展、内旋活动度减少。这会减少活动度。
  - SCFE会出现膝关节疼痛,被动膝关节活动度正常,没有积液。
  - 稳定型SCFE患者会有防痛步态,足部会外旋。不稳定型SCFE患者患侧无法负重。
- 患者主诉髋或腹股沟疼痛,大腿疼痛,或膝关节疼痛,这可能是劳累性的,通常没有外伤史。
- 患者可能出现跛行(稳定型滑脱)或完全无法负重(不稳定型滑脱)。
- 髋关节体检可以发现足和膝关节外旋,髋关节活动受限,髋关节屈曲、内旋减少。
- 膝关节检查表现正常。

影像学和其他诊断性检查

- 所有髋关节、大腿或膝关节疼痛的小儿患者应拍骨盆平片,包括前后位片和蛙式侧位片。
- 正位或侧位片上看到骺板增宽可能是SCFE的早期征象。
- 正位片上看到Klein线沿股骨颈上缘走行,可提示有SCFE。一个正常的髋关节,这条线应贯穿骨骺,但SCFE中这条线没有贯穿骨骺(图1)。
- Steel干骺端变白征表现为沿股骨颈内侧的新月形密度增高影,其为滑脱的骨骺与干骺端重叠后在平片上的表现。
- 仔细阅读对侧髋关节的影像,判断是否存在双侧SCFE。如果存在双侧SCFE,双侧都应治疗。
- SCFE的严重程度可以通过移位相对于干骺端宽度的比例来描述[7]:
  - 轻度:<1/3 的宽度。
  - 中度:1/3~1/2 的宽度。
  - 重度:>1/2 的宽度。
- 另一种描述滑脱严重程度的方法为测量两侧骺干角的差值[16]:
  - 轻度:<30°。
  - 中度:30°~50°。
  - 重度:>50°。
- 如果患者<10岁,应通过实验室检查来检测潜在的内分泌异常,包括甲状腺功能检查和基本化验检查。

鉴别诊断

- SCFE。
- Legg-Perthes病。
- 髋关节盂唇撕裂。
- 股骨颈应力骨折。
- 髋关节脓毒性关节炎。
- 膝关节紊乱。
- 大转子滑囊炎。

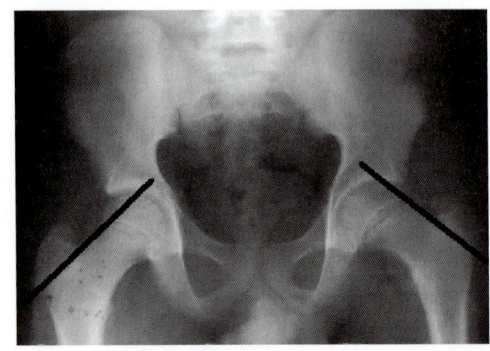

图1 骨盆正位片上可以看到左侧画出的Klein线。这条线没有与骨骺相交,提示为SCFE(版权:Richard S. Davidson, MD)。

非手术治疗

- 髋人字形石膏固定是传统的治疗方法,但已不再建议用于SCFE的治疗。
- 任何骺板未闭患者一旦发现SCFE,就应进行手术治疗,避免滑脱进展及可能出现的股骨头缺血性坏死。

手术治疗

- 当一个骺板未闭患者发现SCFE,应行经皮原位空心钉固定,稳定型行限期手术,不稳定型行急诊手术[1]。有足够的证据说明如果髋关节在24小时内通过一些方法得到减压的话,不稳定型SCFE出现缺血性坏死的风险能得到降低[5]。
- 在手术前,患肢绝对不能负重,防止稳定型SCEF转变成不稳定型SCEF。
- 对于不稳定型SCFE,是否复位存在争议。复位与股骨头坏死有关,但不稳定型滑脱本身就容易导致股骨头坏死[1,13,19]。
  - 由于存在对侧滑脱的风险,应考虑行对侧髋关节的预防性固定并与患者及家属沟通,特别是<10岁或有内分泌异常的患者。

术前计划

- 评估所有的影像学资料。对侧髋关节的平片应仔细阅读,看是否存在早期或临床的静息性滑脱。
- 评估<10岁患者的实验室检查结果。

体位

- 患者仰卧位在可透视的手术台上,整个患侧下肢做好术前准备,铺巾至脐部。同侧手臂衬垫好后放置于胸前。
- 透视机的监视器放置于患者头部,C臂部分从手术台对侧放置到髋关节正位的位置。髋关节屈曲90°并外展45°时可以获得侧位片。不要使用骨折手术床,以便获得多方位的图像,确保导针和钻头不要穿透股骨头。
- 有些手术医生喜欢在骨折手术床上进行原位螺钉固定。

入路

- 原位空心螺钉固定SCFE时,导针应进入骨骺中心1/3处。多数病例,只需要在大腿前外侧做一个小切口,然后沿导针方向钻孔,拧入螺钉。螺钉超过导针。有些螺钉是自攻自转的。
- 仔细检查局部透视图像以确认螺钉顶端位于股骨头内,详细的介绍在技术部分。

放置导针

- 导针放置的位置应为导针垂直于骺板,顶端位于骨骺的中1/3处,离开软骨面约3 mm。螺钉的螺纹间距可以测量(通常为1 mm),可以在图像增强屏幕上作为标尺来对照。对于最常见的SCFE(内翻滑脱),进针点位于股骨颈前方,使导针能正确的位于骨骺中心。

确定导针的行径

- 在透视机指导下(正位,透视机垂直放置),内外旋髋关节直到股骨颈显示其最长长度。位于这个旋转位置时,股骨颈平行于手术台且垂直于透视机(技术图1A)。
- 放置一根导针在髋关节前方,使用透视机确认导针尖位于股骨头中心。然后沿股骨颈方向排列导针(技术图1B)。在皮肤上标记导针顶点,以确认股骨头中心的位置。
  - 沿导针向外侧作标记至股骨外侧。这条线表示正位片上螺钉导针会经过的轨迹(技术图1C)。用标记笔来画标记线(技术图1D)。

确定沿股骨颈的进针点

- 当笔者知道股骨颈沿标记线走行时,矢状面上股骨头的位置通过屈髋90°、外展45°来获得。在透视图像上画一条股骨头的直径线,然后在其中点做一垂线,这条线为矢状面上螺钉预期经过的路径(技术图2A)。这条线与股骨颈形成的夹角能说明股骨头相对股骨颈末端的位置。这条线与股骨颈相交的点就是导针沿股骨颈的进针点(技术图2B、C)。骨骺相对股骨颈向后的滑脱程度得到评估。
- 完成上述步骤后,手术医生已经确定如何使股骨颈平行于手术台并垂直于球管,并确定了股骨头相对股骨颈末端的角度及股骨颈前外侧导针和螺钉的进入点。

确定皮肤入口

- 手术医生最后需要确定的为皮肤的进针点。皮肤像一个圆环围绕髋关节。股骨头中心的标记位于90°位置,股骨干外侧位于0°位置(技术图3A)。例如,如果测量出的头-颈角为30°,皮肤的进针点应朝向股骨头方向、与股骨干外侧呈30°角。

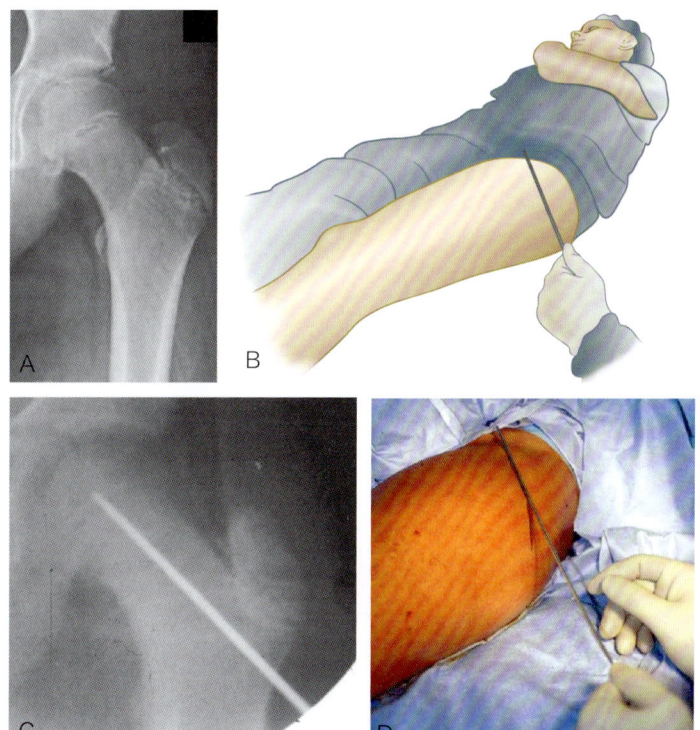

技术图1 患者仰卧位于手术台上。A. 透视机被放置到透视正位的位置,透视获得图像。内外旋髋关节直到股骨颈显示出最长的长度。股骨颈现在处于平行位置。维持这个位置。B. 放置一根长导针于患者的髋关节上方,其顶点位于股骨头中心,导针位于股骨颈中心上方。C. 通过透视确认。D. 使用手术标记笔在皮肤上标记出这条线。这条线的外侧可以触摸到股骨干;这个点标记为0°。股骨头上方的点标记为90°(A、C版权:Richard S. Davidson, MD)。

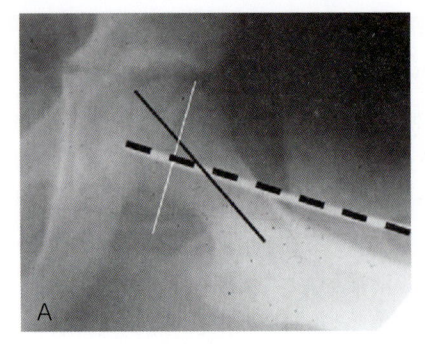
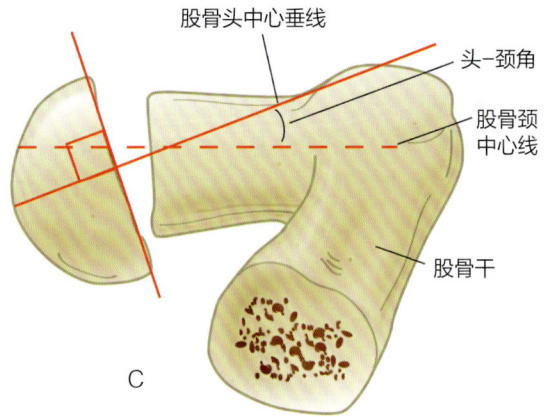

技术图2 髋关节屈曲90°，外展45°。A. 获得正位图像。B. 图像上显示出股骨颈及移位的股骨头。C. 测量出头-颈角，画出一条穿过股骨头中心并垂直于骺板的线，记录这条线与股骨颈的相交点。这个点就是导针及螺钉的进入点（版权：Richard S. Davidson, MD）。

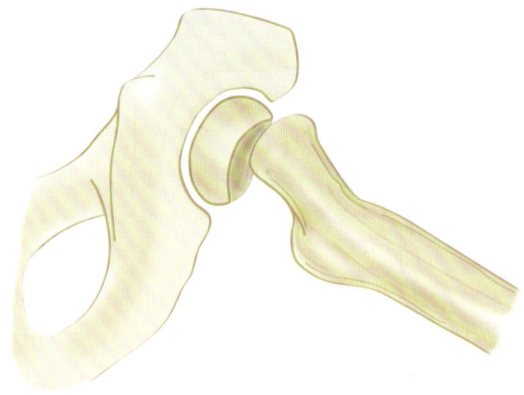

- 有用的提示：可以从股骨头标记处到股骨外侧标记处拉一根缝线（表示90°），取其长度的1/3（30°），就是所需的位置。然后手术医生从股骨干外侧向股骨头方向，沿标记线进行测量。在皮肤上做一个1 cm长切口，沿标记线方向用血管钳分

离至骨面，与水平面呈30°夹角（头-颈角）（技术图3B）。

- 沿标记线方向，从切口内插入导针，与水平面呈30°夹角（技术图3C）。进针点应位于之前已评估过的股骨颈前外侧。

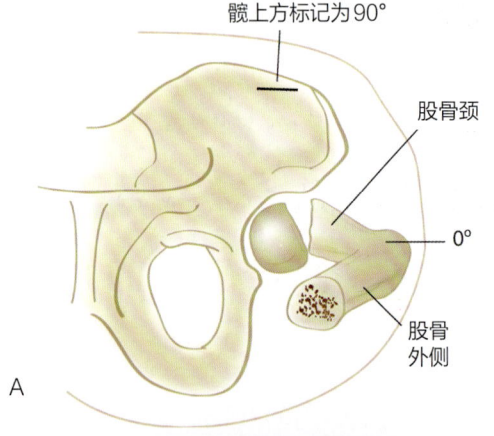
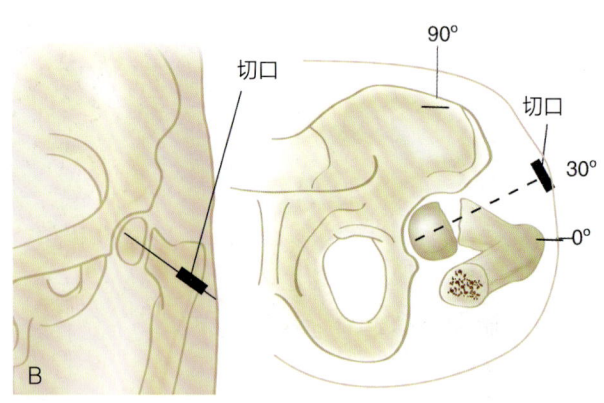
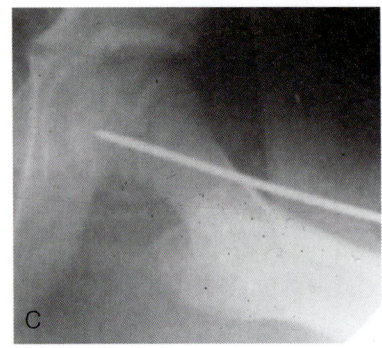

技术图3 A. 然后髋关节回到"股骨颈平行"位置。B. 从股骨外侧起（0°）沿标记线根据角度大小做一1 cm切口。用血管钳分开筋膜。C. 沿标记线方向，从切口内插入导针，角度为测量的头-颈角。导针进入的平面为技术图2C股骨颈上的点（C版权：Richard S. Davidson, MD）。

打入导针

- 导针钻至股骨颈中段,然后透视,确认并调整其位置。对于肥胖患者,由于软组织的压力,很容易不经意地弯曲导针。可以延长切口并使用空心测深器来保护导针。当位置满意后,导针钻至关节面下 3 mm 处,测量并选择螺钉。在拧入螺钉前,多个位置透视以确认导针位置,避免因骨上过多孔洞引起压力增高。
  - 有用的提示:当屈髋获得多个位置图像时,手术医生可以旋转髋关节避免导针弯曲。
- 选择的螺钉拧至关节面下 3 mm 处。
  - 有用的提示:如果导针的末端带螺纹,螺钉会使导针向前穿出关节面。髋关节一定不能移动,因为有导针末端断在髋关节内的风险。手术医生可以部分回拔螺钉内的导针,然后再拧入螺钉至正确的位置。再次,多位置透视仪确认螺钉没有穿出关节面。

钻孔并置入空心螺钉

- 用空心测深器测量导针来确定螺钉长度。
- 沿导针使用空心钻钻孔。仔细操作保持钻头与导针位于同一条线上,以避免导针与钻头黏合。钻孔至距离导针顶端 1 mm 或 2 mm 时停止,以保持导针在其位置上。
- 沿导针用空心丝攻器丝攻。
- 沿导针置入 6.5~7.5 mm 空心螺钉。
- 去除导针。

放射影像评估

- 通过放射影像评估来确认螺钉位置良好,减少并发症发生的风险(技术图4)。
- 局部正位及蛙位透视来确保螺钉有 4 或 5 个螺纹在骨骺中,减少滑脱进展的风险。
- 进入-退出技术来确认螺钉顶端始终位于股骨头内。在动态透视下,髋关节从内旋到外旋,并处以不同的屈曲角度,从软骨下骨处通过进入-退出技术观察螺钉顶部。观察最接近的点,螺钉应始终位于股骨头内[12]。

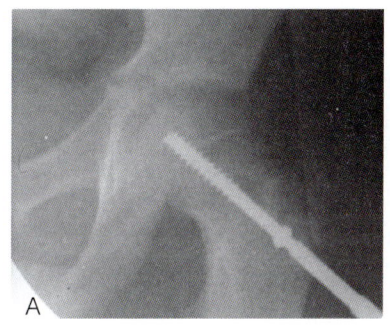 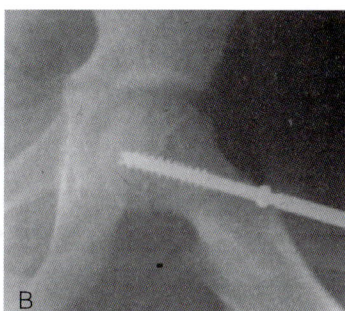

技术图4 正位(A)片和蛙位(B)片上对螺纹穿过骺板进行评估(版权:Richard S. Davidson, MD)。

要点与失误防范

放置导针	• 通常,滑脱程度越严重,股骨颈前方的进针点越靠近近端 • 导针应平行于骺板的骨骺中心置入,以获得最佳的固定,就像雨伞的柄一样
导针弯曲	• 当髋关节从休息位移动到蛙位或放回时,导针受到软组织的压力会弯曲。可以把切口延长一点并使用空心测深器来保护导针
导针退出	• 钻孔应在距离导针末端1~2cm处停止,以保持导针位于骨内。手术医生应在空心钻退出后通过局部透视确认导针位于原来的位置上 • 如果导针开始退出,就应轻柔地把其插回原来的位置
导针黏合	• 当钻孔、丝攻或置入螺钉时,工具可能卡住导针,使导针出现不必要的前移。 • 空心工具在进入时必须保持与导针很好地在同一直线上 • 手术医生通过局部透视确认导针没有前移

术后处理

- 建议不要固定。患者应保持非负重或患侧依靠拐杖的接触负重约6周来达到愈合。
- 6周后患者逐步开始活动。
- 如果SCFE和固定是单侧的,患者及家属必须注意观察提示出现另一侧滑脱的症状,如髋部、臀部或膝关节的疼痛。
- 患者应定期随访,直到X线片上看到股骨近端骺板完全闭合。

结果

- SCFE治疗的预后与滑脱的严重程度及并发症的发展有关。最佳的长期随访结果出现在原位螺钉固定治疗后[3]。轻、中度SCFE患者采用原位螺钉固定治疗后的结果为良到优。

并发症

- 软骨溶解是股骨头关节软骨面的坏死,会导致髋关节疼痛和活动受限。
  - 软骨溶解与SCFE及其治疗有关,其发生率随着现代原位螺钉固定治疗技术的运用而减少。
  - 危险因素包括未意识到的针或螺钉的贯穿,髋人字形石膏治疗,严重的滑脱及女性。X线片上显示出关节间隙狭窄并<3 mm,治疗包括调整突起的内植物,限制负重直到症状改善,物理疗法和非类固醇类消炎药。总的来说,患者可能出现软骨愈合并有功能方面的良好中期预后[18]。
- 股骨头坏死是与SCFE及其治疗有关的一种困难及经常弱化的并发症。其包括由于缺乏血供引起的坏死和可能出现的骨骺塌陷(图2)。患者会出现腹股沟、臀部或膝关节疼痛及髋关节活动受限。
  - 股骨头坏死的危险因素包括不稳定性SCFE,针在骨骺的后上象限,针的量增加及严重的移位[17]。稳定型滑脱的股骨头坏死率接近0,但不稳定性滑脱的股骨头坏死率接近50%[10]。
  - 治疗包括:如果骨骺已闭合,就去除突起的内植物,限制负重直到愈合;对症治疗;后期重建治疗。
- 原位固定后出现进一步滑脱多数发生于螺钉没有正确的位于预期的骨骺中1/3处,固定骨骺的螺纹不够。

(张彦 译,秦晖 审校)

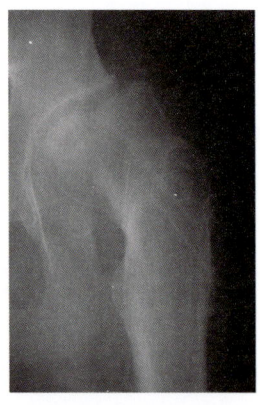

图2 严重的股骨头骨骺滑脱病例出现股骨头坏死及塌陷。原位内固定物变得突起,已经被去除(版权:Richard S. Davidson,MD)。

参考文献

[1] Alves C, Steele M, Narayanan U, et al. Open reduction and internal fixation of unstable slipped capital femoral epiphysis by means of surgical dislocation does not decrease the rate of avascular necrosis: a preliminary study. J Child Orthop 2012;6:277-283.

[2] Aronson DD, Carlson WE. Slipped capital femoral epiphysis. A prospective study of fixation with a single screw. J Bone Joint Surg Am 1992;74(6):810-819.

[3] Carney BT, Weinstein SL. Natural history of untreated chronic slipped capital femoral epiphysis. Clin Orthop Relat Res 1996;(322):43-47.

[4] Harris WR. The endocrine basis for slipping of the femoral epiphysis. J Bone Joint Surg Br 1950;32-B(1):5-11.

[5] Herrera-Soto JA, Duffy MF, Birnbaum MA, et al. Increased intracapsular pressures after unstable slipped capital femoral epiphysis. J Pediatr Orthop 2008;28:723-728.

[6] Ippolito E, Mickelson MR, Ponseti IV. A histochemical study of slipped capital femoral epiphysis. J Bone Joint Surg Am 1981;63(7):1109-1113.

[7] Jacobs B. Diagnosis and natural history of slipped capital femoral epiphysis. Instr Course Lect 1972;21:167-173.

[8] Kocher MS, Bishop JA, Hresko MT, et al. Prophylactic pinning of the contralateral hip after unilateral slipped capital femoral epiphysis. J Bone Joint Surg Am 2004;86:2658-2665.

[9] Loder RT. The demographics of slipped capital femoral epiphysis. An international multicenter study. Clin Orthop Relat Res 1996;(322):8-27.

[10] Loder RT, Richards BS, Shapiro PS, et al. Acute slipped capital femoral epiphysis: the importance of physeal stability. J Bone Joint Surg Am 1993;75(8):1134-1140.

[11] Loder RT, Whittenberg B, DeSilva G. Slipped capital femoral epiphysis associated with endocrine disorders. J Pediatr Orthop 1995;15:349-356.

[12] Moseley C. The "approach-withdraw phenomenon" in the pinning of slipped capital femoral epiphysis. Orthop Trans 1985;9:497.

[13] Rhoad RC, Davidson RS, Heyman S, et al. Pretreatment bone scan in SCFE: a predictor of ischemia and avascular necrosis. J Pediatr Orthop 1999;19:164-168.

[14] Sankar WN, Novais EN, Lee C, et al. What are the risks of prophylactic pinning to prevent contralateral slipped capital femoral epiphysis? Clin Orthop Relat Res 2013;471:2118-2123.

[15] Schultz WR, Weinstein JN, Weinstein SL, et al. Prophylactic pinning of the contralateral hip in slipped capital femoral epiphysis: evaluation of long-term outcome for the contralateral hip with use of decision analysis. J Bone Joint Surg Am 2002;84:1305-1314.

[16] Southwick WO. Osteotomy through the lesser trochanter for slipped capital femoral epiphysis. J Bone Joint Surg Am 1967;49(5):807-835.

[17] Tokmakova KP, Stanton RP, Mason DE. Factors influencing the development of osteonecrosis in patients treated for slipped capital femoral epiphysis. J Bone Joint Surg Am 2003;85-A(5):798-801.

[18] Vrettos BC, Hoffman EB. Chondrolysis in slipped upper femoral epiphysis. Long-term study of the aetiology and natural history. J Bone Joint Surg Br 1993;75(6):956-961.

[19] Zaltz I, Baca G, Clohisy JC. Unstable SCFE: review of treatment modalities and prevalence of osteonecrosis. Clin Orthop Relat Res 2013;471:2192-2198.

第112章 转子间截骨治疗严重股骨头骨骺滑脱
Flexion Intertrochanteric Osteotomy for Severe Slipped Capital Femoral Epiphysis

Young-Jo Kim

定义

- 股骨头骨骺滑脱(SCFE)形成的枪托样畸形可导致髋关节前方撞击,进而造成疼痛、软骨和盂唇损伤,最终形成骨关节炎[1,2,8]。
- 矫正股骨近端力线,恢复正常的前侧股骨头-颈偏心距,可以改善髋关节临床疗效[7]。
- SCFE向后滑脱已愈合的情况下,可采用本技术进行截骨矫正前方的撞击。
- 该手术操作首要步骤是采用髋关节外科脱位入路,行股骨头-颈部成形术。
- 若还须进一步行畸形矫正,则可采用屈曲型转子间截骨术。

发病机制

- SCFE准确的病因学尚不清楚。由于80%病例发生于青少年男孩,因此认为可能与激素有关。
- 此外,与青春期前的髋关节相比,青春期髋关节生长板的走行更加垂直,造成经过骨骺的剪切应力增加。
- 由青春期前向青春期的过渡期,伴随着体重的快速增长,导致SCFE患者具有典型的肥胖体型。

自然病程

- 未经诊断的SCFE将造成髋关节病。Murray认为[4],高达40%的髋关节退行性关节炎有股骨头"倾倒畸形"或者是其他形变,它可能是未经诊断的亚临床型SCFE或其他发育问题。
- Aronson在综述中指出,15%~20%SCFE患者在50岁时会出现疼痛性骨关节炎,此外,还有11%患者出现终末期骨关节炎。

病史和体格检查

- 患者常主诉为腹股沟或膝关节隐痛,可能之前曾被诊断为扭伤。
  - 患者可能表现为跛行,但更典型的是行走时足部外旋并带有推进角,表明已是慢性SCFE或者股骨后倾。
  - 髋关节屈曲、内收、内旋应力试验(撞击试验)可诱发疼痛。
  - 体格检查应包括髋关节屈曲、内旋活动范围试验。日常活动所需的生理性髋关节屈曲至少应达90°。
  - 慢性SCFE及髋关节前方撞击患者,髋关节屈曲<90°。
  - 继发于SCFE的髋关节撞击,由于髋关节屈曲时存在代偿性外旋(强制性外旋),因此,屈曲时的髋关节内旋角度较伸直时小。

影像学和其他诊断性检查

- 普通平片检查,包括骨盆或患髋的前后位、蛙式位摄片(图1A、B)。
- 二维和三维CT及重建有助于做好术前计划(图1C、D)。

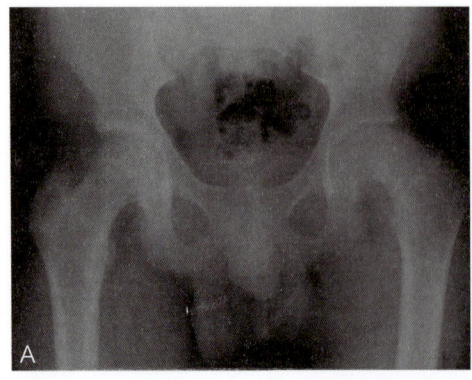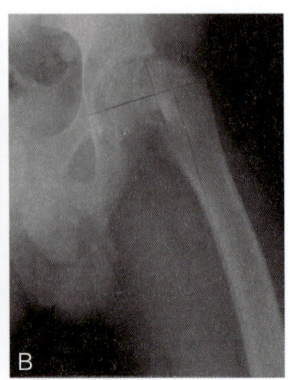

图1 术前骨盆前后位(A)和左髋蛙式位(B)平片显示慢性、稳定的严重SCFE,股骨头向后侧滑移>70°。

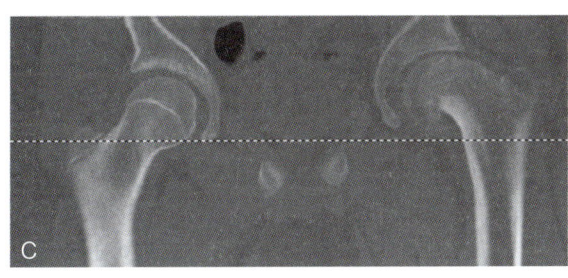
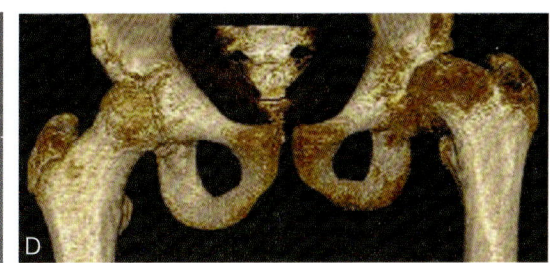

图1（续） 术前二维（C）和三维（D）CT重建进一步反映了畸形的严重程度。

鉴别诊断

- 股骨或髋臼后倾。
- 特发性股骨髋臼撞击症。

非手术治疗

- 非手术治疗包括停止剧烈活动，非甾体抗炎药进行对症治疗。
- 物理治疗可增强髋关节肌力，但不应加重与SCFE相关的机械撞击。
- 所有的SCFE都应手术固定。对撞击所引起的临床症状，可采用非手术治疗。

手术治疗

- 慢性滑脱可进行原位固定，以防止滑脱进一步加重。从长期随访结果来看，SCFE形成的畸形可以发生重构。
- 矫正性截骨平面可经股骨颈生长板（楔状）、股骨颈基底部、转子间或转子下进行[6]。

术前计划

- 在骨盆前后位片上测量健侧与患侧的前侧股骨头干角，两者之间内翻角度的差异可通过转子间外翻截骨实现矫正（图2A）。
- 在骨盆蛙式位片上测量外侧股骨头干角，方法与前相似，区别在于后方畸形的角度须通过转子间屈曲截骨实现矫正（图2B）。

体位

- 操作的首要步骤是髋关节外科脱位，因此须将患者置于90°侧位，妥善固定在手术床上（详见第13章图3）。术侧下肢下方放置平顶垫有助于操作中固定小腿。
  - 髋部手术铺巾带有消毒的侧袋，在脱位操作过程中，侧袋可容纳小腿。

入路

- 采用髋关节外科脱位入路，沿着大腿外侧与股骨干平行方向往远端略延伸。
- 外侧入路行转子间截骨术须显露股骨近端1/3长度。

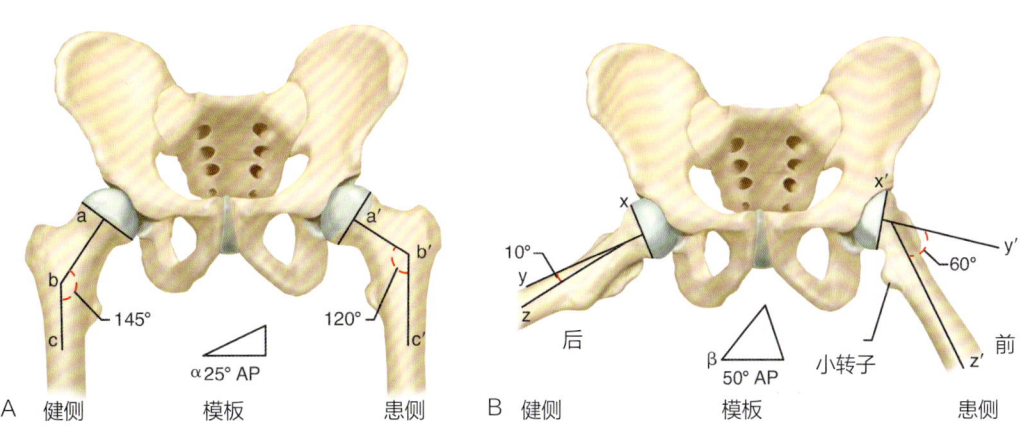

图2 前侧股骨头干角（A）、外侧股骨头干角（B）的测量方法。A. 夹角的差值决定了前方截骨导板的角度。B. 患侧向后成角决定了外侧截骨导板的角度。

股骨近侧入路

- 采用髋关节外科脱位的纵行切口往远侧延伸，与股骨干平行（技术图1A）。
- 股外侧肌由股神经支配，可将其由远及近自股骨肌嵴上拉向前侧（技术图1B）。
- 在钝性分离股外侧肌之前，由股深动脉发出滋养股外侧肌的数支穿支血管，应妥善分辨并电凝。
- 股骨干的前外侧部分应做骨膜下显露，以便辨识出小转子。

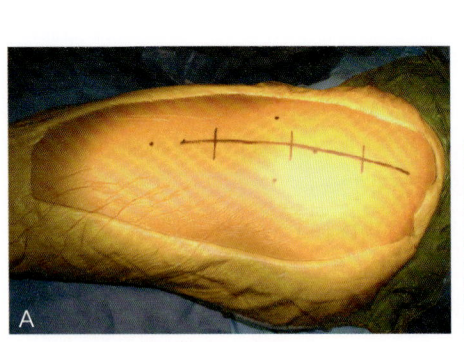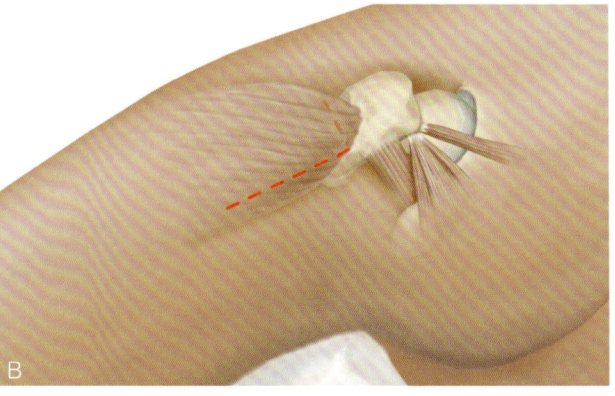

技术图1　A. 患者摆好体位、消毒之后，拟作的手术切口。B. 股骨转子间区域的入路，股外侧肌由肌嵴的起点上剥向前侧。

截骨准备

- 自近端股骨外侧皮质，将2-0克氏针紧贴小转子上缘的水平放置。在轴面上，克氏针应与地面平行，且在冠状面上与股骨干垂直。此为截骨平面提供了参考依据。
- 在第一枚克氏针近端3 cm处，放置第二枚克氏针，它应当在轴面上与第一枚平行。在冠状面上，应当依据术前平片上测量的患侧与健侧之间前侧股骨头干角的差值，来决定大致的外展角度。Imhauser技术不需要外展截骨，只需单纯的屈曲截骨。第二枚克氏针将是放置骨凿和角钢板的导针。

开槽安放角钢板

- 骨凿的放置方向应与最近端导针平行，并根据蛙位片上测量的外侧股骨头干角之差值，带有一定的屈曲角度。
- 在股骨转子骨块上开槽，使得可在截骨之后通过角钢板来解剖固定。
- 在转子间截骨操作之前，应当对近端的转子间骨块准备完毕、开槽，并将角钢板刃片插入转子骨块中（技术图2）。

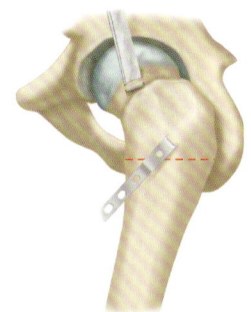

技术图2　在股骨转子间圆形面上开槽，将角钢板的刃片敲入其中。屈曲截骨的角度依据于术前的外侧股骨头干角。

截骨

- 截骨之前，在截骨平面的远近两侧做好旋转参考标志。
- 根据远端克氏针的方向，采用摆锯截断近端股骨。截骨方向应当与股骨干的方向垂直。

安放角钢板

- 取出骨凿之后,即将角钢板敲入近端的骨块中。
- 截骨端可用 Verbrugge 复位钳临时复位并维系。
- 通常需要将远侧骨块内旋,以使其与健侧髋关节旋转程度相匹配。
- 术中透视确认复位良好之后,根据标准操作程序将钢板固定于股骨干上(技术图3)。

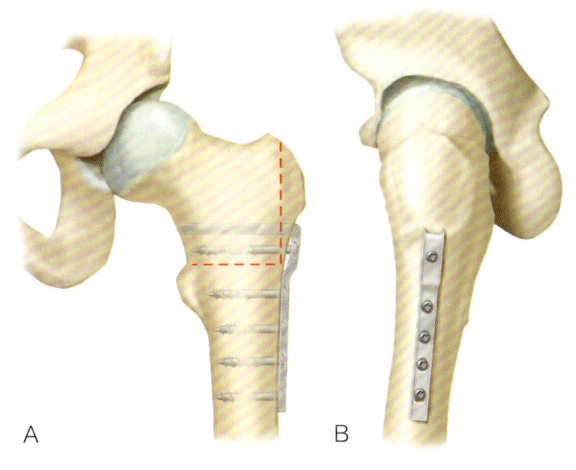

技术图3 截骨后,依据角钢板对远侧骨块进行复位(A),并根据标准操作程序行螺钉固定(B)。

切口关闭

- 股外侧肌的肌膜可用2-0可吸收线连续缝合。
- 髂胫束可用1号可吸收线连续缝合。
- 常规缝合皮肤。

要点与失误防范

指征	• 全面的病史采集和体格检查 • 重视所有合并的病变
截骨计划	• Southwick技术不主张行60°以上的屈曲型截骨。当股骨头后倾>60°时,通过髋关节外侧脱位行股骨头-颈部成形术,可减小缓解髋关节前方撞击所需的屈曲角度
骨凿撤离	• 在骨凿完全插入之后、截断之前,术者可将骨凿移去,徒手操作。此时近端骨块稳定性尚可,骨凿撤离容易
截骨复位	• 可使用Weber持骨钳控制近端骨块,而不可通过敲入的角钢板来操控,以防固定效果下降
骨不连	• 截骨部位骨与骨接触不充分区域均须植骨

术后处理

- 将2个枕头置于小腿下方、1个置于大转子下方,以维持髋关节屈曲中立位。
- 可将患髋固定于CMP机上被动活动,每天6小时,髋关节屈曲范围为30°~80°。
- 预防深静脉血栓应遵循个体化原则,但所有患者应即刻佩戴力学加压装置进行物理预防。
- 在硬膜外麻醉期之后,可离床,1/6体重部分负重行走。
- 在关节活动范围训练开始后6周内,应限制髋关节内收活动,以保护大转子截骨,也应避免对抗性外展训练。
- 髋关节前后位及侧位摄片,评价截骨愈合情况(图3A、B)。
- 若影像学显示截骨已经愈合,6个月后可将引起症状的内固定装置取出(图3C、D)。

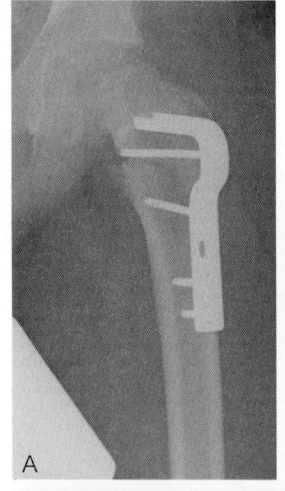
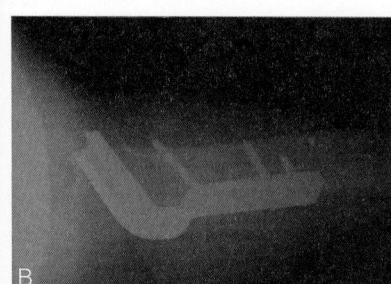
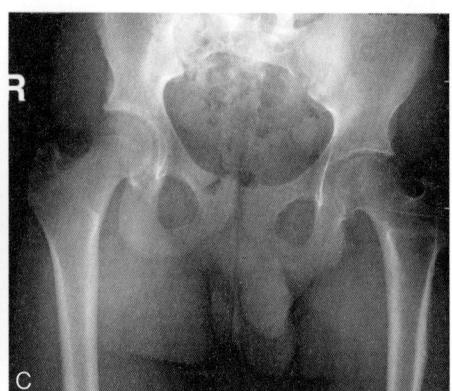
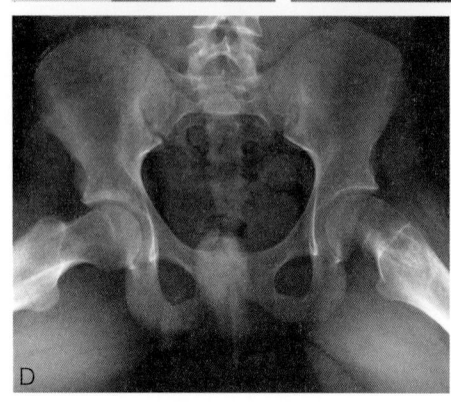

图3 术后前后位（A）与髋关节侧位（B）平片显示，SCFE的绝大部分畸形都得以矫正。4个月后骨盆前后位（C）和蛙式位（D）平片，显示内植物已取出，患者无不适症状。

结果

- Southwick报道[6]使用股骨近端截骨矫正畸形，但并非通过髋关节外科脱位技术，26名患者28例髋关节，随访至少5年，21例髋关节评定为优，5例为良，2例为尚可。
- 在同时接受股骨成形术和转子间截骨术的6名患者中，4人的WOMAC疼痛和功能评分改善。
- 屈曲状态下内旋改善−20°～+10°。
- SCFE屈曲型截骨的长期随访显示，约20年随访的优良率为55%～77%。

并发症

- 如果没有遵循技术规范保护支持带血管，可能会导致股骨头坏死
- 大转子截骨或转子间截骨的骨不连
- 坐骨神经或股神经麻痹
- 异位骨化

（高悠水 译，冯勇 审校）

参考文献

[1] Aronson J. Osteoarthritis of the young adult hip: etiology and treatment. Instr Course Lect 1986;35:119-128.

[2] Goodman DA, Feighan JE, Smith AD, et al. Subclinical slipped capital femoral epiphysis: relationship to arthrosis of the hip. J Bone Joint Surg Am 1997;79(10):1489-1497.

[3] Kartenbender K, Cordier W, Katthagen BD. Long-term follow-up study after corrective Imhäuser osteotomy for severe slipped capital femoral epiphysis. J Pediatr Ortho 2000;20:749-756.

[4] Murray RO. The aetiology of primary osteoarthrosis of the hip. Br J Radiol 1965;38:810-824.

[5] Schai PA, Exner GU, Hänsch O. Prevention of secondary coxarthrosis in slipped capital femoral epiphysis: a long-term follow-up study after corrective intertrochanteric osteotomy. J Pediatr Orthop B 1996;5: 135-143.

[6] Southwick WO. Osteotomy through the lesser trochanter for slipped capital femoral epiphysis. J Bone Joint Surg Am 1987;49(5): 807-835.

[7] Spencer S, Millis M, Kim Y. Early results of treatment for hip impingement syndrome in slipped capital femoral epiphysis and pistol grip deformity of the femoral head-neck junction using the surgical dislocation technique. J Pediatr Orthop 2006;26:281-285.

[8] Wenger DR, Kishan S, Pring ME. Impingement and childhood hip disease. J Pediatr Orthop B 2006;15:233-243.

第113章 改良Dunn截骨术治疗股骨头骨骺滑脱

Modified Dunn Procedure for Slipped Capital Femoral Epiphysis

Wudbhav N. Sankar

定义

- 改良Dunn截骨术是指通过外科脱位入路将股骨头骨骺切开复位的技术[18]。
- 与传统的Dunn截骨术相同,改良的Dunn截骨术也是在畸形最大处(即骺板)矫正股骨头骨骺滑脱(SCFE)[4]。
- 此术式对稳定型和非稳定型SCFE均适用。

解剖

- 股骨头骺的主要血供来源于旋股内侧动脉(MFCA)(图1)。
- MFCA的深支走在闭孔外肌后方,在梨状肌远侧上孖肌近侧穿入关节囊[5]。
- 最终分成2~4根支持带血管分支进入股骨头的上方。
- 完好的外旋肌群,特别是闭孔外肌,在实施外科脱位时能够保护MFCA。
- 为了安全地复位总是向颈的后下方移位的SCFE,必须将支持带血管的张力维持在最低水平[18]。

发病机制

- SCFE的发病机制在第111章中有详细的讨论。
- 股骨头骺相对股骨颈向后下方滑移,改变了在休息体位时股骨头在髋臼内的位置。
- 此位置的改变连同干骺端残余的错位,极大地影响髋关节的活动。
- 当髋关节屈曲内旋时,干骺端的隆凸有可能进入关节对髋臼软骨造成破坏或者与髋臼边缘和盂唇发生碰撞[13](图2)。
- 原位固定虽然能有效防止进一步头骺滑脱,但不能矫正相关的畸形。

自然病程

- 原位固定的长期疗效普遍认为是好的[1,2]。
- 然而,近期研究发现原位固定所残留的股骨近端畸形与股骨头髋臼撞击症、髋关节活动度丧失和早发性骨关节炎的形成存在联系[6,9,11,17]。
- 滑移程度增加与预后不良相关[3]。

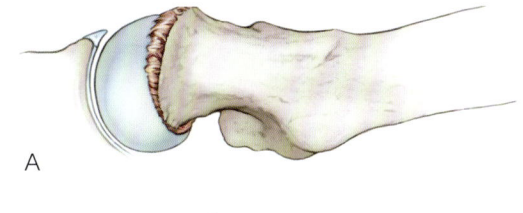

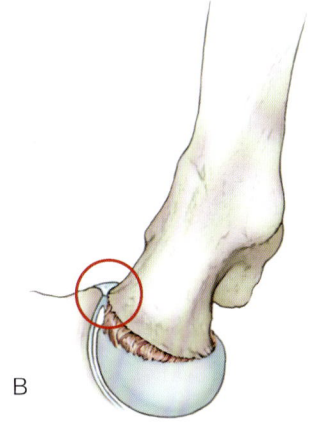

图1 股骨近端血管解剖的后面观。注意MFCA的终末支离梨状肌的止点很近。

图2 SCFE残余畸形的临床意义:当髋关节屈曲内旋时,干骺端的隆凸有可能进入关节,对髋臼软骨造成破坏(A),或者与髋臼边缘和盂唇发生碰撞(B)。

病史和体格检查

- 不稳定性SCFE患儿通常因为突如其来的症状而来急诊。
  - 强烈的疼痛可通过简单地滚动患肢而引发。
  - 按定义,不稳定性SCFE患儿无论有否支持都不能行走[10]。
  - 为了减少对股骨头血供的进一步损伤,应避免强力增加患侧髋关节的活动度。
- 移位严重的稳定性SCFE患儿症状的持续时间可有很大差别。
  - 患儿可主诉髋部或腹股沟疼痛、大腿痛或膝关节痛,通常没有确切的外伤史。
  - 按定义,稳定性SCFE患儿至少能扶拐行走,往往采取避痛性步态,伴足前进角外旋[10]。
  - 在严重的SCFE患儿,由于存在股骨头臼撞击,髋关节屈曲、外展和内旋明显受限。
  - 由于髋关节被动屈曲的结果迫使髋关节外旋,很多患儿还表现出强迫性外旋步态。

影像学和其他诊断性检查

- 对任何有髋关节、大腿或膝关节疼痛的、怀疑有SCFE可能的患儿都需要拍摄骨盆平片,包括正位(AP)和蛙式位。
  - 通常,股骨头骺相对股骨颈向后移位(在蛙式位)并轻度向下移位(在AP位)。
- 在AP位或侧位上显示增宽的骺板线可能是SCFE的早期表现。
- SCFE的严重程度可通过比较移位程度相对股骨颈宽度来衡量:
  - 轻度:小于股骨颈宽度的1/3。
  - 中度:1/3~1/2的股骨颈宽度。
  - 重度:大于1/2股骨颈宽度。
- 另一种表述滑脱程度的方法是测量双侧骨骺骨干角差异[16]:
  - 轻度:<30°。
  - 中度:30°~50°。
  - 重度:≥50°。
- 对于考虑行改良的Dunn截骨的就诊晚的病例,CT检查可更准确地评估骨骺移位和闭合的程度。
- 对某些不稳定性就诊晚的SCFE患儿,可进行骨扫描或增强磁共振(MRI)检查评估头骺血供状况。

鉴别诊断

- SCFE。
- LCPD。
- 股骨颈骨折。
- 髋关节感染。
- 膝关节紊乱。
- 大转子滑囊炎。

非手术治疗

- 髋人字形石膏固定曾经是治疗方法,但现在不再推荐。
- 一旦发现头骺开放的SCFE患儿需选择手术治疗,以避免进一步滑移和出现股骨头缺血性坏死(AVN)。

手术治疗

- 不稳定和某些若采用原位固定会遗留不能接受的残余畸形的稳定型SCFE病例是改良Dunn手术的指征。
- 当头骺开放时,最方便做此手术。
- 改良的Dunn手术技术要求高,需要术者对外科脱位入路和解剖系膜瓣非常娴熟。
- 其他治疗不稳定型SCFE技术包括:①不经意的体位复位经皮螺钉固定(至少2枚螺钉),外加关节囊穿刺减压[7];②经前外侧入路行切开轻柔手法复位,采用克氏针或螺钉固定[12]。
- 治疗严重的稳定型SCFE的替代方案包括原位固定,二期再行股骨头-颈交界部骨成形和/或股骨近端截骨矫形。

术前计划

- 复习所有影像学检查。
- 在正位和侧位上查找后下方骨痂。这提示SCFE存在已有一段时间,复位时需要铲除。
- 单纯的移位(如成角或移位)可以通过改良的Dunn手术进行矫正,但一些慢性改变如股骨颈后倾较难处理。
- 在慢性且严重的稳定型SCFE病例,CT检查可用以评估骺板状况并确定是否有指征做改良的Dunn手术。
- 需要对对侧髋关节做临床和放射学检查以排除SCFE。
- 对于低龄患儿,以及合并有内分泌疾病者,应该考虑将对侧做预防性经皮螺钉固定。这可在做改良的Dunn手术之前采取仰卧位完成(参考第111章)。
- 对不稳定型SCFE患儿的手术时机存在争议。笔者偏好对隔夜来诊的病例,次日早晨就会同合格的手术团队行改良Dunn截骨术。

体位

- 如同做标准髋关节外科脱位(参考第109章),患儿取完全侧位,固定在支柱板上。术中表面平整的气垫(为下面的下肢开孔)衬托着手术侧下肢(图3)。

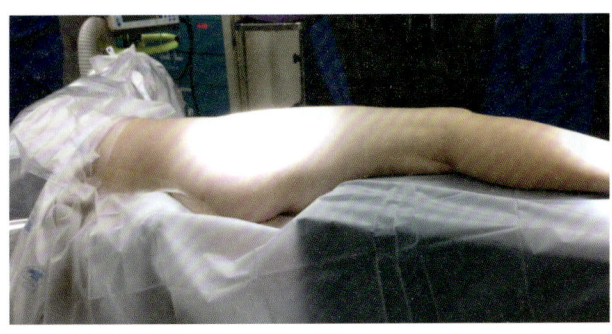

图3 如同做标准髋关节外科脱位,改良的Dunn手术中,患儿取完全侧位,固定在支柱板上。术中顶面平整的垫子(有为下面的下肢开槽的)抬高患侧下肢。

- 采用带侧方无菌袋的髋关节铺单,有助于兜住髋关节脱位期间的小腿。

入路

- 如同其他原因做的外科脱位术,可采用Kocher-Langenbeck或Gibson入路。
- 采用Kocher-Langenbeck切口后,需要劈分臀大肌腹。对于肥胖患者,此入路确有助于前方显露。
- 采用Gibson入路,从臀中肌和臀大肌间隙深入,可保持两块肌肉完好,以减轻对髋外展肌功能的影响。但对于肥胖患者,前方显露比较困难。

显露

- 有关对外科脱位入路的具体描述请参阅第109章。以下改良Dunn截骨术是从髋关节囊充分显露之后开始阐述的。

髋关节囊切开,临时固定并脱位

- 将关节囊做Z字形切开,沿着股骨颈呈Z字形纵行切开(技术图1A)。
  - 大转子沿转子基线Z字切开小转子近侧。转子基底留出一截关节囊组织,便于之后修补。
  - 顶上一笔沿着髋臼缘向后接近梨状肌肌腱。注意避免损伤臼唇(技术图1B)。
- 在关节囊瓣上挂线标记,有助于区分在之后解剖形成的系膜瓣。

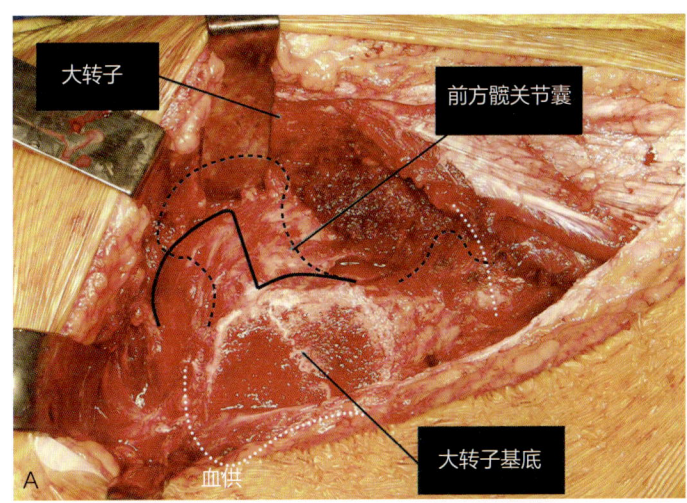
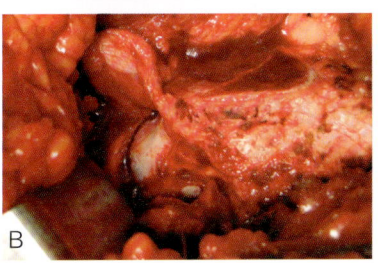
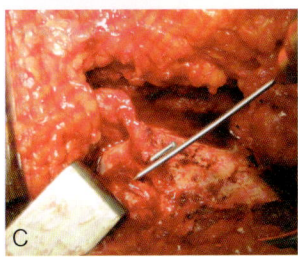
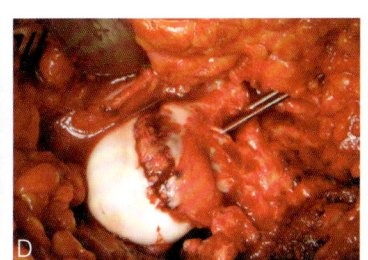

技术图1 A. 关节囊Z字形切开的路径(实线条)。沿髋臼后侧的切开线既保护了MFCA终末支(白色虚线)的穿入点,同时又能显露髋关节和股骨头。B. Z字形关节囊切开。C. 在不稳定型SCFE病例,需要临时用带螺纹头的克氏针将头骺原位固定以避免在脱位时牵拉系膜瓣内血管束。D. 当髋关节脱位后,SCFE的整体畸形状况一目了然。在这例不稳定型SCFE中,发现骨膜有撕裂。

- 此时宜轻柔地活动髋关节,术中评估滑移的稳定性和损伤的时间长短。
  - 典型的不稳定的滑脱前方关节囊破裂,头骺逐渐从干骺端脱离的痕迹。
  - 稳定的滑脱则已经融合为一个整体。
- 在不稳定型SCFE病例,需要用1~2枚克氏针临时将头骺原位固定,以避免在脱位时牵拉系膜瓣内血管束(技术图1C)。
  - 临时固定的克氏针外露部分需剪断,留出骨外约2 cm,便于之后拔除。
- 用骨钩套住股骨颈部。
- 将患肢轻柔地屈曲、内收并外旋,利用骨钩使髋关节半脱位。同时将弯剪伸入关节内剪断圆韧带,使髋关节完全脱位。
- 至此,SCFE畸形整体显露。此时,还需要评估髋臼侧的臼唇和软骨病变情况(技术图1D)。

系膜瓣

- 系膜瓣最好在髋关节在位时解剖而成。
- 在大转子截骨远端纵行切开骨膜,用骨膜剥离器先剥离后方的骨膜瓣(技术图2A)。
- 股骨颈前方的骨膜可以沿关节囊切开方向切开并剥离。
- 为了减小系膜瓣的张力,并使头骺安全地移到正常的位置,大转子基底部后上1/3的骨质需要去除。
- 骨骼未成熟患者的骨骺软骨可作为转子基底切除范围的参考。
- 原创的技术是使用骨刀(在骨骺软骨部位)截骨,然后小心地将截下的碎片从骨膜上剥离[18](技术图2B、C)。
- 另有方法是围绕大转子顶部将骨膜逐渐向近侧推离,再使用Kerrison或普通的咬骨钳去除转子基底部骨质[18](技术图2D)。
- 当转子基底被修整后,可将骨膜瓣延伸到股骨颈基底部(技术图2E)。

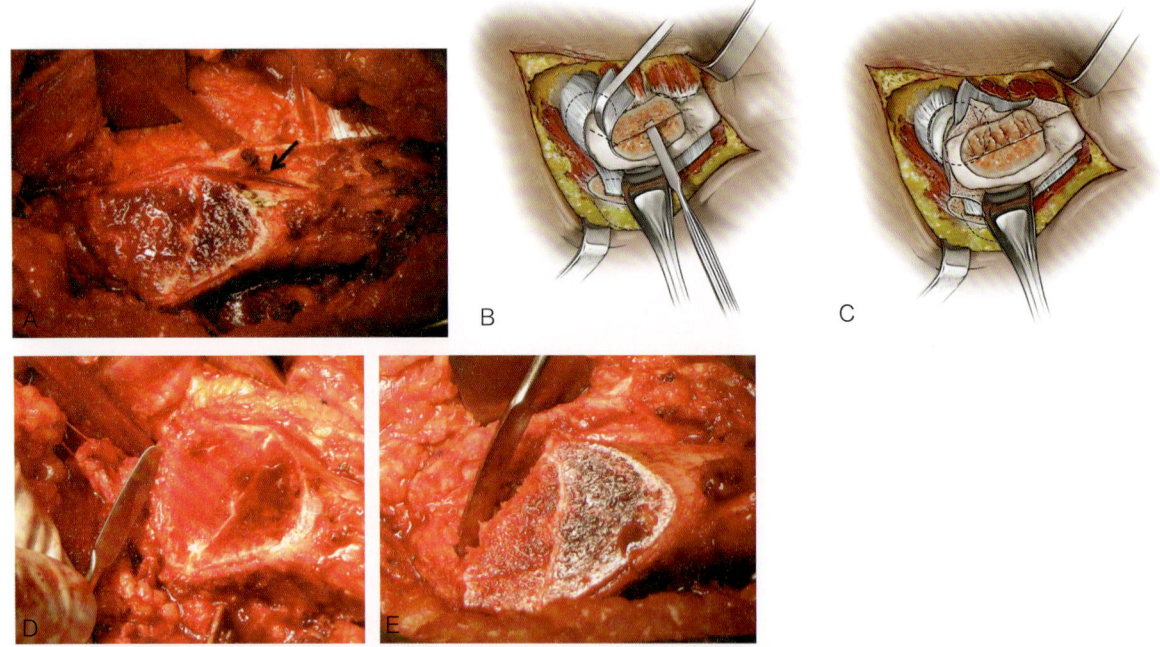

技术图2 A. 为了解剖系膜瓣,在大转子截骨远端纵行切开骨膜,用骨膜剥离器先剥离后方的骨膜瓣(箭头)。B、C. 转子基底后上方部分可用骨刀凿下,然后小心地将截下的骨片从骨膜上剥离,以便使骨膜下解剖能向股骨颈后方延伸。D. 另一方法是在大转子顶部仔细将骨膜向近侧推离,然后再使用Kerrison或普通的咬骨钳去除转子基底部骨质。E. 当转子基底被修整后,可将骨膜瓣延伸到股骨颈基底部(注意:所有图片的上方是后方)。

游离头骺

- 将髋关节脱位,完成解剖系膜瓣。
- 将股骨颈前方的骨膜切开并向头颈上缘及梨状肌窝剥离,使之与先前形成的骨膜鞘相连(技术图3A)。
- 可在髋臼内放块纱布以防游离中的头骺向后掉入其中。
- 用手扶住头骺的同时拔出临时固定的克氏针。
- 对于非稳定型SCFE病例,将1把小骨膜剥离器插入滑移部位即可撬动头骺。而后着手处理系膜瓣与头骺间的粘连(技术图3B)。
- 在稳定型SCFE病例,找到骺板的位置并用骨膜剥离器或骨刀分离头骺与干骺端。
- 一旦头骺分离,需要彻底刮除剩余的骺板以促进骨融合。

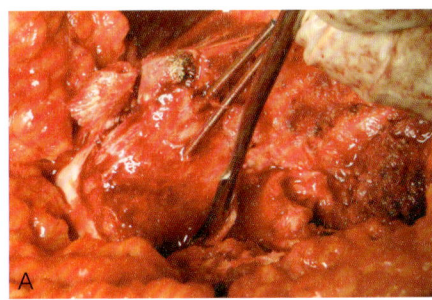 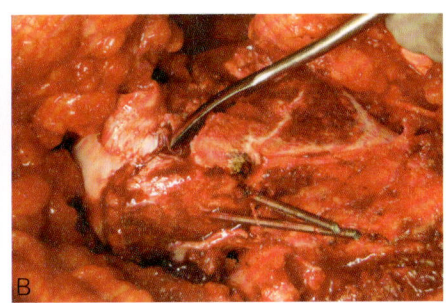

技术图3 A. 髋关节脱位后,将股骨颈前方的骨膜切开并向头颈上缘及梨状肌窝剥离,使之与先前形成的骨膜鞘相连。B. 对于非稳定型SCFE病例,将1把小骨膜剥离器插入滑移部位即可撬动头骺。而后着手松解系膜瓣与头骺间的残留粘连。

头骺复位

- 完全显露干骺端/颈部,检查慢性滑脱所形成的骨痂,一般在其后下方。用骨刀和咬骨钳去除该骨痂有助于头骺复位(技术图4A)。
- 头颈断端需要稍做修整,为融合提供新鲜骨面,必须避免过度短缩以防术后产生不稳定(技术图4B)。
- 此时头骺可被手法复位,在此过程中应该确保系膜瓣没有张力。如果存在过度张力,需松解系膜瓣,重新探查头骺和干骺端,确保所有骨痂都被清除(技术图4C)。

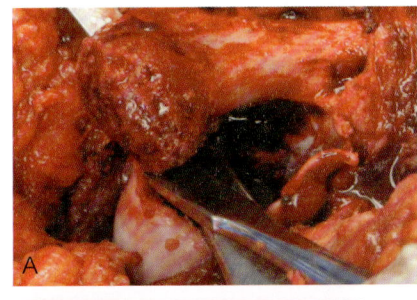 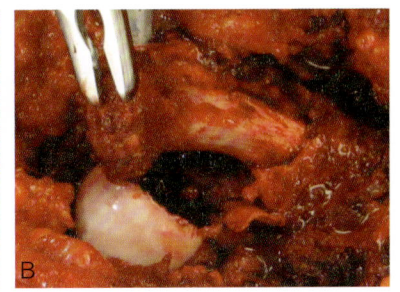

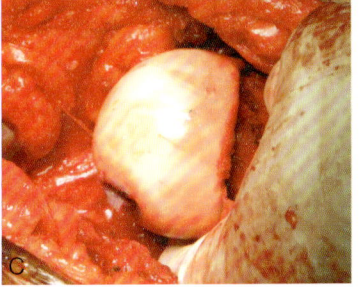

技术图4 A. 完全显露干骺端/颈部,检查慢性滑脱所形成的骨痂,这往往存在于其后下方。用骨刀和咬骨钳去除该骨痂有助于头骺复位。B. 头颈断端需要稍做修整为融合提供新鲜骨面。必须避免过度短缩以防术后产生不稳定。C. 此时可将头骺手法复位。

固定头骺

- 起初可通过用1枚螺纹克氏针，从股骨头凹顺行进针固定，然后由股骨前外侧穿出（技术图5A）。
- 将髋关节小心地复位以便评估复位和最终固定的质量。
- 为了证实头骺完全复位，可将C臂机从床下绕过透视髋关节的正位像。透视侧位像时可将下肢摆放成蛙位。
- 若复位满意，最后可将螺钉从转子基底部的远侧前方打入固定头骺，以便日后在需要时取出。
- 笔者偏好使用2枚6.5 mm空心螺钉以减小内固定失败的风险，也可用2~3枚4.5 mm螺钉或多枚螺纹克氏针固定[14]。
- 内植物位置可通过C臂机透视确认（技术图5B、C）。
- 可根据需要将最初的螺纹克氏针拔除。

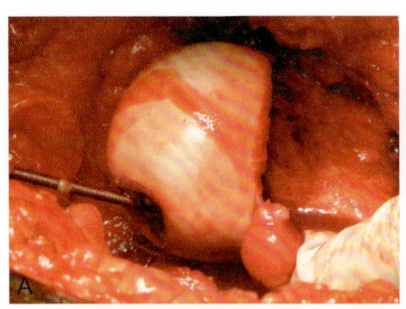 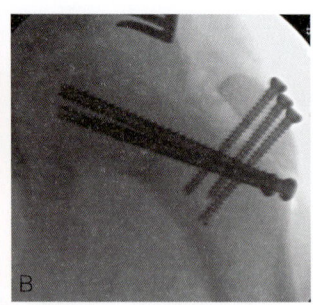 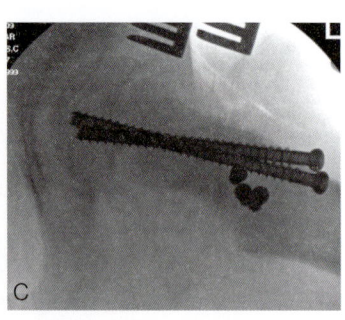

技术图5　A. 1枚螺纹克氏针从股骨头凹顺行进针固定，由股骨前外侧穿出做临时固定。B、C. 正位和蛙式位透视显示内植物位置（头骺和转子固定）。

监测血供

- 头骺的血供可以在术中做间断性的检测（如在解剖系膜瓣时或头骺固定后等），通过在股骨头前方非负重区钻1.5 mm孔，能看到有鲜血冒出。
- 更客观地监测血供的方法是在钻孔内放置测颅内压的导管，可以看到明确的波形（技术图6）。
- 如果血供中断，应该检查系膜瓣的张力。必要时，系膜瓣要做扩展松解，适当短缩股骨颈，将头骺在无张力下重新复位。

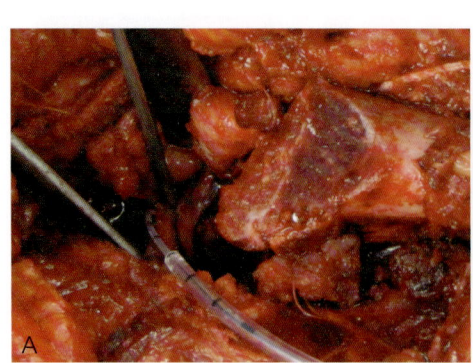 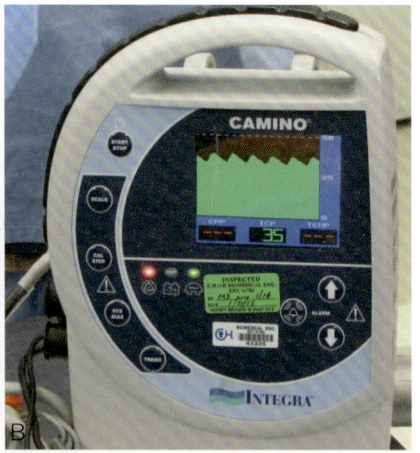

技术图6　A. 血供可通过在小钻孔中放置颅内压导管来监测。B. 测压仪上能显示波形图。

深层缝合

- 总的来说,为避免产生过度的张力,系膜瓣不需要修补;可在前方骨膜处疏松地缝几针即可。
- 关节囊用粗的(1号)可吸收缝线间断性疏松缝合。避免对系膜瓣造成张力非常重要(技术图7)。

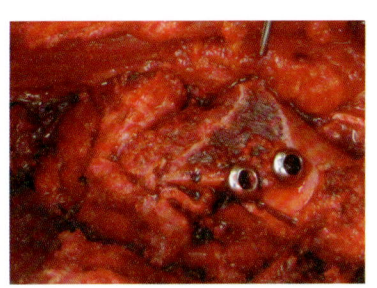

技术图7　关节囊应该疏松地缝合。

固定大转子截骨

- 大转子截骨块复位到先前的位置或稍远侧的位置,用1把球刺头顶棒固定。
- 3枚4.5 mm空心螺钉导针贯穿截骨稍朝向远侧(小转子)(技术图8)。
- 截骨块复位和导针位置可用C臂机确认。
- 导针经测深,扩孔。使用4.5 mm全螺纹空心螺钉固定,以便日后需要时取出。
- 或者使用3.5 mm或4.5 mm实心螺钉固定。

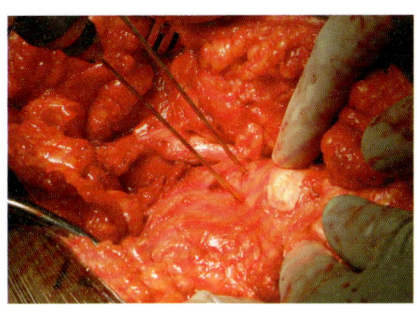

技术图8　钻入导针,用4.5 mm空心螺钉做大转子骨块固定。

关闭切口

- 用可吸收线连续缝合股外侧肌(如2-0 Vicryl)。
- 阔筋膜用粗的可吸收线(如1-0 Vicryl)做间断性密闭式缝合,随后缝合真皮层(2-0 Vicryl)和皮内缝合(4-0 Monocryl)。

要点与失误防范

在关闭缝合时辨别关节囊和系膜瓣困难	• 可以通过在Z字形切开关节囊时在囊上做好标记来预防
在游离头骺时系膜瓣承受过度的张力	• 当系膜瓣解剖游离得不够远时才会发生
在复位头骺时系膜瓣承受过度的张力	• 可通过确认系膜瓣游离得足够远、颈部后下方骨痂修除得足够、颈部略做短缩来预防
内固定失败	• 研究表明,使用较粗的螺钉(如6.5 mm空心螺钉)固定头骺能最大限度地降低断钉风险[14]
在缝合关闭时系膜瓣承受过度的张力	• 不做系膜瓣修补,疏松地缝合关节囊
缺血坏死	• 术中仔细操作,并经常监测头骺血供能最大限度地减小此并发症

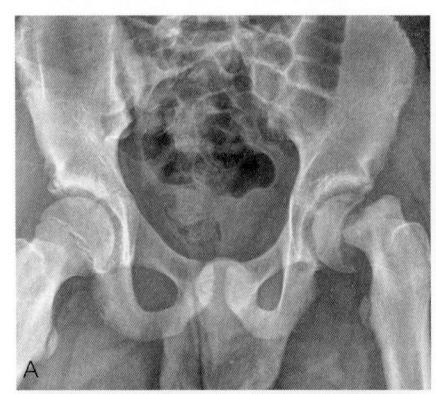
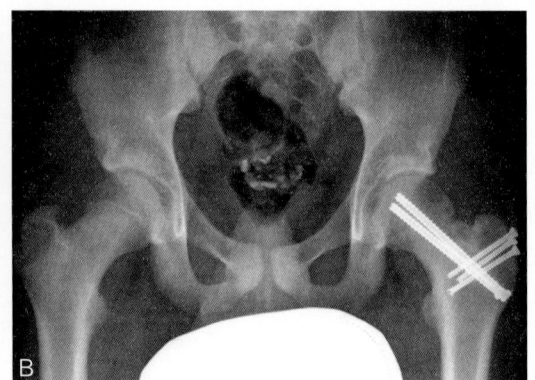
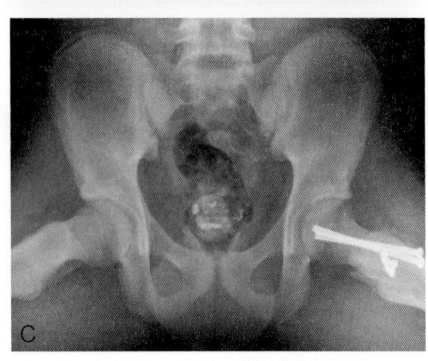

图4　A. 术前髋关节正位片显示左侧严重的不稳定型SCFE。B、C. 分别是术后18个月后的正位和蛙式位像，显示良好复位的头骺，没有缺血坏死征象。

术后处理

- 嘱患者扶双拐足趾触地负重。术后大约8周，当摄片上出现骺板开始闭合征象时进一步增加负重量。
- 开始步态训练和髋关节外展肌力量的理疗。
- 若摄片如期显示进一步愈合，患者在术后约6个月可以恢复体育运动。
- 术后1年内，患者需要每2～3个月复查正侧位片，以排查股骨头缺血性坏死（AVN）的可能。

结果

- 最初的使用改良Dunn技术治疗的40例病例来自2个中心，最短随访期分别为1年和3年[18]，结果报道获得优异的功能，关节活动度得到改善，使滑移角纠正至近乎正常解剖值，没有发生AVN。
- 另有两项随访研究也报道了在稳定型和不稳定型SCFE病例中，采取改良Dunn技术均获得了优异的功能评分和放射学解剖复位疗效。
  - 一组23例病例报道了在21例获得优异的临床和放射学结果。2例发生AVN和骨关节炎，影响了疗效[15]。
  - 另一组30例病例报道了所有病例获得近乎解剖复位。28例结果优异，其中1例发生AVN。4例因内固定失败需要二次手术[8]。
- 一个多中心研究报道，采用改良Dunn技术治疗27例不稳定型SCFE病例，发生了比先前报道更高的AVN发生率（26%）和头骺固定失败率（15%）[14]。没有发生骨坏死的患者都获得了优异的临床和放射学结果（图4）。

并发症

- 软骨溶化。
- AVN（在不稳定型SCFE中更常见）。
- 不愈合。
- 头骺固定失败。

（鲍琨　译，秦晖　审校）

参考文献

[1] Boyer DW, Mickelson MR, Ponseti IV. Slipped capital femoral epiphysis. Long-term follow-up study of one hundred and twenty-one patients. J Bone Joint Surg Am 1981;63(1):85-95.

[2] Carney BT, Weinstein SL, Noble J. Long-term follow-up of slipped capital femoral epiphysis. J Bone Joint Surg Am 1991;73(5):667-674.

[3] Castañeda P, Ponce C, Villareal G, et al. The natural history of osteoarthritis after a slipped capital femoral epiphysis/the pistol grip deformity. J Pediatr Orthop 2013;33(suppl 1):S76-S82.

[4] Dunn DM. The treatment of adolescent slipping of the upper femoral epiphysis. J Bone Joint Surg Br 1964;46:621-629.

[5] Gautier E, Ganz K, Krugel N, et al. Anatomy of the medial femoral circumflex artery and its surgical implications. J Bone Joint Surg Br 2000;82(5):679-683.

[6] Goodman DA, Feighan JE, Smith AD, et al. Subclinical slipped capital femoral epiphysis. Relationship to osteoarthrosis of the hip. J Bone Joint Surg Am 1997;79(10):1489-1497.

[7] Gordon JE, Abrahams MS, Dobbs MB, et al. Early reduction, arthrotomy, and cannulated screw fixation in unstable slipped capital femoral epiphysis treatment. J Pediatr Orthop 2002;22(3):352-358.

[8] Huber H, Dora C, Ramseier LE, et al. Adolescent slipped capital femoral epiphysis treated by a modified Dunn osteotomy with surgical hip dislocation. J Bone Joint Surg Br 2011;93(6):833-838.

[9] Leunig M, Casillas MM, Hamlet M, et al. Slipped capital femoral epiphysis: early mechanical damage to the acetabular cartilage by a prominent femoral metaphysis. Acta Orthop Scand 2000;71(4):370-375.

[10] Loder RT, Richards BS, Shapiro PS, et al. Acute slipped capital femoral epiphysis: the importance of physeal stability. J Bone Joint Surg Am 1993;75(8):1134-1140.

[11] Mamisch TC, Kim YJ, Richolt JA, et al. Femoral morphology due to impingement influences the range of motion in slipped capital femoral epiphysis. Clin Orthop Relat Res 2009;467(3):692-698.

[12] Parsch K, Weller S, Parsch D. Open reduction and smooth Kirschner wire fixation for unstable slipped capital femoral epiphysis. J Pediatr Orthop 2009;29(1):1-8.

[13] Rab GT. The geometry of slipped capital femoral epiphysis: implications for movement, impingement, and corrective osteotomy. J Pediatr Orthop 1999;19(4):41-424.

[14] Sankar WN, Vanderhave KL, Matheney T, et al. The modified Dunn procedure for unstable slipped capital femoral epiphysis: a multicenter perspective. J Bone Joint Surg Am 2013;95(7):585-591.

[15] Slongo T, Kakaty D, Krause F, et al. Treatment of slipped capital femoral epiphysis with a modified Dunn procedure. J Bone Joint Surg Am 2010;92(18):2898-2908.

[16] Southwick WO. Osteotomy through the lesser trochanter for slipped capital femoral epiphysis. J Bone Joint Surg Am 1967;49(5):807-835.

[17] Tannast M, Goricki D, Beck M, et al. Hip damage occurs at the zone of femoroacetabular impingement. Clin Orthop Relat Res 2008;466(2):273-280.

[18] Ziebarth K, Zilkens C, Spencer S, et al. Capital realignment for moderate and severe SCFE using a modified Dunn procedure. Clin Orthop Relat Res 2009;467(3):704-716.

第114章 微创前入路治疗髋臼前方撞击症
Treatment of Anterior Femoroacetabular Impingement through Mini-Open Anterior Approach

Diana Bitar and Javad Parvizi

定义

- 髋关节撞击症(FAI)是一种机械性髋关节疾病,定义为股骨头或股骨头-颈部交界处与髋臼之间的连接异常。Myers等[28]最初将其描述为独特的生理实体,他指出,在接受髋臼周围截骨术(PAO)治疗髋关节发育不良的患者中,股骨颈与髋臼边缘之间的接触异常。
- 早在1936年Smith-Petersen[35]描述了1例老年髋关节病。这篇文章中的病例类似于我们现在所说的FAI。另一种描述是发生在20世纪70年代,引入了术语"手枪握把畸形"。后者在早期特发性髋骨关节炎(OA)患者的前后位(AP)X线片上描述了股骨头和颈部的异常形态特征[24]。
- FAI可发生在前部,也可发生在后部,发生在前部更为常见。FAI在一般人群中的患病率为10%~15%[38],许多学者认为FAI是活动量大的年轻人髋关节疼痛的病因之一。反复的前外侧撞击会导致髋臼关节软骨分层、盂唇损伤,并最终继发OA。在临床表现、体格检查结果、影像学提示异常和磁共振血管造影(MRA)阳性之间,建立相关性对于诊断和正确治疗该病至关重要。

解剖

- 对FAI病理解剖学的透彻了解,是建立准确的诊断并选择最佳的手术治疗策略的基础。
- 描述了两种不同结构的碰撞类型:
  - 基于股骨的异常(即凸轮撞击)更多见于年轻的运动男性[16](男:女为14:1)[38]。凸轮是应用于旋转机构中的偏心凸起的术语,该偏心凸起将旋转运动转换为线性运动[26]。
  - 在中年运动女性中,髋臼异常(即钳夹撞击)更为常见(男:女为1:3)[38]。夹钳来自法语单词,意为"捏"(图1)[1,13,23]。
- 需要注意的是,大多数FAI包括凸轮和钳夹两种撞击。此时,股骨近端和髋臼均具有扭曲的结构特征。孤立的凸轮或钳夹畸形很少见;86%的病例中,存在上述合并畸形[38]。在一项针对149例具有FAI病变的髋关节的研究中,只有26例为单发凸轮病变,16例为单发钳夹病变[1]。
- 凸轮型撞击综合征可能是原发(股骨头颈偏距减少或非球状股骨头)伴有异常的骨发育,或继发病变[如股骨头骺滑脱(SCFE)、Perthes病、发育性髋关节发育不良(DDH),或股骨近端和/或髋臼创伤后遗症]。
- 形态上,凸轮病变来自于骨隆起或股骨近端的成角畸形(如股骨后倾或髋内翻)。骨性隆起的位置进一步将凸轮病变分为基于侧面的突起(手枪式抓握)或基于上前部的突起,仅在髋部的侧位X线片上才能发现。股骨成角畸形引起的凸轮撞击较少见。
- 钳夹型撞击综合征由髋臼过度覆盖引起,可以分为局灶型或整体型。局灶型过度覆盖可以是前部(髋臼后倾,有或没有后壁不足),也可以是后部(突出的后壁)。整体型覆盖过度包括髋臼同心加深(髋臼穹顶破坏骨盆边缘),表现为髋臼加深或髋臼内突,后者是最严重的形式。

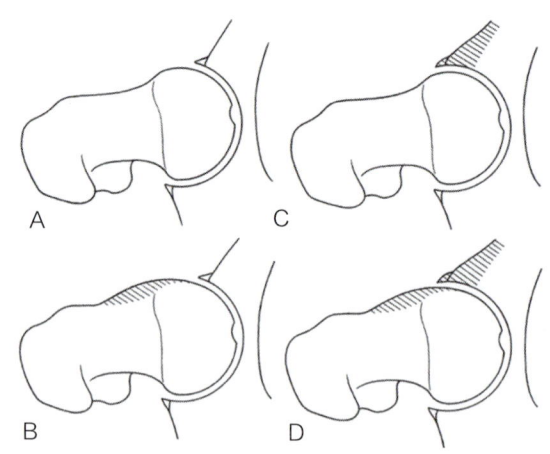

图1 显示了FAI的病因。关节运动期间间隙的减小导致股骨近端和髋臼前缘之间的反复摩擦。A. 髋关节的正常间隙。B. 股骨头和颈部的偏距减少。C. 髋臼过度覆盖股骨头。D. 减少的头颈偏距和过度的前部覆盖。

发病机制

- 如果不及时治疗,FAI的发展将导致髋关节变性[13,23,39]。髋关节屈曲或髋关节屈曲合并内旋时,撞击最为明显。
- 在钳夹型撞击时,髋臼上覆边缘与盂唇之间会发生线性接触,类似保险杠[1]。在头颈部交界处最大的冲击力与关节面相切[38],导致盂唇完全撕裂,引起原发性损伤。持续的机械撞击将导致盂唇退化,形成囊肿。退变的盂唇骨化会导致髋臼进一步加深和覆盖过度[24]。
- 在凸轮型撞击中,非球面头部(剪切应力)卡在髋臼内,最大的冲击力垂直于关节表面,导致唇部纤维软骨分离的表面撕裂[38],更准确地描述为髋臼软骨与盂唇分离[1]。
- 基于上述病理生理变化,股骨软骨损伤的典型位置是在钳夹型撞击伴有对冲伤的周围,并位于凸轮撞击的11点至3点之间。对冲伤是与股骨髋臼连接相对部位的髋臼软骨损伤。占所有钳夹型病例的1/3,并伴有轻微的髋关节半脱位[38]。因此,在钳夹型撞击中,软骨损伤比在凸轮型中轻,前者软骨损伤平均深度为4 mm,而后者为11 mm[1,38]。

病因学

遗传学

- 对家庭成员(尤其是双胞胎)的大量研究表明,OA的遗传成分多见于高加索人。其他研究表明,遗传因素是造成髋部和髋臼形态以及软骨厚度变化的主要原因[26]。
- 一项基因研究表明,在患病患者的家属中,凸轮畸形比钳夹畸形更普遍。兄弟和姐妹具有相同的异常解剖结构的相对风险分别为2.8和2。同样,阳性的家族病史会增加双侧畸形的风险[18]。

地域变异

- FAI在西方更为普遍。大多数髋关节OA(以前标记为原发性OA)目前被认为是髋关节解剖结构异常的结果。
- 相反,在日本对946例全髋关节置换术(THA)进行的回顾性研究中,Takeyama等[37]认为FAI仅是6个髋关节病变的可能病理基础。

潜在的髋部病变

- 在某些情况下,FAI继发于儿童髋关节疾病,如SCFE、DDH、Legg-Calvé-Perthes病或股骨颈骨折并伴畸形愈合。
  - 一项对患者进行了15年随访的研究发现,以前接受SCFE治疗的患者随后出现了FAI表现[18]。
  - 正如Eijer等的[9]报道,既往的股骨颈骨折可能导致继发的FAI,特别是未能解剖复位。
  - Snow等[36]报道了4例在Legg-Calvé-Perthes病股骨头再骨化后的无症状期后出现前凸轮撞击。

自然病程

- 由于FAI是一种新认识的疾病,因此其发展的自然病程在文献中还没有明确定义。但是,髋关节的形态畸形与继发性OA之间存在关联。
- 并非所有的FAI患者都会发展到需要干预的终末期。据估计,FAI的轻度OA患者中有1/3将花费超过10年的时间才能发展为终末期OA[26]。
- 有症状的撞击障碍最有可能发展为继发性OA,因此手术治疗是合理的选择。
- 应对每例病例进行密切观察和随访,及时进行保髋手术治疗,综合考虑临床表现、影像学检查结果、家族病史,尤其是疾病进展的速度。临床医生应意识到,延迟手术治疗可能会导致软骨损伤和疾病进展至保髋手术收效甚微的阶段[26]。

病史和体格检查

病史

- FAI通常影响活动活跃的年轻人,并以与活动有关的腹股沟疼痛的发作缓慢开始,这种疼痛通常由轻微的创伤引起[24]。
- 伴有外侧(股骨转子)和髋后部(臀)疼痛,但腹股沟痛最为常见(83%)[26]。长时间坐位会出现疼痛[24]。
- 在疾病的早期阶段,疼痛间歇发作,可能因髋部过度活动(如长时间步行或高要求的体育活动,包括跑步,扭转和反复屈曲)而加重。
- 盂唇疾病或不稳定的关节软骨瓣[3]可能会导致机械症状,如锁住和卡住。前FAI几乎总是与唇裂相关[5],这种撕裂很少单独出现,往往表明潜在的骨性病变。对于有腹股沟痛病史的活动活跃患者,即便没有影像学证据或其他髋关节病理学发现,但活动加重腹股沟痛,也应考虑髋臼盂唇撕裂[3]。
- 关节僵硬较常见,尤其是髋关节屈曲、内收和内旋的范围减少[26],而整体髋关节功能几乎不受影响[24]。

- 询问患者的总体表现(包括年龄、活动水平和合并症),了解以髋关节为重点的详细病史,以确定是否有创伤、儿童髋部疾病、以前的手术和治疗方法,以及髋关节的疼痛是否影响生活质量。

体格检查

- 评估整体健康状况和身体习惯后,仔细进行髋关节检查,提供最可靠的诊断信息。体格检查将决定进一步的检查和处理措施。
- 观察坐姿、步态、髋部触诊、外展肌力量测试,仔细评估髋关节活动范围(ROM)及特异的激发试验检查。
  - 前部FAI通常在直立的坐姿会引起不适或疼痛,往往髋部屈曲超过90°。
  - 在疾病的早期阶段,短距离的步态和外展肌力通常是正常的。继发于轻度外展肌无力的阳性Trendelenburg症,可能会随着盂唇部疾病和关节变性的进展而加重。
- 仔细进行髋关节ROM测试,稳定骨盆以准确定义运动终点。被动屈曲通常被限制在90°,与对侧髋关节相比活动减少。内旋可能受限明显至较小角度。髋关节不适通常在被动运动的终点出现。
- 检查此前任何手术留下的手术瘢痕,以帮助计划后续手术。如有疑问,应排除感染。
- 前撞击试验和Patrick试验是检查内在性髋部疾病的敏感方法,通常会重现前FAI患者的症状。
  - 前部撞击测试,也称为屈曲、内收和内旋测试,是通过将患者的髋部屈曲90°,同时进行内收和内旋来进行的。
  - Patrick试验,也称为屈曲、外展和外旋测试,是通过将被检查的下肢交叉成四字形(同侧足跟放在对侧膝关节上)并向下按压膝关节。如果在同侧前方引起疼痛,则表明在同一侧有髋关节异常。如果引起对侧骶髂关节疼痛,则表明该关节功能障碍。
  - 此外,应注意从同侧膝关节到床的距离。如果该距离大于对侧相对应的测量值(如果认为对侧髋关节正常),则测试为阳性[26]。
- 后方FAI,完全伸直下肢,强力外旋转引起疼痛认为撞击试验(在俯卧位进行)阳性。后方撞击由局部性髋臼过度覆盖(钳夹)引起;X线影像学表现为后壁征象,突出的髋臼后壁超过股骨头中心(正常情况下,后缘大约在股骨头中心)[38]。
- 当前方FAI发展至出现后下牵拉骨赘时,后部撞击试验也可以呈阳性。
- Drehman征,如果髋部屈曲导致不可避免的髋关节被动外旋,则为Drehman征阳性[38]。
- Logroll测试,可用于检查FAI的激发试验。患者仰卧,臀部和膝关节完全伸展,患肢的脚向外旋转,如果引起髋前部疼痛,则为阳性。

影像学和其他诊断性检查

- 对FAI的研究需要将X线检查和更复杂的横截面研究相结合,如MRI/MRA,有时还要进行CT扫描。

X线检查

- 是第一线的检查,理想情况下包括以下5种位置:骨盆仰卧位前后位,侧位位(Arcelin和Danelius-Miller位),蛙式位,假斜位(Lequesne位),屈曲45°或90°的Dunn-Rippstein位[4,27,31]。
- 前后位和轴向侧位至关重要,应该以腿内旋15°拍摄,以抵消股骨颈前倾并充分显露股骨颈的长度。
- 仰卧位获取前后位片,可与术中和术后立即进行的X线片进行直接比较[38]。站立前后位片对于准确评估关节间隙变窄及应用共变测量很重要。
- 骨盆的前后位主要检测钳夹病变和侧向凸轮病变(手枪柄)。前后位可能遗漏前上凸轮病变,应该对这三个侧位中的至少一个(如果不是全部)进行检查(图2)。
- Lequesne位(假斜位)不用于诊断FAI,因为它没有显示髋臼前壁和后壁之间的关系。但是,它可用于诊断髋臼后下部分的早期关节变性,这是保髋手术的相对适应证[38]。在彻底的放射学评估中应包括Lequesne位,以排除相关的轻度髋关节发育不良,它突出了股骨头前部的覆盖(Lequesne的前中心边缘角)(图3)。需要注意骨盆倾斜,旋转和倾斜的X线片。为了正确解释放射学髋参数,应考虑X射线束集中。每种位置的胶片聚焦距离都不同:在前后位和侧位摄片中,胶片焦距应为120 cm,在Dunn、蛙式位和Lequesne位摄片中,胶片焦距应为102 cm[38]。
- 在所有放射影像上评估髋关节结构参数(图4和图5)。

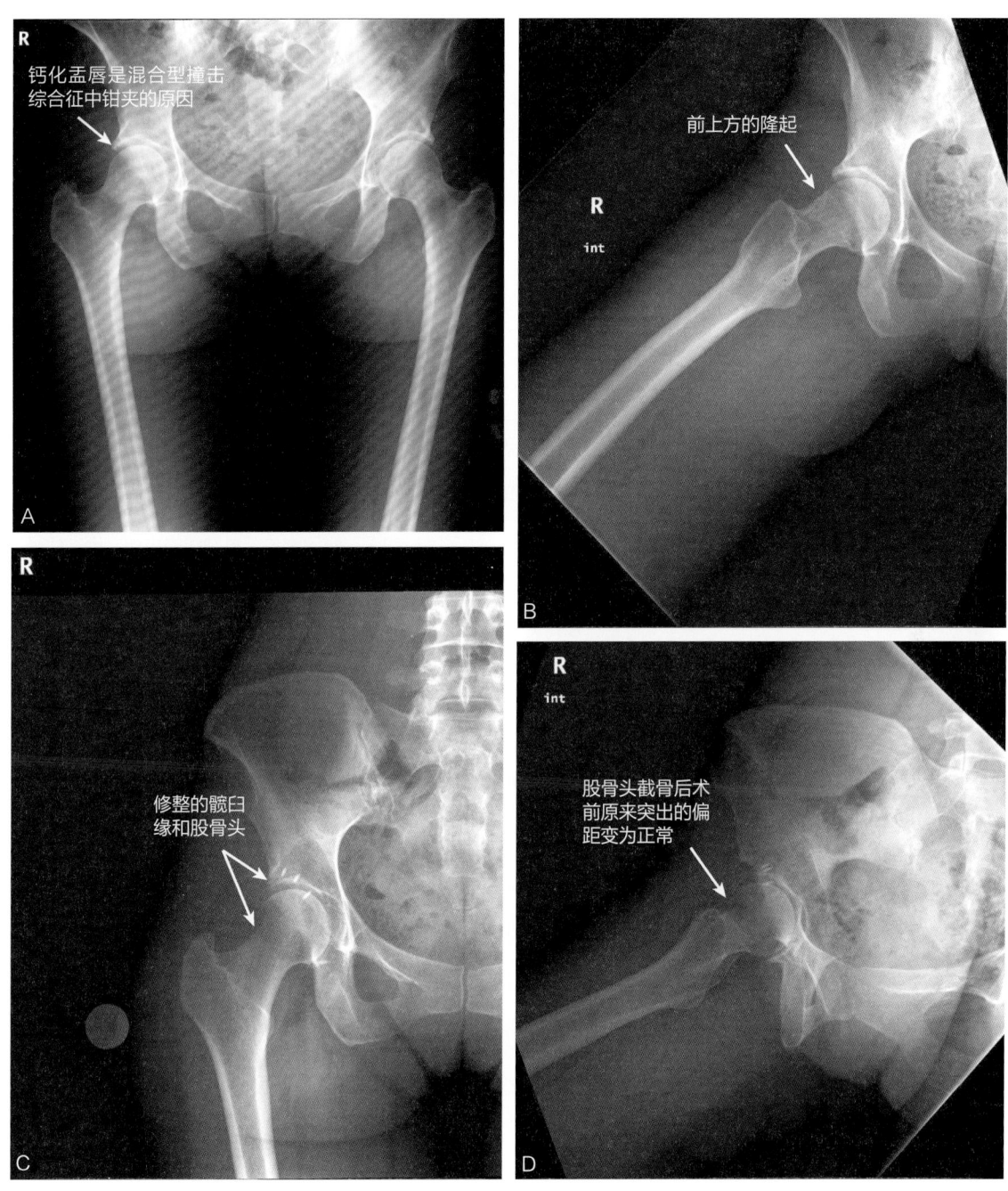

图2　A. 骨盆前后位，一名34岁的女性因一次轻微的汽车事故而抱怨右髋腹股沟疼痛持续1年。该位置显示了后侧和外侧的钙化盂唇，这一发现已在MRA上得到证实。注意在该位置上相对正常的头颈部连接。B. 右腿的蛙式位显示了前上突出，这导致偏移减少，从而在髋部屈曲和内旋时造成撞击。C、D. 微创直接前入路进行股骨髋臼成形术后的右髋关节正、侧位，显示修剪的髋臼缘，重新附着的上外侧盂唇和股骨头颈成形术。

- 骨盆的前后位可以发现以下内容：
  - 外侧凸轮病变是一种手枪式握柄畸形，具有突出的头颈部交界处，头颈部偏距减少[26]和非球面股骨头（α角测量）。
- 髋臼深度，相对于科勒线，应注意髋臼窝位置，以确定常见的髋臼过度覆盖。通常，臼窝位于科勒线的外侧。当臼窝位于该线的内侧时，为髋臼加深，而当股骨头的内侧突出此线的内侧时，为髋臼内突。髋臼类型：见以下内容：
  - 髋臼前部过度覆盖（即髋臼后倾），交叉征或八字形

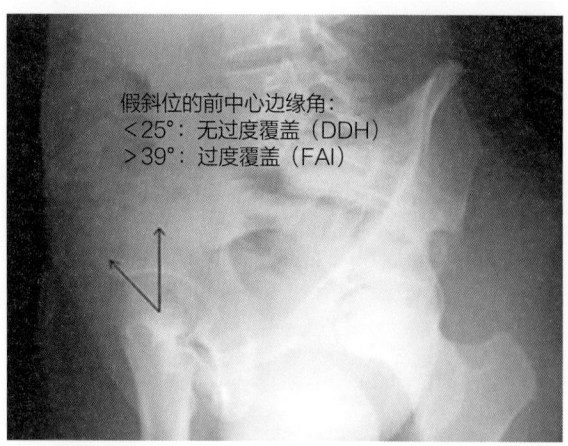

图3　Lequesne 角的假斜位，用于测量股骨头的前覆。穿过股骨头中心的垂线与将股骨头中心连接至前眉弓缘线之间的夹角为前中心边缘角。

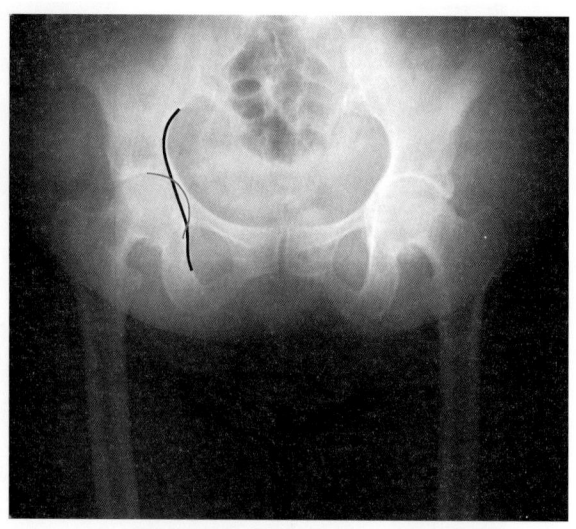

图5　57岁女士抱怨长期左髋关节疼痛的骨盆前后位。显示了髋臼加深，髋臼窝位于科勒线的内侧，而左髋髋臼，其中股骨头位于此线的内侧。粗线表示 Ilioischial 线（Kohler 线），细线表示髋臼窝。X线检查显示双侧晚期 OA，左 THA 选择无可争议。

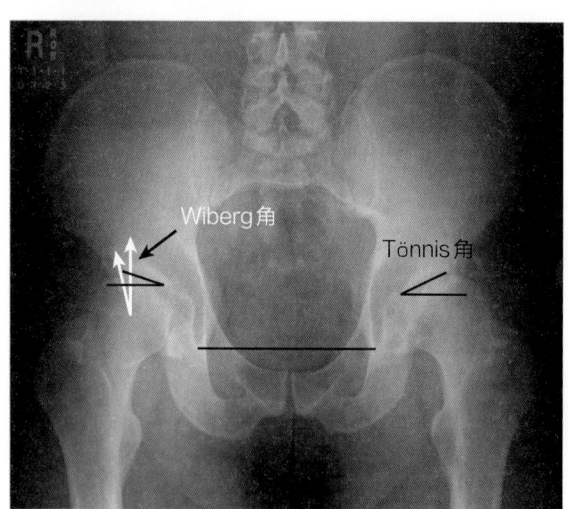

图4　一名43岁绅士抱怨双侧腹股沟疼痛的骨盆前后位。黑线代表 Tönnis 角，该患者双侧为25°。它是水平线（相对于双泪滴线）与连接髋臼内侧缘与外侧缘线之间的夹角。白色箭头表示 Wiberg 的 LCE 角，穿过股骨头中心的垂线与将中心连接到外侧眉弓边缘的线之间夹角；左侧为7°，右侧为10°。这些值与双侧髋关节发育不良髋外翻畸形（股骨颈轴角度在右侧为160°，左侧为152°）一致。

征（首先由 Reynolds 描述）[26]。
  ○ 髋臼后部覆盖过度的突出壁征。通常，后壁大约经过股骨头中心。
- 通常在所谓的髋臼后倾时，坐骨棘突异常突出到真骨盆中[38]。髋臼倾斜度用 Tönnis 角（髋臼指数和髋臼顶角）来量化，通常为10°或更小。
- 前后位上记录的其他可量化髋臼深度的辅助测量包括：
  ○ Wiberg 的中心边缘角（LCE）：正常为25°~39°[38]。

  ○ 股骨头挤出指数（不被髋臼覆盖的股骨头的水平定量部分）不应超过20%~25%。
- 侧位以评估以下内容（图6）：
  ○ 股骨头的球形度：通过肉眼检查或使用 Mose 模板。非球面度可以通过测量 Nötzli 的 α 角来量化（如果女性＞50°，男性＞68°，则为异常[38]）。但是这种角度测量的观察者内部可靠性较差，根据 MRI 研究，其可靠性为30%[23]。
    - 三角指数比 α 角具有更好的可重复性，因为它使用清晰的几何标志，并且与股骨旋转无关[38]。
  ○ 股骨头-颈部偏距正常为（11.6±0.7）mm[8]，当小于10 mm 时，提示凸轮撞击。当偏距比（股骨偏距除以股骨头直径）小于0.17时，提示异常[21]。钳夹撞击时，股骨头上可出现压痕[38]。
- 这些投射能最佳显示出凸轮撞击的特征性改变：股骨头的前、前外侧畸形。
- 在前后位和侧位上可发现关节间隙变窄，关节周围囊肿和盂唇骨化。
- 仅在手枪柄变形的情况下，才能在前后位中测量 α 角度和头颈部偏距。仔细检查前后位和侧位上形态的异常是否符合 FAI 表现。
- 撞击的继发性改变包括盂唇骨化，髋臼应力骨折和疝窝形成（定义为放射线透亮，周围有硬化边缘，位于股骨颈上象限）。

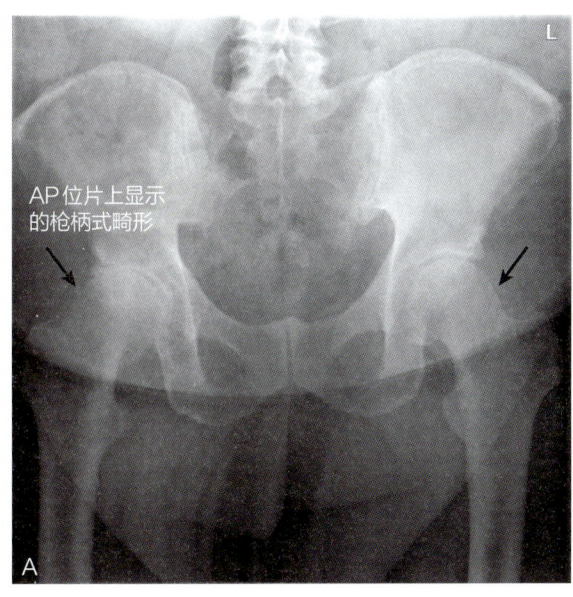
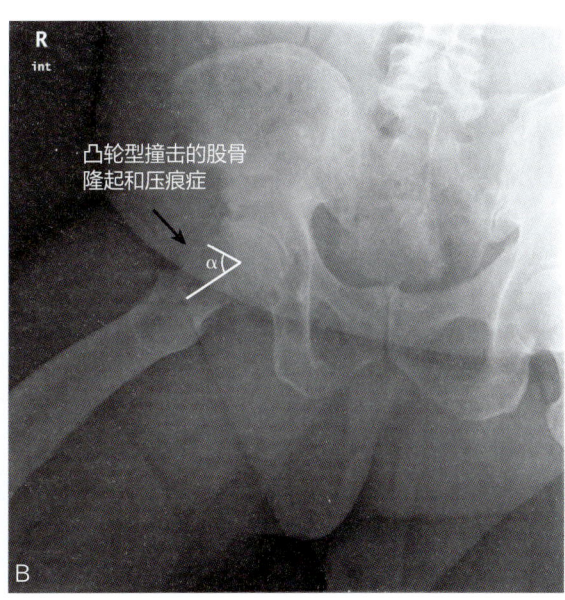

图6 一名60岁男子抱怨右臀部疼痛的髋关节的AP和蛙腿侧视图。X线片显示右髋骨OA晚期，并伴有凸轮型撞击的潜在病因。在两个髋部都注意到股骨前外侧骨隆起，这是通过股骨颈轴与股骨头中心与股骨头前部轮廓上的非球面性开始点之间的直线之间的α角算出的。右髋的角度为66°。

磁共振血管造影（MRA）

- 近年来，对于所有怀疑撞击和相关关节内疾病的患者，髋部MRA越来越多地被使用。
  - MRA可以更好地显示股骨头-颈部交界处的轮廓[19]、盂唇病变[7]，和相关的关节软骨疾病（尤其是在后下关节）。这样可以更精确地测量出α角和头颈偏距。
  - MRI可排除其他少见疾病，如应力性骨折、股骨头坏死、肿瘤、感染和滑膜疾病。
- MRA的敏感性估计为90%，特异性为91%[11]。
- Kassarjian等[22]报道，88%的有症状的凸轮型撞击病例中，MRA检查发现三联异常、股骨头颈形态异常、前上软骨异常和前上盂唇异常。
- Nötzli等[29]使用钆增强的MRA进行了股骨头非球面度的首次定量研究，α角＞55°时提示FAI。
- MRA是检测关节内病变的最可靠技术，当怀疑FAI时，应与X线结合进行检查。

计算机断层扫描（CT）

- 这是用于骨表征的最佳检查工具，用于明确骨撞击损伤的程度。详细显示股骨头-颈部交界处的轮廓以及股骨隆起的确切形态，补充了其他放射学检查。
- 使用3D CT扫描重建来量化α角度。β角（股骨头后侧变为非球面的角度）也可以测量[26]。
- 可以在CT图像上彻底评估所有的辅助测量（例如髋臼类型），确认X线的检查结果。

鉴别诊断

- FAI的鉴别诊断主要是腹股沟痛和其他病理变化，包括多种髋关节疾病以及相邻骨和软组织结构的病理改变。
- 轻度髋关节发育不良（关节不稳）是需排除的第一个也是最重要的诊断。通常，大多数髋关节发育不良的髋臼前倾过度；然而，正如Li和Ganz所说[25]，1/6的发育不良的髋关节有一定程度的后倾。术前应注意这一发现，以免在PAO术中常规前置髋臼后撞击加重。
- 孤立的髋关节关节内疾病（如绒毛状滑膜炎、软骨钙化、孤立的盂唇裂、软骨病和游离体）可以在没有撞击畸形的情况下出现髋部疼痛[3]。
- 重视髋关节关节外疾病（如骶髂关节疾病、肌腱炎和滑囊炎）或放射痛（如腰椎疾病、腹股沟疝和有症状的股动脉瘤）引起的牵涉痛。
- 在多种疾病共存或重叠的情况下，可以进行诊断性髋关节注射以确认疼痛来自髋关节，完全或接近完全的疼痛缓解表明关节内髋关节病变。

保守治疗

- 尽管在文献中没有非手术治疗FAI的方法,但手术前应该首先考虑这种方法。保守治疗可能有效且必须作为有症状髋部病变,尤其是轻症的和间断性症状者的一线治疗。治疗可能包括限制活动、水疗、消炎药物和关节内注射强的松。临床表现的严重程度往往决定了最终的治疗措施。
- 着重于改善髋关节被动活动或牵伸的理疗,因为会持续加重对关节面的破坏,刺激髋关节增加疼痛,应避免产生副作用。
- 消炎药物可能对减轻急性发作的疼痛有效,但可能掩盖潜在的破坏性病程[23]。考虑到这类药物的副作用,以及需要延长使用镇痛药可能性,用药必须谨慎且只能短期使用。
- 限制或终止活动可减轻部分患者的症状。从事反复性屈髋活动的运动员,若限制他们运动可减轻不适症状。尽管保守措施可暂时对部分患者有效,但活动强度大、怀有运动竞技抱负者,他们的依从性往往不佳[23]。

手术治疗

- 认识到FAI的有害性促使研究人员开发了新的保髋技术[24],目的是恢复股骨近端和/或髋臼的正常结构,中断骨形态的异常发展,防止发生晚期OA。
- 有多种手术方式,包括微创前入路、髋关节外科脱位[12]、联合髋关节镜和有限的切开减压[5]和仅通过关节镜减压[15]。
- 选择何种治疗方案取决于多种因素,但主要取决于潜在异常的解剖结构及其严重程度。
- 2001年,Ganz等[12]首次描述了采用股骨转子翻转截骨术进行髋关节外科脱位,以进行骨软骨整形术,这是FAI早期手术治疗的主要手段,直至微创手术取得了令人鼓舞的结果[26]。
- 与所选技术无关,手术的主要目的是解决骨结构性撞击损伤和相关的软组织关节内损伤(如盂唇或关节软骨)。许多研究表明,与某些病例的盂唇切除术相比,盂唇修复的临床、影像学和术后功能更好[2,10,23,32]。
- 对于非局部(整体)撞击问题或严重畸形(如在Legg-Calvé-Perthes病中遇到的晚期非局部股骨头畸形或环向钳夹撞击)的少见病例,微创前路手术或关节镜无法暴露髋臼后缘,可采用外科脱位技术。
- 对于局灶性凸轮型FAI的髋关节,微创前路手术可提供出色的暴露,允许在进行微创手术的同时适当地矫正关节两侧的骨性病变。

术前准备

- 术前回顾患者的病史和体格检查结果,重视术前髋部ROM,尤其是屈曲和内旋,因为这些临床参数将在股骨前外侧头颈交界处成形术后得到改善。
- 术前再次评估影像学检查(X线、MRA和CT扫描)。确定撞击病变的大小和位置,以及髋臼盂唇和关节软骨的状态,并将其与术中发现相关联。
- 确定撞击病变的类型(凸轮、钳夹或凸轮–钳夹组合)和亚型(局部性或整体性,股骨隆起或角畸形)是最重要的,因为特定畸形的特性将决定手术方式:
  - 在髋臼侧,可以通过切除多余的髋臼帽檐的骨成形术或通过反向PAO来纠正髋臼后倾以改正局部性或整体性过度覆盖[24]。是否存在髋臼后壁的过度覆盖和髋臼关节软骨的状态决定选择哪种手术[24];如果后壁覆盖不足或髋臼软骨受伤,则优选反向PAO。
  - 在股骨侧,骨隆起几乎是导致屈曲过程中股骨颈间隙减少的罪魁祸首。可以通过骨成形术来纠正。
- 尽管不常发生,可以通过股骨近端截骨术解决FAI病变,如股骨转子滑移解雇股骨颈延长术、股骨转子屈曲–外展截骨术(在股骨颈前倾减少或内翻位置的情况下)[24]。
- 在笔者的实践中,股骨头颈部交界处的骨软骨成形术和/或髋关节的微创前路手术,用于治疗前凸轮型撞击和相关的关节内病变。

体位

- 脊麻或全身麻醉。但是,最好采用局部麻醉以使肌肉最佳放松,以利于关节牵引。
- 患者仰卧在常规手术台上。笔者希望在评估髋关节时手动牵开关节,以最大限度地减少股骨头坏死的风险,牵引床的持续牵引和牵引力与此有关。
- 消毒并覆盖从脐到大腿上部的臀部区域。整个下肢部也要消毒并铺单,手术过程中髋关节的ROM不受限制,这对术中评估骨成形术是否充分至关重要。

前入路行微创骨软骨成形术

手术入路（Hueter入路或Smith-Petersen入路）

- 从髂前上棘的外侧缘切开做向远端的髌骨外缘延伸的3～4 cm的切口（技术图1A）。
- 经肌肉劈开入路。缝匠肌（由股神经支配）和阔筋膜张肌（TFL）（由臀上神经支配）之间存在神经界面间隙。避免进入这个间隔来保护股外侧皮神经（LFCN）。
- 通过分离皮下组织到达TFL肌肉的肌膜。皮下分离在缝匠肌-阔筋膜张肌间隔的稍外侧进行。外旋下肢以紧张缝匠肌，可以很容易地确认并避免进入间隙。
- 在肌腹上方切开TFL的筋膜（技术图1B），将TFL肌肉拉向外、下方。将内侧软组织瓣，包括阔筋膜张肌的外侧肌膜和缝匠肌，拉向内、上方。暴露下方的股直肌。
- 最初的深层分离涉及股直肌（由股神经支配）和臀中肌（由臀上神经支配）之间的神经界面。不分离该间隙，而是向内侧牵开股直肌并不切断它的止点，以避免髋关节屈曲无力。
- 将股直肌牵开后，用Cobb剥离器剥离髋关节前关节囊表面的软组织和髂关节囊肌纤维（髂小肌，起源于髂前下棘AIIS、插入髂股韧带）（技术图1C）。

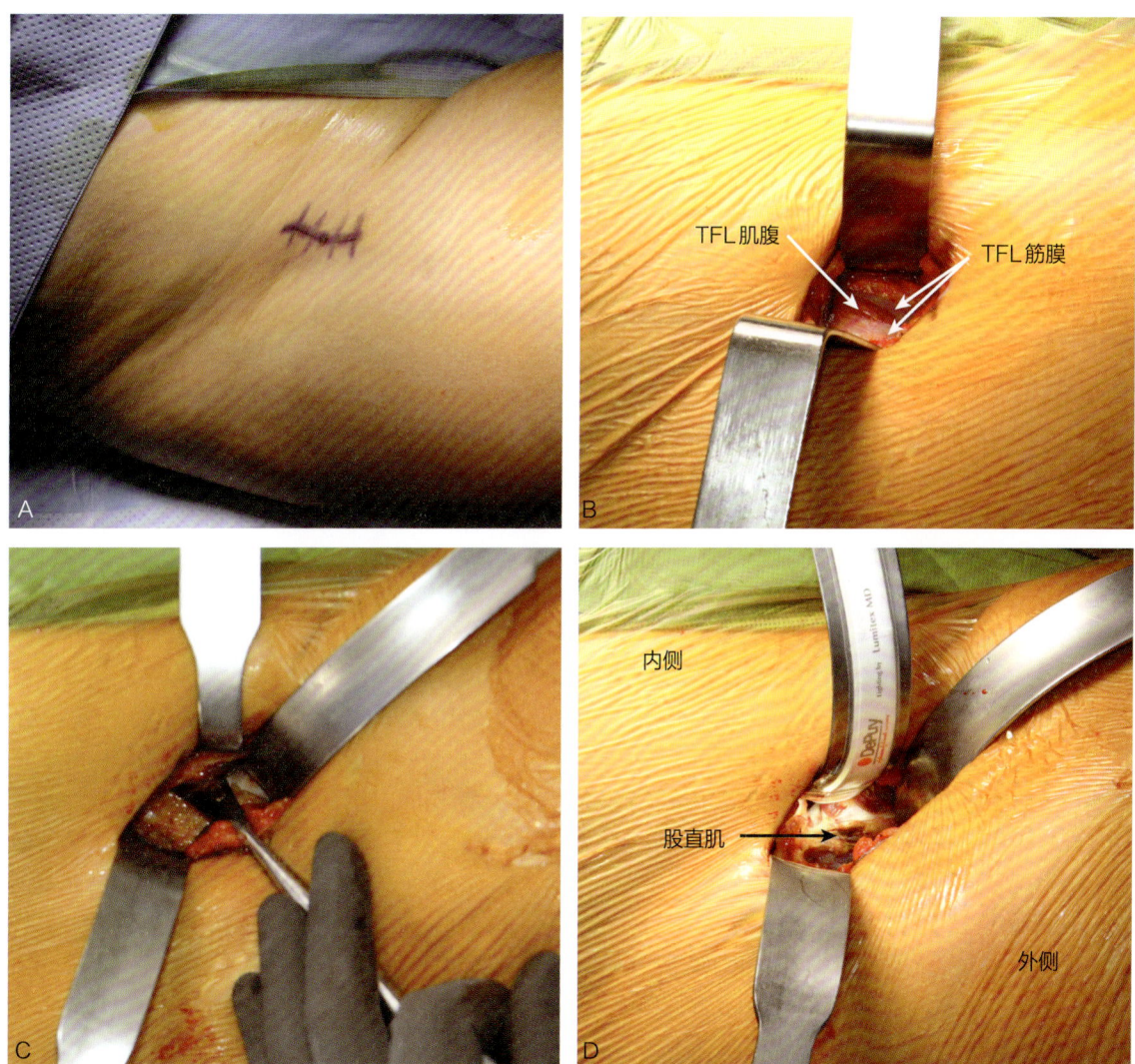

技术图1 微创前入路。A. 从ASIS的外侧，向髌骨外侧做一3 cm的纵行切口。B. 打开TFL肌膜，显露肌腹。C. 用Cobb剥离囊周围脂肪垫和髂关节囊肌纤维。D. 关节外放置3个弧形拉钩暴露股直肌；使用2个钝头拉钩分别将TFL和缝匠肌分别向外侧和内侧。装有光源的尖头撑开器位于AIIS的近端，并位于股直肌起点的内侧。

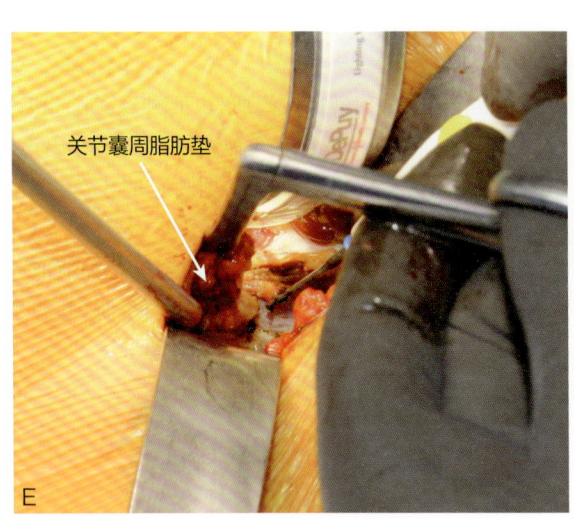
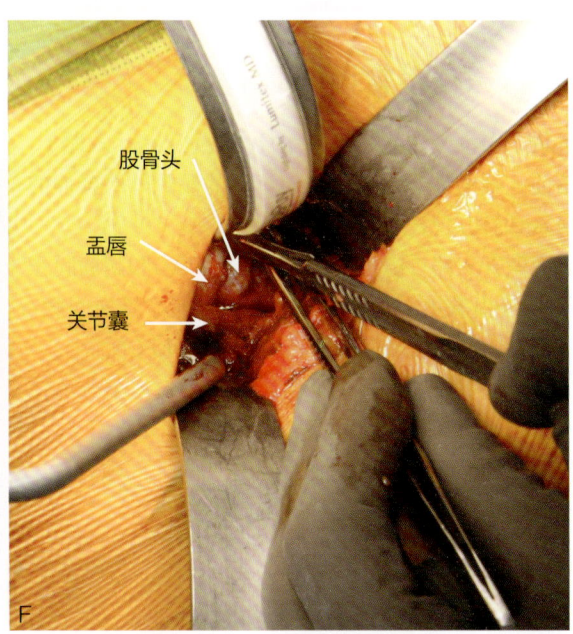

技术图1（续） E. 使用Bovie烧灼术切除关节囊周围的脂肪垫。F. I型切开关节囊。

- 放置钝头的弯曲撑开器，一个放在关节囊包裹股骨颈的外侧，另一个向内侧牵开缝匠肌和股直肌以暴露股骨颈的内侧关节囊。此时，如果旋股外侧动脉的升支穿过手术区域，则结扎或电凝。
- 将第3个带光源的尖头撑开器放置在AIIS的上部和股直肌下方。在放置此撑开器的过程中应屈曲髋关节（技术图1D）。
- 用垂体钳去除关节囊周围的脂肪垫，将其完全切除，从而可以完美地观察到囊（技术图1E）。内收并外旋下肢，紧张关节囊便于识别胶囊。按照"I"形切开关节囊，首先纵行切开（技术图1F），然后将拉钩移至关节腔内，以拉开内侧和外侧的关节囊瓣，为股骨头和颈部提供充足空间。
- 笔者实施的微创前入路不分离任何肌肉，提供了通向关节的良好暴露，可以进行股骨头-颈部交界处的检查。

股骨头-颈成形术

- 根据术前X线片，充分暴露关节后，对ROM进行彻底评估定位FAI病变，此步骤至关重要[23]。使髋关节充分运动，检查股骨头-颈部交界处。尽管迄今为止最常见的是屈曲和内旋的撞击，但也可能在屈曲-内收、屈曲-外展中发生撞击，在伸展和外旋中发生撞击少见[23]。
- 将下肢放置4字位，充分显示后内侧头颈交界处。
- 评估并记录股骨隆起的程度、盂唇裂和软骨病变。
  - 通常在白色股关节软骨的正常区域与受撞击影响的股骨头区域之间有明确的界限。FAI（股骨隆起）的区域是凸形的，可能被病变的透明软骨覆盖，表现为明显的磨损和因与髋臼缘的反复接触产生的异常折痕（压痕）。与股骨头未变色的白色透明软骨相比，股骨隆起的外观通常为红色或蓝色[23]。
  - 仔细检查盂唇是否有撕裂和/或变性。用神经拉钩触及盂唇的关节表面，检查有无撕裂，这可能被盂唇的完整关节囊部分掩盖[6]。应尽量修复受伤的盂唇[6,23]；切除仅用于骨化，磨损或广泛的变性和瘢痕形成。
  - 通过对下肢手动牵引来检查和触诊髋关节的中央间室；关节切开后，最小的牵引力足以使髋关节充分半脱位，并使髋臼的负重圆顶区域可视化[6]。使用神经拉钩触及软骨，将光滑的Cobb撑开器插入关节来维持关节半脱位。任何软骨病变均需要或者保守的清创术，去除不稳定的移位软骨瓣（可能引起弹响和卡住）或全厚软骨的Outerbridge Ⅳ病变的微骨折手术，

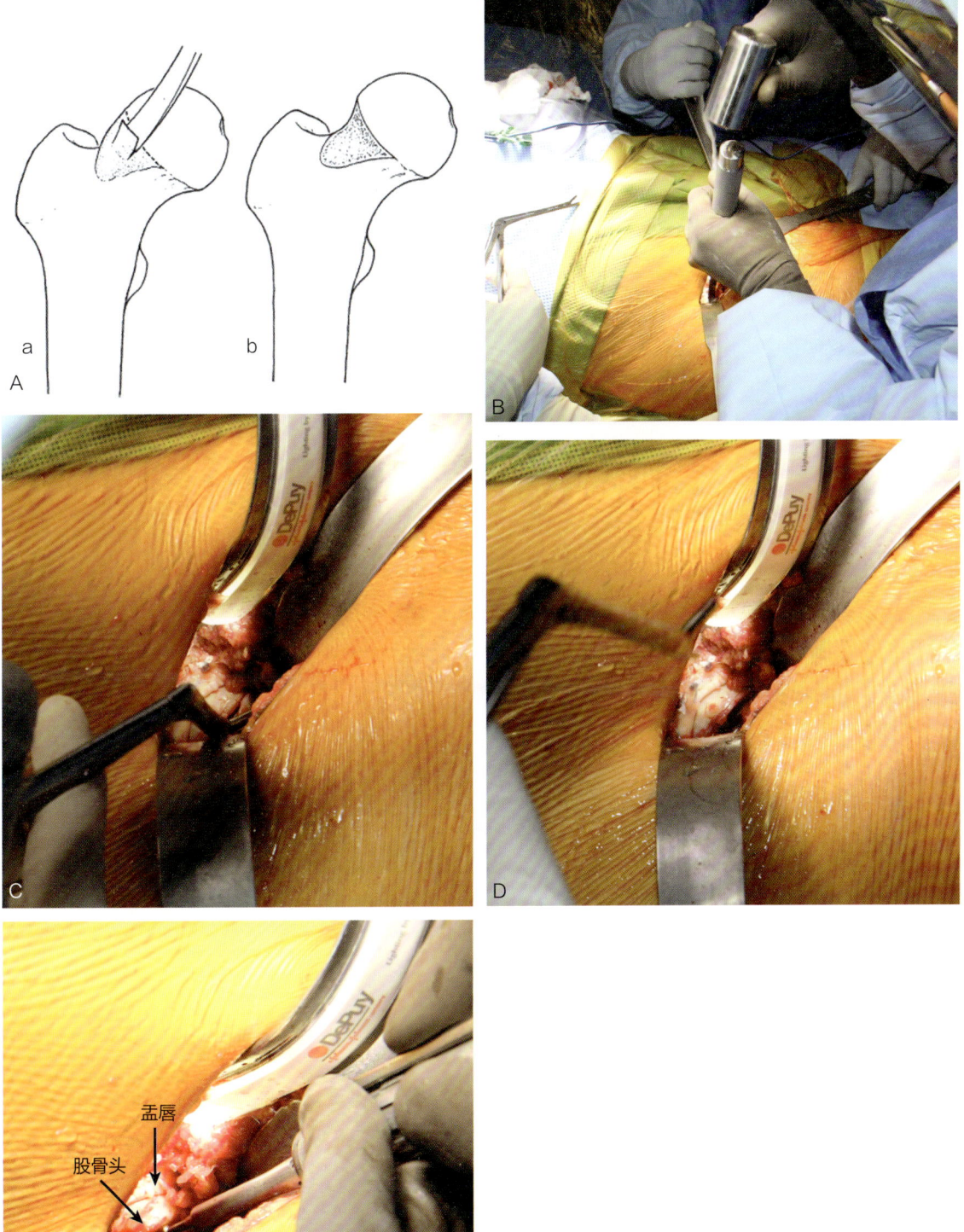

技术图2 A. 股骨头-颈部交界处骨成形术的示意图。骨成形术之前（a）和之后（b），重建股骨颈的正常凹形轮廓。B. 股骨头-颈部交界骨成形术。股骨成形术始于骨凿。注意骨刀的头尾方向。C、D. 去除骨隆起。E. 高速磨钻用于微调股骨整形。

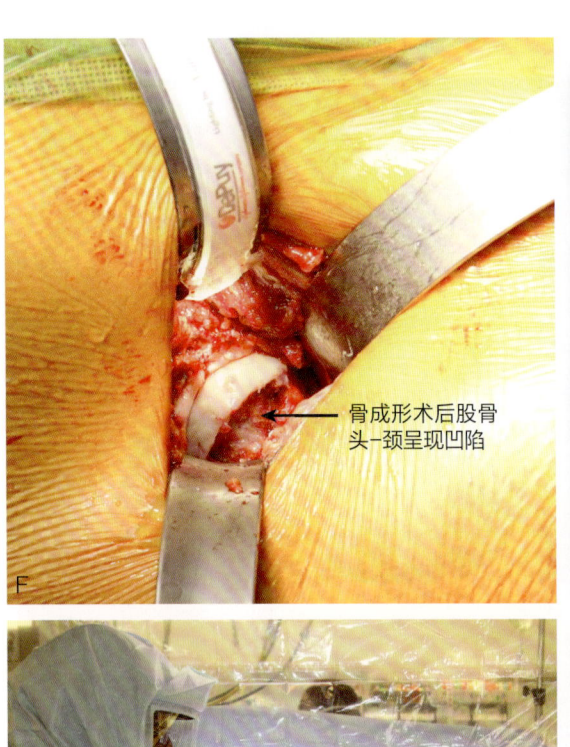

骨成形术后股骨头-颈呈现凹陷

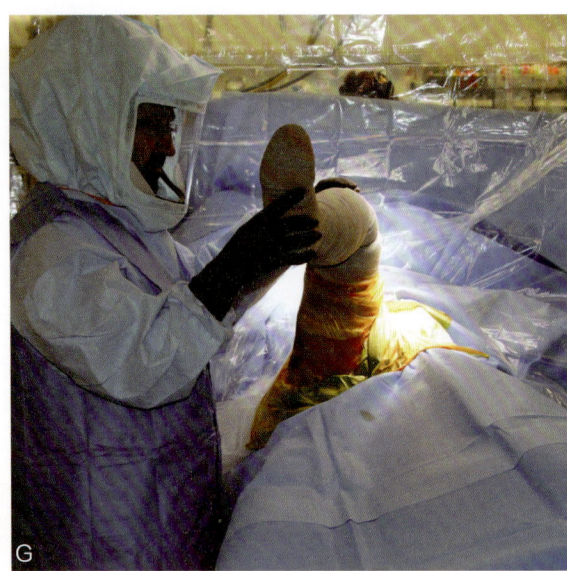

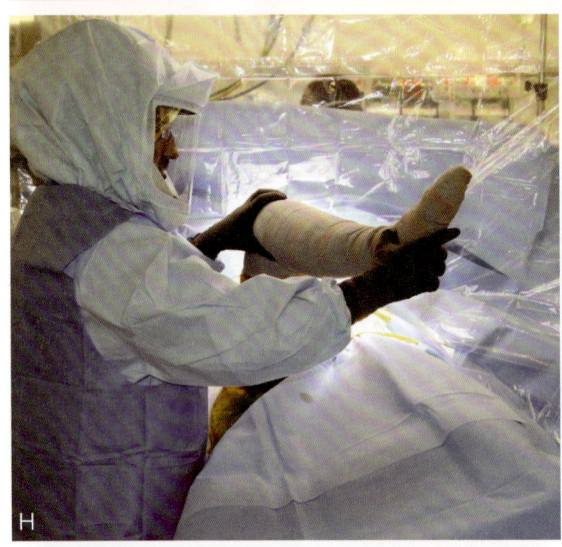

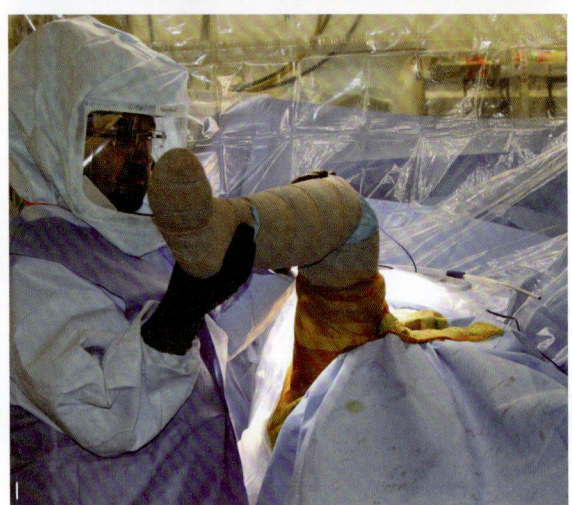

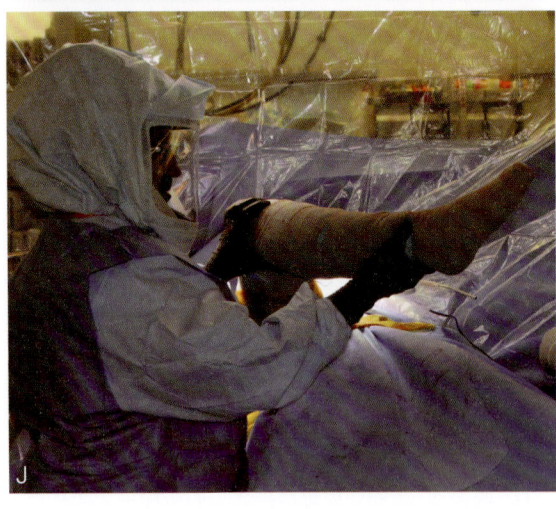

技术图2（续） F. 注意在完成骨成形术后恢复的头颈部交界处的正常凹形。G. 成形术前、后ROM。骨成形术之前，髋关节的内旋极其有限（<5°）。H. 术前外旋。I、J. 请注意，股骨成形术后，ROM有了显著改善，尤其是内旋，大约增加了30°。

暴露软骨下骨。
- 通过微创前入路，可以充分暴露髋臼腔的60%～70%。唯一不能暴露的部分是髋臼的后下部，可以用钝尖的神经拉钩触诊[6]。
- 用截骨刀（技术图2A）（1/2 in 和 1/4 in 宽的弧形骨刀）和气动磨钻（技术图2B）来行颈部的骨软骨成形术。股骨隆起位于前上区，并具有特征性的蓝红色到红色的变色。在这一基本的外科手术步骤中，通过放松牵引使股骨头重新位于髋臼内部来保护股骨头的关节软骨[6]。如果髋臼缘造成了撞击性病变，则应在股骨头-颈成形术前先将其修剪。
- 股骨头-颈部交界处的重塑应从撞击部位的近端开始（技术图2B），并以近乎圆锥的方式向远端逐渐变细，避免损伤股骨颈上部血管进入骨的部位[23]；这些血管是旋股内侧动脉的末端分支[14]。
- 股骨成形应逐步进行，逐步截骨。通过检查髋关节的ROM动态评估是否充分切除。通过髋关节的内旋，最大限度暴露股骨颈的侧面。将腿放置在4字位，可暴露颈部的后下部分[6]。
- 如果直视下和触诊检查发现残余的撞击，继续成形术，直到没有撞击。最终，截骨面应向下方平滑斜行切开，以防在股骨颈开槽。
- 去除骨的程度及其深度（5～10 mm）是由头颈部交界处的正常光滑凹面轮廓的恢复和无撞击的ROM决定的[6]。在严重情况下，切除可能会扩大，可达覆盖股骨头-颈部圆周的180°以上。
- 股骨头成形后，髋关节屈曲至少增加10°～15°，内旋至少改善15°～20°（技术图2C），股骨凹颈部不与髋臼缘邻接[23]。
- 盂唇部切除后进行术中透视检查，尤其是在手术开始时，以确认头部球形度和适当的骨软骨切除，注意以闭孔和坐骨结节为标志与术前比较。
- 可拍摄前后位和蛙式位，评估头颈部交界处的前外侧。不同程度的屈曲和内外旋转可以很好地评估骨软骨成形术。在笔者的操作中，常规进行FAI手术时，不使用透视检查。

髋臼缘的修整

- 在FAI的治疗中是否处理髋臼边缘取决于：前局部性过度覆盖的存在，或髋臼关节软骨和盂唇的状况。这两个因素将决定髋臼侧的治疗方式：有限的边缘骨成形术与反向PAO。若必须行髋臼修整来恢复正常的髋部形态，则应在股骨侧成形术之前施行。
- 髋臼修整需要完全暴露髋臼骨（技术图3B）。为此，必须小心移动髋臼盂唇。如前所述，当唇骨骨化或遭受磨损或过度瘢痕形成时，才需切除。如果需要，盂唇的切除应尽可能保守，并且仅限于受伤区域。否则，应保存并修复健康或损伤很小（线性撕裂）的盂唇。
- 如果局部性前部覆盖过度导致FAI（髋臼后倾带阳性交叉标志），则应进行前上缘骨成形术。
  - 在完成髋臼缘骨成形术之前，使用锋利的刀片小心地将盂唇（如果未撕裂）从髋臼前上缘分离[23]，同时保持其与未累及的正常节段的连续性。
- 一旦髋臼的骨缘充分暴露，就使用10 mm的弧形骨凿或5 mm高速磨钻修整边缘的悬垂部分（2～5 mm）[6,23]。进行骨成形术时，应逐步进行髋臼修整，直到过度覆盖被切除为止（技术图3B）。
- 髋臼缘切除的程度由术中检测到的前方过度覆盖的程度和软骨病变的程度决定，在修整过程中应将软骨损伤区域包括在内，但必须避免过度切除（>1 cm）以防止任何医源性不稳定。切除的髋臼边缘大约1 mm对应于Wiberg角的2°～3°校正。
- 髋臼骨成形术完成后，将骨缘修整至出血，用锚钉将盂唇重新固定到下面的松质髋臼缘[6]。需要3～4个锚钉重新固定盂唇缘，若将髋臼类比于钟面，两个锚钉之间应该有1小时的间隔，横向韧带水平应有6小时的间隔。
- 如果髋臼后倾伴有后壁缺陷（后壁行至股骨头中心内侧）或至少没有后过度覆盖[23]（后壁穿过头部中心）并存，则应在MRA确认髋臼关节软骨完整后进行反向PAO。PAO时应始终进行常规的髋关节切开术，以评估盂唇和关节软骨是否存在病变，并确保无撞击的ROM。但是，描述PAO手术技术超出了本章的范围。

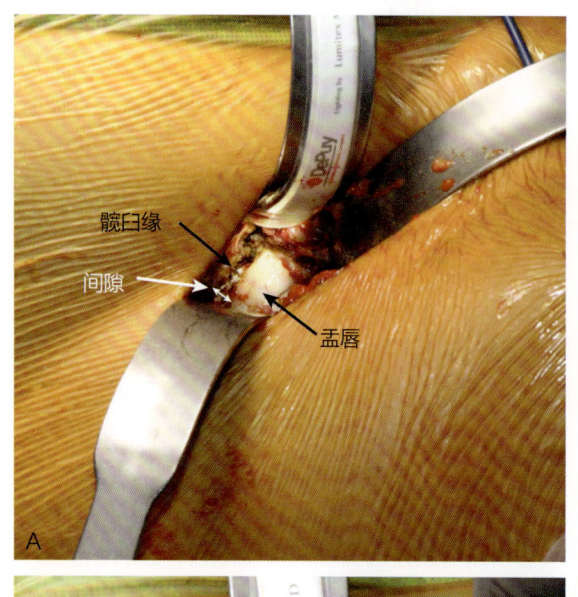
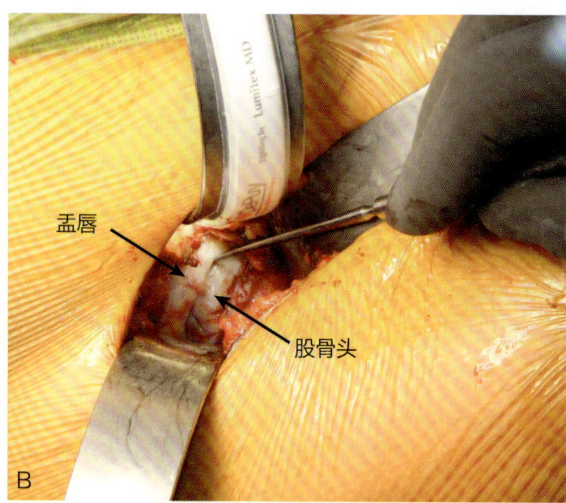
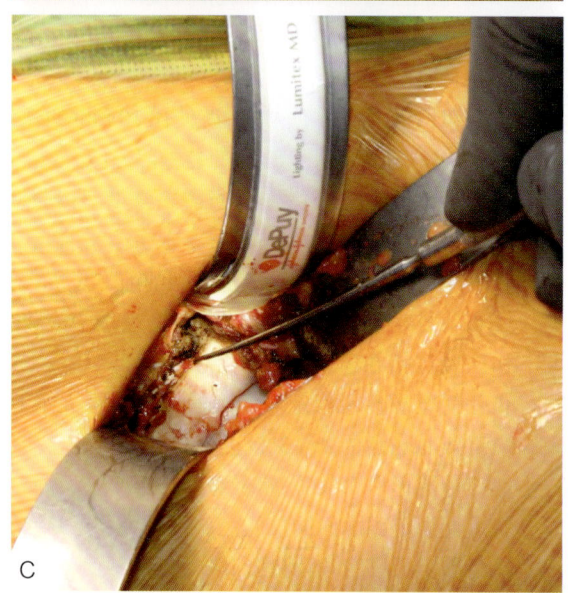
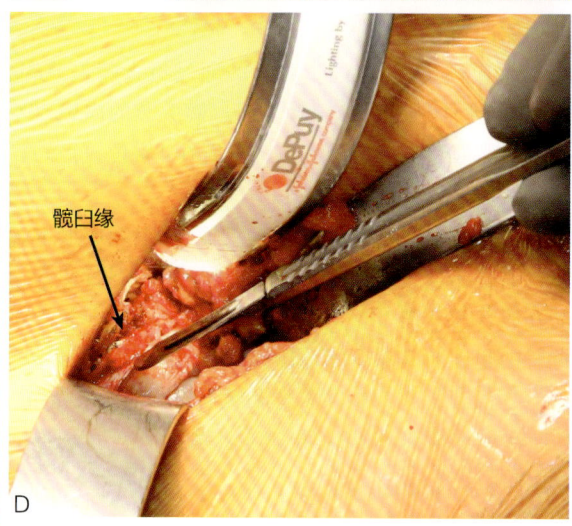
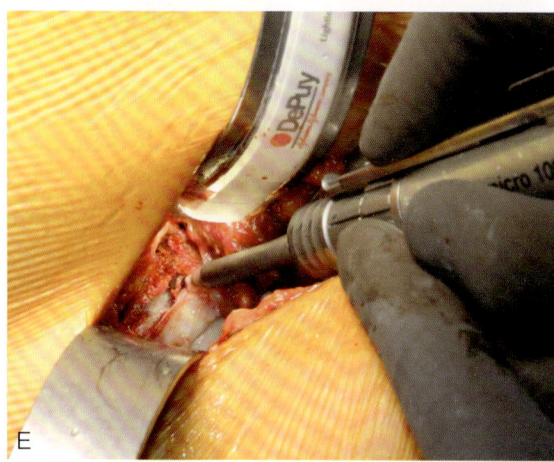

技术图 3 髋臼修整和盂唇重新附着。A. 从上外侧髋臼缘完全分离局部的全厚的盂唇。B、C. 用神经拉钩对盂唇的关节和关节囊表面进行触诊，确定盂唇的撕裂。D. 用刀片进一步分离盂唇，使其进入髋臼的前外侧骨性边缘。E. 使用 5 mm 高速磨钻修整突出的髋臼边缘。

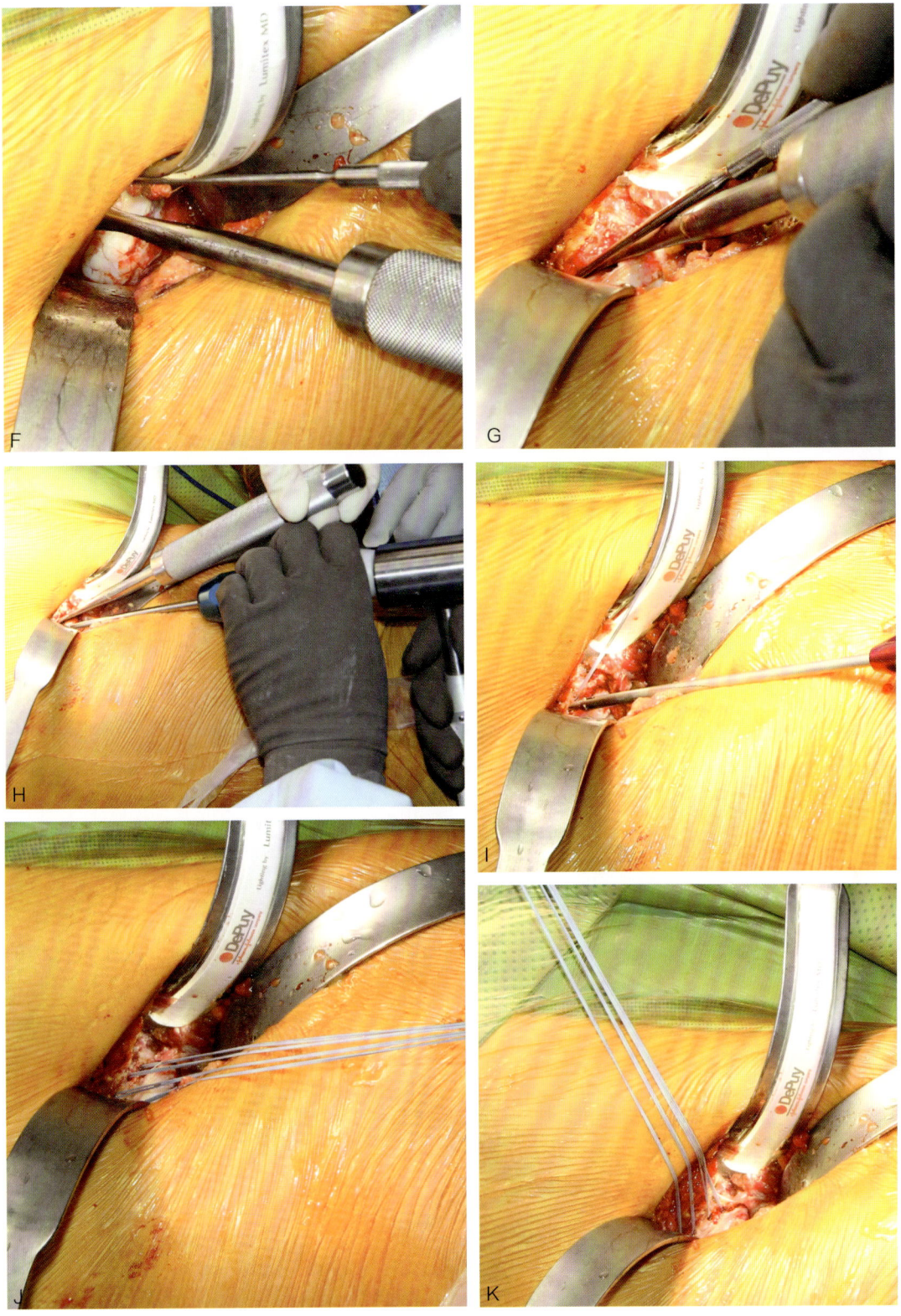

技术图3（续） F、G. 神经拉钩从周边向上触及髋臼中央的软骨，而Cobb则放置在关节内，以维持和增强牵拉产生的股骨髋臼半脱位。H. 在全厚度软骨缺失区进行微骨折。I~K. 将带不可吸收线的锚钉插入修剪整齐的髋臼缘中。这个病例使用了4个锚钉。

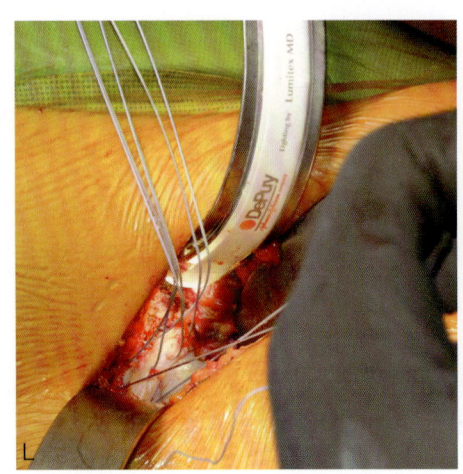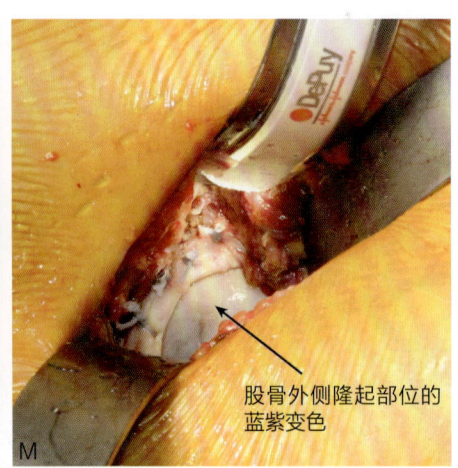

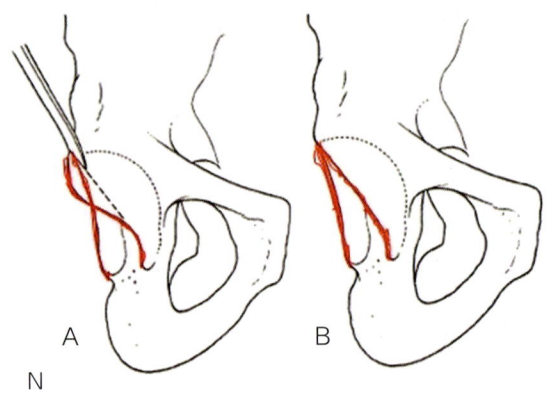

技术图3（续）　L. 缝线等距离穿过盂唇，咬合良好且稳定。M. 系紧缝线，将盂唇重新固定在其髋臼缘上，并恢复其密封效果。N. 切除髋臼前缘过多的骨。在进行骨成形术（A）之前和（B）之后，去除前部撞击部位。注意术前交叉征，修剪完成后消失。

关闭伤口

- 髋关节大量冲洗后，用骨蜡涂在股骨颈的骨切除区域。在对髋关节ROM进行最后检查后，仔细缝合关节囊[6]。
- 用可吸收的缝合线将关节囊疏松地缝合。应避免紧密封闭关节囊，因为这可能会增加对支持带血管的压力从而损害股骨头的血液供应[23]。仅需要缝合关节囊切开的纵向支。
- 筋膜、皮下组织和皮肤以标准方式闭合（技术图4）。

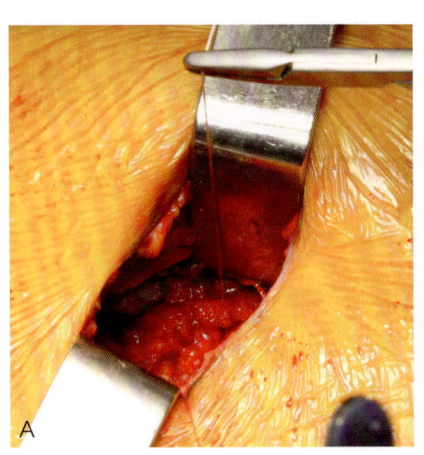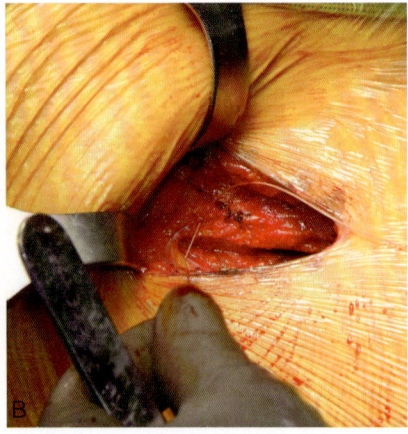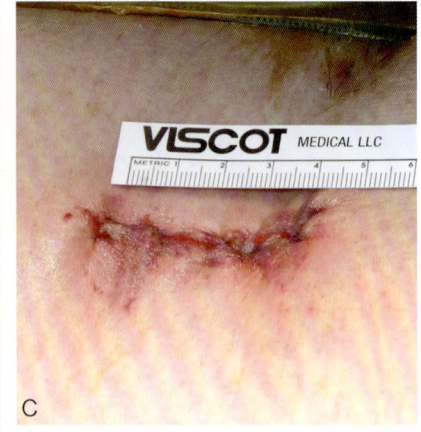

技术图4　关闭切口。A. 关节囊缝合术是缝合关节囊的纵向支。B. 用可吸收的缝合线封闭TFL肌膜。C. 切口长度为4 cm。

要点与失误防范

手术指征	• 理想的手术人选是年轻的患者(小于50岁)、有症状且保守无效的FAI,条件良好或没有或轻微的继发性软骨损害 • 明确临床、图像的各个方面,对前FAI明确诊断 • 撞击类型准确分类,排除并存的DDH • 这里介绍的手术策略主要用于治疗凸轮型畸形。对于严重的整体畸形,髋关节外科脱位是一种有价值的选择,应予以考虑
关节软骨和盂唇	• 在两种类型的撞击中,髋臼前缘和上外侧的软骨损伤都很常见[23] • 切除游离脱垂的软骨直至稳定的软骨 • 对于全层软骨缺损,应进行髋臼缘的微骨折 • 在极少数情况下,盂唇完全正常,不应将其与髋臼缘分离
有限切开的骨软骨成形术	• 不应进入缝匠肌-阔筋膜张肌间隙,以免损伤LFCN • 不切断股直肌的任何头 • 对于混合FAI病例,应首先进行髋臼修整和盂唇再重新附着,以便准确施行股骨成形术 • 可通过4字体位,触及髋臼后下边缘,进行修整(图7) • 弧形骨刀和磨钻有助于手术操作 • 关节切开后对髋关节进行活动度检查和触诊,确保完全切除撞击结构
术后康复	• 术后部分负重6周,最大限度地减少医源性股骨颈骨折的风险 • 术后的前2个月内避免过度治疗,因为这会妨碍康复过程 • 重点应放在患者舒适的、柔和的ROM,逐渐加强

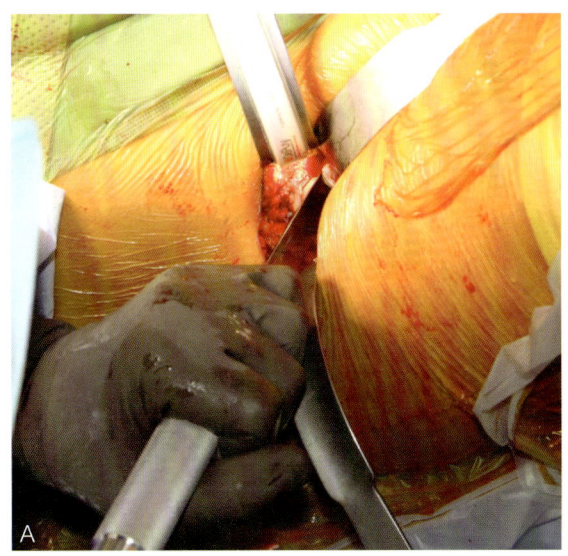 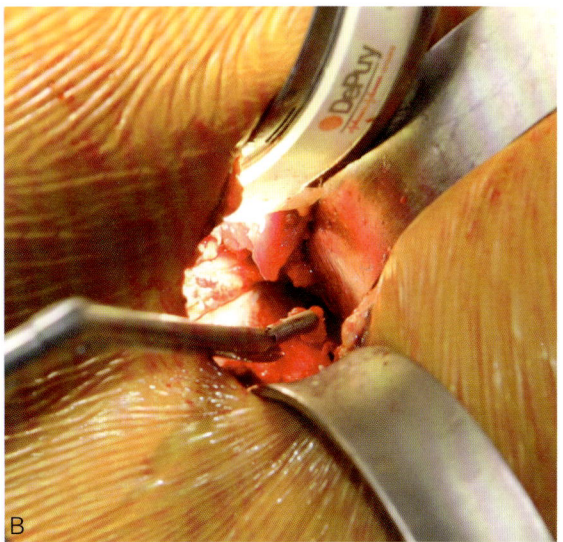

图7　髋臼后下缘切除术。A、B. 通过将下肢置于4字体位,可以达到髋臼内缘的后下侧面并进行截骨术。

术后处理

- 患者通常住院24小时，术后拍摄X线片验证股骨头-颈部交界处的轮廓是否适当，并记录股骨颈的完整性（图2）。比较术后与术前X线片，避免骨盆倾斜或旋转不良。
- 用阿司匹林预防深静脉血栓形成，每天2次，每次325 mg，持续6周。
- 使用抗炎药持续6周可最大限度降低异位骨化（HO）风险：塞来昔布（400 mg/d）或吲哚美辛（75 mg/d）。微创前路手术分离少，未切断肌肉，出血少，降低了HO的风险。对关节进行大量冲洗也可以降低HO发生的风险。
- 康复计划包括用拐杖进行6周的部分负重，减少股骨颈应力性骨折的风险，然后逐步发展为全部负重。在此期间，髋屈曲限制在70°。
- 为防止关节囊与股骨颈截骨区发生粘连，术后1或2周每天可做被动运动4~6小时（髋关节屈曲不超过70°）[23]。
- 术后6周开始正式的物理治疗。康复过程包括轻柔的ROM和在舒适范围内逐步加强。由于手术不涉及股骨转子截骨术，因此可以在术后早期开始外展锻炼。
- 手术后4~6周，患者可以恢复正常的日常活动（如步行、上楼梯或下楼梯、骑固定脚踏车）。一旦ROM和力量恢复并且疼痛减轻，患者通常可以恢复正常活动，一般需要术后4~6个月。

结果

- 由于FAI仅在最近十年才引起人们的兴趣，因此只有少数研究保髋外科治疗的临床结果发表[2,10,15,32]。使用各种治疗FAI方法均已报道了良好的中期结果，包括外科脱位、关节镜、联合关节镜以及局限性切开和前路微创入路[30]。
- 由于髋关节外科脱位是FAI的主要治疗手段，因此有几项研究评估了这种特殊的外科手术方案，提供了良好的早期至中期临床结果[2,10,32,40]。尽管其操作简便且临床效果相对较好。外科脱位仍可发生并发症，主要是HO[12]（37%）和大转子畸形愈合（最高20%）[40]。
- 此外，尽管没有AVN病例的报道，但在手术的最初描述中，激光多普勒血流仪显示手术过程中头部灌注的瞬时变化，在关节复位后恢复到基线[5]。脱位还需要切断圆韧带，丧失本体感受神经纤维，其后果目前尚不清楚[5]。
- 关节镜下成形术具有某些潜在的缺点，包括前外侧头颈连接处暴露不充分、关节内遗留骨碎屑、增加HO风险以及骨成形术不充分的可能性，从而导致手术失败。
- 微创前入路结合了关节镜减压和开放性外科脱位的优点，同时避免了这两种技术的主要缺点：
  - 与髋关节镜检查相似，不需要牵引，微创手术对神经损伤和股骨头软骨擦伤的风险较小。
  - 这是一种微创方法，可避免髋关节脱位和转子截骨术，这是与此手术方法相关的并发症（股骨转子畸形愈合）的重中之重。
  - 它提供了髋关节所有间室的广泛而全面的视野，可作为仅要求关节镜的技术的次要选择，可以对软骨和盂唇病变进行充分的处理。
- 将微创前路手术的经验应用于适当的撞击病例时，结果令人鼓舞。从2006年1月至2011年2月间，对265例患者进行的293例连续病例分析表明，其临床疗效良好。156髋（149例患者）至少接受了2年的随访。其中平均11个髋关节在术后1.4年因退行性关节疾病而进行了THA手术，其中1个髋关节进行了表面置换[30]。
- 尽管这项技术取得了良好的效果，但它不适用用于具有后部撞击性病变的较晚期疾病，或具有股骨头环形损伤的患者。对于这些病变，如Ganz等[12]所描述的那样，外科脱位是更好的选择。

并发症

一般并发症

- 与任何外科手术一样，这种侵入性较小的干预措施会带来与手术技术不直接相关的一般并发症的风险。最相关的是以下内容：
  - 感染。
  - 深静脉血栓形成。
- 相对较短的手术时间和患者的年龄，以及手术后的快速康复，表明发生这些并发症的可能性非常小。

与手术技术有关的特定并发症

- 治疗FAI手术的并发症的发生率和性质因手术类型而异。微型开放方法可避免通过外科脱位技术观察到的股骨转子畸形愈合的风险，并显著降低髋关节镜手术中发生的关节软骨擦伤的风险，特别是如果在获得足够的8~10 mm的髋关节撑开之前就引入器械。
- 神经或血管损伤。
  - LFCN是微创手术入路最容易造成的伤害[6]。如果分离TFL和缝匠肌之间的间隙，则应避开后者的筋膜，因为LFCN越过缝匠肌。不要求解剖此间隔而获得广泛的髋关节暴露。
  - 这种方法不涉及与关节镜相关的神经系统损害的风险。

- 髋关节过度屈曲会伤害坐骨神经。
- 会阴柱填充不足会压迫阴部神经。
○ 据报道,在髋关节镜术中过度牵引会导致暂时性神经失用。
○ 关节镜和开放式手术均可损伤股动脉和神经。在微创前路入路过程中仔细遵循解剖标志,可以保护这些重要结构。
- HO。
○ 在完成截骨术之后和关闭关节囊之前,对关节进行大量冲洗可降低发生HO的风险。使用纯关节镜技术时这种风险更高,在这种技术中,用高速刨刀进行骨软骨形成术会产生骨碎屑;在这种情况下,应始终使用大流量髋关节冲洗术并持续负吸。
○ 除大量冲洗外,消炎痛的预防性使用可最大限度地降低HO发生的风险。
- 股骨颈骨折。
○ 在头颈部交界处,从近端去除比远端更多的骨头会形成苹果咬伤样缺损[20],而不是正常的凹形结;在髋关节屈曲时,该缺损会楔入髋臼顶中,从而破坏了唇的吸引密封功能,并增加了股骨颈骨折的风险。
○ 纯关节镜技术难以对头颈部交界处进行完全修整,因为它具有较长的学习曲线。一些出版物指出,髋关节镜翻修的主要原因是FAI畸形的成形不充分[17]。
○ 此处描述的技术可提供出色的髋关节视野,降低了由于骨成形术不足而导致失败的风险。但是,任何用于治疗FAI的技术仍会发生骨隆起的复发。在出血截骨面上应用骨蜡可减少再次出现肿块的风险。
- 股骨头的AVN。
○ 髋关节镜后发生AVN的风险是理论性上的,直到有两例结果在文献上发表[33,34]。人们认为,股骨头骨坏死可能继发于囊内压的增高和牵引。
○ 关节镜下侧滑膜褶皱是一个恒定而可靠的标志,可通过关节镜识别髋部血供[17]。
○ 由于在微创手术中不需要牵引,因此可以假设该手术可减少AVN的风险,但是需要特别注意避开支持带进入股骨颈区域。由于通过外科脱位进行的FAI治疗没有报道增加AVN的风险[12],因此通过前路成形术,该风险很小,并且避免了髋关节脱位。
○ 在使用微创前路手术治疗的大量患者中,术后并发症包括1例需要切除的神经瘤(0.6%),1例需要开放复位和内固定的股骨转子骨折(0.6%),1例复发性盂唇裂(0.6%)接受了关节镜清创术,一例持续性大转子滑囊炎(0.6%)需要胫束带延长/大转子滑囊切除[30]。

(秦晖 译,鲍琨 审校)

参考文献

[1] Beck M, Kalhor M, Leunig M, et al. Hip morphology influences the pattern of damage to the acetabular cartilage: femoroacetabular impingement as a cause of early osteoarthritis of the hip. J Bone Joint Surg Br 2005;87:1012-1018.

[2] Beck M, Leunig M, Parvizi J, et al. Anterior femoroacetabular impingement: part II. Midterm results of surgical treatment. Clin Orthop Relat Res 2004;(418):67-73.

[3] Burnett RS, Della Rocca GJ, Prather H, et al. Clinical presentation of patients with tears of the acetabular labrum. J Bone Joint Surg Am 2006; 88:1448-1457.

[4] Clohisy JC, Keeney JA, Schoenecker PL. Preliminary assessment and treatment guidelines for hip disorders in young adults. Clin Orthop Relat Res 2005;441:168-179.

[5] Clohisy JC, McClure JT. Treatment of anterior femoroacetabular impingement with combined hip arthroscopy and limited anterior decompression. Iowa Orthop J 2005;25:164-171.

[6] Cohen SB, Huang R, Ciccotti MG, et al. Treatment of femoroacetabular impingement in athletes using a mini-direct anterior approach. Am J Sports Med 2012;40:1620-1627.

[7] Czerny C, Hofmann S, Neuhold A, et al. Lesions of the acetabular labrum: accuracy of MR imaging and MR arthrography in detection and staging. Radiology 1996;200:225-230.

[8] Eijer H, Leunig M, Mohamed N, et al. Cross table lateral radiographs for screening of anterior femoral head neck offset in patients with femoro acetabular impingement. Hip Int 2001;11:37-41.

[9] Eijer H, Myers SR, Ganz R. Anterior femoroacetabular impingement after femoral neck fractures. J Orthop Trauma 2001;15(7):475-481.

[10] Espinosa N, Rothenfluh DA, Beck M, et al. Treatment of femoroacetabular impingement: preliminary results of labral fixation. J Bone Joint Surg Am 2006;88:925-935.

[11] Ferguson TA, Matta J. Anterior femoroacetabular impingement: a clinical presentation. Sports Med Arthrosc 2002;10:134-140.

[12] Ganz R, Gill TJ, Gautier E, et al. Surgical dislocation of the adult hip: a technique with full access to the femoral head and acetabulum without the risk of avascular necrosis. J Bone Joint Surg Br 2001;83:1119-1124.

[13] Ganz R, Parvizi J, Beck M, et al. Femoroacetabular impingement: a cause for osteoarthritis of the hip. Clin Orthop Relat Res 2003; 417:112-120.

[14] Gautier E, Ganz K, Krügel N, et al. Anatomy of the medial femoral circumflex artery and its surgical implications. J Bone Joint Surg Br 2000;82:679-683.

[15] Guanche CA, Bare AA. Arthroscopic treatment of femoroacetabular impingement. Arthroscopy 2006;22:95-106.

[16] Hack K, Di Primio GD, Rakhra K, et al. Prevalence of cam-type femoroacetabular impingement morphology in asymptomatic volunteers. J Bone Joint Surg Am 2010;92(14):2436-2444.

[17] Ilizaliturri VM Jr. Complications of arthroscopic femoroacetabular impingement treatment: a review. Clin Orthop Relat Res 2009; 467:760-768.

[18] Imam S, Khanduja V. Current concepts in the diagnosis and management of femoroacetabular impingement. Int Orthop 2011;35: 1427-1435.

[19] Ito K, Minka MA Ⅱ, Leunig M, et al. Femoroacetabular impingement and the cam-effect. An MRI-based quantitative anatomical study of the femoral head-neck offset. J Bone Joint Surg Br 2001; 83:171-176.

[20] Jackson T, Stake CE, Trenga AP, et al. Arthroscopic technique for treatment of femoroacetabular impingement. Arthrosc Tech 2013;2 (1):e55-e59.

[21] Kappe T, Kocak T, Bieger R, et al. Radiographic risk factors for labral lesions in femoroacetabular impingement. Clin Orthop Relat Res 2011;469(11):3241-3247.

[22] Kassarjian A, Yoon LS, Belzile E, et al. Triad of MR arthrographic findings in patients with cam-type femoroacetabular impingement. Radiology 2005;236:588-592.

[23] Lavigne M, Parvizi J, Beck M, et al. Anterior femoroacetabular impingement: part I. Techniques of joint preserving surgery. Clin Orthop Relat Res 2004;418:61-66.

[24] Leunig M, Parvizi J, Ganz R. Nonarthroplasty surgical treatment of hip osteoarthritis. Instr Course Lect 2006;55:159-166.

[25] Li PL, Ganz R. Morphologic features of congenital acetabular dysplasia: one in six is retroverted. Clin Orthop Relat Res 2003;(416): 245-253.

[26] Macfarlane RJ, Haddad FS. The diagnosis and management of femoro-acetabular impingement. Ann R Coll Surg Engl 2010;92: 363-367.

[27] Meyer DC, Beck M, Ellis T, et al. Comparison of six radiographic projections to assess femoral head/neck asphericity. Clin Orthop Relat Res 2006;445:181-185.

[28] Myers SR, Eijer H, Ganz R. Anterior femoroacetabular impingement after periacetabular osteotomy. Clin Orthop Relat Res 1999; (363):93-99.

[29] Nötzli HP, Wyss TF, Stoecklin CH, et al. The contour of the femoral head-neck junction as a predictor for the risk of anterior impingement. J Bone Joint Surg Br 2002;84(4):556-560.

[30] Parvizi J, Huang R, Diaz-Ledezma C, et al. Mini-open femoroacetabular osteoplasty: how do these patients do? J Arthroplasty 2012; 27 (8 suppl):122-125.

[31] Peelle MW, Della Rocca GJ, Maloney WJ, et al. Acetabular and femoral radiographic abnormalities associated with labral tears. Clin Orthop Relat Res 2005;441:327-333.

[32] Peters CL, Erickson JA. Treatment of femoroacetabular impingement with surgical dislocation and debridement in young adults. J Bone Joint Surg Am 2006;88:1735-1741.

[33] Sampson TG. Complications of hip arthroscopy. Clin Sports Med 2001;20:831-835.

[34] Scher DL, Belmont PJ Jr, Owens BD. Osteonecrosis of the femoral head after hip arthroscopy. Clin Orthop Relat Res 2010;468: 3121-3125.

[35] Smith-Petersen MN. The classic: treatment of malum coxae senilis, old slipped upper femoral epiphysis, intrapelvic protrusion of the acetabulum, and coxa plana by means of acetabuloplasty. J Bone Joint Surg 1936;18:869-880.

[36] Snow SW, Keret D, Scarangella S, et al. Anterior impingement of the femoral head: a late phenomenon of Legg-Calvé-Perthes' disease. J Pediatr Orthop 1993;13(3):286-289.

[37] Takeyama A, Naito M, Shiramizu K, et al. Prevalence of femoroacetabular impingement in Asian patients with osteoarthritis of the hip. Int Orthop 2009;33(5):1229-1232.

[38] Tannast M, Siebenrock K. Conventional radiographs to assess femoroacetabular impingement. Instr Course Lect 2009;58:203-212.

[39] Tanzer M, Noiseux N. Osseous abnormalities and early osteoarthritis: the role of hip impingement. Clin Orthop Relat Res 2004;429: 170-177.

[40] Yun HH, Shon WY, Yun JY. Treatment of femoroacetabular impingement with surgical dislocation. Clin Orthop Surg 2009;1: 146-154.

第115章 髋关节镜
Hip Arthroscopy

John P. Salvo and Daniel P. Woods

定义

- 髋关节镜是一种微创技术,可用于治疗运动员及关节炎前期人群的各种髋关节疼痛。
- 该技术从20世纪90年代中期开始迅速发展,目前可以通过髋关节镜有效、可靠地治疗多种髋关节疼痛。
- 尚不明确髋关节镜技术疗效是否优于传统开放手术[2]。
- 与膝、肩关节镜相比,髋关节镜学习曲线非常漫长。

解剖

- 髋关节是股骨头(球)与骨盆的髋臼(窝)相关节的限制性球窝关节(图1)。
- 盂唇是与髋臼相连的纤维软骨垫,可加深髋臼,为髋关节提供额外的稳定性,同时还可在股骨头周围形成"负吸-密封"效应,为关节软骨和滑液提供封闭环境[6](图2)。

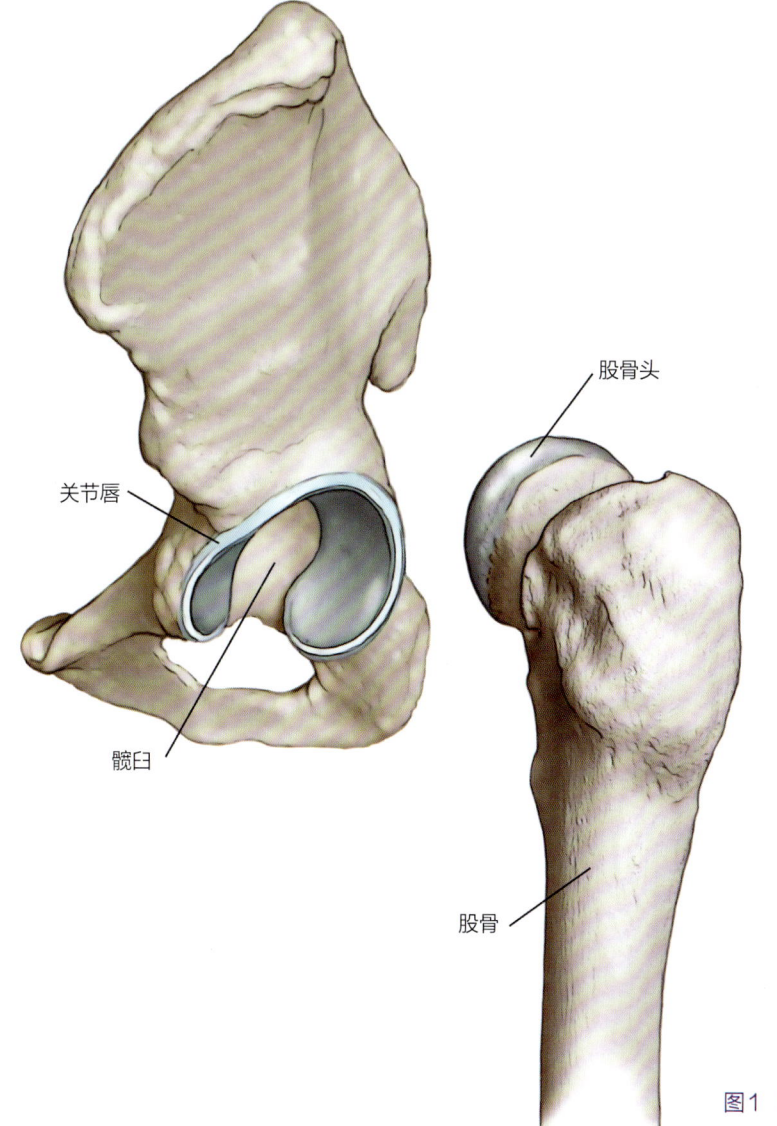

图1 图示髋关节骨与软组织解剖,包括股骨头、髋臼、关节软骨和盂唇。

- 了解髋关节力线和形状对明确髋部疼痛原因及正确的治疗非常关键。
- 股髋撞击症（FAI）是指骨性结构对髋关节活动产生了过度限制，该结构可能来自股骨（凸轮型）、髋臼（钳夹型）或两者皆有（混合型）[11]（图3、图4）。
- 发育不良是指髋臼浅，股骨头覆盖不足或两者皆有[12]（图5）。

发病机制

- 运动员和关节炎前期人群中髋关节和腹股沟疼痛原因非常多：
  - 盂唇撕裂。
  - FAI。
  - 游离体。
  - 骨关节炎。
  - 核心肌群损伤（也称为运动疝）。
- 该人群中盂唇撕裂是髋关节疼痛和功能障碍最常见的原因。

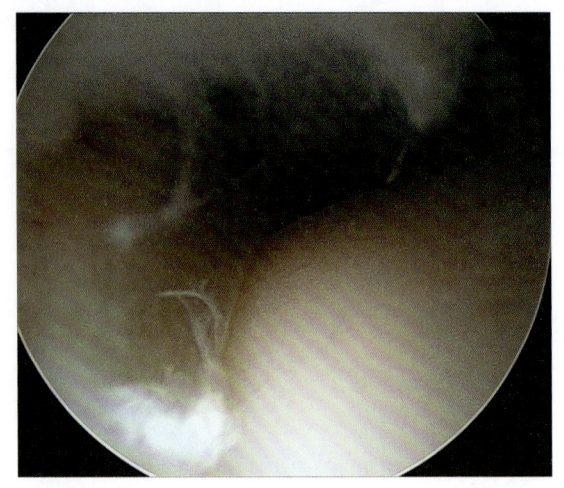

图2 髋关节镜下显示股骨头（右侧）和盂唇（左侧），可见髋关节牵引下正常盂唇的负吸-密封效应。

- 盂唇撕裂多继发于FAI、髋臼发育不良或两者皆有。
- 如果未经治疗，FAI可能导致关节退行性疾病的早期进展。

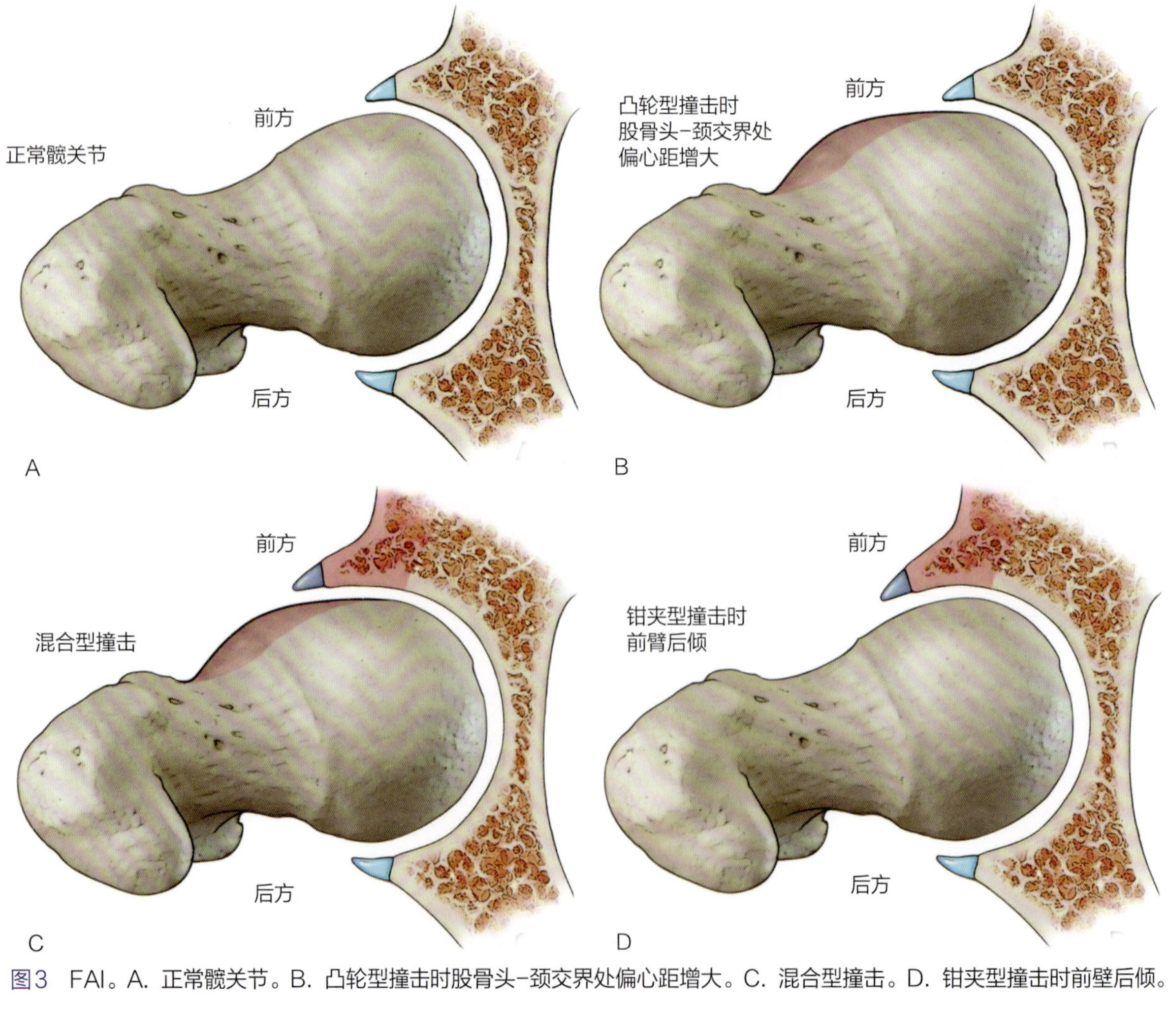

图3 FAI。A. 正常髋关节。B. 凸轮型撞击时股骨头-颈交界处偏心距增大。C. 混合型撞击。D. 钳夹型撞击时前壁后倾。

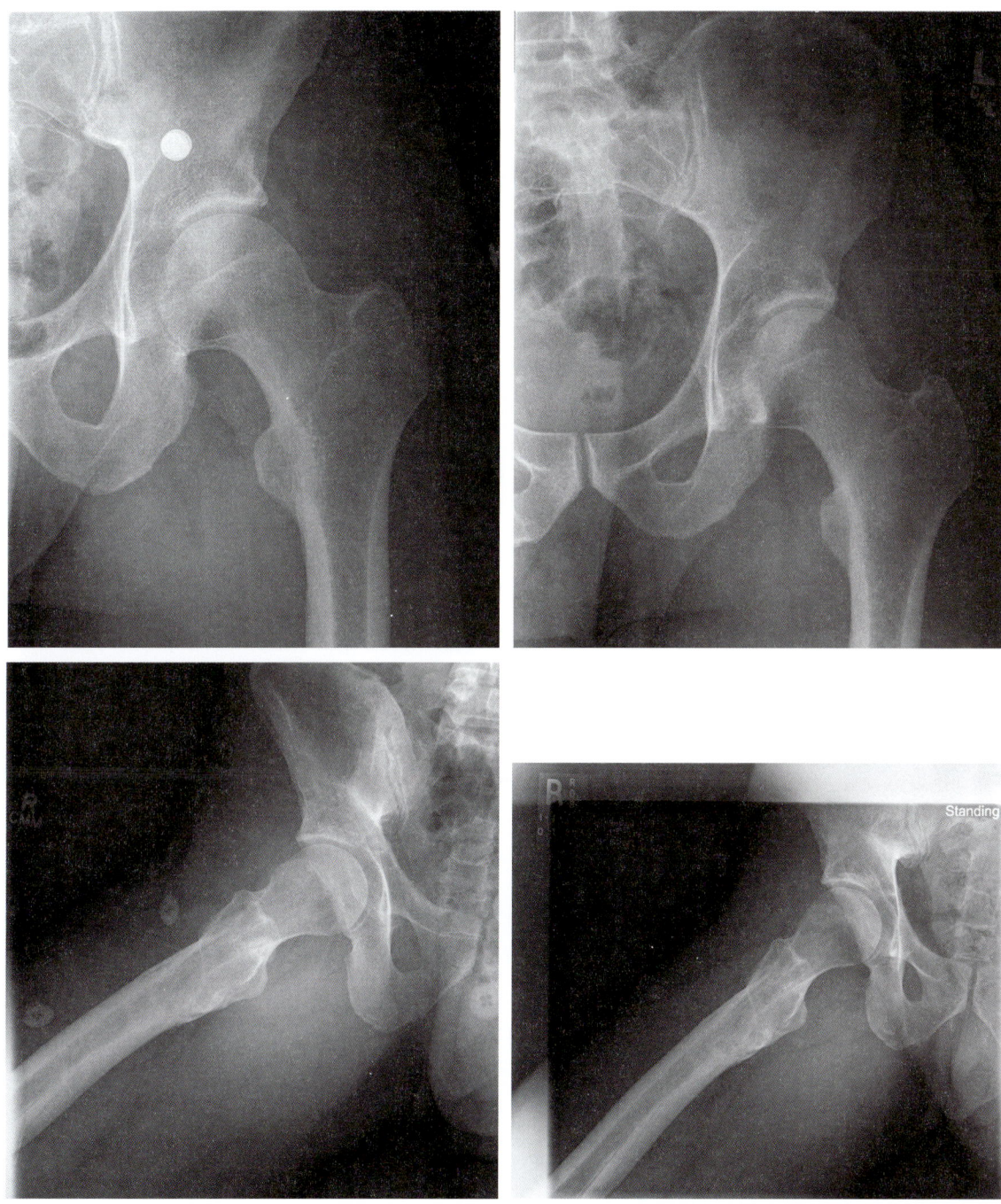

图4 混合型FAI术前髋关节站立正、侧位X线片。髋臼成形及股骨成形术后正侧位片。

自然病史

- 盂唇撕裂。
  - 如果未经治疗,盂唇撕裂可导致髋关节持续疼痛和功能障碍,还会损伤邻近的关节软骨。
- FAI
  - 大多数学者认为如果FAI未经治疗会导致关节炎。
  - 如果在关节软骨发生不可逆损伤之前得到及时治疗,有保留髋关节的可能。
- 游离体。
  - 如果不治疗,游离体可能导致关节软骨损伤以及持续的关节疼痛和功能障碍。
- 弹响髋。
  - 一般来说弹响髋不会损伤髋关节,但如果不治疗,可能导致持续疼痛及功能障碍。
  - 髋关节内弹响可撞击前方盂唇,导致该区域盂唇撕裂。

病史和体格检查

- 必须进行全面、重点的体格检查。
- 步态观察,肌力检测,骨性隆起和肌腱触诊,运动范围检测以及诱发疼痛和症状的激发试验。
- 评价运动范围及稳定性时应尽可能先从无症状一侧开始。

影像学和其他诊断性检查

- 负重X线片(骨盆正位,蛙式侧位,65°斜位及45°Dunn位)[10]。
- 高分辨磁共振。直接磁共振造影时可同时注射利多卡因以明确疼痛是否来源于髋关节。
- CT扫描可为诊断FAI提供细节支持,了解关节形态(发育不良或后倾),并为FAI减压提供详尽的术前计划[10]。

鉴别诊断

- 盂唇撕裂。
- FAI。
- 游离体。
- 滑膜炎。
- 弹响髋。
- 关节软骨疾患。
- 关节炎。

非手术治疗

- 非手术疗法通常是对运动员及关节炎前期人群髋关节疼痛治疗的第一步。
- 非手术疗法主要包括改变活动;物理治疗以恢复力量、活动及平衡;应用非甾体抗炎药及其他药物。
- 治疗的成功取决于髋部疼痛的原因、患者运动水平(大学校队或职业运动员,或仅周末运动者)以及年龄。

手术治疗

- 绝大多数接受髋关节镜手术治疗的患者同时伴有盂唇撕裂和FAI。
- 手术治疗的目的是修复盂唇,处理关节软骨损伤,并恢复髋关节正常生物力学特性(FAI减压)[11]。

术前计划

- 负重X线片(骨盆正位,蛙式侧位,65°斜位及45°Dunn位)[10]。
- 确定疼痛来源于髋关节而非牵涉痛(腰椎或骶髂关节)或肌肉病变(核心肌群损伤或运动疝)。
- 需考虑到其他疾患如发育不良,结缔组织疾病或肌筋膜疼痛综合征。
- 确认所有需要的设备和人员(如放射技师)齐备。

体位

- 髋关节镜手术需要牵引以及各个方向的关节透视。
- 患者仰卧位或侧卧位,可使用骨折手术床或专用牵引床将髋关节牵开(图6)。
- 充填良好的会阴柱最好横放,使牵引时力量朝向股骨颈。

入路

- 标准通路(图7)。
  - 前外侧。
  - 前侧。
  - 中前侧。
  - 后外侧。
- 辅助通路。
  - 改良前侧。
  - 远端中前侧。
  - 远端外侧。
  - 近端外侧。

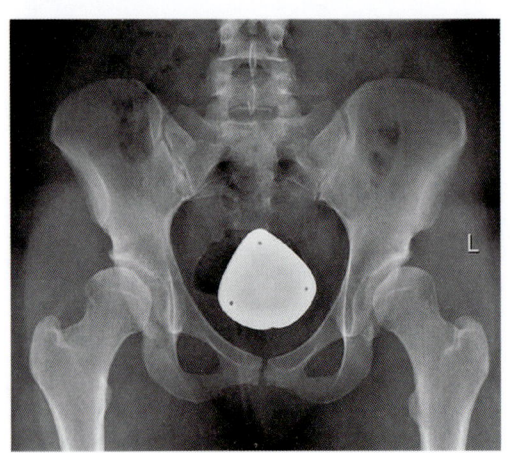

图5 髋部X线显示髋臼发育不良,中心外侧角较小,股骨头前方覆盖不足。

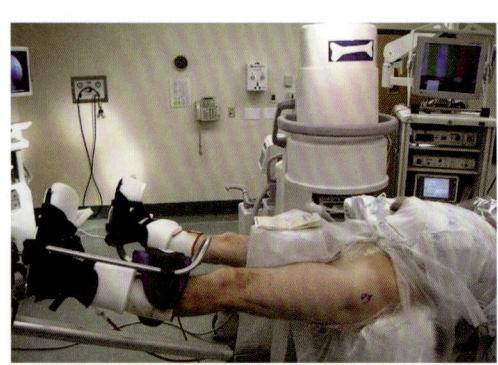

图6 患者平卧于髋关节牵引床。注意C臂机要可完全透视。

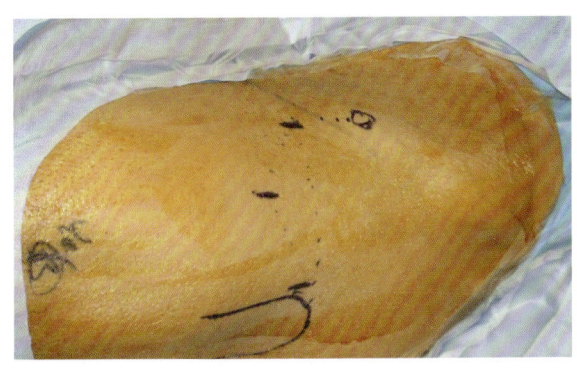

图7 通路。左髋前外侧、前侧、中前及后外侧通路。

体位

- 可以完成髋关节周围各个方向的透视(图6)。
- 透视确认牵开是否足够(技术图1)。
- 如果不能获得足够的牵开,可用一枚穿刺针在无菌条件下穿入髋关节以释放关节内负压,从而顺利牵开关节。

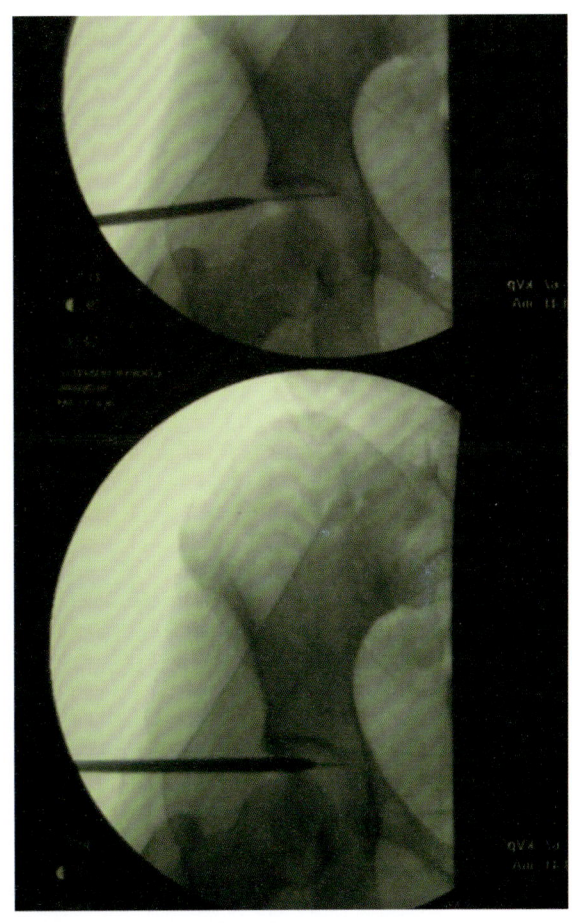

技术图1 右侧髋关节透视图像。图示右侧髋关节牵引充气后。用有弹性的钛镍合金导针及金属套管建立通路。

通路

- 前外侧(图7)。
  - 第一个通路,在透视引导下建立。
  - 穿刺针在大转子间近端1~2 cm,前缘1~2 cm进入,角度的大小应能顺利进入髋关节而不损伤软骨[3,5]。
    - 移除穿刺针针芯,释放关节内负压,可在同样的牵引力下增加牵开效果。
    - 有些术者在置入导丝之前先沿穿刺针向关节内注射20~40 mL无菌生理盐水。
  - 穿刺针置入关节内后,穿入可弯曲导丝用于建立通路。
  - 用稳定的力轻轻置入套管,注意不要将针弯曲或折断。
    - 建立该通路时要使用X线透视。

- 前侧。
  - 位于髂前上棘向远端矢状线与大转子顶点线的交点[3,5]。
  - 从前外侧通路看到三角后再置入。
  - 改良前侧通路应用更为广泛，该通路在标准前侧通路以外 2 cm 以上。
  - 建立前侧通路并做适当的关节囊切开（见下一步）后，从前侧通路显露最初的前外侧通路，并完成关节囊切开。
- 关节囊切开。
  - 进入关节腔后，用香蕉刀或 beaver 钩刀在关节镜监视下切开关节囊（技术图2）。
  - 必须行关节囊切开，以使髋关节内的器械有足够的活动度。
  - 关节囊横行切开通常需要将前外侧与前中或改良前侧入口相连。
    - 如果想在手术结束时缝合横行切开的关节囊，要尽可能保留近端组织瓣。
  - 关节囊 T 形切开可用于处理外周间室大的凸轮型损伤。
    - 手术结束时必须修补 T 形切开的关节囊。
- 中前侧。
  - 前外侧和前侧入口之间以远，大约呈45°角。
  - 用于置入锚钉或进入外周间室。
  - 如果要做关节囊 T 形切开也可用该通路。
- 辅助通路。
  - 见前文对建立通路的描述。
  - 建立辅助通路的步骤是一样的。

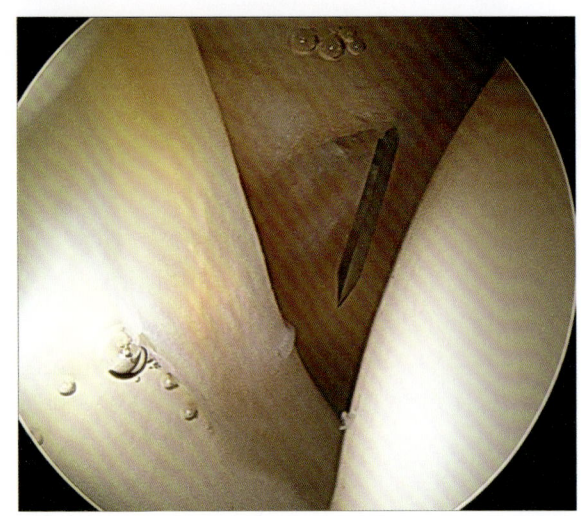

技术图2　用香蕉刀或 beaver 钩刀在通路之间将关节囊切开。要注意刀刃不要造成医源性软骨损伤。

诊断性关节镜

- 全面的髋关节诊断性关节镜顺序和常规关节镜一样（探查结构的顺序不重要，重要的是所用的方法要一致）。
- 对中央间室做诊断性关节镜时需在松开牵引前完成修补，然后进入外周间室。
- 牵引下探查所有中央间室的结构，然后松开牵引探查外周间室（列表不完全）：
  - 中央间室（技术图3A）。
    - 盂唇、髋臼关节软骨、圆韧带、股骨头关节软骨、游离体。
  - 外周间室（技术图3B）。
    - 内侧滑膜襞、内侧股骨颈、中央股骨颈、外侧股骨颈、外侧滑膜襞、外侧沟和内侧沟。
- 其他区域列在下面，但本章不做详细描述：
  - 转子周围间隙。
  - 臀下间隙。
  - 髂腰肌腱。

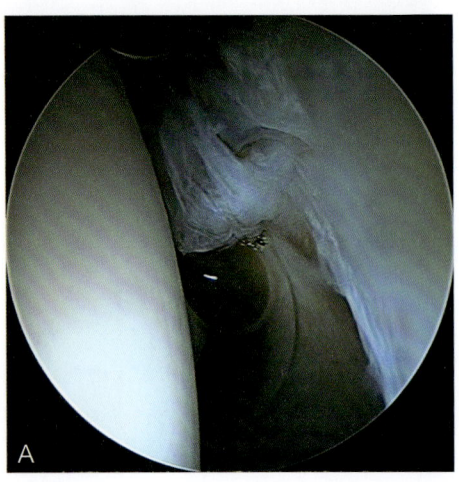

技术图3　A. 中央间室。撕裂的盂唇、股骨头、髋臼关节软骨剥脱。

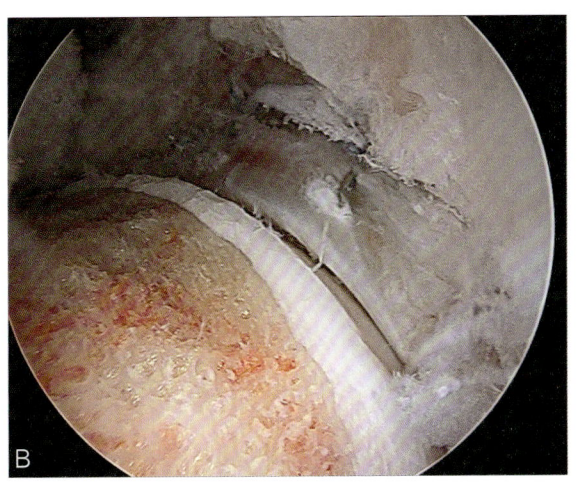

技术图3（续） B. 经前外侧入口显示盂唇修补及股骨成形后。

盂唇修补或清理

- 笔者推荐通过修补盂唇以重建其负吸-密封功能（技术图4A）。
- 如果需要盂唇清理，要联合使用刨刀和射频以去除病变组织，并尽可能多地保留健康、稳定的组织。
- 去除游离体，必要时行软骨成形和微骨折术。
- 修补。
  - 采用缝线锚钉或无结锚钉（根据术者个人喜好）。
  - 修补的目的是将盂唇修补至髋臼关节边缘，以恢复盂唇解剖结构以及负吸-密封功能（技术图4A）。
  - 如果可能的话（取决于盂唇质量和大小）应做垂直褥式或基底部缝合，因为这样能够更好地恢复盂唇的解剖特点[8]（技术图4B）。

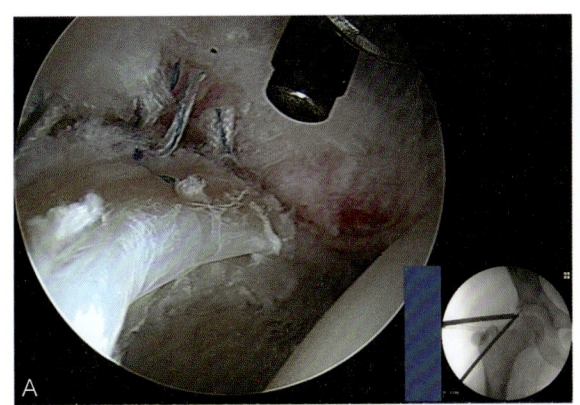

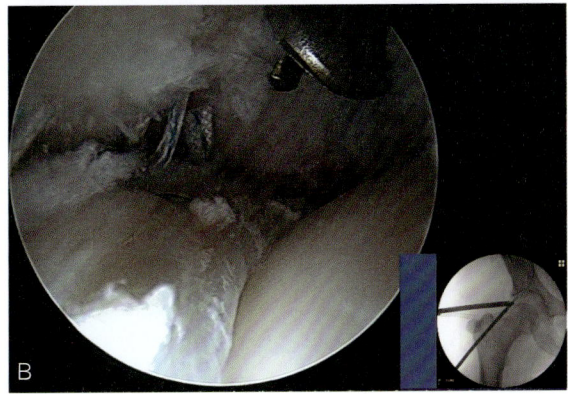

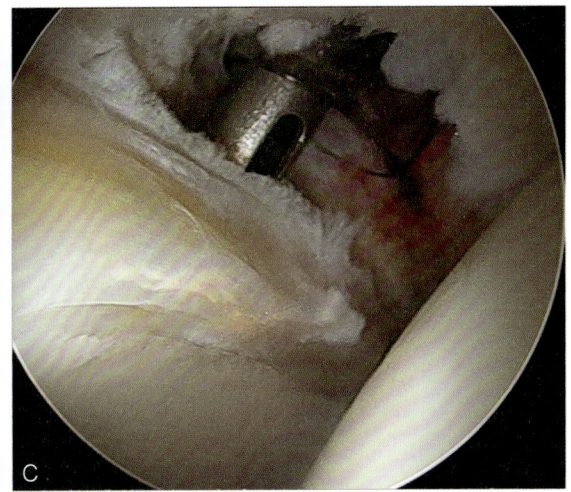

技术图4 A. 从前外侧入口观察修复的盂唇。牵引松开后，盂唇的负吸-密封功能已恢复。B. 盂唇修补时采用垂直褥式缝合修复盂唇软骨交界处。垂直褥式缝合可避免减弱盂唇的封闭功能。C. 从中前入口向髋臼缘放入钻头导向器。注意不要使盂唇外翻，也不要穿透软骨下骨板。

- 将盂唇自髋臼掀起,尽可能保留盂唇软骨交界处。
- 必要时做髋臼成形/臼缘修整,去除髋臼缘骨皮质,为盂唇修补提供健康的界面。
- 经中前通路以与髋臼缘成30°~45°角置入锚钉(技术图4C)。
- 从前外侧通路观察,由前侧(内侧)向前外侧置入锚钉。
- 将缝线的一侧经盂唇下方在盂唇软骨交界处穿过,再经盂唇回抽,从而完成垂直褥式缝合。
  - 也可在盂唇周围缝合,形成"环扎样"缝合。
- 穿线-回抽-打结,然后处理下一枚锚钉,依次重复。
- 保持线结远离关节面(技术图4B)。

髋臼成形/髋臼缘修整

- 牵引下修复盂唇时通常先做这一步。
- 髋臼成形时也可以不做盂唇剥离或修复。
- 髋臼成形的位置和深度要依据术前计划。
- 圆形磨钻(侧方修整)或平头磨钻(末端或侧方修整)(技术图5)。
- 关节镜下联合使用起子、磨钻、刨刀和射频,清除髋臼缘周围覆盖的骨膜。
- 利用透视引导髋臼修整(良好的髋关节正位片对于准确的修整至关重要)。
- 小的软骨缺损可直接修整至损伤软骨边缘。
- 髋臼成形时注意保留盂唇。
- 臼缘切除时要切忌切除过多,以免造成医源性不稳。

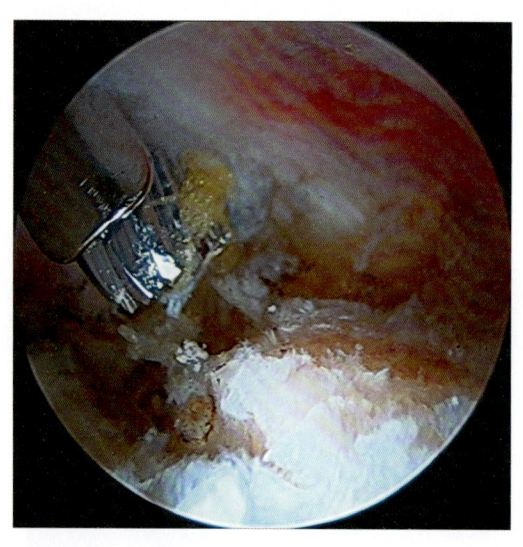

技术图5 经前外侧入口观察,用平头磨钻进行髋臼成形。股骨头位于左侧,磨钻在髋臼缘。

股骨成形

- 完善术前计划,明确股骨成形时需切除的骨量和位置。
- 中央间室手术完成后放松牵引,进入外周间室。
- 通过切开关节囊进入外周间室。
- 屈髋45°,轻度外展,放松关节囊,以便进入外周间室及头-颈交界处[4]。
- 下肢内旋能更好地显露外侧。
- 首先在关节镜下对凸轮畸形进行评估、定位并确认能否处理(技术图6A)。
- 用球形磨钻先从近端沿关节边缘轻轻磨锉(常与生长板一致,但并非总是如此)(技术图6B)。
- 成形时从前侧向前外侧再向外侧,从近端向远端,先在近端磨出一个模板,然后向远端沿股骨颈轻轻磨锉[4]。
- 根据需要切除的区域,在前外侧、中前和前侧通路之间切换显露和工作通道。
- 股骨成形结束时需进行动力性评估:将髋关节置于撞击体位以确认骨性接触是否已消除。
- 如果畸形过大或位于远端和外侧,可能需要将关节囊T形切开。
- 股骨成形结束后用侧侧缝合关闭T形切开的关节囊。

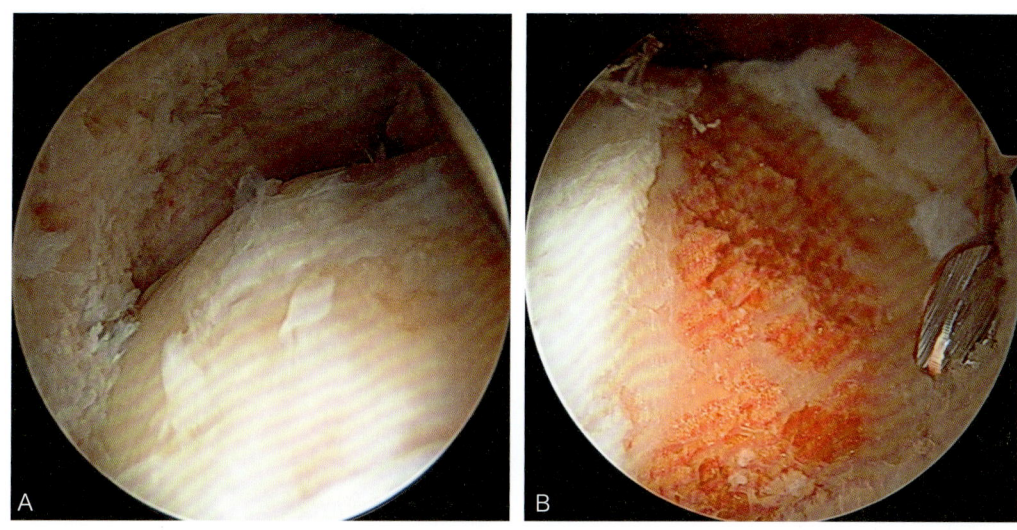

技术图6 A. 股骨成形前经前外侧通路观察凸轮型损伤。B. 经前外侧入口显示股骨成形后，凸轮型损伤已去除。

游离体

- 髋关节内的游离体位于中央间室及外周间室。
- 从中央间室去除所有游离体通常需要使用后外侧通路[9]。
- 彻底检查外周间室，去除所有游离体。

微骨折

- 通常用于髋臼软骨缺损。
- 在微骨折区域用刮匙和刨刀修出稳定的软骨边缘，并去除软骨钙化层。
- 备好各种角度的微骨折器。
  - 但要特别当心操作角度以避免损伤髋臼。

髂腰肌弹响（髋关节内弹响）

- 髂腰肌腱可在股骨头或髂耻线表面形成弹响，并导致疼痛。
- 可在中央间室内关节水平经关节囊松解肌腱，也可在小转子处进行囊外松解。
- 松解时可使用射频或钩刀。

要点与失误防范

手术铺巾前先确认关节能否牵开，然后再松开前缘；铺巾后开始手术时再牵开。这样可以将牵引时间缩减到最低	中央间室操作完成后松开牵引，通过切开的关节囊观察盂唇修补状况
经前外侧入口置入第一根导针后，在X线透视下取出再插入，以确认没有穿过盂唇	屈髋、轻度外展位，通过切开关节囊观察外周间室，确认股骨成形能否完全处理凸轮型损伤
需要时要果断使用X线透视，特别是在学习曲线的早期，直到熟练了通路和器械置入	如果不能完全显露凸轮畸形，可在中前入口将关节囊T形切开。手术结束时必须进行侧-侧缝合
置入锚钉时在不穿透软骨下骨的情况下尽可能靠近髋臼边缘，以避免盂唇外翻。钻孔时与髋臼成30°～45°角	股骨成形完成后要经前侧和前外侧通路在关节镜下进行动力性评估，明确凸轮切除是否解决了骨性撞击
充分显露臼缘以便正确地将锚钉置于髋臼边缘	所有锚钉通过前中通路置入，然后采用垂直褥式缝合盂唇

术后处理

- 门诊手术，出院时需佩戴腋杖及髋关节支具。
- 术后第一周到10天在家里进行持续被动运动。
- 行盂唇清理患者，无论是否存在FAI，均需使用腋杖1～2周。
- 盂唇修复患者，用腋杖保护性负重2～4周。
- 术后一周开始理疗。
- 整个康复期进行正规的理疗和家庭康复。

结果

- 多项研究显示髋关节镜治疗FAI可获得优良的疗效。
- 一项系统综述显示，12项研究中有10项髋关节镜治疗患者优良率在75%以上。
- 手术成功的关键因素之一是手术时关节炎所处的分期。

并发症

- 文献中报道的并发症发生率较低。
- 医源性损伤。
  - 针头或器械导致的软骨损伤。
  - 锚钉置入位置错误导致的损伤。
  - 医源性不稳(髋臼切除过多或关节囊缺损或两者同时存在)。
- 神经源性。
  - 体位：阴部神经。
  - 牵引：坐骨神经。
  - 入口：股外侧皮神经。
  - 区域疼痛综合征。
- 手术。
  - 医源性损伤。
  - 固定失败。
  - 修复盂唇内移。
- 术后。
  - 深静脉血栓形成。
  - 骨折：股骨颈磨除过多。
- 其他。
  - 股骨头坏死。
  - 关节僵硬。

（梁慕天 译，秦晖 审校）

参考文献

[1] Alwattar BJ, Bharam S. Hip arthroscopy portals. Op Tech Sports Med 2011;19(2):74-80.

[2] Botser IB, Smith TW, Naser R, et al. Open surgical dislocation vs. arthroscopy for femoroacetabular impingement: a comparison of clinical outcomes. Arthroscopy 2011;27:270-278.

[3] Byrd JW. Hip arthroscopy: applications and technique. J Am Acad Orthop Surg 2006;14(7):433-444.

[4] Byrd JW, Jones KS. Arthroscopic femoroplasty in the management of cam-type femoroacetabular impingement. Clin Ortho Relat Res 2009;3:739-746.

[5] Byrd JW, Pappas JN, Pedley MJ. Hip arthroscopy: an anatomic study of portal placement and relationship to the extra-articular structures. Arthroscopy 1995;12:603-612.

[6] Fergunson SJ, Bryant JT, Ganz R, et al. The acetabular labrum seal: a poroelastic finite element model. Clin Biomech 2000;15:463-468.

[7] Ito K, Leunig M, Keller I, et al. Impingement-induced damage of the acetabular labrum: a possible initiator of hip arthrosis. Eighth Annual Meeting, European Orthopaedic Research Society, 1998:55.

[8] Kelly BT, Weiland DE, Schenker ML, et al. Arthroscopic labral repair in the hip: Surgical technique and review of the literature. Arthroscopy 2005;21:1496-1504.

[9] Krebs VE. The role of hip arthroscopy in the treatment of synovial disorders and loose bodies. Clin Ortho Relat Res 2003;406:48-59.

[10] Nepple JJ, Prather H, Trousdale RT, et al. Diagnostic imaging of femoroacetabular impingement. J Am Acad Orthop Surg 2013;21:S16-S19.

[11] Parvizi J, Leunig M, Ganz R. Femoroacetabular impingement. J Am Acad Orthop Surg 2007;15:561-570.

[12] Sanchez-Sotolo J, Trousdale RT, Berry DJ, et al. Surgical treatment of developmental dysplasia of the hip in adults: I. Nonarthroplasty options. J Am Acad Orthop Surg 2002;10:321-333.

第116章 三关节融合
Triple Arthrodesis

R. Justin Mistovich, David A. Spiegel, and James J. McCarthy

定义

- 三关节融合包括跟距关节、跟骰关节及距舟关节融合。手术目的是挽救无法采用微创方法治疗的严重、僵硬的后足。
- 这种方法通常在青少年中采用,也有报道8岁儿童采用这种方法。

解剖

- 后足关节包括踝关节、距下关节、距舟关节及跟骰关节。
- 踝关节活动包括跖屈及背伸。踝关节活动轴为内外踝轴线,背伸时伴有足外翻,跖屈时伴有足内翻。
- 距下关节包含前、中、后关节面。一小部分人群中,前、中关节面是融合的。由于存在偏斜,距下关节在横断面上向内有23°倾斜;矢状面上向背侧有42°倾斜。距下关节的功能就像倾斜的铰链,作为踝关节与远端关节面之间的链接。在行走周期中,后跟着地时距下关节外翻,之后渐渐内翻直至足跟离地。
- 跗横关节:包括距舟关节及跟骰关节。当跟骨外翻时,这些关节变得相互平行,关节面之间存在较大弹性。这样有助于开始接触期及站立早期中震荡吸收。相反,跟骨内翻时,跗横关节变得不再平行(比较僵硬)。从功能上看,站立后期时跟骨内翻,这期间跗横关节被锁,同时为蹬地提供坚硬的杠杆。
- 穿过踝关节和距下关节的肌肉:
  - 踝跖屈肌:腓肠肌、比目鱼肌、胫后肌、屈趾长肌、踇长屈肌。
  - 踝背伸肌:胫骨前肌、趾长伸肌、踇长伸肌。
  - 距下关节内翻:胫前肌、胫后肌、趾长屈肌、踇长屈肌。
  - 距下关节外翻:腓骨长肌、腓骨短肌、第三腓骨肌、趾长伸肌、踇长伸肌。

发病机制

- 引起足部畸形的先天性疾病:马蹄内翻足、垂直距骨、跗骨联合。
- 引起足畸形的神经肌肉疾病:脑瘫、脊髓灰质炎、脊髓脊膜膨出、遗传性运动感觉神经病变。病因包含肌肉无力或不平衡。
- 最常见的畸形为马蹄内翻、外翻足及高弓内翻足。跟骨内翻、跟骨外翻、跟骨高弓及跟骨下垂也可能存在。这类畸形通常由软组织挛缩、骨排列异常或两种因素共同造成。
- 虽然有些畸形在出生时便存在结构异常,但大多数是逐渐发展的,从一开始具有弹性到后来变得固定或僵硬。而软组织挛缩常导致被动活动丧失,随之改变的骨软骨结构改变导致骨排列异常。
- 马蹄内翻畸形的原因:先天性马蹄内翻畸形在出生时就存在。尽管先天性马蹄内翻足的病因/发病机制仍存在争议,但很可能是多因素的。马蹄内翻畸形可能是脑瘫(最常见的是痉挛性偏瘫)患者的痉挛性肌肉失衡或脊髓灰质炎患者导致松弛性肌肉失衡所致。神经肌肉疾病的病因包括肌力不平衡(内翻-跖屈强,外翻-背伸弱)。
- 造成马蹄外翻畸形的原因:这种畸形最常见于先天性垂直距骨或脑瘫(最常见的是痉挛性双侧瘫)患者。
- 后足外翻畸形常见于跗骨联合患者中。
- 高弓内翻足常见于肌力不平衡导致的遗传性运动感觉神经疾病(Charcot-Marie-Tooth疾病)。胫前肌无力(相对于腓骨长肌)伴随第一跖列跖屈(前足外翻),早期畸形是弹性畸形。一段时间后,发展为跖筋膜及周围内在肌挛缩。为了代偿前足外翻,在站立期后足排列变为内翻。前足外翻及后足内翻慢慢变为僵硬。由于中足跖屈,后足也变为下垂。常见的错误为认为下垂发生于踝关节而采用跟腱延长治疗。

自然病程

- 病程取决于原发疾病的发展。
- 神经肌肉疾病导致的畸形通常随着时间发展(变为僵硬),且由于疾病本身发展,治疗后也有较高的复发率。

病史和体格检查

- 患者表现为足外观异常及改变、步态异常、后足局部疼痛、穿鞋困难或不止以上一项。需要采用三关节融合治疗的畸形,诊断时间可以从出生至青少年,且这些畸形可能在早期已进行治疗,但我们的焦点放在年龄偏大的儿童或青少人。
- 病史的重点在于症状何时出现,包括功能受限、外观影响、穿鞋、家族史(相同的畸形、神经肌肉疾病),以及先前的治疗。
- 详细的病史尤其是患儿行走年龄非常重要,这是神经肌肉疾病出现的第一个足畸形证据。单侧足畸形常见于脊髓病变(或其他的脊髓肿瘤),双侧畸形最早发生于遗传性运动感觉神经病变。
- 需要明确疼痛的部位及性质,要与活动后不适鉴别。
- 详细的体格检查是必要的。检查脊柱以排除畸形或潜在的闭合不全情况,并进行仔细地神经系统检查。检查四肢排列、肢长度及活动度。同时进行步态分析。检查鞋以了解穿鞋模式,这样能显示站立期重量分布。
- 前足及踝关节体检重点在于皮肤(有无硬茧及部位、压痛点)、负重及非负重位时的外观(前足和后足的关系)、后足关节的活动度、前足及后足的关系以及神经肌肉评估。
- 在体检期间进行的测试包括:
  - 踝关节活动度(跖屈及背伸),以此诊断及明确下垂挛缩程度。
  - 距下关节活动度(跟骨内翻及外翻),这可以作为定量指标。总体上说,内翻度数是外翻度数的两倍。总活动度为20°~60°。
  - 跖横关节运动度。
  - 前足及后足的排列关系,可以明确前足的伴随畸形,如内翻(前足外侧部分轴较内侧部分跖屈)或外翻(前足内侧轴较外侧轴跖屈)。
  - Coleman阻滞试验,明确后足内翻是柔性还是刚性。
  - 手法肌力试验,可以评价踝关节及距下关节运动元的力量。这有助于诊断肌力不平衡及制定合理的肌腱转位计划。

影像学和其他诊断性检查

- 影像学检查可作为病史及体检的补充,所有患者都需要进行负重位平片检查。此外,足站立前后位及侧位片、踝关节站立前后位,也可来评价踝关节、距下关节或两者是否存在畸形。其余检查如CT或MRI也可在部分患者中采用。
- 平片用来评价骨与关节形态及测量跗骨(或足的节段)间的成角关系,这有助于进一步明确畸形的部位及程度。
- 标准站立正位片上,测量包括跟距(Kite)角(10°~56°)及距骨-第1跖骨角(210°~130°)。正位片跟距角,小于20°表明后足内翻,大于40°~50°提示后足外翻。距骨-第1跖骨角,如小于210°提示前足内翻,如大于130°提示前足外翻。
- 在足站立侧位片上测量包括侧位跟距角,胫跟角及距骨-第1跖骨角。侧位跟距角(25°~55°)大于55°提示后足或跟骨外翻,小于25°~30°提示后足内翻或下垂畸形。相对于水平线的跟骨角(跟骨倾斜角)在跟骨高弓或跟骨内翻畸形中增加。相对于水平线的跟骨角(跟骨倾斜角)在跟骨高弓或跟骨内翻畸形中增加。

鉴别诊断

- 马蹄内翻足:先天性马蹄内翻足、脊髓灰质炎,或其他迟缓无力或麻痹、痉挛性偏瘫的疾病。
- 马蹄外翻足:先天性垂直距骨、痉挛性双瘫或四肢麻痹、跗骨联合、柔韧性平足伴跟腱挛缩等。
- 高弓内翻:遗传性运动和感觉神经病、脊髓灰质炎,或其他迟缓无力或麻痹,脊髓脊膜突出症等。

非手术治疗

- 非手术治疗的目标是达到畸形矫正,维持矫正,并防止畸形复发。具体的治疗方法基于疾病发展的进程。
- 治疗选择包括物理治疗、注射肉毒杆菌A毒素、连续石膏及矫形支具。
- 物理疗法旨在提高活动度及肌力。
- 连续石膏有助于提高活动度。
- 肉毒素注射可致可逆性肌肉化学去神经化(3~8个月),且在脑瘫人群被广泛使用,来降低痉挛并减少肌肉动力不平衡。这种治疗可以防止或延迟手术干预治疗痉挛性马蹄内翻及外翻。
- 矫形支具可以在行走时维持力线,或作为夜间支具防止挛缩发展。畸形从理论上应被被动矫正。矫形鞋如UCBL有助于行走时控制后足内外翻。足-踝矫形鞋能改善摆动期中足的初始位置,提高站立期中足的稳定性,也可以作为夜间佩带的支具。

手术治疗

- 保守治疗无法缓解症状时,可采用手术治疗。对于先前采用保守治疗或手术治疗的僵硬型老年患者,三关节融合是挽救手术或最终治疗。
- 手术目的在于矫正僵硬性畸形,这通常需要去除楔形骨块。因此,需要仔细制定术前计划来决定这些楔形骨块的大小及部位。三关节融合使足短缩,可能对外观造成影响,尤其当畸形是单侧时。
- 关节融合后,使应力转移到邻近关节,导致其变性及疼痛。尽管有8岁儿童成功的报道,但也建议延迟手术直至足到达成年大小。最近的研究表明,11岁前治疗及11岁后治疗的儿童生长率无明显差异[14]。
- 若软组织松解及截骨不能矫正,或后足关节出现疼痛性的退行性改变说明畸形非常严重。适应证包括复发或被忽视的马蹄内翻足、与Charcot-Marie-Tooth病相关的高弓内翻畸形,以及痉挛性双瘫患者的严重马蹄外翻畸形。
- 手术目的是通过恢复患足解剖关系获得轻度跖屈足,并缓解疼痛。
- 可能需要额外手术。踝关节下垂畸形需要在三关节融合的同时行跟腱延长。
- 若患者伴有神经肌肉疾病,后足需要通过肌腱延长或转位来恢复肌肉平衡机防止进一步畸形。当伴随肌力不平衡未得到处理时,会出现畸形复发[4,27]。
- 感觉消失的患者(脊髓脊膜突出症等)要避免行后足关节融合。
- 尽管三关节融合常规不采用固定(或微创克氏针、骑缝钉固定),但采用螺钉或骑缝钉固定可以减少矫正丢失及假关节的发生率。
- 生物力学研究显示,空心钉或骑缝钉固定在稳定性上无明显差异[17,18]。

术前计划

- 负重位平片用来评价跗骨之间的关系,明确外形异常或变性改变,明确畸形的部位。这些平片可以帮助确定楔形骨块的切除部位。

体位

- 患者采用仰卧位。

入路

- 不少切口被描述用于三关节融合,具体选择取决于畸形类型及医生的经验。这些包括单纯外侧或前外侧切口,内侧切口及内外侧联合切口。
- 外侧入路(Ollier)用于被忽视的马蹄内翻足的三关节融合术(图1)。
- 跟骨外翻适用内侧入路,尤其是在先前的切口或手术使外侧变得脆弱的情况下。
- Lambrinudi手术用于严重的马蹄畸形。双切口入路用于在无明显畸形的情况下进行三关节融合术。

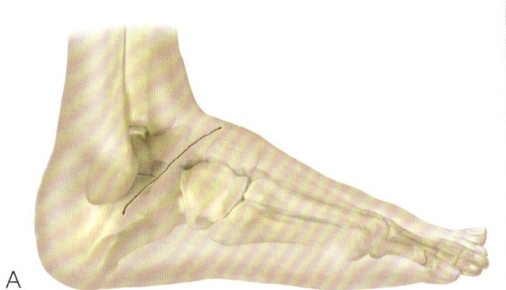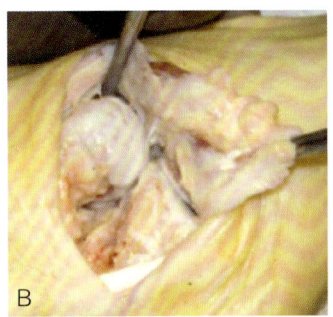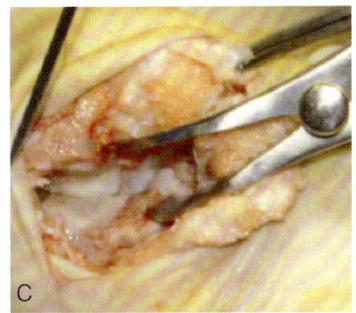

图1 外侧入路最常使用。A. 皮肤切口自外踝远端延至跗骨窦。B. 切开皮下组织后,跟骨前突处拉开伸趾短肌并打开关节囊,可看到所有三个关节。C. 放置板样拉钩可以更好地暴露距下关节后关节面。

被忽视的马蹄内翻足的三关节融合术

- 青少年被忽视性马蹄内翻足有几个独特的特征,在进行三关节融合术时需要特别注意[8,20]。
- 首先需要进行跟腱延长。
- 主要特征是后足下垂及内翻、中足高弓,前足内收。
- 与其他后足畸形相反,跟骰关节常有明显倾斜,这需要特殊的跟骰关节外侧楔形截骨。
- 足出现严重跖屈,这种畸形是后足下垂与中足高弓共同形成的。
- 通常需要激进地切除距骨头来矫正中足高弓并使前足部分达到轻度跖屈。
- 皮肤切口起自腓骨尖远端1cm处。弧向背外侧并延至距舟关节外侧缘。分离皮下组织后,将伸肌腱牵向内侧,并移动、保护腓骨肌。同时辨认保护腓肠神经(技术图1)。
- 从止点处剥离趾短伸肌并反折向远端,暴露跗骨窦、跟骰关节及距舟关节外侧部分。
- 清除跗骨窦上的软组织,这样有利于看见距下关节面。在小部分病例中,前关节面与中关节面相互融合。
- 手术的第一步包括外侧楔形骨块去除(跟骰关节切除),使足外侧柱短缩(技术图2和技术图3A)。忽视性马蹄内翻足的一个独特特征是跟骰关节倾斜。使用骨刀或摆锯,与小腿长轴垂直做横行截骨。第二刀则保守地去除骰骨关节面(几毫米便可)。大部分去除的骨性结构在跟骨上。
- 第二步包括切除部分距骨头及距骨颈(技术图3B)。截骨起自距骨背侧关节边缘,向近端及跖侧延伸并穿过距下关节。这次截骨的方向是垂直胫骨长轴。这需要移除整个距骨头及部分距骨颈。
- 第三步(技术图3C)包括从跟骨前突处去除以前方为基底的楔形骨块,以矫正前足部分下垂(矫正中足弓形畸形)。
- 第四步包括保守切除舟骨关节面及舟骨结节。在舟骨下方关节面上做一切迹,以便于接受距骨前部。
- 将距骨与跟骨关节面并列,内收前足时将距骨前方断端推向舟骨下方的切迹(技术图3D)。
- 前足外展时,足跟内翻通常可以矫正。通常不需要外侧楔形截骨来矫正足跟内翻。
- 使用克氏针、骑缝钉或螺钉固定(技术图3E)。

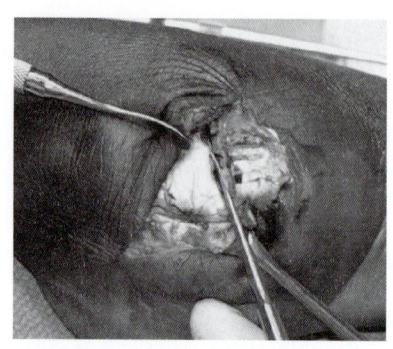

技术图1 外侧暴露(经允许引自 Penny JN. The neglected clubfoot. Tech Orthop 2005; 7: 19-24)。

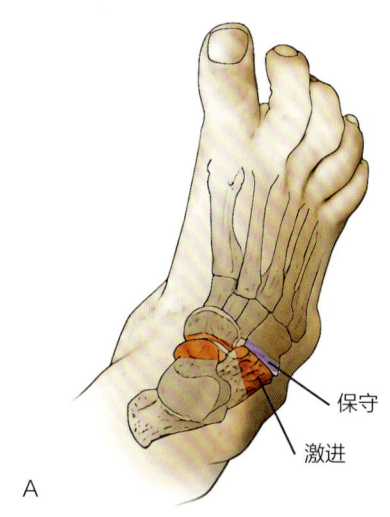

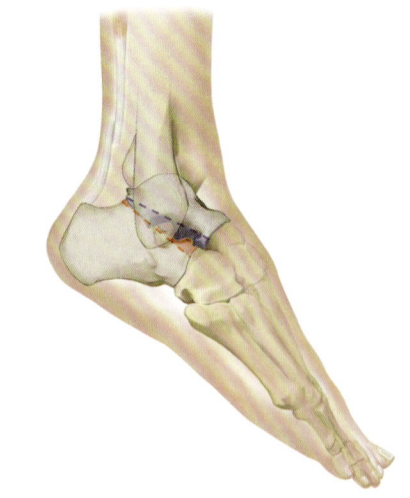

技术图2 A. 移除骨块以纠正被忽视性马蹄畸形。B. 蓝色显示保守切除。

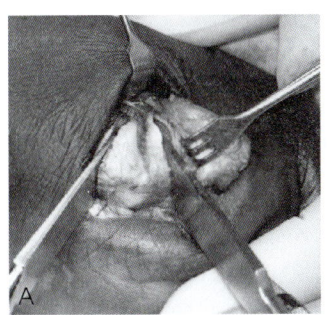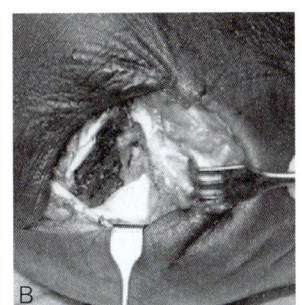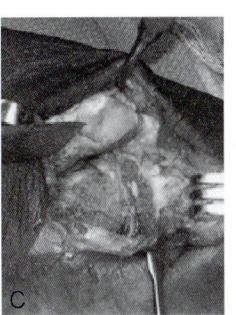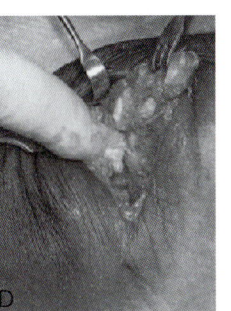
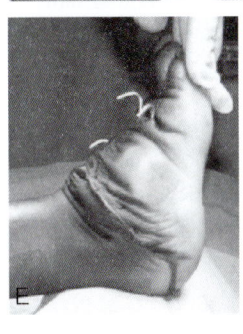

技术图3 A. 跟骰关节楔形截骨。B. 楔形切除跟骨前突。C. 于距下关节后关节面背侧，切除距骨头及距骨颈。D. 将距骨前方放入舟骨切迹中。E. 在正确的位置上固定关节。通过距下关节截骨纠正后跟内翻。（经允许引自Penny JN. The neglected clubfoot. Tech Orthop 2005; 7: 19-24）。

Lambrinudi三关节融合术

- 切口起自腓骨尖远端1 cm；弧向背外侧并延伸至距舟关节外缘[8]。
- 将伸趾肌腱牵向内侧，并移动、保护腓骨肌。将趾短伸肌反折向远端，暴露跗骨窦、跟骰关节及距舟关节外侧部分。
- 清除跗骨窦上的软组织，暴露距下关节前、中、后关节面。

- 利用宽骨刀或电锯进行截骨（技术图4A）。
- 第1刀沿着距骨下半部分，并与胫骨长轴垂直。
- 第2刀沿着跟骨上半部分并与足的长轴及横轴平行。
- 第3刀位于跟骨远端关节面并与跟骨长轴成一定角度。
- 最后一刀沿着骰骨近端关节面并与前足长轴成一定角度。
- 舟骨近端下部做槽来容纳距骨前端。
- 使截骨面相互接触（技术图4B）并用骑缝钉固定。
- 将伸趾肌腱轻轻地缝回原处，并缝合皮下组织及皮肤。

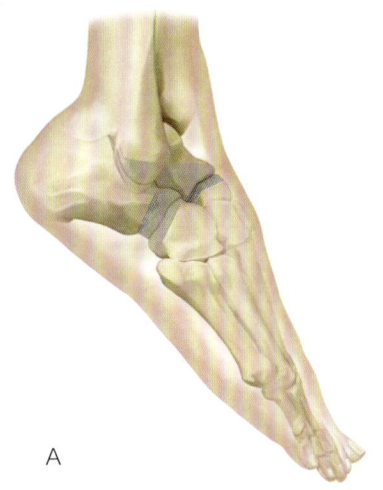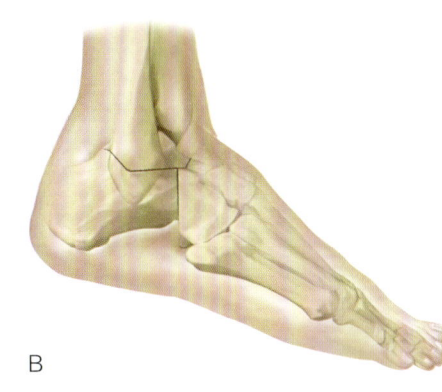

技术图4 Lambrinudi技术。A. 阴影区域表示需要移除的骨块。B. 移除楔形骨块后，足重新排列。

内侧单切口三关节融合

- 踝关节平面上10 cm处,于腓骨肌上做2 cm纵行切口,使用血管钳锐性分离肌腱[13]。
- 内侧8 cm长纵行切口从内踝后侧表面至距舟关节。暴露距舟关节,将胫后肌从其止点处剥离。松解距舟关节囊。利用拉钩保护趾长屈肌、屈拇肌腱及血管神经束。
- 分离跟距骨间韧带,暴露距下关节前、中、后关节面。
- 暴露距下关节及距舟关节面,为截骨做准备。
- 锐性松解跟骰关节囊及韧带,插入撑开器后更容易去除关节面。
- 从跟骨后方至距骨体,采用6.5 mm空心螺钉固定距下关节。
- 重新排列距舟关节及跟骰关节,并用5 mm空心螺钉固定。

鸟嘴样三关节融合治疗严重高弓畸形

- 采用外侧切口,像上述描述的一样[24]。
- 暴露距下关节及跟骰关节软骨面。
- 从下至上凿开距骨颈,形成方向向上的鸟嘴。保留踝关节前方的距骨上方软组织结构。
- 去除舟骨背侧皮质。
- 将前足放于跖屈位,将舟骨放置于剩余距骨头及距骨颈的下方。
- 通过石膏并在前足底施加轻度压力,可以维持稳定性(技术图5B)。也可使用一枚骑缝钉进行固定。

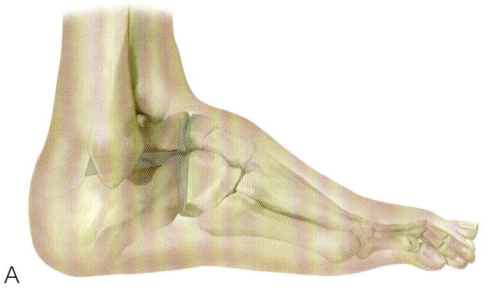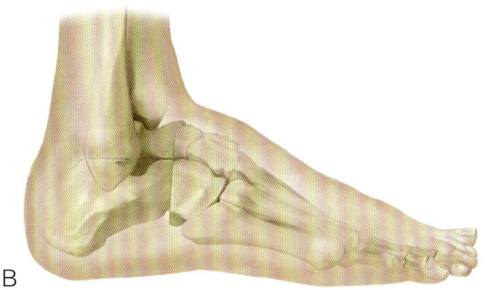

技术图5　鸟嘴样三关节融合技术。A. 移除楔形骨块。B. 矫形后的最终排列。

镶嵌植骨法治疗外翻畸形

- 这项技术避免了内侧闭口截骨治疗后足外翻畸形[28]。
- 如前所述进行暴露。
- 移除关节面,重新排列后足后用2枚克氏针固定[5]。从胫骨上取骨作为镶嵌骨块放置于跟距关节、跟骰关节及前距下关节制造的矩形穴中。暴露距下关节后关节面并放入移植骨[21]。
- 使用石膏后,去除克氏针(技术图6)。

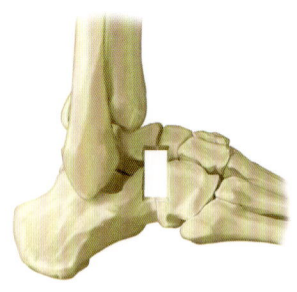

技术图6　改良Williams术和Menelaus镶嵌植骨技术。

要点与失误防范

术前计划	• 通常需要获得负重位平片
软组织处理	• 轻柔地处理软组织可降低伤口并发症的概率
植骨	• 局部植骨已足够
螺钉固定距下关节	• 放置螺钉从跟骨到距骨可以降低缺血坏死的概率

术后处理

- 下肢使用短腿或长腿石膏固定至少6周,6周后允许负重。
- 神经肌肉疾病患者需要使用踝-足矫形器。

结果

- 大部分研究包含了各种人群(儿童与成人)、各种诊断,随访从早期到中期,使用各类指标(主观及客观)来评估结果,因此很难得出完全准确的结论。总体上说,大多数患者都报道了成功的结果,患者满意度为50%～95%[7,22,23,26],结合率为89%～95%[10,13,23]。一般来说,不良的结果与残余畸形和/或假关节有关。成人与儿童的结果相似。结果的多变性基于疾病的诊断,但随着随访时间的延长,结果会恶化。
- 大部分患者很难在不平坦路面上行走。数据化运动分析研究显示,站立期(包括推动期)患肢膝关节屈曲增加,推动期踝关节跖屈下降[2,29]。踝关节力量下降45%[2,29]。
- 长期随访时,关节周围常出现退行性改变,但并不意味着疼痛或结果恶化。少数病例出现慢性疼痛。
- 在4.5年的随访中,Ireland 和 Hoffer1[12]的脑瘫患者均获得了良好的结果。Tenuta 等[25]发现,80%的患者在18年的随访中感到满意,尽管25%的患者偶尔疼痛,14%的患者持续疼痛。不满意率常与残余畸形和/或疼痛相关。
- Charcot-Marie-Tooth 病所致的高足内翻足畸形结果很难预测。在12年的随访中,Wukich 和 Bowen[30]观察到88%的优良/良好结果,15%出现假关节,64%出现退行性变化。在21年的随访中,Wetmore 和 Drennan[27]仅发现24%的结果为优或良好;由于渐进性肌无力或肌力不平衡,50%出现复发。20%患者需要转为距舟周围融合来治疗踝关节疼痛伴变性。
- 对于迟缓性神经肌肉不平衡(脊髓灰质炎),大部分患者结果满意,通过关节融合后,能达到合适的肌力平衡[4]。Crego 和 McCarroll 发现20%患者出现复发,绝大部分是由于持续性肌力不平衡。

并发症

- 损伤神经血管或肌腱结构。切除距下关节后侧关节面时,保护内侧神经血管束及拇长屈肌腱。
- 伤口感染。
- 伤口破裂或皮肤坏死。
- 一个或一个以上假关节形成(6%～23%),最常见的是距舟关节[3,6,8,9,11,15,16,19,22,23,27,28]。
- 残余畸形。
- 发展性神经肌肉疾病(Charcot-Marie-Tooth 病)或持续性肌力不平衡(脊髓灰质炎,脑瘫)会出现复发[4,27]。
- 长期随访(最长研究时间为44年)时,通常会观察到退行性变化,是由于应力增加、转移至邻近关节所致。这些变化可在中足(54%～99%[1,22,30])和/或踝关节观察到(24%～100%[22,25,30])。
- 持续排列畸形、变性改变或距骨缺血坏死会导致疼痛。
- 穿鞋困难。
- 需要矫形器支持或助步器。

(邹剑 译,张彦 审校)

参考文献

［1］ Angus PD, Cowell HR. Triple arthrodesis. A critical long-term review. J Bone Joint Surg Br 1986;68(2):260-265.

［2］ Beischer AD, Brodsky JW, Pollo FE, et al. Functional outcome and gait analysis after triple or double arthrodesis. Foot Ankle Int 1999;20:545-553.

［3］ Bernau A. Long-term results following Lambrinudi triple arthrodesis. J Bone Joint Surg Am 1977;59(4):473-479.

［4］ Crego CH, McCarroll HR. Recurrent deformities in stabilized paralytic feet. A report of 1100 consecutive stabilizations in poliomyelitis. J Bone Joint Surg Am 1938;20(3):609-620.

［5］ El-Batouty MM, Aly ES, el-Lakkany MR, et al. Triple arthrodesis for paralytic valgus—a modified technique. J Bone Joint Surg Br 1988;70(3):493.

［6］ Galindo MJ Jr, Siff SJ, Butler JE, et al. Triple arthrodesis in young children: a salvage procedure after failed release in severely affected feet. Foot Ankle 1987;7:319-325.

［7］ Graves SC, Mann RA, Graves KO. Triple arthrodesis in older adults. Results after long-term follow-up. J Bone Joint Surg Am 1993;75:355-362.

［8］ Hall JE, Calvert PT. Lambrinudi triple arthrodesis: a review with particular reference to the technique of operation. J Pediatr Orthop 1987;7:19-24.

［9］ Hersh A, Fuchs LA. Treatment of the uncorrected clubfoot by triple arthrodesis. Orthop Clin North Am 1973;4:103-115.

［10］ Hill NA, Wilson HJ, Chevres F, et al. Triple arthrodesis in the young child. Clin Orthop Relat Res 1970;70:187-190.

［11］ Hoke JW, Lovell WW. Hoke triple arthrodesis. J Bone Joint Surg Am 1978;60(6):795-798.

［12］ Ireland ML, Hoffer M. Triple arthrodesis for children with spastic cerebral palsy. Dev Med Child Neurol 1985;27:623-627.

［13］ Jeng CL, Vora AM, Myerson MS. The medial approach to triple arthrodesis. Indications and technique for management of rigid valgus deformities in high-risk patients. Foot Ankle Clin 2005;10:515-521.

［14］ Kuhns CA, Zeegen EN, Kono M, et al. Growth rates in skeletally immature feet after triple arthrodesis. J Pediatr Orthop 2003;23:488-492.

［15］ Mann DC, Hsu JD. Triple arthrodesis in the treatment of fixed cavovarus deformity in adolescent patients with Charcot-Marie-Tooth disease. Foot Ankle 1992;13:1-6.

［16］ Mann RM, Coughlin MJ, eds. Surgery of the Foot and Ankle, ed 6. St. Louis: Mosby, 1993:13-28.

［17］ Meyer MS, Alvarez BE, Njus GO, et al. Triple arthrodesis: a biomechanical evaluation of screw versus staple fixation. Foot Ankle Int 1996;17:764-767.

［18］ Payette CR, Sage RA, Gonzalez JV, et al. Triple arthrodesis stabilization: a quantitative analysis of screw versus staple fixation in fresh cadaveric matched-pair specimens. J Foot Ankle Surg 1998;37:472-480.

［19］ Pell RF Ⅳ, Myerson MS, Schon LC. Clinical outcome after primary triple arthrodesis. J Bone Joint Surg Am 2000;82(1):47-57.

［20］ Penny JN. The neglected clubfoot. Tech Orthop 2005;7:19-24.

［21］ Rosenfeld PF, Budgen SA, Saxby TS. Triple arthrodesis: is bone grafting necessary? The results in 100 consecutive cases. J Bone Joint Surg Br 2005;87(2):175-178.

［22］ Saltzman CL, Fehrle MJ, Cooper RR, et al. Triple arthrodesis: twenty-five and forty-four-year average follow-up of the same patients. J Bone Joint Surg Am 1999;81(10):1391-1402.

［23］ Sangeorzan BJ, Smith D, Veith R, et al. Triple arthrodesis using internal fixation in treatment of adult foot disorders. Clin Orthop Relat Res 1993;(294):299-307.

［24］ Siffert RS, del Torto U. "Beak" triple arthrodesis for severe cavus deformity. Clin Orthop Relat Res 1983;(181):64-67.

［25］ Tenuta J, Shelton YA, Miller F. Long-term follow-up of triple arthrodesis in patients with cerebral palsy. J Pediatr Orthop 1993;13:713-716.

［26］ Vlachou M, Dimitriadis D. Results of triple arthrodesis in children and adolescents. Acta Orthop Belg 2009;75(3):380-388.

［27］ Wetmore RS, Drennan JC. Long-term results of triple arthrodesis in Charcot-Marie-Tooth disease. J Bone Joint Surg Am 1989;71(3):417-422.

［28］ Williams PF, Menelaus MB. Triple arthrodesis by inlay grafting—a method suitable for the undeformed or valgus foot. J Bone Joint Surg Br 1977;59(3):333-336.

［29］ Wu WL, Huang PJ, Lin CJ, et al. Lower extremity kinematics and kinetics during level walking and stair climbing in subjects with triple arthrodesis or subtalar fusion. Gait Posture 2005;21:263-270.

［30］ Wukich DK, Bowen JR. A long-term study of triple arthrodesis for correction of pes cavovarus in Charcot-Marie-Tooth disease. J Pediatr Orthop 1989;9:433-437.

第117章 跟骨截骨延长治疗后足外翻畸形

Calcaneal Lengthening Osteotomy for the Treatment of Hindfoot Valgus Deformity

Vincent S. Mosca

定义

- 当跟骨相对距骨向外偏离身体中轴线成角时形成后足外翻。
- 在先天性和发育性平足和弓形足畸形中,用"外翻"来描述后足外翻畸形比较明确和恰当。
  - 后足的外翻畸形,常常被不恰当地称为"旋前",实际是距下关节外翻的组成部分。
  - 外翻另外一个更重要的组成部分就是足臼,围绕跖屈的距骨头进行外旋和跟骨背屈。
- 平足是描述负重时足的外形:后足呈外翻,中足跖向塌陷伴纵弓反屈,前足相对后足旋后,足相对膝关节处于外旋位。
- 目前缺乏统一、严格的临床或放射影像学标准来定义平足。因此,足弓低于何种程度才可称为平足并不明确。
- 共有3类公认的平足:柔韧性(高活动性)平足、柔韧性(高活动性)平足伴跟腱短缩、僵硬性平足。
- 后足的外翻也可见于弓形足、先天性斜行距骨及先天性垂直距骨。

解剖

- 足臼这个术语是在200年前由Scarpa创造的,用于描述距下关节。他曾把距下关节同髋关节做比较,发现它们之间存在若干相似之处。距下关节是由舟状骨、弹簧韧带和跟骨前端共同组成的杯状结构,依照距下关节斜向运动轴围绕距骨旋转。
- 距下关节运动轴不在身体运动的任何标准平面上。在水平面上,距下关节运动轴相对足的纵轴线偏内23°。在矢状面上,距下关节运动轴相对水平线上抬41°。由此形成的一条斜行的距下关节运动轴使得在内翻时足部产生向下向内的转动,外翻时产生向上和向外的转动。
- 足臼的外翻运动使距骨跖屈,并失去支撑。尽管此时跟骨相对距骨背屈"向上",它相对胫骨的负重轴线呈跖屈状态。舟状骨也在距舟关节背屈向上成为中足塌陷的转折点。足臼的"外向"运动造成足的其余部分相对距骨和胫骨外旋,表现为股-足角为正和足尖外指步态。足的跗内缘凸出也是足臼向外转动的体现,反映出舟状骨旋转到距骨头的外上方。这些关系的改变造成相对于足内侧柱,外侧柱(缘)在实际上,或外观上变短了。

- 平足由后足的外翻畸形和前足的旋后畸形组合造成纵弓低平或消失(图1)。此乃转向相反的两个畸形。
- 平足的前足部分相对旋前/外翻的后足是旋后的。否则,前足将单独由第一跖骨负重而第五跖骨则脱离地面。
- 在弓形足中,前足相对于旋前/外翻的后足是旋后的,但相对中足是内旋的。中足相对于后足是内收的。
- 骨骼的形状和足韧带的松弛程度决定了纵弓的高度。肌肉保持平衡,使足适应不平坦的地形,保护韧带不受异常应力,并推动身体前进。
- 在前进过程中,内在肌群是足的主要稳定因素。平足者比纵弓平均高度者需要更大内在肌活动才能稳定跗横关节和距下关节。
- 骨外形及韧带松紧度决定纵弓的高度。肌肉维持平衡,协调足在不平坦路面行走,保护非正常应力下的韧带,并推动身体向前。内源肌是行走时最主要的稳定肌。平足患者相对正常足弓高度人群,需要更大内源肌力量来稳定跗横关节及距下关节。

发病机制

- 基于临床及影像学检查,平足在婴幼儿及儿童中普遍存在,在成人中也超过20%。在绝大多数儿童的最初10年间,随着正常生长发育,足弓高度会逐渐增加。而在大多数患有僵硬性平足的儿童或青少年,其患病率为2%~5%,足弓高度会变低,大多存在跗骨联合。
- 灵活性(高活动性)在柔韧性平足中指的是距下关节的活动度。在这类平足中,跟腱有完全的延伸度。这种属正常的与生俱来的平足外形,几乎所有婴儿都可见到。成人有23%是平足,柔韧性平足约占其中的2/3。这类平足有力且外形正常,并非是导致功能障碍的原因。
- 柔韧性平足伴跟腱短缩与柔韧性平足有一样的距下关

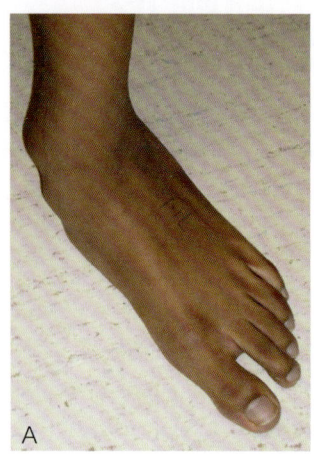
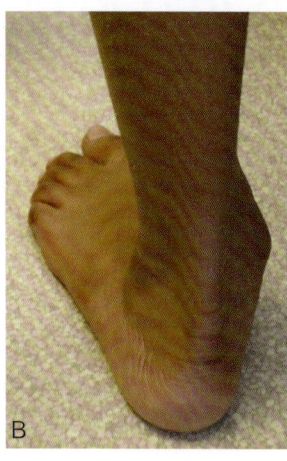
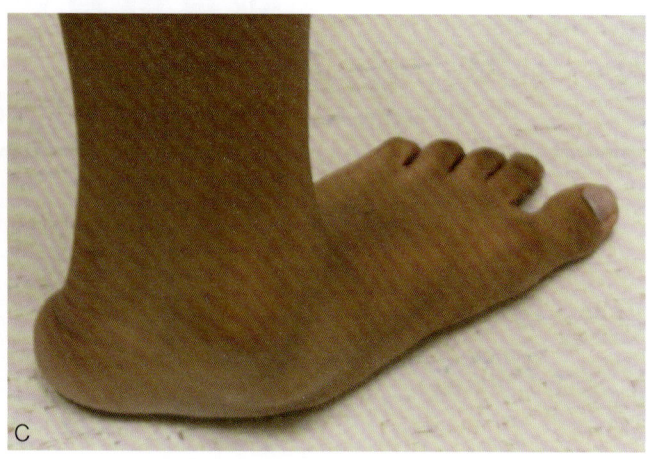

图1 平足。A. 俯视观，足相对下肢外旋，此时髌骨朝前。B. 后侧观，后足外翻并在外侧能看到"太多足趾"。C. 内侧观，纵弓压低且足内侧缘凸出（经允许引自Mosca VS. Calcaneal lengthening osteotomy for valgus deformity of the hindfoot. In: Tolo V, Skaggs D, eds. Master Techniques in Orthopaedic Surgery: Pediatric Orthopaedics. Philadelphia: Lippincott Williams & Wilkins, 2008:263-276）。

节活动度，但由于跟腱挛缩，使踝关节背伸受限。1/4的成人平足属这种类型，常由于距骨头下胼胝形成导致疼痛。跟腱挛缩的年龄及时间点不明确。
- 在步态周期的单足支撑后期，挛缩的跟腱阻碍了踝关节距骨的正常背屈。背屈的应力转移至距下关节复合体，作为外翻的一个特征，足臼相对距骨和胫骨背屈。距骨持续强力跖屈，使距骨头部下方的软组织承受着过大的直接轴向载荷和剪切应力。
- 这些压力导致局部胼胝产生和疼痛。
- 在极度外翻时，由于跟骨的喙部与距骨的外侧突产生撞击，也可能在跗骨窦区出现疼痛。
- 僵硬性平足的僵硬性是指距下关节活动受限。这种类型平足在23%成人平足中占9%。通常存在跗骨联合，因此这属于发育性的，并非先天性的。
- 这些患儿一般在8岁以后，纵弓逐渐下降成扁平足状。此时是纤维组织开始化生为软骨并最终形成骨的时期。跗骨联合在不到25%的病例中引发疼痛。跗骨联合可能合并跟腱挛缩，然而这种情况的发生率尚不清楚。
- 后足外翻畸形是先天性弓形足的节段性畸形，其发生率、自然病程甚至客观定义尚不明确。弓形足也可是一种医源性畸形，通常见于外科治疗后的马蹄足。先天性和获得性弓形足可能合并跟腱挛缩，从而增加了引起与短跟腱柔韧性平足类似疼痛的风险。这种并发症的发生率尚不知晓。

自然病程
- 平足是一种未能确切限定的足部形态，存在于绝大多数的儿童和超过20%的成人中。它最多是一种偏离一般情况的解剖学变异，不会造成疼痛或残疾。
- 绝大多数儿童的纵弓在10岁前会逐渐发育。
- 柔韧性平足伴跟腱短缩常在距骨头下形成胼胝引起疼痛和/或在跗骨窦区发生疼痛。
- 跟腱发生挛缩的年龄及时间点仍不明确。
- 虽然所有僵硬性平足都存在距下关节活动受限，但出现疼痛者不足25%。
- 弓形足是一种没有准确界定的足部形态，其自然病程尚不清楚。回顾资料可以发现，大多数拥有这种足形的人现在和将来都不会出现症状。

病史和体格检查
- 柔韧性平足儿童很少出现症状，尽管在剧烈运动后或晚间会感到非特异性小腿或足部疼痛。大龄儿童及青少年伴跟腱短缩的柔韧性平足常出现疼痛、压痛、有胼胝形成的跖屈的距骨头下，和/或跗骨窦区疼痛。大约25%合并跗骨联合的儿童及青少年平足，在跗骨窦区，沿后足内侧和/或距骨头下会出现与活动相关的疼痛。
- 无痛平足孩子的父母常常会因为孩子足的外形，鞋底不均衡磨损，或者对未来残疾的可能性的担忧而前来就诊。这些担忧来源于一代又一代的医护人员，他们曾毫无依据地声称扁平足是一种需要治疗以防止疼痛和残疾程度的畸形。
- 对儿童足部的评估应该从对整个肌肉骨骼系统的筛检评估开始。常规检查包括韧带松弛、下肢扭转和角度变化以及行走方式。在评估足的时候，需注意它们之间的相互关系，因为所有这些特征，包括脚的形状，都会随着孩子的生长而变化。
- 对扁平足的评估首要要认识到它不是单节段的畸形。扁平足是多节段畸形的组合，包括后足外翻/外翻畸形以及前足相对于后足的旋后畸形。向外侧旋转畸形也是外翻的一个组成部分。由于距下关节运动轴处于斜面上，导致所谓的足臼围绕着距骨作外翻、外旋和背屈运动。
- 评估足部时必须在负重和非负重两方面进行评估。
  - 在负重时，医生应注意后足外翻、纵弓下陷、足部相对于胫骨矢状面（即膝关节伸屈平面）呈外旋。
- 平足的灵活性与距下关节的活动度有关。柔韧性平足具有顺畅和充分的距下关节运动。反之，僵硬性平足此关节活动受限。
  - 距下关节的灵活性可以用手来测试。一只手握住后足，另一只手握住前足（为了更好地掌控足部），距下关节是倒置的。此时可用握住后足的手将距下关节沿其斜向运动轴内翻和外翻（图2）。需要注意的是，确保外在的运动是发生在距下关节，而不是通过高活动性的Chopart关节的假动作。
  - 距下关节的灵活性也可以在负重时动态评估。在跷脚站立以及Jack足趾（足弓）抬高测试时，柔韧性平足的足弓抬起，后足由外翻变为内翻（图3）（详见儿科检查表：下肢）。这两个动作利用了足底筋膜的卷扬机作用，使距下关节内翻，形成纵弓。
- 当后足被动内翻至中立位时，前脚的旋后就显露出来了（图2）。
- 踝关节背屈可根据跟腱的滑移度来评估，这很重要但难以准确评估。距下关节外翻运动的组成之一就有跟骨相对距骨的背屈。因此，评估距骨在踝关节关节处的运动时，距下关节必须保持内翻至中立位而被控制，从而可单纯测试距骨在踝关节内的背屈运动。
- Silfverskiöld试验用于区分踝关节背屈与距下关节背屈（参见小儿骨科手术体格检查表）。
  - 当距下关节内翻达中立位时，将膝关节屈曲到90°。在限制距下关节外翻下，使踝关节最大限度地背屈。踝关节的背屈度是通过测量足外侧缘与胫骨前缘之间的夹角而获得的。然后，在保持距下关节中立的同时伸直膝关节，即便是这样做会导致踝关节跖屈（也应维持距下关节中立位）。此时再次测量踝关节背屈度数。
  - 正常情况下，当膝关节伸直时，踝关节背屈至少能达到10°；当膝关节屈曲时则角度更大。如果无论膝屈伸，踝关节背屈都无法达到10°，那么整个小腿三头肌（腓肠肌和比目鱼肌）是挛缩的。单纯腓肠肌挛缩时踝关节在膝关节屈曲时可背屈达到10°而在膝关节伸直时则不行。

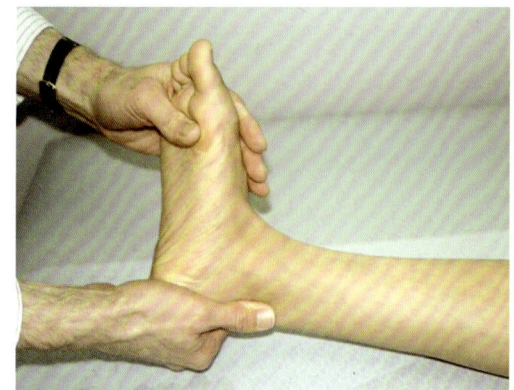

图2 靠手法沿距下关节运动轴向前和向后活动足臼来评估其内、外翻活动度。将后足内翻到中立时，可察觉到前足于旋后位。当保持距下关节中立时，先在膝关节屈曲时背伸踝关节，之后再在膝关节伸直时背伸踝关节。以此来分别评价比目鱼肌及腓肠肌的伸缩范围（经允许引自Mosca VS. Flexible flatfoot and skewfoot. In: McCarthy J, Drennan J, ed. The Child's Foot and Ankle, ed 2. Philadelphia: Lippincott Williams & Wilkins, 2010:136）。

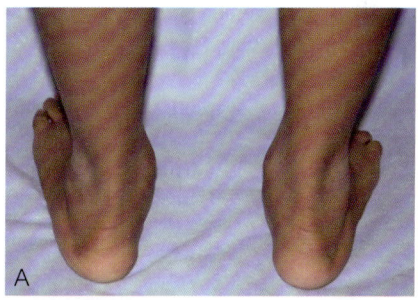

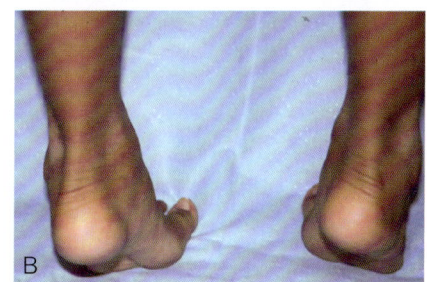

图3 A、B. 柔韧性平足踮地时，外翻的后跟转变为内翻，足纵弓抬起（经允许引自Mosca VS. Flexible flatfoot and skewfoot. In: McCarthy J, Drennan J, ed. The Child's Foot and Ankle, ed 2. Philadelphia: Lippincott Williams & Wilkins, 2010:136）。

影像学和其他诊断性检查

- 摄片揭示了骨之间的静态解剖关系，但它们并不能作为判断是否有治疗指征的依据。
- 摄片对诊断平足是没有必要的，但摄片可用于评估疼痛或关节活动受限，并制订术前计划。
  - 负重正位（AP）、侧位、内侧斜位和轴位（或Harris位）像可用以上述目的（图4）。
  - 侧斜位像（非标准）有助于识别副舟骨，它可能是导致中足内侧痛性凸起处（不是距骨头）的原因。
- 踝关节正位摄片有助于确定后足外翻畸形是否来源于胫距关节。
- 评估僵硬性平足时，特别是高度怀疑距下跗骨联合存在时选择三平面扫描CT和3D重建是首选。已发表的距下跗骨联合手术治疗标准就是基于CT扫描结果。
- 骨扫描可以帮助评估平足非典型疼痛。
- 当这些影像学检查均不能提示平足非典型性疼痛的病因时，可能需要进行MRI检查。MRI不是评价跗骨联合的首选影像学检查。

鉴别诊断

- 柔韧性（高活动度）平足。
- 柔韧性（高活动度）平足伴跟腱短缩。
- 僵硬性平足。
- 先天性斜行距骨。
- 先天性垂直距骨。
- 弓形足。
- 影响距下关节的少关节性幼年型类风湿关节炎。
- 腓骨肌痉挛性平足。

非手术治疗

- 柔韧性平足是一种正常足的形态。对大多数人来说并不是引起疼痛或功能障碍的原因。因此，医疗干预只适用于有症状的人。根据文献报道，"预防性"治疗，即使是非手术治疗，也是不合理的。
  - 有些柔韧性平足的儿童，其腿部或足部有与运动相关的疼痛或夜间痛。这种疼痛通常不是局部的，常常被认为是一种肌肉过度运动的疲劳综合征。这与平足个体表现出比正常个体更强的内在肌活动相一致。
  - 非处方的或定制的鞋垫均已被证明尽管不能永久增加足弓高度，但可以减轻或消除生理性柔韧性平足的症状并增加鞋子的使用寿命。
- 患短跟腱的柔韧性平足和弓形足的儿童、青少年和成年人，负重时经常会感到在跖屈的距骨头下疼痛，局部胼胝形成。有些人还会感到跗骨窦区疼痛。
  - 挛缩的跟腱限制了步态支撑中期踝关节的正常背屈。背屈应力转移到距下关节复合体，导致后者外翻，兼有背屈运动。距骨在踝关节内持续强硬跖屈，使距骨头部下方的软组织承受过多的直接轴向负荷和剪切应力引起疼痛。外翻时强力的外旋导致跟骨的喙部撞击距骨的外侧凸，引发跗骨窦区疼痛。
- 平足和弓形足儿童穿着硬实的足弓垫使压力集中在距骨头下。对于合并短跟腱者，因为距骨不能背屈，压力和疼痛更加严重。因此，这种情况下禁忌使用足弓垫（特别是硬实的）。
- 在保持距下关节内翻下对跟腱进行强力的牵伸可以缓解症状，但要有效地实施会有一定难度。

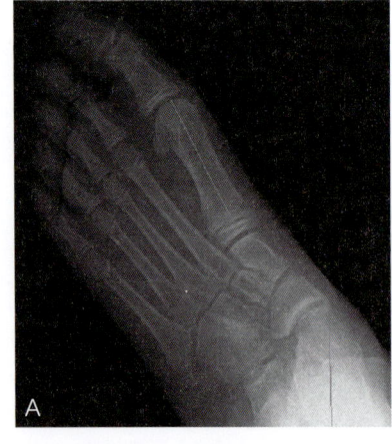
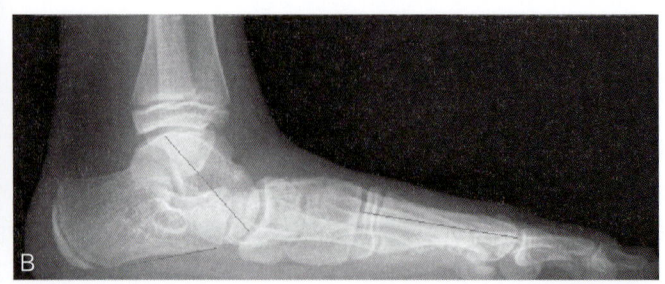

图4 平足的站立位摄片。A. 正位摄片显示距下关节外翻中的外旋部分。B. 侧位平片显示距骨跖屈，距舟关节塌陷，跟骨倾斜角减小（版权：Vincent Mosca, MD）。

- 当柔韧性平足合并短跟腱时,很难牵伸挛缩的跟腱,且几乎是不可能的。必须在距下关节内翻保持中立位下牵伸跟腱。否则,看似在拉伸跟腱,实质只是让距下关节进一步外翻。
- 因跗骨联合患僵硬性平足者可能会在联合部位或邻近的活动关节处感到疼痛。与短跟腱柔韧性平足患儿类似,他们可能还会在距骨头和/或跗骨窦处感到疼痛。足部跗骨联合以及局部特异性症状通常与跟腱挛缩有关。
  - 无论跟腱是否挛缩,僵硬性平足都是足弓垫的绝对禁忌证。由于距下关节不能内翻,使用足弓垫会使距下关节的压力集中,加剧距骨头下方的疼痛。

手术治疗

适应证和适应证

- 跟骨延长截骨术适用于短跟腱的柔韧性平足或弓形足,长期非手术治疗不能缓解跖屈距骨头下方和/或跗骨窦区域疼痛的患者。
- 痛性平足伴距跟联合症状持续,至少部分是由后足外翻畸形所致。有必要同期或分期做联合切除。除此以外,跟骨延长截骨术是一个独立的手术。
- 无痛柔韧性平足或弓形足不适合通过本手术来改变外形。
- 对于非局限性的、与活动相关的足部疼痛或下肢夜间痛的儿童,不应进行手术。
- 对于症状和体征不一致的患儿不应进行手术。在这种情况下,平足或弓形足可能是偶然发现的,而不是导致症状的原因。
- 最后,医源性平足是跟骨延长截骨术的适应证,它是由马蹄内翻足过度矫正造成的。尽管后足外翻,但距舟关节对线良好,股-足角正常。
- 必须强调的是,跟骨延长截骨术不能矫正平足或弓形足。手术只矫正后足外翻畸形的各组成部分。合并的前足和踝关节的畸形必须通过相应手术同时矫正。为了完整起见,这些手术包括在后续的篇幅中。

术前计划

- 临床医生应与患者家属讨论术中所需要的三皮质(双皮质)髂嵴植骨块的来源问题,同种异体骨与自体骨移植的风险和并发症,以及可能需要做内侧楔骨跖侧为基底的闭合楔形截骨术。
  - 只有在矫正了后足畸形和延长了跟腱后,才能在术中确定是否需要这种附加手术。
- 讨论双侧畸形选择分期还是同期手术时,应考虑到术侧足部需严格非负重8周。大多数青少年选择一次矫正一侧足,6个月后再矫正另一侧。这个时间间隔可以使手术后的足得到充分的康复,使其能够彻底恢复功能,从而使另一侧足术后能不负重。

体位

- 患者取仰卧位,用折叠的毛巾垫在同侧臀部下,消毒范围从髂嵴到足趾。若自体骨移植,则需要绑无菌止血带。如果使用同种异体骨移植,则使用非无菌止血带。
- 手术所需特殊设备包括窄的矢状锯、光滑的斯氏针、直骨刀、平齿的椎板扩张器、Joker骨膜剥离器、窄的Crego拉钩和一个小型透视机。

入路

- 跟骨延长截骨术采用改良的Ollier切口,位于跗骨窦表面沿Langer皮纹走行。注意保护腓浅神经和腓肠神经。
- 沿中足和后足内侧纵行切开做内侧软组织紧缩,若需要的话也可用于内侧楔骨截骨。
- 可通过踝关节后内侧跟腱与胫骨中间纵行切口延长跟腱。
- 如需行单独的腓肠肌筋膜松解术,可在小腿腿的后内侧中间做纵行切口。

跟骨截骨显露及外侧软组织松解

- 从腓浅神经到腓肠神经间沿Langer皮纹线在跗骨窦上做改良的Ollier切口(技术图1)。
- 将软组织从跗骨窦游离。避免显露或损伤跟骰关节囊。
- 切开跟骨外侧面的腓骨长肌和短肌肌腱鞘(技术图1B)。
- 切开肌腱之间的腱鞘隔。如果腓骨结节过大,也可切除。Z字形延长腓骨短肌腱。不要延长腓骨长肌(技术图1C)。
- 将小趾外展肌腱膜在跟骰关节近侧约2 cm处横行切开(技术图1C)。
- 识别距下关节的前、中关节面之间的间隙,将Freer剥离子插入与跟骨外侧皮质垂直跗骨窦的峡部(即跟骨背侧皮质的最低点,即喙突的近侧和后关节面的远侧)(技术图1D)。与中关节面相遇。
- 缓慢地向远侧倾斜Freer剥离子,直到它探到前、中关节面之间的间隙中(技术图1E)。
- 通过透视确认Freer剥离子在间隙中(技术图1F)。
- 用1把弯Joker剥离子代替Freer。围绕跟骨跖侧面的骨膜外放置第2把Joker剥离子与背侧Joker相对应。
- 在进行跟骨截骨手术之前,先将Joker移除,为其他操作做好充分显露。

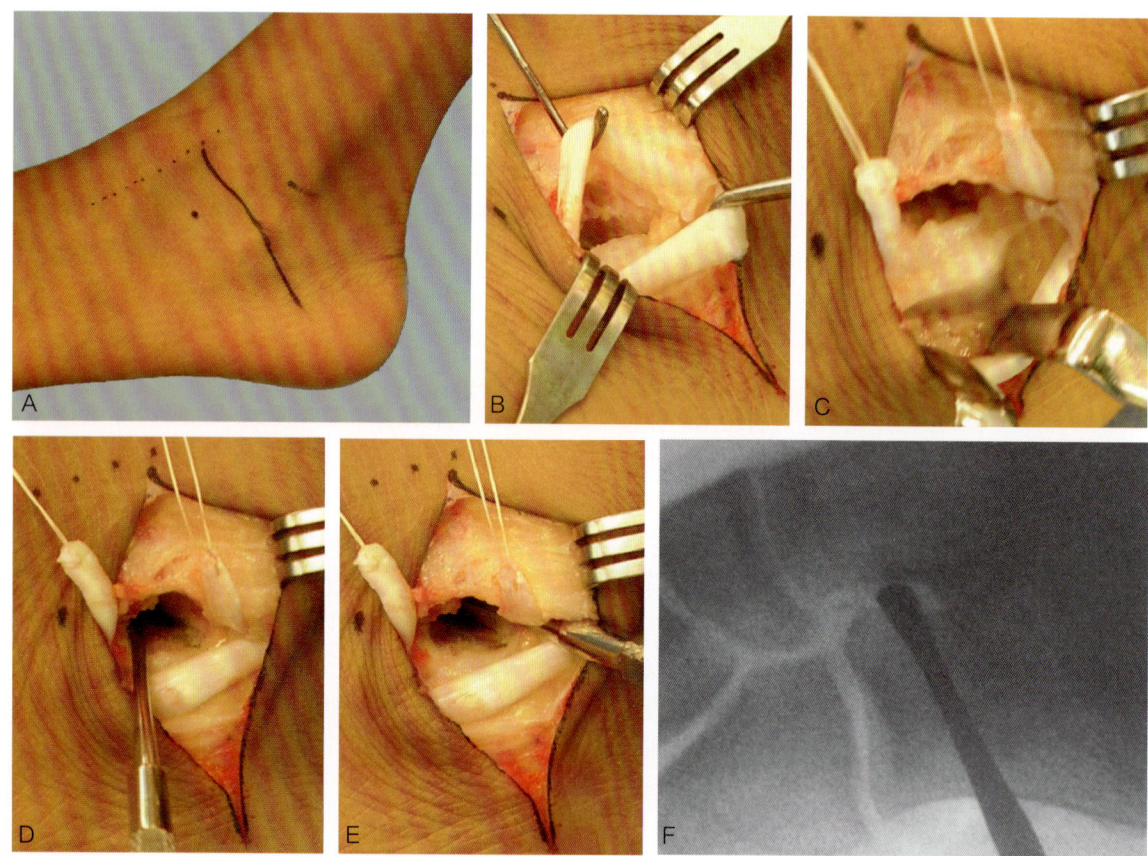

技术图1 A. 改良的Ollier切口做在Langer皮纹线上,即位于外踝尖与跟骨喙突中间(两点),从腓浅神经(虚线)延伸至腓肠神经。B. 将腓骨短肌(上方)和腓骨长肌(下方)从各自的腱鞘内分离。C. 从跟骨峡部掀起其中的软组织。延长腓骨短肌,牵开腓骨长肌。显露、松解小趾外展肌腱膜。D~F. 找到距下关节前、中关节面之间的间隙。D. 在跟骨喙突近端垂直其外侧皮质插入Freer剥离器。它与中关节面相接触。E. 倾斜Freer剥离器的远端直至其尖端探入前、中关节之间的间隙。F. 用小型透视机确认(经允许引自Mosca VS.Calcaneal lengthening osteotomy for valgus deformity of the hindfoot In: Tolo V, Skaggs D, eds. Master Techniques in Orthopaedic Surgery: Pediatrc Othopaedics.Philadelphia: Lippincott Wilams & Wikins, 2008:263-276)。

内侧软组织折叠显露及准备

- 沿着足内侧缘做纵行切口,起自内踝远端,延伸至第1跖骨基底。
- 从腱鞘内松解胫后肌腱。Z字形切断肌腱,从舟骨上切断其背侧半肌腱(技术图2A)。留在舟骨上的肌腱残端包含了跖侧半肌腱。
- 在内侧从背外侧至跖外侧切开距舟关节囊,包括弹簧韧带。
- 从内侧及跖侧多余的关节囊组织中,切除3~5 mm宽的关节囊组织(技术图2B)。

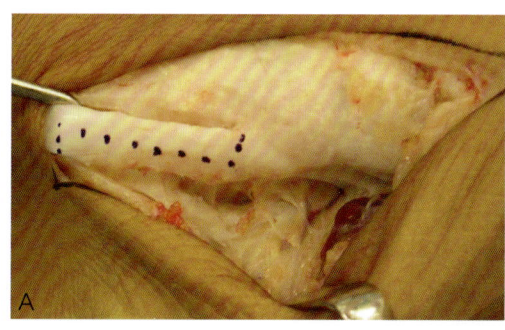 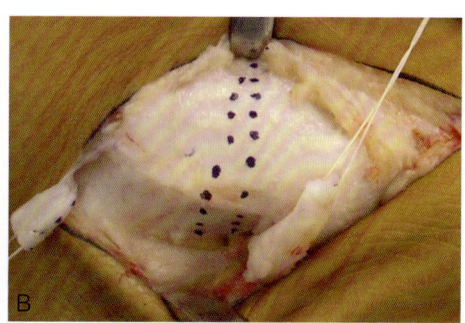

技术图2 A. Z字形切断胫后肌腱,从舟骨上切开背侧束。B. 从背外侧至跖外侧切开距舟关节囊,包括松解弹簧韧带。从跖内侧切除3~5 mm宽多余的关节囊(经允许引自Mosca VS. Calcaneal lengthening osteotomy for valgus deformity of the hindfoot.In: Tolo V, Skaggs D, eds. Master Techniques in Orthopaedic Surgery: Pediatric Orthopaedics. Philadelphia: Lippincott Williams & Wilkins, 2008:263-276)。

跟腱或腓肠肌延长

- 将距下关节内翻至中立位,分别在膝关节屈曲和伸直时测试踝关节背屈度,利用Silfverskiöld试验评价马蹄足挛缩。
- 屈膝时踝关节能背屈达到10°,而伸膝时则达不到时,需行腓肠肌腱膜松解术。
- 如屈膝时踝关节背屈不足10°,则需要进行切开或经皮跟腱延长(技术图3)。

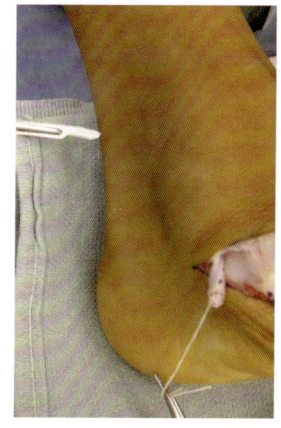

技术图3 根据Silfverskiöld试验的结果,决定采用跟腱延长还是腓肠肌腱膜松解(经允许引自Mosca VS. Calcaneal lengthening osteotomy for valgus deformity of the hindfoot. In: Tolo V, Skaggs D, eds. Master Techniques in Orthopaedic Surgery: Pediatric Orthopaedics. Philadelphia: Lippincott Wilams & Wikins, 2008:263-276)。

跟骨截骨及骨移植

- 在跟骨峡部的背侧及跖侧,距下关节前、中关节面的交界处放置一对Joker剥离器或Crego拉钩。
- 用摆锯或骨刀进行跟骨截骨(技术图4A)。
  - 从近端外侧至远端内侧进行斜行截骨,自跟骰关节近侧2 cm,跟骨喙突近端与距骨后关节面/外侧突交界的最低点处(即Gissane角),止于前、中关节之间(技术图4B)。
  - 这是截断内侧皮质的完全截骨。如果有需要(当这些软组织阻碍截骨断端牵开),直视下切断跖侧骨膜及足底长韧带(不是跖筋膜)。
- 从足背逆行插入1枚2 mm光滑的斯氏针,穿过骰骨、跟骰关节中心,至截骨处(技术图4C、D)。
  - 做这步骤时是在截骨牵张之前,足仍处于(外翻)畸形位。因此,足臼(舟骨、弹簧韧带、跟骨前关节面)将保持完整,而跟骨远端骨块不会在截骨牵张时发生向骰骨背侧半脱位。

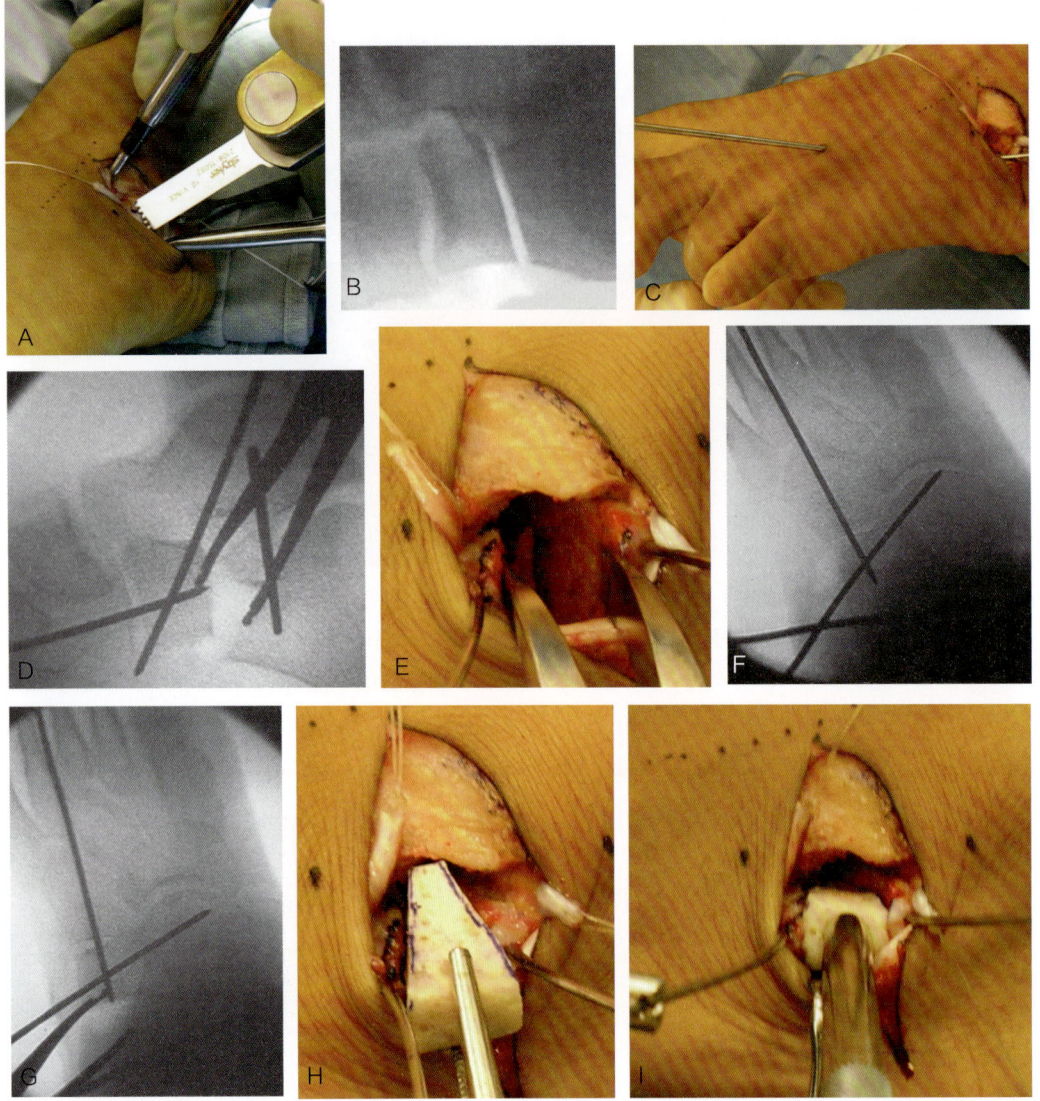

技术图4 A. 围绕跟骨峡部放置 Joker 和 Crego 拉钩,在距下关节前、中关节面的交界处交汇,与拉钩方向一致用摆锯截骨。B. 透视图像显示正确截骨部位。C. 保持足原始扁平及外翻位,从足背逆行穿入1枚2 mm 光滑斯氏针穿过跟骰关节中心止于截骨处。D. 透视确认针在跟骰关节内的位置。E. 在植骨时,插入跟骨截骨远近侧的斯氏针可作为牵开截骨间隙的操纵杆。椎板撑开器用来决定需要的植骨块大小。F、G. 透视图像可帮助确定需要的植骨块大小,当椎板撑开器撑开到位后,距舟关节与距骨、第1跖骨轴线共线。H. 三皮质髂骨植骨块通常外侧边长11~15 mm,内侧边长3~5 mm。皮质面与跟骨的背侧、外侧、跖侧相对应。I. 轻击植骨块嵌入后便能达到内在稳定。尽管如此,逆行推进2 mm 斯氏针穿过移植骨块进入后侧跟骨能获得额外的稳定(经允许引自 Mosca VS. Calcaneal lengthening osteotomy for valgus deformity of the hindfoot. In: Tolo V, Skaggs D, eds. Master Techniques in Orthopaedic Surgery: Pediatric Orthopaedics. Philadelphia: Lippincott Williams & Wilkins, 2008:263-276)。

- 在截骨两侧,从外向内紧贴截骨面插入0.062 in(1.57 mm)光滑斯氏针。这两枚针可作为操纵杆牵开截骨断端,便于插入植骨块。
- 截骨间隙中插入平齿椎板撑开器并做最大幅度撑开,避免压塌骨组织(技术图4E)。
- 临床观察后足畸形是否得到矫正,并用透视机观察。当正、侧位像上,距骨轴线与第1跖骨轴线为共线时,表明畸形被矫正(技术图4F、G)。
- 测量跟骨骨块外侧皮质缘之间距离。这个距离就是所需梯形髂骨嵴骨块底边的长度,植骨可以从患儿髂嵴或骨库中获得。
  - 梯形上底边应是下底边的20%~30%(技术图4H)。

- 跟骨延长截骨是楔形牵张截骨而不是简单的开口楔形截骨,因为成角畸形的旋转中心是在距骨头中心,而非跟骨内侧皮质。
- 移除椎板撑开器并用斯氏针牵开跟骨骨块。
- 插入植骨块并轻击使之嵌入,骨皮质对齐,由后至前与足的长轴相一致(技术图4I)。这使得植骨块的骨松质与跟骨骨松质直接接触。
- 将之前插入的2 mm斯氏针逆行穿过移植骨并进入跟骨后方。在足背入针点将针尾折弯便于日后在门诊拔除。
  - 不需要额外的固定。事实上,若不是穿针以防止跟骰关节脱位的话,植骨块都不需要固定。
- 腓骨短肌延长5~7 mm后,用可吸收缝线将其缝合。

内侧软组织折叠

- 将跖内侧部分的距舟关节囊重叠缝合,背侧不重叠缝合(技术图5A)。
- 将Z字形切断的胫后肌近端腱束穿过远侧腱束端的裂隙并向远侧推进5~7 mm,使用可吸收缝合线材做Pulvertaft缝合(技术图5B、C)。

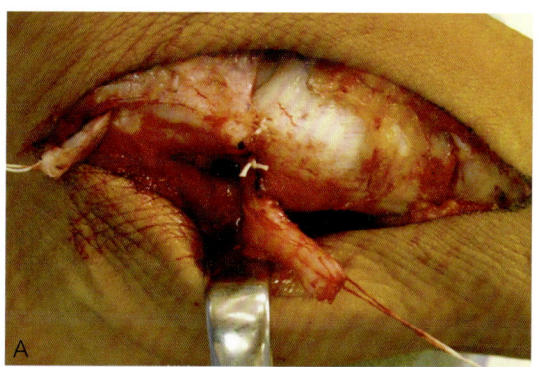
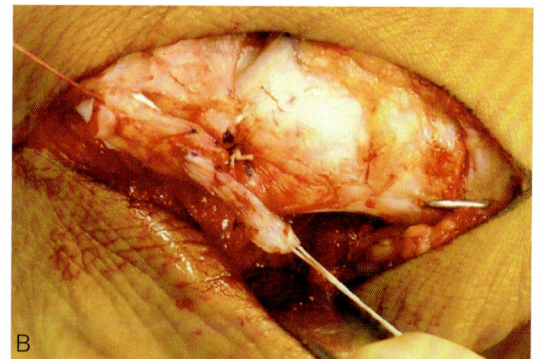
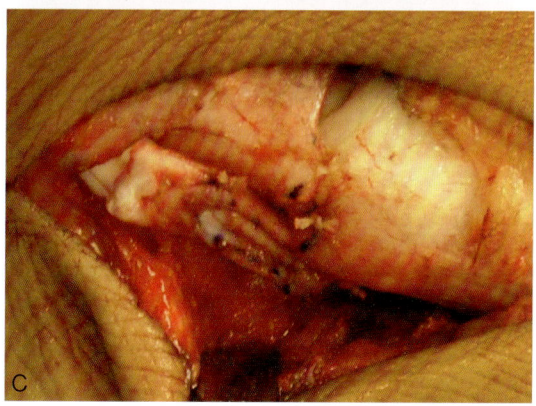

技术图5 A. 利用大号可吸收线材对距舟关节跖侧及内侧关节囊做边对边缝合;多余的关节囊已切除。B、C. 将胫后肌腱近端腱束穿过远端腱束端的裂隙并向远侧推进后,用大号可吸收线材缝合(经允许引自Mosca VS. Calcaneal lengthening osteotomy for valgus deformity of the hindfoot. In: Tolo V, Skaggs D, eds. Master Techniques in Orthopaedic Surgery: Pediatric Orthopaedics. Philadelphia: Lippincott Williams & Wilkins, 2008: 263-276)。

内侧楔骨截骨

- 握住后跟,保持踝关节处于中立位,从足趾顺足的纵轴至后跟观察,评估前足是否存在结构性旋后畸形。
- 观察并评估跖骨头平面与胫骨长轴之间的关系(技术图6A)。
- 同时测试第1跖骨-内侧楔骨关节的背侧、跖侧活动度。
  - 若跗骨旋后,需要做前足内侧-中足的跖屈截骨。
- 内侧楔骨跖侧中部闭口楔形截骨可有效地矫正畸形(技术图6B)。通常从跖侧切除的楔形骨块底边长度为4~7 mm。
- 截骨并用0.062 in(1.57 mm)光滑钢针折成的骑缝钉从跖侧向背侧固定。
- 检查并确认前足畸形已得到矫正(技术图6C)。

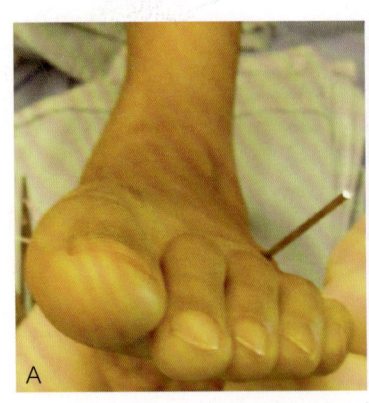 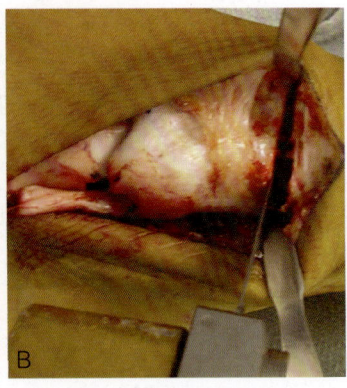 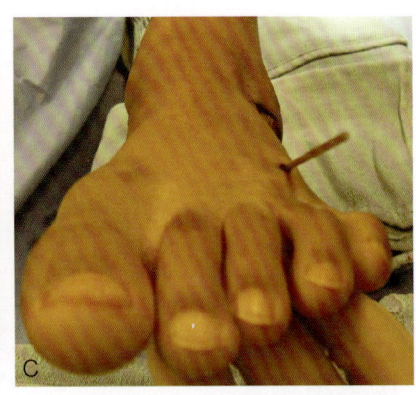

技术图6 A. 在后足畸形及跟腱挛缩矫正后需要对前足旋转畸形进行评估。在这病例中，前足旋后，需要对前足进行截骨。B. 内侧楔骨中部以跖侧为基底的闭口楔形截骨可以矫正前足旋后畸形。C. 前足畸形得到矫正（经允许引自Mosca VS. Calcaneal lengthening osteotomy for valgus deformity of the hindfoot. In: Tolo V, Skaggs D, eds. Master Techniques in Orthopaedic Surgery: Pediatric Orthopaedics. Philadelphia: Lippincott Williams & Wilkins, 2008:263-276）。

要点与失误防范

指征	柔韧性平足是一种正常足部形态，罕见引起疼痛或功能障碍。如伴随跟腱或腓肠肌挛缩，可能会导致中足内下方和/或跗骨窦区活动痛。手术的绝对适应证是因疼痛而不能享受喜爱的活动而且长时间保守治疗无法缓解的疼痛
跟骨截骨部位	尽管只有60%的人距下关节的前、中关节面是分开的，但术者应当试图寻找距下关节前、中关节的间隙，做关节外截骨
外侧软组织处理	术者延长腓骨短肌及小趾展肌腱膜，有利于截骨骨块之间的牵张。不延长腓骨长肌，因为后者是跖屈内侧前足。延长足外侧柱导致腓骨长肌相对短缩，但这样可以跖屈前足来矫正旋后畸形
保护跟骰关节	跟骨截骨被牵开后会导致跟骰关节意外半脱位，这可以在截骨牵开前逆行贯穿1枚斯氏针通过关节中部进行预防
前足旋后畸形	术者不应该忽视前足畸形。这需要在后足畸形矫正后，术中进行评价。残留显著未矫正的前足旋后畸形会导致两点负重，而不是正常的三点负重，足缺少第1跖骨头的支撑。如果不处理，会导致后足外翻畸形复发。一旦发现，可采用内侧楔骨以跖侧为基底的闭口楔形截骨来治疗结构性的前足旋后畸形
跟腱或腓肠肌挛缩	这会导致正常柔性平足转为疼痛性平足。挛缩的肌腱需要进行延长

术后处理

- 可吸收缝线关闭切口。
- 使用良好衬垫的非负重的短腿石膏固定，并两边锯开以备夜间消肿。
- 带石膏摄片（图5）。
- 使用石膏材料将锯开的石膏重新包绕后，次日出院。
- 8周内，患者采用膝下石膏制动，且患肢不允许负重。
- 6周后拆除石膏并拍摄模拟站立前后位、侧位片，并拔除斯氏针。再使用非负重膝下石膏管型固定。
- 2周后再次去除石膏，并拍摄最后模拟站立前后位、侧位片。
- 酌情使用市售足弓垫。
- 很少需要物理治疗。

结果

- 跟骨延长截骨术是矫正平足畸形手术方法中长期随访结果最好的。
- 已经被证明能矫正非常严重的后足外翻畸形的所有方面，恢复距下关节功能，缓解症状。而且至少从理论上讲，能防止踝关节与跗中关节发生早期退变性关节炎，避免关节融合。

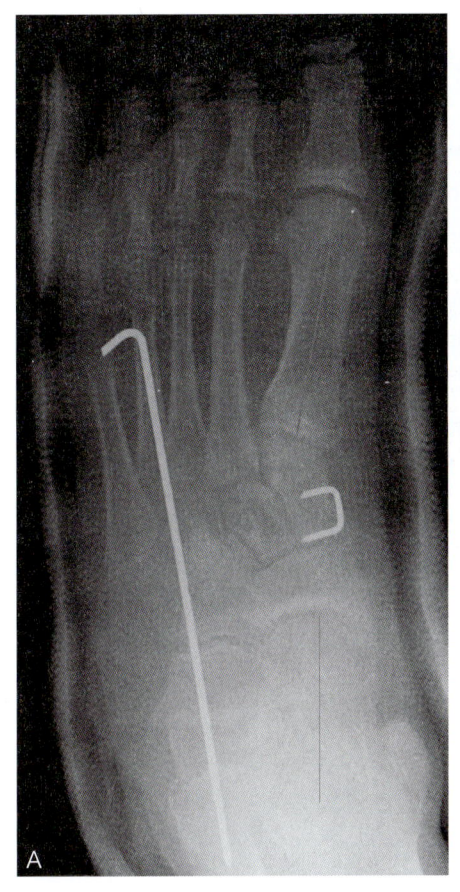
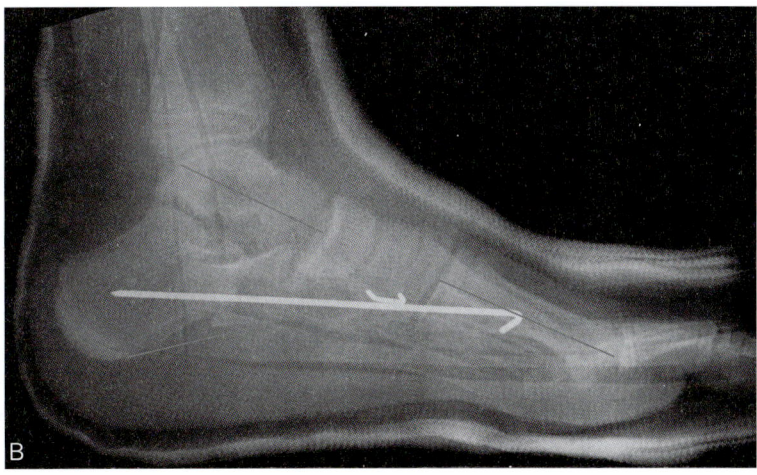

图5 在双瓣石膏固定中的最终摄片。A. 在正位像上，注意距舟关节外旋畸形得到矫正的情况也可以通过测量距骨－第1跖骨轴线夹角来衡量。B. 侧位像显示距骨背伸、距舟关节顺列、距骨－第1跖骨夹角矫正、跟骨倾斜角正常（经允许引自 Mosca VS. Calcaneal lengthening osteotomy for valgus deformity of the hindfoot. In: Tolo V, Skaggs D, eds. Master Techniques in Orthopaedic Surgery: Pediatric Orthopaedics. Philadelphia: Lippincott Williams & Wilkins, 2008:263-276）。

并发症

- 当跟骨截骨受到牵张，会发生跟骰关节半脱位。这可以通过延长腓骨短肌、松解小趾展肌腱膜、松解跖侧跟骨骨膜及足底长韧带（不是跖筋膜）来避免。也可在截骨牵张前，将克氏针逆行贯穿跟骰关节固定。
- 畸形矫正不彻底。这可以通过采用前文介绍的步骤、松解整个背侧距舟关节囊来避免。术者应当使用足够长的移植骨使距骨与第1跖骨的轴线平行，可以在术中通过透视确认，如使用微型透视机。
- 通过跟腱延长或腓肠肌腱延长可避免持续性马蹄足。
- 持续性前足相对后足旋后畸形可在跟骨延长及跟腱延长术后在台上明确。它可采取内侧楔骨跖侧为基底的闭口楔形截骨术进行矫正。
- 后足畸形复发可通过严格遵照所描述的手术步骤逐一完成，并且同时矫正前足旋后畸形和马蹄畸形[1-6]。

（鲍琨 译，张彦 审校）

参考文献

[1] Evans D. Calcaneo-valgus deformity. J Bone Joint Surg Br 1975; 57(3):270-278.

[2] Mosca VS. Calcaneal lengthening for valgus deformity of the hindfoot. Results in children who had severe, symptomatic flatfoot and skewfoot. J Bone Joint Surg Am 1995;77(4):500-512.

[3] Mosca VS. Calcaneal lengthening osteotomy for valgus deformity of the hindfoot. In: Tolo V, Skaggs D, eds. Master Techniques in Orthopaedic Surgery: Pediatric Orthopaedics. Philadelphia: Lippincott Williams & Wilkins, 2008:263-276.

[4] Mosca VS. Flexible flatfoot and skewfoot. In: McCarthy J, Drennan J, eds. The Child's Foot and Ankle, ed 2. Philadelphia: Lippincott Williams & Wilkins, 2010:136.

[5] Mosca VS. Principles and Management of Pediatric Foot and Ankle Deformities and Malformations. Philadelphia: Wolters Kluwer Health/ Lippincott Williams & Wilkins, 2014.

[6] Mosca VS. The foot. In: Morrissy RT, Weinstein SL, eds. Lovell and Winter's Pediatric Orthopedics, ed 7. Philadelphia: Lippincott Williams & Wilkins, 2014:1388.

第118章 跟腱切开延长术
Open Lengthening of the Achilles Tendon

Anna V. Cuomo, Norman Y. Otsuka, and Richard E. Bowen

定义

- 跟腱、腓肠肌复合体（小腿三头肌）短缩，会导致跟骨相对胫骨的下垂（跖屈）。
- 下垂畸形可能是先天性，也可能是获得性的；可能是动力性的，也可能是僵硬性的。
  - 动力性畸形可通过被动活动矫正。
  - 僵硬性或固定性畸形无法矫正。
- 跟腱或腓肠肌挛缩常伴有其他软组织挛缩。

解剖

- 腓肠肌两个头分别起自股骨远端内、外髁。
  - 肌纤维止于小腿中部肌肉-肌腱交界处。
- 从这里，小腿后侧肌腱纤维形成跟腱并向远端延伸。
- 跟腱在近端为扁平，当其内旋90°止于跟骨后1/3前，横断面为圆形。
  - 旋转使跟腱中部内侧纤维进入跟骨后部（图1）。
- 跟腱止点为三角形，小部分纤维走向远端并与跖筋膜连接。
- 跟腱的血供是有限的。
  - 近端部分血供来自腓肠肌穿支。
  - 远端部分血供来自肌腱-骨界面穿支。
  - 没有滑膜鞘。实际上，包绕的腱旁膜，由疏松结缔组织构成，通过胫后动脉及小部分腓动脉穿支，提供了剩余肌腱的血供[2]。
- 跟腱止点处有两个滑囊。
  - 一个位于皮下，在皮肤与跟腱之间；另一个位于深层，在跟腱与跟骨之间。

发病机制

- 目前对先天性足下垂的发病原因了解较少，且常伴有其余肢体畸形，如畸形足或先天性垂直距骨。
- 继发于脑瘫后肌肉痉挛或不平衡而获得的足下垂，导致跟腱或腓肠肌挛缩。
  - 在痉挛性四肢瘫患者中，肌力不平衡及痉挛会导致足下垂扁平外翻畸形。
  - 在痉挛性偏瘫患者中，肌力不平衡及痉挛会导致足下垂或足下垂外翻畸形。
- 在Duchenne肌萎缩患者中出现的足下垂畸形，代偿性平衡有助于维持患者行走。
- 严重烧伤以及瘢痕挛缩、烧伤后体位、小腿前方肌肉丧失或僵硬瘢痕中胫骨持续生长，都会引起创伤后足下垂[3]。
- 胫距关节囊及距下关节囊粘连，距距关节面异常也会造成背伸受限及足下垂畸形[7]。

自然病程

- 固定的足下垂畸形不会自行得到纠正，且需要规则地拉伸、手术干预或两者皆需[4]。
- 足下垂伴脑瘫是逐步发展的。尽管可采用保守及手术治疗，畸形仍会因为持续性痉挛、肌力不平衡或肢体生长而复发。
- 足下垂畸形导致步态异常，这是由于站立终期异常的踝关节活动度及跖屈范围降低所致。这会导致慢性疼痛，穿鞋适应差，前足底老茧及过敏患者出现皮肤溃疡。

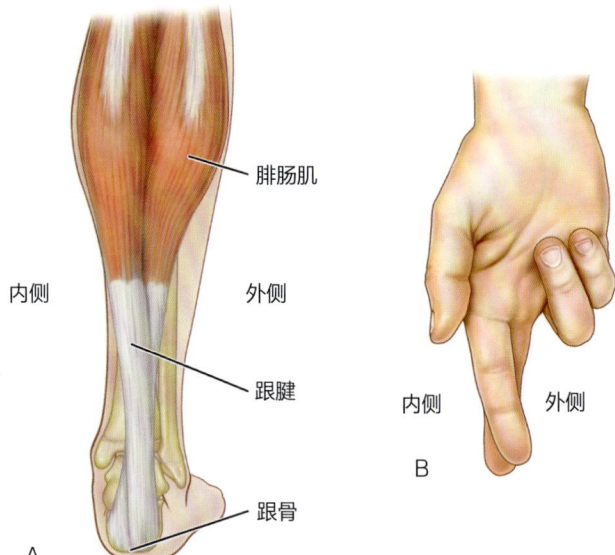

图1　A. 跟腱后面观，显示跟腱纤维由后侧向内、由前向外旋转90°。B. 可以通过简单记忆，其类似交叉的示指及中指。

病史和体格检查

- 出生史可以揭示妊娠或围生期并发症,如创伤性脑损伤或缺氧史,这些都是脑瘫的高危因素。
- 家族史可以揭示遗传性神经肌肉疾病或特发性足趾行走。
- 行走时间延迟可以提示存在静态神经疾病如脑瘫,行走功能退化提示渐进性神经肌肉疾病如肌肉萎缩或Rett综合征。
  - 足下垂的发病年龄由致病条件的类型以及严重度决定。
- 创伤性足下垂,尤其是烧伤后,需要考虑下述问题:软组织丢失的严重程度、治疗类型、制动时间及皮肤溃疡等,以此来评价瘢痕严重程度及覆盖皮肤的质量。
- 体检应当包括整个下肢的完整检查,找寻髋、膝、后足及前足的伴随畸形。
- 患者仰卧于体检床上。重要的是,床必须要有一定硬度,这样不会掩盖其余挛缩。腰骶椎、骨盆、髋部、膝关节的排列和被动运动的范围必须分别检测,因为足下垂可能是机体存在多处共存的挛缩时产生的功能性代偿[9]。
  - 踝关节活动度:缺少背伸为踝关节下垂。
  - Silfverskiöld试验:阳性体征提示单独腓肠肌挛缩。这通常出现在膝关节伸直踝下垂,而当膝屈曲时得到改善。
  - 触摸跟腱:跟腱紧张提示腓肠肌复合体痉挛或跟腱挛缩。当背伸到最大限度而跟腱仍缺乏紧张度则提示胫距关节畸形或胫距关节囊后部收缩。
  - 触摸胫后肌及腓骨肌:拉紧的肌腱提示踝下垂挛缩导致的受累肌肉肌腱额外挛缩或挛缩。
  - 踝阵挛:超过两次的阵挛为异常,并提示腓肠肌痉挛或上神经元损伤。
  - 前足的检查非常重要因为某些独立的严重的前足下垂会有后足下垂的临床表现。侧足站立X线片能够在体检结果不明确时提供更多信息。前足下垂在遗传性运动性和感觉性神经元病变的患者中非常常见。
- 如果患儿可以行走,检查者应该观察患者在客厅或大面积地点的步态,在那些地点患儿既能走又能跑。
  - 去除袜子、鞋及衣服等位于膝下的服饰。
  - 最好从后方观察后足排列。
  - 足前进角(足轴线与前进轴线)及任何伴随的冠状面异常,如剪刀步态(髋关节过度内收步态)、膝前进角和骨盆旋转,这些最好都从前方观察。
  - 踝下垂和其他伴随的矢状位异常,如屈膝步态(髋和/或屈曲挛缩)或膝关节僵硬步态(摇摆期膝关节活动度下降),最好从侧面进行观察。
    - 在轻度足下垂中,正常的跖屈足后跟-足趾步态被站立期早期抬起步态代替。脑瘫患者轻微畸形通常可以在跑步时发现。严重足下垂,着地时足跟与地面无法接触。
    - 下垂内翻或下垂扁平外翻畸形将造成行走时足外侧或内侧接触地面。在接触点出现胼胀或疼痛。
- 脑瘫伴随的肌肉痉挛或挛缩应当通过合适的手法检查被诊断,这些检查会在相关的章节中介绍。

影像学和其他诊断性检查

- 需要患肢负重前后位及侧位平片。
  - 距骨、跟骨及骰骨的骨化中心在婴儿时便出现。舟骨骨化中心在3~4岁才会出现。
  - 足下垂会导致侧位胫跟角变小。正常值为25°~60°。存在部分骨化中心的儿童,这个角度很难测量。
  - 尽管通常伴有后足内翻,足下垂会导致侧位距跟角(距骨长轴线与跟骨跖侧面的夹角;图2)变小。正常角度为25°~55°。
  - 骨性异常,如距骨穹扁平或距骨颈前方、胫骨远端前方骨刺,也会造成踝关节下垂挛缩。

鉴别诊断

- 先天性足下垂。
  - 马蹄内翻足(畸形足)。
  - 扁平外翻足。
  - 先天性垂直距骨。
  - 关节挛缩症。
  - 胫骨半肢畸形。
- 获得性足下垂。
  - 神经肌肉性。
    - 脑瘫。
    - 脊髓脊膜突出症。

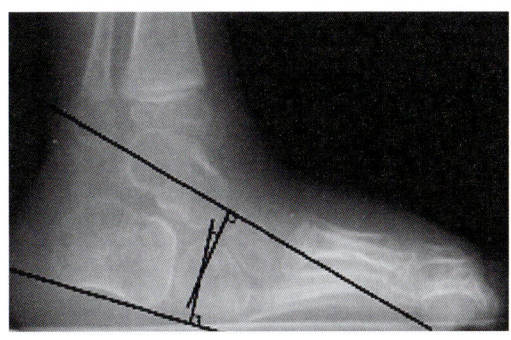

图2 测量侧位距跟角。正常值为25°~55°,足下垂时降低。

- 遗传性运动性和感觉性神经元病。
- 脊髓肌肉萎缩。
- 骶骨发育不全。
- Rett综合征或其余遗传性神经肌肉疾病。
- 创伤后导致的足下垂。
  - 创伤后瘢痕挛缩。
  - 创伤后体位。
  - 小腿前肌肉丧失。
  - 胫骨在硬痂中持续生长。
- 其他。
  - 特发性足趾行走。
  - 青少年关节病。
  - 自闭症。

非手术治疗

- 不少足下垂儿童继发跟腱或腓肠肌-比目鱼肌复合体挛缩可以通过保守治疗获得成功。
  - 这可以通过3~6周或更长时间的系列石膏达到矢状位中立排列。
  - 保守治疗的成功有赖于患者年龄、畸形严重程度及足下垂的原因。
- 足下垂及脑瘫患者，早期手术治疗的结果无法预计，有较高的复发率。
  - 由此，手术治疗通常延迟至6岁以后，之前进行保守治疗。
- 跟腱拉伸的物理治疗有助于矫正并且维持矫正足下垂畸形。
  - 拉伸的有效性有赖于拉伸的时间及频率。
- 脑瘫和动力性足下垂儿童使用踝-足矫形鞋（AFO）可作为保守治疗的有效辅助。
- 肉毒毒素A(BtA)被证实至少同系列石膏一样有效，且副作用较少，作用时间较长[1]。
  - 系列石膏及物理治疗可作为BtA注射的补充。
- 如果希望增加协调性，口服使肌肉放松的药物如巴氯芬、地西泮、丹曲林钠及替扎尼定，对选择性脑瘫患者有效。

手术治疗

- 手术指征包括固定的踝关节下垂，不随膝关节屈曲或伸直而改变，且会影响步态。
  - 临床困难包括：负重疼痛、足趾行走、前足足底老茧、矫形器适应性差或中足足底疼痛。
- 对于固定足下垂在伸膝时出现而屈膝时消失的病例，可单纯对腓肠肌进行手术。
- 尤其是脑瘫患者，手术治疗足下垂包括共同治疗所有骨盆及下肢畸形，尤其胭绳肌挛缩[6]。

术前计划

- 覆盖皮肤的质量对于切口顺利愈合是至关重要的，在术前计划中需要认真考虑。
  - 如果皮肤弹性不充分，需要不完全矫正及分期手术或术后分期石膏。
  - 在严重创伤后病例中，软组织丧失及明显瘢痕，需要额外的组织转移操作。
- 在脑瘫伴有严重痉挛患者中，麻醉下进行体检有助于明确足下垂畸形是动力性的还是固定的，因为治疗瘫痪药物在麻醉下能缓解痉挛。

体位

- 患者采用仰卧位或俯卧位。
  - 俯卧位可以更好地暴露胫距及距下关节囊，但需要在髋及膝处仔细铺垫（图3）。
  - 笔者建议行单纯跟腱延长时采用仰卧位。
- 大腿上使用止血带。
- 止血带远端肢体进行消毒准备。
  - 如果需要对其他伴随软组织肌腱进行延长，根据额外的步骤进行摆放体位及准备。

入路

- 为了避免术后伤口并发症，推荐使用跟腱前内侧缘直切口。
  - 这可以降低切口裂开的概率，因为覆盖皮肤的最薄部分在跟腱后侧且应该保持完整。
  - 在滑动技术中，只暴露跟腱切断部分的改良入路也可以采用。
- 切开跟腱滑动技术，由White[10]首先提出，采用部分切断近端、内侧和远端、前侧腱腱。在切断处之间的90°旋转跟腱纤维区域在跟腱延长后依然保持其完整性（图4A）。
- 另一种经皮的切开跟腱滑动延长技术有Hoke[5]提出。

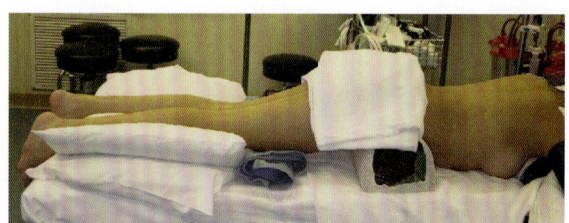

图3　麻醉期间，患者采用俯卧位，并在髋、膝下垫手术垫。

这种方法中需要做3个纵行切口。第1个切口位于跟腱止点的中部,刀锋转向内侧以切开跟腱的内侧半。第2个切口位于第2个切口近端0.5～1 in(1～2 cm),将跟腱的外侧半切开。第3个切口距离第2个切口0.5～1 in(1～2 cm),将跟腱的内侧半切开。将这3个切口处的跟腱分别切开一半后,在足部轻轻用力,可以使跟腱纤维之间相对发生滑动从而使跟腱轻度延长。

- 改良切开跟腱滑动延长技术降低了皮肤切口长度,且可以使用同样的跟腱延长技术。
- 切开跟腱Z字形延长使用与改良入路相同的切口及关闭方法。这里,整个跟腱切口为Z字形(图4B),并将跟腱两端相互缝合。

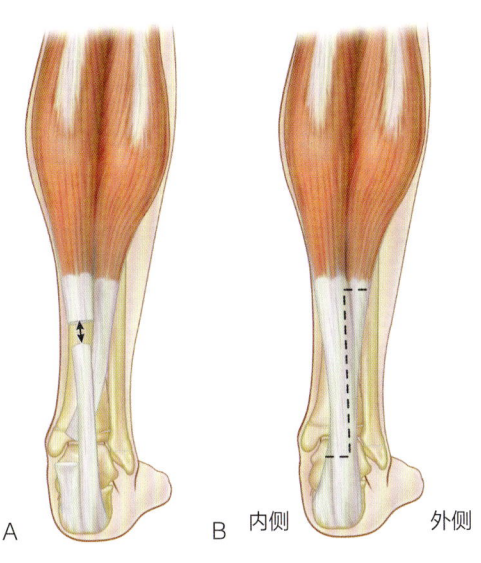

图4 A. 跟腱后面观显示跟腱远端前侧及近端内侧切开,并在背伸时滑动跟腱纤维。B. 后面观跟腱计划切口以达到Z字形延长。

切开跟腱滑动延长

- 切口位于跟腱前内侧缘。
  - 皮肤切口起自跟腱止点近端(技术图1A),继续向近端到达跟腱近端延伸部。
- 沿着切口锐性分离皮下脂肪。这里没有血管神经束,切口可以一直深入到包绕跟腱的腱旁组织鞘,切开腱旁膜鞘后形成一小开口。
  - 保持腱旁组织与皮下脂肪不分离,这样能保留对跟腱周围组织的血供并减少术后切口并发症。
- 插入新刀片,冠状面上位于跟骨近端,在远端跟腱前2/3与后1/3交界处,向下切割边缘(技术图1B)。

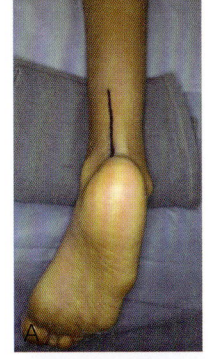 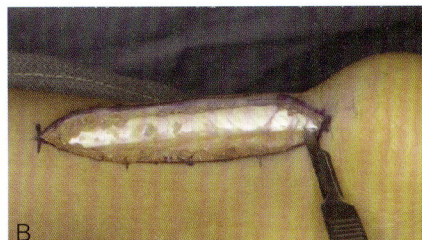 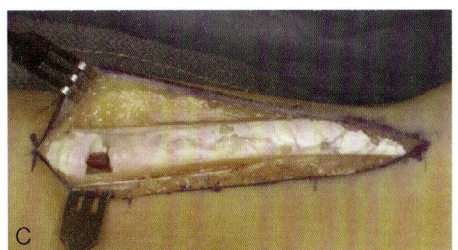

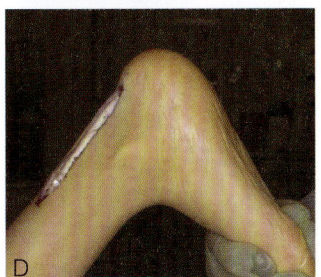

技术图1 A. 计划切口沿着跟腱前内侧缘。B. 完全暴露跟腱,向下切割边缘的刀片于冠状面插入跟腱,于跟腱前2/3与后1/3交界处分离跟腱。C. 横行分离近端跟腱内侧2/3,并慢慢背伸踝关节来分离跟腱纤维。D. 踝关节背伸至预期位置。

- 旋转刀片,向前切开边缘并横行分离跟腱前2/3。
- 明确所暴露跟腱的最近端部分。
  - 同样的,横行分离跟腱内侧2/3,注意避免损伤下面的比目鱼肌纤维(技术图1C)。
- 保持固定压力慢慢背伸足,造成跟腱分离部分相互滑移,直至到达踝关节背伸10°(技术图1D)。
- 关闭伤口时,即便出现周围组织带来的新张力,也要保持矫正后的位置。
  - 避免过度张力,那会出现皮肤完全变白,导致皮肤坏死。
- 使用可吸收缝线,疏松、简单、间断缝合皮下脂肪。之后使用连续缝合皮下组织关闭切口。
- 尽管术后建议使用长腿石膏,但笔者选择短腿石膏,并将踝关节与距下关节置于中立位。

改良切开跟腱滑动延长

- 像前文描述一样辨认跟腱前内侧缘,用笔画出需要的手术切口。
  - 这有助于确认两个切口的排列,避免背伸后伤口产生台阶或皮肤张力过高。
  - 使用皮肤刀片,在皮肤画线的远、近端制造两处短的纵行切口(技术图2)。
- 像先前描述的那样,远、近端切口处,锐性切开覆盖组织直至跟腱,并部分分离各自暴露的跟腱。
- 像最初的切开延长技术,提供轻微的压力慢慢背伸足,造成分离的跟腱向着对侧慢慢滑移,直至背伸到达10°。
- 关闭皮下组织及皮肤,并提供短腿或长腿石膏固定。

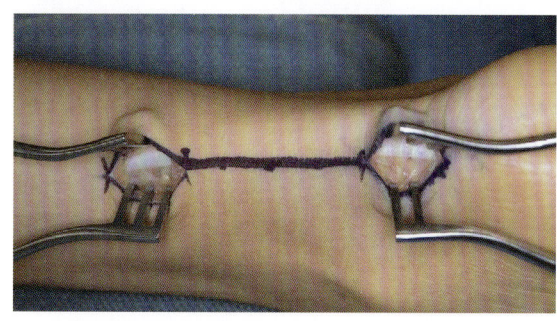

技术图2 像广泛切开那样标记切口,但只做远、近端各2 cm切口来暴露跟腱内侧。

切开跟腱Z字形延长

- 当通过前内侧入路暴露完整跟腱后,轻微将最远端内侧组织牵向前方,保护下方的神经血管结构。
- 矢状面上将新的15号刀片纵行插入跟腱中心。将刀片深深插入跟腱直至达到明显松解,并将其完全切断。
  - 也可以使用小骨刀放于跟腱前缘,刀片可以安全地切开整条跟腱直至金属与金属接触。
- 将切口延至远端直至到达跟腱止点(技术图3A)。
- 不要移除刀片,向内侧旋转刀片90°,做轻微摆锯样运动,横行分离跟腱内侧部分。
- 之后,可以安全松解内侧结构的牵拉部分。
- 将刀片回到近端跟腱起点,并向近端分离跟腱直至达到合适的长度。
  - 这通常累及2/3跟腱,但更重要的是预期的跟腱长度及两断端之间的重叠。
  - 注意需要沿着跟腱中线切割。
- 在横断面上完成分离跟腱外侧部分(技术图3B)。
- 此时,整个跟腱分离成Z形(技术图3C)。
- 背伸踝关节至中立位。在中等张力下,利用不可吸收缝合线缝合跟腱断端。
  - 可通过多根间断单纯缝合或垂直褥式缝合(技术图3D)。
  - 此外,可以切除断端的重叠部分从而使断端更好对合。多种跟腱内缝合或腱鞘缝合技术可以用来缝合断端。笔者推荐腱内缝合技术,因为这样可以减少暴露在外部的缝线,从而减少缝线导致的炎症反应。其中最简单的一种缝合技术就是改良Kessler缝合(锁边缝合;技术图3E)。
- 使用上述讨论过的长腿或短腿石膏。

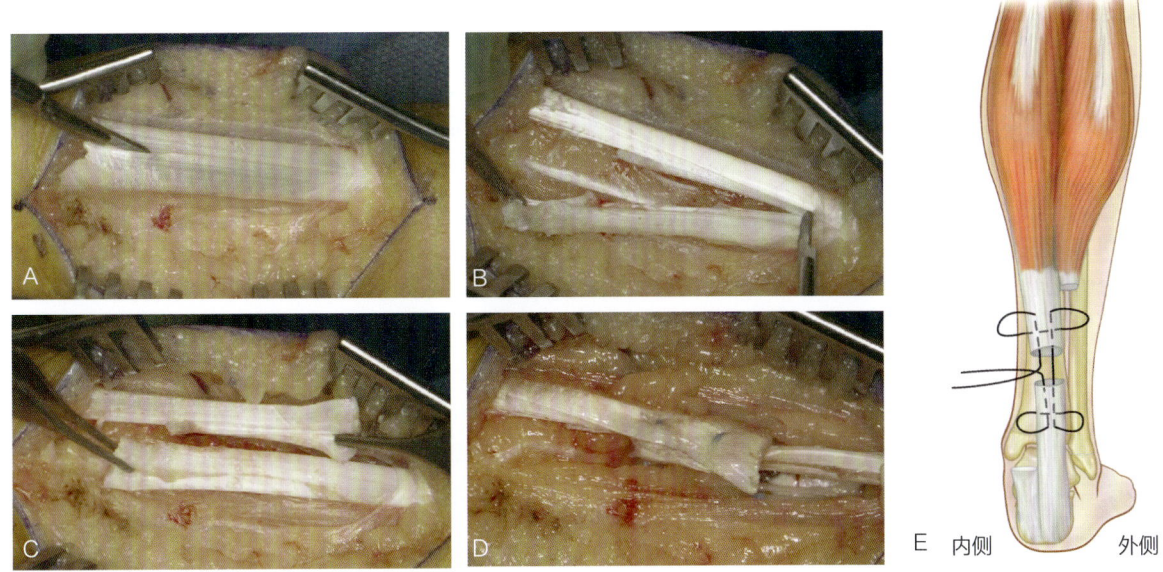

技术图3 A. 完整暴露跟腱,在矢状面上使用刀片分离内、外侧跟腱。B. 暴露整个跟腱并Z字形切开。C. 背伸踝关节至合适部位并重叠跟腱。D. 重叠的跟腱断端采用垂直褥式缝合。E. 此外,跟腱断端也可以进行端端吻合。Z字形切开后去除过多的重叠跟腱,并用不可吸收缝线采用Kessler法缝合残端。

要点与失误防范

无法评估伴随挛缩	• 所有伴随挛缩,尤其在脑瘫患者中,应该评价能达到怎样的手术效果
手术指征	• 患者若Silfverskiöld试验阳性,不应行跟腱延长
过度延长	• 切开Z字形延长中,踝关节背伸位或不合适的张力下缝合跟腱会导致过度延长 • 在滑动延长中,背伸踝关节>10°会导致过度延长
伤口愈合问题	• 不要将腱旁膜从后侧覆盖在其上方的皮下组织上分离 • 后侧皮肤挛缩应该在术中进行组织转移或术后采用矫形系列石膏
矫正不合适	• 严重足下垂畸形通常需要同时松解后侧距下关节囊及胫距关节囊;延长胫后肌腱及腓骨肌 • 无法将Z字形切开延伸至跟腱最近端会导致跟腱长度不足,导致矫正不良 • 在滑动延长中,伸膝时且距下关节内翻时无法背伸踝关节至10°,会导致矫正不良
翻修手术	• 正常跟腱螺旋90°的结构在术后发生改变,而切开跟腱Z字形延长是翻修时的指征

术后处理

- 合适的术后急性期疼痛控制是必要的。这既可以使患儿感到舒适，又可以减少额外的肌肉痉挛，肌肉痉挛会改变术后矫正的疗效。
  - 由于神经肌肉疾病患儿可能存在交流障碍，需要推测其可能发生的疼痛，并使用吗啡、肌松药等缓解患儿的疼痛症状。
- 尽可能高地抬高患肢，一般需要维持2～3日，直至水肿消退。
- 如果患儿采用跟腱滑动延长，则在可以忍受的情况下鼓励行走及负重。
- 患者接受切开Z字形延长，应该接受非负重石膏直至跟腱完全愈合(6周)。
- 当石膏移除后，根据诊断决定患者是否需要行术后理疗或使用踝-足矫形器。

结果

- 术后延长后获得背伸，从术前平均跖屈25°到术后背伸8°，足弓活动没有明显改变。
- 80%～90%患者矫形后能维持7年[4]。

并发症

- 切开跟腱延长后，不足2%会出现跟骨外翻畸形。
- 畸形复发通常出现在神经肌肉疾病患者，尤其是持续痉挛及正常胫骨生长。
  - 矫正术后，18%双侧瘫患儿及41%偏瘫患者可能复发。
  - 行走患者维持矫正的能力要优于无法行走者。
  - 复发更容易发生在4岁及4岁以下患儿中[8]。
- 切口裂开及坏死发生率并不高。
  - 这将是灾难性的，因此，这将被认为是潜在并发症。

(邹剑 译，张彦 审校)

参考文献

[1] Ackman JD, Russman BS, Thomas SS, et al. Comparing botulinum toxin A with casting for treatment of dynamic equinus in children with cerebral palsy. Dev Med Child Neurol 2005;47:620-627.

[2] Ahmed IM, Lagopoulos M, McConnell P, et al. Blood supply of the Achilles tendon. J Orthop Res 1998;16:591-596.

[3] Carmichael KD, Maxwell SC, Calhoun JH. Recurrence rates of burn contracture ankle equinus and other foot deformities in children treated with Ilizarov fixation. J Pediatr Orthop 2005;25:523-528.

[4] Damron TA, Greenwald TA, Breed AL. Chronologic outcome of surgical tendoachilles lengthening and natural history of gastrocsoleus contracture in cerebral palsy. A two-part study. Clin Orthop Relat Res 1994;(301):249-255.

[5] Hoke M. An operation for stabilizing paralytic feet. J Orthop Surg 1921;3:494-507.

[6] Karol LA. Surgical management of the lower extremity in ambulatory children with cerebral palsy. J Am Acad Orthop Surg 2004;12:196-203.

[7] Mary P, Damsin JP, Carlioz H. Correction of equinus in clubfoot: the contribution of arthrography. J Pediatr Orthop 2004;24:312-316.

[8] Rattey TE, Leahey L, Hyndman J, et al. Recurrence after Achilles tendon lengthening in cerebral palsy. J Pediatr Orthop 1993;13:184-187.

[9] Rome K. Ankle joint dorsiflexion measurement studies. A review of the literature. J Am Podiatr Med Assoc 1996;86:205-211.

[10] White WJ. Torsion of the Achilles tendon: its surgical significance. Arch Surg Am 1943;46:784.

第119章 胫后肌腱劈分转位术
Split Posterior Tibial Tendon Transfer

David A. Spiegel and James J. McCarthy

定义

- 下垂内翻畸形包括后足下垂及内翻,由足内翻(胫后肌、胫前肌或两者)及外翻不平衡导致。
- 畸形可通过行走和(或)穿矫形鞋矫正。
- 劈分转位术用于痉挛性肌肉失衡的患者,以防止过度矫正或产生反向畸形,通常适用于患有痉挛性偏瘫的脑瘫儿童[1]。该手术矫正畸形的同时,增加了肌肉的强度。相反,由于脊髓灰质炎或其他原因而具有下垂内翻畸形的患者,通过转移整个肌肉来治疗以增加所选肌肉群的强度。

解剖

- 胫后肌起自胫骨、骨间膜及内侧腓骨的后外侧面。
  - 尽管主要止点位于舟骨结节,纤维也进入楔骨、第2~4跖骨、骰骨及载距突。
- 腓肠肌起自股骨远端后面,其肌腱与比目鱼肌共同形成跟腱,止于跟骨结节后侧。
- 比目鱼肌起自腓骨上1/3后侧部分、胫骨与腓骨之间的纤维弓及胫骨后部。沿着后侧的宽阔腱性部分与腓肠肌一起形成跟腱。

发病机制

- 畸形由跖屈-内翻(强)与背伸-外翻(弱)的肌肉不平衡引起。胫后肌、胫前肌或两者痉挛可能会导致肌力不平衡。

自然病程

- 畸形开始为动力性,体检时存在正常活动度。
  - 长时间后发展为肌静力收缩,表现为无法达到正常活动度。
  - 随着生长发育,可能会导致骨性畸形,如后足内翻。
- 下垂内翻畸形可能由站立期及摇摆期的病理性改变引起,包括摇摆期清除损伤、摇摆终末期足无法复位、站立期稳定性丢失。

病史和体格检查

- 患者表现为严重步态紊乱,伴或不伴疼痛,可能出现穿矫形鞋困难。
- 疼痛是由足底异常应力分布引起,且常集中在第5跖骨远端及足外侧缘。外侧可见到硬结。
- 复发性踝关节扭伤会出现在后足内翻时。
- 除了脊柱及四肢的全面检查,体检还应集中在步态分析、不同肌肉组的痉挛程度、足与踝的活动度(主动及被动)及运动控制敏感性。
- 步态分析观察集中在行走摇摆期及站立期时足与踝的排列。
  - 在摇摆期,足内翻并跖屈,这会有损清除率。
  - 摇摆中期,无法维持足中立跖屈-背伸可能会导致肌力下降(胫前肌)、肌肉痉挛(胫前肌、胫后肌、腓肠肌)或固定下垂内翻畸形。
  - 摇摆终末期,足没有到达负重前的位置。
  - 初期接触常出现在前足外侧(无后跟接触),或出现在足外侧缘,且足变为内翻,对站立期时稳定性产生干扰。
  - 马蹄内翻畸形也可导致足尖内指步态(向内足前进角)。
- 应记录是否出现肌肉痉挛及痉挛程度。
  - 改良Ashworth评分是最常用的评级系统。轻度拉伸测量每块肌肉,如外翻足来评价胫前肌痉挛、背伸足来评价腓肠肌复合体。
  - 可能的话,对不同肌肉的肌力进行评级。
- 测试被动活动范围以明确畸形是动力性(被动活动范围正常)或肌静力性(被动活动受限)。
  - 椅子上检查可以有效评价活动度。在麻醉下检查能提供包括痉挛性在内的最精确评估,这种检查通常在手术时进行,并制订最终治疗计划。
  - 如患者存在下垂内翻畸形,检查集中在被动外翻及背伸程度上。下垂挛缩通常是腓肠肌受限但也有可能累及比目鱼肌。

- Silfverskiöld 试验用来评价究竟是腓肠肌复合体的哪个部分引起下垂挛缩，以及屈膝、伸膝时的踝关节被动活动度。伸膝时背伸受限表示腓肠肌与比目鱼肌绝对挛缩。屈膝时放松腓肠肌可以评价比目鱼肌。
- 脑瘫儿童的运动控制敏感性通常受到损伤，且远端运动组受累程度重于近端组。敏感性试验是要求患者收缩单一肌肉并进行对抗。如果患者能区分肌肉，且没有发现伴随同侧肢体其余肌肉一起活动，说明存在合适的敏感性。最常见的是，在进行单独肌肉测试时，能引出 1 块以上肌肉或整个肢体共同活动。

影像学和其他诊断性检查

- 尽管并不常规需要影像学资料，足部平片对固定畸形的诊断有一定帮助。
  - 需要负重前后位片及侧位片，Harris 后跟位也能评价负重位时后足内翻程度。
- 在许多中心，利用仪器运动分析（步态分析）来辅助手术计划。
  - 慢动作视频是评估的一个重要部分，并能对观察性步态分析的发现加以补充。
  - 肌电图（EMG）监测整个步态周期中胫后肌及胫前肌的电活动，判断是否有肌肉不活动或是否在整个周期中持续活动（最常见）。评估胫前肌时可使用表面电极，而监测胫后肌时需要细针电极。
  - 最近研究表明，由胫后肌导致的畸形为 33%，胫前肌为 34%，两者为 31%[9]。
  - 足压描计中的发现包括：中足外侧压力增加、最初接触时后跟压力降低，以及站立期足外侧缘压力增加。

非手术治疗

- 物理治疗的特殊方面包括：拉伸训练来维持或增加活动度、力量训练来减少动力肌不平衡。
- 常需要踝-足矫形鞋来维持行走时踝及后足的排列。
  - 在摇摆期，矫形装置维持足于中立位，为足触地做准备，并促进站立期时的稳定性。
- 夜间支具有助于防止肌静力萎缩。
- 于胫后肌、腓肠肌或两者中注入肉毒素 A，在 3~6 个月内引起可逆性化学去神经化来减少痉挛。
  - 除了减少动力性肌不平衡，痉挛时临时复位也有易于拉伸训练、提高支具耐受性，延迟手术干预。

手术治疗

- 当畸形影响行走、干扰支具或两者皆有时，需要采用手术治疗痉挛性下垂内翻足。
- 肌腱转位的目的在于平衡作用于后足的肌肉，并使后足在步态摇摆期及站立期维持中立位。肌腱劈裂转位操作同整条肌腱转位相同，存在明显过度矫正风险。
- 正常的被动运动范围是先决条件。如果存在固定软组织或骨畸形，可能需要行肌肉延长、伴或不伴截骨，来恢复正常活动范围及对位关系。
- 虽然使用动态肌电图的仪器化运动分析将使治疗外科医生能够识别胫骨后肌，胫骨前肌或两者是否有助于畸形，但这种技术并不总是可用的。对于胫骨后肌腱手术的临床适应证，包括在步态的站立和摆动阶段的后足内翻。相反，胫骨前肌的过度活动通常在摆动阶段产生足中/前足的内翻/外旋。
- 有学者建议将该手术推迟至至少 4~6 岁后进行。最近证据提示，如果 8 岁前采用手术治疗，则存在较高的复发率。因此，尽可能延迟至 8 岁后进行肌腱劈裂转位术是有益的[2]。
- 胫后肌延长术对轻度畸形可能是合适的，特别是在年轻患者中。技术包括肌腱远端 Z 字形延长或近端肌间推进。如果先前已经行 Z 字形延长，则行肌腱劈裂转位可能是非常困难的。
- 一些技术被用来描述如何进行胫后肌劈裂转位。
  - 最常见的包括将劈裂肌腱（胫骨及腓骨后侧）转至腓骨短肌的止点或外踝后侧。这种方法主要集中在平衡内外翻，但不能解决背伸无力（图 1）。
  - 当主动背伸不足时可考虑其他方法，包括劈裂肌腱向前穿过骨间膜至腓骨短肌（图 2A、B）或外侧楔骨（图 2C）。

第119章 胫后肌腱劈分转位术 1033

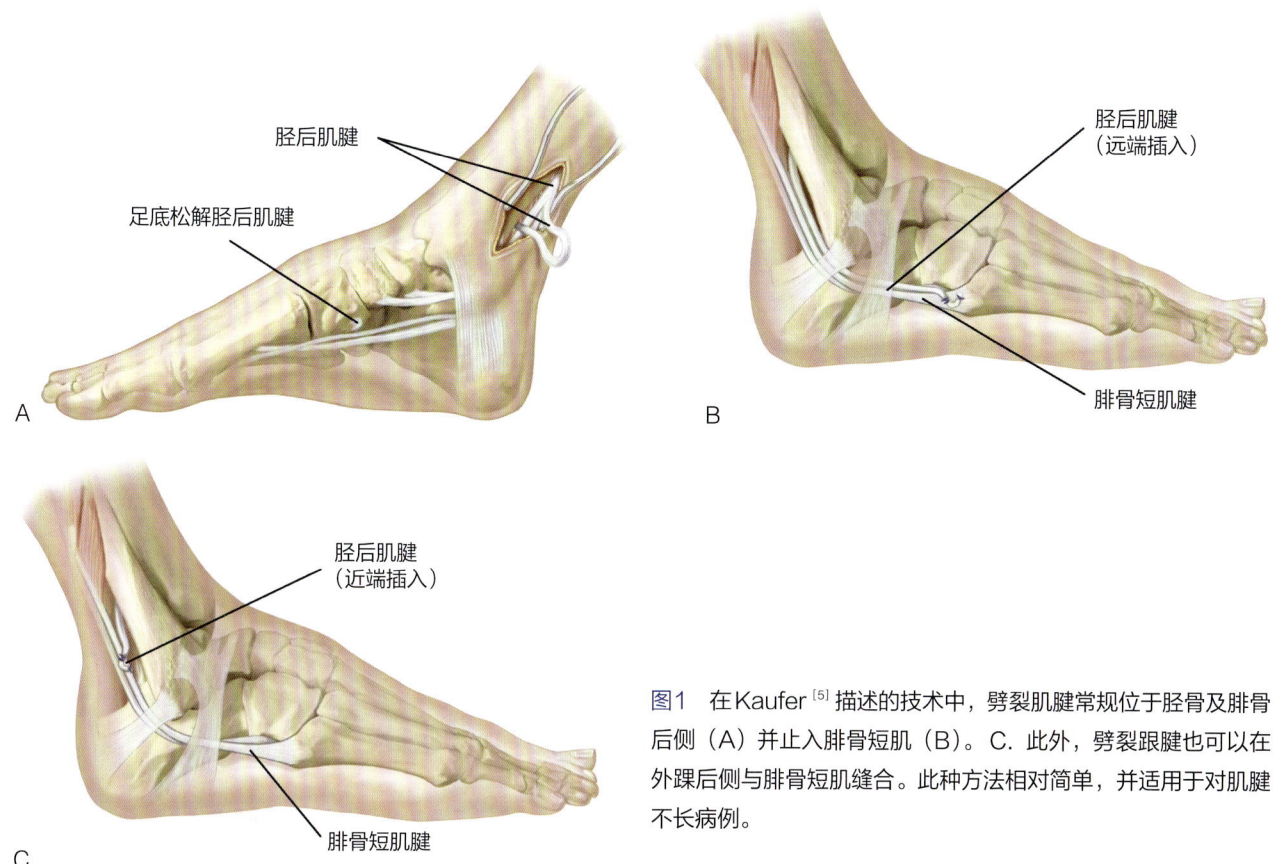

图1 在Kaufer[5]描述的技术中，劈裂肌腱常规位于胫骨及腓骨后侧（A）并止入腓骨短肌（B）。C. 此外，劈裂跟腱也可以在外踝后侧与腓骨短肌缝合。此种方法相对简单，并适用于对肌腱不长病例。

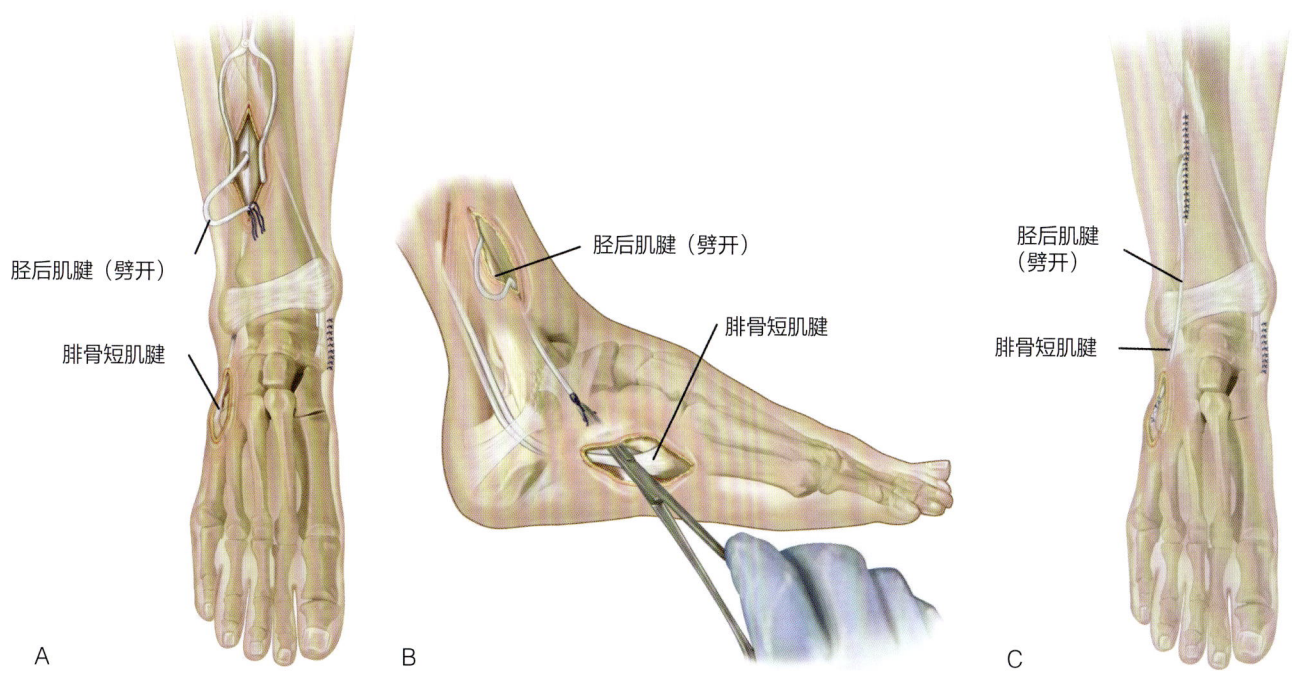

图2 在Muller等[11]描述的技术中，劈裂肌腱穿过骨间膜（A）并通过皮下隧道止于腓骨短肌（B）。C. Saji等[16]将劈裂肌腱穿过骨间膜转位至外侧楔骨。

- 使用尸体标本进行的生物力学实验已经对劈裂肌腱转位进行了技术研究[15]。
  - Moran等[10]发现,所有常规方法都会使胫后肌内翻后足的能力降低,将肌腱转位于腓骨短肌近端或远端之间无区别,且转位穿过骨间膜会降低足跖屈能力。计算跨越距下关节瞬间肌肉力臂提示,通过广泛张力可以达到合适的结果。
- 其他步骤通常也被使用进行胫后肌劈裂转位。
  - 在大多数痉挛性马蹄内翻畸形病例中,需要延长跟腱(有或没有比目鱼肌的腓肠肌)。根据肌-静态挛缩的程度,这可以通过衰退技术(Vulpius, Baker)或腱延长(开放式Z字形成,经皮或开放式滑动延长)来实现。
  - 固定后足内翻畸形需要跟骨截骨、外侧闭口楔形截骨(Dwyer)或跟骨外侧滑移截骨。固定的方法包括骑缝钉、斯氏针或螺钉。
  - 大龄患者伴有严重固定后足内翻畸形,可能需要三关节融合。
  - 一部分需要手术的患者伴有胫骨扭转。这需要考虑采用分期手术治疗,一项研究表明,不建议在肌腱转位的同时进行胫骨旋转截骨,因为那会增加肌腱转位的失败率。
  - 在某些情况下,胫骨肌前置和后置都是畸形的原因。根据年龄和临床情况,这组患者的选择包括:①胫骨前肌腱劈分转位伴随胫骨后肌的肌内延长;②胫骨前肌和胫骨后肌劈分转位。

术前计划

- 手术指征基于体格检查,伴或不伴器械运动分析。
- 麻醉(清除痉挛)下检查来评估运动范围,有助于制订手术计划。肌腱转位的先决条件是存在(或可实现)完全的被动活动,并且偶尔除了肌腱转移之外,还需要其他软组织和/或骨手术。经常需要同时行跟腱延长术。

体位

- 患者采用仰卧位。

入路

- 3或4个切口进行胫后肌劈裂转位术。
- 肌腱必须从止点处松解,穿向前(经骨间膜)或向后绕胫腓骨后侧,而后止于腓骨短肌或外侧楔骨。

胫后肌劈裂转位至腓骨短肌(Kaufer技术)

- 于胫后肌舟骨止点处做纵行切口,并打开腱鞘(技术图1A)。
  - 松解跖侧半肌腱,并纵行劈开肌腱(技术图1B、C)。
- 第2个切口位于内踝后侧向近端延伸4 cm(技术图1D、E)。
  - 纵行切开胫后肌鞘,并将游离的肌腱分离至次切口。
  - 将肌腱纵行劈裂至近端肌肉肌腱交界处。
- 第3个纵行切口位于外踝尖近端2 cm处,并向近端延伸(技术图1F、G)。
  - 纵行切开腓骨肌鞘。
  - 于胫腓骨后侧、伸肌血管束前方,将劈裂肌腱转移至第3切口。劈裂的胫后肌可以在此水平与腓骨短肌

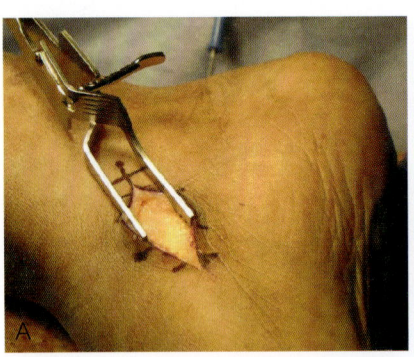
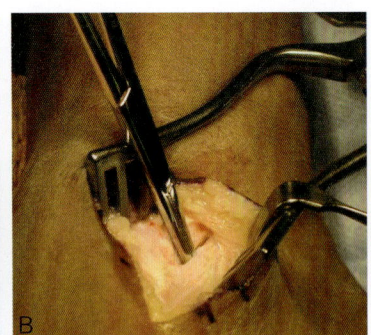
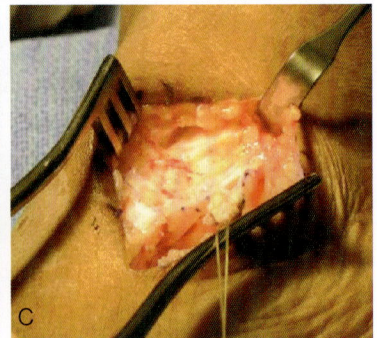

技术图1　A. 于胫后肌舟骨止点处做纵行切口。B. 于止点处游离肌腱,松解一半肌腱,大部分位于跖侧面。C. 肌腱远端用连续锁边缝合,肌腱分离至尽可能近端。

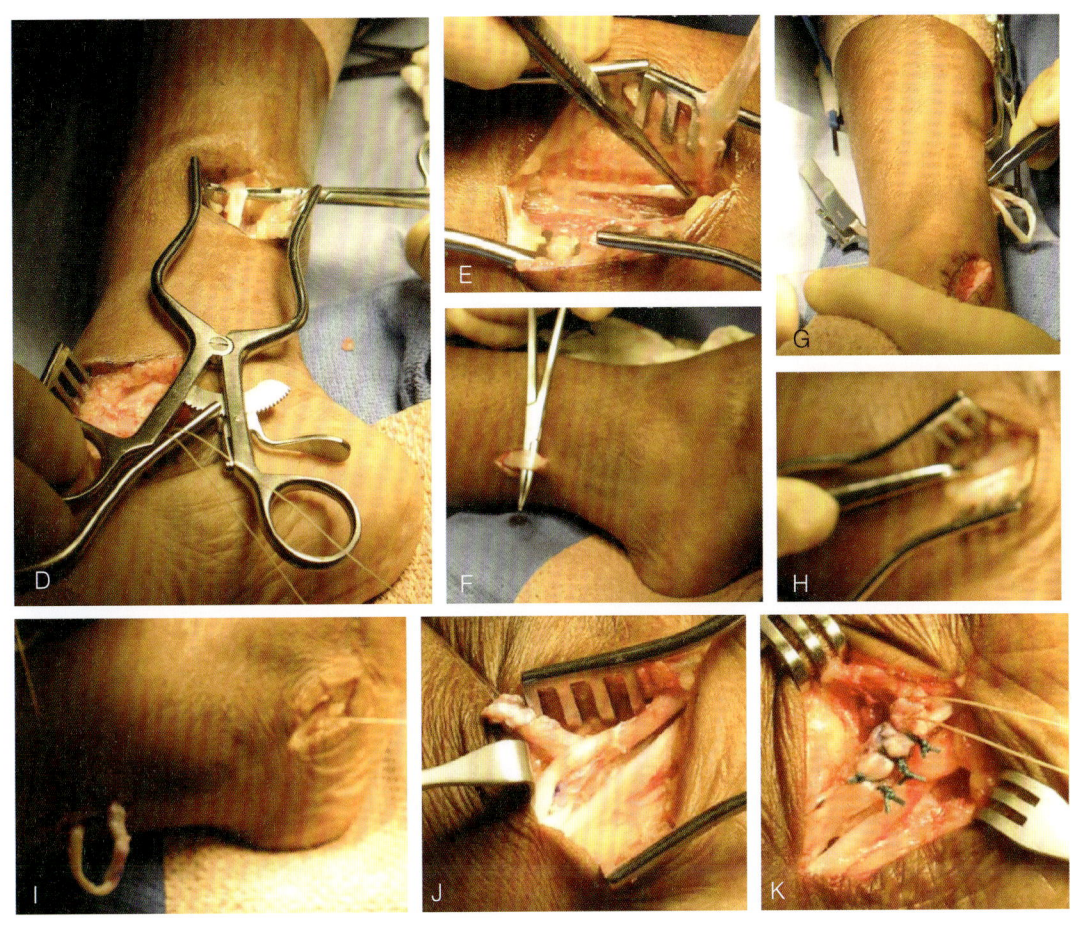

技术图1（续） D. 第2个切口位于胫骨内缘后侧，内踝近端。纵行分离筋膜，辨认胫后肌。E. 通过腱鞘由远至近分离缝合的游离端，从第2切口中取出劈裂肌腱。F. 于小腿外侧、腓骨后方做纵行短切口，跨越内侧切口。G. 劈裂肌腱沿着胫腓骨后缘、神经束前方由内至外穿出。肌腱被传递至外侧切口。H. 第4个切口位于远端、外踝后侧。纵行切开腓骨腱鞘。I. 劈裂的胫后肌之后穿过腱鞘，达远端切口处。J、K. 胫后肌腱通过小纵行切口与腓骨短肌相互编织并用不可吸收性缝合线缝合。

- 缝合（图1C）或转位至远端，这需要第4个切口。
- 第4个切口位于外踝远端，腓骨短肌止于第5跖骨基的上方（技术图1H）。
  - 劈裂的胫后肌之后穿过腱鞘，沿着腓骨短肌到达远端切口处（技术图1I）。
  - 肌腱与腓骨短肌相互编织并用不可吸收性缝合线缝合（技术图1J、K）。
  - 将足放于中立位。
- 伸膝位长腿石膏，将足固定于中立位（可负重）4周，之后改用短腿石膏4周。
- 如患者能主动背伸足至中立位，则可以不使用支具。如做不到，则建议使用踝-足矫形鞋。

通过骨间膜将劈裂胫后肌转位至外侧楔骨（Saji技术）

- 内侧切口从内踝近端5 cm处延伸至胫后肌在舟骨上的止点处。
- 松解前侧（背侧）半肌腱，并将其劈裂至肌腱肌肉交界处，保留支持带。
- 于前方做2 cm切口，并在骨间膜靠近胫腓联合韧带处开窗。
- 劈裂肌腱向前穿过骨间膜。
- 于外侧楔骨上做2 cm切口，皮下传送劈裂肌腱并将其穿过外侧楔骨上的钻孔。
  - 利用纽扣在足底将肌腱固定，并将足保持中立位。
- 患者使用膝下石膏并保持足轻度外翻及背伸-跖屈中立位。
  - 3周后允许负重，并使用支具6～12个月。

通过骨间膜将劈裂胫后肌转位至腓骨短肌（Muller技术）

- 胫后肌止点处做纵行切口，从舟骨上分离跖侧半肌腱。按前述操作纵行劈裂肌肉。
- 第2个切口位于近端，并将肌腱传送至此切口，将肌腱劈裂至肌肉肌腱交界处。
- 第3个切口位于前方，并将肌腱穿过骨间膜上的窗口（正好位于下胫腓前韧带上方）。
- 第4个切口位于腓骨短肌远端止点处，胫后肌穿过皮下隧道并用不可吸收性缝合线将其与腓骨短肌远端编织缝合。
- 长腿石膏使用3周，之后改用短腿石膏（可以负重）3周。

要点与失误防范

术前确定马蹄内翻的病因	动态肌电图有助于判断哪块肌肉导致畸形（胫骨后肌、胫骨前肌，或两者都有）
实现全方位的被动运动	患者可能需要额外手术，如截骨术，以恢复排列和运动
避免过度矫正	转位时要保持张力，使后足位于中立位至轻度外翻位 不考虑同时行胫骨旋转截骨
避免再次发生	外科医生应考虑在6~8岁之后施行该手术

术后处理

- 石膏建议使用6~8周，方法包括长腿石膏使用3~4周，之后使用短腿石膏（可负重）3~4周[3,11]或6周[16]。后足保持中立至轻度外翻位。
- 石膏去除后进行物理治疗。
- 延迟6周后进行负重，并在去除石膏后穿踝-足矫形鞋。理疗的焦点集中在活动范围及力量上。
- 笔者建议在去除石膏后的6个月内使用踝-足矫形鞋。如果主动背伸不理想的话，可能需要长期使用踝-足矫形鞋。

结果

- 一些学者报道，胫后肌腱转位至腓骨短肌手术的短期至中期结果[3-8,12]。
- 该报道的长期结果已成为两项研究的主题[2,17-19]。
  - 在第1项研究中，25%发展为复发性足下垂，44%发现治疗失败（14例>10°内翻，25例>10°外翻）。双侧瘫及四肢瘫患者、年龄<8岁患者大部分结果较差，他们不能活动行走。患者存在变量，包括持续痉挛，会随着生长发育发展为激进型畸形，尤其在儿童期伴有严重神经肌肉疾病的患者。
  - 在第2项研究中，涉及通过Green技术[3]治疗的38只患足中，平均随访10年，89.5%具有良好或优异的结果[18]。实施手术的平均年龄为10.8岁。由于技术失误，4只患足均为马蹄内翻足复发。
- 技术包括胫后肌劈裂通过骨间膜转位，对44名患者进行短-中期随访，这有2例报道[11,16]。
  - 41名患者有"极好"及"好"的结果，3名患者结果较差，为过度矫正1例及未矫正2例。
  - 转位在大部分患者中有助于恢复主动背伸，减少矫形鞋的需要。

并发症

- 尽管即刻并发症不常见（切口感染、转位肌腱拉出、未矫正或过度矫正），后期并发症较为常见，且与痉挛性持续神经肌肉不平衡患者的生长发育有关。
- 畸形复发由持续肌肉不平衡、胫后肌从腓骨短肌处拉出、缝合胫后肌时张力不足导致[14]。
- 过度矫正后出现的外翻畸形最常见于年纪小的儿童，及同时进行胫骨旋转截骨患者。

（邹剑 译，张彦 审校）

参考文献

[1] Barto PS, Supinski RS, Skinner SR. Dynamic EMG findings in varus hindfoot deformity and spastic cerebral palsy. Dev Med Child Neurol 1984;26:88-93.

[2] Chang CH, Albarracin JP, Lipton GE, et al. Long-term followup of surgery for equinovarus foot deformity in children with cerebral palsy. J Pediatr Orthop 2002;22:792-799.

[3] Green NE, Griffin PP, Shiavi R. Split posterior tibial-tendon transfer is spastic cerebral palsy. J Bone Joint Surg Am 1983;65(6):748-754.

[4] Kagaya H, Yamada S, Nagasawa T, et al. Split posterior tibial tendon transfer for varus deformity of hindfoot. Clin Orthop Relat Res 1996;(323):254-260.

[5] Kaufer H. Split tendon transfer. Orthop Trans 1977;191:1.

[6] Kling TF, Kaufer H, Hensinger RN. Split posterior tibial tendon transfers in children with spastic cerebral paralysis and equinovarus deformity. J Bone Joint Surg Am 1985;67(2):186-194.

[7] Liggio FJ, Kruse R. Split tibialis posterior tendon transfer with concomitant distal tibial derotational osteotomy in children with cerebral palsy. J Pediatr Orthop 2001;21:95-101.

[8] Medina PA, Karpman RR, Yeong AT. Split posterior tibial tendon transfer for spastic equinovarus foot deformity. Foot Ankle 1989;10:65-67.

[9] Michlitsch MG, Rethlefsen SA, Kay RM. The contributions of anterior and posterior tibialis dysfunction to varus foot deformity in patients with cerebral palsy. J Bone Joint Surg Am 2006;88(8):1764-1768.

[10] Moran MF, Sanders JO, Sharkey NA, et al. Effect of attachment site and routing variations in split tendon transfer of the tibialis posterior. J Pediatr Orthop 2004;24:298-303.

[11] Mulier T, Moens P, Molenaers G, et al. Split posterior tibial tendon transfer through the interosseous membrane in spastic equinovarus deformity. Foot Ankle Int 1995;16:754-759.

[12] O'Byrne JM, Kennedy A, Jenkinson A, et al. Split tibialis posterior tendon transfer in the treatment of spastic equinovarus foot. J Pediatr Orthop 1997;17:481-485.

[13] Perry J, Hoffer MM. Preoperative and postoperative dynamic electromyography as an aid in planning tendon transfers in children with cerebral palsy. J Bone Joint Surg Am 1977;59(4):531-537.

[14] Piazza SJ, Adamson RL, Moran MF, et al. Effects of tensioning errors in split transfers of tibialis anterior and posterior tendons. J Bone Joint Surg Am 2003;85-A(8):858-865.

[15] Piazza SJ, Adamson RL, Sanders JO, et al. Changes in muscle moment arms following split tendon transfer of tibialis anterior and tibialis posterior. Gait Posture 2001;14:271-278.

[16] Saji MJ, Upadhyay SS, Hsu LC, et al. Split tibialis posterior transfer for equinovarus deformity in cerebral palsy. J Bone Joint Surg Br 1993;75(3):489-501.

[17] Synder M, Kumar SJ, Stecyk MD. Split tibialis posterior tendon transfer and tendo-Achilles lengthening for spastic equinovarus feet. J Pediatr Orthop 1993;13:20-23.

[18] Vlachou M, Beris A, Dimitriadis D. Split tibialis posterior tendon transfer for correction of spastic equinovarus hindfoot deformity. Acta Orthop Belg 2010;76:651-657.

[19] Vlachou M, Dimitriadis D. Split tendon transfers for the correction of spastic varus foot deformity: a case series study. J Foot Ankle Res 2010;3:28.

第120章 手术矫正青少年踇滑囊炎
Surgical Correction of Juvenile Bunion

B. David Horn

定义

- 青少年踇滑囊炎是一种复杂畸形,包括第1跖骨内偏、第1足趾外翻(踇外翻)及第1跖骨远端内侧突起。
- 其他发现包括第1跖趾关节软组织外侧紧缩、内侧松弛,外侧籽骨松弛,第1趾旋前及踇外展肌跖侧松弛、柔韧性腱挛缩和腓肠肌挛缩。

解剖

- 第1跖骨内翻导致跖间(IM)角度增加[2,3]。
- 内侧楔骨-第1跖趾关节倾斜。
- 第1跖骨头内侧突起。
- 第1跖趾关节外翻成角。
- 第1趾间关节无畸形或畸形不明显。
- 籽骨外移。
- 踇外展肌失去内收肌的牵拉而移至跖外侧。
- 踇长伸肌腱及踇长屈肌腱外侧松弛。
- 第1趾旋前(内旋)。
- 与成人踇囊炎不同的是:
  - 第1跖骨及近节趾骨的骺板位于近端(对于骨骼发育不完全的患者不能行近端截骨)。
  - 第1跖趾关节没有骨性关节炎。
  - 内侧突起相对于成年人较小。

发病机制

- 存在较多理论;很难对初始病变与继发病变进行鉴别[2,3,6]。
- 外源性及内源性因素导致青少年踇滑囊炎。
- 内源性。
  - 第1跖骨内翻。
  - 内侧楔骨-第1跖趾关节倾斜。
  - 第1跖骨较长。
  - 韧带松弛。
  - 跟腱挛缩导致足旋前,这会导致行走时产生使踇趾外翻的力。
- 外源性。
  - 穿鞋,尤其是足趾处狭窄的高跟鞋。

自然病程

- 了解病史是非常重要的。大部分青少年踇滑囊炎可采取保守治疗[2,5]。

病史和体格检查

- 患者症状出现在儿童后期或青少年期[2,3]。
- 主诉是有关于足外形。
- 主诉包括内侧骨疣处或第1跖趾关节疼痛。
- 疼痛随着穿鞋而加重。
- 主诉提示需要寻找穿着舒适的鞋。
- 体格检查[2,3]。
  - 压痛点:第1跖趾关节,内侧突起。
  - 站立及行走时的排列。
  - 第1跖趾关节活动度。
  - 皮肤条件:检查者应该寻找有无硬结及刺激区域。
  - 足与踝的活动度。
- 仔细进行神经系统检查。

影像学和其他诊断性检查

- 如果考虑手术治疗,需要拍摄标准前后位、侧位及斜位平片[1,2]。
- 前后位片上的测量指标[1,2](图1)。
  - 跖骨间夹角(IM):正常为9°或<9°。
    - 青少年踇滑囊炎的IM角通常为12°~18°。
  - 踇外翻角:正常为16°或<16°。
    - <25°为轻度畸形。
    - 25°~40°为中度畸形。
    - >40°为重度。
    - 大部分青少年为轻度到中度。
  - 跖骨远端关节角:正常为15°或<15°。
  - 趾骨近端关节角:正常为5°或<5°。

鉴别诊断

- 第1趾间关节外翻。

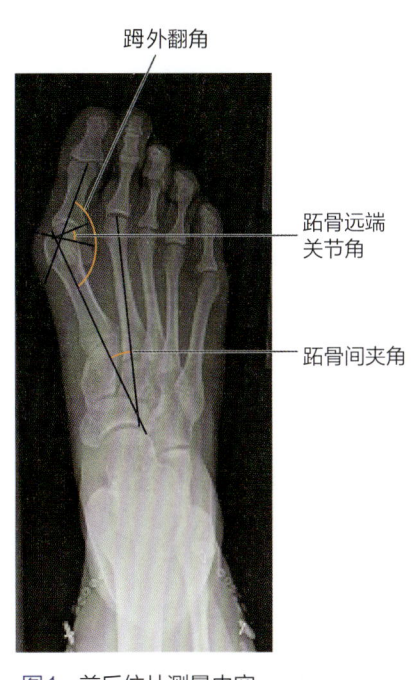

图1 前后位片测量内容。

非手术治疗

- 最初的治疗应为保守治疗[2,4]。
- 穿合适的鞋。
- 如果有跟腱挛缩,可进行跟腱拉伸。
- 如果有韧带松弛及平足,矫形鞋是非常有帮助的。

手术治疗

- 采用非手术治疗后仍然有持续症状,则可以采用手术治疗[2-5]。

- 目的是减少疼痛,恢复第1跖列排列(相对于第2跖列)[2-5]。
- 若条件允许,手术可以延后至青少年早期,因为儿童期复发率较高。
- 应仔细告知患者及其家属的术后预期,特别是复发风险。
- 手术计划需要考虑患者的年龄,并解决每种畸形的独特特征。
- 已经描述了多种手术方法,包括第1跖骨外侧骨骺阻滞术、远端截骨术、Scarf截骨术和近端截骨术[2-5]。
- 对于"典型"青少年跗滑囊炎(IM角12°~18°,跗外翻角<40°),手术包括远端软组织步骤、内侧突起切除及截骨矫形。
- 在大龄青少年中,第1跖骨骺板已闭合,可行近端截骨矫形。
- 如果第1跖骨骨骺未闭合,则可采用第1跖骨颈截骨术(Mitchell手术)。

术前计划

- 外科医生应该评估患者的X线片以确定IM角度和跗外翻角度[2-4]。

体位

- 患者取仰卧位。
- 使用止血带。

入路

- 背内侧切口起自第1跖趾关节远端,向近端延伸5~6 cm。
- 术者应避免损伤足背内侧感觉神经。

Mitchell 跗囊切除术(Stevens 改良术)

- 暴露内侧第1跖趾关节。
- 做基底在远端的Y形关节囊及骨膜切开。Y形干跨越跖骨,而"Y"的上半部朝向远端。
  - 之后暴露关节及内侧突起。
- 于内侧松解第1跖趾关节。保持关节外侧完整以避免损伤第1跖骨头血供。
- 第1步切除包括用骨刀去除内侧突起,起自矢状沟(Clark沟)远端。
- 第2步切除位于第1跖骨远端干骺端与骨干的交界处。这需要与第1跖骨骨干垂直并截断至骨干宽度的2/3(技术图1A)。

- 第3步,近端切除位于第1步截骨近端2~3 mm处,并完全跨越第1跖骨。截骨时从足背侧看垂直第2跖骨骨干(从第1跖骨内侧看)并成角来制造基底位于跖侧的小楔形骨块(技术图1B)。必须确认截骨复位时远端骨块不会背伸。
- 去除截骨端的骨块。
- 复位截骨端并用2根0.062 in(1.57 mm)克氏针固定(技术图1C)。
- 跖骨干远端突出部分可用摆锯将其磨平,并用可吸收缝线行关节囊缝合术。
- 无菌敷料包扎,将足趾放于中立至轻度跖屈位。通常在敷料外使用短腿石膏作为保护。

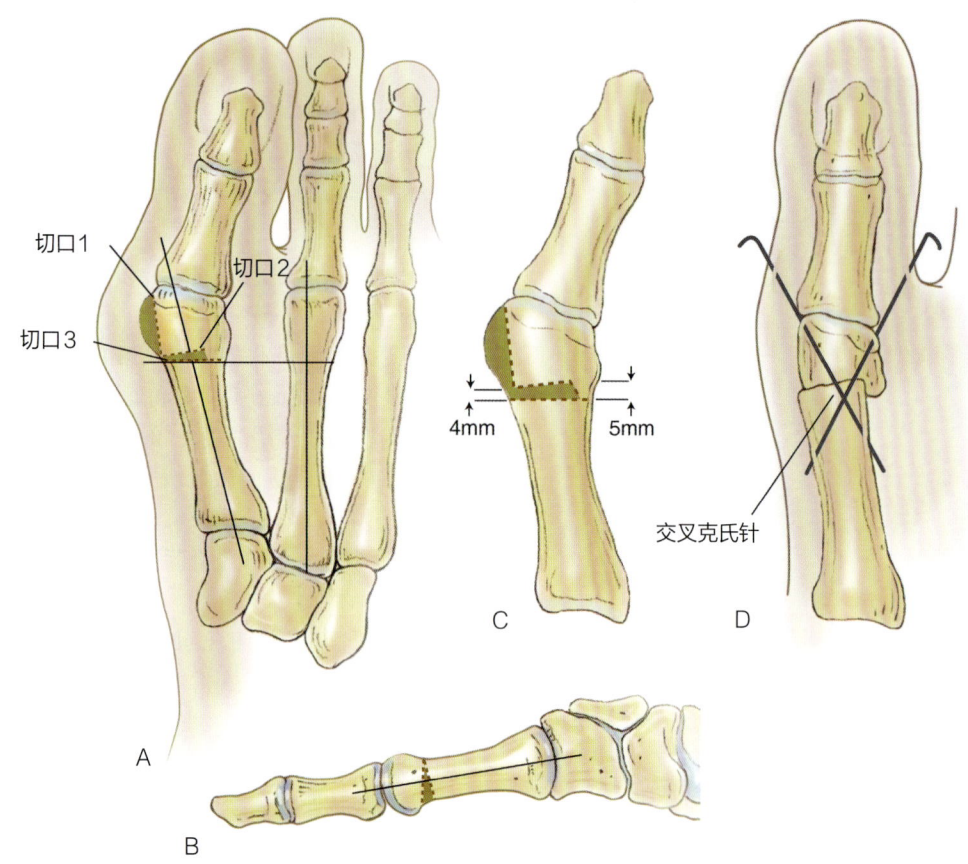

技术图1 A. 需要采用改良Mitchell截骨术。首先切除内侧突起（切口1）。第1次截骨位于第1跖骨干骺端与骨干交界处，与第1跖骨长轴垂直，并切断第1跖骨2/3直径（切口2）。第2次截骨（切口3）完全通过骨头并完成截骨。这次截骨位于第1次截骨近端2～4 mm处，并与第2跖骨长轴垂直。B. 从内侧看，截骨端为跖侧为基底的楔形骨块。这有助于避免远端骨块背伸。C、D. 复位截骨端并用0.062 in（1.57 mm）克氏针固定。

要点与失误防范

入路	• 术者应当辨认及保护背侧感觉神经
截骨	• 术者应当避免切除超过3 mm以上骨块，防止第1跖骨短缩
近端截骨	• 需要造成基底位于跖侧的轻度楔形骨块避免背伸

术后处理

- 足趾固定于轻度屈曲位。
- 敷料外使用石膏。
- 在可以承受的范围内负重。
- 6周后移除克氏针。

结果

- 大部分报道Mitchell截骨65%～85%为"好"到"极好"结果[1-4]。
- 改良Mitchell截骨（先前描述）能达到81%的满意率，没有发生畸形愈合、骨不连、第1跖骨头缺血坏死、感染及转移性跖痛[3,4]。
- 年轻患者的优良率为60%。

并发症

- 感染。
- 神经血管损伤。
- 截骨断端固定不充分。
- 截骨处畸形愈合或不愈合。

- 第1跖骨头缺血性坏死。
- 转移性跖痛。
- 复发。
- 第1跖趾关节僵硬。
- 踇内翻（过度矫正）。
- 旋前。
- 疼痛。

（邹剑　译，张彦　审校）

参考文献

[1] Davids JR, McBrayer D, Blackhurst DW. Juvenile hallux valgus deformity: surgical management by lateral hemiepiphyseodesis of the great toe metatarsal. J Pediatr Orthop 2007;27: 826-830.

[2] Farrar NG, Duncan N, Ahmed N, et al. Scarf osteotomy in the management of symptomatic adolescent hallux valgus. J Child Orthop 2012;6:153-157.

[3] Kuo CH, Huang PJ, Cheng YM, et al. Modified Mitchell osteotomy for hallux valgus. Foot Ankle Int 1998;19:585-589.

[4] McDonald MG, Stevens DB. Modified Mitchell bunionectomy for management of adolescent hallux valgus. Clin Orthop Relat Res 1996;(332):163-169.

[5] Mitchell CL, Fleming JL, Allen R, et al. Osteotomy-bunionectomy for hallux valgus. J Bone Joint Surg Am 1958;40-A(1):41-58.

[6] Weiner BK, Weiner DS, Mirkopulos N. Mitchell osteotomy for adolescent hallux valgus. J Pediatr Orthop 1997;17:781-784.

第121章 Butler法治疗第5趾重叠症
Butler Procedure for Overlapping Fifth Toe

B. David Horn

定义

- 第5趾重叠症是一种先天性疾病,第5趾发生旋转并骑跨在第4趾上[1-3]。
- 通常双侧发病。
- 男女发生率相似。

解剖

- 有7个主要组成部分:
  - 第5趾比正常趾小。
  - 第5趾向第4趾方向内收。
  - 第5跖趾关节背伸挛缩。
  - 第5趾外旋。
  - 第5趾趾长伸肌腱短缩。
  - 第5跖趾关节向背侧脱位。
  - 第4趾趾蹼皮肤挛缩。

发病机制

- 虽然确切的发病机制不明确,但一般认为与第5趾趾长伸肌腱先天性挛缩有关[1]。

自然病程

- 这种畸形在10岁以下儿童里很少引起疼痛或造成穿鞋困难。
- 对于大龄儿童及青少年,这段时期中有大约一半时间会出现足背疼痛硬结。
- 同样也很难找到适合大龄儿童及青少年所穿的鞋。
- 家长通常抱怨足的外形。

病史和体格检查

- 第5趾背伸、内收且外旋,被动矫正也不能达到中立位(图1A、B)。
- 仔细检查神经和血管条件,并将其记录。

影像学和其他诊断性检查

- 需要拍摄前后位平片、侧位片及斜位片。从中可以发现第5跖趾关节存在背外侧半脱位。

非手术治疗

- 这种情况下,保守治疗(如拉伸、支具、叩击)是无效的[1,2]。

手术治疗

- 保守治疗无效、无法找到舒适的鞋或穿鞋、出现顽固性疼痛,均可采用手术治疗。

体位

- 患者采用仰卧位,并在同侧髋关节下垫沙袋,这可以更好地暴露足外侧。
- 术中应当使用止血带。

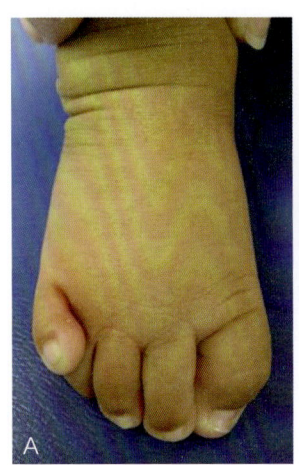
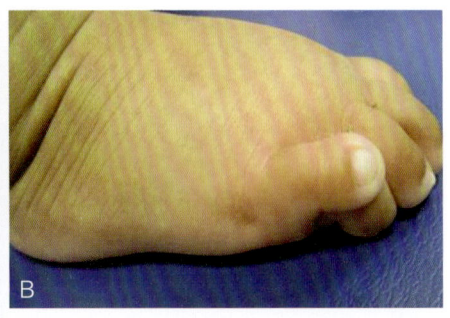

图1 A、B. 第5趾重叠的正侧面外观(版权:Richard Davidson, MD)。

Butler法治疗第5趾重叠症

- 足趾采用背侧网球拍样切口，而第2个"网球拍手柄"位于足底（技术图1A）。
- 跖侧"手柄"应当较背侧"手柄"略长，并略偏向外侧。
- 掀开皮瓣并暴露紧张的伸肌腱。
- 注意保护血管神经束（技术图1B）。
- 分离伸肌腱，并对第5跖趾关节做背内侧松解。如果需要的话，第5跖趾关节跖侧部分可以被从跖骨头下切除来增加关节活动度（技术图1C）。
- 应该能轻松地将足趾向跖侧及外侧移动到需要达到的矫正位置（技术图1D）。
  - 足趾应当无张力，且足趾应停留在跖侧"网球拍手柄"切口处。
- 间断缝合使足趾固定于原位（技术图1E）。
- 术后使用石膏或硬底鞋。

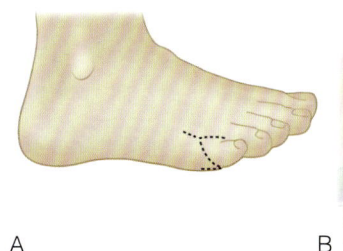 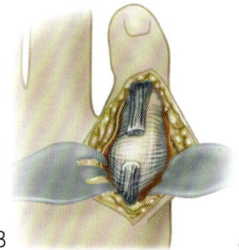 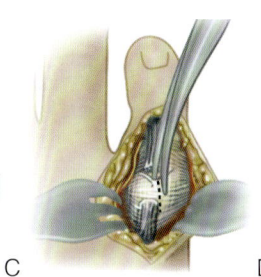 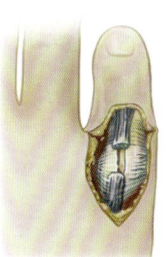

A　　　　　　B　　　　　　C　　　　　　D

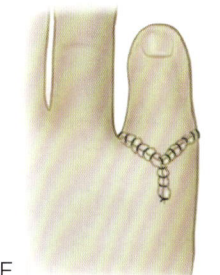 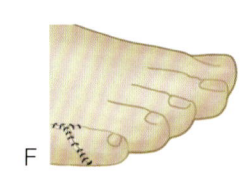

E　　F

技术图1　A. 采用跖侧及背侧的网球拍样切口。B. 进行深部切开，保护血管神经束。采用伸肌腱切断术。C. 进行关节囊松解。D. 将足趾放置于矫正位置。E、F. 间断缝合切口。这对重建术后的稳定性有好处。

要点与失误防范

软组织不完全松解	术者需要评估跖侧及背侧关节囊的紧张度
神经血管损伤	手术操作中应当保护血管神经束，并避免牵拉第5趾。避免在足趾外环行安置敷料

术后处理

- 术后处理包括无菌敷料，并允许在可以承受的范围内活动及负重。

结果

- 众多研究表明患者满意率高（约90%）。
- Black等[1]报道优良率达到94%。

并发症

- 矫正不完全。
- 神经或血管损伤。
- 瘢痕挛缩。
- 感染。

（邹剑 译，张彦 审校）

参考文献

[1] Black GB, Grogan DP, Bobechko WP. Butler arthroplasty for correction of the adducted fifth toe: a retrospective study of 36 operations between 1968 and 1982. J Pediatr Orthop 1985;5:439-441.

[2] Cockin J. Butler's operation for an over-riding fifth toe. J Bone Joint Surg Br 1968;50(1):78-81.

[3] De Boeck H. Butler's operation for congenital overriding of the fifth toe. Retrospective 1- to 7-year study of 23 cases. Acta Orthop Scand 1993;64:343-344.

第122章 高弓足的手术治疗
Surgical Treatment of Cavus Foot

Richard M. Schwend and Brad Olney

定义

- 儿童高弓足是由肌力不平衡导致前足相对后足旋前。普遍认识便是持续负重时内侧纵弓异常增高(图1)。
- 一般认为是由遗传性感觉运动神经病变(HSMN)引起,但常常很难对内在病因进行解释。

解剖

- 跖筋膜的纤维结构很广泛,其范围为跟骨结节内侧至跖骨头跖横韧带(图2)。它的主要作用是维护足弓稳定并保护其深面的神经血管结构免受损伤。
- 在步行周期中,跖筋膜辅助足弓的动力改变。
  - 当后跟着地时,前足旋后且后跟内翻,同时四头肌偏心收缩吸收较多能量。
  - 在站立中期,跗横关节活动并伴后足旋前以及胫骨内旋。
  - 足趾离地时,跖筋膜起到锁住跗横关节,并辅助足产生向前的推动力。
- 这是一种绞盘效应,当被动背伸跖趾关节时跖筋膜紧张,使内侧足弓抬高并稳定跗横关节(图3)。

发病机制

- 发生疾病的条件如HSMN,局部存在肌力不平衡伴内在肌、胫前肌及腓骨短肌乏力。这会导致腓骨长肌及胫后肌的过度牵拉。
  - 临床肌肉试验显示:尽管两块腓骨肌的肌力较弱,但较大的腓骨长肌肌力依旧相对较强。分化的腓总神经在腓骨近端受到卡压是假设造成腓骨长肌缺神经支配的原因[5]。
- Charcot-Marie-Tooth病是HSMN的一种主要类型,对其进行CT检查显示早期足内在肌萎缩伴蹞外展肌、腓骨长肌、腓骨短肌及蹞长屈肌缺神经支配[13]。
- MRI上发现腓骨长肌体积明显比胫前肌的大[16]。
- 肌力不平衡及内在肌乏力导致趾长伸肌不受对抗,使小趾跖趾关节过伸,并由于趾长短屈肌的作用,使趾间关节屈曲。
  - 存在过度绞盘效应并呈爪形趾畸形。
  - 由于腓骨长肌作用,第1跖骨变得更为跖屈,并随着时间推移而发生位置固定。
  - 足底表现为三点负重,导致后足内翻(图4)。
  - 高弓足在整个站立期保持僵直,使足部承受的应力增加、而缺乏吸收震荡的能力,并产生疼痛及硬结。

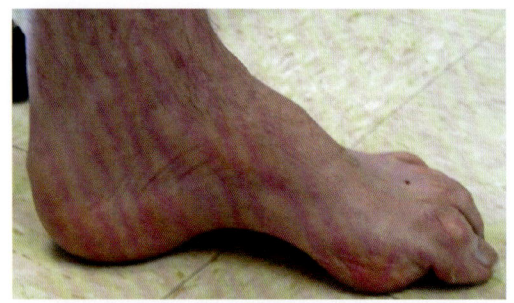

图1 17岁女孩伴有1A型遗传性感觉运动神经病变。高弓足畸形伴足弓变高、跖侧紧缩、中足变尖及爪形趾。

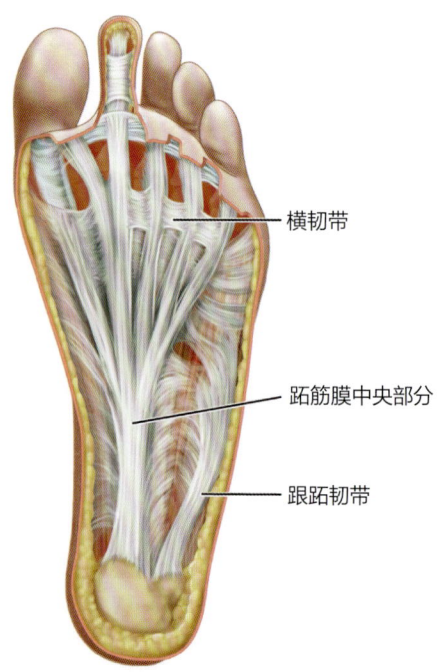

图2 跖筋膜足底观。

- 横韧带
- 跖筋膜中央部分
- 跟跖韧带

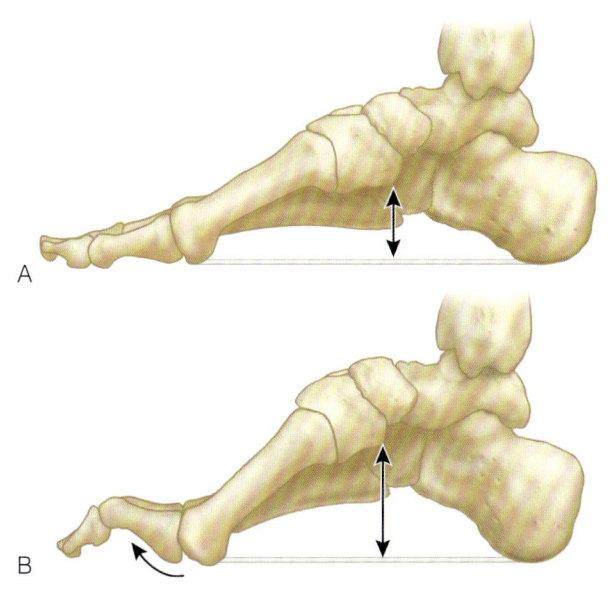

图3 绞盘效应。足就像弓，如果足底组织紧张且变短，因为骨性长度是固定的，所以足弓会抬高。

自然病程

- 高弓足很少在出生时出现，但会随着时间推移而发展。
- 自然病程有赖于内在病因的诊断。基础病因会影响结果，因此对于确诊病因非常必要。可以在大脑、脊髓、周围神经或足本身寻找内在病因。
- 高弓畸形分进展型和非进展型。
- 高弓足包括跟骨背伸畸形或前足跖屈畸形。
- 造成进展型双侧高弓畸形的最常见病因为HSMN。HSMN是一组进展型周围神经疾病，且有异质性遗传分类。
  ○ Charcot-Marie-Tooth病包括Ⅰ、Ⅱ型HSMN，而ⅠA型HSMN最为常见，其在HSMN中的发生率为60%。
    - Ⅰ型HSMN存在髓鞘变性，Ⅱ型为轴突变性，Ⅲ型（Dejerine-Sottas病）比较严重且出现在婴儿期。
    - 由CMT决定的基因位点超过17种。
    - 进展型HSMN的预后不如非进展型乐观。
  ○ HSMN的病程发展由内在病因分类决定。
    - 进展型中，肌肉首先累及内在肌，旋即是前间室、腓骨肌，接着是后侧肌群[14]。
    - 足表现为高弓内翻，跟骨高弓畸形甚至外翻畸形，并可能出现单侧加重HSMN Ⅲ型[4]。
    - 伴发的髋关节发育不良可能是无症状或是有症状的。髋臼发育不良可能是HSMN的首发病症[3]。
    - 倘若未对激进型采取治疗措施，那么柔软富有弹性的并有希望矫形的足可能会变得僵直并伴有骨

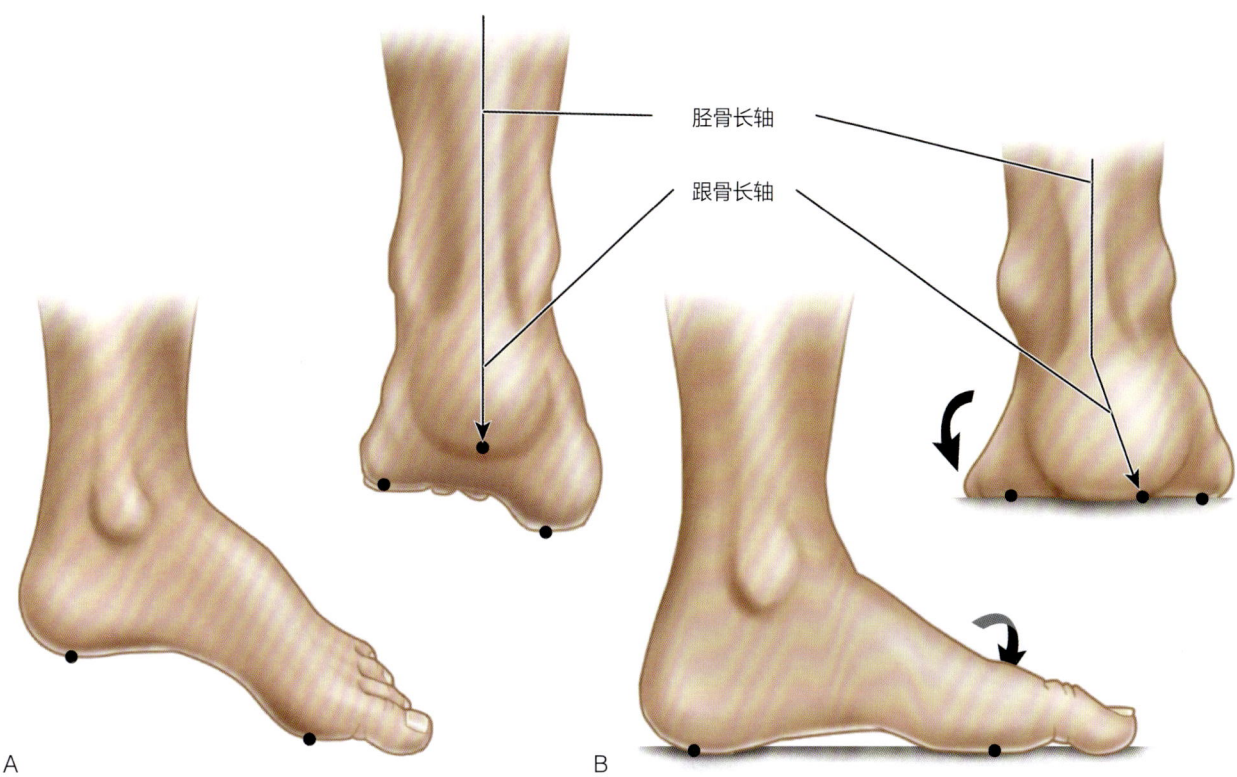

图4 A、B. 三点效应。通过后跟及前足内、外侧柱负重。如果内侧柱处于跖屈位，后跟在负重时被迫位于内翻位。

性结构改变。这会导致无法参与运动,且出现疼痛并有穿鞋困难,影响行走。当足还是柔软富有弹性时,便建议手术治疗。
- 单侧高弓足有诸多原因。特发性变异可能是进展型,其自然病程有不可预计性。
- 患者若是非进展型,如脑瘫或脊髓病变,可能病情相对轻缓些,但依旧可能存在持久性运动问题、跖骨痛、跖筋膜炎及髂胫束综合征[9]。
- 跟骨高弓畸形通常出现在非进展型病变如脊柱裂或畸形足马蹄内翻足畸形,伴有跟腱过度延长。存在的问题包括后跟疼痛或后跟垫溃疡如感觉缺失,如没有支具保护则出现肌无力、不能提腿或屈膝步态。

病史和体格检查

- 体格检查用来明确内在病因诊断及明确高弓畸形的特征,这将提示是否需要手术矫正。
- 体格检查包括观察脊柱外形及其活动度。皮肤改变、脊柱侧弯、脊柱后凸可能均是潜在的脊髓异常的表现。
- 上肢检查用来评价内在肌是否废用性萎缩或无力。肌肉萎缩或无力提示HSMN。
- 检查者评价髋关节活动度并检查是否存在Trendelenburg步态。10岁上下的患儿群中刚显现出双侧髋关节发育不良高度提示存在HSMN。
- 下肢检查包括大小、肌力、硬度及主要神经走行上有无压痛。双侧小腿萎缩常见于脊柱裂并可能出现在严重HSMN病例中。单侧小腿萎缩可见于脊髓纵裂、脊髓栓系或脊髓分裂症。
- 进行神经系统检查。HSMN患者轻触觉、位置觉或震动觉降低。胫前肌肌力明显下降,防止后跟行走。HSMN及脊髓小脑性共济失调患者腱深反射降低或消失。
- 检查足部是否存在畸形(高弓足、高弓内翻或跟骨高弓)。双侧畸形是典型的HSMN。单侧畸形可能出现结构异常。检查者对中足畸形的顶点进行定位后,明确畸形是僵硬性的还是柔软可复的。后足很少出现下垂。
- 进行Coleman阻滞试验(图5)。
- 对于足趾的任何畸形都需要进行仔细检查。高弓足可以不伴有足趾异常。僵硬性爪形足趾异常需要进行手术治疗。

影像学和其他诊断性检查

- 双侧站立前后位片及侧位片是必需的。
  - 在负重侧位片上,检查者应当明确跟骨倾斜程度;超过30°提示慢性腓肠肌-比目鱼肌无力(图6A)。
  - Meary角,第1跖骨干与距骨轴线之间的夹角,正常为0°。
  - 明确踝下垂、前足下垂、高弓程度以及中足畸形的顶点。
- 当足处于Coleman试验的位置时,足侧位片能显示后足矫正程度[1]。
- 在确诊HSMN患者或怀疑HSMN患者中,站立位骨盆正位片能显示髋关节发育不良的情况[17]。
- 当怀疑脊柱异常或对内在病因诊断存在疑问时,需要拍摄站立脊柱全长正、侧位片。
- 当考虑存在脊索肿瘤、瘘管、脊髓栓系或Ⅰ型Chiari畸形时,需要进行脑干、颈椎、胸椎及腰椎MRI(图6B、C)。
- 神经传导及肌电图(EMG)检查可以用来评价HSMN。在Ⅰ型HSMN中,运动神经传导明显变慢。Ⅱ型HSMN中,运动神经传导接近正常,但EMG显示存在去神经化。外周血液分子DNA检查可以用来诊断HSMN;因此,通常不需要进行腓肠神经活检。

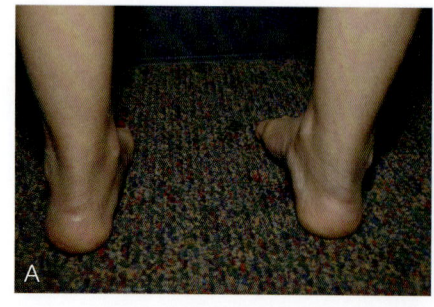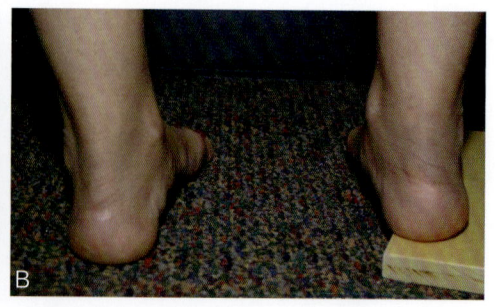

图5 A、B. Coleman阻滞试验,患者负重并且将足部外侧踩在一个2 cm高的木块上,第1跖骨可以从木块的边缘往下掉。如果此时内翻的后足能纠正至中立位,那么说明前足是导致后足内翻的原因,后足仍是柔软可复的。

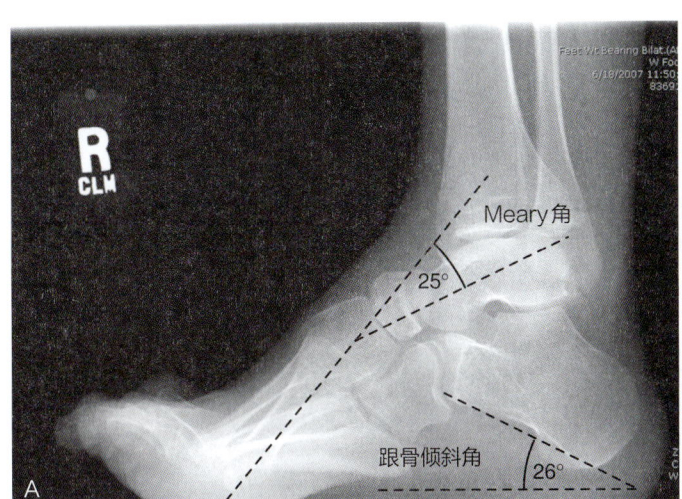
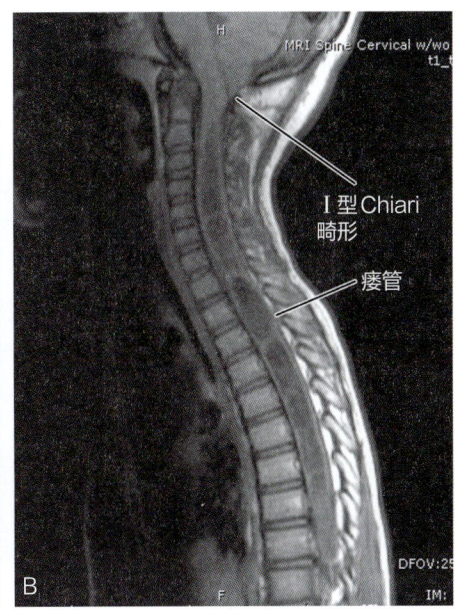
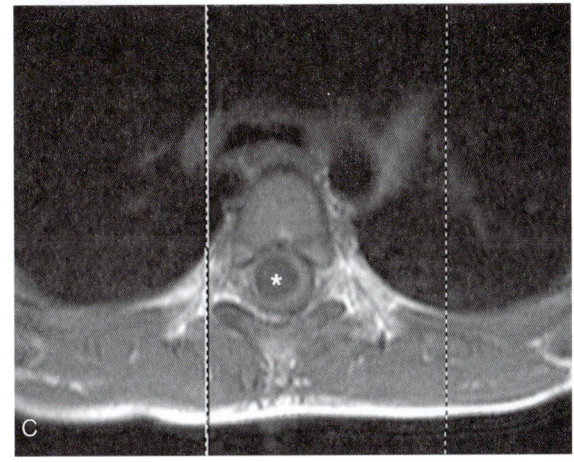

图6　A. 15岁男孩伴有ⅠA型遗传性感觉运动神经疾病（HSMN），出现严重的双侧高弓足畸形。此图为其站立位的右足侧位片。Meary角，测量第1跖骨干与距骨轴线之间的夹角为25°，但正常为0°。跟骨倾斜角，测量水平线与跟骨跖侧面之间夹角为26°，但正常＜20°。B. 5岁女孩伴有28°胸椎右侧弯。MRI T1像矢状位显示颈胸椎大面积瘘管伴枕骨大孔处Ⅰ型Chiari畸形。C. MRI T1轴位显示颈胸椎大面积瘘管（*）。

鉴别诊断

- 偏瘫性脑瘫。
- 痉挛性双侧脑瘫，如果存在跟腱过长的话将伴有跟骨高弓畸形。
- 家族性遗传性共济失调。
- 脊髓发育不良。
- Ⅰ型Chiari畸形伴脊髓空洞症及脊柱侧凸。
- 脊柱纵裂及脊髓纵裂。
- 脊髓灰质炎。
- 脊髓肿瘤。
- 吉兰-巴雷综合征。
- 周围神经病变：Ⅰ、Ⅱ型HSMN。
- 坐骨神经损伤。
- 周围神经肿瘤。
- 胫骨及足骨折后产生的无症状的间室综合征。
- 畸形足残余畸形。
- 特发性疾病。
- 距下关节跗骨融合（极为罕见）。
- 严重肢体不等长导致永久性足下垂步态。

非手术治疗

- 保守治疗适用于轻度及非进展型畸形。
  - 使用嵌入物有助于支撑前足外侧、缓解后足内翻。
  - 凝胶后跟垫或穿运动鞋能辅助僵硬足的能量吸收。
  - 对于一些进展期的患者，让他们穿着能减少压力的超深鞋及矫形支具，或许有好处。

手术治疗

- 对于严重非进展型病例及进展型病例，手术治疗是必需的。功能目的是矫正高弓畸形，获得可活动、能正常行走的及良好平衡的足，同时避免常见的缺陷。治疗的最佳时机为足仍处于柔软富有弹性的阶段。先期矫正畸形,后期平衡肌肉,这种分期手术对于足而言是比较安全的。

- 决定手术的一些特殊原则包括:
  - 当存在明确功能障碍或畸形发展迅速时,通常需要手术治疗。对于进展型高弓畸形,最好尽早采取相对简单的手术方式。
  - 对于伴非进展型畸形的幼儿,跖筋膜松解是首选操作。笔者喜欢使用足底内侧切口及术后循序渐进的矫形石膏来获得大范围矫正效果。跖筋膜松解也可以和其他操作同时进行。
  - 手术者可通过肌腱转位、肌腱延长或骨性矫正来改变肌肉力矩,来进行肌力平衡。
  - 对于僵直程度较高的畸形,可以用前足截骨来矫正前足内侧旋前。
    - 手术目的在于矫正固定畸形,同时保留关节活动度。截骨部位由畸形顶点部位决定。最常使用的是第1跖骨背侧闭口截骨、内侧楔骨跖侧开口截骨及中足楔形截骨[11]。
    - 对于明显及僵硬前足下垂(图7),可采用扩大的中足截骨,通常用在10岁以上的患儿中[20]。
- 如Coleman阻滞试验显示后跟固定内翻,通常使用跟骨截骨。虽然通过单切口外侧闭口截骨或联合滑行截骨可以得到更多矫正,但笔者还是建议采用外侧切口进行滑行截骨。常常需要肌腱转位来获得足部平衡。这些包括转位相对肌力较强的胫后肌腱至足背[1],Jone手术中𧿹长屈肌腱转移至第1跖骨颈并融合𧿹趾趾间关节,劈开或将整条胫前肌转位(如果能保留肌力的话),腓骨长肌或短肌的转位[21]。

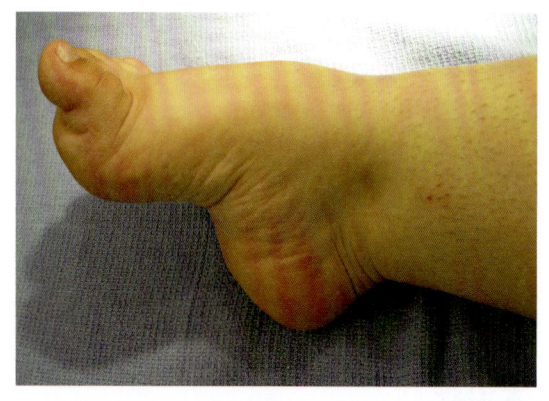

图7　18岁女性伴有1A型HSMN,存在明显高弓及中足固定畸形及短缩。由于她的年龄及僵硬程度,需要采用中足截骨。

- 跟骨高弓畸形可能需要后侧跟骨滑移截骨来增加跟骨力臂。笔者建议采用弧形截骨。同时进行跖筋膜松解使跟骨远端骨块滑动更为简单。
- 三关节融合是僵硬性后足畸形的挽救性手术。笔者并不愿意推荐这种方法来治疗感觉缺失的足,理由是远期结果较差[19]。三关节融合后,仍需要肌腱转位来维持足平衡。

术前计划

- 术中硬膜外麻醉可能在术后仍需要维持。
- 术前预防性使用抗生素。
- 使用止血带有助于术中视野更为清晰。
- HSMN患者的止血带使用要更为谨慎,因为大腿部位的坐骨神经及骨神经对止血带的压力及使用时间非常敏感。笔者推荐使用最低限的压力并将使用时间控制在1小时以内。

体位

- 患者仰卧于透射线床上。

入路

- 完全矫正足畸形可能需要联合手术步骤。
  - 对大部分畸形而言,需要广泛跖筋膜松解。
  - 由于HSMN患者𧿹长伸肌腱功能是多余的,对于摇摆期内侧柱跖屈及第1足趾过度背伸的儿童来说,Jones手术是有帮助的。这通常联合内侧柱或中足截骨。
  - 对于广泛畸形及僵硬性畸形,需要进行截骨。年轻患者可能只需要第1跖骨近端截骨或内侧楔骨截骨。对于青少年或年轻成人僵硬性中足畸形,当跖筋膜松解后中足没有完全矫正时采用中足楔形截骨是非常有效的。如果中足内外侧出现下垂,跨越整个中足的截骨较内侧柱截骨更有矫形效果。
- 对于能够通过截去舟骨并且进行骰骨背侧闭合截骨术进行矫正的畸形,可以采用中足背侧闭合截骨术。通过一个内侧切口完成对舟骨的截除,并通过外侧切口完成骰骨背侧闭合截骨。这种手术的优点是不用融合中足的任何关节,并且能够纠正楔骨关节面的畸形,使其与距骨头相接[10]。
  - 无法用Coleman阻滞试验来矫正的固定性后足内翻畸形,可采用外侧跟骨滑行截骨来矫正。
    - 优点包括使用单一截骨控制矫形的程度。

- 后侧跟骨滑动截骨对跟骨倾斜角较大的跟骨高弓畸形有帮助。
- 切口为纵行切口并跨越相关病变区域（图8）。
- 高弓使足短缩，随着治疗会使足得到延长。术后采用矫形石膏矫正部分畸形要比手术一期矫正所有畸形更为安全。

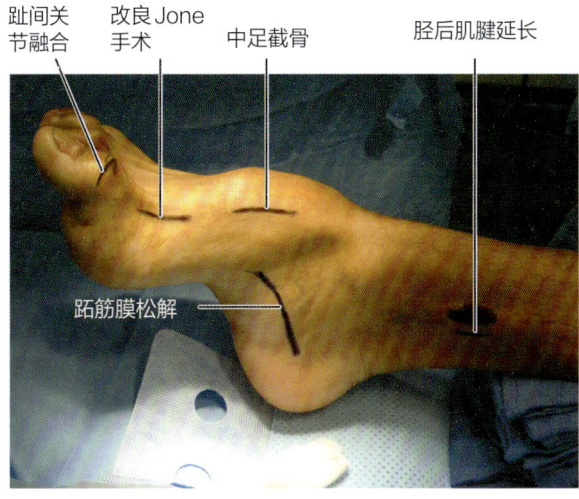

图8　高弓畸形通常需要联合手术。对此右足，已画出广泛跖内侧松解、改良Jone手术、中足截骨及胫后肌延长的切口。中足截骨位于畸形的顶端。

足底松解

- 沿着跖筋膜内侧做纵行切口。使用尖头刀片切开皮肤及皮下脂肪（技术图1A）。
- 首先辨认𝆑外展肌并从深筋膜上将其剥离（技术图1B）。
- 之后暴露𝆑外展肌深面的筋膜。于近端辨认胫神经及胫后动脉，并向远端松解筋膜。注意胫神经分出的足底内外分支。
- 暴露神经血管束后侧的跖筋膜，其附着于跟骨结节的内侧。
- 利用Mayo剪将趾短屈肌、跖方肌及第5趾外展肌从近端起点处分离。
- 如果浅层分离无法到达矫正效果，则需要切开内侧距舟关节及距下关节的关节囊[2]。
- 病情严重的病例可能需要胫后肌腱延长及转位。
- 使用间断缝合稀疏关闭切口。较宽的缝线间距可以引流出血且不会引起术后压力过高。
- 在严重病例中，松解后可能需要系列石膏。

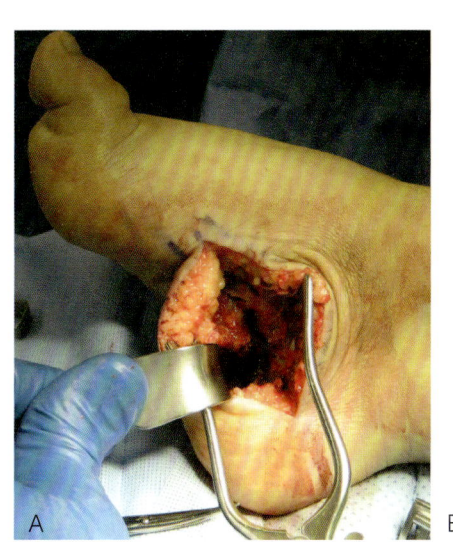 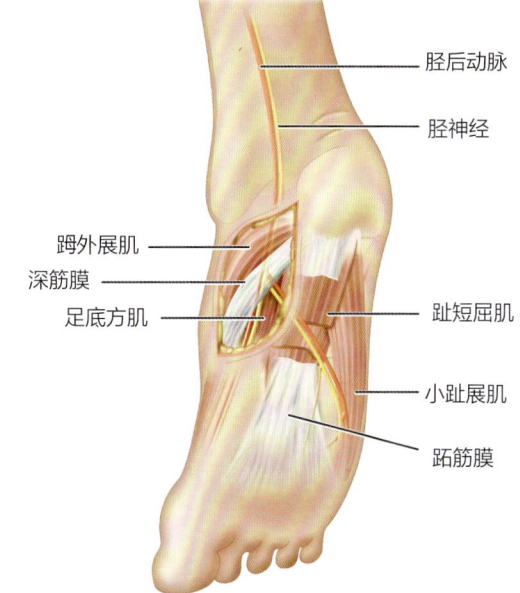

技术图1　A. 足底内侧切口。由于足会延长，需做纵行切开并轻柔地锐性分离。B. 从深筋膜上分离𝆑外展肌，跖筋膜及肌肉应从神经血管束后侧分离。

内侧柱截骨

- 如果需要截骨的话,也需要同时进行跖内侧松解。
- 前足僵硬、大龄患者或者疼痛性前足硬结提示需要截骨。
- 根据畸形顶点部位,可以在内侧楔骨或第1跖骨处截骨。在低龄儿童中,应避免跖骨近端骨骺损伤、采用内侧楔骨截骨是比较安全的。
- 可以采用第1跖骨基底背侧闭口截骨或内侧楔骨跖侧开口楔形截骨。
  - 第1跖骨基底背侧闭口截骨不需要植骨,只有1个截骨骨面需要愈合,也可以使用1枚螺钉进行固定。然而,这会使跖骨轻度短缩。
  - 内侧楔骨跖侧开口楔形截骨只需要1次截骨,矫正程度可在截骨后能得到较精确的调整,也不会使足短缩,但需要植骨(同种异体骨)来维持开口。
- 对于第1跖骨近端背侧斜行闭口截骨,直接在第1跖骨基底处做纵行切口;术中应小心保护背侧趾神经(技术图2A、B)。
- 骨膜下分离跖骨近端;注意要保证足底骨膜及软组织完整。
- 将2根细斯氏针钻入截骨处,顶点汇聚于跖侧。矫正顶点位于极近端跖侧,保留后侧骨与软组织铰链完整,因

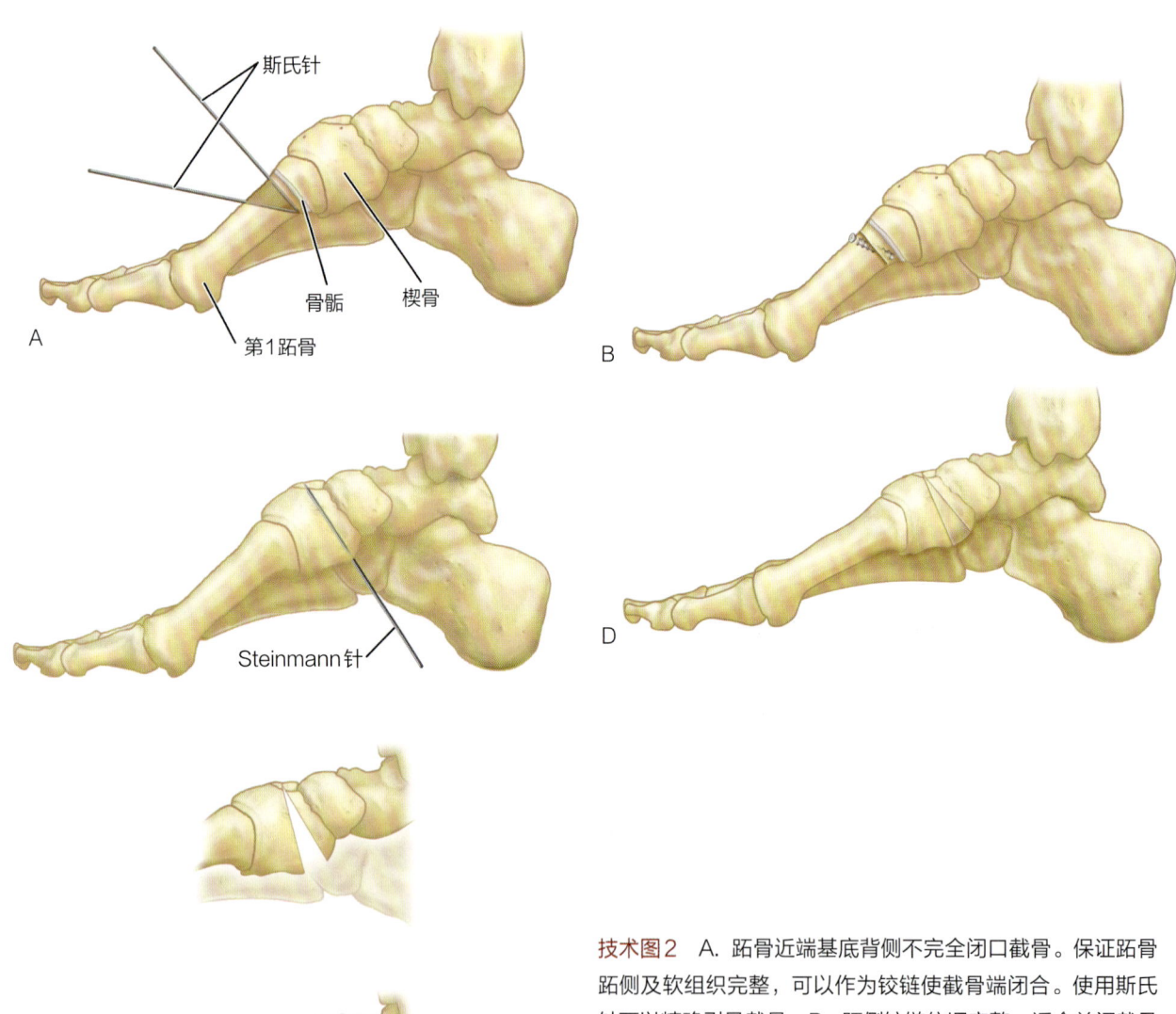

技术图2 A. 跖骨近端基底背侧不完全闭口截骨。保证跖骨跖侧及软组织完整,可以作为铰链使截骨端闭合。使用斯氏针可以精确引导截骨。B. 跖侧铰链依旧完整,适合关闭截骨端。螺钉或经皮穿针可以固定截骨端。C. 内侧楔骨跖侧开口截骨。D. 背侧铰链必须保持完整。三角形骨块从跖侧插入。使用螺钉、经皮针固定,或将其缝合在跖侧面上。

- 此截骨为不完全的闭口截骨。
- 截骨需要用到小摆锯。针用来引导截骨。使用小型骨刀及咬骨钳去除顶点处一部分骨组织。
- 当顶点处去除足够骨组织后，截骨端可以慢慢闭合，同时保留骨铰链的完整性。针、螺钉或背侧钢板可用来固定截骨端。
- 低龄儿童伴有未闭合的跖骨骺板，或当畸形顶点在内侧楔骨时，可以在这一平面进行开口截骨（技术图2C、D）。

改良 Jones 手术

- 使用两个切口。背侧横行切口跨越姆趾趾间关节，纵行切口位于第1跖骨远端（技术图3）。

趾间关节融合

- 通过跨越趾间关节的横行切口，暴露姆伸肌腱。
- 于趾间关节平面切断肌腱并横行切开趾间关节囊。
- 然后使用15号刀片暴露近节趾骨远端关节面。
- 咬骨钳去除趾间关节两端的关节软骨及部分软骨下骨。只需少量骨组织。
- 使用4.0 mm空心螺钉固定。导针逆向穿过远节趾骨中心，并从甲下穿出。
- 将趾间关节固定于中立位并拧入螺钉；注意避免趾间关节间产生压力。
  - 螺钉尖进入近节趾骨近端的长度要合适。

姆伸肌腱转位至跖骨颈

- 于第1跖骨远端背侧做纵行皮肤切口。
- 辨认姆伸肌腱并向远端分离直至将其切断、从切口中拉出。
- 0号缝线锁边缝入肌腱远端。
- 骨膜下暴露远端跖骨并在跖骨颈处横行钻孔。
  - 钻孔直径与姆长伸肌腱直径基本相同。
  - 利用钢丝或缝线能帮助姆长伸肌腱穿过骨洞。
- 当完成内侧柱截骨固定或中足截骨固定后，姆长伸肌腱末端同自身肌腱缝合（技术图4）。

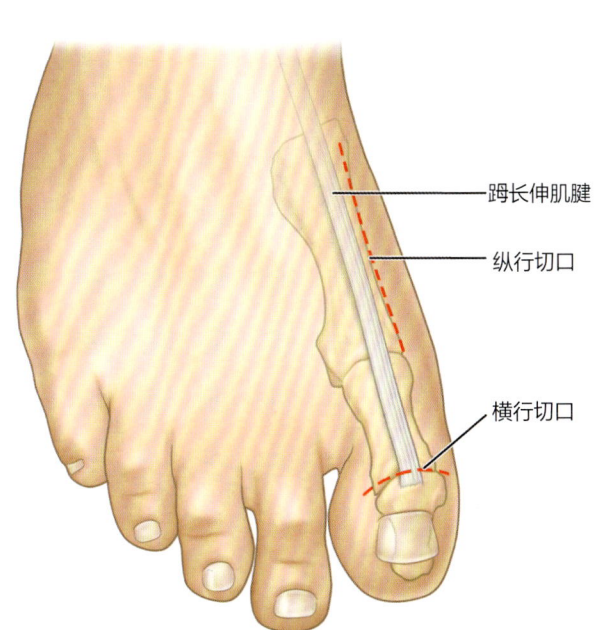

技术图3 使用两个切口。背侧横行切口跨越姆趾趾间关节，纵行切口位于第1跖骨远端。

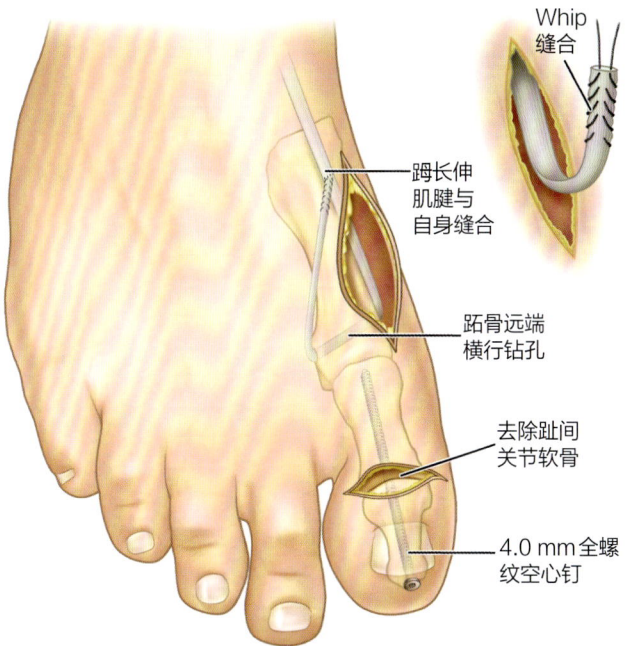

技术图4 去除趾间关节软骨后，4.0 mm螺钉固定关节。将缝线锁边缝入切断后的姆长伸肌腱末端，并将其穿过横行骨洞，与自身肌腱缝合。

中足截骨

- 截骨部位位于畸形顶点，此处也应是足底硬结的近端（技术图5A、B）。
  - 太远端的话会造成摇篮足残留畸形。
  - 如畸形严重，需要采用三关节融合使前足跖屈。
- 仍需要做肌力平衡手术，因为如果存在不平衡会使畸形复发。
  - 已描述了一些截骨方法[6,7,20]。
  - 笔者推荐一种简单方法，就是使用截短的楔形块放入畸形顶端。
  - 一旦截骨后，将远端骨块外旋用来代偿内侧柱过度屈曲。
- 在畸形顶端背内侧做单一长切口。
  - 截骨平面越近端矫形效果越好，因为截骨处位于畸形平面；通常位于楔舟关节。
- Hohmann拉钩放置于背侧及跖侧，暴露整个中足（技术图5C）。
- 于截骨处远近端插入斯氏针。使用摆锯截骨，并用骨刀以及咬骨钳完成截骨。去除背侧楔形骨块；中度畸形可以为三角骨块，严重畸形可为截短的梯形骨块。
- 可采用两枚带螺纹的斯氏针固定断端，4~6周后将其移除。
- 间断疏松缝合切口。
- 采用足趾负重石膏固定6周。由于可能存在潜在骨不连，可考虑加用负重石膏6周。

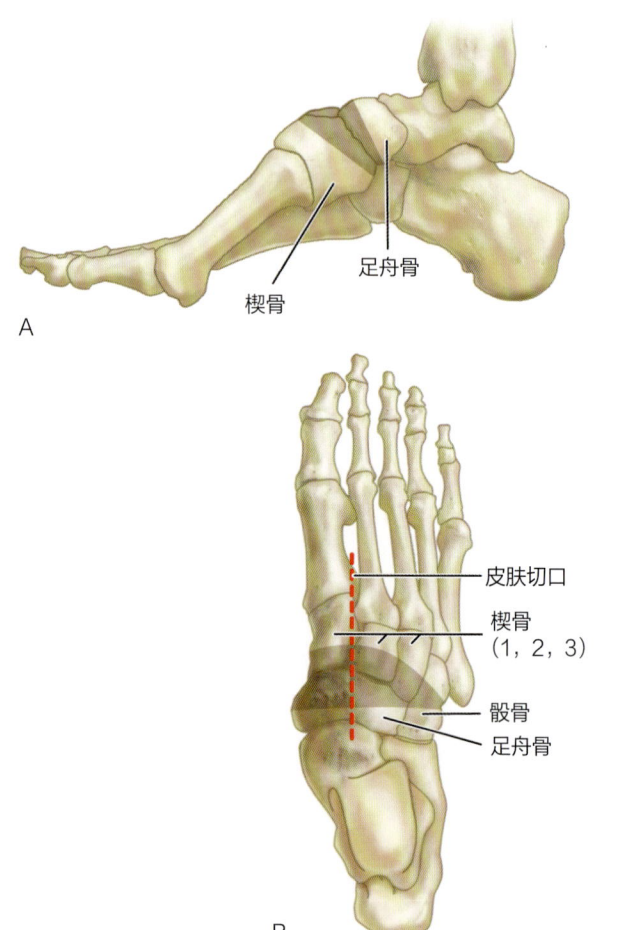

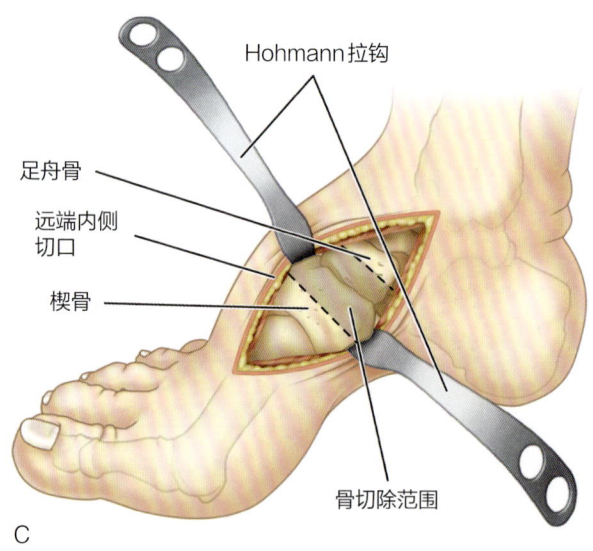

技术图5 A、B. 中足截骨以畸形顶端为中心，通常穿过楔舟关节。旋转可以减少内侧柱过度跖屈。C. 两把Hohmann拉钩保护血管和神经。

跟骨截骨

外侧跟骨滑行截骨

- 切口位于跟骨外侧，与腓骨肌平行。
- 将腓骨肌折向近端，暴露跟骨结节外侧面。
- 将一把尖头Hohmann拉钩放于跟腱止点前方，另一把放置于远端跖侧。
  - 通过透视拉钩的位置，可以判定截骨的方向（技术图6A）。
- 使用1 in（2.54 cm）骨刀或摆锯进行截骨到达跟骨对侧皮质。使用平滑的板状撑开器撑开骨块，之后利用垂体咬骨钳和Cobb拉钩将内侧皮质打断。
- 之后将带有后跟的跟骨结节向内侧推移，推移距离为宽度的一半。后跟位于胫骨下方，并与胫骨成一直线时，便是需要矫正的位置（技术图6B）。如果需要更大程度矫形的话，也可移除外侧楔形骨块。
- 将大号带螺纹的斯氏针从跗骨窦打入至跟骨结节最后下方（技术图6C）。
- 3周后在门诊移除斯氏针。石膏总共使用6周。

后侧跟骨滑行截骨

- 使用外侧切口，与外侧跟骨滑行截骨相同。
- 放置Hohmann拉钩作为保护及判断截骨方向。
- 使用斜直截骨，但笔者推荐使用Chiari凿做弧行截骨（技术图7）。
- 截骨后，将跟骨远端骨块滑向后侧并用带螺纹的斯氏针固定。
- 由于骨组织会持续出血，使用疏松间断缝合以及大量敷料。
- 3周后移除斯氏针。总共使用石膏6周。

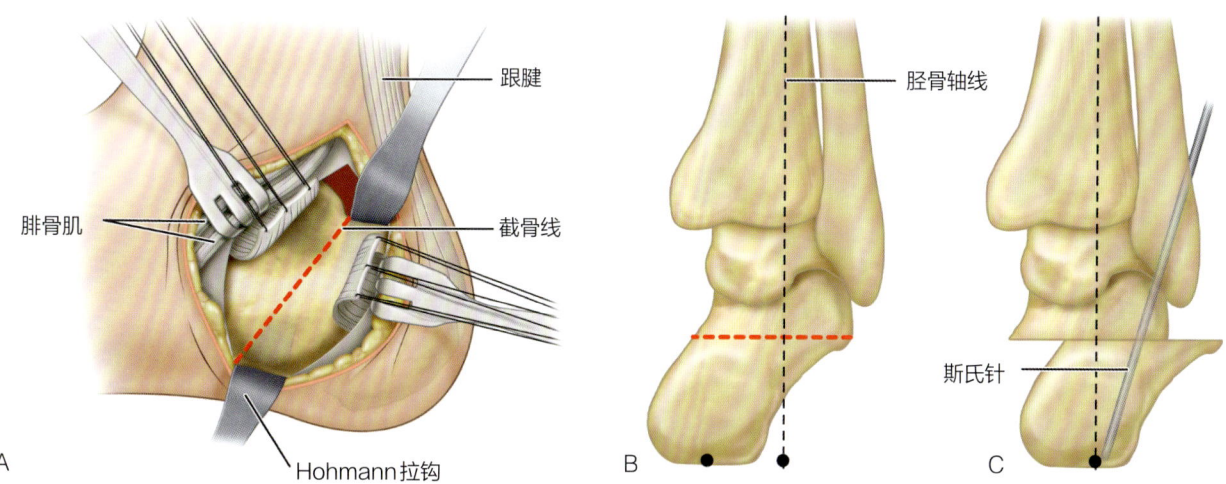

技术图6　A. 暴露跟骨外侧以便于跟骨滑行截骨。分离腓骨肌鞘并将腓骨肌折向近端。将一把Hohmann拉钩放于跟腱止点前方，另一把放置于跟骨跖侧远端。B. 足后面观显示跟骨滑行截骨。C. 带有后跟垫的远端结节位于胫骨下方。使用带螺纹的斯氏针固定3周。

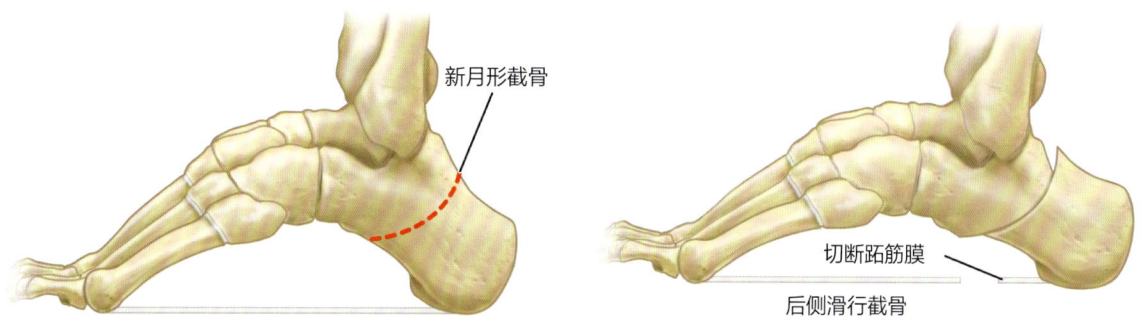

技术图7　新月形跟骨截骨使跟骨后移，可以加大腓肠肌力臂并减少后跟压力。

要点与失误防范

诊断脊柱疾病失误	• 儿童伴有足部问题必须检查脊柱 • 足或小腿明显缩小说明脊髓发育问题或脊髓纵裂
诊断重要神经结构性损伤失误	• 检查者必须沿着重要神经走行对下肢进行检查,明确局部周围神经肿瘤或神经受压
诊断 HSMN 失败	• 轻度双侧高弓足 • 检查者需要询问是否存在高弓足或周围神经病变的家族史 • 有时可能无法诊断家族性 HSMN。在这些病例中,需要对家族成员进行检查 • 检查手与足的内在肌 • HSMN 可能最初表现为青少年双髋发育不良
漏诊可治愈的损伤	• 一些因素会导致高弓足畸形。距下关节联合通常导致僵硬后足外翻畸形,也可能导致痉挛性后足内翻(图9)
手术不充分	• 青少年中,严重高弓畸形通常需要广泛的中足截骨来矫正畸形
严重特发性高弓足需要多次手术	• 应当告知家属,随着儿童生长发育时间推移,畸形会再次发生,可能需要进一步手术治疗 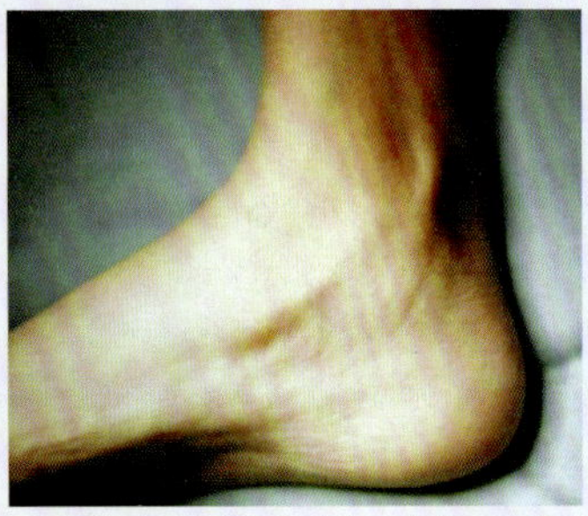

图9 痉挛性后足内翻。

术后处理

- 跖侧松解后,大量软棉垫包绕足并用石膏将足固定于轻度外旋位。
- 2周后拆除缝线并进行轻度矫正。这可能需要使用系列石膏6周。
- 中足或前足截骨后,严格限制负重直到截骨处愈合。一般需要6周左右的时间。

结果

- 关于进展型疾病如 HSMN 的长期预后,相关研究较少[15]。
- 有一项研究显示患有 Charcot-Marie-Tooth 病的患者在接受第一跖骨截骨术及软组织处理后,发生退行性变和再次手术的概率比接受三关节融合术的患者低[18]。这一研究表明重新平衡足部并且保持足部可动性的手术相较于关节融合术能有更好的预后。
- 进展型高弓畸形采用三关节融合治疗的长期预后较差。不良结果与手术时的技术问题、未完全矫正或过度矫正有关。
- 大部分进展型高弓畸形以及十几岁就采取三关节融合的患者在其步入而立之年后会出现明显问题[19]。
- 非进展型畸形如痉挛性高弓内翻伴下垂,通过手术平衡能达到可接受结果。
- 进展型畸形患者在儿童期可能需要接受一些手术,成年后再接受三关节融合。患者及家属需要被告知这种可能性。

并发症

- 止血带会损伤股神经或坐骨神经。止血带压力过高、时间过长,或即便短时间、小压力也会造成损伤。止血带时间应短于1小时,使用最低限度的压力。
- 如果手术时过度矫正会造成足底内侧切口裂开。
- HSMN 患者会出现压疮。
- 手术矫正中足畸形时,在畸形顶点偏远端处截骨将产生摇篮足畸形。
- 中足截骨处会出现骨不连[8]。
- 若畸形严重仍采用内侧柱截骨或中足截骨,会出现持续中足高弓。
- 如果畸形已定型而且没有采用跟骨截骨,会出现持续性后足内翻。

(邹剑 译,张彦 审校)

参考文献

[1] Azmaipairashvili Z, Riddle EC, Scavina M, et al. Correction of cavovarus foot deformity in Charcot-Marie-Tooth disease. J Pediatr Orthop 2005;25:360-365.

[2] Bradley GW, Coleman SS. Treatment of the calcaneocavus foot deformity. J Bone Joint Surg Am 1981;63(7):1159-1166.

[3] Fuller JE, DeLuca PA. Acetabular dysplasia and Charcot-Marie-Tooth disease in a family. A report of four cases. J Bone Joint Surg Am 1995;77(7):1087-1091.

[4] Ghanem I, Zeller R, Seringe R. The foot in hereditary motor and sensory neuropathies in children [in French]. Rev Chir Orthop Reparatrice Appar Mot 1996;82:152-160.

[5] Guyton GP. Peroneal nerve branching suggests compression palsy in the deformities of Charcot-Marie Tooth disease. Clin Orthop Relat Res 2006;451:167-170.

[6] Jahss MH. Evaluation of the cavus foot for orthopedic treatment. Clin Orthop Relat Res 1983;(181):52-63.

[7] Japas LM. Surgical treatment of pes cavus by tarsal V-osteotomy. Preliminary report. J Bone Joint Surg Am 1968;50(5):927-944.

[8] Levitt RL, Canale ST, Cooke AJ, et al. The role of foot surgery in progressive neuromuscular disorders in children. J Bone Joint Surg Am 1973;55(7):1396-1410.

[9] Lutter LD. Cavus foot in runners. Foot Ankle 1981;1:225-228.

[10] Mubarak SJ, Dimeglio A. Navicular excision and cuboid closing wedge for severe cavovarus foot deformities: a salvage procedures. J Pediatr Orthop 2011;31(5):551-556.

[11] Mubarak SJ, Van Valin SE. Osteotomies of the foot for cavus deformities in children. J Pediatr Orthop 2009;29(3):294-299.

[12] Paulos L, Coleman SS, Samuelson KM. Pes cavovarus. Review of a surgical approach using selective soft-tissue procedures. J Bone Joint Surg Am 1980;62(6):942-953.

[13] Price AE, Maisel R, Drennan JC. Computed tomographic analysis of pes cavus. J Pediatr Orthop 1993;13:646-653.

[14] Sabir M, Lyttle D. Pathogenesis of pes cavus in Charcot-Marie-Tooth disease. Clin Orthop Relat Res 1983;(175):173-178.

[15] Schwend RM, Drennan JC. Cavus foot deformity in children. J Am Acad Orthop Surg 2003;11:201-211.

[16] Tynan MC, Klenerman L, Helliwell TR, et al. Investigation of muscle imbalance in the leg in symptomatic forefoot pes cavus: a multidisciplinary study. Foot Ankle 1992;13:489-501.

[17] Walker JL, Nelson KR, Heavilon JA, et al. Hip abnormalities in children with Charcot-Marie-Tooth disease. J Pediatr Orthop 1994;14:54-59.

[18] Ward CM, Dolan LA, Bennett DL, et al. Long-term results of reconstruction for treatment of a flexible cavovarus foot in Charcot-Marie-Tooth disease. J Bone Join Surg Am 2008;90(12):2631-2642.

[19] Wetmore RS, Drennan JC. Long-term results of triple arthrodesis in Charcot-Marie-Tooth disease. J Bone Joint Surg Am 1989;71(3):417-422.

[20] Wilcox PG, Weiner DS. The Akron midtarsal dome osteotomy in the treatment of rigid pes cavus: a preliminary review. J Pediatr Orthop 1985;5:333-338.

[21] Younger ASE, Hansen ST Jr. Adult cavovarus foot. J Am Acad Orthop Surg 2005;13:302-315.

第123章 跟舟联合切除术
Resection of Calcaneonavicular Coalition

David Scher

定义

- 跟舟联合是跟骨与舟骨之间连接异常。
- 跗骨间异常连接会明显影响距下关节活动。
- 最主要后果便是引起僵硬性扁平足伴有疼痛。

解剖

- 联合通常出现在跟骨前突与舟骨最外侧面之间(图1)。
- 联合可能损伤骨、软骨或纤维组织(各自的骨性、软骨性或纤维性联合)。

发病机制

- 跟舟联合的病因依旧不明。
- 有假说认为,联合可能是由于胎儿发育期各自跗骨分离失败所致[1]。
- 跟舟联合的症状通常出现在8~12岁的大龄儿童[5]。
- 理论上讲,尽管假说认为出生时这种联合已经存在,随着生长过程该处骨化不断进行,局部会愈发僵硬,距下关节活动也会愈发减少,症状逐步显现[5]。
- 跟舟联合引起的疼痛可能是由局部活动受限使足动力学改变导致的。
  - 或者,通过联合关节邻近部分的微运动也可能会使其疼痛,类似于骨折不愈合。
  - 也有学者认为,之前稳固的联盟发生骨折可能会导致疼痛。

自然病程

- 不少出现跟舟联合的患者,尽管他们存在僵硬性扁平足,纵弓消失及后足外翻,但通常没有疼痛。
- 如果跟舟联合患者在童年时期就出现疼痛,那么发作的年龄通常为8~12岁。

病史和体格检查

- 患者主诉活动时疼痛加剧,并局限在足外侧面、跗骨窦远端、跟骨前突区域。患者也会主诉足内侧及踝关节疼痛,或腓骨尖远端疼痛。
- 可能存在渐进性足趾外翻及足弓高度丢失,这是由足跖屈外翻增加导致。
- 患者也会表现为在不平整地面上行走困难,这可能是由于距下关节活动度下降所致。
- 检查者应该观察患者步态;其行走时可能出现患肢防痛步态(站立期缩短)及足趾外翻步态。
- 检查者应检查患者足部形态。后跟可能外翻伴前足外展。
- 检查者应检查患者平足的僵硬度。柔性平足在足趾站立时会回复足弓,而僵硬性平足的足弓不会恢复。僵硬性平足的另一个特点是距下关节活动度降低,也可能提示跗骨联合。
- 检查者应触诊跟骨前突及前突远端。出现压痛点提示有疼痛性跟舟联合。
- 医生应该检查脚的活动范围。距下运动减少可能是跗骨联合的标志。此外,最大跖屈的疼痛也可能提示跟骨关节联合。

影像学和其他诊断性检查

- 平片,包括前后位、侧位及斜位,来明确骨性联合。
  - 跟舟联合最好在斜位片(内翻斜位)上阅读(图2)。
  - 可以在侧位片上看到突起的跟骨前突,犹如"食蚁兽鼻子"一般[4]。
  - 也可拍摄站立前后位及侧位片评价足的对位情况。
- Harris轴位片或SalZman后足位片可以评价后足对位情况。
- 需要进行CT扫描来排除是否伴随跟距联合或邻近关节是否有关节炎。如果诊断不明确的话,CT或MRI也是非常有用的。

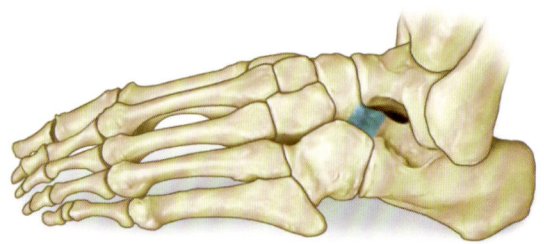

图1 完全性跟舟骨性联合。

鉴别诊断

- 柔性平足
- 距下关节炎
- 其他跗骨联合（距跟联合及其他少见类型）
- 累及距下关节的肿瘤或感染
- 特发性僵硬性扁平足

非手术治疗

- 所有跟舟联合的患者一开始都可以进行保守治疗。
- 无痛性联合无需治疗。
- 痛性联合的初期治疗包括改变活动方式、使用抗炎镇痛药物及应用短腿行走石膏固定4～6周。

手术治疗

- 手术治疗指征为保守治疗无效的持续性疼痛。
- 治疗的主要目的，首先是减少疼痛并恢复功能。
- 其次是恢复距下关节活动度。
- 切除后不一定能恢复足弓高度。

术前计划

- 进行所有影像学检查。
- 麻醉下对距下关节活动度进行检查，以此与切除后的活动度进行对比。

体位

- 患者采用仰卧位，并在手术侧髋关节下垫沙袋，使小腿轻度内旋。
- 切除后如果采用皮下脂肪作为填充物，消毒范围应至臀部，并使用消毒止血带（图3）。
- 也可在踝关节近端使用Eschmarch止血带。

入路

- 切口范围应包括暴露及切除整个联合的区域。
- 将移植材料放入切除骨的断端中，移植物由局部肌肉（腓骨短肌）及自体脂肪构成。

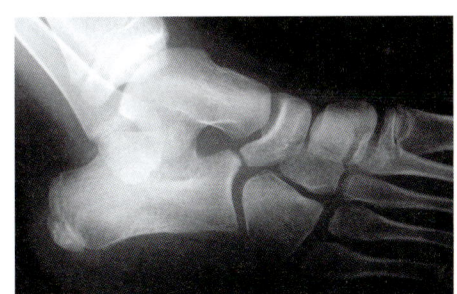

图2 斜位片显示软骨性跟舟联合。

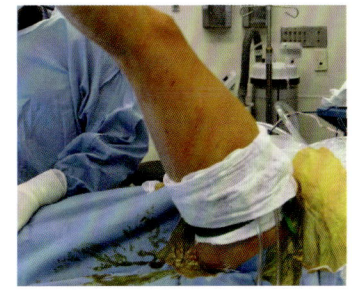

图3 使用消毒止血带并在其近端有足够空间切取脂肪来做移植。

切口及分离

- 如果需要，可以在止血带控制下进行手术。
- 沿足外侧在伸肌腱和腓总肌腱之间，于跟骨前突处做斜行切口（技术图1A）。
- 尖锐地切开皮肤和皮下组织，注意不要分离组织。寻找腓浅神经和腓肠神经的分支（技术图1B）。
- 暴露趾短伸肌并向近端追踪，于跗骨窦处暴露其止点（技术图1C、D）。
- 暴露跗骨窦内的纤维脂肪组织。
- 切开纤维脂肪组织，并将其沿着趾短伸肌的附着处向远端翻转，暴露跟骨前突及跟舟联合（技术图1E）。
- 于联合处放置手术器械或针头，透视确认部位（技术图1F）。

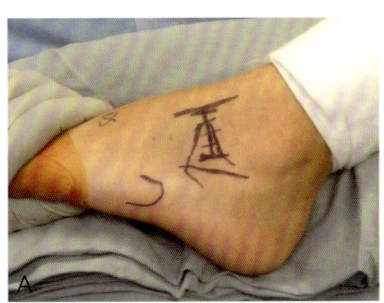
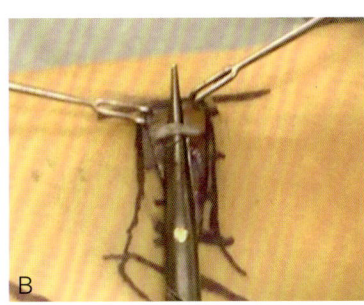

技术图1 A. 切口位于伸趾肌腱和腓骨肌腱之间。B. 发现并保护了腓总神经的一个分支。

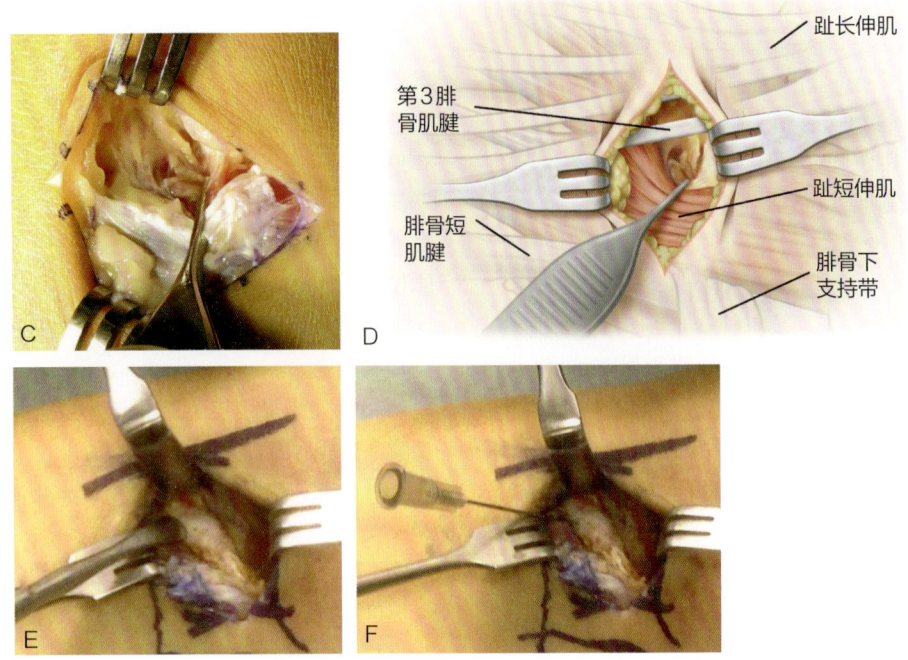

技术图1（续）　C、D. 辨认趾短伸肌并将其翻向远端。E. 骨剥的尖端指向软骨联合。F. 用针头标记并透视确认联合的位置。

跟舟联合切除术

- 将趾短伸肌牵向远端，并将所有跗骨窦内的残余纤维脂肪组织牵向近端。
- 使用小骨刀凿除一梯形骨块（技术图2A～C）。
- 截骨第1刀位于跟骨前突中线。截骨角度与足底垂线呈40°～60°，位于舟骨外侧面的内侧切口深面。
- 第2刀位于舟骨最外侧，朝向第1刀的方向。
- 两侧截骨端不要交叉，截骨的目的是去除梯形骨块而不是三角形骨块。可以用咬骨钳把骨分段取出，不需要一整块取出。
- 截骨时，尤其是内侧截骨时，注意避免损伤距骨头关节软骨，因为距骨头关节软骨的位置正好靠近截骨的近端内侧。

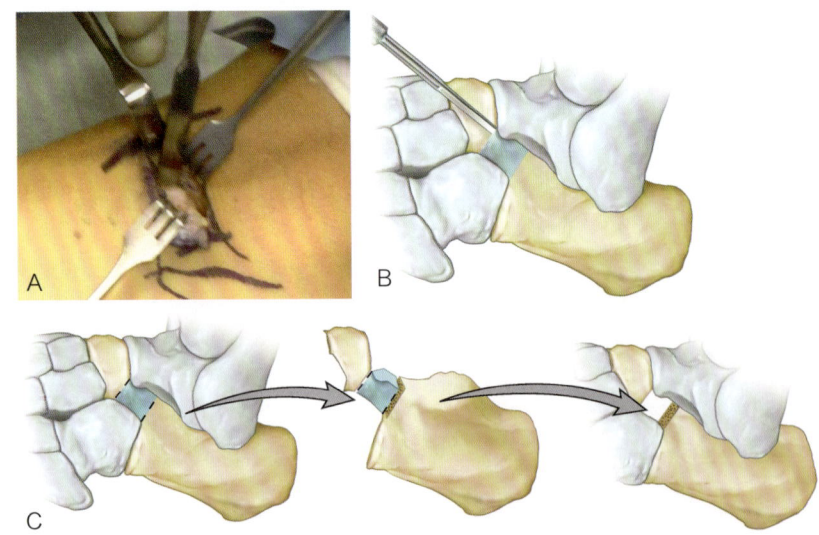

技术图2　A～C. 联合体用小型骨刀切除。在做内侧切口时，应注意避免损伤邻近的距骨头关节面。被切除的骨块是梯形的，而不是三角形的。

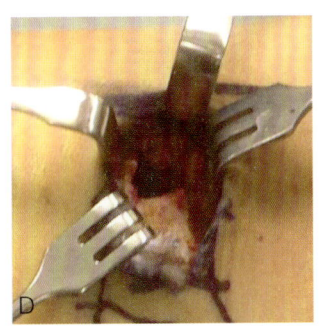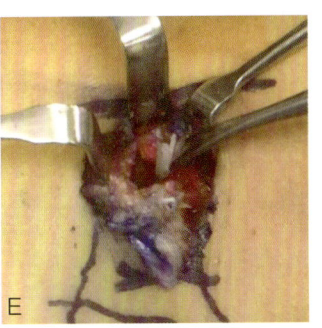

技术图2（续） D. 取出剩余的骨头。
E. 骨蜡用于切割骨表面。

- 应充分去除跟骨与舟骨间的骨组织，要留出一个明星的骨间隙，这可以在内翻位时透视进行确认。切除之后，舟骨外侧缘应与距骨颈外侧呈直线，跟骨前突内缘与骰骨内缘呈直线。
- 残余骨组织咬骨钳去除（技术图2D）。
- 暴露的骨表面上用骨蜡封闭（技术图2E）。

脂肪间隔植入

- 从臀纹下面可以获取少许皮下脂肪。供区可采用美容切口且并发症少。此处有大量脂肪且在切取时没有损伤神经血管的风险。
- 助手抬高肢体（技术图3A），于臀部基底做横行切口。
- 取出2 cm直径的皮下脂肪，将其放入截骨后形成的间隙中（技术图3B～E）。

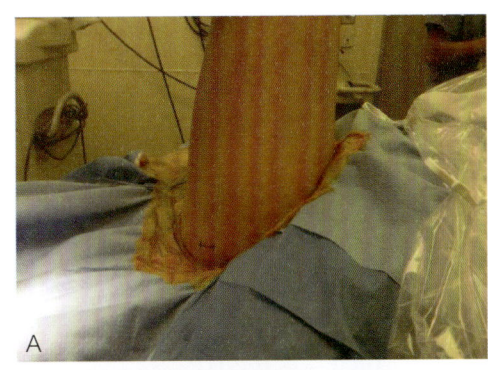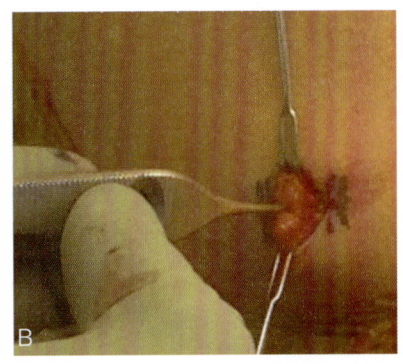
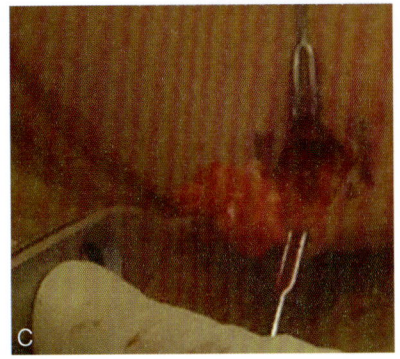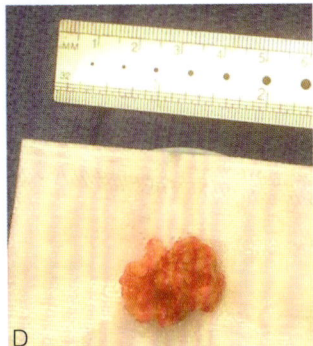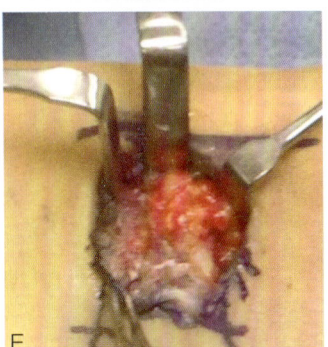

技术图3 A. 切取自体脂肪移植物的切口，标记在靠近臀部皱褶的皮肤上。B～E. 采集一块皮下脂肪，并将其放入联合手术切除后形成的缺损中。

腓骨短肌间隔植入（替代方法）

- 切除联合后，将腓骨短肌从其止点剥离，并用大号可吸收缝线穿过腓骨短肌近侧残端。
- 缝线尾端穿入Keith针。
- 将Keith针穿入切口深处已凿出的截骨间隙并从足内侧穿出。
- 将针穿过一块消毒袋及纽扣，并在纽扣上将缝线打结，这样就能把肌肉拉进已形成的跟舟联合空腔内（技术图4）。

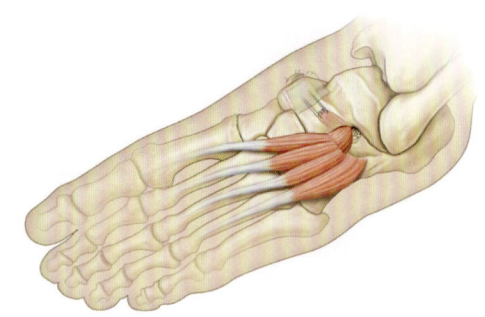

技术图4　可吸收缝线穿过趾短伸肌近侧残端，并将其残端穿过切除后的空腔并从足内侧穿出。在纽扣上将结打紧。

关闭伤口

- 松开止血带进行止血。
- 如果选用脂肪作为移植材料，利用可吸收缝线将趾短伸肌缝回其原先止点处。
- 常规关闭皮下组织与皮肤。

要点与失误防范

切口	• 术者避免分离皮肤避免切口并发症 • 外科医生应注意避免损伤腓浅神经或腓肠神经分支
联合切除	• 为了防止骨再生，术者必须确认已切除足够骨组织，并在跟骨与舟骨之间有明确的空腔 • 术者必须认清局部解剖，尤其是距骨头位置，截骨时避免损伤距骨
移植物获取和植入	• 当使用脂肪作为移植物时，要将足量脂肪填入空腔中

术后处理

- 患者使用石膏或支具固定2～3周，以便移植物得到巩固及切口愈合。
- 石膏移除后逐渐开始负重，并开始距下关节活动训练。

结果

- 在大部分研究中，超过90%结果为"好"或"极好"[2]。
- 持续疼痛的不良结果可归因于未切除足够的骨组织，或并发中足或后是关节炎[3]。

并发症

- 没有切除足量的骨组织。
- 损伤邻近关节软骨。
- 切口愈合并发症。
- 骨性联合再度复发。

（邹剑　译，张彦　审校）

参考文献

[1] Harris RI, Beath T. Etiology of peroneal spastic flat foot. J Bone Joint Surg Br 1948;30-B(4):624-634.

[2] Gonzalez P, Kumar SJ. Calcaneonavicular coalition treated by resection and interposition of the extensor digitorum brevis muscle. J Bone Joint Surg Am 1990;72(1):71-77.

[3] Moyes ST, Crawfurd EJ, Aichroth PM. The interposition of extensor digitorum brevis in the resection of calcaneonavicular bars. J Pediatr Orthop 1994;14:387-388.

[4] Oestreich AE, Mize WA, Crawford AH, et al. The "anteater nose": a direct sign of calcaneonavicular coalition on the lateral radiograph. J Pediatr Orthop 1987;7:709-711.

[5] Stormont DM, Peterson HA. The relative incidence of tarsal coalition. Clin Orthop Relat Res 1983;(181):28-36.

[6] Varner KE, Michelson JD. Tarsal coalition in adults. Foot Ankle Int 2000;21:669-672.

第124章 跟距联合畸形切除术
Excision of Talocalcaneal Coalition

David Scher

定义
- 跟距联合畸形是指位于跟骨和距骨间影响距下关节运动的非正常连接。
- 与前面提到的跟舟联合畸形相似,也主要由僵硬型扁平足所致,这种平足畸形往往伴有疼痛症状。

解剖
- 跟距联合畸形发生在距下关节,主要累及中关节面[9]。
- 这种连接可能是骨性连接,也可能是软骨或纤维性连接,关节受累的面积不定。
- 联合畸形的程度通常按距下关节面受累的百分比来描述[9]。

发病机制
- 与跟舟联合畸形一样,跟距联合畸形的病因尚未明确,或许也是胚胎发育阶段的骨块分离失败所致[1]。
- 尽管认为它们的发病原因本质上是先天性的,但典型的临床症状往往要到青少年早期(即12~16岁)才会出现[7,10]。
- 为什么有的联合畸形后来出现疼痛症状目前还不清楚。有一种理论认为可能是,改变的距骨关节运动机制导致额外的应力作用于临近关节所致,另一种理论则认为是联合畸形处随着时间逐渐出现的微骨折或应力骨折所致[1]。

自然病程
- 大多数跟距联合畸形没有临床症状[6]。
- 它们也许会导致僵硬型扁平足的发生,以后跟外翻、前足外展、足弓塌陷及不负重或足趾站立时足弓也不出现为特征。
- 继发于跟距联合畸形的疼痛常在12~16岁出现[7,10]。

病史和体格检查
- 典型的患者有主诉与活动有关的足部疼痛,行走于不平的地面时加重,休息后可缓解。
- 疼痛可向中足发展或者固定于后足和踝的内侧。
- 部分患者还伴有外侧腓骨尖部的疼痛。
- 有些患者还有逐渐加重的外八字脚或足弓塌陷。
- 查体要观察患者服用镇痛药后的步态和旋转畸形,尤其是站立时足的位置。
- 检查患者足部力线时,可发现后跟往往呈外翻、前足呈外展畸形。
- 需要观察足的僵硬程度。足尖站立时柔软型扁平足可见足弓重新出现,而僵硬型则没有。僵硬型扁平足意味着距下关节活动受限,说明可能存在跗骨融合。
- 还要检查距下关节的活动情况,这一检查对跟距联合畸形不敏感,但可发现一些距下关节的其他问题。
- 后足内侧面、内踝下方、载距突的部位也要检查,这些部位有触痛则说明可能是中关节面处的跟距联合畸形。

影像学和其他诊断性检查
- 常规拍摄正位、侧位、斜位及Harris切线位X线片以观察有无联合畸形(图1A、B)。
  - 虽然跟距联合畸形在Harris轴位片上最明显,但要通过适当角度来观察中关节面是比较困难的。
  - 侧位X线片有时可见距骨顶部有一连续的C形线进入后关节面(C形征)[8]。
  - 正位和斜位X线片有时可见其他并发的联合畸形。
- 站立正侧位和Salzman后足切线位片可用于评估足的力线,尤其是后足外翻。
- 有必要做CT扫描,因为CT可以清晰地观察联合畸形及评估距下关节面受累的程度(图1C)[9]。
- 如果诊断不确定或怀疑是软骨性或纤维性联合畸形,则MRI检查有助于来判定。

鉴别诊断
- 柔软型扁平足。
- 距下关节炎。
- 其他的跗骨联合畸形(跟舟联合畸形或其他更少见的畸形)。
- 与距下关节有关的肿瘤或感染。
- 特发性的僵硬型扁平足。

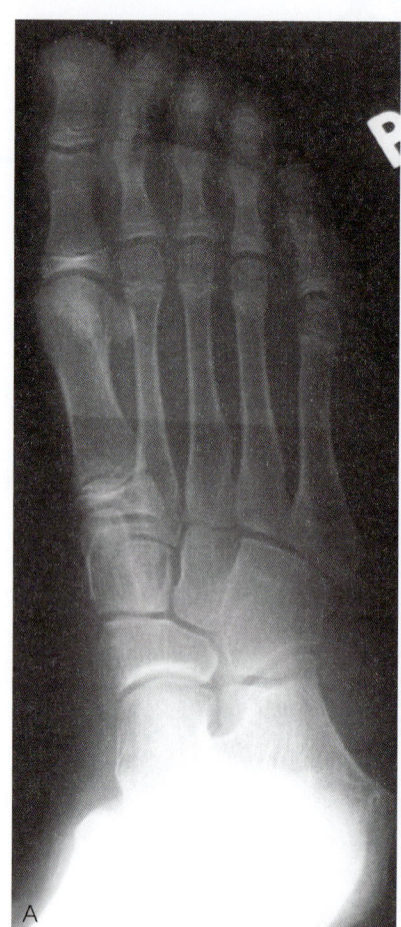
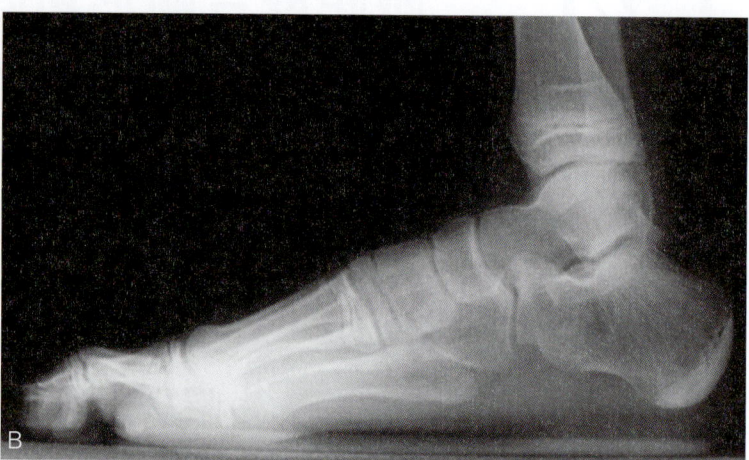
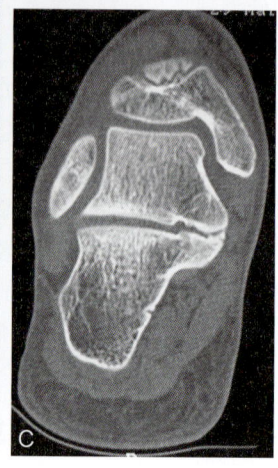

图1 斜位（A）和侧位（B）平片上可以看到跟距联合畸形。C. CT扫描可直接观察到联合畸形及用来确定受累关节面的比例。

非手术治疗

- 所有跟距联合畸形患者在初次就诊时都可行非手术治疗。
- 没有疼痛的患者不需要治疗。
- 对于伴有疼痛的患者，最初的治疗包括减少活动、应用抗炎镇痛药物和短腿行走石膏固定。

手术治疗

- 手术治疗的指征是经保守治疗后疼痛仍持续存在。
- 治疗的主要目标是消除疼痛和恢复功能。
- 距下关节活动的恢复是次要目的。
- 跟距畸形联合切除后足弓高度不会恢复。

术前计划

- 所有的影像学资料都要认真阅览。
- 麻醉后检查距下关节的活动度，以便与术后的关节活动度对比。

体位

- 患者仰卧于手术台。
- 一般情况下，下肢放松时会自然处于外旋位，很容易显露内踝和后足；万一情况不是这样，可将对侧髋部稍垫高。
- 在大腿上部上一止血带或在踝上部位上一驱血止血带（Eschmarch止血带）。

入路

- 显露前要确定整个联合畸形和其附近正常软骨的轮廓。
- 需要显露整个联合畸形，并将皮下脂肪或𧿹长伸肌的一部分作为间隔物。

切开与分离

- 如果需要的话,可在止血带下进行手术。
- 以载距突为中心于后足内侧做一直的横行切口。
  - 切口从跟腱的前缘向前延伸至足舟骨粗隆的突起处(技术图1A)。对于从跟骨后间隙获取脂肪移植,有时可以将切口向后延伸。
- 如遇踇外展肌纤维,向足底侧牵开。
- 辨别背侧的胫后肌腱(技术图1B)。
- 找到趾长屈肌腱,纵行切开其腱鞘(技术图1C)。
- 神经血管束就位于趾长屈肌腱的后侧。
- 如果要用踇长屈肌腱鞘作间隔物,则可将其切开;如用自体脂肪移植,则不必切开。
- 跟腱位于切口的最后侧。
- 至此,所有重要的结构都已显露清楚,可以开始显露联合畸形处。

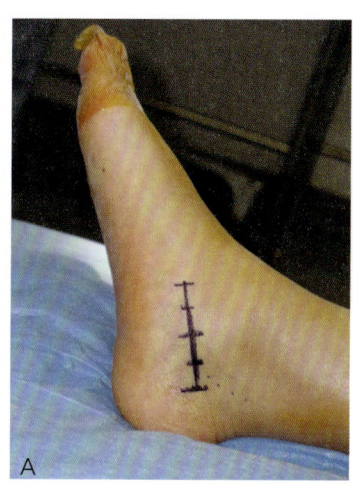
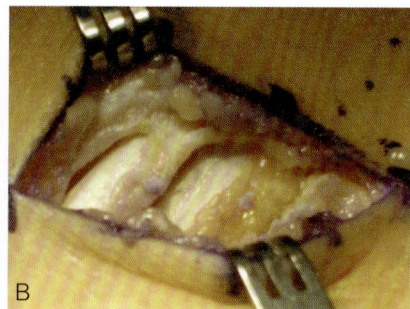
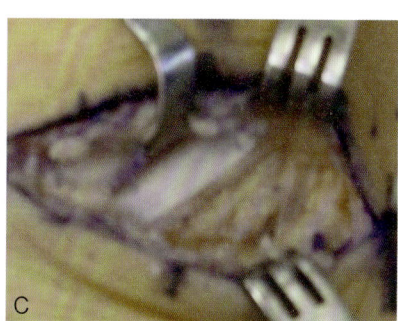

技术图1　A. 皮肤切口。B. 胫后肌腱(上)和趾长屈肌腱(下)。C. 胫后肌腱后方可以直观地看到血管神经束。

跟距联合的显露

- 跟距联合畸形即位于载距突的背侧和趾长屈肌腱鞘的深部。
- 向足底牵开趾长屈肌腱,手指可触及载距突。
- 联合畸形就位于趾长屈肌腱鞘内侧,骨膜的深部。
- 于载距突背侧切开趾长屈肌腱鞘和其深部的骨膜,注意保留合适的层次以便后期缝合(技术图2A、B)。
- 因为这一部位正常的关节间隙已不清楚,如果没有最初对正常关节间隙的认知,这时很难确定合适的骨切除平面。
  - 如果遇到这种情况,分别向前及向后显露前和后距下关节面,以定位该部位正常关节软骨的位置。
  - 向前或向后牵开神经血管束并在其深部分离可显露后关节面。
  - 在距舟关节的近侧、距骨颈的跖侧显露前关节面。
  - 有时可以看到一条关节软骨横穿联合畸形的中央,这种情况下,可以直接切除到该软骨。
- 接下来,将趾长屈肌腱和血管神经束牵向跖侧并注意保护,于已显露的两个正常关节软骨间切除术。
  - 可通过高速钻头、咬骨钳和刮匙完成(技术图2C)。
- 骨的切除一直到深部及前后出现正常关节软骨为止(技术图2D~F)。
- 术前要仔细研究影像学资料(即CT扫描和可能有的MRI),有助于估计向外侧要切多深。
- 当切除由已知向未知的部位深入时,要特别小心,这时很可能向背侧或跖侧偏移从而进入距骨或跟骨体,从而错过联合畸形处。
- 一旦联合畸形被彻底切除,要将足部背伸和外翻以检查距下关节活动有无改善。
  - 此时活动关节,从后关节面向前关节面应该可以看到一个清楚的间隙。
- 用一层薄薄的骨蜡封堵外露的骨面以减少出血,理论上也可以降低畸形联合复发的风险。

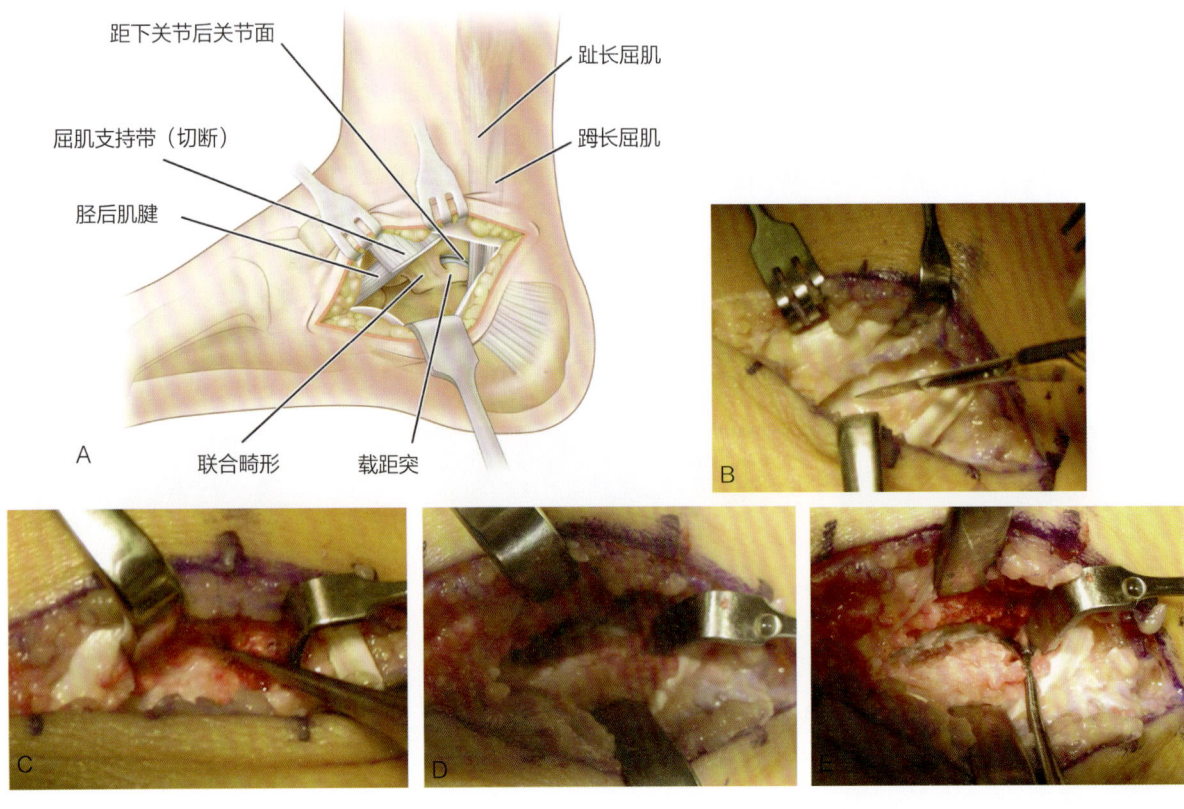

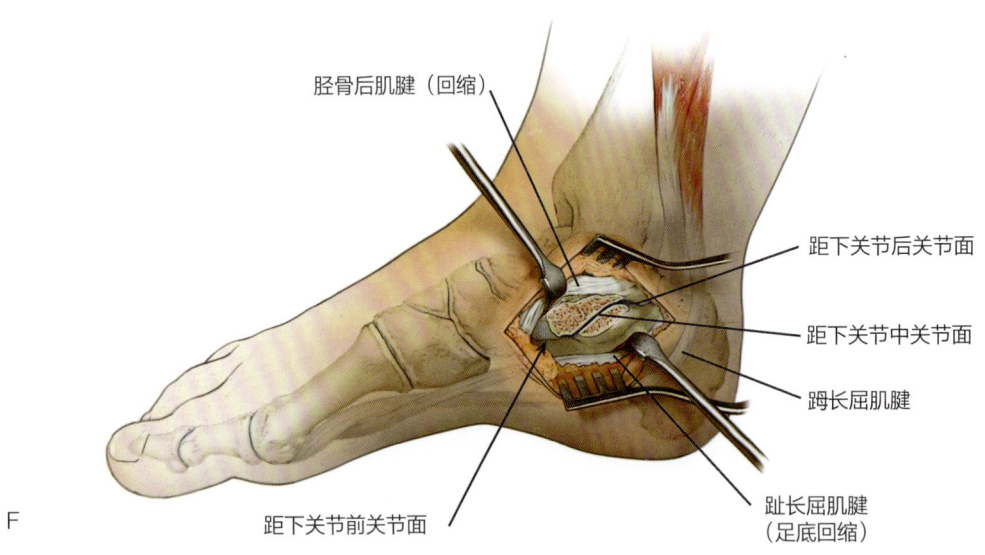

技术图2　A、B.趾长屈肌腱鞘的内侧面及距骨表面的骨膜已被切开。C.显露的后关节面（刮匙的后侧）和刮匙已进入的联合畸形。D~F.联合畸形已切除，在距骨（上）和跟骨（下）之间可以看到一个清楚的间隙在已切除骨的边缘可看到正常的关节软骨。

脂肪间隔的植入

- 接着取脂肪,将血管神经束向前牵开,显露位于跟腱和跟骨间的足跟部脂肪(技术图3A)。
  - 如果这一区域脂肪不足,可以从臀部获取自体脂肪。
- 切取直径大约1 cm的脂肪组织。
- 将脂肪植于联合畸形切除后遗留的空隙中(技术图3B、C)。
- 用可吸收线缝合由骨膜和趾长屈肌腱鞘构成的一层筋膜覆盖于脂肪表面,起固定作用(技术图3D)。

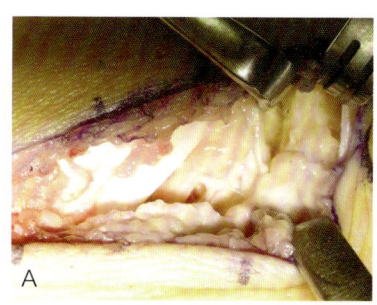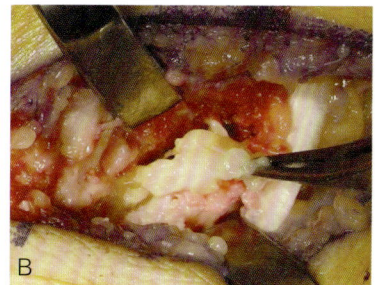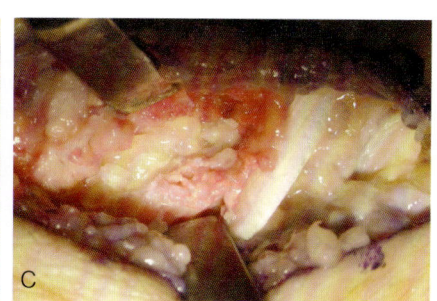
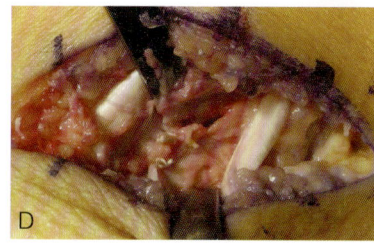

技术图3 A. 显露位于跟腱和血管神经束之间的用于移植的跟部脂肪。B~D. 将脂肪植入畸形联合切除的区域并将骨膜缝合覆盖于移植物表面。

部分踇长屈肌腱作为间隔物(替代方法)

- 作为自体脂肪移植的替代方案,也可将踇长屈肌腱的一半植入截骨后的间隔中[3,6]。
- 在完整切除联合畸形并证实距下关节有适当活动度后,将位于载距突下方的踇长屈肌腱鞘切开以显露踇长屈肌腱。
- 踇长屈肌腱位于载距突正下方的凹槽中。
- 将踇长屈肌腱纵行劈开并保留其连续性。
- 将踇长屈肌腱的上半部置于联合畸形切除后形成的间隙中。
- 注意肌腱劈开要足够长,以确保其运动不受限制。
  - 这一点可以通过检查踇趾的趾间关节活动是否受限制来证实。
- 将距骨的骨膜与载距突的骨膜缝合在一起以防止肌腱滑出。

关闭切口

- 松开止血带并充分止血。
- 趾屈肌和胫骨后部的肌腱鞘用可吸收的细缝线缝合。
- 常规缝合皮下组织及皮肤。

要点与失误防范

指征	• 术前要在CT片上仔细评估联合畸形的程度和有无距下关节炎。有距下关节炎及联合畸形超过关节面的50%是手术禁忌 • 结合查体和X线片来确定后足力线，评估其外翻程度，过度外翻则意味着预后更差
入路	• 切口要足够长以便确定正常的距下关节 • 骨膜和趾长屈肌腱鞘的内侧部分要保留以固定内植物
联合畸形切除	• 要认清联合畸形处前后正常的关节软骨以定位截骨平面 • 截骨后的间隙可见正常关节正对着联合畸形的中心位置 • 截骨时不注意平面很可能错过联合畸形处而进入距骨体或跟骨体部
关闭切口	• 骨膜和趾长屈肌腱鞘的内侧部分必须修补以防内植物脱出

术后处理

- 应用夹板或短腿石膏固定。
- 患足固定并禁止负重2~3周以利切口愈合及植入物与周围组织的结合。
- 此后开始逐渐负重及轻柔的功能锻炼，重点在于恢复距下关节的活动。

结果

- 大多数报道超过85%优良结果[3,6,7,9]。
- 疗效欠佳，或伴有持续性疼痛，这些多与联合畸形范围超过50%、距下关节炎或超过21°的严重后足外翻有关[4,9,11]。
- 严重扁平足伴持续疼痛的病例，完全切除联合体后或某些近期病例在联合体切除的同时，可能有矫正畸形的作用[5]。
- 对跗骨联合患者功能结果的一项长期研究发现，跟距联合超过50%关节面且后足外翻超过16°的患者，与跟距联合小于50%关节面且后足外翻低于16°的患者，功能无明显差异。此外，跟距联合和跟舟联合的治疗结果都是较好的。

并发症

- 联合畸形切除不彻底。
- 联合畸形复发。
- 由于之前就存在的距下关节炎而出现局部的疼痛或僵硬。

（邹剑 译，张彦 审校）

参考文献

[1] Harris RI, Beath T. Etiology of peroneal spastic flat foot. J Bone Joint Surg Br 1948;30:624-634.

[2] Khoshbin A, Law PW, Caspi L, et al. Long-term functional outcomes of resected tarsal coalitions. Foot Ankle Int 2013;34:1370-1375.

[3] Kumar ST, Guille JT, Lee MS, et al. Osseous and non-osseous coalition of the middle facet of the talocalcaneal joint. J Bone Joint Surg Am 1992;74:529-535.

[4] Luhmann SJ, Schoenecker PL. Symptomatic talocalcaneal coalition resection: indications and results. J Pediatr Orthop 1998;18:748-754.

[5] Mosca VS, Bevan WP. Talocalcaneal tarsal coalitions and the calcaneal lengthening osteotomy: the role of deformity correction. J Bone Joint Surg Am 2012;94:1584-1594.

[6] Olney BW, Asher MA. Excision of symptomatic coalition of the middle facet of the talocalcaneal joint. J Bone Joint Surg Am 1987;69:539-544.

[7] Raikin S, Cooperman DR, Thompson GH. Interposition of the split flexor hallucis longus tendon after resection of a coalition of the middle facet of the talocalcaneal joint. J Bone Joint Surg Am 1999;81:11-19.

[8] Sakellariou A, Sallomi D, Janzen DL, et al. Talocalcaneal coalition: diagnosis with the C-sign on lateral radiographs of the ankle. J Bone Joint Surg Br 2000;82:574-578.

[9] Scranton PE Jr. Treatment of symptomatic talocalcaneal coalition. J Bone Joint Surg Am 1987;69:533-539.

[10] Stormont DM, Peterson HA. The relative incidence of tarsal coalition. Clin Orthop Relat Res 1983;(181):28-36.

[11] Wilde PH, Torode IP, Dickens DR, et al. Resection for symptomatic talocalcaneal coalition. J Bone Joint Surg Br 1994;76(5):797-801.

第125章 Ponseti 石膏疗法
Ponseti Casting

Blaise Nemeth and Kenneth J. Noonan

定义

- 先天性畸形足，又名先天性马蹄内翻足，在新生儿中发生率约1‰。
- 先天性马蹄内翻足包含4个特征：高弓、内收、内翻和马蹄畸形，虽然特发性患者囊括了前述4项特征，但畸形程度却因人而异。
  - 姿势性马蹄内翻足主要发生在婴儿，通过轻柔的手法就很容易完全矫正，并且随着身体发育会逐渐矫正无须进一步干预。
- 少数马蹄内翻足继发于其他神经肌肉系统的疾病如Larsen综合征、关节屈曲综合征及脊柱裂等，这些属于畸形。
- 有一种严重的特发性马蹄内翻足，即复杂型马蹄内翻足，以僵硬的后足和足底结构为特征。
- 1948年，Ignacio Ponseti医生开始用系列石膏来治疗马蹄内翻足，能将畸形完全矫正。Ponseti石膏的精髓在于逐渐拉伸软组织结构和在制动期间渐进地诱导后足主要的软骨性骨再塑形。
  - 如需对Ponseti技术治疗马蹄内翻足进一步了解，读者可参看Ponseti医生所编写的有关这一技术的书籍[7]。
  - 由于以他的名字命名的这一治疗方法所取得的成功，其后30年获得广泛的应用，使其成为马蹄内翻足早期治疗的标准[1]。
  - 2006年，Ponseti医生最近又出版了对其最初石膏技术进一步改进的书，有关如何处理复杂马蹄内翻足的特殊畸形[8]。

解剖

- 跟腱和胫后肌腱及跟骨、距骨和足舟骨之间后侧和内侧韧带增厚并纤维变性。
- 马蹄内翻足包含一系列骨骼形态和对位的变化（图1）。
  - 相对于正常足的解剖，第1跖列跖屈，形成高弓足畸形；相比之下，复杂的马蹄内翻足整个足弓都跖屈，导致全足呈高弓足。
  - 足舟骨脱位于距骨内侧，骰骨脱位于跟骨内侧成为内收畸形的一部分。距骨头内侧角与跟骨前部变平。
  - 跟骨在距骨下倒转形成后足内翻畸形，参与马蹄足的形成同时抬高后跟脂肪垫。
- 在单侧马蹄内翻足畸形的患儿，患足比健侧要小，患侧小腿比健侧短。
- 多达85%的马蹄内翻足患者的胫前动脉细小或缺如[6]。

自然病程

- 马蹄内翻足纤维变性的确切原因还不清楚。
- 如果不治疗，马蹄内翻足的背外侧面将成为负重面。
  - 将形成厚厚的胼胝，足位置的改变会造成严重的功能障碍。

病史和体格检查

- 先天性马蹄内翻足最早在孕12～13周时就可通过超声发现（图2）。
  - 妊娠第2期（孕中期）超声发现的马蹄内翻足超过一半同时伴有其他畸形或属于综合征的一种表现[9]。
  - 虽然孕期超声诊断的敏感性和特异性还不清楚，但明显和孕龄有关：假阴性率接近0%，但假阳性率在孕晚期是可能高达40%[9]。出生前超声筛查是阴性的出生后肯定也是阴性。

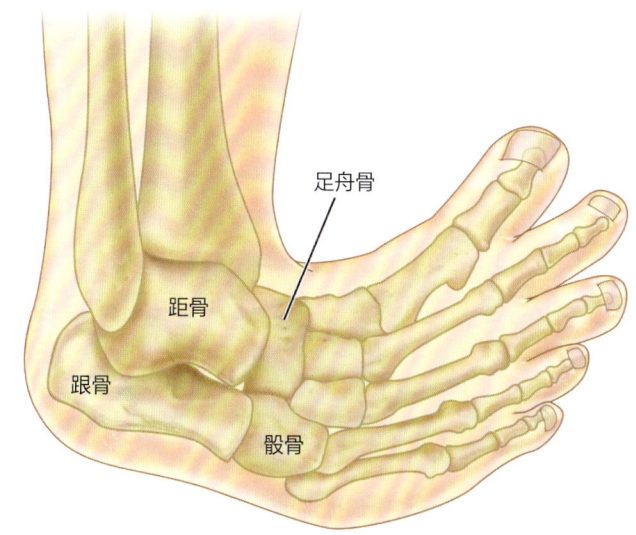

图1 新生儿的马蹄内翻足的解剖对线，注意舟骨和骰骨的向内脱位，跟骨在距骨下翻转和内旋，及距骨和跟骨马蹄内翻。

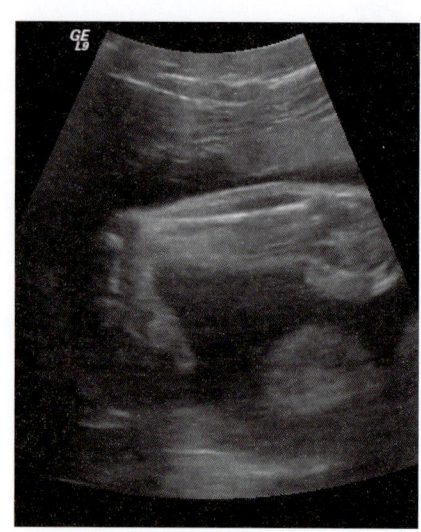

图2 孕20周时患有马蹄内翻足畸形的胎儿超声影像。

- 所有先天性马蹄内翻足的患儿都应进一步检查有无合并其他畸形,以排除是否有某种综合征或合并神经肌肉方面的问题,如其他挛缩畸形或关节脱位(尤其是髋关节脱位)、皮神经损害、脊柱畸形和面部特征异常。
- 先天性马蹄内翻足通过高弓足、前足内收、后足内翻及马蹄的联合畸形,很容易获得诊断。
  - 如果足中部很深且弓形贯穿整个足底面就要考虑复杂型马蹄内翻足。
  - 后跟深凹、跟骨不能触及、僵硬的内翻及马蹄畸形可能预示复杂型马蹄内翻足。
- 足能完全外展和背伸说明是疾病源性而不是特发性的马蹄内翻足,如孤立性的跖骨内收、神经肌肉疾病或局部解剖结构失常。
- 由于跟骨马蹄畸形,后跟脂肪垫触摸时感觉空虚,这种情况在复杂型马蹄内翻足尤其明显。
- 在足的背外侧面,很容易触及跟骨外侧头。更外侧一点,还可触及跟骨前结节。在区别这两个结构时要注意,因为Ponseti石膏要允许跟骨在距骨固定后沿外侧头自由活动,同时压住跟骨结节以阻止跟骨旋转,仅允许前足外展。
- 复杂型马蹄内翻足具有贯穿整个或几乎整个足跖侧面的弓形,所有跖骨跖屈呈全足弓形,后足凹陷也比其他大多数马蹄内翻足要深。第1跖列最初可能挛缩不明显,但在最初的1~2个矫形石膏期间当内收矫正后将变得明显,但高弓畸形仍继续存在,所有跖骨仍然呈跖屈畸形。
- 在每次打石膏之前,足部畸形的详细检查很重要,还要评估调整后的情况。尤其对于复杂型马蹄内翻足,这有助于计划将来如何纠正残存畸形,如何判别残存畸形,如何修正石膏,从而达到矫形的目的。
  - 目前已有不少分类系统在使用,最常使用的是DiMeglio和Pirani分类系统,两者在评估矫形和复发方面都比较实用,但复发的预期和最终功能的预计仍不清楚[5]。
  - 其他的客观测量指标还有背屈和外展的角度、舟骨前缘到内踝的距离。
- 有些患儿出生时一侧或两侧都有马蹄内翻足,但可通过手法完全矫正。背屈几乎完全正常(>20°),外展则轻度受限。在后跟脂肪垫下的跟骨很容易触及。这些足本质上是足的一种姿态,大部分会自然恢复或通过父母手法矫正1~2个月会恢复。
  - 如果畸形仍然存在,用1~2次石膏通常就可矫正。因为通过石膏可以达到足够的背屈,所以大多不必做肌腱切断术。通过石膏矫正好的足应穿戴足外展矫形器以维持。

影像学和其他诊断性检查

- 出生时普通X线片对于诊断马蹄内翻足没有帮助,因为距骨和跟骨的骨化中心是球形的,所以无法定位骨的位置及其相互关系,而且其他的跗骨还未骨化。
- 通过临床检查就可以诊断先天性马蹄内翻足。
- 一旦通过石膏矫正达到完全外展,如果背屈超过10°,这时拍摄足部被动背屈侧位X线片可以帮助区别是中足活动还是踝关节活动产生的背屈,以判断是否需要行经皮跟腱切断术(图3)。

鉴别诊断

- 跖内收畸形。
- 神经源性马蹄内翻足或高弓内翻足畸形。
  - 两种畸形都可通过缺少先天性马蹄内翻足的其他畸形来鉴别。
- 与其他畸形或综合征有关的马蹄内翻足(包括与神经肌肉疾病相关的)。
  - 这种畸形足更难矫正或更易复发。
- "姿势性"马蹄内翻足。
- 复杂型马蹄内翻足。

非手术治疗

- Ponseti石膏治疗特发性马蹄内翻足是通过一系列特别的矫正手法来综合矫正足的各个畸形。
  - 每一手法通过一个石膏维持一段时间。
- 马蹄内翻足虽然在幼年时期可以获得较好的治疗,但最好的治疗时机是在婴儿期。年龄较大的儿童也能够

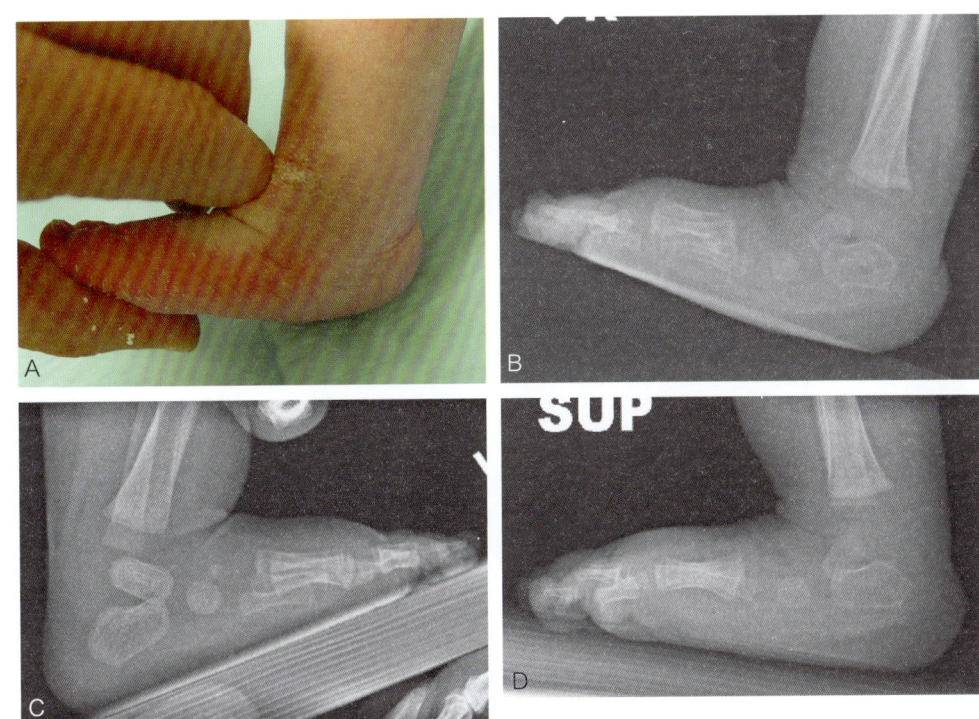

图3 A. 右侧马蹄内翻足经5个矫形石膏治疗后背屈，未作跟腱切断术，背屈达10°，似乎不需行跟腱切断术。B. 同一只足被动背屈侧位X线片，显示背屈来源于跗骨沿距骨轴背屈；跟骨仍呈马蹄位（相对于胫骨轴），需要行跟腱切断术以达完全矫形目的。C. 左侧正常足的被动背屈时侧位X线片，跟骨背屈，第1跖骨轴几乎和跟骨轴平行。D. 经皮跟腱切断术后3周右足被动背屈时侧位X线片显示，与术前（B）相比跟骨相对于胫骨轴背屈。

获得较好的治疗，但应当减少使用手术治疗的方法。
- 对于年龄大于2岁的儿童，开放性跟腱延长术可能比经皮跟腱切断术更合适。
- 应该始终用长腿石膏管型进行固定。
  - 应先打短腿石膏以便把精力集中在踝关节周围的塑形，然后再将石膏延长到膝上。
  - 衬垫要尽量小巧，这样石膏可更好地沿足和踝的轮廓塑形。
- 应通过4～6个石膏矫正高弓、内收、内翻畸形。如通过8个石膏未能达到矫形目的或石膏有松脱迹象（图4A），这时要考虑是未发现的复杂型马蹄内翻足或石膏技术不正确。
- 如患儿安静配合，打石膏就会比较顺利。所以打石膏时以给患儿吃东西、播放音乐或玩玩具来配合。
  - 对于母乳喂养的患儿，家长每天尽量喂1瓶奶，这样打石膏时可以用上，如果1瓶不够，使用其他措施也是必要的。
  - 对于年龄较大的患儿，音乐、电视或玩具往往被证明是有帮助的，可以让孩子坐在父母腿上进行石膏的相关操作。

- 在离开医院前，要检查足趾是否红润和充盈良好。
  - 当石膏冷却后，有些足趾会变成红紫相间色（很像刚出生时的手足发绀），但如果将患儿裹住继续观察超过1小时，足趾会变得更红一些（图4B、C）。
  - 足趾变得越来越紫和发暗说明石膏过紧，应及时予以更换。
- 5～7天更换一次石膏，最后一次石膏是在经皮跟腱切断术后，需要固定3周。
- 几乎所有的马蹄内翻足都需要经皮跟腱切开术来矫正残余的马蹄畸形。
- 达到完全矫正后，应穿戴足外展矫形支具以维持矫正效果（图5A～D）。
  - 包括平板鞋、软足踝矫形器（AFO）或安装在刚性或铰接杆上的刚性AFO（参见术后处理）。

手术治疗

- 几所所有特发性马蹄内翻足都需要行经皮跟腱切断术来矫正残留的马蹄畸形。
- 大约20%的患者需要在3～4岁时进行胫前肌腱转移，来纠正复发或持续的动力性内翻畸形（详见第116章）。

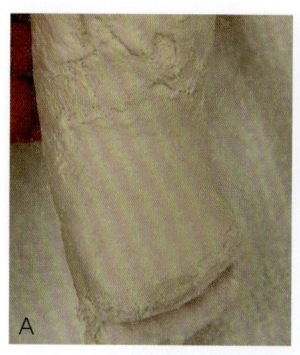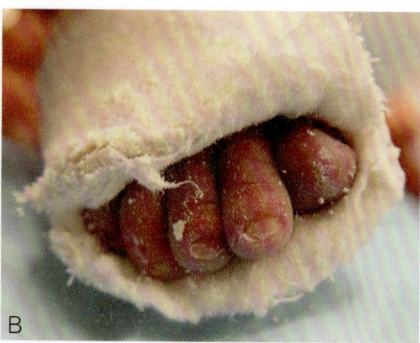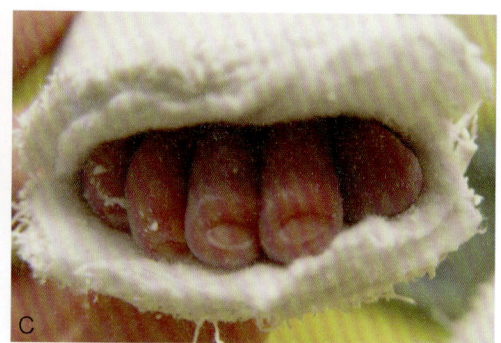

图4　A. 复杂马蹄内翻足石膏固定中足回缩，石膏最初在足背侧修整到趾蹼处。足跟在石膏中上移，足趾不再显露。B. 第1次石膏固定时，随着石膏冷却，足趾变紫。C. 1个小时后，石膏温度稳定，足趾颜色红润。

术前计划

- 背屈的角度
  - 如果背屈不到10°，就需行经皮跟腱切断术以矫正残留的马蹄畸形。
  - 如果背屈超过10°，摄被动背屈侧位X线片以区别是中足背屈还是后足背屈(图3)。
- 麻醉
  - 麻醉时要权衡疼痛的程度、手术的时间，以及安全进行手术所需的镇静的深度，同时有利于跟腱切断术后行石膏固定。大约一半的儿科骨科医生选择在全身麻醉或清醒镇静下进行经皮腱切断术[10]。
  - 用1%利多卡因局部镇痛，可在临床环境中进行腱切断术，从而避免了潜在的全身麻醉风险。

体位

- 在手术和石膏期间，患儿仰卧于桌上，助手或父母牵开并扶住对侧下肢。

入路

- 采用内侧入路以避开内侧血管神经束。

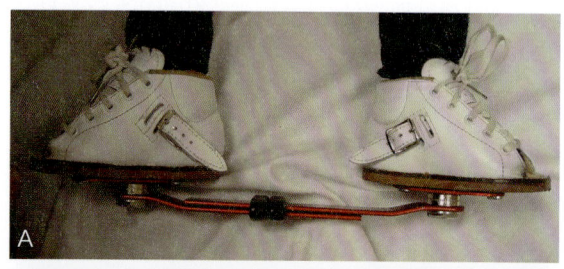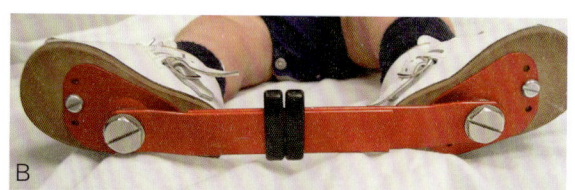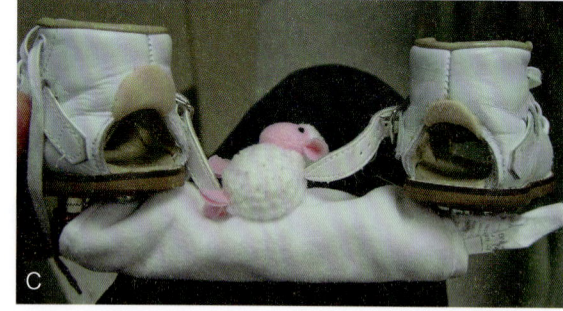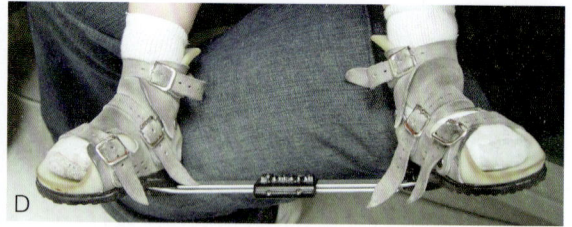

图5　足外展矫形鞋。A. 直板鞋固定于相当于肩宽的木条上，内侧带有卡口方便固定。B. 如双侧马蹄内翻足，两只鞋都应固定于60°外展位；C. 在直板鞋的跟上方加一个Plastizote垫以防止足跖屈和协助将足固定于矫形鞋中，鞋的后跟有开口以便观察足跟的位置是否合适，Plastizote垫的下缘应置于跟骨结节上方凹陷中以防止后跟抬高和足跖屈。D. 一个复杂的马蹄内翻足患儿穿戴定制的足外展矫形器。

石膏固定

手法牵拉

- 在打石膏之前,就应牵拉足部并保持在石膏固定时所需要的位置(技术图1A、B)。
  - 操作者对侧手(即如右足时为左手)置于距骨头部,另一手的示指平行置于第1跖列的内侧面,2~4指置于前足的跖侧面。
  - 不要固定跟骰关节以免影响距下关节活动。
- 第1次石膏的重点在于抬高第1跖列以矫正高弓畸形(技术图1C)。
  - 将前足旋后、固定中足及恢复前足与后足的对线,并为随后的外展手法矫正后足畸形提供杠杆臂。
  - 第1个石膏也可能矫正部分内收畸形。

短腿石膏打法

- 石膏中垫一薄层棉垫。
  - 棉垫先将最远端的足趾裹3层,再向近端缠绕足部、小腿不超过2层。
  - 在打石膏过程中始终要维持好患足的位置(技术图2A),石膏不要固定到近端的腘窝。
- 足部和小腿用薄层石膏固定。
  - 足趾部位的石膏可宽松一点,但后足和踝部的石膏要合适,以达到确切固定并方便精确塑形(技术图2B)。
  - 避免石膏过紧影响静脉回流或压迫后跟脂肪垫。
- 小腿石膏应精确模制在踝骨周围和跟骨上方。
  - 注意不要压迫后跟脂肪垫。
  - 整个期间足部都要维持在矫形的位置,但手指要不停滑动以免在衬垫很薄的石膏上形成局部压痕。

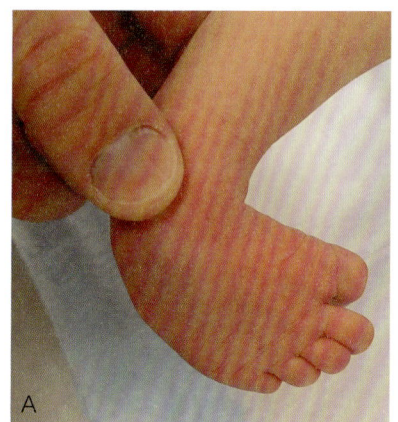 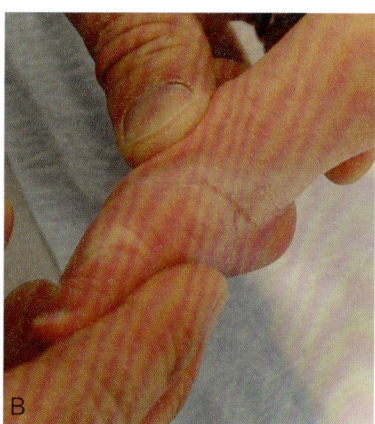 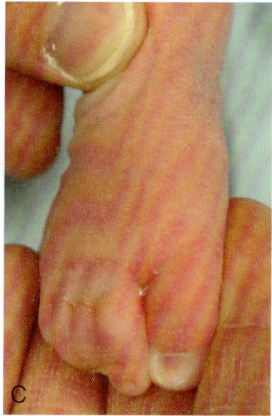

技术图1　A. 在整个矫正及石膏固定期间,拇指都应置于距骨头外侧、外踝的正前方。B. 另一只手的指尖置于跟骨头下以维持足弓对线良好,示指置于第1跖列的内侧使前足外展。C. 第1个石膏通过抬高第1跖列使其恢复正常对线,以矫正高弓畸形。

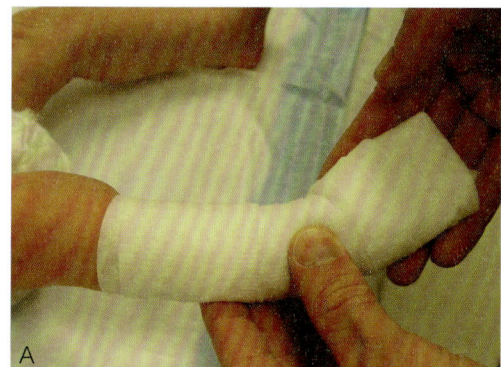 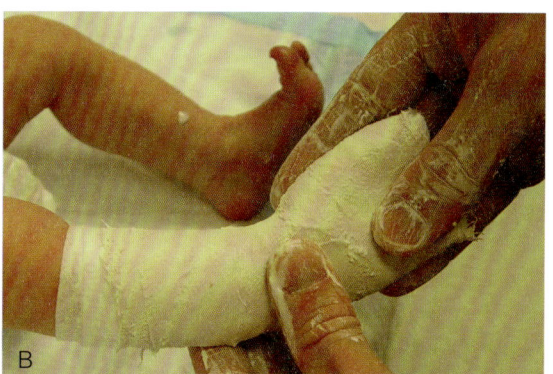

技术图2　A. 患足应维持在矫形的位置,小腿部位打石膏前垫2层棉垫。B. 先打一薄层石膏,患足维持于矫形位直到石膏定型,当足外展时压住距骨头外侧的拇指提供对抗力,其他手指在跟骨上方及踝周围塑形,手指要不断移动。

完成整个石膏

- 一旦短腿石膏定型,将衬垫向上缠绕至腹股沟,不要超过2~3层。
  - 维持膝关节屈曲90°、小腿轻度外旋。
  - 腘窝处的衬垫要尽量小以免压迫血管神经,大腿上段缠绕3~5层,充分衬垫。
  - 石膏从踝上开始向上缠绕直到腹股沟,一个3~4层的石膏夹板从大腿中部到小腿中部置于膝前以强化石膏管型,防止伸膝同时减少腘窝部的石膏体积,石膏条再向下缠绕石膏夹板,直到整个小腿都被包好。
  - 维持膝关节屈曲90°和小腿轻度外旋位直到石膏定型(技术图3A),在石膏完全硬化前卷起近端边缘以减少对大腿近端皮肤的刺激。
- 石膏的远端边缘应修整以暴露足趾,在患儿回家前,要确保足趾红润和充盈良好(技术图3B)。
  - 石膏背侧修整过多,超过趾蹼边缘有可能对前足产生止血带效应。
  - 出院前要指导父母如何观察石膏出现问题后的征象和症状。

石膏更换和随访

- 最好每7日换一次石膏,当然也可以每5日就换一次,如为了避免每周更换石膏的麻烦,也可以2周更换一次。
- 在更换时才能把石膏拆除。
  - 来医院前可先在家里将石膏浸湿,到医院后再用石膏剪将石膏拆除。
  - 另外,干石膏也可用石膏锯拆除,用时要非常小心,注意保护肢体。
  - 有些父母前一晚上将石膏去除,这会导致不同程度的复发,延长石膏固定的时间。
- 在第一次石膏固定后,应该几乎或完全校正空腔畸形。如果没有,进一步采用复杂的石膏固定技术进行矫正。
  - 外展也可能改善。
  - 前足旋后伸展位,维持纵弓对线,在距骨下外展足部。
- 再次用轻柔手法进一步矫正患足,应无明显阻力感,维持于该矫形位置重新石膏固定。
  - 不要试着在一个石膏周期内过度外展,这样会引起不耐受的现象,患足会回归到原来的样子,因为畸形的位置对患足来说更为舒适。有时甚至导致局部褥疮或足内侧软组织血供不良,这需要敏锐的洞察力和足够的耐心。
  - 通过一系列石膏逐渐恢复前足外展及矫正后足内收(技术图4A~D)。
  - 整个过程中前足维持于中立位(因后足内翻看起来似乎旋后)及后足马蹄位(技术图4E)。
  - 在获得大约25°外展前,跟骨背屈仍然在距骨颈下受阻,这时背屈发生在中足而不是距下(图3)。
  - 跟骨获得外翻将使前足和后足进一步处于中立位,行经皮跟腱切断术可获得正常的背屈。
- 一旦达到70°外展(技术图4F),这时可将残留的马蹄畸形矫正。
  - 考虑到必然有一定程度的复发,过度外展到70°是必要的,这样就不至于畸形复发而要求再次矫正。

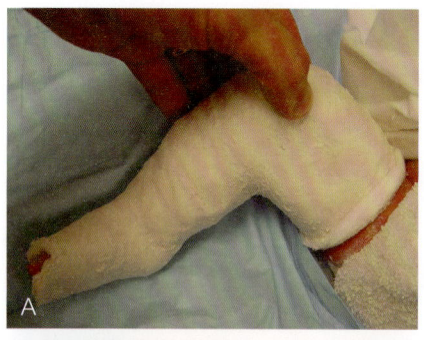

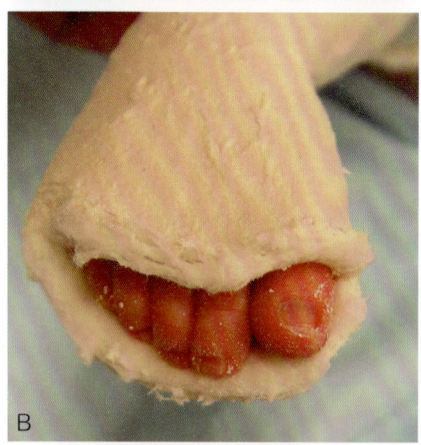

技术图3 A. 棉垫和石膏要裹到大腿近端,将短腿石膏包在长腿石膏中,膝关节屈曲90°,石膏近端边缘翻起避免皮肤刺激。B. 石膏远端背侧修整到趾蹼远端边缘,这样可以看到红润、血供良好的足趾,足底侧石膏要超过趾尖。

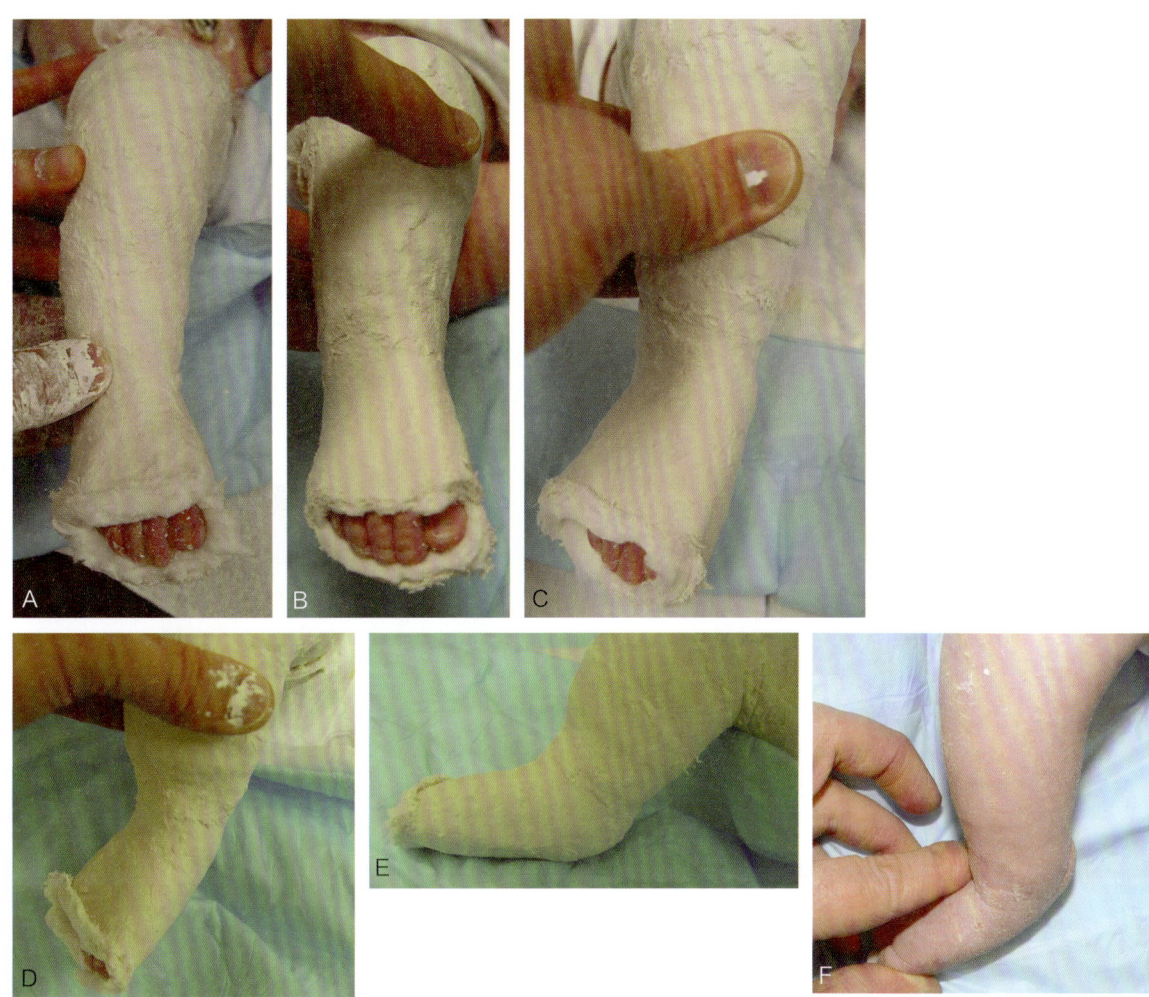

技术图4　A. 在第2个石膏时内收减少。B. 到第3个石膏，足与小腿的力线一致。C. 到第4个石膏，足外展20°并用石膏维持这一位置。D. 第5个石膏，足固定于45°外展位。E. 在跟腱切断术前，足外展时仍处于跖屈位。F. 去除第5个石膏后，足可外展70°，这样就可以行经皮跟腱切断术，这一足的背屈角度见图3。

复杂型马蹄内翻足

- 复杂型马蹄内翻足最初不一定能立刻诊断出。
- 开始通过常规方法矫形，第1次石膏抬高内侧纵弓，第2次石膏继续外展。
  - 在第1或第2个石膏期间，患足就开始明显地显示出与预期矫形效果不一致，高弓持续并加深，所有跖骨进一步跖屈，第1跖列挛缩。
  - 这时应改变方案。
- 在复杂型马蹄内翻足，足底内源肌和屈趾肌紧张导致全足高弓，僵硬的后足结构加重这一畸形，同时也限制了内翻畸形的矫正只能稍过中立位。
  - 因此，石膏技术不仅要调整以矫正这些畸形同时降低整个石膏松脱的风险。
- 仍然要注意压住距骨头的外侧和距骨颈，还要固定好腓骨。
  - 对侧手的示指（如患足为右侧操作者为左手）近侧指间关节屈曲90°并顶在腓骨远端的后方。
  - 同一只手的拇指沿距骨颈置于外踝前侧。
- 当足接近中立位时，全足高弓及严重的马蹄畸形使石膏固定非常困难。
  - 足成了小腿的延续，踝关节没有任何背屈，高弓使足部变短，很难固定。
- 用一个3~4层的石膏后托从足趾尖一直固定到小腿后侧。
  - 对于传统的长腿管型来说，附加的石膏后托能加强管型的足底部分，对抗顽固的跖屈力量，同时又不会增加踝前的容积。

- 然后用薄层石膏常规缠绕足和小腿,石膏尽量少,因为对于复杂型马蹄内翻足精确塑形尤为重要。
- 双手大拇指的指腹置于前足下方,双示指的指腹置于内外踝尖前方距骨颈的背侧,双中指指腹置于踝的后侧。这样在距骨颈背侧压住时前足强力背屈,直到足趾变白(可能由于胫后动脉和腓动脉受到张力后收缩所致)(技术图5A)。
- 在屈曲的膝关节上方大腿前侧也需要对抗背屈的力量。
- 在石膏硬化松开背屈的力量后,石膏的轻微松动使足趾重新恢复血供(技术图5B)。
- 注意前足外展不要超过45°,因为僵硬的后足限制自身外翻,只会有前足外展。
- 在石膏向小腿缠绕时,膝关节屈曲110°以减少石膏脱落的风险,大腿和膝前用一常规的石膏前夹板固定。
- 一旦高弓和内收畸形矫正、获得40°的外展,就可行肌腱切断术。
- 尝试将复杂型马蹄内翻足外展超过40°,后足却不会继续外展,只会引起前足过度外展,使石膏固定更加困难。

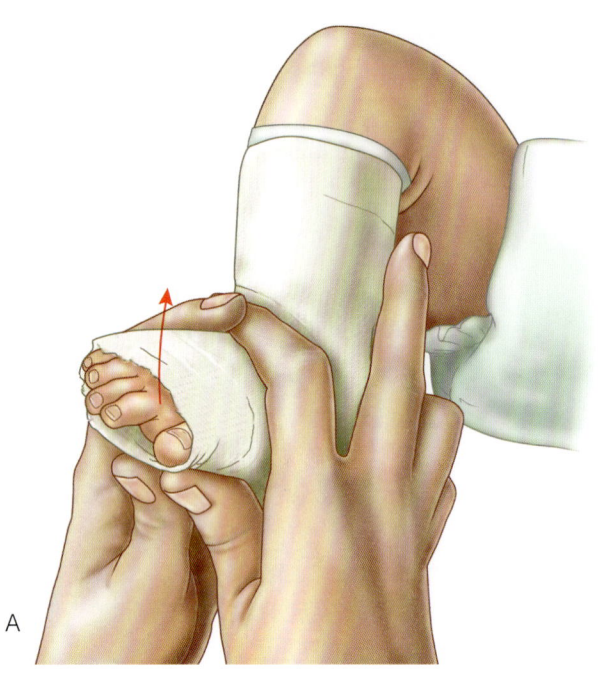

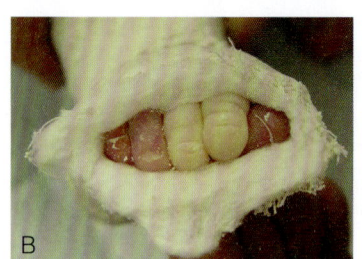

技术图5 A. 管型石膏治疗复杂型马蹄内翻足矫正全足高弓时,使中足强力背屈,双拇指腹部置于跖骨头下、双示指指腹置于距骨颈背侧、双中指置于踝后帮助石膏塑形。B. 在最初(肌腱切断前)的石膏治疗期间背屈复杂型马蹄内翻足时足趾会变白,当背屈压力放松后,石膏少许松动,足趾恢复灌注。在本病例跚趾、第4、第5趾血供先恢复,第2、第3趾几分钟后恢复。

经皮跟腱切断术

- 跟腱切断部位位于跟腱止点上方1~1.5 cm处。
  - 多数患足切断部位位于后跟皱褶1~1.5 cm上。
  - 切断部位过低将引起跟骨后结节的损伤。
- 如手术在诊所进行,则要用局麻。
  - 术前于肌腱表面刀片进入处局部注射少量1%利多卡因,注意不要注射过多以免影响跟腱的辨认(技术图6A)。
  - 无论是在手术室还是诊所进行都需要备皮,严格遵守无菌原则使用无菌器械。
- 一名助手将足尽量背屈以紧张跟腱,使其更易触摸和横断(技术图6B)。
  - 另一名助手要抓住并牵开另一足以免影响手术。
- 用一个薄的尖刀片行跟腱切断术,白内障手术刀(5100或5400 Beaver 刀刃)很适合这一手术,当然11号刀片也行,插入刀片有两种方法:
  - 刀刃于跟腱前方从内侧垂直插入皮肤,刀身平行于跟腱长轴,刀刃要进入足够深超过跟腱外侧边,可以全部切断跟腱。一旦进入足够深,刀片原地旋转至刀刃垂直于跟腱(技术图6C)。
  - 另一种方法是刀片与皮肤呈45°角、刀刃与跟腱垂直于跟腱前方进入直到超过跟腱外侧边缘,刀柄在向腹侧提起,使刀片垂直于皮肤刀刃置于跟腱表面(技术图6D)。
- 一旦刀刃垂直于跟腱纤维,最安全的方法是用另一只

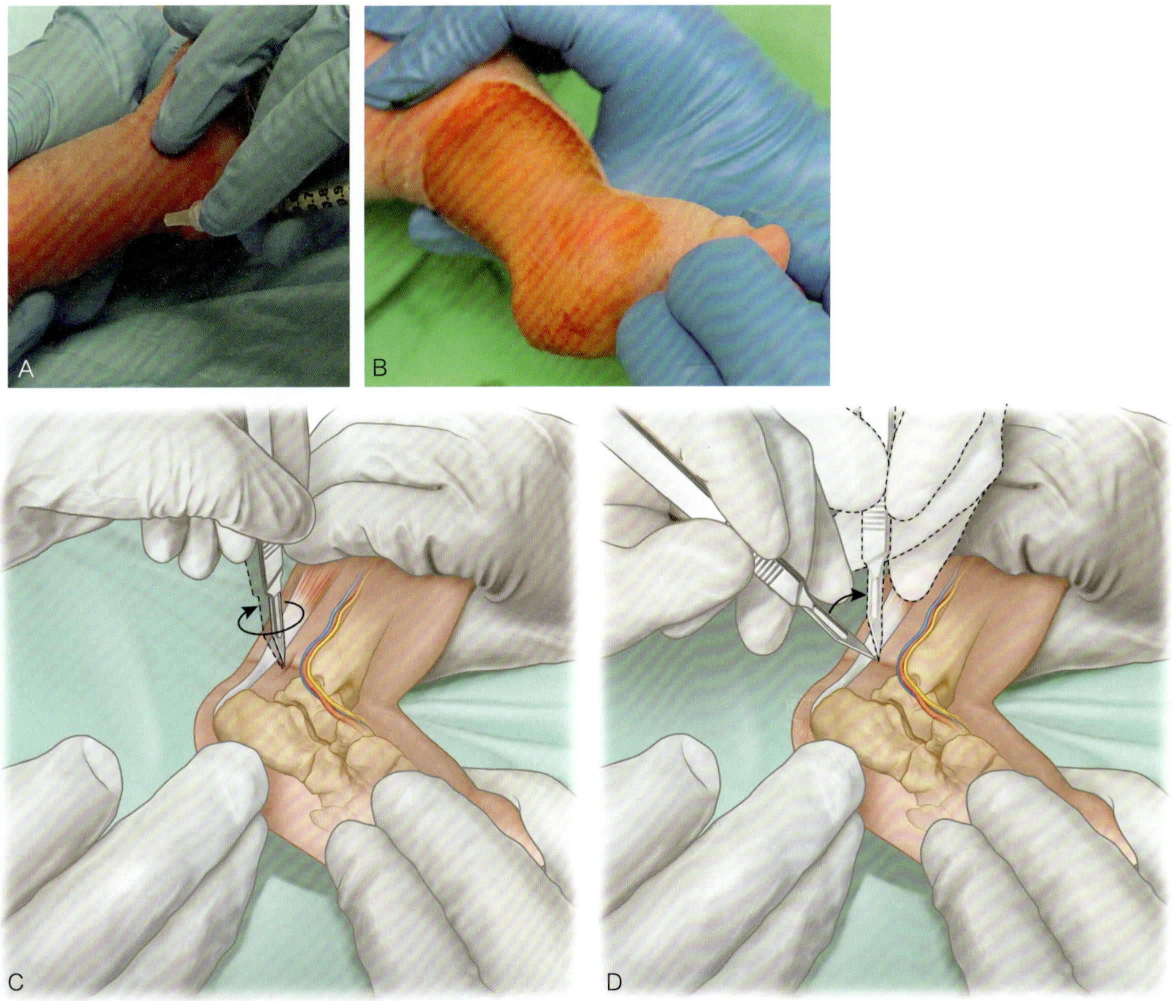

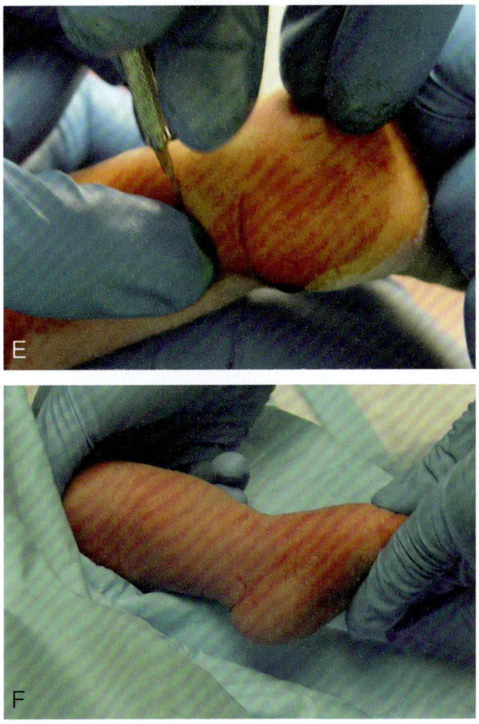

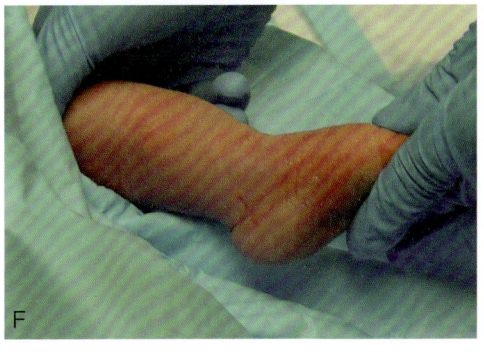

技术图6 A. 左足经皮跟腱切断术前局麻，跟腱止点上方1~1.5 cm处注射利多卡因，此患儿即位于后跟皱褶处。B. 一名助手帮助背屈左足，使跟腱紧张易于触摸和切断。C. 有两种方法插入手术刀片横断肌腱，一种是刀柄垂直于跟腱内侧的皮肤，刀片与跟腱长轴平行，一旦刀尖超过跟腱外侧缘，刀刃旋转垂直于跟腱（箭头所指）（示图为左足）。D. 第二种刀片插入技术（示图为左足），刀柄与皮肤呈45°角，刀刃垂直于跟腱，一旦刀尖超过跟腱外缘，刀柄向前摆动使刀刃与跟腱紧贴（箭头所示），这样刀柄就垂直于皮肤。E. 横断左足跟腱，另一手拇指将跟腱压向刀刃使跟腱横断，横断处位于后跟皱褶上方1 cm。F. 横断之前足呈跖屈状态。

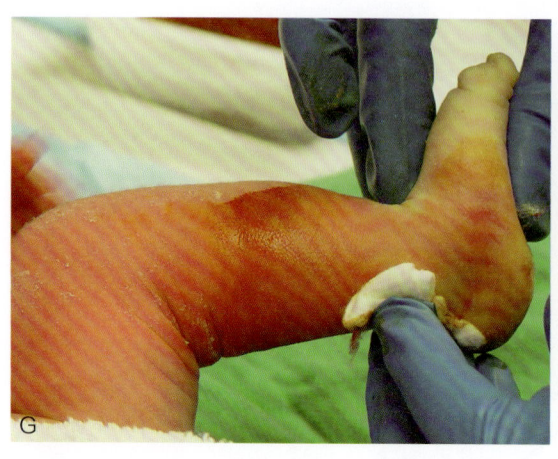
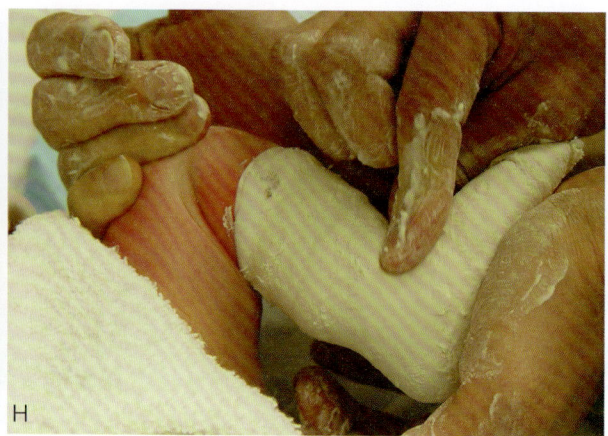

技术图6（续）　G. 横断后获得30°背屈的增加，极度背屈时足趾发白，推测由于胫后动脉受压所致，减少背屈程度血供即恢复。H. 在打短腿石膏及石膏硬化之前足要维持在极度背屈和外展位，助手在膝上提供对抗力，背屈压力作用于前足和中足底面，不要去碰后足，用另一只手将石膏塑形。

手的拇指将跟腱压向刀刃（技术图6E）。
- 跟腱完全横断后局部可触及落空感、跟腱松弛及背屈立刻增加15°~20°（技术图6F），跟腱可触及的空虚感证明跟腱完全断裂。
- 如不全断裂，则应调整刀片位置重新完全切断。
  - 注意在跟腱完全断裂阻力消失时，刀片不要切到表面的皮肤。
- 使用皮肤预备剂（倍他司汀或氯己定）进行皮肤清洗，以防止烧伤婴儿的皮肤，打石膏前压迫伤口止血。
- 足部这时要维持在最大的背屈和外展位。
- 有些患儿，背屈增大将增加经过内踝后面胫后动脉的张力，导致其痉挛，足趾因此变白（技术图6G）。轻度减少背屈可以改善循环。足应该被固定在能保证血液的最大背屈位。

固定
- 小腿以消毒棉垫常规包裹，维持增大的背屈。
- 常规行石膏固定，因背屈增加，踝前要注意塑形好，防止石膏松脱（技术图6H）。
- 对于复杂型马蹄内翻足，后侧要辅以短腿石膏夹板。
- 石膏定型后放松背屈的力量，轻微松弛石膏，血供将恢复。
  - 如果血供没有恢复，石膏就要重新打。尽管因为影响血供不能最大背屈，适度的背屈也可以避免行二次肌腱切断或再次矫形。
- 打长腿石膏时应屈膝90°，先缠好棉垫（技术图7A）再缠石膏，小腿置于轻度外旋位（技术图7B）。
  - 复杂型马蹄内翻足要屈膝110°。
  - 前侧要用石膏夹板。
- 肌腱切断术后石膏要维持3周以利肌腱愈合。
- 要提醒父母，常常会有血渗透至石膏外。
  - 持续出血，后跟出血点>1/4周径，说明可能损伤了足外侧的血管，可继续观察，很少需要处理[2]。
- 当石膏拆除，畸形可得到完全矫正（技术图7C、D）。

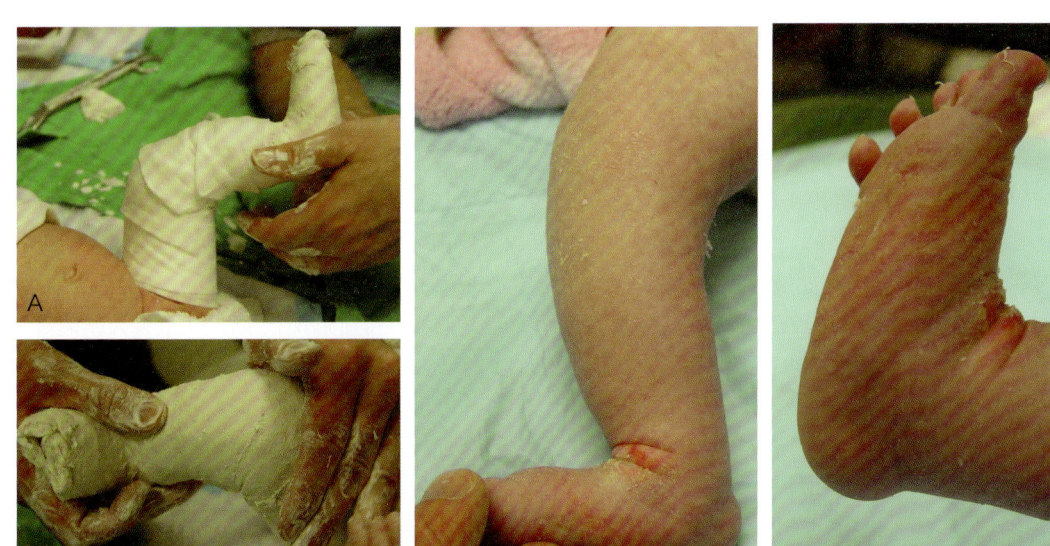

技术图7 A. 棉垫从短腿石膏边缘缠绕到腹股沟。B. 打长腿石膏时，小腿维持于轻度外旋位、屈膝90°、足最大背屈外展。C、D. 跟腱切断术后3周，最后一个石膏已拆除，畸形完全矫正。C. 足外展70°。D. 足主动背屈20°。

要点与失误防范

首次石膏固定未将高弓畸形矫正	• 外展期间，未将第1跖列抬起导致高弓畸形加重，仅前足外展。后足内收未能矫正，足从石膏中松脱。对于复杂型马蹄内翻足，如果在外展前或期间全足高弓未能矫正，畸形将复发
打石膏后足趾变紫（图4）	• 有些新生儿血供调节差，当石膏冷却时足趾变紫，不要急于去除石膏，包好患儿，抬高足部，每15分钟检查一次，连查4次，当石膏干燥后，足趾变红润（图4），紫色斑点增加说明石膏过紧，应更换
较大的患儿抗拒打石膏	• 患儿抗拒打石膏会影响石膏良好塑形和固定的位置，带点音乐而四周静谧的环境也许可使其情绪舒缓。也可用玩具吸引其注意力或喂食。如让其坐直一点背靠枕头或坐在父母的腿上，大点的患儿会更好打石膏
患儿将外展矫形器撕脱	• 在跟骨结节上方加一个垫子和（或）鞋后跟做成开放式（图5C）。如患儿足趾总是屈曲，在足趾下放置一块Plastizote板使其伸直。如患儿总是挣脱，可用绷带固定，而不要斥责。维持复杂型马蹄内翻足的矫形是极其困难的，也许要用定制的固定支架（图5D）
打石膏或穿戴支具后哭闹	• 确保足趾血供良好，在第1个石膏或肌腱切断术后24小时内感觉不适很常见，用对乙酰氨基酚即可缓解。如果不适持续超过48小时，患儿应及时复诊和拆开石膏 • 如患儿固定于矫形器中，检查足部是否有压疮。如果哭闹时即将矫形器去除，患儿在穿戴后即易哭闹。打石膏后足部容易过敏；换尿布时和拆下矫形器时按摩可加速脱敏
复发	• 观察外展和背屈有无减少 • 父母换尿布时通过拉伸来治疗早期、轻度的复发可阻止其进展，如进一步加重或明显复发则需再次行石膏固定甚至二次经皮跟腱切断。对于更大患儿的复发，如足能轻度背屈，行切开跟腱延长术可能更合适。对于局部动力性内翻，可行胫前肌腱转移术（详见第116章）

术后处理

- 在拆除肌腱切断术后的固定石膏后,应立即将患儿置于足外展矫形器中固定。大多数完全矫正的患儿都能耐受这种标准的由横条连起来的开趾式直板鞋矫形器(图5A~D)。
- 在双侧马蹄内翻足患儿,两只鞋都要呈外旋、外展位固定于横条上,一般是55°~60°的比较舒适的矫形位置(图5A、B)。
- 对于单侧患儿,患足应置于极度外展位,对侧足置于35°外展外旋位,双足间隔相当于肩宽。
- 鞋子安在横杆上时将踝前皮带的扣环一面置于足内侧面,以方便矫形器的穿戴(图5A、C)。
- 在单侧马蹄内翻足患儿,先固定患足后固定正常足,这样穿戴会更容易些。在双侧患儿,一侧通常会更紧一些(对矫形更抵抗或肌腱切断术后矫形差一些),通常先固定这一侧。
- 踝前皮带将足固定在鞋中,应扣紧以免足脱出。鞋带系紧使鞋适合足部即可,过紧会造成静脉回流障碍和足部极度不适。
- 鞋子里只能穿一层薄袜子,第1、2日时可穿两层以防止水泡形成(就像跑步运动员穿两层袜子),但是接下来只能穿一双袜子了。
  - 厚的衬垫良好的袜子影响足的固定,使足容易脱出。
- 第1周,每次换尿布时都要将矫形器和袜子脱下以观察足部有无褥疮。
  - 如有发红部位且持续超过5分钟,说明可能有压迫,需要调整鞋子及Plastizote垫子或调整鞋子在横杆的位置。
  - 注意要在孩子安静时去掉矫形器,防止孩子以哭闹来要求去除矫形器,导致无法穿戴矫形器。
- 打石膏后,患足和腿易感觉过敏。
  - 在第1周换尿片时按摩腿部,由重到轻,有助于脱敏。
  - 石膏固定后由于重量压迫,小腿也常出现间歇性紫斑,这种现象通常在去除石膏后1个月内好转。
- 第1周后,矫形器应24小时穿戴,但每天洗澡或短时间玩耍时可取下1~2小时。
  - 穿戴要持续3~4个月以维持矫形。
  - 过紧的或矫形困难的足在取下矫形器时经常被动背屈外展拉伸也可能有用。
- 如果足没有固定在鞋中或发生疼痛,则可能需要对鞋进行调整。
  - 必要时可于鞋舌上或足趾下加垫子以防止足脱出。
  - 有时,鞋舌会影响足的固定,去除鞋舌后能改善扣带对足的固定作用。
  - 其他可能有助于防止拉出的措施包括稍减少鞋的外旋转程度(不低45°)、加宽或收窄横梁或在脚趾下方或跟骨上方放置塑形垫片。
  - 使用铰接杆让孩子能够独立移动每条腿,同时降低了使用一条腿拉动对侧脚的反作用力。
- 术后1个月复查矫形器效果,再过2个月后,再次复查。
- 完全穿戴和维持矫形3个月后,儿童每天佩戴矫形器16个小时,这主要是在夜间和午睡期间进行。
- 如有任何复发,都应再次石膏固定。
  - 按常规行石膏固定直到畸形完全矫正。
  - 石膏固定足以矫正畸形复发,极少情况下需要再次行经皮跟腱切断术以矫正更严重的复发。在畸形再次完全矫正后,再次全天持续佩戴矫形器3个月后,开始间歇性佩戴。
- 直板鞋可以穿到患儿足趾长出鞋的边缘,再更换合适大小的鞋子和横杆。
- 分时/间歇性穿戴要持续到4岁,其后很少复发,但要定期复诊。
- 复杂型马蹄内翻足很容易从标准的直板矫形鞋中脱出,已有多种针对这一问题设计的新型矫形鞋,如Ponseti医生设计的矫形鞋(图5C、D)。

结果

- 已矫正的马蹄内翻足总是倾向于回到其以前的形态,因此要穿戴矫形器以维持。不穿戴矫形器可导致超过80%的复发率,保持密切随访以及向患儿家人解释清楚,都有助于提高依从性[4]。
- 马蹄内翻足矫正后20%~50%要求行胫前肌腱转移术以矫正下地活动时的动力性内翻畸形(详见第116章)。

并发症

- 石膏压疮、锯石膏烧伤。
- 石膏固定时间过长或由于技术不当、对畸形认识不够或对复杂型马蹄内翻足石膏调整不到位或石膏松脱。
- 未诊断出复杂型马蹄内翻足致过度外展或在足外展矫形器中过度外展超过矫正所需的角度(超过矫形所需的角度)。
- 胫后动脉损伤。
- 跟腱切断时伤及腓动脉或小隐静脉[2]。
- 石膏塑形不好、未诊断出复杂型马蹄内翻足或复杂型马蹄内翻足屈膝不够等导致石膏松脱。
- 矫形不到位或未穿戴矫形器致畸形复发。

(谢宗平 译,张彦 审校)

参考文献

[1] Cooper DM, Dietz FR. Treatment of idiopathic clubfoot. A thirty-year follow-up note. J Bone Joint Surg Am 1995;77(10):1477-1489.

[2] Dobbs MB, Gordon JE, Walton T, et al. Bleeding complications following percutaneous tendo Achilles tenotomy in the treatment of clubfoot deformity. J Pediatr Orthop 2004;24:353-357.

[3] Dobbs MB, Gurnett CA. Genetics of clubfoot. J Pediatr Orthop B 2012;21:7-9.

[4] Dobbs MB, Rudzki JR, Purcell DB, et al. Factors predictive of outcome after use of the Ponseti method for the treatment of idiopathic clubfeet. J Bone Joint Surg Am 2004;86-A(1):22-27.

[5] Flynn JM, Donohoe M, Mackenzie WG. An independent assessment of two clubfoot-classification systems. J Pediatr Orthop 1998;18:323-327.

[6] Greider TD, Siff SJ, Gerson P, et al. Arteriography in club foot. J Bone Joint Surg Am 1982;64(6):837-840.

[7] Ponseti IV. Congenital Clubfoot: Fundamentals of Treatment. New York: Oxford University Press, 1996.

[8] Ponseti IV, Zhivkov M, Davis N, et al. Treatment of the complex idiopathic clubfoot. Clin Orthop Relat Res 2006;451:171-176.

[9] Treadwell MC, Stanitski CL, King M. Prenatal sonographic diagnosis of clubfoot: implications for patient counseling. J Pediatr Orthop 1999;19:8-10.

[10] Zionts LE, Sangiorgio SN, Ebramzadeh E, et al. The current management of idiopathic clubfoot revisited: results of a survey of the POSNA membership. J Pediatr Orthop 2012;32:515-520.

第126章 后内后外侧软组织松解治疗重度先天性马蹄内翻足

Posteromedial and Posterolateral Release for the Treatment of Resistant Clubfoot

Richard S. Davidson

定义

- 马蹄内翻足是一种先天性或获得性的足部畸形，足部僵硬，后足呈马蹄内翻、前足呈跖屈旋后内翻畸形[8]。
- 如畸形未能矫正，患者以足外侧负重出现跛行。这会导致行动受限和足踝部疼痛、形成异常胼胝、局部溃烂和感染[2]。
- 足部畸形可能只是出生时一个孤立的表现或是综合征的表现之一，如脊髓灰质炎、脊柱裂、脑瘫等[6]。

解剖

- 先天性马蹄内翻足最初是软组织失衡或挛缩，最主要导致距骨、跟骨和舟骨各自位置及相互对位的变化[6]。
- 这些骨骼移位的程度不同导致高弓、内收、内翻及马蹄这4种畸形严重程度的不同[3]。
- 最终异常的肌力甚至导致距骨颈的跖屈和内移[6]。
- 足部和小腿不同程度的无力和发育不良[5]。
- 尽管X线片的测量结果一致性不高，患儿的正位和侧位的距跟角可从约28°减少到5°左右[6]。

发病机制

- 先天性马蹄内翻足的确切原因还不清楚，文献报道了多种理论，但都有争议。病因可能是多因素的，可能如下[2,5-7]：
  - 原发性胚胎期缺陷：最初对多个患儿的研究推测顽固的骨畸形是由原发性骨发育不良所致。
  - 宫内限制因素：羊水不足限制了胎儿足部运动，偶尔引起马蹄内翻足。
  - 骨关节假说：足部骨的骨化或异常导致畸形。
  - 结缔组织假说：未成熟骨骼的结缔组织退变导致马蹄内翻足。
  - 血管假说：多数特发性先天性马蹄内翻足患儿都有肌萎缩现象，而且1型纤维占据绝大多数并有群集现象。
  - 神经疾病的并发症：马蹄内翻足可见于多种神经系统疾病如脊柱裂、无脑畸形、脑积水等。
  - 发育停滞假说：由于马蹄内翻足与胚胎发育第2个月时的足极其相似，故推测足部发育在基因调控下发生停滞。
  - 遗传：这种可能性最大，也为许多医生所认同，因大多数马蹄内翻足患儿都有家族史。

自然病程

- 虽然出生时先天性马蹄内翻足的总发生率为1‰，但不同性别和种族发生率不同：更常见于男孩及波利尼西亚人种[7]。
- 未经治疗，畸形将导致跛行、前足外侧负重导致异常胼胝；废用和疼痛导致萎缩和发育不良。
- 虽然对如何有效治疗马蹄内翻足的研究已很深入，但长期的对比研究还很少。在20世纪，广泛软组织松解术治疗很流行，但现在认为不到5%的患儿需要这种手术治疗。
- 1992年Ponseti回顾证明其石膏治疗效果与激进的手术治疗效果相似，但前者并发症更少，从此其独特的石膏治疗法才被广泛接受。现在先天性马蹄内翻足最常用的治疗方法就是Ponseti石膏。由于这一技术所取得的成功，全世界的大多数儿骨科医师都按照Ponseti的手法矫正、石膏固定及微创手术治疗的基本原则来治疗先天性马蹄内翻足。

病史和体格检查

- 先天性马蹄内翻足畸形出生时呈单侧或双侧后足马蹄、内翻和中足旋后、内翻和马蹄畸形。
  - 查体时，膝关节要伸直，要背屈。测量足和胫骨的夹角以评估额状面马蹄畸形程度及矢状面后跟内翻的程度。
  - 触摸中足背外侧面以确定距骨头的位置。活动前足看是否能复位到距骨头上。
  - 屈膝屈踝90°轻柔外旋足部测量足-大腿外旋角度。
  - 这些检查虽说不是为了分型，但是能掌握足部的僵硬情况及通过系列石膏和手术治疗所能达到的改善程度。
- 经治医生应注意检查是否有相关的异常，如脊柱裂、痉挛、肌营养不良及关节挛缩等。了解病因或许有助于预测成功治疗的可能性。
- 经治医生要检查足部的形状和大小，先天性马蹄内翻足一般比正常足更短和宽。

- 检查可发现踝和中足的马蹄和内翻畸形。中足和踝之间可见皮肤皱褶和裂隙，腓肠肌萎缩也较常见，尤其是在大龄患儿当中（图1A～C）。
- 可根据足部畸形的具体情况来调整治疗方案。

● 马蹄足的运动范围检查。

- 在屈膝及伸膝时测量踝背屈及跖屈的活动范围。尽管后跟垫看起来似乎不像马蹄足（图1D、E），但触摸跟骨仍处于马蹄位。
- 马蹄足畸形也许看起来已被矫正，但经治医师应触摸检查以确定是否真的被矫正。

● 距下关节的运动范围检查。

- 测量活动范围比较困难。未经治疗的先天性马蹄内翻足休息位时，跟骨相对于距骨常呈内翻，而矫正后呈5°～10°的外翻。检查足底可见中足内翻，活动足底检查其柔韧性（图1F、G）。
- 未能将后跟矫正到轻度内翻说明畸形矫正不彻底，过度矫正后跟至外翻可能导致跗前疼痛。足外侧缘残留的内翻也许是由于距下关节旋转、跟骨内翻、骰骨相对于跟骨内移或跖骨的内翻畸形所致，畸形部位可能需要矫正。

● 前足相对于距骨头的运动范围检查。

- 尽管呈跖屈位，但是在中足外侧可以触及足的背外侧部分，它常位于骰骨的轴线上。手法复位前足（图1H）。
- 畸形越僵硬，将前足向距骨头复位就越困难。

● 前足旋后。

- 先天性马蹄内翻足的前足相对于胫骨似乎呈旋后

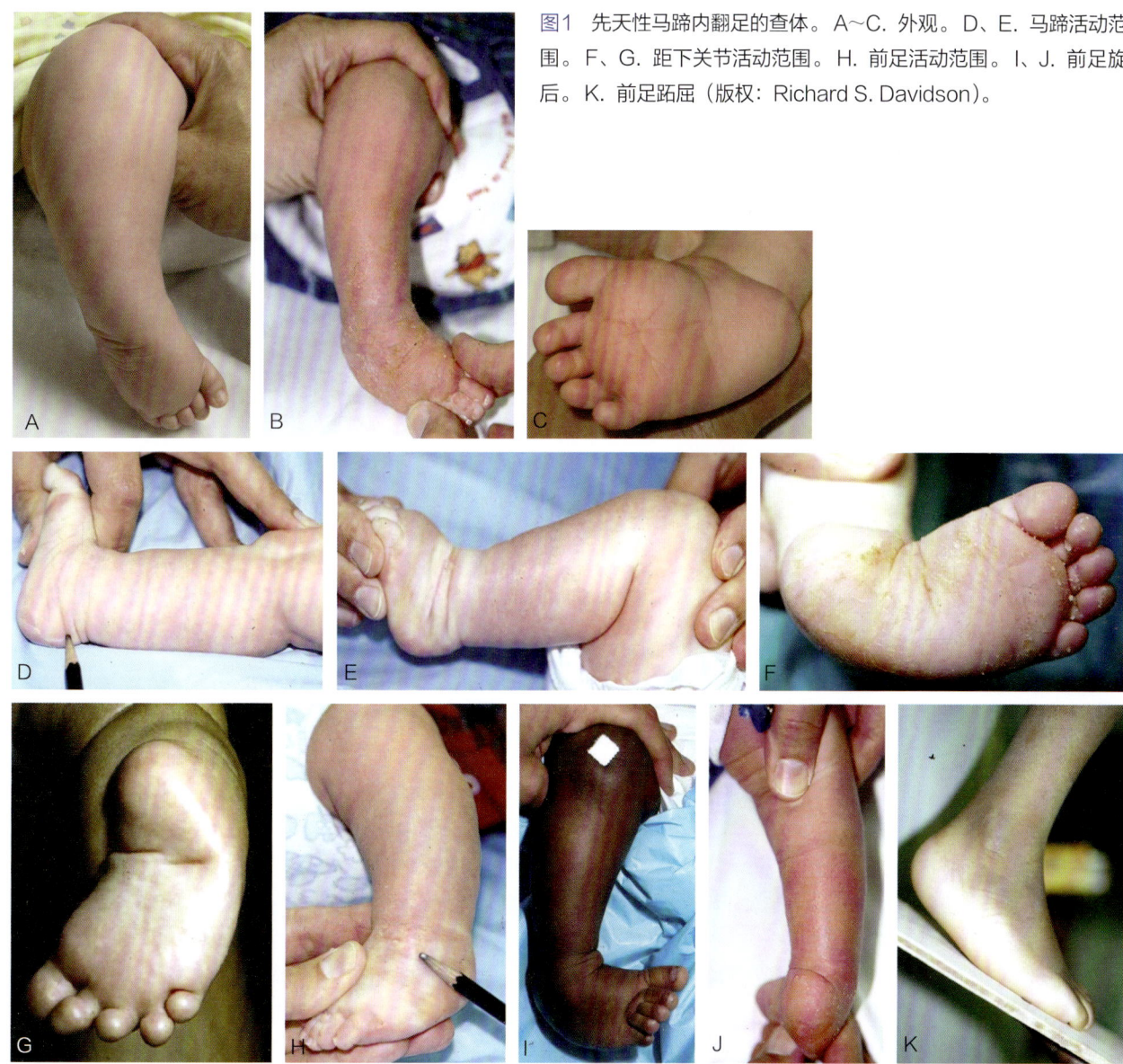

图1　先天性马蹄内翻足的查体。A～C. 外观。D、E. 马蹄活动范围。F、G. 距下关节活动范围。H. 前足活动范围。I、J. 前足旋后。K. 前足跖屈（版权：Richard S. Davidson）。

位,然而事实上是前足相对于后足旋后(图1I、J)。
- 如果看上去前足与胫骨呈30°角及相对于后足内翻30°,那么畸形是后足内翻而不是旋后!
- 了解真正的畸形在何处很重要。误判会使医生过度矫正中足或手术人为导致旋前畸形。
- 前足跖屈
  - 一开始要检查从第1跖骨到距骨头的内侧柱。测量前足相对于后足的跖屈角度。
  - 行手术治疗的患足,要检查舟骨相对于距骨头的背外侧半脱位或脱位的情况(图1K)。
  - 要矫正畸形所在的准确部位,查体与影像学检查结合以确定畸形所处的位置是在软组织、踝关节、骨还是关节(如距舟关节半脱位)。

影像学和其他诊断性检查

- 产前可用超声来诊断先天性马蹄内翻足[5],尽管还没有产前治疗,很多父母还是想知道有无先天性马蹄内翻足,并可以提前了解该病的自然病程和现有的治疗手段。
- 如胎儿小腿骨与足的跖面处于同一平面,可用产前超声诊断先天性马蹄内翻足。为避免误诊,要有腿部远离子宫壁的超声图像[5]。
  - 这一畸形最早可在孕12~13周就能看到[5]。
- X线片对新生儿马蹄内翻足的诊断没有多大作用,结果也不可靠,对治疗也帮助不大。
- 对更大一点的患儿来说,X线片对畸形矫正很有帮助,因X线片有助于确定骨的静态畸形如扁平距骨、跟骨内翻畸形或三角形的舟状骨向背外侧半脱位于距骨头之上[6]。
- 最常用的影像是正位及侧位X线片的距跟角,患足拍摄时需负重位或模拟负重位[6]。

鉴别诊断

- 找出畸形的原因有助于治疗,要全面检查以确定有无脊柱裂、相关的综合征、脑瘫及椎管闭合不全等。

非手术治疗

- 大多数医生都认为不到5%的患儿需要广泛软组织松解术治疗。
- 非手术治疗的两个主要方法:
  - 通过每周手法复位及石膏固定来矫正畸形的Ponseti法,最适合很小的患儿,通过这一方法治疗的患儿90%需要后侧松解、30%在2岁后需要另外的手术治疗,包括再次后侧松解、后内侧松解及彻底的距下关节松解。
  - French法最主要用于新生儿,通过每日手法扳正和无弹性胶布刺激足部肌肉来矫正马蹄畸形。
- 总有少数顽固性马蹄足不能通过Ponseti技术治疗。这些病例通常属于"关节病"或"畸形学"类,应按下文所述的手术松解方法来治疗。大约每15例患者中会出现一例不容易处理的病理,通常带有硬性的马蹄足、中足(跖骨)跖屈、后踝处深的足跟折皱,短而过伸的踇趾。需要1~3次的石膏治疗之后才能够有较好的形态。它们被称为复杂性特发性马蹄内翻足,是一种较难治疗的疾病。复杂特发性马蹄内翻足的治疗需要更多的石膏:先纠正前足跖屈,然后在足中部外展前足,侧向旋转距骨头下方的跟骨前结节。在这种类型中,畸形的复发更为常见。

手术治疗

- 大家一致认为,手术治疗的目标首先是彻底松解挛缩的结构,使足能无张力地恢复到正常的解剖位置。
- 多数认为同时应平衡肌力才可以维持正常的解剖位置。

术前计划

- 患儿的年龄是恢复足解剖力线过程中很重要的因素。一般而言,软组织松解适合2月龄到4岁的患儿、部分病例也可到6岁。4岁后多数患儿开始出现骨性畸形,只做软组织松解不足以矫正畸形。
- 手术方式的选择不仅要看患儿年龄,还要关注畸形的僵硬程度、畸形部位及既往治疗所达到的矫正程度[7]。

体位

- 患儿俯卧于手术台。
- 肩部及腰部用垫枕垫好。
- 腿部不要固定,膝关节完全伸直。

入路

- 手术松解先从后侧开始,再松解内侧。这些部位当属马蹄内翻足结构中最紧张的地方。
- 最常使用的是Henri Bensahel推荐的"à la carte(因人而异的)"入路,通过术中评估,手术医生可按需松解任何的或所有的紧张结构。当然,在达到恢复解剖对线的前提下,术中应尽量避免不必要的松解。
- 重要的是,在按手术操作进行每一步松解后都要评估畸形是否已矫正,确定下一步松解有无必要。
  - 目的是通过尽可能少的松解使足在不需外力的条件下达到正常的解剖位置。
  - 先延长肌腱,然后松解相应的关节囊、韧带,可尽量减少瘢痕形成和局部僵硬。

切口

Turco 后内侧切口

- Turco 入路可显露足的内侧和后侧部分(技术图1)。
- 切口始于第1跖跗关节-内侧楔骨的内侧。
- 切口向近侧延伸,正好跨过内踝尖。
- 切口由弧形转向垂直时,要注意近端向小腿延伸应能显露跟腱。
- 要达到外侧,必须将距下关节像翻书一样打开,或在外侧再作一切口。

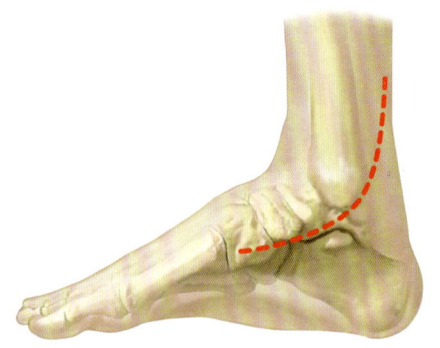

技术图1　Turco 内侧切口。

Carroll 内侧和后外侧切口

- Carroll 入路允许内侧或更后外侧的显露(技术图2)。
- 对于内侧入路,以内踝前缘隆起、跟骨中心及第1跖骨基底为顶点作一三角形。
- 切口与三角形底边平行,近端弧向足底、远端弧向足背侧。
- 对于后外侧切口,从小腿后侧远端中线开始,在跟腱与外踝间作一斜行切口。
- 外侧切口有时要延伸到外侧距舟关节。

Cincinnati 切口(笔者偏爱的切口)

- Cincinnati 切口可提供足部最广泛的显露,包括内侧、后侧及外侧部分(技术图3)。
- 切口内侧开始于距舟关节上缘,于距下关节水平向后延伸,然后再向外延伸到距舟关节外侧。内外侧切口都可向远端延伸。
- Cincinnati 切口在患儿俯卧时比较方便操作。跟腱行Z形延长时,屈曲膝关节可获得很好的显露。
- 对于重度畸形,切口有时难以闭合。

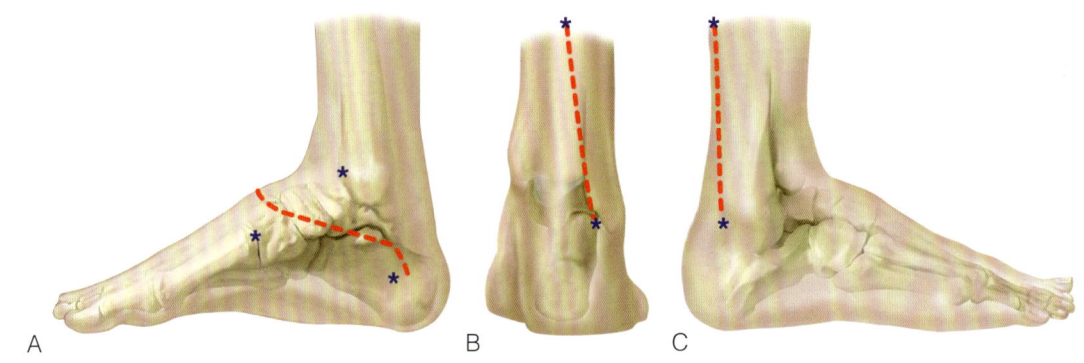

技术图2　Carroll切口。A. 内侧。B. 后侧。C. 外侧。

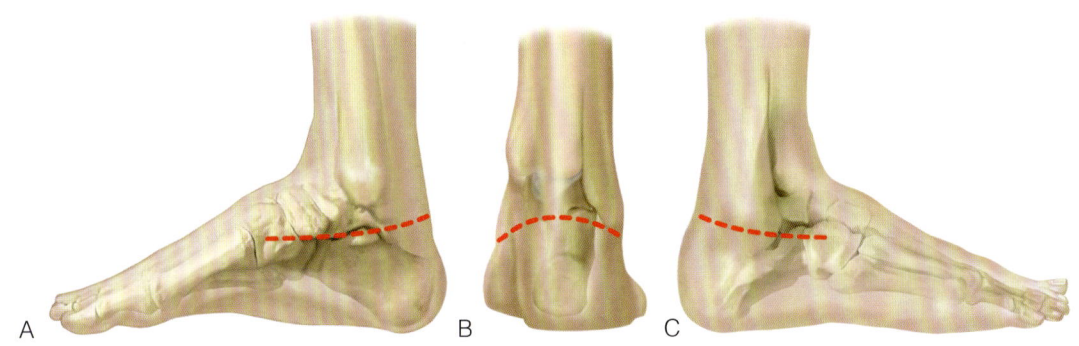

技术图3　Cincinnati切口。A. 内侧。B. 后侧。C. 外侧。

后侧软组织松解

- 俯卧位患足驱血，Cincinnati切口的后侧部分从内踝尖绕过后踝直到外踝尖。
- 切开跟腱腱鞘显露跟腱。对于不满18月龄的患儿，可直接切断跟腱来延长跟腱，更大的患儿则需行Z字形延长。
- 患者俯卧屈膝位，有利于通过Cincinnati切口显露行跟腱Z字形延长。通过切口手术医生可以看见足的跖面，也可以向上看到腓肠肌。
- 跟腱给予滑动式延长。
- 切断跟腱止点的内侧一半以减少内翻力，同时也要切断纤维变性带和腱鞘。
- 如果做了跟腱延长后不能完全矫正畸形，则逐步松解距下关节和踝关节的后侧部分。
- 第1步是找到并保护外侧的腓肠神经、小隐静脉和内侧的胫后血管神经束。然后找到并保护后内侧的踇长屈肌腱，再找到并保护腓骨长短肌腱（技术图4）。
- 确认踝关节囊，切断时从后内开始向后外侧角进行，使得距骨能在踝穴中背屈。
- 从后侧显露并切开距下关节，再向内侧和外侧切开直达骨间韧带。如有必要还可松解距腓韧带和跟腓韧带。
- 松解以后踝关节应至少可背屈20°。如踇趾仍有紧张屈曲，通过该切口做踇长屈肌腱Z字形延长。

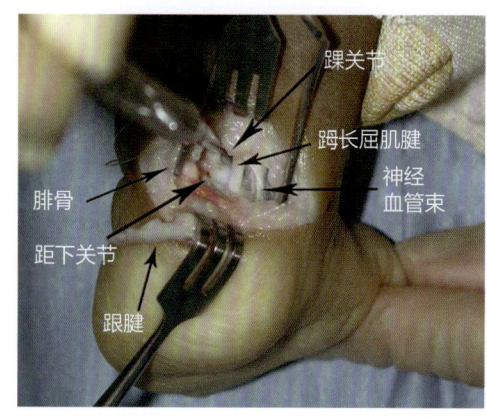

技术图4 Cincinnati切口的后侧面，延长时切断跟腱、旋即出现断端回缩（版权：Richard S. Davidson）。

内侧软组织松解

- 如果通过上述的后侧松解未达到矫形目的，则继续行内侧松解。
- 首先，将Cincinnati切口向内侧一直延伸到足舟骨的内侧面。
- 通过后侧的延长切口，松解增厚的筋膜及踇长屈肌腱，同时注意保护好胫后血管神经束。
- 胫后肌腱位于趾屈肌腱的远侧，必要时可同样方式延长。
- 延长踇展肌的近端或远端。在胫后神经血管束的前侧找到趾屈肌腱，必要时要同样方式延长（技术图5）。
- 很难抉择是否要延长胫前肌腱。如矫正到解剖位位置时胫前肌腱起阻碍作用，则要行Z形延长。有时胫前肌腱活动度过大，需再次手术延长。
- 做足内侧肌腱延长的好习惯：每条切断肌腱的末端用缝线标记，线的另一端系上不同颜色的血管夹。每组肌腱的2个血管夹按序以安全别针别好，这样可以避免矫形完成后缝合肌腱时相互搞错。
- 虽然过去建议切断足底筋膜，但是因为易导致继发性扁平足，所以现在并不推荐。切断距筋膜还易导致打石膏期间出现足底摇椅畸形。
- 要尽量小心避免损伤足底内侧血管神经。
- 如这些肌腱延长后足部还是不能回到解剖位置，则按以下步骤操作：
  ○ 显露和松解距舟关节。舟骨向内侧脱位于距骨头上，使距舟关节呈斜行而不是横行。
  ○ 循刻痕滑动延长的胫后肌腱远端直至其在舟骨的止点。
  ○ 关节囊从内侧、跖侧和背侧松解，并尽可能地向外侧松解，这样还是安全的。注意不要切到距骨颈，以免导致距骨坏死或生长障碍！

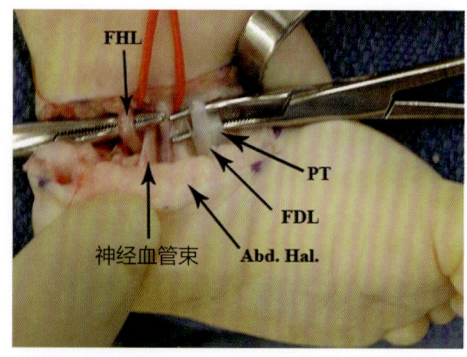

技术图5 Cincinnati切口的内侧部分、浅层（版权：Richard S. Davidson）。

- 从距舟关节水平到骨间内侧韧带水平松解距下关节囊，包括楔舟足底韧带（跳跃韧带）。注意不要损伤三角韧带深层。将一双头黏膜剥离子置于踝关节后侧有助于显露踝关节和距下关节。
- 从距骨颈的跖面仔细地分离软组织，直到跟骰关节的内侧面。松解其关节囊，以使跟骰关节从内侧张开，这样足外侧柱可变直。从足内侧显露跟骰关节的另一个标志是腓骨长肌腱从外侧向足底穿过。
- 很多学者通过这一切口来松解骨间韧带。要把这一韧带作为旋转中心轴予以保留，同时也保留了其对距骨的血供，这一点很重要。

外侧软组织松解

- 当跟骨在距骨下沿着骨间膜旋转同时又被僵硬、纤维化的外侧关节囊束缚时，就会出现麻烦。如果上述的后侧及内侧松解还不能达到解剖对线，就需要行外侧松解。
- 将用于后侧松解的Cincinnati切口的后侧部分，在距下关节水平向外侧延伸到距舟关节。
- 于跗骨窦表面显露趾短伸肌。从跟骨外侧剥离它的足底缘，牵开显露跗骨窦、距骨的头部和颈部。
- 显露并松解距舟关节囊的外侧部分，至此完成了距舟关节的环行松解（技术图6）。
- 然后可以触及跟骨结节。始自距舟关节外侧面，切开位于跟骨结节和距骨颈间的距下关节囊外侧部分，近端直达骨间韧带，完成距下关节的环行松解。

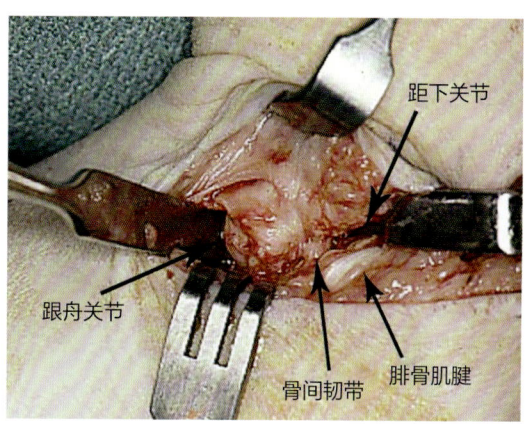

技术图6　Cincinnati切口的外侧部分，显露外侧结构（版权：Richard S. Davidson）。

恢复足部骨骼的正常对线

- 一旦软组织松解到位，就可以恢复足部的对线。
- 把手指置于距骨头背外侧，将足部轻度旋后并外旋，这与Ponseti手法相似。
- 将一双头黏膜剥离子插入踝关节，使其与距骨顶（距骨轴线）平行。将足部旋转直到第1跖骨正好位于距骨穹隆轴线的外侧。
- 这一手法将使外侧变直，跟骨轻度外翻，以及距舟关节恢复对位（舟骨像正常足一样稍稍突出，并可被触及），同时距下关节的楔形间隙也可消失（技术图7）。

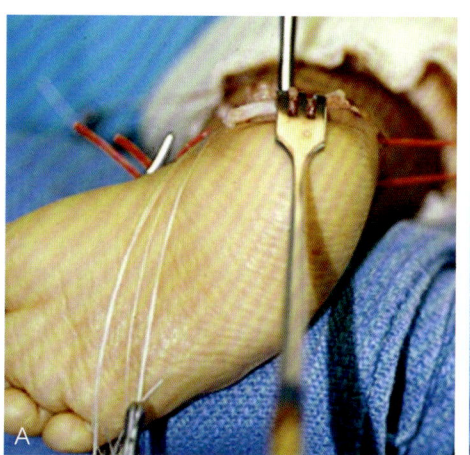 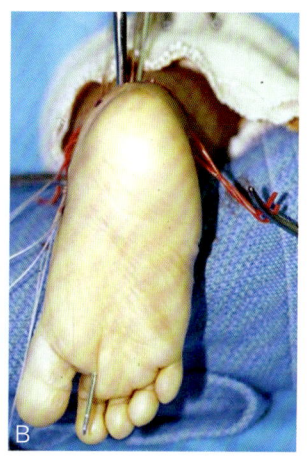

技术图7　A. 足部沿距下关节旋转，双头黏膜剥离器插入踝关节，以判断踝关节力线。足部沿距下关节向内旋转。B. 足部复位后用一枚经距舟关节的钢针来固定，后跟保持轻度外翻（版权：Richard S. Davidson）。

固定

- 最好用1枚直径1.6 mm克氏针从距骨后内侧开始,贯穿距骨头中心,并进入舟骨和内侧楔骨,最后从第1、2跖骨间穿出,将足部固定在矫正后的解剖位置,直至关节囊和肌腱牢固愈合(技术图8A)。
- 此时应术中拍片,证实足的各部分均已复位(技术图8B、C)。
- 所有关节都要相互匹配。如关节仍有楔形间隙,就说明松解术不够给力,还需截骨术来矫正畸形。
- 良好复位使得踝关节接近正常活动,但固定针往往限制了足部的活动。
- 倘若切断了骨间韧带(以笔者经验很少需要这样做),就从跟骨向距骨穿入第2枚针以维持距下关节对位。

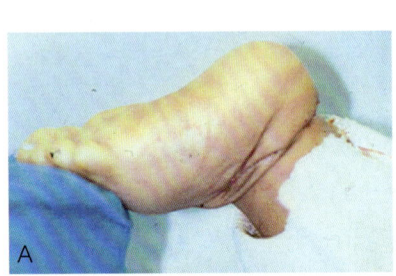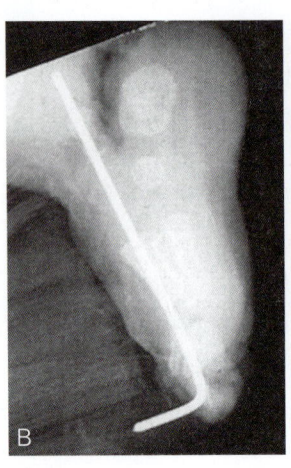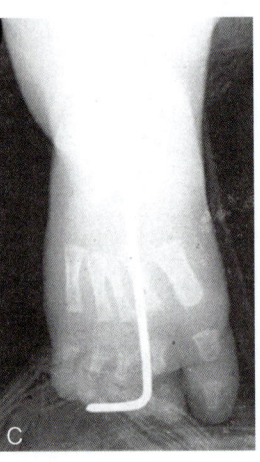

技术图8 A. 俯卧位拍摄足部术中正侧位X线片。B、C. 正侧位X线片可见内固定针,侧位片(C)距骨朝向第1跖骨,正位片(B)距骨朝向第1跖骨内侧(版权:Richard S. Davidson)。

肌腱修复

- 当足部恢复解剖对位时,在与胫骨呈90°位置上做肌腱的修复。Bunnell型缝合用于肌腱端到端修复,用2-0或3-0抗菌线简单侧–侧缝合,用于Z字成形术肌腱延长。
- 在恢复解剖对位之前,不要先作肌腱修复。过短的缝合将导致短期内症状复发。
- 关节囊和韧带不需要手术修补,这些组织会自然愈合。

要点与失误防范

内侧松解	如果踇长屈肌腱、趾长屈肌腱及腓骨长肌肌腱延长失败,会导致距下关节旋转受限或畸形很快复发。不值得保留或修复腱鞘。只要去除了所有的阻碍因素,就可重新获得一个柔韧灵活的足踝
固定	注意不要过度复位距舟关节。外侧矫正过度将导致背侧过度外翻,后者会进一步导致向背外侧半脱位的弓形足和跖骨内收;内侧及跖侧复位欠佳将导致马蹄内翻畸形矫正不完全。第1跖骨相对于距骨轴的跖屈会引起前足永久性的跖屈、旋后和后足内翻畸形
多余骨组织	僵硬严重的畸形可发展成骨性畸形,这样单靠软组织松解不能获得解剖矫正。后侧软组织松解术对距骨低平引起的踝部僵硬作用不大。所以对这些僵硬严重的畸形足,术前应常规拍摄X线片。低龄患儿很少需要做跟骨和距骨颈截骨矫形术
Turco切口	瘢痕挛缩也会导致畸形复发
矫形问题	过度矫正可引起外翻畸形;若松解后仍未能矫正畸形,可能是由于外侧的瘢痕所致,瘢痕会阻碍距下关节的反旋

术后处理

- 小于6月龄的患儿，术后第1周行Jones型包扎以允许肢体肿胀。大于6个月的患儿，推荐行大块敷料包扎及石膏管型固定。同时用非负重石膏保护肌腱修复6周。
- Ponseti型石膏有助于维持力线，应每周更换石膏并持续3个月。
- 对于复发或有潜在神经肌肉疾病的患儿，可用支架延长固定时间。
- 关闭伤口后可将足部置于马蹄内翻位2周时间以利伤口愈合，然后通过系列位石膏来拉伸软组织至踝关节背屈。
- 术后4~6周拔除固定针。
- 肌力平衡手术最好留在康复训练之后再做。

结果

- 前面已提及，只有最僵硬型的马蹄内翻足才需要手术治疗。
- 52%~91%的患儿可获得良好结果，大部分患儿能正常生活[5]。
- 僵硬、复发和肌无力较常见。但是目前还没有有效的方法来治疗潜在的神经肌肉病。
- 对于6月龄以内的患儿进行手术治疗，其预后不良的发生率更高。待患儿长大一点再手术可能更好些，因为这样做会使解剖结构更为成熟，也会带来更为充裕的评估[1]。
- 建议这类患儿转诊至经验丰富的医疗中心。

并发症

- 这一畸形治疗所面临的困难会导致各种并发症[1]：
  - 皮肤坏死和伤口不愈合。
  - 神经血管并发症。
  - 骨骺损伤。
  - 距骨坏死。
  - 舟骨缺血坏死。
  - 未能达到矫形或矫形失败。
  - 矫正过度或不足。
  - 后足外翻。
  - 前足外展或内收。
  - 跟骨畸形。
  - 平足。
  - 持续马蹄畸形。
  - 后跟内翻。
  - 前足背侧半脱位伴明显弓形足。
  - 足部歪斜。
  - 背侧滑囊炎。
  - 爪形趾。
  - 麻痹足。
  - 跗骨窦综合征。
  - 活动受限。
  - 小腿及足部细小。
  - 畸形复发。
- 神经肌肉异常、发育受阻以及单个肌力或受力不平衡可导致生长期复发或矫形过度。可能还需要拉伸、支架固定、石膏固定甚至再次手术。

（谢宗平　译，张彦　审校）

参考文献

[1] Crawford AH, Gupta AK. Clubfoot controversies: complications and causes for failure. Instr Course Lect 1996;45:339-346.

[2] Miedzybrodzka Z. Congenital talipes equinovarus (clubfoot): a disorder of the foot but not the hand. J Anat 2003;202:37-42.

[3] Noonan KJ, Richards BS. Nonsurgical management of idiopathic clubfoot. J Am Acad Orthop Surg 2003;11:392-402.

[4] Ponseti IV, Zhivkov M, Davis N, et al. Treatment of the complex idiopathic clubfoot. Clin Orthop Relat Res 2006;451:171-176.

[5] Rochon M, Eddleman K. Controversial ultrasound findings. Obstet Gynecol Clin North Am 2004;31:61-99.

[6] Roye DP Jr, Roye BD. Idiopathic congenital talipes equinovarus. J Am Acad Orthop Surg 2002;10(4):239-248.

[7] Tachdjian MO. The Child's Foot. Philadelphia: WB Saunders, 1985:139-239.

[8] Turco VJ. Current Problems in Orthopaedics: Clubfoot. Hartford, CT: Churchill Livingstone, 1981:xi-xii.

第127章 胫前肌腱转位治疗马蹄内翻足的残留畸形

Anterior Tibialis Transfer for Residual Clubfoot Deformity

Kenneth J. Noonan

定义

- 不管前面采用过何种治疗方法，先天性马蹄内翻足残留畸形的发生率为26.6%~50%[2]。
- 各家报道的残留畸形发生率不同是因为每个马蹄内翻足畸形的严重程度有差异，各个采取的治疗方法也有所不同，还有部分原因是每个人对残留畸形的定义不同。
- 残留畸形包括孤立性马蹄、高弓、跖内收和前足旋后，或以上的混合型。
- 先天性马蹄内翻足治疗后，不管有无行软组织松解，都可观察到动力性的前足内收和旋后。
- 舟骨向距骨头内侧的残存脱位会引起肌力不平衡，将引发动力性的前足旋后畸形。遇到这种情况，胫前肌已变成前足旋后的力量而不是背屈肌，因为其止点向内侧移位。另外，发生畸形也可能是胫前肌相对于腓骨肌力量更为强大所致（图1）。
- 治疗目标是矫正任何的固定畸形，并平衡足部各种肌肉力量，这样才能矫正动力性畸形，改善足部力线。

解剖

- 胫前肌起源于胫骨的上2/3。
- 胫前肌腱性纤维从腱腹结合处到内侧楔骨、第1跖骨止点旋转了90°。
  - 从近端开始向内旋转，因此最内侧肌纤维在中点处已旋转到肌腱的后部，向远端继续旋转，最后背外侧肌纤维止于第1跖骨。
  - 同时，近端最外侧的肌纤维在中点处转到肌腱的前部，向远端继续旋转，最后止于内侧楔骨的内侧近端（图2）[4]。
- 胫前肌在步态周期中的2个重要阶段起作用；在摆动负

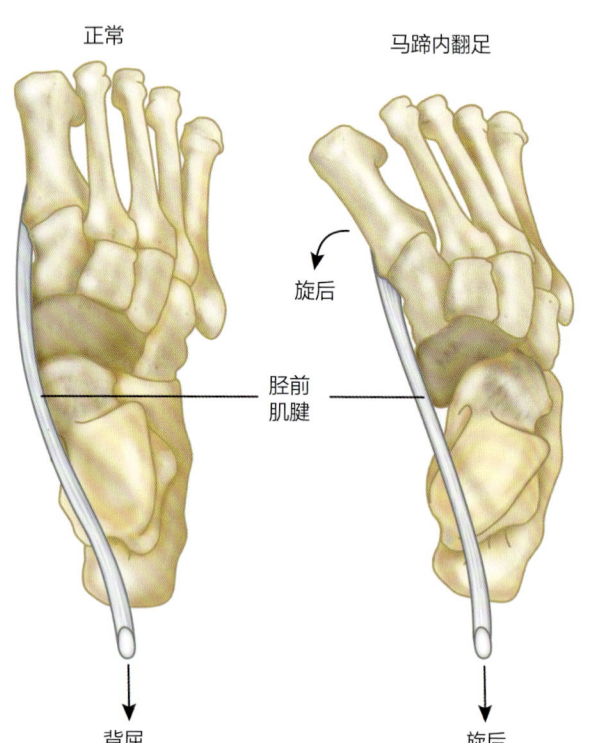

图1 正常足与旋后足的比较。舟骨、内侧楔骨和第1跖骨向内侧半脱位，导致旋后畸形，因为胫前肌由背屈力量变成了旋后力量。

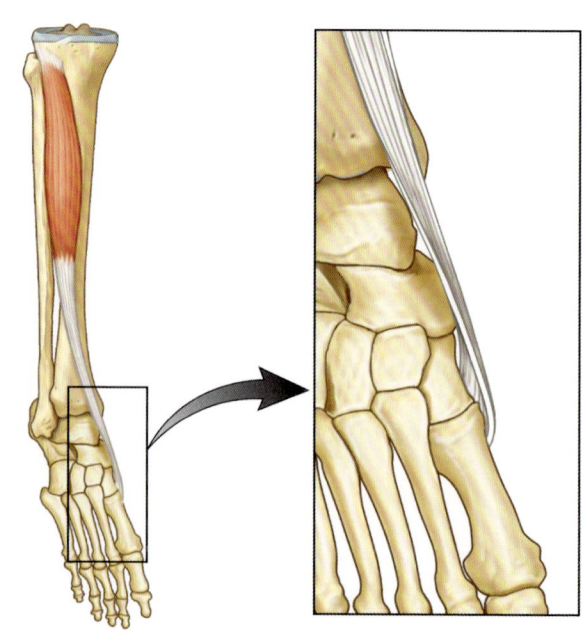

图2 胫前肌的解剖结构。肌纤维从腱腹交界处到内侧楔骨和第一跖骨的止点旋转了90°，因此止于楔骨近端的内侧纤维在腱腹交界处是位于外侧（见放大部分）。

重相之初,胫前肌集中收缩,并在步态早期维持足背屈,然后松弛。
- 从足部降低足跟接触地面起,胫前肌肉开始收缩,直到静止负重相整个足部平行站立的地面。
- 作为一条背屈肌,胫前肌要对抗重力和强壮的小腿三头肌。重要的是,当腓骨长肌乏力或胫前肌止点内移时,胫前肌也可能成为前足的旋后肌。
- 马蹄内翻足残留畸形往往存在重要的骨性异常。
  - 距下关节可能前关节面缺如,内侧和后关节面窄小,导致距下关节活动受限。这种情况下,跟骨不会完全随石膏外翻,那么舟骨仍向内侧持续脱位。
  - 舟骨本身呈楔形,会和楔骨、距骨一起向内侧脱位[10]。由于止点内移,导致力学机制改变,胫前肌由背屈肌变成强有力的旋后肌(图3)。

发病机制

- 先天性马蹄内翻足残留畸形可能是矫形不完全所致,也可能是顽固型马蹄内翻足自然病程中某个阶段的复发。
- 肌电图证实腓骨肌群相对无力,胫前肌的旋后作用相对加强[1,3]。
- 舟骨向内半脱位是影响足外观和踝关节外旋最重要的因素[9]。
- 除骨性畸形外,还有10%的患者存在胫前肌止点解剖变异,它们止于第1跖骨和内侧楔骨正常止点的附近。
  - 在这些变异中,胫前肌止点更内侧些,使旋后的矢量放大[8]。

自然病程

- 残留畸形往往在初次治疗后的一年内发生,通常在5岁以内出现,甚至见于出生后第1个月就完全矫正的先天性马蹄内翻足。
- 在保守治疗后,最常见的残留畸形是前足内收和旋后。有时也可出现在初次手术治疗后,可能是初次矫形不彻底所致[13]。
- 顽固型马蹄内翻足的矫正一般需要经历多次手术,并不是因为前次治疗不彻底,而是由于前次治疗时肌力不平衡还没有充分显现。因此需要多次手术治疗应视为先天性马蹄内翻足自然病程所致[12]。
- 如果不予治疗,动力性畸形将逐渐变得僵硬,足部逐渐倒转。
  - 当足部倒转合并残留马蹄畸形时,后足内翻可复发(图4)。

病史和体格检查

- 患有脊髓脊膜膨出症或其他神经肌肉综合征和遗传性疾病如拉尔森综合征的马蹄内翻足患者更易出现残留畸形。因此,当遇见残留畸形时首要考虑有无相关神经病变如脊髓栓系。
- 患足只有4个足趾者容易出现畸形复发,因他们常缺少腓骨肌群(与腓侧半肢畸形相似),所以容易复发。
- 复发的第一个临床征象是足部的动力性倒转及轻度马蹄畸形。马蹄畸形可能难以定量,因为中足臀位常掩盖后足马蹄畸形(图5)。
- 残留畸形最常发生于严重的或不典型病例,常伴有小腿萎缩。患儿还常伴有短而胖的足部,足底有很深的横贯皱褶,第1纵弓短缩。出现这些体征就要考虑易出现残留畸形的严重型或不典型马蹄内翻足。
- 与正常足相比,最大旋前或旋后时舟骨到内踝的间距缩短。实际上两者紧靠很难勾勒出内踝轮廓。舟骨与

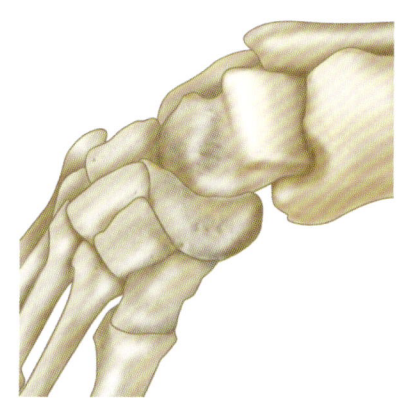

图3 马蹄内翻足残留畸形往往存在骨性畸形。舟骨呈楔形变,并与楔骨、距骨一起向内侧脱位。

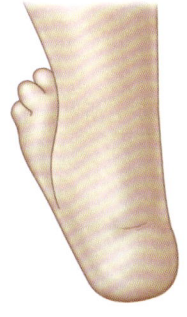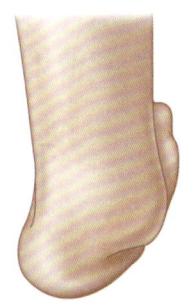

图4 后足内翻。如未治疗,残留畸形逐渐变得僵硬。当倒转畸形固定不变,同时合并残留马蹄畸形,那么后足出现内翻。

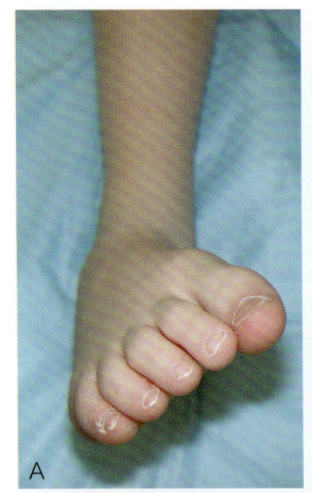
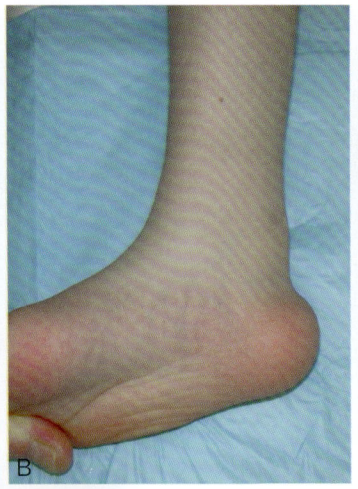
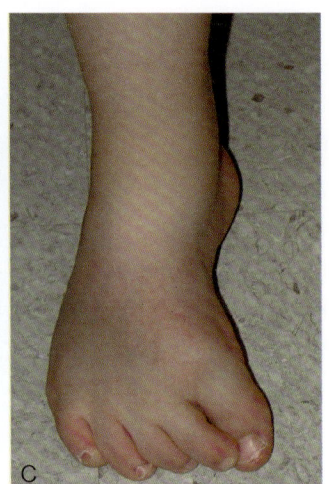
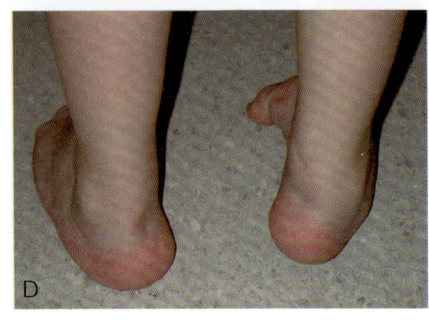

图5 残留旋后和马蹄畸形的临床表现。A. 前足旋后。B. 后足马蹄内翻。C. 从前面可以观察到前足旋后合并后足马蹄畸形。D. 从后面可以观察到前足旋后合并后足马蹄畸形。

内踝的距离代表了内侧半脱位的程度。
- 可能的话,步态检查很重要。
  - 检查步态时,要检查胫前肌是否成为旋后动力,这点最好在没有拮抗肌收缩的迈步期内观察。
  - 这一结果也将佐证手术的合理性。
- 检查胫前肌的力量。在动力性旋后畸形中,胫前肌的旋后作用超过背屈作用,这就证明手术的必要性。另外,良好的肌力有赖于成功的肌腱转位。
- 检查踝关节活动的范围。只有没有固定性挛缩,肌腱转位才会起作用。
- 还要检查有无马蹄、高弓、内翻、内收及胫骨扭转等其他畸形。

影像学和其他诊断性检查

- 正侧位X线片有助于各种畸形的分析和定量。
- 正位X线片可发现跖骨内移,说明还未骨化的舟骨残留内侧移位(图6)。
  - 在正常足的正位X线片上,距骨纵轴的延长线指向第1跖骨,跟骨纵轴线则指向第4跖骨。
    - 在马蹄内翻足,这些线变得更为平行,距骨和跟骨貌似重叠在一起。
  - 被动极度背屈侧位X线片显示后足马蹄合并中足臀位。
    - 侧位X线片跖骨堆叠表明有前足残留旋后畸形(距跟角度减小)。
- 无需常规行超声检查。尽管实验研究证明超声可以确定距骨头与舟骨的相互关系,舟骨向距骨头的跖侧和内侧半脱位。
- 同样,MRI也可以清楚显示这些软骨性骨的相互关系。
  - 尽管可以派上用场,但是临床实际中几乎不需要用此项检查技术,因为骨科医师清楚这些容易复发的典型畸形。

鉴别诊断

- 马蹄内翻足的残留畸形也可能存在于未发现的跗骨联合或存在于严重或非典型马蹄内翻足的其他情况。
- 伴有脊髓脊膜膨出症的患儿,如果足部已经矫正,但是遇到畸形突然而迅速复发的情况,可能是持续的神经病变所致,如脊髓栓系综合征。

非手术治疗

- 根据患儿的年龄、残留畸形的部位和严重性来决定治疗方案。
- 18月龄以内的患儿可以考虑再次石膏矫形治疗残留的

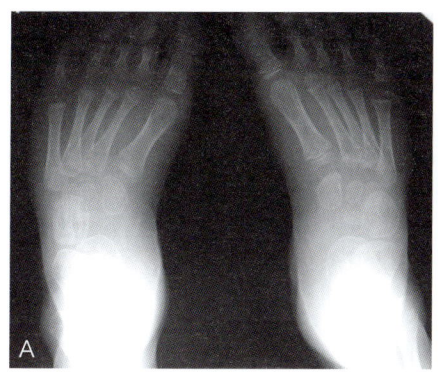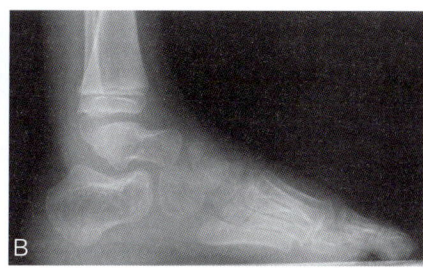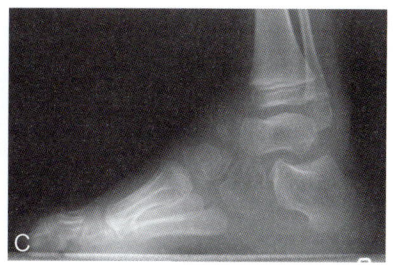

图6 图5患者足部负重相的正侧位X线片。A. 距骨和跟骨的长轴几乎平行而不是分叉状，相对于距骨来讲跟骨呈内收位。B、C. 右足侧位X线片，距骨和跟骨长轴几乎平行而不是分叉。距骨与第1跖骨的轴线不在一条直线上，这与正常足不同。轴线分叉的角度就代表马蹄内翻足畸形的程度。负重相侧位X线片跖骨相互堆叠。

畸形。
- 在这一年龄阶段，大部分残留畸形可通过Ponseti手法及固定2周时间的长腿石膏管型（从足趾到腹股沟）来矫正。
- 2周后更换石膏。
- 石膏固定一般需要更换2次，共6周时间。
- 接着佩戴外展支具。
- 大一点的患儿可用踝-足矫形器防止复发。
- 对于残存畸形的患者也可以使用物理疗法。治疗师必须熟悉操作残余的前脚内收和伸展后挛缩的技术，而不会产生或加重中足臀位。在年龄较大的儿童和中足臀位患者中，有效地拉伸任何后足马蹄挛缩都是困难的。
- 对于更大一点的或中足臀位的患儿，很难将后足马蹄挛缩进行有效的牵伸。
  - 马蹄挛缩足患者，佩戴外展支具很困难。
  - 无法穿戴支具的后侧挛缩会引发跖骨内收和前足旋后复发。因此，需要再次行跟腱切断及石膏固定。

手术治疗

- 对于2~3岁以上的患儿，不管是否要做截骨矫正，最好采用软组织延长或肌腱转位的方法来处理残留畸形。
- 因为胫前肌演变成旋后肌肉，所以必须将其止点外移来矫正动力性旋后畸形。
- 行胫前肌腱转位的最佳年龄因病例而异。重要的因素有：复发的速度、胫前肌的肌力、前足出现固定畸形或同时伴发的马蹄或高弓畸形及肌腱转移所需的位置。
- Ponseti主张将肌腱完全转移到外侧楔骨，因此手术应在外侧楔形骨化中心出现后（2~4岁）进行。虽然一些外科医生已经成功地将肌腱转移到软骨上，本章概述了肌腱转移到已骨化的楔骨上的过程。
  - 另一些外科医生主张将胫前肌腱转移到腓骨短肌的周围，或偶尔转移到骰骨。一般来说，沿着第三跖骨的轴线重建肌腱会促进足背屈。
  - 虽然Hoffer[6]提出的胫前肌腱劈裂转位几乎作用在特发性马蹄内翻足上，但这种方法对于脑瘫等疾病引起的痉挛后动力性旋后畸形非常奏效。有些因其他畸形需要手术的、伴有轻度旋后畸形且前足柔软的患儿，采用这种方法也管用。

外侧楔骨转位术的术前计划

- 术前要对患足进行全面的检查和X线片评估。因为不存在适用于所有患足的单一治疗计划，所以每一例患足都要有个体化的治疗方案。
  - 要明确诊断伴随的畸形。比如，胫前肌腱转位术对于固定性马蹄挛缩效果很差。此时，需要通过跟腱切断或延长或后侧松解来矫正马蹄畸形。
  - 残留内翻畸形说明可能需要行跟骨的开放楔形截骨或滑行截骨。
  - 持续性跖骨内收可能需要行中足截骨来缩短足的外侧缘。
  - 胫前肌腱转位不能矫正受限的距下关节活动。
- 辨认外侧楔骨的骨化中心出现很重要，这样才能将胫前肌腱固定在合适的位置上。

体位

- 患儿仰卧于标准的手术台或手部手术床上。
  - 摆放体位时要确保方便C臂机透视。

- 消毒铺巾前在大腿上段安置止血带并佩有良好衬垫。

入路
- 在胫前肌腱止点体表投影处做一个内侧切口。
- 如有必要,从这个切口还可以做内侧楔骨的开放楔形截骨术。
- 胫前肌腱止点切断后,即在外侧楔骨处作一外侧切口。
- 可用C臂机辅助定位切口的位置。
- 外侧切口要长一点,更偏外侧一点,这样方便同时行骰骨的闭合楔形截骨术。

全胫前肌腱外侧楔骨转移:改良Garceau技术[5,11]

入路
- 沿胫前肌腱行径从踝部支持带的下缘(伸肌下支持带的上支)到内侧楔骨的止点做一4 cm长的背内侧纵行切口(技术图1)。
- 切开皮下组织和伸肌下支持带的下支以显露腱鞘。
  - 锐性切开胫前肌的腱鞘,尽量将远端全部打开,近端要到达支持带下方。
- 将一止血钳置于胫前肌腱下方,用以显露其止点。
  - 肌腱止点区宽大而广泛,要尽可能从远端切断止点,以获得最大的长度以便转移。
  - 尽可能地保留长度,这点非常重要。

肌腱转位
- 肌腱一旦游离并切断止点后,用粗的可吸收(1-0的薇乔)缝线以Bunnell法编织缝合胫前肌腱。
  - 编织缝合时要谨慎,不要形成局部膨大,以免在肌腱转位和穿过外侧楔骨时造成困难。
  - 有时松散的肌腱末端要修剪整齐,或用3-0可吸收缝线锁边缝合,以方便转移和止点重建。
- 通过牵拉缝线将肌腱轻柔地向远端牵拉,以分离附着于肌腱上的软组织,但不要超过踝支持带水平。
  - 为了避免肌腱出现弓弦状,注意千万不要切断踝支持带。
- 于外侧楔骨表面做一1.5~2 cm的背外侧纵行切口。
  - 在第3跖骨的近端找到外侧楔骨。
- 沿皮下组织分离到趾伸肌腱。

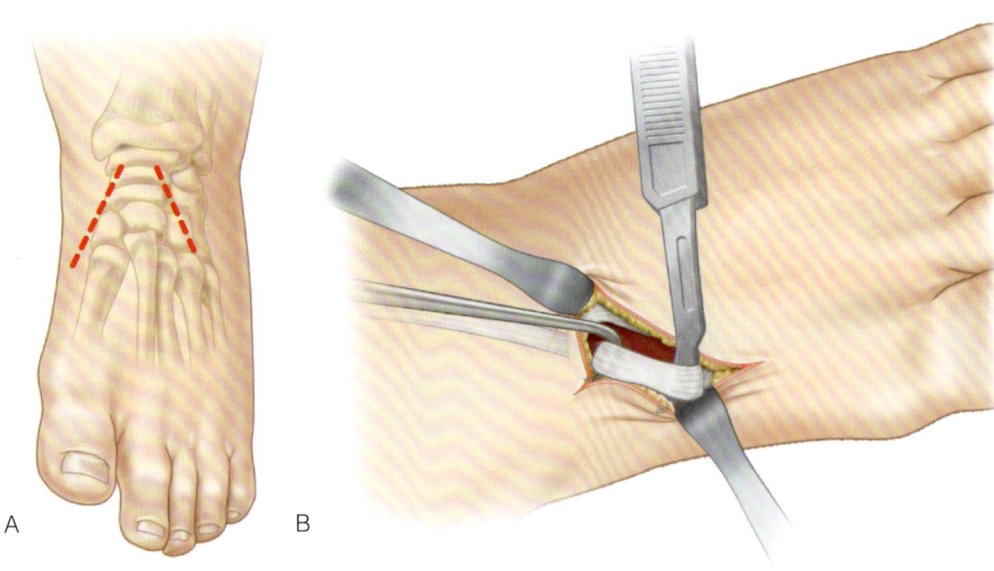

技术图1 A. 做2个切口。B. 内侧切口沿胫前肌腱的行径,尽可能地向远侧游离并切断其宽大的止点,向近端游离直到踝支持带下。

- ○ 将趾伸肌向内侧牵开、趾短伸肌向外侧牵开显露外侧楔骨。
- 外侧楔骨骨膜行十字切开，注意勿损伤临近关节面。
  - ○ 对于低龄患儿，用Keith穿线直针在透视下定位骨化中心。
  - ○ 再大一点的患儿，用一小型骨膜剥离子将外侧楔骨骨膜瓣推开。
  - ○ 有时也可将骨膜瓣缝合到转移的肌腱上来加强固定，然而对于低龄患儿，将软骨膜从以软骨为主的骨面分离是相对困难的。
- 用钝性止血钳从外侧楔骨处切口插入，在伸肌腱下到达胫前肌腱穿踝伸肌支持带的下方。
- 用止血钳建立一个通道，用于胫前肌腱转位。
- 止血钳通过该通道进入内侧伤口，夹住缝线端后将胫前肌腱带至外侧切口（技术图2）。
  - ○ 确保肌腱长度能达到外侧楔骨预定部位，便于固定。

固定转位的肌腱

- 钻头的直径要稍大于缝合肌腱的末端。
  - ○ 在外侧楔骨的中心钻孔，正好通过骨的跖面即可（从背侧向跖侧要瞄准足弓的方向）。
- 缝线缠绕在Keith穿线直针上（技术图3A）。
- 将足极度背屈外翻，带线针通过外侧楔骨骨道并从足底面引出，将肌腱牵入骨道。
- 核实肌腱可轻易滑入新的止点。
  - ○ 这一步很重要：在皮肤闭合后，将足背屈，缝线拉紧，要核实肌腱确实在新的止点孔中。

- 带缝线针在足底穿过一层不黏性敷料（比如Adaptic）和一个消毒毡垫。
- 这时，可先将其他的切口冲洗缝合，把外侧切口留到最后闭合。
  - ○ 这样可以确保胫前肌腱在敷料包扎和打石膏前始终处于计划位置。
- 在胫前肌腱拉进骨道后，用2根可吸收缝线将肌腱间断缝合在外侧楔骨的骨膜上（技术图3B）。
- 足部背屈位下冲洗并逐层关闭外侧切口，这样避免胫前肌腱脱出及保证缝合骨膜后的连续性。
- 消毒敷料覆盖切口，助手继续保持足背屈，并拉紧抽出的缝线。
- 继续绷紧抽出缝线，用管形石膏固定足和踝。
- 以前笔者把固定纽扣置于石膏里面的毡垫上。然而压疮发生率很高，因此笔者考虑换一种固定方法。
  - ○ 石膏硬化后，将纽扣置于石膏表面，并系紧缝线予以固定（技术图3C）。
  - ○ 为了防止足底形成压疮，要等待石膏完全硬化。
- 有些医生选择不同的肌腱固定部位，但其他手术程序相同。前足有固定性畸形、后足有轻度内翻而医生又决定不予矫正时，才会选择外侧楔骨作为固定部位。
  - ○ 笔者宁愿矫正这些固定畸形并将肌腱固定于外侧楔骨，因为担心固定在更外侧的骰骨上会导致过度矫正。
- 有些医生在胫骨远端嵴上做第3个切口，下面直接就是胫前肌腱，很容易触摸到。切开腱鞘，用血管钳将肌腱游离抽出，再从该切口将游离的肌腱向远端牵入外侧切口，以便固定。

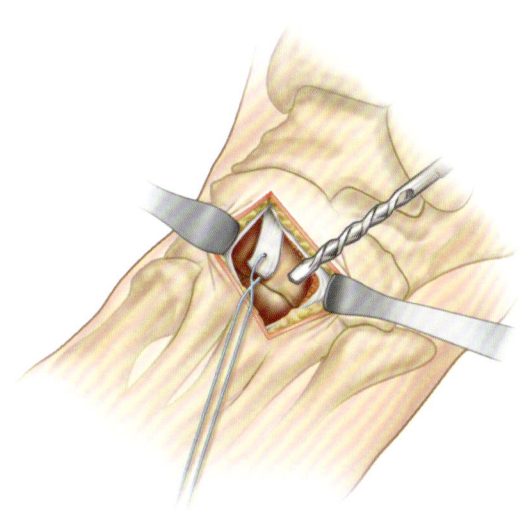

技术图2 将游离的胫前肌腱转移至外侧切口。

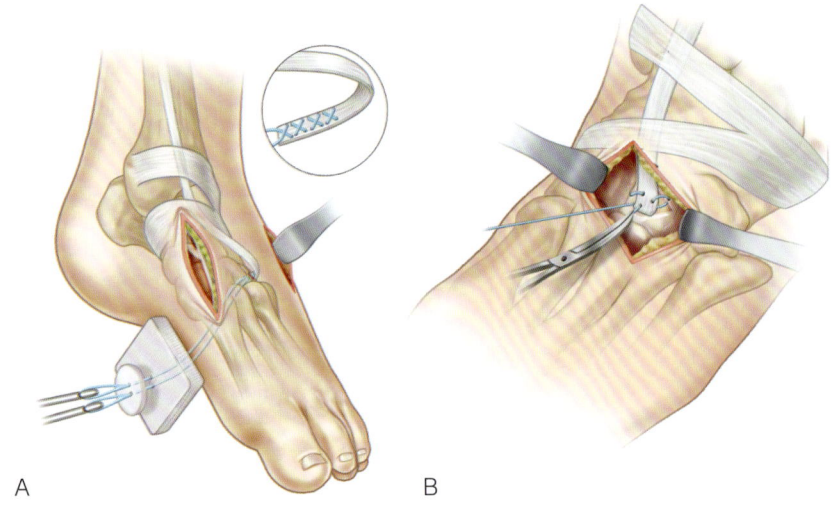

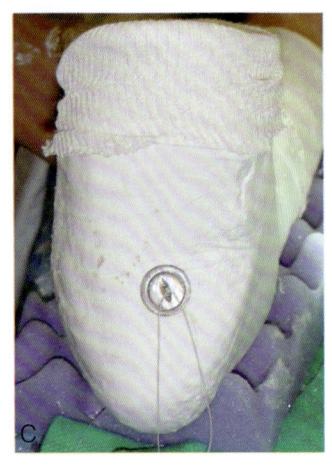

技术图 3 A. 将胫前肌腱的缝线缠绕在 Keith 直针上穿过骨道从足底引出，从而将肌腱牵入骨道。B. 足在极度背屈外翻位固定肌腱，将外侧楔骨骨膜间断缝合于肌腱上。C. 将足置于背屈外翻位塑形石膏，并等待其硬化，同时适度拉紧肌腱缝线端，将缝线穿过一纽扣置于石膏表面并系紧以防压疮。

胫前肌腱劈裂转移

入路
- 沿胫前肌腱行径做 4 cm 长的背内侧切口，起自踝支持带的下缘（伸肌下支持带的上支）到内侧楔骨的肌腱止点。
- 切开皮下组织和伸肌下支持带的下支以显露腱鞘。
  - 锐性切开胫前肌腱鞘，向远端尽可能全部打开、向近端到支持带下方。
- 切断胫前肌腱的外侧一半止点，尽可能向远端切断，以获得最大的长度便于肌腱转位。
  - 用 1-0 薇乔可吸收缝线，以 Bunnell 法编织缝合胫前肌腱的外侧半。

肌腱转移
- 轻拉缝线，使肌腱外侧部分向近端分离至踝支持带，但不要超过支持带。
  - 要避免肌腱出现弓弦状，注意千万别切开支持带。

- 沿第 4 跖骨轴线方向在骰骨表面做 1.5~2 cm 的背外侧纵行切口。
- 沿皮下组织分离到趾伸肌。
- 将趾伸肌向内侧牵开，显露骰骨。
- 十字切开骰骨骨膜，小心避免损伤附近的关节面。
- 沿第 4 跖骨轴线在骰骨上，由背侧向足底钻一大小合适骨道。
- 用钝性血管钳从外侧切口插入，从伸肌腱下穿过，直到胫前肌腱于踝支持带下的劈裂处。
  - 利用血管钳打通一隧道用于胫前肌腱转位。
- 止血钳通过该隧道到达内侧切口后夹住缝线端，将劈裂的胫前肌腱引至外侧切口。
- 将缝线端缠绕在 Keith 穿线直针上。

将肌腱固定于骨
- 将足极度背屈外翻，带线针通过骰骨骨道并从足底穿出，将肌腱引入骨道。
- 核实肌腱可轻易滑入新的止点。

- 带线针穿过一层不黏性敷料（如 Adaptic 敷料）和一个消毒毡垫。
- 用可吸收缝线将转位肌腱间断缝合在骰骨的骨膜上。
- 冲洗后，逐层缝合关闭。
- 无菌敷料覆盖切口，要确保毡垫下的足底皮肤红润，徒手拉紧肌腱缝线。
- 其他固定方法包括用缝线锚钉固定到骰骨上，或将外侧半肌腱缝合在第3腓骨肌腱第5跖骨止点的近端[9]。
- 通过以上标准技术固定后，转位的外侧半肌腱其实是发自近端最内侧的肌纤维，因此外侧半肌腱转位导致近端肌纤维的交叉。
  - Fennell 和 Phillips[4]建议松解肌腱在内侧楔骨的近端止点部分，保留第1跖骨的止点，这样可以避免肌腱转位后近端形成交叉，使转位肌腱起到直接牵拉的作用。

要点与失误防范

指征	• 只要不是固定性挛缩畸形，胫前肌转位就会起作用。患足良好的柔韧性是手术成功的必要条件之一，因手术目的是解决前足肌力的不平衡
体位	• 止血带压力在 200～250 mmHg 之间便于手术进行
肌腱游离	• 肌腱过短会使转位困难，因此游离肌腱时尽可能能取得长一点 • 要避免切开伸肌支持带以免肌腱呈弓弦状或出现肌无力 • 切断的肌腱末端用缝线固定，这样便于把持和转位，同时也避免了穿过骨道时肌腱末端散开
肌腱固定	• 定位低龄儿童的外侧楔骨可能比较困难，因此术中要有透视 • 肌腱用可吸收缝线固定，因为缝线通常6周后开始变弱和降解 • 大一点的患儿骨骼也较大，可以考虑换种固定方式如缝线锚钉（图7） • 全肌腱转位时，将止点对准第3跖骨轴线可避免过度矫正。对于劈裂肌腱转位，生物力学研究提示如要获得最大背屈，最佳止点是沿第4跖骨的轴线[7] 图7 外侧切口的术中照片。大一点的患儿骨骼也较大，可考虑换种固定方式如缝线锚钉。
切口闭合	• 先将其他切口缝合，肌腱转位的切口要留到最后关闭，以观察肌腱是否还在骨道中。此外，在关闭切口和打石膏时要维持足部极度背屈位。经验丰富训练有素的助手也至关重要
石膏固定	• 纽扣系得过紧会导致足底压疮，因此，要将纽扣置于石膏表面 • 手术创面过大、时间过长可导致局部肿胀和压疮。遇到这种情况，务必在手术室中就将石膏背侧作预防性切开

术后处理

- 5岁以下及依从性差的患儿,要用不负重屈膝位下肢全长石膏固定6周。
  - 6周后去除纽扣和缝线,开始负重行走。
- 更大一点的患儿,术后先用短腿石膏固定6周。
  - 6周后去除纽扣,再以一短腿行走石膏固定3周以确保肌腱牢固愈合。
- 愈合后接受临床及X线片评估。拍摄站立正位和侧位普通X线片即可,如有必要可行CT检查(图8)。
- 夜间伸展性AFO常被推荐用于那些残存跟腱挛缩需要复位的儿童。这可能需要约1年的时间。

结果

- 手术成功的标志是旋后畸形得以矫正,并且胫前肌变成足背屈的主要肌肉。足主动背屈时检查证实胫前肌腱的新止点。
- 运用胫前肌腱转位矫正25名患儿残留的动力性旋后畸形,共治疗了27例马蹄内翻足,术后均得到随访[1]。回顾性分析显示转位的胫前肌腱都有良好的主动活动,无一例过度矫正。
- 71例患者在先天性马蹄内翻足治疗后残留动力性畸形,通过全部或部分胫前肌腱转位,前足内收和旋后在临床和影像学方面均得以改善,加入胫前肌后足的外翻力量也得到提升[8]。
- Farsetti等[2]与许多研究一样证明,将胫前肌腱从伸肌支持带下转位至外侧楔骨,恢复了足正常的背屈外翻功

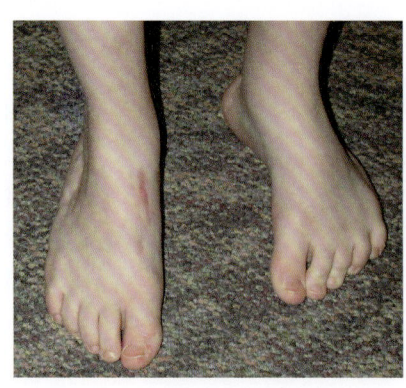

图8 图5中患儿的术后照片。全胫前肌腱转位后右足力线得以恢复,这里用左足来作对比。

能,矫正并稳定了复发性马蹄内翻足畸形。在其2个系列的回顾性研究中,直到骨骼发育成熟,无一例手术患者出现远期复发。

并发症

- 矫形不到位。
- 石膏压疮。
- 切口感染。
- 转位肌腱慢慢松弛。
- 转位肌腱出现撕裂。
- 转位肌腱在踝关节前方呈弓弦状,导致肌力下降和美观问题。
- 背屈无力。
- 矫形过度。

(谢宗平 译,张彦 审校)

参考文献

[1] Ezra E, Hayek S, Gilai AN, et al. Tibialis anterior tendon transfer for residual dynamic supination deformity in treated clubfeet. J Pediatr Orthop B 2000;9:207-211.

[2] Farsetti P, Caterini R, Mancini F, et al. Anterior tibial tendon transfer in relapsing congenital clubfoot. J Pediatr Orthop 2006;26:83-90.

[3] Feldbrin A, Gilai AN, Ezra E, et al. Muscle imbalances in the etiology of idiopathic clubfoot: an EMG study. J Bone Joint Surg Br 1995;77(4):596-601.

[4] Fennell CW, Phillips P III. Redefining the anatomy of the anterior tibialis tendon. Foot Ankle Int 1994;15:396-399.

[5] Garceau GJ. Anterior tibial tendon transposition in recurrent congenital clubfoot. J Bone Joint Surg 1940;22:932-936.

[6] Hoffer MM, Reiswig JA, Garrett AM, et al. The split anterior tibial tendon transfer in the treatment of spastic varus hindfoot of childhood. Orthop Clin North Am 1974;5:31-38.

[7] Hui JP, Goh JH, Lee EH. Biomechanical study of tibialis anterior tendon transfer. Clin Orthop Relat Res 1998;(349):249-255.

[8] Kay RM. Lower extremity surgery in children with cerebral palsy. In: Tolo V, Skaggs D, eds. Master Techniques in Orthopaedic Surgery: Pediatrics. Philadelphia: Lippincott Williams & Wilkins, 2008.

[9] Kuo KN. Anterior tibial tendon transfer. In: Tolo V, Skaggs D, eds. Master Techniques in Orthopaedic Surgery: Pediatrics. Philadelphia: Lippincott Williams & Wilkins, 2008.

[10] Kuo KN, Hennigan SP, Hastings ME. Anterior tibial tendon transfer in residual dynamic clubfoot deformity. J Pediatr Orthop 2001;21:35-41.

[11] Main BJ, Crider RJ. An analysis of residual deformity in clubfeet submitted to early operation. J Bone Joint Surg Br 1978;60:536-543.

[12] Ponseti IV, El-Khoury GY, Ippolito E, et al. A radiographic study of skeletal deformities in treated clubfeet. Clin Orthop Relat Res 1981;(160):30-31.

[13] Ponseti IV, Smoley EN. Congenital clubfoot: the results of treatment. J Bone Joint Surg Am 1963;45A:261-344.

第128章 垂直距骨的治疗
Treatment of Vertical Talus

Matthew B. Dobbs

定义

- 先天性垂直距骨是一种罕见的足部畸形,在出生时会出现严重的扁平足畸形。
- 垂直距骨的确切发病率尚不清楚,大约10 000例活产儿中有1个患儿发病。
- 50%病例合并神经肌肉疾病或遗传综合征,其余的则是孤立的畸形。
- 在50%的孤立的垂直距骨病例中,近20%具有家族史。

解剖

- 跟腱、后外侧踝关节和距下关节囊的挛缩引起了后足明显的马蹄和外翻畸形[6,12]。
- 由于胫骨前肌腱、趾长伸肌、踇短伸肌、第三腓骨肌、踇伸肌腱长肌和距舟关节背侧关节囊的挛缩,中足和前足相对于后足背屈和外展。
- 舟骨向距骨头部的背、外侧脱位,引起舟骨的发育不全和楔形舟骨。
- 距骨头部、颈部扁平,偏向内侧。
- 距骨的极端跖屈导致跟舟韧带或弹簧韧带的松弛,出现足底凸出,足背凹陷的摇椅样外观。
- 跟骨跖屈,通常导致骰骨向背外侧的半脱位或背侧完全脱位。
- 胫后肌腱通常向内踝前方半脱位,而腓骨长肌、短肌向外踝前方半脱位;因此,这些半脱位的肌腱的收缩引起踝背屈而不是跖屈。

发病机制

- 由于垂直距骨有许多不同的遗传和神经肌肉病因,其发生的病理生理学基础可能是异质性的。
- 遗传因素不仅在综合征病例中发挥重要作用,在许多孤立病例中也起着重要作用[17,19]。
- 迄今为止鉴定单纯垂直距骨最常见的基因突变位于 HOXD10 基因中,编码在早期肢体发育中表达的同源框转录因子基因和 GDF5(软骨来源的形态发生蛋白-1)基因[8,9]。
- 部分神经系统病例存在显著的肌肉不平衡,可以解释由此导致的临床畸形。
- 部分患者活检发现异常的骨骼肌,说明先天性肌肉异常是这些患者的病因。
- 该患者群体的磁共振血管造影显示下肢血管功能不全,可能是病因。

自然病程

- 如果不进行治疗,垂直距骨畸形会随着负重而恶化,因为附骨会发生继发性适应性变化。
- 沿着突出,脱位的距骨头周围的足底内侧边缘形成疼痛的胼胝体。
- 足跟不会出现,穿鞋变得困难,并且疼痛加重。

病史和体格检查

- 所有垂直距骨患者在新生儿期都存在后足马蹄、外翻、前足外展、背屈畸形;但因畸形的严重程度不同,导致许多患者在出生时未被正确诊断(图1)。
- 在先天性垂直距骨中,足底表面是凸起的,形成摇椅底部外观。
- 足的背外侧有深折痕。
- 前足背屈导致背部可触及的间隙,在正常情况下,舟状骨和距骨头在这里形成关节。
- 脚趾的背屈和跖屈活动可记录为缺失、减弱或存在。大脚趾和其余脚趾分开记录。

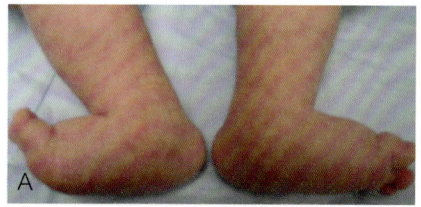
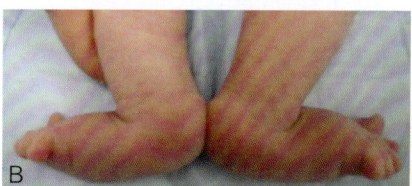

图1 A. 双侧先天性垂直距骨的足底面外观。B. 从后面观察足部背外侧的深折痕。

- 根据我们的经验,垂直距骨患者对刺激足趾无反应或仅产生轻微反应的活动,意味着垂直距骨畸形更为僵硬,治疗效果差。
- 除了检查足外,医生还应该寻找可能提示中枢神经系统异常的骶骨浅表凹陷。

影像学和其他诊断性检查

- 评估垂直距骨的标准X线片包括足部的前后位和足部的3个侧位片:最大背屈、最大跖屈和中立位(适合年龄较大的儿童)。
- 最大跖屈侧位片是最关键的X线片,因为大于35°的侧方距骨轴-第1跖骨角(TAMBA)是该病症的特征性表现(图2)。
    - 但是,低于35°不能排除垂直距骨。在这种情况下,为了区分柔软的垂直距骨和斜形距骨,必须记录后足马蹄存在与否。如果存在马蹄,则畸形是僵硬的,需要用治疗TAMBA>35°的垂直距骨的方法来治疗。
- 强迫背屈侧位片表现出持久、僵硬的后足马蹄。
- 前后X线片显示增加的距跟角度,提示后足外翻。

鉴别诊断

- 斜行距骨。
- 跟骨外翻足。

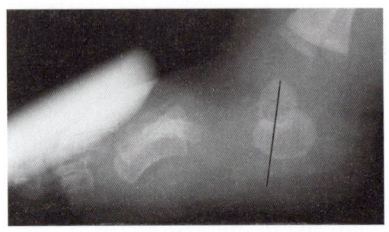

图2　图1中患者左足的跖屈侧位X线片,显示跟距关节没有复位。

- 胫骨后内侧弯曲。

非手术治疗

- 较老的石膏技术未能成功矫正垂直距骨畸形。
- 随着新石膏技术的出现[1,10,11],注重于距下关节的功能解剖,可以实现极好的矫正,只需要微创手术来稳定复位。

手术治疗

- 由于不良的自然病程,应对所有僵硬垂直距骨进行手术纠正。
- 使用Dobbs方法进行连续手法复位和石膏矫正,然后使用临时克氏针固定跟距关节及跟腱切断,提供了一种新的治疗策略;在出色的矫正畸形,保留踝关节和距下活动性的同时,避免了更广泛的软组织松解[1-5,7,10,13-15,20]。
- 如果可能,应在出生后的前2个月开始治疗。
- 目标是恢复具有良好功能的灵活的跖行足。
- 对于综合征和/或严重受累的神经肌肉患者,在进行治疗前应仔细考虑儿童的整体健康状况和行走潜力。

术前计划

- 对于仍在住院且出生体重不足的早产儿,不应采用从连续石膏开始的治疗。因为这些非常小的患者难以适应需要在矫正后防止复发所需的支具。
- 患者的年龄在术前计划中很重要,因为超过2岁的患者在治疗时应考虑将胫骨前肌腱转移到距骨颈。
- 应对存在异常的,提示存在脊柱病变患者进行神经轴成像检查。

体位

- 患者仰卧于可透射线的手术台上。
- 非无菌止血带扎在大腿近端。

Dobbs法第1部分:系列手法复位

- 矫正方法基于对距下关节的彻底了解,以及治疗医师在中足足底内侧面上准确定位距骨头的能力。
- 以距骨头为支点,足的其余部分可被操纵。
- 除了最后纠正的后足马蹄外,所有畸形成分都会同时得到矫正。
- 这些操作需要温和进行,用一只手将足部拉伸成足跖屈和内收,同时用另一只手的拇指轻轻地向背外侧推动距骨(技术图1)施加压力。
- 在操作期间不能触碰跟骨,因为这可以防止跟骨从外翻矫正到内翻位置。
- 手法操作每周在诊所进行。检查者用拇指触诊距骨头,一旦确定,拇指放在距骨头部的内下方施加直接压力,而检查者用另一只手将足拉伸至跖屈和内收位。
- 理想的情况下,助手在膝关节下方施加轻微的向头侧方向上的牵引;这样医生可以有效地跖屈足而避免将患者拉下检查台。
- 在1~2分钟的上述操作后,用长腿管形石膏将足保持在上述的位置。

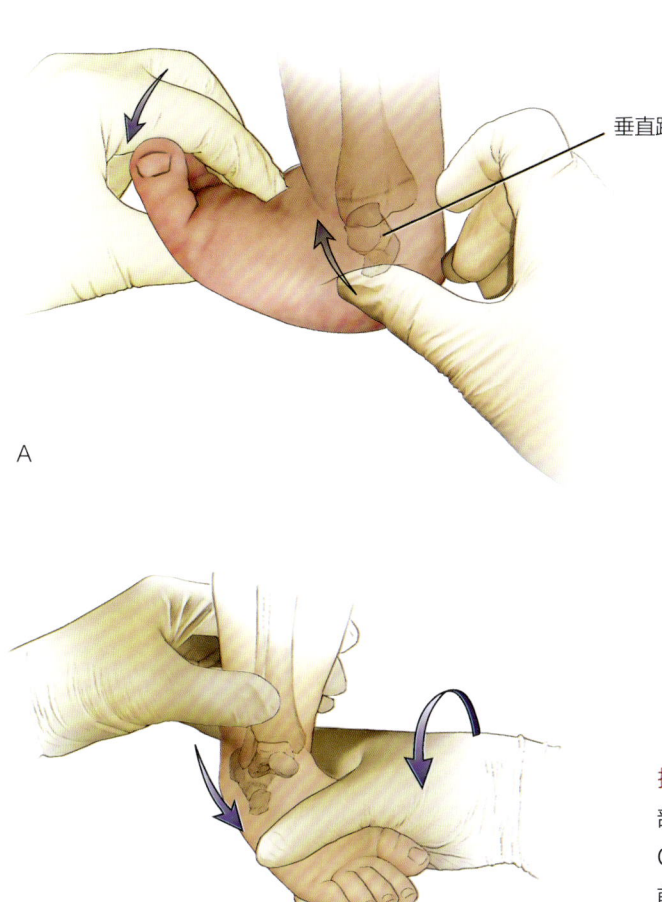
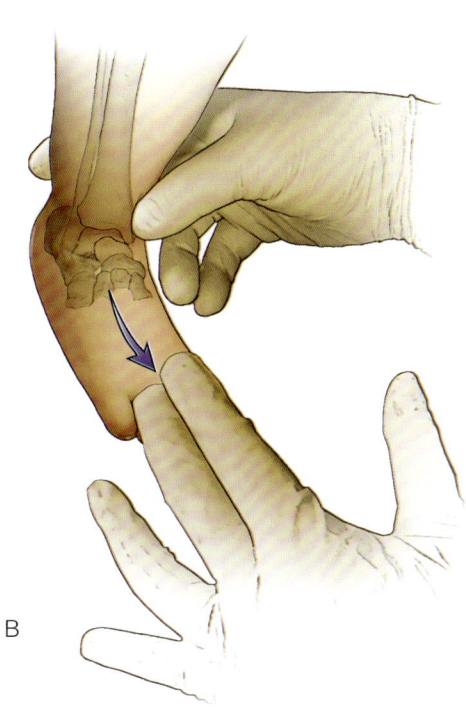

技术图1 A、B. 用于复位垂直距骨畸形的作用力的方向。足部拉伸成跖屈和内收，同时用拇指施加反压到距骨头的内侧。C. 在固定距舟关节和延长跟腱之前，最大限度地后足内翻和前足内收。足部放置在最大的跖屈位，以确保收缩的背外侧肌腱、关节囊和皮肤（未显示）的充分伸展。

- 将石膏分两部分操作，首先打短腿部分，这样方便医师塑形。
- 一旦石膏缠上，医师就要在距骨头、踝部和后跟的上方仔细的塑形。
- 一旦石膏变硬，足趾的背部暴露到足以能够评估循环，同时留下足够的背侧石膏，用于将足趾固定成跖屈。
- 然后将石膏延伸到膝关节以上，膝关节保持90°屈曲。

- 用相同的操作技术，每周在诊所重复进行石膏操作平均5～6次，每次畸形都要得到改善。
- 有经验的医生可以触诊到距舟关节复位，目测到后跟矫正为内翻。
- 当距舟关节完全复位时，足呈现为极度的马蹄足位置。这个位置对于充分伸展挛缩的背外侧软组织至关重要。

Dobbs法第2部分：有限切开和经皮固定

- 当距舟关节复位后，患者进入手术室，用克氏针固定距舟关节，然后进行经皮跟腱切断术。
- 患者取仰卧位，大腿放置止血带，在距舟关节背内侧做一个1 cm切口。在绝大多数情况下，这个切口便于术者在不打开关节囊的情况下确认关节复位，并有助于克氏针固定。
- 如果关节没有完全复位，则在前距下关节做小的关节

- 囊切口，允许放置骨膜剥离器轻轻完成复位。
- 复位距舟关节后，直视下用1枚光滑的直径0.062 mm克氏针逆行固定关节，并通过透视确认。
- 在透视下确定前后位跟距角减小，同时纠正后足外翻。
- 将克氏针埋在皮下，防止克氏针滑出。
- 一旦距舟关节固定稳定，经皮跟腱切断，纠正残留的马蹄畸形。
- 长腿石膏固定踝和前足于中立位。

一期广泛软组织松解

- 患者仰卧在可透射线的手术台上，在大腿近端放置止血带。
- 采用暴露充分的背外侧入路行距舟关节切开，延长胫骨前肌腱、趾长伸肌和腓骨肌腱[16,18,21-23]。
- 距下关节行内侧和外侧的关节切开。
- 接下来做后侧切口延长跟腱，并松解后侧的距下关节和踝关节。
- 然后将距舟关节复位并用克氏针固定。
- 如果仍存在关节半脱位，则松解跟骰关节，用克氏针维持复位。

要点与失误防范

定位距骨头	• 垂直距骨患者的距骨头位于足底内侧，很难在婴儿的足部触诊。如果以跟骨的远端内侧作为支点而不是距骨头，则无法进行矫正
马蹄内翻的重要性	• 在固定距舟关节之前的最后一次石膏中，必须矫正至最大限度的马蹄内翻的位置（临床上看起来像马蹄内翻足）。这类似于使用Ponseti法在最终的马蹄足石膏中实现70°的外旋 • 如果不这样做将导致距舟关节不完全复位，并且未能充分拉伸收缩的背外侧软组织，患者有较高的早期复发风险
治疗时机	• 尽可能在新生儿阶段开始治疗。就像马蹄足石膏治疗一样，年龄越小，软组织越柔软
手术入路	• 在一些较僵硬的综合征患者中，难以获得足部的最大限度马蹄内翻位，需要做一个小的背外侧切口而不是背内侧切口，以便进入更紧密的前外侧距下关节囊以完成复位 • 这组患者通过前内侧距下关节切开可能不足以完全复位距骨关节，该患者组的前外侧距下关节更加挛缩，并且在此处松解可获得更好的结果
肌腱转位	• 对于治疗时2岁以上的患者，应考虑将胫前肌腱转移至距骨颈部以降低复发风险 • 通过用于置针的背内侧切口，将肌腱直接缝合到距骨颈部
石膏固定	• 在系列石膏期间，切勿触摸跟骨，否则将无法将外翻矫正距到内翻 • 这与Ponseti法遵循的原则相同，触及跟骨可导致无法将内翻矫正至外翻
防止复发	• 按要求佩戴鞋和支具，以尽量降低复发的风险。否则会增加复发风险

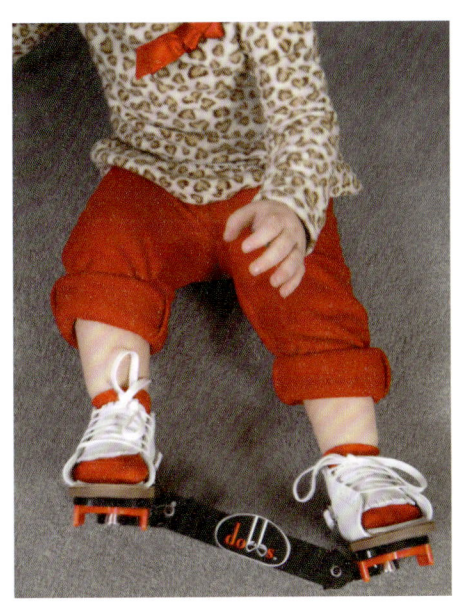

图3　垂直距骨通过系列石膏和微创手术获得矫正后，用动态鞋-支撑支具维持。

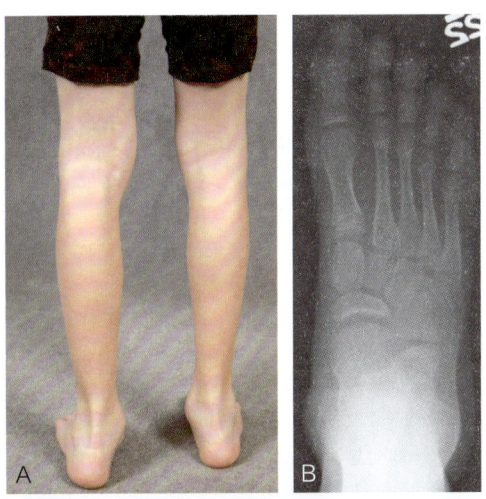
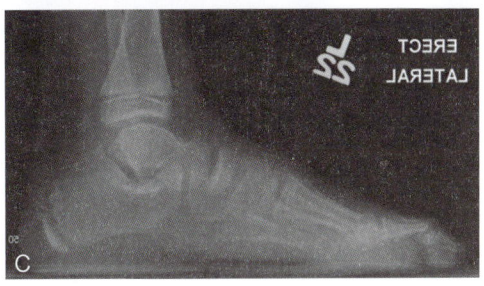

图4　A. 使用Dobbs法矫正双侧垂直距骨，患者10年后的随访照片。B、C. 分别为患者左足的前后位和侧位X线片，显示良好的矫正效果。

术后处理

- 术后2周更换石膏以将踝关节固定至10°背屈。
- 在术后6周，在手术室中将克氏针取出。
- 患者佩戴动态的鞋-支撑支具，前2个月，每天佩戴23小时，然后在夜间佩戴2年以防止复发(图3)。
- 支具上的鞋子指向前方以伸展腓骨肌腱。动态杆允许膝和踝的主动运动，并且还允许主动跖屈拉伸足部的背外侧软组织。
- 随访是在开始支具佩戴后1个月；前2年，每3个月进行一次；之后，每年一次，随访数年；然后，每2年进行一次，直到8岁。

结果

- 在全世界的多项研究中已经表明，使用Dobbs法治疗单纯的或者非单纯的(综合征和神经肌肉)的垂直距骨，获得了优异的临床和影像学(图4)矫正。
- 最近一项将Dobbs法与传统广泛软组织松解手术进行比较的研究表明，虽然两种方法都能获得良好的影像学矫正，但Dobbs法可获得更好的临床和功能结果，如更好的距下和踝关节运动度、更少的随生长出现的疼痛。

并发症

- Dobbs方法。
  - 石膏固定引起皮肤并发症。
  - 克氏针从柔软的软骨中滑出。
  - 术后支具佩戴困难。
- 广泛的软组织松解。
  - 距骨缺血性坏死。
  - 伤口裂开。
  - 矫正不足。
  - 过度矫正。
  - 踝关节和距下关节僵硬。
  - 血管和神经损伤。

(秦晖　译，张彦　审校)

参考文献

[1] Alaee F, Boehm S, Dobbs MB. A new approach to the treatment of congenital vertical talus. J Child Orthop 2007;1:165-174.

[2] Aslani H, Sadigi A, Tabrizi A, et al. Primary outcomes of the congenital vertical talus correction using the Dobbs method of serial casting and limited surgery. J Child Orthop 2012;6:307-311.

[3] Aydin A, Atmaca H, Müezzinoglu US. Bilateral congenital vertical talus with severe lower extremity external rotational deformity: treated by reverse Ponseti technique. Foot 2012;22:252-254.

[4] Bhaskar A. Congenital vertical talus: treatment by reverse Ponseti technique. Indian J Orthop 2008;42:347-350.

[5] Chalayon O, Adams A, Dobbs MB. Minimally invasive approach for the treatment of non-isolated congenital vertical talus. J Bone Joint Surg Am 2012;94:e73.

[6] Coleman SS, Stelling FH III, Jarrett J. Pathomechanics and treatment of congenital vertical talus. Clin Orthop Relat Res 1970;70: 62-72.

[7] David MG. Simultaneous correction of congenital vertical talus and talipes equinovarus using the Ponseti method. J Foot Ankle Surg 2011;50:494-497.

[8] Dobbs MB, Gurnett CA, Pierce B, et al. HOXD10 M319K mutation in a family with isolated congenital vertical talus. J Orthop Res 2006;24:448-453.

[9] Dobbs MB, Gurnett CA, Robarge J, et al. Variable hand and foot abnormalities in family with congenital vertical talus and CDMP-1 gene mutation. J Orthop Res 2005;23:1490-144.

[10] Dobbs MB, Purcell DB, Nunley R, et al. Early results of a new method of treatment for idiopathic congenital vertical talus. J Bone Joint Surg Am 2006;88:1192-1200.

[11] Dobbs MB, Purcell DB, Nunley R, et al. Early results of a new method of treatment for idiopathic congenital vertical talus. Surgical technique. J Bone Joint Surg Am 2007;89(suppl 2, pt 1):111-121.

[12] Drennan JC. Congenital vertical talus. Instr Course Lect 1996;45: 315-322.

[13] Eberhardt O, Fernandez FF, Wirth T. Treatment of vertical talus with the Dobbs method [in German]. Z Orthop Unfall 2011;149: 219-224.

[14] Eberhardt O, Fernandez FF, Wirth T. The talar axis-first metatarsal base angle in CVT treatment: a comparison of idiopathic and non-idiopathic cases treated with the Dobbs method. J Child Orthop 2012;6:491-496.

[15] Eberhardt O, Wirth T, Fernandez FF. Minimally invasive treatment of congenital foot deformities in infants: new findings and midtermresults [in German]. Orthopade 2013;42:1001-1007.

[16] Hamanishi C. Congenital vertical talus: classification with 69 cases and new measurement system. J Pediatr Orthop 1984;4:318-326.

[17] Kruse L, Gurnett CA, Hootnick D, et al. Magnetic resonance angiography in clubfoot and vertical talus: a feasibility study. Clin Orthop Relat Res 2009;467:1250-1255.

[18] Mathew PG, Sponer P, Karpas K, et al. Mid-term results of one-stage surgical correction of congenital vertical talus. Bratisl Lek Listy 2009;110:390-393.

[19] Merrill LJ, Gurnett CA, Connolly AM, et al. Skeletal muscle abnormalities and genetic factors related to vertical talus. Clin Orthop Relat Res 2011;469:1167-1174.

[20] Rodriguez N, Choung DJ, Dobbs MB. Rigid pediatric pes planovalgus: conservative and surgical treatment options. Clin Podiatr Med Surg 2010;27:79-92.

[21] Seimon LP. Surgical correction of congenital vertical talus under the age of 2 years. J Pediatr Orthop 1987;7:405-411.

[22] Stricker SJ, Rosen E. Early one-stage reconstruction of congenital vertical talus. Foot Ankle Int 1997;18:535-543.

[23] Zorer G, Bagatur AE, Dogan A. Single stage surgical correction of congenital vertical talus by complete subtalar release and peritalar reduction by using the Cincinnati incision. J Pediatr Orthop B 2002;11:60-67.

小儿骨科体格检查表
Exam Table for Pediatric Orthopaedic Surgery

检查	技巧	图例	分级和意义
上肢/手、腕和肘			
拇短展肌试验	外展拇指，以抵抗触诊鱼际肌所施加的阻力		MRC分级。如果抵抗力较弱，医生应考虑是正中神经损伤
Tinel推进征	从远到近，沿神经干走行敲击		敲击过程中，患者感觉到神经的感觉分布区有刺痛感。检测（无髓鞘）轴突再生。在神经修复或损伤后，Tinel征在远端的连续推进有助于监测轴突的进展
Allen征	患者不断张手及握拳至手掌发白。患者紧握拳，检查者阻断桡动脉和尺动脉。随后，放开一条动脉，观察手掌再灌注情况。然后重复以上试验，放开另一条动脉后观察		再灌注应该在几秒内完成。如果没有，就证明那条动脉不能为手提供良好的血流。例如，若桡动脉占主导地位（即尺动脉不能再灌注手掌），那么在手术过程中对该血管的损伤可能导致手部缺血
解剖学鼻烟窝触诊	腕关节从桡侧向尺侧偏移时，检查者触诊在第1和第3伸肌腱之间的解剖学鼻烟窝		舟骨关节-非关节交界处的疼痛可能是舟骨周围滑膜炎、舟骨不稳、桡骨茎突关节病、舟骨骨折或骨不连所致
Boyes斜支持韧带强度试验	检查者被动地伸直手指近端指间关节（PIP），以评估远端指间（DIP）的运动。检查者最大限度地保持PIP关节伸直，通过评估主动和被动屈曲DIP关节的相对阻力程度，评价Landsmeer斜支持韧带的强度		阳性试验中，被动伸直PIP关节将导致DIP关节的伸直。保持PIP关节伸直下，若主动和被动屈曲DIP关节的抵抗力增加，表明Landsmeer斜支持韧带（ORL）的相对紧张，意味着可能存在亚急性或慢性中央性滑脱损伤。斜支持韧带的持续缩短将导致Boutonnière畸形

续表

检查	技巧	图例	分级和意义
Bunnell固有紧张性试验	在伸直掌指关节（MCP）时，检查者评估被动屈曲PIP关节的阻力程度。在MCP关节保持屈曲的情况下重复该试验		MCP关节伸直时，固有的紧张性可导致PIP关节被动屈曲受限。当MCP关节屈曲时，外在紧张性导致PIP关节被动屈曲受限
腕旋后复位试验	检查者对旋后位的尺侧腕骨掌侧施加背向压力		若尺侧腕骨被旋后，突出尺骨远端，表明尺侧外韧带损伤。施加力后，可观察到腕骨复位
腕管加压试验	检查者在腕管平面直接压迫正中神经60秒或直到症状出现		正中神经分布的症状再现与腕管综合征一致
腕掌（CMC）关节牵引试验	检查者牵引拇指，按压CMC关节		出现疼痛说明CMC关节是疾病或炎症的部位
CMC摩擦试验	检查者对拇指轴向压缩，并进行屈曲、伸直、外展和旋转		通常Ⅱ期就可触及骨擦感，但在Ⅲ期或Ⅳ期病例中更易观察到。阳性结果提示退行性拇指CMC关节病
交叉指试验	患者被要求交叉长的食指		若患者不能交叉手指，为阳性。本试验提示背侧和掌侧骨间肌无力
肘管Tinel征	肘关节附近按压尺神经		阳性结果表现为感觉异常可放射到手的尺神经分布区。此项检查可能不是尺神经的特异病理性检查

续表

检查	技巧	图例	分级和意义
尺桡远端关节(DRUJ)压缩试验	检查者握住患者前臂中部被动旋转,将尺骨头压在桡骨乙状切迹上		阳性或阴性。阳性结果为疼痛加剧,提示关节炎或不稳定;可注意到背侧或掌侧半脱位
DRUJ压力试验	双侧腕关节旋后,患者用患侧手和手腕从椅子上站起,或向下推到桌面上		患侧尺骨头凹陷加重出现"酒窝征",表明不稳定。无增加的尺骨头凹陷伴疼痛可能表示三角纤维软骨复合体的撕裂
DRUJ稳定性试验	肘关节屈曲90°,检查者用一只手抓住桡骨远端第三节,用另一只手将尺骨头夹在食指和拇指之间。检查者以中立位旋转、完全旋后和完全旋前的方式将尺骨掌侧和背侧移位。双侧比较		与对侧相比,患侧稳定性明显降低,极度旋转时疼痛可能与三角纤维软骨复合体或韧带不稳定相关的症状性DRUJ不稳有关。DRUJ可触及的骨擦感提示DRUJ关节病。失稳分级:0:正常;中立位时约1 cm活动范围,极度旋转时无活动;Ⅰ:可极度活动小于0.5 cm。有确定的终点。Ⅱ:可极度活动大于0.5 cm,伴末端柔软且无脱位。Ⅲ:DRUJ极度旋转时脱位,应力前可复位。Ⅳ:关节脱位。关节受力的"糊状"感觉
积液	检查者触诊肘后三角[桡骨头(RH)、外上髁(L)和鹰嘴尖(O)]和外侧沟,注意因注射皮质类固醇激素导致的外上髁突出、外侧沟积液或皮下萎缩		很难估计液体的量,但应注意有积液可能是由于关节内骨折、肱桡关节磨损或韧带断裂引起的关节炎。急性损伤常伴有积液,慢性时少见
肘关节抽屉试验	患者俯卧位,一只手臂稳定肱骨,同时在前臂上施加牵引力,使尺肱关节半脱位		阳性试验显示肱尺关节半脱位

续表

检查	技巧	图例	分级和意义
肘关节屈曲试验	肘部完全弯曲,前臂旋后60秒或直到症状出现		如果患者在保持这个姿势时,尺神经支配区出现肘管综合征症状,即阳性
Elsen试验	患者受伤的PIP关节在桌子边缘屈曲90°。要求患者主动伸直PIP关节以抵抗阻力。检查者触诊DIP关节有无主动的中节指骨伸直及伸直时的僵硬		阳性测试与任何时间段的完全中央性滑脱破坏一致。中节指骨没有感觉到伸展力,但DIP关节的僵硬容易被认为是次要的侧副韧带作用结果。本试验不一定能检测到局部中央性滑移损伤
伸肌装置检查	检查者在MCP和PIP关节观察并触诊伸肌腱和矢状带		检查者应注意寻找:①MCP关节周围压痛;②MCP肌腱半脱位;③天鹅颈畸形;排除可能导致症状或体征重叠的伸肌机制异常
尺侧腕伸肌(ECU)半脱位试验	患者在主动旋前旋后时,手腕尺偏。检查者在患者腕关节旋后、轻度屈曲和尺偏时,触诊位于尺骨沟近端的ECU肌腱。双侧对比		被动半脱位与主动半脱位。弹响与无弹响。半脱位疼痛与半脱位无疼痛。如果肌腱因被动旋后、掌屈和尺偏而移位,则ECU极不稳定。如果Frank位错需要ECU收缩,则其仍保持一定的固有稳定性。半脱位疼痛是外科治疗中的一个重要发现
指深屈肌(FDP)检查	患者PIP关节固定于伸展位,同时弯曲DIP关节		FDP功能存在或不存在。DIP关节主动屈曲的丧失意味着FDP断裂或功能丧失

续表

检查	技巧	图例	分级和意义
指浅屈肌（FDS）检查	患者被要求弯曲手指，相邻的手指保持伸展		FDS功能存在或不存在。PIP关节主动屈曲的丧失意味着FDS断裂或功能丧失
手指瀑布征	检查者观察患者手休息位时的手指位置		正常手指关系的消失意味着手屈肌腱断裂或功能丧失
Finkelstein试验	沿着第1背侧间室触诊，拇指弯曲，手腕尺偏		疼痛提示DeQuervain腱鞘炎
屈肌腱挛缩	伸直腕关节和掌指关节，检查者评估指间关节的伸展		屈肌腱挛缩可限制指间关节的伸展
Foveal征	检查者在尺骨茎突和尺侧腕屈肌腱之间的间隙触诊掌尺关节		疼痛提示三角纤维软骨复合体病变
Froment征	患者用食指和拇指夹一张纸，然后检查者用力抽出纸张。双手同时测试		如果只能弯曲拇指指间关节来夹纸，为阳性。这是因为拇长屈肌的作用和拇内收肌的麻痹，通常是由尺神经功能紊乱造成

续表

检查	技巧	图例	分级和意义
握力	Jamar测力仪可用于客观测量握力大小。患者的肘部屈曲90°，前臂和手腕处于中间位。记录值是测力仪设置在第3个站点上进行的3次最大尝试的平均值		结果与对侧比较。体格检查发现握力下降提示手腕病变。试图握紧时腕关节中央疼痛与舟月骨间韧带断裂有关。男性的平均握力为优势肢103～104，非优势肢92～99。女性的平均握力在优势肢为62～63，在非优势肢53～55
Lichtman腕中移位试验	手旋后，前臂固定的情况下，检查者将患者手腕固定在15°尺偏。检查者抓住患者手，用手掌按压腕头状骨远端。检查者轴向牵引、尺偏手腕。桡偏时重复以上步骤		从无特异性弹响至疼痛伴明显弹响，提示腕关节中央不稳
Love针刺试验	别针或回形针的头部轻轻地压在触痛处，以明确疼痛位置		定位血管球瘤。在甲下肿瘤中，针应置于甲盖上的不同位置以找到肿瘤
月三角(LT)加压试验	在尺骨鼻烟窝中加压，应力方向为穿过LT关节至桡侧		该手法引起疼痛提示LT关节或三角钩状骨关节病变
蚓状肌挛缩	手指呈桡偏或尺偏时评估手内在紧张度。相应的，可在DIP和PIP关节屈曲下进行试验		蚓状肌挛缩时，与内在紧张度测试相比，手指偏斜或DIP关节屈曲时的PIP关节被动屈曲较难。如果有的话，表明蚓状肌病变

续表

检查	技巧	图例	分级和意义
LT浮动(Reagan)试验	检查者用一只手的拇指和食指固定月骨，另一只手固定豆三角单位。通过LT关节施加前、后向作用力		如果前后向关节活动松弛和疼痛加剧，则试验呈阳性。疼痛和不稳定提示LT韧带撕裂或关节炎
LT剪切(Kleinman)试验	前臂中位旋转，肘部置于检查台上。检查者的对侧拇指放在月骨背侧。在月骨得到支撑的情况下，检查者的同侧拇指从豆三角关节掌侧加压，在LT关节产生剪切力		阳性为伴有疼痛、噼啪声和异常的LT关节活动
LT脱壳试验	检查者固定豆三角关节，活动腕关节被动尺侧和桡偏。结果与对侧腕关节比较		在阳性测试中，由于月骨和三角骨异常滑动，患者经历了一次痛苦的弹响，这常意味着LT韧带损伤
内侧副韧带剪切试验	患者将对侧手臂放在患侧肘关节下，抓住有症状肢体的拇指。当肘部最大程度屈曲时，患者伸直肘部，向肘部施加外翻负荷		阳性结果为肘部内侧疼痛，提示尺侧韧带功能不全
掌指关节(MCP)和近端指间关节(PIP)不稳定试验	检查者抓住患者手指，分别在关节伸直和屈曲时，外翻、内翻关节，测试单个MCP或PIP关节。将最后的综合运动与对侧比较。活动松弛度的差异表明韧带不稳定		3级：内外翻应力下，关节桡侧或尺侧关节线完全开放。未观察到一个稳定的"终点"。在MCP关节的PIP处进行手指的过伸可以识别掌侧板的不稳定和手指半脱位或脱位的倾向
Mill试验	肘部屈曲，前臂略旋前，腕关节略伸直，患者主动旋后以抵抗阻力		肱骨外上髁疼痛或沿桡侧腕短伸肌放射至远端疼痛为阳性。炎性或退行性肌腱磨损引起疼痛

续表

检查	技巧	图例	分级和意义
LT关节间隙触诊	用力触诊LT关节背侧和4~5关节镜入路稍远处		压痛点提示LT骨间韧带损伤或三角纤维软骨复合病变
舟月骨(SL)间隙触诊	用力触诊SL关节背侧和Lister结节远端1.5 cm处(3~4关节镜入路稍远处)。或者,检查者触诊第3掌骨并向近端移动,直到扪及凹陷。此凹陷近端即SL关节,可在第2和第4背侧伸肌间室之间触及		压痛点提示SL骨间韧带损伤、舟状骨损伤、腱鞘囊肿或Kienbock病
Phalen试验	患者的手腕最大限度地弯曲,肘部伸直60秒或直到症状出现		正中神经支配区出现症状提示腕管综合征
钢琴键征	一只手固定桡骨,另一只手被动背伸和掌屈尺骨。该测试在旋前、中立和旋后位分别进行,并将结果与对侧比较		阳性结果与对侧腕关节比较。患侧腕关节疼痛性松弛,提示DRUJ滑膜炎与不稳定有关。"翼"与DRUJ结构性支撑的丧失有关,提示三角纤维软骨复合体完全性外周撕裂。尺骨头的凹陷和回弹也是一个阳性结果

续表

检查	技巧	图例	分级和意义
豆三角剪切试验	检查者拇指置于鱼际上,行圆周研磨运动及施加背向压力		豆三角关节闻及骨擦音或感到疼痛。豆三角关节炎
俯卧轴移试验	患者俯卧,手臂悬于桌旁,稳定肱骨,检查者触诊桡骨头		阳性结果提示桡骨头或尺肱关节半脱位。与轴移试验结果一致
推离试验	从坐位开始,患者努力推开扶手站起。疼痛或恐惧提示侧副韧带功能不全		阳性测试可再现患者在旋后位而不是旋前位时的恐惧症状。无法完成推离站起为阳性结果,提示后外侧旋转功能不全
肘关节活动度(ROM)	患侧主动和被动ROM(屈肘-伸肘,前臂旋转)与健侧比较。应注意可触及和闻及的骨擦感		正常值:0°～145°屈伸,85°旋后,80°旋前。检查者应留意侧位视图。肘关节交锁提示关节内游离体,僵硬则表明关节囊内在挛缩

续表

检查	技巧	图例	分级和意义
舟状骨冲击触诊试验	一手握舟骨,另一手握月骨。沿前后位方向冲击触诊舟状骨。前后位移动度与对侧比较		疼痛和增加的前后位松弛高度提示SL不稳定
舟骨移位(Watson)试验	检查者同侧拇指于患者的腕舟状骨粗隆掌侧(远极)施加背向压力,检查者对侧手被动从尺侧向桡侧活动患者腕关节。患手尺偏时固定腕舟骨远端,随后检查者被动桡偏腕关节。接着,去除舟骨远极上的压力,检查者感觉舟骨重新复位到桡骨远端的舟骨关节窝内。结果与对侧腕关节相比较		腕关节从尺侧偏向桡侧时,舟骨通常会屈曲。检查者的拇指固定防止舟状骨屈曲,在舟月骨分离时,舟状骨近极背侧半脱位可脱出舟状骨窝,引起疼痛。当拇指从腕舟骨远极松开时,可触及或闻及响声,意味着腕舟骨自发回复到腕舟骨窝内。11%的无症状腕关节可能存在这种响声。舟月韧带断裂的诊断标准是疼痛和响声。如果只是疼痛而没有响声,有可能是舟月韧带扭伤或部分撕裂。此测试特异性不是很强,如果患者韧带较松弛,有关节滑膜炎,隐匿性腱鞘炎,或桡舟关节撞击症也可为阳性
挤压试验	骨间膜和下桡尺关节的深触诊		该测试可筛选潜在的纵向不稳定性
旋后试验(Ouellette)	前臂轻度旋前,检查者用对侧手稳定尺骨远端。同侧手固定豆三角单位,并对尺侧腕关节施加旋后力及压迫腕尺关节。检查者注意是否有噼啪声或弹响		疼痛、不稳、噼啪声或弹响的存在应与对侧腕关节相比较。稳定到不稳定的程度应进行分级。检查者应注意两侧手腕是否有噼啪声或弹响。腕关节相对于前臂有异常旋后
仰卧侧位轴移试验	患者仰卧,手臂伸过头顶并旋后。检查者一手固定肱骨,另一只手对肘关节施加外翻力,使其从伸直到屈曲		当肘部轻微弯曲时,桡骨头可以触及半脱位或完全脱位。当肘部弯曲超过40°时,它会重新复位,通常伴有明显的弹响声。在清醒的患者身上进行本测试较困难,因为患者会感到恐惧,排斥该测试继续进行。常需要在麻醉下检查

续表

检查	技巧	图例	分级和意义
桌面复位试验	有症状的手/手臂置于桌子侧面边缘。患者肘关节指向外侧做俯卧撑。检查者的拇指固定桡骨头时重复该动作。松开拇指,再次重复该动作		当肘部屈曲达到40°时,患者可感到疼痛或恐惧,为阳性
Thompson试验	肘关节伸直,腕关节稍伸直,握紧拳头,患者抵抗检查者伸直腕关节		外上髁疼痛或沿桡侧腕短伸肌向远端放射的疼痛表明肌腱发炎或退行性变
拇指MCP关节侧副韧带稳定性试验	检查者一只手的拇指和食指固定患者掌骨,另一只手拇指和食指固定近节指骨。MCP关节分别屈曲30°~35°和伸直时,施加桡侧或尺侧方向的力。结果与健侧拇指比较。用手指阻挡关节活动有时利于获得更准确的评估		0级:无明显不稳定;1级:轻度。关节线开放<20°;2级:中度。与对侧拇指相比,关节线开放<30°;3级:严重。明显不稳定;关节屈曲和伸直都没有固定终点。与侧副韧带完全断裂结果一致。严重的侧副韧带损伤与掌侧板不稳少见,但必须根据需要加以识别和治疗
Tinel试验	叩击肘管附近或穿过肘管的尺神经		阳性结果可引起叩击部位疼痛和远端尺神经支配区感觉异常,提示肘部尺神经病变

续表

检查	技巧	图例	分级和意义
扳机指试验	手指放在拇指或手指掌侧,靠近MP关节,要求患者屈曲和伸直手指	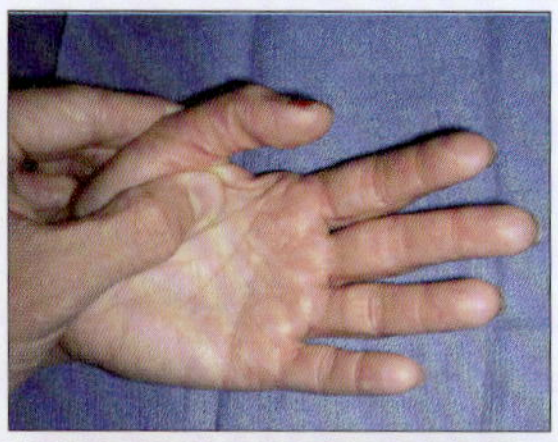	拇指疼痛、弹响或交锁的出现表明扳机拇指是一个病因
尺掌骨(三角纤维软骨复合体)压缩试验	检查者尺偏,旋前,轴向对腕关节施加应力。另可被动旋前和旋后	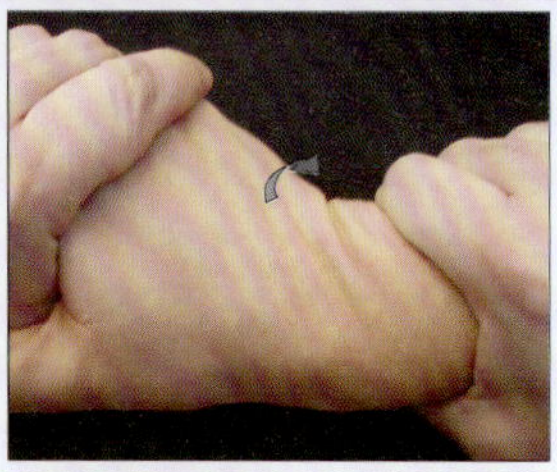	出现疼痛伴咔嗒声或噼啪声为阳性结果,提示三角纤维软骨复合物、LT和腕中关节病变。如果出现尺骨撞击综合征,这个动作也会很痛苦
外翻应力试验	检查者固定肱骨,轻微屈肘时压迫尺骨外侧副韧带	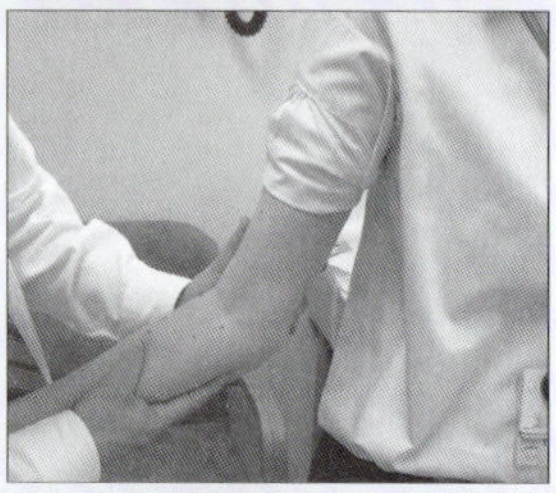	阳性结果表明尺侧副韧带损伤
内翻应力试验	固定肱骨,肘关节稍旋后和屈曲时对肘部施加内翻应力	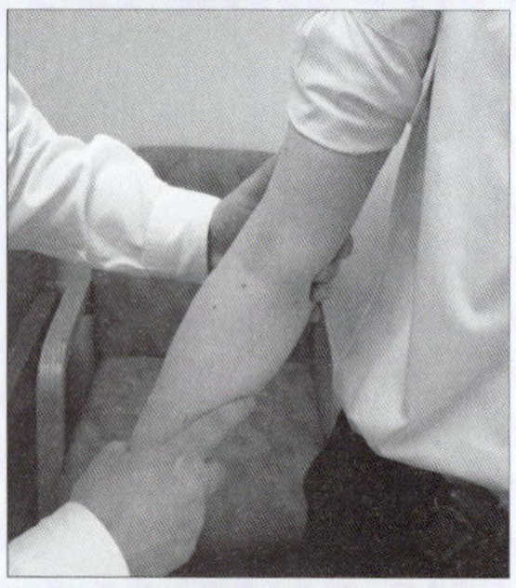	阳性结果表明内侧副韧带前带损伤
掌板稳定性试验	检查者一手拇指和食指固定掌骨,另一只手拇指和食指固定近节指骨。施加过伸力	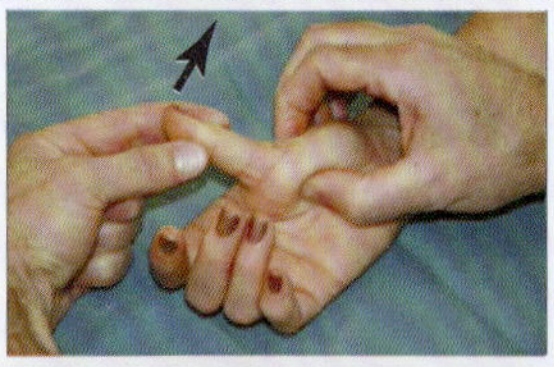	0:无过伸;1:轻度,有稳定的关节线终点;2:中度,有较稳定的关节线终点;3:重度,明显不稳定。必须正确认识和处理掌侧不稳定,以最大限度地提高疗效
Wartenberg征	患者应伸直手指	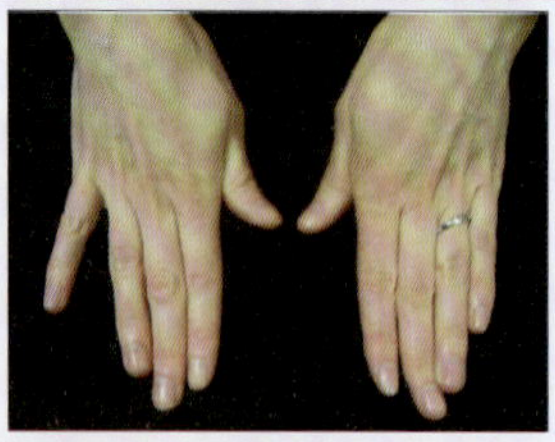	如果手指伸直时小指外展,则视为阳性。这是由于掌侧骨间肌无力导致无力对抗尺侧小指固有伸肌牵拉所致

肩关节

检查	技巧	图例	分级和意义
外展强度试验	上肢在肩胛平面呈90°外展。要求患者抵抗向下的力量	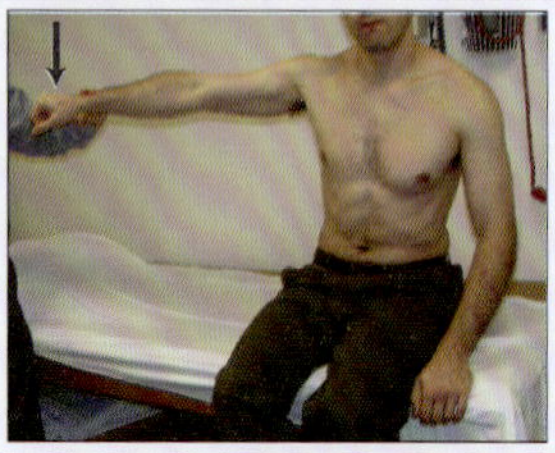	三角肌力量测试:力量完全,力量下降,或无法对抗重力保持位置。三角肌无力提示力量不足,其次是术后主动活动范围较小

续表

检查	技巧	图例	分级和意义
主动前屈	患者主动将手臂向前伸出高过头顶		正常主动屈曲170°~180°。主动前屈受限提示肩袖撕裂可能。前伸平肩或高于肩的患者术后主动前屈功能更容易得到改善
主动外旋	患者手臂放在一侧,肘部屈曲90°,极度外旋手臂		患肢主动外旋受限,提示由于冈下肌撕裂或功能障碍,致其功能部分或完全受损
主动肱桡加压试验	前臂内旋和外旋,肘部完全伸直		大多数临床医生将其分级为无、轻度、中度或显著疼痛。本测试将桡骨头于旋前位加压。剥脱性骨软骨炎的旋前疼痛在旋后位可减轻
骨间前神经	"OK"征(食指远端指间关节和拇指指间关节屈曲,提示手指指深屈肌和拇长屈肌功能)		仅运动支(无皮神经支配,仅关节)。据报道,分离性麻痹可继发于压迫性敷料包扎和尺骨近端骨折
前负荷移位试验	患者仰卧,手臂外展20°,屈曲20°,中位旋转。通过轴向负荷复位肱骨头,并对前臂施加前向力		0:无移位;1+:至前缘;2+:过缘但可自行复位;3+:肱骨头脱位锁定于前缘。提示前方不稳
恐惧试验	手臂外展90°。随后,缓慢外旋和伸直		恐惧感,而不仅仅是疼痛,为阳性。该试验测试前方不稳的敏感性为72%,特异性为96%。阳性的前方恐惧感与前唇损伤有关。当手臂处于危险位时,患者可感到不稳。疼痛感提示内撞击,而不是不稳定

续表

检查	技巧	图例	分级和意义
熊抱试验	患侧手放在对侧肩上,手指伸直,肘部向前抬高。检查者试图将手从肩膀上抬起,患者抵抗该动作		如果检查者能将手提离肩膀,那么患者肩胛下肌上方可部分或完全撕裂。这也许是肩胛下肌撕裂最敏感的检查
压腹试验(Napoleon征)	患者将手掌放在腹部,腕关节伸直,肩关节屈曲并最大程度内旋。检查者用力尝试将患者的手抬离腹部		当患者必须弯曲腕关节和伸直手臂以保持手掌贴于腹部时,压腹试验为阳性。这表明肩胛下肌无力或撕裂
肱二头肌抵抗试验(Speed试验)	患者手臂前伸90°,检查者向下施加压力的同时患者努力抵抗该力		阳性结果即肱二头肌长头肌腱疼痛。该动作中的疼痛表明肱二头肌长头肌腱受累
肱骨小头压痛	患肢肘关节屈伸运动时,检查者用拇指顶住肱骨小头后方		大多数临床医生将其分级为无、轻度、中度或重度疼痛。剥脱性骨软骨炎可能有压痛
喙突撞击征	手臂前屈90°、内旋、内收		出现疼痛感或痛性弹响声为阳性,提示喙突撞击肩胛下肌
积液	检查者触诊肘关节后外侧沟,冲击局部软组织		大多数临床医生简单地分级为无、轻、中、大。通常无积液。积液表明关节内刺激的存在,可能与松脱性或不稳定的剥脱性骨软骨炎病变或游离体有关

续表

检查	技巧	图例	分级和意义
外旋减弱征	手臂被动地处于最大外旋位，然后放开。要求患者保持手臂外旋		不能维持最大外旋（≥20°减弱）表明冈下肌撕裂
外旋力量测试	手臂处于最大外旋位，要求患者抵抗内旋应力		全力抵抗提示没有冈下肌撕裂。抵抗无力提示进行性冈下肌受累或功能障碍
Hawkins征	检查者前屈患者肩关节90°，随后被动内旋		疼痛有或无。这个动作将冈上肌腱压迫在喙肩韧带上，撞击产生疼痛。敏感性高但特异性低
Hornblower征	上肢90°外展，肘关节90°屈曲，肩关节中立位旋转。肩关节外旋至完全外展位置。注意外旋是否无力或无法完全外旋		在外展位置完全旋转能力表明良好的小圆肌功能。在外展位无力或不能完全外旋表明小圆肌轻微功能障碍或撕裂
撞击征	患者直立，检查者固定肩胛骨以防止其移动，然后用力将手臂完全向前抬高		阳性结果即在此动作出现疼痛。抵住固定的肩胛骨，强迫患者完全向前抬高上肢有助于肩袖损伤的定位

续表

检查	技巧	图例	分级和意义
Jobes征（倒罐头试验）	手臂与肩胛平面呈90°抬高,拇指向下。检查者用力向下按压上肢,患肢抬高抵抗,观察是否抬举无力或疼痛		抵抗无力或疼痛代表冈上肌腱功能障碍
Kim试验	患者坐位,上肢90°外展,检查者抓住患肢肘部和手。向上肢远端施加轴向和45°向上应力,向近端施加向下和向后应力		突然出现的肩后疼痛是阳性结果,提示后下盂唇撕裂或肩关节半脱位
Lift-off试验	患者将手背贴于腰背部,努力将手从背部抬起并稳定		无法从背后举起手为阳性结果,表明肩胛下肌无力或撕裂
加载移位试验	如果检查右肩,检查者左手抓住肱骨干,手指向前,拇指向后;检查者右手抓住前臂,将手臂置于肩胛平面行40°~60°外展和中立旋转。通过前臂向肱骨施加轴向负荷,检查者左手向前推移肱骨头。注意肱骨头在关节盂边缘的移位程度		0级:很少或没有移动;1级:移到关节盂边缘;2级:移过关节盂边缘,但可自行复位;3级:移过关节盂边缘,不能自行复位。这在临床上很难在清醒的患者身上进行,但在患者处于麻醉状态时很敏感
正中神经	像岩石一样（拳头旋前伴有拇长屈肌和食指中指指深屈肌作用）		自主区域是食指掌端。是前臂闭合性或开放性骨折最常见的神经损伤
Milking动作	前臂完全旋后,肘关节屈曲超过90°。检查者拉住患者的拇指		可引起疼痛、恐惧感或不稳定的动作表示尺侧副韧带（UCL）功能不全。UCL前束后部

续表

检查	技巧	图例	分级和意义
Miniaci 骨性恐惧试验	手臂呈约45°外展。随着外旋程度增加,患者恐惧感加重		稍外展即有恐惧感提示有明显的症状性骨性因素所致的不稳
改良压腹试验	手掌放在腹部,要求患者在身体平面前,将肘部移向前方		无法完成该动作表明肩胛下肌腱功能障碍或撕裂,肌肉移植的临床失败率较高
Neer撞击征	固定肩胛骨,被动抬高手臂		注意患者有无疼痛或面部表情。这个动作将冈上肌腱的关键部位压迫在肩峰前下,产生撞击痛。注射利多卡因后疼痛会减轻
疼痛外展弧	要求患者在冠状面外展手臂		与对侧比较外展弧度。外展60°～120°(最大90°)感到疼痛意味撞击存在。患者90°外展位时外旋可避免大结节撞击肩峰,增加运动范围
手掌向下外展试验	检查者固定患者肩胛骨,手臂内旋并在肩胛平面内被动抬高		阳性结果为患者感到疼痛。通过内旋手臂,冈上肌腱和冈下肌腱前束被直接压迫在喙肩峰弓下。当手臂在肩胛平面内抬起并内旋时,会使这些肌腱紧靠肩峰下表面
桡神经(前臂骨间后神经)	像纸一样(手指和手腕伸展大于腕关节0°位)		自主支配区域是拇指和食指之间的背侧间隙。桡骨干近端的手术暴露有医源性损伤该神经的危险

续表

检查	技巧	图例	分级和意义
活动度(ROM)	检查者观察主动和被动前伸的ROM(矢状面20°～30°)、外旋和内旋(侧旋和外展90°)		平均正常ROM:前屈180°,外展180°,内收50°,内旋80°,外旋90°。ROM减小可能提示粘连性关节囊炎、肩袖病变(肌腱炎或肩袖撕裂)或退行性病变。ROM应与对侧比较。撞击症患者因后关节囊挛缩可导致关节内旋受限。主动运动通常比被动运动更痛苦,尤其是在抬高过程后的缓慢放下阶段
内收时抵抗外旋	手臂完全内收,肘关节屈曲90°,肩关节内旋20°～30°。检查者施加外旋阻力,并记录薄弱点		薄弱点提示冈下肌腱功能障碍或撕裂
肩胛骨稳定试验	当观察到翼状摆动时,将手放在一个复位的位置来稳定肩胛骨,要求患者抬起手臂		检查者应评估固定肩胛骨翼与可复位肩胛骨翼,以及在肩胛骨复位的情况下手臂抬高和舒适度的改善程度。这对于确定固定翼和可复翼至关重要

续表

检查	技巧	图例	分级和意义
选择性注射局麻药和皮质类固醇激素	患肢置于背部,将肩胛骨提离胸壁。在肩胛骨上内侧缘下的肩胛胸骨囊内注射		疼痛显著缓解或消除可证实诊断
Speed试验	手臂外展90°,向前45°,前臂旋后,肘关节伸直。然后患者抵抗向下的力		如果操作产生疼痛或压痛,则结果为阳性。阳性试验提示肱二头肌病变,尽管该试验特异性不高
Sulcus征	手臂外侧施加一个向下的力		0:无移动;1+:<1 cm;2+:1~2 cm;3+:>3 cm。表示下方不稳
尺神经	像剪刀一样(拇指内收,手指外展,环指和小指的指深屈肌功能)		自主支配区域是小指掌侧尖。前臂骨干骨折内固定术后最常见的医源性神经损伤
推墙试验	要求患者通过将手放在肩水平的墙壁上做俯卧撑来进行		仔细评估肩胛骨内移或外移的症状和严重程度
Yergason征	肘关节屈曲90°。患者抵抗检查者,使手臂从旋前位旋后		患者感到疼痛为阳性,提示肱二头肌腱半脱位。结果表明肱二头肌不稳

续表

检查	技巧	图例	分级和意义
脊柱			
Adams前屈试验	检查者坐或站在患者后面。患者双脚并拢，膝关节伸直，腰部前屈，手臂自由下垂。脊椎旋转异常可表现为明显不对称的肋骨隆起、突出或丰满		胸椎和腰椎的旋转畸形可用于脊柱侧凸分级。脊柱侧凸的旋转畸形非常明显，是患者及其家属最明显的畸形。评估脊柱侧凸的轴面畸形特征
Adson试验	检查者站在患者身后，手臂放松，触诊桡动脉搏动，然后被动外展手臂，同时伸直外旋。让患者深呼吸，把头转向被测一侧。再次评估搏动		桡动脉搏动减弱或消失。Adson试验阳性表明颈肋或紧张的斜角肌压迫锁骨下动脉。本试验用于排除胸廓出口综合征
感觉评价改变	感觉可以通过轻触、针刺、疼痛和温度感觉来评估		正常、减少或增加。有助于神经根或脊髓平面的诊断

续表

检查	技巧	图例	分级和意义
Babinskin 反射试验	刺激足底外侧,从足跟开始,一直向前到大脚趾底部。Babinskin 征阳性表现为大脚趾上翘,其他脚趾扇形分散		Babinskin 征阳性是一种上运动神经元征,表明可能存在颈髓或胸髓病变
颈神经根综合征的肱二头肌、腕伸肌检查	患者屈肘伸腕,抵抗检查者阻力;评价前臂外侧和桡侧两指感觉		肌力分级为 0~5 级。肌力下降提示 C6 神经根功能异常
锁骨(肩)不对称	检查者观察并触诊左右肩峰连线与患者站立位的垂直关系		垂直偏差以厘米为单位。肩不对称可能发生于某些类型的脊柱侧凸

续表

检查	技巧	图例	分级和意义
冠状面平衡	从后方观察患者的站立位。检查者从枕骨向下做一垂线,测量骶骨的偏移程度		以厘米为单位测量向左或向右移动幅度。中心性姿势在生物力学和外观上都是较好的
颈神经根综合征的三角肌检查	患者外展手臂,抵抗检查者阻力;评价三角肌区和前臂外侧感觉		肌力分级为0~5级。肌力下降提示C5神经根功能异常
颈神经根综合征的手指外展试验	评价手指内侧感觉、骨间肌运动		肌力分级为0~5级。肌力下降提示T1神经根功能异常
手指逃逸征(尺骨逃逸征)	闭上眼睛,手指内收。要求患者保持手指内收位置的同时观察双手		小指外展提示与颈髓病相关的手内在肌肉无力
颈神经根综合征的握力检查	评价前臂内侧和尺侧两指的感觉;活动手指屈肌以握住		肌力分级为0~5级。肌力下降提示C8神经根功能异常
Hawkins改良撞击征	肱骨内旋前屈		该测试在喙肩峰韧带下旋转大结节,肩峰前外侧角的疼痛为撞击征阳性

续表

检查	技巧	图例	分级和意义
髋关节屈曲挛缩	固定骨盆,最大程度屈曲一侧髋关节,评估对侧髋关节的屈曲挛缩程度		以度为单位。长期的矢状面畸形及神经源性跛行,可导致髋关节和膝关节屈曲挛缩
Hoffman反射	提起中指,并刮弹末节指骨以诱发		拇指和食指的钳夹反应与脊髓型颈椎病有关,也可能是生理性变异。与对侧相比的不对称性反射较可信地提示脊髓病
撞击征	患者坐位,检查者手放在肩胛骨上防止旋转。患肢前屈,致大结节撞击肩峰		肩峰前外侧疼痛为阳性
桡骨倒错反射	敲打肱桡肌腱可诱发		正常反射减弱,伴屈指肌反射性收缩。异常反射表示C6神经根周围受压。C6受压提示上运动神经元病理性改变
Lhermitte现象	矢状面的屈曲和/或伸展。极度屈曲和/或伸展为阳性		阳性表现为休克样感觉沿着脊柱下行。伸展位疼痛提示脊髓性病变,而屈曲位症状更可能提示创伤后或医源性后凸
骨盆倾斜	检查者观察并触诊左右髂嵴的垂直关系		髂后上棘(PSIS)之间的垂直差以厘米表示。骨盆倾斜可能是脊柱畸形的原发性或代偿性机制

续表

检查	技巧	图例	分级和意义
肩胛骨和肩不对称	检查者坐在或站在患者后面，注意肩胛骨的大小和轮廓的不对称程度，以及肩膀高度的不对称		重要的是要向家长指出，因为这并不总是需要手术纠正
Spurling试验	同侧轴向旋转、伸直和轴向压缩		当存在压迫性病理改变时，可出现根性症状。疼痛的皮肤分布区应与病理节段相关
拇指偏移试验	检查者双手从背部环绕患者胸底部，手指位于腋窝线前方。两侧拇指尖的位置与脊柱等距。患者深呼吸，分级比较两侧拇指尖从脊柱的横向移动距离		没有偏移运动：+0；偏移距离≤0.5 cm：+1；偏移距离0.5~1 cm：+2；偏移距离>1 cm：+3。级别越高，相应一半胸部的临床继发性呼吸病变就越严重
颈神经根综合征的肱三头肌和腕关节屈曲检查	患者伸肘屈腕		肌力分级为0~5级。肌力下降提示C7神经根功能异常

续表

检查	技巧	图例	分级和意义
躯干偏移	检查者坐在或站在患者后面。用C7铅垂线评估躯干偏移程度		躯干偏移根据垂直线从C7棘突下降，偏离中线的距离(cm)分级。例如，如果铅垂线向左偏移3 cm，那么患者向左的躯干偏移就为3 cm
髋/骨盆			
恐惧试验	髋关节以(过)伸直的姿势外旋		如果患者感觉到关节即将脱位，试验为阳性，提示股骨头覆盖不足
髋关节旋转弧	俯卧位膝关节屈曲90°。髋关节从中立位旋转开始依次内旋、外旋		测角仪测量从中线开始的内外旋转弧度。正常的旋转弧度与年龄有关。外旋度数通常大于内旋度数。当内旋弧度超过外旋弧度时，提示前倾角增加

续表

检查	技巧	图例	分级和意义
Barlow试验	检查者的手放在股骨近端，手指放在大转子上，下肢弯曲。用较小的后向力内收下肢，观察髋关节是否脱出		结果为阳性或阴性。Barlow征阳性代表因髋关节不稳，已复位的髋关节仍易于脱出。可随着脱出固定而消失
步态	暴露下肢。使用或不使用助行器时观察患者步态		Trendelenburg步态提示臀部外展肌无力或髋关节不适。病理性步态提示任何原因所致的髋关节疼痛。髋关节僵硬步态提示存在肥大性骨关节炎。短肢步态提示存在发育性髋关节发育不良。正常应无跛行。轻微的外展肌痉挛或疼痛步态是异常的。髋关节内疾病(盂唇撕裂或软骨瓣)可导致早期跛行。跛行也可继发于骨关节炎的进展，且较为常见。检查者应寻找内翻应力。全髋关节置换术后疼痛可导致站立时间缩短、步幅减小或骨盆旋转异常，提示髋关节病变或疼痛的外部来源。也可引起对髋关节外展肌功能的关注，因其可影响翻修手术的成功。疼痛或肌肉无力可导致跛行。躯干可移位超过患侧髋关节
Galeazzi征	在一个平面上，通过屈膝评估大腿长度。检查者将髋关节屈曲90°，观察膝关节的高度		如果大腿长度有差异，则为阳性。Galeazzi征阳性提示髋关节脱位、股骨短缩或先天性髋关节畸形。双侧脱位时股骨长度相等
髋关节外展	在一个平面上，患者屈髋90°并外展。检查者触诊患者髂前上棘，保持骨盆水平。分别在屈曲和伸直位检查髋关节外展功能		正常髋关节外展应>60°且对称。其可能是婴儿唯一的异常征象。双侧差异≥10°为显著性 髋关节外展受限是髋关节病变患者最常见体格检查结果。Perthes病中，伸直位的髋关节外展受限尤其重要，提示外展性嵌顿
髋关节外展肌力	侧卧位时，要求患者抬高下肢，抵抗检查者手施加的反向阻力		采用传统的5级肌力分级。提示外展肌无力、转子滑囊炎、外展肌撕脱或股骨结构松动

续表

检查	技巧	图例	分级和意义
Ortolani征	手放在股骨近端,手指放在大转子上,下肢弯曲。检查者用轻柔的力外展下肢,观察髋关节是否复位髋关节屈曲90°。拇指放在股骨内侧髁上,中指放在股骨大转子上轻轻外展髋关节。检查者用中指抬起,可感觉到"咯哒"的一声		阳性或阴性。Ortolani征阳性代表脱位髋关节的复位。通常出现在伴有发育性髋关节发育不良的新生儿中,但在脱位固定时消失 如果髋关节脱位复位时感觉到咯咯作响,为阳性
骨盆倾斜	检查者坐在或站在患者身后。手指置于髂嵴上,拇指置于髂后上棘。注意是否存在两侧不对称		表现为两侧腿长不一致,代表腰椎侧凸
髋关节活动度(ROM)	仰卧位检查下肢外展-内收和屈曲的ROM。测量髋关节屈曲畸形。俯卧位检查髋关节内旋-外旋程度以及腿足角度。肌肉长度测试包括腘角(腘绳肌长度)和俯卧屈膝程度(股直肌长度)		测量ROM,明确挛缩程度并量化。腘角>0°和小于仰卧位屈膝程度的俯卧位屈膝分别提示腘绳肌和股直肌紧张。延长术的术前准备中需处理挛缩。肌肉挛缩时需延长股直肌和腘绳肌 正常的伸直位ROM从水平面以上10°开始。最大屈曲程度受腹部和躯干的限制。正常行走功能需要超过骨盆中立位伸直7°。因此,即使是很小的挛缩也会限制活动的功能范围,缩短步幅,诱发代偿性运动 限制性ROM提示关节异常、关节囊挛缩或髋关节内外旋肌痉挛。ROM过大表明韧带相对松弛。移位的ROM(如内部ROM过大)表示股骨前倾角过大

续表

检查	技巧	图例	分级和意义
下肢			
外展外旋试验	髋关节外旋时最大外展		可通过压迫造成与后关节病变相关的症状,或通过股骨头前移造成与前关节病变相关的症状
Apley研磨试验	患者俯卧,屈膝90°,将大腿前侧固定在检查台上。然后将脚和腿向上拉起以牵引膝关节,同时旋转对侧副韧带施加旋转应力。接着,保持膝关节位置不变,缓慢伸屈膝关节,同时向下加压足和腿并旋转		当韧带撕裂时,上提并旋转腿时可感到疼痛。当足和腿被向下压并旋转时,关节线上可察觉爆裂和疼痛,表明半月板破裂
髂腰肌腱前压	在髋关节前囊上用力按压可阻止弹响		加压阻止肌腱断裂弹响可明确诊断。然而,这种手法通常不舒服,患者难以较好忍受
前抽屉试验	患者仰卧位,屈膝90°。关节线下握持腿部,将胫骨向前拉	医生的牵拉线 腘绳肌牵拉线	阳性提示膝关节松弛。在前交叉韧带损伤的检测中不如Lachman试验敏感
C形征	患者手呈C杯形状,放在股骨大转子上方,手指抓入腹股沟内		常见于髋关节内侧疼痛的患者

续表

检查	技巧	图例	分级和意义
副韧带松弛	膝关节完全伸直及屈曲30°时行内翻或外翻动作		正常：与对侧一致；轻度：与对侧相比，增加1~3 mm活动度；中度：与对侧相比，增加3~5 mm活动度；重度：与对侧相比，活动度增加5 mm或更大。儿童内翻不稳可能是由于巨大的盘状外侧半月板所致
Dial试验	患者俯卧，胫骨分别外旋30°和90°。比较双侧腿足角度		外旋30°位的大于10°差异提示半月板后外侧角损伤（PLC）。90°位时大于10°的差异提示PLC和后交叉韧带损伤
跟腱和腓肠肌腱的弹性（Silfverskiold试验）	屈膝90°，距下关节置于中立位。踝关节极度背伸，避免距下关节翻转。测量踝关节背伸角度。无论踝关节的足底弯曲与否，在保持距下关节中立位时伸直膝关节。再次测量踝关节背伸程度		膝关节屈曲和伸直时分别测量踝关节背伸角度。伸屈膝关节时，踝关节中立位上可至少背伸10°，是为正常。若伸屈膝关节时踝关节背伸小于10°，可能因为股三头肌（腓肠肌和比目鱼肌）收缩。如果屈膝而非伸膝时踝关节可背伸至少10°，则是因为腓肠肌选择性收缩 图片版权：Vincent Mosca博士
步态	暴露下肢。使用或不使用助行器时观察患者步态		Trendelenburg步态提示臀部外展肌无力或髋关节不适。病理性步态提示任何原因所致的髋关节疼痛。髋关节僵硬步态提示存在肥大性骨关节炎。短肢步态提示存在发育性髋关节发育不良。正常应无跛行。轻微的外展肌痉挛或疼痛步态是异常的。髋关节内疾病（唇盂撕裂或软骨瓣）可导致早期跛行。跛行也可继发于骨关节炎的进展，且较为常见。检查者应寻找内翻应力。全髋关节置换术后疼痛可导致站立时间缩短、步幅减小或骨盆旋转异常，提示髋关节病变或疼痛的外部来源。也可引起对髋关节外展肌功能的关注，因其可影响翻修手术的成功。疼痛或肌肉无力可导致跛行。躯干可移位超过患侧髋关节

续表

检查	技巧	图例	分级和意义
腘绳肌肌力	患者俯卧位，尝试抵抗阻力而屈膝		轻度：肌力损失最小；中度：肌力明显丧失；重度：肌力完全丧失
敲击脚后跟	拳头或掌跟轻击患肢足跟		严重损伤意味着近端撕脱
髂翼挤压试验	检查者将手掌放在两侧髂翼外侧并将两翼推压在一起，可测试骨盆环的稳定性		突然出现的腹股沟疼痛提示髋部骨折
撞击试验	髋关节被动极度屈曲、内收和内旋		如果影像学提示骨折移位，忌行本试验
关节积液	检查者触诊并冲击髌骨。挤压髌上囊积液有助于发现少量关节积液		是一种更敏感的方法来测试髋关节损伤。这与撞击结果有关，但大多数髋关节病变皆为阳性
Lachman试验	稍屈膝(20°～30°)进行本试验。检查者一手抓住髌骨上方的大腿，另一手抓住小腿。一手将胫骨向前拉，而另一只手抵住患者腿部		微量、少量、中等量或大量。积液是关节内损伤的间接证据，常主观评价为轻度、中度或重度。损伤后的新发积液有助于将损伤定位在膝关节囊内

续表

检查	技巧	图例	分级和意义
可见腿长	患者仰卧,测量从脐到每侧内踝的距离		阳性结果提示前交叉韧带复合体无力。本试验对前交叉韧带撕裂有较高的敏感性和特异性
真实腿长	患者仰卧,双脚分开15~20 cm,检查者测量从髂前上棘到每条腿内踝的距离。对于骨性标记不明显的肥胖患者,检查者应并齐内踝,以粗略测量腿长。患者站立时测量腿长也很重要,同时应观察骨盆倾斜和脊柱侧凸程度		结果可受萎缩、肥胖或腿部位置不对称影响。可提示外展肌或内收肌挛缩,或脊柱侧凸引起骨盆倾斜
滚木试验	患者仰卧,患肢来回滚动		双侧腿长差异小于1 cm是正常的,但在某些患者中可伴发症状。进行性腿长差异提示植入物内陷。仰卧位时内收肌挛缩可引起下肢明显缩短,但在站立位时可抬高半骨盆。脊柱畸形引起的骨盆倾斜可导致功能性腿长不等
下肢旋转	在可疑股骨颈骨折患者中,轻微的下肢内旋和外旋可引发疼痛		是髋关节病变的特异性检查。因为股骨头可相对于髋臼和关节囊旋转,而没有对任何关节外组织结构施加应力

续表

检查	技巧	图例	分级和意义
McMurry试验	患者仰卧,膝关节极度被动屈曲,检查者用一只手触碰膝关节后内侧缘,另一只手抓着脚,检查内侧半月板。保持膝关节极度屈曲,尽可能外旋下肢并缓慢伸直。当股骨越过半月板上的裂口时,可闻及或触及弹响。外侧半月板的检查可触碰膝关节的后外侧缘,尽可能内旋下肢并伸直,倾听或感觉有无弹响。膝关节极度屈曲后伸直到90°,同时对足和踝施加内旋外翻应力。用外旋内翻应力重复进行		腹股沟疼痛与股骨颈骨折有关,但也可由骨盆前环骨折引起
中足关节触诊	直接触诊每一侧中足关节,特别是足部内侧柱		麦氏试验产生的弹响声通常是由半月板的后外侧损伤引起,可发生在膝关节极度屈曲和90°位之间。当膝关节伸直更大角度时,局限于关节线的爆裂感提示半月板的中部和前部撕裂。因此,弹响发生时的膝关节位置有助于病变定位。关节线附近的麦氏弹响是半月板撕裂的额外证据,但阴性的麦氏试验不能排除半月板撕裂。伴随疼痛的可触或可闻的爆裂声为阳性。麦氏试验结果可变,但阳性的麦氏试验结果表明半月板损伤,而非软骨损伤
中足稳定性	温柔地背伸和跖屈每个跖骨头;通过前足,温柔地外展和内收		有无疼痛。中足触诊疼痛提示Lisfranc损伤
Ober试验	患者侧卧位,臀部和膝关节屈曲以保持稳定。检查者将另一侧髋关节屈曲90°,随后完全外展髋关节,保持膝关节屈曲90°,伸直髋关节过中立位。髋关节和膝关节在保持中立旋转的同时尽量内收		有无疼痛。被动活动前足时跗跖关节区疼痛提示Lisfranc损伤
被动伸展内收肌	患者仰卧。检查者可将患者下肢外展,也可将下肢放在图4位置		髋关节被动伸直外展,屈膝内收后,上膝仍处于外展位置时,试验为阳性。可用于评估髂胫束紧张度。如果髋关节在保持中立旋转时,髋、膝关节可以内收,且膝关节内收可超过中线,证明髋外展肌不紧;如果膝关节无法达到中线,则髋外展肌较紧张

续表

检查	技巧	图例	分级和意义
腘绳肌被动拉伸	患者做跨栏运动员的拉伸运动		注意有无疼痛。疼痛局限于内收肌提示内收肌相关的腹股沟疼痛
Patrick试验（Faber试验）	患者仰卧，一侧臀部腾空离开台面，同侧下肢按图4位置放在对侧（伸直的）膝关节上。检查者一只手稳定骨盆，另一只手对屈曲的膝关节施加向下的力		患侧腘绳肌牵拉性较对侧肢体强。腘绳肌牵拉性明显增加提示其近端撕脱
骨盆不稳：外旋	下肢屈曲、外展、外旋。双手置于髂嵴，施加前后向的应力		屈曲的膝关节遭受向下的压力可感到疼痛。骨盆后部疼痛为阳性，提示疼痛可能来自骶髂关节（SI）。意味SI异常或髂腰肌痉挛
骨盆不稳：内旋	下肢伸直内旋。双手置于髂嵴外侧，施加外向内的侧方挤压力		骨盆触及增宽，或骶髂关节间隙增大，或耻骨联合增宽均可在C臂机上同时观察到
骨盆不稳：垂直不稳	双腿伸直。抵住一侧下肢脚后跟，牵拉另一侧下肢		骨盆触及不稳，或骶髂关节间隙减少，或耻骨联合分离均可在C臂机上同时观察到
髌骨触诊	触诊髌骨、股四头肌腱和髌韧带有无缺损。检查者应留意髌骨是否向下或向上移位，并与对侧对比		某些情况下可以看到腿长差异的明显变化。或者，同步的C臂机观察有助于显示两侧髋臼或髂嵴不在同一水平

续表

检查	技巧	图例	分级和意义
髌骨稳定性	检查者屈膝并触诊屈膝时髌骨与髌面切迹的对齐情况。记录屈膝0°~90°时髌骨的移动轨迹。检查者用大拇指挤压进髁间切迹进行触诊		低位髌骨即股四头肌腱断裂的下移髌骨;高位髌骨即髌韧带断裂的上移髌骨。髌骨位置和髌骨、股四头肌腱或髌韧带缺损的触诊有助于区分髌骨骨折和伸直性韧带断裂
腘角	患者仰卧,臀部屈曲90°,保持对侧下肢水平。检查者被动伸膝,测量大腿与地面垂线间的角度		如果检查者的拇指能够触碰到患者屈膝时的髁间切迹,提示髌骨侧方半脱位或脱位。髌骨不稳较常见,提示膝关节外侧旋转不稳和髂胫束挛缩
后方抽屉试验	膝关节屈曲70°~90°,向胫骨近端施加后向力 >40°提示腘绳肌明显紧张。是脊椎滑脱患者最常见的神经症状		0:无异常移位;1:1~5 mm;2:6~10 mm[但内侧胫骨平台(MTP)不超过股骨内髁(MFC)];3:>10 mm,或MTP移位越过MFC。与对侧膝相比,提示后交叉韧带损伤
后方撞击试验	仰卧或俯卧位时,髋关节伸直外旋内收		臀部后方的疼痛为撞击试验阳性,无疼痛为阴性。正常可内旋15°~20°。股骨髋臼撞击症中,内旋程度减少 正常应无痛感。出现腹股沟区或臀部疼痛为阳性。某些特殊情况下患者可有相关的结构性后方撞击。后方撞击试验有助于判断是否存在相关的后方病变

续表

检查	技巧	图例	分级和意义
股直肌俯卧位试验（又称Duncan-Ely试验）	孩子以俯卧姿势趴在检查台上，完全伸直髋、膝关节，踝关节处于放松位置。检查者一手放在骨盆后方，另一只手握住踝关节。先缓慢弯曲膝关节，然后再迅速弯曲膝关节。如果检查者在膝关节缓慢弯曲时感觉骨盆从检查台上抬起，提示缓慢股直肌检查阳性。如果检查者注意到在膝关节快速屈曲时，运动阻力突然增加，则快速股直肌试验为阳性		缓慢股直肌试验阳性表明股直肌固定缩短快速股直肌试验阳性表面股直肌痉挛
髋关节ROM	髋关节极度屈曲，检查者记录屈曲程度。然后屈曲髋关节90°，并被动内外旋转		ROM减少提示关节炎
膝关节ROM	仰卧和俯卧位检查膝关节的屈伸ROM		正常的ROM是0°（完全伸直）～135°（完全屈曲）。伸膝受限提示后关节囊挛缩；屈膝特别是在俯卧位受限提示股四头肌挛缩，尤其是股直肌痉挛或挛缩。正常直立行走需要充分的膝关节伸展运动范围

续表

检查	技巧	图例	分级和意义
感觉评价	每个受伤患者都应评估远端浅触觉。足虎口区感觉改变有助于诊断伸肌支持带综合征。应在整个下肢评价浅触觉		首先评估浅触觉。应双侧对比评估主观上的感觉对称性。若有减退,虽然不像手部检查那么敏感,但两点辨别觉仍可加以量化。评价术前感觉缺陷对患者术后管理至关重要,有助于确定伸肌支持带间隔松解术的必要性
挤压试验	仰卧位的患者主动内收挤压腿来抵抗检查者的阻力		注意是否存在疼痛。强度分为轻度(最小强度损失)、中度(明显强度损失)或重度(完全强度损失)。疼痛伴或不伴强度损失意味着与内收肌相关的腹股沟区疼痛
直腿抬高试验	受试者仰卧,完全伸直髋、膝关节,足踝中立位对齐。检查者握住受试者足和踝,缓慢地抬腿,在保持膝关节完全伸直时屈曲髋关节。髋关节屈曲遇到阻力时骨盆开始后倾或膝关节开始弯曲。此时用测角仪测量抬高的腿和水平桌面之间的角度		直腿抬高60°或更低,表明内侧腘绳肌缩短
抬趾试验	患者站立,检查者被动背屈𝜋趾		检查者应注意平直足弓与弧形足弓的变化。在一个灵活的扁平足中,纵弓可升高,后足外翻被纠正至中立位 图片版权:Vincent Mosca博士
足趾站立试验	要求患者抬起脚跟,站在足趾上(脚掌)		检查者应留意平直足弓与弧形足弓的变化。在一个灵活的扁平足中,纵弓可升高,后足外翻被纠正至中立位 图片版权:Vincent Mosca博士

续表

检查	技巧	图例	分级和意义
Trendelenburg试验	检查者从后面观察,要求患者依次单脚站立(最多15秒)。如图示,小儿右侧发育不良。当她以左髋站立时,右侧半骨盆抬高(表明左髋力学正常)。当她以异常右髋站立时,左侧半骨盆下降(表明右髋力学不好)	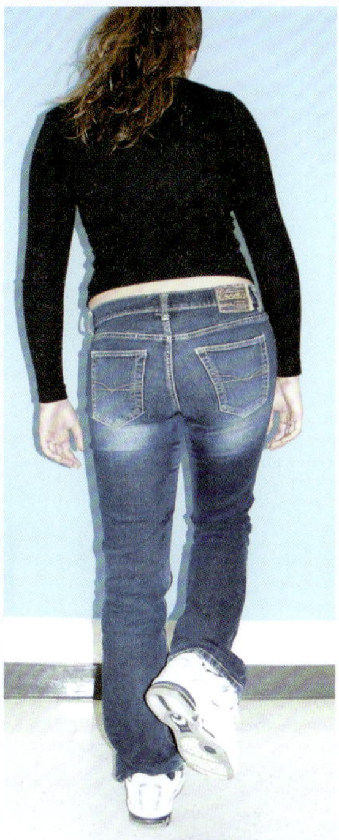 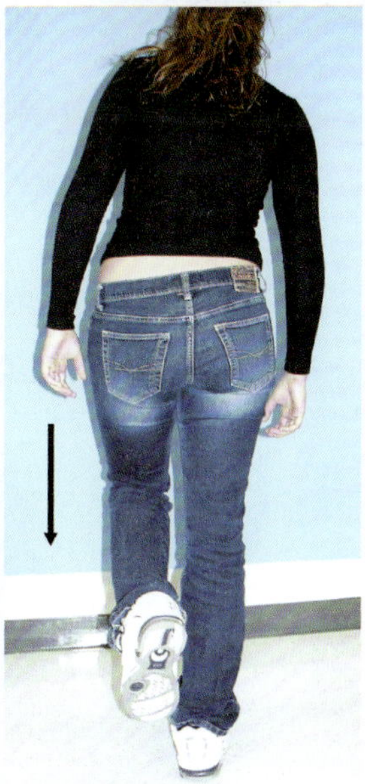	骨盆向非站立腿倾斜为阳性,提示外展肌无力
大转子尖角度试验	本试验俯卧位进行,患者屈膝90°,髋关节中立位旋转。检查者触诊大转子尖,同时髋关节内旋。当大转子在一侧突出最明显时,以股骨颈轴为水平,测量胫骨从初始直立位置向外旋转(髋关节向内旋转)的角度,以评估股骨前倾角	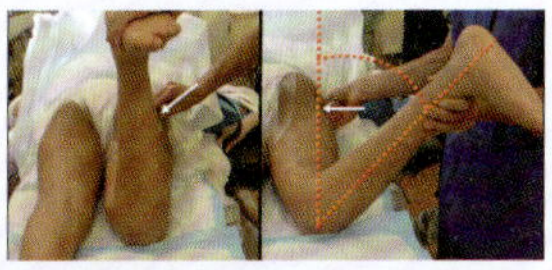	用测角仪测量前倾角。正常前倾角大小与年龄有关,成人10°~20°

续表

检查	技巧	图例	分级和意义
内翻外翻松弛	30°屈膝和完全伸直膝关节时,对膝关节施加内翻和外翻应力		一般而言,<5 mm位移为一级损伤;5~10 mm为二级损伤;>10 mm为三级损伤。伸直位时关节线完全张开提示侧副韧带和至少一个交叉韧带的联合损伤
内翻反张试验	患者取仰卧位,检查者拎起大脚趾抬起患者双脚,观察内翻角、过伸和胫骨外旋程度		提示膝关节后外侧旋转不稳
血管检查	触诊胫后动脉、足背动脉和毛细血管充盈度评估血管状态。若未触及搏动,应进行多普勒超声检查		触及的血管搏动可依据多种方法进行分类,如从描述性术语到数值大小。毛细血管再灌注按时间进行分类。血管状态是肢体最终存活的关键。如果发现血管搏动减弱,应立即复位骨折。如果骨折复位后仍有减弱,可考虑进行血管检查分析,而不是立即进行手术探查,以评估是短暂性血管痉挛还是血管损伤
Wilson试验	从屈膝90°开始,随着膝关节完全伸直,胫骨内旋		阳性结果为股骨内侧髁前部疼痛。Wilson试验的一个弱点是敏感性较低

续表

检查	技巧	图例	分级和意义
跟腱断裂：主动跖屈试验	患者取仰卧位，测试主动跖屈力量		阳性：跖屈力量减弱，可分为1~5级。本试验敏感度较低，较不可靠，因为由于踝关节其他跖屈肌作用，仍可完成较有力的跖屈动作
跟腱断裂：屈膝试验	患者取俯卧位，主动屈膝。检查者观察足部位置，并与对侧比较		阳性：足中立位或背屈。阴性：足保持跖屈姿势。较不可靠的测试，可能由于急性疼痛而难以进行。88%敏感度
跟腱断裂：触及凹陷试验	轻轻触碰肌腱，发现跟腱断裂处有凹陷		存在或不存在凹陷。凹陷存在表明跟腱完全断裂，断端分离。跟腱断裂早期进行更可靠。73%敏感度
跟腱断裂：Thompson或Simmonds试验	患者俯卧，检查者在腓肠肌水平挤压小腿，出现轻微踝关节跖屈（与健侧相比）		阳性为跟腱断裂，表现为踝关节跖屈受限。慢性断裂不像急性断裂那样可靠，因为断端之间可形成"假腱"瘢痕
踝关节不稳：前抽屉试验	患者坐在检查台边缘，双腿下垂，双足略跖屈。检查者一手放在胫骨前面，另一手抓住跟骨，然后向前拉动跟骨，同时向后推动胫骨，为测试距腓前韧带。为了测试跟腓韧带，可在踝关节背屈位置重复进行以上操作		通常情况，足外旋（与内旋相比）时，前抽屉位移增加；是踝关节内侧不稳的高敏感度测试。检查者应寻找距骨外侧和腓骨前部之间3~5 mm差异。在比较中，不稳定的一侧会有更大程度的位移，提示距腓前韧带无力
踝关节不稳：抽吸征试验	前抽屉试验如前所述		在不稳的踝关节中，由于足跟从踝关节后方开始移动，当距骨从踝穴中滑出造成真空时，可在腓骨尖前下方出现凹陷

续表

检查	技巧	图例	分级和意义
跗骨远端隧道试验	检查者触诊足底和内侧皮肤中间的"压痛点",即在足跟后部前方约5 cm的拇外展肌远端边缘触诊是否有足跟内侧压痛(伴或不伴肿胀)		触痛与足底外侧神经及其第一分支的走行有关,并与神经卡压或神经炎有关
马蹄足挛缩	后足保持中立位,中足通过足舟骨内旋对齐。前足旋前,保持内侧跖列稳定。然后分别在伸膝和屈膝时,足被动背屈		伸膝时,单纯腓肠肌挛缩不能达到中立位背屈。当检查者不能在屈膝时使足保持中立时,表现为腓肠肌挛缩。当踝关节有5°马蹄足挛缩时,可能需要同时进行腓肠肌松解或跟腱延长手术
马蹄足挛缩：Silfverskiöld试验	患者取坐位,踝关节极度背屈,膝关节伸直,足中立位。然后屈膝,踝再次背屈		阳性:屈膝时,当足由固定在马蹄位纠正到中立位,表明腓肠肌内的跟腱紧绷。这种畸形可加重踝关节不稳
第1 MTP关节研磨试验	检查者轴向用力,研磨MTP关节		与骨软骨病变或严重退行性变相关的MTP关节疼痛。轻度病例中通常没有症状。如果这种检查引起剧烈疼痛,可进行影像学研究 通常不痛,除非骨软骨缺损或关节退变进展。如果疼痛,则符合关节融合术指征
第1 MTP关节伸直试验鉴别姆趾僵硬与籽骨病变	伸直大姆趾		检查者必须区分在MTP关节跖底(籽骨)或背面(拇僵症)的疼痛。结合病史可有较高特异性,否则不具特异性

续表

检查	技巧	图例	分级和意义
第1跖跗关节过度活动试验（透视图1）	检查者一只手抓住第2~5跖骨小头，另一只手被动跖屈和背伸第1跖骨		活动过度定义为第2跖骨水平上抬高5~8 mm，但对活动过度的诊断往往更主观。跖跗关节的过度活动造成MTP关节外翻，可导致远侧拇外翻矫形术失败
第1跖跗关节偏移（透视图2）	一只手拇指和食指位于第1跖骨头的足底和背侧，另一只手拇指和食指放在第2跖骨头的足底和背侧。然后将第1跖列极度背伸和跖屈，记录测量双手拇指和食指之间的间距		正常第1跖列偏移10 mm（背伸5 mm，跖屈5 mm）。活动过度定义为总偏移量>15 mm。当考虑手术治疗拇外翻畸形时，第1跖列的过度活动非常重要。如果存在活动过度，则第1跖跗关节融合术可能更合适
固定前足内翻	跟骨中立位固定（无外翻），注意第1跖列相对于第5跖列的任何固定抬高		畸形的严重程度以度为单位。固定的前足内翻通常是畸形僵硬的首要表现，应考虑任何治疗方法进行治疗
踇长屈肌腱鞘炎	这种疼痛是由踇趾的主动—被动运动引起，同时踇趾压迫腱部可产生压痛和摩擦音		踇长屈肌腱鞘炎诊断应记录在案并进行相应的治疗
第1 MTP关节被动背屈	检查者逐渐增加第1 MTP关节的背屈程度		疼痛与近节趾骨底部和跖骨头之间的撞击有关。同时应测量背屈角度。典型可出现MTP关节最大伸直受限，且有时伴有疼痛。此外，骨赘嵴可在关节背外侧触及。疼痛与拇长伸肌腱展、关节囊和滑膜炎症有关；通常发生在疾病早期。MTP关节极度屈曲有时受限，但常可引起疼痛。关节背外侧常有压痛

续表

检查	技巧	图例	分级和意义
第2～5跖趾关节上推试验	患者屈膝坐位,检查者在跖骨头下加压上推将踝关节背屈至中立位。观察本试验过程中足趾畸形的变化		如果足趾畸形较柔软,上推试验中MTP关节将屈曲至正常位置。否则足趾将保持伸直,提示畸形固定。半屈曲畸形是指可通过上推试验实现部分矫正的畸形。柔性畸形可进行软组织手术,如肌腱移植术。固定畸形则需要大范围的手术,包括截骨术 本试验在手术室也很有用,可以用来评估近端趾间关节锤状趾矫正术后的MTP残余挛缩。MTP残余挛缩需要在MTP关节处行二次手术,如伸肌腱延长术、关节囊松解术或侧副韧带松解术
第2～5跖趾关节稳定性试验	固定跖骨和近节趾骨,对趾底施加应力使关节半脱位		第0阶段:无背侧位移;第1阶段:近节趾骨基底因背侧应力半脱位;第2阶段:近节趾骨基底可脱位和复位;第3阶段:近节趾骨基底固定于脱位位置。在早期阶段(0、1、2),肌腱移植术与背侧MTP关节软组织松解术有助于畸形稳定。对于固定的MTP关节脱位,应联合软组织手术及骨缩短术
第2～5趾操作试验	温柔被动伸直脚趾,评价足趾矫正至中立位的能力		如果足趾可完全矫正至中立位,则视为柔性畸形。如果足趾不能完全矫正,则认为是固定畸形。柔性畸形可以通过软组织手术解决,如屈伸肌腱移植术。固定畸形则需要截骨术行外科矫正
MTP关节垂直Lachman试验	检查者一只手拇指和食指固定跗趾跖骨,另一只手拇指和食指沿背-跖面方向使近节趾骨位移		阳性结果为比对侧更明显的位移

续表

检查	技巧	图例	分级和意义
Morton神经瘤Mulder试验	患者俯卧，屈膝90°，检查者食指深触诊足底第1足蹼间隙处。维持压力，检查者轻轻地挤压前足		触及弹响和出现症状有助于确诊
神经痛冲击试验	叩击腓深神经第1足蹼间隙内的背中趾神经或终末趾支 由于滑膜炎或背侧骨赘压迫，末梢神经支配区可出现感觉异常或放射性症状		大多数临床医生只注意到冲击试验的阳性或阴性结果 大的背侧骨赘可压迫趾背内侧或外侧神经
踝关节后撞击试验：Maquirriain	坐位（屈髋90°，屈膝90°，踝中立位），要求受试者将双脚向前滑动，同时保持与地板的完全接触。可因踝关节跖屈受限或后踝疼痛而无法维持前足触地		阴性：双侧对称性活动；阳性：由于踝关节后疼痛或踝关节跖屈受限引起的双侧不对称运动。在这个办公室可进行的试验中，检查者应尝试在闭口位再现典型的后踝撞击综合征的疼痛运动。本试验还有助于检查者判断被动踝ROM是否受限

续表

检查	技巧	图例	分级和意义
后踝撞击征：被动跖屈试验（透视图1）	患者俯卧，双足离开手术台边缘，医生被动跖屈患者足底。观察关节运动范围是否受限		不适；后踝痛。正常踝关节ROM为18°背屈和48°跖屈。在这个办公室可进行的测试中，检查者应尝试再现典型的后踝撞击综合征的疼痛运动。本试验还有助于检查者判断被动踝ROM是否受限
后踝撞击征：被动跖屈试验（透视图2）	踝关节被动屈曲，距下关节维持中立位。检查者对侧手拇指和食指触诊后踝，寻找骨擦感		足完全跖屈时会产生剧痛或骨擦感，为阳性
胫距关节线触诊	手指触诊内侧关节线的同时施加外翻力		存在或不存在外翻倾斜。外翻倾斜提示足内侧三角韧带功能不全
足趾触诊	检查者触诊远端和近端趾间关节和MTP关节，寻找最大压痛点		近端趾间关节应是最明显的触痛区域，但趾尖也可伴有疼痛
绞盘机制试验	检查者同时触诊受影响与未受影响的足底筋膜，再现绞盘机制（通过联合踝关节被动背屈和第1~5MTP关节背屈）		与对侧相比，较不牢固或紧张的足底筋膜表明足底筋膜无力或功能不全

续表

检查	技巧	图例	分级和意义
足趾握紧试验：抽纸试验	患趾下放一张薄纸。检查者试图拉出纸条，而患者用足趾压地努力抵抗纸张被抽出		当足趾未能握紧时，结果是阳性。当足趾握紧强度不足以抵抗纸条被完全拉出时，认为是足趾握紧强度减弱。当足趾握紧能够完全抵抗纸条被拉出时，结果是阴性

索引（按首字汉语拼音排序）
Index

首字非汉字

8字钢板 / 565
A1环状滑车 / 665
Allgöwer-Donati 技术 / 340
Bado 分型 / 71
Baumann 角 / 62
Blount 病 / 508
Boyd 截肢术 / 580
Butler 法 / 1043
Charcot-Marie-Tooth 病 / 1045
Chiari 截骨术 / 923
Cotton 试验 / 328
Dega 截骨术 / 895
Delbet 分型 / 179
Dobbs 法 / 1098
Essex-Lopresti 损伤 / 94
Frohse 弓 / 70
Gartland 分型 / 62
Gerdy 结节 / 494
Gibson 入路 / 943
Hemovac 引流管 / 920
Henry 入路 / 36
Hilgenreiner-骨骺角 / 948
Hueter-Volkman 定律 / 23
Ilizarov 方法 / 538
Israeli 技术 / 85
Judet 分型 / 81
Kaufer 技术 / 1034
Kerrison 咬骨钳 / 884
Kocher-Langenbeck 入路 / 943
Lauge-Hansen 分型 / 310, 320
Lisfranc 关节 / 338
Luque 钢丝内固定 / 779
Metaizeau 技术 / 88
Milch 分型 / 45
Mitchell 踇囊切除术（Stevens 改良术）/ 1039
Monteggia 骨折 / 33, 69
Morrey 滑移入路 / 114
Muller 技术 / 1036
Neer 分型 / 160
Ortolani 试验 / 863
Osgood-Schlatter 综合征 / 305
O'Brien 分型 / 81
Paley 分型 / 482
Panner 病 / 355
Patterson 技术 / 85
Pavlik 吊带 / 865
Pemberton 截骨术 / 894, 897
Perthes 病 / 904
Pilon 骨折 / 262
Ponseti 石膏 / 1067
Ponte 截骨术 / 741
Roberts 技术 / 55
S2髂骨翼固定术 / 778
Saji 技术 / 1035
Salter-Harris（SH）分型 / 217, 310
Salter 骨盆截骨 / 888
Shenton 线 / 864, 888
Silfverskiöld 试验 / 1025
Smith-Peterson 前侧入路 / 882
Steinmann 针 / 891
Strayer 手术 / 617
Syme 截肢术 / 580
T形骨折 / 113
Taylor 空间架 / 543
Thompson 入路 / 36
Tillaux 骨折 / 310
Trendelenburg 步态 / 864
U形钉 / 555
V-Y 推进术 / 506
VEPTR 延长术 / 840
Wassel 分型 / 642
Williams 棒 / 531
Wiltse 截骨术 / 563

Wolf定律 / 23
Y形软骨 / 912

B
剥脱性骨软骨炎 / 430, 442
半月板成形术的替代技术 / 440
半月板损伤 / 398
半椎体切除术 / 742, 808
半腱肌腱固定术 / 378
半螺纹空心螺钉 / 128
巴氯芬泵 / 793
并指松解术 / 650
并指畸形 / 634
扳机指 / 665
病理性骨折 / 531
闭合复位 / 156, 176
闭合楔形截骨 / 562
髌股关节痛 / 390
髌骨不稳定 / 371, 390
髌骨前移术 / 623
髌骨脱位 / 371
髌骨软化 / 390

C
尺侧副韧带（LUCL） / 105
尺侧副韧带重建 / 110
尺侧束带松解 / 685
尺侧腕屈肌 / 671
尺神经炎 / 369
尺神经麻痹 / 369
尺骨截骨术 / 74
成角旋转中心（CORA） / 551
成角畸形 / 145, 523, 524
成骨不全症（OI） / 567
持续被动活动（CPM） / 368
耻骨截骨 / 916, 938
超级膝手术 / 494
超级髋手术 / 489
长屈肌腱 / 1065

D
动脉瘤性骨囊肿（ABC） / 626, 627
单切口减压技术 / 350
单房性骨囊肿（UBC） / 626
单束增强 / 423
单束重建技术 / 421
单次多点手术（SEMLS） / 605
单边四钉支架 / 269
多指畸形 / 642
弹性髓内钉技术 / 157, 198, 258
第5趾重叠症 / 1042
蹲伏步态 / 620

E
儿童股骨干骨折 / 186, 191, 197, 202, 207
儿童肱骨髁
儿童胫骨骨折 / 254
儿童骨盆骨折 / 179

F
发育性髋关节脱位（DDH） / 871
放射立体定向（RSA） / 516
腓肠肌筋膜延长术 / 613
腓骨半肢畸形 / 580
辅助复位固定技术 / 292
非骨化性纤维瘤（NOF） / 626, 628

G
关节内后交叉韧带重建术 / 496
关节后钻孔 / 433
关节外后交叉韧带重建术 / 495
关节造影术 / 907
关节镜下外侧松解术 / 392
关节镜下外侧盘状半月板碟形手术 / 439
关节镜下胫骨嵌入 / 426
关节镜辅助下的筋膜室松解术 / 456
关节镜辅助微创关节切开术 / 356
改良Dunn截骨术 / 967
改良Jones手术 / 1051
改良Wrightington入路 / 100
改良Garceau技术 / 1092
盖氏损伤 / 25
股外侧皮神经（LFCN） / 983
股直肌转位 / 598
股骨前倾角 / 461
股骨外翻截骨 / 951
股骨头缺血性坏死（AVN） / 207, 948, 955
股骨头骨骺滑脱（SCFE） / 940, 955, 962, 967

股骨干支架 / 193
股骨延长 / 544
股骨短缩 / 869
股骨近端内翻截骨术 / 476
股骨近端外翻截骨术 / 948
股骨近端局灶性缺损 / 482
股骨远端截骨术 / 463, 620
股骨远端骨折 / 227
股骨远端骨骺骨折 / 217
肱骨内上髁骨折 / 52
肱骨前外侧入路 / 147
肱骨前缘线 / 62
肱骨后侧入路 / 148
肱骨外髁移位骨折 / 45
肱骨小头剥脱性骨软骨炎（OCD）/ 355
肱骨小头骨化中心 / 45
肱骨小头骨折 / 123
肱骨小头-滑车剪切型骨折 / 123, 124
肱骨干骨折 / 136, 144
肱骨近端骨折 / 153, 160
肱骨远端双柱及铰链结构 / 114
肱骨髁上截骨 / 131
肱骨髁上骨折 / 57, 61
腘绳肌近端延长术 / 601
腘绳肌远端延长术 / 605
跟腱切开延长术 / 1024
跟舟联合切除术 / 1056
跟距联合畸形 / 1061
跟骨截骨 / 1018, 1053
钢板内固定技术 / 1, 150, 171
钢板塑形 / 203
钢板螺钉 / 255
骨凿嵌顿 / 953
骨盆倾斜矫正 / 792
骨盆截骨 / 492
骨盆钩 / 830
骨筋膜室综合征 / 60, 342
骨膜下剥离 / 725
骨软骨瘤切除 / 685
骨软骨移植 / 357
骨间后神经 / 367
骨骺开放 / 655
骨骺早闭 / 51
骨骼未发育成熟 / 405

骨髓刺激 / 357, 443
高弓足 / 1044
高肩胛畸形 / 689

H

后交叉韧带修复 / 418
后关节囊松解 / 367
后外侧Kocher入路 / 99
后外侧关节周围锁定钢板 / 128
后外侧旋转不稳定（PLRI）/ 105
后柱截骨 / 935
后足外翻畸形 / 1013
后路C1-C2融合 / 712
后路全椎体命切除术（VCR）/ 842
后路颈椎融合 / 701
横突间开窗入路 / 859
横行截骨 / 467
环状韧带重建 / 77
踝关节骨折 / 320
骺板消融 / 519
骺板过早闭合 / 523
骺板阻滞术 / 515
骺板骨桥切除 / 523

J

交叉克氏针固定 / 317
交锁髓内钉 / 255
截肢术 / 583
截骨术 / 655, 923
挤奶手法 / 64
接骨板 / 235
痉挛性脑瘫 / 657
筋膜切开术 / 307, 450
简单收缩带松解 / 649
经关节钻孔 / 433
经大转子 / 207
经皮交叉克氏针技术 / 66
经皮克氏针 / 47
经皮截骨术 / 567
经皮穿针内固定 / 156
经皮股四头肌松解 / 504
经皮螺钉钢板固定置入技术 / 204
经皮跟腱切断术 / 1074
绞盘效应 / 1045

肌肉清创 / 351
肌腱分离 / 597
肌腱转位 / 598
胫前肌腱劈裂转移 / 1094
胫股角 / 508
胫骨内翻 / 508
胫骨干骨折 / 262
胫骨干骺端骨折 / 296
胫骨平台骨折 / 273
胫骨延长 / 541
胫骨棘骨折 / 396
胫骨止点撕脱骨折 / 427
胫骨结节-股骨滑车关系（TT-TG关系）/ 382
胫骨结节前移术 / 624
胫骨结节移位术 / 382
胫骨结节骨折 / 305
胫骨远端前向角（ADTA）/ 558
胫骨远端外侧角（LDTA）/ 558
胫骨骨干骨折 / 279
脊柱-骨盆固定技术 / 777
脊柱切除术 / 743
脊柱后路融合术 / 728
脊柱裂后凸截骨 / 747
臼盂唇损伤 / 940
角钢板 / 467, 476
解剖轴 / 550
铰链式外固定器 / 107
颈干角 / 476
颈椎后路侧块螺钉融合术 / 715

K

克氏针推顶技术 / 87
可耐受活动范围的活动（ROM）/ 303
开放楔形截骨 / 562
恐怖三联征 / 105
跨膝关节固定 / 273
跨踝关节固定 / 274
阔筋膜张肌（TFL）/ 489
髁上加压 / 120
髋人字形石膏 / 186
髋关节化脓性关节炎 / 878
髋关节发育不良 / 862
髋关节撞击症（FAI）/ 976
髋关节痉挛 / 601

髋关节脱位 / 506
髋关节镜 / 995
髋内翻 / 482, 948
髋臼CE角 / 924
髋臼上唇支撑（加盖）术 / 904
髋臼发育不良 / 482, 894, 912, 923, 930
髋臼周围截骨术（PAO）/ 930
髋臼指数（AI）/ 870, 872, 889
髋臼撞击综合征（FAI）/ 940
髋臼横韧带 / 871

L

挛缩松解 / 660
罗马拱门 / 340
肋骨环 / 829

M

孟氏骨折 / 69
慢性疲劳性筋膜室综合征（CECS）/ 450
拇指掌心位畸形 / 657
拇指掌指关节融合术 / 662
拇长屈肌肌腱 / 665

N

内上髁骨骺 / 52
内侧支持带皱缩术 / 378
内侧柱截骨 / 1050
内侧腘绳肌延长术 / 608
内侧腘绳肌部分延长术 / 609
内侧髌股韧带（MPFL）/ 371
内收肌延长术 / 593
内翻畸形 / 562

P

劈分转位术 / 1031
盘状半月板 / 438

Q

切开复位术 / 57, 156, 176
切开复位内固定（ORIF）/ 33, 45, 52, 94, 169, 227, 320, 332
切开胫骨嵌入 / 425
前交叉韧带（ACL）/ 396
前交叉韧带重建 / 405
前关节囊松解 / 367

前外侧入路 / 885
前方横行切口 / 57
前方直接入路 / 884
前臂骨干骨折 / 23, 33
前臂骨筋膜室综合征 / 79
前轴多指 / 644
去旋转截骨术 / 564
曲线校正 / 798
桥接钢板 / 35
钳夹型撞击综合征 / 976
青少年滑囊炎 / 1038
髂骨截骨 / 915, 938

R
柔韧性平足 / 1013
桡尺近侧关节（PRUJ）/ 94
桡骨发育不良 / 676
桡骨头切除术 / 94, 686
桡骨头安全区 / 95
桡骨头置换 / 94
桡骨弓 / 34
桡骨远端截骨术 / 686
桡骨颈骨折 / 81
软组织松解 / 1018, 1084, 1100
软骨损伤 / 977
软骨溶解 / 960

S
三平面骨折 / 310
三点固定 / 137, 260
三点效应 / 1045
三联截骨术（TIO）/ 912
三角软骨 / 897
双切口减压技术 / 348
双叶皮瓣 / 679
双束重建 / 424
双极松解 / 698
榫式手术 / 446
深静脉血栓形成（DVT）/ 303
生长停滞 / 217, 508
生长棒 / 801
石头-剪刀-布法 / 24
神经根减压 / 824
神经纤维瘤 / 531

神经肌肉型脊柱侧凸（NMS）/ 772, 787
锁定板内固定 / 241
锁定解剖钢板固定 / 165
锁骨骨折 / 169
顺行或逆行置钉技术 / 137
髓内钉固定术 / 279, 571

T
凸轮型撞击综合征 / 976
头盆牵引 / 797
提携角 / 131
特发性脊柱侧凸 / 728
钛弹性钉 / 136
同种异体骨软骨移植 / 444

W
外侧 Kocher 入路 / 49
外侧盘状半月板成形术 / 438
外侧腘绳肌延长术 / 608
外侧高压综合征（ELPS）/ 390
外固定器复位 / 293
外固定支架 / 192
外旋应力试验 / 328
外科脱位术 / 940
外翻畸形 / 562
弯曲指 / 654
弯棒技术 / 732
无头压缩螺钉 / 126, 128
无血管蒂趾骨移植 / 651
腕关节屈曲畸形 / 671

X
下尺桡关节（DRUJ）/ 33
下肢不等长 / 515
下脊柱前路松解融合术 / 768
先天性垂直距骨 / 1097
先天性肌性斜颈（CMT）/ 694
先天性股骨缺损 / 482
先天性胫骨假关节 / 531
先天性膝关节脱位（CDK）/ 502
先天性马蹄内翻足 / 1067, 1080, 1088
小腿筋膜切开术 / 342
旋股内侧动脉（MFCA）/ 967
旋转截骨术 / 461

楔形切开矫形 / 189
楔形开胸成形术 / 836
楔形截骨 / 75, 479, 953
胸前路融合内固定术 / 756
胸廓造口术 / 837
胸腔功能不全综合征 / 834
胸腔镜下前路融合内固定术 / 756
胸腰弯内固定和植骨融合术 / 759
胸锁乳突肌（SCM）/ 694
胸骨锁骨骨折 / 173
膝内翻 / 550
膝外侧松解 / 390
膝外翻 / 550

Y

腰大肌延长术 / 592
腰椎间盘切除术 / 854
腰骶椎滑脱 / 816
远端单极松解 / 697
遗传性感觉运动神经病变（HSMN）/ 1044
鹰嘴尖端切除技术 / 117

Z

中足截骨 / 1052
坐骨截骨 / 917, 938
指间皮瓣 / 639

指骨切除术 / 655
早发性脊柱侧凸（EOS）/ 795, 801
枕颈融合 / 711
枕颈髂骨块融合术 / 709
椎弓根楔形截骨术 / 743
椎弓根螺钉 / 804, 846
椎间盘切除 / 858
籽骨关节囊固定术 / 662
纵向胸腔支撑扩张术（VEPTR）/ 827
置棒 / 752
肘关节活动度缺失 / 361
肘关节脱位 / 105
肘内翻畸形 / 131
肘部 Salter-Harris 骨折 / 62
肢体不等长（LLD）/ 482, 538
肢体延长 / 538
自体腘绳肌 / 408
自体骨软骨移植 / 443
自体髂胫束 / 408
足下垂畸形 / 1024
足底松解 / 1049
转子下截骨 / 869
转子间屈曲截骨 / 962
转子间截骨 / 869
阻挡螺钉 / 292, 299